監修
新堂幸司

日本裁判資料全集 1

信山社

発刊にあたって

近年、明治判決原本が裁判所の合理化にともなって、整理されつつある。大審院判決録、最高裁判所判例集、高等裁判所判例集、下級裁判所判例集、行政事件判例集、刑事裁判月報、行政裁判月報、家庭裁判所月報、労働関係民事裁判例集、労働判例、裁判所時報などがそれである。明治24年の法曹記事、明治33年からの法律新聞、明治32年創刊の法学志林、昭和７年法学（東北大学)、昭和25年に判例タイムズ、昭和28年に判例時報などが発行されて今日に至っている。日本の判例集の歴史は公式・非公式を含めてかなり早い時期から作られるようになった。

また、判例集の刊行は判決の公平さを担保するものでもあり、憲法上保障される国民の裁判を受ける権利とも関連して重要なことである。梅謙次郎の法典質疑録・判決批評などは立法担当者の立法実践に寄せる並々ならぬ思いが感ぜられる。これらは、日本近代法、なかんづく近代司法制度の安定にとって重要な役割を果たしてきた。

学問レベルでも日本における判例研究は大正期末弘厳太郎の衝撃的方法論の提唱に始まり、平野義太郎・我妻栄・川島武宜・甲斐道太郎などによって盛んに議論された。今日判例研究の方法論についての論争は下火になったとはいえ依然として諸外国に例を見ない判例(研究)王国を作り上げているといえる。判例評釈・判例解説文献は枚挙に暇がない。これらはいずれも事実と判決文を掲載し解説を付している。判例研究の方法論で夙に指摘されているように、そこでは事実の精確な認識の上にたって、法の適用ひいては判決の結論が妥当かどうか判断されなければならない。ロースクール時代を迎えて、実務教育の重要性が言われるようになったが、そのための裁判資料は十分であったか。判例研究のますますの隆盛のみならず、法理論と法実務の架橋を支援するべく、ここに、日本裁判資料全集の刊行を企図した次第である。

願わくば、本裁判資料全集が発展普及し、法実務及び法学研究の両面にわたり新たな地平を拓く素材として大いに役立つことを期待するものである。

2005年10月20日

東京大学名誉教授　弁護士
新 堂 幸 司

日本裁判資料全集1

東京予防接種禍訴訟

上巻

編集

中平健吉・大野正男・廣田富男
山川洋一郎・秋山幹男・河野 敬

はしがき

本書は、一九七三年（昭和四八年）六月から数次にわたり国を被告として提訴し、一九九九年（平成一一年）六月に終了した予防接種被害東京訴訟（被害者六二家族）の記録である。

一審の東京地裁判決は、二名の被害者について国の国家賠償責任を認め、他の全ての被害者について国の損失補償責任を認めた。控訴審の東京高裁判決は、損失補償責任を否定し、一被害家族を除き厚生大臣の過失による国家賠償責任を認め、六一被害家族の勝訴が確定した。除斥期間満了により権利が消滅したとされた一被害家族の上告に対し、最高裁は、除斥期間満了により権利消滅とするのは正義と公平に反するとして控訴審の敗訴判決を破棄し高裁に審理を差し戻し、差戻審において損害賠償金を支払う和解が成立した。

第1編は、訴訟の概要と経過をまとめたものである。「1 訴訟の概要」で、一審、控訴審、上告審、差戻審と、二六年間にわたる訴訟のそれぞれの段階での、訴訟の経過、争点、裁判所の判断などの概略をわかりやすく記し、「2 弁護団座談会」では、弁護団のメンバーが、訴訟の経過を振り返り、各段階での主張・立証上の問題点や工夫、裁判所の対応、判決の意義などについて論じた。「3 年譜」では、訴訟の経過、弁護団の訴訟活動、原告団の活動等を年表の形で示した。また「5 参考資料」として、一審、控訴審、上告審の各判決に対する判例批評のリストを掲げるとともに、この訴訟の経過において重要な役割を演じた他事件の二つの最高裁判決と乗り越えなければならなかった一つの最高裁判決の要旨を収録した。末尾には、予防接種法による年金と判決との調整に関する厚生省との確認資料を掲げた。

第2編には、一審での訴状・答弁書と主要な準備書面、原告の意見陳述書、書証目録、証人の証言調書、原告本人の尋問調書、東京地裁判決を掲載した。

第3編には、控訴審での主要な準備書面、書証の目録、証人の証言調書、原告本人の尋問調書、東京高裁判決を掲載した。

第4編には、上告審の答弁書、弁論要旨、最高裁判決を収録した。また、差戻審の和解調書も収録した。

本書は、予防接種被害の救済を求めた長い裁判の記録であるが、座談会で指摘されているとおり、被害者とその弁護士が権利の実現のためいかに戦い、裁判所がその使命をどのように果たしたかを、読み取っていただければ幸いである。

二〇〇五年一月

予防接種被害東京訴訟弁護団
弁護士 中平健吉
弁護士 大野正男
弁護士 廣田富男
弁護士 山川洋一郎
弁護士 秋山幹男
弁護士 河野敬

目　次（上巻）

第2編　第一審　訴訟関係資料

目　次（上巻）

2　被告(国)の主張……228

3　書証目録……268

4　書証（甲第一七六号証）……334

5　証人調書等……354

目　次（下巻）

第2編　第一審　訴訟関係資料（上巻から続く）

第3編　控訴審　訴訟関係資料

目　　次（下巻）

2　控訴人（被告国）の主張

第4編　上告審　訴訟関係資料

予防接種被害東京訴訟原告団は、控訴審の東京高裁判決が確定後、予防接種被害の救済と制度改革についての法改正の行方を見極めたうえ、一九九四年（平成六年）三月、当時、上告審に継続していた一被害家族の訴訟支援を決定して解散した。原告団は、解散にあたって、この裁判の記録を予防接種被害の法的救済を実現するに至った社会的な意義に相応しく、広く一般に利用可能な出版物として刊行することが、この裁判を担った原告団としての責務でもあると考え、弁護団に対して、訴訟記録の整理、編集、刊行の実務を委嘱した。

本書は、このような原告団の委嘱にもとづき、弁護団が裁判の全ての経過にわたる訴訟記録を整理、編集した記録である。

第1編　訴訟の概要・経過

第１編　訴訟の概要・経過

1　訴訟の概要

山川洋一郎

一　第一審

㈠　予防接種被害東京訴訟は、一九七三年（昭和四八年）六月一八日、二六被害家族が中平健吉弁護士を代理人として国を被告とする国家賠償の訴えを東京地裁に提起したことに始まる。その後、同年一二月二七日第二次提訴（二五家族）、翌一九七四年一二月五日第三次提訴（七家族）、一九七五年九月二二日第四次提訴（三家族）、一九八一年一二月二五日第五次提訴（一家族）がそれぞれ行われ（のちに一家族が訴えを取下げ）、原告家族は合計六二家族となった。問題となったワクチンの種類は、種痘、インフルエンザ、ポリオ、百日咳（二種混合、三種混合）、日本脳炎、腸チフス・パラチフスの六種類であった。第三次提訴後の一九七五年四月には河野敬弁護士が中平事務所に入所し、弁護団に加わった。

訴状の請求の原因は、法律により強制された予防接種によって事故がおこり、死亡や脳炎・脳症等の後遺障害が発生した時は、国は当然に国家賠償法上の責任を負う、というものであった。

国は当初、各原告について、問題となった予防接種と事故の発生の因果関係は争わなかった。

後に最高裁判事となる東京地裁民事第三四部の可部恒雄裁判長は、個別原告について、予防接種の違法性、国側の故意・過失等について釈明を求める一方、被害児の死亡が続く中で（荒井豪さん、尾田真由美さん、上林孝之さん）、原告本人の意見陳述、ジョージ・ディック ロンドン大学教授の証人尋問（昭和五〇年八月、第一四〜一六回弁論）、古川、上林両氏宅への原告本人出張尋問等を行った。裁判所は、原告側の請求原因の整理が十分でない段階で、事案の重大性に鑑み、被害の状況を確認し、わが国の予防接種行政の問題点を把握しようとしたものである。

㈡　このような進行をふまえ、一九七六年（昭五一年）一一月、大野正男、廣田富男、山川洋一郎、秋山幹男の四弁護士が弁護団に加わり、合計六名の弁護団は裁判所の求める請求原因の整理・拡充のため、合宿等での精力的な研究・討議を行った。国家賠償法上の請求原因に加えて、予防接種による人身の被害について、憲法二九条三項に定める財産権に関する損失補償の考え方を適用することができないか、についても検討した。

そして、翌一九七七年二月八日の第一九回口頭弁論において、原告は国家賠償法上の請求原因を、

a　実施すべきではない予防接種を行った過失……痘そう、インフルエンザ、腸チフス・パラチフス
b　被接種者の年齢を限定しなかった過失……全ワクチン、特に痘そう、百日咳、インフルエンザ
c　禁忌該当あるいはその疑いある者を接種から除外しなかった過失
d　接種量を必要最小限にとどめなかった過失
e　他の予防接種との間隔を十分にとらなかった過失

の五つに整理すると共に、一九七八年九月二九日の第二七回口頭弁論において、憲法二九条三項による、人身被害に対する損失補償の請求をも追加した。

㈢　これを受けて一九七九年（昭五四年）二月二日の第二九回口頭弁論から証人尋問が開始された。提訴後五年半であった。証人尋問は翌年末まで行われ、この間原告側証人として、青山英康岡山大学教授、海老沢功東京大学教授、白井徳満都立豊島病院医長、大谷杉士東京大学教授が、被告国側証人として、福見秀雄国立予防衛生研究所所長、大谷明、金井興美、北村敬の三名の予研部長と木村三生夫東海大学教授がそれぞれ証言した。

そして、一九八一年二月三日の第四八回弁論から、一九八二年六月九日まで原告本人（被害児の両親）に対する出張尋問が行われた。裁判所は受命裁判官が手分けして全国に出張し、当時としては集中的な尋問を精力的に行った。

このようにして人証の取調べが進行する中で、被告国は、一九八〇年一〇月一三日の第四四回弁論において、九名の原告（主にポリオの接種）について因果関係を争うと主張し、更に原告本人尋問終了直後の一九八二年七月七日の第五五回弁論において六名の原告について因果関係を争う旨主張した。これを受けて、原告側は、予防接種事故における因果関係の考え方について、白木博次元東大教授の証言を求め、国は木村三生夫教授の証言を求めた。

そして、一九八三年五月二五日、第六四回弁論を以って、第一審の審理は終結した。提訴後ほぼ一〇年であった。

㈣　一九八四年五月一八日、小野寺規夫裁判長の下で、原告全面勝訴の判決が言渡された。

一審判決は、国が一審の審理の最終段階で因果関係を争った一五名の被害児の死亡及び障害の発生について、各予防接種との因果関係を、白木証言によりつつ認めた上、国の責任について、

(1)　安全確保義務違反による債務不履行責任と厚生大臣の予防接種行政上の故意・過失に基づく国家賠償責任はすべて否定した。

(2)　接種担当医師等の過失に基づく国家賠償責任については、二人の被害児について、種痘の規定量以上の過量接種をした点及び二種混合のワクチン接種直後に種痘接種をした点に、それぞれ接種担当医に過失があったとして、これを認めた。

(3)　そして、その余の被害児全員について、国の損失補償責任を認めた。すなわち、伝染病の蔓延を予防するとの公益目的のために国が法律により強制し、あるいは心理的・社会的に強制された状況下、接種を受けた被害児らは、死亡又は重篤な後遺障害の発生という、通常では考えられない特別の犠牲を強いられたものであり、このような場合、被害児らの犠牲による損失を個人のみの負担に帰せしめることは憲法一三条、一四条一項、二五条の精神に反する。このような損失は、被害児らの特別犠牲によって伝染病の蔓延予防という社会的利益を受ける国民全体、即ち、国が負担すべきである。生命・身体に対して公益目的のために特別犠牲を受けた場合、公共のために財産上の特別の犠牲が

課せられた場合より不利に扱うことは許されず、憲法二九条三項を類推適用し、直接同条項に基づき国に対し、正当な補償を請求できる。予防接種被害について、昭和五二年二月から実施されている予防接種法上の救済制度は、内容・額の面から客観的妥当性を有しないから、正当な補償額と救済制度による補償額との差額について、補償請求をなしうるのは当然である。

として、全原告を勝訴させたのである。

認容された損失額は、死亡被害児については、逸失利益を男女別全年齢労働者平均賃金から生活費（男子五割、女子三割）を控除して算出し、生存中の介護費年間一二〇万円、慰謝料一六〇〇万円であった。生存被害児については、その後遺症の重さに応じて、A、B、Cの三ランクに分け、Aランク被害児については、労働能力喪失率一〇〇%として逸失利益を算出し、介護費用年間一二〇万円、慰謝料一六〇〇万円、Bランク被害児については、労働能力喪失率七〇%、介助費用年間六〇万円、慰謝料一二〇〇万円、Cランク被害児については、労働能力喪失率四〇%、介助費年間六〇万円、慰謝料七〇〇万円であった。いずれについても総損失額の七・五%の弁護士費用が加算された。一審判決は、財産権について補償を定める憲法二九条三項を予防接種による人身被害に類推適用した画期的判決であった。

二　控訴審

㈠　国控訴。事件は東京高裁第一〇民事部に係属（裁判長は、田尾桃二、高野耕一、野田宏、千種秀夫、宍戸達徳と、六人もの判事が入れ替った）。

双方は、予防接種事故に損失補償の理論を類推適用できるのか否かをめぐって主張を応酬するとともに、被控訴人（被害者側）は、国の予防接種制度にさまざまの過失があったとの一審以来の不法行為の主張をも補充した。

証拠調べは、千種、宍戸両裁判長のもとで、一一家族二一人の本人尋問が各地の本人自宅に出張して行われ、専門家証人としては、鴨下重彦東京大学教授（双方申請）、白井徳満医師（被控訴人申請）、平山宗宏東京大学名誉教授（控訴人申請）が証言した。また、被控訴人は白木博次元東京大学教授の意見書を提出した。控訴審は一九九二年（平成四年）八月二八日の第三〇回の弁論期日を以ってすべての審理を終えて結審した。

㈡　同年一二月一八日、東京高裁第一〇民事部は、古川さんとその両親を除く全原告について国の控訴を棄却し、被害家族が勝訴した。

控訴審判決は、憲法二九条三項は財産権に対する適法な侵害に対する補償を定めたものであるところ、予防接種被害は生命・健康という法によっても侵害することが許されない法益侵害に関わるものであるから、同条を根拠に損失補償請求権を導き出すことはできず、憲法の他の条項から損失補償請求権を根拠付けることもできないとして、損失補償の請求を斥けた。しかし、国家賠償法上の請求を以下の理由により認容した。

⑴　予防接種は異物であるワクチンを体内に注入するものであって、これによってまれに脳炎・脳症といった生命にもかかわるような重篤な副反応が生ずる危険性があるから、

予防接種を強制する国（具体的には厚生大臣）としては、可能な限り、このような事故が発生しないように努める法律上の義務がある。

⑵　国が地方自治体を介し、行政指導の形で国民に接種を勧奨してきた勧奨接種についても、国がその施策として強制接種と同様にその接種方を管理指導し、国民も強制接種と同様に当然受けなければならないものと考えて受けてきたものであるから、厚生大臣は条理上、勧奨接種を受ける個々の国民に対して重大な事故が生じないよう努める法律上の義務がある。

⑶　予防接種事故の発生を防止することを目的として、従来から、重篤な副反応の発生する蓋然性が高いと経験的に考えられる特定の身体的状態を禁忌とし、禁忌該当者を予防接種の対象から除外するという措置を取ってきたところ、予防接種事故をなくすためには、事前に予診を充分にして禁忌に該当する者を的確に識別除外する体制を作る必要があり、そのためには

①　集団接種の場合には、医師が予診に充分時間を割けるよう接種対象人員の数を調節し、あるいは、接種する医師と予診を専門にする医師を分ける体制作りが必要であり、

②　予防接種に臨時に駆り出される、予防接種の副反応や禁忌について充分教育を受けていない開業医を念頭に、予防接種による副反応と禁忌の重要性等について周知を図り、予診のレベルの向上を図る必要があり、さらに

③　接種を受ける国民に対しても重篤な副反応の発生するおそれのあることや、禁忌の意味内容について分かりやすく説明し、必要な情報を進んで医師に提供するよう動機付けをする必要がある

ところ、厚生大臣は伝染病予防のために、長く、予防接種の接種率を上げることに施策の重点を置き、予防接種の副反応の問題にそれほど注意を払わなかったため、適切な予診を行うにはほど遠い体制で予防接種を実施することを許容し、昭和四五年に予防接種禍が社会問題化する以前は、国民に対して予防接種事故の実態を公表しなかったのみならず、接種を担当する医師に対しても予防接種事故についての情報を充分には提供せず、禁忌について積極的に周知を図る措置をとらなかった。

その結果、禁忌の重要性について、一般の医師も国民も充分な認識を持たず、したがって、適切な予診がなされずに予防接種がなされた、

と、きびしく国の予防接種行政を指弾した。

そして、予防接種によって重篤な後遺障害が発生した場合には、特段の事情が認められない限り被接種者は禁忌に該当していたものと推定されるところ、本件の被害児六二名の事故は国のずさんな予防接種のもと、現場の接種担当者が禁忌の識別を誤り、被害児が禁忌者に該当するのに、これに接種したため生じたものと推認されるとし、結論として、厚生大臣には禁忌該当者に予防接種を実施させないための充分な措置をとることを怠った過失があり、国は二〇年の除斥期間経過後に訴えを提起

した古川さんを除くその余の被害児ら全員に対し、国家賠償法上の責任を負うものとした。

㈢　控訴審判決は、予防接種事故について憲法二九条三項の損失補償の法理を適用することは否定したが、被害者側が主張した過去の予防接種実施体制の欠陥を詳細に検討し、接種担当者レベルの過失ではなく、予防接種行政の最高責任者である厚生大臣の過失を、強制接種と勧奨接種の双方について認定した点が画期的であった。

予防接種と禁忌に関しては、禁忌者を識別するため、接種を実施する医師に厳格な問診を尽くすことを要求した最一小判昭五一・九・三〇（民集三〇巻八号八一六頁、判時八二七号一四頁、本書九三頁参照）、予防接種によって重篤な後遺障害が発生した場合には、禁忌者を識別するために必要とされる予診が尽くされたが、禁忌者に該当する事由を発見することができなかったこと、被接種者が後遺障害を発生しやすい個人的素因を有していたこと等の特別の事情が認められない限り、被接種者は禁忌者に該当していたものと推定すべきであるとする最二小判平三・四・一九（民集四五巻四号三六七頁、判時一三八六号三五頁）があるが（本書九四頁参照）、本判決は、これらの論理を更に推し進めたものである。

㈣　控訴審判決は、損害額の算定については損益相殺について年金等、既払い分の中間利息を控除しないなど被害者にとって不満の残る点があったが、被控訴人らはこの裁判が訴訟提起以来既に一九年も経っており、各家族に大きな疲労感もあることをふまえて、古川さんとその両親を除いて上告をしないこととに決定、国に対しても上告を断念するよう申し入れた。

丹羽雄哉厚生大臣は、このような状況をふまえて同年一二月二六日、国が上告を断念する旨の英断を下した。

三　最高裁

控訴審で除斥期間の経過を理由にただ一人敗訴した古川さんとその両親は上告し、一九九三年（平成五年）三月二四日上告理由書を提出した。

最高裁第二小法廷は長らく沈黙を守っていたが、一九九八年（平成一〇年）二月三日、同年四月一七日に口頭弁論を開く旨通知し、同日双方の口頭弁論が行われた。そして、同年六月一二日、事故発生から二〇年の除斥期間経過前に訴えの提起がなされなかったとして、古川さん本人と両親の請求を棄却した控訴審判決のうち、古川さん本人敗訴部分を破棄して東京高裁に差戻し、両親の上告は棄却する旨の判決を下した。

古川さん本人敗訴の控訴審判決を破棄した最高裁判決の理由づけは、除斥期間を機械的に当てはめると、古川さんは予防接種のため心神喪失の常況にあり、そのために権利行使が不可能であるのに、単に二〇年を経過したということのみをもって一切の権利行使が許されないこととなる反面、心神喪失の原因を与えた加害者である国は二〇年の経過によって損害賠償義務を免れる結果となり、著しく正義・公平の理念に反するものと言わざるを得ない、したがって、不法行為の被害者が不法行為の時から二〇年を経過する前六か月内において、右不法行為を原因として心神喪失の常況にあるのに法定代理人を有しなかった場合において、その後当該被害者が禁治産宣告を受け、後見人に就職した者がその時から六か月内に右損害賠償請求権を行使したなど特段の事情があるときは、一定の場合に時効の停止を認める民法一五八条の法意に照らし、同法七二四条後段の効果は生じないものと解するのが相当である、というものである。

この判決は、民法七二四条後段は、不法行為による損害賠償請求権の除斥期間を定めたものであり、裁判所は、除斥期間の性質にかんがみ、不法行為による損害賠償請求権が除斥期間の経過により消滅した旨の主張がなくても、二〇年の期間の経過により右請求権が消滅したものと判断すべきであり、信義則違反または権利濫用の主張は、主張自体失当である、とした一九八九年（平成元年）一二月二一日最高裁第一小法廷の判決（民集四三巻一二号二二〇九頁、本書九五頁参照）を前提にしながらも、これにはじめて例外を認め、古川さん本人を救済したものである。

古川さん本人については、差戻し後の東京高裁において、すでに確定していた前記東京高裁判決をふまえた和解が成立した。

四　結　び

かくして、一審から最高裁判決後の差戻審における和解まで二六年にわたる予防接種ワクチン禍事件は、全被害児の救済を実現して終了した。予防接種被害について憲法二九条三項の類推適用を認めて国に損失補償責任を認めた一審判決、予防接種の実施について事故防止のため禁忌者に接種しないための体制作りを怠ったとして予防接種行政の最高責任者である厚生大臣の過失を認定した控訴審判決、正義と公平の理念に立って重症の予防接種被害児に除斥期間の機械的適用を否定した最高裁判決。それぞれの裁判所は、予防接種被害家族全員の救済を求める本人・家族及び弁護団の主張に対し、予防接種被害の特質を理解し、新しい法理論と詳細な事実認定をもって十分に応えたものであり、裁判所の姿勢と判断は高く評価すべきものである。

2　弁護団座談会「被害の救済を求めて」

第一回　二〇〇一年八月二九日
第二回　二〇〇一年一〇月二三日

出席者　中平健吉 弁護士
大野正男 弁護士
廣田富男 弁護士
山川洋一郎 弁護士
秋山幹男 弁護士
河野　敬 弁護士

■訴訟の提起まで

秋山　このたび予防接種被害東京訴訟の訴訟記録をまとめて出版するということになりました。この際、この訴訟がどのような内容であったか、どのような経過をたどったのかといったことを、弁護団全員で、座談会という形で振り返ってみたいと思います。

この訴訟は、一審から最高裁まで、最初から終わりまで二六年と、大変長い間かかったわけですけれども、一審判決も二審判決も、最高裁判決もそれぞれが大変新しい思い切った判断をしまして、しかも、そのそれぞれが今後も非常に大きな影響力をもつ判決であったと思います。その流れを振り返ってみたいと思いますが、まずは、訴訟が提起されるまでの経緯について簡単にお話を伺いたいと思います。河野先生からいかがですか。

河野　私は、一九七五年（昭和五〇年）の四月に弁護士になって、この訴訟に携わることになりました。訴え提起については、中平先生が、一九七三年（昭和四八年）に東京地裁に訴状を出していますので、最初のところは中平先生に原告団からの受任の具体的経緯について話していただきたいと思いますけれども、まず、この原告団の動きについてごく簡単にふれます。

「予防接種禍を訴える」という予防接種事故防止推進会の手記、それから原告のひとりである吉原賢二先生の『私憤から公憤へ』（岩波新書）等によると、ごく大雑把に言いますと、一九七〇年（昭和四五年）に種痘禍の被害がいくつか新聞に報道されたことによって、ワクチンの被害が社会問題化した。その段階で、それ以前に被害を受けていた人々が、全国あちらこちらに散在していたため、被害者がお互いに連絡がとれない状態でいたのが、その種痘禍の社会問題化をきっかけに連絡をとるようになった。その中から予防接種事故防止推進会という、被害者の集まりが生まれました。これは事故の防止を目的とする被害者の集まりで、一九七〇年六月二一日に設立の総会を開いています。この「推進会」が、厚生省に陳情を繰り返して、その結果、閣議了解という形式で、予防接種の被害を国として初めて認めて、事故の認定や見舞金の給付などの行政措置をとることになった。最初の段階では、その行政措置の適用をめぐって、できるだけ多くの人が認定を受けられるようにということで、被害者の運動が行われました。そのことが一段落した後、法律（予防接種法）を改正してきちんとした被害の補償のための規定を入れる、また、予防接種制度を改善するなど、その次の課題であった事故の防止と被害の補償についての恒久的な制度改革への国の動きがまったく進まなくなったということがあって、結局、その推進会の活動では国の責任を明らかにすることができないと考える人達が、最後の手段として、訴訟を起こさないとだめだと考えるようになった、というのがその大きな流れです。

中平　訴訟の提起は、古いことで記憶が必ずしも正確じゃありませんけれども、私がこの事件と初めて出会ったのは、先ほど指摘のあった被害者家族の手記です。野口正行さんが全国予防接種事故防止推進会編『予防接種禍を訴える――被害者家族の手記』を送って来て、これを読んで、できたら協力してほしいとのことでした。私はこれを受け取って読みました。そして実は読んでいるうちに涙がぽろぽろ出て、それで決心をしました。とことん最後までこの事件に付き合うと、そういう決心をしました。

秋山　被告にしたのは国ですね。国だけを被告にして、接種した医師等を被告にしなかったのはどういう理由だったのでしょうか。やはり基本的にこの予防接種禍の問題は国の接種制度のあり方の問題だという認識があったのではないですか。

中平　もちろんありました。

秋山　一次から始まって何回かにわたって次から次に提訴がされていますね。原告が次々に増えているわけですけれども、これはどういうことだったんですか。

中平　それは野口さんがまとめ役で、集まった資料から持って来て、そしてその資料が私のところへ届いた分から、原告たちとインタビューをして準備に入ったわけです。

■訴状の内容と裁判所の対応

秋山　そういう経緯で提訴された訴状の内容ですけれども、国に対して国家賠償を請求する理由はどうなっていたのか、それを説明していただきたいと思います。河野先生、最初の訴状の請求原因の内容をご説明ください。

河野　訴状は基本的に請求原因の構成が共通ですけれども、それは、予防接種には一定の割合で事故がある、事故があることをわかって接種するというのは、これは未必の故意か認識ある過失である。あるいはその事故が予見できるのに接種をしたことについて過失があるという主張です。ごく大雑把に言えばそれが請求の柱になっていると思います。どうですか、中平先生。

中平　私に知恵をつけてくれたものは、その後に刊行された吉原先生の『私憤から公憤へ』（岩波新書）に収録されています。あの中に国の予防接種行政がいかに違法であるかが書いてあるわけですね。それを出ていません、私の主張は。それで私は立証責任、主張責任の転換ということが、こういった場合に何故働かないのだろうかということを考えたんですが、そういうことは、特に可部裁判長の時代に、とにかく可部さんから一笑に付されたという感じがするんですね。

秋山　そのことをお聞きしたいと思いますが、何次かにわたって訴状を提出して口頭弁論が開かれていくわけですね。そしてその訴状に対する裁判所の対応なんですけれど、最初の可部恒雄裁判長がいろいろ原告側に釈明を求めたりしていたようですが、最初の裁判所の対応と言いますか、展開についてちょっと説明していただけますか。

中平　私は、可部さんは非常に前向きで、やる気をもってくれていると感じていました。だけれども私に対する求釈明は、いわば不可能を強いているという感じがしたんですね。それでこれは何とかして震撼をさせる、ショックを与える以外に方法がないということを考えました。そのショックとして、ジョージ・ディック博士の名前が出てきたわけですね。それは原告の吉原先生が科学者だったもんですから、そういう人を探し出すということがおできになる方で、それでジョージ・ディック先生が予防接種禍の事故防止の先進国イギリスで、予防接種禍を防ぐということに顕著な功績のあった方ですから、予防接種の真相を日本に紹介してもらうことによって、私は日本の専門家、お医者さん達が発言してくれることを期待したわけです。とにかく日本で予防接種の問題を専門家、それから社会一般に何とか目を向けてもらいたいという気持ちからディック先生に会いに行って、それでディック先生が引き受けてくれて、ですからこれは割合に早い時期じゃなかったかと思うんですが、ディックの証言が実現して、それから皆さんが参加してくださったこともあるんですけど、日本にワクチン学者がこんなにいたのか、わざわざイギリスに探しに行く必要はなかったと思うほどにぞくぞく力強いワクチン学者が現れたんですね。

秋山　別紙資料に掲げています一審の年譜によりますと（本書六五頁以下参照）、ディックさんの証人尋問というのが、一九七五年（昭和五〇年）の八月に三回にわたって行われています。このディックさんの証人尋問をこの時期に実施したというのは、いまおっしゃったような意図からということですか。

中平　そういうことですね。

秋山　裁判所と先生のほうが噛み合わないというか、そういうことを打開するためということですか。

中平　そうです。

秋山　つまり予防接種制度の問題点というのを裁判所にもっと理解してもらおうと、こういうことなんでしょうか。

中平　ええ。

秋山　それとともに日本において、予防接種の問題点についてもっと社会的にもアピールしていこうと、こういうことですか。

中平　はい。

秋山　ディック証言については、河野先生も参加してますのであとでお聞きすることにして、裁判所と中平先生との考えが噛み合わなかったというような指摘がありましたが、裁判所が具体的にどういう態度をとったのかについて、少し記録上からお話しいただけますか。

河野　先ほどのような訴状の構成だったわけですが、それについて裁判所は予防接種の結果としてそういう事故が起きたということはわかるにしても、違法かどうかというのはその接種行為が違法になるかどうかという問題なので、個々の被害との関係で、その接種行為が違法だというのはどういう理由でそういうふうに言えるのかを明らかにするよう求めてきたのです。端的に言えば、要するに予防接種が全体として違法でないならばどうして個々の被害との間で違法になるのかということを裁判所は聞いてきているわけですね。そこの主張を明確にしてくれというのです。もともとの訴状の請求原因では、被害の予見をしながら接種を行うことが過失であるという、そういう捉え方ですから、そうすると、予防接種全体が違法になってしまうのではないか。そうであれば予防接種全体を止めろということになるのではないかということになるし、被告の側からはずっと、具体的に如何なる公務員の如何なる過失があるという主張なのか、そこをはっきりさせるようにということを言われ続けた。裁判所からはそういうふうに、接種行為が違法だと言えるのはどうしてかということを明らかにせよ、と釈明を求められたということがありました。それについては、率直に言えば、きちんと請求原因で原告それぞれに対する具体的接種行為の違法性、責任論というのをはっきりさせないままと言いますか、はっきりできないまま進行したという実情でした。

秋山　第八回口頭弁論調書を見ますと、裁判長が原告に対して、「各原告につき、国に不法行為が成立する根拠、各原告ごとの個別的、具体的事実関係をできる限り詳細に主張せよ」と、こういうふうに指摘していますね。

河野　そうです。

秋山　これは中平先生としては、無理な注文というふうに受け止められたということですか。

中平　事実、当時は、それに対しては釈明ができなかったですね。

秋山　そういうことで、ディック証人の証言を裁判所に聞かせようと、こういうことですか。

中平　そうです。

秋山　裁判所は採用してくれたわけですね。

中平　そうです。その点、可部さんが広島での原告本人の臨床出張尋問を採用してくれたことと、ディック証人を採用してくれたことに対して、私は大変感謝しています。

秋山　裁判所から見ると、争点がはっきりしないというわけですが、争点が詰まっていない段階で、ディックさんという、予防接種制度の問題点について総論的に証言する学者の証言を三回にわたって聞いたと、それから年譜にあるように、昭和五一年の二月には、古川さんと上林さんの広島の原告宅に出張尋問をしてくれたと、こういうことですね。被害の実態を直接見てくれたということですか。

中平　はい。

山川　中平先生、可部さんが原告側にけっこう厳しい詳細な事実関係に関する主張の釈明を求めておられながら、それが必ずしも十分にできてない段階でディック証人を調べ、それから古川さんや上林さんを調べるというのは、ある意味ではずいぶん原告側に厚意的というか、まずは証人を調べたうえで主張を詳細にしてもらおうというか、通常とは逆のアプローチを敢えてとってくれているような感じがするんですけれども、裁判所の姿勢自体は非常に積極的というふうに当時理解しておられたわけですか。普通はなかなか採用してくれないですよね。

中平　事柄の悲惨さと重大性で、全部却下するということは人間として忍びなかったんじゃないでしょうかね。

廣田　釈明処分としての証拠調べではないんですか。それも兼ねているんでしょうね。

中平　それは実質的には兼ねていると言わざるを得ないでしょう。何かがわかるかもしれないという。

廣田　そういうことでしょうね。

秋山　年譜を見ますと、一九七三年（昭和四八年）の八月に第一回口頭弁論が開かれて、その時に、これ民事第二三部となっていますけれど、そこで原告三名、白井、吉原、山元の三名が意見陳述をしていますから、ここでこの事件の重大性というか、深刻さというのは裁判所には伝わったということでしょうか。

河野　係属部は民事第二三部がもともとで、途中から民事第二三部が構成は同一のまま民事第三四部に変わったんです。しばらくは民事第二三部です。

廣田　スモンをやってた頃ですよね。これは。

大野　それともう一つ、直接的には、初めは社会で適法だと思われていたものについて、こんなにいろいろ被害が起こっているということがかなり言われて、そんなに被害がひどいというのは、それまで知らなかった人が多かったでしょう。これだけ大きな被害について、世論というか、社会問題としても裁判官の頭の中では、無下に扱いかねる。むしろ可部さんは早くスタートを切ってほしいという気持ちだったんじゃないでしょうかね。

秋山　この予防接種禍の問題というのは、実際被害はずっと前から起こってきていたわけなんですが、やはり提訴ということで社会に広く問題が顕在化したということはあったのでしょうね。この事件、最初からマスコミの注目を集めたわけですか。

中平　ええ、そうですね。私ね、提訴について記者クラブに挨拶ということを知らなかったもんですから、こういう事件は記者クラブに連絡をしてほしいと、あとで苦情が来ました。そういうもんですかと、そりゃどうも失礼しましたって言ったんですが、最初からそういうことで新聞記者も関心を持ってくれましたね。

河野　各新聞にニュース出ましたよ。第一回の記事は。

秋山　それでこの事件は最初に中平先生が一人で、大変な事件を果敢に引き受けられたわけですが、この年譜にありますように、一九七五年（昭和五〇年）の四月から河野弁護士が参加、こういうことになっています。河野先生、最初の参加の時のことを話してください。

河野　これは、中平先生の事務所を訪ねた機会に、この事件のことを聞いて、この事件は被害の深刻さからいっても法的に救済されなければならない事件ではないかと修習生ながら思ったわけです。しかし、その当時少し考えを巡らせても、法的に国の責任があるということをきちんと認めさせる道筋というのがどこにもないような感じがして、それで裁判としては非常に困難な裁判だと思ったのです。けれども、勝つべき事件について法的な道筋が用意されていないというのは、これは法律家の責任ではないか。そういう道筋をつける仕事をしてみたいということを思ったのが、弁護士になるきっかけでもあったし、中平事務所に入るきっかけともなったということだったのです。ですからそういう意味では、これは当然救済されるべき事件だと、何とか勝つ理屈を、勝つ裁判をつくらなくてはいけないという、そういうつもりで取り組んだわけなんです。その段階は、確かジョージ・ディックさんを中平先生が訪ねて、来日してもいいということがわかった段階だったと思うのですけれども、ともかく総論的な形で予防接種の問題点を明らかにしたいという目的で、最初の段階で何人か証人をその時リストアップして申請をしたわけです。その筆頭がディックさんで、ディックさんを差し当たり証人尋問できればということで申請したのです。私の手元に、当時の私の法廷でのメモがあります。「昭和五〇年六月三日、裁判所がジョージ・ディック証人採用」とありますが、そこに裁判長の言葉として、法廷でメモ書きしたものがあります。弁論調書には書いてないんですが、これは私その時に非常に印象に残ったのでメモしたものです。ここに可部さんのこの事件についての見方ですね、原告に対して釈明を求めている考え方と、それからこの事件の審理を進めるべきだと、法的な問題があるけれども、それを越えて救済を図ることを考えたいというそういう姿勢が、この可部さんの発言の中にあったんじゃないかと思うんです。

中平　私も記憶として残っております。

河野　ディック証人採用の時の裁判長の発言は、「被告が罰則をもって強制して予防接種事業を行ってきた。責任があるとすれば国以外にはあり得ない。社会的責任があり、それに対応する弔慰金等の救済対策をとっているという被告国の見解は、オーソドックスな法理論としては妥当であるかもしれないが、社会的責任はあるけれども、法的責任がないという考え方がどこまで妥当するか、問題である。原告においてもこの点は理論的な検討をしてほしい。昭和四八年提訴以来、二年が経過して、法律構成、請求原因などは必ずしも明らかではなく、証人調べによって解明するべき争点が十分に明らかになっているとは言えない面もあるけれども、そういう問題があるということは最初からわかっていることなので、現段階としては、証人調べをすべきである」、という発言だったのです。

山川　ディック証言を数日間つかってやっておられるわけですけれども、これを聞いた時の裁判所の反応とかは、何か窺い知れましたか。証言がどういうインパクトを与えたかというようなことを。

河野　責任論の基本的な部分、予防接種の問題点を明らかにするということがディック証言の柱だったわけですけれども、それは裁判の総論の第一歩ということでもあったのです。他方では、当時ちょうど昭和五〇年（一九七五年）の段階で百日咳の事故がまたいくつか出てきて、予防接種のあり方がもう一度そこで問題になってきたときだったのです。予防接種法の改正ということが議論になり出していた。予防接種法の改正の動きにインパクトを与えたいという、そういう気持ちもあって、ディック証言をやったわけです。証言の中心はさっきも触れたように、予防接種の今までの問題点を明らかにするということにあったのですが、ディックさんはもちろん日本のことを知っているわけではないので、基本的にイギリスでの事故の調査、サーベランスと、それから接種の年齢や接種の方法について、どれだけのことをやってきたか、定期接種は廃止して、サーベランスで侵入してきたら発見をしてそれを追跡して接種するというやり方で蔓延は防げること、そういう伝染病予防対策をとるようになった理由、時期、そういったことを明らかにしてもらったのです。ディックさんらの調査と提言があって、イギリスでは定期接種は廃止しています。

廣田　かなり前に廃止したんですよね。確か。

河野　強制接種は一九四六年に、定期接種自体は一九七一年に廃止しています。

中平　多数の反対を押し切って廃止したというような証言があったね。かなりイギリスでも思い切ったことだったんだけど、やったのだと。

河野　それが裁判所にどういう影響を与えたかというのは、直接にはわからないのですけれども、ただ少なくとも日本の予防接種のやり方が、どうもイギリスと比べるとずいぶん、権力的というか、社会防衛第一主義と言いますか、そういうところがあって、個々の被害というものに目がいってないのではないかという、そういう印象は与えられたと思うのです。

ディック証言があったものですから、それを受けて、古川さんと、それからその当時の上林さんが年齢的にも高くて危険な状態になるかもしれないということもあり、まず実際被害を受けている人というのはどういう状況にあるのかを見てほしいということで、臨床尋問の申請をしています。原告側の申請を受けて、裁判所はそれを採用したということです。

■予防接種法の改正

秋山　一九七六年（昭和五一年）二月の出張尋問の後、その年の五月に予防接種法が改正されています。改正によって、被害者救済制度が正式に法的な制度になって、中身も従来よりは改善されたということですね。

それからあと、大きな改正点は何でしたか。種痘の廃止は、ここではまだでしたか。

河野　法令上は廃止していません。種痘の定期接種を法令上廃止したのは、一九八〇年（昭和五五年）にＷＨＯ総会で天然痘根絶宣言があって、その年に政令を改正し止めたのです。昭和五一年の法改正では、接種年齢を上げています。種痘については、昭和五一年の改正時点からは、接種を実際には見合わせて、事実上は定期接種が中止されたのですが、接種年齢を生後三六か月から七二か月までの間ということにして、いわば棚上げにしています。

秋山　予防接種法の改正と訴訟との関係は多いにあったといってよいですか。

河野　あります。それは昭和四八年に訴えの提起があり、裁判としては、ディック証言の実施で証拠調べが始まったわけです。その段階で、百日咳の事故がきっかけだったわけですけれども、見直しの法改正の問題があり、その時にはこの訴訟をどうするかということが常に頭にあったわけですね、厚生省としても。この時の衆議院の社会労働委員会の理事が橋本龍太郎さんだったのですが、原告団やそれから被害者のいろいろな運動の人たちが片一方でそういうところと接触をして、事情を説明したり、法改正で実際の解決を得られる形にならないかと考えて運動もしていたのです。最初はその気配が少しあったのです。確かその当時で死亡一時金一、八〇〇万円、それから後遺症者については一、八〇〇万円という金額をベースにした年金制度をつくるという案が一時出たんです。ところが実際にはそれはアドバルーンにすぎなかったわけで、最終的に出来上がったのが、死亡一時金として一、一七〇万円という、それをベースにした年金制度ができるという形になったわけです。この昭和五一年の段階で、原告団としては裁判を続けるかどうかかなり深刻な議論があったわけなんですが、結局、原告としてはその内容では満足できないということで、訴訟を継続することを決めました。そういう事情があります。その時に原告の意向を自民党の橋本さんなどにも伝えたら、結局その法改正では決着がつかないで、将来もう一回最終決着が必要なのかと、彼が言ったと聞いていますが、その時点で、改正の動きは一段落だったですね。

秋山　一定の成果はあったというんだけど、訴訟を継続しようと、こういうことだったわけですね。その判断はかなり重要ですね。今から見れば。

河野　大きいですね。二月の出張尋問の後、しばらく訴訟として停滞して、先生方にご迷惑をおかけするようになったそのプロセスの一つには、そこのところでどうなるかということが片一方ではあったのです。

■弁護団の増強

秋山　出張尋問の後、一年くらい訴訟は空白のようにみえるわけですが、訴訟外で準備がいろいろ行われていて、一つは法改正との関係で、訴訟を継続するかどうかという問題があった。他方で、この年譜を見ますと、各原告の状況を調査するという活動をし、かつ弁護団を強化するということが行われました。一九七六年（昭和五一年）の一一月に大野、廣田、山川、秋山の四弁護士が参加した。そして、昭和五二年二月八日の第一九回口頭弁論で、裁判所が以前から注文をしていた、具体的な過失論を主張することになったと、こういう経過です。この弁護団拡大の舞台裏というか、動きについてちょっと興味があるのでお話をいただきたいと思います。まず、リクルートした側からの話をお聞かせいただけますか。どういうことで弁護団を拡大し、どういうルートでつり上げたかという。

中平　これは私はかなり精も根も尽き果てたと言いますか、まあ、この程度でいいんじゃないかという原告の中の意見の人達に、私はむしろ同意見でした。それですから、私自身は積極的な意見は持っていなかったんですね。あとは河野君に。

河野　可部さんは、上林さんと古川さんの出張尋問の後、もともとの原則の、それはずっと可部さんの姿勢であったわけですけれども、個別の具体的な違法の事実を個別の原告について一つ一つ主張せよということを、原告に求めたわけです。結局、昭和五一年の法改正が不十分で、裁判で最終的に決着をつけたいという原告の方針が確定した時に、可部さんの求釈明、訴訟の進め方についていきちんと答えていく必要がある、一人一人について、具体的な事実を調べて主張をすること、それから責任論についても、全体の総論的な方向性をきちんと立てるということについて、中平先生と私でやっていたその体制で進めていくのは無理だと思ったわけです。その時にどうしたらいいかということをいろいろ考えたのですが、たまたま、ある事件、中平先生がもともと受けた事件だったのですけれども、大野先生、廣田先生が代理人に加わり、私も弁護士になって控訴審から加わったという裁判があって、その事件のことで大野先生と廣田先生にお会いすることがあった。何かの折りに、ちょうど一九七六年（昭和五一年）の夏か秋かというあたりだと思うのですけれども、廣田先生と食事をする機会があったのですが、その時に、実はワクチンの事件はこういうことなんだけれども、どうだろうかと、先生どうかと、相談をしたのが最初のきっかけだったですね。その後、廣田先生が大野先生に聞いてという経緯です。

廣田　確かそういうお話があって、よく聞いたらものすごい人数、原告団、すごい人数だし、私一人が加わったとしても、とてもできやしないというふうに私は思いまして、何人かは増員しなきゃいけないだろう。そしてその中に私が加わることはかまわないというふうに、確か返事をしたと思いました。意見を言ったと思いました。

河野　ともかく大野先生に感触を聞いていただいた。中平先生からお願いに行ったのは、大野先生の意向が示された後だったと思います。

中平　うん、そうだったと思うね。

秋山　そういうことで、廣田先生、大野先生が加わるようになったということですか。

河野　いや、加わる時にはもう先生方も全部一緒で、四人でということでした。

秋山　山川先生はどういうことで。

山川　僕は事務所が同じだったんですけれども、あの時大野先生から、吉原さんの『私憤から公憤へ』という題の岩波新書を示されて、中平先生から、この予防接種の裁判を手伝ってくれというお話があるんだ、と。まず、この本をちょっと読んでくれ、それでやるつもりがあるかどうか聞かせてくれと言われた。僕は読んで、もう非常に振るい立たされました。その時は大野先生はもちろんお読みになって、自分はやろうと思っておられたんじゃないかと思うんですけれども、僕にも廣田先生にも多分同じようにおっしゃられたのかなということですね。

秋山　逆になっちゃいましたけど、大野先生のお話を。

大野　僕は覚えてないよ。僕は中平先生からお話があったように、覚えているけれども、じゃ、そういう具体的な状況を思い出せるかといったら思い出せないし、それまで何件か中平先生とはご一緒にやったり、あるいは事件をご紹介いただいたりしたから、そういうことで、そういう依頼があったからといって非常に不自然なものを感じたりなんかしなかったし、むしろ弁護士が足りませんからね。さっき廣田さんが言ったように、足りないから、どういうふうにしようかと、むしろあなたの意見を聞いたんじゃないのかなあ。秋山さんたちとやったことないかな。

廣田　なかったですね。

山川　秋山さんは多分そうでしょうね。サリドマイド事件を一緒にやったことがあったから、もう一人ぐらいというお話が多分あったと思うんで、私はすぐに秋山さんがいいんじゃないかというふうに言ったと思います。

秋山　大野先生、この事件をやってくれと言われた時の印象というか。

大野　さっきからお話聞いていると、人間は誰でも非常に強気な人と弱気な人があるもんだという印象ですね。僕はもう率直に言って中平先生に近くて、これが勝つとは思いにくいなあと感じた。それは度々雑談としてはお話したように、まずともかくジェンナーという人は、僕の修身の教科書に出てくるのだからね。人類の父とか何とか言う人で、自分の子供に種痘をしたという大変な偉い人だということと、それから現にそれだけじゃなくて、戦後親になってから、小児麻痺のワクチンの時には、これはもう請願につぐ請願、生ワクができて、それは大丈夫そうだというので、生ワク請願を親たちがやって、厚生省がぐずぐず言っていたのを。

廣田　あれはソークワクチンかなんか、まず最初に。

河野　ソークワクチン、不活化ワクチンを使いましたね。

大野　それであんまり被害も出ることなくというか、ワクチンが危ないというよりは、あの時はすぐにワクチンが無くなっちゃって、それでよく効く、安全だということで、それで助かったという人もあるわけで、おそらく我々の年代のほとんどの人がワクチンというのは必要不可欠の予防薬であるというふうに思っていたんですから、これを一挙に悪の毒液だというふうに頭を切り換えるのは容易なことではありません。しかし、僕もそういう一種の固定概念から外されたのは、吉原さんの本です。

秋山　私自身は山川先生から一緒にやらないかという話がありまして、先程ちょっと話が出ましたように、私は弁護士になった時から五年間サリドマイド弁護団の末席を汚してまして、他の先生の薫陶を受けて事件やったわけですけれども、それが和解で解決したのが昭和四九年頃でした。そのあと昭和五〇年から六価クロムの集団訴訟を引き受けていたのですけれども、そこへこの話がありました。山川先生から吉原さんの『私憤から公憤』を渡されて、これ奥さんに読んでもらえ、自分も読んでもらって引き受けることにしたということでした。読みまして、やはり大変大きな問題であって、弁護士としては当然やるべき事件であると、大変やりがいのある事件が回ってきたということで喜んで参加させていただいたということです。

吉原さんの『私憤から公憤へ』は、その直前の昭和五〇年の一二月に出ていたんですね。これは弁護団を結集させるのに大きな役割を果たしたことはまず間違いのない、もちろんそれだけじゃなくて社会的に大きな役割を担ったわけですね。

中平　ご迷惑をおかけしてはという気持ちばかりがありました。私が弁護士の経験がなかったでしょう。

河野　中平先生は、原告には三年かかるとおっしゃったそうですが。

中平　裁判は三年ぐらいはかかるということは言ったね。三年で片づいている事件が多いからね。

秋山　三年だと言わなかったら誰もやらなかったかもしれない。

河野　確かにね、最初から二〇年かかると言ったら、これは誰もやらなかった。

中平　原告の人たちとの付き合い方も、私、よくわからなかった。

秋山　でも、この事件の原告の人たちは非常に質が高かったですよ。

廣田　よくまとまっていましたね。

中平　ほんとに割れなかったよね。

廣田　割れなかったですね。

中平　弁護士になるには、まずイソ弁でも何でもすべきですね。いきなり弁護士で、私の事務所にあった文明の利器はホッチキスだけですよ。

廣田　コピーとかは。

中平　コピーはなかったよ。

廣田　じゃ、準備書面はどういうふうに。

中平　準備書面は手書き。カーボンで。七枚カーボンをとってね。いやー、雲泥の差ですね、現在とはね。今昔の感がありますね。

■国の過失を五つの具体的な過失に構成して主張

河野　一九七七年（昭和五二年）二月八日の準備書面をつくるまでが、先生方に実質的にいろいろやっていただいた、この体制になった最初でしょう。あれがやっぱり骨格ですね。ちょっとその点について、先生方にいろいろご意見なり感想なりを伺いたいと思います。

秋山　弁護団が六名になったのは昭和五一年の一一月秋頃からですね。原告が当時六二家族。六二被害者がいたということで、各弁護士が一人一〇名ないし一一名の被害者を担当して、個別的な主張も含めた具体的な責任論の検討を開始しています。

そしてまずは昭和五二年二月八日に、五項目の国の過失を提示する準備書面を提出し、さらにその後いくつかの準備書面でそれを補充する形で肉付けをしていったということで、結論的に言うと、基本的に国の過失を五つの類型に整理して主張し、それについて各原告の当てはめをしていったということですね。そのために、特に禁忌の存在等がありますので、各原告の個別事情について、それぞれが調査をしていった。

後に、準備書面⒄で原告の主張全体の骨格を整理して、裁判所に示しております。昭和五三年一一月二〇日の準備書面⒄にありますように、まず五つの類型を示す前に、新たな弁護団として、未必の故意による責任を主張したわけですが、これは従来訴状にあった主張をさらに敷衍して主張したということです。一〇〇万回の接種のうち、何回かでも必ず被害が出るということがわかって予防接種を実施した以上、未必の故意による責任がある、こういう主張です。それと同じように債務不履行責任を主張して、安全に接種する義務が果たされなかったんだから責任があるということで、無過失の立証責任を国に課すという趣旨で債務不履行責任を主張した。さらには過失の立証責任の転換の主張、それから過失の事実上の推定についても主張しています。

しかし、裁判所の注文は具体的な過失を主張してくれということでしたので、第一に、種痘とかインフルエンザワクチンについて、接種の必要性と接種による危険について、コスト（リスク）・ベネフィット・バランシングを考えると、明らかに不合理であったということで、接種を廃止しなかった過失を主張した。

二番目には、種痘であるとか百日咳あるいはインフルエンザについて、予防接種被害が問題になってから、国が遅ればせながら接種年齢を引上げましたが、種痘については、一歳未満の種痘というのは、接種の必要性が非常に乏しいにもかかわらず、逆に接種による危険というのは最も高いということで、一歳未満の乳幼児に接種したのは、明らかに不合理であったという点について、そういう制度を維持したのは国の過失であると主張をしました。百日咳やインフルエンザについても、二歳未満の子供に接種をしたのは同じ理由で違法であり、過失があると主張をしました。

三番目の具体的過失の類型としては、禁忌の該当者あるいはその疑いのある人を接種から除外しなかった過失を主張しました。これは個別の医師の過失ということではなくて、国の禁忌の定め方がまずかった、あるいは国が接種医に対して、適切に禁忌該当者を除外するように指示を十分にしてなかったという過失が国にあるという主張をしました。

それから三番目の禁忌に関する過失については、準備書面(8)あるいは準備書面(11)に書いたわけですけれども、従来から予防接種実施規則に定められていたような禁忌の定め方では、特に集団接種というのは予防接種の問題を十分認識できていない医者も含めて接種に当たるわけですので、接種によって事故が起こる可能性がある類型をもっと明確に具体的な禁忌として定めるべきだったという主張をしております。例えば、発育不良あるいは発育の遅れている乳幼児であるとか、虚弱体質の子供であるとか、風邪にかかっている子供であるとか、下痢をしている子供であるとか、病気あがりの子供、その他いくつかの類型を示しました。これは原告を詳細に調査して、何か接種時に異常がなかったかどうかというようなことを相当我々は調べたわけですが、その中から浮かびあがってきたものについて、専門家の意見を聞いて、禁忌として設定すべき類型であると考えて主張したものです。

さらに、そういう禁忌該当者を除外するために必要な問診等が行える状況がなかったのに、国がそれを放置していたということを主張しました。この点については、特に原告から強く指摘があったところでもあります。短時間に次から次へ接種されて、何も身体・健康の状態を聞かれなかったというようなことがあったわけで、そういうことを原告たちが非常に問題にしていたことがあり、それを受けて主張をした。

四番目の過失類型としては、接種量と事故とは関係があるという考え方のもとに、必要最小限の量を規定量としないで、多すぎる量を規定していたので、そのために事故が起きた、接種量の定め方について過失があったということを、特に百日咳ワクチンについて主張しました。これは現に百日咳ワクチンについてはそういう指摘があり、実際に制度上も規定量が変更されたという事実があって、それに則した主張でもあったわけですが、こういう主張をするについては、東大の医学部の図書館に籠もって、過去の規定量に関するいろんな文献を探したりして、それにもとづいて、あるいは専門家の意見を聞いて、主張をまとめました。

五番目の過失は、複数の予防接種を同時にすると危険であるとかあるいは生ワクチンの接種後一か月間は他の予防接種をしてはいけないというような考え方があったわけですけれども、それが制度上きちんとされていなかったということで、他の予防接種との間隔を十分にとらなかった過失を主張しました。

以上五つの類型を過失としてまず主張し、それに各原告が当てはまることを主張しています。この作業自体はかなり大変な作業だったわけですけれども、それぞれが一〇人ないし一一人の被害者についていろいろ調査をし、あるいは総論的な文献を集めたりして主張を組み立てています。これについて、何か皆さんのほうからご指摘ありませんでしょうか。

廣田　これ、大変な作業でしたね。可部裁判長の求釈明に対して答えなきゃいけないという見地から、どういう過失があるか、考えられるかというのを、ほんとにいろんな資料も読んだし、原告の人達からも事情を聞いたし、その中でいま秋山先生が言われたような五つの類型にまとめたと、こういうことになるわけですね。

秋山　合宿もやりましたね。

河野　合宿は昭和五二年の夏、八月なんです。この昭和五二年二月八日の最初の総論の書面を書く前は合宿はしてないんですが、これを原告については当てはめて、個別の主張をし、同じ年の九月一六日に準備書面⑾を出していますけども、これの準備として、この年の八月に伊豆の大川の施設に行って合宿しています。先生方に加わっていただいて、昭和五二年二月八日の書面を出すまで、短い期間に相当インテンシブな作業をして、この五つの過失というのをまとめています。

秋山　この準備書面⑾と準備書面⒀が、個別原告の当てはめまで含めた主張です。弁護団が拡大されてからほぼ一年くらいで、この主張を出したということですね。あとはその主張に対する被告側の反論があって、それに対する再反論的な準備書面をまた出したりしてますけれども。

河野　さっき触れた準備書面⒄は、昭和五三年一一月二〇日に出して、この段階でもう責任論はこれで行くというふうにして主張を終えていて、その時に証人申請もして、その後の証人調べに入っています。ですから、その意味でもほんとに精力的な活動で、一年半ぐらいの期間で骨格はすべて出ているという形になっております。

秋山　五つのうち、禁忌論以外の部分というのは、先程もちょっとふれましたけれども、基本的には提訴によって予防接種問題が提起されて、それで厚生省のほうでもいろいろ委員会等ができて検討して、制度を変えた。例えば規定量を減らすとかね。予防接種を中止するとか、年齢を引き上げるとか、そういう措置をしたわけですけれども、そういう措置をもっと早くとるべきだったと、こういう主張ですね。

河野　五つの過失という、このような具体的な過失の主張をしようという方針をとったのは、私の記憶だと、最初から立証責任の転換とか推定というのは無理だろうと予想されたことによるものです。最終的に過失と結果との因果関係というのははっきりわからないわけだから、一つ一つを結果との結びつきで具体的な過失を主張するのは難しいだろうけれども、何か中間的なところまでこちらは主張して、そこから先は過失の推定というふうに橋渡しをすべきではないかと考えて、その中間的なものとしては何がいいかということを検討した結果、最終的にこの五つにまとまったということでした。

秋山　そうですね。この事件は節目節目で最高裁判決というのが非常にプラスの役割をずっと果してきているわけで、それはあとからまた出てくると思いますが、我々がちょうどこの過失論をまとめていた直前の昭和五一年九月三〇日の第一小法廷判決、インフルエンザについての判決（本書九三頁参照）がありまして、これがまさに弁護団を拡大する直前に出てるわけですね。この判決が当時としては非常に大きな意味をもちました。それは、一つはこの判決がまず問診について非常に厳しい義務を課していることでした。禁忌者を識別するに足りるだけの具体的な質問をしなければならない、かつ被質問者に的確な応答を可能ならしめるような問診でなければならないとしていまして、問診義務というものをかなり踏み込んで捉えたということです。

それからもう一つは、ちゃんとした問診をしないで禁忌者を見逃した場合は、死亡との関係において過失があったと推定するとしたわけです。これは大きかったですね。この判決によると、禁忌があったということと、問診をちゃんとしてなかったということは立証しなければいけないんですが、それさえ立証されれば、例えばその禁忌を見逃したから死亡したのかどうかはわからないとしても、そこは推定すると、こう言ったわけです。つまり事故と関係がありそうな欠陥があればそれによって過失があったと推定するということで、五つの具体的過失を構成するうえで非常に大きな判決だったと思うのです。

だから、我々は何らかの欠陥を探そうとした。廃止論は別だと思うんですが、廃止をしていれば事故が起こるわけないんですけれども、例えば接種年齢を引き上げるべきだとか、若年接種は危険だとか、あるいは量が多いと危険だとか、間隔をちゃんと守らないと危ないとか、これは一応それがあったからといって、それによって結果が生じたんだということまで立証させられる、予見可能性がちゃんとしてなきゃだめだと、こう言われるとなかなか難しいのですけれども、この最高裁判決があったので、禁忌だけじゃなくて、量についても間隔についても一定の危険性を疑われる欠陥というか、そういうものがあれば過失は推定できるんだということを、この判決の上に立って組み立てることができたということですね。特に禁忌については、まさにその禁忌に関する判決であったということで、よけい我々としては禁忌を見つけようということで相当やりました。

山川　苦労話というわけでもないけれども、そういう観点からそのへんの苦労話とか感想とかありませんか。

ら原告のご両親、特にお母さんたちにいろいろ質問をしたら、お母さんたちは自分の子供の健康に問題があったということについて、非常に心理的な抵抗があって、問題があったということをむしろ言いたがらなかったね。

廣田　言いたがらなかった。やっぱり家の子は元気でしたと。

秋山　我々としては何かないかということを一生懸命聞き出そうとした。

廣田　ただ一審は損失補償でいっちゃったもんだから、そこは判断してないんですよね。

秋山　判断してませんが、我々のこの段階での作業というのは、禁忌さえ見つかれば、そして問診が不十分だったということが立証できれば勝つ可能性が出てきたということだったので、禁忌を一生懸命集めようとし、実際集めて主張したんですね。

この段階の議論としてもう一つあったのは、国家賠償法一条の「公権力の行使」に該当するのかどうかということで、勧奨接種がどうなのかということが問題になりました。それから定期接種の期間内に接種できなかったんだけれども期間外に自治体がやっている当時の予防接種法九条による予防接種を受けた人がどうなるか。それから、予防接種法三条による接種義務を履行するために任意に開業医で接種を受けた人について、公権力の行使と言えるのかどうかということが論点になりました。これについても準備書面をまとめました。

それから、禁忌について言えば、禁忌を見逃したことについての医師の過失、それによる国の責任ということも考えられたわけですね。量についても、規定量以上の接種をした疑いがあるケースがある。あるいは実施規則で定めた接種間隔を守らないで接種したケースもある。接種医に過失があるということが言えるケースもあったわけですね。しかしそれについて、期間外接種だとか開業医接種だとかいう場合に、あるいは勧奨接種についても問題になると思いますけれども、医師が国の公務員と言えるかどうかというような議論もありまして、それについてもいろいろ難しい議論をしました。ただ基本的には、我々は国自身に過失があったと、制度の決め方そのものに過失があったという構成で主張していたということです。それとともに、個別については医師に過失があったので国に責任があるという主張も、補充的には出していました。

■損失補償責任の主張

秋山　次に年譜を見ますと、五つの過失論を主張した後の、一九七八年（昭和五三年）九月二九日に、すぐに損失補償の主張を出しています（準備書面⒃）。この経緯について山川先生のほうからお話いただけますか。

山川　この時期、昭和五三年九月というのは、昭和五四年の二月から証人尋問が始まることになっていたのですね。年譜を見れば明らかですけど、昭和五四年二月に青山英康岡山大学教授をもって証人尋問が始まるわけで、五つの過失類型はいろいろ苦労して整理し、考えたわけですけれども、はたしてこれで全員が勝てるのであろうかというのは常にみんなの脳裏を離れなかったと思うのです。全員を一括して救済する、勝訴するための理論というのを、もう一つ何か考えなくていいんだろうかというのが頭にあった。吉原さんの『私憤から公憤へ』の中にも適法行為による損失補償的な考え方、法律家的な議論ではないけれども、そういうような考え方があった。

僕も吉原先生の本を読んだ時に、適法行為による損失補償というものが使えないのかな、ということをちらっと考えた記憶があるんですけれども、みんなの頭の中にこの考え方がやっぱりあったと思うのですね。それを全員の救済の理論として証拠調べの前に出しておく必要があるんじゃなかろうかというふうに整理したんじゃないか。しかし、同時に原告団の心の中では、正当行為に対する補償、そもそもこの事故を起こしたああいう個別の予防接種が正当行為であったなんてことは許しがたい表現になるわけで、非常に抵抗があった。僕たちの中では、こういう議論はやっぱり法律家としては出しておきたいですけれども、原告団といろいろ議論をして、原告団の理解を得ながら出すというようなことで、少し引きずってきたと思うんです。原告団の一応の理解も得られて、証拠調べが始まる前に出しておこうということになった。その理論の中身、裏付けとしてはドイツの犠牲補償の観念、田中二郎先生などがすでに古くから教科書に書いてるわけなんですけど、それと一九五三年のドイツ連邦通常裁判所（ドイツの最高裁判所）の予防接種に関する判決があるということもわかった。

廣田　損失補償の請求権を主張する前には、私いまでも覚えているんですが、当時、事務所で、大野先生は盛んに私のほうを向いて、「君、これは損失補償はどうかねえ」と、何度も言われた。私はそんなに損失補償について詳しくありませんでしたけれども、応対して、その後ですね、確か大野先生が、個別的な五つの過失論では先ほど秋山先生が言われたように難しい、弱い人も出て来るだろう、全部は勝たないだろう、やっぱり全員が勝つには損失補償しかないんじゃないか、ということを大野先生が盛んに言われて、その結果にもとづいて弁護団会議にそれを上程したんじゃないかという記憶があります。

中平　私も気持ちの中では、かねがね損失補償の主張がありましたけれども、損失補償の理屈にこの事件に適用できない、できかねる弱点があったうえに、私、当時ドイツの補償の金額を計算したことがあるんですよ。そしたらそれは五〇〇万円前後なんです。小さいんです。そんなことで私は踏み切れずにおった時に、大野先生のほうから強力な意見が出て、また大野先生が言ってくださると原告団が納得するって言いますかね、そういうところがありまして、すらすらっとそういうことが固まったように記憶してますね。

秋山　年譜を見ますと、一九七七年（昭和五二年）の一一月に損失補償論についての議論をして、損害賠償請求とともに主張することにしたと、こういうことになってます。多分弁護団会議で、あるいは原告団会議で、一応内部的にはここで出そうということにしてるわけですね。この時期は、要するに、先ほどの五つの具体的過失について個別の当てはめまでやった準備書面⑪を出した直後なんです。そういう準備をしながら、損失補償についても議論をして、出そうじゃないかということを決めて、最終的に出したのが昭和五三年九月二〇日の準備書面⑯なんですね。

山川　多分いちばん最初の頃から、弁護団全員の頭の中にこの主張はあったと思うのだけど、原告団の心理的な抵抗もあったものだから、まず第一次的には不法行為、国の過失という主張をしよう、そして時期を見て損失補償の主張をしようというふうに、二段階方式に分けたのではないかと思うんですね。同時に、一九五三年のドイツ連邦通常裁判所の判決を勉強することだとか、それから、行政法の塩野宏先生にアドバイスを求めてご意見を伺いに行ったということもある。弁護団仲間の勉強というのも少しずつ積み重なってきたのではないか。大野先生が確か家畜伝染病予防法だとか植物防疫法なんかのこともね、検討されて。

秋山　私の意識では、五つの過失は相当本気でやったのですが、禁忌以外の過失は制度にかかわるものだから、国がやっていた制度そのものが違法だったということはなかなか裁判所は認めがたい。そうなると禁忌のほうが可能性がある。だけど一所懸命禁忌を見つけて、相当難しい主張もしたんだけれども、それでも禁忌がない人もいました。そこで、やっぱりこの訴訟は全員救済ということとじゃなきゃいけないということで損失補償の主張が出てきたように認識しているのですが、大野先生はもっと最初からそのことを相当お考えになっておられたんでしょうか。

大野　ええ。もちろん禁忌を、個別化した禁忌ということは、やらなきゃならないとは思ったんですが、実際に、原告の家族に会って伺うと、非常にはっきりとした禁忌ということを見つけることはほとんど不可能ではなかったかという印象でした。一体この過失行為とそれによる損傷との因果関係がどうなるのかということは、これはよくわからない。個別的に過失を主張した予防接種の事件で、他にやったのではだいたい負けてるんですよね。一、二審で。ところが最高裁が破ってるのがありますね。さっきの昭和五一年九月三〇日の第一小法廷判決です。それとルンバール事件の最高裁判決も因果関係を否定した二審判決を破棄している。そのように最高裁の傾向を見てると、もう少し大づかみにやって処理してるんじゃないか。あまりにそこへ入っても、なんか我々自身、親はああ言ってたけど、ほんとは禁忌があったんだなあとか、そういう変な印象、何となく立証したほうが得だというようなことになってしまい、本来の裁判の正統を行ってるものではないんじゃないか。それは、もともと無理なことを原告に要求するから、そういう変な路線が出てきちゃうんで、ドイツの一九五三年の判例ですか、それを見るともう真っ向正面から認めていいと言っているんで、そういうほうがやっぱり、裁判の落ち着きとしていいんじゃないかという強い感じがしていたんです。

中平　僕はこの判決をドイツの法律家がまっとうに取り上げて議論してくれるとうれしいと思っているんですよ。この点ね、非常に貴重な材料だと思いますね。

秋山　この損失補償を我々が議論して、もちろん原告団の内部でもいろいろ議論したうえで、最終的には出すということについて同意を得て出したわけです。それについて、大阪、名古屋等、他の予防接種禍集団訴訟の弁護団ともいろいろ連携しながら活動していたので、各地の弁護団とも議論しました。名古屋で行われた全国弁護団交流会議で、こちらは損失補償の主張をするつもりだということを説明して、議論してもらったことがあります。その時の他の弁護団の反応について、どなたか記憶ありますか。

大野　その時は僕が責任者だったから覚えてますけれども、他の弁護団は損失補償の主張をすることに反対でした。こういう事件でこんな酷い目に会ってるんだから、正当行為についての損失補償なんてとんでもない、というニュアンスでした。

秋山　昭和五三年九月にこちらが正式に損失補償の主張をし、そして昭和五九年五月一八日に東京地裁の判決が出て、損失補償で全員を救済したわけです。それまでは他の弁護団はこの主張に対しては、非常に消極的だったということが印象的でした。もうちょっと理論的な問題としては、生命の収用というような主張はできるのか。それが正当行為であるというような主張はありえないのではないかという議論がありました。

山川　生命の収用を認めるということにつながりかねない。

秋山　だからおかしいとこういう主張がありました。

山川　その二つでしょうね。正当行為だというのは、そもそも感情的にも受け入れられないというのと、もう一つは、この理論自体が生命の収用を認めることに繋がるのではないのか。金さえ払えば何をしてもいいということになりかねないという、その危惧があったかなあ。

秋山　損失補償について他にございますか。

河野　塩野宏先生にご意見を伺ったのは、最初に伺っているのは昭和五二年六月八日なんです。これは全員で行って、本郷の学士会館だったと思います。

山川　塩野先生は、かなり早い時期から、いろいろドイツの判決を読んだり、ドイツの学説なんかを踏まえて、研究しておられました。

秋山　わざわざ原稿を作って来られて、それに基づいて、お話をなさったのを印象深く覚えています。この損失補償の主張を、弁護団としては真正面から主張したと思うのですが、それを裁判所に受け入れてもらうための活動はどうでしたか。塩野先生の論文が出たのはいつでしたか。

河野　それは一審判決後。一審判決前にはそういう文献的な論考はなかったです。ただ、田中二郎先生の「公法上の損失補償制度について」だとか、それから今村成和先生なども、予防接種事故にフォーカスをあてていたというわけではないけれど、予防接種について一応書いておられた。それから平井助教授。

秋山　当時あった文献やドイツの判例等を引用しながら、こちらの理論を組み立てて主張し、それが裁判所に認められたということですね。

山川　その関係で一つだけ言えば、歴代厚生大臣がお見舞いの言葉というのを出していた。あれはやっぱり損失補償を認める際に、国の意識というか、国ですらこんなことを言ってるじゃないかという一つの裏付けになったんじゃないですか。

「何々殿には予防接種を受けたことにより不幸にも廃疾状態になられました。これは社会防衛のための尊い犠牲であり、誠にお気の毒にたえません。ここに予防接種法により障害児養育年金をお届けしてお見舞い申し上げます。」と。

秋山　これはかなり有力な証拠になりましたね。これはどういうふうにしてとったんですか。これを出させたということが結果的に非常に重要だったと思うんですが、その経緯がわかりますか。

河野　これは確か昭和五一年の法律改正の時だったと思います。

廣田　書証でも出している、個別の書証として出している。

中平　政府の姿勢がいちばん困ったですね。つまり、憲法上の損失補償ではないというんですよね。基本姿勢がね。確かに国の立場はそう言わざるを得ない。イモずる式に損失補償というのが広がる可能性がありますからね。生命、身体について規定がなく、損失補償を拡張解釈できないんだという基本線は非常に説得力があると思うんですけれども、しかし限定をつけて、例外をつけて生命・身体に対して損失補償はあり得るんだということを、やっぱりドイツの判例のように日本でもやがて確立していかなきゃいけないんだと私は思っているんですけど。

河野　大野先生が家畜伝染病予防法と植物防疫法を持ち出して議論をされた。あの法律はどこから調べて。

大野　まったく偶然見つけたんです。なんかそのへんあたりにあるんじゃないだろうかと。それで大六法を見てたら、「え、あるじゃないか」。初めに動物を見つけて、それから草木まであるんだよね。大六法っていうのは見る価値があるなあと思うけど、なんかそういう頭があって。

河野　共同海損は田中二郎先生の本などに書いてあることなのですか。

大野　あまりないですよ。だけど共同海損も、源は「中世における共同海損に始まり」というようなことが書いてあったのがあると思う。その本は何であったか忘れたけど、共同海損というのをずうっと見ていったらそういう説明が出てきたから。

河野　それともう一つ、損失補償の議論をする時に、大野先生もいつも通常の人身被害の場合の損害賠償額と比較して、政府の救済制度の金額というのが低いということを、比較すると全然違うというところを、有力な論拠にしてましたですね。確かにあれは説得力があったんじゃないかと思うのです。

大野　牛は一〇〇パーセントの損害、損失補償で、それに対して、人間は。あれ計算したじゃないですか、何パーセントなんだろうと言って。損害賠償の基準と比較すると三分の一とか一〇分の一とか、死んだ方は特に低かったね。国は自由裁量だと言ったんだよね。どうして牛は自由裁量じゃないの、草木は自由裁量じゃないの、と。牛や草木は原価を、損失を受けた原価を補償するとなっていて、それはその当時の時価であろうなんて解説が出ていましたね。

山川　正当な補償というのは、国が裁量で決められるんだということを言ったもんだから、そうではないんだ、と。当時通常に行われている方法による損害賠償の算定額を、フルに払わなきゃいけないんだということを主張したわけです。動物でも植物でも時価によって補償してるというふうに。

河野　憲法二九条三項を根拠とする意味は、補償の内容が、国の裁量ではなく「正当な補償」でなければならないところにあります。この点は、我々としてはある時期からは、多分裁判所はこの損失補償の議論でいくんじゃないかというふうに思ってましたね。

■証人尋問

秋山　次に、昭和五三年一一月二〇日付の準備書面⒄で、五つの過失と損失補償責任ということで、原告側の主張の項目を整理し、同じ日に証人申請をしています。ということで、以後証人尋問が始まるわけですが、そのことについて河野先生のほうからお願いします。

河野　申請した証人のうち、総論関係では青山英康岡山大学教授、海老沢功東京大学教授、それから白井徳満医師と大谷杉士先生（東京大学教授）が責任論の関係で証言をして、ちょうどそれに対応する形で国側は証人申請をして、同じような形で尋問をしたということになりました。

秋山　内容的には予防接種全体の問題点、それと五つの過失に関するものということですか。

河野　そうです。禁忌に関する部分という点では、白井徳満医師にお願いしたということになります。

山川　白井先生は鑑定書も作ってくれたのですね。

河野　それは高裁の段階です。経過から見ると、総論関係の原告側、被告側の両方の証人尋問というのは非常にスピーディに進んでますね。

秋山　結局証人は何名調べましたか。

河野　原告側は白木先生まで含めて五人。ディックさんを入れると六人。

秋山　この時期の尋問としては、昭和五四年の二月の青山証人から始まって、国側の証人も含めて、昭和五五年の九月の北村敬予研部長の証言まで、責任論の関係の学者証人として、一年半ぐらいで両方の証人尋問が終わったということですね。

山川　期日はある程度まとめて入れてくれたんですね。

秋山　審理計画、尋問計画を立てて、予め期日を定めてやったということですね。集中審理とは言えないんだけども。

山川　その点は原告本人尋問についても同様でしたね。出張だとか。

秋山　この責任論に関する学者証人の証言について、何かありますか。

廣田　福見秀雄先生ですよ、思い出すのは。確か河野先生が反対尋問をやってね、そんな学童接種、乳幼児接種、インフルエンザの乳幼児接種なんかいらないじゃないかというふうに攻めていったら、そんなことしたらワクチンメーカーは潰れますよと、こう言いましたね。

中平　自分の子供にはしないと言ったんじゃなかったかな。あるいは彼の座談会の記事で読んだかも知れません。

廣田　それは先生、文献だと思いますね。法廷では、覚えているのは、ワクチンメーカーが潰れますよ、と。確か調書の中に残っていると思います。

山川　福見さんというのは割合、ベラベラと喋る人だったね。

秋山　予研の所長でした。

中平　何言っても怖いものはない立場の人だったね。

廣田　この時でしたか、医学部の図書館に通っているというのは。

河野　いや、それはもっと前ですよ。主張を組み立てる時です。

秋山　そのほかに反対尋問の材料を探すということで、行きましたね。この手の専門家の反対尋問で資料が集まりやすいのは、学者だから論文を書いてるということですね。

■自白の撤回と因果関係の立証

秋山　そして年譜を見ていきますと、原告宅への出張尋問が、一九八〇年（昭和五五年）の四月から、この専門家証人の証言の最中から、始まってます。それは後にして、次に問題になったのは因果関係でした。例えば年譜の昭和五五年の一〇月、第四四回口頭弁論を見ますと、国は九名の原告について因果関係を争うと主張したとあります。それから昭和五七年の九月二七日の第五六回弁論を見ますと、被告側はさらに六名、合計で一五名の因果関係を争うことを主張したということなってます。これはどういうことでしたか。

廣田　国の主張は、ポリオのワクチンによって、脳炎・脳症になることはあり得ないということでした。

秋山　従来の国の応訴態度は、因果関係は事実上認めているような争い方だったんじゃないですか。

河野　最初の、第一次の訴え提起の原告に対しては、国の認否が、本件原告らの死亡、身体障害と予防接種との因果関係は争わないと言っていたんです。

秋山　自白してましたね。その他の追加原告についてはあまりはっきりした認否はなかった。そのままずっと推移してきたんで、事実上因果関係は争点にならないだろうというふうに考えてました。しかも我々の原告は全員救済制度の認定を受けていた。予防接種法の救済制度上、予防接種の被害者であると、認定を受けていたわけです。ところが、国はこの段階で、二回に分けて因果関係を争うと主張してきた。昭和五七年九月二七日の口頭弁論で自白の撤回をしたんですね。

河野　自白の撤回をして争うというふうに言ったんです。それで、これに対して、私のメモを見ると、全員がかなり厳しくそれについて抗議して、大野先生も三回ぐらい立って発言しているように、メモしています。原告代理人としては、自白の撤回が不適切であることを問題にしたわけですが、ただ裁判所としては、国がそういう態度ならば、それはそういうこととして進めたいということだったんです。それに対してということで、原告側は白木博次先生を証人として申請しようということになったわけです。

秋山　被告側は木村三生夫東海大学教授が証言しましたね。年譜を見ますと、昭和五七年の九月から一二月にかけて証言が行われています。

河野　白木先生は翌年まで確かかかっております。昭和五八年の一月三一日というのが反対尋問なんです。

■原告本人尋問

秋山　こういう動きと相前後する形で、先ほど言いましたように原告本人尋問が実施されていったということですね。これについても河野先生のほうで説明していただけますか。

河野　これは個々の説明というよりは、どういう経緯で原告全員について証言をするということを、弁護団の方針として決めたかをちょっと思い出していただければと思うのです。

秋山　重要だったのは、被害家族、全家族について裁判所が尋問をしたということですね。尋問を実施し、そして生存被害者についてはすべて家庭訪問をした。家庭で出張尋問をしたということです。

河野　現場で実情を見てもらおうと、弁護団で決めたんですね。裁判所もそれに応じた形で。全国に散らばっているから大変な作業であったと思うのです。準備も含めて大変だったと思うのですけれども、これは異論なくそういうふうに決めたんでしたか。

廣田　あんまり異論はあったと思われないですね。

山川　裁判所も、基本的には非常に前向きに協力的でした。受命裁判官で実施するということも含めてだけれども。

廣田　国もそんなに反対はしなかったですね。

秋山　そうでした。そういうことで年譜を見ると、昭和五五年の四月、五月に二家族尋問をやって、それから昭和五六年の二月から本格的に出張尋問や、法廷での原告本人尋問がずっと行われ、昭和五七年の六月で終わってます。

廣田　そうですね。

秋山　昭和五六年二月から昭和五七年の七月まで、一年半を費やして、全家族の尋問を行っている。これはこの裁判では相当重要な位置を占めていたといってよろしいでしょうか。僕の感想は、家庭に行って、速記官も来ます、書記官も来ますよね。もちろん裁判官も来ます。裁判官も複数で行っていませんでしたか。とにかく裁判所の裁判部が何人かで回った。そして相当衝撃を受けられたということは、我々が見てもわかりましたね。特に女性の書記官は涙ぐんでました。帰る時も、頑張ってくださいと声をかけないでは帰れないような状態だった。それが実際上、裁判所の判決に非常に大きな影響を与えたと思います。

山川　吉原先生が最近の本に書いているけれども、小野寺規夫裁判長が出張してきた時に、私も東北大学の出身です、頑張ってくださいと言われたというようなことを書いているのですね。それはインパクトが大きかったでしょうね。

廣田　藁科さんのところに小野寺さんが行った時にね、前に言ったかもしれないけれども、藁科さんの子供さんは、動き回るんですね。すぐ転んじゃうし、癲癇を起こすし。ものすごく大変だったんです、介護が。お母さんの尋問をやっている時に、「いま何をしたいですか」「一日でもいいからゆっくり眠りたいです」というふうに陳述しました。小野寺さん、ハンカチを出して涙を拭ってましたね。

山川　国の代理人は粛として、ほとんど反対尋問なかったんですよね。

秋山　そうですね。国の代理人自身も、そういうのを見ながら、この事件は何とかしなきゃいけないというふうに思ったと思うんです。それは間違いないと思いますね。

我々も分担して行ったわけですけれども、我々自身もそういう準備の過程も含めて何回かそれぞれの家庭に伺ってその実情をより理解できたと思うし、また原告の側から見ても、集団訴訟ですと、なんか自分自身が全体の中に埋もれちゃうわけですね。裁判所に出て来ない人もいますし、裁判の当事者としての自覚というか、そういう感覚というのはなかなかもてない人もいたと思うんですが、こういう出張尋問で、とにかく裁判官が自分の家族に相対してくれたという感じをもてたということは、また大変よかったと思います。

廣田　そうですね。言いたいことを言わせてもらったという。

秋山　死亡原告の家族については、家庭でというのではなくて、各地の簡裁や地裁の法廷で証言ということでした。これは当時の民訴法では受命裁判官がその裁判所で尋問ができなかったということがあったからです。平成八年（一九九六年）の民事訴訟法改正では、大規模訴訟ではそれができるようにしています。

そして、経過を見ますと、昭和五八年二月一四日の第六一回口頭弁論で吉原さん、藤井さんの二人が意見陳述をし、そして翌月、三月一四日に原告側が最終準備書面を提出。そしてその後補充する準備書面も出しましたけれども、五月二五日に弁論を終結しました。そして約一年後の昭和五九年五月一八日に判決が出ました。これは損失補償責任を認めて、全員が勝訴するという、全員救済の判決でした。憲法二九条によって全員を救済したということで、大変な衝撃を与えた判決でした。

最終準備書面までの過程については何かコメントありますか。

河野　この最後の結審の時は、当時、日比谷公園の角にあった古い、昔は交通部があった、あそこの法廷でした。いまは無くなってます。代理人が全員口頭陳述をしたのです。その結果が準備書面㈢に、その後まとめられていますが、この時大野先生はお嬢さんを傍聴に呼んで、傍聴席で聞いていただいたし、弁護団全員なかなか力のこもった陳述だったと思います。

■一審判決

秋山　それでは、次に一審判決について、廣田先生お願いします。

廣田　二人については、接種医師の過失による国家賠償を認めています。梶山さんと河又さん。その二人は国家賠償で勝ったわけですが、それはいずれも予防接種法五条接種の人。

秋山　医師の過失ですね、あれは。接種量や接種間隔を間違えたということです。

廣田　そうです。その他の人については、国の損失補償責任を認めた。その前に、事故と予防接種の因果関係をいろいろと国のほうで争ったわけですが、ここでは白木博次先生のいわゆる白木四原則が採用された。これはもうその後の予防接種の判決は、因果関係を全部白木四原則によっていると言ってもいいんじゃないでしょうか。

要するに、まずワクチン接種と事故が時間的・空間的に密接していること。二番目は他に事故の原因となるべきものが考えられないこと。三番目は副反応の程度が他の原因不明によるものより質的・量的に非常に強いこと。四番目に事故発生のメカニズムが実験・病理の観点から見て、科学的・学問的に実証性があること。この四つの事項が満たされれば事故と予防接種との間に因果関係ありと認める。こうして因果関係が争われた全員について、事故と予防接種との間に因果関係があると、こういうふうに判決は言っております。その後の因果関係論については、これがリーディングケースになっていると思われます。

損失補償請求権の根拠ですけれども、まず予防接種は法律によって強制され、あるいは勧奨接種の場合も心理的・社会的に強制された状態に置かれていた。予防接種そのものが伝染病を予防するという公益目的実現のために実施されたものであること。第二に、その結果被害者は予防接種によってごく稀に不可避的に発生する副反応により、死亡その他重篤な後遺障害を来たし、通常では考えられない特別の犠牲を強いられる結果となった。三番目には、そのような被害者の損失を個人の者のみの負担に帰せしめることは、憲法一三条、一四条一項、二五条の精神に反するものである。このような損失は被害者らの特別な犠牲によって、伝染病の蔓延、予防という利益を受けている国民全体、すなわちそれを代表する国が負担すべきである。四番目に、公益のために公共のために財産上特別の犠牲が課せられた場合には、これにつき損失補償を認めた規定がなくても、直接に憲法二九条三項を根拠として補償請求ができる。憲法一三条後段や二五条一項の趣旨に照らせば、生命・身体に対し特別の犠牲が課せられた場合を、財産上のそれより不利に扱うことが許されるとする合理的な理由はない。したがって、生命、身体に対して特別の犠牲が課せられた場合においても、憲法二九条三項を類推適用し、直接同条項に基づき国に対して正当な補償を請求することができると解するのが相当である。現行の予防接種法による救済制度はその内容、額の面から、救済として客観的妥当性を有しないから、かかる救済制度による補償額と正当な補償額との差額について、原告らは補償請求ができる。さらに損失補償による正当な補償額の算定は、通常の事件の損害額との算定と同様の方法によるべきである。こういう判断をしています。

秋山　この判決の受け止め方ですけれども、まず原告団は、この判決をどう受け止めたんでしょうか。

河野　原告全員がすべて救済されたという点では、非常に喜ばしい判決でした。

秋山　国家賠償をほとんど認めなかったわけですけれども、やはり全員がこれで救済されたことを原告団は非常に歓迎した、とにかくみんなが救済されたということで大変喜んでくれた。

河野　裁判所としてはどの段階で、原告が主張した損失補償の議論に乗っかると考えたと思いますか。本人尋問で全国を回る、あの段階ではもうそういうふうに固まっていたでしょうか。

廣田　わからないね、それは。ただやっぱり、五つの過失は、どっかに穴があるんですね。勧奨接種や個別的な医師の過失の場合に。国の責任まで結びつくかという問題などですが。

秋山　全員について公権力の行使にあたるといえるか、とか。それと、禁忌の点は引っ掛かり得るとは思うんだけれども、それ以外の制度論について、廃止論とか規定量が誤っていたとか、制度自身が間違いだったと、そこまで踏み込むのはなかなか抵抗があったかもしれませんね。禁忌あたりであればと検討はしたと思うんですけれども、禁忌になるとやっぱり具体的な事実認定として、原告側が主張しているものがすべて禁忌だったというふうに認定できるかどうかということもあります。

廣田　だから一審判決は全員について国家賠償請求権の存否を判断して、二人しかだめだと認定した。

秋山　あとは否定したわけですね、結局。

廣田　そうです。否定してるわけです。

秋山　それは損失補償で全員救済できるということがあって、過失の点ではあまり無理しないでおくということだったのかもしれないですね。

河野　生命・健康被害について損失補償を認めたのは、空前のことでした。それ以前にはない判断だったわけですが、裁判所も随分思い切った判断をしています。

秋山　それはものすごい思い切った判断です、裁判所としては。学説としてはあっても。

中平　考え方として、損失補償という考え方は、たしかに憲法の規定だけで事を処理するには曖昧すぎる。だからやっぱり一般的には個別立法が必要だと思うんです。だけども、こういう損失補償という思想が、法律の世界になきゃならないということも事実ですね。裁判官としては、国の政策に非常に大きな影響のある裁判はしたくないわけです。しかし、それをあえてこの裁判所がしたというのは、裁判長の最大の功績だと思います。

■一審判決と学界の反応、他の集団訴訟への影響

秋山　あの判断がいかに思い切った判断であったかということは、それに引き続く、この判決に対する学界のいろんな反響、これを見ることによってかなりわかるんじゃないかと思いますが、そのへんはいかがですか。

廣田　塩野宏先生をはじめ原田尚彦先生、阿部泰隆先生など、かなり積極的な評価をしてます。いろいろな反響の中には、自己決定権の侵害という論理を使うべきだとか、生命・身体に対する収用を認めることにつながるんじゃないかということで反対をしている人も。

秋山　むしろ否定的な意見が当初はパーッと出て来たんじゃなかったですか。それに対して我々が、学者にいろいろと説明したでしょう。

廣田　いまから見ると、全体としては積極的評価のほうが多いと思いますけどね。

中平　皆さんにお話したことがあると思いますが、訴状を提出した時点で、私は非常識という批判を受けたんですね。ですから、私は判決を聞いて、ほんとに気が抜けるほどホッとしました。それとともにやっぱり損失補償の主張をしておいてよかったということを思いました。

山川　裁判長の小野寺規夫さんという人は度胸のある人でしたね。

中平　素晴らしい判決を書いてくれてね。いや、私は外国の法曹にね、裁判官や弁護士に是非この判決を読んでもらいたいと思うんですね。

廣田　ただ、その後のことを言いますと、大阪の集団訴訟、九州の集団訴訟、いずれも損失補償を認めています。そこまでは小野寺判決がリードしていったわけですけれども、その後、東京高裁が損失補償を否定し国家賠償による救済の方向を示したため、そこで途切れちゃった感は否めないですね。

秋山　私の印象では、判決が出たあと学界の反応というのがかなり混乱してちょっとこれは大変かな、という感じをもった記憶があります。もう少し学界の認識も十分であってほしいということで、何人かの学者の先生と議論させていただいたりしました。

山川　大野先生が判例タイムズの座談会（一九八五年一月一日・五三九号）に出られました。翌年、藤倉皓一郎先生、塩野宏先生、淡路剛久先生による外国法のことを中心の座談会がありました。

廣田　判例タイムズ一九八六年九月四日・六〇五号に掲載されています。

秋山　学界でもだんだん東京地裁判決が支持されるようになっていったと思いますが、東京地裁の判決の後、各地の予防接種禍集団訴訟の判決がどうなっていったかということをちょっとお話していただけませんか。

廣田　東京地裁の判決が載っている判例時報一一一八号には、約一か月前に出された高松地裁の櫛橋さんの予防接種事件の判決が出てます。これは国家賠償も損失補償も否定しています。それから昭和六〇年一〇月三一日、約一年半後に出された名古屋地裁の集団訴訟判決は、国家賠償を認容して損失補償を否定しています。それから昭和六二年九月三〇日、東京地裁から三年半後ですけれども、大阪の集団訴訟判決においては、一部を除き国家賠償を否定して損失補償を認容しています。平成元年（一九八九年）四月一八日の福岡地裁の集団訴訟判決も損失補償責任を認めました。その次に現われたのが我々の事件の控訴審、東京高裁判決で、平成四年一二月一八日です。福岡地裁も損失補償責任を認めているわけですね。だからそこまでは小野寺判決はよかったんですけれども、東京高裁の宍戸判決は損失補償を否定してしまった。

やっぱりこういう形で憲法二九条三項の類推適用を認めるとなると、波及効果が大きすぎるんでしょうかね。

秋山　大きすぎるんですね。

東京地裁判決の影響というところで、何か他に議論ありますか。

河野　一審判決後に出た評論などについていえば、当初いろいろな意見があったと思うのですが、塩野宏先生が法学教室に書いたのが昭和五九年八月で、これが比較的早い時期の一審判決を支持する意見で、大きな流れとしては塩野先生のこのような意見がその後主流を形成して、それを背景に大阪、福岡、それぞれ地裁が損失補償の判決を出したということになったんじゃないかと思います。

山川　やっぱり塩野先生の論文のインパクトは大いにあったでしょうね。

廣田　第一審判決に対する学者の方々の評釈は、別紙「第一審判決に対する評釈」（本書八六頁参照）に記載されているとおりです。

学者は、大別して、①第一審判決と同様に憲法二九条三項を類推適用して認める説、②憲法一三条と一四条に二五条をプラスして損失補償を認める説、③そのどちらも認めない説の三つに分かれます。①に属するのが、⑴の塩野教授、⑺の原田教授、⑽の今村教授、②に属するのが⑹の西埜教授、⑻の阿部教授であり、③に属するのが、⑵の滝沢教授、⑶の古崎判事、⑷の新美教授で、判決前の著作である⑾の成田教授も損失補償を否定しています。

他方、予防接種禍訴訟の判決が損失補償請求をどう判断してきたかを見ますと、第一審判決に先立つ一か月前、昭和五九年四月一〇日の高松地裁判決（判例時報一一一八号一六三頁）は、国家賠償も損失補償も認めなかったものですが、損失補償を認めない理由としては、憲法二九条三項は財産権の補償に限って認められるもので、生命・身体に対する補償を認めるものではないこと、予防接種法による救済制度は国家補償的見地からできる限りの補償を与えようとするもので、それを上回る補償請求を許さない趣旨であることを挙げています。

また、昭和六〇年一〇月三一日の名古屋地裁の集団訴訟判決（判例時報一一七五号三頁）は、一部の原告について国家賠償を認め、損失補償はすべて否定しました。その理由は、憲法二九条三項は生命・身体・健康に対する被害には適用されないが、予防接種被害者は別段の定めがない限り憲法二五条一項により直接補償を求めることができるとしながら、予防接種法は救済制度を設けているから補償はこの救済制度によるべきであるとするものです。

さらに、昭和六二年九月三〇日の大阪地裁の集団訴訟判決（判例時報一二五五号四五頁）は、一部を除き国家賠償を否定し、損失補償を憲法二九条三項を根拠として認めました。その後東京、名古屋、大阪と並ぶ最後の集団訴訟である福岡地裁平成元年四月一八日判決（判例時報一三一三号一七頁）は、ほぼ東京地裁、大阪地裁の判決を踏襲して損失補償を認めました。

以上簡単に予防接種禍事件についての損失補償請求の可否について本判決についての学説とその後の判例を振りかえってきたのですが、結局、東京の事件の東京高裁判決が厚生大臣の過失による国家賠償を認めて、損失補償については憲法二九条三項は生命・健康に対する被害には及ばないし、憲法の他の条項によっても損失補償請求権を根拠付けることはできないと判示したことにより、過去の予防接種禍について損失補償を認める余地はたいへん小さくなったといえます。しかし、将来、新たな予防接種禍について厚生大臣の過失を認める余地がないケースも出てくるかもしれませんし、他の特別犠牲による生命・身体に対する被害について損失補償を認める必要があるケースがあるかもしれません。そのときには、東京地裁判決の論旨がこれを支持する学者らの意見とともにまた脚光を浴びる機会が出てくるでしょう。いずれにしても、東京地裁判決はスケールの大きな、かつ画期的なものだと評価すべきであると思います。これに対して、この判決を否定する学者らの論理がいかに瑣末であるかがわかるような気がします。

■控訴審の経過

秋山　座談会の第二回目を始めます。今日は控訴審以降について話を進めたいと思います。一審判決が昭和五九年五月一八日で、国が控訴を提起し、控訴審の第一回が始まったのが翌年の昭和六〇年一一月五日で、控訴審では口頭弁論期日が三一回開かれ、平成四年一二月一八日に判決が言い渡されました。

判決まで約八年七か月かかっています。一審が一一年かかってますから、提訴から控訴審判決まで約二〇年かかっているということですね。資料として添付してある二審の年譜を見ますと、最初は損失補償をめぐって弁論が行われ、次に種痘の強制接種を行った過失、若年接種を行った過失、不十分な禁忌を設定した過失等、一審で主張していた過失論を補充しながら再び主張しています。昭和六三年一一月の第一四回口頭弁論では白井徳満医師の鑑定書を提出していますが、これは各原告について、禁忌があったことを鑑定していただいたものです。つまり、国の禁忌設定が不十分、あるいは予診などの接種体制が不十分なため、禁忌が見逃され、被害の結果が生じた。したがって、国に責任があるという主張のもとに、白井先生に鑑定をしていただいたということです。そこまでは高野耕一裁判長時代ですね。

そして平成元年五月から、その間に野田宏裁判長がいますが一時期ちょっとだけで、千種秀夫裁判長に代わりました。その時に、鴨下重彦東大教授、白井徳満医師両証人を申請し、それから原告八家族の出張尋問の申請をしたということになります。その後、国側が鴨下重彦教授（原告側と双方申請ということになりました。）、平山宗宏両教授を証人に申請し、平成二年四月から鴨下、白井、平山各証人の証言が行われています。これは四、五、六月と三か月間に集中して行われています。そして、その年の九月から原告宅への出張尋問が続き、平成三年二月に出張尋問が終わりました。同じ年の四月に、白木博次先生の意見書が提出されています（本書下巻四五三頁参照）。これは控訴審で、国側が因果関係、特にポリオについての因果関係をかなり詳細に争ったため、因果関係について白木先生の意見書を提出することにしたというものです。ちょうど、白木意見書を提出した第二三回口頭弁論期日の翌日、平成三年四月一九日に最高裁第二小法廷が小樽種痘禍事件について画期的な判決を出しています。以後は、また憲法二九条論について双方の主張が闘わされ、最終準備書面が提出されましたが、結審を目前にして千種秀夫裁判長が異動になって、平成四年三月の第二八回口頭弁論からは宍戸達徳裁判長になりました。ここでもう一度原告への出張尋問が井上、山元、清水の三家族について行われ、そして平成四年八月二八日に弁論が終結しました。判決は意外に早く、四か月後の同じ年の一二月一八日になされました。そして一二月二六日に国側が上告を断念しました。敗訴した古川さんについてだけ、原告側が上告を提起しました。以上が高裁での概略の経過です。

山川　細かな点を別にして言えば、一審が画期的な損失補償責任を認めて、控訴審では国がこういう考え方は受け容れられないと、真っ向から反論して、この点についての論争が高裁の少なくとも最初のラウンドの重要な論戦だったと思うのですけれども、果して損失補償責任だけで高裁判決を維持できるであろうかという不安が常に頭を去らなかったと思うのです。確か大野先生がある時点でその懸念を率直に問題提起されて、国の過失、とりわけ禁忌設定について、厚生大臣の過失をもう一回真っ正面から主張すべきじゃないかということを言われたのが、この原告準備書面⒀になりますか。

秋山　禁忌については第一三回口頭弁論で出してます。

山川　国の責任、厚生大臣の責任というのを、もう一回きちんと言おうと。

秋山　経過からすると、まず損失補償責任についてやりとりをして、その後にまた一審で行った厚生大臣の五つの過失を、準備書面で詳細に主張しています。

山川　それで、全員の損失補償責任がもし否定された時に、全員を救済しうるのはこの五つの過失のうち何なのかというのを、だいぶ深刻に議論をして、最後の段階では厚生大臣の過失というのを、真っ正面から言うべきではないかということになったのですね。

秋山　だから、この第一三回口頭弁論で原告準備書面⒀というのを出していますが、厚生大臣が不十分な禁忌の設定をしたという、それによる過失を主張し、それに合わせて原告について詳細な禁忌の存在を主張したのです。それに対応して、白井徳満先生に鑑定書を出してもらったということだったと思います。

山川　控訴審の主張上のポイントは、大きな転換点というと変だけれども、ポイントはそこであって、それからもう一つのポイントはやっぱり高裁で原告本人尋問を改めて各家族についてやってもらった。いずれも出張尋問でしたが、それが非常に大事なことだったですね。

■損失補償か損害賠償か

秋山　損失補償責任一本では難しかろうという議論はどういうところからだったんでしょうか。当時、いろんな議論をしたと思うんですが、損失補償責任一本では、それだけに寄りかかったらまずいということで、禁忌について相当力を入れた主張・立証をしたと思います。一審判決以後、最初議論はいろいろ混乱していたのですが、学界でも一審判決の損失補償責任を支持する論調が非常に強く出てきていたし、他の地裁でも損失補償を認める判決が出てきていたわけですね。

廣田　やっぱり上にいけばいくほど、損失補償を認めた場合の影響が大きいということを重視するんじゃないかと、そういうふうに思ったんじゃないでしょうか。

秋山　一審判決の射程範囲、それがどこまで波及するかというようなことを議論しましたね、確か。空港騒音とか。特別犠牲であるから損失補償をという理論を高裁レベルともなると裁判所はなかなか認めにくいんじゃないか、というような。

山川　空港訴訟とか新幹線の騒音だとかいろいろあったけれども、その議論の中では、いや、予防接種は法律によって強制されていた、罰則もあった、と。空港や新幹線の騒音とは、法律による強制、罰則付きの強制があったという点で根本的に違う、というような議論はもう繰り返し強調してたとは思うのだけれども、やっぱりあまりに画期的な、先例もない判決だったということが我々の不安を誘ったのかもしれないですね。

秋山　もちろん我々としては、損失補償責任について理論的に問題があるとか、非常に危ないと考えたわけではありませんでした。つまり、それでいける可能性はもちろん十分あるし、高裁で損失補償責任を認めさせることについても、かなり本気で取り組んだことは確かです。ただ、それが入れられないこともあり得るということを考えて、やはり国家賠償責任、特に禁忌を看過させるような接種体制をとったことによる厚生大臣の過失責任をかなり重視したということではなかったかと思います。

■最高裁平成三年四月一九日判決（小樽種痘禍事件）

秋山　白井鑑定書を出したのが、昭和六三年、一九八八年一一月です。白井、鴨下、平山各証人の証言をやり、かつ出張尋問も終わった後、かなり最終段階。一九九一年（平成三年）の四月一九日に小樽種痘禍事件の最高裁判決（本書九四頁参照）が出ました。もう結審も迫った頃なんですね。それまでは我々は、禁忌の存在というのは当然こちらが主張し、立証しなければならないと考えていたのです。それが必須だと思ったわけです。だから白井徳満証言を大変重視していました。ところが、結審間際になって、最高裁判決が出ました。この小樽事件の判決というのは、予防接種によって被害が生じた場合は禁忌があったと推定するという、画期的な判決だったわけですね。この判決の出現によって、我々もまた、主張を再検討することを迫られました。

中平　損失補償による救済の範囲が甚だ曖昧だ、その歯止めがどこにあるのかということが確かに曖昧で、どこまで広がるかということは、これは政府としても行政としても不安になるのは無理もない。個別的な立法をまたなくて、これをいきなり裁判所に求めるのはいかにも危ないという気持ちが大きかったんじゃないでしょうか。そういうボーダーライン的な社会現象が、その頃目白押し的に日本に起きていたんではないかと思うんですね。特別の犠牲と言うんですけども、考えてみれば、それこそ広島の原爆だって特別な犠牲と言えないことはないわけで、やっぱり難しい問題です。そういうことを私はいちばん懸念しました。

河野　平成三年の第二小法廷判決は四月一九日でした。この第二小法廷判決の時に、我々は、最高裁としてのワクチン禍問題に関するシグナル、法的な解決の道筋として、損失補償の道筋をとらないというサインを出したのではないかと、あの時に考えたのですね。

廣田　ああ、そうでしたね。

河野　そうだとすれば、じゃ、どうしたらいいか、どこを補強したらいいかということで、厚生大臣の過失のところをもう一回議論しなくてはいけないのではないかと、そのように考えたのではなかったかと思います。

秋山　というか、最高裁のシグナルは、もう国家賠償で行けというシグナルというふうに我々は受け止めたけれど、そのシグナルの中身というのは、小樽事件判決は、禁忌を推認し、禁忌を看過した医師の過失を認め、実施主体は国だから、国家賠償を認めるというものですね。それでいければ非常に簡単なわけです。我々の原告について、予防接種の実施主体がすべて国なら、みんな勝てるということになったわけなんで、あの時、接種医師の過失による国の責任ということをまず考えたと思うのです。ただそれで検討していくと、やっぱり勝てない人が出てきてしまう。予防接種法五条は問題ないわけですね。五条の定期接種は。だけど法九条の期間外接種の場合は、国の機関委任事務ではなく、自治体がやっている接種を受けているので、実施主体は地方自治体であり、接種医は国の公務員ではないんじゃないか。それから法六条の二の開業医接種の場合は、やっぱり実施主体は開業医ですから、国の公務員とは言えないのではないか。また、勧奨接種も、勧奨したのは自治体だから接種医は国の公務員と言えないんじゃないか。ということで、費用負担者責任だとか、そんなこともいろいろ議論したんだけども、何名かの人はやっぱり小樽判決の手法では救済がむずかしいということでした。厚生大臣に過失があったと言えればこの問題は生じないのですが、しかし厚生大臣の過失そのものを、ストレートに認めることができるのかどうか。それはまたハードルがすごく高いということで、結審段階で我々も相当深刻に受け止めたと思うんです。

廣田　苦心したんですね。

大野　もっと単刀直入に、千種秀夫裁判長はそれらしきことを我々に暗示したよ。和解について打診があったでしょう。何回か裁判長と会っていますね、別々に。

秋山　和解について、この年譜を見ると、裁判長が千種さんに代わった平成元年五月の第一六回口頭弁論の時に、原告が東京に集まり、和解について意見交換とあります。確かに千種さんが、双方を別々に呼んだことがありますね。

大野　呼んで、どうしても損失補償の主張が認容されることが必要なのかという趣旨のことを、面と向かって質問されたのです。それで、我々は違う、と。実質救済することが目的なんで、どういう理屈であれ、原告が不公平なく勝訴できるのであればいい。ただ、国は絶対だめだと言ってる。だから和解の道はない、と。

秋山　この年譜にも出てます。

大野　千種さんは、和解についての個別意見を向こうとこっちに聞かれた。国側は立法なくして損失補償することはできないと言っている。こちらは、いや何でもいいんだ、と。薬は効いたが、患者は死んだというようなことはできない。ただ、何とかかんとか言って、それでもなおかつ難しいと国は言っていると。そうやっているうちに、その年でしたか。

秋山　いや、小樽事件の最高裁判決はその和解の話からすると、一年半くらい後ですね。小樽事件の判決が出た時も千種裁判長でした。

山川　千種さん三年ぐらいいたのか。

秋山　出張尋問やっていますしね。証人尋問も。

大野　国は和解しないということで、訴訟を続けてくれというニュアンス、強腰だったね。だけど、平成三年四月に小樽事件判決が出てからは、我々はそれならそれでいい、やるならば小樽判決に依拠してやろうと意見が一致してやることになったんですね。

廣田　しかし、それでも救えない事例が考えられる。

秋山　あの時点では、我々はもう全面的に小樽判決に依拠しようと思ったわけです。医師の過失による国の責任というところで勝負しようと思ったのですね。かなり勝てると思ったんですが、どうしても勝てない人が何人かいるということで、我々としては悩んでいた。それを厚生大臣の過失を認め、まさに非常にクリアに判断したのが、東京高裁だったわけです。

大野　だから、そこでもかなり重大な変更をこちらが先にやっているわけですよ。こちらは次々と勝ち玉を上げて、それが通らないという時には、また可能性があるボールを投げ。

廣田　考え出したわけですね。確か、結審間際に、全員勝つのは難しいかもしれないというのを。

秋山　ぎりぎりやっても三名ぐらいはだめだということで、そういう人が負けたら、それはみんなで補塡し合おうという合意までしたんですよ。ということは、厚生大臣の過失を認めて、一人以外は全部勝たせた東京高裁の判決というのは、それほど強くは予想してなかったんではないかと思います。

廣田　そうですね。

中平　その頃のことなんですけれども、私、ドイツの損失補償を認めた判例をもう少し詳しく知る方法はないかなと思ったんですけども、ないようですね。私の語学力で自分の力でやるわけじゃないけれども、他の人に探してもらいたいと思ってもない。それで、いまのこの我々の資料を残す問題についても、できるだけ詳細なものを世界に向かって、伝えたい。日本というかなり先進国に追いついている国の実情は、後から来る国の法律家たちに多いに役に立つだろうと思うんですね。そういう意味があって、資料をなるべく多く残したいなあという気持ちはあるんですけども。深刻に感じたのは、国家補償の議論は、ドイツでも大論争があったはずですね、それがあの判決の簡単な文章以外に資料がないものだろうかということを、当時一所懸命考えた。そういうことをいま思い出してちょっと申し上げました。

■控訴審の審理期間

秋山　次は判決に移ってよろしいですか。

控訴提起から判決まで八年七か月ということで、高裁としてはかなり長い時間がかかっているわけですけれども、これだけ長くかかったことについては、どのように考えますか。審理経過から、その点はどうですか。やむを得ない期間だということでしょうか。

大野　やむを得なくないですね。それは、二〇何年かかったについて、弁護団側ももう一度考え直さなきゃならないことがあるかもしれないとは思いますが、高裁でそれだけ延びたのは、一にかかって裁判官の交替を待たざるをえないやり方のせいであって、ああいうことがあったんじゃ困りますねえ。

山川　高裁はね、この年譜から見ますと、いちばん最初控訴した時に、事件が係属した時には田尾桃二裁判長で、それが昭和五九年の九月ですけれども、昭和六〇年の四月に田尾さんが高野耕一裁判長に替わって、高野さんは全日空機と自衛隊機の空中衝突の国家賠償の事件をやっておられたらしいんだけれども、裁判所の全く余裕がない様子を見て、意図的に延ばさざるを得なかったという感じですね。昭和六〇年四月一日に高野さんに替わったわけですが、平成元年一月二四日の第一五回口頭弁論までおられたわけです。

秋山　約四年近くおられたと思います。

山川　それでその次に野田宏さんに替わって、すぐに千種秀夫さんに替わったということですね。千種さんが三年弱おられて。

秋山　ほぼ結審までこぎつけたんです。

山川　平成四年の三月に宍戸さんに替わったと。

河野　千種さんに替わった時に、これで、この構成で判決まで行くだろう、あるいは行かせたいという見通しで、証人尋問もやることになったし、原告本人尋問もまた出張してやってもらうことを原告側として計画した。

秋山　この事件の控訴審の実質的な手続は、ほとんど千種さんの裁判長時代にやられてる。この四年間に。

廣田　そうですね。それまで書面の交換だけだったでしょう。

秋山　その前がかなり時間がかかっていて、まず控訴提起から控訴審の第一回口頭弁論が始まるまで一年半かかっているんです。

こういう大変重大な事件なんですけども、裁判所に終結を見据えた訴訟指揮をする気配がなかったということで、我々としてはやむを得ず一審の繰り返しのような、五つの過失論を一つずつ補充していくようなことをやっていたわけですね。それでけっこう時間が経った。

河野　その間に損失補償の議論の基礎づけという意味で、ドイツの判例を翻訳をして提出したりということもしています。

秋山　損失補償論については、高裁でさらにかなり突っ込んだ議論をしたということですね。あとは、禁忌について、原告の一人ひとりの禁忌を具体的に主張し、立証するということに精力を注いだということでしょうか。

ただ、私思うのに、控訴審はもっと短くできたことは間違いないとは思いますが、そうなると小樽判決が出る前に結審して判決が出たと思います。その場合には、我々は禁忌を全員について証明しなければいけなかったことになります。これは白井意見書がありますので、裁判所がきちんと取り組めば一つ一つ認定できたとは思うんですけれども、立証の負担がまるっきり違ったということがあります。だから、この事件、結果的に二六年かかって長すぎますし、こんなにかかる必要はなかったと思うのですけれども、長かったから、他の最高裁判決によって勝ちやすくなったというところがあります。

大野　それ、同意見なんだけれども、待ってる間に向こうが変わっていったんだ、裁判所が。我々の悩みをはっきり言えば、被害と因果関係の推定。予防接種を実施して、その近くに事故が起これば、そのために起こったとみていい。それから禁忌の人に接種をすれば、それで起こったと、推定していい。しかも何らかの形でそういう発症をしたとすれば、過失を推定してよろしい。その三つの推定を使ったもんだから、できちゃうわけです。

■控訴審判決

秋山　ちょっと順序が逆になったので、高裁判決について触れてから全体的総括をしたほうがよさそうですね。高裁判決を私のほうから説明させていただきます。

高裁では因果関係が争点になりましたけれども、高裁は一審と同様白木四原則は不合理とは言えないということで因果関係を肯定しています。高裁で具体的に争点になった、ポリオワクチンによる脳炎・脳症との因果関係についても、平山証言を排斥して、これを認めました。そして責任論の論点としては、損失補償請求と国家賠償の二つがあるわけですが、損失補償責任については、一審は損失補償責任を認めたんですが、二審は、これを否定しました。

否定する論拠というのは、憲法一七条、憲法二九条三項、憲法四〇条について、公権力の行使による損害について憲法がどう考えているかについてかなり体系的に論じまして、公権力による違法な侵害については一七条があり、公権力による財産権に対する適法な侵害については二九条三項があり、公権力による身体や自由の適法な侵害に対しては憲法四〇条がある。一七条、四〇条については法律の定めるところにより賠償する、あるいは補償するという規定になっている。予防接種の場合は、予防接種を法律で義務づけているわけですけれども、生命や健康に対する侵害をしていいと認めているわけじゃないので、侵害の結果というのはやっぱり違法なんで、適法行為による侵害という範疇には入らないということです。それはあくまでも違法な行為なんで、憲法一七条に基づいて国家賠償法が定められており、それについては故意または過失がなければ賠償しないという法体系になっている。したがって、違法な侵害行為に憲法二九条三項を拡張適用することはできないとしています。また、一審は特別犠牲の場合について、財産について正当な補償をするんであれば、生命・身体の場合はもちろんであるということで、憲法二九条三項を類推適用しているわけですけれども、生命・身体を公共のために用いることはできないということで、許すべからざる生命・身体に対する侵害というのは二九条三項とは無縁であり、憲法二九条三項は適用しない。それは国家賠償の問題であるというふうにしたわけです。まず、この論点について、何か論評はございませんか。

廣田　それまでの損失補償についてのオーソドックスな考え方を述べた、というふうにみられるんじゃないですか。

秋山　一審判決というのは、特別犠牲というところにかなり着目したということですね。違法な結果とか、適法な結果とか、適法行為とか違法行為とかいうところについてはあんまり言わずに、特別犠牲があれば二九条三項が適用されるというふうに捉えたようです。

廣田　だから特別犠牲者に損失補償を認めれば、じゃ公共のために生命・身体を収用していいのかというところ、まあ屁理屈だと思いますけど。そこのところがどうしても引っかかるというわけですね。この判決もそう言っている。

秋山　むしろ一応理屈は理屈で通るんです。

大野　通ったから、安んじて損害賠償のほうを認めたということでしょう。もしそれを退けたら、全部元に戻っちゃうでしょう。ゼロでしょう。ほとんどがゼロ。ごくわずかな、地裁が損害賠償責任を認めた二人かな。それ以外は全部だめで、そういう時に、そうだからといって、一審以来我々が説きつづけたように、やむを得ないというふうには言えないでしょう。牛馬に劣るということになっちゃうわけですね。だから、なにか人間らしい、なんらかの救済方法があるべきだとして議論はでてきている。つまり、何にもしなくていい、ということじゃないんですよ。拡大しているのです、損害賠償の法理を。

秋山　憲法体系を踏まえてかなり理論的な整合的解釈を高裁はやっているわけですけども、公権力の行使で違法な結果が生じた場合に、無過失の場合は賠償しなくていいというふうに言ってるのですが、その空白部分を一審判決は損失補償で埋めているわけです。しかし、高裁判決は、本件の場合はその空白部分ではないとし、厚生大臣の過失を認めて救済をしました。

山川　いちばん高裁が引っかかったのは、事故が起こったこと自体を適法とはやっぱり言えないということだったのかしらね。

廣田　それは評価の問題だと思うのです。評価の問題だと思うのだけども、生命・身体への特別犠牲というのはどんな場合に起こるのかと、兵隊に連れて行くのもそうなのか、と。兵隊以外はね、予防接種すること以外にはないんじゃないですかね。刑務所に入れること。

秋山　だから、憲法四〇条は、抑留拘禁された後に無罪になった場合に、法律に定めるところにより補償しなければいけないとしている。これが生命・身体に対する適法な侵害に対する損失補償であると、こういうふうに高裁判決は言ってるんですね。

中平　私は、この近代憲法の、どの国でもそういうふうになっている、国家賠償という規定、これはどこでもそういう原則に立っているんですけれども、やはり欠陥があるんじゃないかなあ、立法自体に、憲法の。ですから、私は率直に素朴な感じで、国家賠償ではなくて、国家補償だと思いますね。

秋山　こういう結果が生じた時に、今回は過失ありとしたわけですが、無過失の場合にどうすべきなのか。しかも特別犠牲である場合にですね。

中平　それで全部が、過失があるということになるわけですね。本件の判決で言えば。

山川　全員を救済するために、医学と法律が非常に乖離しているような局面だと思うけれども、最高裁はやっぱり一つのフィクションをつくったことは間違いないんじゃないでしょうか。事故直後、接種後に起こった場合の因果関係を推定し、それから事故が起こった場合に、禁忌を推定し、さらに過失まで推定する。これはこれまでの不法行為の理論から言うと、ものすごい拡張なわけでしょう。

廣田　そうです。

河野　この高裁判決の場合、さらに行政の責任というのを、厚生大臣の過失という形で、その間の接種行為を全部違法として認めてしまったわけです。これはそういう意味では大変大きな判断です。

廣田　どっちの論理を使ったほうが権力側にとって都合がいいか、という問題なんだと思うのです。

秋山　そのような過失責任を、どういうふうに認めたかについても、ちょっと話をしてからのほうがいいかもしれません。

我々は厚生大臣の五つの過失を主張したわけですが、高裁判決は、そのうちの禁忌該当者に接種させないための十分な措置をとることを怠った過失を認めたわけです。これは接種体制に不備があったことを認めたものですが、その前提としてまず平成三年の小樽事件最高裁判決に依拠しまして、原告は全員予防接種によって被害を受けているのだから、禁忌者に該当すると推定されるとしています。平成三年判決が言ってる特段の事情、予診を尽くしたけれども該当者を発見できなかったというような特段の事情も認められない、という認定をしています。そのうえで過失について、厚生大臣はこういう場合は重大な事故が生じないように、結果発生を回避する法的義務がある。予診を十分にやって禁忌者を的確に識別、除外する体制をつくる必要がある。そのためには接種にあたって、禁忌者を除外できるように対象人員を適切に決めるとか、接種医師と予診医を区別するとか、それから予診する医者に対して、予防接種による副反応と禁忌の重要性について、きちんと周知を図って適切な予診がなされるようにすべきであった。それから、接種を受ける国民に対しても、副反応のことや禁忌についてわかりやすく説明して、医師に対して情報を提供する動機づけをちゃんとすべきであった、としています。いずれの点についても、この判決は、昭和二〇年代以降の各時期ごとに、国がどういう体制をとっていたか、どういう実態であったかということを克明に認定したうえで、いま言った点について国の接種体制は極めて不十分であり、その点について過失があった、厚生大臣がそういう措置をとらなかったために、接種担当者が禁忌識別を誤って禁忌者に接種し、結果が生じたものと推認されるというふうに言ってます。さらに予見可能性についても、こういう措置を十分にしなければ禁忌が看過されて結果が発生するということについて、予見可能性があった。禁忌者を除外すれば結果も回避できたので、結果回避可能性もあったと、こういうふうに言っています。

さきほど言いましたように、平成三年の最高裁判決が土台になっているわけですけれども、もう一つやはり昭和五一年のインフルエンザの最高裁判決（本書九三頁参照）もかなり影響を及ぼしていると思います。このインフルエンザの最高裁判決というのは、第一点は、禁忌該当者を識別するために、接種医は禁忌を認知できるような詳細な仕方で問診をしなければいけないと、かなり高度な具体的な問診義務を課しています。第二点は、適切な問診を尽くさなかったために、誤って接種をしてしまったという場合には、予見し得たのにしなかったと推定する。いわば予見義務違反の過失を推定するということを言っています。

それで、さきほどから議論が出ていますように、このインフルエンザの昭和五一年最高裁判決と小樽事件の平成三年最高裁判決を組み合わせますと、原告側としてはまず因果関係は立証しなければいけない。接種によって被害が生じたということは立証しなければいけないんですが、それを立証しさえすれば、小樽判決で禁忌該当者と推定されることになります。その場合、小樽事件でいきますと、先ほど触れたように、接種担当医の過失による国の責任となる、我々の原告の場合は実施主体の問題があって、接種医が国の権力の行使を行う公務員に該当しない場合があるということでした。しかし、高裁は厚生大臣自身の過失を認めたので、実施主体論の問題に入り込むことがなく、これによって一人の除斥期間該当者以外全員について救済が実現されました。

それで私の感想を言わせていただきますと、本件訴訟の本質的な問題というのは、原告が何故この訴訟を提起したかという点にあると考えますが、それはやはり国の接種体制に問題があった、だから被害が起きたということで訴訟が起こったんだと思うんです。そして、そのような問題がある接種を実施した国に責任があるということが、そもそも訴状に示された考え方だと思いますし、原告である吉原さんの『私憤から公憤へ』に示された命題ではなかったかと思います。そういうこの訴訟の本質的な問題点に合致した判決でもあったのではないかと思っております。

河野先生、何かありませんか。この国家賠償についての過失に関する裁判所の認定というのは、極めて詳細ですね。我々の準備書面を右から左に写したようなものではない。我々が提出した証拠をかなり克明に読み込んで、そこから裁判所なりに、その材料をたくさん引き出して、それにもとづいて接種体制不十分の過失論をかなり緻密に展開しています。我々としても、裁判所もよくここまで検討し、書いたという感想を当時もったんですが。

河野　そういう意味でも、思い切った判断だと思います。昭和二七年から昭和四九年までの予防接種行政に、禁忌者を識別し接種を回避する義務に関する過失があったという点で、厚生大臣の行政上の過失が認定されています。このような判断を裁判所がした、こういう形で決着させようと考えたのは、どこに契機があったのかという点なんですが、今ふり返ってみると、確かに二つの最高裁判決があって、そして片方に一審判決の損失補償論があって、どちらのルートを選択するかといった場合に、国家賠償の路線を大きく選択することにしたということです。しかし、その場合に我々が直面したと同じように、個別の禁忌看過のレベルでの禁忌看過の過失を認定できない人が出て来る、また、実施主体の問題もある、それを救済するために行政全体の過失というふうにしたんだろうと思いますけれども、その点において、いわば高裁の大きな決断がそこにもあると思うのですね。それは被害の重大さというか、救済の必要性というところなんでしょうか。先生方どう思われますか。

廣田　厚生大臣の過失を認めたというのは初めてじゃないですか。やっぱり河野さんが言われた接種行政の誤りについて、そこが問題だったんだと思う。この被害者が出たのは。

秋山　ただ、その手段としてこれを使ったとみる見方はもちろんありますけども、それだけだとちょっとできないことなんで、やっぱり裁判所自身が、我々が主張し、原告が問題にしたように、予防接種行政は国民の生命や健康自体を非常に軽視していたと、問題を相当強く認識したからだと思います。そうでなければここまで来なかったと思います。小樽事件判決に則ればほとんど救済はできるわけで、何名かの人は残念でしたで済ませられたかもしれません。それをやらなかったのは、一つは全員救済しようという並々ならぬ裁判所の熱意もあったわけですけれども、それだけではできなかったとも思うんですね。

廣田　大野先生は誰が悪魔のくじを引くかわからんって言ったけど、裁判官だって子供がいるんだしね。彼らだっていつ被害者になるかわからない。そういう意味ではまさに同じレベルの気持ちがわかっただろうと思いますね。

秋山　そうしなければ何名かの人を救えないということももちろんあったと思うのですけど、やはり予防接種体制そのものに相当問題があったということにならなければ、ここまで来ないと思います。

山川　ほんとにいろいろ問題があったんだなあということは、証拠調べを通じて思ったんじゃないでしょうか。そのうえで、あまりに個別の、偶然の事情によって救済が左右されることがないように、できれば全員救済すべきだろうというふうに、そこで一つの決定的な決断をしたことは間違いないんじゃないでしょうか。厚生大臣の過失を認めたところの理論構成も、我々の主張をそのとおり引き写したようなものではなくて、いま秋山さんが言われたように、それなりに裁判所はずいぶんきちんと分析して、時代の流れに従って認定判断しているわけで、このところもなかなか力作だと思うんです。そのことは損失補償を否定した、一審判決を否定した部分の理由づけについても言えることで、これも国が損失補償責任を認められないと言っていた主張をそのまま引き写したわけではないですね。憲法一七条、二九条、四〇条と、国が国民に対して損害賠償責任あるいは損失補償責任を負うのはどういう体系になっているのかというのを、全体としてちゃんと分析・総合したうえで、そして否定されたわけですけれども、これは国が言っていた主張よりははるかにレベルの高い理由づけになっているような気がするんですね。だから、裁判所は全員救済という、一つの決断をしたうえで損失補償をはね、厚生大臣の過失を認める、この二つの理由づけにおいて、なかなか実力のある格調高い理由づけをしたんじゃないのかなあと思うのですけど、大野先生いかが思われますか。

大野　いや、僕はそんなに理由にはこだわらないんだな。それは、まさしく判例から見ても、それから社会の要求から見ても、整合的な判断であればいいのであって、論理だけで一人歩きするようなのはもっともだめな判決だと思っていますからね。

山川　でも先生、高裁判決はなかなか力作でしょ。

大野　それは力作です。

秋山　厚生大臣の行政の責任をかなり厳しく認めているわけですね。

山川　最近のエイズにおける厚生省の責任だとか、狂牛病における農水省の責任だとか、政府の責任というか行政の責任というのは、最高度に要求するという意味では、厳しい責任を認めている。

廣田　ハンセン氏病は厚生大臣の過失。

大野　その点はかなり、一つ一つ動いてるんですよ、最高裁判所としては。

秋山　だから、いままでの行政の、国民に被害を与えた場合の行政の過失責任ということからすれば、今までのレベルからはるかに飛躍して責任を真正面から認めたという点で、ものすごく大きな意味のある判決じゃないかと思うのです。

中平　塩野さんでしたか、最近の、あれは学士会報で言っていると思うんですけど、憲法は変わったけれども行政法は残ったという状況はまさに日本であると、行政法を変えていかなければならんという論法もありましたけどね。私、日本の法律問題としていちばん大きな問題は、特別権力関係的な残滓がある日本の行政法理論ですね、これの改革ではないかと思うんです。そういう意味から言って、この判決が先生方がおっしゃるように、かなり発展的な契機をもっておると、私も思いますから、この線を発展させていくことができればいいなというふうに思っています。

河野　国家賠償法の議論というのは、基本的には個別の公務員の過失を前提とする形で責任を認めるというふうに構成されていると思うのですけれども、行政全体の過失として、本件の高裁判決のように、行政全体の過失を厚生大臣の過失という形で認めるような議論というのが、本来の国家賠償法の予定するものなのかどうかという点についてはいかがでしょうか。

秋山　それは一つの論点であるんだけれども、もうだいぶ前に克服されているんではないかなという気もするんですが、どうですか。

廣田　克服されているというのは。

秋山　公務員の誰の過失かというのを特定しなければ、国家賠償が認められないのかどうかという議論です。

河野　いえ、特定の問題ではなくて、国家賠償法の規定というのは、一般に、個別の公務員の行為を前提にしています。公務員が特定できなくても、組織的過失はありうるのですが、長期間にわたる行政の活動全体を客観的な組織的過失と構成することについての問題です。

秋山　組織体としての過失を認めたわけでしょう。それは個々の公務員の一つ一つの行為から成り立っているとも言えるんだけれども、むしろ個々に分解するというよりは、組織全体として対応が不十分だったと、それは認めたわけでしょう。

河野　ですからそういう責任の取り方というのは、現行の国家賠償法が前提としている考え方なんだろうかという点ですが。長期間にわたる行政の活動全体を客観的な組織的過失と捉えたことが、この高裁判決の特色でもあるのです。

秋山　それはもう前提していると考えるべきでしょう。国家の行政というのは組織として行うのが通常なんだから。個々の公務員が違法行為をやるということはあるわけなんだけれども、行政そのものが組織体として行われるわけだから、それの過誤による責任というのはやっぱりそういうタイプのものになるんじゃないでしょうか。

廣田　つまり文言を見ると、確かに個別の公務員の故意過失ということになっていますよね。

河野　塩野宏先生は、この東京高裁判決のような、過失概念の客観化を極度に進める認定の仕方のほうが、日本法に与える影響は損失補償論よりもある意味では大きいということを指摘してます。

山川　大臣はやっぱり厚生行政を預かる最高位の公務員として、個人としての注意義務を負っていると考えればいいんじゃないの。

秋山　しかし大臣が知らないことはたくさんあるわけで、だけどそれだって厚生大臣の過失になるわけですよ。そういう意味ではこの場合の厚生大臣の過失というのは組織体としての過失ということでしょう。

山川　だけど、予防接種行政について、厚生省がどういう接種の体制をつくるか、禁忌についてどういうことを定め、徹底するか、そのようなことを大臣が知らないということは言えないんじゃない。

秋山　個々の人の認識を問題にしちゃうと、それは大臣の知らないことがたくさんあります。

中平　大きな問題ですね。戦争責任なんていうのも、法律的に責任を追及していくと、結局誰も責任を負う人がいないということが多いですね。

秋山　だからこの判決は明らかにそんな理論は問わなかったし、いまやそういう理屈はないんじゃないですか。例えば公害だってそうでしょう。公害の企業責任だって、本来から言えば、個々の誰々さんの過失による使用者責任なんでしょうけれど、それはやっぱり組織体としての過失でしょう。企業そのものの過失というのを認めるでしょう。

廣田　使用者責任なんていう論理使わないでね。

秋山　それと同じ論法ですね。

山川　僕は厚生大臣だって個別のことをいちいち、きちんと指揮監督する責任は取締役と同じだと思うけどな。違うかしら ね。そういうふうな注意義務を課さないと一体厚生大臣は何をすることになる。行政府の長は。

秋山　それは厚生大臣に義務はあるんです。

廣田　予防接種行政をきちんと行う。

山川　事故がいろいろ起こっているということがわかっている時に、ある程度続発している時に、それに対してどういう対処をしているかというのを局長および課長を呼んで聞いて、その当時の最高度のことをやるよう指示したかどうかというのは、やっぱり注意義務の問題。

廣田　ちゃんと状況を認識してね。それなりの判断をして、指示決定させるという義務はあるでしょうね。

山川　だからそういうふうに考えれば、組織体としての行政に瑕疵があった場合に、それを国家賠償に当てはめるみたいに考えなくていいんじゃないのかな。やっぱり公務員個人の責任の基礎ではないですか。会社の代表取締役だって同じような立場にあるかもしれないけれども、そういうシステムをちゃんとつくっているかどうかだとか、リスク管理なりあるいはコンプライアンスの体制をちゃんとつくっているかどうかと、そういう観点から問われるわけでしょう。

国の上告断念と高裁勝訴判決の確定

秋山　興味深い論点であるかもしれないですけど、この程度にさせていただき、次の論点にいきます。高裁判決の後、上告断念、それからそれに伴う諸問題の解決ということについて、河野先生からお願いします。

河野　平成四年八月二八日に高裁が結審をして、その後、我々弁護団としては敗訴者が出た場合にそれをどうするかということと、後遺症者、生存被害者の今後についてどうしたらいいかということについての検討が必要だという認識でした。それが課題だということを意識しながら、判決はいつだろうかと待つ状況になっていました。八月に結審をして、それで判決は早くても年が明けてからになるだろうと予想していたわけですけれども、一一月になって、その二、三週間後、一二月一八日に判決を言い渡すという通知があり、結審からの期間の短さに驚いた記憶があります。そこで、判決を迎えるにあたってのいろいろな準備を大車輪ですることになりました。余談ですけれども、いろいろ打合せをした時に、一二月の末に判決を言い渡すというのは、裁判官善人説に立てば、これは被害者勝訴の判決であろうという大野先生の「解説」(?)があったように記憶しております。ただ、弁護団ではいろいろな場合の検討をしていって、最悪の場合、敗訴者が出た時にどうしようかということを原告団とも相談をして、敗訴者が出た場合には上告をするという方針で、上告用の印紙額を計算した表等も作成しています。

判決はご承知のようなことだったわけですが、判決を受けた段階で、内容を検討して、その時いちばん大きな問題は、すでに全員が障害年金を受け取っている状態であったので、この年金との調整がどうなるかということでした。国が上告せずに確定した場合には、年金との調整の問題にどのように対応するかということが、判決直後の時点で弁護団での議論に上っています。

判決については、敗訴した古川さんについて、上告をどうするかを検討し、古川さんの意向も確認して、結局上告したわけですが、古川さん以外については、原告団としては上告しないことを決定しました。国の上告があった場合には、必要がある人については附帯上告を考えるということを決めています。同時に、これは上告断念を国に働きかける活動をしたらどうかという意見があり、その動きを開始しています。判決後、年末にかかっていったわけですが、当時のメモなどを見ますと、いろんなところから状況を取材したりして、国側も上告について協議をしているようだという情報が入っていたわけですが、国の全面的な敗訴の判決であるし、どうも問題が問題であり、上告は避けがたいのではないかという見通しが伝えられていました。そのような経過の中で、一二月二四日に、弁護団としては古川さんについては上告を決定して、他の人については、原告側からは上告をしないという結論を出して、そしてこの方針を司法記者クラブで公表しました。また、これは上告断念を働きかけていた動きの一つとして、厚生大臣である丹羽雄哉氏に、上告の断念について面会して申入れをしたいと考えていたわけですが、ある弁護士が仲介に立ってくれて、丹羽厚生大臣との面会が実現しました。一二月二五日のことです。私どもの弁護団の中では、大野先生をはじめ山川、秋山両先生と私が大臣室で面会して、ワクチン被害の特殊性、後遺症者の介護、それから両親の老齢化による介護の深刻さなどを訴えて上告の断念と今後の対策が重要であることを強調しました。その際には、丹羽厚生大臣は、上告についてはいろいろな議論があって、決断はぎりぎりになるだろうけれども、上告の期限の一月四日には上告するということになると思う、しかし問題の所在は理解したので、被害者側とも今後のことについてどうしたらいいか協議をしたい、一月四日以降改めて弁護団と会いたいという話で、我々は帰って来ました。そういうことだったものですから、上告は避けがたいかなと思いつつ帰ったのですけれども、翌一二月二六日朝には国が上告断念を発表して、厚生大臣が談話（本書九六頁参照）を発表する。そして厚生大臣が記者会見で謝罪するという、被害者にとっても訴訟に踏み切った思いが正面から受け止められた形で、古川さん以外の原告についての国の法的責任がここで確定することになりました。

確定した後、損害賠償金を受領する時に、これは高裁判決が主文で命じていた仮執行金の返済方法について、厚生省と協議するということが最初にありまして、相殺に同意するかどうかという点についての協議の中で、障害年金の調整問題についても交渉をしました。協議の結果、一月一九日に、調整の方針が決まりまして、損害賠償の調整に関しては、障害年金と障害児養育年金については調整の対象にすること、医療費、医療手当については、これは調整の対象にしないということと、それから慰謝料については調整の対象にしないということになりました（本書九七頁参照）。判決が認定した逸失利益と介護費の元本部分ですね、それから仮執行金の相殺分を引いた金額について調整の対象にするということになったわけです。実質的にはこの調整をめぐる交渉で、このような調整方針になったということが、かなり被害者のメリットになる形での決着になったと思います。その後、判決の確定を受けて、救済制度の拡充ということについて、厚生省との交渉をもち、一九九三年の三月から翌年にかけて、五回ほど厚生省と法律の改正についての議論をして、被害者側の要望を伝えるということをしました。その結果、予防接種法の大幅な改正が行われて救済制度の給付金額の拡充、それから接種の強制の廃止というような予防接種法の改正が実現することになったわけです。

秋山　まず原告団としては、上告はしないということを決め、それを記者会見で発表したということですね。

河野　はい。

秋山　この理由と言いますか、狙いというか、どういうことで上告をしないことにしたんでしょうか。十分満足、一〇〇パーセント満足できる判決だからということでしょうか。全額認容の判決ではなかったわけですね。勝訴した人について、ここで上告をしなかったわけですが、それはどういうことだったんですか。

河野　問題点としては、認容金額の問題と、それから損益相殺の仕方の問題というのがあったかと思います。しかし、判決内容について、いろいろな問題はあるけれども、いわば国側の上告を断念させるという方向のプレッシャーの一つとして、原告の側は高裁判決に従うことを、古川さん以外については判決に従うということをはっきりさせる目的で、それを決めて発表したということでした。

秋山　ともかく提訴から二〇年、ということで、やはり原告の側にも何とかここで、もう裁判を終わらせたいという意向が相当強かったですね。判決の中身を検討すると、損害額としてはもちろん満額認容じゃなく、損害額の計算の仕方について一〇〇パーセント満足できるものではなかったわけですけれども、ここで何とかして確定させたいというのが原告団の意向であったし、弁護団もそう考えていたということですね。

大野　理論上の問題よりは、いま言われたように、ともかく我々は被害者の方々の意見を最大限尊重しつつ進めてますから、被害者が疲れているということは非常によくわかってました。生存者原告にも安らかな時間を送りたいという気持ちが強かったです。弁護団は疲れたと言っても、やるならどこまでもやろうと、付き合おうという感じはあったけどね。

秋山　さっき言った損益相殺の問題点というのは、判決では、損害額については得べかりし利益について、五パーセント複利で中間利息を控除して接種時の現価計算をしているのに、すでに受け取った年金等を損害額から差し引くについては中間利息を控除しないでもらった額そのものを引いており、被害者側に不利な計算でした。そういう問題点はあったんですが、それよりは、やはりここで確定させるべきだという意向が強かった。

大野　我々としては、常にこの事件については先陣を疾駆していたわけで、ここで結論が出れば最小限この計算方式による損害額が全国の被害者に直ちに効力が生じてくるだろうと考えられたし、そうすればまたここで数年間かけて今までやってきたことを繰り返すより円満解決の道になるんだということは、被害者の方本人からも十分伺ったと、少なくとも思っています。

秋山　原告団、弁護団とも、何とかしてここで上告をさせないようにして、確定させようという、かなり意気込んでやった記憶があります。しかしそれは相手が受けなければ、どうしようもないことです。そこで一つには、丹羽厚生大臣に何とかして会おうとしたわけですね。

山川　丹羽さんには誰も直接つながらなかった。それで、私の友人の弁護士に相談したら、丹羽氏をよく知っているということで、しかも、非常に親しいとのことでした。予期してなかったことなんです。彼が直ちに丹羽さんにコンタクトをとってくれて、会えるようにしてくれたんです。

秋山　あの時は、とにかく大野先生に会ってもらわなければということがあって、その日ゴルフに出かけていた大野先生にゴルフ場から急遽帰って来てもらって。

廣田　ああそうか、ゴルフしそこなった。そうでした。

秋山　虎の門法律事務所の大野、廣田弁護士はゴルフをしていた。そこに、急遽、丹羽さんが会ってくれるというので、途中から呼び戻したんですね。

山川　僕は虎の門事務所に電話をして、直ちに大野先生を東京に連れて帰ってくれと連絡した。

大野　電話が来たものだから、僕は大急ぎで。

秋山　そういう裏話もあるわけですが、あの時、丹羽さんは、さっきの河野報告にあるように、上告を断念するとは言わなかったですね。

大野　そうは言わなかったけれども、表情、その他全体の雰囲気としては、上告を断念するように努力する、と。やっぱり厚生省は、大臣が、おっしゃっていることはよくわかりますと言えばね、やっぱりだめでしたとは言えない。

山川　丹羽さん、僕たちに会った時は、先生、よくわかったけれども、大勢は上告するように動いているみたいなことを言って、ただし引続きチャネルをオープンに続けておきましょう、というようなことを言われたんです。だから確かに顔と口とはちょっと違っていたんですね。

秋山　この時丹羽大臣が決断したから、上告断念になったんでしょうね。この時のこと、丹羽さんが手記に書いています。

山川　丹羽さんの本に書いてある。

大野　『美しく老いるために』ですね。

河野　丹羽さんは、『美しく老いるために』という著書の中で、この予防接種事件の上告断念のことについて、大臣の側からの経過を述べている。丹羽さんとしても、非常にこの事件の内容と、この段階で上告をしないで決着させるということについての重要性をよく考えたうえで決断をしたこと、事務当局を説得したということを詳しく述べています。

秋山　まさに英断だったと思うんですが、記者会見で丹羽大臣が謝罪をし、それが全国に放送されましたね。それを原告の人たちはどう受け止めたんでしょうか。

河野　例えば吉原さんが、充君が亡くなった時に追悼の本をまとめていますけれども、その中で、厚生大臣が記者会見で談話を発表して、会見した後、自分の言葉で謝罪をした、このときのことにふれて、非常に喜んだこと、訴訟の大きな目的の一つが実現されたというふうに受け止めたと書いておられます。この裁判の終わり方、古川さんが残ったのですけれども、それ以外の集団訴訟がここで決着したわけですが、その終わり方として、このうえない終わり方だったのだろうと思います。

秋山　提訴から二〇年たって、厚生大臣がはっきり自分の言葉で間違ってましたと言って謝ったわけですから、それは原告にとっては大変大きなことだったと思います。

中平　それまで高裁段階で、国が負けていて、上告しないで、あのような事件を決着させるということは、私はあんまりなかったように思うんですね。いまはよく決着させますよね。その走りじゃないかと思うんです、どうですか。

大野　いまはありますけど、最近のことだと思いますね。その前はやってませんよ。

中平　ないですね。この事件が初めぐらいじゃないかなという感じがするんですね。

山川　あれは、私の友人の非常に正義感の強い弁護士が丹羽さんをよく知っていて、急遽、アレンジしてもらえたこと、それから丹羽さん自身も新聞記者の出身で非常に正義感というか、心暖かい、なかなか立派な政治家だったので可能だったんだろうと僕は思いますね。

秋山　それからもう一つ、この判決後の処理として、大きな問題としては、年金との調整問題がありましたね。具体的に言うと、判決で損害賠償金を受け取った場合について、予防接種法に調整規定がある。損害賠償金を受け取った場合には、その部分について、障害年金が停止されるという条項が予防接種法にあるわけですね。それをどういうふうに適用するかによって、大変大きな違いがあるというので、それについて交渉して、結論的には一応被害者側に有利な調整方針を厚生省に決めさせたということとですね。

河野　そうです。

秋山　それはさっき言ったように、調整対象はあくまでも得べかりし利益と介護費の元本、元本というのは接種時現価に引きなおした元本であって、それに対する遅延損害金は当然対象外ということとですね。それから慰謝料は入らない。この事件の場合、接種時から判決が確定して損害賠償金を受け取るまでにかなり長い期間であったので、人によって違いますけれども、その間の遅延損害金が年五分で、相当の部分を占めています。この年金調整、人によっては年金停止期間が長い人もいたわけですけれども、最小限に抑えたということとです。

あと年金制度の改善というのがありました。これはさっきおっしゃった厚生省との交渉の中でやりました。この高裁判決を契機に、年金が改善されたということがあります。これはどういう内容でしたか。

河野　この高裁判決の確定を受けてのその後の厚生省との交渉は、実際は弁護団が被害者、原告の代理人という立場で交渉した。その交渉の結果、予防接種法の大幅改正、抜本的と言っていいほどの改正が実現した。その大きな成果の一つが救済制度、被害者に対する給付の拡充です。これは確かその当時、介護加算を含めると倍額近い給付金額、年金額の増額だったと思いますけれども、その点と予防接種法の接種の仕方についての改善、接種義務の廃止というようなことから始まる予防接種制度そのものの改善ということと、その二つが高裁判決の社会的な、裁判当事者以外に対する大きな影響だったと思います。

秋山　この種の集団訴訟というのは、問題提起型訴訟でもあって、原告それ自体の救済ということもありますけれども、それを通じて予防接種制度を改善するという狙いがあり、さらには原告になってない人たちの救済をも図ることにもなりました。年金制度もかなり大幅に改善させて、訴えを起こしていない人についても非常に恩恵があったということとですね。

■古川氏の上告と最高裁判決

秋山　次は、古川氏だけが敗訴し上告をしたわけですが、その最高裁での展開、それから最終解決までについて廣田先生からお願いします。

廣田　古川さんはどうして負けたかと言うと、昭和二七年一〇月に種痘の接種を受けています。国家賠償法には民法の不法行為の適用がありますので、不法行為の除斥期間というのが決まっていて、これが二〇年であるとされている。不法行為の時から二〇年たつと権利は消滅するというのが一般的な解釈であります。東京高裁も、二〇年以上経過した昭和四九年一二月に古川さんが提訴した、一年ぐらい確か遅れていたと思うんですが、提訴したことに対して、除斥期間の経過でもって、もう古川さんの請求権は消滅したと、こういう理屈で古川さんを敗訴させてしまったわけです。実は、除斥期間については、平成元年一二月二一日の最高裁判決がありまして、除斥期間というのは行為の時点から二〇年たつと一切権利がなくなる。除斥期間を主張することが権利濫用となる余地はないんだとされております。時効ですと、時効の援用は権利濫用と言えるんですけれど、それも言えない。まったく門戸は閉ざされる、除斥期間にかかっちゃうと門戸は一切閉ざされるというのが平成元年の最高裁判決の考え方でした。東京高裁判決もそれに従ったということです。

しかし考えてみれば、接種から二〇年経過した昭和四七年までに訴訟を提起しなかったとはいえ、まず、昭和二七年当時は、なぜ古川さんにそういう障害が出たのかと、その原因すらわからなかったのです。両親は少しでも子供さんの症状が改善すればいいと思って、あっちこっちの病院へ駆け回っている。とても国に損害賠償を提起するなんていうことは思いもよらなかった。ようやく確か何年か後に初めて広島県立医科大学病院（現在の広島大学付属病院）に子供さんを連れて行った時に、これは種痘による影響かもしれないということが医者から告げられています。ここで種痘との関係は知らされたわけですけれども、それでも果して国家賠償ができるかどうかなんてことはわかりはしない。昭和四五年になってはじめて閣議了解があって予防接種被害者に一定の見舞金が支給されるということになったのですけれども、それだって別に国が責任を認めたものではない。そんなことで除斥期間、二〇年たったからもうあなたは一切権利がありませんという判決にはものの道理としてとても承服しがたい、と。原告団も古川さん以外皆さん勝ったわけですから、古川さんの訴訟を応援しようと、こういう体制ができまして、確か河野先生が古川さんの両親ともよく打合せをして、上告をするという結論が出たのです。

平成五年三月二四日に上告理由書を提出しました。この論旨は、平成元年の除斥期間に関する最高裁判決をなんとか打破しなければいけないということで、いろいろ工夫を致しました。一つは、控訴審判決は、除斥期間によって権利が消滅すると解釈するとしても、それをもって正義と公平の理念に反するとは言えないと、こう言っておりますので、果してそうだろうか。まさに正義と公平に反するんではなかろうか、ということを論じました。それからまた、何とか二〇年の壁を破りたいということで、だいたいその国が加害者である、加害者の行為によって訴訟提起が二〇年間妨げられてきたんだ、と。そういう場合には除斥期間で消滅すると言えないんではなかろうか、という議論も編み出しまして、上告理由書に致しました。その上告理由書の提出をしたわずか一週間後に、大野先生が最高裁判事に就任された、こういう経過になります。

それから約五年たちまして、平成一〇年四月一七日に、第二小法廷は古川さんの事件について口頭弁論を開きました。口頭弁論の期日の通知があったのは、平成一〇年二月三日ですから、ほぼ約五年後にようやく最高裁の門戸が少し開いたということになります。そして六月一二日には、第二小法廷判決は、事件を東京高裁に差し戻すという判決を致しました。福田博裁判長、外務省出身の方です。大西勝也、根岸重治、河合伸一の各裁判官。大西さんは裁判官出身だし、根岸さんは検察官出身ですし、河合さんは弁護士出身です。判決の内容は、我々が言っていた理屈とは少し違うんですが、やはり加害者の不法行為によって心神喪失の常況となり、長い間権利の行使が妨げられてきた。その場合にまで除斥期間によって権利は消滅するというのは、正義と公平の理念に反する、こういうような理屈でありました。この判決は、平成元年の除斥期間に関する判決が完全に門戸を閉ざしたものであっただけに、除斥期間の壁にほんの小さな穴が開いたという感じだったわけですけれども、その後、正義と公平の理念ということで、何件か、除斥期間が経過しても権利は消滅しないという判決が出されております（中国人強制連行国家賠償請求事件東京地裁平成一三年七月一二日判決・判例タイムズ一〇六七号など）。そういう意味でも、非常に先端をいった判決であったと言えると思います。古川さんの事件は東京高裁に差し戻されまして、平成四年の東京高裁判決で勝訴した他の原告の人たちと同じ基準で平成一一年六月二九日に和解が成立しました。

秋山　判決は、除斥期間満了当時、この人は意思能力がなく後見人もいなかった。したがって適法に権利行使ができなかった。それだけではなくて、その権利行使ができなかった原因はまさに相手方の国によって起こされたものである。そういう極めて限定された場合について、除斥期間で排斥するのは正義と公平に反する。かなりそういう絞り込んだ工夫をした判決だったですね。

最高裁がこういうことで差し戻すということは、我々としては正直言って非常に難しいと思ってました。弁論が開かれるまでは。

廣田　思ってましたね。それは平成元年の判決が変更されない限り勝つ見込みがないということになるわけです。じゃ、変更される可能性があるかと言えば、まったく……。

山川　最高裁の弁論の通知が来るまで五年。

秋山　だから非常に難しいと思ったわけですね、我々も。ただ、最高裁の判決の論理というのは、基本的には我々が主張していたことじゃないですか。

廣田　そうですね。意思能力がないという点も主張してました。

大野　意思能力がないことについて、国が責任がある。だからそこをかぶせて。

廣田　両方かぶせたわけですね。

秋山　平成元年の最高裁判決が非常に障害になったわけですが、それにもかかわらず除斥期間経過を認めなかったということなんですね。一人だけ敗訴していた古川さんを、最高裁は勝訴に導いた。それで結局、全員が救済される結果を、裁判所がもたらしたということです。

廣田　そうです。

秋山　この最高裁判決の影響は、少しあとで議論するとして、この判決そのものについて、何かコメントございますか。この判決には少数意見がついていましたね。

廣田　河合裁判官の意見及び少数意見というのは、多数意見よりももっと強く救済を主張しています。期間経過の一事をもって直ちに権利行使を遮断するべきではないという見解です。

秋山　そうそう。

中平　判決のような穴のあけ方では小さすぎるという。

廣田　時効だと言っている。河合裁判官は、ドイツその他の国の例からいっても、この二〇年という、民法七二四条の期間制限は除斥期間と解すべきでない、むしろ時効である。したがって、時効の援用と同じように、その権利の行使が濫用にあたる場合ならば、二〇年過ぎても本来の権利行使を認めていいんじゃないかと、こういう意見だったと思います。

秋山　大野先生、上告理由書提出とほぼ同時に先生は最高裁判事に就任されて、もちろんこの事件がかかった第二小法廷じゃなくて、第三小法廷におられたわけですけれども、最高裁にお入りになって、この事件のことも気掛かりだったと思うのです。この事件の帰趨と言いますか、それについてどういうふうに思われていたか、お話しいただけますか。

大野　非常に忙しかったもんですから、これだけを気にしていたというのは言い過ぎではありますけれども、私は幸いなことに、自分が任官するまでの一年間でほとんど大きな事件、自分が受任していた大きな事件を終えていましたので、これだけが一人ではあるけれども、心に残った事件だったわけです。むろんこの事件のことを担当している裁判官、それから調査官に聞くとかなんとかいうようなことはしませんでしたけれども、どうも事件の動きについてはかなり基本的に考えるんじゃないだろうか。何故ならば和解を勧告していたでしょ、両方に。だいたい除斥期間などというもっとも基礎的な法概念について、最高裁判所が下級審でまったくサポートされてないのに、弁論を開くということは非常に稀なこと、大変稀なことであったわけです。最初にその判決を聞いた時に、はあーん、そこまでやるの、という感心、感嘆した記憶があります。判決は私が弁護士に戻ってからのことですが。事実、最高裁の建物の中にいると、ああいう判決を書くのは大変なんですね。しかも、裁判官の構成が第二小法廷は当時四人だったわけです。そのうち三人までが多数意見を構成しているわけですが、河合裁判官の意見及び反対意見というのがいまご説明があったように、よりもっと激しく、激越どころか、激烈な正義の声まで上がっているわけです。事実を私が見れば見るほど、除斥期間を平成元年判決のように解釈することは無理で、いつの日にか変わるべきものだと思っていましたけれども、四人の裁判官は全部平成元年の最高裁判決に従っていくだろう、あの問題はあとを引くなあということと、まあ被害者のうち一人はしようがないかなあと思っていたところが、最高裁のお陰で全員勝訴ということになりました。これはなかなか画期的なことで、公害・薬害事件ではどっかが欠ける場合が多いんですが、次々と、各審級ごとに事件が発展していったという、その発展がこのワクチンの被害者自身およびその父母のためになされるように、平成元年と違った判断が出てきているということは、この事件の与えるショックがどんなに大きかったかということを示しています。あとは内部のことはお察しいただくよりしようがないと思います。

秋山　我々からみても、この判決は非常に衝撃的で、極めて画期的な判決だったわけですけれども、元最高裁判事のお立場からしても、やっぱりこれだけの判決というのは。

大野　ええ、そりゃ、事件を扱っていたとして、稀にみることだと思いますねえ。

中平　調査官がこれと同じ意見を書いていたとは思えませんね。調査官は従来の考え方に従っていては、こういう調査報告書を書けません。

大野　書けません。これ、見れば、調査官が書いたものじゃなくて、裁判官が書いたものですね。それだけスパッと切れてますので。

秋山　この事件について、第二小法廷がここまでやったのは、やっぱりこの事件の事実の重さなのでしょうね。

大野　ええ、そうですね。

秋山　除斥期間制度についての平成元年判決が不当だというよりは、このケースについて、そういう形で退けるのはあまりにもおかしいということだったのではないでしょうか。

それであともう一つの論点は、この判決のその後の影響です。この除斥期間に関する最高裁判決のその後の影響について、ちょっとお話いただければと思うのですが。

廣田　先ほど、皆さん方がおっしゃっていたように、要するに意思能力がなくて、権利行使ができなかった、そういう能力を喪失させたのは加害者である、そういう場合に除斥期間の経過によって権利は消滅しないということで、この判決自体の開けた穴は非常に小さかったんだと思うんですけども、その後、新聞報道等によりますと、いくつか除斥期間を突破して二〇年経過後でも権利行使を認めたという下級審の判決が出ているようですね。その場合にも、やはり正義と公平の理念に反するとして除斥期間の適用を排除しています。

秋山　民法七二四条は除斥期間ではなく時効を定めたものだとする下級審判決もありました。平成元年の最高裁判決以前はね。

大野　いま挙がってるような除斥期間の適用を排斥した事件について、国が上告すれば、いずれは大法廷で判例が変更になる可能性があるんじゃないかな。

廣田　本来、この古川さんの最高裁判決も事実上の判例変更じゃないんですか。要するに、平成元年判決を前提にして、一歩進めると。こういうんだと判例変更にならない。

大野　ならない。あたかもその判例に従いつつ、判例が変わって、むしろ法的論理の問題です。法的マジックですよ。

河野　平成元年判決は、小法廷判決なんですよね。

廣田　そうなんです。

河野　どうしてああいう判決を小法廷でやったのか。かなり重要な、重大な判断だと思うのですが……。

廣田　平成元年判決の事案は可哀相な事案ですよ。不発弾の爆破処理を手伝ったと言うんでしょう。

山川　心神喪失の後遺症ではなかったっけ。

廣田　重大な後遺症が残っていますが、心神喪失ではない。

山川　そこが本件とはちがったわけかな。直接この判決とは関係ないんだろうけれども、最近、国際法の分野でも、人道に対する罪などでは時効期間はそもそも認めないという、五〇年でも六〇年でも、戦時犯罪についての責任を追及するというのは新しい動きなんでしょうか。僕も詳しくはフォローしてないけれども。先生、そういうのと、本件とは直接には関係ありませんか。正義と公平というと多少つながる面。

大野　まあ直接はないですけれども、ハンセン病事件なんかはつながりますね。古川さんの事件の判決がなくて、熊本地裁があんなにすっぱり判決が書けるかと言えばちょっと書けないでしょうね。しかもその判決が確定しているのですよ。

山川　そういう意味では、ワクチン事件はまず上訴しないという先例を生み出したし、ハンセン病事件なんかまさにそうだね。小泉さんに、控訴しないといういい先例をつくってあげてたわけだ、丹羽さんは。我々の事件は、今回ハンセン病事件の総理による控訴断念の先例にもなっているし、それから除斥期間の考え方が、一審判決の考え方の支えにも多分なっているわけですね。

■事件を振り返って――審理の方法

秋山　最後に、この事件を振り返って少し感想めいたことをお話しいただければと思いますが、その前に多少反省的に、こういう複雑大規模訴訟の審理あるいは立証活動と言いますか、そういったことについて何かコメントいただければと思います。

最近、民事訴訟法の改正と運用改善で、一般の事件については相当審理が効率的になって事件処理も早くなっているわけですが、いま課題になっているのは医療過誤訴訟等も含めた複雑でかつ大規模な訴訟が五年もかかる、あるいは一〇年もかかってしまうことがあるということで、何らかの工夫が必要じゃないかという問題が提起されていて、いま（二〇〇一年一〇月現在）法制審議会で民事訴訟法の再改正を検討しています。そのへんを議論していただきたいんですが。まず審理をうまく進めるという意味で何か振り返って、ご意見はありますか。

中平　問題提起の段階で、どうにもならなかったという、相談する人がいなかったんですね。

秋山　訴えの提起から軌道に乗るまで、やっぱりこの事件ですと、時間がかからざるを得なかった、訴えを提起してからいろんな資料を集めたり、専門家の話を聞いたりというふうにならざるを得なかったということですね。

中平　いま最高裁で、鑑定人推薦委員会が発足して、鑑定人の選任が円滑になるような工夫がなされていますが、ちょっと私ね、例えばこういう予防接種禍訴訟について、裁判所が選任する鑑定人に頼んで大丈夫かなあ、という感じがするんですけどね。

秋山　この事件で言えば、専門家というのは双方それぞれが自分に有利と言いますか、自分が適当だと思う専門家を証人に立てて立証しています。それぞれが、同じ論点について。それを裁判所がどちらを信用できるかということで判断したと、こういう仕組みですね。

廣田　この事件等はね、要件事実はそんなに複雑じゃないかもしれない。しかし、実際の争点は非常に複雑でしょう。そういうのが予めきちんとわかっているのであれば、訴訟促進がスムーズにいくと思いますけれど、訴訟を進めているうちに一審ではここが争点になり二審にいくとまた別なところが争点となる。また、上告審では、除斥期間が、除斥期間というのは昔からあったけれど、また争点が違ってくる。そういうような事件の訴訟促進というのは、ちょっと普通の事件とまた別なんじゃないかと思います。

秋山　そうでしょうね。つまり、当事者が努力すれば最初のスタートの時点ですべてがわかるというような事件であれば、そこで効率的に資料を収集し、やれば早くできるわけです。

中平　私の能力不足ということもあるんですが、日本にこんなにこの道の専門家がいらっしゃるとは知らなかったですね。それで私が知らなかっただけじゃなくて、吉原さんも知らない。

秋山　それとこの事件はやっぱり論点が多いですね。例えば、種痘からはじまって、予防接種の種類だって多いわけですし、一審ではそれぞれの専門家が証言したことになります。そういうのを、例えば、いま最高裁の鑑定人推薦委員会がやっているように、あれは基本的には医療過誤とか、そういうものを念頭にしたものであって、こういう非常に難しい事件を念頭に置いたものじゃないと思うんですけれども、裁判所の委員会が公正な人を鑑定人候補者として選定するというようなやり方でやったらどうなったんでしょうね。例えば、因果関係について、裁判所が公正中立な人であるということで一人の人を選んで、その人に鑑定をさせていたら、どうだったんでしょうか。

河野　それはもう全然だめだったと思いますよ。

秋山　例えば、国側の証人になった平山宗宏さんや木村三生夫さんが鑑定人に選任されて、結局、因果関係をすべて否定されたということでしょうか。

中平　その可能性は高いでしょう。

山川　日本の場合には、いろいろな専門家というのは、国に関係した公的な機関にほとんど集中しているんですね。大学の場合も国公立大学はそうだけれども、予防接種の場合だって、予研（予防衛生研究所）でしょう。予研に、国側は専門家が全部揃っているわけです、各ワクチンごとに。国が被告の場合には、国は自ら有利な証人を入手するのに、国立大学だって公立大学だって、ひょっとしたら私立大学だって厚生省の権力を行使してね、みんな嫌々ながらであっても証人として出てくれるわけですけれども、原告はそのアクセスが非常にないのです。国の機関などにいた場合に、まず彼らは原告側に立つのをためらう。よっぽど変わった人か、よっぽど勇気があるか、良心的な人か、そういう人でないと協力してくれないです。

大野　弁護士もそうです。

山川　僕はね、秋山さん、サリドマイドの時だって同じ感じがしたでしょう。それから、多少違うんですけど、大型の航空機事故なんかをやって、例えば航空機会社あるいは保険会社を相手にする場合、アメリカは民間の専門家というのはいっぱいいるんですよ。かつて大学なり、軍なり企業なりにいた人が、民間でコンサルタントとして自分の専門知識を売っている、裁判の証人になることをいとわない。それをひょっとしたら商売にでもしかねないような専門家というのは、いっぱいいるんですよ。だから、専門家証人探しにアメリカへ行ったら非常に楽。日本では、いても防衛庁だったり、あるいは飛行機メーカーだったり、何とか大学だったり、予研だったりして、だいたい国民の側が専門家を見つけようと思ったら、ものすごくたいへん。大組織、大インスティチューションにしかくっついていないんですよ。これは日本の官優先社会の反映なんだろうと思うんだけれども、民に専門家がいないんです、ほんとに。民にいるとしたら大企業にしかいない。ソロでやっていて、一流の専門家が依頼されたらどちら側でもやるという人が非常に少ないですね。だから原告になった場合、医療過誤だってそうだし、公害だってどの事件でも、原告は専門家を見つけるのに苦労するわけですよね。

中平　弁護士もそうですよ。私のところへ相談に来るのに、やっぱり断られたそうです。誰に断られたか知りませんけど。

秋山　それとこういう事件ですと、もちろん原告側にとっては鑑定人探しが非常に難しいんですけども、かといってこういうケースを、じゃ裁判所に選んでくれと言ったら非常にまた問題が生ずるわけですね。医療過誤のように、専門家の間では一定の知見が確立していて、誰に頼んでもだいたい同じような結論が出る可能性があるようなものは、まさに公平な人を裁判所が選んだっていいかもしれない。だけどこのワクチン禍のように、予防接種と副作用の因果関係なんてのは、まだまだ未解明であって、まさに最先端の人、白木先生しか解明できないような問題があるわけでしょう。そういうものについてはやっぱり原告側がそういう人を探してきて証言してもらい、それに対して相手方も専門家を立てて論争をする、そして裁判所が判断するというような形で証言なり鑑定をしないとまずいんじゃないか。

山川　法制審というか、最高裁が考えている大型の民事訴訟というのはどういうのを念頭に置いているわけ。

秋山　ついでにご意見を伺おうと思いますが、現在法制審で検討しているのは、専門委員制度と言うものです。裁判所は前の民事訴訟法全面改正の時から、とにかく専門家の活用をしたいと言っているわけです。争点整理などについて、専門家を活用しようということをかなり言ってるわけです。その類型は基本的には医療過誤とか建築紛争とか、そういった領域ですけれど。とりあえず僕は、医療過誤なんかは、いま最高裁が進めているように、専門家が見つからないというんだったらそういう見つけやすい対策を講じることが大事だと思うんですが、ワクチン禍のようなこの種の事件では、当事者が専門家を見つけてくる訴訟のやり方が正しいんじゃないかと思います。

中平　しかし、難しいですよ、こういういろんな形で。地方にいたらもっと難しかったと思いますよ。

廣田　難しいでしょうね。

秋山　あとまたもう一つの論点が計画審理です。あらかじめ審理の計画をたて、判決に至るまでのだいたいの見通しをつけてやろうという、それを法改正でできないかという。

廣田　集中審理ですね。

秋山　集中審理も含めてなんですが、この事件でも一応計画審理をしましたね。

河野　かなり争点が整理された段階では、証拠調べは双方出して計画的にやりました。

秋山　証人調べそのものは非常に計画的にやりました。予め期日をいれておいてね。それは地裁も高裁もそうでした。

河野　ただ、このワクチン禍のような事件の場合には、やはり最初の段階で、そういう全体の見通しをきちんと立てるということは、裁判所にも原告側にもそれは無理なんで、最初にそういう枠組みをつくって、ある一定の何かスケジュールの中でやるというようなやり方は、それこそ本末転倒になるんじゃないかという気がしますね。この事件ではやっぱり、最初はほんとに心もとなかったと思うんですけども、可部さんが、いろいろ整理すべき点やきちんと議論を主張・整理してもらわなくてはならない点があるけれども、ともかく進めようということで、動かしてくれたということが重要であったと思います。そういう点で、やはり裁判官に恵まれたということがあります。この事件の取り組み方が、ともかく進行させなくてはいかんということで、我慢して付き合ってくれたこと、それがこういう事件については必要なのではないかという気がします。

秋山　この種の訴訟は、ある程度調査が不完全でも訴えを提起して、進行しながら争点を整理していかざるを得ないタイプの事件であることは間違いありませんね。ただ、この事件だって、五つの過失を具体的に主張しようと決意してから、その準備書面を最後まとめるまでは一年です。一年でやったわけだから、相当密度濃く、準備をしたということはあると思います。

中平　率直に言って皆さんが努力して、こういうふうにまとめてくださったんですけれども、私自身は、ほんとかなあ、ほんまかなあ。なんか仮想現実みたいな感じがしないでもないですね。

■予防接種訴訟を担当して

秋山　最後に、それぞれに本件訴訟をふり返って、何でも結構ですので感想を何か述べていただけますか。

中平　まったく皆さんのお陰でここまで、つまり、完璧なまでの目的を達し得たことを振り返って、何といって喜んでいいかわからない。この事件に取り組むことができてほんとに感激の至り、そういう感じです。

大野　ともかくプレーヤーの一員として考えれば、皆さんよくおやりになったと思って感心しています。だいたい僕も二、三、こういう事件、こういうって公害じゃありませんけど、やっても、大人数のうちに、あんまり働かない人がよく出て来るんですよね。そうするとバラバラになっちゃって、かえって手間隙時間がかかるだけで、これで共同弁護なんだかどうか、疑問であることなきにしも非ずでしたが、本件ではそういう点を乗り越えて、実によく適切な証拠収集、あるいは尋問等が行われたことを弁護士としては喜ばしいと同時に敬意を表したいと思います。その力をもったうえで、ワクチン被害という科学的にも未解明なところにどうやって論理を立てていくかということが、非常に幸せなことでしたが、出てきた課題のほとんどすべてをこちらは克服していった。それは何も科学的な問題だけではなくて、法律についてもそうでありまして、新しい問題を次々と解明し、あるいは攻撃に使い、あるいは防禦に使ってやれたということ、また、東京弁護団は、結局最後のときは突貫するのは我々であったし、それは決して役に立たないものではなくて、後続の道を切り開いたということも多少皆さんとともに、やや自慢気かもしれないけども（訴訟をやって自慢気にならないで終わるなんていうのはよっぽどサボっている人以外にはそういうことはないんですね）、そういう点では一緒に働けて喜びを感じた、そう多い数ではない事件の一つに入ると思います。挙げ句の果てに、遂に最高裁に至るまで全員完全勝訴というのは、これまた私自身の事件の記録ではあまりないことで、大いに原告にご苦労といいつつも、有り難いという気持ちもします。いわんや共同でやって来た方々にはそういう気持ちをもって、終わってからも、私の手を離れてから九年ぐらいになりますけれども、ご一緒できたことを喜ばしいと思っています。そして偶然とはいえこの事件がやれたというのは、一口に言って弁護士冥利に尽きると思います。

廣田　私は大した役割は果して来なかったと思うんですが、中平先生、大野先生のお話を伺うと、なるほどワクチン禍訴訟というのはけっこう意義深い訴訟だったんだなあというふうに、今更ながら思っています。ただ、こういう事件で被害者の方たちのその苦悩から見ると、裁判の役割というのは極めて限られたものであると、そういう限界も私はなんかドライなせいか感じるところが多いです。月並みですけど、皆さん方にいろいろこの事件を通して教えていただいたということには感謝しております。

山川　吉原先生の『私憤から公憤へ』という岩波新書を読ませていただいたところから始まり、中平先生がこの裁判をいちばん最初にお引受けになった時の、これは国が間違っている、救済すべきであるという思いが最後に全員について叶えられた。東京地裁の一審判決、東京高裁の判決、それから古川さんの最高裁判決、それぞれのところで裁判所が新しい考えを一所懸命打ち出してきてくれて、それで全員救済に至った。中平先生の最初の思いが、そういう意味では実現されたわけで、非常に画期的なことだったと思います。私も有能な、かつよく仕事をされる弁護団の先生方と一緒にこの事件を担当できたということを非常にうれしく思っています。裁判所が、地裁から最高裁まで、予防接種の問題、予防接種禍の救済について、節々で重要な判決を出してきて、画期的なシチュエーションを開いていったこと、最高裁は、あんまり誉められることないんですけれども、少なくともこの分野に関して言えば、非常に重要な役割を果した。それはやっぱり十分な敬意に値することじゃないのかなあというふうに思います。

河野　私は弁護団の末席を汚し続けてきたわけですけれども、この事件が係属している長い期間、先生方と一緒に仕事をしていろいろ学ぶことができたことは、私が法律家として生きるうえで、大変大きな意味があったと考えています。振り返って、地裁、高裁、最高裁と、それぞれ大きな、重要な意義のある判決が得られたことももちろんですが、「被害者には気の毒であるが、法的責任の追及は困難である。」とされていた「通念」を打ち破り、予防接種行政についての国の法的責任を明確にして、司法に最後の望みを託した被害者の思いを、法によって実現するお手伝いをすることができたことは、私にとって何よりも幸せなことであったと感じています。個人的に言えば、やはり最初、可部さんにいろいろ釈明を求められて、ディック証言の後、それではどう進めるかという段階で、いわば如何ともしがたいと言いますか、中平先生と私でこの事件を進めていくのはこれはとても難しいと、そういう事態に立ち至った時がやはりいちばん苦しかったかなあと思います。それこそ大野先生はじめ先生方に加わっていただいて、今の弁護団体制になって、それで仕事を進められるようになってからは、ともかくやれるだけのことをやれば何とかいくかもしれないという気持ちで取り組むことができました。

廣田　私にとっては、やっぱりいちばん苦しかったのは、高裁判決前だったかもしれませんね。あの時は何人か負けるんじゃないか。全部は負けやしないけど、何人か負けるんじゃないかというような感じがしましたね。

山川　敗訴者がでた時、勝訴者が救済の約束をどうするかなんていうのを議論した時は、確かにそうだったね。

秋山　私自身も、この事件を担当できたというのは、弁護士として本来やるべき仕事を、もっともやるべき仕事をやらせてもらったという実感です。それはやっぱりこの事件が非常に重い事件だったということですね。被害の重大性、どうしても救済しなきゃいけないという、この深刻さ、これがこの事件のもっとも根底にあるというか、もっとも本質的な部分だったと思うのです。何とかして救済しなければならない。弁護士としてそういう課題を与えられ、これをどうしても克服しなきゃいけない、そういう役割を我々は与えられたわけです。それが結果的にすべてクリアできた。もともと非常に難しかった。簡単な事件ではなくて、ある意味では絶望に近いところから始めたわけです、中平先生も。それが全員が救済される結果をもたらすことができた。弁護士としてはほんとに大変な成果であるし誇っていいことであるし、こういう結果をもたらしたのは非常に幸せなことだと思っています。将来、生涯を振り返ったとき、私にとっての最大級の事件であったときっと思います。

そして、もう一つの感想としては、これは裁判をめぐる壮大なドラマであったと思います。裁判所の役割、あるいは弁護士の活動も含めてですけれども、司法が非常に重要な役割を果したという点で特筆されるべき事件ではなかったかと思います。被害の深刻さを、我々も含め裁判所がちゃんと受け止めた。ほんとに深刻に受け止めた。そしていろんな議論、いろんな知恵を出しながら、いろんな形で救済を図ろうとした。一審は損失補償という形で何とか全員の救済を図ったわけですし、高裁は非常に大胆な過失責任を認めて救済を図りました。最高裁は最高裁で非常に難しいところを、針の穴をくぐるようにして判決を出して、最後の一人まで救済したということです。そして、その節目節目で、他の個別事件で最高裁が予防接種被害者の救済という観点でいろんな工夫をして、インフルエンザ判決なり、小樽種痘禍事件の判決を出し、集団訴訟での救済の足がかりを作っていったということで、これほど裁判所が真剣に被害者救済に取り組み、しかも知恵を出して救済を実現させたということは他にないのではないかというふうにすら思います。そういう意味で、この事件は、誰か後々この記録をもとに、あるいはこの事件を取り巻くいろんなドラマがあったわけですけれども、そういうものを材料にして一つの裁判小説を書くに値するものではないかと思います。そして、その主命題の一つは、「裁判所は如何に役割を果たしたか」ということになるのではないでしょうか。

河野　「損害賠償と損失補償の谷間」に放置され、法的な救済から見放されていたワクチン被害者の苦悩とその訴えを、司法が正面から受け止めて、「私憤から公憤へ」と弛むことなく活動を続けた、原告となった人々の期待に応え、法にもとづく被害者の救済と予防接種制度の改革を実現したことは、この裁判が果たした大きな役割であり、特筆すべき成果であったと改めて感じています。

3 年譜

(第一審)

年	裁判経過	訴訟団の活動	被害者・その他の動き
一九七〇(昭四五)			6・21 予防接種被害者の集りとして「全国予防接種事故防止推進会」発足 6・22 厚生省交渉 7・3 閣議了解による認定制度創設
一九七二(昭四七)			1 『予防接種禍を訴える』(推進会編)発刊 10・15 『ワクチン禍研究』発刊(ワクチン禍研究会 代表吉原賢二)
一九七三(昭四八)	6・18 東京地裁へ第一次提訴 二六被害原告(No.1~26)と家族 8・3 《第一回口頭弁論》民事第二三部 可部恒雄裁判長 訴状陳述 白井・吉原・山元各原告が意見陳述 9・28 《第二回口頭弁論》 原告書面(1) 被告答弁書及び書面(1) 裁判長が原告に「原因不明の事故が伴うことを知りながら予防接種を行ったことを過失とする主張からすると予防接種を行うべきでなかったということになると考えられるが、その法律関係につき詳細な主張をすること」を求める。 被告は「本件原告らの死亡・身体障害と予防接種との因果関係は争わない」と答弁 11・30 《第三回口頭弁論》 原告書面(2) 12・27 第二次提訴 二五被害原告(No.27~51)と家族	4 中平健吉弁護士 訴訟代理人となることを応諾 8・3 予防接種被害東京訴訟団を結成 規約・運営・費用協議 11・13 被害原告 荒井豪逝去	1 野口正行が集団訴訟を呼掛ける
一九七四(昭四九)	2・25 《第四回口頭弁論》 第二次提訴を併合 被告書面(2) 裁判長は被告に「予防接種の必要性、危険性、事故防止策の実施状況、発生時の対応策、救済制度運用の実際」について釈明を求める 5・27 《第五回口頭弁論》 裁判長、原告へ求釈明「予防接種行為の違法性、故意・過失・告知義務違反、先進国での事故防止措置」などについて		

年	訴訟経過	原告・弁護団関係	社会の動き
	7・8《第六回口頭弁論》鈴木原告の意見陳述 原告書面(3)　被告書面(3)(4) 9・17《第七回口頭弁論》原告書面(4) 10・22《第八回口頭弁論》裁判長は原告へ、国の不法行為が成立する個別の具体的事実の主張を求める 原告書面(5)　被告書面(5) 12・5　第三次提訴　七被害原告（№52～58）と家族 12・10《第九回口頭弁論》裁判長は被告へ恒久的救済制度の創設などの検討状況について　求釈明 原告書面(6)	8・8　被害原告　尾田真由美逝去	
一九七五（昭五〇）	2・4《第一〇回口頭弁論》第三次提訴を併合　原告書面(7) 4・8《第一一回口頭弁論》被告書面(6) 6・3《第一二回口頭弁論》被告書面(7) 6・24《第一三回口頭弁論》G・ディック証人採用　被告書面（8） 8・18《第一四回口頭弁論》ジョージ・ディック　ロンドン大教授証人調べ 伝染病予防対策と日本の予防接種行政の問題点を証言（主尋問） 8・19《第一五回口頭弁論》ジョージ・ディック証人（主尋問） 8・25《第一六回口頭弁論》ジョージ・ディック証人（反対尋問） 9・22　第四次提訴　三被害原告（№59～61）と家族 10・28《第一七回口頭弁論》第四次提訴を併合　裁判長、被告の釈明に対し、予防接種は被告の責任において国の事業として行われてきたにもかかわらず、事故発生の具体的事情について短期間に詳細な釈明ができないのは個別的調査をした事実がないためであることが窺われるが、その実情はどうであるかについて、改めて釈明を求める 被告書面(9)	4・11　河野　敬弁護士　訴訟代理人に参加 5　G・ディック博士招聘要請・準備 8・19　G・ディック博士　歓迎会 12・7　被害原告　上林孝之逝去	1・31　酒井平八（大月市）らがインフルエンザワクチン事故について国・大月市を被告として訴えた裁判　東京地裁勝訴（判時八三九号二一頁） 4　関西予防接種被害者の会発足 8・19、20、23　G・ディック博士講演会（東京・大阪） 10　関西被害者の会　集団訴訟 12　吉原賢二『私憤から公憤へ』（岩波新書）刊行

一九七六 （昭五一）	1・13《第一八回口頭弁論》 2・5　古川・上林両原告宅（広島県呉市）へ可部裁判長はじめ合議体の出張尋問	1　広島への出張尋問準備 4〜6　予防接種法改正で訴訟取り下げ論が起こるが、訴訟継続を決める 7〜8　被害原告各人の状況調査 弁護団の強化をはかる 8・10　原告　上林正吉逝去 11　大野正男・廣田富男・山川洋一郎・秋山幹男の各弁護士の参加を得て、訴訟代理人に選任 12　被害原告　梶山桂子逝去	2　東海予防接種被害者の会発足 5　予防接種法改正　救済制度が法制化 6　東海被害者の会　集団訴訟提訴（名古屋地裁） 9・30　伊藤昌孝（東京都北区）らがインフルエンザワクチンについて東京都を被告として訴えた裁判　最高裁勝訴（判時八二七号一四頁）
一九七七 （昭五二）	2・8《第一九回口頭弁論》東京地裁の組織変更で民事第一三部が民事第三四部へ変更 原告書面(8)　請求原因を再構成、具体的過失の五類型を提示する 被告書面(10) 4・28《第二〇回口頭弁論》原告書面(9)　被告書面(11) 7・1《第二一回口頭弁論》原告書面(10)　被告書面(12) 9・16《第二二回口頭弁論》原告書面(11)　各原告が国の過失のどの項目による被害であるかを明示 被告書面(13) 12・2《第二三回口頭弁論》原告書面(12)(13)　被告書面(14)	2　各原告の担当弁護士を定める　具体的過失を5項目にしぼり各原告がどのようにかかわるか検討 11　原告団として生命健康被害の損失補償論について議論　損害賠償請求とともに主張する方針を決める	9　九州予防接種被害者の会発足
一九七八 （昭五三）	2・10《第二四回口頭弁論》原告書面(14)　被告書面(15)		3・30　見山敏雄（平塚市）らが三種混合ワクチン事故について国・銚子市ほかを被告として訴えた裁判　東京地裁勝訴（判時八

	一九七九（昭五四）	一九八〇（昭五五）
4・21《第二五回口頭弁論》　原告の3・24付釈明要求書 被告書面(16) 6・23《第二六回口頭弁論》　原告書面(15)　被告書面(17) 9・29《第二七回口頭弁論》　可部裁判長交代　内田恒久裁判長 依田原告の意見陳述　原告書面(16)を陳述　国家賠償を求めるとともに、憲法二九条三項により生命・健康の損失を補償すべきであることを主張 被告書面(18)(19)(20)	1・12《第二八回口頭弁論》　原告書面(17)(18)　原告　証拠の申出(1) 被告書面(21)(22) 青山英康証人、福見秀雄証人の尋問期日指定 2・2《第二九回口頭弁論》　原告側証人　青山英康　岡山大教授証言（予防接種行政の問題点）（主尋問） 被告書面(23) 3・2《第三〇回口頭弁論》　青山英康証人（反対尋問） 3・16《第三一回口頭弁論》　被告側証人　福見秀雄　予研所長証言（予防接種の必要性）（主尋問） 4・13《第三二回口頭弁論》　福見秀雄証人（反対尋問） 6・15《第三三回口頭弁論》　原告側証人　海老沢功　東京大助教授証言（インフルエンザ関係）（主尋問） 7・13《第三四回口頭弁論》　海老沢功証人（反対尋問） 8・6《第三五回口頭弁論》　被告側証人　大谷明　予研部長証言（インフルエンザ・日本脳炎関係）（主尋問） 10・15《第三六回口頭弁論》　大谷明証人（反対尋問） 11・5《第三七回口頭弁論》　原告側証人　白井徳満　都立豊島病院医長証言（禁忌論・百日咳関係）（主尋問） 12・3《第三八回口頭弁論》　白井徳満証人（反対尋問）	1・21《第三九回口頭弁論》　被告側証人　金井興美　予研部長証言（百日咳関係）（主尋問） 3・3《第四〇回口頭弁論》　金井興美証人（反対尋問） 4・14　鈴木（勲）原告宅へ出張尋問
八四号三六頁）	1　九州集団訴訟提訴（福岡地裁） 10・26　ＷＨＯ　天然痘撲滅宣言	

	5・12 高田原告宅へ出張尋問 6・16《第四一回口頭弁論》原告側証人 大谷杉士東京大教授証言（種痘関係）（主尋問） 7・14《第四二回口頭弁論》大谷杉士証人（反対尋問） 9・22《第四三回口頭弁論》被告側証人 北村敬 予研部長証言（種痘関係）（主尋問） 10・13《第四四回口頭弁論》北村敬証人（反対尋問） 原告書面⒆ 内田裁判長交代 小野寺規夫裁判長着任 11・18《第四五回口頭弁論》被告側証人 木村三生夫 東海大教授証言（因果関係）（主尋問） 被告書面㉔提出 被告は九名の原告（主にポリオ）につき因果関係を争うと主張 原告本人尋問の方針決定 死亡者の親・証言可能な被害原告は法廷証言を行う 被害原告は自宅または施設での出張尋問で証言を行う 全国を数ブロックに分け1～3名の裁判官・書記官が出張 12・18《第四六回口頭弁論》木村三生夫証人（反対尋問）		
一九八一（昭五六）	1・20《第四七回口頭弁論》出張尋問計画案の提示 第四八回～第五一回口頭弁論期日まで指定 2・3《第四八回口頭弁論》白井・渡辺(孝)・塩入の各原告本人尋問 3・10《第四九回口頭弁論》杉山・布川・荒井の各原告本人尋問 被告書面㉔陳述 4・7 福島原告宅へ出張尋問 4・10《第五〇回口頭弁論》末次・大平の各原告本人尋問 5・8《第五一回口頭弁論》鈴木(浅)・上野・阿部の各原告本人尋問 6・2～3 薬科・秋田（静岡）の各原告宅へ出張尋問 6・12《第五二回口頭弁論》山本・高橋(恒)・河又の各原告本人尋問 6・30 室崎（島根）・高橋（福岡）の各原告宅へ出張尋問 7・1 矢野 原告本人尋問（福岡地裁小倉支部） 服部原告宅（福岡）へ出張尋問 7・29 越智・小久保・大沼・田渕・千葉・平野の各原告本人尋問（東京簡裁）		3・21 各地原告団連絡協議会（名古屋主税会館）

年	訴訟	原告	運動
	9・21～25 伊藤・藤井・竹沢（大阪）、阪口（奈良）、葛野、徳永、森山（兵庫）の各原告宅へ出張尋問 池本・尾田の各原告本人尋問（岡山地裁） 10・9《第五三回口頭弁論》梶山・佐藤の各原告本人尋問 原告書面⒇ 11・13 田部・依田・井上・吉川（神奈川）の各原告宅へ出張尋問 12・11 沢柳・清水（埼玉）・猪原・田中（神奈川）の各原告宅へ出張尋問 12・25 第五次提訴　一被害原告（No.63藤木）と家族	10・18 原告　阿部玄造逝去	
一九八二（昭五七）	1・21《第五四回口頭弁論》 一被害原告（No.62野口）と家族の訴訟（昭和四七年(ワ)第一二一七〇号事件）を併合 2・3～5 中村（三重）・加藤（愛知）渡辺（真）（山梨）の各原告宅へ出張尋問 大川原告本人尋問（名古屋地裁） 3・10～13 吉原（宮城）・高橋（岩手）の各原告宅へ出張尋問 3・19 一被害原告（No.63藤木）と家族の訴えを併合 5・13 野口・藤木の各原告本人尋問（東京簡裁） 中井・小林（春）（東京）の各原告宅へ出張尋問 6・9 山元（新宿簡裁）、卜部（東京）、中川・小林（千葉）の各原告宅へ出張尋問 7・7《第五五回口頭弁論》原告、白木博次博士を証人申請　今後の期日 12・20まで指定 9・27《第五六回口頭弁論》 原告書面(21) 被告書面(25)　被告側は更に六名計一五名の因果関係を争うことを主張 原告側証人　白木博次博士証言（因果関係）（主尋問第一回） 10・7 上林さん関係訴訟取り下げ 10・25《第五七回口頭弁論》被告側証人　木村三生夫　東海大教授証言（因果関係と損害論）（主尋問） 原告昭和五七年一〇月二五日付請求拡張の申出提出	7・9 被害原告　猪原泉逝去	2・6 各地原告団連絡協議会（福岡　黒田荘） 6・17 公害デー大阪被害者の会厚生省交渉 7・25 各地原告団交流会（東京　竹橋） 10・26 大橋段（小樽市）らが種痘ワクチン

	11・22《第五八回口頭弁論》木村三生夫証人（反対尋問） 原告昭和五七年一〇月二五日付請求拡張の申立陳述 12・20《第五九回口頭弁論》原告側証人　白木博次博士証言（因果関係と損害論）（主尋問第二回）		事故について国・小樽市ほかを被告として訴えた裁判（小樽種痘禍事件）　札幌地裁　勝訴（判時一〇六〇号二二頁）
一九八三（昭五八）	1・31《第六〇回口頭弁論》白木博次博士証言（主尋問追加）（反対尋問） 尾田氏・布川氏の各原告本人尋問 被告書面(26) 2・14《第六一回口頭弁論》吉原・藤井　各原告意見陳述 被告書面(27) 3・14《第六二回口頭弁論》結審予定延期　原告最終準備書面（第一部、第二部）提出 4・27《第六三回口頭弁論》原告書面(22) 5・25《第六四回口頭弁論》原告書面(23)、(24)、(25)を口頭陳述 被告書面(28)、(29) 弁論終結	2　結審準備（協定書の作成・仮執行体制・厚生省への要求書作成） 5・25　原告団決起および報告集会（第二東京弁護士会　講堂）	
一九八四（昭五九）	1・11　判決言渡し期日決定 5・18《第六五回口頭弁論》判決言渡　全員勝訴判決（損害賠償＝被害原告、他は憲法二九条三項の類推適用による損失補償）（小野寺規夫裁判長、中田昭孝・橋本昌純の各裁判官） 5・30　被告　東京高裁に控訴	5・18　仮執行金支払を受ける 厚生省交渉（恒久対策について） 5・19　原告団　判決内容検討会	2・5　各地原告団交流会（名古屋　野島事務所） 4・10　高松地裁　櫛橋の種痘禍訴訟　敗訴（判時一一一八号一六三頁） 12　原告団手記『私のワクチン禍訴訟—一審勝訴判決を聞いて』刊行

（控訴審）

年	裁判経過	訴訟団の活動	他訴訟団動向・その他
一九八四（昭五九）	5・30　被告国は東京高裁へ控訴提起　控訴状提出 9・23　東京高裁第一〇民事部に係属　田尾桃二裁判長	5・19　原告団は附帯控訴の方針を決定	8・9　名古屋地裁東海訴訟結審
一九八五（昭六〇）	4・1　田尾桃二裁判長交代　高野耕一裁判長 10・17　原告側附帯控訴状提出 11・5　《第一回口頭弁論》被告国が控訴状陳述 原告側は控訴棄却の申立て　大野弁護士意見陳述	6・28　高松高裁　櫛橋訴訟の支援を決定 山川・河野弁護士の訴訟代理人参加と活動費の分担を決める 11・5　原告団総会　新規約で原告団運営　原告は仮執行金から運営費を拠出	3・12　仙台地裁　浜田訴訟勝訴（判時一一四九号三七頁） 10・31　名古屋地裁東海訴訟判決　一部勝訴（損害賠償責任を認め、損失補償責任を否定　判時一一七五号三頁）
一九八六（昭六一）	3・4　《第二回口頭弁論》原告書面⑴陳述 被告書面⑴⑵陳述 6・17　《第三回口頭弁論》裁判所は損失補償につき主張を尽すことを原・被告双方に求める 原告書面⑵提出　原告書面⑶（損失補償責任について）陳述 被告書面⑶提出　被告国は支給決定に対する抗告訴訟で争うべきであると主張 10・7　《第四回口頭弁論》 原告書面⑵陳述　救済制度が正当な補償とはいえないことについて主張	5・16　原告　澤柳清逝去 7・19　被害原告　伊藤純子逝去 9・16　一審証人の大谷杉士博士逝去	6・22　大阪地裁関西訴訟　結審 7・31　札幌高裁　大橋訴訟（小樽種痘禍事件）逆転敗訴（判時一二〇八号四九頁） 10・7　全国被害者の会　厚生省交渉、国会請願運動

＊被告書面　控訴人準備書面の略
＊原告書面　被控訴人準備書面の略

	原告書面(4)提出 被告書面(3)陳述 12・16《第五回口頭弁論》 被告書面(4)（損失補償請求について原告の主張に対する反論）提出 原告書面(4)（抗告訴訟説が誤りであることについて）陳述		
一九八七 （昭六二）	3・3《第六回口頭弁論》 原告書面(5)（損失補償を否定する被告の主張に対する反論）陳述 被告書面(4)陳述 5・26《第七回口頭弁論》 原告書面(6)（勧奨接種の公権力性など）及び原告書面(7)（同時接種、過量接種の過失）陳述 7・21《第八回口頭弁論》 原告書面(8)陳述　種痘強制接種を廃止しなかった過失を主張　原告　附帯控訴状陳述 被告　附帯控訴に対する答弁書陳述 10・29《第九回口頭弁論》 原告書面(9)陳述　腸パラの接種を続けた過失を主張		9・3　大阪地裁　関西訴訟勝訴（損失補償責任を認める　判時一二五五号四五頁） 12・15　福岡地裁九州訴訟　結審
一九八八 （昭六三）	1・26《第一〇回口頭弁論》 原告書面(10)陳述　百日咳ワクチン関係の過失を主張 被告書面(5)(6)陳述 3・22《第一一回口頭弁論》 原告書面(11)（種痘の若年接種についての過失）陳述 被告書面(7)提出 5・31《第一二回口頭弁論》 原告書面(12)（インフルエンザ予防接種に関する国の過失）提出 被告書面(7)(8)陳述　被告書面(9)提出 9・13《第一三回口頭弁論》 原告書面(12)及び原告書面(13)（不十分な禁忌を設定した国の過失及び禁忌該当者に接種を実施させないための措置が不十分であった国の過失）陳述		2・23　仙台高裁　浜田訴訟勝訴（判時一二六七号二三頁）

	被告書面(9)(10)陳述 11・22《第一四回口頭弁論》 原告書面(14)（禁忌該当に関する原判決の誤り）提出　白井徳満鑑定書（甲二〇一）の提出 被告書面(11)提出	11・26 和解の問題について原告団幹事会で検討開始	
一九八九（平一）	1・24《第一五回口頭弁論》高野耕一裁判長交代　野田宏裁判長 被告書面(11)陳述 原告書面(14)陳述 5・23《第一六回口頭弁論》野田宏裁判長交代　千種秀夫裁判長 原告は鴨下重彦東大教授、白井医師を証人申請　八家族一四人の出張による被控訴人本人尋問を申請 被告書面(13)提出　被告書面(12)陳述 9・26《第一七回口頭弁論》 被告書面(13)（インフルエンザ予防接種について）陳述 被告書面(14)(15)提出 12・12《第一八回口頭弁論》 被告は鴨下重彦東大教授、平山宗宏東大名誉教授を証人申請 被告書面(16)提出　被告書面(14)(15)陳述	2・18 西日本在住の原告　大阪に集まり和解について意見交換 5・23 東日本在住の原告　東京に集まり和解について意見交換 11・27 和解について国から現時点で検討する段階に至っていないとの方針である旨の連絡がある	4・18 福岡地裁　九州訴訟全員勝訴判決（損害賠償及び損失補償を認める　判時一三一三号一七頁） 12・9 全国被害者の会が国会請願運動再開
一九九〇（平二）	4・27《第一九回口頭弁論》裁判官構成　千種・大坪・近藤判事となる 鴨下重彦教授証言 5・24《第二〇回口頭弁論》 白井徳満医師の証言 6・22《第二一回口頭弁論》 被告は平山宗宏鑑定書（乙二四八）を提出		

<table>
<tr><td></td><td>一九九一
（平3）</td></tr>
<tr><td>平山宗宏証人の証言
9・28　吉原原告宅（仙台）へ出張尋問
10・29　加藤原告宅（愛知）へ出張尋問
10・30　秋田・藁科の各原告宅（静岡）へ出張尋問
11・26　高橋原告宅（福岡）へ出張尋問
12・7　阪口原告宅（奈良）へ出張尋問</td><td>1・23　吉川原告宅（神奈川）へ出張尋問
2・18　卜部原告宅（東京）へ出張尋問
3・14　《第二二回口頭弁論》
原告請求金額の拡張を申請
白木博次博士意見書（甲二〇六）を提出
4・18　《第二三回口頭弁論》
原告'91・3・14付請求拡張の申立陳述
個別原告の書証を提出
6・27　《第二四回口頭弁論》
原告書面⒂⒃提出
被告書面⒄及び最終準備書面提出　国側は憲法二九条三項の適用に反論
8・8　《第二五回口頭弁論》
原告書面⒂⒃⒄陳述
被告書面⒃⒄及び最終準備書面、同補充書陳述
9・19　《第二六回口頭弁論》
原告書面⒅陳述　憲法二九条三項の適用を否定した国の見解にあらためて強く反論
11・15　《第二七回口頭弁論》
原告書面⒆陳述　禁忌設定に関する厚生大臣の責任強調</td></tr>
<tr><td></td><td>1・28　原告団幹事会　請求金額の拡張について検討開始
6・8　大橋訴訟（小樽種痘禍）最高裁判決を検討し国の過失について補充することを決定
7・27　大橋訴訟最高裁判決についての説明会（西日本　大阪）
8・8　大橋訴訟最高裁判決についての説明会（東日本　東京）
11・15　原告団結審集会　慰労と懇親の会</td></tr>
<tr><td>8・26　「ワクチントーク大阪」開催</td><td>4・19　最高裁　大橋訴訟（小樽種痘禍事件）差戻判決（禁忌該当を推定　判時一三八六号三五頁）
8・25　「ワクチントーク東京」開催</td></tr>
</table>

	被告最終準備書面補充書面⑵陳述 原告代表として原告吉原賢二氏が意見陳述を行う		
一九九二（平四）	3・27 《第二八回口頭弁論》千種秀夫裁判長交代　宍戸達徳裁判長 4・28 《第二九回口頭弁論》 原告側は大野弁護士が本件の基本的問題点を口頭で陳述　三家族の被控訴人本人尋問申請 5・13 原告書面⒇提出　弁論更新手続での陳述内容を書面とする 5・29 井上宅（神奈川）で出張尋問 6・19 原告書面㉑（禁忌の設定・周知に関する国の過失）提出 6・29 山元・清水の各原告宅（東京）へ出張尋問 8・28 《第三〇回口頭弁論》 原告書面㉒提出　原告書面㉑陳述 弁論終結 11・24 東京高裁　判決言渡期日を12・18と指定 12・18 《第三一回口頭弁論》 判決言渡　勝訴（古川原告を除く）（厚生大臣の過失による国家賠償を認める）宍戸達徳裁判長、大坪　丘・福島　節男の各判事） 12・24 原告団は古川原告を除き上告しないことを発表 12・26 被告国は上告断念表明　丹羽雄哉厚相談話 12・30 古川原告最高裁へ上告状提出	2・28 被害原告　高橋尚以逝去 8・29 原告団　慰労と懇親の会 9・16 原告　小林安夫逝去 12・6 原告団総会　控訴審協定書の決定 12・18 原告団　報告集会 厚生省交渉 12・19 原告団総会　判決検討会	6・23 名古屋高裁　東海訴訟で和解勧告 7・17 福岡高裁　九州訴訟で和解勧告 8・20 名古屋高裁で国は和解勧告を拒否
一九九三（平五）	1・5 東京高裁判決確定（古川氏関係を除く）	3～ 厚生省交渉（介護体制・年金問題など恒久対策について）	4・3 高松高裁　櫛橋訴訟和解成立

（上告審）

年	裁判経過	訴訟団の活動	他訴訟団動向・その他
一九九二（平四）	12・30 古川原告（被害原告本人と両親）最高裁へ上告状提出		
一九九三（平五）	3・24 古川原告最高裁へ上告理由書提出 6・17 最高裁第二小法廷に係属	4・1 大野弁護士最高裁判事就任	8・10 福岡高裁 九州訴訟控訴審判決（厚生大臣の過失を認定 判時一四七一号三一頁）
一九九四（平六）		3・26 東京訴訟原告団解散 被害者の会発足 古川原告支援継続 3 原告団手記『ワクチン禍訴訟に勝訴して—私のワクチン禍訴訟Ⅱ』発刊 12・29 原告室崎誠逝去	
一九九七（平九）	11・28 古川原告最高裁へ上告理由補充書提出 12・17 意見書提出（上告は国家賠償請求について提起したものであることを明示）		
一九九八（平一〇）	2・3 最高裁第二小法廷から口頭弁論期日の通知 3・5 国側答弁書提出 4・17 最高裁第二小法廷口頭弁論 弁論要旨提出 中平・広田・河野各弁護士が弁論 6・12 最高裁第二小法廷判決 被害原告本人について原判決破棄 東京高裁へ差戻し 両親の上告棄却（福田博裁判長、大西勝也・根岸重治・河合伸一の各判事） 6・30 差戻審は東京高裁第七民事部に係属	4・17 東京訴訟旧原告団と支援者多数傍聴 6・12 東京訴訟旧原告団と支援者多数傍聴	
一九九九（平一一）	6・29 東京高裁第七民事部 古川原告について和解成立	12・18 全家族の勝訴を祝う会開催（東京ルビーホール）	

4　主張書面等

第一審　東京地方裁判所民事第三四部

原告：吉原　充ほか　　被告：国

東京地裁昭和四八年(ワ)第　四七九三号　損害賠償請求事件
東京地裁昭和四八年(ワ)第一〇六六六号　損害賠償請求事件
東京地裁昭和四九年(ワ)第一〇二六一号　損害賠償請求事件
東京地裁昭和五〇年(ワ)第　七九九七号　損害賠償請求事件
東京地裁昭和五六年(ワ)第一五三〇八号　損害賠償請求事件
東京地裁昭和四七年(ワ)第　二二七〇号　損害賠償請求事件

【原告側】

Ⅰ　訴状

一、一九七三年（昭和四八年）　七月二八日付　訴状（原告番号　一～二六）
二、一九七三年（昭和四八年）一二月二七日付　訴状（原告番号　二七～五一）
三、一九七四年（昭和四九年）一二月　五日付　訴状（原告番号　五二～五八）
四、一九七五年（昭和五〇年）　九月二二日付　訴状（原告番号　五九～六一）
五、一九八一年（昭和五六年）一二月二五日付　訴状（原告番号　六三）
六、一九七五年（昭和五〇年）一〇月二八日付　請求の趣旨拡張の申立
七、一九八二年（昭和五七年）一〇月二五日付　請求拡張の申立
八、一九七二年（昭和四七年）　三月一八日付　訴状（原告番号　六二）

Ⅱ　準備書面

一、一九七三年（昭和四八年）　九月二一日付　準備書面(1)
二、一九七三年（昭和四八年）一一月三〇日付　準備書面(2)
三、一九七四年（昭和四九年）　七月　八日付　準備書面(3)
四、一九七四年（昭和四九年）　九月一七日付　準備書面(4)
五、一九七四年（昭和四九年）一〇月二二日付　準備書面(5)
六、一九七四年（昭和四九年）一二月一〇日付　準備書面(6)
七、一九七四年（昭和五〇年）　一月三一日付　準備書面(7)
八、一九七七年（昭和五二年）　二月　八日付　準備書面(8)
九、一九七七年（昭和五二年）　二月　八日付　釈明要求書
一〇、一九七七年（昭和五二年）　四月二八日付　準備書面(9)
一一、一九七七年（昭和五二年）　七月　一日付　準備書面(10)
一二、一九七七年（昭和五二年）　九月一六日付　準備書面(11)
一三、一九七七年（昭和五二年）　九月一六日付　準備書面(12)
一四、一九七七年（昭和五二年）一二月　二日付　準備書面(13)
一五、一九七八年（昭和五三年）　二月一〇日付　準備書面(14)
一六、一九七八年（昭和五三年）　三月二四日付　釈明要求書
一七、一九七八年（昭和五三年）　六月二三日付　準備書面(15)
一八、一九七八年（昭和五三年）　九月二九日付　準備書面(16)
一九、一九七八年（昭和五三年）一二月二〇日付　準備書面(17)
二〇、一九七九年（昭和五四年）　一月一二日付　準備書面(18)
二一、一九八〇年（昭和五五年）一〇月一三日付　準備書面(19)
二二、一九八二年（昭和五七年）　九月二二日付　準備書面(20)
二三、一九八一年（昭和五六年）一〇月　九日付　準備書面(21)
二四、一九八三年（昭和五八年）　三月一四日付　最終準備書面第一部

二五、一九八三年（昭和五八年）三月一四日付　最終準備書面第二部
二六、一九八三年（昭和五八年）四月二七日付　準備書面(22)
二七、一九八三年（昭和五八年）五月二五日付　準備書面(23)
二八、一九八三年（昭和五八年）五月二五日付　準備書面(24)
二九、一九八三年（昭和五八年）五月二五日付　準備書面(25)

Ⅲ　意見陳述

一、一九七八年（昭和五三年）九月二九日付　意見陳述書
　　依田　泰三
二、一九八三年（昭和五八年）二月一四日付　意見陳述書
　　吉原　賢二
　　藤井　俊介

Ⅳ　証拠

一、書証
（総論）甲第一号証～甲第一九九号証
（各論）甲第四〇一号証～甲第四六三号証　個別原告関係
二、証拠目録
(1) 一九七八年（昭和五三年）二月一〇日付　証拠目録(1)
　　甲第一～八二号証
(2) 一九七八年（昭和五六年）四月一七日付　証拠目録(2)
　　甲第八四～一三九号証
(3) 一九八三年（昭和五八年）四月二七日付　証拠目録(3)
　　甲第一四〇～一九五号証
三、証人調書（総論関係）

(1) ジョージ・ディック　ロンドン大学病理学教授
① 一九七五年（昭和五〇年）八月一八日
② 一九七五年（昭和五〇年）八月一九日
③ 一九七五年（昭和五〇年）八月二五日

(2) 青山英康　岡山大教授（予防接種行政の問題点）
① 一九七九年（昭和五四年）二月　二日
② 一九七九年（昭和五四年）三月　二日

(3) 海老沢功　東大助教授（インフルエンザ関係）
① 一九七九年（昭和五四年）六月一五日
② 一九七九年（昭和五四年）七月一三日

(4) 白井徳満　都立豊島病院小児科医長（禁忌論、百日咳関係）
① 一九七九年（昭和五四年）一一月　五日
② 一九七九年（昭和五四年）一二月　三日

(5) 大谷杉士　東大教授（種痘関係）
① 一九八〇年（昭和五五年）六月一六日
② 一九八〇年（昭和五五年）七月一四日

(6) 白木博次　神経病理学者、元東大医学部長（因果関係と損害論）
① 一九八二年（昭和五七年）九月二七日
② 一九八二年（昭和五七年）一二月二〇日
③ 一九八三年（昭和五八年）一月三一日

第一審　東京地方裁判所民事第三四部

原告：吉原　充ほか　　被告：国

東京地裁昭和四八年(ワ)第　四七九三号　損害賠償請求事件
東京地裁昭和四九年(ワ)第一〇六六六号　損害賠償請求事件
東京地裁昭和五〇年(ワ)第一〇二六一号　損害賠償請求事件
東京地裁昭和五〇年(ワ)第　七九九七号　損害賠償請求事件
東京地裁昭和五七年(ワ)第一五三〇八号　損害賠償請求事件
東京地裁昭和四七年(ワ)第　二二七〇号　損害賠償請求事件

【被告側】

Ⅰ　答弁書

一、一九七三年（昭和四八年）七月二八日付　答弁書（原告番号　一～二六）
二、一九七四年（昭和四九年）二月二五日付　答弁書（原告番号　二七～五一）
三、一九七五年（昭和五〇年）四月　八日付　答弁書（原告番号　五二～五八）
四、一九七五年（昭和五〇年）一〇月二八日付　答弁書（原告番号　五九～六一）
五、一九八二年（昭和五七年）三月一九日付　答弁書（原告番号　六三）
六、一九七二年（昭和四七年）六月　二日付　答弁書（原告番号　六二）

Ⅱ　準備書面

一、一九七三年（昭和四八年）九月二〇日付　準備書面(1)
二、一九七四年（昭和四九年）二月二五日付　準備書面(2)
三、一九七四年（昭和四九年）五月二七日付　準備書面(3)
四、一九七四年（昭和四九年）五月三〇日付「準備書面の訂正」
五、一九七四年（昭和四九年）七月　八日付　準備書面(4)
六、一九七四年（昭和四九年）九月一七日付「準備書面の補足・訂正」
七、一九七四年（昭和四九年）一〇月二二日付　準備書面(5)
八、一九七五年（昭和五〇年）二月　四日付　準備書面(6)
九、一九七五年（昭和五〇年）六月　三日付　準備書面(7)
一〇、一九七五年（昭和五〇年）六月一三日付　準備書面(8)
一一、一九七五年（昭和五〇年）一〇月二八日付　準備書面(9)
一二、一九七七年（昭和五二年）二月　八日付　準備書面(10)
一三、一九七七年（昭和五二年）四月二八日付　準備書面(11)
一四、一九七七年（昭和五二年）七月　一日付　準備書面(12)
一五、一九七七年（昭和五二年）九月一六日付　準備書面(13)
一六、一九七七年（昭和五二年）一二月　二日付　準備書面(14)
一七、一九七八年（昭和五三年）二月一〇日付　準備書面(15)
一八、一九七八年（昭和五三年）四月二一日付　準備書面(16)
一九、一九七八年（昭和五三年）六月二三日付　準備書面(17)
二〇、一九七八年（昭和五三年）七月三一日付　準備書面(18)
二一、一九七八年（昭和五三年）八月三一日付　準備書面(19)
二二、一九七八年（昭和五三年）九月二一日付　準備書面(20)
二三、一九七八年（昭和五三年）一〇月三〇日付　準備書面(21)
二四、一九七八年（昭和五三年）一二月一二日付　準備書面(22)
二五、一九七九年（昭和五四年）二月　二日付　準備書面(23)
二六、一九八〇年（昭和五五年）一〇月一三日付　準備書面(24)
二七、一九八二年（昭和五七年）八月三一日付　準備書面(25)
二八、一九八二年（昭和五七年）一二月二〇日付　準備書面(26)
二九、一九八三年（昭和五八年）三月一四日付　準備書面(27)
三〇、一九八三年（昭和五八年）五月一二日付　準備書面(28)

三二、一九八三年（昭和五八年）　五月二五日付　準備書面㉙

Ⅲ　証拠

一、書証

（総論）乙第一号証～一四七号証

（各論）乙第四〇六号証、四〇八号証、四一五号証、四二四号証、四三二号証、四三三号証、四三五号証、四三八号証、四四二号証、四四五号証、四四八号証、四五一号証、四五二号証、四五五号証、四六一号証

二、書証認否書

(1) 一九八一年（昭和五六年）一〇月　九日付　書証認否書(1)

(2) 一九八二年（昭和五七年）七月　七日付　書証認否書(2)

(3) 一九八三年（昭和五八年）三月一四日付　書証認否書(3)

(4) 一九八三年（昭和五八年）五月二五日付　書証認否書(4)

三、証拠説明書

(1) 一九八三年（昭和五八年）四月二七日付　証拠説明書(1)
乙第一～七八号証

(2) 一九八三年（昭和五八年）五月二五日付　証拠説明書(2)
乙第七九～一三六号証

(3) 一九八三年（昭和五八年）五月二五日付　証拠説明書(3)
乙第一三七～一四七号証

四、証人調書

(1) 福見秀雄　国立予防衛生研究所（予防接種の必要性、有効性など）

① 一九七九年（昭和五四年）三月一六日

② 一九七九年（昭和五四年）四月一三日

(2) 大谷明　予防ウイルスリケッチャ部長（インフルエンザ、日本脳炎関係）

① 一九七九年（昭和五四年）八月　六日

② 一九七九年（昭和五四年）一〇月一五日

(3) 金井興美　予研細菌第一部長（百日咳関係）

① 一九八〇年（昭和五五年）一月二一日

② 一九八〇年（昭和五五年）三月　三日

(4) 北村敬　予研痘そうウイルス室長

① 一九八〇年（昭和五五年）九月二二日

② 一九八〇年（昭和五五年）一〇月一三日

(5) 木村三生夫　東海大学医学部教授（因果関係）

① 一九八〇年（昭和五五年）一一月一八日

② 一九八〇年（昭和五五年）一二月一八日

③ 一九八二年（昭和五七年）一〇月二五日

④ 一九八二年（昭和五七年）一一月二二日

控訴審　東京高等裁判所第一〇民事部

控訴人：国　　被控訴人：吉原　充ほか

東京高裁昭和五九年(ネ)第一五一七号　損害賠償請求控訴事件
東京高裁昭和六〇年(ネ)第二八八七号　損害賠償請求附帯控訴事件

【被控訴人（一審原告）側】

Ⅰ　附帯控訴状

一、一九八五年（昭和六〇年）一〇月一七日付　附帯控訴状
二、一九八七年（昭和六二年）三月　三日付　附帯控訴状訂正申立書

Ⅱ　準備書面

一、一九八五年（昭和六〇年）一一月　五日付　準備書面(1)
二、一九八六年（昭和六一年）六月一二日付　準備書面(2)
三、一九八六年（昭和六一年）六月一七日付　準備書面(3)
四、一九八六年（昭和六一年）一〇月　七日付　準備書面(4)
五、一九八七年（昭和六二年）三月　三日付　準備書面(5)
六、一九八七年（昭和六二年）五月　一日付　請求金額について
七、一九八七年（昭和六二年）五月一二日付　準備書面(6)
八、一九八七年（昭和六二年）五月二六日付　準備書面(7)
九、一九八七年（昭和六二年）七月二一日付　準備書面(8)
一〇、一九八七年（昭和六二年）一〇月二九日付　準備書面(9)
一一、一九八八年（昭和六三年）一月二六日付　準備書面(10)
一二、一九八八年（昭和六三年）三月二二日付　準備書面(11)
一三、一九八八年（昭和六三年）五月三一日付　準備書面(12)
一四、一九八八年（昭和六三年）九月　八日付　準備書面(13)
一五、一九八八年（昭和六三年）一一月二二日付　準備書面(14)
一六、一九九一年（平成　三年）三月一四日付　請求拡張の申立
一七、一九九一年（平成　三年）六月二七日付　準備書面(15)
一八、一九九一年（平成　三年）六月二七日付　準備書面(16)
一九、一九九一年（平成　三年）八月　八日付　準備書面(17)
二〇、一九九一年（平成　三年）九月一九日付　準備書面(18)
二一、一九九一年（平成　三年）一一月一五日付　準備書面(19)
二二、一九九一年（平成　三年）一一月一五日付　準備書面の誤記の訂正
二三、一九九二年（平成　四年）四月二八日付　準備書面(20)
二四、一九九二年（平成　四年）六月一九日付　準備書面(21)
二五、一九九二年（平成　四年）八月二八日付　準備書面(22)

Ⅲ　意見陳述

一九九一年（平成　三年）一一月一五日付　意見陳述書（吉原　賢二）

Ⅳ　証拠

一、書証

（総論）甲第二〇〇号証～二一二号証

二、証人調書

(1)　鴨下重彦　証人（東大医学部教授・小児科）
一九九〇年（平成二年）四月一七日　双方申請

(2)　白井徳満　証人（都立豊島病院医長・小児科）
一九九〇年（平成二年）五月二四日　被控訴人申請

控訴審　東京高等裁判所第一〇民事部

控訴人：国　　被控訴人：吉原　充ほか

東京高裁昭和五九年(ネ)第一五一七号　損害賠償請求控訴事件
東京高裁昭和六〇年(ネ)第二八八七号　損害賠償請求附帯控訴事件

【控訴人（一審被告）側】

Ⅰ　控訴状

一、一九八四年（昭和五九年）五月三〇日付　控訴状

Ⅱ　答弁書

二、一九八五年（昭和六〇年）一一月　五日付　答弁書

Ⅲ　準備書面

一、一九八五年（昭和六〇年）一一月　五日付　準備書面(1)
二、一九八六年（昭和六一年）三月　四日付　準備書面(2)
三、一九八六年（昭和六一年）三月　四日付　証拠説明書
　　乙第一四八号証～一五一号証
四、一九八六年（昭和六一年）六月一七日付　準備書面(3)
五、一九八六年（昭和六一年）一二月一六日付　準備書面(4)
六、一九八七年（昭和六二年）一一月　六日付　準備書面(5)
七、一九八八年（昭和六三年）一月二六日付　準備書面(6)
八、一九八八年（昭和六三年）三月二三日付　準備書面(7)
九、一九八八年（昭和六三年）五月一七日付　準備書面(8)
一〇、一九八八年（昭和六三年）五月三一日付　準備書面(9)
一一、一九八八年（昭和六三年）九月一三日付　準備書面(10)
一二、一九八八年（昭和六三年）一一月二二日付　準備書面(11)
一三、一九八九年（平成　元年）一月二四日付　準備書面(12)
一四、一九八九年（平成　元年）五月二三日付　準備書面(13)
一五、一九八九年（平成　元年）九月二六日付　準備書面(13)訂正上申書
一六、一九八九年（平成　元年）九月二六日付　準備書面(14)
一七、一九八九年（平成　元年）九月二六日付　準備書面(15)
一八、一九八九年（平成　元年）一二月二一日付　準備書面(16)
一九、一九九一年（平成　三年）六月一〇日付　準備書面(17)
二〇、一九九一年（平成　三年）六月二〇日付　最終準備書面
二一、一九九一年（平成　三年）八月　八日付　最終準備書面補充書
二二、一九九一年（平成　三年）一一月一五日付　最終準備書面補充書(2)

Ⅳ　証拠

一、書証
　　乙第一四八～二五〇号証
　　乙第二五一～二五七号証
二、書証認否書
(1)　一九八七年（昭和六二年）一〇月二九日付　書証認否書(1)
(2)　一九八八年（昭和六三年）一月二六日付　書証認否書(2)
(3)　一九八八年（昭和六三年）四月二一日付　書証認否書(3)
(4)　一九八八年（昭和六三年）一一月二二日付　書証認否書(4)
(5)　一九八九年（平成　元年）一月二四日付　書証認否書(5)
(6)　一九九一年（平成　三年）四月一八日付　書証認否書(6)
(7)　一九九一年（平成　三年）六月二七日付　書証認否書(7)

(8) 一九九一年（平成　三年）　八月　八日付　書証認否書(8)

三、証拠説明書

(1) 一九九〇年（平成　二年）一〇月　三日付　証拠説明書
乙第一五二～二五三号証

(2) 一九九一年（平成　三年）　八月　八日付　証拠説明書
乙第二五四～二五七号証

四、証人調書

(1) 鴨下重彦　東大医学部教授・小児科
一九九〇（平成二）年四月二七日　双方申請

(2) 平山宗広　日本総合愛育研究所長
一九九〇（平成二）年六月二二日　控訴人申請

上告審　最高裁判所第二小法廷

上告人：古川　博史、治雄、イツヱ　　被上告人：国

最高裁平成四年(ネ)(オ)第八九〇号　損害賠償請求上告受理事件

最高裁平成五年(オ)第七〇八号　損害賠償請求上告事件

【上告人（一審原告）側】

Ⅰ　上告状

一九九二年（平成　四年）一二月三〇日付　上告状

Ⅱ　上告理由書

(1) 一九九三年（平成　五年）　三月二四日付　上告理由書

(2) 一九九七年（平成　九年）一一月二七日付　上告理由補充書

(3) 一九九七年（平成　九年）一二月一八日付　意見書

(4) 一九九八年（平成一〇年）　四月一七日付　弁論要旨

上告審　最高裁判所第二小法廷

上告人：古川　博史、治雄、イツヱ　　　被上告人：国

最高裁平成四年(ネ)(オ)第八九〇号　損害賠償請求上告受理事件

最高裁平成五年(オ)第七〇八号　損害賠償請求上告事件

【被上告人（一審被告）側】

Ⅰ　答弁書

一九九八年（平成一〇年）三月　五日付　答弁書

5　参考資料

①　判決評釈リスト（一審・控訴審・上告審）

一　第一審判決に対する評釈

(1)　塩野宏「賠償と補償の谷間」法学教室八四年八月号二七頁以下

わが国では、憲法二九条三項を援用して損失補償を認めるのが、もっとも実定法に近い救済の手法であるとして、判決を評価しながらも、慰謝料や、予防接種法上の救済制度の不備等、さらに損失補償の理論を構築する必要があるとする。

(2)　滝沢正「予防接種事故と損害の填補──予防接種禍東京地裁判決に寄せて」判例タイムズ五三〇号（八四年九月一日）九頁以下

予防接種事故に損失補償による救済を認めるには、憲法二九条三項の類推適用の適否、算定額の基準等様々な問題があり、危険責任としての無過失責任を肯定するのが、適している。

(3)　古崎慶長「予防接種による被害と憲法二九条三項の類推適用」季刊実務民事法八五年八月号一九二頁以下

特別犠牲を蒙った者に国がどのような救済制度を設けて運用するかは、国の裁量に委ねられているし、適法行為による補償額と違法行為による損害額が同じになるはずはないとして、判決はこれらの疑問に答えていないと批判。

(4)　新美育文「予防接種事故と国・自治体の責任」判例タイムズ五四六号（八五年四月一日）一〇頁以下

損失補償は、予防接種法上の救済制度がある以上、それによる救済の不服申立ての方法によるべきであり、適法行為による被害と違法行為による被害を同列に扱うべきではないとして、損失補償に否定的。被害者の救済は、「自己決定権の侵害」を理由とする国家賠償によるべきであるとする。

(5)　予防接種ワクチン禍訴訟東京地裁判決の検討座談会　判例タイムズ五三九号（八五・一・一）四一頁以下

(6)　西埜章「予防接種判決と損失補償」ジュリスト八二〇号（八四・九・一）三五頁以下

予防接種による被害についての国の補償責任は、憲法一三条、一四条一項、二五条一項から引き出されるべきであり、憲法二九条三項を生命・身体に対する被害について適用（類推適用）するのは無理である。

(7)　原田尚彦「予防接種ワクチン禍事件」ジュリスト八三八号昭和五九年度重要判例解説四九頁（八五・六・一）

西ドイツのように犠牲補償請求権が慣習法として定着されていないわが国では、本判決が予防接種事故について憲法二九条三項を類推し果敢に救済を認めたことは、世人納得させるに十分であり高く評価されてよい。

(8)　阿部泰隆「賠償と補償の間」法曹時報三七巻六号一頁以下（八五・六・一）

判決は、損失補償の法理をそのまま適用したものではなく、憲法一三、一四、二五プラス二九条との均衡論により新しい国家補償の法理を創造したものというべきであり、判決をこのように善解して賛成する。

(9)　対談「予防接種事故と補償をめぐって」藤倉皓一郎・塩野宏・淡路剛久　判例タイムズ六〇五号（八六・九・四）七頁以下

(10)　今村成和「予防接種事故と国家賠償」ジュリスト八五五号（一九九六・三・一）七〇頁以下

予防接種事故について、憲法二九条三項を根拠とし、正当補償を認めた判決は評価できる。

(11)　成田頼明「予防接種禍と国の損害賠償責任」法律のひろば二三巻一一号（一九七〇・一一・一）――第一審判決前のもの

予防接種禍について、損失補償請求権を憲法二九条三項から引き出すことも、憲法一三条及び二五条から導き出すことも理論的に十分熟しているとは言えないとし、被害者を司法的救済の方法ではなく社会保障的見地から救済すべきである。

二　控訴審判決に対する評釈

(1)　稲葉馨「予防接種禍に対する国の補償責任」ジュリスト一〇二一号六〇頁以下

本判決が採った厚生大臣の過失という構成は、予防接種法等にもとづき国がいわば一体的に推進してきた予防接種制度上の責任を端的に問おうとするものであり、明快な論理構成といえる。そもそも本件一審判決以降集団接種の原告側は国の予防接種行政上の責任を明確にした上での救済を強く求めてきたが、本判決は、これに正面から応えたもので、その意味では正攻法の判決と言えよう。

しかし、憲法上の「損失補償請求」を否定した判示には疑問が残る。

そして、予防接種禍にはすべて不法行為責任が認められるというのであれば被害者救済問題は一応解決したと言える。本判決の被害者はいずれも昭和四〇年代以前の接種で、禁忌識別体制が整っていなかったから厚生大臣の過失が認定できる。しかし、平成三年四月一九日の最判（民集四五巻四号三六七頁）も重篤な後遺障害が発生した場合、「特段の事情」が認められない限り被接種者は禁忌者に該当していたと推定するとしているが、将来、禁忌者を識別するために必要とされる予診が尽くされたが禁忌事由を発見できなかった場合には、国家賠償法では、救済できないことがありうる。本判決は、憲法一七条は違法行為を対象とするものであり、「不法行為」という文言もあるというが、同条にもとづいて制定された国家賠償法は、過失責任主義を採用しており、「無過失損害賠償は問題の外」という制定過程の説明に従うならば、国家賠償法が違法行為損害賠償の問題をすべてカバーしているとは言いがたいことになる。

(2)　飯塚和之「予防接種行政と被害者救済の在り方」ジュリスト一〇二一号六九頁以下

厚生大臣が本判決につき上告断念をした背景には、本判決の「説得力の大きさ」があったと伝えられている（読売新聞九二年一二月二七日）。

因果関係につき、本判決は禁忌者の推定に関する最高裁平成三年四月一九日判決を前提にして、被接種者から禁忌者を排除する施策を実施しなかった義務違反行為に被害発生の原因があったとしたわけであるが、遠い因果関係（remote cause）しかなかったとして批判を受ける可能性がある。この点では本判決には詰めの甘さがある。

⑶　宇賀克也「東京予防接種禍集団訴訟控訴審判決」ジュリスト臨時増刊一〇二四号五四頁以下

かっては、予防接種禍集団訴訟において、すべての原告に対して国家賠償のルートで救済を与えることは困難とみられていた。本判決が注目に値するのは、従来の判例が不十分な予診を接種担当医師個人の問題としてとらえてきたのに対して、本件判決は、厚生大臣の過失として理論構成している点である。本件判決は予防接種行政の組織的過失としての厚生大臣の過失を認めたもので、高い評価に値する。また、国家賠償のルートで解決を図ることによって、予防接種体制の不備を指摘し、その是正を促す一般予防効果という側面からも、本件判決は評価しうる。

しかし、本件判決が国家賠償を認容することを超えて、損失補償請求を一括して否定する判示を行っている点については問題が残る。本件訴訟の原告らの接種時の予診体制を前提とすれば、厚生大臣の過失を認定することによって基本的に被害者全員を救済することが可能であろう。しかし、その後、予診体制も整備されてきており、最判平成三・四・一九が挙げた特段の事情が認められるに到ったときは、過失がないものとして被害者の救済を放置することが許されるかである。強制接種や勧奨接種の被害の特質に鑑みれば、たとえ無過失であっても、充分な救済を与えるべきことは、当然と思われる。学説が、憲法上の補償の理論構成に努力してきたのは、過失が否定された場合に備えてのバックアップのためであったが、本件判決が、憲法上の補償請求を明確に否定したことが、予診体制整備後の事案に与える影響は、看過し得ないであろう。もっとも、本件判決も、この点は充分認識していると思われる。そのうえで、慎重な予診体制をとってきた渋谷区予防接種センターで、昭和五二年まで約九〇万件の予防接種を実施し、重篤な副反応が皆無という実績に鑑み、予診体制の一層の整備により副反応事故を大幅に減少させうると考えたのであろう。そして、なおかつ生じる予防接種禍については、予防接種救済制度の抜本的改革を国に期待したものと思われる。

⑷　滝沢正「予防接種被害につき、損失補償請求が否定され、厚生大臣の過失による損害賠償請求が認定された事例」判例評論四一五号一二頁以下（判例時報一四六一号一七四頁以下）

損失補償説は、例えば憲法二九条三項の類推解釈の妥当性という出発点において、多くの疑問が存した。

損害賠償説は、生命・身体に対する侵害は違法行為にほかならないとして、予防接種被害をあくまで不法行為の範疇に位置づける。しかし、過失の認定が通常極めて困難である予防接種事故については、要件のハードルが高い。もっとも、過失概念の拡張、過失の推定など私法上過失概念の操作はつとに試みられているところであって、その応用が可能であれば、もっとも受け入れやすい構成であり、筆者もそれ故に支持してきた。既に小樽予防接種禍最高裁判決は、禁忌者の推定を覆す特段の事情の中に、予診が尽くされたか否かを組み入れることによって、ほぼ過失の推定に近い理論を示した。本判決はこれに従いつつさらに特段の事情について厳しい解釈を採っているため、結果的には被害発生の事実から厚生大臣の過失が容易に導かれることになった。損害賠償の過失責任的枠組みから被害者救済を図る立場からは最善の解決方法と評価しえよう。同時に、制度的過失を指摘する解決は、予防接種行政の改善を促す一般予防の効果も一番高いという利点をもつ。

もっとも、判旨に対しては、今後厚生大臣が安全なワクチンの開発に努め、医師・国民に周知を図り、個別接種によるなど充分な予診を可能にする予防接種体制を整えた後に、原因不明の重篤な副反応が発生した場合の救済不能を指摘する批判がある。しかし、予防接種行政や新ワクチン製造に関わる昨近の混乱を見るにつけ、むしろいち早くそうした事態が到来することが切に望まれるところである。

(5)　西埜章「東京予防接種禍集団訴訟事件」別冊ジュリスト一四〇号一一六頁以下

本判決の「損害賠償理論による救済」という考え方には、予防接種行政の改善を促す一般予防効果が期待できることからも、好意的な見方が多数である。しかし、疑問の余地がないわけではない。当時においてはまだ禁忌についての研究が進んでおらず、禁忌事項の設定についても専門家の見解が分かれていたのであり、現在においてもまだ確定的とはいえない状況にある。本判決の考え方は、結果論的な発想であり、国賠責任を肯定するためのやや強引な理論構成ではないかと思われる。

本判決は補償請求権を簡単に否定したから、厚生大臣等に施策上の過失がなく、接種担当医師等にも過失がない場合には、被害者は法的救済制度上の補償給付で満足しなければならないことになる。憲法二九条三項が根拠となりうるか否かについては、種々見解が対立しているが本判決の指摘するところが妥当であろう。しかし、他の憲法上の諸規定（一三条、一四条、二五条）が根拠となり得ないものであるか否かについては、本判決は否定しているが、なお詳細な検討が必要ではないかと思われる。

(6)　新山一雄「予防接種の副作用障害が出たことは予防接種の実施体制の不備によるものであったとして国家賠償請求が認められた事件」法学セミナーNo.四六三号六八頁

本判決は厚生大臣の基本的施策の方向まで非難している。その意味では極めて厳しい判決が出されたと言えよう。

予防接種禍のように過失の認定が困難で国家賠償請求が認められない場合では、国家補償の［不法行為＝国家賠償請求、適法行為＝損失補償］という伝統的二分論では、結局救済を受けられないことになってしまう。そこで、その谷間を埋めるために損失補償をかかる場合にも援用しようとする努力が現在学説上さかんに行われているのである。

(7)　小幡純子「予防接種禍集団訴訟東京高裁判決」法学教室一五一号一一〇頁以下

本判決は、憲法二九条三項の側からのアプローチはとらず、他方国賠法による救済を選択したもので、本判決の損失補償の否定については、損害賠償請求の認容との関連で捉えていくことも必要とされるところであろう。

個々の接種レベルを超えて、厚生大臣による予防接種事故の現用上の問題に帰せしめる本判決の立場は、予防接種制度運実により合致しているとみることができよう。今後、厚生大臣が医師・国民に周知徹底を図り、個別接種によるなど充分な予診を可能にする予防接種体制を整えた後、原因不明の重篤な副反応が発生した場合にもこのような過失による損害賠償責任で対処しうるのか必ずしも明らかではない。このような場合には、一審のとった損失補償による救済も有用であり、またより問題の本質を捉えているとする見方もありうるところであろう。しかしながら、とりあえず、現在争われている予防接種禍事件については、本判決の論理で救済を認めることが可能であろうし、また、損害賠償の構成をとれば、損失補償を認めた場合に生ずる慰謝料、弁護士費用等に関する補償額の問題も生じ得ないため、本判決の結論は、この点では、被害者救済に資する妥当な解決といえよう。

⑻　又坂常人「行政判例研究」自治研究七二巻七号一二三頁以下

本判決の意義は、従来の接種担当者の過失→国家賠償責任というルートではなく、予防接種行政の責任者である厚生大臣の過失を認定し、そこから国家賠償責任を導いたところにある。

重篤な副反応事故の発生は法の予定しないものであるが故に違法であるとすると、それについての国の国家賠償責任を肯定するためには、その過程において公権力を行使した公務員の故意または過失という主観的過失要件が必要である。そして、本件判決は厚生大臣の過失を認定したのであるが、この場合の「厚生大臣の過失」は主観的には殆どフィクションというべきであって、実質的には予防接種行政を担当する組織自体の過失、組織による制度運用の瑕疵を意味するものといえるであろう。本判決については、国家賠償法上の過失判断についてこのような新しい判断を示したという理論的意義のほか、現場の接種担当者の過失を問うことなく国家賠償責任を追及するルートを示したことにより、被害者の訴訟提起をより容易ならしめ、又、今後の予防接種の安全な実施に向けての現場の接種担当者とのフリクションを避けることができるという実質的な意義をも重視すべきであろう。

三　上告審判決に対する評釈

⑴　松本克美「民法七二四条後段の除斥期間の適用宣言」法律時報七〇巻一一号九一頁以下

本判決が、除斥期間適用制限否定説を排斥し、適用制限肯定説にたったことで、今後はいかなる場合に適用制限を認めるかという第二ステージが始まると評価。また、適用制限事由は、義務者の権利不行使への関与だけでなく、時の経過の一事によって権利を消滅させる公益性に乏しい場合には、積極的に時効援用・除斥期間の適用制限をすべきである。

⑵　前田陽一「民法七二四条後段の除斥期間の効果が制限され

る場合」民法判例レビュー（民事責任）判例タイムズ九九五号五九頁

最判平一・一二・二一民集四三―一二―二二〇九が民法七二四条後段は除斥期間を定めたもので、当然消滅・援用不要という性質から機械的・カテゴリックに信義則違反や権利濫用を問題とする余地はないとしていたのに対して、本判決は最判平一・一二・二一の枠組みを維持しつつも、学説の批判を背景に、時効の停止に関する民法一五八条の法意に照らし、不法行為を原因として心神喪失の常況にある被害者について、例外的に除斥期間の効果を制限する余地を認めた点に大きな意義がある。

但し、本判決は、時効の停止に関する民法一五八条の法意を介することで、不法行為を原因として心神喪失の常況にある被害者に保護の対象を限定し、被害者の父母を保護する道を閉ざしている点で、最終的には「信義則」を民法七二四条後段の縮小解釈に用いる立場とは決定的に異なる。

「正義・公平の理念」や「条理」から七二四条後段の効果が否定される場合は、今後本件事例のケースに限られないであろう。

⑶　徳本伸一「不法行為を原因として心神喪失の常況にある被害者の損害賠償請求権と民法七二四条後段の二〇年の期間制限」判例セレクト'98（民法）（法学教室）別冊二二一

学説は、これまで主として民法一六一条の類推適用をといていたが、本判決は最高裁としてはじめて一五八条の類推適用を肯認したものであり、この点で注目すべき判決である。

七二四条後段について立法者は時効と考えていたことは立法史上の検討から裏付けられている。除斥期間経過による責任免脱には信義則違反や権利濫用の余地はないとの最高裁の判断が維持される限りは、二〇年の法的性質がいずれの期間制限を意味するのかは、なお重要な論点たるを失わないであろう。

⑷　大塚直「民法七二四条後段の除斥期間の効果を制限する特段の事情」ジュリスト平成一〇年度重要判例解説八二頁以下

本判決は、除斥期間である以上信義則違反又は権利濫用の余地はないとする立場をとりつつも、時効の停止に関する一五八条の法意に照らし、「正義・公平の理念」及び「条理」を根拠として、除斥期間の効果の制限を認めたものであり、その点に重大な意義がある。最判平成元年判決の論理は一応維持しているものの、「本請求権は……除斥期間が経過した時点で法律上当然に消滅したことになる」とした「当然に」という語が本判決では周到に落とされているように、実質的には、同判決に反対する学説の影響を受けていると評価している。

時効の停止の規定である一五八条の枠組みを用いたが、二つの点で同条とは異なる要件のもとに除斥期間の効果の発生を制限している。

（なお、大塚教授は、書斎の窓二〇〇〇・七・八でも、「民法七二四条後段の二〇年の性質」と題するエッセイで本判決に触れ、「七二四条後段の規定を除斥期間と見た上で『字義通り解した』場合の不当な結果に対して、『正義・公平の理念』さらに『条理』を持ち出して例外を認め、原判決を破棄した点は、最高裁の並々ならぬ決意とバランス感覚を示しているといえよう。最高裁が『正義・公平』という大上段に構えた判示をした本件の事案のポイントは、《被害者の権利行使が不可能となった原因が、まさに加害者の行為にある》点……にあったと思われる」と述べている。また、同教授は別冊ジュリスト№一六〇号二一〇頁以下でも同一表題の下にほぼ同趣旨の論文を書かれている。）

(5)　吉村良一「民法七二四条後段の『除斥期間』に例外的判断」法学教室二一九号五一頁

本判決の最大の意義は、平成元年判決の枠組みを前提としつつも、「正義・公平の理念」から、除斥期間の適用制限を認めたことにある。本判決の直接的射程は必ずしも広くないが、平成元年判決の「除斥期間⇒援用なし⇒援用権の乱用はありえない」という画一的で硬直的な論理に一石を投じたことの意義は小さなものではない。この点に学説や下級審判決の動向を加えれば、本判決を契機に、民法七二四条後段を巡る議論がいっそう活発になることは間違いのないところであり、除斥期間がひとつの大きな壁になっている「戦後補償」裁判を初めとして、他の事件に何らかの影響を与える可能性も否定できない。

(6)　河本晶子「不法行為を原因として心神喪失の常況にある被害者の損害賠償請求権と民法七二四条後段の除斥期間」平成一〇年度主要民事判例解説　判例タイムズ一〇〇五号一〇〇頁以下

本判決は、平一判決を前提としつつ、最高裁としてはじめてその例外を認めた。本判決があくまでも平一判決の範囲内にあることからすれば、その適用範囲はきわめて限定されるものと考えるべきである。予防接種禍大阪訴訟控訴審判決は、判決時にも禁治産宣告がなされず被害者の父を特別代理人とする方法で訴訟の進行が行われていたケース等について時効の停止の類推適用を認めているが、それらが本判決の「特段の事情」に該当するか否かは一概には言えない。

(7)　春日通良「不法行為を原因として心神喪失の常況にある被害者の損害賠償請求権と民法七二四条後段の除斥期間」最高裁判所判例解説民事篇平成一〇年度(下)五六三頁以下

本判決がこのような判示をしたのは、次のような経緯によるものと思われる。本判決が平成元年判決を踏襲するとしても、これを本件にそのまま適用すると、債権者（被害者X_1）にとって極めて酷な結果になる。他方平成元年判決がその例外を全く排除する趣旨ではないが、除斥期間の経過によって権利が当然に消滅するとした同判決の説示に照らすと、たやすく例外を認めることは妥当ではない。また、例外を認めるにしても、その根拠が必要となる（信義則違反、権利の乱用を用いることはできない。）。そこで、時効の停止の規定である民法一五八条の法意に照らして、例外を認めたものであろう。

本判決は平成元年判決を前提にして、不法行為の被害者が当該不法行為を原因として心神喪失の常況にあるのに法定代理人を有しない場合に、民法一五八条の法意に照らして平成元年判例の例外を認めたものであって、信義則違反、権利の乱用を理由に期間経過後の権利行使を認めたものではない。また、時効の停止の規定が類推適用される者かは言及していない。したがって、本判決の射程は、極めて狭いものと思われる。民法七二四条後段の適用の効果を否定する場合としては、除斥期間内に権利を行使しなかったことを是認することが本件事案と同程度に著しく正義・公平に反する事情がある上、時効の停止等その根拠となるものがあることが必要であろう。除斥期間説に立ちながら、河合裁判官の意見のように幅広く例外を認めることは、平成元年判決に抵触することになり、大法廷における判例変更が必要となるであろう。

⑻　半田吉信「不法行為を原因として心神喪失の常況にある被害者の損害賠償請求権と民法七二四条後段の除斥期間」判例評論四八一号二五頁以下（判例時報一六六一号一八七頁以下）

本判決は、加害行為が心神喪失の原因となった場合について、心神喪失者たる権利者が期間経過前六か月内に法定代理人を欠いた場合の時効停止に関する規定の除斥期間への準用を肯定したが　他の時効停止事由についてはどうか、さらにそれ以外の事由の場合はどうなるかが問題となりうるとして、各事由について検討している。特に除斥期間について、信義則、権利濫用による適用制限が一切認められないかが問題とされるべきであるとする。

②　重要な役割を果たした二つの最高裁判決

インフルエンザ予防接種訴訟

最高裁第一小法廷昭和五一年九月三〇日判決
（民集三〇巻八号八一六頁、判例時報八二七号一四頁）

生後一年一月の男児が、保健所でインフルエンザの予防接種を受けたところ、翌日死亡した。男児は一週間位前から間質性肺炎及び濾胞性大小腸炎に罹患していた。両親は、予防接種により罹患していた疾病が亢進して死亡したもので、接種前の予診により異常を確認し接種を中止できたはずであり、接種医師に過失があったとして、東京都に対し損害賠償請求の訴えを提起した。一審二審とも予診義務違反の過失を否定し、仮に問診義務違反があったとしても義務違反の過失と事故との因果関係は認められないとし、両親が敗訴した。

両親の上告に対し、最高裁は、①問診にあたっては、禁忌者を識別するに足りるだけの具体的な、かつ、的確な応答ができるような適切な質問をする義務があり、②適切な問診を尽くさなかったために接種対象者の疾病や症状等を認識することができず、禁忌とすべき者の識別判断を誤って予防接種を実施し、予防接種の異常な副反応により接種対象者が死亡又は罹患したときは、接種に際しその結果を予見できたのに過誤により予見しなかったものと推定するのが相当であるとし、③接種対象者の死亡等の副反応が現在の医学水準からして予知できないものであったこと、もしくは医学上当該結果の発生を否定的に予測するのが通常であること、又は接種の具体的必要性と接種の危険性との比較衡量上接種が相当であったこと等を都側が立証しない限り、不法行為責任を免れないというべきであると判示し、原判決を破棄し、高裁に審理を差し戻した。

この最高裁判決により、判決が示したような適切な問診を尽さなければ問診義務に違反することになり、また、そのような問診を尽くさなかったために禁忌者に接種をし、接種によって副反応が発生した場合は、副反応を予見できたのに過失により予見せず副反応を発生させたと事実上推定されることになった（過失と結果との因果関係の推定）。

小樽種痘予防接種訴訟

最高裁第二小法廷平成三年四月一九日判決

（民集四五巻四号三六七頁、判例時報一三八六号三五頁）

生後六か月で種痘の予防接種を受けた男児が九日後に種痘後脳炎となり重篤な後遺障害を負った。本人及び両親は国等に対し損害賠償請求の訴えを提起し、予備的に損失補償の請求の訴えを追加した。一審判決は、接種と発症との因果関係を肯定し、問診義務違反により禁忌者であることを看過した過失があるとして、損害賠償を認容した（ただし、母が身体状況を申告しなかったとして二割の過失相殺を行った）。二審判決は、接種と発症との因果関係は認めたが、接種前に罹患していた咽頭炎は接種当日には治癒しており禁忌者ではなかったので、仮に予診が不十分であったとしても、これによって本件後遺障害が発生したとはいえないとして一審判決を取消し、損害賠償の請求を棄却した（損失補償請求の訴えについては、行政訴訟の民事訴訟への併合は認められないとして訴えを却下した）。

最高裁は、予防接種によって後遺障害が発生した場合は、被接種者が禁忌者に該当していたことによって後遺障害が発生した高度の蓋然性があると考えられるので、禁忌者を識別するため必要な予診を尽したが禁忌者に該当すると認められる事由を発見できなかったこと、被接種者が後遺障害を発生しやすい個人的素因を有していたこと等の特段の事情が認められない限り、被接種者は禁忌者に該当していたと推定するのが相当であると判示して原判決を破棄した。

この最高裁判決により、予防接種による副反応の被害が発生した場合は、被接種者は禁忌者に該当していたことが推定されることになり、禁忌者該当の立証責任は事実上転換されることになった。

③　除斥期間についての最高裁判決

不発弾爆発国家賠償請求訴訟

最高裁第一小法廷平成元年一二月二一日判決
（民集四三巻一二号二二〇九頁・判例時報一三七九号七六頁）

国家地方警察の巡査又はその要請を受けた米軍の爆発物処理班が行った不発弾処理作業に際し、山林の防火活動に従事していた男性が、不発弾の爆発により全身火傷を負い重度の後遺障害が残った。男性とその妻は、事故から二八年一〇か月後に、国に対し国家賠償請求の訴えを提起した。一審は、事故発生後三年の経過により損害賠償請求権が消滅したとして請求を棄却したが、二審は、三年の短期消滅時効は認められず、民法七二四条後段の二〇年の長期消滅時効の援用ないし除斥期間経過の主張は信義則に反し権利の濫用であり許されないとし、国に対し損害賠償を命じた。

最高裁は、民法七二四条後段の規定は、不法行為によって発生した損害賠償請求権の除斥期間を定めたものと解するのが相当であり、請求権は本訴提起の前の事故発生の日から二〇年を経過した時点で法律上当然に消滅したことになり、信義則違反又は権利濫用の主張は主張自体失当であり採用できないとした。

民法七二四条後段の二〇年の期間が消滅時効の期間を定めたものであるのか除斥期間を定めたものであるかについては判例や学説が分かれていた。消滅時効期間を定めたものであれば、時効の援用がなければ請求権は消滅したとの判決はなされないし、時効の援用があっても場合によっては権利の濫用として援用を許さないとすることもできる。除斥期間を定めたものであるとすると、期間の経過により当然に請求権が消滅することになり、除斥期間経過の主張を権利濫用とする余地もないことになる。従来も除斥期間説を採用する裁判例は多数あったが、時効期間を定めたものであると解して時効の援用を権利濫用とした裁判例もあった。しかし、この最高裁平成元年一二月二一日判決は、最高裁としてはじめて除斥期間であることを明言し、権利濫用の主張の余地はないとした。

予防接種被害東京訴訟では、国は、民法七二四条後段の二〇年の除斥期間満了による権利消滅の主張を行い、控訴審判決（東京高裁平成四年一二月一八日判決）は、最高裁が上記のとおり民法七二四条後段の二〇年の期間は除斥期間であるとしたことから、接種から二〇年を経過した後に提訴した被害者一名について、除斥期間満了を理由に請求を棄却していた。

④　厚生大臣談話

一九九二年一二月二六日

一　先般、東京高等裁判所において言い渡された予防接種に関する裁判の判決について、厚生省といたしましては、関係省庁とも相談しつつ検討を行ってまいりました。

二　本件訴訟では、主として昭和二〇年代から四〇年代に国の施策として行われた予防接種についての国の責任の有無が問われておりました。国としては当時の状況下で、できる限りの措置をとってきたことを一・二審を通じて主張してきたところでありますが、今回の判決では、広範にかつ厳しく国の責任を認めており、その論理展開について、私としても全く疑問がないとは言えません。

三　しかしながら、今回の判決は、法律上の義務としてまたは実態上それと同様の状況下で異物であるワクチンを体内に注入し、その結果として健康被害が生じたという予防接種事故の特殊性に着目した論理展開となっております。また、その背後には、一連の予防接種訴訟における被害者救済という司法判断の大きな流れがあるものと判断され、さらに、予防接種被害に関する最高裁判決を踏まえて国の法的責任を認めたものであって、これを謙虚に受け止めるべきものと思われます。

四　このような諸般の状況に鑑み、私としては、本判決については上告を断念することといたしました。厚生省といたしましては、昭和五一年には救済制度の制定などを含む予防接種制度の改正を行い、それ以降も逐次運用の改善に努めてきたところですが、これを契機として予防接種制度の将来の展望を検討することが私に課せられた責任であると考えた次第です。できるだけ早い時期に予防接種制度のあり方について公衆衛生審議会に諮問し、審議の結果が得られ次第、法律改正を含め、所要の措置を講じたいと考えております。

五　被害を受けられた方々やそのご家族の長い間の御苦労に思いをいたす時、厚生行政の責任者として、改めてその責の重さを痛感し、今後の予防接種行政の適正な運営に全力を挙げてまいりたいと思います。

⑤　判決確定と年金調整等確認に関する資料

予防接種法に基づく調整方針

平成五年一月一九日（火）

厚生省保健医療局疾病対策課
結核・感染症対策室

(1)　調整を行う給付

・判決における損益相殺の方針に従い

支給停止を行う給付……障害児養育年金、障害年金

支給停止を行わない給付……医療費、医療手当、葬祭料

(2)　調整の対象となる賠償額

・逸失利益（元本）＋介護費（元本）－損益相殺分

(3)　調整の開始時期

・賠償金の支払いを行った月の翌月分より

(4)　調整の期間

・調整の対象となる賠償額―調整の対象となる給付＝0となるまで

(5)　その他

・判決において損益相殺されていない支給済の障害年金及び障害児養育年金については、予防接種法第一九条第二項に基づく返還は求めず、将来の年金において調整する。

・本判決において損益相殺された後遺症一時金、後遺症特別給付金等については、今後は障害年金との調整は行わない。

第2編　第一審訴訟関係資料

第2編　第一審訴訟関係資料

1 原告の主張

① 訴　状（昭和四八年(ワ)第四、七九三号）

原告番号	住所		氏名
一	仙台市	原告	吉原　充
		右法定代理人親権者父	吉原賢二
		同　母	吉原くに子
	同所	原告	吉原賢二
	同所	同	吉原くに子
二	奈良市	原告	白井哲之
	同所	同	白井扶美子
三	静岡県浜松市	原告	山元寛子
		右法定代理人親権者父	山元忠雄
		同　母	山元としゑ
	同所	原告	山元忠雄
	同所	同	山元としゑ
四	奈良市	原告	阪口一美
		右法定代理人親権者父	阪口照夫
		同　母	阪口邦子
	同所	原告	阪口照夫
	同所	同	阪口邦子
五	浦和市	原告	澤柳一政
		右法定代理人親権者父	澤柳　清
		同　母	澤柳豊起
	同所	原告	澤柳　清
	同所	同	澤柳豊起
六	岡山県邑久郡	原告	尾田真由美
		右法定代理人親権者父	尾田　稔
		同　母	尾田節子
	同所	原告	尾田　稔
	同所	同	尾田節子
七	神戸市	原告	葛野あかね
		右法定代理人親権者母	森山チエ子
	同所	原告	森山チエ子

八　新潟市
原告　布川　正
同所　同　布川則子

九　福岡県北九州市
原告　服部和子
右法定代理人親権者父　服部勝一郎
同　母　服部真澄
同所　原告　服部勝一郎
同所　同　服部真澄

十　神奈川県茅ヶ崎市
原告　依田隆幸
右法定代理人親権者父　依田泰三
同　母　依田時子
同所　原告　依田泰三
同所　同　依田時子

十一　大阪府堺市
原告　伊藤純子
右法定代理人親権者父　伊藤定男
同　母　伊藤孝子
同所　原告　伊藤定男
同所　同　伊藤孝子

十二　神奈川県藤沢市
原告　田部敦子
右法定代理人親権者父　田部芳聖
同　母　田部チエ子
同所　原告　田部芳聖
同所　同　田部チエ子

十三　神奈川県横浜市
原告　田中耕一
右法定代理人親権者父　田中隆博
同　母　田中靖子
同所　原告　田中隆博
同所　同　田中靖子

十四　宮城県遠田郡
原告　千葉秀三
同所　同　千葉節子

十五　中野区
原告　梶山桂子
右法定代理人親権者父　梶山健一
同　母　梶山喜代子
同所　原告　梶山健一
同所　同　梶山喜代子

十六　新潟県北蒲原郡

十七
同所　原告　佐藤茂昭
同　佐藤千鶴
大阪市　原告　渡辺孝雄
同所　同　渡辺豊子

十八
香川県坂出市　原告　徳永恵子
右法定代理人親権者父　徳永保春
同　母　徳永和枝
同所　原告　徳永保春
同所　同　徳永和枝

十九
千葉県市川市　原告　鈴木浅治郎
同所　同　鈴木節

二十
松山市　原告　越智聰
同所　同　越智静子

二十一
荒川区　原告　小林浩子
右法定代理人親権者父　小林安夫
同　母　小林こう
同所　原告　小林安夫
同　小林こう

二十二
三重県久居市　原告　上野忠志
同所　同　上野厚子

二十三
札幌市　原告　山本孝仁
同所　同　山本京子

二十四
神奈川県逗子市　原告　井上明子
右法定代理人親権者父　井上忠明
同　母　井上たつ
同所　原告　井上忠明
同所　同　井上たつ

二十五
京都府宮津市　原告　平野賢二
同所　同　平野節子

二十六
杉並区　原告　卜部広明
右法定代理人親権者父　卜部広太郎
同　母　卜部せつ子
同所　原告　卜部広太郎
同所　同　卜部せつ子

東京都中央区
中平健吉法律事務所（電）五六四—一六四二

右原告六七名訴訟代理人弁護士　中　平　健　吉

東京都千代田区
被告　国
右代表者法務大臣　田　中　伊三次

国家賠償請求事件
訴訟物の価格　金九億三、二八〇万円
貼用印紙額　原告番号一、二、三、八、一三、一七、一九、二一、二三、二五、の各原告にかかる請求額合計
三億一、二四〇万円に対する金一、五六万四、九〇〇円。
その余の原告らは訴訟救助の申立てをする。印紙四、六六六、九〇〇円

【請求の趣旨】

被告は
原告吉原充、同山元寛子、同阪口一美、同尾田真由美、同澤柳一政、同葛野あかね、同服部和子、同依田隆幸、同伊藤純子、同田部敦子、同田中耕一、同梶山桂子、同徳永恵子、同小林浩子、同井上明子、同卜部広明に対しそれぞれ金二、七五〇万円を、
原告白井哲之、同白井扶美子、同布川正、同布川則子、同千葉秀三、同千葉節子、同佐藤茂昭、同佐藤千鶴、同渡辺孝雄、同渡辺豊子、同鈴木浅治郎、同鈴木節、同越智聰、同越智静子、同上野忠志、同上野厚子、同山本孝仁、同山本京子、同平野賢二、同平野節子に対しそれぞれ全一、一〇〇万円を、
原告吉原賢二、同吉原くに子、同山元忠雄、同山元としゑ、同阪口照夫、同阪口邦子、同尾田稔、同尾田節子、同澤柳清、同澤柳豊起、同森山チエ子、同服部勝一郎、同服部真澄、同依田泰三、同依田時子、同伊藤定男、同伊藤孝子、同田部芳聖、同田部チエ子、同田中隆博、同田中靖子、同梶山健一、同梶山喜代子、同徳永保春、同徳永和枝、同小林安夫、同小林こう、同井上忠明、同井上たつ、同卜部広太郎、同卜部せつ子に対しそれぞれ金八八〇万円を
支払え、
訴訟費用は被告の負担とする。
との判決ならびに仮執行の宣言を求める。

【請求の原因】

第一　予防接種事故の発生

一　原告吉原充ら関係（原告番号一）

原告吉原充は、原告吉原賢二、同吉原くに子間の二男として昭和三八年九月二一日出生し、同三九年一一月九日インフルエンザの予防注射を茨城県東海村母子センターにおいて受けた。

ところが、同人は、同夜突如強烈なひきつけを起し、発熱は四一度九分に達し、意識を失い、以来全身の痙攣を伴う重篤の脳炎症状を呈していたが、同月二四日ころようやく危機を脱し、幸い一命をとりとめることができた。しかしながら、その後遺症として、重症の心身障害児となってしまっているものである

右同人の障害は、被告が昭和四五年定めた「予防接種事故に対する措置」に基づき設置された予防接種事故審査委員会（以下単に予防接種事故審査委員会という。）により、昭和四六年六月七日右措置運営要領に定める予防接種事故の後遺症（第一級）に該当するとの認定を受けた。

二　原告白井哲之ら関係（原告番号二）

訴外白井裕子は、原告白井哲之、同白井扶美子間の二女として昭和四四年九月二六日出生し、吹田市よりの通知により、昭和四五年三月一一日同市内山手地区公民館において定期（第一期）種痘の接種を受けた。

ところが、同人は、同月一八日突如三九度四分の高熱を発し、同月二七日四肢に痙攣を続発し、翌二八日午前一二時三五分死亡するに至った。

右同人の死亡は、予防接種事故審査委員会により昭和四六年六月四日種痘接種事故による死亡と認定された。

三　原告山元寛子ら関係（原告番号三）

原告山元寛子は、原告山元忠雄、同山元としゑ間の長女として昭和四一年二月五日出生し、静岡県磐田市よりの通知により、昭和四二年三月七日定期（第一期）種痘を同市々立東部小学校において受けた。ところが、同人は、同月一五日突如三九度の高熱を発し、痙攣、ひきつけを生じ、翌一六日浜松聖隷病院に入院、同病院医師により種痘後脳炎と診断され、幸い一命はとりとめたが、その後てんかんの小発作、大発作を繰り返し、現在その後遺症として重症の心身障害児となってしまっているものである。

なお、右同人の障害は、予防接種事故審査委員会から昭和四六年四月　日種痘接種による後遺症（第一級）に該当すると認定された。

四　原告阪口一美ら関係（原告番号四）

原告阪口一美は、昭和三八年七月二七日原告阪口照夫、同阪口邦子間の長女として出生し、奈良市よりの通知により、昭和三九年四月二四日奈良市庁別館において定期種痘の接種を受けた。

ところが同人は、同月二九日突如ひきつけ、三九度五分の高熱を発し、県立奈良医大に入院、除々に回復したが、現在てんかんの発作が残り、全身不随、言語障害が固定し、知能指数は測定不能（一才半くらい）の状態にある。

なお、同人の右障害は、予防接種事故審査委員会から、昭和四六年一一月一一日予防接種事故に関する後遺症（第一級）に該当するとの判定を受けた。

五　原告澤柳一政ら関係（原告番号五）

原告澤柳一政は、昭和三七年八月一〇日原告澤柳清、同澤柳豊起間の長男として出生し、浦和市よりの通知により、昭和三八年六月一六日同市より種痘接種の委託を受けた古藤医院において定期（第一期）種痘の接種を受けた。

ところが、同月一八日発熱、同月二四日四〇度の高熱となり、ひきつけを起こし、脳炎の疑いありとのことで、直ちに埼玉中央病院に入院したが、発熱四二度痙攣発作が続き、呼吸困難に陥ったが、幸い一命をとりとめた。しかし、意識朦朧、身体硬直の常況にあり、痙攣発作、左半身麻痺を伴う重症の心身障害児となってしまったものである。

なお、同人の右障害は、予防接種事故審査委員会から、昭和四六年三月三一日前記予防接種による後遺症（第一級）に該当すると認定された。

六　原告尾田真由美ら関係（原告番号六）

原告尾田真由美は、昭和三五年九月二三日原告尾田稔、同尾田節子間の長女として出生し、岡山県邑久郡牛窓町よりの通知により、同年一二月一九日牛窓町立病院において定期（第一期）種痘の接種を受けた。

ところが、その翌日から四日間くらい三九度ないし四〇度の高熱を発し、熱が下がるとひきつけを生じ、重症の心身障害児となり、昭和三七年一一月精神科の医師により種痘後脳炎による後遺症らしいとの診断を受けた。

なお、同人の右障害は、昭和四六年一一月一一日予防接種事故審査委員会から予防接種事故の後遺症（第一級）に該当するとの認定を受けた。

七　原告葛野あかねら関係（原告番号七）

原告葛野あかねは、昭和三八年七月八日、訴外葛野友孝（昭和四一年一月七日死亡）原告森山チエ子（当時葛野チエ子）間の長女として出生し、広島市からの通知により昭和三八年一一月一四日、同市内水田小児科医院において定期（第一期）種痘の接種を受けた。

ところが、同月二三日ころ突如高熱を発し、痙攣の発作を主じ、広島大学病院において受診したところ種痘後脳炎と診断され、直ちに入院、加療に努めた結果幸い一命はとりとめたが、現在その後遺症として、重症の心身障害が固定している。

なお、同人の右障害は、昭和四七年三月二日予防接種事故審査委員会から予防接種事故による後遺症（第一級）と認定された。

八　原告布川正ら関係（原告番号八）
訴外布川賢治は、昭和三八年二月二八日原告布川正、同布川則子の長男として出生し、新潟市からの通知により、同年九月七日同市内某小学校において定期（第一期）種痘の接種を受けたものである。

ところが接種後五日目左半身に痙攣を生じ、その発作が頻繁になり、テンカンと診断され、以来発作抑止の投薬を続けてきたが、昭和四四年五月一二日ついに死亡するに至った。

なお、右同人の死亡は、昭和四六年一二月予防接種事故審査委員会により、種痘接種後の副反応による疾病により死亡したものとの認定を受けた。

九　原告服部和子ら関係（原告番号九）
原告服部和子は、昭和三九年一一月一七日原告服部勝一郎、同服部真澄の二女として出生し、北九州市の広報により昭和四〇年四月七日、北九州市内山田診療所において定期（第一期）種痘の接種を受けた。

ところが、同月二〇日発熱、嘔吐、ひきつけをおこし、一週間くらい高熱が続き、熱が下がりかけると痙攣の発作を起こすようになり、一命はとりとめたか、ついにその後遺症として重症の心身障害が固定している。

なお、同人の右障害は、昭和四六年一二月二七日予防接種事故審査委員会により、予防接種事故による後遺症（第一級）に該当するとの認定を受けた。

一〇　原告依田隆幸ら関係（原告番号一〇）
原告依田隆幸は、昭和四〇年六月一四日原告依田泰三、同依田時子間の長男として出生し、茅ヶ崎市よりの通知により、同年一一月三〇日同市鶴峰小学校においてインフルエンザの予防注射を受けた。
ところか、十二月二日ころ三九度以上の熱を発しひきつけを起こし十日間意識不明、意識障害を生じ、幸い一命をとりとめたがあらゆる神経をおかされ、現在なおてんかんの発作があり、重度の精神障害児となってしまっている。
なお、同人の右障害は、昭和四七年一二月予防接種事故審査委員会において、予防接種による後遺症（第三級）に該当するとの判定を受けた。

十一　原告伊藤純子ら関係（原告番号一一）
原告伊藤純子は、昭和四一年八月一五日原告伊藤定男、同伊藤孝子間の長女として出生し、大阪市住吉区役所よりの通知により、昭和四二年一〇月一三日大阪市保健所住吉出張所において小児麻痺生ワクチンを接種したものである
ところが、同人は、同月二三日ひきつけを頻発し、関西医科大学小児科に入院治療を受け、以来あらゆる療養を試みたが、発作がおさまらない。かくして重度の心身障害児となってしまっている。
なお、同人の右障害は、予防接種事故審査委員会により予防接種の後遺症（第一級）に該当するとの認定を受けた。

一二　原告田部敦子ら関係（原告番号一二）
原告田部敦子は、昭和四〇年一〇月五日原告田部芳聖、同田部チエ子間の長女として出生し、藤沢市からの通知により昭和四一年九月一三日同市役所六会支所において定期（第一期）種痘の接種を受けた。

ところが、同月二五日突如三九度の高熱を発し、ひきつけを起こし、とくに翌四二年二月一八日以降これを頻発するようになり、そのころ国立横浜病院において小児てんかんの診断を受けた。その後も八方手を尽くして治療を試みたが、重度精神発達遅滞の状況にある。

なお、右同人は、昭和四六年三月三一日予防接種事故審査委員会において、予防接種による後遺症（第一級）に相当するとの認定を受けた。

一三　原告田中耕一ら関係（原告番号一三）

原告田中耕一は、昭和四二年五月一七日原告田中隆博、同田中靖子間の長男として出生し、横浜市よりの通知により、昭和四二年一〇月二三日同市神奈川保健所において急性灰白髄炎（小児麻痺）定期予防接種（生ワクチン）を受けたものである。

ところが、その一週間後に、感冒症状を呈し、さらに一週間後に両側下肢が麻痺状態となり、同年一一月一一日ころ横浜市市民病院において小児麻痺様疾患との診断を受けた。

なお、同人の右疾患は、予防接種事故審査委員会により予防接種による後遺症（第二級）との認定を受けた。

一四　原告千葉秀三ら関係（原告番号一四）

千葉幹子は、昭和四四年一月二日原告千葉秀三、同千葉節子間の長女として出生し、宮城県登米郡迫町からの通知により、同四五年三月一二日同町立佐沼小学校において定期（第一期）種痘を接種した。

ところが、右同人は、同月、五日突如三八度の熱を発し、医師の指示に従い服薬していたが、同月二〇日午前三時ころ急死した。

なお、右同人の死亡は、予防接種事故審査委員会により予防接種の副反応による死亡との認定を受けた。

一五　原告梶山桂子ら関係（原告番号一五）

原告梶山桂子は、昭和四〇年二月一日原告梶山健一、同梶山喜代子間の長女として出生し、東京都中野保健所よりの通知により、同年九月八日同区塔ノ山小学校において種痘第一期、ジフテリヤ、百日ぜき第一期の予防接種を受けた。

ところが、その翌日突如高熱を発し、ひきつけ、痙攣を生じ、以来あらゆる医療を試みたがその甲斐なく、同人は、重度の心身障害児となってしまっている

なお、同人の右障害は予防接種事故審査委員会により予防接種事故による後遺症（第二級）に該当するとの認定を受けた。

一六　原告佐藤茂昭ら関係（原告番号一六）

訴外佐藤幸一郎は、昭和三一年八月八日原告佐藤茂昭、同佐藤千鶴間の長男として出生し、新潟県中条町よりの指示に従い、同三五年四月六日中条小学校において、定期（第一期）腸パラチフス混合ワクチンの予防接種を受けた。

ところが、同人は、その直後悪感、戦慄を訴え呼吸促迫となり、発熱、さらに病状悪化し、翌日午前四時三〇分ついに死亡した。

なお、右同人の死亡は、予防接種事故審査委員会から昭和四六年二月二〇日予防接種の副反応による死亡との認定を受けた。

一七　原告渡辺孝雄ら関係（原告番号一七）

訴外渡辺和彦は、昭和三三年一月二九日原告渡辺孝雄、同渡辺豊子間の長男として出生し、大阪市からの通知により、同年一〇月六日同市内野田小学校において定期（第一期）種痘の予防接種を受けた。

ところが、右同人は、同月一五日、発熱、痙攣をきたし、同月一七日住友病院小児科において受診、種痘後脳炎との診断を受け、直ちに入院加療を受けたが、右後脳炎による脳性小児麻痺に罹患し、ついに昭和四六年三月二〇日死亡するに至ったものである。

なお、同人の右疾患は、予防接種事故審査委員会により、予防接種の副反応による疾病の後遺症との認定を受けた。

一八　原告徳永恵子ら関係（原告番号一八）

原告徳永恵子は、昭和四〇年五月七日原告徳永保春、同徳永和枝間の長女として出生し、横浜市よりの通知により昭和四一年四月二三日同立内戸塚共立病院において定期（第一期）種痘の接種を受けた。

ところが、同人はその五日後から発熱し、四〇度を越す高熱が一週間続き、その結

果耳が聞えなくなり、知能もきわめて低く、重度の心身障害児となってしまっている。

なお、同人の右障害は、46・2・20予防接種事故審査委員会により種痘による後遺症（第二級）との認定を受けた。

一九　原告鈴木浅治郎ら関係（原告番号一九）

訴外鈴木増己は、昭和三〇年一二月一四日原告鈴木浅治郎、同鈴木節間の長男として出生し、千葉県市川市よりの通知により昭和三一年一二月一一日同市内行徳小学校において定期（第一期）種痘の接種を受けた。
ところが、右同人は、同月一五日熱が三八度六分に上り、時々痙攣を起こすようになっていたが、同月二三日突如四二度の高熱を発し、激烈な痙攣発作を繰り返し、医師から種痘後脳炎との診断を受け、翌三二年二月六日ついに死亡した
なお、同人の右死亡は、47・5・25予防接種事故審査委員会により種痘の副反応による疾病にもとずく死亡であるとの認定を受けた。

二〇　越智聰ら関係（原告番号二〇）

訴外越智久樹は、昭和四〇年九月一二日原告越智聰、同越智静子の二男として出生し、愛媛県伊予郡松前町からの通知により、昭和四一年一一月八日同町内北公民館においてインフルエンザ・ワクチンの接種をうけた。

ところが、同人は、その夜突如三九度の高熱を発し、痙攣の発作を生じ、種々加療するも快癒せず、ついに同月一三日死亡するに至った。

なお、同人の右死亡は、46・4・30予防接種事故審査委員会により予防接種の副反応による疾病にもとずくものとの認定を受けた。

二一　原告小林浩子ら関係（原告番号二一）

原告小林浩子は、昭和三二年一一月一〇日原告小林安夫、同小林こう間の二女として出生し、東京都足立区よりの通知により昭和三三年五月八日同区内千住保健所において定期（第一期）種痘の接種を受けた。

ところが、同人は、同月二三日三九度二分の高熱を発し、翌二四日ひきつけ、痙攣の発作を生じ、同月二八日下谷病院において種痘後脳炎との診断を受け、現在言語障害、四肢運動障害の後遺症を有するものである。

なお、同人の右障害は、47・6・1予防接種事故審査委員会から種痘後脳炎による後遺症との診断を受けた。

二二　原告上野忠志ら関係（原告番号二二）

訴外上野一樹は、昭和四二年四月八日原告上野忠志、同上野厚子間の長男として出生し、三重県南勢町からの通知により、昭和四三年二月二一日同町船越保育所において定期（第一期）種痘の接種を受けた。

ところが、同人は、同月二七日三八度の発熱、翌々日二九日激烈な痙攣発作を生じ、ついで昏睡状態に陥り、ついに死亡するに至った。

なお、同人の右死亡は、昭和四六年四月一九日予防接種事故審査委員会により種痘接種の副反応による疾病にもとずく死亡との認定を受けた。

二三　原告山本孝仁ら関係（原告番号二三）

訴外山本勉は、昭和三七年八月三〇日原告山本孝仁、同山本京子間の長男として出生し、室蘭市からの通知により昭和四一年一二月一三日同市役所保健室において定期（第一期）種痘の接種を受けた。

ところが、同人は、同月二〇日ころ発熱し、同月二九日昏睡状態に陥り、同月三一日ついに死亡するに至った。

なお、右同人の死亡は、46・3・1予防接種事故審査委員会により種痘の副反応による疾病にもとずく死亡との認定を受けた。

二四　原告井上明子ら関係（原告番号二四）

原告井上明子は、昭和四二年一一月二一日原告井上忠明、同井上たつ間の二女として出生し、川崎市よりの通知により同四三年五月一〇日急性灰白髄炎（ポリオ）の予防接種（生ワクチン投与）を同市内川中島小学校において受け、さらに同月二七日右同所においてジフテリヤ及び百日せきの予防接種を受けた。

ところが、同人は、同年六月八日発熱軽度の痙攣を起し、昏睡状態に陥り、同月二五日に至り、ようやく昏睡状態を脱し、幸い一命をとりとめたが、極度に重症の心身障害児となってしまっている。

なお、同人の右障害は、46・11・11予防接種事故審査委員会により予防接種による副反応の疾病にもとずく後遺症（第一級）との認定を受けた。

二五　原告平野賢二ら関係（原告番号二五）

訴外平野直子は、昭和三五年九月二四日原告平野賢二、同平野節子間の長女として出生し、京都府宮津市よりの通知により、昭和三六年三月二七日同市万町桜山会館において、定期（第一期）種痘の接種を受けた。

ところが、同人は、同年四月三日ころ発熱、三九度の高熱となり、同月六日容態急変し死亡するに至った。

なお右同人の死亡は、予防接種事故審査委員会により、予防接種の副反応による疾病にもとずく死亡との認定を受けた。

二六　原告卜部広明ら関係（原告番号二六）

原告卜部広明は、昭和三九年一二月七日原告卜部広太郎、同卜部せつ子間の長男として出生し、東京都荒川区よりの通知により、昭和四〇年七月二日同区南千住金子医院において定期（第一期）種痘の接種を受けた。

ところが、同人は、同月七日ひきつけ、全身痙攣を生じ、今日なお痙攣の発作が治まらず、種痘後脳炎に由来する重症の心身障害児（いわゆる動く重症児）となってしまっている。

なお、同人の右障害は、47・7・5予防接種事故審査委員会により予防接種の副反応による疾病にもとずく後遺症（第一級）との認定を受けた。

第二　予防接種事故と国の賠償責任

一　被告国は、伝染の虞がある疾病の発生及びまん延を予防するために、予防接種を行い、公衆衛生の向上及び増進に寄与することを目的として予防接種法（昭和二三年法律六八号）を制定し（同法一条）、同法は、何人も、この法律に定める予防接種を受けなければならない（同法三条一項）、また一六才未満の児童及び禁治産者の保護者は、そのため必要な措置を講じなければならない（同法三条二項）、学校等諸施設の長は、保護者が右義務を履行しない場合これを履行すべき旨指示しなければならない（同法四条一項）と規定し、これらの義務の違反に対しては刑罰を課することとしている（同法二六条）、右の規定により、予防接種が強制されている疾病は、痘そう、ジフテリア腸チフス、パラチフス、百日咳、急性灰白髄炎（ポリオ）であり、インフルエンザ、日本脳炎は予防接種が勧奨されているものである。

予防接種法の規定により予防接種に関する事務を行なうことは、勧奨接種をも合めて、公権の作用に属するものであって、純然たる私経済作用でもなく、また営造物の設置・管理作用にも属さないから、国家賠償法一条一項にいう「公権力の行使」に当たると解すべきである。

また、右の予防接種に関する事務は、国の行政事務であるが、実際の事務は、都道府県知事又は市長村長に行わしめることにしており（予防接種法六条、五条）かつ、地方自治法一四八条二項及び三項の別表において、これらの事務を国の事務で地方公共団体の長に委任された事務として掲げている（同条二項別表第三、一の(六)及び三項別表第四、二の(三)）ことから明らかなように、都道府県知事又は市町村長が行なうこれら予防接種に関する事務は、国の地方公共団体の長に対するいわゆる機関委任事務に属するものと解するのを相当とする。

したがって、予防接種法の規定により、予防接種の業務に従事する者は、国家公務員であると地方公務員であるとを問わず、はたまた都道府県知事又は市町村長から嘱託を受けた民間の医師又は看護婦等たるとを問わず、国家賠償法一条一項にいう「国の交権力の行使に当たる公務員」に該当するといわなければならない。

二　予防接種には、ジエンナーによって発見された痘そう（天然痘）に対する種痘をはじめ、ジフテリヤ、百日咳、日本脳炎、ポリオ等に対するワクチン、結核に対するＢＣＧ等があり、これらの予防接種がこれら伝染病の漫延防止ないし撲滅に果した役割は確かに著しいものがあり、社会一般及び個人を悪性の伝染病から防衛してきた功績は高く評価されなければならない、（但し、巷間これを過信し、ワクチンこそ伝染病予防の最もすぐれた方法であり、これさえ接種しておけば大丈夫といった。いわばワクチン「信仰」のようなものが存在するに至っている誤りについては反省を要する）

しかしながら、他方、予防接種には事故がつきまとうこともまた事実である。

予防接種の事故が知られるようになったのは、今世紀のはじめ頃からのことである。種痘後に被接種者を襲うことのある種痘後脳炎に関する最初の報告は一九〇九年といわれ、オランダにおいては、すでに一九二四年から二六年にかけて、種痘合併症についての本格的な調査がなされ、この三年間の四一例の死亡を含む一三九例の事故報告は世間の注目をひいた。

英国においては、ディック（Dick）らが一九五一年から六〇年までの一〇年間における種痘事故を克明に調査し、その結果一才以下の乳幼児に異常に高率に種痘後脳炎が発生することを認め、英国ではこれをもとに初種痘年令を一～二才の間とすることに改められた。

米国においては、ネッフ（Neff）らによって、一九六三年と六八年の二回にわたり種痘事故の調査が行なわれ、これらの結果もやはり一才以下の子供に接種事故の多いことを示した。

百日咳・ジフテリヤ・破傷風の三種混合ワクチンの副作用については、スウエーデンのストロウム（strom）が一九五九年から六五年にわたって調査を行ない、その結果この混合ワクチンのうち百日咳ワクチンは神経系に対する作用が強く約三、〇〇〇人に一人の割合と事故か起っていることが明らかにされている。

わが国においては、明治四年四月太政官布告によって種痘の施行が命ぜられ、戦前すでに種痘に後脳炎を伴うことのあることは医学界の常識とされていたが、国家目的ないし公益優先の立場から、そのような事実は無視され、国民には秘匿されてきた。

予防接種法が制定された昭和二三年には、はやくも京都、福井地方においてジフテリヤ・ワクチンの事故が発生し、六八人の死亡を含む六〇〇人以上の被害を生じ、またその年には種痘後脳炎も多発している。

被告国においても、予防接種実施規則および予防接種実施要領を定め、予防接種を行なう際には、予診、問診をなし、注射のさいには針を一人ひとりとり代えること、接種のスピードも、種痘では一時間に八〇人、他の予防接種では一〇〇人を制限し、ワクチンの接種量も定量が定められ、また接種にさいしては従事者はマスクをするなど細心の注意を払うことが要求されている。

しかるに、昭和四五年夏、予防接種事故が社会的大問題として社会の注目を集めるようになる前においては、予防接種の現場においてこれらの実施規則や実施要領は厳格に守られていなかった。

予診、問診などほとんど行なわれていなかったというのが実情である。その結果、これが厳格に行なわれていたならば、当然除外しなければならない子どもたちが接種され、事故にあっている。

かくして、前記のジフテリヤ・ワクチンの事故発生以来予防接種法の施行に伴って今日まで大小さまざまな予防接種事故がおきている。その犠牲者は数千名を下らないと推定されている。被告国が世界保健機構（ＷＨＯ）に報告したところによると、昭和二二年から同三九年までに予防接種による死亡者数は合計三九八名である。

とくに深刻な問題は、予防接種事故が、予防接種の現場において前記のように予防接種実施現則および同実施要領を遵守せず不潔、違法な接種をした場合においてのみならず、とくにこれら不潔、違法な接種と認められない場合で、しかもワクチンそのものも検査に合格した適正なものである場合においてもいわばワクチンの宿命として、予防接種事故が発生するということである。

そもそもワクチンは、種痘、ポリオ・生ワクチン、ＢＣＧ等の如く、弱毒化された生ワクチンの場合であるにしろ、百日咳、インフルエンザ、日本脳炎等の如く、不活化されたワクチンの場合であるにしろ、いずれにしても強い毒性を有する劇薬であることに変りはない。

現代の科学の現段階では、ワクチンを用いる予防接種において、事故の発生を完全に阻止することは未だ不可能な状況にある。従来、これらの事故は、被接種者の特異体質によるものとせられ、あたかも被接種者に責任があるかのように取扱われてきたが、その実は、その事故の原因が現代の科学で説明できないものを持異体質によるものと称してきたに過ぎないのである。

このような従来説明不可能とされてきた予防接種事故は決して多くはないけれども、しかし確実に発生してきた。このことは、被告国の予防接種担当者にはつどに周知の事実であった。

本件原告らの事故は、その多くは、ワクチンも適正なものであり、かつ予防接種実施者に不潔、違法があったことも認めることのできない、従来いわゆる不可抗力による事故とされてさた事案のカテゴリーに属するものである。

それゆえ、被告国の予防接種担当者は、本件原告らの事故のうち最初の案件が発生した昭和三一年当時及びその後において原告らのこのような事故が発生することのあることを予見していたといわなければならない、被告国の予防接種担当者がこれを予見しながらあえて予防接種の実施を継続してきたとすれば、原告らの予防接種事故について、結果の発生を予見しながらこれを実施したのであるから、被告国の予防接種担当者には未必の故意か少なくとも認識ある過失があったといわざるを得ない。

三　予防接種は、悪質な伝染病から社会一般及び個人を防衛するために必要なものであるから、原則として国民がこれに協力すべきものであることはいうまでもない。

しかしながら、他方、日本国憲法のもとにおいては、すべて国民は、個人として尊重され、生命・自由等に対する国民の権利は、公共の福祉に反しない限り、国政の上で最大に尊重されなければならない（日本国憲法一三条）のであって、悪質な伝染病から社会一般を防衛するための予防接種といえども、国はその予防接種が真に有効適切なものであるかどうかを絶えず検討し、さらにそれによる事故を極小にとどめるべく、種苗の改良等に最大限の努力を傾注すべきであるし、そのうえでなお避けることのできなかった事故に対しては、その事故によって被った国民の損害を賠償すべきである。

昭和二九（一九五四）年第九回公衆衛生学会において、赤石英博士（現在東北大学教授）は「疫学的見地から見たワクチンの効果について」というシンポジウムにおいて発言し、予防接種ワクチンの中に実際的有効率が低いものかいかに多いかを論証し、予防接種の事故と予防接種の実際的効果の再検討を提案し、その中で博士は「さほど有効でないものによってひどい副作用が起ったり、死亡したりする不幸な例が実在することを、（医師、医学者は）意識的に無視していることが多い。ヒューマニズムを標榜するからには、温かく両手をさしのべてもらいたい。そして、このような科学的、法律的或いは道義的矛盾を是正するために、一般医家及び関係当局は、ひどい副作用及び死亡例に対して目と耳と口を覆うことを止めるべきではなかろうか」と警世の発言をしておられる。

事実、予防接種事故がわが国において多発してきた原因については、予防接種の現場が前記のように弛緩していたことによるのみならず、行政当局の予防接種事故に対する対応がまたきわめて怠慢であったことが指摘されなければならない。その主なものを列挙すれば

1　ワクチン事故が起っていることを承知しながら、ワクチン改良に努力をしなかったこと

2　現場の不潔や法規違反に対して、厳しく取締ることをせず放置しておいたこと

3　予防接種の副作用について国民に知らせることを怠ったのみならず、接種率の低下を恐れて、むしろこれを国民の眼から秘匿してきたこと

4　ワクチン事故に対する救急対策（例えば種痘疹に対するマルボランの如きもの）を何

らとらなかったことなどがあげられる

まことに、被告国の予防接種担当者は、前記赤石英博士のいわれるとおり、予防接種事故の被害に対して、「目と耳と口を覆ってきた」のである。

右の事実は、昭和四五年夏、予防接種事故が社会的大問題になり、被告国の予防接種担当者もその対策に重い腰を上げざるを得なくなり、予診、問診の強化等予防接種実施に対する規則、要領の規定の遵守、強制接種の任意接種への移行等の改善により、予防接種事故による死亡が激減したことによっても論証せられる。なお、死亡以外の被害が減少していないのは、予防接種事故に対する国民の認識があらためられ、従来なら届出がなされなかったものが届出られるようになった結果と考えられる。

以上の諸事情を勘案するときは、原告らの本件予防接種事故により被った生命、身体等に対する侵害は、少なくとも国家賠償の関係においては違法のものと断ぜざるを得ない。

四　よって、被告国は、原告らの本件予防接種事故による損害について、国家賠償法一条により、これを賠償する義務のあるものである。

第三　予防接種事故により原告らの被った損害

一　原告らは、いずれも予防接種事故の被害者本人かその父母及びこれによりわが子の生命を奪われた父母である。

被害者本人である原告らの場合は、同人らは、いずれも重症の心身障害児とされ、或いは枯木のごとく生涯ベットに横たわり、ただ生理的に生存しているにすぎない者であったり、軽いものでもいわゆる「動く心身重症児」であって、周囲のものがかたときも目をはなすことができない者であったりして、その全生涯を通じて労働能力を完全に奪われたのみならず、他人の介護なくしては自らの生存をも維持することができない者とされ、社会的には殆んどその生命を失ったと同等の損害を被っているものである。全生涯にわたり労働能力を喪失することにより失う得べかり利益ならびに自らの生存を維持するための介護に要する費用は、全生涯にわたりこれを合算し、中間利息を控除してこれを現在価格に評価すれば、優に金一、五〇〇万円を下らないことは明らかである。さらにこれらの原告が被った精神的苦痛及びその他の無形損害はこれを金銭に換算することは不可能であるが、強いて換算すればこれまた金一、〇〇〇万円を下らないことは明らかである。

また、わが子をこれら重症の心身障害児とされてしまった親の精神的苦悩及びその他の無形損害は筆者に尽し難いものがあり、殆んどわが子の生命を失った場合と同一であって、これも到底金銭に換算することは不可能であるけれども強いてすれば、親一人につき金八〇〇万円を下らない。

また、わが子の生命を予防接種事故によって奪われた親の精神的苦痛についてはもはや多言を要しないところと考えられるが、強いてこれを金銭に換算し、親一人につき金一、〇〇〇万円を下らないものとする。

二　右の基準により、原告らの損害を計算すれば、次のとおりとなる。

１　原告吉原充ら関係

㈠　原告　吉　原　　充　金二、五〇〇万円
㈡　同　　吉　原　賢　二　金　八〇〇万円
㈢　同　　吉　原　くに子　金　八〇〇万円

２　原告白井哲之ら関係

㈠　原告　白　井　哲　之　金一、〇〇〇万円
㈡　同　　白　井　扶美子　金一、〇〇〇万円

３　原告山元寛子ら関係

㈠　原告　山　元　寛　子　金二、五〇〇万円
㈡　同　　山　元　忠　雄　金　八〇〇万円
㈢　同　　山　元　としゑ　金　八〇〇万円

４　原告阪口一美ら関係

㈠ 原告 阪口一美 金二、五〇〇万円
㈡ 同 阪口照夫 金 八〇〇万円
㈢ 同 阪口邦子 金 八〇〇万円

5 原告澤柳一政ら関係

㈠ 原告 澤柳一政 金二、五〇〇万円
㈡ 同 澤柳清 金 八〇〇万円
㈢ 同 澤柳豊起 金 八〇〇万円

6 原告尾田真由美ら関係

㈠ 原告 尾田真由美 金二、五〇〇万円
㈡ 同 尾田稔 金 八〇〇万円
㈢ 同 尾田節子 金 八〇〇万円

7 原告葛野あかねら関係

㈠ 原吉 葛野あかね 金二、五〇〇万円
㈡ 同 森山チエ子 金 八〇〇万円

8 原告布川正ら関係

㈠ 原告 布川正 金一、〇〇〇万円
㈡ 同 布川則子 金一、〇〇〇万円

9 原告服部和子ら関係

㈠ 原告 服部和子 金二、五〇〇万円
㈡ 同 服部勝一郎 金 八〇〇万円
㈢ 同 服部真澄 金 八〇〇万円

10 原告依田隆幸ら関係

㈠ 原告 依田隆幸 金二、五〇〇万円
㈡ 同 依田泰三 金 八〇〇万円
㈢ 同 依田時子 金 八〇〇万円

11 原告伊藤純子ら関係

㈠ 原告 伊藤純子 金二、五〇〇万円
㈡ 同 伊藤定男 金 八〇〇万円
㈢ 同 伊藤孝子 金 八〇〇万円

12 原告田部敦子ら関係

㈠ 原告 田部敦子 金二、五〇〇万円
㈡ 同 田部芳聖 金 八〇〇万円
㈢ 同 田部チエ子 金 八〇〇万円

13 原告田中耕一関係

㈠ 原告 田中耕一 金二、五〇〇万円
㈡ 同 田中隆博 金 八〇〇万円
㈢ 同 田中靖子 金 八〇〇万円

14 原告千葉秀三ら関係

㈠ 原告 千葉秀三 金一、〇〇〇万円
㈡ 同 千葉節子 金一、〇〇〇万円

15 原告梶山桂子ら関係

㈠ 原告 梶山桂子 金二、五〇〇万円
㈡ 同 梶山建一 金 八〇〇万円
㈢ 同 梶山喜代子 金 八〇〇万円

16 原告佐藤茂昭ら関係

㈠ 原告 佐藤茂昭 金一、〇〇〇万円
㈡ 同 佐藤千鶴 金一、〇〇〇万円

17 原告渡辺孝雄ら関係

㈠ 原告 渡辺孝雄 金一、〇〇〇万円
㈡ 同 渡辺豊子 金一、〇〇〇万円

18　原告徳永恵子ら関係
㈠　原告　徳　永　恵　子　金二、五〇〇万円
㈡　同　　徳　永　保　春　金　八〇〇万円
㈢　同　　徳　永　和　枝　金　八〇〇万円
19　原告鈴木浅治郎ら関係
㈠　原告　鈴　木　浅治郎　金一、〇〇〇万円
㈡　同　　鈴　木　　　節　金一、〇〇〇万円
20　原告越智聴ら関係
㈠　原告　越　智　　　聴　金一、〇〇〇万円
㈡　同　　越　智　静　子　金一、〇〇〇万円
21　原告小林浩子ら関係
㈠　原告　小　林　浩　子　金二、五〇〇万円
㈡　同　　小　林　安　夫　金　八〇〇万円
㈢　同　　小　林　こ　う　金　八〇〇万円
22　原告上野忠志ら関係
㈠　原告　上　野　忠　志　金一、〇〇〇万円
㈡　同　　上　野　厚　子　金一、〇〇〇万円
23　原告山本孝仁ら関係
㈠　原告　山　本　孝　仁　金一、〇〇〇万円
㈡　同　　山　本　京　子　金一、〇〇〇万円
24　原告井上明子ら関係
㈠　原告　井　上　明　子　金二、五〇〇万円
㈡　同　　井　上　忠　明　金　八〇〇万円
㈢　同　　井　上　た　つ　金　八〇〇万円
25　原告平野賢二ら関係
㈠　原告　平　野　賢　二　金一、〇〇〇万円
㈡　同　　平　野　節　子　金一、〇〇〇万円
26　原告卜部広明ら関係
㈠　原告　卜　部　広　明　金二、五〇〇万円
㈡　同　　卜　部　広太郎　金　八〇〇万円
㈢　同　　卜　部　せつ子　金　八〇〇万円

三　原告らが被った右損害は、国家賠償法により被告国において賠償すべきものである。

なお、原告らは、被告国に対し昭和四五年以来予防接種事故による損害の賠償を求めてきたが、被告国はわずかに最高二七〇万円の補償金を支給したのみで原告らの要求に応じないので、やむを得ず、原告らは、裁判所に訴えを提起することにし、この訴訟を弁護士中平健吉に委任し、あわせて原告らの請求金額の一〇%をその着手金ならびに報酬として支払うことを約した。よって、原告らは右弁護士費用をも合せ請求する。弁護士費用を合せると原告らの請求金額は、請求の趣旨に記載の金額となる。

なお、原告らの困窮にかんがみ、判決には無担保仮執行宣言を付せられるように求める。よって、請求の趣旨どおりの判決を求める。

昭和四八年六月一八日

右原告ら訴訟代理人弁護士　中　平　健　吉

東京地方裁判所民事部御中

添付書類

一　訴訟委任状　二六通
一　戸籍謄本　　二六通

② 準備書面

準備書面（第一）

原告準備書面
昭和四八年(ワ)第四、七九三号

原　告　吉　原　　　充
他六六名
被　告　国

右当事者間の予防接種事故による損害賠償請求事件について、原告はつぎのとおり弁論を準備します。

昭和四八年九月二一日

原告訴訟代理人弁護士　中　平　健　吉

東京地方裁判所民事第三三部御中

記

一　（略）

二　被告の求釈明に対し

1　本件は、その多くが従来いわゆる不可抗力又は原因不明といわれてきた場合に関する予防接種事故である。本件において国家賠償法一条一項に該当する公務員は、次項記載のとおりであるが、予防接種を実施した医師又は看護婦もこれに包含されるものである。

これらの者の過失の内容は、第三項において述べる。

2　ここに予防接種担当者とは、予防接種法五条、六条の規定により予防接種を指示し、命令し、これを実施する権限を有するすべての公務員をいうものである。なお、前項の医師又は看護婦は、予防接種の実施権限を有する者の履行補助者として予防接種担当者中に包含される。

昭和三一年以降予防接種を実施すべきでなかったと主張するものであるかどうかとの求釈明であるが、そのような主張をするものでもなく、また原告の主張は、そのような主張を前提とするものでもない。

3　原告は、右予防接種担当者らが、予防接種においてはきわめて低い確率とはいえ原因不明の事故が伴うことを知りながら予防接種を行なったことを国家賠償法一条一項の公務員の過失として主張するものである。

準備書面 (八)

昭和四八年(ワ)第四、七九三号
同　年(ワ)第一〇、六六六号
昭和四九年(ワ)第一〇、二六六号
昭和五〇年(ワ)第七、九九七号　併合事件

原　告　吉原　充
外一五七名
被　告　国

右当事者間の予防接種事故による損害賠償請求事件について、原告らは次のとおり弁論を準備する。

昭和五二年二月八日

原告ら訴訟代理人
弁護士　中平健吉
同　大野正男
同　広田富男
同　山川洋一郎
同　秋山幹男
同　河野　敬

東京地方裁判所民事第三四部
御中

目　次

1 すべてのワクチンについて
2 種　痘
3 百日咳ワクチン
4 インフルエンザ
三 禁忌該当あるいはその疑いある者を接種から除外しなかった過失
四 接種量を必要最小限に留めなかった過失
五 他の予防接種との間隔を充分にとらなかった過失

第一 予防接種制度とその問題点

一 基本的問題点

予防接種は、人体に免疫を付与し伝染病の罹患を予防することによって、社会を伝染病の蔓延から防止する伝染病予防対策の一手段である。

予防接種の一種類である種痘が天然痘予防のために有効であったことは良く知られている。一七九六年ジェンナーによって種痘が実施された後、人々はその予防効果にのみ目を奪われていたといってよいであろう。しかしここに大きな落し穴が存在したことを原告らは指摘せざるを得ない。すなわち種痘の歴史は反面種痘事故の歴史でもあったのであり、広く予防接種の歴史は予防接種事故の歴史であったと評しても過言ではない。

種痘が天然痘に対して示した一定の役割は、一定の条件のもとではじめて評価しうるものであるが、それが無条件に顕著なものであると信じられていたために予防接種の効果をすべてのワクチンについて不当に一般化し、その役割を絶対化する「ワクチン信仰」を生み出し、予防接種事故による被害はこれを無視しうるものと過少評価した結果、予防接種事故を科学的に検討し事故を防止するための努力がなおざりにされてきた。

そしてこの傾向は、衛生行政に人権尊重の理念が欠落していたわが国においてきわめて著しく、国は国民に対し接種義務を課し罰則をもって強制しながら、他方次々と発生する事故および被害者の存在を確知しながらこれに目を塞ぎ、昭和四五年（一九七〇年）にいたるまで公式には予防接種による事故の存在を認めようとはせず、事故防止対策を講じることなく、いたずらに被害を累積させてきた。予防接種の要否を決定するためには、予防接種を実施することによる利益がそれによって生じる損害よりも大きいと確認されていることが前提となるが、わが国衛生行政当局は予防接種による副作用について把握し分析することを全く怠っていたために有効な伝染病予防対策の実施と事故防止について適切な措置を採ることができず、回避しうべき被害を発生させたものである。

本件原告らは、いずれもこうした予防接種行政における国の怠慢のために国の手によって人間として生きるかけがえのない人生を奪われたのである。

二 予防接種の効果と危険性

1 予防接種の補助的性格――種痘の歴史を例として

種痘は、一八世紀末イギリスのジェンナーによって実用化された。その後広く世界中で実施されるようになった種痘が、天然痘に対して示した予防効果は否定されるものではない。

しかしながら種痘が天然痘に対する恒久的な免疫を与えるものではないということは早くから知られており、また一〇〇パーセント近い人々が種痘を受けていた集団においても天然痘の流行が発生している（明治二〇年一八八七年イギリス・シエフィールド、明治二五年一八九二年同ウオリントン、明治三〇年一八九七年同ミドルスバラなど）のであって、種痘が天然痘に対して絶対的な有効性をもつものでないこともまた事実なのである。

すなわち種痘は、適切な条件のもとでしかるべき人に対してしかるべき時期に行なうのであれば、天然痘に対する適切な防疫手段のひとつとすることができるのである。

ジェンナーが試みた種痘の第二例目の被接種者は種痘後脳炎により死亡したと伝えられているが、その後神経系合併症および皮膚系合併症が生じることが知られるようになり、種痘は事故それも重篤な副作用が多いワクチンであることが医学の常識となった。そのためイギリスにおいては、一九世紀末から種痘の効果を検討する作業がはじめられ、一九二〇年代以降からは衛生行政当局によって種痘による事故を集計して事故および後遺症の実態把握が行なわれるようになった。

事故による被害の深刻さと天然痘の流行形態の研究によって、種痘の実施はそれによる利益がマイナスを上回る場合にのみ行なわれるべきだという原則が確立され、さらに乳幼児をはじめ全住民に対する無差別一律の種痘は必ずしも天然痘の流行を防止する効果を有せず、むしろ天然痘患者および罹患の可能性のある接触者を監視し種痘を実施する方法（疫学的制御法）がより効果的であることが判明した。天然痘はかって信じられていたように爆発的に蔓延する伝染病ではなく、高い公衆衛生水準を有する国においては疫学的制御法による制圧が可能なのである。

種痘は無差別一律な接種によってではなく、感染源対策、感染経路対策の補助的手段として用いられた場合に最大の効果を発揮するのである。

イギリスにおいて種痘は昭和四六年（一九七一年）まで定期接種が実施されていたが乳幼児のうち三〇ないし四〇パーセントしか接種を受けていなかった。これはイギリスの親たちが、天然痘が移入されてもこの伝染病が制御されるということ、また種痘には副作用が伴うことを知っており、感染の危険と種痘の副作用による危険を比較したうえで、多数の人々が種痘を受けないと決めたからにほかならない。イギリスでは昭和一〇年（一九三五年）天然痘が常在しなくなってから、天然痘患者はすべて移入によって発生したのであるが、検疫の強化、患者の隔離、罹患可能性のある接触者の追跡、種痘およびサーベイランスによって大流行することなく制圧されてきた。乳幼児に対する定期種痘が、イギリスにおいて天然痘制圧に少しでも役立ったという証拠はどこにも存在しない。

昭和四二年（一九六七年）以降、世界保健機構が天然痘根絶計画を遂行するにあたって常在国においてすら無差別一律接種によってではなく、患者の探索、隔離と監視という方法を採用し、これによって患者の急激な減少（致命率の高い variolamajor については、昭和五〇年一九七五年九月一五日バングラディッシュで報告された症例を最後としてその後報告されていない）をもたらし（乙第六〇号証二五四頁）、今や世界保健機構による天然痘撲滅宣言も秒読みの段階となり、天然痘が地球上から消滅する日も間近となっている。

わが国においては、昭和二一年（一九四六年）海外よりの引揚、復員等によって天然痘が持ち込まれ、一万七、四五四人の患者が発生し、三、〇二九人の死者があったが、翌二二年（一九四七年）には患者三八六人と激減し予防接種法が制定された同二三年（一九四八年）には患者二九人死者三人となり、流行は終熄している。昭和二七年（一九五二年）以降、死者はなく同三一年（一九五六年）以降患者の発生もない。昭和四八年と同四九年に各一例の移入があったが、二次感染もなく治癒していることは記憶に新しい。

右のとおり昭和三一年（一九五六年）以降少くとも国内においては天然痘に感染する機会は皆無であるのにもかかわらず、わが国では乳幼児に対する無差別、一律の定期接種が、被接種者ひとりひとりの健康に対する配慮も充分でない集団接種の形態で実施されてきたのであった。

これらの定期接種が国民に天然痘予防のための利益を与えたという確証は存在しない。確実なことは、毎年一〇名前後の種痘事故による死亡者が発生しているという事実である。（金子義徳「予防接種の国際動向」日本公衆衛生雑誌四〇巻九号五頁）

国のなすべきことは、遅くとも敗戦後における海外からの天然痘移入が沈静した段階において種痘の効果とそれのもたらす副作用について詳細に調査・研究したうえで、検疫を中心とした疫学的制御法を採用することであった。

人口動態統計によれば、昭和二六年（一九五一年）から同四一年（一九六六年）までの一六年間に一六四名の種痘による死亡者を記録しているが、厚生省防疫課（現在の保健情報課）に対する届出は同一期間で六名である。同課が予防接種行政に関して果すべき責務を遂行していたならば、同課は一六四名の種痘事故による死亡者を把握していた筈である。

そして適切な時期に疫学的制御法が採用されていたならば、国内において天然痘に感染する虞れのなくなった昭和三一年（一九五六年）以降の犠牲者はありえなかったであろう。これらの人々は国がそのなしうることをあえてなさなかったことによって犠牲となったのである。

2　ワクチンの危険性――生物学的製剤

予防接種は、病原微生物を弱毒化ないし不活化あるいはその産生する毒素を主成分とするワクチンを人体に接種して、人体に免疫を付与しようとするものである。

ワクチンは生ワクチン（種痘、ポリオなど）、不活化ワクチン（百日咳、インフルエンザ、日本脳炎、腸チフス、パラチフスなど）、トキソイド（破傷風、ジフテリアなど）に大別できるが、いずれもその生物学的製剤という性質上人体にとって異物であるのみならず劇薬であり、人体に害作用を及ぼす危険性の高い薬剤である。ワクチンが菌体全体を使用するものであったり、病原微生物を培養する物質の混入が不可避であったりすれば、その危険性はさらに高まる。

ワクチンがそれ自体として右のような危険性を有するのみならず、被接種者が特定の抗原物質に対して過敏な反応を示すなどアレルギーを起す場合、免疫機能に欠損、不全がある場合、あるいは接種時における体調健康状態が不調の場合などは、危険性が倍加する。

こうした接種不適応者は事故発生の蓋然性が高いため予防接種について禁忌を設けて、禁忌該当者を接種対象から除外する措置を講じなければならない。

またワクチン製造過程において雑菌の混入、有毒物質による汚染の可能性があり、保管状況の不適による品質変化も予想される。

以上のように、予防接種に使用されるワクチンは一般の薬品とは異り事故発生の危険性が高度なのであるから、ワクチンの採用、当該伝染病に対する予防接種の実施を検討するにあたっては、ワクチンの安全性確保が最大の指標とされなければならない。

3　安全性の無視と調査研究の欠落

㈠　明治七年（一八七四年）種痘規則が制定され種痘が導入されたのが、わが国における予防接種のはじまりであるが、その後明治四二年（一九〇九年）の種痘法に受け継がれ、戦後天然痘ほか一一種類の疾病について昭和二三年（一九四八年）予防接種法が制定されて予防接種制度の枠組が出来あがった。

このうち乳幼児に対する定期接種として行われたものは、天然痘、ジフテリア百日咳であり（結核は除く、昭和三六年、一九六一年からポリオが加わる）、昭和三二年（一九五七年）からインフルエンザが勧奨され（同三七年、一九六二年からは特別対策として実施）。同三五年（一九六〇年）からポリオについて勧奨（同三六年一九六一年からは特別対策）が行われている。

腸チフス、パラチフスについては生後三歳以上六〇歳まで毎年を定期とする定期接種とされた。

これらの予防接種が予防接種法に規定されるにあたって当該ワクチンの有効性と安全性をどのようにして確認し、また伝染病予防対策全体の中でどのように位置づけたうえで接種を開始したか被告において立証すべきものであるが、原告らにおいて主たる問題を例示するならば次のとおりである。

㈠ア　種　痘

わが国においても、すでに明治七年（一八七四年）種痘規則に禁忌の記載があり、また明治三九年（一九〇六年）小児科学会総会において種痘後脳炎による死亡例（「種痘に継発せる脳膜炎一例」小川原亮）が報告されている。イギリスにおいては、大正一一年（一九二二年）から保健省が毎年種痘事故の症例を公開していた。

国はこのように副作用の存在が広く知られており、その発生も多い種痘を昭和二三年（一九四八年）から種痘法にひきつづき強制接種することに決定したのであるから（イギリスは昭和二一年一九四六年強制を廃止した）、事故発生防止にこそ最大の注意を払うべきであった。

(イ)　百日咳

三種混合ワクチンは種痘と並んで事故の多いワクチンとして知られているが、これは百日咳ワクチンによるものであると考えられている。

百日咳ワクチンが神経系合併症をひきおこすという報告はすでに昭和八年（一九三三年）デンマークのマドソンによってなされており、その後同様の報告が続き昭和三三年（一九五八年）ころには百日咳ワクチン事故とその後遺症はよく知られた事実となっていた。昭和三五年（一九六〇年）スウエーデンのシュトレームは昭和三〇年（一九五五年）から同三三年（一九五八年）の四年間にスウェーデン国内で四名の死者を含む一八名の神経系合併症が発生し、その発生頻度は六、〇〇〇人に一人の割合であることを報告した。これにもとづいてシュトレームは百日咳ワクチン接種後の神経系合併症の発生率と百日咳そのものの脅威を比較したうえで、スウェーデンにおける全乳幼児を対象とする百日咳ワクチンの一律接種に対し疑問を表明した。

その後シュトレームが行った昭和三四年（一九五九年）から同四〇年（一九六五年）におけるスウェーデンでの調査によれば神経系合併症の発生率は三、一〇〇人に一人の高率であった。

他方、わが国における百日咳の患者発生は、昭和三〇年（一九五五年）ころから急激に下降線を辿っており、また罹患後の抗生物質等による治療も可能であって、乳幼児に対する一律接種の必要性はスウェーデンと同様に疑しいものであった。そもそも百日咳ワクチンが有効性を有するかどうかについても現在なお疑問が存するのであるが、仮に予防接種を実施するとしてもサーベイランスにもとづいて必要最少限の範囲に接種すべきであった。

昭和五一年（一九七六年）予防接種法改正にともなって、それまで生後三月から六月とされていた第一期接種の定期が生後三月から四八月と変更になり、平常時の集団接種においては生後二四月以降に実施することとされた。これは、百日咳が小児集団で流行するものであるから集団生活に入る前に免疫を与えればよいこと、二歳までに罹患しても治療が可能であること、予防接種事故は二歳までにおこりやすいことが理由としてあげられているが、本件原告中百日咳ワクチン（二混、三混を含む）による被害者は、すべて二歳未満であることを被告国はどのように考えるのであろうか。

(ウ)　腸チフス、パラチフス

腸チフス、パラチフスワクチンは昭和四五年（一九七〇年）予防接種法から削除された。それまで行われていた腸チフス、パラチフスワクチンの定期接種について科学ジャーナリストの梅田敏郎氏は「挙国愚行」と評し、予防効果のないワクチンを多大の費用と労力をかけて国をあげて接種して、しかも事故による死者を出している非科学を指摘した。

そもそも腸チフス、パラチフスワクチン接種が予防効果を有しないことは、戦前から定評があった。国立予防衛生研究所の福見秀雄博士は、戦時中、全員がワクチン接種を受けた部隊で接種後二週間くらいしてチフスが流行し部隊の約一一パーセントが罹患した体験を記している。（福見秀雄「免疫」中公新書一六五、一六六頁）また大学医学部の講義においても予防接種の効果がないことが述べられていた。

昭和二九年（一九五四年）第九回日本公衆衛生学会において報告された「北上市に流行せる腸チフスについて」（及川俊平、菅原恒有）によれば、予防接種の罹患予防効果は認められないと結論している。同学会では弘前大学の赤石英教授（現東北大学教授）が、予防接種の法的強制が合理的でありうるためには、ワクチンによって享受すべき現実的な利益（実際的有効率）の存在を前提とすべきであると強調し、中国の上海市におけるチフス流行を例にあげ、腸チフス、パラチフスについては実際的有効率が一・七パーセントしかなく強制接種の不合理を指摘している。

腸チフス、パラチフスは経口感染する消化器系伝染病であって、元来環境衛生の整備向上によって流行を阻止することが可能であり、また患者については抗生物質等の治療が有効である。患者の発生状況を見ても昭和二二年（一九四七年）腸チフス患者一七、八〇四名、パラチフス患者四七二三名となっているが、翌年には急速に減少しており、その後の推移を追ってもワクチンの効果があったとの確証は存在しない。このことは昭和四五年（一九七〇年）に定期接種が廃止された後にも発生状況に変化がないことからも明らかである。

腸チフス、パラチフスワクチン接種後の事故について見るならば、すでに戦前このワクチンを積極的に使用していた軍隊において相当数の死亡例が報告されており（軍陣防疫学教程）、大正六年（一九一七年）には腸チフス予防接種後死亡例の症例報告もなされている。

昭和二三年（一九四八年）予防接種法制定時においても、このワクチンについては特に禁忌徴候の有無について健康診断の必要を規定してある（一二条二項）ことからも、このワクチンかいかに副作用の危険性の高いものであったかがわかるのである。

戦後では、昭和二二年（一九四七年）から同四〇年（一九六五年）までに接種後死亡例が五四例厚生省に報告されている。厚生省ではこれらの事実を知りながら事故防止対策を取ることなく傍観していたのである。その間の事情を現在世界保健機構に勤務する蟻田功氏は講演の中で次のように述べている。

「私は厚生省の防疫課におりましたのが昭和二八年、二九年頃でしたが、その頃は腸チフスワクチンの事故が相当に多くございました。防疫課長さんは私たちに事故の例を集計させられたわけですけれど、その表は机の引出しにしまってありまして、これはもう絶対に公表しない、一番関係が深い人たちだけが見る、という状況でございました。」（乙第六〇号証二五一頁）

事故が伝染病予防対策の水準向上に活かされることのなかったわが国の予防接種行政の縮図をここに見ることができる。

もともと腸チフス、パラチフスワクチンは強制定期接種をなすべきではない予防接種であり、国は当該疾病にふさわしい予防対策を講じるべきであったのである。

(エ) インフルエンザ

インフルエンザは重要な感染症のひとつであるが、たとえ罹患したとしても健康な人間にとってその生涯に重大な影響を生じる疾病ではない。

そこで罹患した場合に生命の危険が生じるなど重大な影響を受ける人々についてのみワクチンを接種するという方法が採用されることになる。

欧米諸国においてはこのような政策が実施されているのであるが、わが国においては昭和三二年（一九五七年）以来乳幼児子どもをも接種対象とする一律の勧奨を行なっており（乙第一七号証ないし第二七号証）、乳幼児については特に必ず接種を受けるよう勧奨されたいとわざわざ通達して欧米諸国とは正反対の政策を実施してきた。

国はその合理性を裏付ける根拠が存在しない単なる作業仮説にもとづいて、全国的にこうした政策を実施してきたのであるが、昭和四六年（一九七一年）になってはじめて三歳未満の乳幼児に対しては、重篤な副反応の発生の頻度が高いこと、インフルエンザ感染の機会が少いことを理由に勧奨しないこととした。（乙第二八号証ないし第三一号証）

国は特に強く勧奨を行ってきた乳幼児期の予防接種に高い危険性が存在することを自認しその政策を変更したのであって、ここにおいて乳幼児に対する一律予防接種政策の破綻は明らかとなった。国はインフルエンザ予防対策において国際的常識に反する基本的な誤りを犯していたのであり、小中学校等における集団接種を継続している点については現在もなおその誤りを続けている。

またワクチン自体の性能について検討するならば、現在においてもまだ予防効果が充分でないことが指摘されており、効果持続期間も短く、流行菌型を的確に予測することすら満足に出来ていない状況なのである。

インフルエンザ予防接種を、インフルエンザに罹患することによって重大な損害を受ける人々以外の人に対して用いることが無意味であることは明らかである。

なお付言すれば、国は昭和四七年（一九七二年）になってようやく副作用の少いＨＡワクチンを採用したが（乙第一九号証）、ＨＡワクチンはすでに同三九年（一九六四年）に開発されていたのであり、本件原告中インフルエンザ予防接種による被害者はすべて副作用の多い全菌体ワクチンによる犠牲者である。

(二)　以上例示的に問題点を概観したのであるが、原告らはここで国が伝染病について充分な調査・研究を行っていれば当然に知りうべきことを漫然と看過していた事実を指摘せざるを得ない。

伝染病予防対策の策定、実施にあたって当該伝染病の調査、研究・サーベイランスが最も基本的な前提となることを否定する者はいない。充分な調査なしに行う予防接種は、闇に向って鉄砲を打つに等しいものである。

したがって国が憲法の理念に従い国民ひとりひとりの生命・健康を尊重しようとするならば、それらの成果に基づいて予防接種行政を遂行し、仮にある疾病に対して予防接種を採用する場合においては必要最少限の範囲にこれを実施し、また予見される予防接種による被害の発生を完全に防止するために万全の措置を取らなければならないのである。

ところが、国は予防接種行政の基本的前提すら欠落させていたのである。

4　予防接種被害の重篤性

予防接種事故による被害は、死亡あるいは脳炎などきわめて重篤なものであること、そして被害者の大部分が乳幼児であることに特殊性がある。

本件原告らは事故が存在しないことを前提とした国の予防接種実施体制のもとで事故発生時における救急措置も受けられないまま回復不能な損害を蒙ったものである。人生の出発点においてそのすべての可能性を奪われたことによる損害は、これを測る術もない。

こうした被害の絶対性に思いを致すならば、予防接種行政における国の安全確保義務はきわめて厳格なものとならざるを得ないのである。

三　予防接種法制度とその内在的欠陥

1　国の予防接種行政組織

国は、衛生行政の最高機関として厚生省を設置し（厚生省設置法三条、国家行政組織法三条）、同省は、社会福祉、社会保障及び公衆衛生の向上及び増進を図ることを任務とし、国民の保健、薬事等に関する行政事務及び事業を一体的に遂行する責任を負い（厚生省設置法四条）その所掌事務を遂行するため広汎な職務権限を有している（同法五条）。

厚生大臣は、衛生行政の主務大臣として、厚生省の事務を統括し、職員の服務について統督している（国家行政組織法五条、一〇条）。

衛生行政の一分野である予防接種事業について国は、伝染病の発生及び蔓延を予防するために、予防接種を行い、公衆衛生の向上及び増進に寄与することを目的として予防接種法（昭和二三年法律六八号、種痘についてはそれまで種痘法（明治四二年法律第三五号）が行なわれていた）を制定し、予防接種の実施方法を細部にわたって定める（同法一五条）ほか、市町村長をして定期予防接種を行わせ都道府県知事、市町村長をして臨時の予防接種（強制接種）を行わしめ、あるいは行政指導による接種（勧奨接種）を行わせることができる地位にある。

さらに、保健衛生に関する事項、保健所に関する事項は、普通地方公共団体の所管であり、保健所は地方における公衆衛生の向上及び増進を図るため、公衆衛生全般にわたる業務を担当しているが、予防接種実施に関する事務は、当該地方公共団体の事務ではなく国の行政事務であっていわゆる機関委任事務に属し（地方自治法一四八条、同別表三（一八）同別表四（一三））厚生大臣は予防接種の実施にあたり、都道府県知事、市町村長を指揮監督し（地方自治法一五〇条）、保健所の運営を通じても、また都道府県知事、市町村長を指導監督する（保健所法一一条、厚生省設置法九条六号）。

予防接種事業に関する経費は、国の負担であり（地方自治法二三二条二項、地方財政法一〇条五号、予防接種法二三条）国は、国家賠償法三条一項の費用負担者であるが、そればかりでなく、国は前述のとおり、都道府県知事、市町村長に対して指揮監督権を有するところから同条の選任監督者にも該当する。

勧奨接種についてふれるならば、接種の勧奨は国の行政指導であると解せられるのであるが、国の伝染病対策に基ずいて予防接種行政組織を使って、公務員が実施するものであり、特別対策とされるものについては、国庫補助もなされるのであって、接種義務の有無の違いがあるにすぎず（インフルエンザについては、強制接種すべき予防接種として規定されている）、制度的にも実態としても、強制接種と同視しうる公権力の行使である。

予防接種に用いられるワクチンについても、これを薬事法の規制を受ける医薬品とし、厚生大臣は同法に基づいて製法、性状、品質、貯法等に関し、必要な基準を設け（薬事法四二条）その基準に従って製造承認を与える（同法一四条）ほか、許可を得た者のみにその製造を許し（同法一二条）、製造に関し特別の注意を必要とする医薬品であるから厚生省令で、製造所内外の清潔保持、作業記録の作成その他その医薬品の製造に関し製造業者が遵守すべき事項を定め（同法一六条）、特別の配慮を要求し（同法一五条二項）、かつ厚生大臣の指定する者による検定に合格すべきことを定めている（同法四三条）。

以上要するに、国は伝染病予防対策において、予防接種を採用するかどうかの決定はもとより接種対象、実施方法の決定、実施過程に対する指揮監督を行い、ワクチンの開発、基準の設定、製造承認、許可、検定まで行うものであって、予防接種制度を国の事業として国の全面的な管理のもとに組織的、継続的に運営してきたのである。

2　集団接種体制と安全確保理念の欠落

以上述べたわが国の予防接種制度及びその運用の特色はこれを端的に表現するならば、感染の危険の有無、程度を無視した国民に対する無差別一律な強制にあるといってよい。

国は昭和二三年（一九四八年）予防接種法を制定して、一二種類（当時）の疾病について予防接種を採用し（予防接種法二条二項）、これらの接種を国民に無差別・一律に義務ずけた（同法三条）。そして接種は個別接種ではなく、当然の如くに集団接種を前提とした（同法五条）。このような集団的接種強制は、被接種者ひとりひとりの健康や安全を配慮するよりも、あたかも家畜に焼印を押すように接種率のみを問題とする体制をつくり出した。そこでは接種率の持つ集団免疫上の意義についての科学的検討すらなされず、ましてやサーベイランスにもとづいて必要最少限の地域ないし、対象者に対して接種するという予防接種の基本原則すら無視されている。

また、予防接種とは「疾病に対して免疫の効果を得させるため、疾病の予防に有効であることが確認されている免疫原を人体に注射し、又は接種する」（同法二条一項）と規定されているのであるが、そもそもワクチンの有効性と安全性を慎重に考慮し、継続的に調査研究してその結果を反映させる制度も備わっておらず、従って予防接種法がひとたび制定された後は重大な事故が発生した後に部分的手直しを加えるまでは機械的に実施される仕組になっているのである。

第二　予防接種事故に対する国の責任

一　国の注意義務――最高度の安全確保義務

国は強制によると勧奨によるとを問わず、予防接種を実施する場合には、接種を受ける国民の生命身体を侵害する事故が発生することのないよう万全の措置を講ずべき最高度の安全確保義務がある。その理由は以下のとおりである。

(ア)　ワクチンは病原微生物を弱毒化ないし不活化したものあるいは病原微生物が産出する毒素であり、人体に害作用を及ぼす危険性の高い劇薬である。したがって予防接種には常に事故発生の危険が存在する。

(イ)　またいったん事故が発生するやその被害は極めて重篤であり、死亡や脳炎等回復不能な重大な結果をもたらす。

(ウ)　予防接種によって右のような重大な被害が発生することは、本件事件中最も古い接種時である昭和一六年（一九四一年）以前より、古くから医学界及び公衆衛生行政当局によって知られていたもので、国は予防接種によって現実に被害が発生している事実を認識し、本件事故にみられるごとき被害が発生する蓋然性をあらかじめ予見しながら、あえて予防接種を実施していたものである。

(エ)　他方、右のような重大な危険を伴うにもかかわらず、予防接種は、医療上の治療行為とは異なり、被接種者が現実に病気に罹患している場合にその生命、身体に対する現実の危険を排除するためになされるものではなく、公衆に免疫を付与することによって将来伝染症が発生した場合にそのまん延を防ぐため、いわば将来の不確定な危険をあらかじめ回避するためになされるものにすぎない。医療上の治療行為の場合には、生命身体のより重大な具体的危険を排除するため生命・身体のある程度の危険をおかしてまで治療を行なうことが許される余地があるが、予防接種の場合には、現実に伝染病が流行している場合に緊急避難として許される余地が考られる以外に、このような考え方が許容される余地は全くない。したがって予防接種を実施するにあたっては、万が一にも、被接種者に死亡あるいは重篤な障害を発生させることがあってはならない。

被告国の国立公衆衛生院衛生行政室長も（ワクチンは）「一般薬剤とは異なり、正常、健康人を対象とした製剤であり現在の効果ではなく、将来の効果、それもある確率のもとで発生する事故に対する予防を期待するものである。将来の危険の確率の一般に小さい現状のなかで、現在の健康を犠牲にしての予防接種を受けるにはその安全性が著るしく高い必要があることは明らかといえよう」と述べ、さらに「行政の責任で予防接種を実施することは、（中略）科学的なチェック機構のもとでの禁忌発見方法を開発していかねばならず、逆にそれが不可能な予防接種は中止してしかるべきといえよう」と述べている（西三郎「予防接種と衛生行政」ジュリスト六一九号七一頁以下）。

(オ)　さらに、予防接種は伝染病予防という行政目的を実現するために、国が組織的に行なうものであるから、予防接種の安全は、人的、物的にも最高水準の科学を最も良く活用でき、かつ右の事項に関する情報を独占できる立場にある国が専らこれを確保すべきである。接種を受ける国民は接種の安全を確保すべき能力、手段を全く持たず、国が完全に安全を保証してくれるとの絶大な信頼のもとに予防接種を受けるほかない。

(カ)　また強制によりなされる予防接種の場合には、国民は、法律上接種を受けるよう強制されているのであるから、国民が予防接種の安全性を自主的に判断して、接種による事故の危険を回避することは、そもそも全く不可能である。この点は勧奨接種の場合も実際上は同様である。国民は接種の安全性を自主的に判断することはできず、国の公衆衛生事業に協力すべき義務感のもとに、国から勧奨されるがままに接種を受けることになるのが実情である。

以上述べたとおり、予防接種には本件にみられるような死亡あるいは重篤な後遺障害をもたらす重大な危険が存在するが、このような事故は万が一にも発生してはならず、予防接種の性格上、被接種者の生命、身体の重大な侵害が許容されるべき余地はない。したがって国はあらゆる人的、物的設備を動員して調査、研究等に全力を尽し、接種の実施にあたっては常に最高水準の安全性を確保すべき最高度の注意義務があるものと言わなければならない。

ことに国が接種を法律によって強制し、あるいは接種を勧奨した上で、予防接種を実施する以上、国は国民に対して接種の安全性を絶対的に保証したものとみるべきであり、国の安全確保義務はなお一層高度のものというべきである。

なお、最高裁判所第三小法廷昭和五〇年二月二五日判決（判例時報七六七号一一頁）は、国の公務員に対する安全配慮義務に関し、「ある法律関係に基づいて特別な社会的接触の関係に入った当事者間において、当該法律関係の付随義務として当事者の一方又は双方が相手方に対して信義則上負う義務として一般的に」安全配慮義務が存在するとしているが、予防接種の場合にも予防接種法に基く法律関係における義務として国の国民に対する安全確保義務が認められるべきことは当然である。のみならず、公務員の勤務関係とは異なり、予防接種の場合には、国民は当該法律関係に入るべきことを法律上強制されているものであるから、国の安全確保義務は一層重いものと言うべきである。また予防接種法は、公衆衛生の増進を目的とするものであるが、その最終的目的は個々の国民の健康を確保することにあるから、同法は国に対し伝染病予防のために国民に対して免疫を付与せしめる責務を負うことのみを規定しているのではなく、免疫を付与するに当って被接種者の健康を確保すべき責務を負うことをも定めているものと理解すべきである。したがって予防接種における国の安全確保義務は予防接種の法律関係に付随する義務に止まるものではなく、予防接種の法律関係が本来目的とする国の義務そのものであり、予防接種における注意義務は右の最高裁判決の場合よりも更に一層高度の注意義務であるということができる。

二　国の責任(一)――債務不履行責任

前記のとおり、国は予防接種を実施するにあたり、予防接種事故が発生することのないよう安全を確保すべき最高度の注意義務を負っているが、安全確保義務は国の被接種者に対する債務である。

すなわち、予防接種は、国が国民に対して刑罰をもって強制し、あるいは事実上強制に等しい勧奨によって接種を行うものであるから、国と被接種者との間には、法律ないし行政行為にもとづく特別密接な関係が生じているもので、国は、国民に対して公益目的上予防接種を強制ないし勧奨する反面、その接種による被接種者の生命・身体の安全を絶対的に保証しているものである。また安全確保義務は予防接種法が法律によって国に課した義務である。したがって、右の安全確保義務は、国の被接種者に対する債務であるというべきで、右義務違反のある場合には、特定の法律的社会的関係を前提としない当事者間において適用される不法行為責任が成立するのみならず、債権債務関係を前提にした債務不履行責任が成立するものである。

最高裁判所昭和五〇年二月二五日判決（判例時報七六七号一一頁）は、「ある法律関係に基づいて特別な社会的接触の関係に入った当事者間において、当該法律関係の付随義務として当事者の一方又は双方が相手方に対して信義則上負う義務として」安全配慮義務が存在するとし、かつ右義務違反の場合には債務不履行責任があると判示しているが、予防接種における法律関係は、国が伝染病予防という行政目的を達成するため接種を法律上強制し、あるいは行政指導により勧奨することによって発生するもので、右の「特別な社会的接触の関係」に該当するものである。したがって国が安全配慮義務に違反し、その結果被接種者に被害が生じたときは、国は被接種者に対し債務不履行責任を負うべきである。

さらに予防接種は医療行為に属するものであるが、強制により実施される場合であっても単に事実行為としてなされるものと解することはできず、被接種者と国との前記「特別な社会的接触の関係」は他の医療行為の場合と同様準委任契約関係であると解される。したがって国は、右の契約上の債務として、あるいは右契約に付随する債務として、前記の最高度の安全確保義務を負っているものである。

そして本件予防接種において、国はいずれも本件各被害を発生させたものであるから、国には債務不履行がある。よって国は、本件各被害の発生が不可抗力であることを立証しない限り債務不履行責任をまぬがれない。

ところが、本件事故は不可抗力によるものではなく、後記のとおり、被告国の過失（以下、厚生大臣を頂点とする国の予防接種行政担当公務員の過失の総体を単に国の過失という）によるものであることが明白である。したがって、被告国は債務不履行による損害賠償責任を負うべきである。

三　国の責任(二)――国家賠償法第一条の責任

1　国家賠償責任の成立

被告国は、本件予防接種事故の発生につき故意又は過失があり、国家賠償法第一条による損害賠償責任を負うべきである。

被告国の故意責任についてはすでに主張したとおりである。以下に、国の過失による責任について述べる。

2　過失の立証責任の転換

予防接種によって被接種者の生命身体に被害が発生した場合には、被害が発生したことのみで、すでに接種について国に過失があったものと推定すべきである。

㈠　すなわち、緊急避難が成立するような例外的な場合をのぞき、伝染病予防という公衆衛生の目的のために個人の生命、身体が犠牲にされることは絶対的に許されないものであり、前記のとおり、国は予防接種において本件においてみられるような、死亡又は重篤な障害が万が一にも発生することのないよう万全の注意を尽すべきで最高度の注意義務を負っているものである。

したがって、予防接種によって事故が発生した場合には、それだけで予防接種の過程に過失があったものと推定されるべきである。

㈡　予防接種は、その全過程を国が管理し、国が組織的に実施するものであり、また予防接種の実施過程に過失があったか否かは、国のみがよくこれを知りうる立場にあり、また予防接種事故の原因の究明は高度に専門的な医学上の調査、研究を要することがらであって、高度の専門的調査、研究能力を有し、知識や情報を独占する国のみがその原因を明らかにすることができるもので、一私人にすぎない被害者たる国民には予防接種上の過誤を明らかにする能力や知識・情報は皆無に等しい。このような実態のもとで、原告である被害者に厳格な過失の立証責任を負担させるのであっては被害者は永久に被害の救済の途を閉ざされるに至ることは明白である。これは著るしく正義に反し、公平の理念に反する結果となる。以上の点からも過失の推定が肯定されるべきである。

立証責任の分配に関する近時の有力説によれば、証拠との距離や証明の難易が立証責任分配の基準となるが（石田穣「立証責任の現状と将来」法学協会雑誌九〇巻八号一〇八四頁、新堂幸司「現代法学全集民事訴訟法」三五一頁）、本件はまさに証拠との距離や証明の難易の点において立証責任を被告に負担させるべき典型的なケースである。右学説を通説の立場から批判される倉田判事も、医療過誤訴訟など当事者の一方が専門家である場合には右の結果は肯定できるとされる（判例タイムズ三一八号六三頁以下）。

㈢　労災職業病による損害賠償請求事件において、判例は、使用者に労働者の安全を確保すべき義務を認めた上で、業務に起因する事故や疾病が発生した場合にはそれだけで使用者に安全確保義務違反の過失が推定されるものとしているが（例えば東京地方裁判所昭和四八年五月二三日判決、判例時報七〇六号一〇頁、NHKタイピスト職業病事件など）。高度の安全確保義務が課せられた予防接種の場合にも、同様の理論が適用されるべきである。

医療過誤による損害賠償請求事件においても、例えば東京高等裁判所昭和四四年五月三〇日判決（判例時報五七〇号五一頁、蓄膿手術失明事件）は、「手術をなすにあたっては、手術の過程において失明の結果を生ぜしめるごとき行為をしないよう万全の注意を払うべき業務上の注意義務があることはもちろんであって、いやしくも手術の過程において失明の結果が生じた以上、それが不可抗力によるものか、少くとも現在の医学知識をもっては予測しえない特異体質その他これに類する原因に起因することの立証がない限り、当該手術にあたった医師に過失があるものと推定すべきである」と判示し、過失の立証責任を転換している。

3　過失の認定について（過失の事実上の推定）

㈠　本件において過失不存在の立証責任が被告国にあるとすることができないとしても、本件被害の発生につき被告国に過失が認められることは後記のとおりであるが、本件のような予防接種事故について被害者たる原告に国の具体的過失につき厳密な立証責任を課することは誤りであり、国の予防接種実施過程に前記の安全確保義務に違反する何らかの欠陥が存在し、かつ右の欠陥が予防接種事故を発生させる危険性・蓋然性を有するものであるときは、原告が右欠陥の存在を立証すれば、過失（当該欠陥と結果との因果関係、結果の予見可能性、結果の回避可能性等）は一応認められるものとし（過失の一応の推定ないし過失の事実上の推定）、以後は被告国が過失の不存在を反証すべき責任を負担すると解すべきである。

前記のように、国は万が一にも予防接種事故が発生することのないよう万全の措置を構ずべきものであるから、いやしくも右の如く事故発生に結びつくおそれのある欠陥ある行為はいかなる理由によっても絶対に許される余地のないものであり、このような欠陥があった以上過失は一応立証されたものとして事故に対する損害賠償責任を負担させるのが合理的である。

また、前記のとおり、国はその巨大な権限、組織、資力を動員して予防接種事故の原因を究明する最高水準の能力を有するもので、接種過程における過失の有無の立証は国のみがなしうるのであって、被害者たる国民はその手段をもたないから、事故発生に結びつくおそれのある欠陥が接種過程において存在したことが明らかにされた場合には、国の過失は事実上推定されたものとし、国が予見可能性、結果回避可能性、過失行為とされた行為と結果との因果関係の不存在を反証する責任を負担するものと解すべきである。そうでなければ、被害者は医学上の困難な立証を含め、不可能な立証を強いられることとなり、加害者たる国は欠陥ある危険な予防接種を実施したにもかかわらず医学上の不可知論に逃げ込むことによって責任を回避する結果となり、著しく公平の理念に反し、正義に反することとなる。

(二)　医療事故に関し、判例も「過失の事実上の推定」によって、立証の負担の公平を図っているものである。

たとえば、東京地方裁判所昭和四二年六月七日判決（判例時報四八五号二一頁造影剤頚動脈注射事件）は、「医学の如き高度の専門的分野における施術上の過失の有無が……判断の対象となる場合には、施術上の不手際とその直後における症状の悪化とが原告により立証されれば、一応施術上の過失とそれに基づく傷害とを推認して差支えなく、当該施術に関する医学上の専門的知識と資料とを保有する被告側において、その不手際はむしろ医術の限界を示すものであることを明らかにするなどして過失の証明につき反証をあげるか、もしくはその不手際と症状との間には因果関係のないことを証明するかしない限り、被告の責任を肯定すべきであると考える」と判示している。

またインフルエンザの予防接種による死亡事故につき、最高裁判所第一小法廷昭和五一年九月三〇日判決（判例時報八二七号一四頁）は、「適切な問診を尽さなかったため、接種対象者の症状、疾病その他異常な身体的条件及び体質的素因を認識することができず、禁忌すべき者の識別判断を誤って予防接種を実施した場合において、予防接種の異常な副反応により接種対象者が死亡又は罹病したときには、担当医師は接種に際し右結果を予見しえたものであるのに過誤により予見しなかったものと推定するのが相当である。そして当該予防接種の実施主体であり、かつ、右医師の使用者である地方公共団体は、接種対象者の死亡等の副反応が現在の医学水準からして予知することのできないものであったこと、若しくは予防接種による死亡等の結果が発生した症例を医学情報上知りうるものであったとしても、その結果、発生の蓋然性が著るしく低く、医学上、当該具体的結果の発生を否定的に予測するのが通常であること、又は当該接種対象者に対する予防接種の具体的必要性と予防接種の危険性との比較衡量上接種が相当であったこと等を立証しない限り、不法行為責任を免れないものというべきである」と判示している。

右の判例はいずれも、医療事故に結びつくおそれのある過誤ないし不手際が存在する場合には、過失及び過失と結果との因果関係を事実上推定するとしたもので、事故を発生させる蓋然性のある過誤があり、かつ事故が発生していながら、医学上の高度の専門的知識や調査研究によらなければ立証が困難である予見可能性や過誤と結果との因果関係について厳格な立証責任を医学について素人である原告に負担させるのは不可能を強いることになり、公平の原則に反するとの考慮にもとづくものである。

また、右の最高裁判決は、直接には、禁忌とすべき者を誤って排除せずに接種をした過誤がある場合について過失が推定されるとしているが、禁忌者除外に関する過誤に限られず、その他の過誤であっても、事故発生に結びつく蓋然性を有する過誤の場合にも同様の理論が適用されるべきであることを述べたものと理解することができる。

また、このように医療事故において一定の過誤が立証されれば、過失は一応立証されたものとして過失を事実上推定し、その先はいわゆる間接反証等による立証責任を事実上被告側に負担させるべきであるとする考え方は、多くの法律実務家及び法律学者によって支持されている（加藤一郎・鈴木潔監修「医療過誤紛争をめぐる諸問題」一八九頁以下、稲垣喬「医療過誤訴訟における医師の過失認定の構造」判例タイムズ三四一号二頁など）。

さらに、このような考え方は、ドイツにおいては古くから確立された判例理論である。すなわちドイツではいわゆる「表見証明の原則」が採用され、「ある医療行為がある損害を結果としてもち、そしてその当該結果が医学上の経験によれば、定型的に帰責事由のある過誤に帰すべきものであるというふうに見られる場合には、この帰責事由の一応の推定ができる」とされている（小山昇「医療裁判の問題点―立証責任について」日本弁護士連合会特別研究叢書昭和五〇年度六三三頁）。

また施術に重大な不手際がある場合には、表見証明理論が適用されない場合でも、過失の立証責任が転換され、当該事故がその不手際から生じうる性質のものである場合には、施術者側において、当該結果はその不手際なくしても生じたものであることを証明しなければならないとされている（前掲「医療過誤紛争をめぐる諸問題」一九三頁、「医療裁判の問題点―立証責任について」六三九頁）。

(三)　本件予防接種においては、後に述べるとおり、国には左記の注意義務違反が存在する。

(ア)　予防効果が不明のワクチンあるいは危険性の高いワクチンの接種を廃止すべき義務違反

(イ)　安全のため可能な限りワクチンの力価（量）を減らし、免疫のため必要最少量を規定量と定めるべき注意義務違反

(ウ)　規定量以上を誤って接種するおそれのある接種方法の改善をすべき注意義務違反

(エ)　他の予防接種との間隔を十分にとったうえで予防接種を実施すべき注意義務違反

(オ)　事故発生の危険のある若年者を被接種者としないよう接種対象者を決定すべき注意義務違反

(カ)　禁忌該当者等事故発生の危険のある身体的状態にある者（特異体質者を含む）を接種対象者から除外すべき注意義務違反

右の注意義務違反（欠陥）は、死亡、脳炎等重大な予防接種事故を発生させる危険性、蓋然性が高いものであるから、前述した理由により、右の欠陥の存在する本件においては被告国には過失があると言うべきである。

第三　被告国の具体的過失

前記第二で述べたいずれの構成によっても、被告国は予防接種の被接種者に対し、安全確保義務を負い、自ら安全確保義務を完全に履行したことを立証しない限り、本件訴訟において原告らが主張する被接種者の事故によって生じた損害を賠償する義務があるが、原告らは、さらに、本件被接種者の事故については、被告国に以下に述べるような具体的な過失があったことを主張する。

一　実施すべきでない予防接種を行った過失

すでに述べたように、予防接種は生命身体に対する高度の危険性を有するから、国が伝染病予防対策を講じる場合でも、まず、人身に危険のない感染源対策、感染経路対策によるべきである。そして予防接種は、これらの対策だけでは伝染病蔓延の具体的危険が防止できない場合であって、かつ、当該ワクチンが顕著な有効性と高度の安全性を具備している場合でなければ、実施すべきではない。

かかる観点に立つとき、つぎのように天然痘、インフルエンザ、腸チフス、パラチ

フスに対する予防接種は実施すべきではなかった。したがって、これらワクチンの強制または勧奨による接種を漫然と継続し、その結果これらのワクチンの予防接種を受け事故に遭った本件被接種者との関係で、被告国は過失があったというべきである。（本件原告中この過失による被害者は追って明らかにする）。

1　種　痘

㈠　天然痘は、第二次世界大戦後世界保健機構（WHO）の撲滅計画の実施等により世界の患者数が激減し、その常在地もエチオピア等世界のごく一部に限られるようになり、地球上から天然痘ウイルスが存在しなくなる時代も今や時間の問題である。

㈡　わが国においても、昭和二三年（一九四八年）以後患者数は急激に減少し、同年は二九人、同二四年（一九四九年）は一二四名、同二五年（一九五〇年）は五名、同二六年（一九五一年）は八六名、昭和二七年（一九五二年）はわずか二名となり、その後は同二八年（一九五三年）六名、同二九年（一九五四年）一名、同三〇年（一九五五年）一名を数えたのみで、昭和三一年（一九五六年）以後は現在まで国内での患者発生数は零である。また、これにともなって天然痘による死者も昭和二七年（一九五二年）以後皆無となった。なお、昭和三一年以後患者の輸入例もわずか二例にすぎない。

㈢　天然痘は、元来急激な流行を生じさせるものではなく、蔓延はむしろゆるやかであって、流行防止には、感染源対策、感染経路対策がきわめて有効である。前述の輸入例である昭和四八年（一九七三年）および昭和四九年（一九七四年）の外国から帰国した患者各一名の場合にも一人の二次感染者も発生しなかったことは、いかに感染経路対策、感染源対策が有効であるかを物語っている。

㈣　種痘ワクチンの免疫有効期間は三年といわれており、仮りにわが国で従来採用されていたように小学校卒業時までに三回接種するとしても、社会全体からみた免疫効果はきわめて低いものにならざるを得ない。

このことは、昭和四七年（一九七二年）に発生したユーゴースラヴィアの流行によっても明らかである。同国では、七歳から一四歳までの再接種率が七七ないし八〇パーセントに達するにもかかわらず、最も発症率の高かった地方での一二四例の患者中種痘の既接種者は六五例も含まれていたのである。

㈤　種痘の副作用による種痘後脳炎壊疽性痘疱、全身性痘疱は、すでに古くから知られており、特に種痘後脳炎は今世紀初めころから詳細な症例も報告されている。しかも、これらの事故は、いずれも死亡するか、不治の全身麻痺やけいれんが残り、知能の発育が停止するなどきわめて重症である。被接種者の事故率は、被告国において総合的な調査を実施しないため必ずしも明確ではないが、種痘後脳炎については一〇万人に約二人、その他の皮膚系合併症では約一人ともいわれ、昭和四四年度に種痘調査委員会が東京都と川崎市で行った調査では、八万四、〇〇〇人の初種痘に際し合併症の発生率は、接種者一〇〇万人につき二七八人（うち皮膚系合併症二一四八人）と推計されている（被告提出昭和四九年五月二七日付準備書面㈢第三、一、2、㈠三七頁参照）。

㈥　以上のように昭和三一年（一九五六年）以降国内の患者の発生が皆無であり、また、定期種痘による社会全体の免疫効果にも疑問があるのに、このような重篤な事故を毎年多数生じている種痘の強制接種を何故に継続しなければならないのであろうか。社会にとって重大かつ明白な危険も存在しないのに、幼い被接種者の生命身体に犠牲を強いることは、個人の尊厳が国政上最大限尊重されるべきことを謳う日本国憲法の下では到底許されるべきことではない。

㈦　イギリスでは、すでに昭和二一年（一九四六年）に種痘の強制接種を廃止し（実施は同二三年一九四八年）、さらに昭和四六年（一九七一年）には、アメリカと相前後して乳幼児に対する種痘の定期接種を廃止している。

わが国は、イギリスやアメリカに比べ、インド、パキスタン、アフリカ等当時の天然痘常在国との交流もはるかに少く、これらの地域からの患者の移入も殆んどなかったのであるから両国よりも早く種痘の定期強制接種を廃止することが可能であった。

㈧　以上の諸事情から考えるならば、被告国は、予防接種法が制定された昭和二三年には、わが国の戦後の天然痘流行が終熄した状況を踏まえ、爾後の天然痘蔓延の危険の程度、種痘接種による社会的免疫効果の程度、種痘の定期接種を継続することによる被害の発生頻度、重大性を比較検討して、おそくとも国内の患者発生がなくなった昭和三一年（一九五六年）には種痘の定期強制接種を廃止すべきであった。

2　腸チフス、パラチフスの予防接種

㈠　腸チフス、パラチフスのワクチンは、従来主としてわが国を含む諸先進国の軍隊で使用されていたものであるが、軍隊内の被接種者のなかから患者が発生することも多く、ワクチンが有効であるかどうかは大いに疑問とされていた。

㈡　わが国は、昭和二三年（一九四八年）予防接種法の制定とともに腸チフス、パラチフスワクチンの接種を強制接種の対象として掲げたのであるが、対象に加えるにあたってワクチンの有効性を示す明確な資料は、何一つ存在しなかったのである。人の生命身体に危険のあるワクチンを有効性についての明確かつ具体的なデータなしに接種することは犯罪的ですらある。

このようにワクチンの有効性を明確に示すデータなしに強制接種の対象にしたことがそもそも被告国の過失というべきである。

㈢　しかも腸チフス、パラチフスの患者発生数は、第二次世界大戦後公衆衛生環境が整備されるとともに急激に減少し、昭和二三年（一九四八年）に腸チフスは患者数九、四八六名、死者一四三三名、パラチフスは患者数二、九一七名、死者一七〇名であったが、昭和三四年（一九五九年）には前者は患者数一、五四六名、死者三七名後者は患者数四一一名死者八名を数えるのみとなった。このような患者数と死者の減少は、予防接種が原因であるとの確証はなく、専ら公衆衛生環境が整備されてきたこと、治療薬が開発されたことによると考えられる。

㈣　その間専門家の間でもワクチンの有効性に疑問があるとの意見が続出し、昭和二九年（一九五四年）には赤石英教授が、また昭和三三年（一九五八年）には、安原美王麿博士が、ワクチンの副作用に比し有効性はあるとしてもはるかに低いので、強制接種を続けるべきではないとの立論を展開した（甲第三号証）。これに対し、被告国は、ワクチンの有効性を示す資料を何一つ提示できなかったのである。

㈤　腸チフス、パラチフスワクチンの副作用は、死亡や脳炎をともなう重篤なものであり、事故率も他のワクチンと比較してもとくに高率である。重篤な副作用が頻発することを恐れた予防接種担当医師らは、〇・四CCのワクチンを五ないし一〇日間隔で三回接種すべきところを、昭和二八年（一九五三年）ころから〇・一CCの皮内接種一回だけですませてしまうことが多かったといわれている。

㈥　その間、抗生物質クロラムフェニコール等の特効薬が出現し、腸チフス、パラチフスの治療に顕著な効果を挙げた。

㈦　以上のように、被告国は、昭和二三年（一九四八年）の予防接種法施行後もワクチンの有効性の調査をすることもなく、実際に殆んど全く有効性をもたないワクチンの強制接種を継続し、副作用による犠牲者を生み続けてきたのである。仮りに強制接種を開始したことをしばらく措くとしてもその後速やかに有効性についての調査をなすべきであり、公衆衛生環境が改善され、特効薬の出現した後遅くとも昭和三四年（一九五九年）までにはワクチンを接種することによる疾病の減少による利益よりは、ワクチンの副作用による事故の犠牲がはるかに重大であることを考慮して定期強制接種を廃止すべきであった。しかるに国は、昭和四四年まで定期強制接種を漫然と継続してきたのであり、この点で被告国には明らかに過失があった。

3　インフルエンザの予防接種

㈠　インフルエンザをひきおこすウイルスは、発見されたものだけでも約一三〇種に及び、他に未発見のものが約一〇〇種あるといわれている。したがって、これらのすべてのウイルスに対して効果を有するワクチンを製造することは困難といわね

ばならない。しかも、どの種のウイルスがいつ流行するかの予測も必ずしも確実になされていないから、インフルエンザの予防接種を受けても、実際に流行するウイルスに対して免疫効果があるか否かも不確実である。また、わが国の従来の体制では接種率も低くワクチンの有効期間もわずか四か月足らずであったから、社会防衛上もとりたてて効果が上らなかった。

(二)　右のようにワクチンの免疫率はきわめて微々たるものであるうえ、雑菌や鶏卵の卵黄の混入なども原因で予防接種事故の危険率も相当高く、一たん事故にあうと脳炎をおこすなど被害も重大である。

(三)　インフルエンザの病状は、通常の健康を有するものにとっては、生命に危険を生じたり身体に重篤な後遺症を残すほどの重大なものではない。

(四)　したがってインフルエンザの予防接種は、当該ウイルスの流行の危険がきわめて大きい場合に、心臓疾患を有する者や糖尿病患者、高齢者等、インフルエンザに罹患することによって生命身体に重大な影響を生じるおそれのある者についてなされるべきであって、乳幼児を含めた一般人に行なうことは、それによる害悪に比して、有効性に乏しいから避けるべきである。

(五)　以上のように、インフルエンザのワクチンは、免疫率も免疫有効期間もわずかで、ワクチン自体の性能に問題があるうえ、インフルエンザ疾患による症状もさほど重大ではなく、逆にワクチン接種による事故に遭遇すると、死亡したり脳炎を患うなど被害は重大であったから、勧奨による一律な予防接種を実施する意義は全く存在しなかったのである。

したがって、これを漫然と実施してきた被告国には、ワクチン接種の副作用による事故発生につき、重大な過失があったというべきである。

二　被接種者の年齢を限定しなかった過失

1　すべてのワクチンについて

すでに述べたように、ワクチンはすべて危険なものであるから、予防接種を実施する場合でもどのような方法で、どのような対象者に接種するのがより安全であるかを常に調査検討し、被接種者の安全を完全に確保すべきであった。調査検討すべき事項の一つは、接種年齢の問題である。

一般に、乳幼児は、劇薬であるワクチンに対する抵抗力が弱く、また体調も変化しやすいので、安全に予防接種できるかどうかの判断が困難な場合が多い。特に生後六か月未満の乳児については、一般に母体からの免疫が残っているので免疫がつきにくく、また生れつきの体質や病気の診断が困難である。

したがって、集団接種を基礎とするわが国の予防接種制度のもとでは、いずれのワクチンについても生後六か月以下の乳児に対する予防接種は、以上のような諸特質による事故を防止するためにも避けるべきであるから、漫然と六か月以下の乳幼児に対しても予防接種を行ってきた被告国にはこの点について過失があったというべきである。

さらに個々のワクチンについては接種による事故を防止するため次のとおり接種年齢を限定すべきであったが、これを怠り、右限定すべき年齢に達しない乳幼児に対し予防接種を実施してきた点で被告国には過失があったというべきである。（本件原告中右過失による被害者については追って明らかにする）。

2　種　痘

種痘については、一歳以下の乳幼児の事故率が一歳をこえる幼児のそれに比し著しく大きいことはイギリスでの調査ののち昭和三五年（一九六〇年）ころから知られるようになっていたが、わが国においても調査すれば当然知りうべき事項であった。諸外国においてもかかる調査結果にもとづき初種痘年齢は、イギリスでは昭和三七年（一九六二年）に、一歳から二歳までに、オーストリーでは昭和三八年（一九六三年）に一歳以上に、アメリカでは昭和四一年（一九六六年）に一歳から二歳に、ドイツでは昭和四二年（一九六七年）に一八か月から三歳に引き上げられている。

したがって、わが国においても綿密な調査を尽したならば同様の結果が判明した筈であるから、遅くとも、イギリスが右接種年齢を引き上げた昭和三七年（一九六二年）には接種年齢を生後一年以上に引き上げるべきであった。にもかかわらず、わが国は接種年齢についての調査も全くなさず、昭和五一年（一九七六年）になってはじめて被接種者の年齢を三歳以上とすることにあらためられたのである（昭和四五年一九七〇年、種痘事故の頻発によって六月ないし二四月と変更されたが、六月以上とした科学的根拠は存在しない。）この注意義務違反によって事故にあった原告（その被相続人を含む。）が誰れであるかは後日詳細に主張する。

3　百日咳ワクチン（ジフテリヤとの二種混合ワクチン、ジフテリヤ、破傷風との三種混合ワクチンを含む）

(一)　百日咳ワクチンには神経系合併症を中心とする種々の副作用が報告されており、危険性が高く、特に二歳以下の乳幼児の事故率が高い。また、ワクチンの有効性を明確に示すデータも必ずしも充分ではなく、副作用との比較においてワクチンの定期接種を実施することに疑問を呈する学者もいる。

(二)　百日咳、ジフテリヤは、小児集団で流行するのであって、幼稚園、小学校等集団生活に入る直前に免疫をつけておけば足り、家庭内で生活する二歳以下の乳幼児への感染は、防ぐことができる。

(三)　したがって、二歳以下の乳幼児に百日咳の予防接種を定時的に行う必要はなく、接種年齢は右のワクチンの危険性、予防効果を考慮して二歳以上に引き上げるべきであった。しかるに国は、この点においても注意義務を怠り、漫然と生後二歳に満たない乳幼児にこれらのワクチンの強制接種を継続してきたのであり、この点の過失は明らかである。

4　インフルエンザ

(一)　すでに述べたとおり、インフルエンザのワクチンは、雑菌や鶏卵の卵黄が混入する危険性がきわめて高い上、乳幼児も含めて一般の健康人がインフルエンザに罹患しても、死亡したり、重篤な後遺症をもたらすおそれは殆んどない。

(二)　したがって、仮りに、予防接種を全面的に廃止すべきであるとの前記主張が認められないとしても、少くとも事故の危険率が高い二歳以下の乳幼児に対する接種は実施すべきではなかった。英、米など諸外国をみても、二歳以下の乳幼児に予防接種を実施している国は皆無である。しかるに、被告国は、このような乳幼児に対する安全と予防効果を殆んど全く顧慮することなく、二歳はおろか一歳以下の乳幼児にまでも、漫然と予防接種を実施してきたのであり、この点において、被告国は過失があったというべきである。被告国は昭和四六年（一九七一年）にいたってはじめて二歳以下の乳幼児に対しては、インフルエンザワクチンの予防接種を勧奨しないこととしたのであるが、全く遅きに失したというべきである。

三　禁忌該当あるいはその疑いある者を接種から除外しなかった過失

以上において述べた如く、予防接種は人体に対しきわめて危険の大きいものであり、特に被接種者の健康状態、罹患している疾病その他身体的条件または体質的素因により死亡、脳炎等回復不能な重大な結果をもたらすことのあるものである。したがって、このような危険の確率の高い条件は禁忌とされ、このような条件を有する者に対する接種は可能な限り避けなければならないのである。

(一)　（禁忌設定不十分の過失）

しかしながら、前述の如く国は予防接種の効果の側面にのみ過大な評価をするその一方、危険については無頓着で、科学的調査研究を行うこともなく、また予防接種により生じた事故の調査・分析もしなかったため、禁忌の設定についても極めて不十分な対応しか行わなかった。

すなわち、禁忌は昭和三三年まで充分な規定がなく、同年になって始めて、予防接種実施規則（厚生省令二七号）四条を以って定められたのであるが、この時定められた禁忌は、

1　有熱患者、心臓血管系、腎臓又は肝臓に疾患のある者、糖尿病患者、脚気患者、その他医師が予防接種を行うことが不適当と認められる疾病にかかってい

る者、

2　病後衰弱者、又は著しい栄養障害者

3　アレルギー体質の者又はけいれん性体質の者

4　妊産婦（妊娠六月までの者を除く）

5　種痘については、前各号に掲げる者のほか、まん延性の皮膚病にかかっている者で、種痘により障害をきたすおそれのある者

の五項であった。

これは昭和三九年（一九六四年）に改正され、5に「急性灰白髄炎の予防接種を受けた後二週間を経過していない者」が加えられ、新たに6として「急性灰白髄炎の予防接種については、第一号から第四号までに掲げる者のほか下痢患者又は種痘を受けた後二週間を経過していない者」が加えられ、更に昭和四五年（一九七〇年）の改正により、4号に妊娠六ケ月までの妊産婦が加えられ、5号及び6号に麻しんの予防接種を受けた者が加えられ、接種間隔も二週間から一ケ月に延ばされた。そして、昭和五一年九月予防接種法の改正に伴い、禁忌は次のように改められた。

1　発熱している者又は著しい栄養障害者

2　心臓血管系疾患、腎臓疾患又は肝臓疾患にかかっている者で、当該疾患が急性期若しくは増悪期又は活動期にあるもの。

3　接種しようとする接種液の成分によりアレルギーを呈するおそれがあることが明らかな者

4　接種しようとする接種液により異常な副反応を呈したことがあることが明らかな者

5　接種前一年以内にけいれんの症状を呈したことがあることが明らかな者

6　妊娠していることが明らかな者

7　痘そうの予防接種（以下「種痘」という。）については、前各号に掲げる者のほか、まん延性の皮膚病にかかっている者で、種痘により障害をきたすおそれのあるもの又は急性灰白髄炎若しくは麻しんの予防接種を受けた後一月を経過していない者

8　急性灰白髄炎の予防接種については、第1号から第6号までに掲げる者のほか、下痢患者又は種痘若しくは麻しん予防接種を受けた後一月を経過していない者

9　前各号に掲げる者のほか、予防接種を行うことが不適当な状態にある者

このように禁忌事項の範囲は昭和三三年（一九五八年）以後、遂次拡大され、「アレルギー体質の者」というようなあいまいな事項も「接種しようとする接種液の成分によりアレルギーを呈するおそれがあることが明らかな者」というふうに明確化されて来たが、少くとも昭和五一年（一九七六年）の規則改正により定められた禁忌事項は予防接種法が制定された昭和二三年（一九四八年）に同時に定められるべきものであった。そして現在も禁忌とはされていないが。

心身の発達におくれのある幼弱な小児

種類のいかんを問わず予防接種で重篤な副反応を呈した既応のあるもの

免疫機構に異常があると想定される疾患を有する者や免疫抑制的な作用を持つ薬剤による治療を行っている者

下痢または風邪など体調が正常でない者

等はすべてのワクチンについて、当初から禁忌と定められるべきものであった。

これらの者に対する接種の危険性は調査により容易に知りえたものであるから、国はこの点においてまず過失を免れない。

㈡　（禁忌該当者に接種させないための措置不十分の過失）

国は以上のように予防接種の危険に注意を払うことなく、したがって禁忌の定め方がきわめて不十分であったのであるが、更に加えて、自ら定めた禁忌該当者を接種に当って除外させることについても、きわめて不十分な措置、指導をしか行わない過失があった。

すなわち、禁忌は接種に当る医師の予診により発見されなければならないものである。まず若年乳幼児の禁忌は本来、発見が容易でないことに留意しなければならないのであるが、禁忌を発見するための予診、なかんずく、一人当りの被接種者に対する時間が限定された集団接種の場で重要な役割をしめる問診については二つの点が指摘されなければならない。

第一に問診は被接種者本人にではなく、その保護者になされるのであるから、医師の質問に答える両親その他の保護者は予防接種の危険性と禁忌の意味及び範囲について、予め十分知らされ、この知識にもとづいて、乳幼児の観察を予め十分に行っていない限り、医師の質問に的確な答えをすることができないのである。かくして予診が有効であるためには保護者に対する禁忌の予めの告知は必須となるのである。

第二は予診に当る医師の態度である。医師は専門家として自己表現のできない乳幼児について、問診（これは保護者について行われるが）、視診、体温測定、聴打診等の予診（予防接種実施規則四条）を行い、禁忌該当者を予防接種の対象から除外しなければならないのである。

そして問診についていえば、「予防接種に際しての問診の結果は、他の予診方法の要否を左右するばかりでなく、それ自体、禁忌者発見の基本的かつ重要な機能を持つものであるところ、問診は、医学的な専門知識を欠く一般人に対してされるもので質問の趣旨が正解されなかったり、素人的な誤った判断が介入して不十分な対応がされたりする危険性をもっているものであるから、予防接種を実施する医師としては、問診するにあたって、接種対象者又はその保護者に対し、単に概括的、抽象的に接種対象者の接種直前における身体の健康状態についてその異常の有無を質問するだけでは足りず、禁忌者を識別するに足りるだけの具体的質問、すなわち実施規則四条所定の症状、疾病、体質的素因の有無及びそれらを外部的に徴表する諸事由の有無を具体的に、かつ被質問者に的確な応答を可能ならしめるような適切な質問をする義務がある。」のである（最高裁昭和五一年九月三〇日判決）。そしてこのような問診をはじめとする予診はできるだけ厳重に行い、被接種者が禁忌に該当すれば、接種を行ってならないことは当然であり、又禁忌該当の疑いがある場合にも接種を一時見合わせ、あるいは精密な検査を行って安全を確認した上で接種させる等死亡、重症の脳炎等の重大な後遺症の発生を回避させるよう細心の注意を払わなければならないのである。特に集団接種は被接種者を普段診察したことのない、見ず知らずの医師（しかも小児科医に限らない）が限られた時間内に多数の子どもに接種を行うという制約があるのであるから、少しでも疑いのある時は接種を行ってはならず、疑わしきは除外する方針がとられるべき理由は強いのである。

(三)　しかしながら、国は予防接種の危険と禁忌を被接種者の保護者に周知させたことも、市町村に対し、告知するよう指導したこともないし、また問診の行い方と禁忌該当の疑いある者を除外すべきことについて、市町村や医師を指導したこともない。このため、予防接種の危険や禁忌には全く無頓着な、外科、内科、耳鼻科等ありとあらゆる科の医師が接種を担当し、しかも集団接種会場では一人の医師が一時間に一〇〇名をこえる接種を行わなければならないありさまで、医師による問診らしき問診はほとんど行われず、まして体温測定、聴打診等の予診は全くといって良い位行われなかったのである。

(四)　このような不完全な禁忌の設定と予診体制の下、本件原告らは、いずれも予防接種の危険については全く無防備で、その危険を回避する意図も術もなく接種現場に臨み、禁忌発見のための予診もほとんど行われず、その結果後に述べる禁忌該当又はその疑いの存在を看過されて、無造作に接種され、重大な被害を受けたのである。

四　接種量を必要最小限に留めなかった過失

予防接種は弱毒化ないしは不活化した病原微生物あるいはその毒素を人体内に注入して免疫をつくるというワクチンの本質及び被接種者がストレスに対してはげしい反応を呈しやすい乳幼児であるところからして、免疫をつけるのに必要最少量を接種すべきは当然である。このことは不活化ワクチンについて特に当然であって、量の大きさは直ちに人体の反応の大きさにつながり、被接種者の危険に結びつくのである。

しかしながら、国は接種量を必要最少量にとどめることにも無郁着で、このための研究、努力を怠ったのみならず、多量の接種がもたらす危険と接種を規定量以下にとどめる必要についても、これを地方自治体や医師に周知、徹底させる措置を講じない過失があった。

このため、接種の現場でも、担当医が接種量に細心の注意を払わないのに加えて、費用と時間が充分でないことも加わり、医師が一本の注射器に数人分のワクチンを吸入して、これを目分量で数人に分割接種するというようなずさんな方式がとられることも多く、ただでさえ必要最少量を上まわっている規定量をさらに上まわる多量の接種が行われるという事態もしばしば生じたのである。

本件原告の中にもこのような国と医師のずさんなやり方の故に必要最少量をはるかによまわって接種され、ために被害を受けたものがいるのである。

五　他の予防接種との間隔を充分にとらなかった過失

一つの予防接種と他の予防接種が近接して行なわれると、人体内でウイルス同志の干渉が起こり、人体に対する反応は大きくなり、ウイルスの毒性は間接的に大きくなる。したかって、一つの予防接種と他の予防接種の間には充分な間隔を保つことが事故回避のために必要である。その間隔は、生ワクチン同志及び生ワクチン接種後の不活化ワクチン接種については約一ケ月、不活化ワクチン同志及び不活化ワクチン接種後の生ワクチン接種については約一週間であるとされている。

しかしながら、前記禁忌の項で述べた通り、予防接種間の間隔は予防接種実施規則の昭和三九年の改正で、始めて取り上げられ、その四条の5、6号において急性灰白髄炎接種後の種痘接種及び種痘接種後の急性灰白髄炎接種について二週間とされ、その後昭和四五年の右規則改正により、やつと右間隔が一ケ月に延長され、かつ種痘と急性灰白髄炎につき麻しんの予防接種後一ケ月の間隔をとることがつけ加えられたのである。国は予防接種の間隔について、このように注意を払い始めることが極めて遅かったのである。

そしてこのような国の態度によって各種予防接種の計画は間隔に注意を払うことなく立てられ、接種の便宜を考えて短期間に数多くの接種が行なわれるという事態がしばしば生じたのである。

本件原告中にも間隔を無視した予防接種実施計画の故に、短期間のうちに多くの予防接種を受け、そのため重大な損害を受けるにいたった者が存在するのである。

準備書面　㈥

昭和四八年(ワ)第　四、七九三号
同　　年(ワ)第一〇、六六六号
昭和四九年(ワ)第一〇、二六一号　併合事件
昭和五〇年(ワ)第　七、九九九号
同　　年(ワ)第　八、九八二号

原　告　吉原　充
外一五七名
被　告　国

昭和五三年九月二九日

原告ら訴訟代理人
弁護士　中平健吉
同　大野正男
同　広田富男
同　山川洋一郎

同　秋山幹男

同　河野敬

東京地方裁判所

民事第三四部　御中

本件予防接種による事故は、従来原告らが主張してきたように被告の過失によるものであるが、かりに被告に過失がなかったとしても、被告は原告らに対し免責されるものではない。原告らは本準備書面において、予防接種による事故が不可避的に生じた場合であっても被告は憲法第二九条三項により原告らが受けた損失を補償すべきであることを主張する。

すなわち被告は法律によって強制し又は勧奨して、ワクチン予防接種を実施し、それによって原告ら被接種者に重篤な副反応を生ぜしめ、死亡又は重大な後遺症という結果をもたらした。

右被告の行為は公権力の行使であることは勿論であり、被告の主張によれば、右予防接種は「伝染病の予防、特に集団防衛という公益の実現のため」行なわれたというのであるから、その目的によって被接種者に対し死亡又は重大な後遺症という特別の犠牲を生ぜしめた場合には、被告の過失の有無にかかわらず、被接種者及びその近親者に対し与えた損失を補償すべきものである。

一　憲法二九条三項の趣旨と生命健康の特別犠牲への適用

憲法第二九条三項は「私有財産権は、正当な補償の下に、これを公共のため用いることができる」旨規定している。もとよりこれは財産権の収用についての規定であり、国民の生命、健康に対する公共収用を認めたものではないが、右規定は公共の目的のため国又は公共団体が行なった行為によって、特定の国民に対し、その受忍限度をこえて特別の犠牲を強いた場合には、国等はその犠牲を補償すべきことを当然に認める趣旨である。

わが国最高裁判決（大法廷昭和四三年一一月二七日判決、刑集二二巻一二号一四〇二頁、第一小法廷昭和五〇年三月一三日判決、判例時報七七一号三七頁）は、「公共の為にする財産権の制限が社会生活上一般に受忍すべきものとされる限度をこえ、特定の人に対し特別の財産上の補償を強いるものである場合には、憲法二九条三項によりこれに対し補償することを要」すると判示している。

そして右判示は財産権の制限についてだけ限定して適用されるべきではなく、国民の生命、身体の安全というより高度の法益に対し特別の犠牲を強いた場合にはより強く、より完全に右判示は適用されるべきものである。社会の集団防衛のため予防接種を法により強制せられ、その結果死亡又は重大な障害を生じた者に対し、その犠牲を本人や家族の負担にまかせたままにし、これによって利益をうけた国家がそのまま放置しておくが如きは国家補償の指導理念である平等原則に全く反するものである。

西ドイツ連邦裁判所が一九五三年に戦前の判例を全面的に変更してこの法理を認め、予防接種事故の被害者に国家補償をなすべきことを命じたことはわが国憲法第二九条三項の解釈及びこの種事件への適用についても重要な参考となるであろう。

すなわち西ドイツ連邦裁判所一九五三年二月一九日判決（BGHZ 9. S. 83）は、一九三〇年に一歳児として種痘法に基いて天然痘の予防接種をうけこのため重大な健康障害を受けた原告が国に対し損失補償を請求したのに対し次のように判示してこれを認容した。

「財産権並びに財産的価値を有する権利への侵害の補償義務と生命および健康に対する侵害の補償義務との間で、後者の方に不利な差別をするようなことは、最近の法発展から鑑みるにもはや行なわれていない。……むしろ生命および健康に対する侵害も普通法総則七五条の原則によって補償義務を生ずる公の侵害の中につけ加えなければならない。かような生命の財貨はその保護価値から見るに財産価値を有する諸権利の背後に押しやられるべきではなく、最低限同様に保護されるべきものである……。もし仮に財産に対する侵害の際には犠牲という観点から補償請求権が付与され、それに対して個人にとっては余程著しい不利益となる健康障害——しかも一般に甚しい財産的損害を生ぜしめる——の場合に請求権がないとされるならば、それは生命と健康の価値及びその保護価値に拠って立つ法的通念に背馳することになろう」

「ライヒ裁判所は種痘障害に対する補償をRG2156, 305〔313〕《代理人注》一九三七年一一月一六日判決、予防接種事故について補償請求権を否定した）で否認するに当り、更に当時の国家観に即して個人に対して課せられていた強い犠牲義務からして補償の思想は背後に退かねばならぬということをのべている。今日ではもはやかかる考え方をとる余地はない。反対に、個人が今日の観念に即して国家に対してとる地位と、今日の法治国家において憲法上個人に保障されている個人の最も重要な生命の財貨（生命、健康、自由、財産）の保護からするに、公衆の利益のために個人の生命の財貨に加えられる侵害は個人でなく公衆がその負担を担わなければならない」

「また個人に対する予防接種はとりわけその個人自身の保護のためなされるのであって公衆の利益が最重要なのではないというような理由で本件の争点たる種痘障害につき特別の犠牲を否定することも不可能である。これに対しまず顧慮すべきは、種痘そのものではなく、種痘の結果として発生した健康の毀損が関係人の提示する特別の犠牲となっているという点である。第二に、種痘は、確かに善い意味で個人の利益となる。しかし強制接種によって伝染病の危険から保護される公衆の利益の著しさとの比較の上で見ればそれもさほど大きな意義を有するものではない」

「従って……一八七四年四月八日の種痘法に基づいて行なわれた強制接種により生じた健康障害の場合においても、犠牲補償請求権を認めるべきである」

（尚本判決については、西埜章「公法上の危険負担論」唄孝一「予防接種にもとづく障害の補償」法律時報四三巻七号四四巻一号に詳しく紹介されている。）

二　生命、健康の特別犠牲に対する正当補償

公権力による生命、健康の特別犠牲に対して国家が補償義務を負う以上、正当な補償が支払われるべきことは当然である。すなわち「いやしくも特定人に『特別の犠牲』である以上、その特別の犠牲に対する『正当な補償』が必要である。『特別の犠牲』に対して補償をしないのはいかなる意味においても、違憲なることを免れない」（田中二郎「公法上の損失補償の法理」二六三頁）のである。

ところで財産権の制約又は強制取得に対していかなる補償をすべきについては学説が分かれるが、その場合においても「完全な補償をすべきことは憲法の本来の趣旨とするところであり、土地収用法も、その趣旨に従って、土地所有者や関係人の受ける損失に対し、完全な補償をなし」ている（田中二郎・新版行政法下Ⅱ三一九頁）。

そして前述のように、生命、健康の特別犠牲は財産権のそれよりも人間の存在にとって遙かに根源的な侵害であるから、財産権に対する補償より手厚く、完全になすべきものでこそあれ、それ以下であることはありえない。ことに財産権は種々の内在的制約を伴なうことが多いから、それに応じて補償額が減ぜられる場合もありうるが、生命、健康は人間の存在にとって絶対なものであって、補償減額の根拠となるような内在的制約は存在しない。

また特別犠牲に基く損失補償は国家の義務であるから、財政的理由など政策的事由によって裁量的にきめられるものではなく、客観的に算定される損失額を補償すべきものである。

ところで、わが国において、被害者が死亡し或いは重大な障害を生じた場合には、その被害額を算定する方法は判例上ほぼ確立している。すなわち交通事故等によりうけた生命、健康の損害の算出方法は多数の事例を通じてほぼ共通に行なわれてきており、社会的に承認されている。生命、健康の特別犠牲に対する補償において、これと算出方法を異にすべき合理的理由は存しない。

ところが被告は、古くから予防接種において不可避的に死亡その他重篤な障害等の結果が生ずることを承知しながら最近に至るまで、全くこれを放置し、被害者及びその家族の負担に対し何らの補償も行なってこなかった。

僅かに照和四五年以降〝行政的救済措置〟と称して死亡者に対し一率二七〇万円、

後遺症者に対し二〇〇万円ないし二七〇万円の一時金及び若干の特別給付金を給付し、昭和五一年に至って予防接種法を一部改正し、昭和五二年二月二五日以降〃救済措置〃をとったが（被告は〃公的補償の精神をも加味して図られる救済措置〃というような曖昧な言葉で説明しており、国家の義務としての補償であるとはいっていない）、既に提出された被告準備書面(七)(八)の主張によるも、その額は、裁判所が通常用いている基準により客観的に算定される被害填補額に比して極端に少なく到底「正当な補償」と言い難いものである。

以下、一、二の例をひいて、その額がいかに少ないものであるかを説明する（口頭弁論終結時までには全原告について各別に具体的に損害額を算出し、それに応じて請求の趣旨を変更する予定であるが、本準備書面では、被告国の給付額が到底正当な補償とはいえないことを明からにするため、代表的な一、二の設例によってその差を示すこととする）。

事例(1)　昭和四三年事故当時一歳の男児（現一〇歳）の一級後遺症例

A　客観的に算出される全損失　一億三、一〇三万円

(a)　逸失利益……六、五四七万円（万未満切捨）

被害者（現一〇歳）が一五歳から六七歳まで五三年間稼働可能——上記期間のホフマン係数（年毎）二二・二三

昭和五一年男子労働者全年齢平均給与年額　金二五六万一、〇〇〇円

五一年度に対する五三年度賃金上昇分　一・一五　二九四万五一五〇円

(b)　介護費……四、五五六万円

○　過去の介護費……七七一万円

昭和四八年の女子全年齢平均日給二、三四八円　看護年数　九年

○　将来の看護費……三、七八五万円

昭和五一年女子労働者平均給与年額　一三七万一、五〇〇円

要介護年数（残存余命年数六一年）上記ホフマン係数……二七・六〇

(c)　慰藉料　二、〇〇〇万円

本　人　一、五〇〇万円

父母各　二五〇万円

B　行政救済及び法改正による既給付及び給付予定分……四、二一〇万円

(a)　既受取分……四〇三万

後遺症一時金　二七〇万円

特別給付金（昭和四八・四～五二・二）

一九、〇〇〇円×四七　八九万三千円

養育手当（昭和五二・三～五三・七）

二六、〇〇〇円×一七　四四万二千円

(b)　未受取分……三八〇七万円

○　養育手当（一七歳まで、七年間のホフマン係数五・八七）

二六、〇〇〇円×一二年×五・八七＝一八三万円

○　障害年金（一級）給付予定期間五四年（七一歳—一七歳）以上期間のホフマン係数（二二・七三）

一、六六八、〇〇〇×二二・七三＝三六二四万円

$\frac{B}{A}$＝三二％

事例(2)　昭和四三年事故当時満一歳の男児の死亡例

A　客観的に算出される全損失……四一三二万円

(a)　逸失利益（前例一と同じくし、生活費控除を$\frac{1}{2}$とする）三二七三万円

養育費控除（一万二、〇〇〇円×一二月×一三年（ホフマン係数九・八二）

一四一万円

生活費養育費控除をした残額　三一三二万円

(b)　慰藉料　一、〇〇〇万円

B　行政救済及び法改正による既給付分　四七〇万円

一時金　二七〇万円

再弔慰金　二〇〇万円

$\frac{B}{A}$＝一一％

以上の設例からみても、被告の給付額（それがどのような基準によって算出されたものかは今日まで明らかにされていない）は、客観的に算出される損失に対して余りに低額であって到底「正当な補償」といえないことは明らかであり、原告らはなおその差額について補償を請求する権利を有するものである。

準備書面　㈦

昭和四八年㈦第　四、七九三号
同　　年㈦第一〇、六六六号
昭和四九年㈦第一〇、二六一号　併合事件
昭和五〇年㈦第　七、九九九号
同　　年㈦第　八、九八二号

昭和五三年一一月二〇日

原　告　吉　原　　充
外一五七名
被　告　国

原告ら訴訟代理人
弁護士　中　平　健　吉
同　大　野　正　男
同　広　田　富　男
同　山　川　洋一郎
同　秋　山　幹　男
同　河　野　　敬

東京地方裁判所
民事第三四部　御中

原告請求原因の構成

原告が訴状及び第一～第七準備書面で述べた被告の責任に関する主張はすべて以下に述べるところに包含、整理させるものであり、その余は事情として理解されたい。

一、未必の故意による責任

第一〇準備書面第二項の一、二

二、債務不履行責任

第八準備書面第二項の二

第一〇準備書面第三項

三、過失の立証責任の転換理論及び過失の事実上の推定理論にもとづく国家賠償法一条の責任

第八準備書面第二項の三

第一〇準備書面第四項

四、国の具体的過失五つを主張する国家賠償法一条の責任

1、実施すべきでない予防接種を行った過失

第八準備書面第三の一項

特に種痘につき第一五準備書面第一項の一

特にインフルエンザにつき、右同第三項の二

2、被接種者の年齢を限定しなかった過失
　第八準備書面第三の二項
　特に種痘につき第一五準備書面第一項の二
　特に百日咳につき右同第二項
　特にインフルエンザにつき右同第三項の一

3、禁忌該当あるいはその疑いのある者を接種から除外しなかった過失
　第八準備書面第三項の三
　第一一準備書面第一項
　第一四準備書面

4、接種量を必要最少限にとどめなかった過失
　第八準備書面第三項の四
　第一一準備書面第二項

5、他の予防接種との間隔を十分にとらなかった過失
　第八準備書面第三項の五

以上五つの過失の各原告に対する具体的あてはめについては第一一準備書面第三項、第一三準備書面

五、国家補償責任
　第一六準備書面

以　上

最終準備書面（第一部）

昭和四七年(ワ)第　二二七〇号
昭和四八年(ワ)第　四七九三号
同　　　　第一〇六六六号
昭和四九年(ワ)第一〇二六一号
昭和五〇年(ワ)第　七九九七号
昭和五六年(ワ)第一五三〇八号　併合事件

原告　吉原　充　ほか一五九名
被告　国

一九八三年三月一四日

原告ら訴訟代理人
弁護士　中平健吉
同　大野正男
同　廣田富男
同　山川洋一郎
同　秋山幹男
同　河野　敬

東京地方裁判所
　民事第三四部　御中

② 準備書面　最終準備書面（第一部）　1983年3月14日

最終準備書面（第一部）目次

第一章　序―本件予防接種事故訴訟の特質

第一　ワクチンの危険性を看過した被告国の怠慢

予防接種は、人体に免疫を付与し、伝染病の罹患を予防することによって、社会を伝染病の発生及びまん延から防止することを目的とする（予防接種法一条）伝染病予防対策の一手段であるが、しかし後に述べる予防接種に用いるワクチンの危険性とその効果の限界性のゆえに、伝染病予防対策としては、感染源対策、感染経路対策についでこれらの補助的性格を有するにとどまるものである。

すなわち、右免疫付与は、病原微生物を弱毒化ないし不活化したもの、あるいはその産生する毒素を主成分とするワクチンを人体に接種して行うものであるところ、病原微生物を弱毒化した生ワクチン（種痘、ポリオなど）であれ、不活化ワクチン（百日咳、インフルエンザ、日本脳炎、腸チフス、パラチフスなど）であれ、病原微生物が産生する毒素を主成分とするトキソイド（破傷風、ジフテリアなど）であれ、いずれもその生物学的製剤であるという性質上人体にとっては異物であるのみならず劇薬であり、人体に有害な作用を及ぼす危険性の高いものであることはいうまでもない。

ワクチンは、それ自体として右のような危険性を有するものであるから、被告国はその副作用の軽減をはかりより安全なワクチンの製造に努力するとともに、被接種者がワクチンに対して過敏な反応を示す乳幼児やアレルギー体質の場合、免疫機能に欠損、不全がある場合、あるいは接種時における体調が不調である場合などには予防接種事故発生の危険性はいよいよ高くなるのであるから、予防接種の実施に当っては事故の発生を防止し、万一事故が発生した場合には被害を最少限に喰い止めるための対策を講ずべきであったのである。

ところが、一七九六年ジェンナーによって種痘が開発されて以来、天然痘の予防に顕著な効果があったことからこれに目を奪われ、種痘事故はとかく無視ないし軽視されがちであったが、種痘の歴史は反面種痘事故の歴史でもあった事実はおおうべくもない。

さらに、その他の予防接種の歴史もまた予防接種事故の歴史たる半面を有していたこともまた事実である。

それでも、英国、アメリカ、ヨーロッパ諸国などでは、わが国とは比較にならぬくらい早くから予防接種事故が注目され、これを回避ないし予防するための努力が傾けられてきているのである。

わが国の予防接種行政を見るに、わが国の予防接種行政には、少なくとも昭和四五年本件原告らを含む予防接種事故の被害者らが決起するまでは、予防接種事故を防止するための真しな努力は全くなかったと断ぜざるをえない。

戦前のことは暫らくおくとしても、昭和二三年予防接種法の施行以後を見ても、例えば昭和三三年予防接種規則が制定されるまでは禁忌についてすら何らの規定もなく、右規則の制定及びその後の数次にわたる規則改正による禁忌の設定もきわめて不十分であったことは、その後の数次にわたる改正を必要とした経緯及びそれにも拘らず接種事故発生の事実に徴し明らかである。

被告国の予防接種行政には、予防接種事故の被害者の生命、健康に対する配慮が全くなく、たんに接種率の高水準の維持にのみ汲汲の余り、ワクチンの危険性と接種事故発生の事実にあえて目をおおい、同じ政府の発表である人口動態統計に昭和二七年以来明らかに予防接種を原因とする死亡の件数が自己の把握するところの死亡件数の数倍にものぼるものであることを知りながら調査することなく放置し、またたまたま知りえた予防接種事故もこれを国民に秘匿し、また諸外国やわが国の専門家の間では、その危険性がよく知られ、その効果について疑問視されている予防接種を抵抗力の弱い乳幼児に、集団接種というきわめて不備な接種体制のもとで無差別的に強制実施し、しかも諸外国ですでに廃止した定期接種や若年接種を漫然と継続するなど国民の健康の維持増進をはかり国民の福祉に奉仕すべき予防接種行政としてはまことにあるまじき所為である。

　本件原告らは、被告国の予防接種行政に当時の医学的水準において不可能な過大な要求をするものでもなければ、今日的立場から結果論としてその過誤を責めるものでもないのである。ただ基本的人権を保障し、国民を個人として尊重する日本国憲法のもとで、欧米諸外国ですでに実施しえた程度のすなわち、当時の医学水準でなしえた予防接種事故防止及び被害を最少限にとどめるための措置をとらなかった被告国の責任を問うているにすぎないのである。

第二　予防接種事故被害の深刻性と救済の緊要性

　予防接種事故は、予防接種が多く乳幼児に対して行われてきた結果、被害者の中には、激しい痛みと苦しみのうちにあたら短い生涯を終えた者も多い。

　予防接種事故が多くいわゆる重症の心身障害を後遺症として残すものであるために、被害者の多くは重度の知能障害と脳性マヒに起因する重度の肢体不自由を合併、重複した状態にあり、しかも回復は殆んど絶望的である。難病患者の一典型として生涯この病苦を負い続けなければならないのである。その深刻なることにおいて、あまたの公害、薬害事故の被害者のなかでもっとも悲惨なものに属するであろう。その悲惨なるさまは、一端を臨床尋問において裁判所のしたしく見聞されたとおりである。

　予防接種事故の被害は、ただに被接種者の生命的、身体的被害にとどまらない。とくに、その両親は、予防接種をわが子に受けさせた者として、予防接種事故が一方的に被告国の怠慢と過誤に起因するものであるにもかかわらず、呵責の念は甚しく、それは生涯いえることがないであろう。

　また、重症の心身障害の被害者の場合、その介護のため心身の労苦は非常なものであって、これに当たる母親などは常に疲労困憊のなかにあり、家庭内の人間関係も意思の疎通をかきがちである。介護に人手を要することは父親の勤務成績にも影響を来たし、なかには転職を余儀なくされた例もあり、介護に医療費のかさむことと相まって、被害児の存在は経済的にも一家の重荷となっている。多くの被害家庭は常に崩壊の危機にさらされているのである。

　このような深刻な被害が速やかにかつ十分に償われなければならないことは当然である。

　とくに予防接種事故が被告国の過失のみによって発生したことを考えれば、被告国がこの損害の回復に全責任を有することは明白である。

　被告国は、これらの接種事故の発生に長く目をふさぎ、被害者の訴えを黙殺してきた。

　ようやく昭和四五年になり、原告ら被害者のいわば一せい蜂起にあい、はじめて重い腰をあげ、見舞金制度を設け、さらに昭和五一年予防接種法の一部を改正して接種被害に対し若干の救済措置を講じたが、いまだきわめて不十分であって、原告らの到底納得しうるものでないことは本論において詳述するとおりである。

　この放置されている予防接種事故の犠牲者は速やかに救済されなければならない。これこそ、法と正義の要求するところである。

第二章　因果関係

第一　一般的因果関係の存在

国は本件で問題となっている各ワクチンの接種により、時として死亡又は脳炎・脳症等の重大な後遺障害が発生するという因果関係の存在についてはこれを認めて争わないところである（但し、インフルエンザワクチン接種によるアレルギー性脳炎、ポリオワクチン接種による脳炎・脳症については因果の関係を争うものと見られるので、これらの点については後述する）。

第二　個別的因果関係―自白の撤回の許されないこと

一　本件被害者は大川勝生を除き全員が厚生省の予防接種事故審査会により因果関係ありとの判定をうけているものであるが、国は昭和四八年(ワ)第四七九三号事件（第一次訴訟）の原告（原告番号一～二六）については、その因果関係を争わない旨自白し（昭和四八年九月二八日第二回口頭弁論調書）、その余の原告についても、因果関係を明白に争わないものと見られたところ、昭和五五年一〇月一三日付準備書面（二四）を以って荒井豪彦外八名の原告について、更に同五七年八月三一日付準備書面（二五）を以って第一次訴訟の原告尾田真由美外五名（原告上林孝之については訴訟取下済み）について、それぞれ因果関係を争う旨主張するにいたった（但し、第二次訴訟以降の原告で荒井豪彦外八名を除く、その余の者については、国は明白に因果関係を争わないので、自白したものとみなされる）。

しかしながら、尾田真由美外五名の第一次原告についての右主張は明らかに自白の撤回にあたり、かつ時機におくれた攻撃防禦方法で、訴訟の完結を遅延させるものであるから、原告らは異議を述べる。

その理由は以下の通りである。

二　国は尾田真由美外五名の原告についての自白の撤回は「医学的知見の進展に伴い、今日では因果関係の存在が否定されるに至ったと思われることによるものである」と主張する（国はこの外にも「右主張は、予防接種制度の維持、運営行為の副反応発生に影響する程度にかかわる重要な事実に言及する……」として自白の撤回は許されるべきだと主張するが、右引用部分はその文意不明である）。

しかしながら、自白の撤回にはまず「真実に反し、錯誤にもとづくものであること」が必要であるところ、国は前記自白をなした時点において、各原告らの事故発生に関する資料すべて入手しており、右自白は予防接種事故審査会の因果関係ありとの判定や厚生省、法務省双方の専門家の十分な調査、検討を踏まえた上でなされたものであるから、これが真実に反したり、錯誤に基づくものであるなどとは到底いいえないものである。そしてその後、現在にいたるまでに、国の前記判断＝自白をくつがえさなければならないような「新事実・証拠」は何も発見されていないのである。

即ち、木村証言によれば、予防接種事故審査会は、一流の医学専門家を中心に一五、六名の委員から構成されており、接種と後遺症との因果関係の有無について、まず医学的な観点から検討し、全員一致で判定を下す仕組みであり、同証人も委員の一員として、国が自白を撤回しようとするすべての原告について因果関係ありとするのに賛成したというのである（証言調書八三～八七丁）。そして、同証人によるも予防接種と後遺症の因果関係をめぐる学問的知見に関して、予防接種事故審査会の因果関係ありとの判定を変更しなければならないような進歩や発展はこの十数年間にはなかったというのである（証言調書一二一～一二三丁）。そうだとすれば、予防接種事故審査会の判定は重大な重みを持つのであり、被告の自白が「真実に反し、錯誤にもとづく」などということは到底いえず、自白の撤回が許される筈がないのは当然である（尚、東京地裁昭和四九年三月一日判決、判例時報七三七号一五頁参照）。

更に手続的に見ても、右自白の撤回は、昭和四八年六月の提訴以来一〇年近い長期審理となり、昭和五七年末にようやく結審を予定されていた本件訴訟の最終段階にいたり、しかも昭和五五年四月より開始された原告本人尋問が昭和五七年六月に終了した後に、即ち各原告の因果関係に関する個別の事実に関する証拠調べが終了したあとに、各原告につき個別の事実をあげてなすものであり、訴訟の進行に関する当事者間の信義に反し、かつ時機におくれた主張といわざるを得ない。被告国はこのような主張を原告本人尋問の前になすことが十分できた筈であり、さすれば原告側はこのような主張をもふまえて原告本人尋問をなしえたのであり、訴訟の終局段階におけるこのような主張は甚だしくアンフェアである。

しかも本人尋問終了まで因果関係に争いなきものとして進行しながらその後この点の主張を許すならば、あらためて本人尋問のやり直しをせざるをえなくなるのであり（現に原告は原告本人尾田節子及び布川則子の本人尋問を余儀なくされた）、本件訴訟は大幅な遅延を余儀なくされる。既に裁判所を含め昭和五七年一二月二〇日の期日を以って最終期日とされていた段階において、このような訴訟遅延を来たすことは具体的にとりきめられた訴訟進行に関する合意を反古にするものであって、信義に反し到底許容しえないところである。

以上に述べた理由により、本件自白の撤回は到底許されるべきではなく、また被告国の主張は従来の訴訟経緯を全く無視した時期に遅れた主張であり著しく訴訟遅延をきたすものであって、この点からも全く許容しえないものである。

第三　接種と後遺障害との因果関係についての基本的考え方

国が因果関係を争う合計一五名（内六名の第一次原告についての自白の撤回が認められないことは前述の通り）についても、個別の因果関係が肯定さるべきことは後に第二部各論で詳述するが、ここでは、ワクチン接種と重篤な副反応との因果関係の有無を考える際の基本的な考え方について述べる。

白木証言（昭和五七年一二月二〇日証言調書一～一二丁）によれば

①　ワクチン接種と予防接種事故とが、時間的、空間的に密接していること

②　他に原因となるべきものが考えられないこと

③　副反応の程度が他の原因不明のものによるよりも質量的に非常に強いこと

④　事故発生のメカニズムが実験・病理・臨床等の観点から見て、科学的、学問的に実証性があること

の四点が満たされれば、ワクチンの接種と事故（後遺障害）との間に因果関係を肯定すべきものである。

このような考え方は

「訴訟上の因果関係の立証は、一点の疑義も許されない自然科学的証明ではなく、経験則に照らして全証拠を総合検討し、特定の事実が特定の結果発生を招来した関係を是認しうる高度の蓋然性を証明することであり、この判定は、通常人が疑いを差し挟まない程度に真実性の確信を持ちうるものであることを必要とし、かつ、それで足りるものである。」

とする最判昭和五〇年一〇月二四日（判例時報七九二号三頁）の趣旨にも合致し極めて正当であるが、以下に若干ふえんする。

①の時間的密接性の点は、発症までの時間（潜伏期）が一定の合理的期間内におさまっていることを意味するが、ワクチンによる神経性障害の三つのパターン（急性脳症型、ウィルス血症型、遅延型アレルギー反応型）により異なり、更に被接種者の個体差があるため一定の時間をピークに自然曲線をえがき、従って長短一定の巾があることが認識されなければならない。更に免疫学と神経病理学の双方の総合考慮やワクチンが経口であるか、皮下接種であるか、皮内接種であるか、も潜伏期間を考慮する上で必要である（甲第一七六号証三六二頁）。以上のような時間的密接性は又、脳、せきずい、末梢神経等のうちどの部位が侵されるかによっても変わるのである（空間的密接性）。

②については、他の原因が、一般的抽象的に考えうるというのでは足りず、具体的に存在したことの証拠が必要で、かつその原因と障害との間の因果の関係が明らかとなっているものでなければならないのは当然である。

ちなみに木村証人は原告荒井豪彦、清水一弘、布川賢二等について、接種前からテンカン器質があったもので、後遺障害は接種によるものでないと証言しているが（証言調書四五～五六、八一～八四丁）、このような証言は、従前のテンカン既往歴、家族歴、出生時の異常等テンカンを疑わしめる具体的事実を何ら指摘することなくなされたものであり、証人の独断と憶測以上のものではないのである。

③の副反応の程度が質量的に強いというのは、①、②程に重要ではないが、従前全く見られなかった症状が強烈にあらわれるということである。

④の事故発生のメカニズムが科学的学問的に実証性があるという点は事故発生のメカニズムについての知見が既存の科学的知見と整合し、それらによって説明されうるということである（以上第二回白木証言の冒頭部分）。

個別原告の因果関係を考える際には以上のような点を十分念頭におくべきものである。

第四　ポリオ生ワクチンによる脳炎・脳症

一　被告は、ポリオ生ワクチンの副反応によっては脳炎・脳症は起り得ないとの前提に立って、原告番号11番伊藤純子、同24番井上明子、同38番中村真弥、同48番小久保隆司、同51番大平茂の被害についてポリオ生ワクチン接種との因果関係は存在しないと主張し、木村三生夫証人はこれに沿う証言をしている（他に右被告の主張に沿う積極的な証拠は存在しない）。

二　しかし、前記第三で述べた因果関係についての基本的考え方によれば、右の原告ら被害者は、いずれも、ポリオ生ワクチン接種後三〇日以内にけいれん等の脳症または脳炎の臨床症状を示しており（詳細は各論中の各原告の欄参照）、これらがポリオワクチン接種と時間的に密接な関係にあることは明らかである（乙第七九号証日本のワクチン四二頁は、ポリオワクチンによる副作用の潜伏期を四～三〇日としている）。また、右各原告らには、各論で述べるとおり、他に本件被害をひき起したと考えられるような原因は全く存在しないのである。

したがって、右原告らの被害とポリオ生ワクチン接種との間の因果関係は肯定されなければならない。

三　ところで、木村証人は、ポリオ生ワクチン接種により脳炎・脳症をおこすことは医学上否定されると述べ、その根拠として概ねつぎの三点を挙げた。

㈠　ポリオ生ワクチン接種が原因で脳炎または脳症が生じたことを実証する報告は、国内および国外においても存在しない。

㈡　疫学的にも、ポリオ生ワクチン接種後の脳炎・脳症の発症報告例をみても、接種後神経症状発症までの日数に集積性がない。

㈢　乳幼児は原因不明の脳炎・脳症をおこすことが多い。

しかし、右㈠の点については、木村証人自身、ポリオ生ワクチン接種後の脳炎・脳症について、ワクチン接種が原因であることを医学上実証する方法は存在しないと述べており、そうだとすると、同証人のいう「実証報告」が存在しないことをもって、ポリオ生ワクチンを原因とする脳炎・脳症の発生を医学上否定することはできないことになる。

そして、ポリオ生ワク接種後三〇日以内に発生した脳炎・脳症の報告例は本件被害者、大阪地裁係属事件の被害者をはじめ多数存在するのであり（乙第七九号証三七頁）、このことはポリオ生ワクチンの接種と脳炎・脳症との因果関係を示す重要な根拠となるものである。また、甲第一六〇号証（クリュッケ論文）、甲第一六二号証（皆川論文）は、病理解剖によりポリオワクチンと脳炎・脳症との因果関係を実証したものということができ、右著者らは、いずれも右因果関係を肯定しているものである。

また、㈡の点についての木村証人の供述は根拠が薄い。いったい、ポリオ生ワクチン接種後の脳炎・脳症についてどれほど正確な統計が集められているのであろうか。最も厚生省に近く、あらゆる資料が入手可能な木村証人ですら、統計に使用しているデータは、甲第七〇号証、乙第一一〇号証の一、二にみられるように、昭和四五年以降事故審査会に申請のあった事故報告であり（同証人調書昭和57・11・22付35丁、44丁）、その数はわずか三〇余例にしかすぎない。しかも木村証人は昭和五三年一〇月に出版した乙第一一〇号証の一、二では昭和五〇年四月に出版された甲第七〇号証よりも古いデータを使用している。さらに、甲第七〇号証三四頁表17は、木村証人によれば、事故審査会に申請のあったケースで接種後一か月以内の脳炎・脳症を発生日ごとに集計したものだというのであるから、ポリオ生ワクチン接種後の脳炎・脳症が、接種には無関係の他の原因によるものだとすれば、DPTおよびDP、日本脳炎、インフルェンザワクチン接種後も少くともポリオ生ワクチン接種後と同様に脳炎・脳症が発生していなければならない。

しかるに、DPTの四日以降、日本脳炎、インフルエンザの一一日以降は何ら脳炎・脳症の報告はないのである。このことは右表17の統計が杜撰であるか、それとも、実際にDPTまたはDPの四日目以降ならびにインフルエンザ、日本脳炎の一一日以降は脳炎・脳症の発生はなくポリオ生ワクチン接種後だけに発生したのであるか、いずれかというほかはない。このようにわずかなしかも杜撰な資料だけから集積性を正確に判断することは困難である。そのうえ、木村証人が作成した新しい方のデータである甲第七〇号証によれば（乙第一一〇号証の二でもほぼ同様である）、脳炎・脳症は、ポリオ生ワク接種後一日から一一日以内に明らかに集積性をもってあらわれているのである。

前記㈢の点もポリオ生ワクチン接種を原因とする脳炎・脳症の発生を否定する根拠となるものではない。

四　そもそもポリオ生ワクチンは、サルの腎細胞にウィルスを培養したもので、これに抗生物質その他の保存剤等を加えて作られる（乙第七九号証四三頁、四一一頁）。また、このワクチン液に他の微生物が含まれないという保障は全くない。ワクチン液は経口投与されるが、腸内でポリオウィルスは増殖しつづけ、一部のウィルスは腸管を経由して血液中に入る。腸内でウィルスが増殖すれば、何らかの物質が産出されることもある。

これらの過程のなかでなんらかの物質が即時型アナフィラキシーとしての脳症を招く引き金になり、遅延型アレルギーを引きおこす原因になることは充分あり得ることである（白木証人の証言）。

例えば、疫痢では、腸内に入った赤痢菌と腸管との交互作用によって腸壁に多量のヒスタミン、その他の化学的媒介物が産生され、血液を介して全身に広がることが知られている。これと同様に、腸内に入ったポリオワクチン液によって、ヒスタミン等の化学的メディエーターが産出されることは充分あり得ることである（甲第一七六号証特に三六〇頁以下、白木証人の証言）。遅延型アレルギーである脳炎または脱髄炎についても狂犬病ワクチンや旧型日本脳炎ワクチンの場合の動物の神経組織と共通の抗原物質が腸内のポリオ生ワクチン液や血中のウィルスの中に含まれていることを否定し去ることはできないのである（前掲白木証人の証言、甲第一七六号証）。またポリオ生ワクチンの接種によって実際にポリオの症状があらわれる例のあることは被告も否定せず、木村証人も認めているが、ポリオに罹患した場合、脳炎と同様の症状を呈することのあることは、甲第七九号証四八七頁、甲第八〇号証一四頁によっても明らかである。

ポリオの生ワクチン投与は昭和三六年から始まったのであるが、当時のサーベイランス活動にあたったポリオ監視委員会は、投与後の異常反応を三つの型に分け脳炎、脳性小児麻痺等の臨床例をCグループとして調査したが、Cグループも「厳密な意味ではポリオウィルス感染症を否定できない」ものと考えていたのであって（乙第七九号証三六頁）、Cグループに含まれる症例は一九六二年から七四年までの間に一〇一例あったと報告されている（前掲乙第七九号証三七頁）。その後Cグループの臨床例がポリオ生ワクチンと無関係であることが明らかになったであろうか。木村証人の証言によってもこの点に関する納得のいく説明は何らなされなかった。

五　以上のとおり、ポリオ生ワクチン接種による脳症・脳炎の発生を否定することはできないのであり、かえって、因果関係を肯定するに足る十分な学問的根拠があるというべきである。

第五　インフルエンザワクチンによる脳炎

一　インフルエンザ予防接種により急性脳症型の神経系副作用が発生することは現在異論の余地なく明らかとなっているところである（白木証言第二回五八～六〇丁）。

インフルエンザワクチンによりアレルギー性脳炎が発生するのかの問題については一九七六～七年にかけて米国で流行したＡニュージャージー型（いわゆるブタ型）インフルエンザについて行われた予防接種によって、遅延型アレルギー反応である末梢神経の多発神経炎（ギラン・バレー症候群）が発生したことが一九七九年ショーンバーガーらにより確認されており（甲第一六六号証）、我国でも白木博士がこれを肯定している（甲第一七六号証三五四頁以下）。

遅延型アレルギー反応が、末梢神経に多発神経炎という型で現れる場合には、いわゆるギラン・バレー症候群となり、脳に現われる場合には脳炎となるのであるが、インフルエンザワクチンにより末梢神経に多発神経炎が発生する以上、同じ発生機序にもとづくアレルギー性脳炎が脳に発生する蓋然性はきわめて高い。白木証人も、「インフルエンザワクチンによっても、脳炎の起る可能性というのはあるというふうにお考えでしょうか。」という質問に対して、「はい。そのとおりです。……アレルギー性機構があった場合に、それが末梢にくれば多発神経炎、脳にくれば脳炎、その両方にくれば両方共と、こういうことになるのは十分考えられるわけでございます。」（同証人第一回五九丁）と証言している。

二　被告国は、インフルエンザ予防接種によるアレルギー性脳炎は考え難いと主張し、証人木村三生夫はこれにそうかの証言をしている。しかし、その論拠はインフルエンザワクチンによるアレルギー性脳炎が発生したという報告例がないというにつきる。

しかしながら、これまで我国において、アレルギー性脳炎の報告例がないというのは、インフルエンザワクチンからは遅延型アレルギー反応による副作用が発生しない、との思いこみにより、この点に留意した調査研究が行われていないからであり、証人木村も、現在予防接種研究班では調査中だというのである（同人の第三回調書一一二～一一四丁）。そして、ブタ型インフルエンザワクチンについて遅延型アレルギー反応（末梢神経の多発性神経炎）の発生があるならば、ふ化した卵の尿膜腔液で同じ製法により製造され、その化学的成分も変るところのない他の型のインフルエンザワクチンからも、同様のアレルギー性反応が発生すると考えるのが自然科学的にはごく自然であり、本件原告らのインフルエンザワクチン接種後の脳炎は将にこの例証というべきであり、インフルエンザワクチンによるアレルギー性脳炎を否定する国の論拠は薄弱であるというべきである。

第三章　責　任

第一　国の注意義務―最高度の安全確保義務

国は強制によると勧奨によるとを問わず、予防接種を実施する場合には、接種を受ける国民の生命身体を侵害する事故が発生することのないよう万全の措置を講ずべき最高度の安全確保義務がある。その理由は以下のとおりである。

(1)　ワクチンは病原微生物を弱毒化ないし不活化したものあるいは病原微生物が産出する毒素であり、人体に害作用を及ぼす危険性の高い劇薬である。したがって予防接種には常に事故発生の危険が存在する。

(2)　またいったん事故が発生するやその被害は極めて重篤であり、死亡や脳炎等回復不能な重大な結果をもたらす。

(3)　予防接種によって右のような重大な被害が発生することは、本件事件中最も古い接種時である昭和二七年（一九五二年）以前より、古くから医学界及び公衆衛生行政当局によって知られていたもので、国は予防接種によって現実に被害が発生している事実を認識し、本件事故にみられるごとき被害が発生する蓋然性をあらかじめ予見しながら、あえて予防接種を実施していたものである。

(4) 他方、右のような重大な危険を伴うにもかかわらず、予防接種は、医療上の治療行為とは異なり、被接種者が現実に病気に罹患している場合、その生命・身体に対する現実の危険を排除するためになされるものではなく、公衆に免疫を付与することによって将来伝染病が発生した場合にそのまん延を防ぐため、いわば将来の不確定な危険をあらかじめ回避するためになされるものにすぎない。医療上の治療行為の場合には、生命・身体のより重大な具体的危険を排除するため生命・身体のある程度の危険をおかしてまで治療を行なうことが許される余地があるが、予防接種の場合には、現実に伝染病が流行している場合に緊急避難として許される余地が考えられる以外に、このような考え方が許容される余地は全くない。したがって予防接種を実施するにあたっては、万が一にも、被接種者に死亡あるいは重篤な障害を発生させることがあってはならないのである。

被告国の国立公衆衛生院衛生行政室長も（ワクチンは）「一般薬剤とは異なり、正常、健康人を対象とした製剤であり現在の効果ではなく、将来の効果、それもある確率のもとで発生する事故に対する予防を期待するものである。将来の危険の確率の一般に小さい現状のなかで、現在の健康を犠牲にしての予防接種を受けるにはその安全性が著るしく高い必要があることは明らかといえよう」と述べ、さらに、「行政の責任で予防接種を実施することは、（中略）科学的なチェック機構のもとでの禁忌発見方法を開発していかねばならず、逆にそれが不可能な予防接種は中止してしかるべきといえよう」と述べている（西三郎「予防接種と衛生行政」ジュリスト六一九号七一頁以下）。

(5) さらに、予防接種は伝染病予防という行政目的を実現するために、国が組織的に行なうものであるから、予防接種の安全は、人的、物的にも最高水準の科学を最も良く活用でき、かつ右の事項に関する情報を独占できる立場にある国が専らこれを確保すべきである。接種を受ける国民は接種の安全を確保すべき能力、手段を全く持たず、国が完全に安全を保証してくれるとの絶大な信頼のもとに予防接種を受けるほかない。

(6) また強制によりなされる予防接種の場合には、国民は、法律上接種を受けるよう強制されているのであるから、国民が予防接種の安全性を自主的に判断して、接種による事故の危険を回避することは、そもそも全く不可能である。この点は勧奨接種の場合も実際上は同様である。国民は接種の安全性を自主的に判断することはできず、国の公衆衛生事業に協力すべき義務感のもとに、国から勧奨されるがままに接種を受けることになるのが実情である。

以上述べたとおり、予防接種には本件にみられるような死亡あるいは重篤な後遺障害をもたらす重大な危険が存在するが、このような事故は万が一にも発生してはならず、予防接種の性格上、被接種者の生命・身体の重大な侵害が許容される余地はない。したがって国はあらゆる人的・物的設備を動員して調査、研究等に全力を尽し、接種の実施にあたっては常に最高水準の安全性を確保すべき最高度の注意義務があるものと言わなければならない。

ことに国が接種を法律によって強制し、あるいは接種を勧奨した上で、予防接種を実施する以上、国は国民に対して接種の安全性を絶対的に保証したものとみるべきであり、国の安全確保義務はなお一層高度のものというべきである。

なお、最高裁判所第三小法廷昭和五〇年二月二五日判決（判例時報七六七号一一頁）は、国の公務員に対する安全配慮義務に関し、「ある法律関係に基づいて特別な社会的接触の関係に入った当事者間において、当該法律関係の付随義務として当事者の一方又は双方が相手方に対して信義則上負う義務として一般的に」安全配慮義務が存在するとしているが、予防接種の場合にも、予防接種法に基づく法律関係における義務として国の国民に対する安全確保義務が認められるべきことは当然である。のみならず、公務員の勤務関係とは異なり、予防接種の場合には、国民は当該法律関係に入るべきことを法律上強制されているものであるから、国の安全確保義務は一層重いものと言うべきである。また予防接種法は、公衆衛生の増進を目的とするものであるが、その最終的目的は個々の国民の健康を確保することにあるから、同法は国に対し伝染病予防のために国民に対して免疫を付与せしめる責務を負うことのみを規定しているのではなく、免疫を付与するに当って被接種者の健康を確保すべき責務を負うことをも定めているものと理解すべきである。

したがって、予防接種における国の安全確保義務は予防接種の法律関係に付随する義務に止まるものではなく、予防接種の法律関係が本来目的とする国の義務そのものであり、予防接種における注意義務は右の最高裁判決の場合よりも更に一層高度の注意義務であるということができる。

第二　債務不履行責任

前記のとおり、国は予防接種を実施するにあたり、予防接種事故が発生することのないよう安全を確保すべき最高度の注意義務を負っているが、安全確保義務は国の被接種者に対する債務である。

すなわち、予防接種は、国が国民に対して刑罰をもって強制し、あるいは事実上強制に等しい勧奨によって接種を行うものであるから、国と被接種者との間には、法律ないし行政行為にもとづく特別密接な関係が生じているもので、国は、国民に対して公益目的上予防接種を強制ないし勧奨する反面、その接種による被接種者の生命・身体の安全を絶対的に保証しているものである。また安全確保義務は予防接種法が法律によって国に課した義務である。したがって、右の安全確保義務は、国の被接種者に対する債務であるというべきで、右義務違反のある場合には、特定の法律的社会的関係を前提としない当事者間において適用される不法行為責任が成立するのみならず、債権債務関係を前提にした債務不履行責任が成立するものである。

最高裁判所昭和五〇年二月二五日判決（判例時報七六七号一一頁）は、「ある法律関係に基づいて特別な社会的接触の関係に入った当事者間において、当該法律関係の付随義務として当事者の一方又は双方が相手方に対して信義則上負う義務として」安全配慮義務が存在するとし、かつ右義務違反の場合には債務不履行責任があると判示しているが、予防接種における法律関係は、国が伝染病予防という行政目的を達成するため接種を法律上強制し、あるいは行政指導により勧奨することによって発生するもので、右の「特別な社会的接触の関係」に該当するものである。したがって国が安全配慮義務に違反し、その結果被接種者に被害が生じたときは、国は被接種者に対し債務不履行責任を負うべきである。

そして本件予防接種において、被告国はいずれも本件各被害を発生させたものであるから、国には債務不履行がある。よって被告国は、本件各被害の発生が不可抗力であることを立証しない限り債務不履行責任をまぬがれない。

ところが、本件事故は不可抗力によるものではなく、後記のとおり、被告国の過失（以下、厚生大臣を頂点とする国の予防接種行政担当公務員の過失の総体を単に国の過失という）によるものであることが明白である。したがって、被告国は債務不履行による損害賠償責任を負うべきである。

第三　国家賠償法第一条の責任

一　勧奨接種は国の公権力の行使に該たる

被告は被害者吉原充、同依田隆幸、同越智久樹、同加藤則行、同藤本美智子、同小久保隆司、同大平茂、同高橋尚以について、国の機関以外の者が実施したポリオ又はインフルエンザの勧奨接種を受けたものであり、同大川勝生についても日本脳炎の任意接種を受けたものであり、いずれも国の公権力の行使に該当しない、と主張する。しかしながら、右各主張は以下に述べる通りいずれも誤りである。

1　インフルエンザワクチンの勧奨接種は、インフルエンザの流行に対処するため厚生省公衆衛生局長が昭和三二年以降毎年都道府県知事及び指定都市市長宛に当該「年度におけるインフルエンザ予防特別対策について」と題する通達を発して勧奨接種実施方を指示し、都道府県知事等は右通達の一部を構成する「インフルエンザ特別対策実施要領」にもとづき接種方を市町村に指示し、市町村はこれを受けて国民に通知を発して行うものである（乙一七～三二号証）。（被告はこの点について「国はインフルエンザの予防接種を予防接種法に基づかない予防接種として一定範囲の国民に勧奨するよう市町村に行政指導して来たものである」と主張している。被告第一三準備書面八二頁、同第一一準備書面一四頁）。

ポリオ生ワクチンの勧奨接種はポリオの流行に対処するため、昭和三六年六月二七日厚生省事務次官が都道府県知事及び指定都市の市長宛に「今夏の急性灰白髄炎流行における緊急対策について」と題する通達を発して勧奨接種の実施方を指示し、これにもとづき都道府県等が市町村に指示をし、市町村はこれを受けて国民に通知を発して実施したものであり、昭和三七年以降は、毎年厚生省公衆衛生局長が同様の通達を発し、これにもとづき都道府県知事等が市町村に指示して実施して来たものである（乙四一号証の四、同四二～四五号証）。

被告は大川勝生については任意接種である旨主張するが、同人の日本脳炎ワクチン接種も勧奨接種であることは甲四四五号証の五の一（中平健吉弁護士宛尾鷲市長からの回答）から明らかである。

そして日本脳炎ワクチンの勧奨接種は、公衆衛生局長が昭和四二年以降毎年都道府県知事宛に当該「年度における日本脳炎予防特別対策について」と題する通達を発し、都道府県知事は右通達の一部をなす「日本脳炎予防特別対策実施要領」にもとづき、接種方を市町村に指示し、市町村はこれを受けて国民に通知を発して行うものである（乙三三号証～四〇号証）。

以上のような厚生省の通達が発出されると、市町村は毎年例外なくそれに従って当該予防接種を実施するのであるから、国は強制接種の場合と同じく地方公共団体の長を手足に使って国民に対する接種を実施していることになる。そして面民にとっては、強制接種も勧奨接種も、接種の実施手続・実態に何らの変りはない。

2 右各通達は、一般的には、国家行政組織法一四条、一五条、地方自治法一五〇条にもとづく国の地方公共団体の長に対する指揮監督権に、更に具体的には疾病のまん延予防上必要があると認める時厚生大臣又は都道府県が行う臨時の予防接種に関する予防接種法六条をそれぞれ背景にしてなされるものであり、国の行政指導に該当することは明らかである（さればこそ、又市町村は例外なく通達に従うのである）。

そして、行政指導はいわゆる非権力的作用ではあるが、国家賠償法一条にいう「公権力の行使」とは、国又は公共団体の作用のうち、純然たる私経済作用と国賠法二条により救済される営造物の設置管理作用をのぞくすべての作用をさし、いわゆる非権力作用を含むとするのが通説、判例であるから、「公権力の行使」に該当するものである（古崎「国家賠償法」九五頁以下。成田、現代法四巻「現代の行政」一六三頁以下参照。尚、東京地判昭和五一年八月二三日、判例時報八二六号二〇頁及び京都地判昭和四七年七月一四日判例時報六九一号五七頁）。

そうだとすれば、厚生省の行政指導＝公権力の行使により、国民は予防接種をうけることになる訳で、勧奨接種についても国賠法一条にいう国の公権力の行使があったといいうることは明らかである。

3 この点につき参考となるのは、西ドイツ連邦裁判所の一九七五年三月一八日判決である。この判決は、国が結核予防注射について、法律上の強制はしていないが、同注射に関し、乳児・小児及び学校児童の注射が切実に勧奨さるべきこと、罹病しやすい者に対して予防注射が非常に価値あること等を述べた注意書を両親に配布して接種を勧奨し、これに応じてほとんどすべての親が子に接種をさせた場合には、その勧奨は両親に対する心理的強制＝良心強制となり、当該接種による事故が発生した時には、強制接種の場合と同じく、特別犠牲に基づく補償請求権があると判示しているのである（山田準次郎「公権力の適法・違法何れの加害行為をも欠く公法上の危険責任㈡」八〇頁、法律論叢三七巻一号）。

この判決は勧奨接種に公権力の行使を認めて、適法行為による損失補償を肯定したものであるが、このような考え方は我国の勧奨接種にも等しく当てはまるものである。

4 勧奨接種と国の国賠法三条の責任

更に、インフルエンザワクチンの勧奨接種については知事宛の前記通達の別紙実施要領中に、実施方法、目的、実施の対象、時期、実施主体、実施形式、接種方法、禁忌、費用負担等が細かく定められている。

ポリオワクチンの勧奨接種についても、同様であり、昭和三六年以降「経口生ポリオワクチン投与要領について」と題する通知により、一斉投与、予診、禁忌、投与前の指導、事故発生の処置等について注意事項を細かく指示している。この点は日本脳炎ワクチンの接種についてもほぼ同様である（ちなみに最高裁はインフルエンザの勧奨接種についてではあるが、地方公共団体は勧奨接種の場合にも、厚生省の定めた予防接種実施規則、「予防接種の実施方法について」「予防接種実施要領」等のうち、被接種者の生命・身体の安全を確保するために設けられた諸規定を遵守しなければならない、として国の監督に従うべきことを認めている（最判昭和五一年九月三〇日、判例時報八二七号一四頁））。

そうだとすれば、国は勧奨接種の実施の詳細を通達・通知により指揮・監督していることは明らかであり（国は勧奨接種事務を管理する行政主体であるといえる）、ポリオ、インフルエンザ、日本脳炎のワクチンの各勧奨接種による事故については、国賠法三条により直接接種事務を行う市町村の公務員の監督者としても国家賠償の責任を負うのである。

（国賠法三条にいう公務員の監督者とは、公務員を身分上ばかりでなく、法律上、事実上指揮監督する者をいうとするのが通説である。今村「国家補償法」一一九頁、古崎前掲二三五頁以下、注釈民法⑲四二七頁等）。

尚、国の監督責任については、次に述べるように旧予防接種法が予防接種義務の履行として市町村長以外の者について、予防接種を受ける途を認めている以上、個人接種における医師についても及ぶことは明らかである。

二　旧法六条ノ二、及び同九条による接種も公権力の行使によるものである

被告は

被害者　山　元　寛　子
同　　　千　葉　幹　子
同　　　梶　山　桂　子
同　　　山　本　　　勉
同　　　鈴　木　浅　樹
同　　　矢　野　由美子
被害者　高　田　正　明
同　　　室　崎　誠　子
同　　　高　橋　真　一
同　　　塩　入　信　吾
同　　　藤　井　玲　子
同　　　野　口　恭　子

の各接種は旧法九条に

被害者　葛　野　あかね
同　　　徳　永　恵　子
同　　　卜　部　広　明

の各接種については、旧法六条ノ二にそれぞれ該当するので、これらの予防接種は公権力の行使にあたらない、と主張する。

1　しかしながら旧予防接種法三条は何人に対しても同法に定める予防接種を受け、または受けさせる義務を課し、これに違反した場合には同法二六条を以って刑事罰を課することとしていた。

そして、同法は定期の予防接種については、同法五条に定める市町村等が行う予防接種を受ける方法と、定期内に市町村長以外の者について当該予防接種を受ける方法とを設けていた（同法六条ノ二）。

また、定期内に疾病その他やむを得ない事故のため予防接種を受けることができなかった者についても、接種義務は消滅する訳ではなく、旧法九条は、この事故の消滅後一ケ月以内に当該予防接種を受けなければならない、と規定していた。この場合の接種義務の履行方法は、市町村長の行う予防接種を受けるか、市町村長以外の者について予防接種を受けるか、いずれでもよい、と解される。

従って、旧法六条ノ二の接種も、旧法九条の接種もいずれも国が旧法三条を以って課した義務の履行の態様にすぎず、逆にこれらの接種を受ければ接種義務は履行したことになるのであるから、このような接種も旧法三条による国の公権力の行使によると見るべきは当然である。

2　従って、国は六条ノ二又は九条による接種を受ける者についても、予防接種の安全を確保する義務を負っているのである。

ところで、原告らが予防接種事故について、被告国の責任原因として主張して来た各事由は、故意責任にせよ、債務不履行責任にせよ、国家賠償法上の過失の推定理論にせよ、具体的な五つの過失にせよ、いずれも、第一次的には被告国（厚生大臣）が原告らに予防接種を受け、又は受けさせる義務を課し、その義務を履行させるについての施策上の故意過失をいうものである。それ故に、原告主張の国の責任事由は、旧法五条により市町村長の行う予防接種だけでなく、旧法六条の二及び九条によってなされた予防接種に対しても、等しく主張しうるのは当然である。

三　未必の故意による責任

1　生命又は身体の侵害は、日本国憲法の下においては法による刑罰の執行、正当防衛、緊急避難、重大な社会的利益保護の為厳格な法律上の要件を満たした場合以外は絶対に違法である。右のうち最後のカテゴリーに入るものは極く限られている。警察官職務執行法七条は、警察官の武器使用についても、人に危害を加える場合には正当防衛もしくは緊急避難、又は職務執行に対し抵抗、逃亡しようとし、これを防ぎ逮捕する為に他に手段がないと信ずるに足る相当な理由がある場合に限定しているし、優生保護法も、本人の同意がありえない精神病者等に対する優生手術については、その一二条において、保護義務者の同意があった場合で、かつ、都道府県優生保護審査会が本人保護のため優生手術を行なうことを適当と決定した場合にのみ、これを行うことができると、その要件をきびしく限定しているのである。

そして右各法律に従って武器使用を行った場合や優生保護手術を行なった場合でも、それらはすべて当然に適法とされる訳ではなく、個々の公務員の判断と行為が適切でなかった場合には国家賠償法一条による責任が生じるのである。

2　ところで、予防接種法は国が予防接種により生命又は健康を侵害することを認めたものでないことは当然である（被告国も、この点は、「予防接種に伴って死亡その他の重篤な副反応が生じた場合には、かような重大な結果の発生は予防接種法の目的とするところではなく、全法秩序の観点からは是認し得ない不法な結果と評価されるべきである」としている。―昭和五〇年六月一三日付準備書面(八)三～四頁)。

然るに国は、予防接種の施行により一定の確率で死亡又は回復不能の重大な後遺障害が発生することを予防接種開始の当初から認識しながら、それもやむを得ないものとして予防接種を続けて来たものである。従って、その結果予想された被害が発生した場合には、国は被接種者に対し、「未必の故意」により違法に他人に損害を加えた、というべきである（ここにいう違法とは、さしあたり、本件が予防接種の中止を求めるものではなく、損害の賠償を求めるものであるから、損害賠償を求める要件としての違法である）。

右のような予防接種制度の施行による危険は、例えていえば、百万丁のライフル銃の中に実弾のこもったものを五〇丁位混入させておき、射程距離内に人を立たせ、射撃の名手が右百万丁の中から無差別的にとり出したライフルで立たせた人をねらってうつ、これを順次行なって百万人の人に行なう場合の危険と同じである。この場合、ライフルの射手が一〇〇万丁の中に実弾入りが五〇丁あることを知っている限り、各射撃について殺人の未必の故意があることは明らかであろう。この場合、全体としては五〇人の死者が出ることは確実である。予防接種についても、年間約五千万件の接種を行う以上、確実に一定数の被害者が出ることは右の場合と同じである。

国が行なっている予防接種の危険が右のようなものであるから、国はこのような危険な接種を制度として施行する以上、その正当性（正当防衛、緊急避難等、接種をやむを得ないとする違法阻却事由の存在）を主張・立証すべきは当然であり、国がこれをなさない以上、少くとも死亡又は重大な後遺症を蒙った原告らに対し、未必の故意による違法行為の賠償義務を負うことは明らかである。

四　過失の立証責任の転換

予防接種によって被接種者の生命身体に被害が発生した場合には、被害が発生したことのみで、すでに接種について国に過失があったものと推定すべきである。

㈠　すなわち、緊急避難が成立するような例外的な場合をのぞき、伝染病予防という公衆衛生の目的のために個人の生命・身体が犠牲にされることは絶対的に許されないものであり、前記のとおり、国は予防接種において本件においてみられるような、死亡又は重篤な障害が万一にも発生することのないよう万全の注意を尽すべきであり、最高度の注意義務を負っているものである。

したがって、予防接種によって事故が発生した場合には、それだけで予防接種の過程に過失があったものと推定されるべきである。

㈡　また、予防接種は、その全過程を国が管理し、国が組織的に実施するものであり、また予防接種の実施過程に過失があったか否かは、国のみがよくこれを知りうる立場にあり、また予防接種事故の原因の究明は高度に専門的な医学上の調査、研究を要することがらであって、高度の専門的調査、研究能力を有し、知識や情報を独占する国のみがその原因を明らかにすることができるもので、一私人にすぎない被害者たる国民には予防接種上の過誤を明らかにする能力や知識・情報は皆無に等しい。このような実態のもとで、原告である被害者に厳格な過失の立証責任を負担させるのであっては被害者は永久に被害の救済の途を閉ざされるに至ることは明白である。これは著しく正義に反し、公平の理念に反する結果となる。

以上の点からも過失の推定が肯定されるべきである。

㈢　立証責任の分配に関する近時の有力説によれば、証拠との距離や証明の難易が立証責任分配の基準となるが（石田穣「立証責任の現状と将来」法学協会雑誌九〇巻八号一〇八四頁、新堂幸司「現代法学全集民事訴訟法」三五一頁）、本件はまさに証拠との距離や証明の難易の点において立証責任を被告に負担させるべき典型的なケースである。右学説を通説の立場から批判される倉田判事も、医療過誤訴訟など当事者の一方が専門家である場合には右の結果は肯定できるとされる（判例タイムズ三一八号六三頁以下）。

㈣　労災職業病による損害賠償請求事件において、判例は、使用者に労働者の安全を確保すべき義務を認めた上で、業務に起因する事故や疾病が発生した場合にはそれだけで使用者に安全確保義務違反の過失が推定されるものとしているが（例えば東京地方裁判所昭和四八年五月二三日判決、判例時報七〇六号一〇頁、ＮＨＫタイピスト職業病事件など）。高度の安全確保義務が課せられた予防接種の場合にも、同様の理論が適用されるべきである。

医療過誤による損害賠償請求事件においても、例えば東京高等裁判所昭和四四年五月三〇日判決（判例時報五七〇号五一頁、蓄膿手術失明事件）は、「手術をなすにあたっては、手術の過程において失明の結果を生ぜしめるごとき行為をしないよう万全の注意を払うべき業務上の注意義務があることはもちろんであって、いやしくも手術の過程において失明の結果が生じた以上、それが不可抗力によるものか、少くとも現在の医学知識をもっては予測しえない特異体質その他これに類する原因に起因することの立証がない限り、当該手術にあたった医師に過失があるものと推定すべきである」と判示し、過失の立証責任を転換している。

五　過失の事実上の推定

㈠　本件において過失不存在の立証責任が被告国にあるとすることができないとしても、本件のような予防接種事故について被害者たる原告に国の具体的過失につき厳密な立証責任を課することは誤りであり、国の予防接種実施過程に前記の安全確保義務に違反する何らかの欠陥が存在し、かつ右の欠陥が予防接種事故を発生させる危険性・蓋然性を有するものであるときは、原告が右欠陥の存在を立証すれば、過失（当該欠陥と結果との因果関係、結果の予見可能性、結果の回避可能性等）は一応認められるものとし（過失の一応の推定ないし過失の事実上の推定）、以後は被告国が過失の不存在を反証すべき責任を負担すると解すべきである。

前記のように、国は万が一にも予防接種事故が発生することのないよう万全の措置を構ずべきものであるから、いやしくも右の如く事故発生に結びつくおそれのある欠陥あるいは行為はいかなる理由によっても絶対に許される余地のないものであり、このような欠陥があった以上過失は一応立証されたものとして事故に対する損害賠償責任を負担させるのが合理的である。

また、前記のとおり、国はその巨大な権限、組織、資力を動員して予防接種事故の原因を究明する最高水準の能力を有するもので、接種過程における過失の有無の立証は国のみがなしうるのであって、被害者たる国民はその手段をもたないから、事故発生に結びつくおそれのある欠陥が接種過程において存在したことが明らかにされた場合には、国の過失は事実上推定されたものとし、国が予見可能性、結果回避可能性、過失行為とされた行為と結果との因果関係の不存在を反証する責任を負担するものと解すべきである。そうでなければ、被害者は医学上の困難な立証を含め、不可能な立証を強いられることとなり、加害者たる国は欠陥ある危険な予防接種を実施したにもかかわらず医学上の不可知論に逃げ込むことによって責任を回避する結果となり、著しく公平の理念に反し、正義に反することとなる。

(二) 医療事故やワクチン禍に関し、判例も「過失の事実上の推定」によって、立証の負担の公平を図っているものである。

たとえば、東京地方裁判所昭和四二年六月七日判決（判例時報四八五号二一頁、造影剤頸動脈注射事件）は、「医学の如き高度の専門的分野における施術上の過失の有無が……判断の対象となる場合には、施術上の不手際とその直後における症状の悪化とが原告により立証されれば、一応施術上の過失とそれに基づく傷害とを推認して差支えなく、当該施術に関する医学上の専門的知識と資料とを保有する被告側において、その不手際はむしろ医術の限界を示すものであることを明らかにするなどして過失の証明につき反証をあげるか、もしくはその不手際と症状との間には因果関係のないことを証明するかしない限り、被告の責任を肯定すべきであると考える」と判示している。

また、インフルエンザの予防接種による死亡事故につき、最高裁判所第一小法廷昭和五一年九月三〇日判決（判例時報八二七号一四頁）は、「適切な問診を尽さなかったため、接種対象者の症状、疾病その他異常な身体的条件及び体質的素因を認識することができず、禁忌すべき者の識別判断を誤って予防接種を実施した場合において、予防接種の異常な副反応により接種対象者が死亡又は罹病したときには、担当医師は接種に際し右結果を予見しえたものであるのに過誤により予見しなかったものと推定するのが相当である。そして当該予防接種の実施主体であり、かつ、右医師の使用者である地方公共団体は、接種対象者の死亡等の副反応が現在の医学水準からして予知することのできないものであったこと、若しくは予防接種による死亡等の結果が発生した症例を医学情報上知りうるものであったとしても、その結果、発生の蓋然性が著るしく低く、医学上、当該具体的結果の発生を否定的に予測するのが通常であること、又は当該接種対象者に対する予防接種の具体的必要性と予防接種の危険性との比較衡量上接種が相当であったこと等を立証しない限り、不法行為責任を免れないものというべきである」と判示している。

また、インフルエンザワクチンによる脳性麻痺の事例につき東京地方裁判所昭和五二年一月三一日判決（判例時報八三九号二一頁）は、規定量をこえる接種を行った過誤があれば脳性麻痺の結果発生について当然責任を負うものとしており、三種混合ワクチンによる死亡事故について東京地方裁判所昭和五三年三月三〇日判決（判例時報八八四号三六頁）は、けいれん体質の禁忌看過の過誤があれば死亡の結果発生について当然責任を負うとしている。種痘後脳炎の事例につき札幌地裁昭和五七年一〇月二六日判決（判例時報一〇六〇号二二頁）は、禁忌看過の過誤があれば脳炎の結果発生について当然責任を負うものとしている。

(三)　右の判例はいずれも、事故に結びつくおそれのある過誤ないし不手際が存在する場合には、過失（過失と結果との因果関係、結果の予見可能性、結果回避可能性）を事実上推定するとしたもので、事故を発生させる蓋然性のある過誤がありかつ事故が発生していながら、医学上の高度の専門的知識や調査研究によらなければ立証が困難である予見可能性や過誤と結果との因果関係についての厳格な立証責任を医学について素人である原告に負担させるのは不可能を強いることになり、公平の原則に反するとの考慮にもとづくものである。

また、右の最高裁判決は、直接には、禁忌とすべき者を誤って排除せずに接種をした過誤がある場合について過失が推定されるとしているが、禁忌者除外に関する過誤に限られず、その他の過誤であっても、事故発生に結びつく蓋然性を有する過誤の場合にも同様の理論が適用されるべきであることを述べたものと理解することができる。

また、このように医療事故において一定の過誤が立証されれば、過失は一応立証されたものとして過失を事実上推定し、その先はいわゆる間接反証等による立証責任を事実上被告側に負担させるべきであるとする考え方は、多くの法律実務家及び法律学者によって支持されている（加藤一郎・鈴木潔監修「医療過誤紛争をめぐる諸問題」一八九頁以下、稲垣喬「医療過誤訴訟における医師の過失認定の構造」判例タイムズ三四一号二頁など）。

(四)　本件予防接種においては、後に述べるとおり、被告国には左記の注意義務違反の過誤（過失）が存在する。

(1)　予防効果が不明のワクチンあるいは危険性の高いワクチンの接種を廃止すべき義務違反

(2)　事故発生の危険のある若年者を被接種者としないよう接種対象者を決定すべき注意義務違反

(3)　禁忌該当者等事故発生の危険のある身体的状態にある者を接種対象者から除外すべき注意義務違反

(4)　安全のため可能な限りワクチンの力価（量）を減らし、免疫のため必要最少量を規定量と定めるべき注意義務違反、及び規定量以上を誤って接種することのないよう指示すべき注意義務違反

(5)　他の予防接種との間隔を十分にとったうえで予防接種を実施すべき注意義務違反

右の注意義務違反の過誤は、死亡、脳炎等の重大な予防接種事故を発生させる危険性、蓋然性をもつものであるから、前述した理由により、右の過誤が存在する場合には、被告国には被害発生につき過失責任があるというべきである。

六　具体的過失による責任

1　実施すべきでない接種を行った過失

(一)　腸チフス・パラチフス

(1)　腸チフス・パラチフス予防接種を廃止しなかった過失

腸チフス・パラチフス予防接種は、昭和二三年予防接種法制定時に生後三六月〜四八月を第一回として以後六〇歳に至るまで毎年を定期とする強制接種とされた。ほぼ全国民を対象とする強制接種の実施は、国民の生命・健康という観点というよりは、占領軍の占領政策の一環として行われたものであり、被接種者の安全性という観点を完全に欠落させたものであった。

腸チフス・パラチフス予防接種は、戦前からもっぱら軍隊で用いられていたワクチンであるが、その有効性は当時から疑問視されていた。他方、幼児から老人までの一般国民を強制接種の対象とする必要性は存在しないばかりか、何よりも副作用の激しい同ワクチンを病弱者等に接種した場合の安全性の確保が看過されたまま接種が実施されたものであり、腸チフス・パラチフス予防接種を実施した被告の過失は明白である。

(2)　腸チフス・パラチフスとその伝染病対策

腸チフス・パラチフスは経口感染する消化器系伝染病であり、上・下水道の整備をはじめとする環境衛生の改善によって感染経路を切断する感染経路対策が、流行

を防止するもっとも有効・適切な防疫対策であることに異論をみない。

わが国においても「終戦になって社会秩序が回復すると同時に減少の傾向を示し」ており、特に敗戦直後の混乱期をすぎた昭和二二年から激減の傾向を呈している（福見証言）。そして「過去二〇年間の腸パラ患者の減少は、全年齢層にわたる罹患率の低下によるものであり、ワクチン接種対象である特定の年齢層に特に罹患率の低下があった為ではない。換言すれば行政効果は認められない。」（甲第一三八号証、二二五二頁、昭和四二年）のである。

他方、特効薬による治療法（抗生物質クロラムフェニコール）も確立され、昭和二〇年代後半にはすでに一般化されており、腸チフス・パラチフスは治療可能な疾病となっていた。

(3) 腸チフス・パラチフスワクチンの特殊性

腸チフス・パラチフスワクチンは、すでに戦前から軍隊などを中心に用いられていたが、その副作用の激しさは定評がある反面その効果については確証のないまま、衛生状態の悪い戦場での生活が予想される軍隊に対して「しないよりはまし」という必要性から実施されていた。福見秀雄証人は、副作用の激しさについて、「学生のときには、ただ単に講義を聞いただけですけれども、私、戦争の終わりごろに軍隊におりまして、軍隊で予防接種を必ずするわけですよね。そのときに腸チフスワクチンの副作用についてはまざまざと目の前で見たわけです。大体、かなりの人間が予防接種したあと、当時、軍隊用語で練兵休という、休みをとりまして……それは全部です。その中で、相当のパーセントの者がベッドに寝たきりで、ブルブルふるえて動けなかったというようなことです。」と証言しているが、そのような激しい副作用のある接種をうけたにもかかわらず発生を防止することはできず、流行がはじまってしまうのである（乙第二号証、三～四頁）。

米国や英国の軍隊で実施した記録はあるものの、強制接種開始当初から全然効果がないという意見もあり、その後も本当に効くのか否かについて疑問が提起されていた（福見証言第一回、甲第三、七六、七八号証。なお、パラチフスワクチンについて有効性が確認されたことはない）。したがって軍隊では同ワクチンを使用していた英米をはじめ諸外国では、軍隊以外で定期接種を行った例もなく、ましてや三歳から六〇歳まで毎年の接種を義務づける強制接種の実施が試みられたこともない。

被告は「昭和二六年から二八年にわたり、国の研究費補助により腸チフス、パラチフス研究班が行った腸チフス、パラチフス混合ワクチンの研究の結果やＷＨＯの後援により諸外国で行われた野外実験の結果によっても、腸チフス、パラチフスの予防接種の有効性、安全性が確認された」と述べるが、後者は「そんなによくは効かないけれども、ある程度の効果はある」という程度のものであり、前者も定期接種実施の有力な根拠になるというデータではない（福見証言）。

いずれにせよ、被告が同ワクチンの「有効性、安全性」が確認されていたと言及する英、米をはじめとする諸外国において、被告のいわゆる「有効性、安全性」にもかかわらず軍隊以外の国民を対象とした定期接種を何故に実施しなかったかが問題の核心なのである。

有効性が疑われていた反面、副作用の激しさについては前述のとおり定評があり、昭和二二年以降昭和四〇年までの間に厚生省に報告のあった接種後死亡例だけでも、五四例に及んでいた。安全性、特に幼児に対する安全性を基礎づけるデータは、本件全証拠をみても見出し得ない。

腸チフス・パラチフス予防接種は、全国民を対象とする定期強制接種をすべきワクチンではないのである。

(4) 被告国の過失

被告は、腸チフス・パラチフス定期強制接種を、その犠牲者を生み続けながら昭和四五年まで漫然と実施した。まさに〝挙国愚行〟と評する以外に形容する言葉をもたない。

さらに「一〇歳以下では腸チフスはほとんど問題にならない。風邪ひき程度の病気だから気にすることはない」病気であり、被告申請の福見秀雄証人も「腸チフスというのは一〇歳よりも若い人間では、非常に症状が軽いものですから、その点では、一〇歳以下の人間には予防接種の必要はないと思っています。一〇歳以下の人間になぜ腸チフスの予防接種を入れたか、という理由はわからんですね、ぼくには……」と少くとも一〇歳以下の子どもに対する定期接種が科学的根拠のないものであったことを証言している。

被告は、「特に健康な青年男子ではない病弱な子どもに対して強制接種が行なわれた事例があるならば指摘されたい。仮にそのような例を指摘できないとするならば、幼児までも含めた定期接種を実施するにあたって、何を根拠としたのか」（昭和五三年六月二三日付原告準備書面㈢、第四）という原告の釈明要求に対し、ついに答弁できないでいるのである。

本件被害者らのうち佐藤幸一郎（原告番号16）は、昭和二五年四月六日生後三年七月で腸チフス・パラチフス予防接種をうけた。同人は全く意味のない予防接種によって生命を奪われたのである。

すでに述べたとおり、腸チフス・パラチフスワクチンは定期接種として採用したこと自体が誤りであり、この点において被告の過失は明らかであるが、少くとも被害者佐藤幸一郎が接種をうけた昭和三五年四月六日までには定期強制接種を廃止すべきであったのであり、漫然と定期強制接種を継続し事故を発生させたことは被告の過失である。

㈡　インフルエンザ

(1)　インフルエンザ予防接種の限界

インフルエンザは予防接種によってその流行を制圧することの不可能な感染症である。

したがってインフルエンザ予防接種は、インフルエンザ流行のおそれが大きい場合に、心臓疾患を有する者や糖尿病患者、高齢者等インフルエンザに罹患することによって生命・身体に重大な影響を生じるおそれのある者（ハイ・リスク・グループ）に対してなされるべきであり、乳幼児を含めた一般人に対して行うことは有害ですらある。

被告は、「昭和三二年以後、小、中学生等流行拡大の媒介者となる者、乳幼児・老齢者等致命率の高い者、警察・消防署等公益上必要とされる職種の人々に対して予防接種を勧奨することを行政指導し、また、昭和三七年以降は、インフルエンザの流行は集団生活する小児を中心として起こり、これが地域社会に拡大するという疫学調査の結果に基づいて、流行増幅の場である人口密度の高い地域を中心とした保育所、幼稚園、小、中学校の児童を対象に特別対策を実施してきた」のであるが、これが誤りであったことはすでに明らかとなっている。

被告国は、インフルエンザ流行拡大を防止するという名目で、小、中学校の児童・生徒に対して漫然と集団接種を勧奨し（乙第一七～三一号証）、事故を発生させ、その被害を放置してきたものであり、被告の過失は重大である。

(2)　インフルエンザと予防接種の役割

インフルエンザ予防接種をいかなる対象者に、どのような方法で用いるかについては、欧米諸国でうけ入れられ確立された方針がある。

すなわち、ハイ・リスク・グループに対する任意接種の方針である。

これはインフルエンザの感染症としての特殊性と、予防接種の限界についての共通の認識を前提としている（甲第七一、七二号証）。

共通の認識とは、基礎疾患を有する者以外は、インフルエンザに罹患しても個人あるいは医師の注意で大事には至らないし、インフルエンザ自体は「一般的には良性の感染症であり、地球上で集団生活をする以上、避け難い疾患である」こと、「気道感染をおこす病原体の中でインフルエンザウィルスが占める役割は大きくなく」「あまり予防効果ないしその持続性がないインフルエンザ予防接種の価値は少ない」こと、流行ウィルスの抗原性が毎年変化するため流行ウィルスに完全に一致するワクチンを用意することは不可能であること、等であり、インフルエンザワクチンは、広く一般に用いられるべきワクチンとしての条件を欠いているという認識である。

欧米においてもわが国と同じく幼稚園、小、中学校でインフルエンザが流行することがあることは知られているが、児童・生徒への集団接種によって流行を防止あるいは抑止しうるとは考えられておらず、「現在手に入るインフルエンザワクチンを用いて大規模なワクチン接種をしようと提唱することはばかげたことであるしまたまちがったことでもある」とされているのである（甲第一一二号証、なお甲第七二号証及び海老沢功証言）。

(3)　小・中学校における集団接種

わが国では、世界の常識に反して小・中学校の児童・生徒に対して集団接種を行うという方針をとっている。その理由として、流行増幅の場として非常に重要であること、児童・生徒は行政的に接種が容易であることが挙げられている（福見証言）。

しかしながら右方針の提唱者である福見秀雄証人自身が、これによってインフルエンザの流行を防ぐことはできないと明言しているとおり、そもそも予防接種によって流行を防止あるいは抑えることは不可能なのである。

同証人は、それでも流行による社会の惨禍を少なくするために集団接種を実施しなければならないと証言するが、わが国のような集団接種を行っていない欧米諸国でインフルエンザ流行による〝惨禍〟があったとは、寡聞にして知らないところである。集団接種の効果については、現在に至るまで「（児童・生徒に対する）このような集団接種はインフルエンザの流行が、小・中学生などを介して増幅されて大きくなることを防止する為といわれているが、インフルエンザワクチンの集団接種によりこのような効果があったという明確な成績は示されていない」（甲第七三号証、一八一九頁）し、「現在の小・中学生に重点をおいた接種計画が著しい効果をあげているとは考えられない。」（甲第一〇一号証、五九七頁）のである（なお、甲第一一三、一一四号証）。何よりも、昭和三二年以来毎年二～三〇〇〇万人の児童・生徒に対して集団接種を行っているにもかかわらず、流行をコントロールすることすらできていないことを見るだけでその無意味なことは歴然としている（甲第一号証の一八、一〇頁）。

欧米諸国においても、わが国と同様、小・中学校が流行増幅の重要な場であること、学校での集団接種が容易であること、という条件は同一であるが、それにもかかわらず小・中学校における集団接種を実施しないことには、科学的な根拠が存在するのである。

これはインフルエンザの感染症としての特殊性とその予防接種の役割から当然に帰結する結論であり、わが国におけるような集団接種は、予防接種が実用化された当初から試みられたこともないのである。

わが国においても、昭和三二年当時から現在に至るまで、欧米諸国と結論を異にする事情が存在しないことはいうまでもない。

他方わが国では不思議なことに、毎年毎年莫大な費用と労力をかけて実施されている小・中学校での集団接種の効果は、厚生省によって組織的に検証されたこともなく、検証しようともされていないのである（甲第一号証の一六、六三頁）。

大谷明証人は、小・中学校での集団接種について「これはいろいろと賛成不賛成の議論が多い予防接種だと思います。で私はその根拠が学童に罹患率が高い。それから学校が一つの閉鎖形の場を作って感染者を急速に広げる作用があると、そういうことはあると思います。ですからその今の予防接種法がやはり社会の伝染病予防のために、予防接種をやるんだという考え方が根底にありますので、そういう考え方を前面に押し進めて行くとなるほど学童に集団接種をするということが正当な手段ではないかと思います。しかし私はこういう考え方だけでは予防接種はうまくできないと思いますので、将来はもっと柔軟に対処すべきであるという見解です。」と証言し、科学的根拠からではなく社会防衛の観点から、すなわち学童をインフルエンザ流行防止の防波堤にするという観点からのみ理解することができると消極的評価をしている。

すでに前述のとおり、小・中学校での集団接種が流行防止あるいは抑止の効果がないことは歴然としているのであって、社会防衛の役に立っているという根拠すら存在しない。社会防衛を目的とする接種が誤りであることは明白である。

大谷明証人ですら、「結局、予防接種には集団接種して社会の病気の蔓延を防御するというほかに個人がそういう病気にかからないように守るというやはり別な目的があります。で、予防接種を、ですから前者だけの目的に使うということは予防接種の使い方としては不十分である。やはり、個人予防というのをもう少しやりやすいように考えるべきである。こういう意味です。」と、社会防衛一点張りのインフルエンザ予防接種のあり方に批判を加えているところである。

被告は、小・中学校における集団接種を科学的根拠もなしに漫然と勧奨し続けてきたのであった。

(4)　被告の過失

以上のとおり、被告は小・中学校の児童・生徒の集団接種を中心とする乳幼児を含めた一般人に対するインフルエンザ予防接種の勧奨を行うべきでなかったのであり、右勧奨は被告の過失であるといわざるを得ない。

(三)　痘そう

(1)　痘そうの根絶と種痘による犠牲者

痘そうは、昭和五二年一〇月地球上から根絶された。しかし痘そうの「予防」のために行われた種痘の副作用被害者は、今なお脳炎、脳症の後遺症に苦しみながら生き続けている。

種痘は、痘そう根絶に決定的な役割を果したが、種痘には重篤な副作用が伴うことが早くから知られており、犠牲を避けるために、どのような人に対してどのような時期に行うかが最も重大な問題であった。

痘そうが国内で発生し流行する痘そう常在国と外国からもち込まれる以外国内で発生することのない非常在国とでは、種痘の用い方が異ならなければならない。非常在国においては、痘そうに罹患する危険性よりは種痘の副作用という、より大きな危険に人々はさらされているのであって、強制定期接種を廃止し痘そう患者及び罹患の可能性のある接触者を監視し種痘を実施する疫学的制御法を採用すべきである。

定期接種の強制は、公共の目的にもとづく個人の自由の制約であるから、その制約は科学的に厳密な根拠にもとづくことが必要であり、根拠とされた前提事実に変動があった場合には、強制定期接種がその根拠を失うことは理の当然といわなければならない。

わが国が痘そうの非常在国となった時点、あるいは遅くとも種痘による副作用発生の危険が痘そうに罹患する危険性を上回った場合には、乳幼児に対する強制定期種痘は廃止されるべきであり、種痘被害との関係で明らかに違法と評価されるのである。

種痘による本件各被害は、わが国において痘そうが非常在化していた昭和二七年以降昭和四九年までに発生している。いずれも以下に述べるとおり、すでに廃止すべき強制定期種痘によって発生した被害であり、本件各被害について被告の過失は明白である。

(2)　わが国における痘そうと種痘

わが国において痘そうはすでに戦前に非常在化していたが、昭和二一年引揚者、復員兵の帰還等によって国内にもち込まれ、患者一万七、九五四名、死者三、〇二九名の発生をみた。しかし翌二二年には患者三八六人と激減し予防接種法が制定された同二三年には患者二九人死者三人となり、流行は終熄している。昭和二七年以降、死者はなく同三一年以降患者の発生もない。昭和四八年と同四九年に各一例の移入があったが、二次感染もなく治癒している（乙第六六号証、八八頁）。

昭和二一年の患者及び死者の増加は、戦後の混乱期の一時的な現象であり、わが国は昭和二五年には完全に非常在国になったといえるのである（大谷杉士証言、Ｇ・ディック証言）。

痘そう常在国であって、一生のうちに一度は痘そうに罹患する可能性の高い社会と時代であるならば、人生の早い時期に免疫を与えるという乳幼児に対する強制定期種痘の役割は一定の評価をうける。

しかし非常在国においては、防疫関係者及び医療関係者以外の一般市民が痘そう患者と直接に接触する可能性はほぼ零にひとしいが、ましてやひとりで歩き回ることのない乳幼児については皆無といってよい。

したがって非常在国においては、防疫、医療関係者を確実に免疫するとともに、痘そうがもち込まれたときに、いち早く患者を発見し流行を防止すること（疫学的制御法）が第一の課題である。

右疫学的なコントロールがわが国において有効であり、かつ容易に実現可能であったことは、痘そうの感染症としての特徴（甲第一四一号証）やわが国の公衆衛生体制の水準から明らかである。

わが国が痘そう非常在国となった時点で、乳幼児に対する強制定期種痘は廃止すべきであった。

痘そう侵入の危険性を強調し、乳幼児強制定期種痘を正当化しようとする見解があるが、地球上に痘そうが存在するかぎり、痘そう侵入の「可能性」は常に存在するのであって、問題はその危険性の程度や種類である。〝漠然とした不安〟は強制接種の論拠とはならない。ジョージ・ディック証人は、「どの国の場合においても、日本に限らず、天然痘の侵入を完全に防ぐという保証はないのであります。これは単に天然痘が常在する国ばかりでなくヨーロッパからもアメリカからも、それからまた病院からも天然痘が伝染してくるという可能性は十分あります。きょうにも日本に、あるいはまた世界のどこかに天然痘が上陸してこないという保証はどこにもないのであります。しかしここで根本的にいちばん大事なことは、われわれは常に疫病学的に監視を怠ってはならないし、また疫病学的な英知（epidemiological intelligence）を持ち続けなければならないということであります。」と述べて、痘そう常在国が地球上のどこかに存在しそこから痘そう侵入の危険性があるとしても、それは乳幼児強制定期種痘を継続する理由とはならないことを明らかにしている。

非常在化した国において、定期種痘の利益と危険を評価する試みとして米国の例をとり上げることができる。「米国における種痘―その利益と危険の評価」（甲第一九〇号証）と題する右報告は、「今日、種痘が無差別におこなわれることによって、米国民の大きな部分は、種痘合併症の危険という天然痘そのものに感染する可能性よりも大きな危険に不必要にさらされている。」という認識のもとに①種痘合併症の危険、②米国に天然痘が輸入される可能性、③米国に天然痘が輸入された時に予想される病気の広がり、の三点を数量的に把握し検討したうえで、次のように結論している。

① 種痘の危険性は今日までに充分あきらかにされている。米国において、日常的におこなわれてきた種痘によって、一九六八年に九人、一九五九年から一九六八年（一九六七年をのぞく）に年間平均七・五人の死者が発生した。

② 天然痘が米国に輸入される可能性はきわめて小さく、おそらく一二年間に一回程度と予想される。この可能性は、世界的規模の天然痘撲滅活動によってさらに小さくなりつつある。

③ 輸入がおこったと仮定しても、効果的な監視体制と、病気の伝搬を防ぐ防御体制があり、予想される伝搬の程度は低いものである。患者と接触しうる医療および保健従事者に選択的に種痘を実施することによって、伝搬の危険性はさらに低下されよう。

ここで重要なことは、種痘合併症の危険を調査データを基礎にして算出していること、他方痘そう侵入の危険性を、痘そうが輸入される可能性と輸入された場合の病気の広がりに分析して算定していることである。

米国では一九四九年（昭和二四年）以降痘そうの輸入はないが、輸入の可能性を算定する因子として①天然痘常在国より米国への旅行者数、②旅行者の免疫状態、③天然痘常在国における天然痘の頻度、を出入国記録をもとにして具体的に計算し、輸入された場合の病気の広がりをヨーロッパでの経験をもとに計算している。右報告は、「米国に天然痘の輸入される可能性は小さい。しかし、ひとたび輸入がおこると天然痘は急速に広がり、手がつけられなくなるであろう、と多くの人が考える。」と問題を提起する。これはわが国においても繰り返し強調された見解である。これに対し同報告は「しかし、過去二〇年間のヨーロッパの経験を分析してみると、この不安に根拠のないことがわかる。ヨーロッパの経験をもとに計算すると、米国で現在発生している種痘合併症による死者に見合う死者は、毎年一五回の天然痘の輸入がなければ発生しないことになる。」と、〝この漠然とした不安感〟の科学的根拠が存在しないことを明らかにしている。

反面、種痘による被害、「すなわち、種痘合併症及びその結果としておこる死亡」は、「あきらかな、また量的に把握可能な危険」として確実に発生している。

このような検討によって、痘そうの非常在国では、乳幼児に対する定期種痘は、その被害による犠牲の方が大きく、効果的な監視、医療体制の整備と痘そうに感染する危険性のある人々に対する選択的種痘によっておきかえられなければならないことが確認されたのである（なお、米国は強制接種ではない）。

英国においては、ジョージ・ディック教授らによって検討がなされ同様の結論に至っている（甲第五、八号証及び同証言）。

同証人は、疫学的制御法の有効性を、「英国といたしましては、常にこの高い常在率がある国からの入国者というものに非常に気を配っておりまして、特に天然痘のコントロールという面におきましては、入港地、ポートにおいてこれをコントロールするという方策を取って来ております。すなわちはいって来る人に対しましてすべてポートにおきまして種痘を施すということであります。私は一九五〇年以前のことは正確に数の上では申せませんが、一九五〇年以後一九七〇年までの間に一三回の常在国からの天然痘の移入がございました。その結果一〇三人の患者が国内に生じまして、その内の三七人が死亡いたしました。ですからここで強制種痘がないという実情にもかかわらず、非常に高度な危険を伴うような現象は見られなかったわけです。これはヨーロッパの諸国においてもほとんど同じような経験をしております。すなわち合計五〇位の天然痘の移入があったんですが、これが十分に制御されていると、その方法はまず患者の隔離それから接触者の接種、それからその後における接触者の監視および行動のコントロール等を行うことによってでございます。」と証言し、非常在国になってもなお強制接種を続ける非合理性について、「それはたった一つの場合のみ正当化されるのではないでしょうか。すなわち公衆衛生当局のサービスが、力が非常に弱く、しかも監視体制が非常に欠けておって、移入した天然痘を発見することもできないような場合のみ合理的かもしれません。しかし優秀な公衆衛生機関があり、しかも優秀な疫学あるいは流行学的な観察、監視が行われていれば、全然続ける必要はないわけです。」と指摘している。

右のような種痘の役割の変化と非常在国における乳幼児強制定期種痘の誤りは、現在すでに歴史的事実として明らかとなっている。

金子義徳教授は、わが国の定期種痘について「昭和二七年以来、数回の輸入例があったにせよ定期種痘が、ポリオワクチンやDPTワクチンのような意味において大衆に恩恵があったと理解させることも無理であり、結果論ではあるが、その確たる証明もない。ただ、あったものは、届け出によるものだけでも、毎年一〇名を前後する犠牲者のみである。」と述べ、昭和二七年以降の定期種痘が誤りであったことを指摘している（甲第一〇一号証、五九五頁）。

しかもここで重要なことは、右判断と決定が、痘そうが非常在化した時点で可能であったことなのである。米国の「利益と危険の評価」や、英国におけるジョージ・ディック教授の業績は、問題を理論的に整理して結論を確認したところにその重要性があるのであって、非常在国における乳幼児強制定期種痘の廃止の前提となるデータと判断基準は、わが国においても非常在化した時点ですでに「客観的」には存在していたことが留意されなければならない。

すなわち予防接種を実施することの利益が、それによる危険よりも大きい場合にはじめて予防接種を採用するという予防接種の是非の判断基準は、すべての証人が予防接種のイロハとしてひとしく認めるところである（金子義徳教授は昭和二九年の日本公衆衛生学会において、この点を指摘している。甲第八七号証）。

また種痘の役割を評価する最も重大な因子は、種痘の副作用による犠牲であり、これを把握することが評価の出発点になることについて異論はない。したがって国は、種痘による犠牲を常に把握し判断の資料とすべき義務がある。

わが国においても、種痘後脳炎をはじめとする種痘による死亡及び重篤な後遺症の存在は、早くから知られており、医学雑誌に掲載された症例報告だけをみても、昭和二〇年までに三二例を数えていた（高橋晄正「種痘による健康被害その二」薬のひろば四八号二四頁）。

種痘による重篤な副作用の存在は、人口動態統計上からも歴然としていた。

したがって国は、種痘による被害の存在を明らかに認識していたのであって、仮に特別に調査をしなかったとしても、わが国が非常在国となった時点で種痘の危険性を算出することができたといわなければならない。

まして被害調査を行っていたならば、種痘の危険をより正確に確認することができたことは明らかである。

しかしながら国は、右義務を完全に懈怠した。その結果、毎年確実に発生している被害（たとえば人口動態統計による死亡のみについても、乙第五七号証、一九〇頁）を無視し、漫然と乳幼児に対する強制定期種痘を継続してきたのであった。

わが国では、わずかに昭和四二年以降種痘研究班（高津忠夫教授ら）、種痘調査委員会（染谷四郎ら、乙第五九号証、八五頁）による調査があるが、これらの調査は必ずしも十分なものではないが少くとも同様の調査は、わが国が非常在化した時点で行うことが可能であり、そうであれば同様の結論が得られたといえるのである（大谷杉士証言）。

すなわち非常在化された時点において、乳幼児強制定期種痘廃止の結論を得ることは容易であった。

被告国は、種痘の現実に発生している危険性を調査しようとしなかったために、これを無視し判断を誤ったものである。

(3)　被告国の過失

被告は、痘そうのわが国への侵入の危険性があるかぎり乳幼児の強制定期種痘は必要であったと主張している。つまり全世界での根絶が達成されなければ廃止できないというのである。

しかしながら被告の右見解は、種痘による犠牲を無視している点で全く誤った見解である。

ジョージ・ディック証人は、「私の個人的な意見ですが子供の命を犠牲にしてまで接種を主張する人達は、その主張を十分に正当付けるだけの証明立てをする必要があると思います。」と証言しているが、被告の見解は種痘による犠牲がいかに大きくても地球上から痘そうが根絶されるまで強制定期種痘を実施するというのであり、もはや許すべき言葉を知らない。痘そうが根絶された現在、被告はこれら犠牲者の存在をどのように考えるのであろうか。

前述のとおりわが国においては、昭和二五年ころ痘そうは非常在化しており、本件原告らのうちもっとも早い時期の種痘である昭和二七年一〇月二〇日（原告番号五六、古川博史）までには、乳幼児に対する強制定期種痘は廃止すべきものであった。遅くとも国内に患者が存在しなくなった昭和三一年には廃止すべきであった。

被害を放置しつつ漫然と接種を継続した被告の過失はきわめて重大である。

2　若年接種をした過失

(一) すべてのワクチンについて

ワクチンは生物学的製剤そのものであり生ワクチンの毒性、不活化ワクチンの不活化、トキソイドの無毒化、外来微生物による汚染、微生物の構成有害成分、微生物の産生した有害成分、培地、培養細胞、臓器由来の有害物質、添加物質（保存剤、アジュバント、安定剤、抗生物質、その他）等神経系障害をきたす多数の因子がそこに含まれている。それは人体にとって本来的に危険なものであるということができる（白木証言二六～二七丁、甲一七六号証、三五一～三五二頁、同一八〇号証、乙七九号証「日本のワクチン」改訂版四〇五、四三二頁）。

従って、これを人体に接種するにあたっては、被接種者側の条件を慎重に検討し、いやしくも危険が大きいと考えられる者に対する接種を差しひかえるよう指導することは国の当然の義務である。被接種者側の条件として考えるべきは、年齢と禁忌であるが、ここではまず年齢についてのべる。生後一歳未満の乳幼児、特に生後六ケ月未満の乳児は脳及び血液関門の発育が不十分であるため、年長児や成人に比し、神経系の反応性が強烈で、それ故に損傷を受けやすいことは一九二〇年代から知られている。このことは生物学的製剤内の危険な諸因子によっても、乳幼児の神経系はおかされやすいことを意味する（白木証言二七～三二丁、甲一七六号証三五二頁、三六五～三六七頁）。

更に乳幼児は、病気や異常（器質的てんかん、免疫異常等）がある場合でもそれが未だ隠されていて、明らかになっていないことも多い。このことは予防接種の禁忌の発見が困難であることを意味する。従って、これらの点を考慮すると、一歳未満の乳幼児については、伝染病の具体的流行と感染の可能性（乳幼児は家庭内にいて社会的接触度が小さいので、感染の可能性は一般に小さい）と一旦罹患した場合の伝染病の重さ等を総合的に考慮して、その必要性が明らかな場合でない限り、少くとも一律の集団接種は避けるべきであることは明らかである（白井証言二二～三三丁）

しかるに国は右に述べたような乳児の特性、それからくる危険の大きさを無視し、六ケ月未満児に対しても漫然と接種を行って来たのであるから、この点の過失は明白である。

さらに、個々のワクチンについては、それぞれのワクチンの特性に照らし、次のとおり接種年齢の限定を行うべきであったが、国はこれを怠り、右限定をすべき年齢に達しない乳幼児に対し予防接種を実施してきた過失がある。

(二) 種　痘

(1) 種痘については、一歳以下の乳幼児の事故率が一歳をこえる幼児のそれに比し著しく高く、危険が大きいが、この事実はまずイギリスの調査により昭和三五年（一九六〇年）頃から知られるようになった。

即ち、一九六〇年英国保健省の医務官グリフィスは、他の研究者との共同研究の結果、種痘の副作用と致死率は一歳未満児において最も高い旨を明らかにした（甲五号証の一、二項）。これを受けて保健省の常設医事勧告委員会（The Standing Medicel Advisory Committee）は保健大臣にそれまで接種が生後四～五ケ月の間に行なわれていたのを改め、生後二年目に行なうよう勧告した。

保健大臣はこの勧告を容れて、一九六二年一一月一六日全国の機関にその旨を指示した。グリフィスの研究から二年余にしてなされた変更であった（甲第一八七号証）。

この後一九六四年保健省のコニーベア博士は一九五一年から一九六〇年までの間英国及びウェールズにおいてなされた種痘接種の副作用例二六三例について更に調査し、種痘疹、種痘後脳炎（及びそれらに起因する死亡を含む）の発生率が一歳未満児において他の年齢群に比し、圧倒的に高いことを確認した（甲六号証の一、ディック証言）。

英国に続いて、オーストリーも昭和三八年（一九六三年）に接種年齢を一歳以上に引き上げ、アメリカも次に述べるような調査をふまえて昭和四一年（一九六六年）に一歳から二歳に引き上げた。

即ち、一九六四年アメリカ厚生保健省公共保健局伝染病センター種痘部門のジョン・ネフ以下の研究者は米国における種痘副作用の発生頻度をつきとめるため、アメリカ赤十字と共同して一九六三年の全米及びノース・カロライナ、ロード・アイランド、ワシントン、ワイオミングの四州における調査を行った。

全米の調査は、アメリカ赤十字社からＶＩＧを受け取った人の名を記載したリスト、伝染病センターに州の伝染病学者からよせられた副作用報告、死亡の主因として種痘接種後の副作用をあげている死亡証明書、コロラド大教授ケンプ博士に小児科医及び一般開業医の全国調査を通じて寄せられた死亡例の四つのソースに基づいて行なわれた。四つの州の調査は右全米調査を補充し、より軽微な副作用を一層正確に見積る為に行なわれ、四つの州の開業医に質問書を送付するという方法がとられた。

右二つの調査の結果、一歳未満児の副作用は他のいかなる年齢グループのそれよりも二～五倍大きいことが明らかとなった。

そして、接種を一歳以降に延ばし、禁忌（本人の湿疹及び湿疹歴、家族の一員の湿疹、あらゆるタイプの皮膚障害、抗体欠乏症、白血球病、リンパ腫、ホジキンス氏病、その他の血液疾患、免疫抑制剤、コルティコステリオドの使用、放射線療法）を一層注意深く避ければ、さまざまの副作用の三分の二は防ぐことができるとの指摘がなされた（以上甲第一二号証一三二頁）。

右結果に英国の前記変更をも考慮して、アメリカンアカデミーの伝染病コントロール小児科委員会と予防接種に関する公共保健局勧告委員会はともに一九六六年種痘の第一次接種は一歳後に行なわれるべきことを勧告した（甲第一六号証、同二〇号証）。

米国では更に一九六八年同じ研究者により、同じ目的で更に大規模な調査（全米及びアラバマ、アラスカ、アイオワ、ケンタッキー、メイン、メリーランド、ロード・アイランド、サウス・カロライナ、ワシントン、ウエスト・バージニアの一〇州）が行われ一九六三年の調査結果と同様の結果が得られた（甲第一六号証）。

アメリカにつづいてはドイツが昭和四二年（一九六七年）に接種年齢を一八ケ月～三歳に引き上げた。

かくの如く、西側先進国の若年接種の危険に対する反応は極めて早かった。このことは、天然痘の非常在国においては、外国から入って来た天然痘患者に零歳児が接触する機会はもともと非常に少いので、接種年齢を一歳以上に引き上げても、社会の伝染病に対する全体的抵抗力にはほとんど影響がなく、従って一歳未満児の危険が高いことがわかりさえすれば接種年齢の引上げを容易に実行できる、ということを考えれば、当然であるといえる（大谷杉士証言、六一～六八丁）（尚、福見証言（反対尋問）六五丁裏～七一丁）。

(2) 以上述べた西側先進諸国の接種年齢引き上げの事実とその理由、根拠は当時厚生省の容易に知りえた事実である（右変更の理由となった調査研究は勿論公刊されている）。国は、予防接種の持つ危険特に前述の若年者に対する危険に敏感であり、注意を払ってこれをできるだけ避けようとする姿勢さえとっていれば、ＷＨＯを通じ、あるいは我国在外公館を通じあるいは文献を通じ、これら諸国の年齢引き上げの事実と理由を直ちに知ることができたのである（ちなみに英米の変更につき甲一三号証一二三頁）。

しかるに国は一九六〇年代末にいたるまで、強制一律接種を行いながら予防接種の社会予防効果の面にのみ目を向け、この副作用と危険に全く注意を払わなかったが為に、右諸国の年齢引き上げの事実と理由を漫然と見すごしたのである（大谷証言六一～六八丁）。そして国内においても予防接種のもたらす事故の側面を無視する態度の当然の結果として国は自らは事故の実態調査を全く行わなかった（大谷証言、三〇～三二丁）。ようやく昭和四四年（一九六九年）、厚生省の補助によりなされた種痘調査委員会（代表者染谷四郎）の調査（乙一一号証）により一歳未満児における種痘の副作用、特に中枢神経障害が多いことが明らかになったにすぎない。

我国においても国がもう少し、予防接種事故に思いをいたし、英、米の如き綿密な全国的調査を行えば、種痘が一歳未満児において高い被害をもたらしていることをもっと早く知りえた筈である。

(3)　いずれにしろ、日本もイギリスが接種年齢を引き上げた昭和三七年（一九六二年）には接種年齢を生後一年以上に引き上げるべきであった。

しかるに国は、昭和四五年八月種痘事故の頻発に直面するや、法律が接種年齢を二ケ月以上一二ケ月としているのに、法律上も科学上も格別の根拠もないのに公衆衛生局長通達により泥なわ式に六ケ月から二四ケ月に変更し、尚六ケ月以上、一歳未満児への接種をつづけた。そして、やっと昭和五一年になって予防接種法を改正し、接種時期を生後三六ケ月から七二ケ月に引き上げたのである。右の三六ケ月から七二ケ月というのがいかなる科学的データと根拠にもとづいてなされたのかは全く不明であるが、いずれにしろヨーロッパ諸国とアメリカの例を見る時一歳未満児への接種の廃止が昭和五一年にできて、それ以前にできなかったとする合理的理由は全くないのであり、右年齢引上げの遅れが、国の怠慢（外国の研究成果とすう勢を的確に把握し、自らも調査することを怠ったこと）に起因するものであることは明らかである（ちなみに国側証人北村敬の昭和五五年一〇月一三日証言調書八五～八八、一〇二～一〇四丁）。

(三)　インフルエンザ

被告は、二歳以下の乳幼児に対してはインフルエンザ予防接種の一律の実施を勧奨すべきでなかったにもかかわらず、あえて特に強く勧奨した結果、本件各被害（1吉原充、10依田隆幸、20越智久樹）を発生させた過失がある。

(1)　乳幼児接種の危険性

二歳以下の乳幼児に対するインフルエンザ予防接種は、重篤な副作用発生の危険性が高いことは医学の常識であった。

また家庭内に保護されている右年齢層の乳幼児は、インフルエンザ感染の機会が少く、一律のインフルエンザ予防接種実施はデメリットが大きいことも本件各証人のひとしく認めるところである（ジョージ・ディック、海老沢功、福見秀雄、大谷明各証言）。

被告もまた少くとも昭和四二年以降は、右事実を認めている。すなわち、厚生省は「昭和四二年一二月四日「二歳以下の乳幼児に対するインフルエンザ予防接種の取扱いについて（衛発第八七六号各都道府県知事あて、厚生省公衆衛生局長通知）」を発して、一般家庭における乳幼児はインフルエンザ感染の機会が少なく、また成人に比して二歳以下の乳幼児は副反応の頻度が高いので、慎重な予診、問診等を実施し、対象の選択に留意すること、一般家庭における二歳以下の集合接種は好ましくなく、乳幼児をもつ保護者等の予防接種の励行をはかること、集団生活を営む保育所等の二歳以下の乳幼児については、従来どおり特別対策を実施し、実施に当たっては体温測定を全員に行うなど慎重に行うこと等を通知した。

その後昭和四六年には、これまで報告された予防接種後の死亡例や発熱例などにつき専門家による検討を行い、その意見に基づいて昭和四六年九月二九日「インフルエンザ予防接種特別対策実施上の注意について（衛防第二〇号各都道府県衛生主管部(局)長あて、厚生省公衆衛生局防疫課長通知）」（乙第二八号証）を発して、二歳以下の乳幼児は、成人に比して重篤な副反応の発生の頻度が高いこと、これらの年齢層はインフルエンザ感染の機会が少ないこと等にかんがみ、インフルエンザの流行が予測され、感染による危険が極めて大きいと判断される十分な理由がある等特別の場合を除いては、勧奨を行わないよう通知した」（昭和五二年九月一六日付被告準備書面(三)第五、第三項、七八～七九頁）。

乳幼児の右のような危険性は、昭和四二年ころにはじめて判明したことではなく、インフルエンザ予防接種が開始された昭和三二年時点においてすでに明らかであった。事実、欧米諸国においては、乳幼児に対する一律の接種が強制ないし勧奨されたことは一度もなく、それは右危険性を考慮しての当然の結論であった。

(2)　二歳以下の乳幼児に対する勧奨

ところが被告は、前述の「医学の常識」に反し昭和三二年インフルエンザ予防接種開始から昭和四一年まで、乳幼児に対して「必ず予防接種を受けるよう勧奨されたい」と特に強く接種を勧奨していた（乙第一七ないし二二号証）。

被告はその根拠について、「乳幼児がインフルエンザに罹患すると重篤となりやすいことは医学の常識であり、……このような人達に対して予防接種を勧奨することは医学上当然のこと」（昭和五三年四月二一日付被告準備書面㈥、第二項、㈢）と主張する。

乳幼児は、一般にインフルエンザに限らず病気に対する抵抗力が弱く重症化しやすいことは当然であるが、それは昭和三二年当時のみならず昭和四二年以降も同様であり、また欧米諸国においても同様である。

にもかかわらず、欧米諸国において乳幼児に対し勧奨したことがなく、また現在わが国においても昭和四二年以降勧奨していない理由は、乳幼児の前記危険性によるものである。

したがって、乳幼児に対するインフルエンザ予防接種の勧奨が許されるためには、右危険性が解消され安全性が確認されることが必要であるが、被告の右主張は右危険性を全く無視した見解である。

乳幼児の右危険性を考慮するならば、勧奨が誤りであったことは明白であり、これは被告も昭和四二年以降はその誤りを認めざるを得なかったことからも明らかである。

さらに被告申請の福見秀雄証人も、乳幼児に対する勧奨には乳幼児の危険性を理由に当初から反対であったと証言しており、また同じく大谷明証人は、「現在の時点で判断すると非常に不可解である」と証言し、二歳以下の乳幼児の副作用の頻度が高いこと、感染の機会が少いことを理由とする二歳以下の勧奨を行わない現在の方針に賛成であること、右理由は昭和二〇年代から判明していたことを明らかにしている。

なお、被告はインフルエンザ予防接種開始にあたって参考とした調査、研究として、アメリカにおける一九四二年、一九四三年、一九四五年の野外実験に言及しているが、インフルエンザのような気道感染する感染症については抗体産生と感染防禦とは必ずしも同一ではないこと、ウイルス型も一九四六年にＡ１型に変化する以前のものであり昭和三二年当時のウイルスと異なっていることなどを暫く措くとしても、それらの野外実験はいずれも成人に関するものであって乳幼児に接種した場合の安全性についての判断資料とはならない。

さらに欧米で一律な勧奨による接種を実施しなかった理由のひとつとして、インフルエンザワクチンはウイルスの培養に鶏卵を用いるために他のワクチンの場合と異りワクチンの無菌化が不可能であり、雑菌等の異物の存在によって事故の危険率が高いことが挙げられるのであるが（甲第一〇二号証）、乳幼児の場合重篤な被害の発生の蓋然性は成人の場合と比較してより高いにもかかわらず被告国は右の危険性についても全く配慮するところがなかった。

いずれにせよ証言を含む本件全証拠によっても、昭和三二年当時における乳幼児接種の安全性を根拠づける証拠は存在しないことが銘記されなければならない。

⑶ 被告国の過失

被告は「乳幼児接種の勧奨は、専ら伝染病予防対策上の政策選択の問題にすぎない」と主張する。

しかしながらワクチン接種が本来的に「必要悪」であり、人体に無害なものでありえない以上、安全性についての医学上の根拠なく被告が接種を勧奨することは、単に政策選択の当不当の問題ではなく、被告の過失といわなければならない。

前述のとおり、インフルエンザ予防接種の乳幼児に対する勧奨は、その危険性を看過し、安全性の根拠なく行われたものであり、被告の明白な過失である。

㈣ 百日咳

被告国は、二歳未満の乳幼児に対して百日咳ワクチン（以下ジフテリアワクチン又は破傷風ワクチンとの混合ワクチンを含む）の一律定期強制接種を実施すべきでなかったのに、これを実施したことについて過失があった。

(1)　被告国は、昭和五〇年、百日咳ワクチンは、集団接種の場合は、二歳以上の者に接種することに制度を改めたが、その目的がワクチン接種による事故防止のためであったことは被告国も認めるところである。

ところで、被告国の主張によれば（昭和五二年四月二八日付準備書面五六頁以下）、右の時点で接種年齢を引上げた理由は、(1)昭和四五年予防接種事故救済措置が発足して以来、百日咳ワクチン接種による脳症がわが国にも欧米なみに存在することが明らかになったからであり、(2)昭和五〇年に三種混合ワクチン接種後の死亡事故が発生したことを契機に調査検討したところ、①患者が減少したこと、②ワクチンにはまれに重篤な副反応を伴うことがあること、③脳炎、脳症等は一歳未満の乳幼児に最も多く、次いで一歳児に多いことから、疫学的に急ぐ必要のないワクチンは二歳以降に接種することが望ましいこと、④百日咳は、幼児、小学校低学年でひそかな流行を起こしていると推定されること等から、年齢を引上げるべきであるとの判断に達したというものである。

右改正の理由について、被告国の予防接種研究班は、右に述べた理由のほか、⑤百日咳の患者は二歳未満の乳幼児よりも二歳以上の子供に多いこと、⑥幼若乳児が百日咳に罹患しても死に至ることはほとんどないであろうこと、⑦百日咳の流行は幼稚園、小学校低学年の幼児にあり、これらの幼児に免疫を付与すれば流行は阻止され、家庭内の乳児も罹患から守られること、⑧幼児期はストレスに対し激しい反応を呈しやすいので予防接種を避けるべきこと等をあげている（甲第五六号証「百日咳および百日咳ワクチンに関する資料」、甲第五二号証「予防接種法の改正をめぐる解説」、金井興美国立予防衛生研究所細菌第一部長もほぼ同様の理由をあげている―金井第一回一三丁以下、二七丁）。

国は、予防接種を実施する場合には、ワクチンが人体に及ぼす重大な害作用を考えるならば、ワクチンの有効性及び必要性を厳しくチェックしたうえ、ワクチン接種による事故を防止するために、最大限の注意を払い、なしうる限りの安全な方法によって接種を行なうべき高度の注意義務があるものであるから、百日咳ワクチンについて、前記のごとき事実認識に至った場合において、なお、二歳未満の乳幼児に一律に定期接種を実施することは許されず、漫然と接種を継続した場合は、安全確保義務違反の過失が成立することは明らかである。

(2)　ところで、国が百日咳ワクチンについて接種年齢の改訂を行なうにつき、根拠とした事項は、以下に述べるとおり、いずれも、すでに昭和三三年当時以前から、国が十分認識し、あるいは容易に認識しえたことである。

(イ)　重篤な副作用の発生に関する知見

百日咳ワクチンが乳幼児に脳炎、脳症等の重篤な副作用を発生させることがあることは、一九三三年デンマークのマドソン（Madson）がはじめて報告して以来、多くの報告がなされていたものである（白井第一回第七八丁裏以下参照）。例えば、一九四八年米国のバイエルズ（Byers）らは、一二名の死者を含む一五名の重篤な神経系合併症の症例を報告し、一九四五年米国のトゥーミィー（Toomey）は、三八件の副作用事故のうち一二名が死亡し、一二名が脳障害を残したと報告している。一九五八年英国のベルグ（Berg）は、百日咳ワクチンによる事故例を集計したところ、一〇八件に達したと報告している（以上、甲第一号証の一一、一二頁以下、白井徳満「三種混合ワクチン禍」参照）。

また、コックバーン（Cockburn）は、一九五八年、百日咳ワクチン接種による脳症例の報告は一九三三年から一九五八年までの間に百例をこえていると報告している（甲第一〇号証「百日咳ワクチン接種障害」）。

このように一九五八年（昭和三三年）当時までに、百日咳ワクチンにより重篤な神経系合併症が発生することは、多くの報告とその総括によって、広く知られていたものである。被告国は、右の事実を知っていたはずであり、あるいはこれを当然知りえたものであり、仮に国がこれを知らなかったとすれば甚だしい怠慢と言わなければならない。

被告国は、わが国において欧米なみに重篤な副作用事故が発生していることは昭和四五年に救済措置が発足した後に知ったと述べるが、同措置によって届出られた症例には、被告の昭和五二年七月一日付準備書面添付別紙二記載のとおり、昭和四五年以前の接種によるものが多数含まれており、昭和三三年以前の接種によるものも多数含まれているのであり、昭和三三年当時において、国が百日咳ワクチン接種による副作用の発生状況を調査していれば、重篤な副作用事故が数多く発生していたことを容易に把握できたものである。

また、有馬正高らは、すでに昭和三四年六月、予防接種に伴ない中枢神経系症状を呈した二〇症例（わが国における症例）を報告しているが、うち五例は百日咳ワクチンの接種に伴なうものであった（日本小児科学会雑誌六三巻六号「予防接種に伴った中枢神経系の即時反応について」甲第八四号証）。よって被告国は、有馬らの右論文によってわが国においても、百日咳ワクチンによる重篤な中枢神経系障害が発生していることを容易に知り得たはずである。なお右論文において、有馬らは、一九三三年のマドソンの報告、一九五八年のベルクの報告、一九四八年のバイエルズの報告を引用しており、また、百日咳ワクチン等による症例のように即時反応を呈した症例中には、接種以前にけいれん又はアレルギー疾患の既往歴が認められた例が多かったことから、かかる既往を有する小児に予防接種を行う際には注意を要すると警告している。百日咳ワクチンによる事故の発生状況すら調査しようともせず、漫然と危険なワクチン接種を続けた国の態度は国民の生命と健康の安全を考慮しない恐るべき態度であったと断ぜざるを得ない。

金子義徳は、昭和四五年、従来予防接種のリスク（事故）の実態について調査研究が極めて不十分であり、常識的対策すらとられていなかったと指摘している（甲第四四号証「伝染病予防体系における予防接種の今日的意義と位置づけ」）。

なお、厚生省細菌製剤課は昭和三七年四月以降発生した百日咳ワクチンによる神経系障害の事例の資料をもっていた（甲第一二九号証）。

(ロ) 副作用事故は二歳未満の乳幼児に多いこと。

予防接種研究班は、接種年齢の改訂の理由として、百日咳ワクチン接種による事故発生は月齢の小さいほど頻度が高く、二歳までにおこりやすいことをデータが示していること、乳幼児期はストレスに対して激しい反応を呈しやすいから予防接種を避けるのが望ましいこと、小児急性神経系疾患は二歳未満の乳幼児に多く発生し、二歳未満では心身障害も未発見のことが多く、また予防接種がこれらの潜在疾患を顕在化させるひきがねとなったり、既存の疾患を悪化させたりする危険があること、をあげているが（甲第五二号証）、これらの結論は、昭和三三年当時において被告が十分な調査を尽していれば同様のデータが得られたはずであるし、その他の知見も、昭和三三年当時すでに存在していたものである（金井第二回一四丁）。

したがって、被告国は、昭和三三年当時においても、百日咳ワクチンを二歳未満の乳幼児に接種することが特に危険であることを容易に知り得たものであり、このような危険があるにもかかわらず二歳未満の乳幼児に一律に定期接種を行う必要性が存在するのかについて厳しい検討を加えるべきであった。ところが、被告国はこの点につき何ら調査、検討することがなかった。

(ハ) 患者数、死亡数の減少など

被告国は、患者の減少を接種年齢引上げの理由としているが、昭和四九年五月二七日付被告準備書面別表1記載のとおり、百日咳患者発生数は、すでに昭和三〇年頃激減しており（昭和二二年一五万二、〇七二名であったものが、昭和三〇年には一万四、一三四名となっている）、昭和三三年当時は、すでに大きな流行は存在しなかったものである。ことに患者は二歳以上に多く発生し、二歳未満の乳幼児の罹患率は低かった（甲第五三号証「百日咳の臨床」、甲第五六号証「百日咳および百日咳ワクチンに関する資料」)。

また百日咳による死亡者数も、すでに昭和三〇年頃には激減しているものであり（昭和二三年一万七、〇〇一名であったものが、昭和三〇年には四〇一名となっている）、百日咳は、罹患しても死亡する危険の大きい病気ではなくなっていた。その背景には、栄養状態の改善と、抗生物質の使用等による治療の進歩がありこのような条件は、昭和三三年当時すでに備わっていた（金井第二回九丁裏〜一〇丁）。

昭和三三年当時、すでに、百日咳は、ワクチン接種によって達成されるべき百日咳の予防効果に比べ、ワクチンによる重篤な副作用の危険があまりにも大きすぎるものであった。ことに二歳未満の乳幼児については、罹患の危険が少ないのに、ワクチンの副作用の危険は大きく、この矛盾が最も著るしかったものである（白井第一回一二丁裏）。

以上の事実を、被告国は、昭和三三年当時、当然知ることができたはずである。

なお、森藤靖夫は、昭和四八年、患者の減少、ことに死亡者がないこと、抗生物質による治療が可能であることを掲げて、百日咳ワクチンの接種を中止又は廃止するよう主張し（甲第五九号証）、安原美王磨も同年、昭和四四年の統計によると百日咳ワクチンによる死亡者数が百日咳による死亡者数をすでに上回わっていることを指摘し、百日咳ワクチン接種の廃止を主張した（甲第三三号証）。また岡山県医師会は、昭和四八年三月より百日咳の予防接種を中止したが、以後四年間、適切な治療により百日咳による死亡は零となり、予防接種を実施することにより発生する死者の方が多いことを実証した。被告国は昭和三三年当時までに右と同様の実験を行うべきであったのであり、実験により同様のデータを得られたはずである。

㈡　流行阻止のため二歳未満の乳幼児に対する接種の必要性は乏しいこと

百日咳の流行は、幼稚園児や、小学生の間において発生するものであり（流行は五歳前後である——金井第二回一一丁）、家庭内におり、家族以外の者と接触する機会の乏しい二歳未満の乳幼児に免疫を付与しても、流行阻止には役立たず、流行阻止のためには、幼稚園児や小学生に免疫を付与するのが効果的であり、またそれによって二歳未満の乳幼児がその兄姉などによって家庭内感染を受けることを防止することができるのであり、このことは、昭和三三年当時においても常識であった。例えば、額田粲（当時東京大学助教授、公衆衛生）は、昭和二六年、「乳幼児の感染は年長児からの二次感染であり、乳幼児は行動範囲が非常に狭く、流行源にはならないから、百日咳の予防接種は、まん延の原因となる幼稚園児及び小学校児童に対して行うべきであり、生後三ケ月から一八ケ月の乳幼児を接種対象とすることは不適当である」と述べている（甲第五四号証）。

⑶　以上述べたとおり、百日咳ワクチンの接種によって脳炎、脳症等の重篤な副作用事故が発生していること、重篤な副作用事故は二歳未満の乳幼児にとくに多いこと、百日咳の患者は激減し、治療法の進歩により百日咳による死者は著るしく減少していること、百日咳ワクチンは、百日咳罹患による生命、健康の危険に比べてワクチン接種による危険が甚だしいこと、ことに二歳未満の乳幼児は罹患の機会が比較的少ないのにワクチンによる事故発生の危険は高く、その矛盾が著るしいこと、百日咳流行阻止のためには、二歳以上の幼児、ことに幼稚園児や小学生を免疫すれば足り、二歳未満の乳幼児に予防接種を実施する意義は少ないこと、等の事実はすでに昭和三三年当時までに、被告国が知っていたことであり、あるいは知ることができたものである。

以上の事実を前提にするならば、流行阻止のためには、接種する意義に乏しいがワクチンによる重篤な障害を受ける危険が高い二歳未満の乳幼児については、被告国は遅くとも昭和三三年以降は、百日咳ワクチンの定期接種の対象から除外すべきであった。

接種年齢を右のように引上げることは、国に与えられた裁量の範囲内の選択の問題では決してない。予防接種によって重篤な副作用事故が発生する現実の危険が存在する以上、国は、予防接種を実施する必要性、緊急性と予防接種による事故の危険とのバランスを厳しく図りつつ、可能な限り安全な方法によって予防接種を実施すべき高度の注意義務があるのであるから、平常時においては、二歳以上の幼児に免疫を付与することにより百日咳の流行を防止することが可能であり、他方二歳未満の乳幼児はワクチンによる事故発生率が高いことが判明している以上、二歳未満の乳幼児に対する百日咳ワクチンの定期接種は行うべきでなかったのであり、被告国には、漫然と二歳未満の乳幼児に対して百日咳ワクチンの定期接種を実施したことに過失があったと言うべきである。

(4) 第二部各論において述べるとおり、被害者梶山桂子（原告番号15）、同井上明子（同24）、同鈴木浅樹（同27）、同清水一弘（同33）、同高橋真一（同46）、同塩入信吾（同47）、同藤井玲子（同50）、同渡辺明人（同53）は、いずれも生後二歳未満で百日咳、二種混合、三種混合のいずれかのワクチン接種を受けたもので、被告の右過失によって被害を受けたものである。

3 禁忌該当者に接種した過失

㈠ ワクチンの危険性と禁忌の設定の必要

(1) ワクチンは、生ワクチン（種痘、ポリオ）にせよ、不活化ワクチン（インフルエンザ、百日咳、腸チフス、パラチフス、日本脳炎）にせよ、はたまたトキソイド（ジフテリア、破傷風）にせよ、生きたウィルスまたは不活化したウィルス、細菌のほか、他の雑菌それから出された毒素、培養に使われた動物、鶏卵等の細胞、防腐剤、安定剤等の化学物質を多く含んでおり、これらを含んだワクチン液を人体に接種すれば、ワクチン本来の目的である当該ウィルスまたは細菌に対する免疫抗体が生じるほか、種々の副反応を生じるのは当然である。これら副反応には、①物理的刺激による反応および毒素様物質による反応、②アレルギー性の反応、③生ワクチンによるウィルス感染症状があり（乙第七九号証日本のワクチン四三二頁以下）、本件被害者の多くが被ったような脳炎、脳症等の重篤な中枢神経障害もその中に含まれ、死亡するに至ることもある。

副反応、特に脳炎、脳症のような重篤な副反応の発生機序は必ずしも完全に解明されているわけではないが、被接種者の健康状態、罹患している疾病その他身体的条件または体質的素因により副反応に大きな差を生じ、場合によっては脳炎、脳症等の重大な結果をもたらすことのあることは、専門家の一致して認めるところである。

(2) このように、ワクチンは危険性が高く、重篤な副反応をともなうことがあり得るのであるから、強制的に、また強制と同視し得べき勧奨により、予防接種を行うについては、予防接種行政をすすめる国としては、重篤な副反応の発生をできるだけ避け、もって被接種者の安全を確保する義務があるといわねばならない。

そのためには、重篤な副反応を生じる蓋然性の高い体質的素因を有する者や不健康者に対する接種は禁忌として接種しないことが、是非とも必要である。

㈡ 国の設定した禁忌と設定の経過

(1) しかるに、前述の如く、国は予防接種の効果面にのみ過大な評価を行い、危険については無頓着で、予防接種により生じる副反応の機序についての研究や被害者の追跡調査、治療もほとんど行わず、また、禁忌の設定についても極めて不充分な対応しか行わなかった。

(2) すなわち、禁忌は昭和三三年まで充分な規定がなく、同年になって始めて、予防接種実施規則（厚生省令二七号）四条を以って定められたのであるが、この時定められた禁忌は、

① 有熱患者、心臓血管系、腎臓又は肝臓に疾患のある者、糖尿病患者、脚気患者、その他医師が予防接種を行うことが不適当と認められる疾病にかかっている者。

② 病後衰弱者、又は栄養障害者

③ アレルギー体質の者又はけいれん性体質の者

④ 妊産婦（妊娠六月までの者を除く）
⑤ 種痘については、前各号に掲げる者のほか、まん延性の皮膚病にかかっている者で、種痘により障害をきたすおそれのある者

の五項目しかなかった。

(3) これは昭和三九年（一九六四年）に改正され、⑤に「急性灰白髄炎の予防接種を受けた後二週間を経過していない者」が加えられ、新たに⑥として「急性灰白髄炎の予防接種については、第一号から第四号までに掲げる者のほか下痢患者又は種痘を受けた後二週間を経過していない者」が加えられ、更に昭和四五年（一九七〇年）の改正により、4号に妊娠六ケ月までの妊産婦が加えられ、5号及び6号に麻しんの予防接種を受けた者が加えられ、接種間隔も二週間から一ケ月に延ばされた。

(4) そして、昭和五一年九月予防接種法の改正に伴い、禁忌は次のように改められた。

① 発熱している者又は著しい栄養障害
② 心臓血管系疾患、腎臓又は肝臓疾患にかかっている者で、当該疾患が急性期若しくは増悪期又は活動期にあるもの。
③ 接種しようとする接種液の成分によりアレルギーを呈するおそれがあることが明らかな者
④ 接種しようとする接種液により異常な副反応を呈したことがあることが明らかな者
⑤ 接種前一年以内にけいれんの症状を呈したことがあることが明らかな者
⑥ 妊娠していることが明らかな者
⑦ 痘そうの予防接種（以下「種痘」という。）については、前各号に掲げる者のほか、まん延性の皮膚病にかかっている者で、種痘により障害をきたすおそれのあるもの又は急性灰白髄炎若しくは麻しんの予防接種を受けた後一月を経過していない者
⑧ 急性灰白髄炎の予防接種については、第1号から第6号までに掲げる者のほか、下痢患者又は種痘若しくは麻しん予防接種を受けた後一月を経過していない者
⑨ 前各号に掲げる者のほか、予防接種を行うことが不適当な状態にある者

(5) このような禁忌事項設定の経過は、つぎの各諸点において、国が被接種者に対する安全の配慮を著しく怠っていたことを如実に示している。

イ 強制または勧奨により予防接種を実施するにあたっては、当初から当該ワクチンの接種により如何なる副反応を生じるか、また如何なる体質的素因や身体的状況が重篤な副反応を生じる蓋然性が高いかを充分調査して禁忌を設定すべきであった。そして、昭和三九年および昭和五一年設定の禁忌事項は、かかる調査をすれば、容易にわかる事柄であったから、昭和三三年や昭和五一年からというのではなく、各ワクチンが強制または勧奨接種の対象となったときに定められるべきものであった。

ロ 国の設定した具体的な禁忌事項は、昭和三三年設定のものも、昭和五一年設定のものも極めて限られており（両者間には実質的な禁忌の増加は殆んどない）、別に「医師が予防接種を行うことが不適当と認められる疾病にかかっている者」（昭和三三年設定）とか、「予防接種を行うことが不適当な状態にある者」（昭和五一年設定）とか抽象的な禁忌事項が定められたまま終始してきた。しかし、後に述べるように、接種を担当する医師は、必ずしもワクチンの専門家でも小児科の専門医でもない。何が「不適当な」疾病や状態であるかについて知識は殆んど持たない医師が多かった。したがってつぎに㈢で述べる体質的素因および身体的状態を禁忌として明確に掲げるべきであった。

ハ 後に述べるように、わが国の予防接種は集団接種の方法によることを基本としているが、集団接種の場においては、個別接種と異なり医師が被接種者の健

康上の経過を全く知らないうえ、短時間で多数の者に接種するため、禁忌該当者を発見することが極めて困難である。禁忌は、このような集団接種の実状を踏まえてより広くかつ判定が容易なように設定されるべきであった。しかるに、国がこれまで設定した禁忌にはこのような配慮は全くなされていない。

㈢ 禁忌の設定を誤った過失

予防接種を禁忌とすべき身体の状態は、国が昭和五一年に設定した前記㈡―⑷の①ないし⑧に限らない。つぎの身体的状態の者に対しても予防接種は当初から禁忌とすべきであった。

⑴ 未熟児で生れた者、出生時に異常のあった者

未熟児には、満期出産であるにもかかわらず、出産時の体重が二五〇〇グラム以下であった乳児（ＳＦＤ）と、満期前に生れた乳児（ＡＦＤ）がある。前者には知恵遅れとなったり、てんかんを患う可能性が通常の出産児に比して高率であることはよく知られているところである。それは、胎内での身体、特に脳の発育に問題があることを示している。このような乳幼児に予防接種をすれば、副反応が底上げされて現われる蓋然性は通常児に比しすこぶる高いものと考えられる（証人白井徳満の五四年一一月五日付証人調書五三丁以下、証人白木博次の五七年九月二七日付証人調書三三丁以下、甲第五〇号証）。

ＡＦＤについても、出産の際に黄疸にかかったり、呼吸状態が悪かったり、低血糖であったり、感染症に罹患したりする等、通常児に比して、身体全体にわたり通常児より弱点を有している。また、脳の発達も通常児より遅れることもある。したがって、予防接種の副反応も通常児に比し大きいと考えられる（前掲白井証人調書五四丁以下、前掲白木証人速記録三四丁以下、甲第五〇号証）。

また、臍帯纒絡等による仮死出産で生れたり、難産であった乳児は、出産時に脳の細胞を損傷した可能性がある等、予防接種の副反応が底上げされて大きくなる蓋然性が高い（前掲白木証人速記録三三丁、六九丁、甲第一八八号証一三二頁）。

⑵ 発育不良あるいは発育のおくれている乳幼児

前記未熟児のほか、出産時には標準の体重があっても、その後発育が標準より遅れている場合には、身体上何らかの欠陥が隠されているわけであるから予防接種の副反応が大きくなる（前掲白井証人の調書五五丁以下、甲第五〇号証、同第五一号証、同第一三二号証予防接種の手びき改訂増補版三七頁）。

⑶ 虚弱体質の子

慢性的に心臓、結核、ぜんそく等に罹患して不健康な状態にある乳幼児は、何らかの重大な病気がかくれている疑いがあり、副反応が大きくなる蓋然性が高い（甲第五〇号証、前掲白井証人調書五九丁）。

⑷ 風邪にかかっている子

乳幼児の場合、風邪は発熱がなくともその症状が以後どのように変化するかも知れないし、他の疾病の始まりであることもある。したがって、予防接種の副反応が大きくなる蓋然性は高いので、風邪にかかっている乳幼児に対する接種は禁忌である（甲第一八八号証一三三頁、甲第五〇号証、前掲白井証人調書五七丁以下、前掲白木証人速記録三五丁）。

昭和四三年から実際に予防接種を担当してきた渋谷区予防接種センターの所長村瀬敏郎氏も、いわゆる風邪は、「子供の場合には大部分がウィルス感染症であるというふうに考えられておりますので、一応感染症は急性のいわゆる熱性疾患でございますから、風邪にかかっていると言えば、一応（予防接種は）やらない。」旨述べている（甲第一八九号証の二速記録五丁）。

⑸ 下痢をしている子

下痢はポリオの生ワクチンについては腸の炎症によりポリオウィルスが腸管から血液中に入り、ポリオを発病させる危険があるから禁忌であるが、その他のワクチンについても、下痢は体力を低下させ、抵抗が減弱して副反応を増大させるし、神経疾患の発症であることも十分考えられるから、予防接種は行うべきではない（甲

第四八号証二一一頁、二一二頁、甲第五〇号証、前掲白井証人調書五七丁以下、前掲白木証人速記録二四丁以下)。

(6)　病気あがりの子

風邪、下痢、水疱瘡、突発性発疹、風疹、麻疹等の病気がなおったばかりの乳幼児は、依然として体力が低下し、抵抗力も弱っているから、副反応も大きくなる蓋然性が高いので、体力が充分回復するまで予防接種は行うべきではない(前掲白井証人調書五七丁以下、甲第四八号証、甲第五〇、五一号証、甲第五八号証)。

(7)　今までの予防接種で異常な反応を示したり、その兄弟姉妹が予防接種で特に具合の悪くなった前歴を有する子

昭和五一年改正の予防接種実施規則四条４号は、本人に関し、これから接種しようとするワクチンと同一のワクチンについて異常反応を示した場合のみ禁忌としているが、他のワクチンについて異常反応を示した場合も、これから接種しようとするワクチンについて異常反応を示す蓋然性が高い。また、兄弟姉妹に異常反応があれば被接種者も同様の体質的素因を有する蓋然性が極めて高いから異常反応を示す蓋然性も高くなる(前掲白井証人の調書六〇丁以下、甲第一八八号証一三三頁)。

(8)　アレルギー体質の子供ならびに両親または兄弟にアレルギー体質者がいる子供

昭和三三年制定の予防接種実施規則四条は、「アレルギー体質の者」とあいまいな一般的な定め方をしていた。

これは昭和五一年の改正により「接種しようとする接種液の成分によりアレルギーを呈するおそれがあることが明らかな者」と明確化されたが、他方それのみに限定されるという誤りをおかしている。

アレルギー体質とは各種の薬物、異種蛋白その他に対して異常反応を起こして過敏症になりやすい体質をいうのであり、アレルギー体質者は、前記のように多くの異種蛋白、化学物質を含むワクチン接種によって重篤な副反応を生じる蓋然性が高い(甲第八四号証)。

一般にアレルギー性疾患としては多くのものがあげられるが、ちなみに、厚生省薬務局推薦の予防接種便覧(改訂版)一八一頁(甲第八二号証)は、アレルギー性疾患として、

皮膚………じん麻疹、クインケ浮腫、結核性紅斑

眼…………フリクテン、交感性眼炎、アレルギー性結膜炎、角膜炎

呼吸器……アレルギー性鼻炎、気管支喘息、枯草熱、大葉性肺炎

消化器……食餌性胃炎、アレルギー性下痢、漿液性肝炎

循環器……結節性動脈周囲炎、閉塞性動脈内膜炎、アレルギー性紫斑病

等をあげているが、これはアレルギー性疾患を網羅するものではなく、湿疹、ストロフルス等他に多くのものがある。

そして一定の条件のもとに一定の特異反応が見られる時には、その他の場合もアレルギーの疑いがある(南山堂医学辞典四二一〜四三頁、アレルギーの項)から、国は右にあげたようなアレルギー性疾患(じん麻疹、アレルギー性鼻炎、気管支喘息、アレルギー性下痢等は幼児にも多い)を具体的に列挙した上、そのいずれかの既応歴がある乳幼児に対する予防接種は、少くとも当該アレルギー体質によっても異常反応が生じないことが明確にならない限り禁忌とすべきであった(前掲白木証人調書速記録三四丁以下)。

又、アレルギー性体質は遺伝性のものであるから、両親や兄弟に右のようなアレルギー疾患のある幼児は、アレルギー体質の可能性が強く、この場合も集団接種の場では禁忌とすべきである。右に述べたところに照らして規則四条の定めが具体的に明確でなく不十分なことは明らかである(中山健太郎、東邦大学教授は「……アレルギー体質者が禁忌にあげられている。ごく特定のアレルゲンのみに反応を示すものや喘息患者でアレルゲンのはっきりしないもの、ときどきのじんま疹、湿疹やストロフルスでアレルゲンの分明でないもの、などに対しては、場合によっては、

よく既応歴を聴取し、アレルゲン試験などをした上で、注意して少量接種し反応を見て、その後の処置をきめることもあろう」と述べている（甲第四八号証二一三頁）。

(9) ポリオワクチンについては、外傷やオデキ等により末端の神経細胞が破壊されていること。

腸管から血液中に入ったポリオウィルスは、手術や外傷により破壊された神経細胞がある場合には、これを経由して中枢神経に達しポリオを発病しやすい。したがって神経細胞が破壊され、または破壊されるおそれのある外傷や皮膚疾患のある場合は禁忌であってポリオ生ワクチンを投与すべきではない。

(10) ポリオ生ワクチン投与後二週間以内の外科手術

ポリオ生ワクチン投与後少くとも二週間以内は外科手術は「禁忌」であって絶対してはならない（甲第八〇号証一二頁発病誘因の欄、甲第八三号証一六三頁）。

しかるに、国がこの点に関し、予防接種実施要領を定め、その第一—二—3—(ロ)で経口生ポリオワクチン「接種後間もない時期に抜歯、扁桃腺摘出等の外科的手術を避ける」ように保護者や接種対象者に周知徹底することと掲記してこれを都道府県知事宛公衆衛生局長通達をもって発したのは、実に昭和四五年七月一五日付であった（乙第四六号証の三、甲第八九号証）。

ところが、前記のとおり被告国は被接種者の安全に対する配慮不足から右(1)乃至(10)の事項を禁忌として定めることを怠ったのであり、被告国には禁忌の設定を誤った過失があるというべきである。したがって、被告国は右(1)乃至(10)の禁忌を看過されて接種を受けた本件被害者の死亡又は後遺症について責任をまぬがれない。

(四) 集団接種における禁忌の設定を誤った過失

(1) わが国の集団予防接種体制の重大な欠陥

ワクチンは、人体に害作用を及ぼす危険性の高い劇薬である。しかも、ワクチンに対する反応は個体差が著しい。

このようなワクチンを安全に接種するために、先進諸外国では、いわゆるホームドクターによる個別接種方式が広く行なわれている。これに対し、わが国の予防接種は、強制接種にせよ勧奨接種にせよ、ほとんどが被接種者を一堂に集め、短時間に多数の者に接種する集団接種方式でなされている。この集団接種方式を基本とするわが国の予防接種体制は、ワクチンを安全に接種するという見地からみて、つぎのようないくつかの重大な欠陥を有している。

イ 医師の知見不充分

一般にわが国の医師は、被告国が知識・情報の提供を怠っていることもあって、内科医や小児科医ですらワクチンの性質、安全性、副作用等、予防接種に関する充分な知見を有しているとはいえない（前掲白井証人調書、甲第一八九号証の一、二）。

また、予防接種を担当する医師の資格が限定されていないため、眼科医、耳鼻咽喉科医等の非専門医が接種を担当することも少くない。これらの非専門医は大部分予防接種についての充分な知見を有しないばかりでなく、接種にあたって個体差や身体の変化が著しい乳幼児の健康状態を適切に判断する能力にも欠けていることが多い（前掲白井証人調書一二丁、甲第一八九号証の一、調書一一丁）。

以上のことは、本件原告ら被接種者の両親が接種後の異常を訴えてかかりつけの医師の門をたたいた際、医師から「予防接種によって事故がおこるはずはない」などという無知な発言を耳にしたことが少なからずあったこと、本件被接種者らの異常の初期に診察にあたった医師の多くが予防接種による事故であることに気づかず、適切な措置を講じていないことからみても充分窺い知ることができる。

ロ 担当医師と被接種者の接触の欠陥

個体差の著しい乳幼児の身体的状況を的確に診断するためには、被接種者の体質、病歴、反応様式、生活環境、保護者の知識水準等を知ることがぜひとも必要であるが、予防接種を担当する医師は極く少い例外を除いては、被接種者を過去に診察したこともなく、接種の時が初対面であるから、右の各事項について事前には全くデータを持ち合わせていない。

そのため、接種の際の短時間の予診だけでこれらの事項もふまえて乳幼児の身体的状況を判断することは極めて困難である。この点は、ホームドクターによる個別接種方式に比較して集団予防接種の大きな欠陥である。

ハ　短時間に多数の者に接種するため（予防接種実施要領では、一人の医師が一時間に担当する被接種者は種痘では八〇人程度、種痘以外の予防接種では一〇〇人程度とされている。しかし、一人の医師が一時間に二五〇名に対して種痘を接種した例もある）、予診に十分な時間がなく、被接種者の健康状態を的確に判断することは、全くといってよいほど不可能である。

いったい、医師がはじめて診る八〇ないし一〇〇名の被接種者について、禁忌があるかないかを一時間で判定することが可能であろうか。予防接種実施規則四条は、「問診および視診によって、必要があるときには更に聴打診等の方法によって健康状態を調べ」ると定めているが、このような定めが十分であるかどうかは別として問診を円滑に行うために使用される問診票を読み、若干の問を発し、さらに視診（視診とは被接種者の顔をながめることだけではない）を行うだけでも到底一時間ではできないはずである。ましてや聴打診等をする余裕は全くないといってよい。

以上のことは、予防接種を担当したことのある多くの医師が認めるところである（前掲白井証人調書、甲第一八九号証の一）。

ニ　乳幼児は、成長発育差が著しく、健康状態も変化しやすい。したがって、ワクチンを安全に接種するためには個体差や健康状態に応じて接種スケジュールや接種量を定める必要がある。ところがわが国の予防接種体制では、接種スケジュールや接種量はすべての乳幼児に画一的に定められる。そのため個体差や健康状態からみて無理な接種も少なからず行われやすい。

ホ　会場の設営や注射器具等の取扱いも、短時間に大勢の者に接種するのに適していない。

一本の注射針で数名の者に対する接種が行なわれたり、会場が手狭まのため寒い日に被接種者が戸外で長時間待たされた例（例えば原告番号51番大平茂の例）も数多くある。以上のように、わが国の集団接種方式を基本とする予防接種体制は、被接種者の安全を殆んど顧慮しておらず、このような体制は、医療行為としては不適切であって本来許されるべきではない。

しかし、仮りに現在までの集団接種方式を前提とするならば、被接種者の安全を守るために少くとも禁忌は、集団接種方式に適合するように設定されなければならない。

(2)　集団接種を基本とする予防接種体制における禁忌の設定

イ　禁忌の設定は、医師が接種の際の予診により禁忌該当か否かの判定が可能なように設定されなければならないことは当然である。

ところで集団接種を基本とするわが国の予防接種体制のもとでは、前記(1)で述べたように、予防接種やその副反応についての知見が不充分な非専門医によって接種が行われることが多く、担当医師は被接種者の病歴や発育歴について全く知らず、しかも接種に際しての予診も極めて簡単にしかできない。したがって、禁忌の設定は、非専門医でも確実に診断でき、かつ簡単な予診によっても判定できるよう、広範囲に、かつ明確に設定されていなければならない。

ロ　このような見地からすると、仮りに、前記㈢で原告らが主張した(1)ないし(9)の体質的素因、および身体的状況の一部が、充分な診察を行なったうえで接種時期や接種量を適宜変更することにより接種が可能になるという意味で「絶対的」な禁忌でないとしても、集団接種の場においては禁忌としなければならない。なぜならば、予防接種による重篤な副反応の蓋然性について前記㈢の(1)ないし(9)の体質的素因および身体的状況の診断より以上に詳細な診断を下すことは、集団接種の場では不可能だからである。

若干の例をあげると、昭和五一年九月改正の予防接種実施規則はアレルギー体質に関し、「接種しようとする接種液の成分によりアレルギーを呈するおそれがあることが明らかな者」のみを禁忌該当としている。しかし、乳幼児の場合には、本人の有するアレルギーが如何なる物質に特異反応を示すものかを判定することはもちろん、本人がアレルギー体質か否かを判定することも集団接種の場では不可能であることが多い。したがって、昭和五一年改正前の予防接種実施規則に規定されていたように「アレルギー体質の者」すべてを禁忌該当とし、さらに両親または兄弟にアレルギー体質のある乳幼児も禁忌該当者に加える必要があったのである。

また、被告は例えば、前記㈢⑵の「発育不良あるいは発育のおくれている子供」のうちでは「神経系疾患等の病気が潜在している可能性」がある場合、および「免疫欠損症の可能性」がある場合だけが禁忌であり、前記㈢⑷のカゼが治ったばかりの子供のうちでは「病後衰弱者」だけが禁忌であると主張するが、集団接種の際の予診でこのような区別を的確に判定することは殆んど不可能である。このことは、被告が認めるように前記㈢⑵の「虚弱体質の子供にかくれている重大な病気の発見が困難である」（被告の準備書面㈣5頁）のと同様である。

この点に関する被告の主張は、禁忌を狭く限定したうえ、予診で禁忌と判断されない限り集団接種の場でも接種対象者から除外しないものとするものであり、このような禁忌の設定の仕方では、極めて貧弱な予診の実状とあいまって、死亡・脳炎その他重篤な副反応を生じる蓋然性の高い身体的状況にある者も接種を受けてしまうことになる。それ故かかる主張は被接種者の安全を無視するものとして失当である。

⑶ したがって、集団接種において前記㈢―⑴ないし⑼の事由を禁忌該当としなかったのは国の過失であり、原告らのうち、これらの事由の一に該当するにかかわらず、予防接種を受け、よって本件被害を蒙った者については、被告国は不法行為責任を免れない（最判昭51・9・30判時八二七号14頁）。

㈤ 禁忌該当者に接種させないための措置不十分の過失

⑴ 国は以上のように予防接種の危険に注意を払うことなく、したがって禁忌の定め方がきわめて不十分であったのであるが、更に加えて、自ら定めた禁忌該当者を接種に当って除外させることについても、きわめて不十分な措置、指導しか行わない過失があった。

すなわち、禁忌は接種に当る医師の予診により発見されなければならないものである。まず若年乳幼児の禁忌は本来、発見が容易でないことに留意しなければならないのであるが、禁忌を発見するための予診、なかんずく、一人当りの被接種者に対する時間が限定された集団接種の場で重要な役割をしめる問診については二つの点が指摘されなければならない。

第一に、問診は被接種者本人にではなく、その保護者になされるものであるから、医師の質問に答える両親その他の保護者は予防接種の危険性と禁忌の意味及び範囲について、予め十分知らされ、この知識にもとづいて、乳幼児の観察を予め十分に行っていない限り、医師の質問に的確な答えをすることができないのである。かくして予診が有効であるためには保護者に対する禁忌の予めの告知は必須となるのである。

第二は、予診に当る医師の態度である。医師は専門家として自己表現のできない乳幼児について、問診（これは保護者について行われるが）、視診、体温測定、聴打診等の予診（予防接種実施規則四条）を行い、禁忌該当者を予防接種の対象から除外しなければならないのである。

そして問診についていえば、「予防接種に際しての問診の結果は、他の予診方法の要否を左右するばかりでなく、それ自体、禁忌者発見の基本的かつ重要な機能を持つものであるところ、問診は、医学的な専門知識を欠く一般人に対してされるもので質問の趣旨が正解されなかったり、素人的な誤った判断が介入して不十分な対応がされたりする危険性をもっているものであるから、予防接種を実施する医師としては、問診するにあたって、接種対象者又はその保護者に対し、単に概括的、抽象的に接種対象者の接種直前における身体の健康状態についてその異常の有無を質問するだけでは足りず、禁忌者を識別するに足りるだけの具体的質問、すなわち実施規則四条所定の症状、疾病、体質的素因の有無及びそれらを外部的に徴表する諸事由の有無を具体的に、かつ被質問者に的確な応答を可能ならしめるような適切な質問をする義務がある。」のである（最高裁昭和五一年九月三〇日判決）。そしてこのような問診をはじめとする予診はできるだけ厳重に行い、被接種者が禁忌に該当すれば、接種を行ってはならないことは当然であり、又禁忌該当の疑いがある場合にも接種を一時見合わせ、あるいは精密な検査を行って安全を確認した上で接種させる等死亡、重症の脳炎等の重大な後遺症の発生を回避させるよう細心の注意を払わなければならないのである。特に集団接種は被接種者を普段診察したことのない、見ず知らずの医師（しかも小児科医に限らない）が限られた時間内に多数の子どもに接種を行うという制約があるのであるから、少しでも疑いのある時は接種を行ってはならず、疑わしきは除外するという方針がとられねばならない。

(2)　しかるに、保護者に対しては、国は当初禁忌事項すら知らせる措置をとらず、昭和三四年一月になってはじめて「接種場所に禁忌に関する注意事項を掲示または印刷物として配布する」よう、予防接種実施要領をもって都道府県知事宛通達を発したのである（甲第八二号証二〇八頁）。しかも知事がこのような通り一遍の掲示や印刷物の配布を守ったからといって、保護者は予防接種の危険性や禁忌の意味を理解したことにはならない。実際、原告の保護者らは、右通達以後の本件接種に際しても予防接種の危険であることは全く知らず、禁忌が如何なる意味をもち、如何なる事由がこれに該当するかについても殆んど全く知らなかったのである。このことは原告らの各本人尋問の結果からも明白である。国は、このような状況を知っていたか、仮りに知らないとしても、調査すれば容易に認識していたにもかかわらず、前記通達以後、今日に至るまで保護者に予防接種の危険性ならびに禁忌の意味およびこれに該当する事由について周知徹底させるような施策は何ら採っていないのである。かえって、国は、昭和四五年に接種禍が社会問題化するまで、毎年多数生じていたはずの予防接種による事故をひた隠しにし、保護者に予防接種の危険性について正しい情報が提供されないようにしてきた。

そして国のこのような保護者を無視する傾向は現在も維持されていると云っても決して過言ではない。

原告らが禁忌を看過されて本件各予防接種を受けるに至った原因の一つは、国の右のような保護者に対する情報提供の懈怠にあり、この点で国の過失は明らかである。

(3)　国は、また、予防接種行政をするにあたり予防接種の実施にあたる都道府県知事、市町村長、保健所、担当医師らに対し、禁忌該当者を的確に識別して予防接種の対象から除外するよう充分な指導監督を行う義務があるにもかかわらず、これを怠った。

(イ)　国は、まず知事、市町村長および保健所長に対しては禁忌該当者を排除するに充分な予診時間を確保する余裕のある予防接種実施計画を樹立するように指導することを全くしなかった。

国は前述のように昭和三四年一月になってはじめて予防接種実施要領を作成し、公衆衛生局長通達衛発第三二号をもって各都道府県知事に対しこれに従った予防接種を実施するよう求めたが、右予防接種実施要領によってすら、「予診の時間を含めて、医師一人を含む一班が、一時間に対象とする人員は、種痘では八〇人程度、種痘以外の予防接種では一〇〇人程度を最大限とすること」とされている（甲第八九号証予防接種実施要領第一—５）。集団接種において医師が過去に一度も診察したことのない被接種者を一時間に八〇人や一〇〇人も充分な予診をして接種することが一体可能なのだろうか。被接種者一人当りの持ち時間は四五秒ないし三六秒しかない。このような短時間に充分な予診をし、接種をすることは、誰れが考えても不可能なことである（甲第三六号証九八頁）。予診時間を短縮するために用いられる問診票が使用されても同様である。

国はいったい、どのような根拠にもとづいてこのような一時間当りの接種対象者を割出したのであろうか。そこには、被接種者を人間ではなく犬や猫のようにしか見ない発想しか存在しない。被接種者を重篤な副反応から守ろうという方針からは、このような指導はなされなかったはずである。

実際には、右の実施要領に定める最大限度をも越える過密計画で予防接種は行なわれてきた。船橋市の場合は、二時間に二人の医師が約一、〇〇〇人内外の人に三種混合ワクチンの接種を行っており、担当医師は一人当り一五秒では充分な問診や予診を行えないと訴えている（そしてかかる傾向は全国いずこも同様である（甲第一二九号証））。

国は、このように集団接種の場で医師が禁忌該当の有無を判断する予診時間のない状況で予防接種が行われていることを知りながら（知らなかったとしても容易に知り得たことである。）、何ら実効のある措置をとらなかったのである。そして驚くべきことに、予防接種実施要領には現在なお一時間の接種対象人員は八〇名、一〇〇名程度を最大限度とすると定められている（甲第一三二号証一七〇頁）。

後記各論で禁忌該当者であったと主張する原告ら被害者は、右国の指導の欠如により、問診票もその他の予診もないまま、あるいは問診票があってもほとんど予診らしい予診もないまま、恰もベルトコンベアに乗せられたように機械的に禁忌該当と識別されないまま本件各接種を受けてしまったのであり、この点でも被告国の過失は重大かつ明白である。

(ロ) 国はまた、予防接種を担当する医師に対してワクチンの危険性や禁忌該当事由の意義、その判定の仕方等について充分な指導を行なわなかった。

接種担当医が禁忌該当者を的確に識別するためには、乳幼児の生理、疾患についても、またワクチンの危険性、禁忌該当事由の意義についても充分な知見を有していることが必要である。しかし、医師は従来一般に予防接種に関する教育を大学で受ける機会は充分なかったし、医師になってからも予防接種について知見を得る機会に乏しい。まして、小児科を専門としない医師は、乳幼児の生理や疾患についても充分な知見を有していない（甲第一八九号証の一、調書一二丁）。したがって、国は禁忌該当者を的確に識別排除するために、接種担当医に対し、単に禁忌該当事由を記載した予防接種実施規則や実施要領をみせるだけでなく（これすら行われていたか大いに疑わしい。前掲白井証人調書一四丁以下。）、具体的に如何なる症状が禁忌該当事由になるのか、その根拠は何か、禁忌該当事由を短い予診で見分けるにはどのようにしたらよいか、また、接種後に副反応が生じたらどのような手当をしたらよいかを明確に指導する必要があった。しかるに国は、この点に関する実効的な指導は全くしてこなかったのである。

原告ら保護者が接種後のけいれんや高熱、下痢等に驚き医師を訪ねた際、ほとんどの医師が単なる風邪であるとか、消化不良だとかとの診断のもとに浣腸をしたり下熱剤を与えただけで予防接種による副反応を疑わなかったことからみても、医師に対する国の指導が如何に欠けていたかは明らかである。

なお国の医師に対する指導は、単に集団接種の担当医だけでなく、個別接種をする医師に対してもなされるべきであった。何故ならば、旧予防接種法六条の二、九条は、定期接種の義務者が市町村長以外の者から接種を受けた場合にも義務を履行したこととする旨規定しており、集団接種を回避した者が個別接種を行うことも予定されているのであるから、国には個別接種の安全にも配慮する義務があるからである。

以上のとおり、医師に対する指導を怠ったことについての国の過失も明らかである。原告ら被害者は、このような国の指導の懈怠により禁忌を看過され、本件各接種を受けて重篤な被害を蒙ったのである。

㈥　医師の過失についての国の責任

　原告らの禁忌看過は接種担当医の過失によって生じたものでもある。この場合医師は市町村長の委嘱を受けて、市町村長の行為として本件接種に及んだのであるから、医師は特別職公務員とみるべきであり、市町村長のなす予防接種は国の機関委任事務であるから、被告国は国家賠償法第三条による監督者として、同法による賠償義務を負担することになる。

㈦　総　括

　甲第一八九号証の一、二によれば、東京都渋谷区医師会は、昭和四四年二月予防接種センターを開設し、昭和五二年までに各種予防接種を集団接種として八〇七、四二七人、個別接種として八八、九四五人に行なってきた、そこでの接種方法は、まず保護者に問診票を交付し、記入してもらう。体温を計ってこなかった者については体温計を貸与してその場で計らせる。そのうえでまず予診医が問診票を検討し、さらに少くとも視診、聴診、打診を行なう。そこで禁忌該当と判定された者は排除される。禁忌非該当とされた者は問診票に「可」との印を押し、接種医にまわす。接種医はもう一度問診票を点検し、保護者に内容を確かめ、禁忌該当事由のないことを確認する。問診票の内容や保護者の申告が「可」の判定にそぐわないときは、接種医は予診医と相談する。

　このような手続を経て禁忌該当事由のないことを確認した者に看護婦が二人立会って接種を行う。集団接種の場合このような手続で接種する人数は一時間に四〇人から六〇人である。接種医や予診医はいずれも小児科、内科の専門医である。

　このような方法と手続で接種された者から未だ重篤な副反応をおこした者は皆無である。

　右の事実は、専門医による予診を充分行い、禁忌該当者の識別を厳格にすれば、殆んどの重篤な副反応を防ぐことができることを明確に示している。原告らが杜撰な予診により禁忌を看過されなかったならば、本件事故に遭遇しなかったことは、右の渋谷区予防接種センターの例からみても確実に推測し得るのである。

4　過量接種を行った過失

㈠　百日咳ワクチン、二混ワクチン、三混ワクチンの規定量を誤った過失

(1)　ワクチンの接種量と副作用

百日咳ワクチン、百日咳・ジフテリア二種混合ワクチン、百日咳・ジフテリア・破傷風三種混合ワクチンによる、脳症等重篤な神経系障害は、百日咳ワクチンに含まれる菌体成分（毒素）によって発生するものとされており（乙第七九号証「日本のワクチン」二二八頁、甲第一四六号証「現代精神医学大系第一三巻Ａ九三頁、白井徳満証人第一回八九丁、第二回三七丁以下）、ワクチンの接種量（菌の量）が多ければ多いほど脳症等の精神系障害の発生も多くなり、両者の間には相関関係があると考えられている。

すなわち、甲第一一二号証（染谷四郎ほか「百日咳・ジフテリア混合ワクチンの効果と副作用」一九六五年）によれば、百日咳・ジフテリア混合ワクチンについて、菌数の多いワクチンほど副作用の程度が大きいことが実験的に確認されている。

McFarlan（一九四五年）やBousfield（一九五二年）は、ワクチン中に含まれる百日咳菌が多いほど副作用の頻度が増すことを報告している（甲第九号証訳文一四頁）。また、ワクチンの接種量を減らせば副作用の発生を少なくすることができることは、臨床医が経験的に確認していることでもある（甲第一一一号証金子義徳「ジフテリア、百日咳、破傷風と三混ワクチンについて」一九六八年二七六頁）。

　百日咳ワクチン、二混、三混ワクチンについて、副作用を軽減ないし防止するために減量接種が提唱され、行われるようになったのも接種量と副作用発生との間に相関関係があるからに他ならない（甲第五九、六二、六三号証、甲第六五乃至六九号証、甲第一二〇号証、甲第一二六号証など）。

　百日咳ワクチン又はそれを含む混合ワクチンについて接種の規定量が定められているのも、接種量と副作用発生との間に相関関係があるからである。米国において百日咳ワクチンの力価に上限値を設定しているのも脳症その他の副作用を防止する

ためであった（金井第二回一八丁）。

金井興美証人（国立予防衛生研究所細菌第一部長）も以下のとおり証言している（第一回五三丁裏以下）。

それからワクチンの菌量と副反応との関係はどのように考えたらよろしいのでしょうか。

基本的に言って菌量が多ければ副反応が強いということは事実であろうと思います。で副反応にもいろいろあると思いますが、局所反応それから発熱とか、稀に起こると言われているショックとか、脳症ですね、それがすべて菌量が多くなればそういうものの頻度も多くなると、そういうふうにお考えになりますか。

基本的にはそうだと思うのですね。というのは、やっぱり副反応というものは菌体に含まれる何等かのものによって起こる。それが毒素物質はいろいろわかっておりますけれども、必ずしも人体での反応と直接結びついているわけでもございません。いずれにしろ菌に含まれるものが体に入って反応を起こすわけですから、基本的には、やっぱり菌量ということが差し当っての一指標になると思います。

なお、百日咳ワクチンと同様細菌不活化ワクチンである腸パラワクチンでは、接種量の基準が改正されて減量された以後接種による死亡数が明らかに減少している（甲第一三八号証一二四九頁）。

狂犬病ワクチンの場合にも、ワクチンに含まれる神経物質の量が減るにつれてワクチンによる脳炎等の発生率が低下することが証明されている（甲第一四四号証、白木第一回三七丁）。

(2)　規定量を必要最少限とすべき義務

被告国は、百日咳ワクチン又はその混合ワクチンの接種によって接種を受ける国民に脳症等重篤な障害が発生することのないよう接種の規定量を必要最少限に定めるべき注意義務があったことはいうまでもない（金井第二回一七丁裏）。

ＷＨＯは、一九五七年に百日咳ワクチンの力価基準を定め、一回の接種につき国際標準ワクチン四単位を三回接種すれば免疫を付与するに十分であり、これ以上の力価をもつワクチンの接種は危険であるから最低限度の力価でやるべきであると勧告している（甲第一三六号証二九～三〇頁、甲第八三号証一四四頁、金井第二回三三～三五丁、白井第二回八八丁）。米国でも古くから百日咳ワクチンの力価に上限値を定めている（甲一三九号証五〇頁、甲第一二二号証一一頁）。英国では、一九五一年にメディカル・リサーチ・カウンシル（ＭＲＣ）が実施した調査にもとづき、副作用防止のため家庭内感染率が三〇％くらいのあまり効きすぎない力価を有する菌量のワクチンを標準ワクチンとして採用している（白井第二回九三～九六丁、甲第一三九号証四八～五〇頁、乙第九〇号証一八頁、金井第二回四〇、四一丁）。

(3)　規定量を誤った過失

(ア)　ところが、被告国は、百日咳ワクチンの接種によって脳症等の重篤な副作用が発生することがあることを知りながら、これを防止することは全く顧慮することなく、免疫付与の効果のみを考え、必要以上に力価が高く、したがって菌量も多い接種量を規定量と定め、脳症等の障害を発生させたものである。

(イ)　すなわち、被告国は、百日咳ワクチン及びその混合ワクチンについて以下のとおり接種の規定量等を定めた（被告第一三準備書面別紙二、被告第二三準備書面一一丁以下）。

(a)　接種量

①　昭和二五年百日せき予防接種施行心得

百日咳ワクチン

初回免疫　第一回一・〇cc、第二、三回一・五cc

追加免疫　一・〇cc

②　昭和三三年予防接種実施規則
百日咳ワクチン
第一期　第一回一・〇cc、第二、三回一・五cc
第二期　一・〇cc
百日咳混合ワクチン
第一期　第一回〇・五cc、第二、三回一・〇cc
第二期　〇・五cc

③　昭和四八年予防接種実施規則
百日咳混合ワクチン
第一期　第一回〇・五cc、第二、三回〇・五cc
第二期　〇・五cc

④　昭和五一年予防接種実施規則
百日咳ワクチン
第一期　〇・五cc（三回）
第二期　〇・五cc

(b)　菌　量

①　昭和二四年「百日咳ワクチン基準」
一・〇cc中に一五〇億以上の菌を含有しなければならない。

②　昭和三一年「百日咳ワクチン基準」
一cc中に一五〇億個の菌を……含むように原液を稀釈する。

③　昭和三三年「二種混合ワクチンに関する基準」
一cc中に百日せき菌二四〇億個を含むようにする。

④　昭和三九年「三種混合ワクチンに関する基準」
一cc中には、百日せき菌約二四〇億個を含むようにする。

⑤　昭和四六年「生物学的製剤基準」
百日せきワクチン（混合ワクチンを含む）の菌量は、一mℓ中の菌数が二〇〇億個を超えないようにしてつくる。

(ウ)　右規定量、菌量にすると、昭和三三年当時（被害者矢野由美子の接種時）、百日咳ワクチン第一期第一回の規定接種量は一・〇ccであり、それに含まれる菌数は一五〇億個であった。

また、昭和四八年まで二種混合ワクチン及び三種混合ワクチン第一期第二回、第三回の規定接種量は一・〇ccであり、それに含まれる菌量は昭和四六年まで（被害者渡辺明人、同藤井玲子、同井上明子、同鈴木浅樹、同塩入信吾の接種時）は二四〇億個であり、昭和四七年当時（被害者高橋真一の接種時）は二〇〇億個であった。

(エ)　また、ＷＨＯが定めた国際標準ワクチンと比較すると、「百日咳ワクチン基準」において国際単位との関連が定められた昭和四三年以後は、わが国の百日咳混合ワクチン一・〇ccの力価は一七・二八単位以上、昭和四六年以後のそれは一四・四単位以上であった（被告第二三準備書面）。これは四単位三回接種で十分とするＷＨＯの勧告値のそれぞれ四・三二倍、三・六倍の力価であった。

(オ)　前記百日せきワクチン基準が定められた昭和四三年以前においても、わが国で使用された百日咳ワクチン及びその混合ワクチンの規定量の力価は昭和四三年当時のものと同程度であり、ＷＨＯの国際標準ワクチンや米国、英国その他の標準ワクチンの力価をはるかに上回わる効きすぎたものであった（白井第二回八六～一〇一丁）。

すなわち、百日咳ワクチンは、かつて玉石混淆といわれ力価が安定しなかったが（甲第一三九号証四六頁）、昭和三一年にⅠ相菌ワクチンが使用されるようになり十分な力価をもつようになった（甲第一三三号証九〇頁、被告第一三準備書面三一頁）。被告は、Ⅰ相菌ワクチンの安定供給ができるようになったので昭和四六年に菌量を改定したと主張するが、昭和三一年当時から検定に合格するワクチンが大多数を占めており同年から菌量の改定が可能であったことは明らかで

ある（被告第一五準備書面四五頁、甲第一三七号証、白井第二回一〇二丁）。

国立公衆衛生院（染谷四郎ら）、国立予防衛生研究所（福見秀雄ら）などに所属する多数の学者からなる「百日咳ワクチンの改善に関する研究班」「混合ワクチンに関する研究会」は昭和三一年（一九五六年）に「各種百日咳ワクチン及びそのジフテリアトキソイドとの混合ワクチンの予防効果並に副作用（その一）」（甲第一二三号証）を発表し、当時わが国で使用されていた百日咳ワクチンの力価（血中K凝集素価）は七・七で、当時の米国の百日咳ワクチンの力価五・三をはるかに上回わるものであることを明らかにしている。また血中K凝集素価は六四〇倍を上回わるもので、感染防御に必要な三二〇倍を上回わる効きすぎるものであったことも明らかにされている（甲第一二三号証第三表）。

昭和四〇年には「混合ワクチン研究委員会」（委員長染谷四郎、ほかに国立予防衛生研究所ほかの研究者多数が参加）が「百日咳・ジフテリア混合ワクチンの効果と副作用」（甲第一二二号証）を発表し、当時のわが国の標準百日咳ワクチン（RV）及びわが国で試験製造された百日咳・ジフテリア混合ワクチン（Lot4, Lot10）の力価は、WHOの国際標準ワクチン（IRV）の力価の約二・六倍（相対力価RVが一に対し、IRVは〇・三八）であり、国際標準ワクチンの力価単位で示すと一ccにつき七・九単位であることを明らかにしている（七・九単位というのは、被告国が昭和四三年に定めた基準値と同一である）。WHOは一回につき四単位の接種で十分であると勧告しており、わが国の百日咳ワクチンは一回につき約〇・五ccを接種すれば十分であったことになる。

また同委員会は、百日咳ワクチン接種後の血中凝集価を調べたが、一回の接種菌数が二四〇億個（当時の規定菌数）の場合九〇五倍であり、一回の接種菌数を一七〇億個に減らした場合でも五五七倍であった（甲第一二二号証表4）。血中凝集価は三二〇倍あれば感染を完全に防止できるとされており（W.Sakoらの研究、乙第七九号証日本のワクチン二二〇頁、甲第一三三号証表3、甲第一三四号証、金井第二回三八丁）、わが国の百日咳ワクチンの力価は必要以上に強すぎるものであった（白井第一回一〇三丁、第二回八七、一〇〇丁、金井第二回四〇丁）。

英国などでは副作用防止の見地から、家庭内感染率が三〇％くらいになる程度の力価となるように血中凝集価を三二〇倍をはるかに下回わるものを標準ワクチンとしていたことに対し（甲第一三九号証四〇頁）、わが国ではこれに全く逆行する措置がとられていたのである。

さらに、「混合ワクチン研究委員会」（染谷四郎ほか）は昭和四二年度に百日咳・ジフテリア・破傷風三種混合ワクチン中の百日咳菌を一ccにつき一五〇億個及び一〇〇億個に減少させた場合の力価を調査し、一回につき一cc百日咳菌数一〇〇億個を三回接種した場合においても百日咳菌の凝集価はほとんどの場合三二〇倍以上を示し、感染防禦レベルを十分上回わる効果が期待できることを明らかにしている（甲第一三四号証六一頁、表1）。なお、菌数一〇〇億にすると国際標準ワクチンの七・二単位に相当し（$14.4\times\frac{100}{200}$）、なお力価は一・八倍（$\frac{7.2}{4}$）である。

(カ) WHOは百日咳ワクチンについて一回の接種菌数を二〇〇億個以下にしなければならないと定めているが（甲第八二、一三六号証）、これは国際基準であるため菌数あたりの力価が低い粗悪ワクチンをも想定せざるを得ず、どんな粗悪なワクチンであっても一回に二〇〇億個をこえてはならないとして定めた上限であり、副作用を防止するためには、なるべく少ない菌数で必要な力価を維持しなければならないことはいうまでもない（白井第二回一〇〇丁）。

WHOの国際標準ワクチンは百日咳菌五〇億個が三・六単位、すなわち五五億個が四単位であり、一回につき四単位五五億個を三回（計一六五億個）接種すれば十分な免疫が得られるものである（甲第八二号証、厚生省薬務局推薦「予防接種便覧」一四五頁）。

前記のとおり、わが国の百日咳ワクチン及びその混合ワクチンはWHOの国際標準ワクチンよりも同一菌数について力価が高かったものであるから、一回の接種について五五億個以下でも国際標準ワクチンと同程度又はそれ以上の力価を有しており、感染防禦は十分であったものである。

ところが、前記のとおり、被告国は、百日咳ワクチンについては昭和五一年に至るまで初回免疫第一回は一cc一五〇億個を規定量とし、二混、三混ワクチンについては昭和四六年まで第一期第二回第三回は一cc二四〇億個（WHOの上限値をも上回わる）、昭和四八年まで第一期第二回第三回は一cc二〇〇億個を規定量と定め接種を実施したのである。

(キ)　以上のとおり、被告国は、百日咳ワクチン及びその混合ワクチンの接種量（菌数）を規定するにあたり、感染防禦に必要な力価をはるかに超え、米国や英国のワクチン、WHOの国際標準ワクチンとの比較においても著るしく力価が高く菌数も多いものを規定量としてきたもので、百日咳ワクチン及びその混合ワクチンによる脳症等の重篤な副作用を防止するため接種量（菌数、力価）を必要最少限におさえるべき義務に違反したものである。被告国は、感染防禦効果を考えるのみで、百日咳ワクチンによる重大な副作用に対する配慮を全く欠いたものといわざるをえない。

被告国は、昭和四六年の生物学的製剤基準において百日咳混合ワクチン一cc中の菌量をWHO基準の上限値である二〇〇億個に減らし、昭和四八年の実施規則改正において混合ワクチン第一期第二回第三回の接種量をさらに半分に減らしたが（〇・五cc一〇〇億個）、その措置はあまりに遅きに失し、なお力価は高すぎるものである（前記のとおり国際標準ワクチンの一・八倍）。

金子義徳（国立公衆衛生院）は、すでに昭和二九年に、ワクチン接種の是非についてワクチンの副作用を含めて価値判断がなされるべきことを指摘し（甲第八七号証）、昭和三七年及び同四二年にはわが国の百日咳ワクチンが国際標準ワクチンよりも著しく力価が高く副作用の点で問題であると指摘し減量を示唆している（甲第一三三号証九二頁、甲第一三九号証五〇～五二頁）。

昭和四三年には、「副作用の軽減を考えて、国際基準まで力価をさげることを強く期待している」と述べ、同四五年の医学会総会では「現行ワクチンの力価は国際標準ワクチンの二倍近い力価のあることが報告されている。……力価と副作用は高い相関をもつと考えられるので、適正な力価にし副作用の軽減を計ることが早急に必要である」とくりかえし減量を求めている（甲第一二二号証二七六頁、甲第六一号証四八七頁）。

前記のとおり、「百日咳ワクチンの改善に関する研究班」（染谷四郎ほか）は昭和三一年にわが国の百日咳ワクチンの力価が米国のワクチンに比較して著しく高いことを指摘し（甲第一二三号証）、「混合ワクチン研究委員会」（染谷四郎ほか）は昭和四〇年に、わが国の百日咳ワクチンの力価が高すぎるので菌量を減らすべきであると主張している（甲第一二二号証）。

この二つの研究は、いずれも厚生省の厚生科学研究費によるもので（右書証参照）厚生省は右研究成果を当然知っていたはずである。国立予防衛生研究所学友会編「日本のワクチン」（乙第一号証、昭和四二年）も、わが国の百日咳ワクチンの力価が国際的にもすぐれているので副作用とのバランスを図る必要があることを指摘している。

被告国は、遅くとも昭和三三年一〇月（被害者矢野の接種時）以前に百日咳ワクチンにより脳症等重篤な神経系障害が発生することを知り又は知りえたものであり、このような副作用の発生を防止するため接種量を必要最少限におさえるべきことも知りえたものといわなければならない。被告国が必要な調査を行えば、前記甲第一二二、一二三号証のごとき結果を容易に得られたはずであり、当時わが国で使用されていた百日咳ワクチンの第一期第一回の規定接種量一cc菌数一五〇億個は、感染防禦を得るに必要な力価をはるかに超え、当時の米国の標準ワクチンや一九五七年（昭和三二年）に設定されたWHOの国際標準ワクチンよりも著るしく力価が高いことは容易に判明したはずである（甲第一二三号証）。

被告国が昭和三三年に二種混合ワクチンの基準を、同三九年に三種混合ワクチンの基準を定める際にも、混合ワクチン第一期第二回第三回の規定接種量について同様のことがいえる（甲第一二三号証、一三四号証）。

ところが、被告国は百日咳ワクチン及びその混合ワクチンによる重篤な副作用の発生を防止しようとせず、感染防禦効果（力価）の確保のみを考え、不必要に力価が高く菌量が多いものを規定接種量としてワクチン接種を実施したものであり（白井第二回一〇一丁）、この点につき被告国に過失があることは明らかである。

(ク) 被害者矢野由美子は、昭和三三年一〇月一四日百日咳ワクチン第一期第一回（一・〇cc一五〇億個）の接種を受けた。同渡辺明人は昭和三七年四月九日二種混合ワクチン第一期第二回（一・〇cc二四〇億個）の接種を、同藤井玲子は昭和三七年一二月四日二種混合ワクチン第一期第三回（一・〇cc二四〇億個）の接種を、同井上明子は昭和四三年五月二七日二種混合第一期第二回（一・〇cc二四〇億個）の接種を、同塩入信吾は昭和四三年四月五日三種混合第一期第二回（一・〇cc二四〇億個）の接種を、同鈴木浅樹は昭和四四年九月二二日三種混合第一期第二回（一・〇cc二四〇億個）の接種を、同高橋真一は昭和四七年六月三〇日三種混合第一期第二回（一・〇cc二〇〇億個）の接種をそれぞれ受け、本件被害を蒙ったものであり、いずれも被告国の前記過失によって被害を受けたものである。

(二) 種痘について規定量をこえる接種をした過失

(1) 接種量と副作用

種痘による脳症・脳炎等の神経系障害の原因は種痘に含まれる物質によるものと考えられており、接種量が多ければ多いほど脳炎・脳症等の副作用の危険も増大すると考えられている（甲第六二号証一四五五頁）。だからこそ国は種痘について接種術式を定め一定量が接種されるようにしたものである。

したがって、種痘の接種量及び術式を決めるにあたっては、必要最少量が接種されるように定め、また、種痘の接種にあたっては決められた接種術式により規定量を厳格に守って接種すべきである。

(2) 国が規定した接種量及び接種方法

国は、昭和二三年の予防接種実施規則で、種痘は切皮法又は多圧法（乱刺法）で行うものと定めた。痘苗の接種量は一人〇・〇一ccとし、切皮法は皮膚を緊張させ痘苗を塗った後針で長さ五㎜の十字に切皮して行い、第一期種痘では切皮は二個とされた。多圧法（乱刺法）は、緊張した皮膚面に〇・〇一ccの痘苗を直径三㎜の円形にぬり、それに針先をあて圧迫し、表皮に傷をつける。圧迫回数は第一期種痘では一〇～一五回とされた（以上、乙第一号証一一七頁、乙第四六号証の二）。

しかし、国は昭和四五年六月一八日付通知（乙第四九号証）をもって、第一期の種痘はなるべく多圧法によるよう指導するとともに、多圧法の回数を従来の一〇～一五から五～一〇回に減らし、多圧の範囲は従来三～五㎜の円内とされていたものを直径3㎜以内とすることに定めた。その理由は「副反応の防止」にあった（乙第四九号証の二）。

また、平山宗宏東大教授は、種痘の局所反応が強い場合に全身反応も強いことは経験的にみて確実であり、局所反応が強い場合に脳炎の合併等も高いと述べ、局部反応を弱めるためウィルス量を少なくすることが必要であると指摘している（甲第六二号証一四五四～五頁）。

(3) 被告国の過失

右に述べたとおり、被告国は、昭和四五年六月まで必要最少限の量を上回わる痘苗が被接種者の体内に入る方法で接種を実施していたことになり、規定接種量を必要最少限度におさえるべき注意義務を怠っていたものといわざるをえないが、種痘の接種を実施するにあたっては、被告国は、規定量をこえた痘苗の接種が危険であり、これを避けるべきことを接種の実施者である地方自治体、保健所、医師等に周知徹底せしめるべき注意義務があったというべきである。

ところが被告国はこれを全く怠り過量接種の結果を招いてしまったのである。すなわち、原告個人別に後述するとおり（第二部）、本件被害者らは、切皮が長さ五㎜の十字であるべきところを一〇㎜、一五㎜等の切皮により接種を受け（二～三倍、⑭被害者千葉幹子）、規定数以上の切皮を受け（⑥被害者尾田真由美）、多圧法により一か所接種を受けるべきところ二か所に接種を受け（二倍、㉞被害者河又典子）、「おまけだよ」といって規定回数以上の圧刺を受け（㉑被害者卜部広明）、あるいは明らかに規定量をこえる痘苗の接種を受けた（②被害者白井裕子ほか多数）。

被告国が、過量接種が危険であること、したがって定められた量や術式を厳格に守るべきこと、過量の痘苗が被接種者の皮膚についた場合にはふきとるべきこと（国は、昭和五一年の予防接種実施要領ではじめて、接種後一分以上経過した後残っているワクチンをふきとることを指示した）を、接種の実施者に周知徹底させていれば、本件被害者らが前記のごとき接種を受けることは避けられたはずである。

よって、右の点について被告国に過失があったというべきである。

(4)　医師等の過失と被告国の責任

本件被害者に対する種痘の過量接種は、現場において接種を行った医師等の過失によるものである。

しかし、本件接種は予防接種法にもとづき国の機関委任事務として区市町村長が実施したものであり（地方自治法第一四八条、同別表第四第二号（十三））、接種にあたった医師等は「国の公権力の行使に当る公務員」であるから、被告国は本件被害につき国家賠償法第一条第一項による損害賠償責任を負う。

㈢　ポリオワクチンについて規定量をこえる接種を行った過失

(1)　ポリオ生ワクチンについても規定量が定められており、一回につき一・〇㎖である（乙第六六号証予防接種の手びき三二頁）。

ポリオ生ワクチンによる脳炎・脳症等の神経系障害の原因は、ポリオウィルスだけでなく、ワクチンに含まれるサルの腎細胞、チメロサール、フェノール等の添加物その他の物質によるものと考えられ、種痘や狂犬病ワクチン、百日咳ワクチンと同様、接種量が多ければ多いほど右副反応の危険も増大すると考えられる。だからこそ、前記のとおり接種量が定められているのである。

ところが、被告国は右危険について配慮することを全く怠り、危険を避けるため規定量を守るべきことを接種の実施者に指示しなかった。のみならず「数倍を飲んでも副作用はない」（乙第六六号証三二頁）などと述べていたものである。

第二部において述べるとおり㉔原告井上明子は規定量をこえる（約二倍）接種を受けたものであるが、これは被告国の右過失によるものである。

(2)　また、右過量接種は接種を担当した医師らが規定量を守らなかった過失によるものであるが、種痘について述べたと同様（㈡(4)）、医師らは国の公権力の行使にあたる公務員であるから、被告国はその過失について国家賠償法第一条の責任を負う。然らざるとするも、被告国はポリオワクチン予防接種の費用負担者であるから（国もこれを争わない—被告準備書面（十一）一七頁）、国家賠償法第三条第一項の責任を負う。

5　他の予防接種との間隔を充分にとらなかった過失

㈠　接種間隔と副作用

生ワクチン接種後一か月、不活化ワクチン接種後一週間は他のワクチンを接種してはならないとされている（乙第六六号証予防接種の手びき七頁）。ワクチンの複数同時接種も同様である。

これは、ワクチン接種による脳症・脳炎等の副作用が発生するおそれがある間に他の予防接種を行うと、人体に対する強いストレスが加わることになり、あるいは一方のワクチンに人体の免疫産生能力が奪われることになり、ワクチンによる副作用が発生する危険が増大するからであり、また、二つの副作用が重なることによって重大な結果をもたらす危険があるからである（白井第一回一一四～一一六丁、白木第一回六七丁）、中村文弥慶大教授は種痘と三種混合ワクチンの同時接種を副作用の点から反対している（甲第一二六号証九六〇頁）。

㈡ 被告国の責任

(1) 被告国は、ワクチン接種による重篤な副作用の危険性を考えるならば、副作用を防止するため可能なあらゆる措置をとる義務があることはいうまでもない。したがって、被告国は少なくとも生ワクチン接種後一か月、不活化ワクチン接種後一週間は他のワクチンの接種を実施しないようにすべき注意義務があったものである。

ところが、被告国は右の注意義務を怠り、昭和三六年の予防接種実施要領改正において「混合ワクチン以外は二種類以上を同時接種しない」ことを定めたものの、「生ワクチン接種後一か月は他のワクチンの接種をしない」と定めたのは昭和四五年七月一一日の予防接種実施規則改正及びそれに伴う通知においてであった（ただし、昭和三九年の予防接種実施規則は、ポリオワクチンと種痘との間隔は二週間以上あけなければならないとしていた）。不活化ワクチン接種後一週間は他のワクチン接種をしてはならないことについては被告国は実施規則、通知等で何ら指示していない（以上、被告準備書面㈩別紙三）。

各論において詳述するように、被害者㉑小林浩子、同㉑中井哲也、同㊵高田正明、同③山元寛子、同㉜荒井豪彦、同㊶福島一公、同㊸渡辺明人、同㊽小久保隆司、同⑩依田隆幸、同㉝清水一弘、同㉔井上明子は、昭和四四年六月以前に生ワクチン（種痘、ポリオ生ワクチン、ＢＣＧ、麻疹ワクチン）の接種後一か月以内に他のワクチンの接種を受けたか又は不活化ワクチン（百日咳ワクチン又はインフルエンザワクチン）接種後一週間以内に他のワクチンの接種を受け、本件被害を蒙ったものである。

これは、被告国が予防接種の実施について右間隔をあけるべきことを実施規則に定めるなどの方法により指示しなかった過失によるものである。

(2) 被害者㉑小林浩子は昭和三二年九月に種痘とジフテリアワクチンの同時接種を受け本件被害を蒙ったものであるが、これは被告国がワクチンの同時接種を禁止すべきであったにもかかわらず昭和三六年の予防接種実施要領の改正に至るまで禁止することを怠った過失によるものである。

被害者高田正明は昭和三七年一二月練馬区が練馬保健所で実施した集団接種において種痘と百日咳・ジフテリア二種混合ワクチンの同時接種を受け、本件被害を蒙ったものであり、被害者梶山桂子は、昭和四〇年九月中野区が塔山小学校で実施した集団接種において種痘と百日咳・ジフテリア二種混合ワクチンの接種を受け、本件被害を蒙ったものである。いずれの場合もすでに国が昭和三六年の実施要領改正で「混合ワクチン以外は二種類以上を同時にしない」と定めた以後の接種であったが、いずれの場合も実施した自治体は右実施要領によることなく、同時接種のスケジュールを組んで接種を行ったものである。

これは、昭和二三年、二五年の接種心得、昭和二七年の回答において国が種痘と百日咳ワクチン又はジフテリアワクチンとの同時接種を認める旨の措置をいったんとっていたのに（被告第一一準備書面別紙三）昭和二八年の右心得の削除時及び昭和三六年の前記改正時に、同時接種が禁止されることを周知徹底させなかったことと、昭和三六年の改正以後も自治体において同時接種が行われていることを知りながら国がこれを黙認していたことによるものである。東京都の自治体が昭和四〇年に至るまで同時接種を公然と実施していたにもかかわらず（甲第四一五号証の三）、厚生省がこれを知らないなどということはありえないことであり、厚生省の黙認なしに自治体が同時接種を公然と実施することは不可能である。

また、被告国は、同時接種を実施しない理由として免疫産生のうえで干渉があること及び副反応発現の際の無用の混乱を避けるためと説明し（被告第一一準備書面七一頁）、副作用の危険が増大するからという説明をすることを故意に避けた。そのため同時接種の禁止が被接種者の生命・健康にとって重要であることが意識されず、同時接種の実施を招いてしまったものである。

よって、右の同時接種も被告国の過失によるものである。

(3)　本件接種間隔違反の接種は、接種を実施した区市町村長ないしその履行補助者である接種担当公務員の過失によるものでもあるが、本件接種は予防接種法にもとづき国の機関委任事務として行われたものであるから（勧奨接種の場合は国の指示により行われたものであるから）、右区市町村長ないしその履行補助者は「国の公権力の行使に当る公務員」である。したがって、国は国家賠償法第一条第一項の責任を負う。

仮りに、勧奨接種について右のようにいえないとしても、国は「監督者」又は費用負担者として国家賠償責任を負う（国家賠償法第三条第一項）。

(4)　なお、被害者中井哲也は、生後六か月で約一か月の間に種痘・二混・二混・インフルエンザと四回もワクチン接種を受けている。被害者荒井豪彦は、生後五か月で二六日間にポリオ・二混・種痘と三回もの接種を受け、被害者福島一公も、生後七か月で二六日間にポリオ・二混・種痘とやはり三回の接種を受けている。被害者渡辺明人は、生後五か月で二八日間にポリオ・二混・二混と三回の接種を受け、被害者清水一弘は、生後六か月で二六日間に種痘・ポリオ・二混と三回の接種を受けている。

このように、恐るべきことに、被告国は一か月足らずの間生後わずか数か月の乳児に多数のワクチンをつぎつぎに接種していたのである。

生物学的製剤であるワクチンには、菌体成分、毒素、混入微生物、培地、培養細胞、添加物等様々の有害物質が含まれており、もともと脳炎や脳症等の重大な副作用をひきおこす危険をはらんでいるものであるが、これを短期間に乳幼児につぎつぎに接種した場合には、右の重大な副作用が発生する危険が飛躍的に増大することは明らかであり、無暴というほかない（白木第一回六七丁ほか）。被告国は、副作用防止に何ら配慮するところがなかったと断言せざるをえない。

第四　損失補償責任（選択的請求原因）

予防接種の被害児、その父母の実情を法廷又はその家庭において取調べた結果は誠に惨として目を蔽うものがある。最愛の子供を奪われた両親の悲哀は察するに余りあるし、死を免れたものの予防接種の後遺症として、人間としての知的能力・生活能力を全く奪われてしまった被害者本人の悲惨、そしてどのような治療や介護をしようともはや回復不能であることが明らかであるにもかかわらず、尚人間としての能力を失われた子供を抱えて懸命に介護しかつ生活を保持し続ける父母兄弟姉妹の悲惨は筆舌に尽し難い。

国の法律によって強制された予防接種によって生じたこの状況を被害者及びその家族に負わせたままにしてよいか、共同社会の基本理念を代表すべき被告がこの状況に対し、僅かな金員を〝救済措置〟として給付したまま放置することが許されるか、―これが国家補償を請求原因とする基本的問題である。

ところで歴代厚生大臣はその名をもって次のような文書を被害者に届けている。

「　　お見舞のことば

△△△殿には予防接種を受けたことにより不幸にも廃疾の状態になられました。

これは社会防衛のための貴い犠牲であり誠にお気の毒にたえません。ここに予防接種法により障害児養育年金をお届けしてお見舞申し上げます。」

しかし、本件は「お気の毒にたえません」で済むことではない。原告らが社会防衛のため犠牲になったとすれば、国家はその犠牲者のために補償する法的義務を負う。それは国の恩恵ではない。行政裁量ではない。まして「お見舞」ではない。憲法二九条三項が国に対して命じている義務である。

一　予防接種の目的と補償の必要性

予防接種法第一条は「この法律は伝染の虞がある疾病の発生及びまん延を予防する

ために予防接種を行い、公衆衛生の向上と増進に寄与することを目的とする」と規定している。わが国の予防接種は集団防衛のためになされる。個人防衛は否定されてはいないが、法が国民に予防接種を強制しているのは、集団防衛、社会防衛のためであって、国民個人個人の防衛のためではない。これは予防接種に当る政府当局者の一致した認識である。

厚生省の公衆衛生局防疫課長であった春日斉は、「（予防接種を義務付ける目的は）公衆衛生に寄与することを目的とするということで、いわば地域社会を防衛するという立場で、予防接種法というものは決っているわけでございまして、そのためには、どうしても地域集団の集団免疫度を上げて――ある程度上げかつ確保していかなければならない。それを、したがって予防接種を受けるのを拒否するということは、その目的に反するわけでございますから、こういった方は違反である……」（昭和五四年三月二九日名古屋地裁における証言調書一四丁表）とのべている。

国立予防衛生研究所の所長であった福見秀雄は、その著書「免疫」で「予防接種は公衆衛生の立場で実施されるべきである。公衆衛生の立場からは自分だけがワクチンの接種をうけて感染を免れればそれでよいという思想は容認されないのである。したがってそれが集団や社会などの組織のなかで実施されるときは、その組織全体として予防接種の企画と実施がなされなければならない。」と記述し（同書一七九頁）、東京大学医学部教授豊川行平は「（ワクチンには）多かれ少かれこれらの副作用が認められており、ときには死に至るような重要な副作用もおこることがある。……予防接種は本人の利益のために行われるものではなく、社会の利益のために行なわれるものである。事故や副作用がおこれば当然国がこれを補償すべきである。」とのべている（甲六一号証四八六頁）。

そして本件訴訟において被告自身も次のようにのべているのである。「予防接種法の主たる目的は、集団防衛作用を意図したもの……予防接種は一般的に安全であるが、ごくまれに不可避的に死亡その他重篤な副反応を生ずることがある。しかしそれにもかかわらず予防接種法は公共の福祉を優先させ、たとえ個人の意思に反しても一定の場合にこれを受けることを義務づけているのである。本件のような事故の救済としては国家補償の方向こそ問題の性質に適合している」（被告準備書面(五)）。

このように、被告を含め関係者全員が予防接種は社会防衛のための強制措置でそれによる被害者は特別犠牲者であることを認めているのである。

二　被告の主張に対する反論

然るに被告はその準備書面(三)において、この補償は義務ではなく行政裁量によるものであるとして概ね次の理由をあげている。

(1)　財産権の適用ないし制限に関する憲法二九条三項はそれと全く性格を異にする生命身体の犠牲に単純に類推適用することはできない。

(2)　予防接種事故被害に対する国の補償は、国の立法上行政上の責務であっても具体的な立法等をまたずして個々の被害者に対し具体的に負担する義務ではない。従ってその内容も、他制度の均衡や財産的制約等の事情により立法裁量ないし行政裁量によって決せられる。

(3)　仮に個別の立法を離れて、憲法又は条理に基く一般的補償請求権を肯定する余地があるとしても、それは補償に関する法律が全く制定されていない場合に限られるべきであり、補償を定めた新法（昭和五一年改正の予防接種法）のような法律が存在する場合に、それと別途の補償請求権を認めることはできない。

このように被告は三つの理由をあげて国の補償責任を否定しているが、結局その理由は(1)につきると考えてよい。すなわち、もし(1)についての被告の主張が排斥され、本件被害の補償が憲法二九条三項による法的義務であるとするならば、原告が準備書面(六)で掲記した最高裁判例により被害者は国に直接請求しうること理の当然であり、かつその額は「正当な補償」に値するものでなければならないことは右憲法条項の定めるところである。従って、被告の主張する(2)(3)の理由は(1)と併列する理由ではなく、(1)の理由が否定されれば自ら否定される性質のものである。例えば(1)の理由が否定され、本件被害に憲法二九条三項の適用があるとされる以上、法律や行政裁量によって「正当な補償」額を減ずることはできないのであって、被害者は「正当な補償額」と「法律又は行政措置による補償額」との差額を請求できることは当然である。そうでない限り、補償額は自由に立法府、行政庁がきめうることとなり憲法二九条三項の趣旨は全く失われてしまう。憲法の同条項は補償を義務づけると共に、その補償額を「正当な補償」と定め、これを立法行政の自由裁量に委ねないとしたところに本質的な意義が存するのである。

学説も当然のこととはいえその理を承認している。例えば下山瑛二教授は「損失補償の算定方法は法定化されている場合を除き、被害者を拘束するものでなく、また、法定化されている場合にも、憲法体系に照らして「正当」として許容しうるか否かは別問題ということになる。一般的にいえば、損失補償の算定方法は国等の補償額算出の一応の「基準」をなすものであり、また法定化されている場合にも、その損失がその算出方法により計算された額より上廻ることが確定されうるならば、その額にたいする請求権の存在することは明らかである」（同教授「国家補償法」三五七頁）。

以上のように、被告の主張はすべて理由(1)に根ざすものであるからこれに対し更に反論する。

なるほど憲法二九条三項の規定は財産権の収用に関するものであって、生命や健康の犠牲について直接定めたものではない。しかしながら、以下のべる通り憲法の精神及び最近の法の発展に照らし、本件の如き被害に適用ないし準用されるべきである。

1　生命・健康の犠牲を財産権の保障の劣位におくことは許されない。

既に原告準備書面㈥で述べたとおり西ドイツ連邦裁判所一九五三年二月一九日判決は「財産権並びに財産的価値を有する権利への侵害の補償義務と生命及び健康に対する侵害の補償義務との間で、後者の方に不利な差別をするようなことは、最近の法発展から鑑みるにもはや行なわれていない。……もし仮に財産に対する侵害の際には犠牲という観点から補償請求権が付与され、それに対して個人にとっては余程著しい不利益となる健康障害――しかも一般に甚しい財産的損害を生ぜしめる――の場合に請求権がないとされるならば、それは生命と健康の価値及びその保護価値に拠ってたつ法的理念に背馳することになるであろう」と判示している（尚本判例について山田準次郎「公権力の適法、違法何れの加害行為をも欠く公法上の責任㈡」法学論叢三七巻二号参照）。

西ドイツ連邦裁判所の右判示はわが国の法制の下でもそのまま妥当する。わが国憲法一三条二項は「生命・自由及び幸福追求に対する国民の権利については、公共の福祉に反しない限り、立法その他国政の上で、最大の尊重を必要とする。」と定め、憲法二五条一項は「すべて国民は、健康で文化的な最低限度の生活を営む権利を有する」と定めている。右二つの規定は国民に具体的に請求権を与えるものでないにしても、少くとも法規の解釈適用に当ってその指導理念となるべき規範である。社会公共のための財産権の侵害については補償するが、同じく社会公共のためにする生命・健康の侵害については補償しないというが如き被告の主張は、右憲法一三条二項、二五条一項に照らし到底許されない背理である。

2　憲法二九条三項の語義は生命・健康被害への適用可能性を否定するものではない。

憲法二九条三項が生命・健康侵害の保障について直接ふれていないのは、そもそも「収用」という概念が歴史的には財産権――それも古くは所有権――について発生したからである。しかし最近の法の発展は「収用」の概念をこのように狭く限定しなくなった。収用の対象となる「権利」も財産権から営業利益など無形の財産的価値を含めるようになったし、「用ひる」という「収用」概念も次第に拡大的に解され、収用類似の侵害行為まで含めるに至っている。現に大阪空港事件の最高裁判決（昭和五六・一二・一六）において、その不法行為性を否定する少数意見においても航空機騒音による健康侵害に対しては適法行為による損失補償の請求がなしうる余地を認めているのであって、現行法規を極めて厳格に解する立場をとる右少数意見においてさえ、健康被害について損失補償理論の適用を認めていることは注目に値する。

3　本件被害の本質を損失補償の基本をなす社会共同の理念と公平の原則よりみると

きは、まさに特別損失として補償すべきものである。

そもそも損失補償は「特定人に対し公益上の必要に基き、特別異常なる犠牲を加へ而もそれが其の者の責に帰すべき事由に基かぬものである場合には、正義公平の見地から、全体の負担に於て、其の私人の損失を調整する」制度である（田中二郎「公法上の損失補償制度に就て」『行政上の損害賠償及び損失補償』一九五頁以下）。

ところで、予防接種は伝染病から社会を集団的に防衛するためになされる。しかし予防接種には不可避的に被接種者に死又は重篤な身体障害を生ぜしめる副反応をおこさせることがある。被告はその事実を承知していた。しかしその犠牲発生のおそれあるにかかわらず、伝染病に対する社会集団防衛の利益を優先させるという政策判断を行ない、すべての国民に対し法により強制接種の実施を規定した。これは接種をしなかったものに刑罰を科する規定を含むもので文字通り強制的皆接種である。被接種者及びその父母たちは予防接種に重大な副反応のおそれのあることを全く知らされていなかったし、又かりに知っていても法による強制接種ないし政府による強い勧奨であったから、これを回避する自由はなかった。かくして殆んどすべての国民に予防接種が実施されたが、その結果として、予測された通り少数の国民に死或いは重篤な身体障害がもたらされた。被告の主張通りであるとすれば、強制的皆接種によって伝染病は減り大多数の国民の生命・健康は保持されたことになる。然りとすれば、強制接種により多大の利益をうけた大多数の国民は、それと表裏の関係にある強制接種により致命的な打撃をうけた少数の国民の負担を分担すべきではないか。およそ伝染病のまん延防止という社会公共の利益のために犠牲となった少数者に対し、その犠牲によって利益をうけた大多数の者が負担を分担することこそ共同社会の基本理念である公平の原則に合致する。その分担すべき犠牲は財産的犠牲に限定されるなどという合理的根拠は全く存しない。むしろ人生最大の悲劇である生命と健康の犠牲に対してこそ、懇篤に補償するのが、われわれの共同社会の理念なのである。そして国家補償の理念と法制度はまさに右理念の法的表現である。本件のような被害に対する補償を除外して国家補償の制度は考えられない。

わが国の学説も予防接種被害について国家補償を適用すべきことを認めている。例えば今村成和教授は「危険があることはわかっているんだけれども、強制的な種痘をやらないと、国内に天然痘がはやるかもしれない。だからショック死が起こるかもしれないし、後遺症が残るかもしれないという危険を覚悟の上で、社会全体のためにそういうことをやっている。その結果の犠牲者だということであれば、それは全体のための犠牲者なんですから、全体がそれをカバーするのは当然だというふうに考える」（『人権と裁判』二二九頁）といわれる。また平井助教授は「伝染病にたいする抵抗力・免疫性の培養は、個人・社会の健康で文化的な生活を確保するために不可欠である。しかも、防疫学的には、伝染病の予防・まん延の防止策として、集団的な予防接種が最上といわれる。ここに、予防注射・接種が国民に法律（接種四条、七条、一〇条）で義務づけられる理由・意味がある。しかし、強制接種の肉体に及ぼす苦痛、とりわけ注射時に予想だにされなかった後遺症が出て、その苦痛が継続する場合、これを、強制接種の社会防衛的公共の福祉の維持・実現の必要という理由によって許容することは、憲法一三条（快適生活保障請求権）、同一八条（意に反する苦役からの自由権）、同二五条（健康権）との関連において問題が残る。ここに、種痘後遺症の問題の憲法的解明の必要がある。しかし、予防接種は、他面、これによって個人を伝染病から守る、つまり、経験法則上、むしろ個人の快適生活の条件たりうる性質のものであることからすれば、接種時の一時的苦痛の受忍は、その内容において個人の特殊的事情・条件を考慮する合理的なものであるかぎり、ある意味では社会的拘束の問題ともいえようか。したがって、基本的には、現代医学の予測技術・能力を超えたところで生じ、しかし、右の社会的拘束性の外にある　偶発的事故ともいうべき場合の種痘後遺症の継続的苦痛は、これを惹起せしめた接種行政側の、接種結果の不法―国家補償責任を構成する、公行政の実施にかかわる特別犠牲そのものであり、これが正当な補償（入院治療費、就労できないことの逸失利益の補償、精神的損害の塡補など）は、まさに憲法社会の実質的正義・公平にほかならない。種痘後遺症損害の国家補償法上の問題の中心は、人権最大尊重の憲法的要請にかなう損害填補の確実・完全性にあろう。この意味で、近時いわれる接種行政の無過失責任主義的理解の傾向は、注目に値する」（「行政法を学ぶ２」一八六頁）とのべている。

4　生命・身体の被害も財産的損失を伴う。

生命・身体に対する被害は何ものにもかえ難い。これを原状に回復することはできない。しかし、他面、西ドイツ連邦裁の判示するようにこのような被害は同時に甚しい財産的損失を伴うものであり、現に交通事故等による生命・身体の被害に対しては、これを財産的損害に換算して金銭による賠償をするのがわが国をはじめ文明国の確立された法的方式である。生命・身体と財産権とは次元が相違することを理由に前者に対する補償義務を拒否する被告の主張はこの点においても理由がない。

5　憲法二九条三項による補償義務を負う限り、それは「正当な補償」でなければならない。

社会には「補償」と呼ばれても、内容的には様々のものがあり、社会政策的な配慮からなされる救済的・援助的なものから、憲法二九条三項に基く義務的なものまである。しかし少くも憲法の同条項によるものである限り、補償内容は客観的に「正当な補償」でなければならず、立法的・行政的な自由裁量に委ねられるものでないことは既述したとおりである。

そして、生命・身体の侵害による損失を財産的にどのように評価するかは、わが国裁判所の多年にわたる判例の集積によりその方式が殆んど確立している。もとよりホフマン方式によるかライプニッツ方式によるか等若干の違いは存するものの、その大要は、過去の治療費、得べかりし利益、将来の介護費用等今後の必要経費、精神的慰籍料に分類でき、それぞれについて定型化された算定方式が存すること多言を要しない。

新法及び行政措置によって被告が原告らに給付した額は、死者に対しては一時金二〇〇万～六二〇万円であり、一級後遺症者に対しては一時金一三〇万～七五〇万円と月約一万～二万円の特別給付金（昭和五一年まで）及び月二万円ないし月約一〇万円の養育年金（昭和五二年以降）或いは障害年金にすぎず、それらを合計しても殆んどの者が千万円にも達しない。これらが、生命・身体の侵害に対する通常の賠償額に比して余りに低きに失することは、原告準備書面（六）で示したとおりである。もちろん、補償に当っては定期金賠償方式をとることも可能であるが、それとて一時金賠償方式に比して過少であってはならないことは勿論であって、被告のこの点の所論は額の点を全く棚上げし定期金賠償方式そのものの長所をのべているに過ぎない。定期金賠償方式であればどのように少い額でも良いなどということがありえないのは自明の事理に属する。原告の前記準備書面では定期金を一時金に換算してその総額を余りに過少であるとのべているのであり、このような額の比較を無視することは許されない。定期金方式をとっている以上額の大小を論ずるべきではないという被告の主張はすべてを行政的裁量に委ねようとする政策的配慮ならいざしらず、法律論としては合理性がないというべきである。

第四章　損　害　論

第一　総論―ワクチン被害の特質

ワクチン接種により原告らが蒙った被害の甚大であることとその悲惨さについては、すでに主張してきたところであり、また証人白木博次の証言、甲一八一号証、一八二号証、一八三号証の一ないし四、一八四号証の一、二、一八五号証の一、二及び原告ら各本人尋問の結果によって明らかであるが、ここにあらためて被害の特質を要約すれば、つぎの点を指摘することができる。

一　原告らのワクチン被害は、公権力による刑罰をともなった強制または強制と同視すべき勧奨によってワクチンを接種された結果生じたもので、市民生活の中で偶発的に生じた交通事故や公害等の被害と異なり、公権力に対する服従を拒否しない限り被害を回避する方法はなかった。

しかも、被告国は、ワクチン接種によって被害が生じることのあることを原告らにほとんど知らせていなかったから、原告らは接種に際して健康状態に充分な注意を払いワクチン接種を回避することもできなかったのである。

このように、強制と情報不提供によって、原告らを不可避的に被害に追いこんだ加害者たる被告国の責任は極めて重大といわねばならない。

二 原告らが受けたワクチン接種は、接種者個人を伝染病から守るためではなく、「伝染の虞がある疾病の発生及びまん延を予防」し、「公衆衛生の向上及び増進に寄与する」ことを目的としてなされたものである（予防接種法一条）。すなわち、ワクチン接種は社会ないし集団を伝染病から防衛するためになされたのであり、原告らは、いわば公共の利益のための犠牲者である。

かような観点からも、原告らの蒙った損害ないし損失に対しては、充分な手厚い塡補がなされなければならない。

三 原告らのワクチン被害者は、ほとんど全員、未だ物心のつかない乳児期に被害に遭い、ある者は死亡し、他の大部分の者も重度の知能障害と脳性マヒによる重度の視覚、聴覚、言語、知能、運動等の機能障害を受けいわゆる植物人間や動物人間となった。これらの者は自我に目覚めた人間としての生活を享受できず、生きながらえるのである。生命、身体に対する侵害にしてこれ程苛酷なものはないといっても過言ではない。

四 原告らの被害者のうち、生存者全員は中枢神経を損傷しており、現在の医学では後遺障害が軽快する見込みは存在しない。いわゆる難病の一典型である。

五 ワクチン接種による被害は、単に被接種者に被害を与えただけでなく、被接種者の両親、兄弟姉妹らの家族全員の生活を不幸に陥れた。両親はまさに四六時中被接種者の介護に追われていて、精神的にも疲弊し切っている。特に母親はゆっくり読書や買い物を楽しんだり、趣味を生かす時間もないし、そもそもこれらの楽しみを考える余裕すらない。「今一番何をしたいですか」との問に対し、「一日でいいからゆっくり眠りたいです」（原告藁科雅子本人の供述）との簡略な供述は、介護に明けくれている母親の気持を適確に物語っている。しかも、かかる生活は一時的なものではなく、被接種者が生存する限り続くのである。両親が介護に没頭しているあおりを受けて、家庭は明るさを失い被接種者の兄弟姉妹も父母の愛情を受ける機会がほとんどなかった。たとえば学校の授業参観にも運動会にも父母に出席してもらうことができなかったし、行楽シーズンが来ても一家で外出することもなかったのである。家庭を主宰する両親の精神的苦痛はいかばかりだったであろうか。

このように原告ら両親の蒙った被害は具体例をあげると枚挙にいとまないが、その生活が時間的にも精神的にも被接種者の介護に埋没され、より有意義な人生を享受する可能性を奪われたことは、原告ら全員に共通するところである。

この点に関し、証人白木博次は、ワクチン禍の介護は、全面介助を要するスモン患者の介護者の場合よりもきびしく、社会的文化的生活のための時間が皆無であるという注目すべき調査結果について証言している（甲一八三号証の四参照）。

また同証人は、その介護の問題点と家族への影響をつぎのとおり要約している。

1 ワクチン禍による被害児をもつ諸家族（とくに母親）に共通する問題

就学不能の被害児の介護に直接当っているのは、専ら母親である。その場合、端的にいって、被害児の生命危機（発作ならびにそこから派生する諸問題）に対し、母親が素手かつ独力で斗っているといえるし、その技術は、ほとんど自らの手で創造しているのが実情である。しかも「発作を起し、一般状態が低下していくさまをみているのが辛い」、「人事を尽せないのがもどかしい」、「子に先立たれるのが悲しい」などと、母親は訴えている。このことは、裏がえせば、医療・保健・福祉の現実的対応、とくに被害児の在宅ケアーとしての対応が、ほぼ皆無に等しいことを意味している。

一方、教育の対象となる被害児についても、この事態はあてはまる。なぜなら、精薄学級にいけば、身体障害への訓練が不足し、身障施設にいけば、軽度身障といわれ、ＩＱの低いことをうとまれるし、発作に対する知識・対応がないからである。つまり重複障害に対応できない教育の現情を明確に指摘できる（甲第一八四号証の一）。

いずれの場合も、母親の生活のほとんどの時間帯は、被害児の介護にあてざるをえなくなる実情にある。したがって、被害児の兄弟また夫に対するサービスや家事への時間帯が極度に狭められることに対し、母親は自責の念に駆られざるをえない。

一方、夫自身も被害児による経済的負担の増大によって、心ならずも転職や労務時間の延長を強いられることになり、また病気になっても、妻の充分なケアーが受けられず死亡した例もある。一方、母親と家族との関係は、次第に冷たいものに変っていく危険性が潜在している。つまり形だけの家庭はあっても、その内容は次第に濃いものではなくなってゆき、それが離婚の原因となったと判断できる場合もある。また成育期にある兄弟達は、母親の愛情やケアーを受ける機会がなくなり、それ自体が、かれらのその後の人生の歪みを招いていく危険性も考えられる。

被害児が施設に入ったり、死亡したりして不在となれば、この種の家庭崩壊の危機は、一応、避けうるかもしれないが、或は時すでに遅すぎる場合もある。

要するに、そのような母親の暗い人生とはなにかという疑問が、そこに大きく残ることに変りはない（甲第一八四号証の二）。

２　ワクチン禍による被害児の実態とその家族（とくに母親）への悪影響

ワクチン禍は、一歳未満またはその前後の乳・幼児の神経系を侵かし、精神・運動機能の発達を阻害する。神経細胞は再生不能であり、したがって回復不能な精薄または精薄と脳性マヒの重複障害を残し、さらにひきつづき、または晩発性にテンカン発作が、持続性または間歇性に重畳し、後遺症の障害度を、一層増幅させていく場合が数多い。

したがって就学不能な障害児はもとより、特殊学級などで就学可能な被害児を含めて、かれらの社会的適応は、将来に向けて、完全に不能か、極度に制限されている以上、まさに神経系難病のカテゴリーに帰属できる。

しかも重複障害施設（重症心身障害施設）、在宅ケアー、重複障害児に対する特殊教育施設などの不備、不足に加えて、社会的偏見などともあいまって、これらの被害児は、医療・福祉・教育・社会の諸側面で、多分に疎外されていく実情にあり、その意味でも、難病に該当する（甲第一八五号証の一）。

ワクチン禍の被害は、ひとり障害児のみにとどまらず、とくに母親の身辺に大きく暗い影を落している。

その一は、「ワクチン接種をしなければ、こんなことにはならなかった」という、被害児に対する母親の自責と悔悟の念である。その二は、被害児のケアーに多大の時間帯をさかれるため、夫や子供の面倒を充分みれぬ事態に対する自責と焦慮の念である。その三は、被害児が表現能力を欠くか、不十分であるのみか、また在宅ケアーにあたって、適切な助言者や協力者を欠くため、自分の介護技術その他に対し、不安と自信なさの念にさいなまれつづけることである。その四は、被害児の現在から将来にかけての対社会行動の異常性に対する不安、またそれ以上に、自分が先に死んだ後の被害児の運命について、たえず心配の念に駆られていること、などである。

以上、ワクチン禍被害児をもつ家族、とくに母親がいだきつづけており、しかも現時点では、すぐさま解決できぬ諸念慮、諸問題は、他の神経難病に比し、多少にかかわらず、異質かつ特徴的な性格をおびているといえなくはない（甲第一八五号証の二）。

六　原告らのワクチン被害は、長期間損害が塡補されず放置されてきた。そのうえ、特に昭和四五年以前はワクチン被害の認定制度もなかったばかりか被告国が医師や社会にワクチンによる重篤な副反応が生じうることを充分知らせなかったため、原告らの被害は特異体質によるものであるかの如く保健所や周囲から認識され、ともすると白眼視されてきた。かかる状況は原告らの精神的圧迫を一層増長させるものであった。

昭和四五年被告国は行政的救済措置と称してワクチン被害者に若干の金銭給付を行い、昭和五二年には予防接種法の改正による救済措置が施行されたが到底原告らの被害を塡補するに足りるものではなかった。

第二　原告らの損害額とその算定根拠

前項でのべた被害の特質と本人尋問の結果明らかになった被害の状況に鑑み、各原告の蒙った損害額を以下の根拠により個別に算定すると別表(一)ないし(四)のようになる。

一　被接種者が死亡した場合の損害の算定根拠（別表(一)の算定根拠）

1　うべかりし利益の算定

(一)　過去のうべかりし利益

請求拡張の申立をした昭和五七年一〇月二五日に近接する昭和五七年九月一日を基準とする年齢（以下現在年齢という）が一八歳を超える者については、昭和四五年から昭和五五年までの一一年間の賃金センサスによる産業計・企業規模計全労働者年間平均賃金の合計を一一で除した平均値（一、九〇六、七七二円）を下まわる一九〇万円に、生活費控除を五割とし現在年齢から一八歳をひいた数を掛けた数値が過去のうべかりし利益である。

(二)　将来のうべかりし利益

昭和五六年賃金センサスによる産業計・企業規模計全労働者年間平均賃金三、一〇五、二〇〇円に、生活費控除を五割とし、労働可能年数六七歳から現在年齢を減じた年数のホフマン係数（現在年齢一八歳未満の者は、一八歳から現在年齢を減じた年数のホフマン係数を上記ホフマン係数から減ずる）を乗じた数値が将来のうべかりし利益である。

2　過去の介護費

発症後死亡に至るまで一年以上生存した被害者については、介護に要した費用を生存期間一年につき一二〇万円とし、これに生存期間年数を乗じた数値が過去の介護費である。

右年間一二〇万円の介護費用は月一〇万円に相当するが、発症から死亡まですべての被害者は精神的肉体的な生存能力を奪われ、両親始め家族の全面的介護を要したのであって、現在時点で全面的介護に要する経費が少くも月二一万円以上を要していることを考えれば、月一〇万円を過去の平均介護費とすることは少きに失することこそあれ、決して多額ではない。又本件の如き多数の被害者を原告とする共同訴訟においては、個別的積上げ算定方式による場合であっても社会常識上許容しうるある程度の推計的な類型規準数値を用いることが認められるのは当然であり、極端な実費算定主義は、不能の立証を強い、不公平な結果を招来することになるのは既に多くの論者の指摘する通りである。

3　慰　藉　料

本件被害が被告国の強制によって生じたこと、被害者が全く無抵抗の幼児又は少年で、本人は勿論両親にも何らの過失もなく、この重大な被害にあったこと、被害者は可愛いい盛りの幼児、成長期の少年で、それまで健康な生長を遂げてきたにもかかわらず突如悲惨な死を遂げるに至った状況、及び本件では当然かかったであろう医療費、葬儀費、実費等の経費を一切請求していない事情等を考慮すればその慰藉料は被害者一人につき三千万円が相当である。

4　弁護士費用

被告は原告らに対しその損害の賠償又は補償を拒み続けてきた。一〇年に及ぶ訴訟は原告らとしては権利実現の為誠にやむをえざる手段であった。請求額の一割を訴訟遂行のための弁護士費用として被告が負担するのは当然である。

二　日常生活に全面的介護を必要とする後遺症者の損害の算定根拠（別表(二)

生存者Ａランクの算定根拠）

別表(二)記載の原告らは、その生存について全面的介護が必要であったし、今後も終生同様の介護が必要であり、労働能力は全く失われている。

1　うべかりし利益の算定

前記死亡者の場合（第二、一、1）と同一の規準（但し生活費控除はない）により算定した数値がそれぞれの過去及び将来のうべかりし利益である。

2　介護費

(一)　過去の介護費

前記死亡者の場合同様（第二、一、2）年間平均介護費一二〇万円に発症から現在年齢までの年数を乗じた数値が過去の介護費である。

(二)　将来の介護費

現在の年間介護費二、五五五、〇〇〇円（一日七、〇〇〇円の割合）に各人の現在年齢を基準として昭和五五年簡易生命表による平均余命年数のホフマン係数を乗じた数値が将来の介護費である。

全面的介護に要する費用を一日七千円とすることは甲一八六号証の一、二及び証人白木博次の証言によって証明される通り現在時点において相当の数値であるが、この種人件費の今後予想される増大を全く考慮しておらず、将来にわたってみるときは低きに失する虞れが多大である。しかし敢てこの数値に止めた。

3　慰籍料

(一)　本人の慰籍料

総論及び死亡者についてのべたと同様の理由（第二、一、3）によりその額は少くとも一千万円を下らない。

(二)　両親の慰籍料

国の法律に従ったばかりに、最愛の子供の生活能力或いは精神能力を失った両親の悲哀はこれにまさるものはない。しかもいままでこの子供の介護のために献身してきたし又これからも終生献身する両親には、自分たちの幸福や生活を享受する余裕は全く奪われている。その労苦は、各原告本人が切々として裁判官に訴えた通りである。両親に対する慰籍料各一、〇〇〇万円は当然というより少きに失する額である。

4　弁護士費用

前記第二、一、4でのべた通り請求額の一割が相当である。

三　日常生活に介助を必要とする後遺症者の損害額の算定根拠（別表(三)生存者Ｂランクの算定根拠）

右別表表示のＢランク後遺症者は、生活を維持していくうえで他人の介助が必要であり、又労働能力の喪失は少くとも八〇％を下らない。

1　うべかりし利益の喪失

前記第二、二、1と同一の算定根拠によってえられた数値に八〇％を乗じた数値が過去及び将来のうべかりし利益の喪失額である。

2　介助費

(一)　過去の介助費

昭和五七年九月一日に至るまでの介助費は、平均月五万円とするのが相当である。その理由は前記第二、一、2でのべたところと同様である。すなわち六〇万円に発症から現在年齢までの年数を乗じた数値が過去の介護費である。

(二)　将来の介助費

Ｂランクの後遺症者に対する介助費は全面介護費用の半分として一日金三、五〇〇円、一年につき一、二七七、五〇〇円を要するとするのが相当であり、これに前記第二、二、2に記したと同様現在年齢を基準とした平均余命年数のホフマン係数を乗じた数値が将来の介助費である。

3　慰籍料

損害額総論及び前記第二、二、3、(一)(二)でのべたところと同様の理由により、本人の慰籍料、両親の各慰籍料は何れも各一千万円を下ることはない。

4 弁護士費用

前記第二、一、４記載のとおり請求額の一割が相当である。

四 一応他人の介助なしに日常生活を維持することの可能な後遺症者の損害の算定根拠（別表㈣生存者Cランクの算定根拠）

右別表表示のCランクの後遺症者両名は、両下肢等に弛緩性麻痺による機能障害があり、長距離の歩行や階段の昇降、荷物の持ち運び等が困難であって、その労働能力喪失率は六七％とするのが相当である。

1 うべかりし利益の喪失

前記第二、二、１と同一の算定根拠によってえられた数値に六七％を乗じた数値が過去及び将来のうべかりし利益の喪失額である。

2 過去の介助費

Cランク記載の両名が一応他人の介助を必要としなくなるまでには、両親等の介護があったからであり、その費用は少くとも一ケ月五万円（年六〇万円）とするのが相当である。すなわち六〇万円に発症以来、現在年齢に至るまでの年数を乗じた数値が過去の介助費である。

3 慰 藉 料

損害額総論及び前記第二、二、３、㈠㈡でのべたところと同様の理由により、本人の慰藉料、両親の各慰藉料は何れも各一千万円を下ることはない。

4 弁護士費用

前記第二、一、４でのべた通り請求額の一割が相当である。

五 以上が各別表記載の損害額の算定根拠であって、それぞれの現在年齢、接種年齢、死亡年齢、後遺症の等級によって原告各人別に算定すると損害総額欄記載の額が各原告別の損害である。そのうちから、被告から既に給付をうけた金員を減じ、その残額のうち内金として死亡、後遺症別に一律金額を請求したのが、昭和五七年一〇月二五日付拡張の申立書添付別表請求金額欄記載の金額である。

従って、本件請求の損害額は、いわゆる包括一律方式によるものではなく、個別積み上げ方式によるものである。ただ、内金請求として死亡及び後遺症等級別に一律の金額を請求したにすぎない。内金として一律金額を請求したのは、論者が批判しているように裁判官の裁量に損害金額の算定を白紙委任するもの（楠本安雄「人身損害の個別性を考える」林還暦記念論集上一六九頁）では全くなく、各被害者の個別性は尊重しつつなお本件被害が共通の加害者により共通の原因に基いて発生した事実、被害者が何れも幼児である事実等を考慮したからである。又従来被告から現実に給付をうけた金員は、各被害別原告の損害額の弁済の一部に充当した上で、残額を請求しているものであるから、本件請求額から損益相殺として更に控除されるべきものではない（但し14千葉幹子、30田渕豊英、46高橋真一、52杉山健二は、被告が給付した金額を控除すると請求金額を下廻わるが、その分は減額されてもやむをえない）。

第五章 時効ないし除斥期間の援用に対する反論

時効ないし除斥期間完成の主張に対して（被告準備書面㈢）

長年にわたり原告ら強制接種の被害者及びその家族を塗炭の苦しみに放置した被告が、時効の主張をしてその法的責任を免れようとするが如きは、実に驚くべきことであるが、以下に所論の誤まりを指摘する。

一 三年の消滅時効（民法七二四条前段）の主張に対して

被告は第一次的に事故発生を知った日、予備的に予防接種事故に対する行政救済措置に基づく給付申請書作成の日を起算として本件訴の提起まで三年間を経過したから民法七二四条により不法行為に基づく債権は消滅したと主張する。

しかし、民法七二四条にいわゆる損害を知るとは、単純に損害を知るに止まらず加害行為が不法行為であることも併せ知る意であること大審院以来の確立した判例（大判大正七年三月一五日民録二四巻四九八頁）であり、学説の支持するところ（加藤一郎「不法行為」二六四頁、注釈民法⒆三七七頁）であって異論をみない。

原告らは被害の発生した事実は知ったが、その被害がいかなる行為の違法性によるものか知らなかったし又知りうる立場になかった。予防接種の違法性を知るには、専門的知見と調査を必要とするのであって、それを知ったのは本件各訴提起の直前である。

原告らが給付申請書を作成したのも同様であって、被告の主張する行政救済措置は、「予防接種を受けた者のうちには実施にあたり過失がない場合において、極めてまれではあるが重篤な副反応が生ずる例がみられ、国家賠償法又は民法により救済されない場合があるので、これらについて救済制度を設け」（措置運営要領第一趣旨参照）たものであって、予防接種の違法性が存在していないことを前提とする制度である。従って、予防接種によって被害をうけた原告らが右制度による給付申請書を作成したからといって、当時原告らがうけた予防接種の違法性を知っていたといえないこと明白であり、不法行為による損害賠償請求権の時効は進行していない。

二　一〇年の消滅時効（民法一六七条一項）の主張に対して

およそ、消滅時効は権利を行使することを得るときより進行する（民法一六六条）。

原告らは確かに損害をうけたことを知ったが、それが被告とのいかなる契約ないし契約類似関係によって生じたものであるのか知らなかった。通常の契約関係と違って、予防接種をうけるに当っての原告らと被告との関係は原告準備書面⑻第二、一、二で主張するとおり特異のものであり、高度の法的知識によらなければ確知できないのであるから、原告らが本件訴訟を弁護士中平健吉に委任するまで債権の存在を知らなかったのはやむをえぬところであり、従って権利を行使しうるときになかったのであるからその間時効は進行しない。予防接種実施の日をもって債権の行使をしうる日とする被告の主張は誤まりである。

三　二〇年の除斥期間（民法七二四条後段）の主張に対して

同条後段の規定は消滅時効の規定であって除斥期間の規定ではない。そしてその援用ないし主張は次項にのべるとおり権利の乱用であって許されない。

四　被告の時効援用除斥期間の主張は権利の乱用である。

原告らは国民の義務として、被告の制定した法又は被告の勧奨に従い、自ら予防接種をうけ或いはその子供に予防接種をうけさせたものである。

被告は予防接種に不可避的に伴う重大な危険性を自らは充分知りながら原告らに告知しなかったし、原告らは予防接種を回避すべき立場になかった。

原告らは被告の制定した法とその実施の安全性を信じてこれに従ったのである。予防接種についてのすべての知識と情報は被告が独占していたのであって、昭和四五年頃になって一部報道機関が予防接種の被害とその危険性を報道するまで、原告らはその蒙った重大な被害について、その原因すら知らされていなかったのである。

国家はその制定した法に忠実に従った国民を保護する道義的責任がある。それなくして近代法治国家は支配の正当性の根拠をもちえない。兵役法のようにそれに服すること自体が危険をもたらすものであって、又その危険がやむをえないものであることが法によって承認されている場合と違って、予防接種法は伝染性の疾病の発生及びまん延を防止するために制定されたもので、予防接種によって被接種者に死又は重篤な後遺障害を齎らすことを予定したものではない。それは法が予定し許容したものではない。然る上は何ら過失なきにかかわらず予防接種法を遵守したことのみによって、致命的な打撃をうけた善良な国民を保護することこそ、法治主義の上に立つ国家の最大の義務である。

然るに、このような弱き立場にたつ犠牲者しかも自ら蒙った被害の原因、違法性の根拠となるべき諸事実について知識を有しえない被害者に対して、時効の援用ないし除斥期間の主張をして自らの法的責任を免れようとするが如きは法治国家の最大の存在理由を放棄したものというべく到底許されないところである。

原告らのうち若干訴訟提起の遅れた者があるにしても、それは本件の請求原因となる予防接種の危険性については高度の医学的、疫学的、法律的知識と専門的調査が必要であるからである。その知識と情報をもつ被告は昭和四五年に僅少の救済措置をとるまで全く被害者を放置したうえ何らの情報の提供をしなかったのであるから、その為に訴訟に必要な調査や法律専門家への委任が遅れたのは誠にやむをえないところであって、これを権利の上に眠る者ということができないのは勿論、訴の提起が遅れたのは被害者に対し保護義務を有する被告が必要な何らの行為もしなかったからであり、被告は一部原告らの訴訟の提起の遅延に責任を有する。

このような本件の特殊性を鑑みると訴の提起の遅延の原因をつくった被告が消滅時効を援用することはいたずらに原告らを困惑させるだけであって信義則に反し権利の乱用という他はない。なお、消滅時効の援用が権利乱用とされた事例として最高三小昭和五一年五月二五日判決があるが、本件で被告が消滅時効を援用ないし除斥期間の主張をすることは右事例より一層反道義的であり権利乱用性が強い。

被告は、大川勝生（原告番号45）を除くすべての被告を予防接種事故の被害者と認定し僅少ながら一時金ないし給付金を給付しているのであり、これはその責任を承認したものである。このような場合に敢て本訴において時効の主張をすることはそれ自体信義則に反する（同種事案につき、時効援用権の乱用を認めた事例として東京地裁昭和五六・九・二八判決、判例時報一〇一七号）。

別表㈠～㈣　略

準備書面㈦

昭和四七年(ワ)第　二二七〇号
昭和四八年(ワ)第　四七九三号
同　　　　第一〇六六六号
昭和四九年(ワ)第一〇、二六一号　併合事件
昭和五〇年(ワ)第　七九九七号
昭和五六年(ワ)第　一五三〇八号

原　告　吉原　充
ほか一五九名
被　告　国

一九八三年五月二五日

原告ら訴訟代理人
弁護士　中平健吉
同　大野正男
同　廣田富男
同　山川洋一郎
同　秋山幹男
同　河野　敬

東京地方裁判所
民事第三四部　御中

第一　はじめに

ここに満一〇年に及ぶ予防接種事故訴訟の審理を終わるに当たり、一言従来の弁論

を補足したい。

まず、裁判所に対し、とくに現在の構成の裁判所に対し、鋭意審理の促進に努力され、しかも全国各地に散在する後遺症者原告らを親しくその所在に赴いて、悲惨な現状についてお調べくださったことに深甚なる謝意と敬意を表するものである。

しかしながら、一審で一〇年を要した裁判は、やはり余りに長い裁判であった。「遅れた裁判は、裁判の拒否に等しい」とは法諺であるが、この裁判の原告代理人として、いま、一審の審理が終ったという安堵感よりは、この余りに遅れた裁判に原告らに対し、申し訳けないという思いに迫られる。

当初、当代理人は、原告らに対し、一審は三年、遅くも四年で終ると見通しを述べた。その程度の期間ならば我慢しようと提訴を決意した人々もいた。結果的には嘘をいったことになり、心苦しい限りである。

予防接種事故は、日本国憲法のもとで福祉に奉仕すべき国家によって、国民の生命と健康に加えられた惨禍である。この犠牲者は、まことに罪なくまた故なく政府の行為によってかかる惨禍に投げこまれたのである。ひとり当人のみでなくその悲惨は親兄弟にまで及んだ。まことに彼らは理由なく苦しむ「現代のヨブ」である。

我々は、これら苦しめる予防接種事故の犠牲者に、さらに裁判の拒否に等しい遅れた裁判をもって、その肩の重荷にさらに重荷を加えてきたことに激しい呵責を覚える。と同時に二重の苦しみにじっと耐えてきた原告らの自制心にも、ひそかな驚歎を禁じえない。

しかしながら、彼らのこの冷静さは、どん底にまで突き落された、いわば退路を断たれた者の不退転の決意に裏打ちされた冷静さである。原告らは、本件審理によって明らかになった予防接種行政の怠慢に加えて、被告国がとった訴訟上の不誠実な対応をも決して忘れないであろう。否許すことができないであろう。

裁判所におかれては、日本国憲法のもと国民の福祉に奉仕すべき政府の行為によって、然り政府の行為のみによって国民にもたらされたこの惨禍を速やかに救済されるよう、切に望むものである。

第二　予防接種行政における国の無責任さについて

国は予防接種に際し事故発生を防止するための万全の措置を講ずべき広義の義務があるといいながら、その義務は個々の国民に対する法的義務ではなく、抽象的な行政的責務であり、又国の伝染病予防及び予防接種対策は専門的・技術的知見にもとづく政策判断の問題であり、行政庁＝厚生省の広範な裁量に任されている、という。

そのような論理の最大の誤りは三権分立、法による行政、を前提に行政が国民の権利を違法に侵害する時は、国民は裁判による救済を受けうるとする司法国家のあり方を否定していることである。

そして、そのような論理の最大の危険は、行政が国民に対する無答責、無責任の行政と化する可能性が極めて高い、ということである。

右のような理論を主張する国の予防接種行政を振り返えり、かつ、本件における応訴態度を見る時、それが、いかにいい加減で、無責任なものであるかが歴然とし、このような無責任行政を行政責任とか、行政府の裁量とかの言葉によって、矯正を加えることなく放置できないことが明らかとなると共にそのような理論は、無責任行政をなすものが、法的責任を追及されないために主張するのだということが明らかになるのである。

以下、戦後の予防接種行政と本訴への対応を含む国の予防接種禍についての取組みがいかにその言に反して無責任いい加減なものであったかを若干の点をあげて指摘し、このような行政による被害が法的救済なしにすまされるなどということが法治国家においては到底ありえないことを述べたい。

㈠　事故隠しと禁忌の不告知＝自衛手段を奪われた国民

国は予防接種に関する情報を独占し、事故のあることを戦前から知りながら、それを国民に隠したばかりでなく、事故を避けるべき禁忌をも被接種者、地方自治体、医師等に周知徹底させなかった。

種痘に例をとるならば、種痘接種による死亡及び重篤な後遺症の存在は早くから知られており、医学雑誌に掲載された症例報告だけを見ても、昭和二〇年までに三二例にも上っていたし、種痘による事故の存在は人口動態統計上からも明らかであった。しかるに、国は、罰則を以って接種を強制しながら、予防接種事故の実態を調査しもしなければ、事故の発生することを公表して国民に知らせることもなく、逆に事故の起こることを国民にひた隠くしに隠くしたのである。

又、禁忌についても、ワクチンの成分・性質よりして、被接種者の健康状態次第では、さまざまの望ましくない生体反応が予想されるにもかかわらず、昭和三三年に予防接種実施規則を以って極めて不十分な定めをするまで何の定めもせず、一旦定めてもその後改正をへながらも、これを国民に周知・徹底させる努力をほとんどしなかったのである。

かくして、一定の危険のある接種を法によって強制されながら、国民は、その危険の存在もそれを可能な限り回避する自衛の途をも、奪われ、悲惨な事故の犠牲になったのである。

原告本人尋問の結果を見る時、原告の両親達が、予防接種の危険も、禁忌も全く知らされないままに、接種は国民の義務だから、と観念して進んで接種を受けに行き、青天の霹靂の如く予想もしない重大な被害を受けたことが歴然とするのである。

予防接種に関する情報と知見を独占すると自ら自認する厚生省がその知見を国民の利益の為に用いず、むしろ被害を拡大させたのであり、遺憾の極みである。

㈡　被害の放置と救済の遅れ・不十分

㈠に述べた点の当然の反映として、我国の予防接種行政はその効能のみを過大に強調し、マイナス面＝多くの悲惨な事故を無視するものであった、そして事故を無視することの論理的帰結として、事故が起ってもこれを放置し被害者がほとんとなすすべもなく苦しむに任せたのである。

国は、「予防接種事故の被害者を何らの救済・補償もなしに放置してよいとする趣旨でないことはいうまでもない。死亡、重篤な後遺症等の異常かつ特別な犠牲者に対しては国が相当な救済・補償の措置を講ずべき根拠と必要があるといわなければならない」と主張する。誠に正当な責任ある主張といいうる。しかしながら、このような主張をする国は一体現実にはいつ、どのような救済と補償措置をとって来たのか。

国が初めて創設した救済制度は、昭和四五年、それも種痘事故が一大社会問題となった後に被害者のいかりにおどろき、急拠閣議了解にもとづいて、後遺症者や死者に二七〇万円とか二〇〇万円のわずかな金額を支払ったにすぎない。これは当時の交通事故による損害賠償の最低保障ともいうべき自賠責保険の法定限度額五〇〇万円に比しても、極めて低額といわざるを得ないものである。

このような低額の補償に満足しない本件原告らが、本訴を提起したのが昭和四八年。そして本件の審理が進んで四年後、ようやく昭和五一年に予防接種法が改正されて現行の制度が発足したのであるが、これが訴訟により法的責任を追及された厚生省が、訴訟に押されてやむなく創設したものであることは疑いをいれない。本件訴訟の提起がなければ、このような制度は日の目を見なかったであろうことは明らかである。

遺憾ながら現実の国の救済・補償制度は決して国の責任ある行政がリードして創設されたものではなく、救済を求める被害者と国民の声と圧力に押された国が、後手後手にその場しのぎで作って来た不十分なものといわざるを得ないのである。以上の経過を見れば、国がその「創設時期及び内容において世界の最先端をゆくものの一つ」と自慢するのがいかに根拠のないものであるか明瞭であろう。

㈢　遺憾な国の訴訟遂行態度

最後に指摘すべきは国の訴訟遂行態度である。

それは一言で言って、遺憾の一言につきる。予防接種事故審査会の認定がある被害者について、十分な資料と専門家の検討をへて因果関係を争わない旨、自白しておきながら、訴訟の最終段階になって、原告本人尋問も終ったあとに自白を撤回したこと、しかも右自白は「真実に反し、錯誤にもとづくもの」とは到底いいうるものではないことは自らたてた木村三生夫証人の証言からも明らかである。

更に、時効又は除斥期間の主張がある。法を遵守した被害者に対し、情報を独占する国がこれを提供せず、むしろ隠して責任追及、訴の提起を困難ならしめておいて、その上で時効等の主張をすることが権利の濫用として許されないことは最高裁以下の判例の示すところである。国が本件で、このような主張をすることは信じ難いことである。

最後に損害に関する国の主張についても指摘をしたい。

国は損益相殺の主張として国から受けた給付の控除を主張しているが、その中に地方自治体が全く別個に支払った見舞金を付け加えている。これは当然のことながら、国の給付ではなく、損益相殺の対象になどなるものでないことは明らかである。

又、国の支払った医療費の損益相殺も主張している。しかしながら、原告らは医療費を損害として請求してはいない。原告らは国の支払ったものの数十倍の医療費の出捐を余儀なくされた。しかし、本件の如き訴訟においては各人が具体的積算をすることは必ずしも適当でないので、あえて請求していないのである。このような時に医療費について損益相殺を主張するのは甚だしく不当である。

以上、国の本訴における主張・応訴態度を見る時、敗訴をおそれる国が、支払うべき金額を減らそうとして、そのために役に立ちそうな主張は何であろうと、恥も外聞もなくなしていることが明らかである。

このような態度が予防接種被害者について、「相当な救済・補償を講ずべき根拠と必要がある」と自認する国によってなされることに、当代理人らは強い遺憾の念といきどおりを禁じ得ないのである。

(四)　裁判所は、法律上の責任について、いちいちの判断を示す前に以上の点にまず十分の留意をされたい。

第三　被告国の具体的過失

予防接種事故発生に結びつく蓋然性を有する被告国の過誤が存在する場合には、被告の過失が推定されるべきであることは、すでに明らかにしたところである（原告最終準備書面第一部四三～四八頁参照）。

本件各予防接種実施にあたって、被告国に、(1)実施すべきでない接種を行った過失、(2)、接種年齢の定め方についての過失、(3)禁忌該当者に接種した過失、(4)過量接種を行った過失、(5)接種間隔を誤った過失、の各注意義務に反する過誤が存在したことは、原告らが本法廷において詳細に立証し明らかにしたところである。

以下において、被告国の具体的過失として現われている予防接種事故の特色を、改めて指適しておきたい。

一　廃止の時期及び接種年齢の定め方の誤り

1　実施すべきでない予防接種を実施した過失及び接種年齢の定め方の誤りという点についての被告国の過失は、科学的調査研究の欠落という一点に集約されるといっても過言ではない。端的にいって、「非科学」そのものであるといってよいであろう。

これは、「予防接種は、大勢にするのだから、一人や二人犠牲が出ても仕方がない」として、被害に目をつぶってきた国の姿勢から生じたものである。

予防接種被害の特色は、被害者の多くが脳を侵され、そのために死亡するか、あるいは人間として成長する可能性を奪われてしまうという、被害の重篤さ、深刻さにあることはいうまでもない。しかしそれにとどまらず、接種を法律によって強制してきた国が、被害者を放置し、国民の信頼を裏切り続けてきたという、「背信性」、著しい「反道義性」にそのきわだった特徴がある。

予防接種は、国が伝染病の流行防止のために行ってきた。ワクチンの決定、品質の管理から実施方法にいたるまで、その全過程を国が管理してきた。

予防接種には事故がつきものであることは古くから知られていた。その効果とともに無視しえない重大な危険性がともなっていたのである。国はそれをよく知っていた。

したがって、事故防止のための調査研究も、国がなすべきであり、国のみがなしうるものであった。

しかし国は、事故の存在を無視してきた。いや、ただ目をつぶってきただけでなく、積極的に事故の存在を国民の目から隠してきた。

その結果、事故はないものとされた。そのため、事故を防止する姿勢や努力が全くとられてこなかったのである。調査研究が行われてこなかったことは、その当然の帰結であった。科学的な調査研究の欠落は、わが国の予防接種行政の決定的な欠陥であった。

国の過失は、すべてここに原因がある。事故防止の配慮のないところで、事故を防げるはずがあろうか。

国は、事故があることを知りながら、その防止のためになすべきことをなさなかった。しかも、できることすらしなかった。

原告らの本件各被害は、このような国の姿勢によっておきたのである。

原告らが、どうしても国を許すことができないのはこの点である。国の過失を問題とするとき、この点を忘れてはならない。

2　一九四八年（昭和二三年）、国は予防接種法を制定し、国民に種痘、腸チフスパラチフスなど各種の予防接種をうけることを義務づけた。しかし同法は、被害については全くふれていない。

国は、予防接種には不可避的に事故がおきると主張している。原告らは、原告らの本件各事故は回避できたと考えるものであるが、事故の原因はどうであれ（仮に、国が主張するように一定の割合で避けがたくおこるというのであればなおのこと）、事故がある以上、事故がおきた場合の措置や被害者の救済について規定すべきは当然である。

接種の強制のみを定めた予防接種法は、全くの片手落ちであるとしかいいようがない。

この片手落ちのために、事故は毎年毎年発生しており、被害者がつくり出されていたにもかかわらず、事故を調査し、被害の実態を調べ、予防接種の危険性を把握する努力が全くなされなかった。

いうまでもなく、予防接種の役割を正当に評価するためには、その危険性をできるだけ正確に把握することが不可欠の前提である。

仮に、有用なワクチンであっても、予防接種の危険がそれがもたらす利益を上回っている場合に、これを実施すべきでないことは、誰にでもわかる当然の結論である。不必要な、あるいは不必要となった予防接種も同様である。

また、有用かつ必要な予防接種であって、ぜひ行わなければならない場合には、もっとも危険性の少ない、犠牲の少ない方法で行うべきである。

行政の都合を優先し、あえて犠牲の多い方法でもやむをえないなどということが、許されるはずはない。

当然に予見される危険性を回避せず、事故を防止する万全の措置をとらずに予防接種を実施し、これによって事故を発生させたならば、これは国の過失である。

これを国の過失といわないで、何というべきであろうか。

原告らの本件各事故は、いずれもこのような被告国の過失によって、ひきおこされたものである。

3　種痘を例にとるならば、乳幼児に対する強制定期種痘は、わが国が痘そうの非常在国となった時点で廃止すべきであった。

わが国における痘そうは、敗戦後の一時期、海外からの引揚者・復員兵などによってもち込まれたが、一九四七年（昭和二二年）には急速に制圧され、一九五一年（昭和二六年）を最後に死者の発生をみない。

そして痘そうは、一九七七年（昭和五二年）一〇月、地球上から消滅した。

しかし、国は、乳幼児に対する強制定期種痘を、痘そうの消滅直前まで続けた。

それがどのような結果をもたらすか、一九五二年（昭和二七年）の時点ですでに明らかであったはずである。

原告らのうち、種痘による犠牲者は、痘そうによる死者が存在しなくなった一九五二年（昭和二七年）の古川博史をはじめとして、一九七四年（昭和四九年）の藤木のぞみまで三九名にのぼっており、二三年の長い期間にわたっている。

国内にあって痘そうにかかる虞れのないこの期間中に、累々としてつくり出され、積み重ねられてきたこの犠牲者のことを、国は何と考えるのであろうか。

「漠然とした流行の不安」や、「曖昧な印象」によって、漫然と接種されてきた結果がこれである。

ジョージ・ディック証人は、「子どもの命を犠牲にしてまで接種を主張する人達は、その主張を正当づけるだけの証明をする必要がある」と証言している。

被告国は、そのような証明ができるだろうか。この法廷で証明できただろうか。最善の努力をしたうえで、なおかつやむをえない必要な接種であった、とこの原告らに納得させることができただろうか。

そうでないことは明白である。

こうした被告国の無責任さの典型例は、腸チフス・パラチフスの場合にもみることができる。

福見秀雄証人（被告国申請）は、「腸チフスというのは一〇歳よりも若い人間では非常に症状が軽いものですから、その点では、一〇歳以下の人間には予防接種の必要はないと思っています。一〇歳以下の人間になぜ腸チフスの予防接種を入れたか、という理由はわからない」と証言している。

ところが、腸チフス・パラチフス予防接種は、予防接種法制定以来、一九七〇年（昭和四五年）まで、三歳から六〇歳の国民に接種が義務づけられていた。まさに「挙国愚行」であった。

原告佐藤茂昭、同千鶴の長男、被害者幸一郎は、一九六〇年（昭和三五年）四月六日生後三歳で右予防接種をうけ、そのため高熱を発し、ひきつけを繰返しながら死亡した。

この予防接種は、そもそも必要がなかったというのである。

わが子を「必要性のない接種」で失った原告佐藤茂昭、同千鶴の無念さに、被告国は思い至ったことがあるだろうか。この犠牲者に対し、被告国はどのような償いをしたというのであろうか。

漫然と接種を実施した被告国の責任は、重大である。

4　接種年齢についての過失は、より明瞭である。

予防接種を、その危険性のもっとも少ない年齢に実施すべきは当然の事理だからである。

被告国は、インフルエンザ予防接種については一九六七年（昭和四二年）に、二歳以下の乳幼児への勧奨をやめ、百日咳予防接種については一九七五年（昭和五〇年）に、接種年齢を二歳以上の者とするよう接種年齢を改めたが、これは乳幼児接種の危険性を回避するためであった。

しかし乳幼児接種の場合、事故発生の危険性が高く、それが軽視しえないものであることは、右各予防接種開始の当初からすでに周知のことであった。

大谷明証人（被告国申請）は、インフルエンザ予防接種の乳幼児に対する勧奨について、「現在の時点で判断すると、非常に不可解である」と証言し、それが誤りであったことを認めている。

しかし被害に苦しむ犠牲者及び被告国にとって、これは「不可解」ですむ問題ではない。

百日咳についても同様である。

(i)　被告国は、昭和三三年当時知り得たことは、百日咳ワクチン接種後の脳症は日本では存在しないこと、百日せきワクチンによる死亡はほとんど存在しないことであったと主張するが（昭和五八年五月二五日付被告準備書面）、暴論もはなはだしい。

被告国は、百日咳ワクチン接種後の脳症が欧米なみに存在することが明らかになったのは昭和四五年に予防接種事故救済措置が発足して以来であると述べているが（同準備書面一三丁）、救済措置を実施することによって被害者から申請がなされるようになったので、百日咳ワクチンによる脳症例を国が知ることになったにすぎない。事実百日咳ワクチン接種後の脳症例は昭和三三年以前から多数存在していたのであり、国が調査を行っていさえすれば、これらの症例の存在が容易に判明したことは明らかである。「昭和三三年当時知り得なかった」などということは全くなかった。

のみならず、百日咳ワクチンによって脳症が発生することは昭和三三年以前から欧米の多くの医学文献によって明らかにされていたのであり、わが国においても脳症が発生していると判断するのが当然であった。現に昭和三四年には有馬正高らがわが国における百日咳ワクチン接種後の脳症例を報告している（原告最終準備書面第一部八八頁以下）。

(ii)　被告国は、昭和五八年五月二五日付準備書面において、厚生省大臣官房統計情報部の統計であるとして昭和三一、三二、三三年当時の二歳未満の百日咳患者数、割合等を引用しているが、統計資料を具体的に特定していないので信用できず、また統計資料の全体を示していないので、二歳未満児の罹患率、死亡率が特に高いと評価を下すことは困難である。

また、被告は昭和三一、三二、三三年当時の百日咳患者中に二歳未満児の占める割合は二七～三〇％と高かったと主張するが、百日咳ワクチンの接種年齢引上げの根拠となった予防接種研究班の研究（昭和五〇年五月、甲第五六号証）によれば、「患者は〇～一歳よりも二歳以上に多い」と判断されており、この場合二歳未満児の占める割合は三五・一％であり（昭和四二年～四八年のデータ）、昭和三一～三三年当時の方がかえって二歳未満児の割合は少なかったといえるのである。

すなわち、昭和三三年当時においても、百日咳の患者は二歳未満児よりも二歳以上の子供に多いということができるのである。

(iii)　このように、国が昭和五〇年になって百日咳ワクチンの接種年齢を引上げる根拠とした理由はすでに昭和三三年当時から存在していたものであり、被告国には接種年齢の改訂が遅れたことにつき過失がある（詳細は最終準備書面において述べたとおり）。

5　実施すべきでない予防接種を実施した過失及び接種年齢の定め方を誤った過失についての詳細は、原告最終準備書面四九ないし九六頁に述べたところである。

被告国が、科学的調査研究を尽し、被害を回避する万全の措置をとるべき注意義務に反したことは、明らかであるといわなければならない。

二　禁忌該当者に接種した過失

1　ワクチンにはさまざまな物質が含まれており、これを人体に接種すれば、種々の副反応を生じること、副反応のなかには、本件原告ら被害者のように脳炎・脳症等の回復不能な重篤な結果をもたらすものが含まれていることは、最終準備書面第一部九七頁以下で述べたとおりである。

このような重篤な副反応を生じることのあるワクチンを国が「止むを得ず」伝染病のまん延を予防するために、国民、特に乳幼児に接種するからには、できる限り、重篤な副反応が生じないように注意を払い、万全の措置を払わねばならない注意義務がある。

2　そして、脳炎・脳症等の重篤な副反応の発生は被接種者の健康状態、罹患している疾病その他身体的条件や体質的素因によって、影響されるのであって、安全な接種のためには、重篤な副反応を生じる蓋然性の高い体質的素因を有する者や副反応が大きくなる不健康者に対する接種は禁忌として接種しないことが是非とも必要である。

3　実際にも、接種にあたって、予診を充分にして禁忌該当者を選別し、注意深い接種を行えば、脳炎・脳症等の重篤な副反応は防止できるのである。

東京都渋谷区医師会は、昭和四四年二月予防接種センターを開発し、昭和五二年まで各種予防接種を集団予防接種として八〇七、四二八人、個別接種として八八、九四五人合計約九〇万人の人に接種を行ってきた。しかし、重篤な副反応を呈した人は未だ一人もいないというのである。

国は、被害者の数の正確なデータもとらなかったため、重篤な被害者の数は必ずしも明確ではないが、一般には、種痘、インフルエンザ、三混または二混、の接種を受けた乳幼児一〇〇万人当り、数十人の重篤な副反応が生じるといわれている。比較的副反応が少いポリオ生ワクですら、一〇〇万人接種すれば、何人かが、ポリオ様症状を呈したり、脳炎・脳症を生じている。

そして、本件原告ら被害者はその数十名の中に入り被害に遭ったのである。

4　いったい、渋谷区医師会の接種と、原告ら被害者の受けた接種とどこが異っていたのであろうか。

それは、渋谷医師会の場合、予防接種に関する知見を身につけた小児科医、内科医等が予診を充分やり、禁忌該当者の送別を的確になしたからにほかならない。

これはごく簡単なあたりまえの事である。しかし、本件原告ら被害者が、接種を受けた他の市区町村では、この簡単なあたりまえのことが実施されなかったのである。国の定めた予防接種制度に被接種者の安全を尊重するという方針が欠けていたために、簡単な事ながら実施されなかったのである。

5　わが国の予防接種制度の欠陥の第一は、集団予防接種制度をとり入れながら、予診を充分に尽す方法になっていなかったことである。

先進諸国では、予防接種は、かかりつけのホームドクターがすることになっている。ホームドクターは、乳幼児の出産歴、発育歴、病歴、体質を熟知し、健康状態のよい時期に、体質、出産発育歴を考えながら、場合によっては接種量をも調整して慎重に予防接種を行うことができる。

しかるに、わが国の集団予防接種では、

①　担当医師は、被接種者を過去に診察したことがなく、接種時が初対面である。

出産歴、発育歴、病歴、体質についても全くデータがない。したがって、余程慎重に予診をしなければ、被接種者が接種に適しているか否かの判断、換言すれば、禁忌該当の有無を判別することは困難である。

②　乳幼児は、成長発育差が著しく、健康状態も変化しやすい。本来、ワクチンを安全に接種するためには、個体差や健康状態に応じて、接種スケジュールや接種量を定めねばならないのに、地域の乳幼児に一斉に行われる集団接種では、このような安全面での要請が無視されることになる。

この点からも、予診は、充分になされ、不健康者、発育の遅れている子らのチェックがより一層慎重に行われなければならないのである。

6　しかるに、原告らの本件被害者が受けた予防接種はどうであったであろうか。

昭和三四年公衆衛生局長が各都道府県知事宛に通達した「予防接種の実施方法について」と題する通達中に含まれている予防接種実施要領第一—六「実施計画の作成」の欄には、「医師に関しては、予診の時間を含めて、医師一人を含む一班が一時間に対象とする人員は、種痘では八〇人程度、種痘以外の予防接種では百人程度を最大限とすること」と記載されている。

ここには最大限と表現されているが、要するに、種痘なら一時間八〇名、その他予防接種では百人を担当してもよいということである。一人当りに換算すると種痘では四五秒、その他の予防接種では三六秒である。これは予診と、接種を含む時間である。このような短時間では、ホームドクターですら、充分な予診を行えないであろう。まして、非専門医が、初めてみる健康状態の変化の激しい乳幼児を診察し、禁忌該当の有無を判断することは、たとえ問診票を使っても不可能である。

国はいったい、どのような根拠にもとづいてこのような一時間当りの接種対象者を割出したのであろうか、そこには、被接種者を人間ではなく犬や猫のようにしか見ない発想しか存在しない。被接種者を重篤な副反応から守ろうという方針からは、このような指導はなされなかったはずである。

しかも、実際には、この実施要領に定める最大限度をも越える過密計画で予防接種は行なわれてきた。船橋市の場合は二時間に二人の医師が約一、〇〇〇人内外の人に三種混合ワクチンの接種を行っており、担当医師は一人当り一五秒では充分な問診や予診を行えないと訴えている(そしてかかる傾向は全国いずこも同様である(甲第二九号証))。

国は、実際の担当医が、充分な予診時間もなく、禁忌が看過されて接種される危険が大きいことを知りながら、昭和三四年以降現在までこの点に関して何ら指導上の改善もしていないのである。この点での国の過失は重大である。

7　第二の国の過失は、予防接種を担当する医師に対してワクチンの危険性や禁忌該当事由の意義、その判定の仕方等について充分な指導を行なわなかったことである。

この点は、最終準備書面第一部一二三頁以下に述べたところから明らかである。

8　第三に、国は、乳幼児の保護者に対し予防接種の危険性と禁忌の意味および範囲について充分な知識を与えなかった過失がある。

この点も最終準備書面第一部一一九頁以下で詳細に述べたところである。

9　最後に禁忌事項の設定の仕方について附言する。

集団接種の場においては、担当医師ははじめて診察する乳幼児の健康状態、体質、発育歴等をごく短時間で診断し、禁忌の有無を判定しなければならない。しかも非専問医が担当するケースが多い。

したがって、禁忌の設定は、非専門医でも確実に診断でき、かつ簡単な予診によっても判定できるよう、広範囲に、かつ明確に設定しなければならない。

しかるに、最終準備書面第一部一〇二頁以下に述べたとおり、国の禁忌設定の仕方は、非専門医が短時間の予診で判断するには極めて不適切であった。

10　冒頭に述べた渋谷区医師会は、以上の述べたような集団接種の問題点をいとも簡単にクリアーし、無事故記録をつづけている。

同じことが、国にできないわけがない。

本件原告ら被害者のほとんど全員は、最終準備書面各論で述べたとおり、何らかの点で禁忌該当者であった。しかるに、国の安全を無視した予防接種行政のために、死亡し、あるいは今なお重篤な後遺障害に苦しんでいるのである。

国の前記過失を見逃すことはできない。

三　ポリオワクチンの規定量について

被告は、ポリオワクチンのウイルスの量は10の倍数ごとの希釈液間でなければ細胞変成を起こす差が出ないから、接種量が二倍になったことによって副反応出現率に差が出るとは考えられないと主張する(昭和五八年五月二五日付準備書面)。

しかし、ウイルス量が二倍になっても細胞変成を起こす差が出ないと仮定したとしても、細胞変成がないからといって副反応が出ないとはいえない。また、すでに最終準備書面第一部一四六頁において述べたとおり、ポリオワクチンによる脳炎、脳症等の原因はポリオウイルスだけでなく、ワクチンに含まれる様々な添加物その他の物質によるものと考えられ、種痘や百日咳ワクチンと同様、接種量が二倍になればそれだけ副反応の出現率も増大することは当然である。だからこそ、ポリオワクチンについても接種量が規定されているのである。

四　接種間隔と副反応について

ワクチン接種について一定の間隔をあけなければならないとされているのは、副反応が重なることによって重大な結果がもたらされるおそれがあること、ワクチン接種によってストレスが加わっているところにさらにワクチン接種が行われると重大な副反応が発生しやすいこと、一方のワクチンによって免疫産生能力が奪われ、他方のワクチンについて免疫不全の状態になるおそれがあることなど、副反応の発生を避けるためである。

ウイルス感染によって免疫不全がもたらされることがあることは医学上確立した知見であるが(甲第一九八号証七七九頁)、このことからも、一方のワクチン接種によって他方のワクチンに対して免疫不全の状態になるおそれがあることがいえる。

被告は、米国でワクチンの同時接種や三種混合ワクチンの接種が行われていることを指摘しているが、米国で行われているからといって、同時接種や混合ワクチン接種が安全であり、副反応の危険がないとはいえないことは明らかである。

なお、混合ワクチンは、はじめから一つのワクチンとして接種する目的で製造されるもので、同時に接種することを前提にして接種量を決め、安全性の確認をすることになっているものであるから、別々に接種することを前提にして開発された数種のワクチンを同時に接種する場合とは明らかに異なるのである。たとえば、わが国の三種混合ワクチンは混合ワクチンにすることによってアジュバント効果があるものとして接種量を決めているので、百日咳、破傷風、ジフテリアの名単味ワクチンの各接種量を単純に合計したものではない。

なお、混合ワクチンについては、アジュバント効果があることから副反応が強まるのではないかとの問題が提起されている（白木証言）。

第四　旧法六条ノ二及び九条に該当する接種の性格

一　旧法六条ノ二

本件中旧法六条ノ二に該当する接種、即ち開業医について個別接種を受けた場合の予防接種の実施者は当該開業医である。このような開業医による接種事故について、国が責任を負うゆえんは、予防接種法がこのような接種の方法を接種義務の履行の態様として認めている以上、厚生大臣が禁忌該当者に接種しないこと、接種量や接種間隔を適正に保つべきことについて、開業医に必要かつ十分な指導監督を行う義務があるからであり、厚生大臣はこれを怠っていたから、国家賠償法一条による損害賠償義務を負うのである（本件中旧法六条ノ二に該当する接種については、接種医師に過失のあることが多いが、原告らはこのような過失を問題にしているのではないのである）。

二　旧法九条

1　本件原告等の接種中形式的には一応旧法九条に該当するかに見えるもののうち、市町村長又は東京都の区における保健所長（昭和三九年改正以前の法五条の定めによる。以下保健所長という）による接種が当初から予防接種法一〇条以下に定める定期外に実施され、これによる接種を受けた場合、これは市町村長又は保健所長による機関委任事務の実行が遅れたにすぎないものであるから、このような接種は「疾病その他やむを得ない事故のため定期内に予防接種を受けることができなかった」ものではなく、旧法九条の接種には当らない。このような接種は実質的に見て旧法五条による接種そのものというべきである。

2　市町村長又は保健所長による接種が定期に実施されたが、被接種者側の事情により、これを受けられなかった者が、後に市町村長又は保健所長の実施した接種を受けたという場合。

旧法五条による定期接種においても禁忌該当その他の理由により接種を受けられない者が出てくることは必然であるが、国民全体の免疫力を高めるためにはこのような者に対してもできるだけ接種を受けさせる必要がある。

かくして旧法九条はこのような未接種者に対する事故終了後一ケ月以内の接種義務を定めたものであり、その限りで定期接種の期間を延長したものということができる。九条は、接種の実施者については明示していないが、これが五条の定期接種の期間を延長するものである以上、多くの場合市町村長又は保健所長が実施者となるものである。この九条をうけて、市町村長あるいは保健所長は定期の接種を受けられなかった児童に対して、別の児童に対する定期接種の際に合わせて接種の通知を発し、あるいは個別の指示をして接種を受けさせていたのであるから、旧法九条の接種は旧法の定期接種に含まれ、国の機関委任事務と見らるべきは当然である。

3　九条は、事故で定期接種を受けられなかった人が、民間の開業医のところで個別接種を受けることを禁じているものではない。ただ、この場合は、前記一の旧法六条ノ二に該当する接種と同様、実施者は開業医である。そして、国は開業医に対する指導監督の責任を負っているのであるから、指導監督の責任を怠れば、国家賠償法一条により賠償義務を負うのである。

第五　国家補償について

㈠　被告国の主張

国は、本件訴訟で二つのことをたえず主張してきた。

第一は、予防接種は、個人のためにするのではない、集団のためにするのだ、集団防衛こそが、予防接種法による接種の目的である、と。

第二は、予防接種には、少数ではあるが、必ず死又は重篤な後遺症をもたらす副反応を伴う。そしてこの副反応を完全になくしたり、予見することは不可能であると。

本件原告らの事故を回避することができなかったとは考えないが、国のいうように予防接種には不可避の重大な副反応を伴うことがあるのは事実である。

そして、国は、この重大な副反応の発生可能性を当初から知っていた。それは大正期少くも昭和初期から国及び医学専門家には分かっていたのである。しかし、接種の対象となる国民には、この危険は何も知らされなかった。

従って接種の対象となる幼児や父母は、法律とその施行者を信じて全く柔順にこれに従って予防接種をうけてきたのである。

㈡　悪魔の籤と共同社会の理念

ここに一通の母子手帳がある。これは証拠に出されたものではない。昭和三六年七月二二日に生れた私の娘の母子手帳である。

この事件を扱うようになって、私はわが子にどのような予防接種がなされているか知るために、この手帳をみた。他と同じく、予防接種の記載がある。

「種痘一期、昭和三七年七月一六日接種、同日、ジフテリヤ、百日ゼキ二種混合ワクチン接種。種痘第二期昭和四三年二月六日接種、同日、二種混合ワクチン接種」

これは明らかに、既に昭和三六年から実施された予防接種実施規則違反である。慶応大学中村教授は、「ＤＰワクチン初回免疫の第一期注射の時期に種痘を行うことだけは絶対に避くべきである」（甲一二六号証）とされている。

私の娘には、「絶対に避くべきである」とされた予防接種が行われていたのである。私は当時この事実を知らなかった。知らなかったというより関心すらなかった。それだけ、予防接種を実施する当局を信じ切っていたのである。しかしその信頼の中で、堂々とこのような危険がおかされていた。幸いにも私の娘は重篤な副反応を生じない多数者の中にあった。発症の危険は高かったが、副反応は免れた。しかし不幸にも、私の娘と全く同様種痘と二種混合ワクチンを同日に接種された本件の高田正明と梶山桂子は二人とも発症し、梶山桂子さんは死亡し高田正明さんは重篤な後遺症者になった。

このような危険は誰に対してもあったのである。被告代理人のお子さんたちにもあっただろう。危険を免れ得たというのは、国の主張によれば確率的割合でしかない。国自身の主張によっても誰かは必ず、重篤な副反応という悪魔の籤をひくのである。それは百万分の二〇前後といわれている。わが国の新生児は戦後から比較的最近まで二百万ないし百万とされているから、毎年必ず二〇ないし四〇人の幼児がこの悪魔の籤をひかされてきたのである。

もし国がいうように、社会の大多数の人々の健康を守るために、少数の人々に致命的な犠牲を強いることがやむをえないというのであるならば、幸いに犠牲を免れた大多数の人々は、犠牲になった少数の人々の損失を平等に分担すべきではないか。

社会の安全を守る為に法に従って予防接種をうけ、その結果、子供に死や重篤な後遺症をもたらしてしまった犠牲者を放置し、その家庭を苦難のどん底においたままにして良いだろうか。この犠牲者の苦難を分担することこそ、共同社会の原則である。

最終準備書面の国家補償の項で再三「共同社会の理念」という言葉をつかったのは、右のような意味である。

そしてこれは単に理念の問題ではない。利害を運命的に共通にする社会においては、早くから、法的制度として承認され、慣行となってきたのである。

わが国商法七八八条は共同海損を規定している。これは商船が荷物を運んでいるとき、船がしけや火災にあい、船長がこの共同の災害を免れるため、積荷を海へ投下したり、水をかけたりしたようなとき、そのような処分をうけた積荷の荷主は損害をうける。その反面このような処分のおかげで難を免れた荷主は儲ってしまう。それでは不公平なので、このような処分によって生じた損害を、海難にあった船の全部の荷主で共同で分担しようとする制度である。

独逸の学者によれば、中世に発達したこの共同海損の制度こそ、近代国家の損失補償制度の濫觴だといっている。

疫病は古来人類を不幸に陥れた。その疫病から社会を守るために、何人かの社会の構成員を犠牲にしなければならなかった以上、その受益者と犠牲者との間の公平を保つために、その犠牲を共同に分担する――これが損失補償の基本的理念である。

国の主張通りとすれば、予防接種制度を維持するために、必ず毎年、悪魔の籤をひかなければならない人がでてくる。不幸にしてこの籤をひいた人は、命も健康も、家庭の幸福も、個人の幸せもすべてを失う。これらの犠牲において疫病の罹染から免れた人々が、犠牲者を見殺しにするか、僅かな給付だけであとは知らないという態度をとったとすれば、共同社会は維持できないのである。だからこそ、憲法二九条三項は正当補償の原則を規定している。すなわち、特別の犠牲者に対し、その損失を正当に補償すべきことを憲法は定めているのである。

本件、原告たちの被害について、原告らには全く責任はない。法の定めに柔順に従ったことのみが原因である。それはすべての他の国民と全く同じである。

そのことは歴代の厚生大臣も認めているではないか。厚生大臣は原告らに対し

「△△△殿には予防接種を受けたことにより不幸にも廃疾の状態になられました。これは社会防衛のための責い犠牲であり誠にお気の毒にたえません」

と書いておくっている。

然るに、本件訴訟においては、被告国は原告らに対し補償する法的責任があることすら認めないのは、矛盾ではないか。国の最終準備書面をみても、補償責任については認めるか如く認めざるが如くあいまいとしているのである。

㈢　国が損失補償の額を自由に定めることは許されない。

更に、国は、補償をするにしても、いくらにするかは、国が自由にきめることができる。そして一たん法律にきまった以上、それ以上の額について、犠牲者は損害賠償も損失補償もうけられないと主張している（うち損害賠償との関係において、救済措置による給付は、損害賠償請求権を消滅させるものでないことは、予防接種法一九条が明文をもって定めているし、当然の事理に属する）。

損失補償の額は、国が自由にきめられることではない。憲法二九条三項が「正当な補償」でなければならない、としているのは、補償の額を国や行政庁の自由裁量に委ねない趣旨である。予防接種法のように、救済措置だけを法で定め、給付の額をすべて政令に委ねているようなときに、給付額の多少を争うことができないとされるなら国は自由に額をきめることができ、それ以上の額について免責されることになる。まさにこのようなことを認めないというのが憲法二九条三項の趣旨なのである（なお原告は現行の予防接種法及びこれに委任をうけた政令の定める救済措置が違憲というのではない。右法律・政令を国の主張する如く「そこに定められた額以外の請求は許されない」、と解するならば、当然違憲の問題が生ずる。法令は憲法と整合的に解釈・運用されるべきであり、明文の規定なきに拘らず、わざわざ国の主張するような違憲的解釈をすべきでない、というのが本論旨である）。

このことは、財産権の補償についていえば自明であろう。たとえばある国民の住居を国が強制収用して、その収用価格は政令で定めるとし、時価の半分にも満たない額を政令できめ、それ以上は支払わないとしたら合憲であろうか。憲法違反たること異論をみないであろう。それなのに人の生命や健康の場合のみ補償額を政令で確定しうるというのは不合理である（なお被告が最終準備書面であげる土地区画整理法の減歩に関する判例は、区画整理によって宅地の利用価値が増加しているから損失が生じていないことを理由にあげ、更に特別の場合には清算金或いは減価補償金が支払われる制度になっているから「敢えて（又はそのうえ）憲法を直接の根拠とする損失補償を認める必要はない」というのであって、右は損失

がないか又は十分に補償される制度になっていることを前提としている。これに反し損失が生じているにもかかわらずそれを正当に補償しない法律制度の下でも、憲法の直接請求を認めない趣旨では全くない。むしろ判示はこのような場合は積極的に認める趣旨に解される）。

㈣　現行の救済のための給付は、実際の損失額より遙かに低い額でしかない。

国は、現在の救済のための給付が、内容・額について不当視されるようなものではない、とのべている。

果してそうであろうか。

まず、死亡者についてみると、死亡者の弔慰金は、改正法以前の救済措置を含めて、四七〇万円前後、鈴木増己、佐藤幸一郎、平野直子、大沼千春、小久保隆司、末次展敏（のぶとし）らは、四百万円をこえていない。満一歳前後の幼児が死亡した場合の損害額は、死亡時期によって若干異るが、裁判例で認められてきたホフマン計数によって算出すると過去及び将来のうべかりし利益と慰謝料の總計は平均的に七千万円前後となる。

これを、国が給付した額とを比較すると、給付額は多くてもその一〇分の一、少い場合は一九分の一にも達しないのである。どうしてこれが、不当視されないで済むような金額であろうか。

又後遺症者に対する給付金についてみても原告らの損害総額（原告最終準備書面第一部別表㈡(ツ)欄損害総額）と被告が今迄に現実に給付した額（被告給付一覧表）を比べると、殆んどが二〇分の一ないし二五分の一位である。

国は更に将来給付されるであろう分を加えて、比較せよというがそもそも将来給付される分というのは不安定・不確定であり、最高裁判所の確立した判例によってもこれを控除すべきではないとされている。しかし、かりに被告国のいうとおり、これをホフマン式計算により現価に換算して、給付済額に加算しても（被告最終準備書面別紙二《将来給付額の現価及び給付済額一覧表合計欄》）、同じ計算方法によってえられた原告の前記損害総額のほぼ三分の一ないし四分の一にすぎないのである。

このように、死者に対しては十分の一ないし一九分の一、後遺症者に対しては、将来の不確実な分を入れて計算しても三分の一ないし四分の一しか、損害を填補しないのに、これをもって正当額とし、これ以外の請求は許されない、というのは、条理に反すること明らかである。

財産権に対する補償は、その社会的な内在的制約のため減額されることはありうるが、人間の生命・健康の損失に対する填補が減額されるべき理由は考えられない。然るに、通常の計算法によってえられる損失額の何分の一あるいは十数分の一しか補償せず、これをもって十分の補償があったとする国の主張は、国民の人格を無視するものである。

㈤　わが国法体系からみた国の主張の不合理性

そのような主張がわが国法体系上認められるであろうか。

わが国で伝染病予防のための予防接種ないし防疫はわが国では人に対してのみ行われているのではない。法律によって家畜や植物に対しても行われているのである。

家畜に対しては家畜伝染病予防法が、植物に対しては植物防疫法が制定されている。家畜伝染病予防法は「家畜の伝染性疾病の発生を予防し及びまん延を防止することを目的」としているが、その第六条一項は、「都道府県知事は、家畜の伝染病の発生を予防するため、必要があるときは、家畜の所有者に対し、家畜について家畜防疫員の検査、注射、薬浴又は投薬を受けるべき旨を命ずることができる」と規定している。

これは法による強制命令であり、違反者は処罰される。すなわち同法六五条二号は、この命令に違反した者は五万円以下の罰金に処せられる旨規定している。

家畜に対する予防接種にも危険が伴う。それでは予防接種により家畜が死亡したらどうなるか。法はこの場合明文をもって全額補償すべきことを定めているのである。すなわち同法第五条一項は「国は次に掲げる動物又は物品の所有者に対し、それぞれ当該各号に定める額を手当金として交付する」とし、四号として「第六条第一項の規定による検査、注射を行なったため死亡した動物にあっては、当該検査、注射時における当該動物の評価額全額」と定めている。

植物防疫法も同様である。同法は「植物に有害な動植物を駆除し及びそのまん延を防止」することを目的としているが、同法一八条一項一号、三号によれば農林水産大臣は、有害動物又は有害植物が附着し、又は附着しているおそれがある植物の栽培を制限禁止したり、そのようなおそれのある植物を所有する者に対し、当該植物の消毒、除去、廃棄等の措置を命ずることができる旨規定されている。これも強制命令である。この命令に違反した者は同法三九条四号により三年以下の懲役又は五万円以下の罰金に処せられる。しかしこの命令に従うときは当然損失を伴うことがある。この損失に対して同法第二〇条一項は「国は第一八条の処分により損失を受けた者に対し、その処分により通常生ずべき損失を補償しなければならない。」と定めている。

このように、国が家畜に対する予防接種或いは植物に対する防疫のために家畜や植物に被害を与えたときは、社会共同の利益の維持に必要な伝染病の予防・防疫のために特別な犠牲を与えたのであるから、その所有者に国が全額損失補償するというのがわが国実定法法制度の構造なのでおる。

然るに、国民が国の法律に従って予防接種をうけたため死亡し、或いは重い後遺症害をうけたときに、国家はその損失を補償しない、或いはその損害の何分の一、十何分の一しか補償しないというのであれば、国家は国民を牛馬や草木にも劣った扱いをすることになる。こんなことが許されるというのは、現代文明の水準からみて、非常識かつ野蛮の一語につきる。

少くもこのような主張は、国民に対し健康で文化的な最低限度の生活を保障することを定めた憲法を頂点とし、家畜や植物の予防接種・防疫の被害についてまで、その全額を補償する法制度をとるわが国全体の法秩序と根本的に背馳する。

このような現行法秩序全体を通する精神を生かして法の解釈運用をはかることこそが法律家の使命である。生命や健康への保障をことさら低くおさえようとする国の主張は、法の精神に反し、いたずらに人間性と法の適用との間に矛盾撞着を生ぜしめるものであって、到底採用されるべきではない。

③　意見陳述

意見陳述書

昭和四八年(ワ)第四、七九三号
同　　年(ワ)第一〇、六六六号
同四九年(ワ)第一〇、二六一号
同五〇年(ワ)第七、九九七号
同　　年(ワ)第八、九八二号　併合事件

弁論更新にあたり、原告本人として次のとおり意見を陳述いたします。

昭和五三年九月二九日

原　告　依　田　泰　三
（原告番号一〇）

東京地方裁判所民事第三四部　御中

私は、インフルエンザ予防接種の被害児依田隆幸の父であります。裁判長及び裁判官ならびに被告国の代理人の方々に、予防接種事故によって死亡したり、又、脳障害をうけて精薄児となった私達の子供と家族の現状を申し上げます。

私の長男隆幸は、昭和四〇年六月一四日、三一〇〇グラムで生まれ、発育が良く生後五ケ月で八三〇〇グラムもあり、風邪一つひかず知恵のつきも良く、同じ年齢位の子を持つ近所の人達から羨ましがられておりました。その頃私達親子三人は幸福な毎日を送って居りました。市役所からの通知により昭和四〇年一一月二九日インフルエンザの予防接種を近くの鶴嶺小学校の講堂でうけました。

当時は、予診、問診などなく、体調等についての注意の掲示もなされておりませんでした。

その日の朝、隆幸は生まれて始めて鼻みずを出しておりましたので、受付でそのむねを伝えると、やる前に聞いてくれと言う事でした。長い行列の中で順番を待ち、妻は前のお子さんが終るか終らないうちに、鼻みずが出ていることをつげると、傍らで赤ちゃんの腕をおさえていた看護婦が熱が無ければ大丈夫と言い、体温を測ることもせずに医師はすぐ息子の腕にワクチンを接種しました。まるで流れ作業の様なさばき方をしておりました。

接種後三日目に四〇度の発熱が有り、かかりつけの病院で手当を受け、その後も熱が上ったり下ったりなので一日おきに病院通いをしておりました。一二月六日午前四時頃ひきつけを起し救急車で平塚の病院へ運んだところ医者から（生命はとり止めるが）脳を侵されているかもしれませんと言われそのまま入院してしまいました。その時のショックは今も忘れる事は出来ません。

医師の必死の手当の甲斐もなく、日一日と痩せ細り小さな身体を一層小さく丸め、手を力の限り握り締め、足を折り曲げ高熱の苦しみと一生懸命闘った息子は、一ヶ月程して退院する時には、すでに別人の様になってしまいました。

あのキラキラ輝いた目、囲りの者もひき込んでしまう様な、あの元気な笑い声、活溌さはどこえ行ってしまったのでしょう。

病気になる直前はつたわり歩きをし八ヶ月には一人歩きが出来ると近所の人達に言われていた息子は、生れたばかりの赤ん坊の様に首が座らなくなり、寝返り一つ出来ず、親の顔もまったく分らなくなりました。目はうつろのままの息子を抱えて病院通い。医者からは隆幸が体力があったから助かったものの普通のお子さんならだめであったとはっきりいわれました。元気だった頃の隆幸の姿を想い出せば出すほどあきらめる事が出来ません。その後も国立小児センターを振り出しに、東邦医大、地方の病院、漢方医、ハリ、キュウ、背髄のマッサージと自分の仕事を犠牲にまでしてかけずりまわり、少しでも良くなる事を願って、全力投球の毎日でした。

しかし病気後、風邪をひきやすくなった身体だけはなんとかもち直し動きまわれるようになったものの、一度侵された脳は二度と元通りになりません。現在に至るまでには、妻は息子をかかえ何度死を考えたかわかりませんでした。

仕事もおちおち出来ない日々が何日も続きました。就学適齢期になっても養護学校、市の特殊学級すら手がかかりすぎるという理由で断わられてしまいました。

身体だけはどんどん大きくなる一方、知能は二歳位で止り、動きだけが激しく、市で行っている生活訓練所でも手をやいておりました。ちょうどその頃秦野市に良い施設が出来たことを知らされ、「早いうちに施設に入れて、生活訓練を受けた方が良い」と児童相談所等で助言されたこともあって、昭和四七年一一月鉄道弘済会総合福祉センターに入園しました。知恵遅れの子を施設に預け親子離ればなれで暮す毎日は寂しさと心配の連続で、妻は毎日泣いておりました。

隆幸が施設で訓練をうけている現在まで、私達両親もいろいろな訓練をうけ六年間が過ぎました。長男隆幸はいわゆる動く重症児と呼ばれています。手をつなぎ歩道を歩いていても、突然車道にとび出し車を追いかけたり、又、歩いている人を突然突きとばしたり、わけのわからない言葉でしつこく話しかけ相手がわからないでいると暴力的になったりします。自分の要求が通らないと道路上でも身体を大の字にして泣き叫び二人がかりで動かそうとしてもびくとも動かず、一時間以上も興奮のさめるのを待ち続ける以外になく人だかりのしたなかを逃げるようにして、家に帰って来たことも数かぎりなくあります。町中を歩く時には少しの油断も出来ないのです。

特に最近は身体も大きくなり（身長一五五cm、体重五五kg）、母親をとうに追い越してしまい、もう母親の体力ではこの子の手を引いて歩く事は出来ません。

養護施設でも、指導員の先生とマンツーマンの生活訓練を行つておりますが、友達にかみついたり、突きとばしたり目の中に指を入れたり、次から次へと悪い事が起って来ます。現在は夜中に起きてしまうので事故が起きないように隆幸一人だけ指導の先生と一緒に宿直室に寝ております。

施設には月に一、二度面会に行きますが、隆幸の顔から生傷が消えた事はありませんし、又、無数に傷跡が残っております。一年間に通算五〇日間帰宅しますが、その間は隆幸の為に弟達は親戚に預け、母親は隆幸につきっきりで食事の仕度も出来ず、毎日店屋物を取って生活する次第です。ちょっと油断すると屋根に登って瓦を二十枚、三十枚と割ったりします。妻一人では手におえず近所の人に手伝ってもらいやっとのおもいで降ろしたこともあります。冬でも池の中にとび込んでしまったり、又、便所の壺の中に入ってしまったりします。とに角とっさの事なので、注意に注意を重ねても、このような事が起ってしまうのです。

最近は隆幸が外に出る事を防ぐため雨戸を一日中締めておくので外に出たい気持から妻に暴力をふるいます。何か起きた時には私の勤先に電話することになっているのですが、事が起きてからでは電話もかけられなくなり私が家にかけつけた時には、いつも興奮がさめたあとであります。

施設の先生方もそれを心配して状態の悪い時には、学園に来て当直の先生と過ごすようにしてくれたのですが、他のクラスの先生では隆幸の扱い方が分らず、眼鏡を割られたり、つねられてあざを作ったり、傍についている妻にもどうする事も出来ず、精神的にも肉体的にもクタクタになって帰って来ます。それでも帰宅中は家の中にとじこもっているよりも、毎日施設に通って、皆が帰宅した静かな施設の中で一日を過した方が良いと、その為に妻は車の運転免許を取り施設通いをしておりますが、その車の中でも大変なのです。機嫌が悪いと髪の毛を引っぱったり、目をつついたり、ハンドルにのしかかったり、一度はその為に事故を起したこともあります。話をつけている間に車からとび出し、走っている車の間を逃げあるき、二、三人の男性に押さえてもらった事もあります。

このように動く重症児をかかえたこの一三年間だけでも、この法廷で言いつくすことは出来ません。しかし、それでも現在はまだよいのです。理解のある施設がありますから。でも、降幸が一八歳を過ぎるとこの子の生活訓練をする場がありません。

一八歳以降も預かってもらえる場合もあるそうですが経済的にも大きな負担がかかって来ます。しかしそれも長くは預っていただけません。

こうなってくると現在の社会制度の中では、家庭で暮せるようになるまで生活訓練をしてくれる所はありません、最悪の時は精神病院より他にありません。しかしこの子は精神病患者ではないのです。

この子は社会防衛と言う美名のもとに、インフルエンザの予防接種をうけた結果、その犠牲者となったのです。精神薄弱者なのです。

振返って見るに、この一三年間一日として気持ちの休まる日はありませんでした。その日、その日又、これから先何年何十年もこの子が生あるかぎり、私達親は全力投球の毎日を送ることを余儀なくされていますし、この子を置いて先に死ぬことは出来ません。

この子の成長は決して親の楽しみにはなりません。大きくなればなる程、心配の種は増えても楽しみや安らぎはありません。私達親が年老いた時に、いったいこの子の面倒を誰れが見てくれるのでしょうか。

この子の将来を考えると夜も眠れなくなります。この精神的、肉体的、経済的苦しみをどこへぶっつければよいのでしょうか。私達のような悲劇を蒙った家族は当時としては実態すら解らなかったのです。

国では予防接種による後遺症が発生し、死亡苦しくは脳炎等により重い障害が残ることが解っていたとのことです。しかし国民には何も知らされず、しかも接種後の事故に対する対策は何もなされていなかったのが現状です。

当時接種後の発熱等により重篤な症状が出るのは「特異体質だから子どもの責任だ。」と言うことで簡単に片付けられておりました。

病気を防ぐ為の予防接種が廃人を作っていたわけです。私たちが後遺症の出ることを知っていたら、せめて現在のような情報があったなら、接種を受ける方ももっと注意することができたし、事故は防げたのです。そうすれば隆幸もこんな悲しい苦しい人生を歩まなくて済んだのです。

隆幸も現在一三歳、普通の子どもであれば、そろそろ親と対等の話し合いの出来る年頃になっています。被害にさえ遭わなければ野球もしているだろう、サッカーもしているだろう。又親子で相撲もとっているだろうと、同じ年頃の近所の中学生を見るたびに、一三年前が思い出されてなりません。隆幸は今だに赤ん坊を扱うような生活訓練を受けているのです。しかしこの子の感情面は普通の子と同じように発達しておりますので、育て方が一層難しいのです。

何んと言っても一番苦しんで、可哀相なのは隆幸本人なのです。親兄弟と一緒に暖かい家庭の中で思う存分遊びたいのです。しかし将来の事を考えると日常の生活訓練が心要なのです。苦しい寂しい日々を送らなければならない親子の気持ちを汲んで下さい。

脳を侵されて精薄児となった現在、隆幸は読み書きは全く出来ず、自分の悲しい、苦しい、寂しい、気持を訴えることすら出来ません（どうして自分が施設に預けられているかも理解できないのです）。この子の気持ちを考え私達親が替って訴えているのです。この苦しみ、金銭で解決は出来ません。又、何もいりません。元気だった降幸を返してほしいのです。

国では犠牲者の出ることがわかっていたのに、その事実を知らせなかったのです。そのことがくやしくてなりません。

長い裁判が続いております。その間にも次から次に力つきて亡くなってゆく子供達や親もあります。隆幸も私がここでこうして訴えている間にも、施設で厳しい生活訓練をうけており、投薬は続けているものの複雑発作になやまされながらも一生懸命頑張っているのです。

この現実を良く見て知って下さい。

私達親は純粋な気持ちで、予防接種被害児の親として一日も早い解決を望みます。

意見陳述書

昭和四八年(ワ)第　四、七九三号
同　四　年(ワ)第一〇、六六六号
同　四九年(ワ)第一〇、二六一号
同　五〇年(ワ)第　七、九九七号
同　四七年(ワ)第　二、二七〇号　併合事件
同　五六年(ワ)第一五、三〇八号

結審を迎えるにあたり、原告本人として次のとおり意見を陳述いたします。

昭和五八年二月一四日

原　告　吉　原　賢　二
（原告番号一）

東京地方裁判所民事第三四部　御中

予防接種事故に出遭って

私の二男充は一九六四年一一月九日（昭和三九年）一歳一ヵ月のとき茨城県東海村の母子センターでインフルエンザの予防接種を受けました。そのすぐあとは何ともなく家に帰ったのですが、接種後約六時間経った午後八時四五分ごろ突然はげしいケイレンを起し、立っていられなくなりました。寝かしつけて体温を測って見ると本当にひどい発熱で四一度九分にも達しており、ひどいひきつけを起し、意識不明になってしまいました。近所の開業医から応急の手当をしてもらいましたが病状はおさまらず、結局水戸市の協同病院に入院し、生死の境をさまよいました。何度か危篤状態に陥りましたが辛くも危機を脱し、五ヵ月後にやっと退院することができました。しかしそのときは身体機能も精神機能も極端にやられており、最重度の心身障害者になってしまったのであります。それまでは立って歩くことができましたのに、事故後は立って歩くどころか坐ることさえもできなくなってしまったのです。片言くらいは、話しておりましたのにこの事故以後は永久に言葉が失われました。かれが微笑むことができるのは親にとってせめてもの慰めでありますが、知能は数字に現わせないほど低くなってしまったのです。手足が細く、背骨はひどく弯曲し食事、排便等一さいの生活の世話を家内がみなければなりません。入浴のときは家族総がかりでやっております。このとき以来家内は娯楽らしい娯楽を味わったこともなく、私もまた絶えずこの被害児のことを気遣わざるを得ず勤めの上でも大きなハンディキャップを負っていることは事実であります。

このような体験は程度の差こそあれ、予防接種被害児とその家族に共通のものなのであります。「予防接種禍を訴える」という本にその生々しい記録があります。被害者とその家族にとって予防接種事故はまったく晴天のヘキレキであったのです。何の予備知識もなく、まったく無防備の状態のところへ突然襲って来たのです。予防接種はよいもので子供を守るためにやったつもりなのに、それがまったく裏切られたのです。どの親も痛切な悔恨をもって予防接種を回想しております。「あの一針をさせなければよかった」と。「まったく馬鹿なことをしてしまった」と。何日も泣き明かし、そして必死になって立ち直り、子供の回復のために生命を磨り減らし、また子供のために金銭的、社会的のさまざまの辛酸をなめさせられております。一家心中の誘惑にかられた人も多いのです。そこまでゆかなくても目の前が真暗になり、まったく途方に暮れたというのがほとんどすべての場合だと思うのです。

私どもの場合には予防接種の事故を事故として行政当局に認めさせるのに大変な労苦が必要でした。行政当局は早くから予防接種事故の存在を知りながら、国民にはそれを知らせませんでした。国民が事故にあっても手を伸べるどころかその反対のことをしていました。まったく悪質な加害者であったということができます。知らされて

いなかったために被害の規模が拡大したことは申すまでもありません。予防接種に事故があるという事実が知らされていなかっただけではありません。ワクチンが劇薬であるという事実さえ一般の親たちには知らされておりませんでした。恥かしながら私も事故が起ったずっとあとになってはじめてこの事実を知ったのです。

そしてさらに悪質なのは予防接種の事故の訴えを持っていってもそれを取上げず、「あなたのお子さんが特異体質だからだ」というような逃げ口上で追帰すことでした。私がその体験を痛切に体験したのです、私の場合は村の保健課長から子供が「異常体質」なのではないかと言われ、本当に怒りを覚えたものでした。私はこの口惜しさを忘れることができず、そのことを私が昭和五〇年に書いた岩波新書「私憤から公憤へ」にも記録にとどめました。私は長いことかかって二男充の病気はインフルエンザ・ワクチンによるものであることを行政当局に認めさせたのです。子供が入院した水戸市の病院に東大病院の医者に来てもらい、息子の病気はインフルエンザ・ワクチン接種後脳炎によるものであることを診断してもらいました。この東大病院の医者は私が息子の病気、入院の間に思い余って朝日新聞に投書したその文章を見て手紙をくれた人です。これがきっかけでその医者が水戸に来ることになったのです。このような偶然が積み重なって診断がついたのですが。ふつうならばここまではとてもできなかったと思います。私がここまでやれたのは当時私も若かったし、それに大変僥倖に恵まれたためだと思っております。

このことを裏返して言えば行政側の態度がかたくなで、事故隠しの体質を持っていたために、事故であるものまで簡単にウヤムヤにすることができたということです。どれほど多くの犠牲者が泣寝入りさせられていたか思ってみるだけでゾッといたします。

厚生省は予防接種事故の存在を早くから知りながら何の手も打ってこなかった。「予防接種事故はまれであり、不可抗力だ」といって来ました。それが当っていないことは明らかです。しかし厚生省としては接種率を確保するため、事故は隠し、事故の訴えはウヤムヤにする必要がありました。私が経験した息子の予防接種事故――血の出る思いで訴えて、ようやく最後に事故といわれる――こんなことは例外中の例外です、国が予測しながら何の対策もたてなかった――あるいはロクに調べようともしなかったことに被害者はひとしく大きな怒りを感じています。

予防接種事故がまれでないことはここにこれだけの被害者がおり、さらに全国に多数の被害者がいることでも明らかになっております、さらに本件予防接種事故の被害者が本来避けられた事故に出遭ったことも明らかになって来ました。国が予防接種事故防止を真剣に考えず、不可抗力説だけを主張してもそれは無理です。

国民が予防接種事故の存在を知らず、また事故に対応する手段を持たなかったのはやむを得ないことでした。しかし国は最新の知識をいつでも入手できる体制にあり、それから事故に対する手段も他の誰よりも見透せる立場にあったことは明らかです。識者が早くから事故被害者のことを言っていたのですから、国がこれらを無視することによって国民の被害の再生産をやっていたわけで、まったく恥かしいことだと思うのです。被害者が何百、何千と積重なるまで放置するなど到底正常のこととは申せません。私は多くの被害者とともにこのことについて国に抗議したいと思います。被害児の人権や人格をどう心得るのか、またその家族の生涯の苦しみをどう考えるのか。国の責任を問いたいと思うのです。

予防接種の重大な事故がこんなにあったのですから、国がそのことを直視するならば早くから事故の調査を入念におこない、被害の防止のために真剣に努力してゆかねばならなかったはずです。大谷杉士証人や白木証人も証言されましたように真剣になって事故の調査をやり、状況を改善してゆくという姿勢がなかったならば被害はなくならず、予防行政が正当に進められるわけはありません。

わが国の予防接種の行政は私のような門外漢が見てさえも本当にどうかしていると思わざるを得ません。予防接種に危険性がともなうことは行政側があらかじめよく知っていたことですから、伝染病対策として予防接種をとり上げる場合には、それについて必要性、有効性、安全性の検討を十分にしなければならなかったのです。しかし十分にそれがおこなわれたとはどうしても思えません。

私の子供はインフルエンザ・ワクチン接種の犠牲者です、インフルエンザ・ワクチンの集団接種は日本独自の政策で、昭和三七年以来強力に勧奨され、一時は乳幼児にまで勧奨され、私の子供もそれに乗ってしまったのです。現在まで二〇年も実施されて来て、インフルエンザがワクチンのために少しでも制圧された気配があるでしょうか。インフルエンザ・ワクチンは毎年小中学校の学童に強力に接種され、その実情はほとんど強制と変らないといいますが、この接種によってインフルエンザの流行が止ったということがあるでしょうか。答えはまったく否であります。行政当局はインフルエンザの予防接種を勧めるときには「インフルエンザを予防する手段はワクチン接種しかありません」と書きます。しかし不思議なことに、それでもインフルエンザが流行し、小中学校の学級閉鎖が相つぐと、今度は別のことを言い出すのです。「風邪を防ぐには人ごみに出ることを避け、体のリズムを狂わさないことです。外から帰ったらウガイを励行しましょう。」ここには予防接種のヨの字もでて来ません。何という矛盾でしょうか。

インフルエンザ・ワクチンが流行防止の効果がないことは多くの人が認めており、それにもかかわらず厚生省が大規模な勧奨をおこなっている。その理由は国民のためではなく、ワクチン・メーカーがつぶれないためであるというのはもはや誰でもが知っている裏話です。本末転倒もはなはだしいと言わざるを得ません。こんないい加減なワクチンのために私の二男が犠牲になったと思えば、何ともやり切れない無惨な犠牲であったと痛感するのです。

予防接種を実施するにはまずその必要性そのものが十分に検討されておらなければならなかったと思います。伝染病予防対策に(1)感染源対策、(2)感染経路対策、(3)感受性対策の三つがあげられますが、予防接種は最後の感受性対策に属します。伝染病予防に予防接種を使うときは予防接種の必要性をよく見極めてからやるべきであります。英国ロンドン大学のディック証人あるいは海老沢証人はインフルエンザワクチン接種についてはどの国でも乳幼児に集団接種をやっていないし、その必要性がきわめて乏しいことを証言されました。まったくその通りだと思います。海外でやってないのはその理由があるわけですから乳幼児にまで集団接種を勧奨したことは厚生行政の軽ずみでした。

学問的立場からもコスト・ベネフィットをよく考慮し、無用な予防接種による犠牲を避けるのが厚生行政の基本でなければならないと思います。これは種痘についてもまた腸チフス・ワクチンについても、またその他のワクチンについてもいえると思いますが、ワクチンを接種する年齢層、個人の禁忌状態などキメ細かに考慮しながら最大限に安全を確保するのが国の義務といえましょう。今日これだけのワクチン被害者が出ていることは国の安全対策に大きな手抜かりがあったことをはっきりと示しております。そもそも国は怠慢と悪意の事故隠しで事故の存在をみとめていなかったのですから、コスト・ベネフィットなどという概念さえも思いつかなかったのは当然であります。

ただワクチンが効くと宣伝し、子供までも駆り立ててワクチン接種を強行し、それによって事故が起っても自分の責任を回避して来た厚生省の態度は遺憾と申すほかありません、これは福祉行政以前の問題であり、福祉行政の枠内で処理すべきではないと思います。行政の裁量で済む問題ではないことをここに強く申し上げたいと存じます。

私は予防衛生、予防行政には素人でありながらこれに深くタッチするようになりましたが、もちろん二男の予防接種事故があったからです。昭和四七年には私費を投じて季刊雑誌「ワクチン禍研究」を発刊し、現在で三九号を数えております。この中には数々の予防接種、予防行政の矛盾をとり上げ、強く批判しております。私でなければ誰もいってくれる人がないそういう問題が多々あるので、この種の雑誌として異例のことと思いますが、一〇年以上にわたり発行を続けております。

わが国の予防接種は一口で言えば過剰防衛の予防接種であったということができると思います。予防接種さえやっておけばいざ伝染病流行のさいに言いのがれが立つという役人的発想もこの原因となったでありましょう。また医師会もその流れに組込まれたと言えましょう。そしてその防衛ラインは赤ん坊や子供達が大人の前面に立つという、まったくアベコベのことがおこなわれていたのです。こういう姿は正常な感覚を持っている人ならば誰でも変だと思うはずであります。しかも防波堤になり、犠牲になった被害児たちに十分な手がさしのべられていないのです。非合理な予防接種に駆り立てられそして子供たちを犠牲にした親たちが怒るのも無理ないことであります。

このような過剰防衛の予防接種は心ある医学者が厳に戒めているところです。昭和五〇年にウイルス学の世界的権威であるロンドン大学教授ディック証人をみんなの力で資金を集めて日本にお招きし、法廷に立っていただきましたが、かれも英国では必要以上の予防接種はやらないと申しております。伝染病による損害と予防接種による被害をよく考慮して、慎重にコスト・ベネフィットのバランスを勘案した上ではじめて予防接種を実行するということを証言しております。そのことは私たちの耳にいまなお残っております。わが国の予防接種において行政当局がそのような慎重な考慮を欠き予防接種による被害を無視して政策を実施したことはかえすがえすも遺憾なことと思います。たとえば種痘の場合はどうだったか、英国ではディック証人が述べているように、天然痘の侵入に慎重に対応しながら一律強制の種痘ではなく、疫学的コントロールによって天然痘を防ぎ、種痘による犠牲者をおさえました。我国では昭和三一年から天然痘はまったく発生がないのに一律定期種痘によって毎年のようにかなりの犠牲者を出しておりました。ここにおられる家族の多くの方がこのような過剰防衛的種痘の犠牲となりました。

ところで予防接種禍の子供たちの現状はどうでしょうか、後遺症に悩む子供たちと、これを見守り、介護する親たちの労苦は筆舌に尽しがたいものがあります。予防接種の副作用が神経系を襲うという事実がこの事故の重大性を示しています。一たびやられた神経細胞は二度と回復しません。これもまた医学上の鉄のように冷厳な事実です。

子供たちは生き続け、そして生長もしています。幼ないときには軽かった体重が、今では重くなり、また手がかかるようになっています。私の子供の場合で申せば、まったく重度の心身障害を一身に負うております。この九月で二〇歳になるのですが、身長は多分一六五センチメートルをこえ（身体が曲っているので正確には計れません）、体重は三〇キログラムを少しこえております、立つことも歩くこともできないどころか、坐ることも不可能で、敷いた布団の上にわずかに寝返りをうつことができるだけです。手足は細く、とくに足は極端に細く、背骨はひどく曲り、胸の正中線は右の方に五分の四ほどもずれていってしまっております。

大小便を知らせることができませんから、この方の世話は家内が毎日やっております。彼女はここ一九年間特別な場合を除きオムツ洗いから一日も解放されたことがありません。また食事も自分ですることができず、これも家内が世話しております。以前は脳炎後遺症のケイレン発作があり、それを見ることは親にとってまことに辛いものでしたが、今は止んでおります。しかし軽度の震えのようなものが時々あります。

知能の方ですが、どう見ても五、六カ月程度で、自分で言葉はしゃべれません。言葉を聞く方ですが自分の名前を呼ばれるとわかり、またウマウマくらいはわかる様子ですが、医師の診断書にはいつでも最重度の知恵おくれと書かれております。

目を離すと危険なことがありますので、ふだん家内は家から外に出られません、前にはコタツで足を温めているときに、網を蹴飛ばして破り、そのため直火にさらされて足の指に火傷をおったことがあります。回復までに一、二カ月かかったのです。また何でも口の中に入れて噛るのでプラスチックの器具が壊れ、口の中を切って血だらけにしたこともあります。坐る訓練をしたこともありますが、一時はうまくゆきそうに見えましたけれども胸の変形が起りかかったのでやめました。

前にも申したとおり、一番手のかかるのは入浴のときです。もう重くて家内の手に負之ないので私が湯槽で洗ってやりますが、受け渡しは家内にやってもらいます。入浴させないとこの種の子供は皮膚が弱り、褥瘡（トコズレ）のもとになりますから、できるだけ、再々入浴させるよう頑張っております。これは家族以外の他人にはきわめて頼みにくい仕事です。しかし私も家内もこれから年をとってゆくことであり、いつまでこの体力が続くのか心配しております。

私の例を申しましたが他の方方も似たり寄ったりのご経験をお持ちです。私の子供は最重度の心身障害者ですが、他の方方の中には動き廻って危険であり、親をクタクタに疲れすればよいのですが、歩けませんからとにかく床についているその場で世話されるお子さんもおります。この法廷で前に依田さんが証言されたのはそのような例で施設でももて余され、家に帰れば兄弟たちに迷惑をかけ、暴力をふるって親に襲いかかり、近所の人たちから白眼視されます。この世の中で悲劇といってもこの予防接種事故で脳をやられたお子さんの悲劇にまさるものは少ないでしょう。

そういうお子さんでもなお生きております。生きるというその事実の中に「生命の尊厳」を訴える何物かがあります。私の子供について云えばかれはほとんどすべての能力を破壊されましたが、なおニコニコと笑みを浮べることができ、音楽に聞き入るのです。私どもはかれが喜ぶことの中にかれの生命の真実があるように思い、必死になってかれを育て、私たちの生命ある限りかれを養ってゆこうと誓っております。

私たちの場合だけではありません。私は被害者の多くの方方がこういう子供たちのために深い愛情を注ぎ。子供を育てることを生活の中心にすえて頑張っていることを知っております。賽の河原で石を積むにひとしい子育ての努力が報われようと報われまいと、一生懸命やっております。

子供たちの中にある「無言の訴え」を裁判長はじめ判事の方方、また被告代理人の方方もよくごらんになったと思います。子供たちは重い障害を負いながらもそれでも生きております。子供たちの生涯に国が十分な責任を負わないで済む道理はないはずです。

そこで国が今までどのような態度でこの予防接種事故に接して来たかもう一度ふり返ってみます。

当初国は予防接種禍の責任をまったく負わず、個人の責任に帰して来ました。知っていながら知らぬふりでありました。その結果、被害者とその家族はほとんど人力をこえるほどの忍耐と犠牲を強いられました。被害者の家族で募金して自費出版した「予防接種禍を訴える」という本の中にはこの犠牲がいかに大きかったかということがあらわに書いてあります。それには世の中から大きな反響がありました。

その後被害者の血のにじむような運動によって昭和四五年に閣議了解による緊急の救済措置がとられました。それはたとえば死亡者と一級の後遺症の被害児に二七〇万円を支給するというものでした。しかしこの金額で生涯を奪われた子供たちとその家族に納得せよといっても到底無理でした。その後被害者の運動にもかかわらず、被害者の生涯を保証する立法は長いこと立てられませんでした。

厚生省関係者の中には被害者が訴訟を起さなければどうにもならないだろうという意味のことを発言する人もあり、立法化の難航はどうにもならない程の事実であったのです。

被害者が我慢するにも限度があるのは当然のことと思います。お互いに連絡をとり合い、昭和四八年に訴訟をおこし、国を被告としてのこの訴訟が始ったのであります。

その引金効果があったか、昭和五一年にようやく法改正があり、法律の中ではじめて予防接種事故が公認されるに至ったのです。四五年の緊急措置から実に六年も経っております。国の方ではああでもない、こうでもないと議論し、慎重にやっていたというかも知れないが、被害者とその家族にとっては一瞬一瞬が重く大切な時であったのです。生命を削るような労苦をそれぞれの親たちがやっています。前に申しましたように子供は大きくなり手がかかるようになる。六年といえば子供が小学校の一年から六年を卒業するまでの年月です。養護学校の送り迎えにどんな労苦を強いられたか、体験された親御さんの気持も考える必要がありましょう。

改正された法律はしかしいろいろの問題点が多く、決して被害者とその家族の満足のゆくようなものではありませんでした。この法律は建前では国家補償的精神で被害者に給付をおこなうことになっています。しかし被害者は憲法で保証する基本的人権を侵され、生存権さえ侵されたり危うくなったのですから、国の裁量でいくらかの金をあてがってやればよいというものではありません。実際の給付の実態を見れば被害者が蒙った被害の大きさに比べてそれはきわめて不十分であり、補償にすらなっていないのです。

また法律の運用面を見れば事故の認定に至るまでの過程は困難が多く、実地調査もなしに書面審査だけで処理され、さらに等級の格付けでは本来当然一級であるべきものが二級で処理されているなど、多くの欠陥があります。とくに実地調査がない点で被害者は大きな不満を持っており、国の誠意と責任感が乏しいことを怒り、被害者に対する生涯保障を全うする姿勢を示すことを求めています。

この法律では被害者が生長した場合の年金は給付することになっていますが、被害児が親の世話になり、親兄弟の労働と時間を食い潰してゆく、その生活実態に則した介護の経費が見られておりません。

予防接種禍が一人の被害児だけでなく、家族ぐるみの被害であることをここでもう一度認識しておきたいと思います。

被害児の侵された脳神経は絶対に回復することがありません。そういう意味で予防接種被害児は事故に遭ったその時からたとえ身体は生きていても社会的には死んだも同然の状態になります。

そしてその被害児をめぐる家族にも深刻な影響があります。とくに子供の母親がそうです。死んだも同然の子供につきっきりで介護に当ります。どの母親も申します。あの予防接種さえ受けなければよかった。あの予防接種のために子供を殺してしまった。子供の生涯を台なしにしてしまった。母親は子供に予防接種を受けさせたことで自分を責め、生涯消えることのない傷を負います。そのときから母親自身の中に子供の死あるいは子供の生涯がメチャメチャになったことが重くのしかかり、その母親を苦しめ抜くのであります。国がおこなわせた予防接種でこのような悔恨を負う母親がいかに多いか国側代理人にも真剣にお考えいただきたいのであります。

そして被害児の介護に要する時間と労力がどれほど大変か。これを客観的に表わす尺度を得ることはなかなか困難です。しかし白木証人は自分で実地検分をおこないその大変さを数値化することに成功いたしました。私どもとして本当に敬意を表します。白木証人はふつうの家庭の婦人の労働、スモン患者の介護に当る婦人の労働、それから予防接種被害児の介護に当る婦人の労働を比較いたしました。予防接種被害児の母親のケースはもっともひどいものとなりました。予防接種被害児の母親からは楽しみのためにあてる時間――娯楽や教養のための時間がなくなってしまうのです。これは私も家内を見ていてそうだと思います。ふつうの家庭婦人は自分の楽しみのために買物にゆき、デパートに入り、喫茶店にも入るでしょう。しかし彼女にとってはふだんは近所の店で食料品の買出がせい一杯です。それも大急で子供の心配をしながら買物するので外出して心が休まる時がありません。

母親にとって子供を育てるこの労苦はまるで牢獄のようなものですが、それ以外の家族にとってこの事故は大きな足枷になっております。母親が病気になったときは子供も大変ですが、父親も大変です。何とかして手伝を見付けてその場をしのぐのですが、こんな家庭に喜んで来てくれる人は滅多にありません。子供は垢だらけになり、そして皮膚が赤くなり、炎症を起します。こういう事態を見るのはまったく辛いことだと思います。

ある母親は被害児より「一日だけ余分に生きたい」と申しました。その言葉は被害児を育てる絶望的な戦いの中から発せられた言葉で母親の悲痛な心境をよくあらわしています。私たちもそれを人ごとでなく身にしみて聞くのです。

被害児の兄弟姉妹にまで迷惑を及ぼしたくないのです。しかし親が死ねばどうなるのか、兄弟姉妹に面倒かけたくないといってもかけてしまうかも知れません。それは本当に望みたくないことなのです。

家族たちはそれだけではなく、いろいろの社会的ハンディキャップを負っております。兄弟姉妹の結婚話がなかなかまとまらず苦労している家庭のことを聞いておりますす。兄弟が苦労させられるのももとはたった一本の注射からと母親はまた悩んでいると聞きます。父親の場合もこの事故のあと、職場での仕事が制限を受けるために職場で適応しにくくなり、人間関係がうまくゆかなくなり、転職したり、あるいは転職しないまでも昇進の道をあきらめたりせざるを得ない場合が非常にしばしば起ります。同僚に説明してもなかなかわかってもらえず、家庭の事にかまけて職場の方をおろそかにするという非難を受け、その意志がないにもかかわらず、そのように思いこまれるとあとが厄介です。重障児とその家族はそういう人たちからの冷い視線に取囲まれて四六時中絶間のない神経戦に耐えてゆかなければなりません。宿命的ともいえる辛い戦いが事故を通じて二次的に発生するのです。

このような次第ですから国側に強く訴えたいのは予防接種禍は人災であること、そしてこれは二度と起してはならないということです。訴訟というと時間と労力と金銭のかかるものですからふつうの人はそれをやりません。ふつうの人の嫌がる訴訟を——しかも重い病人をかかえていて、一〇年もかかる訴訟を国相手にやるということがどのような意味をもっているか裁判所におかれましても十分お汲みいただきたいと思います。

一部の人の耐え難い犠牲の上に伝染病に対する公共の安全が確保されるとは本当にやむを得ないことなのでしょうか。私は事故は防止できたと思うし、本当にやむを得ないことだと毛頭思いません。

それは原告一人一人の書面に見る禁忌看過などの事実を見てもそうです。

予防接種禍は二度と起してはならない。こういう願いのもとに私たちは結集しました。そして過去に起してしまった予防接種禍は正しくつぐなわれなければならないのはもちろんのことです。

ワクチン禍を起さないためには実地調査を含む研究を丹念にやることで、足で歩いて被害の事実に真剣にふれなければならないと思うのです。これによってこそワクチン禍を起さぬ本当の対策が立ってくると思うのです。国は今までこういうことをしていないのです。国の態度は怠慢の一語に尽きまことに遺憾です。

この訴訟の原告となっている六二家族のうち二一人の子供たちは幼くしてなくなっております。またこの訴訟の十年の経過の間に、力尽きて死亡した子供も五人に達しております。これらの子供たちすべてに深い哀悼の意を表します。しかし後遺症の子供たちの大部分は生きております。今後も生きたいと思います。親にまさる介護を得ることはむずかしいでしょうが、国でも子供たちへの十分なつぐないをし、介護者への援護を続けなければなりません。現在おこなわれている施策はきわめて不十分です。

昭和四八年以来ここ一〇年にわたる長い裁判において裁判所におかれまして原告側の弁論に耳傾ける機会を持たれ、実地調査にもおもむかれて被害者の実情をごらん下さったことに感謝いたします。本日の最終陳述において私が心から願うのは裁判所においてワクチン禍の意義を根本からご理解され、またこれによる被害児の生涯を保障するよう国に十分な責任をもつことをお命じになっていただきたいことです。被害児が国家公共のために不本意にも犠牲になったこと、家族においても多大の犠牲を払ったことはよくごらんいただいたことと存じますが、もう一度これらのよって来るゆえんをご検討いただきたく思うものであります。

かれら被害児に対して正当なつぐないがなされずして法廷の正義の要求は満されないものと確信いたします。どうぞこれら原告のうめきを無視されることなく、正しいご判断を示し、後世への範を垂れていただければ、原告の幸いこれに過ぐるものはありません。

本日のこの陳述を終るに当り、すでに天に帰った被害者の冥福を祈るとともに熱心に審理に当られた裁判所に深い敬意を表するものであります。有形無形の援助をもって支えられた多くの支援者の方々にも御礼申し上げます。

ご静聴いただきまことに有難うございました。あつく御礼申し上げます。

意見陳述書

昭和四八年(ワ)第　四、七九三号
同　　四九年(ワ)第一〇、六六六号
同　　五〇年(ワ)第一〇、二六一号
同　　四七年(ワ)第　七、九九七号　併合事件
同　　五六年(ワ)第一二、二七〇号
同　　　　　　　第一五、三〇八号

結審を迎えるにあたり　原告本人として次のとおり意見を陳述いたします。

昭和五八年二月一四日

原　告　藤　井　俊　介
（原告番号五〇）

東京地方裁判所民事第三四部　御中

記

私達六二家族の者にとって、喜びにつけ悲しみにつけ、いつも腹わたを絞られるような、にがい苦しい思いがするもの。それは、日本政府を信じ、市長を信じ、我が子によかれと信じて、我が手に抱いて受けに行った予防接種のことです。受けに連れて行ったばっかりに、出掛けたときとは打って変った無残な状態にしてしまった、あれさえ受けさせていなかったら……。くやしい涙がほとばしり出ます。

事故があることをなぜ知らせてくれなかったのか。しかし当時は事故を知らせるどころか。「そんなことを言うのはお宅だけですよ。」「お宅の子供さんが特異体質だったのですよ。」と悪いのは、被害者だと言わぬばかりに加害者であるお役所や医者に言われて追い返されたものでした。

しかし私達は、どうもおかしい。何かあると感づき、活動し、調べてみました。そしてこの問題の底流に、およそ我々庶民の正常な社会感覚では、考えられないような無責任と怠慢の実態が明らかになったのです。

種痘で死亡事故が起ることは明治時代からわかっていたのです。文豪島崎藤村のお嬢さんも種痘後の高熱でおなくなりになっているのです。昭和二三年の予防接種法も占領軍の兵士や家族を伝染病から守るために公布されたものなのでした。ですから百日咳ワクチンの量もＷＨＯの基準の四倍にも及ぶ量を接種していたのです。昭和三九年のポリオの国産生ワク投与の時もそうです。ＷＨＯの専門委員会の勧告には必ず人体安全テストを実施した後に投与するようにとあるにもかかわらず、国産生ワクは安全だの一点張りで実施し、結果は厚生省に報告されたものだけでも九名の死亡者が出ています。しかし厚生省はすべて生ワクとは無関係で押し通しました。厚生省の内部ですら「問題がここまで来たら五、〇〇〇人ほどの人体安全野外テストをやるべきだ。」という意見すら出ました。だがそれに耳もかさず、事故隠しに狂奔したことが国会で明らかにされています。

一方接種医である保険医協会のお医者様のお話しでは、一人一人予診問診をやって、一時間に一〇〇人もやることは、一人当り三六秒で、不可能です。厚生省の言うように、予診、問診をきちっとやったら、どんなに早くしても一人当り三分間は必要です。猛毒であるワクチンの接種手当は、普通の注射の手技料と同じで、一人一四〇円（昭和五二年当時）ですから一時間二、八〇〇円の手当で、これでは昼食代に消えてしまいます。予診・問診をやめて一時間一〇〇人の接種をするか。予診・問診をやって二、八〇〇円で我慢するか、どちらも進んでやるような仕事ではありません。ですから担

当医になるのを嫌がり、仕方なく医師会では輪番制にせざるを得ない、すると耳鼻科とか産婦人科とかといった子供の身体について、ほとんど経験のない医師が当ることが多く、接種の前夜に小児科医のお宅に種痘接種のやり方を電話で尋ねて来られた方もあったそうです。これでは多岐にわたる禁忌事項がよくわからず見逃される方も居られることも推定されるのではないでしょうか。

また「ひとのワクチン」という厚生省推契の本のポリオワクチンの項に、露出した傷口にワクチンを付着させないように。という注意事項が記載されています。では、接種される子供の口内に傷口があれば、生ワク投与の際に危険ではないのでしょうか。このような注意を予防接種のことを充分に知らない眼科医や耳鼻科医は、知っているのでしょうか。

私の二男が小学校二年生のとき、朝元気に学校へ出かけたのに、三時頃に帰宅したときには、顔を赤くほ照らせていました。妻が異常に気付き、検温したところ、三九度の発熱がありました。当日は、小学校でインフルエンザの予防接種がおこなわれたので、大いに心配しました。後で尋ねたところ、同じクラスではお医者さんの子供さんと、私の二男だけが受けなかったとのことで、安緒した次第でしたが、若し受けていたらと考えると背筋が寒くなる思いがします。子供にはこういうことがまま付きものです。だから充分に注意して念には念を入れて接種をしてもらいたいのです。

夏の暑い日盛りに遠い道を母親に背負われて学校まで行き、埃の舞う学校の体育館で長時間待たされる赤ちゃん、冬の寒い日に寒い風が吹き抜ける体育館で片はだぬぎになって長時間待たされる赤ちゃん。これでは朝、熱がなくても、接種時以後に発熱する赤ちゃんが居ても決して不思議ではありません。体内に猛毒のワクチンが廻った頃に風邪気味になる。事故発生の温床がここにもあります。全員そうなるのではありません。たまたま、体調のバイオリズムが低下していたタイミングと一致した赤ちゃん、たまたま、父や兄が風邪の菌を家の中に持ち込んでいた家の赤ちゃんが事故にまき込まれます。

この様に極めて因果関係が単純に類推され、蓋然性の極めて高い原因がなぜ特異体質にすりかえられるのでしょう。特異体質ということで片付けておいた方が、行政側も医師側も製薬会社も都合がいいからです。しかし特異体質というレッテルは悲しみと苦しみのドン底にあえぐ被害者家族に更にむごい煮え湯をあびせかけたのでした。あの家の子供は、もともと遺伝的に精薄の気があるからああなったのだ。お医者はんが言いよるように、子供が特異体質やったから仕方がないのに、それを種にしてお上に楯付きよる。横着な家や。等と、口さがない近所の人達は陰口をきき、これがもとで近所付き合いにもヒビが入り、兄や姉の縁談にもさしさわる結果になった方がおられます。また特異体質というレッテルをはられたために、二番目の子供をつくることを断念し、年老いた今も、障害児と三人の淋しい生活を送っておられる方もおられます。

一人一人の赤ちゃんについて専門医が丁寧に予診・問診・聴・打診をしたならば、体調が不調であることも明らかになります。集団強制接種でない文化国家では事故が本当にまれであるのは当然です。国を相手取っての予防接種の集団訴訟は、日本だけの実に恥ずべき珍現象といわなければなりません。

我国では接種の現場では守れないような指示を出し、現場の混乱の実情を調べようもせず、それで責任が果せているような顔をしているのが行政の態度です。そこには主権在民も人権も、高級官僚の立身出世の邪魔物としか考えられていないのです。

厚生省は言います。「問診のとき、下痢患者、有熱患者の事実を母親が言わなかったらそれは母親の責任。これを聞き落して打ったら医者の責任。国は関係がない。」と明言しています。これでは被害者は助かりませんし、医者も嫌がるのは当然です。

国民の命と健康を守るという責務を負っている人間の言う言葉ではありません。

昭和三九年の社会労働委員会の席上、村上参考人はこう言っています。「接種後疑わしい患者が出たと言えば電話一本で飛んで行ってすぐそこですべての問題を採取するとか、あるいは臨床的に見るというような、チェコスロバキアのようなシステムでやりたいというのが私共の理想です。」と。

しかし、昭和三七年一二月、私の長女が事故に遭った日は、吹田市民病院へ夕方七時頃救急車で運び込まれました。眼球が右上へ寄ってしまい、歯をくいしばり、間断なくけいれん発作をくり返しました。夜中の二時までの間に三回呼吸が停止し、その度ごとに当直医を呼びに走り、カンフルを打って呼吸を回復させたのでした。それは全くその場しのぎの対処でしかありません。村上参考人の言う電話一本で飛んで行ってというようなチェコスロバキアとは全くちがった寒心に耐えない恐怖の連続でした。

この様な数々の事実が明らかになるにつれ、これは全くの行政怠慢による人災としか言いようのない事件であると確信するに至りました。

更に事故隠しの問題が底流にあります。

佐分利公衆衛生局長は「四四年ごろまでは無用の混乱を招くだけというのが一般的な考え方で、事故発生をことさらに知らせることはしなかった。」と言っています。

では四五年から事故を公表し、各地の大学、病院、保健所を動員して原因の究明、再発防止に乗り出したかと言うと、さにあらず、今までと大して変らず、国会や報道関係に当りさわりのない最少のことを公表するだけで、一般の国民には何のPRもなされていないのです。PRされないどころか、昭和五一年になって風診の流行に対する対策を取材する新聞記者に「対策がないのでマスコミが書かないことも対策の一つなんです。」と語っているのです。

このような実体が明らかになるにつれて、若い人生の楽しかるべき新婚生活が、わずか二～三年で無漸にも暗黒の闘病生活に一家もろ共に投げ込まれる私達のような人達を、これ以上出してはいけないと考え、この事実を訴え、予防接種への注意を呼びかけるパンフレット「予防接種これだけは知っておこう」の著作にとりかかり、昭和五〇年の暮に多くの方達のカンパに支えられて、一八万円で一〇〇〇冊印刷し、皆様に読んでいただきました。

本来ならばこのような予防接種に対する注意は、国民の健康を守る責務を負っている厚生省がすべきことで、その為にこそ私達の税金が使用されるべきにもかかわらず、最も肝心の使命を怠り、私のような被害児を抱えて苦しむ人間が自費で出版しなければならない国。これが日本という文化国家の実体なのです。

次に認定問題について述べたいと思います。

後遺症者には認定制度があり、一、二、三等の等級の認定がおこなわれます。身体障害者の一級、二級、三級は社会生活上のハンディキャップということで、理解できます。しかし知能障害、精神障害での一級、二級というのは何によってきめるのでしょう。現在その判定基準となる表がありますが、それは身体障害の程度を基準としたものです。一級は「労働することを不能ならしめ、かつ常時の介護を必要とする。」、二級は「労働が高度の制限を受けるか又は労働に高度の制限を加えることを必要とする。」とあります。ここに言う労働とは何を指すのでしょう広辞苑によると「人間がその生活に役立つように、手、脚、頭などを働かせて自然資料を変換させる過程」とあります。ただ手足が動けばよいというのではありません。生活に役立つように動かせなければなりません。予防接種の被害児は、その多くが脳をやられています。一人で火をつけ、煮たきをして食事を作ることは不可能です。介護人がいて食事を作り、目の前に置けば一人で食べられても、一人で生活していることにはなりません。一人で勝手に火をつけたり、火をもて遊ばれると却って火災の危険があり、労働に高度の制限を加えることを必要とすることになります。一事が万事、日常生活では常時介護を必要とするわけです。しかし認定は手、足が動くからというので、二級にしか認定されません。脳をやられた障害者には、一級も二級もないのです。このことは以前から厚生省に陳情し、全員一級に、とお願をしているのですが、全然耳を藉そうとしません。ところが最近療育年金から障害年金への切換えのときに、一級から二級への格下げのケースが出ています。被害者の会の申し入れを逆手に取ったわけではないとは思いますが、不信感をつのらせるばかりです。

厚生省は口を開けば疑わしきは認定する、と言はれますが、明らかに予防接種の事故であると証明されたものと、事故でないと証明されたもの以外は、全部〝疑はしいケース〟だと考えるのが、社会常識だと考えるのですが、厚生省の考え方は、今までに外国で起った僅かの、事故の例から得られた接種後何時間という単なる統計的な発病時間と根拠の乏しい症状の基準を設け、その条件に適合するもの、またはその条件の極く周辺のケースだけが疑はしきケースに入ると考えているようです。

今までに何度も被害者の会からお願いしました。書類を東京で読むだけではなく、現地へ来て子供の病状を見てください。

審査会に被害者の代表を出席させてください。

却下するときは理由を教えて下さい。

親は、予防接種が原因であることを直観的に確信しているのです。しかしそのいずれも、今にいたるまで実現しておりません。

ことに却下の問題については、昭和四五年の閣議了解に基ずく救済処置決定のときの公衆衛生局長通知に、「支給しないことを決定したときすなわち認定しないときは、その旨及び理由を申請者に通知するものとする」とあります。公衆衛生局長というのは人が代れば前任者の公示したことは平気で無視することのできる仕事なのでしょうか。

却下された親は重篤な障害の子供を抱えて途方に暮れ、涙に明け暮れ、一家心中への誘惑と必死に闘っているのです。

昭和四八年の衆議院社会労働委員会の席で、林委員は「医学的な因果関係の立証という問題も、公害病における立証責任の転換と同様に温かい心ですべての人を救済すべきだ」と述べられていますが、行政面ではいまだにその片鱗も現われていません。

昭和五〇年の社会労働委員会でも、小宮委員が「この長崎の二人にしても事故審査会に申請した、しかし取り合ってもらえず却下されておりますが、いまの予防接種事故に対して非常に悲惨な光景があちこちに見られるのです。気の毒な人達が全国至る所におるということなんです」と厚生省に迫っておられます。

なぜこのように社会のために犠牲になった子供達や家族が苦しまねばならないのでしょう。なぜ政府を信じ、法律を守った私達が社会の片すみで、障害の子供の介護に明け暮れなければならないのでしょう。

原因はただ一つ、厚生省が賠償責任に応じないからです。被害者の会は昭和五〇年に田中厚生大臣に申し入れました。

1　予防接種事故の原因は、予防接種の原理のうちに伏在するものであるが故に、故意過失の有無を問わず、因果関係を否定しえないものは、国の責任において賠償することを原則として救済制度を確立していただきたい。

2　死亡者に対しては金銭賠償するとともに、家族に対しても慰謝料を支払うこと。

3　後遺症者に対しては、その生活能力を損傷したことに対し金銭によって賠償するとともに、本人と、その家族に対して、それぞれ慰謝料を支払っていただきたい。

賠償はその一部を一時金とし、残部を年金として給付していただきたい。

福祉についても治療センターを東京、大阪に作る。自立不可能な者のための快適な施設と庇護授産施設を建設していただきたい。

この陳情の返答は「賠償か否か、未だ決定していない」でした。五一年二月二三日、いよいよ救済立法を間近にひかえて、国会請願と厚生省交渉をおこないました。そして一万五千人の署名と共に「救済立法においては、国が被害発生に対する不法行為責任を認めたうえで立法を行うべきを申し入れましたが、佐分利局長は、不法行為責任を否定し、社会保障ないし、国家補償的な性格を持つ救済を考えている旨返答しました。五一年四月、五月と矢つぎ早やに、法案には大きな不満があることを被害者は表明しましたが、かえりみられずに法案は通過してしまいました。

大きな問題点は、賠償責任を認めず、補償的精神にのっとった救済という、お恵み的福祉を根幹とした内容だったことです。それゆえに精神障害やテンカン発作を中心とするワクチン被害の実態を無視したものとなったのです。したがって、第二の問題である補償金額も、内容項目もすべて明記されず、ボカされてしまいました。そして付帯決議の第四項に「救済のための給付の額は、他の公的な補償制度の給付水準と、被害者の実情を十分考慮し、適正な額とすること、第五項に給付額、支給方法、障害等級等を定めるに当っては……被害者側の意向が十分に反映されるように……といった予盾した二項目が入りました、行政は当然第四項の他の公的補償制度とのバランスの方を取り、安上りに責任を回避してしまいました。この付帯決議の第四項については「他の公的な補償制度の給付水準」の個所を削除すべく某議員に働きかけたのですが、今この法案を通さなかったら、今度いつ日の目を見るかわかりませんよ。細いことは後にして取り散ず成立させることです。」とのことで、やむなく涙をのんだのでした。こんな状態ですから、社会労働委員会に被害者の代表が呼ばれて意見を言う機会も与えられず、付帯決議にうたわれた「給付の額を定める政令の制定等に際して、被害者の意向が十分に反映されるよう配慮すること。」の文章も、全くの美辞麗句で、被害者の意見など聞かれることもなく、それどころか、社会的公正のためと称し、閣議決定で給付した見舞金の二〇〇万円程度のものまで、さかのぼって五分の複利で取り上げるという一方的な処置に出ました。

かくて法律のお墨付きをもらった厚生省は以前にも増して、威たけだかになり、不誠実になり、認定も厳しくなりました。

僅かの年金についてもそうです。昭和五一年五月の社会労働委員会では、約二割の慰謝的上積みをした、しかしこれは慰謝料ではないといっています、ところが同年一一月の社会労働委員会では自賠責の支給金額の中から慰謝料を除いた逸失利益だけを支払う方針をとっていますといっています。介護手当も一級に対してのみ二万六千円の介護加算があるというが、これは一日九〇〇円にも満たない金額です。

僅かの年金をお見舞だと言ったり、逸失利益だと言ったり、慰謝料ではない慰謝的上積みだといったり、一日九〇〇円の介護手当を差し上げていると言ったり。こんないい加減なことは、普通の常識では考えられないことで、権力者独得の思い上り意識のなせる業としか言い様のない愚弄です。交通事故の示談でこの様な応対をすれば、まとまる話もブチこわしで、被害者はつかみ殺さんばかりに激怒することでしょう。

五二年の予防接種被害の救済法の付帯決議に基ずき、被害者側の声を聞き、福祉増進に努めるためのセンターが設けられましたが、この被害者側の参与の話は聞きおくのみで、実際の施策にはならず、投稿された被害者の原稿も都合の悪い所は了解もなしに改ざんし、さもうまく運営され、被害者も満足しているように取繕われ、被害者の若しみの声は全然表に出ない有様です。

全国予防接種被害者の会でも、定期的な交渉の場を設けたいと考え、本年一月六日にその旨申し入れましたが、一ヶ月以上閲した今日も、まだ返答も来ません。

最後に是非共裁判所にお考えいただきたいことがございます。

厚生省が罰則でもって私達に強制した行為により、私の長女は重度の障害者にされました。私は法律を守ったのです。にもかかわらず一〇年の間、日本政府は何の援助の手も差しのべようとはせず、私達を暗い若しい生活に放置しました。そこで二女のときは法律を守りませんでした。そして何故罰則を適用しないのかを斉藤厚生大臣宛に、内容証明で照会しました。ところが厚生省の係長と名乗る男から電話がかかり、あの罰則は適用しないことになっている法律だから、回答はかん弁してくれとのことです。

一体法治国とは何なのですか、役人が勝手にこの法律は守らなければならない法律、この法律は守らなくてもよい法律ときめて、自分の都合のよいように、自分が守ったり守らなかったりする。官吏が法律を勝手に運用し、憲法以上の効力を発させて、国民の命や健康を合法的に侵害する手段として使う。このようなデタラメなことが許されてよいものでしょうか。

行政がこのようなものである以上、私達が最後に頼れるのは裁判所しかありません。当裁判所が正しい法治国の姿を具現化し、社会正義が守られるように、正しいご判断をされるように切にお願い申し上げて、私の陳述を終らせていただきます。

ご静聴、有難うございました。

２　被告（国）の主張

①　答弁書

昭和四八年(ワ)第四七九三号

原　告　吉原　充
外六六名

被　告　国

昭和四八年七月二八日

被告指定代理人
岩佐善巳
大内俊身
石川博一
後藤俊郎
広渡正義
七野　護
長野文昭

東京地方裁判所民事第二三部　御中

答　弁　書

請求の趣旨に対する答弁

原告らの請求を棄却する。

訴訟費用は原告らの負担とする。

との判決を求める。

なお、仮執行の宣言は相当でないが、仮に仮執行の宣言をされる場合には、担保を条件とする執行免脱の宣言を求める。

請求原因事実の認否

事実調査及び求釈明をまって、準備書面で認否する。

求　釈　明

一　原告らは、訴状第二の一において、「予防接種法の規定により、予防接種の業務に従事する者は、……都道府県知事又は市町村長から嘱託を受けた民間の医師又は看護婦等たるとを問わず」、国家賠償法一条一項にいう公務員に該当する旨述べるが、本件において、右医師又は看護婦の過失を主張するのか。そうだとすれば、その過失の内容を明らかにされたい。

また、そのことと、原告らが訴状三五丁裏において、「本件原告らの事故は、その多くは、ワクチンも適正なものであり、かつ予防接種実施者に不潔、違法があったことも認められることのできない、従来いわゆる不可抗力による事故とされてきた事案のカテゴリーに属するものである。」と述べることとの関連を明らかにされたい。

二　原告らは、訴状三六丁以下において、「被告国の予防接種担当者」の過失を主張するが、「予防接種担当者」とは、いかなる公務員をさすのかを明らかにされたい。

また、原告らは、「原告らの予防接種事故について、結果の発生を予見しながらこれを実施したのであるから、被告国の予防接種担当者には未必の故意が少なくとも認識ある過失があったといわざるを得ない。」と主張するが、その前提として昭和三一年以降は、およそ予防接種を実施すべきでなかったと主張するのであるかどうかを明らかにされたい。

三　原告らは、具体的に、いかなる公務員の、いかなる過失を主張するのであるかを明らかにされたい（できるだけ、箇条書きで掲記されたい。）。

② 準備書面

準備書面 ㈠

昭和四八年(ワ)第四七九三号

原　告　吉　原　　　充
　　　　　　外六六名
被　告　国

昭和四八年九月二〇日

被告指定代理人
岩　佐　善　巳
大　内　俊　身
石　川　博　一
後　藤　俊　郎
玉　木　　　武
広　渡　正　義
増　田　生　成

東京地方裁判所民事第三三部　御中

【請求の原因に対する認否】

第一「予防接種事故の発生」について

一　原告　吉原充ら関係

第一段　認める。

第二段　原告吉原充が、昭和三九年一一月九日夜、ひきつけを起こし、発熱が四一度九分に達し、意識を失ったことは認めるが、その余は不知。

第三段　認める。ただし、「六月七日」とあるのは、「六月一七日」が正しく、また、「予防接種事故審査委員会」は「予防接種事故審査会」（以下「審査会」という。）が、「認定」は「判定」がそれぞれ正しい（以下同様）。

二　原告　白井哲之ら関係

第一段　認める。

第二段　認める。ただし、「一八日午前一二時三五分」とあるのは、「一八日午後〇時三五分」が正しい。

第三段　認める。

三　原告　山元寛子ら関係

第一段　（一三丁裏一行から七行「ところが」の前まで）認める。

第二段　（七行「ところが」から一四丁一行まで）原告山元寛子が昭和四二年三月一五日三九度の高熱を発し、翌一六日けいれんを起こし浜松聖隷病院に入院したことは認めるが、その余は不知。

第三段　認める。なお、審査会の判定年月日は昭和四六年三月九日である。

四　原告　阪口一美ら関係

第一段　認める。

第二段　原告阪口一美が昭和三九年四月二九日突然ひきつけを起こし、高熱を発し、県立奈良医大に入院、徐々に回復したことは認め、その余は不知。

第三段　認める。

五　原告　沢柳一政ら関係

第一段　認める。

第二段　原告沢柳一政が昭和三八年六月二一日発熱、同月二四日四〇度の高熱と

なり、ひきつけを起こし、埼玉中央病院に入院したことは認めるが、その余は不知。

六　原告　尾田真由美ら関係

第一段　認める。

第二段　原告尾田真由美が接種翌日より三日間三九度の発熱があったことは認めるが、その余は不知。

第三段　認める。なお、後遺症の等級は一級である。

七　原告　葛野あかねら関係

第一段　認める。

第二段　原告葛野あかねが昭和三八年一一月二五日広島大学病院において受診し、種痘後脳炎と診断され、入院加療したことは認めるが、その余は不知。

第三段　認める。

八　原告布川正ら関係

第一段　認める。ただし、訴外布川賢治が種痘を受けたのは、昭和三八年九月一〇日新潟市立桃山小学校においてである。

第二段　同人が接種五日後けいれんを生じ、その後けいれんがひん発、治療を受けていたが、昭和四四年五月一二日死亡したことは認めるが、その余は不知。

第三段　認める。

九　原告　服部和子ら関係

第一段　認める。

第二段　原告服部和子が昭和四〇年四月二二日発熱、おう吐、ひきつけを起こしたことは認めるが、その余は不知。

第三段　認める。

一〇　原告　依田隆幸ら関係

第一段　認める。ただし、原告依田隆幸がインフルエンザ予防接種を受けた日は、昭和四〇年一一月二九日である。

第二段　同人が、同年一二月二日ごろ三九度の発熱、その後ひきつけを起こしたことは認めるが、その余は不知。

第三段　認める。ただし、審査会の判定年月日は昭和四七年三月二七日であり、後遺症の等級は二級である。

一一　原告　伊藤純子ら関係

第一段　認める。

第二段　原告伊藤純子が昭和四二年一〇月二三日ひきつけを頻発し、関西医科大学小児科に入院治療を受けたことは認めるが、その余は不知。

第三段　認める。なお、審査会の判定年月日は昭和四七年三月二七日である。

一二　原告　田部敦子ら関係

第一段　認める。

第二段　原告田部敦子が昭和四一年九月二三日三九度の高熱を発し、ひきつけを起こし、翌四二年二月一五日以降これをひん発するようになり、同月二〇日国立横浜病院においててんかんの診断を受けたことは認めるが、その余は不知。

第三段　認める。なお、審査会の判定年月日は昭和四六年三月三一日である。

一三　原告　田中耕一ら関係

第一段　認める。

第二段　原告田中耕一が昭和四二年一一月七日発熱し、同月一〇日両下肢まひ状態となり、同月一一日横浜市民病院において小児まひ様疾患の診断を受けたことは認めるが、その余は不知。

第三段　認める。なお、審査会の判定年月日は昭和四六年一月二五日である。

一四　原告　千葉秀三ら関係

第一段　認める。

第二段　訴外千葉幹子が昭和四五年三月一八日三八度の発熱、同月二〇日午前六時ごろ死亡したことは認めるが、その余は不知。

第三段　認める。なお、審査会の判定年月日は昭和四六年一二月二五日である。

一五　原告　梶山桂子ら関係

第一段　認める。

第二段　原告梶山桂子が接種の翌日（昭和四〇年九月九日）高熱を発し、医師の治療を受けたことは認めるが、その余は不知。

第三段　認める。なお、審査会の判定年月日は昭和四六年一一月一一日である。

一六　原告　佐藤茂昭ら関係

第一段　認める。

第二段　訴外佐藤幸一郎が接種一〇分後悪寒を訴え、その後発熱、病状悪化、翌日（昭和三五年四月七日）午前四時三〇分死亡したことは認めるが、その余は不知。

第三段　認める。

一七　原告　渡辺幸雄ら関係

第一段　認める。

第二段　訴外渡辺和彦が昭和三三年一〇月一五日発熱、けいれんを来し、同月一七日住友病院において受診、種痘後脳炎と診断を受け、直ちに入院加療を受けたことは認めるが、その余は不知。

第三段　認める。なお、審査会の判定年月日は昭和四六年七月一〇日であり、後遺症の等級は一級である。

一八　原告　徳永恵子ら関係

第一段　認める。

第二段　原告徳永恵子が昭和四一年四月二七日ごろから約五日間高熱を発し、その後難聴となったことは認めるが、その余は不知。

第三段　認める。なお、審査会の判定年月日は昭和四六年二月二〇日である。

一九　原告　鈴木浅治郎ら関係

第一段　認める。

第二段　訴外鈴木増己が昭和三一年一二月一五日発病し、しばしばけいれんを起こしその後翌三二年二月六日死亡したことは認めるが、その余は不知。

第三段　認める。なお、審査会の判定年月日は昭和四七年五月二五日である。

二〇　原告　越智聰ら関係

第一段　認める。

第二段　訴外越智久樹が昭和四一年一一月八日夜三九度の高熱を発し、けいれんの発作を生じ、同月一三日死亡したことは認めるが、その余は不知。

第三段　認める。なお、審査会の判定年月日は昭和四六年四月三〇日である。

二一　原告　小林浩子ら関係

第一段　認める。

第二段　原告小林浩子が昭和三三年五月二三日発熱、けいれんの発作があり下谷病院小児科に入院し、種痘後脳炎と診断されたことは認めるが、その余は不知。

第三段　認める。なお、審査会の判定年月日は昭和四七年六月一日であり、後遺症の等級は二級である。

二二　原告　上野忠志ら関係

認める。

二三　原告　山本孝仁ら関係

認める。なお、審査会の判定年月日は昭和四六年三月一日である。

二四　原告　井上明子ら関係

第一段　認める。ただし、ジフテリア及び百日せきの予防接種を受けた場所は、川崎市内藤崎小学校である。

第二段　原告井上明子が昭和四三年六月八日発熱し、軽度のけいれんを起こしたことは認めるが、その余は不知。

第三段　認める。ただし、原告井上明子の後遺症は急性灰白髄炎の予防接種に基づくものである。なお、審査会の判定年月日は昭和四六年一一月一一日である。

二五　原告　平野賢二ら関係

認める。なお、審査会の判定年月日は昭和四六年一二月二四日である。

二六　原告　卜部広明ら関係

第一段　認める。

第二段　原告卜部広明が昭和四〇年七月七日全身性のけいれんを生じたことは認めるが、その余は不知。

第三段　認める。なお、審査会の判定年月日は昭和四七年七月五日である。

第二「予防接種事故と国の賠償責任」について

一　第一段　認める。ただし、インフルエンザに関する予防接種は、予防接種法に定めるもの（同法二条二項一〇号）及び厚生省公衆衛生局長通知に基づき（インフルエンザは、昭和三七年度以降、なお、日本脳炎については昭和四二年度以降毎年）予防接種が勧奨され、実施されているものである（以下、これらを「勧奨による予防接種」という。）。

第二段　勧奨による予防接種が、国賠法一条による「公権力の行使」に当たるとの主張は、争い、その余は認める。

第三段　認める。ただし、勧奨による予防接種は、地方自治法に規定するいわゆる機関委任事務には属しない。

第四段　認める。

二　第一段（三一丁裏二行目まで）括孤内記載の事実は不知。その余は認める。

第二段（同四行目まで）予防接種には副反応が伴うことのあることは認める。

第三段（同末行まで）オランダについて、原告主張の報告があることは認めるが、種痘後脳炎についての一九〇九年の報告は文献上不明である。その余は不知。

第四段（三二丁表七行目まで）不知。原告主張事実は、文献上不明である。

第五段及び第六段（三二丁裏七行目まで）認める。

第七段（三三丁表一行目まで）戦前既に種痘に後脳炎を伴うことのあることが医学界の一部に知られていたことは認めるが、その余は不知。なお、厚生省防疫課編医学書院発行（一九五五年六月一〇日）の「防疫必携」によれば、わが国において種痘の実施が命ぜられたのは明治三年である。

第八段（同七行目まで）昭和二三年に種痘後脳炎が多発したことは不知。その余は認める。

第九段（三三丁裏四行目まで）認める。

第一〇段及び第一一段（三四丁表一行目まで）争う。

第一二段（同一〇行目まで）昭和二三年以来今日まで、大小さまざまの予防接種事故が発生したこと及び被告国が世界保健機構（ＷＨＯ）に原告主張のような報告をしたことは認めるが、その余は不知。

第一三段（三四丁裏七行目まで）適正なワクチンを接種した場合においても、予防接種に伴って、稀には副反応が発生することは認めるが、その余は争う。

第一四段（三五丁表一行目まで）ワクチンには、原告主要のように生ワクチンと不活化されたワクチンとがあること、及びワクチンが薬事法四四条二項により厚生大臣が指定した劇薬であることは認めるが、その余は不知。

第一五段（三五丁表一一行目まで）現在の科学水準によっては、予防接種に伴う副反応を予防することはまだ不可能であることは認めるが、その余は争う。

第一六段（三五丁表三行目まで）予防接種には、現在の科学水準では説明のできない副反応が伴う場合のあること、及び被告国がそのことを認識していたことは認めるが、その余は不知。

第一七段（同九行目まで）認める。

第一八段　争う。

三　第一段　認める。

第二段　「そのうえでなお避けることのできなかった事故に対しては、……損害を賠償すべきである。」との主張は争う。その余は認める。

第三段　赤石英博士が、原告主張のような報告（医事新報昭和二九年一一月二七日一五九六号四九〇三ページないし四九〇六ページ）をしたことは認める。

第四段（三七丁裏一一行目から）以下　争う。

四　争う。

第三　「予防接種事故により原告らの被った損害」について

被告国及び関係地方公共団体が原告らに対し最高二七〇万円の弔慰金等を支給したこと（詳細は別表記載のとおり。）は認め、その余は不知。損害額は争う。

準備書面　㈢

昭和四八年(ワ)第　四七九三号
同　　　　　第一〇六六六号
昭和四九年(ワ)第一〇二六一号
昭和五〇年(ワ)第　七九九七号
同　　　　　第　八九八二号
併合事件

原　告　吉原　充
ほか一五九名
被　告　国

昭和五三年一二月一二日

被告訴訟代理人弁護士　楠本安雄
被告指定代理人　吉戒修一
濱野一彦
柏樹　修
中村吉夫

東京地方裁判所民事第三四部
御中

第一　原告らの昭和五三年九月二九日付け準備書面㈥に対する認否及び反論

一　冒頭の主張について

争う。

二　第一項について

原告ら引用の憲法の規定、最高裁判所判決及び西ドイツ連邦裁判所判決並びに紹介文献の存在は認める。その余は争う。

三　第二項について

原告ら引用の文献の存在、被告が昭和四五年以降同記載のような行政的救済措置を実施し、同五一年予防接種法を改正し（以下、改正後のものを「新法」という。）、救済措置の規定を設けて翌五二年二月二五日以降実施していることはいずれも認める。その余は争う。

第二　被告の主張

一　原告らは、憲法二九条三項及び同条項に関する最高裁判所判決の趣旨は国民の生命身体の安全に関する特別の犠牲についてもより強く適用されるべきで、これに対する「正当な補償」は財産権の特別犠牲より一層完全になすべきであると主張する。

しかし、財産権の収用ないし制限に関する憲法二九条三項並びに原告援用の判決をそれと全く性格を異にする生命身体の犠牲に単純に類推適用することはできない。原告主張のとおり、生命身体の安全は一般に財産より高度の法益として位置付けられるとしても、両者を単に量的に比較することはできず、その間には質的な次元における相違が存するのであり、後者に関する救済補償の法理を単純に前者に類推すべきではない。原告も右準備書面において、憲法二九条三項が国民の生命身体に対する公共収用を認めたものではないことを認めている。有力な学説も「損失補償は財産上の損失を填補する制度であって人の自由または身体に対する侵害の代償を含まない」とし（今村成和「損失補償」行政法講座三巻二九ページ）、予防接種被害のような場合はむしろいわゆる結果責任の事例だとしている（同・国家補償法（法律学全集）一三三ページ）。

二　もっとも本件のような予防接種事故の救済としては、原告らが従前主張する不法行為に基づく損害賠償（国家賠償）でなく、国家補償の方向こそ適切であり、前記行政的救済措置や新法に基づく給付が実質的に国家補償の精神に基づくものであることは、かねて被告が主張してきたところである。（準備書面(八)第二及び準備書面(九)第一の二）。新法の基礎となった伝染病予防調査会の答申もこれを「国家補償的精神に基づく法的措置による救済制度」として位置付けている。

しかし、もともと予防接種事故被害に対する国の補償は、国の立法上行政上の責務ではあっても、具体的な立法等をまたずして個々の被害者に対し具体的に負担する義務ではない。すなわち、事故被害者の補償請求権を憲法二九条三項その他の憲法規定や条理から直接導き出すことはできず、具体的な補償義務の存否及びその要件効果をどう規定するかは立法府の裁量に委ねられていると解される。したがって、補償を規定する場合もその効果は必ずしも当然に民法又は国家賠償法による損害賠償と一致すべきものではなく、制度の本質の違いに基づく合理的相違があり得ることは当然というべきである。無論、補償の理念からもその内容はできる限り被害の填補回復に資するものであることが望ましいとしても、補償の内容を定めるについてはそれが公務員の故意過失や違法行為を前提としない救済制度であること、国家補償の要否が問題となるケースはこの場合のみでなく他にも多くの要求が提起されていること及び他制度との権衡や財政的制約等の事情をも無視することはできないのである（雄川一郎「行政上の無過失責任」我妻還暦記念。損害賠償責任の研究下一三三ページ）。

ちなみに、予防接種被害を結果責任の問題とする前記学説も、その救済には立法的解決を要することを認めている（今村・前掲国家補償法一二八ページ、一三三ページ）。また問題の性質は異なるが、いわゆる原爆医療法に関する最高裁判所昭和五三年三月三〇日第一小法廷判決判タ三六二号一九六ページが同法の根底に「国家補償的配慮」があるとするのも、あくまで実質的に右のような配慮が当該制度の根底にあるとしているにすぎないのである。

ところで、既に主張したように新法に基づく給付は国家補償的精神に基づき、諸般の事情のもとで可能な限り充実した給付を盛り込んだものであり、行政的救済もまた立法化までの緊急措置としてその時点で可能な限りの給付を含み、新法施行に伴いその効果を可及的に及ぼす措置を講じている。これらは正に前記立法裁量ないしそれに準ずる行政裁量の範囲内において補償の範囲を具体的に規定したものにほかならない。

三　仮に、個別の立法を離れて、憲法又は条理に基づく一般的な補償請求権をこの種の事案で肯定する余地がありうるとしても、少なくともそれは補償に関する法律が全く制定されていない場合に限られるべきであり、既に新法のような法律が制定されて存在する場合にそれと別途の補償請求権を認めることはできない。この点は西ドイツの学説判例において、一般的補償請求権の補充性（Subsidiaritat）として説かれるところであり、現に原告ら援用の連邦裁判所判例は連邦法が補償を規定する以前のものであって、今日では接種被害の補償はすべて法律により法律の範囲で行われているのである（唄孝一「予防接種にもとづく障害の補償」予防接種制度に関する文献集Ⅳ（乙六〇号証）七七ページ以下、大内俊身「西ドイツにおける国家責任法改正の動向」司法研修所論集一九七七Ⅰ二三八ページ注23、Bender, Staatshaftungs recht 2 Aufl, S, 292)。

立法ないしそれに準ずる行政措置をまつまでもなくこれを上回る補償義務が国にあることを前提とした原告らの補償請求は、以上一ないし三の理由で、失当であると思料する。

四　なお、原告らは行政的救済措置及び新法による給付が客観的に算定される被害填補額に比して極端に少なく「正当な補償」とはいえないと主張し、若干の試算例をあげている。

しかし、予防接種事故被害に対する補償が基本的に立法府の裁量事項であることは前記主張のとおりであって、原告らの主張は損害賠償と国家補償の制度的性格並びに要件効果の相違を無視するものである。のみならず原告らの試算による比較は、従来の一時金賠償方式を絶対の前提としている点及び算定の基礎事実に多大の問題がある点でも妥当とはいい難い。

例えば、原告らのあげる事例(1)において、一級後遺障害に相当する現一〇歳の被害者が(a)五三年間稼働可能なものとして平均給与統計とホフマン係数の利用による逸失利益金六五四七万円及び(b)過去並びに残存余命六一年間の介護費ないし看護費金四五五六万円が算定されている。しかし、純粋に損害賠償法の問題としてみてもそこには種々の問題があり得る。中でも重篤な後遺障害者の余命が平均余命よりも一般に短縮される事実ないし蓋然性を無視することはできず、単純に平均余命を前提として逸失利益（生活費を控除しないもの）及び介護費を一時金方式で算定することには問題があるといわなければならない。現に、一部の裁判例は交通事故による重篤被害者の事案につき右の理由で定期金賠償方式を採用し（札幌地裁昭和四八年一月二三日判決・判タ二八九号一六三ページ)、あるいは一般の場合と異なる算定方法を用いている（名古屋地裁昭和四七年一一月二九日判決・判時六九六号二〇五ページ、同昭和四八年七月二七日判決・判時七一九号六九ページ）。もっとも、定期金賠償方式を裁判上採用するについては問題点のあることが指摘されているため、裁判例においては同方式は未だ一般とはいえないが、少なくとも重篤な被害者（特に予防接種事故の大半を占める年少者）に対する救済を考えるに当たっては、その生活を将来にわたり終身的に保障する見地からも定期金賠償方式の利点（定期金ならば症状の変化やインフレなどの事情変更に対応することも不可能でなく、一時金賠償にありがちの散逸・費消などの危険は回避される。楠本安雄「定期金賠償と生活保障」ジュリスト四三一号二〇五ページ）は十分検討に値するのであって、この意味で新法による障害年金、障害児養育年金等の給付はまさに問題の性質に適合したものということができるのである（定期金の欠陥とされる支払不能の危険も存在しないし、今後の立法政策においてその内容を一層改善し充実することも不可能ではない。）。

したがってこの種の給付をことさらにホフマン方式で一時金に換算し、それ自体問題の多い一時金賠償額と単純に比較して額の大小を論じることは実質的に意味が乏しく、かえって問題の本質を看過するものといわなければならない。

準備書面（一七）

昭和四七年（ワ）第一二一七〇号
昭和四八年（ワ）第　四七九三号
同　　　　　　　第一〇六六六号
昭和四九年（ワ）第一〇二六一号
昭和五〇年（ワ）第　七九九七号
同　　　　　　　第　八九八二号
昭和五六年（ワ）第一五三〇八号
併合事件

原　告　吉原　充
ほか一六五名
被　告　国

昭和五八年三月一四日

被告訴訟代理人
楠本安雄
被告指定代理人
根本　眞
藤村　啓
熊　敏彦
山田雅夫
下内　昭
五十嵐徹

東京地方裁判所民事第三四部　御中

はじめに

原告らは、種痘、百日せきワクチン、ポリオ生ワクチン、インフルエンザワクチン、腸チフス・パラチフスワクチン、日本脳炎ワクチン等の予防接種による被害について、被告に国家賠償法一条の責任、債務不履行責任又は憲法二九条三項に基づく損失補償責任があると主張する（原告らの準備書面一七）。

被告は、右各責任を否定するものであり、その理由の詳細はこれまでの準備書面等で述べたとおりであるが、弁論の最終段階を迎えるに当たって、主として原告らの右準備書面で示された請求原因の構成に従って、被告の主張の要点を整理することとする。

目　次

第一 我が国の予防接種制度

原告らの主張する各責任の存否を判断するためには、原告らが問題とする当時における我が国の予防接種制度についての正しい理解が必要であることはいうまでもない。そこで、まず、我が国の予防接種制度の沿革・内容（昭和五一年法律第六九号による改正前のもの）を概観すると次のとおりである。

一 制度の沿革

1 戦　前

我が国における最初の予防接種は種痘である。明治七年種痘規則（文部省布達第二七号）が発布され、生後七〇日から満一年までの間及びじ後七年ごとに種痘を実施するよう定められたが、明治九年同規則に代わって天然痘予防規則（内務省布達甲第一六号）が布達され、初めて強制種痘の制度が採用された。その後明治一八年の種痘規則（布告第三四号）を経て、明治四二年種痘法（法律第三五号）が制定された。同法は全文二〇条から成り、その内容はおおむね種痘規則を引き継いだものであるが、従来三回とされていた定期種痘を二回（出生から翌年六月に至る間及び数え年一〇歳の二回）に改めたほか（一条）、種痘の徹底を図るため、種痘の施行はこれを市町村の義務とした（五条）。また、保護者等の責任を明確にして義務履行の確保を図り（二条から四条）、また罰則を強化した（一七条）。

種痘以外の予防接種については、大正年間のインフルエンザの大流行に際しては、内務省がその予防接種を施行すべき旨を訓令し、また、都道府県市町村においても、任意に腸チフス等の予防接種を相当広範に実施してきてはいたが、その法制化はなされなかった。

２　戦　後

昭和二三年六月予防接種法（法律第六八号、以下単に「法」ともいう。）が制定された。その内容の概略は次のとおりである。

㈠　定期の予防接種を行う疾病は、痘そう、ジフテリア、腸チフス、パラチフス、百日せき、結核であり、臨時の予防接種を行うものは、以上の疾病のほか、発疹チフス、ペスト、コレラ、猩紅熱、インフルエンザ及びワイル病である。

㈡　予防接種の実施主体を市町村長とし、市町村長は保健所長の指示を受けてこれを行う。

㈢　厚生大臣は、必要であると認めるときは、都道府県知事に命じて臨時に予防接種を行わせることができる。

㈣　都道府県知事は、疾病まん延防止のため必要があると認めるときは、同じく臨時に予防接種を行わせることができる。

㈤　予防接種を受けた者に対して証明書を交付し、市町村においても台帳を作成し、その記録を明瞭ならしめ、予防接種実施の確実を期した。

その後、結核は、昭和二六年三月結核予防法（法律第九六号）の制定に伴い、法の対象疾病から除外された。また、昭和二六年四月には、定期の予防接種を受けるべき者が、その定期内に、市町村長以外の者から予防接種を受けたときは、市町村に対し当該医師の証明書を提出しなければならないとする改正が、昭和二八年八月には、厚生大臣が都道府県知事に臨時の予防接種を行わせる場合には政令の定めるところによるものとし、その他従来予防接種法施行規則で定めていた市町村長に対する規制を法律に引き上げる改正が、昭和二九年六月には、予防接種に関する記録の作成及び保存の規定を削除する改正が行われた。

昭和三三年四月、ジフテリアの定期予防接種に関して、その第一期の期間を繰り上げるとともに、従来の第二期との間に新たに一期が設けられ、また、猩紅熱が法の対象疾病から除外された。

昭和三六年四月、急性灰白髄炎（ポリオ）が法の対象疾病として加えられ、これについては定期の予防接種を行うべきこととし、その定期の期間が定められるとともに、市町村長が定期の予防接種を実施したときは実費を徴収しなければならないとされていたものを実費を徴収することができるものとする改正が行われた。

昭和三九年四月、ポリオの定期の予防接種を実施すべき期間が改められた。

昭和四五年六月、腸チフス及びパラチフスの予防接種が定期予防接種の対象から除外された。

二　制度の内容

１　法による強制接種

㈠　我が国の予防接種は主として法に基づいて行われている（ほかに結核予防法に基づく予防接種及びいわゆる勧奨接種を含む任意接種がある。）。法により対象となっている疾病は、痘そう、ジフテリア、腸チフス、パラチフス、百日せき、急性灰白髄炎、発しんチフス、コレラ、ペスト、インフルエンザ及びワイル病の一一種である。法は、これらの疾病の予防接種を受けることを何人に対しても義務づけ（三条）、罰則をもってこれを強制している（二六条一号）。

㈡　法による予防接種は、更に定期（五条）と臨時（六条）のそれに分けられる。定期予防接種は、痘そう（一〇条）、ジフテリア（一一条）、百日せき（一二条）、急性灰白髄炎（一四条）の四種について行われ、臨時予防接種は法に定めたすべての疾病についてそのまん延予防上必要があると認めるときに行われる（六条）。

㈢　定期の予防接種は、保健所長の指示を受けて市町村長が実施し（五条）、臨時の予防接種は、都道府県知事が自ら実施し又は市町村長に行わせることができるが（六条一項）、厚生大臣も都道府県知事にこれを行わせることができる（六条二項）。都道府県知事及び市町村長が行うこれらの事務は、いわゆる国の機関委任事務であり（地方自治法別表第三、一㈨、別表第四、二(十三)、その事務処理については、都道府県知事は厚生大臣の、市町村長は都道府県知事及び厚生大臣の指揮監督をそれぞれ受ける（地方自治法一五〇条）。

なお、定期の予防接種を受けるべき者が、その定期内に市町村長以外の者から予防接種を受けた場合は、市町村長に対し当該医師の証明書を提出しなければならない（六条の二）。

また、疾病その他やむを得ない事故のため定期内の予防接種を受けることができなかった者は、その事故の消滅後一月以内に、その予防接種を受けなければならない（九条）。

㈣　法による予防接種に要する費用は、定期の予防接種については実費徴収を原則とするが、市町村長は、保護者等が経済的理由によりその費用を負担することができないと認めるときは、これを免除することができる（二三条）。

予防接種に要する費用のうち、実費徴収によるもの以外の分については、市町村、都道府県及び国がそれぞれその三分の一を負担し、都道府県及び国がそれぞれその二分の一を負担する（二〇条から二二条）。

2　勧奨接種

㈠　法によるものとは別に、特定疾病の感受性対策として国の行政指導により特定の年齢群、集団などに対し予防接種の勧奨が行われる場合がある。これを勧奨接種と称している。このうち、各市町村、都道府県に対し国から一定の国庫補助がなされる場合は、特別対策と呼ばれる。勧奨接種はいずれも希望者に対する任意接種である。

勧奨接種の例として、ポリオについては、昭和三五年から同三六年にかけてのポリオ不活化ワクチンの勧奨接種及び昭和三六年六月から同三九年四月まで行われた生ポリオワクチンの特別対策がある。インフルエンザについては昭和三七年以降特別対策が実施されている。日本脳炎についても昭和三〇年から勧奨接種が行われてきたが、同四二年以降特別対策が実施されている。

㈡　本件訴訟で問題とされているインフルエンザ、日本脳炎及びポリオの各勧奨接種について詳述すると次のとおりである。

(1)　インフルエンザ

国は、昭和三二年九月四日付け衛発第七六八号各都道府県知事及び指定都市市長あて厚生省公衆衛生局長通知「今秋冬におけるインフルエンザ防疫対策について」（乙一七号証）により、小中学生等流行拡大の媒介者となる者、老齢者等致命率の高い者、警察、消防等公益上必要とされる職種の人々に対して、予防接種を勧奨すべきことを行政指導した。

特に、昭和三七年以後は特別対策を実施している（昭和三七年一〇月二〇日付け衛発第九二七号各都道府県知事あて厚生省公衆衛生局長通知「昭和三七年度下半期におけるインフルエンザ予防特別対策について」。以後、毎年度同趣旨の通知が発せられている。）（乙一八ないし二三号証、二四ないし三一号証）。その対象者は、人口密度の高い地域を中心とした小中学校、幼稚園及び保育園の児童とされ、実施主体は市町村である。費用は実費徴収を原則とするが、保護者が生活保護法による被保護者又はこれに準ずる者である場合は公費負担とし、その経費は、国、都道府県、市町村がそれぞれ三分の一を負担するものである。

(2)　日本脳炎

日本脳炎予防接種の最初の勧奨は、昭和三〇年「日本脳炎防疫対策要綱の補遺について（衛発第三七二号各都道府県知事あて厚生省公衆衛生局長通知）」（乙三二号証）によって行われ、各都道府県知事は、最も罹患率の高い年齢階層を重点に予防接種を勧奨した。以後毎年同様の勧奨が行われた。

昭和四二年には「昭和四二年度における日本脳炎等予防特別対策について（衛発三六〇号各都道府県知事あて厚生省公衆衛生局長通知）」（乙三三号証）により特別対策が実施された。その対象者は日本脳炎多発地域の高罹患年齢層である満三歳から十二歳までの幼児及び小学校学童並びに満五五歳から六四歳までの高年齢層である。実施主体は市町村であり、費用は、実費徴収を原則とするが、保護者が、生活保護法による被保護者は又はこれに準ずる者である場合は公費負担とし、その経費は、国、都道府県、市町村がそれぞれ三分の一を負担するものである。

日本脳炎の特別対策は、毎年度同趣旨の通知に基づいて実施されている（乙三四ないし四〇号証）。

(3)　急性灰白髄炎（ポリオ）

昭和三五年八月三〇日「急性灰白髄炎（ポリオ）緊急対策要綱」（乙四一号証の一・二）が閣議了解され、この緊急対策要綱により、国は、生後六月から一年六月の幼児、集団発生地域の周辺の〇歳から四歳児及びそれ以外の予防接種希望者に対しポリオの予防接種を実施することとした。

昭和三六年には、その前年に行われた経口生ポリオワクチンの大量投与がポリオ流行阻止にかなりの効果をおさめたこと（それまでのポリオ予防接種は不活化ワクチンによるものが中心であり、昭和三五年から経口生ポリオワクチンの試験投与が行われていた。）等にかんがみて、引き続き経口生ポリオワクチンの緊急投与を実施し、流行の未然防止を期すため、昭和三六年九月二二日「急性灰白髄炎（ポリオ）特別対策要綱」（乙四一号証の三）が閣議了解された（なお、乙四一号証の四）。これに基づいて生後三月以上一三歳未満の児童に対し経口生ポリオワクチンの投与を実施した（なお、乙四二ないし四五号証）。

なお、前述のとおり、ポリオは昭和三六年四月法の対象疾病に加えられ、これについては定期予防接種を行うこととされた。

（以上第一の全般については、乙七九号証三六五ページ、三七六ないし三八四ページ、八〇号証一四一ないし一四六ページ等参照）

第二　原告らの主張に対する反論

一　国家賠償法一条に基づく責任について

1　各責任原因の主張に共通する反論

原告らは、国家賠償法一条に基づく責任の原因として、①未必の故意による責任、②過失の立証責任の転換理論等に基づく責任、③具体的過失を理由とする責任、の三つを主張する。

右の三つに対する共通の反論は次のとおりである。

㈠　国の公権力の行使に該当しない予防接種

(1)　原告らが主張の各被害発生の原因とする予防接種には、法による強制接種のほかに、法六条の二若しくは九条の規定に基づいて行われ、あるいはいわゆる勧奨接種若しくは単なる任意接種として行われたものがある。

法六条の二若しくは九条の規定に基づいて行われたもの及び単なる任意接種が、国の機関以外の者が実施主体となって実施されたもので、それらが国の公権力の行使に該当しないことはいうまでもないし、勧奨接種も、国の行政指導に基づくものではあるが、予防接種を実施するかどうかは各地方自治体が右行政指導に基づいて判断、決定するのであって、それは国の行為ではない。国の右行政指導によって地方自治体に予防接種を実施すべき義務が生ずるわけではないのである。したがって、勧奨接種は地方自治体の固有事務であり、国の公権力の行使には該当しない予防接種である。

(2)　しかるところ、原告らのうち、原告番号1、3、7、10、14、15、18、20、23、26、27、36、37、39、40、44、45、46、47、48、50、51、55に係る患児ないし

原告らに関する予防接種は、国の機関以外の者が実施主体となって実施されたものであり（各患児ないし原告ごとの「予防接種の実施主体」、「その予防接種が法六条の二若しくは九条の規定によるものか、勧奨接種によるものか等の別」については、被告準備書面(二十)に記載したとおりである。）、これらの予防接種は国の公権力の行使に該当しないから、右原告番号に係る原告らの国家賠償法一条に基づく主張は失当である。

㈡　適法行為

法に基づく強制接種がもともと適法な行為であることはいうまでもない。国権の最高機関である国会の制定した法律が行政機関にその実施を命じている行為を行ったことが違法視されるいわれは全くない。強制の是非、範囲、実施の方法等について検討の余地があったとしても、それは高度の技術的、専門的関係諸科学の知見、情報に基づいて決せられるべき政策的判断に属する問題として、立法府の裁量及びその下での行政庁の裁量に委ねられていると解すべきであるから（そのための機構等全般については、被告準備書面(十二)三ないし四八ページ、乙八〇号証四二ないし八八ページ等参照）、法による強制接種自体の適法性に影響を与えるものではない。

また、勧奨接種も、伝染病の流行を未然に予防し公衆衛生の向上増進に寄与するという目的をもって行われる行政指導に基づく予防接種であって、それが国の公権力の行使に当たるとしても、それ自体が適法な行為であることは強制接種についてと同様である。

そして、本件で問題とされている勧奨接種を含む予防接種の実施が、いずれも前記の裁量の範囲内のもので、当時の知見からすれば相当なものであったことは、後に個々の予防接種について述べるところから明らかである。

もっとも、予防接種の実施に伴って死亡その他の重篤な副反応が発生した場合には、それは予防接種法の本来の目的とするところではないが、現代科学の水準をもってしては予防接種に伴う原因不明の異常重篤な副反応の発生を避けることができない以上、かような事故を完全に防止するには予防接種を中止するほかはない。しかし、予防接種を中止することは、予防接種によって達せられるべき公益上の目的を全面的に放棄することになり、そのような中止自体が予防接種法等に反し、明らかに違法の評価を受けることになろう。前記のように予防接種自体が適法であり、一方それによる重篤な副反応が不法な結果と見られるとすれば、これはまさにいわゆる「適法行為に基づく不法な結果」の事例というべきであろう。

2　未必の故意による責任のないことについて

原告らは、生命又は身体の侵害は、刑罰の執行、正当防衛、緊急避難及び重大な社会的利益保護のため厳格な法律上の要件を満たした場合以外は絶対に違法であると主張し、これを前提として、国は予防接種により一定の確率で死亡又は重大な後遺障害が発生することを認識しながら接種を継続したものであるから「未必の故意」により違法に他人に損害を加えた責任があると主張する（原告らの昭和五二年七月一日付け準備書面(十)四ないし六ページ）。

これに対する被告の反論は次のとおりである。

㈠　準備書面(八)で主張したとおり、特に国の公務員の職務行為については、単なる結果あるいは損害だけから行為の違法性を導き出すことはできない。行為あるいは結果の外形だけで論じる限り、予防接種それ自体がある意味で身体に対する侵害を内包している。身体侵害の絶対的違法性という立場を徹底すれば、国の強制や勧奨による予防接種はすべて廃止されるべきものといわざるを得ないことになる。仮に、国が右の見解におもねて現に実施している予防接種を廃止するとしたならば、そのような国の逃避的態度は現代における社会的福祉国家の役割を全く放てきするものと非難されるのみならず、具体的には、伝染病の発生とまん延による、別の形での国民の生命身体に対する侵害の危険を放置するものとして国の責任が国民から強く問われることにもなろう。日本国憲法二五条二項は公衆衛生の向上増進に努めるべき国の積極的責務を宣言し、これを受けて予防接種法等の現行法令は伝染病予防対策としての予防接種に重要な位置付けを与えている。予防接種による重篤な副反応の発生は、あえていうまでもなく法の目的とするところではないが、公務員の職務行為の違法性の本体は、結果ではなく職務行為自体の違法と解すべきであるから、原告らのように事故の結果だけからさかのぼって予防接種の違法を論ずることは相当ではない。

㈡　原告らは、被告に「未必の故意」があるというが、故意や過失の有無は客観的な違法行為（職務行為の違法）の存在を前提としそれとの関連でのみ論じられるものであり、違法行為の存在しない本件で未必の故意が成立する余地はない。

予防接種によりごくまれに重篤な副反応が生じ得る可能性を国の担当者が認識していたとしても、そのことだけから同人に「未必の故意」があるとか違法行為があるとすることはできない。

現代社会には多くの自然的又は社会的な災害、事故、疾病等の危険が内在している。そして、とりわけ現代社会の特徴として、一方で便益を増進しあるいは危険を回避するための科学技術の進歩が、他方では不可避的に新しい別個の危険を生み出す場合が現出し、かつ、増加の傾向にあることが指摘される。例えば、最近の科学技術を集約した自動車、航空機などの交通機関あるいは最新の医学的知見及び科学技術に基づき施術される医療などがそのような危険を内包したものとしては握され、予防接種もまた同じくその重要な事例としてあげられるのである。無論、このような新しい危険に対しては、それを回避、減少するための対策を講ずる必要があることはいうまでもないが、そのために角を矯めて牛を殺すような結果となっては、科学技術の進歩の意義はないし、社会生活そのものが麻痺してしまうであろう。主に刑法で論じられる「許された危険」や「社会的相当行為」の理論は右のような現代社会の状況に対応するもので（違法性阻却事由とされることもあるが、一定の場合は構成要件該当性も否定される。）、民法上も実質的にこれと共通する考え方が広く認められつつある。特に国の公務員の職務行為については前述の理由で一層強く同様の考え方が認められるべきである。これに反して原告らのように結果違法の考え方を貫徹するときは現代の社会経済活動の大半が停止せざるを得ない。例えば、昭和五〇年の我が国の自動車一万台当たりの交通事故による死亡者は、約三・七人であり（ジュリスト六〇九号一六ページ以下竹岡勝美「最近の交通事故の動向」参照）、全交通事故（昭和四六年をピークに減少傾向にある。）はこの四〇倍以上の頻度で発生している（ジュリスト六三三号一六ページ「自動車損害賠償のゆくえ」（座談会）交通事故件数表参照）にもかかわらず、これほどの危険を内在させた自動車を大量に製造し販売する行為（あるいはそれを国が禁止せず容認している行為）自体が違法だとか、未必の故意があるとする議論はない。これに対し、予防接種による重篤な副反応の発生は一〇〇万人当たり数人又は数十人という割合で考えられている。自動車事故の場合と単純に同視することは無論できず、予防接種事故を極力防止すべき国の責務を否定するものではないが、国に「未必の故意」があるとする原告らの主張が不当であることは右の対比からも明らかであろう。

３　過失の立証責任の転換理論及び過失の事実上の推定理論に基づく国家賠償法一条の責任のないことについて

原告らは、「予防接種によって被接種者の生命身体に被害が発生した場合には、被害が発生したことのみで、すでに接種について国に過失があったものと推定すべきである。」、「国の予防接種実施過程に（被接種者に対する）安全確保義務に違反する何らかの欠陥が存在し、かつ右の欠陥が予防接種事故を発生させる危険性・蓋然性を有するものであるときは、原告が右欠陥の存在を立証すれば、過失は一応認められる。」とし、本件においては、前記の被害が発生しているから、あるいは、原告らに係る予防接種について国に各種の注意義務違反（欠陥）が存し、これらの義務違反は、死亡、脳炎等重大な事故を発生させる危険性、蓋然性が高いから、被告は、本件予防接種事故の発生につき過失があると推定され、国家賠償法一条による損害賠償責任を負うべきである旨主張する（原告らの昭和五二年二月八日付け準備書面㈧三五ないし四六ページ）。

しかし、右主張はいずれも失当である。

㈠　原告らの右主張は、「国は予防接種において……死亡又は重篤な障害が万が一にも発生することのないよう万全の注意を尽すべきで最高度の注意義務を負っている」(原告らの準備書面㈧三六ページ)ことを前提とし、この義務を損害賠償請求権を基礎づける個々の国民に対する法律的義務ととらえていることによるものと解される。

たしかに、国は予防接種に際し事故発生を防止するための万全の措置を講ずべき広義の義務があると解されるが、この義務の性格は、国がいわゆる予防接種行政において国民一般に対して負っている抽象的な行政的責務と解すべきで、個々の国民に対する特定の法律的義務ではない。まして不法行為に基づく損害賠償請求権を基礎づけ得る私法的義務ではない。したがって、右責務の履行の確保及びこれに関する批判は、国の行政責任を問うものとして専ら国会、世論等を通じた政治的コントロールによってなされるべき筋合いのものであり、個々の国民が右義務違反ありと主張して国に対し損害の賠償を請求することはできないと解すべきである。

㈡　右に述べたように、予防接種行政における国の安全確保措置は国民一般に対する行政責務の問題で、個々の国民に対する法律上の義務として行われるものではない。また、国の伝染病予防及び予防接種対策は高度の専門科学的、技術的な知見・情報に基づく政策判断の問題であり、その具体的内容、すなわち予防接種の具体的な範囲、対象者の年齢、実施方法等をいかに定めるかは、事柄の性質上、立法府の裁量及びそのもとでの行政庁の裁量に委ねられている。そして、被告の予防接種行政が右の裁量の範囲を逸脱するものではなく、適正妥当であったことは後に述べるとおりであるが、右のような予防接種行政における国の安全確保措置の法的性格からも、これに対する批判、是正は専ら民主国家のルールに従った政治的コントロールでなされるべきものである。しかるところ、原告らが「過失の事実上の推定」の前提として主張する幾つかの被告の注意義務違反(欠陥)なるものは、個々の予防接種に関する具体的過失ではなく、いずれも前記のような伝染病予防及び予防接種政策の基本的内容に関係し、その多くは法令の内容の当不当をいうに帰するものであるから、前記理由によりそれ自体失当といわなければならない。

㈢　原告らのいう過失の推定等に関する一般的な理論自体は是認するとしても、それらは、一般に事件の外形的な事実関係から、特別のことがない限り被告に過失があったであろうと考えられる場合に直接証拠なしに被告の過失を認めるための理論であり、高度の蓋然性を有する定型的事象経過が存在することを前提とし、通常は多数の裁判例の積み重ねによって成立するものである。しかるに、本件では原告ら主張の義務違反自体が存在せず、定型的事象経過も存在しないので、右理論を適用する前提がない。また、先にも触れたように、原告らは、具体的過失すなわち特定の予防接種における不手際や過誤を主張、立証するものではなく、単に抽象的、一般的な予防接種行政上の義務違反を主張して過失の推定を主張するものであるが、このような抽象的主張事実に基づく過失の推定は従来の裁判例や学説の全く予想しないところである。

㈣　以上のとおりであるから、原告らの冒頭掲記の主張は失当であるが、このような被告の主張は、予防接種事故の被害者を何らの救済、補償もなしに放置してよいとする趣旨でないことはいうまでもない。伝染病の予防、特に集団防衛という公益の実現のため、強制又は勧奨によってなされる予防接種に伴って、死亡その他の重篤な障害等の結果を生じた場合には、たとえそれが適法行為によって不可避的に生じた事故であっても、このような異常かつ特別の犠牲者に対して国が相当な救済、補償の措置を講ずべき根拠と必要があるといわなければならない。このような観点から我が国においても予防接種事故による被害者に対する救済制度が創設され、次第に強化・拡充されてきている(詳細は、準備書面㈢五三ページ以下、同㈥、同㈦八ないし一三ページで述べたとおりである。)が、これは、まさに右の思想に立脚する広義の国家補償制度の一環とみることができる。そして、既に述べた予防接種行政の法的性格や、国家賠償制度が公権力の行使、行為の違法性、故意過失等を要件とし、因果関係についても厳格な証明を要求するのに反して、国家補償の制度では予防接種制度に伴う事故を広く救済することが可能となること等を勘案すると、予防接種事故に対する救済は本来的に国家補償として位置付けられるべきものである。そうだとすると、法はいわゆる原因不明あるいは本件原告らのように国の基本的予防接種政策の不当を理由として損害賠償を請求するに帰する事案の救済は、すべて右国家補償的救済措置でまかない、それ以外あるいはそれを上回る損害賠償請求は全然予想せず、これを許容しない趣旨であることが明らかである。原告らの冒頭の主張はこのような面からいっても失当といわなければならない。

4　国の具体的過失五つを主張する国家賠償法一条の責任のないことについて

㈠　総括的反論

原告らは、被告には「実施すべきでない予防接種を行った過失」など原告ら主張の五項目の「具体的過失」により他人に損害を加えた責任があると主張するが、右主張は、次の理由により個々の過失の存否等について検討するまでもなく失当である。

(1)　国は予防接種による死亡その他の重篤な副反応の発生を防止するため万全の措置を講ずべき広義の義務を負っているとしても、右義務の性格は憲法に由来し国民一般に対する抽象的な政治的、行政的責務であって、個々の国民に対する法律的義務ではない（被告準備書面(十五)一、二ページ）。国家賠償法一条に基づく責任の要件としての行為の違法性は、当該公務員が第三者に対して負う職務上の義務に違反したことを指すと解すべきである（加藤一郎編・注釈民法⒆四〇四ページ（乾昭三）、古崎慶長・国家賠償法一七二ページ、東京高判昭四五・八・一下民集二一巻七・八号一〇九九ページ参照）。原告らが主張する被告国の五個の具体的過失の前提となる義務は、少なくとも右のような第三者に対する職務上の義務としては認められない。

(2)　国は、伝染病の発生とまん延を予防して公衆衛生の向上増進に努めるべき責務があり、このために予防接種を実施する必要があり、これを放棄することはできない。しかしながら、だからといって予防接種による事故の発生を放置してよいものではなく、国としてその発生を防止すべき責務を負うものであるが、現代科学の水準では接種による重篤な副反応の発生を完全に避けることはできない。民主国家において右のジレンマをいかに解決し、予防接種の具体的な範囲、対象者の年齢、方法等をいかに定めるかは、高度の技術的、専門科学的な知見、情報に基づく政策判断の問題として、立法府の裁量及びそのもとでの行政庁の裁量に委ねられていると解される。昭和二三年の予防接種法、同法施行令、同三三年の予防接種実施規則、同三四年の予防接種実施要領などは、その後の改正も含め、いずれも右の裁量権の範囲内における立法及び行政の専門技術的な政策判断に基づくもので、これらの準則にのっとって行われた本件各予防接種はいずれも本来的に合法であり、それ自体として違法の問題は生じない（古崎・前掲書一七六ページ、最判昭三三・七・一民集一二巻一一号一六一二ページ参照）。原告らが国の具体的過失として主張する事項は、個々の予防接種に関する具体的過失でなく、右のような裁量の範囲内での国の政策判断の当不当を争うに帰するから、それ自体失当といわなければならない。

(3)　原告らが国の具体的過失としてあげる予防接種関係法令の定め及びその下での予防接種行政上の措置は、いずれもそれぞれの時点における専門技術的政策判断として合理的かつ正当な根拠がある（詳細は、準備書面㈢の第一の四に引用の各準備書面記載のとおりであり、後記㈡ないし㈥でも触れるとおりである。）。これを不当とし、ましてこれを違法とする原告らの主張は失当である。

(4)　なお三権分立の建前や憲法五一条の趣旨からも、立法機関の行為は国家賠償法一条にいう公権力の行使に含まれないと解すべきであり、仮に含まれるとしても立法機関の行為及びその委任に基づく政令省令等の行政立法には、特にそれが本件のような専門技術的事項に関するときは広範な裁量の余地が承認されるべきである。右裁量の範囲内の行為については、仮に当不当の問題があっても違法の問題を生じることはない。

(5)　予防接種行政の法的性格、予防接種事故の救済として本来国家補償の方向が適していること等に照らすと、法は原因不明又は本件のように国の基本的な予防接種政策及び行政の不当を理由とする事案の救済は、昭和五一年法律第六九号による改正後の予防接種法による救済措置、従前の行政救済措置及び両者の過度的措置でまかない（その内容は、被告準備書面(十五)八ページ以下）、これ以外に又はこれを上回る損害賠償請求は許容しない趣旨と解すべきである。

(6) なお原告ら主張の五個の具体的過失が抽象的な政策判断の不当の主張であることの帰結として、仮にこれらの過失があると仮定してもそれと各原告らの重篤な副反応発生との因果関係は、多くの場合に抽象的可能性の域を出ず、具体的に明らかではない。例えば、仮に接種年齢を引き上げていれば、事故が発生しなかったかどうか、より十分な予診をすれば、禁忌該当と認められたかどうかは、問題の性質上、ほとんどの場合、不明というほかはない（これについては、禁忌事項について後述するところを参照）。

以上のとおりで、原告らの主張は既に失当といわなければならないが、以下、原告らが被告の具体的過失として問題にする各措置について、被告がいわゆる予防接種行政において法によって付与された裁量権の範囲内でこれを行ってきたものであり、かつ、いずれも合理的根拠を有するものであることを明らかにする。

(二) 実施すべきでない予防接種を行った過失のないことについて

原告らは、「予防接種は生命身体に対する高度の危険性を有するから、国が伝染病予防対策を講じる場合でも、まず、人身に危険のない感染源対策、感染経路対策によるべきである。そして予防接種は、これらの対策だけでは伝染病蔓延の具体的危険が防止できない場合であって、かつ、当該ワクチンが顕著な有効性と高度の安全性を具備している場合でなければ、実施すべきではない。かかる観点に立つとき、……天然痘、インフルエンザ、腸チフス、パラチフスに対する予防接種は実施すべきではなかった。したがって、これらワクチンの強制または勧奨による接種を漫然と継続し、その結果これらのワクチンの予防接種を受け事故に遭った本件被接種者との関係で、被告国は過失があったというべきである。」（原告らの準備書面(八)四七、四八ページ）と主張する。

しかし、右主張は次のとおり失当である。

(1) 種 痘

種痘に関する原告らの主張は、「（種痘をめぐる）諸事情から考えるならば、被告国は、予防接種法が制定された昭和二三年には、わが国の戦後の天然痘流行が終熄した状況を踏まえ、爾後の天然痘蔓延の危険の程度、種痘接種による社会的免疫効果の程度、種痘の定期接種を継続することによる被害の発生頻度、重大性を比較検討して、おそくとも国内の患者発生がなくなった昭和三一年（一九五六年）には種痘の定期強制接種を廃止すべきであった。」（準備書面(八)五一、五二ページ、同(五)三ないし七ページ）というものである。

しかし、本件において問題とすべき当時における種痘については、法律でその定期強制接種の実施が命ぜられていたもので、行政はこれに従ってことを処理してきたものであることは第一で述べたとおりである。したがって、原告らの右主張は、種痘の定期強制接種を実施すべきことを規定した法律を昭和三一年以前に改めるべきであったとし、これをしなかったことが違法であり、しなかったことについて被告の公務員に過失があったとする趣旨と解される。そうだとすると、右の意味における違法な行為を行った被告の公務員の特定が必要であるが（具体的氏名まで必要とする趣旨ではない。）、原告らは何らこれを特定していないし、違法とする行為（立法の不作為）の具体的内容やそれが違法である理由も明らかにしていない。したがって、原告らの右主張は既にこの点において失当であるし、そもそも、前にも触れたように、三権分立の建前や憲法五一条の趣旨からも、立法機関の行為は国賠法一条にいう公権力の行使に含まれないと解すべきであるから、この点からみても右主張は失当である。

仮に、右の主張が是認されないとしても、立法機関の行為及びその委任に基づく政令、省令等の行政立法には、特にそれが本件のような専門技術的事項に関するときは広範な裁量の余地が承認されるべきであり、この裁量の範囲内の行為については、仮に当不当の問題があっても違法の問題を生じることはないというべきである。

そして、種痘の定期強制接種の存続・廃止問題に関する被告の施策が、右の裁量の範囲内のものであり、かつ、合理的根拠を有するものであることは、以下に述べるとおりである。

ア　痘そうとは何か

痘そうは、現在よりおよそ五〇〇年ぐらい前に東アジアの高温多湿の密林地帯で発生し、世界各地に広まって行ったウイルス性の伝染病である（乙一一八号証二一ページ）。その症状は、約一二日間（誤差七～一七日間）の潜伏期間の後に、二ないし四日間の発熱、インフルエンザのような頭痛、関節痛、腰痛が生じ、それと続いて発疹が顔及び上半身に生じ一日又は二日のうちに全身に広がり、その後丘疹が生じ、発疹が生じて三日目ぐらいには水疱疹となり、発疹が生じて四、五日目には膿疱疹となり、それが乾燥してかさぶたとなり発疹発生後二ないし三週間後には痂皮が落ち、治癒に向かうというものである（乙九七号証の一ないし三〇、木村証言第一次第一回七丁以下等参照）。死亡率は、軽いもの（分離型）で一七パーセント程度に達し、重い融合型、扁平型、出血型になると死亡率は一〇〇パーセント近くになる。そうして、この痘そうのための治療方法はなく、抵抗力のない患者は全身衰弱をきたし死亡する。したがって、患者のなかでも特に抵抗力の弱い一歳未満の乳児の死亡率が高く、分離型でも四〇パーセントに達する（乙六四号証三〇ページ）。また幸いに生き残って治癒した場合でも患者の顔面には顕著な斑痕（いわゆる「あばた」）が残り一生涯消えることはなく、失明することもある。

イ　痘そうの伝播様式

痘そうウイルスは人間にのみ感染し、患者のくしゃみの飛沫や痘そうの膿、痂皮の粉塵を吸い込むことによって感染する。したがって、家庭、学校、病院、隣近所など患者と密接に接触する狭い地域を中心に流行し、患者が旅行することによって他の地域へと流行して行く。そして、人から人へ伝染するため人が密集している地域ほど流行することとなる（乙六四号証三七ページ）。欧米諸国と比較すると我が国の場合、住宅が狭く家族が集まって生活をすることが多いことから、家庭内での感染可能性が高いだけでなく、大都市及びその周辺の団地など人口密度が高く、その上、人の移動が盛んなため、ひとたび患者が発生したときは、東南アジア諸国同様に大流行する可能性が大きいのである。

なお、証人大谷杉士はその証言のなかで、乳幼児は外出することが少ないので痘そうに感染する率は少ない旨証言するが、最近のように両親と子供だけからなる核家族が増えると、乳幼児も母親と一緒に外出することが多くなり、乳幼児が外出することが少ないというのは誤った推測である。しかも、痘そうの感染は、家族などの人と人が密接に接触する場所で起こる以上、乳幼児が痘そうに感染する機会が少ないとはいえず、現に、痘そうの第二次感染の可能性は五歳以下の子供に一番多いとされている（乙六四号証三六ページ）。

ウ　痘そうの流行状況

①　痘そうの流行状況については、被告準備書面㈢四ないし七ページ、同㈡三八ないし四三ページ等で述べたところであるが、WHOの痘そう根絶作戦の開始後の状況を見ると次のとおりである。

すなわち、WHOは、一九六七年（昭和四二年）度から痘そう根絶作戦を開始し、それが効果を示しだしたのは一九七〇年（昭和四五年）以降からであるが、その一方で一九七三年（昭和四八年）には二か月弱で一万一二八〇人の患者が発生するなど痘そうの流行はその後も続いていたのである（乙六一号証一四三ページ）。そして、一九七八年（昭和五三年）になって痘そうの流行はなくなり、WHOは一九七九年（昭和五四年）一〇月二六日痘そうが根絶した旨の宣言をするに至ったのである。

②　我が国では、七三五年新羅を経て痘そうが九州に伝播し流行した以後、一九五五年（昭和三〇年）まで痘そうが発生していた。その後は、痘そうの患者の発生はないものの、一九七三年（昭和四八年）にバングラデッシュからの帰国者一名が一九七四年（昭和四九年）にインドからの帰国者一名が痘そうに

り患していたが、国立予防衛生研究所の北村敬博士らが当時研究していた痘そう早期診断法により早期に発見できたこと及び定期の種痘接種により国民の間に免疫があったため流行を見なくてすんだ。

エ 種痘の強制接種の必要性

① 前述のように痘そうは死亡率の高い病気であるにもかかわらず治療薬はなく。我が国のように人口密度が高く住宅環境が悪く交通機関が発達し人の移動の激しい国では、ひとたび痘そう患者が発生すれば大流行はまぬがれない状況にある。しかしながら、一七九八年にジェンナーが種痘を発見して以来、各国で種痘を採用し強制接種を行ってきたことにより、我が国や欧米諸国では外国からの輸入により痘そうが小規模に流行することはあっても常在しなくなった。このように我が国や欧米諸国で痘そうを根絶させるための唯一の武器が種痘であったことは、その後ＷＨＯが種痘を武器として全世界から痘そうを根絶したことからも明らかである。

② そこで、我が国に痘そうが常在しなくなった一九五六年以降も種痘の強制接種を続ける必要があったかが問題である。

前述のように、一九七〇年（昭和四五年）ころまでは、世界の三〇か国以上の国々か痘そうで汚染され、我が国も汚染国との交流による痘そうの侵入の危険性に常にさらされていたのである。かつては、我が国と諸外国との主要な交通機関が船舶であったため、船舶上で発病することが多く、入国者に対する検疫体制さえ完備していればある程度痘そうの侵入を防げたのである。しかしながら、一九六〇年（昭和三五年）代になると我が国と諸外国を結ぶ主要な交通機関は航空機となり、患者が潜伏期間中に我が国に上陸することとなるので、検疫体制の強化だけでは痘そうの侵入を防げなくなってきたのである。このような状況下で我が国では、一方で、隣国であり香港を通して接触のある中華人民共和国内での流行状況が分からず、他方、痘そう常在国であるインド、パキスタン、バングラデッシュ、インドネシア等との交流も増加し、航空機による渡航者が増大し何時輸入例に見舞われるかわからない状態にあった（北村証言第一回四三丁、木村証言第一次第一回四二丁裏等）。ちなみにヨーロッパにおいては、毎年のように痘そうが輸入され（乙一〇〇号証の三）、特に一九七二年にはユーゴスラビアで痘そう常在国からの帰国者が痘そうを持ち帰り国内に大流行をさせ、そのため国の行政がまひし、一七四名の患者が発生した例が報告されている（北村証言第一回七二丁以下、乙一一九号証）。

我が国においても、前記のように一九七三年（昭和四八年）、一九七四年（昭和四九年）に各一例づつ輸入されたが、これらの時には幸にも流行は見なかったものの、右ユーゴスラビアにおけるように、流行感染患者が発生してもおかしくない状況にあったことは研究者により指摘されているところである（乙六〇号証二六七ページ）。ＷＨＯが一九六七年（昭和四二年）から痘そう根絶計画を実施してその成果が上がり、我が国及び欧米諸国に痘そうが輸入される危険がなくなったのは一九七八年（昭和五三年）になってからのことである。

このような状況下にあって、欧米諸国も古くから定期に強制的に種痘を行って免疫水準を維持するとともに、輸入時の緊急種痘により免疫を補完して痘そうの流行を阻止してきたのであって、この方法はＷＨＯの痘そう根絶計画においても妥当な方法と考えられてきたのであり、一九六九年（昭和四四年）当時ヨーロッパの多くの主要国においても痘そう非常在国になった後も種痘の強制接種が続けられていたのである（乙五七号証一一ページ）。ところで、ＷＨＯの痘そう根絶計画が進み痘そう常在国が少なくなるに従って、各国で報道機関などにより種痘による事故が強調されるようになり、痘そう侵入の可能性より種痘による事故の方が大きいということで定期種痘廃止の主張がでてきて、一九七一年にイギリスがこれを廃止し、アメリカ合衆国公衆衛生局も定期強制種痘の廃止を決定したのである。しかし、これに対しては、種痘の専門家からは疑問が呈示され、ベネンソンは全世界で痘そうが根絶されるまで種痘を廃止できないと主張し（乙一〇一号証訳文一二ページ）、一九七二年にオランダで開かれたシンポジウムの総括でレーンはいつ定期種痘を廃止すべきかの明確な基準はない（乙一〇三号証）としているのである。そして、ＷＨＯが、痘そうの根絶が確認されていない国又はその近隣の国を除いて種痘を廃止すべきであると勧告したのは一九七八年（昭和五三年）一一月になってからであり（乙一一八号証二〇八ページ）、それ以前は世界各国に対し痘そう根絶計画を効果あらしめるため強制種痘の継続を期待していたのである。我が国は、一九七六年（昭和五一年）に独自の見解により定期強制種痘を廃止したが、一九七一年（昭和四六年）から一九七五年（昭和五〇年）までに強制種痘を廃止していた国は八か国（うち三か国は南太平洋の島国）しかなく（乙一二〇号証）、我が国が一九七六年（昭和五一年）に定期種痘を廃止したことはＷＨＯや諸外国及び痘そう研究者より早すぎると非難されることはあっても遅すぎると非難されることはない。

なお、原告らはイギリスの例を引用して強制接種の必要性がない旨主張するが、イギリスが一九四九年に強制種痘を廃止した当時、他のヨーロッパ諸国は、かえって種痘を強化していたのであったから、かかるイギリスの立法措置は例外的なものというべきである。しかも、強制種痘を廃止したとはいえ、一九七一年（昭和四六年）までは政府は一方で地方の保健行政機関に種痘のための便宜供与を確保するように要請し、他方で、国民に対し子供はワクチンの接種を受けることになっているということを書いた書面を送付し種痘の接種を事実上強制していたのである。そうして、一九七一年に至り、イギリスは任意の種痘をも全廃したのであるが、これに対し、フランス、ベルギー等の近隣諸国は種痘の廃止は時期尚早であり他の諸国において迷惑である旨強い非難をしているのである（乙六〇号証二六二ページ）。イギリスはこのような早い時期に種痘を強制接種から任意接種に変更し免疫率が下がったため、他のヨーロッパ諸国に比べ、輸入患者からの第二次感染による流行に見舞われたのである。

③　原告らは、痘そう患者が発生した時にその危険の及ぶ最少限の場所と人を選んで種痘を行うべきであって定期種痘の必要はない旨主張するようである。しかし、右のような包囲種痘の方法が実施されたのは一九六八年（昭和四三年）九月にアメリカ合衆国の疫学者ヘンダーソンとベニンの疫学者ヤクベらの研究に基づいてＷＨＯが西アフリカで行ったのが最初であって（乙一一八号証三八ないし四〇ページ）、それまではＷＨＯでも痘そう根絶のためには全面的な定期種痘しかないと考えそれを実施していたのであり、本件定期種痘の行われた昭和四三年四月当時において我が国が定期種痘を実施していたことを目してこれを非難する理由とはなり得ない。

なお、ＷＨＯが定期種痘から包囲種痘に種痘の強制方法を変更したのは、開発途上国では戸籍制度が整備されておらず一定の集団の八〇パーセント以上の人に種痘による免疫を確保するのが困難であり、ヘンダーソンの研究で明らかになったように痘そうの伝播が遅いものであれば、痘そうの患者を発見してからその周囲の者に種痘を接種した方が安くかつ効果的であるという理由によるものであった（乙一一八号証三五ないし四〇ページ）。しかし、我が国で昭和四三年ころ定期種痘を廃止し専ら侵入時の包囲種痘のみに頼る政策を採用することには次のような危険があった。ヘンダーソンらの研究によれば、アフリカのような高温の地域では痘そうの伝播力は低いということであるが、我が国のような秋から春へかけての寒冷な気候の下でも伝播力が弱いかが確認されておらず、我が国のような気候の下では、アフリカより伝播力が強い危険があった（乙一〇一号証訳文九ページ参照）。そうして伝播力が同じだとしても、我が国の場合、開発途上国と異なり、保育園、学校、朝夕の通勤ラッシュなど人の密接な接触の機会が多く（北村証言第一回五九丁裏、乙一〇一号証訳文八ないし一〇ページ、特に一〇ページ参照）、さらに交通機関の発達により人の移動が激しく、第二次感染の危険が人数的にも地域的にも著しく大きく、包囲種痘の対象者を著しく拡大しなければならなくなる。しかも、包囲種痘により初種痘を受けた者は免疫ができるまで二週間かかり（北村証言第一回五三丁表）、その間に痘そうに感染するおそれがあり、全国各地で飛び火的に二次感染が流行するおそれもある。そうして、最も重要なことは、包囲種痘制度のみを採用したならば、痘そう流行時に初めて種痘を受ける者の年齢は必然的に高くなり、その結果、種痘後脳炎の発生率も高くなるという面での危険性があることである。包囲種痘にこれらの危険性があり、かつ痘そうの伝播力について資料のない時点では、包囲種痘制度と定期種痘制度との優劣をにわかに決し得るという状況にはなかったのである。

④ さらに原告らは、種痘ワクチンの免疫有効期間は三年といわれているとし、これを前提として種痘の免疫効果に疑問を呈している。しかし、免疫効果についていえば、種痘を受けた者の半数は二〇年後でも免疫を有し痘そうに感染しないのである（乙七九号証六ページ表1・3、なお北村証言第一回四八丁裏参照）。さらに重要なことは、乳児のころに定期種痘を受けている者は痘そう流行時に再種痘を受けることにより、種痘後脳炎の危険性なしに、種痘後数日間で免疫力を回復でき（北村証言第一回四七丁裏）、また、免疫力のなくなったグループに属し、かつ再種痘も間にあわなかったため不幸にして痘そうに感染しても、その症状は不全型という著しく軽いもので、死亡率も低く他人に感染する能力の低いものですむのである。そうして、最後に、乳児に定期種痘を行うことにより、国内に痘そうが輸入されても、低抗力がないため最も感染しやすく、感染した場合には死亡率が著しく高い乳幼児への感染を防ぐことができるのである。このように、乳児に対する定期種痘は個人のレベルでも集団のレベルでも痘そうの予防に役立っているのである。

オ　結　論

以上のとおりであるから、原告らが種痘の定期強制接種を廃止すべきであったとする昭和三一年当時はもとより、昭和四〇年代以降においても、我が国は東南アジア諸国からの痘そう輸入の危険に常にさらされており、同じ非常在国の欧米諸国を含め全世界においても、痘そうの輸入・流行を防ぐためには、全国民に対する定期的強制種痘しか適切な方法はないと考えられてその定期強制種痘が実施されていたことにかんがみるとき、我が国において昭和三一年以後も定期強制種痘を実施してきたことには合理的理由があり、これを目して違法ということはできない（なお、以上述べてきたこと全般については北村証言参照）。

(2) インフルエンザ

原告らの主張は、要するに、「インフルエンザのワクチンは、免疫率も免疫有効期間もわずかで、ワクチン自体の性能に問題があるうえ、インフルエンザ疾患による症状もさほど重大ではなく、ワクチン接種による事故に遭遇すると、死亡したり脳炎を患うなど被害は重大であったから、勧奨による一律な予防接種を実施する意義は全く存在しなかったのである。したがって、これを漫然と実施してきた被告国には、ワクチン接種の副作用による事故発生につき、重大な過失があったというべきである。」（原告らの準備書面(八)五六、五七ページ）、というものと解される。

これに対する被告の反論は次のとおりである。

ア　インフルエンザ疾患の重大性とこれに対する予防方法

インフルエンザは、発熱、頭痛、咳等のいわゆる風邪症状のほか、合併症として肺炎、気管支炎、脳炎、心筋炎等を伴う極めて伝染性の強い急性呼吸器系伝染病であり、特に若い年齢層の罹患率が高いうえに、幼児及び老年期に高い死亡率を示すとともに、大流行の際には常に総死亡率の著明な増加があり、肺炎、気管支炎等の合併症を起こして死亡する者も多いとされている（乙七九号証四七ないし五四ページ、木村証言第一次第一回五九ないし六四丁等参照）。

他方、インフルエンザに対して有効な化学療法剤ないしは化学予防剤が発見されていないので、ワクチンは、今日科学的に有効な唯一の予防手段とされている（乙七九号証五五ページ）。

イ　インフルエンザワクチンの勧奨接種

インフルエンザワクチンの接種を勧奨することを行政指導する直接的契機となったのは、昭和三二年のアジアかぜの流行である。すなわち、同年にアジアかぜの流行があり、それは、報告されたものだけでも患者数九八万三一〇五人、死者七七三五人を数える大流行であった。

このため、昭和三二年以後、小、中学生等流行拡大の媒介者となる者、乳幼児・老齢者等致命率の高い者、警察・消防署等公益上必要とされる職種の人々に対して予防接種を勧奨することを行政指導し、また、昭和三七年以降は、インフルエンザの流行は集団生活をする小児を中心として起こり、これが地域社会に拡大する（乙六六号証三四ページ、八三号証、八五号証の三）という疫学調査の結果に基づいて、流行増幅の場である人口密度の高い地域を中心とした保育所、幼稚園、小、中学校の児童を対象に特別対策を実施してきたものである。なお、この特別対策は、ＷＨＯを通じての諸外国の情報交換や各都道府県の協力を得て行う流行予測調査等に基づき、抗原構造の変異等に関する科学的予測の裏付けのもとに実施されているものであることはいうまでもない（乙八七号証）。

ウ　インフルエンザワクチンの有効性

インフルエンザ予防接種の勧奨を行政指導するに当って参考としたインフルエンザワクチンの有効性等を示す資料については、被告準備書面㈥四ないし六ページで述べたとおりであり、接種開始後、右の有効性を確認するデータが数多く存することも、同準備書面八ページで明らかにしたとおりである（なお、乙七九号証五五ないし六〇ページ参照）。

もっとも、インフルエンザウイルスは、その抗原構造に変化を起こしやすく、流行のたびごとに少しずつ抗原構造のずれを生じる。殊にＡ型ウイルスにおいては、このような連続的変異の他に、突発的な不連続変異（従来の株と関連のない新しい亜型の出現）を起こすことが知られている。その結果、ある流行でインフルエンザに罹患して免疫を獲得した者が、抗原構造の若干異なる他の流行に曝された場合には、そのずれの分だけ免疫水準が低いこととなり、場合によっては再度罹患することとなる。さらに、流行株に抗原構造の不連続変異が起こった場合には爆発的な流行を起こすことになる。ワクチンについても同様であって、ワクチン株と流行株との間に抗原構造のずれが起これば、その分だけ効果が低下することになる。しかしながら、有効な化学療法剤若しくは化学予防剤がまだ開発されていないに等しく、ワクチンが科学的に有効な唯一の方法となっている現状においては、流行が予測されるウイルス株を用いてワクチンを製造することが流行抑止に最も有効な手段であるため、ＷＨＯではインフルエンザセンターを設けて全世界的な探知網をめぐらし、我が国においても疫学調査や流行予測事業等を行って流行株の把握等に努めてきている。

⑶　腸チフス、パラチフス

原告らは、被告は腸チフス・パラチフスワクチンの有効性を示す資料もないのに同ワクチンの接種を強制接種の対象としてこれを行ってきたが、公衆衛生環境が改善され、特効薬が出現した後遅くとも昭和三四年までには、これを廃止すべきであった、旨主張する（原告らの準備書面㈧五一ないし五五ページ）。

これに対する被告の反論は次のとおりである。

我が国では腸チフス、パラチフスの予防接種が明治四三年以来陸軍で実施され、大正五年からは海軍でも実施されて、いずれも明らかに罹患率の減少をみており、その有効安全であることが確認されてきた。また、米国等の諸外国においても、広く腸チフスパラチフスの予防接種が行われ、その効果が認められてきた（被告準備書面㈥一五ページ参照、乙二号証五ないし九ページ、福見証言第一回四二ないし四四ページ等）。

終戦直後は国内の混乱等により腸チフス、パラチフスが大流行するところとなったが、昭和二二年には米国から分与された菌株に基づくワクチンにより、全国的に予防接種を実施した。その結果、昭和二一年の腸チフス、パラチフス患者は五万三〇〇〇名余りであったのが、昭和二二年には二万二〇〇〇名余りと半数以下に減少した（乙六号証、一号証一八、一九ページ）。

このような予防接種の効果と、腸チフス、パラチフスの全国的な流行状況、危険性にかんがみて、昭和二三年の予防接種法では、腸チフス、パラチフスの予防接種は定期の予防接種と定められたものである。右当時までの腸チフス、パラチフス予防接種の有効性、安全性に関する文献例は、被告準備書面㈥一四ページに示したとおりであり、これらをも踏まえて右のように定められたものであることはいうまでもない。

その後、昭和二六年から二八年にわたり、国の研究費補助により腸チフス、パラチフス研究班が行った腸チフス、パラチフス混合ワクチンの研究の結果や、WHOの後援により一九六〇年（昭和三五年）以降に諸外国で行われた野外実験（乙二号証二五、二六ページ、七九号証二四六ないし二四八ページ）の結果によっても、腸チフス、パラチフスの予防接種の有効性、安全性が確認されたのである。

ところで、腸チフス、パラチフス患者の発生は、戦後、環境衛生の整備とともに予防接種の効果等により減少したが、その後一般衛生状態の改善につれて、環境衛生対策や患者、保菌者の発見、治療により予防が可能と考えられるようになったため、昭和四三年に出された伝染病予防調査会の意見に基づき、昭和四五年の予防接種法改正によって腸チフス、パラチフスの予防接種は定期接種の対象から除外され、右各疾病は昭和五一年には予防接種法の対象疾病からもはずされるに至ったものである。

㈢　被接種者の年齢を限定しなかった過失のないことについて

(1)　すべてのワクチンについて

原告らは、すべてのワクチンについて六か月以下の乳幼児に対する接種は避けるべきであった、として、「漫然と六か月以下の乳幼児に対しても予防接種を行ってきた被告国にはこの点について過失があったというべきである。」と主張する（原告らの準備書面㈧五七、五八ページ）。

しかし、予防接種の接種年齢は、伝染病罹患の危険性、予防接種の有効性、安全性等を総合的に考慮して決すべきものであり、母体からの移行免疫のある間に予防接種を行うのが安全とする考え方もあって、一般的に、生後六か月未満の乳児に対する接種は避けるべきであるということはできないし、六か月未満が特に危険であるということもできないものである。

なお、各予防接種ごとの接種年齢の変遷は別紙一のとおりであるが、これが、伝染病感染の危険性、免疫学的知見、ワクチンの改良、予防接種の安全性等の諸事情を考慮して改正されてきたものであることはいうまでもない。

(2)　種　痘

原告らは、英・米における調査により一歳未満児に対する種痘の接種は、一歳をこえる幼児に対するそれと比較して種痘後脳炎等の副作用の点で著しく危険であることが明らかにされ、その結果、英・米等の諸国は接種年齢を引き上げたのであるから、被告においても、「遅くとも、イギリスが右接種年齢を引き上げた昭和三七年（一九六二年）には接種年齢を生後一年以上に引き上げるべきであった。」とし、これをしなかったことをもって被告の過失と主張する（原告らの準備書面㈧五八ないし六〇ページ、同㈤七ないし一二ページ）。

これに対する被告の反論は次のとおりである。

ア　従来、世界的に初種痘は零歳児にするのが最も安全であると信じられ、またそのようなデータが発表されていた（ディック証人反対尋問調書一七ページ以下等）ところ、一九五九年にイギリスのグリフィスが、初種痘後の種痘後脳炎の発生の危険は一～三歳児より零歳児の方が大きいという研究結果を発表した。

しかしながら、グリフィスの研究を継続発展させたコニベアの一九六四年（昭和三九年）の報告（乙五八号証一八六ページ（乙一四号証一〇ページ表２））によると零歳児、一歳児、二歳以上の三群の間で種痘後脳炎の発生率の有意の差は認められない（北村証言第一回一〇五丁以下）。他方、一九六三年に米国においてネフが発表した調査結果（乙五八号証一六六ページ表２）によるも零歳児と一～三歳児との間に種痘後脳炎の発生率について統計上有意の差はない。また、レーンの一九六九年の報告（乙五八号証一七一ページ表１）によっても零歳児の方が一～三歳児に比較して統計上有意に初種痘による種痘後脳炎の発生率が高いとはいえない（乙一〇四号証七八、七九ページ例題三・五、北村証言第一回一一丁以下）。西ドイツでは、エーレングート博士の研究があるが、同博士が一九六九年（昭和四四年）に発表した論文によると、種痘後脳症の発生率は、零から二四か月の間では一二～二四か月児すなわち一歳児が最も高く、六か月未満が最も低いことが明らかにされている（乙一〇二証六四ページ表７及び８）。そうして、同博士は一九六八年において、零歳児の死亡率が高いのは、零歳児一般の死亡率が高いことからも説明できるとし、種々の要因を総合して考えると一歳児への初種痘の接種はすすめられないとし、初種痘年齢は零歳児（特に六カ月未満）又は二歳児が好ましいとする（乙一二一号証）。さらに、オーストリーの例（乙一二一号証表三）によると、零歳児と一～二歳児との間に種痘後脳炎による死亡率に統計的に有意な差はない。結局、一九五九年にグリフイスにより、零歳児の初種痘は従来通説が考えていたのと異なり種痘後脳炎の発生率が高いのではないかという疑問が呈示されたが、その事実を統計学的に有意に示すデータはなく、いまだ一学者の見解（それも他の学者によって認められていない見解）にすぎなかったのである。そうして、一九七三年当時でも種痘の世界的権威者であるベネンソン博士は、生後三～六か月児に初種痘をするのが良いと主張しており（乙一〇一号証訳文一三ページ）、零歳児初種痘危険説は確立していなかったばかりか、逆に零歳児特に六か月未満児が最も安全であるという学説が有力だったのである。

イ　我が国でも、英米の調査結果に関心を抱き、被告（厚生省）は、専門家に対する研究費補助等により種痘の副反応の調査を行ってきた。その主なものを挙げると、昭和三八年には研究費補助により松田心一博士（国立公衆衛生院）を中心とする研究班が痘そうの免疫度に関する調査研究を行い（乙五七号証三一ページ、木村証言第一次第一回一〇丁裏）、同三九年には、厚生省において一三道府県の協力を得て痘そうの免疫度に関する調査研究を行うと同時に、種痘後副反応の調査研究を併せ行っている（乙五七号証七三ページ）。また、昭和四一年以降は、被告の研究費補助により全国の小児科の研究者を中心として組織された種痘研究班が種痘の副反応に関する調査研究、各種痘苗株の比較研究、急性神経系の疾患の調査研究等を行い、その研究結果は予防接種リサーチセンターから予防接種制度に関する文献集（乙号証として提出）として発表されたほか各種雑誌に発表された。

急性神経系疾患の研究は、予防接種事故が問題となり始めたころ、そもそも乳児には予防接種と全く関係なく発生する脳炎・脳症があり、この数について把握しなければ予防接種に起因する脳炎・脳症を明らかにできないということで研究が開始されたものである。我が国の研究結果の概要は、金子順一によって「急性神経系疾患の実態調査」として報告されている（乙一〇六号証）。ところで、前述の初種痘零歳児危険説との関係で見ると、グリフィスやコニベアの研究ではこの点が考慮されていないのに対し、エーレングートやベネンソンは、乳児の急性神経系疾患や乳児の死亡率を考慮して、零歳児は危険でないと主張しているのである。

さらに一九六九年（昭和四四年）には、厚生省の補助金により、種痘調査委員会が東京都、川崎市における種痘後の副反応に関する調査を行った（木村証言第一次第一回一九丁裏）が、この調査では、合併症の総頻度、中枢神経系合併症（脳炎）、皮膚合併症の発生頻度が一歳以上より一歳未満に高率であるという傾向は認められなかった（乙五九号証九三ページ）。

なお、我が国においては、零歳児が一歳児と比べて安全か否かのデータが一九六〇年代後半に至るまでほとんど集積されていないが、これは予防接種法により大半の者が生後二か月から生後一二か月までの間に接種を受けており、一歳児になってから初種痘を受ける者がほとんどなかったことに起因するものである。そうして、零歳児が最も安全であるという見解が通説である時に、通説に反対する学説が一つ提示されたというだけで直ちに一部の者に一歳児初種痘を行ってデータを集めることは被告の行政の立場からは許されないのである。したがって、我が国における初種痘接種年齢研究のためのデータが一九六〇年代後半になって集積されるようになっても、これをもって直ちに被告が初種痘年齢についての研究を怠ったことにはならないのである。

ウ　以上のように、零歳児の初種痘を行うことが危険か否かについては、現在も専門家の間に定説はなく、特に一九七〇年まで初種痘年齢を生後二か月ないし一二か月と定めておいたことは、当時の多くの専門家の合理的な根拠に基づく見解に従ったものであり、これを不当あるいは違法とする原告らの主張は失当といわなければならない（なお、接種年齢を六か月～二四か月の間とする通知（乙五九号証二一六ページ）を出した経緯については、木村証言第一次第一回二六丁～三四丁参照。）。

(3)　百日せき

原告らは、「二歳以下の乳幼児に百日咳の予防接種を定時内に行う必要はなく、接種年齢は右のワクチンの危険性、予防効果を考慮して二歳以上に引き上げるべきであった。」とし、これをしなかったことをもって被告の過失と主張する（原告らの準備書面㈧六〇、六一ページ、同準備書面㈤一二ないし一四ページ）。

これに対する被告の反論は次のとおりである。

終戦直後、我が国は国内情勢の混乱と相次ぐ海外引揚、復員等に伴う病毒の侵入により各種伝染病が大流行したが、これに対し進駐軍を通じて予防接種に関する進歩的医学が取り入れられ、予防接種が広範に実施されて著明な効果をあげたことにより、痘そう以外の予防接種についてもその効果が確認されるところとなった。当時は、敗戦による経済状態悪化等に伴う公衆衛生の低下は憂慮すべきものがあり、さらに国民一般の公衆衛生知識も必ずしも高くはなく、単なる勧奨のみでは予防接種による必要な免疫水準の確保は困難であったため、有効、安全であることが確認されている予防接種を法律に基づいて実施することによって、伝染病予防の完璧を図ることが要請された。このため、厚生省は技術的に遺憾なきよう万全を期するため生物学的製剤等基準委員会、検定委員会をはじめ、各方面の専門医学者の意見を徴して検討の結果、昭和二三年の予防接種法により、明治期以来実施されてきた痘そうの予防接種をはじめその他の伝染病の予防接種についても新しい予防接種制度が実施されることとなった。

当時、百日せきの予防接種が有効、安全であることは、米国、ドイツ等の諸外国において既に確認されており、我が国においても戦後の実績や戦前からの調査、研究により確認されるに至ったものである（乙七九号証二一九ページ、二二四ないし二二六ページ、金井証言第一回一〇丁）。

既に述べたとおり、予防接種法は伝染病の危険性とそれが全国的に発生するか否かに着眼して、定期の予防接種を定めたが、百日せきの予防接種も、その危険性、流行性を考慮して定期の予防接種と定めたのである。

ところで、百日せきは、乳児期に罹患すると症状が重くまた重篤な合併症が起こり、一たん発症すると、有効な治療が困難な呼吸器系伝染病である。しかも、この伝染病は乳児早期から罹患し、予防接種によるほか有効な予防手段もなく、母子免疫も期待できないものであるため、乳児早期から予防接種により免疫を賦与することが望ましいのである（乙七九号証二一六ページ、木村証言第一次第一回四六、四七丁、金井証言第一回二〇丁）。

以上のような理由により、従来我が国においては、生後三か月から六か月までに定期第一期の接種を行ってきたのであるが、予防接種の効果により、我が国における患者発生数は著しく減少した（乙七九号証二一七ページ）。なお、我が国における昭和四九年の届出患者数は三九三人であったが、昭和五〇年には一〇八四人と大幅な増加をみているのである（乙八九号証）。しかも、これらの症例のほとんどは、細菌学的に確認されたものであるといわれ、未確認のものを考慮すると患者数は届出数の約一〇倍程度あると考えられており、時に小流行を思わせる発生も経験されてきているのであって、百日せきの予防接種は今後も継続する必要がある（乙九〇号証、木村証言第一次第一回五一ないし五四丁）。

ところで、百日せきワクチン接種後の脳症例は、外国で報告されていたが、我が国では脳症例の報告は認められず、脳症はほとんどないといわれてきたが、昭和四五年予防接種事故救済措置が発足して以来、欧米なみに存在することが明らかになってきたのである（木村証言第一次第一回四八、四九丁）。加えて昭和五〇年三種混合ワクチン接種後の死亡事故が発生したことを契機に、国は伝染病予防調査会の意見を求める等により検討の結果、患者の発生が減少したこと、ワクチンにはまれに重篤なる副反応を伴うことがあること、予防接種と無関係に発生する脳炎、脳症、急死例などは一歳未満の乳幼児に最も多く、次いで一歳児に多く、疫学的に急ぐ必要のないワクチンは二歳以降に接種することが望ましいこと、百日せきワクチンの既往のない小児の抗体保有状況をみると、幼児、小学校低学年でひそかな流行を起こしていると推定されるので、最小限幼児期から学童期にかけて免疫を維持する必要があること等を考慮して、百日せきワクチンの予防接種は被接種者の健康状態の良好な時期に、できる限りかかりつけの医師によって接種を受けるよう個別接種を推進するとともに、個別接種及び流行時又は流行のおそれのある時の集団接種は生後三か月から四八か月に、平常時の集団接種は生後二四か月から四八か月に、しかも保育所、幼稚園等の集団生活に入る前に第一期及び第二期を完了するよう指導することとし、更に昭和五一年には、予防接種法の改正により、第一期は生後三か月から四八か月に至る期間に改正したものである。

(4)　インフルエンザ

原告らは、「二歳以下の乳幼児に対するインフルエンザワクチンの勧奨接種は実施すべきでなかった」とし、同ワクチンの接種を勧奨したことをもって被告の過失と主張する（原告らの準備書面(八)六一、六二ページ、同準備書面(五)二四ないし二八ページ）。

これに対する被告の反論は次のとおりである。

インフルエンザは、学校などの集団生活の場が、その流行の温床となり、流行増幅の機能を果たすものであること、及び乳幼児、老齢者（特にその中でも弱者）や、慢性の呼吸器あるいは循環器疾患の患者がインフルエンザに罹患すると重篤となりやすいことは医学の常識であり、また、医療従事者や交通通信関係の仕事をしている人達が罹患すると社会の混乱を招くおそれがあると考えられることも当然である。したがって、このような人達に対して予防接種を勧奨することは医学上当然のことである（特に、乳幼児に対する接種につき、木村証言第一次第一回五九・六〇丁）。このようなことから、昭和三二年に被告が行政指導により接種を勧奨した際、その対象者は、小、中学生等流行拡大の媒介者となる者、乳幼児、老齢者等致命率の高い者及び公共上必要とされる職種の人、としたのである。

ところが、昭和四〇年ころからインフルエンザ予防接種に伴い重篤な副反応が発生する事例が報告されてきた。国は専門家の参集を依頼する等して常に慎重な検討を重ねてきたが、昭和四二年には、集団生活を営む二歳以下の乳幼児に対するインフルエンザの予防接種について体温測定を全員に行う等慎重な予診、問診等を行うこと、一般家庭における二歳以下の乳幼児に対する集団接種は好ましくないことを指導し、昭和四六年には、二歳以下の乳幼児は成人に比し重篤な副反応の発生頻度が高いこと、これら年齢層は一般に集団生活を営むことが少なく、インフルエンザ感染の機会が少ない等にかんがみ、感染による危険が極めて大きいと判断される十分な理由がある等特別の場合を除き勧奨を行わないよう指導するに至っている。

㈣ 禁忌該当あるいはその疑いのある者を接種から除外しなかった過失のないことについて原告らは、被告には、禁忌設定不十分の過失と禁忌該当者に接種させないための措置不十分の過失がある旨主張する（原告ら準備書面㈧六二ないし七〇ページ、同㈡一ないし八ページ、同㈣）。

予防接種における禁忌の問題についての被告の主張は、準備書面㈡六〇ないし六七ページ、同㈢二ないし二二ページ、同㈣一ないし一七ページ、同㈤二五ないし二七ページで述べたとおりであるが、いわゆる禁忌事項と予防接種副反応発生の予測可能性の関係について、被告の主張をまとめると次のとおりである。

⑴ 予防接種と生体反応

そもそもワクチンとは、感染症予防の目的で免疫抗体を産生させるために用いられるものであって、病原性をできる限り減少させるよう必要最小限の抗原性、抗原量を有するものである。したがって抗体産生過程において、軽度の接種部位局所反応や軽度の発熱程度の反応は起こり得るものである。通常よく見られるものとしては、例えば種痘・BCGにおける接種部位の皮膚反応や、百日せき（旧ワクチン）や麻しんにおける軽度かつ一過性の発熱等がある。しかし、問題になるのは次に述べる異常に強い「副反応」であることはいうまでもない。

⑵ 予防接種と異常に強い「副反応」

接種後に異常に強い「副反応」として出現する病態を、その本質、病因から次の四つに分類することができる。

ア ワクチンの要素とヒト側の要素（体質）との関連によって起こるもの

これが真の副反応といえるものである。

① ワクチンの種類に特異的な副反応

例えば、BCG接種後にBCG株によって起こる腋窩リンパ節炎やポリオの接種後にワクチン株によって起こる四肢のまひがある。これらはそれぞれのワクチンに特異的な副反応であり、ワクチンそのものの作用であることが明らかである。その際、ヒトの側が免疫不全の状態であることもある。

② ヒト側の要素が明らかなもの（アレルギー）

ヒト側の要素が予防接種副反応に関係することが明らかになっている例としては、インフルエンザワクチンにおける卵アレルギーやジフテリアトキソイドに対するアレルギーがある。インフルエンザワクチンウイルスは、鶏卵によって培養されるため、卵アレルギーのある者は、副反応の出るおそれがあるので禁忌とされている。ジフテリアトキソイドに対しては、年長児及び成人では、局所の発赤、腫脹、疼痛などが認められ、ときには発熱、頭痛、嘔吐などを伴って臥床せざるを得なくなる。したがって中学生以上の接種対象には、接種溶液を五〇倍に希釈して、〇・一ミリリットルを皮内注射して反応をみる（モロニー試験）。その結果、強陽性の場合にはワクチン（トキソイド）を接種しないこととしている（乙六六号証六三、六四ページ）。

③ ①、②の要素の役割が明らかでないもの（非特異的副反応）

例えば、比較的発熱しやすいワクチン（旧百日せきワクチン〔二混、三混を含む。〕、麻しんワクチン）のほか、日本脳炎やインフルエンザワクチン等でも、接種後に高い熱とそれに伴う熱性けいれんが出現することがある。この場合ある程度ワクチン側の要素も関係あろうが、もともと発熱し、熱性けいれんを起こしやすい体質があったとも考えられている。しかし、その他の予防接種時や通常の発熱時には全く正常のことが多く、ワクチン側、ヒト側それぞれの要素がどのように関係しているのかそれほど明らかではない。

イ 潜在疾患の予防接種による顕性化

例えば、生来けいれんの既往がなく発達にも異常が認められなかったが、予防接種によって発熱し熱性けいれんを起こし、その後典型的なてんかん発作が出現することがある。その際にCTスキャン等の検査を行って、脳萎縮や石灰化が認められ、予防接種以前からそれらを呈する基礎疾患が存在していたことが明らかになる例がある。

ウ　既存疾患の増悪

例えば、接種者が肺炎などの急性疾患に罹患していることに気づかず、種痘等の予防接種を実施した場合、肺炎の症状が増悪することがある。同様に慢性疾患の活動期、急性期においても予防接種によって増悪し得ることが考えられる。しかし、活動期や急性期でない慢性疾患患者は、一般健康人よりも予防接種の対象疾病に罹患しやすく、また自然感染によって症状、合併症、後遺症が重くなり、既存疾患を悪化させる危険性がある。そのため、医師が予防接種を行うことが適当であると判断した場合には、むしろ積極的に接種を実施すべきであるといわれている（甲七〇号証三五ページ）。

例えば、水痘に自然感染すると重篤になる小児の白血病患者や、ネフローゼ症候群患者等いわゆるハイリスクグループに対する水痘ワクチン接種の効果が認められ、既に接種指針が出され、接種が推進されている（乙一二八号証）。また、喘息小児に対するインフルエンザワクチン接種、先天性心疾患児に対する種痘、肢体不自由児（半数以上が脳性まひ）に対するインフルエンザワクチンなどでも副反応が高く出るのではないかとの危惧があったが、調査の結果、ほとんどその危険性は認められていない（乙六二号証一二〇ないし三九ページ）。

エ　偶発疾患

予防接種時に相前後してある疾患に罹患した場合、副反応として疑われる。例えば、麻しんワクチンの後に麻しんの症状が出てきた場合、口腔粘膜にコプリック斑が出現していれば、それは自然感染の場合にのみ出現することから、接種時には既に自然感染の潜伏期（感染から発症までの無症状の時期）に入っていたと考えることができる。しかし、このように偶発疾患の存在が確認されることはまれで、大半は、発熱、脳炎、脳症等が生じた時にも病原体や血清抗体価上昇等は見つからず、副反応ではないかと疑われるのが通常である。

(3)　禁忌事項の意味

現行の予防接種実施規則四条は、「接種前には、被接種者について、問診及び視診によって、必要があると認められる場合には、更に聴打診等の方法によって、健康状態を調べ、当該被接種者が次のいずれかに該当すると認められる場合には、その者に対して予防接種を行ってはならない。」とし、一〇項目及び「予防接種を行うことが不適当な状態にあるもの」を定めている。

これらの一一項目が禁忌事項とされた理由は、次のとおりである。

ア　一　号

発熱している者については、予防接種の副反応として発熱した場合さらに発熱の程度が高くなるということも考えられるが、むしろ「一般に、有熱者は予期しない疾患の前駆症状である場合もある」（乙六六号証三三ページ）ことから、偶発疾患の混入を防ぐという理由で設けられたといってよい。

また、著しい栄養障害者は、一般に血清タンパク量が低く、ワクチンを摂取しても十分な抗体（抗体はタンパク質によってつくられる。）を産生せず、そのためにワクチン接種が無効になることがある。また、種々の感染症を起こしやすいということなどから、副反応が生じやすいとも考えられる。ただし、「著しい栄養障害者は視診によって容易に判断可能であろう」（乙六六号証三三ページ）し、また日本では、疾病による衰弱を除いては、小児の栄養失調はほとんど見られない。

イ　二　号

心臓血管系、腎臓又は肝臓疾患が急性期若しくは増悪期又は活動期にあるものは、予防接種によって原疾患を悪化させるおそれがあるという理由から設けられたものである。これらの疾患でも活動期等にないもの及びその他の慢性疾患においては、予防接種により原疾患が増悪することは考えられず、したがって禁忌にはされていない。

ウ 三 号

接種しようとする接種液の成分によりアレルギーを呈するおそれがある時は、副反応の起こる危険性がある。なお単なるぜん息、じんま疹などの一般的なアレルギー性疾患は禁忌には該当しない。

エ 四 号

接種しようとする接種液により異常な副反応を呈したことがある者も、副反応の起こる危険性がある。これについても、⑵、ア、②で述べたように、年長児、成人に対するジフテリアトキソイドやその他で認められている。

オ 五 号

接種前一年以内にけいれんの症状を呈したことがある者は、もともとあるけいれん素因の自然発現であるにもかかわらず、副反応として混入することがある。なお、WHOの痘そう根絶計画における種痘の実施に際しては、けいれんの既往は禁忌とされていなかった（乙六四号証五四ないし五六ページ）。

カ 六 号

妊娠している者に生ワクチンを接種した場合、胎児に悪影響を及ぼす危険性が考えられて禁忌とされている。しかし、最も問題とされている風しんワクチンを妊娠している者に接種してしまった場合でも、胎児に悪影響を与えたという事例は報告されていない。

キ 七号ないし一〇号

種痘の際のまん延性皮膚病罹患者については副反応発生の危険性が高いため禁忌とされているが、それ以外はすべて予防接種が無効になることを避けるため禁忌とされているのである。すなわち、ポリオを接種する際に下痢を呈していると、下痢の病原体によって干渉され、ポリオに対する抗体ができにくい。また、種痘、ポリオ、麻しん、風しんの生ワクチンは、相互に干渉し合いそれぞれの抗体産生を妨げるので、生ワクチン同士の投与は一か月以上あけることとしている。

ク 一一号

一号から一〇号の禁忌に該当しない場合でも、接種医が予診を行った結果、種々の要素を総合的に判断して接種を行うことが不適当と認める場合も禁忌としている。

以上から明らかなように、禁忌すべき者の識別判断を誤って予防接種を実施し、そのために真の副反応発生の危険性が生ずると考えられるものは、著しい栄養障害者、インフルエンザワクチンに対する卵アレルギー、接種しようとする接種液により以前に異常な副反応を呈したことがある者、妊娠している者及び種痘の際のまん延性皮膚病罹患者である。その他は、偶発疾患の混入、既存疾患の増悪、潜在疾患の顕性化、予防接種の無効化を防ぐためである。したがって、仮に、禁忌を見逃したとしても、それが必ずしも「真の副反応」（⑵、ア）発生に結びつくとはいえない。しかも、特に副反応が起こりやすいとされる禁忌事項を見逃したとしても、それが特異的に脳炎・脳症等の中枢神経系の障害を起こすとは一般に認められていないので、それらの重篤な副反応の予見は不可能である（甲一〇四号証二三ページ平山発言、木村第一次第一回六七丁、同第二回一二九丁）。すなわち、予診の意義は、既存疾患の発見にあるといってよい（乙一二七号証二九ページ）。したがって、担当医師が接種対象者の健康状態を予診することによって、接種後の脳炎・脳症等の中枢神経系疾患の発生を予見し得たという場合はほとんど考えられないというべきである。

㈤ 接種量を必要最少限にとどめなかった過失のないことについて

原告らは、「国は接種量を必要最少量にとどめることにも無頓着で、このための研究、努力を怠ったのみならず、多量の接種がもたらす危険と接種を規定量以下にとどめる必要についても、これを地方自治体や医師に周知、徹底させる措置を講じない過失があった。」と主張する（原告らの準備書面㈧七一、七二ページ）。

これに対する被告の反論は次のとおりである。

(1)　ワクチンの接種量は、免疫学的知見に基づく抗体生産状況、精製技術の改善によるワクチンの改良、ワクチンの開発、ワクチンの安全性等を考慮して決すべき極めて専門的判断を要するものであり、被告は、常に慎重な検討のもとに、各予防接種心得又は予防接種実施規則で別紙二のとおり決定し、改正してきたものである。また、実際の接種において、一本の注射器に数人分のワクチンを吸入して分割接種する場合もあるが、過量に接種することを避けるため、予防接種実施要領において、当初注射器は五cc以下のものを使用するとされ、その後昭和三六年に二cc以下のものを使用することと変更されているところである。

(2)　原告らは、各種ワクチンのうち特に百日せきワクチンを取り上げ、同ワクチン及びこれを含む混合ワクチンの接種量は昭和三三年以前から過量であったと主張する（原告らの準備書面㈠九ないし一四ページ）。

しかし、ワクチンの用量は、その効果と安全性を考慮して決められたものであるから、ワクチンの改良を離れて論ずることはできない。百日せきワクチンは使用菌株や不活化法により力価が変動するので、従来から、生物学的製剤基準では力価の安全性を考慮して百日せき菌の含量の上限を定めてきた。ワクチンの効果は、その力価だけでなく、用法、用量によっても差が出るものであり、ワクチンの改良による力価の安全性と、用法、用量等についての調査、研究の成果が集積されて、用法、用量の改正が行われてきたのである。したがって、このような改正がなされる以前においては、従来の用量が必要かつ十分と考えられてきたのであって、ワクチンの改良や、改良されたワクチンについての調査、研究の成果のなかった昭和三三年以前から接種量が過量であったとする原告の主張は、科学の進歩の過程を無視した素朴な結果論にすぎず、相当ではない。

なお、百日せきワクチンの接種による局所発赤、腫張、発熱等の通常の副反応は、ワクチンに含まれる副反応惹起物質の量に関係するので、目的とする効果が得られる範囲で、用量はなるべく少ないことが望ましいことは当然であるが、接種後脳症、ショック等の副反応については、ごく微量を接種する場合ならともかく、従来の用量であれ、改正後の用量であれ、このような副反応は用量の差とは関連がないと考えられているものである。すなわち、予防接種後にまれに起こる脳炎、脳症等の重篤な副反応は、抗ガン剤や麻酔薬のように、量が増えれば反応がそれだけ増加するというような単純な関係にはないのである。

(3)　なお、インフルエンザワクチンの接種量について触れておくと次のとおりである。

昭和二八年のインフルエンザ予防接種施行心得では、一三歳以上の者には一・〇ccを、一三歳未満の者には〇・五cc以下をそれぞれ一回皮下又は筋肉内に注射すると定め（同施行心得三）、昭和三三年に制定した予防接種実施規則でも同様に規定していた（同実施規則二四条）。その後、厚生省は昭和三七年、厚生省令第五五号により予防接種実施規則を改正して、一五歳以上の者にあっては、〇・五ccを、六歳以上一五歳未満の者にあっては〇・三ccを、一歳以上六歳未満の者にあっては〇・二ccを、一歳未満の者にあっては〇・一ccを各二回、一週間から四週間の間隔をおいて皮下に注射することに改めた。

これは、昭和三二年のアジアかぜ流行以後、専門家がワクチン内のウイルス含有量、接種量、接種回数等について各種の実験を重ねた結果、一回接種に比べて二回接種の方が効果が勝れていること、また従来の一回接種による副作用は実施上支障を来す程度ではないが、一層副作用発現の可能性を少なくすることができたという経験に基づくもので、いずれも伝染病予防調査打合会のインフルエンザ予防対策に関する小委員会の意見に従ったものである。

㈥　他の予防接種との間隔を十分にとらなかった過失のないことについて

原告らは、本件原告中には他の予防接種との間隔を無視した予防接種実施計画のゆえに、短期間のうちに多くの予防接種を受け、そのため重大な損害を受けるに至った者が存在するとし、これは、被告が予防接種の間隔について注意を払い始めるのが遅かったためであり、そこに被告の過失がある、と主張するもののようである（原告らの準備書面㈧七二、七三ページ）。

これに対する被告の反論は次のとおりである。

種類の異なるワクチンの同時接種の是非や採るべき接種間隔の問題は、免疫学的に検討すべき事柄である。従来から、一般に異なるワクチンの同時接種は可能であるといわれてきたが、免疫学的調査、研究の成果等に基づいて、我が国ではポリオ生ワクチンが定期接種に採用された昭和三九年には、種痘とポリオ生ワクチンの接種は二週間の間隔を要するとされ、更に昭和四五年には、種痘、ポリオ生ワクチン、麻しん生ワクチンの接種は、それぞれ一か月の間隔を要するものと改正され、生ワクチン相互は一か月の間隔を要するものと解されてきたものである。現在では、生ワクチン相互では免疫産生のうえで干渉があり得ること、副反応発現の際の無用の混乱を避けることが望ましいことを考慮して、生ワクチン接種後は一か月、不活化ワクチン接種後は二、三日の間隔をあければ接種可能であるが、念のため一週間以上の間隔をあけることが望ましいと考えられているが、異なるワクチンを同時に接種することも可能であるとの見解もあるのである。ちなみに、一九七二年のＷＨＯの報告では、種痘とジフテリア、百日咳、破傷風、コレラ、腸チフス、不活化ポリオワクチン、ＢＣＧ、黄熱、麻しん又は生ポリオワクチンの同時接種には、なんらの支障はなく、ワクチン投与の技術的問題が解決されるならば、種痘と同時に他の抗原を投与する計画を採用すべきではないという理由はないとしているのである。

我が国では、以上に述べたように、科学の知見を検討して生ワクチン相互の接種間隔を制定又は改正するとともに、予防接種実施要領で異なるワクチンの同時接種はしないことを定め、現実には、不活化ワクチン接種後の他のワクチンとの接種間隔に関する知見をも考慮した妥当な計画に基づいた予防接種が行われているものである。

なお、常に検討が行われてきたところにより、接種間隔は別紙三のとおり設定又は変更されている。

㈦　具体的過失の各原告へのあてはめの主張について

原告らは、前記五つの過失の各原告に対する具体的あてはめについては、その準備書面㈡の一四ないし八五ページ及び準備書面㈢において、るる主張する。

被告は、原告ら主張の被告の具体的過失の存在はもとより、これと当該原告らに関する事故の発生との因果関係をもすべて争うものであり、その具体的認否等は、準備書面㈣の二一ないし六八ページ及び同㈤の五二ないし五四ページで述べたとおりである。

二　債務不履行責任について

原告らは、最高裁判所昭和五〇年二月二五日第三小法廷判決（民集二九巻二号一四三ページ）を引用して、予防接種の場合についても同判決の理論を援用し得るとし、国と被接種者との間には法律ないし行政行為に基づく特別密接な関係が生じており、これは右判決のいう「特別な社会的接触の関係」に該当し、国は被接種者の生命・身体の安全を絶対的に保証しているもので、右の安全確保義務は、国の被接種者に対する債務であり、右義務違反のある場合は債務不履行責任が成立すると主張する。そして、本件予防接種において、国はいずれも本件各被害を発生させたものであり、これにつき過失があったから、被告は原告らに対し債務不履行による損害賠償責任を負うべきであると主張する（原告らの準備書面㈧三三ないし三五ページ、同㈡六ないし一〇ページ）。

しかし、右主張は失当というべきである。

1　安全配慮義務の理論が適用されないことについて

㈠　私法上の雇傭（又は労働）契約に付随する義務として、使用者の被用者に対する安全配慮義務を認めることは、かねて諸外国に立法例があり、また西ドイツの連邦官吏法は、国が官吏に対してこれと類似の配慮義務を負うことを明文で定めている。我が国の有力な学説と下級審裁判例も私法上の雇傭契約に付随する信義則上の義務として使用者の安全配慮義務を認めていたが、前記最高裁判決もこれらの学説、裁判例及び立法例の延長線上において、同様の義務を国と国家公務員との法律関係について承認したものと解される（大内俊身「国家公務員に対する国の安全配慮義務」法律のひろば二八巻六号三八ページ、柴田保幸「最高裁判所判例解説」法曹時報二八巻四号六三九ページ参照）。もっとも国と国家公務員の関係は（いわゆる特別権力関係論の当否は別としても）私法上の雇傭契約における法律関係と同一ではないが、少なくとも実質的には、そこに私法上の雇傭と共通する面の多い継続的、身分的、特殊的な関係が存在する。これらの点及び判旨の前後関係からすれば、本判決のいう「ある法律関係に基づいて特別な社会的接触の関係に入った当事者」とは、少なくとも右のような継続的、身分的、特殊的な基本的法律関係が存在し、安全配慮義務がその付随義務としてとらえられる場合をさすものと解すべきが当然である。

予防接種における国と被接種者の関係においては、右のような継続的、身分的、特殊的な基本的法律関係は存在しない。そもそもそこには法律関係あるいは基本的法律関係とみられるものが存在しないばかりでなく、仮にそれに準ずる何らかの関係があるとしても、それは継続的、身分的な関係ではなく、個々の予防接種に関する一回的な関係である。また、国民が法律により一定の予防接種を義務付けられるのは、原則として国民全部に課せられる普遍的、一般的な義務であって、法律関係というべきものではなく、また前記判決の理論の前提とする特殊的な関係、すなわち「特別な社会的接触の関係」には該当しない。要するに、予防接種の場合にまで前記判決の理論を拡張することは、同判決の全く予想しないところであるばかりでなく、社会的法治国家、福祉国家の思想に基づき国が国民生活のほとんどの部面に何らかの形で関与、接触している今日において、それらをすべて国と国民各個人間の私法的債務関係として構成する考え方に道を開くことになり、従来の基本的な法理論、法常識を否定するとともに実際上も収拾のつかない事態を招来するおそれがあるといわねばならない。

㈡　国が予防接種を強制ないし勧奨する場合において、被接種者の生命、身体の安全を絶対的に保証すべしとする原告らの主張は、少なくとも従来及び現在の科学水準の下においては、事実上一切の予防接種を中止せよというに等しく、予防接種による伝染病の予防、公衆衛生の維持増進という予防接種法上の公益目的の全面的放棄を求めるに帰するものであって失当である。国が可能な限り被接種者の安全確保のための措置を講ずべきことはもとより当然であるが、これは国の政治上、行政上の責務というべきで、個々の国民に対する法的義務ではなく、まして原告らの主張するような債務不履行責任の前提としての債務ではない。私法上の問題としても、他人に対するいわゆる安全義務（広い意味の安全配慮義務）は、一般社会生活上の関係においても（義務の程度は状況に応じて様々だとしても）常に存在するが、これに対する違反は不法行為規範によって律せられるものである。ただし、安全配慮義務が雇傭契約に付随する義務としては握される場合は、それによってはじめて債務不履行責任の追求が可能となるもので、前記最高裁判決もこの考え方を公務員関係に拡張したとみることができる（森島昭夫「最新判例批評」判例時報七八六号一四六ページ参照）。ところが、予防接種においては右のような基本的関係が存在しないのであるから、仮に原告ら主張の安全確保義務が法的な義務として存在しうるとしても、それは不法行為規範の前提となる義務を厳格化する根拠には成り得ても債務不履行責任の根拠には到底成り得ないというべきである。

㈢　ところで原告らが国家賠償法一条に基づく主張とともに安全配慮義務に基づく債務不履行責任を主張しているのは、従来の原告らの国家賠償法一条に基づく主張に対する被告の反論を回避し、併せて帰責事由の存否に関する立証責任の転換を図るためであろうと推察される。

しかし、本件を債務不履行として構成することは前記のように基本的な法理論と法常識に反するばかりでなく、安全配慮義務違反を請求原因とする場合でも右義務の内容及び客観的義務違背を主張、立証するのは債権者側の責任である（大内　前掲論文四二ページ）から、その点に関して実際上の差異はほとんどないはずであり（中野貞一郎「診療義務の不完全履行と証明責任」現代損害賠償法講座４七二ページ参照）、同時に被告の従前の法律上の主張の大部分は、原告らの債務不履行の主張にもそのまま当てはまるものである。

以上のとおりであるから、原告らの債務不履行の主張は、それ自体失当である。

2 過失の不存在

原告らは、債務不履行責任の主張においても、国家賠償法一条の責任におけるのと同様の過失の存在を主張しているが、被告に右の過失がないことは既に述べたとおりである。

したがって、原告らの債務不履行の主張は、この点からも失当である。

3 被接種者本人に係るもの以外の損害についての債務不履行責任の不存在

債務不履行責任が、債権者・債務者という契約当事者の間でのみ成立するものであることはいうまでもないところ、予防接種について強いて右の当事者の関係を措定するとすれば、一方の当事者は被接種者本人をおいてほかにないであろう。してみれば、被接種者本人に係るもの以外の損害について被告が債務不履行責任を負うべきいわれは全くないというべきである。

三 国家補償責任について

原告らは、「予防接種による事故が不可避的に生じた場合であっても被告は憲法第二九条三項により原告らが受けた損失を補償すべきである。」と主張する（原告らの準備書面㈥）。

しかし、右主張が失当であり、被告は、いわゆる行政救済措置及び予防接種法による救済制度を上回るそれとは別個の国家補償責任を負わないことは、被告準備書面㈢で述べたとおりである。

ちなみに、欧米先進諸国（西ドイツ、イギリス、スイス、フランス、アメリカ合衆国、スウェーデン、カナダ、イタリアの八か国）について予防接種による健康被害等に対する救済制度をみると、その概要は乙一二九ないし一三六号証のとおりであり、我が国におけるような国家的救済制度が設けられているのは、右八か国のうちの半数の西ドイツ、イギリス、スイス、フランスの四か国にすぎない。そして、右四か国のそれと対比するとき、いわゆる行政救済措置として行われたものをも含む我が国の救済制度は、その創設時期及び内容において世界の最先端をゆくものの一つと評することができるのである。特に、原告らがその予防接種関係行政を高く評価していると思われるイギリスの場合（制度の創設は一九七九年――昭和五四年――であり、補償額も一万ポンドの定額である。）と対比して考えられるべきである。

四 予防接種とその後に起こった神経系疾患との因果関係について

1 総　説

一般的に、医療行為と結果発生（障害）との因果関係については、訴訟上の立証の程度としては、特定の事実が特定の結果発生を招来した関係を是認し得る高度の蓋然性を証明することであり、その判定は、通常人が疑いを差し挟まない程度に真実性の確信を持ち得るものであることを必要とし、かつ、それで足りるとされている（最高裁昭和五〇年一〇月二四日第二小法廷判決・民集二九巻九号一四一七ページ。ただし、この事件においては、一般論として、ルンバールショックによって脳出血が起こり得ることに争いはなく、発生した脳出血がルンバールによって起こったものであるかどうかが争われたものである。）。

一方、予防接種による健康被害の救済の対象とするに当たっては、右の判決の趣旨を承け、更に、制度の性格（国家補償的精神に基づき救済を行い、社会的公正を図る。）にかんがみ、因果関係の判定は、「特定の事実が特定の結果を予測し得る蓋然性を証明することによって足りることとするのもやむを得ない」とされているのである（乙八二号証六七ページ、伝染病予防調査会昭和五一年三月二三日答申第二の3）。

ここでいう高度の蓋然性又は蓋然性の証明は、一般論としての結果発生の蓋然性と具体的事例における結果発生の蓋然性の二つが求められていると考えるべきである。

ところで、通常、予防接種後の神経系疾患の臨床症状や病理学的所見は、予防接種以外の原因による疾患のそれと異なるものではないため（非特異性）、具体的に発生した疾患が予防接種によるものであるか、あるいは他に原因があるかを的確に判定することは困難である。特に、脳炎・脳症においては、もともと原因不明なものが全体の六〇％ないし七〇％を占めており（乙七九号証一九ページ・四三三ページ、乙一〇六号証）、その判定は、より困難である。

そこで、一般論として、あるワクチン接種によって、ある疾病（本件訴訟に即していえば、脳炎・脳症）が起こり得るというためには、①接種から一定の期間内に発生した疾病が、それ以外の期間における発生数よりも統計上有意に高いことを示す信頼できるデータが存在し、かつ、②当該予防接種によって、そのような疾病が発生し得ることについて、医学上、合理的な根拠に基づいて説明できること、を要件とすべきである。

次に、現実に発生した疾病が、接種したワクチンによって起こったとするためには、③接種から発症までの期間が、好発時期、あるいはそれに近接した時期と考えられる中に入り、かつ、④少なくとも他の原因による疾病と考えるよりは、ワクチン接種によるものと考える方が、妥当性があること、を要件とすべきである。

2　インフルエンザワクチン接種後の脳炎について

㈠　予防接種後の脳炎としては、種痘後脳炎がその代表としてあげられ、その典型的な変化は、脱髄性脳脊髄炎であるといわれている（甲一四六号証八一ページ）。また、狂犬病ワクチン接種によって脱髄性脳脊髄炎が起こることも一般的に認められる。特に、従来（昭和四七年以前）使用されていた狂犬病ワクチンは、動物（ヤギ）の脳から作るため、すべての動物の脳にある共通抗原に対して産生される一種の自己抗体が脳脊髄に作用して脱髄現象を起こすのではないかと考えられている（乙一号証二〇一ページ）。

日本脳炎ワクチンについても、製造上マウスの脳を使用しており、微量ではあるが、ワクチンに脳物質が含まれる関係から、脳脊髄炎が起こり得るのではないかということが問題となり、調査が行われ（乙五七号証一六一ページ以下）、その結果、集計された症例の中には、その可能性を示唆するものもないではなかった。しかし、その症例は極めて少なく、接種後に偶然発症した可能性が高いといわれている（乙七九号証四三七ページ）。

前者で脱髄性脳脊髄炎の発症が認められ、後者で確認できなかったのは、前者が、脳の神経組織を多量に含んだワクチンであって、しかも、一四回以上も続けて接種するという抗原量の違いによるものと考えられる（白木証人第三回　四五丁以下、甲一七六号証三五五ページ等参照）。

これに対して、インフルエンザワクチンには、右両ワクチンと製造方法が異なるため、神経組織は全く含まれていない。また、脳物質以外の向神経性共通抗原の存在については、仮説の域を脱していない。したがって、その接種によって、脳炎を起こすことは、現代の医学では考え難いのである。（もっとも、インフルエンザワクチン製造の過程において鶏卵を使うために、卵アレルギーを有する者については、即時型のアナフィラキシーショック発生の可能性は否定できないとされている（乙七九号証四三五ページ）。）

㈡　インフルエンザワクチン接種後に種々の神経症状を呈した症例報告が散見されることは事実である。しかし、それらによって、特定の病型及び接種から発症までの時間に集積性を認めることはできない。

⑴　ヘネッセンら（乙一二六号証）は、インフルエンザ予防接種後の神経疾患二八例について報告し、考察を加えているが、著者らは、接種数の増加にもかかわらず報告例は減少しており、しかも接種から発症までの期間に集積性が見られないことなどから、インフルエンザワクチン接種と右疾患との因果関係に懐疑的である。

⑵　グエレロら（乙一二五号証）によると、米国で一九七六年一〇月一日から同年一二月一六日の間に四五六五万人を対象として「A／ニュージャージー／七六株」のワクチン接種が行われたが、その後出現した中枢神経炎症性疾患の報告は三八例であって、うち脳炎及び髄膜脳炎は一九例である。この出現頻度は、被接種者一〇万対〇・〇四二であって、同年の全国的な脳炎及び無菌性髄膜炎の出現頻度、四週間に一〇万対〇・一九と比較して増加していない（むしろ低下している）のである。したがって、ワクチン接種の期間中に発現した右一九例は、右期間（換言すれば、ワ

クチン接種の事実）と係わりなく発現した同種疾患と同じ原因によるもの、すなわち、ワクチンの接種と無関係に発現したものと推定するのが合理的であるとしている。なお、この時のワクチン接種によってギラン・バレー症候群の多発が認められたが（甲一六六号証）、これは末梢神経系の疾患であり、また、この時のワクチン株に限った発症であって、その後、これ以外の株では認められていない。

⑶ シブリー（乙一二四号証）は、「神経学的反応はまれであり、それは主として、原因及び病理学的に不明な脳症の散発例である。」（和訳三ページ）とし、エリソンとウエルズによって報告された接種後それぞれ四、一二、二時間に発症した急性脳症例については、確からしいとしているが、「ワクチンに関連して発生した神経学的症状を持つ（他の）症例の場合、因果関係はより不確実なものと考えられる。」と述べている。また、同論文の趣旨であるＭＳの患者にワクチンを打ってよいかという問題に関しては、症例の検討とともに、ヤールのワクチン接種後の再発例をあげて、これらは偶発例であって悪化は認められず、むしろこのような患者はインフルエンザの流行中自然感染によって症状が増悪するおそれがあるので、発熱による症状の悪化を防止するためにアスピリンを投与したうえで、ワクチン接種を積極的に行うべきであるとしている。

以上述べてきた疫学的データから考えても、インフルエンザワクチンと脳炎との因果関係を支持するものは、なんら見出せないといわざるを得ない。

3 ポリオ生ワクチン接種後の脳炎・脳症について

㈠ ポリオ生ワクチン接種後のポリオ様まひについては、臨床材料（咽頭ぬぐい液、ふん便、髄液など）からポリオ以外のウイルスが分離されないこと、及び分離されたポリオウイルスが、血清学的にワクチン株のウイルスと近縁性状を示すことが証明されれば、その症状とワクチンとの関連については、いわゆるコンパチブル・ケースとして、因果関係を否定できないと考えられている。このことは、ワクチン服用からまひ発症までの期間が二週ないし三週の間に有意に高いという疫学的データによって裏付けられているといってよいであろう（乙七九号証四二ページ、表２・11）。

㈡ 脳炎・脳症については、ワクチン投与の始まったころから、その関連は否定的であったが、ポリオの流行時に、脳炎様症状がごくまれに出ていたというデータがあったため（木村証言第二次第一回三丁）、サーベイランスにおいては、ポリオとは考えにくい症例Ｃに分類したうえ報告が求められていたものである。この結果は、①接種当日から一か月にわたって広く分布し、ピークと思われるものが見当たらないこと（甲七〇号証三四ページ）、②昭和四〇年を境として、Ｂ、Ｃ例の届出が減っているが、その理由として、診断基準等の徹底により、届出が、より正確な診断に基づいて行われるようになったと推測されたこと（乙一二三号証三四ページ）、③ＷＨＯの集計は、Ａに相当するものに限られていること（乙一二二号証三二ページ）等の理由から、ポリオ及びポリオ生ワクチンによって脳炎・脳症が起こるという考え方は完全に否定されるに至った。なお、ディック証人も「ポリオの予防接種は、精神機能の侵食、悪化をもたらすことはほとんど聞いておりません。」と述べている（昭和五〇年八月二五日証言速記録八五丁表）。

㈢ 白木証人は、クリユツケ論文（甲一六〇号証）を根拠に、一般論として、脳炎が起こることを肯定しているが、同論文は、一九六五年（昭和四〇年）のシンポジウムで発表されたもので、まだ脳炎・脳症発生の可能性が完全には否定されていない時代のものであり、しかも、同論文自体「我々の今までの知見では因果関係を否定できる根拠はない」といっているにすぎず、かつ、その後同論文を追試した研究も全く見当たらないことは、白木証人の自認するところである（第三回証言五〇丁）。

また、白木証人は、ポリオウイルスの増殖とは直接無関係に「異種蛋白かなにかわからないが、ある物質によって」アレルギー性脳炎・脳症を起こすとする「仮説」（同調書五三丁以下）を述べている。しかし、もし生ワク投与後にアレルギー性脳炎が起こったとしたら、それは、たまたまワクチン投与後に何らかの原因（ワクチンとは無関係）で脳炎が起こった症例というだけのことであって、例えば、魚を食べたあとに、時間的に密接して脳炎又は脳症が起こったら、それは魚のアレルギーが原因であるというのと同様――というよりも、それ以上に成り立ち難い――考え方であって、全く合理的根拠を欠く仮説であり（同調書八二丁ないし八七丁参照）、論外のものと評すべきである。

㈣　なお、予防接種事故審査会においても、当初は救済の対象としていたが、因果関係は否定的に考えられていたのである（乙八二号証三八ページ(J)）。

４　予防接種後のてんかんについて

予防接種後に脳炎・脳症等の重篤な中枢神経系の合併症が起こった場合、特に脳症の場合には、脳の器質的障害のため、後遺症として、脳性まひや精神薄弱などとともに、てんかん（症候性）を残すことはある。しかし、脳炎・脳症を伴わずに、予防接種が原因で、てんかんが起こるということはない。

㈠　種痘や百日せきワクチン（二混、三混を含む。）接種の結果発熱し、そのために熱性けいれんが起こることがある。また、もともとてんかん性素因を有する小児に対する接種によってけいれんが誘発され、後になって、てんかん発作を起こすようになる、という経過をとることがあり、あたかも予防接種によって、てんかんを起こしたかのようにみられる場合がある。しかし、この場合は、予防接種が第一回のけいれんのきっかけになった可能性がある（偶発かもしれない。例えば、アメリカ小児学会は、「脳障害やけいれん性疾患を有する小児が健康な小児よりも、ルーチンの予防接種によって重篤な副反応を高率に起すという明白な証拠はない。」といっている。乙七九号証四四五ページ）というにすぎず、当該接種を行わなくとも、いずれはけいれんを起こし、てんかんに移行する小児であったと考えるのが相当である。換言すれば、てんかんの小児について、かって、予防接種後にけいれんを起こしたことがあるとしても、それが脳炎・脳症の一症状として起こったものであって、しかもその後遺症として、てんかんになったものでない限り、けいれん又はてんかん素因を持つ小児の自然経過とみるべきであって、当該予防接種とてんかんとの間に相当因果関係は存在しないというべきである（乙一一〇号証の二、九九ページ。なお、点頭てんかんについては、乙一一三、一一四号証）。

白木証人も、甲一七六号証及び速記録添付の図面の記載並びに第三回調書八一丁裏、九〇丁表等の供述などからすると、脳炎・脳症を伴わずにてんかんになることは否定し、各小児は、脳炎又は脳症を起こし、その結果、てんかん、精神薄弱、脳性まひなどの後遺症を残したと考えているようである。

予防接種事故審査会においても、当初は、予防接種後のてんかんについて救済対象としていたが、因果関係は否定的に考えられていた（乙八二号証三七ページ）。

㈡　接種後脳炎の臨床像は、通常、発熱、嘔吐、頭痛、食思不振などで始まり、意識障害、健忘、不穏、傾眠、昏眠、けいれんなどの症状を示し、尿閉、便秘、髄膜症状なども伴ってくる。まひもしばしば生じ、髄液も蛋白、細胞増多をみることが多い。また、脳症の場合は、経過はしばしば電撃的であり、約半数は脳症状出現後一週以内に死亡をみる。けいれんが頻発し、片まひ、言語障害もしばしば認められる。髄液は圧が高いのみで蛋白、細胞は正常のことが多い（甲一四六号証九〇ページ）。その中で、発熱、けいれん、意識障害がその主徴といわれる（木村証言第二次第二回六丁表、七丁裏）。

脳炎・脳症が起こったという場合、もちろん、右の症状すべてが常に現われるものではないし、また、その強さの程度もいろいろであろう。しかし、医師も気付かなかったような脳炎・脳症というものが存在するとは到底考えられない。もし万一、見逃がしていたとすれば、それは軽い脳炎・脳症ということになろうが、そのような軽い、かつ、非定型的な脳炎・脳症によって、後に（長期間経過後に）継続的にけいれんを起こして、てんかん等の後遺症を残すことになると考えるのは、医学の常識から、かけ離れているというべきではなかろうか。

㈢　原告らは、接種後に第一回のけいれんが起こり、後にてんかん等になった小児について、被告が、これらは、けいれん又はてんかん素因を有する者の自然経過であると主張していることに対して、明らかなけいれん又はてんかん素因を示すデータがない以上、てんかんの原因としては、予防接種を考えるべきであるとするもののようである（木村証言第二次第二回七三丁以下の尋問等）。しかし、この論理は、一般的に、予防接種とてんかんとの間に相当因果関係が存在する（前記１の要件①②を充たす。）というのであれば、原因の一つとして考えなければならないが、そもそも、右の考え方が容認されていないことは、前述㈠のとおりである。

㈣　けいれん及びてんかんの原因は様々であるが、出産時外傷及び代謝異常以外の原因によるけいれん（及びてんかん）は、乳児期から小児期に多く、中でも真正てんかん（原因不明）は、小児期が好発年齢といわれている（乙二二七号証三九ページ）。したがって、予防接種が乳幼児期に行われた後に第一回目のけいれんが起こることは十分考えられることであり（乙二一四号証二七一ページ参照）、後にてんかんとなった場合に、その原因は「不明」というのは、よくあることである（てんかんの推定原因のうち「不明」は五〇％弱といわれている。）。

5　因果関係不存在の主張

右１ないし４で述べたところからすると、患児ないし原告らのうち、①原告番号32、33、35、38、45、48、51、55、61、及び、②右同６、８、10、11、15、24に係る被接種者については、予防接種と右各原告らの主張する被害症状との間に因果関係が存在しないというべきである。その理由の詳細は、右①に係る者については準備書面㈣、右②に係る者については同㈤で述べたとおりである。そして、右の因果関係の否定が、前記１ないし４で述べたところの個別的適用として医学的に是認されるものであることは木村証人の証言のとおりである。

第三　仮定抗弁

一　違法性阻却事由若しくは責に帰すべからざる事由の存在

本件各予防接種は、もともと合法的で、原告ら主張のような未必の故意や過失の存在しないことは第二の一ないし三で述べたとおりであるが、仮に、右予防接種の全部又は一部の実施及びこれによる副反応の発生がそれ自体としては未必の故意又は過失による違法行為として評価されるとすれば、被告は、次の違法性阻却事由を主張するものである。

すなわち、本件各予防接種の実施は法令及び法令に準ずる通達に基づく正当な職務行為であり（刑法三五条参照）、かつ社会的にも相当な行為であるから、行為の違法性は阻却されるものである。その根拠は第二の一、２、同４、㈠で述べたとおりである。

そして、右の違法性阻却事由は、債務不履行責任を問題とする場面における債務者の責に帰すべからざる事由に当たることになる。

二　時効及び除斥期間

原告らの請求のうちには、本件訴え提起前既に消滅時効が完成し、あるいは除斥期間が経過しているものがあり、被告が右時効を援用するものであることは、準備書面㈢に記載したとおりである。

三　損益相殺等

原告らが、当該予防接種事故に関し、予防接種事故に対する行政救済措置及び予防接種法による救済制度等に基づいて、昭和五七年一二月三一日現在までに国から受けた給付は別紙四のとおりである（右別紙の「旧制度」欄記載の金員は、昭和五一年法律第六九号による予防接種法の一部改正によって法的救済制度が創設される前の、いわゆる行政救済措置に基づくものであり、「新制度」欄記載の金員は、右法的救済制度に基づくものである。）。

万一、原告らの本件請求が何らかの形で認められる場合には、右各給付を受けた金員は、損益相殺・重複てん補又は実質上の一部弁済として当該原告らの損害額から控除されるべきである。

別紙一

接　種　年　齢

痘　そ　う	1期　2月～12月 2期　小学校入学前6月以内 3期　小学校卒業前6月以内	1期　6月～24月 2期 3期 } 従来どおり	36月～72月
	23　年　法	45 年 通 知	51年施行令
ジフテリア	1期　6月～12月 2期　小学校入学前6月以内 3期　小学校卒業前6月以内	1期　3月～6月 2期　1期後12月～18月 3期　小学校入学前6月以内 4期　小学校卒業前6月以内	1期　3月～72月 2期　1期後12月～18月 3期　12歳に達する日の属する年度
	23　年　法	33　年　法	51年施行令
百　日　咳	1期　3月～6月 2期　1期後12月～18月	1期 2期 } 3月～48月（集団は2歳以上）	1期　3月～48月 2期　1期後12月～18月
	23　年　法	50 年 通 知	51年施行令
ポ　リ　オ	1期　6月～18月 2期　1期後12月～18月	3月～18月	3月～48月
	36年法（不活化ワクチン）	39年法（生ワクチンに変更）	51年施行令
腸チフス・パラチフス	1期　36月～48月 2期以降　1期後60歳にいたるまで毎年	廃　止	
	23　年　法	45　年　法	

別紙二

接　種　量

痘　そ　う	0.1C.C. をおよそ10人分とする			
	23 年 心 得			
ジフテリア	1期 第1回　0.5C.C. 第2回、第3回 1.0C.C. 2、3期 1.0C.C.	初回免疫 0.5C.C.（3回）ただし、10歳以上は0.1C.C. 追加免疫 10歳未満　0.5C.C. 10歳以上　0.1C.C.	1期　0.5C.C.（3回） 2、3期 0.5C.C. 4期　0.1C.C.	1、2期 従来どおり 3期　0.1C.C. 4期　従来どおり
	23 年 心 得	28 年 心 得	33年実施規則	51年実施規則
百　日　咳	初回免疫 第1回　1.0C.C. 第2、3回 1.5C.C. 追加免疫 1.0C.C.	1期 第1回　1.0C.C. 第2、3回　1.5C.C. 2期 1.0C.C.	1期 0.5C.C.（3回） 2期 0.5C.C.	
	25 年 心 得	33年実施規則	51年実施規則	
混合（ジフテリア、百日咳）	1期 第1回　0.5C.C. 第2、3回 1.0C.C. 2期 0.5C.C.	1期 第1回　従来どおり 第2、3回　0.5C.C. 2期 従来どおり		
	33年実施規則	48年実施規則		
ポ　リ　オ	1期　1.0C.C.（3回） 2期　1.0C.C.	1.0C.C.（2回）		
	36年実施規則	39年実施規則		
インフルエンザ	13歳未満 0.5C.C. 以下 13歳以上 1.0C.C.	1歳未満　0.1C.C. 1～6歳未満　0.2C.C. 6～15歳未満　0.3C.C. 15歳以上　0.5C.C. （2回接種に変更）		
	28 年 心 得	37年実施規則		
腸チフス・パラチフス	1期 3回で2.5C.C. か1.2C.C. （皮内注射） 1期以外 1.0C.C.	1期　前　同 追加免疫 1.0C.C. か0.1C.C.	初回免疫 36月～48月　0.25C.C. か0.1C.C. （3回） 48月をこえる者　0.4C.C. か0.1C.C. （3回） 追加免疫 0.4C.C. か0.1C.C.	1期 0.25C.C. か0.1C.C. （3回） 1期以外 0.4C.C. か0.1C.C.
	23 年 心 得	25 年 心 得	26 年 心 得	33年実施規則

② 準備書面　準備書面㈦　昭和58年３月14日

別紙三

接　種　間　隔

23 年 心 得	種痘及びジフテリアについて――便宜のため同じ時に同じ人に対して他の予防接種を一種だけあわせ行ってもよい。
25 年 心 得	百日咳について――――――――同上
27 年 回 答	以上の心得の規定の解釈――――種痘、ジフテリア、百日咳の３種の相互の間においてのみ適用される。
28 年 心 得	あわせて行ってもよいとの規定を削除。
34年実施要領	混合ワクチン以外は、緊急その他やむを得ない理由のない限り、２種類以上を同時にしない。
36年実施要領	混合ワクチン以外は２種類以上を同時にしない。
39年実施規則	ポリオワクチン接種後２週間は種痘を、種痘後２週間はポリオワクチンの接種をしない。
45年実施規則	ポリオ又は麻しんワクチン接種後一月以内は種痘を、種痘又は麻しんワクチン接種後一月以内はポリオワクチンの接種をしない。
45 年 通 知	実施規則の解釈――――――――生ワクチン接種後一月は他のワクチンの接種をしない趣旨。

３　書証目録

①　原告提出

書証目録（一）

昭和四八年(ワ)第四、七九三号
同　年(ワ)第一〇、六六六号
昭和四九年(ワ)第一〇、二六一号
昭和五〇年(ワ)第七、九九七号
同　年(ワ)第八、九八二号
併合事件

原告　吉原　充
外一五七名
被告　国

昭和五三年二月一〇日

原告ら訴訟代理人
弁護士　中平健吉
同　大野正男
同　広田富男
同　山川洋一郎
同　秋山幹男
同　河野　敬

東京地方裁判所
民事第三四部　御中

甲号証	書証の表示	作成者	発行年	出典	立証事項
1の1〜20	ワクチン禍研究	ワクチン禍研究会	昭47〜		○ワクチン禍全般
2	目で見る予防接種事故の実態（第一集）ある被害児の生い立ち	ワクチン禍研究会	昭50		（損害）○吉原充（原告番号1）の被害状況
3	一・二予防接種の実際的有効率と法的強制についての私見	赤石　英	昭29・11	日本医事新報一五九六号	（総論）○予防接種の効果は、理論的有効率ではなく、実際的有効率によって考えるべきこと。○法的強制を正当化する科学的根拠は存在しないこと。○副作用による被害を放置しているのは立法的にも不備であること。
4	百日咳混合ワクチンへの疑問 Reactions to Routine Immunizationin Childhood	ジョージ・ディック	昭49（1974）	Proceedings' Vo1.67 No.5	Of The Royal Society of Medicine（百日咳）○百日咳ワクチン接種による利益は、その損失よりも大きいとはいえないこと。
5	社会におけるヴィルス性疾患の予防 Prevention of Virus Diseases in The Community	ジョージ・ディック	昭37・11（1962）	BMJ Vol.ii 1962.11.17	（種痘）○一歳未満の種痘は危険であること。○乳幼児の定期種痘によって社会の免疫を維持することはできず、流行を防止することもできない。

					○流行防止は検疫および監視・封じ込めによって可能であること。
6	日常の種痘 Routine Smallpox Vaccination	ジョージ・ディック	昭46・7 (1971)	BMJ 1971.7.17	(種痘) ○種痘の危険性。 ○疫学的制御法によって流行を制圧すべきこと。 ○乳幼児に対する定期種痘は廃止すべきこと。
7	昭和25年より日本において採用した疾病、傷害及び死因統計分類提要第一巻	厚生大臣官房統計調査部	昭25		(総論) ○人口動態統計の基礎となる分類項目に「予防接種又は種痘による不慮の傷害」が存在すること。
8	天然痘・公衆衛生政策の再考慮 Smallpox: A Reconsideration of Public Health Policies	ジョージ・ディック	昭41 (1966)	Progr. med Virol vol.8	(種痘) ○乳幼児に対する定期種痘の危険性と廃止すべき理由。 ○疫学的制御法による痘瘡の制圧が有効であること。 ○英国において、一九五九年に事故例の研究の結果、一歳未満の接種に合併症の危険が最も高いことが明らかとなったこと。 ○英国では調査結果に基づいて一九六二年接種年令を引き上げ、一歳未満の種痘を行わなくなったこと。
9	不活化百日咳菌を含む混合ワクチンの副反応 Reactions to Combined Vaccines' Containing Killed Bordetella Rertussis	ジョージ・ディック他	昭42 (1967)	The Medical Officer NO.3054	(百日咳) ○百日咳ワクチンによりかなりの副反応があることは、広く知られており、脳症も発生し死亡例もあること。 ○英国で使用されているワクチンは、生後六月未満の乳児では重い副反応の発生頻度が高いこと。
10	百日咳予防接種の危険 Hazards of Pertussis Vaccination	コックバーン	昭33 (1958)		(百日咳) ○百日咳ワクチンによる重篤な副反応の例。 ○右の症状および危険性、禁忌。
11	英国における種痘合併症	ジョージ・ディック	昭47 (1972)	Symp. Series immunobiol. Standard, Vol: 19	(種痘) ○ジェンナーが二番目に種痘をした子どもは発熱によって死亡したこと。 ○英国においては、種痘による被害は公的機関によって調査され報告され、そのデータが公開されていたこと。 ○幼児に対する定期種痘の廃止は正しかったこと。
12	種痘の合併症 一九六三年の合衆国における全国調査 Complications of Smallpox Vaccination	ジョン・ネフ他	昭42・1 (1967)	The New England Journal of Medicine Vol. 276 NO. 3	(種痘) ○合衆国において、一九六三年に実施された種痘に併う合併症調査が行われたこと。 ○合併症発生率は乳幼児において最も高いこと。 ○合併症の⅔は防止可能であったこと。
13	種痘疹の問題点	野口義圀他	昭46・12	臨床皮膚科二五巻一三号	(種痘) ○種痘副作用に関する研究

番号	標目	作成者	作成年月日	掲載誌等	立証趣旨
					が国によって行なわれてこなかったこと。 ○わが国においても人口動態統計を検討するだけで、一歳未満の危険性が明らかであったこと。 ○乳幼児種痘の危険性を免疫学的に研究することも可能であったこと。
14	一九六八年以前に英国において使用された百日咳ワクチンの有効性 Efficacy of Whooping-Cough Vaccine used in the U.K before 1968	PHLS 百日咳委員会	昭44（1969）	BMJ 1969.4	（百日咳） ○一九六六年一一月一日から一年間の英国における調査では、百日咳ワクチンはあまり有効でないと結論されたこと。 ○英国においては、ワクチン自体の効果について右のような調査が行なわれていたこと。
15	一九六八年以前に英国において使用された百日咳ワクチンの有効性 Efficacy of Whooping-Cough Vaccines used in the U.K. before 1968	百日咳委員会	昭48（1973）	BMJ 1973.1	（百日咳） ○一九六八年以前五、六年間に使用されたワクチンはあまり有効ではなかったこと。 ○英国ではワクチンの効果判定のため右のような調査を行なっていたこと。
16	種痘合併症　一九六八年合衆国における全国調査 Complications of Smallpox Vaccination, 1968	J・レイン他	昭44・11（1969）	The New England Journal of Medicine Vol. 281 No. 22	（種痘） ○合衆国においては日本と異り全国規模の調査が行なわれていたこと。 ○一九六八年、五七二例の種痘合併症が確認されており、これは実際よりも少いと考えられること。 ○種痘に伴う合併症発生率と死亡率が高いことが確認されたこと。
17	蟻田、春日両氏講演	予防接種リサーチ・センター	昭47・10	予防接種制度に関する文献集(Ⅳ)	（総論、腸チフス） ○国が腸チフス予防接種事故を秘匿していたこと。 （種痘） ○ＷＨＯの痘瘡根絶計画において、疫学的制御法の有効性が実証されたこと。
18の1	ワクチン禍事故例研究№１　千葉幹子ちゃんの場合	ワクチン禍研究会	昭51・8	ワクチン禍研究事故例研究資料１	（各論） ○千葉幹子（原告番号14）に関する禁忌、接種状況（特に実施規則・要領違反）被害状況
19の1	私憤から公憤へ	吉原賢二	昭50・12	岩波新書	（総論） ○ワクチン禍全般 ○国が予防接種被害の防止対策・救済対策を全く行なわず放置したこと。 （各論） ○吉原充（原告番号１）に関する接種状況、被害発生時の状況。
19の2	私憤より公憤へ　ひとりでも多くの人に読まれるために	ワクチン禍研究会	昭51	ワクチン禍研究付録情宣資料２	（総論） ○国が予防接種事故の実態を公開して周知させたり、あるいは被害の実態を調査したりしなかったこと。

① 原告提出　書証目録㈠　昭和53年２月10日

20	種痘—いつ、誰に接種すべきか	ルイス・コリエール	昭41		（種痘—接種年齢） ○一歳未満児に対する種痘の接種の危険性が大きいので、一歳未満児への接種を避けるべきこと。
21	予防接種の複合症	論説	昭42	ブリティシュメディカルジャーナル	右同
22	第一期種痘時における月令と局所反応及び免疫効果との関係				右同
23	種痘に関する最近の進歩	木村三生夫外	昭42	小児科診療三〇巻九号	右同
24	種痘副作用をめぐる免疫学的問題	野口義圀外	昭46	臨床免疫三巻七号	右同
25	予防接種による重症皮膚副作用の問題点	野口義圀	昭48	小児科診療三六巻五号	右同
26	集団予防接種はこれでよいのか	山田茂	昭30・5	日本医事新報一六一九号	（総論—集団接種の問題点） ○現行予防接種制度の問題点 ○集団予防接種では予診を完全に行うことができず、接種を被接種児童の身体的条件に即して行うことができないこと。 ○医師看護婦の配置が不十分でかつ予防接種の知識も不十分のまま接種を行っていること。 ○事故防止上は個別接種が望ましいこと。
27	これでよいのかワクチン行政	長田伍	昭45・7	右同二四一二号	右同
28	再びわが国のワクチン行政に望む	長田伍	昭45・10	右同二四二五号	右同
29	集団予防接種について—事故防止対策	早坂聡孝	昭45・10	右同二四二五号	右同
30	日本公衆衛生学会シンポジウム「予防接種の現状と課題」	金子義徳他	昭45	第28回公衆衛生学会	右同
31	予防接種時の予診判定の適否など	南谷幹夫	昭49・9	日本医事新報二六二九号	（総論—集団接種の問題点） ○集団接種では予診が機械的になること。 チェックポイントに疑点のある時は集団予防接種より除外し、個別接種として慎重に取り扱うべきこと。
32	強制接種をやめる為に	野島徳吉 大谷杉士	昭47・5	科学四二巻五号	（種痘—廃止論） ○日本で天然痘流行の可能性が小さく、防疫体制を強化することによって、危険の大きい種痘の強制接種を廃止できること。
33	すみやかに伝染病予防法の改正を	安原美王磨	昭47・12	感染症学雑誌四六巻一二号	右同
34	速かに予防接種法を改正せよ	右同	昭48・7	日本医事新報二五六九号	（種痘） ○強制接種を廃止すべきこ

					と。（百日咳、ジフテリア）○ワクチン接種を廃止すべきこと。（腸パラ）○昭和三三年からワクチンの強制接種中止を訴えていたこと。
35	種痘を中止して見ませんか―痘苗不足に関連して	森藤靖夫	昭49・4	右同　二六〇七号	（種痘・廃止論）○種痘の強制接種を廃止すべきこと。
36	昭和四八年四月痘そう事件について考える	斉藤誠	昭48・7	日本公衆衛生雑誌二〇巻五号	（種痘）○昭和四八年の痘そう輸入事件について防疫体制よろしこを得て二次感染を防止できたこと。
37	痙攣、アレルギー疾患の既往と予防接種	木村三生夫	昭47・2	日本医事新報二四九六号	（禁忌）○「アレルギー」という禁忌の定めがあいまいで接種を見合わせるか否かの判断が困難であること
38	予防接種と皮膚テスト	南谷幹夫	昭47・6	右同　二五一〇号	右同
39	アレルギー体質児の予防接種を施行する場合の問題点	堀誠 外	昭48	小児科診療三六巻五号	（禁忌）○アレルギー体質児に副反応が多く接種は問診各種検査を個別に行った上で慎重に接種すべきであること
40	アレルギー体質と予防接種	塩田浩政 外	昭48	右同	右同

41	予防接種とアトピー性皮膚炎	北郷修	昭48	右同	（禁忌）○アトピー性皮膚炎が種痘の禁忌であること
42	アトピー性皮膚炎と種痘	蒲生逸夫	昭48	日本医事新報二五六四号	右同
43	予防接種	平山宗宏	昭50・11	日本小児科学会雑誌七九巻一一号	（百日咳ワクチン）○百日咳ワクチンは、有効成分のみをぬき出そうとの努力が行われているがまだ開発のめどが立っていないので、百日咳そのものの実態と治療実績を整理してワクチンの必要性を再検討すべきであること。（接種年令）○原則として二～三歳以降に開始するのが望ましいこと。インフルエンザワクチンの接種を三歳以上とすることによって明らかに事故が減少した。（総論）○個別接種が望ましいこと。
44	伝染病予防体系における予防接種の今日的意義と位置づけ	金子義徳	昭45・10	日本公衆衛生雑誌一七巻一〇号	（総論）○接種の必然性合理性を真剣に検討すべきであり、種痘をはじめとして、予防接種の中止あるいは接種計画の縮少をめざす時代に入るべきこと。○予防接種事故について、Ｒ―ＳＫの実態について

					の研究が不十分で、常識的対策すらもとられていなかったこと。
45	予防接種に伴う事故・副反応の実態	平山宗宏	右同	右同	（総論） ○サーベイランスが基本であるのに殆んど行われて来なかったこと。
46	現行予防接種体制の問題点	中野英一	右同	右同	（総論） ○ワクチンの具備すべき条件の第一は安全性であり、つぎに免疫原性であること。 ○多くの接種者は、減量接種をしている。実際的量少量を再検討すべきであること。
47	予防接種実施上の問題点	山下　章	昭42・5	予防接種（医学書院）一九四頁～	（接種方法） ○かかりつけの医師で受けるべきであること。 （安全性） ○予防接種では百万分の一でも生命に危険があることは許されないことなど。 （禁忌と予診）
48	予防接種の禁忌と生活指導	中山健太郎	昭42・5	予防接種（医学書院）二〇八頁～	（禁忌） ○有病者、虚弱者、栄養失調者、アレルギー体質者、抵抗力が減弱している状態にある者、その他が禁忌とされるべきこと。 ○特定のアレルゲンのみに反応を示す者、喘息患者、ときどきじんま疹、湿疹、ストロフルスが出る者に

					ついて、アレルゲン試験などした上で、少量接種等により反応をみた上で処置を決めるべきこと。
49	接種スケジュールとこれからの予防接種	国分義行	昭42・5	予防接種（医学書院）	（定期・強制接種） ○わが国のように開発された社会において、予防接種を強行することは、合理的でないこと。 ○生後三～一二ケ月の小児に、個人の月令的差異、発育差、体質、健康度などを無視して、画一的にしかも多数の接種を強制すること（現行制度）は許されないこと。 （間隔） ○種痘と百日咳ワクチン接種の同時接種をしてはならないこと。
50	予防接種の智恵	厚生省公衆衛生局保健情報課指導	昭49・4	財団法人母子衛生協会発行	（禁忌） ○慢性の病気のある弱い者、発育の遅れのある者（ことに未熟児や難産だった者）、ひきつけをおこしたことのある者等は接種を延期し、かかりつけの医師に相談すべきこと。 ○かぜ、下痢などの病気にかかっている者、はしか、水痘、おたふくかぜ等にかかって一ケ月以内の者等は、接種を延期すべきこと。

51	ママのための予防接種読本	厚生省公衆衛生局保健情報課編集	昭49	調布市発行	（禁忌）○病気あがりで体力が十分回復していない者、発育の順調でない者、慢性の病気で治療中の者、湿疹ができやすかったりゼロゼロのどを鳴らしたりする者、アレルギー体質の者は、完全になおってから、かかりつけの医師や総合病院で慎重な診察と検査を受けたうえで接種をすべきこと等。
52	予防接種法の改正をめぐる解説	予防接種研究班、予防接種リサーチセンター	昭51・9		（接種年令）○昭和五一年の予防接種法改正に伴ない接種年令が引上げられたこと。○乳児期はストレスに対して激しい反応を呈しやすいので予防接種を避けるべきこと。○小児の急性神経系疾患は二歳までに多発するので、予防接種は二歳以降に開始すべきであること。（百日咳）○二歳以降に予防接種を開始すべき理由。
53	百日咳の臨床（岡山県における百日咳）	喜多村　勇　ほか	昭51・6	臨床と細菌三巻二号	（百日咳）○年令別患者発生数（六ケ月以下、一年以下は少ない）○幼若乳児の重症例では重篤期は比較的短く、一夜又は半日間の慎重な治療で速やかに快方に向うことがわかったこと。
54	疫学的見地より見た百日咳予防接種についての私見	額　田　　粲	昭26	公衆衛生九巻	（百日咳）○生後三ケ月～一八ケ月の乳幼児を接種対象とする接種制度は不適当であること。乳幼児の感染は年長児からの二次感染であり、乳幼児は行動範囲が非常に狭く流行源にはならないから、接種はまん延の原因となる幼稚園児及び小学校児童に対して行うべきであること。○定期接種は不適当であり、未罹患児を把握しておき流行期に近隣に患者の発生があったときに未罹患児の接種をすべきこと。
55	保健所における集団予防接種の一考察	宮　本　良　雄　外（神戸市）	昭44	小児保健研究二六巻五号	（百日咳）○三混ワクチンの注射時に多少の異常を訴えた者の方が健康であった者より発熱者が多かったこと。したがって予診を十分に行い、少しでも異常を訴える者は除外しなければならないが、集団接種では十分な予診をすることが困難であるので主治医による接種がよいこと。
56	百日咳および百日咳ワクチンに	予防接種研究班	昭50・5		（百日咳）○昭和五〇年四月、三混ワ

	関する資料				クチンの接種年令を変更したこと及びその理由 ○患者は〇～一歳よりも二歳以上に多いこと。 ○流行は幼稚園、小学校低学年の幼児にあり、核家族化の現状では、これらの幼児に免疫を付与すれば、流行は阻止され、家族内の乳児も守られること。 ○幼若乳児が罹患しても死に至ることはほとんどないであろうこと ○小児の急性神経疾患、急死例は〇歳児に最も多く、次いで一歳児に多いので、疫学的に急ぐ必要のないワクチンは二～三歳以降に接種するのが望ましいこと。 ○接種年令を二歳以降とすると熱性けいれん既応歴者が増加するであろうが、これらの者にはDTを接種すれば足りること。
57	三種混合ワクチン接種後に中枢神経の異常症状を呈した五例	白井徳満ほか	昭46・11	小児科診療三四巻一一号	(三混ワクチン) ○日本における百日咳、DPTによる重篤な副反応報告。 ○一九六七年までに世界で三〇〇例以上の異常中枢神経症状例が報告されたこと。 ○予防接種による損得計算
					するため詳細な実態調査が必要であること。
58	内科と医原病	鈴木哲哉	昭43・6		(百日咳ワクチン) ○発熱、全身けいれん、脳炎、ひきつけ、神経障害、気管支喘息、アレルギー反応のある小児や病気が治ったばかりの小児に注射してはいけないこと。 ○アレルギー反応がおそろしいこと。
59	何故「三混ワクチン予防接種非協力」を打ち出したか	森藤靖夫	昭48・3	日本医事新報二五五三号	(三混ワクチン) ○三混ワクチンによる事故防止のため岡山県医師会が昭和四七年〇・三cc三回接種に踏み切ったこと。右方法で十分効果があることが文献上明かであったこと。 ○同じく、接種年令を生後三ケ月から一二ケ月の間に拡大し、接種間隔を三～六週間に拡大・延長したこと。 ○岡山県医師会は、昭和四八年三月、三混ワクチン接種の継続に危惧を感じ、安全確実な接種方法が確立するまで接種を行わないことを決めたこと。 ○百日咳患者は近年極度に減少し、数年以上死亡者ゼロが続いており、また抗生物質により充分治療可能となっているから、

					百日咳ワクチンの接種は中止するか廃止すべきであること。
60	予防接種を中止してみませんか	森藤靖夫	昭51・12	日本医事新報二七四三号	（種痘） ○種痘を廃止すべきこと （百日咳） ○岡山県医師会は昭和四八年三月以来三混ワクチンの接種を中止したが、以後四年間百日咳による死者はなく、この経験から、百日咳ワクチン接種は中止すべきであること。 （ポリオ） ○定期一斉投与はやめ、発生があった場合に当該地域の一斉投与で済むこと。 （インフルエンザ） ○ウィルスの変異に追いつけず、有効率は低く有効期間も短かく、インフルエンザによる死亡率も低いから休止すべきこと （その他） ○自然感染の方が免疫度がはるかに高いから、むしろ感染症にかからせた方がよいこと。 ○任意接種が望ましいこと。
61	シンポジウム予防接種の検討	染谷四郎ほか	昭45	第一七回日本医学会総会誌	（副作用防止）（種痘）豊川行平 ○副作用防止のためには禁忌とされる人を探すことだが、現行のように一時間に何百名を接種するというような集団接種で禁忌を発見することは極めて困難であること。 ○問題の多い種痘については完全な免疫を求めるより、効果は低くとも副作用の少ない方法（〇歳をさける、希釈痘苗と、乱刺数制限、ガンマグロブリンの併用、不活化ワクチンでの前処置など）の採用をすべきこと。 （百日咳）金子義徳 ○百日咳混合ワクチンの力価は国際基準の二倍近い、力価と副作用は高い相関をもつと考えられるので、適正な力価にして副作用の軽減を計ることが早急に必要であること。 （日本脳炎）大谷明 ワクチンが原材料としてマウス脳組織を使用しているので理論上脱髄現象の可能性があること。 （その他ワクチン一般について）
62	予防接種の副作用とその対策	染谷四郎ほか	昭46	第一八回日本医学会総会誌	（百日咳）村田良介 ○ワクチンによる脳症について ○ワクチンによるアレルギー反応があること。牛乳に敏感な小児がアレルギー性反応を起した例があることなど。

番号	標目	作成者	作成年月日	掲載誌	内容
					○接種量を減量し、回数を増すと副作用が少なく効果がすぐれているので、融通性のある接種ができるようにすべきこと。 (種痘)平山宗宏 ○局所反応が強い場合に全身反応も強いことは経験上確実であり、局所反応が強い場合に脳症の合併率が高いという報告もあるから多圧法による圧迫回数をへらすべきこと。 ○成人初種痘でグロブリンを併用すると脳炎合併率が下げられるように、わずかな免疫が合併症を防止することが考えられるから、基礎免疫ないし前処置として弱毒痘苗の使用が有意義であること。 (日本脳炎)塚越広 ○ワクチンによる副作用について (総括)染谷四郎 ○百日咳ワクチンの接種は〇・五cc三回で十分であること。年令は三～一五ヶ月と拡大すべきこと。 ○予防接種法が改正されるべきこと。
63	岩ヶ崎事件報告	宮城県衛生部			(百日咳) ○昭和二三年、宮城県岩ヶ崎町における集団接種において事故が発生したこと。 ○虚弱児に対しては、減量接種が行われていたこと(虚弱児には減量すべきであると考えられていたこと)
64	乳幼児における百日咳、ジフテリア混合ワクチン初回接種時の接種総量及び接種回数がジフテリア免疫に及ぼす影響	伊東俊一	昭42・5	日本小児科学会雑誌七一巻五号	(二混ワクチン) ○〇・五―一・〇―一・〇の規定量及び接種間隔は、副作用を懸念して守られていないのが現状であること。 ○ジフテリア免疫付与のためには〇・五cc三回接種で足り、かつ副作用が軽減されること。
65	ジフテリア	水原春郎	昭41	小児科診療二九巻五号	(二混ワクチン) ○血中ジフテリア抗毒素価の上昇については、〇・五cc三回までの減量なら一〇〇%罹患防止量であること。 ○百日咳、ジフテリア双方の免疫を完全にし、かつ副作用を殆どなくすためには〇・五cc五回法が最も秀れていること。
66	ジフテリア、百日咳、破傷風	水原春郎	昭45	小児科診療三三巻一一号	○〇・五cc四回法、〇・三cc五回法は、百日咳について〇・五―一・〇―一・〇と同等の免疫効果があること。 ○接種間隔は六週間隔が基準法を上回わる成績を示

					すること。
67	DPTワクチンの副作用とその対策	水原春郎ほか	昭46・11	小児科診療三四巻一一号	（三混ワクチン）○接種回数が増える毎に副作用出現頻度が増加すること。○接種量が多いと副作用も増強すること。○〇・五cc三回法、〇・三cc三回法は、〇・五―一・〇―一・〇法に比べて免疫効果は殆ど劣らず、〇・一cc五回法でも足りること。○種痘との同時接種を避けるべきこと。
68	DPT三種混合ワクチン接種上の諸問題	水原春郎	昭48・7	日本医事新報二五六八号	○〇・五cc三回法でも、間隔を六週とすれば十分な免疫効果が得られること。○減量により副作用が軽減されること。
69	ワクチン別にみた問題点と実施上の注意	水原春郎	昭50・4	小児外科・内科七巻四号	（百日咳）○高津教授は「法令で接種量をはっきり指定しているのは最も不可といいたい」と述べていること。○個々の乳幼児が一定量の刺激に対して強弱種々の反応を示すことは常識であるから、三混ワクチンの接種量は〇・一―〇・三―〇・五mlのように巾を持って示し、その乳幼児の体質を察知できる医師が接種量を決めるべき

					であること。○総量が同一なら頻回接種の方が免疫効果が高いこと。また間隔も適当に長い方がよいこと。○昭和四八年四月、接種量及び間隔を改正した理由は、副作用を軽減し、しかも従来と同様の効果をあげるためであったこと。○発熱しやすい小児や熱けいれんの既往歴を有する小児には、解熱剤単独又は鎮静剤併用投与がよいこと。
70	予防接種の事故と対策	木村三生夫	昭50・4	小児外科・内科七巻四号	（百日咳・年令）○ワクチンの接種という刺激によって、未熟な脳が脳症という反応を示すという考えからすると、接種年令はなるべく遅らせることが良いと考えられること。○乳幼児はけいれんを起しやすく、五～七%が少くとも一回のけいれんを起し、第一回発作は六～二四ケ月の間にほとんどみられ、けいれんは脳症と同じ原因による一連の病像を推測させること。○けいれんの既応歴、中枢神経系の障害の有無について慎重にスクリーニングをすべきであること。

					（禁忌） ○有熱者は予期しない疾患の前駆症状である場合もあるので原因のいかんを問わず禁忌とすべきこと。 ○疾病の急性期、増悪期、活動期にある者は接種を中止すべきこと。 ○心身のおくれの疑われる幼若な小児に対しては接種を見合わせて一歳以後になるまで観察すべきこと。 ○種痘や百日咳ワクチンの接種により高熱、けいれん、神経症状、明らかなアレルギー反応などの既応のある者に対しては、以後同種のワクチン接種は、中止もしくは減量、予防薬使用などの配慮をすべきこと。 他種のワクチンでも反応の強いワクチンの接種に際しては同様の配慮をすべきこと。
71	インフルエンザ予防接種の適応症	海老沢　功	昭52・1	日本医事新報二七五二号	（インフルエンザ） インフルエンザ予防接種は、ハイ・リスク・グループに対して行うべきであり、日本のやり方は適応を誤っている。
72	インフルエンザワクチンの効力の再評価	海老沢　功	昭52・3	右　同 二七五八号	（インフルエンザ） ○インフルエンザ予防接種の適応の誤りと、諸外国における適応に関する考え方の紹介 ○インフルエンザワクチンの有効性には疑問がある。
73	ウイルス病の予防接種	多ケ谷　勇	昭51	診断と治療六四巻一〇号	（痘瘡） ○痘瘡患者の輸入があっても、続発患者を発生させることなく痘瘡を制圧できる。 （インフルエンザ） ○小中学校における集団接種が流行増幅を防止したとする明確な成績はない。 ○諸外国において行われているハイ・リスク・グループに対する接種が合理的。 ○ワクチンの効果は決して高くなく、免疫持続期間も短い。
74	インフルエンザ予防接種の実際と問題点	加地正郎	昭47・4	臨床と研究四九巻四号	（インフルエンザ）接種用量について ○三歳未満の小児は、他の年令層に比べて副作用が強くあらわれることがある。 ○集団接種は避ける。 ○右年令層の小児は、接種を受ける必要もない。
75	インフルエンザ	加地正郎	昭51・10	感染症学雑誌五〇巻一〇号	（インフルエンザ） ○HAワクチンは全粒子ワクチンに比べ副作用の点では改善されている。 ○予防効果の点では、まだ

番号	標目	作成者	作成年月	掲載誌	内容
					必ずしも十分とはいえない。
76	拳国愚行―腸パラ・ワクチンの非科学ワクチン物語⑤	梅田敏郎	昭42・8	科学朝日	（腸チフス・パラチフス） ○腸パラワクチンには激しい副作用が伴う。 ○流行を阻止する力をもっていないこと。 ○専門家にとって、右事実は常職であった。 ○日本においてワクチン自体の効果判定実験を行ったことがない。
77	ワクチンの実際的有効率と法的強制について	赤石英	昭30・2	日本公衆衛生雑誌増刊号二巻二号	（総論） ○罹患の可能性は個体の抵抗力と衛生学的環境条件によって決まる。 ○予防接種の効果は、それによって恩恵を蒙る人に着目して考えるべきである。 ○公衆衛生の発達によって、罹患の可能性は減少する。 ○免疫効果の著明でないワクチンは、強制接種をやめて衛生思想の普及と環境衛生改善による予防が合理的である。 （腸チフス・パラチフス） ○予防接種の恩恵を蒙る人は腸チフス二%、百日咳四%程度である。 （百日咳） ○百日咳ワクチンは有効でないこと。接種によって罹患を免れ、接種をしな
					ければ罹患したであろう人は四%くらいであること。
78	北上市に流行せる腸チフスについて	及川俊平 菅原恒有	昭30・2	右同	（腸チフス・パラチフス） ○食品による濃厚感染の流行においては、予防接種の罹患予防効果は認められない。
79	ポリオ感染論	甲野礼作			（ポリオ） ○ポリオウイルス感染のメカニズムと発症要因
80	ポリオの臨床	山田尚達	昭33	公衆衛生二二巻六号	（ポリオ） ○発病要因には、過労、外傷、扁桃剔除その他の手術が考えられること。
81	ポリオ	沢田啓司	昭41	小児科診療二九巻五号	（ポリオ） ○ポリオ生ワク投与後一か月間に発熱、発診、嘔吐、下痢などの症状がよくみられること ○西ドイツでは、二四〇〇万人のポリオ生ワク服用後、六五万人がアンギーナ、かぜ症状、下痢で就床し、約一、〇〇〇名の入院患者、一万人の外来患者があったこと
82	予防接種便覧（改訂版）	細菌製剤協会	昭50・2		（ポリオ） ○過去二週間以内に手術、抜歯などを行った者は生ワク投与を控える。 ○他の生ワクチン（B・C・Gを含む）とは、前

83	予防接種の現状と将来（特別講演）	平山宗宏	昭51	小児保健研究三四巻五号	後一か月の間隔をおくべきである。 （百日咳） ○副作用の点からは量が少ない方がよいこと。 ○第一回のとき副反応が強ければ第二回以降を減量することは常識であること。減量は規定量の½までは良いこと。 ○百日咳ワクチンは一九六〇年ころから効果が減少してきているといわれていること。 ○滲出性体質児は接種をさけるべきであること ○百日咳により神経系合併症を伴うことは極めてまれであるが、ワクチンによる神経系合併症の頻度が高いこと。これは、罹患の場合は菌が呼吸器の上皮にとどまっているのに、ワクチンの場合は菌が直接体内に注入されることによるのではないかと想像されていること。 ○小児ストロフルスや湿疹のある場合は、多数接種の場での接種はさけた方がよいこと。 （接種年齢） ○幼若乳児への接種をさけるべきこと。〇～一歳の乳幼児は少しの刺激で生体反応をおこしやすい特性があり、当然ワクチンに対しても脳症やショックを起こしやすいこと。

書証目録 (二)

昭和四八年(ワ)第四、七九三号
同　年(ワ)第一〇、六六六号
昭和四九年(ワ)第一〇、二六一号
昭和五〇年(ワ)第七、九九七号
同　年(ワ)第八、九八二号
併合事件
原　告　吉原　充
外一五七名
被　告　国
一九八一年四月一七日
原告ら訴訟代理人
弁護士　中平健吉
同　大野正男
同　広田富男
同　山川洋一郎
同　秋山幹男
同　河野　敬

東京地方裁判所
民事第三四部　御中

記

甲号証	書証の表示	作成者	発行年	出典	立証事項
84	予防接種に伴った中枢神経系の即時反応と遅延反応について	有馬正高ほか	昭34・6	日本小児科学会雑誌六三巻六号	（副作用）○ワクチンにより重篤な中枢神経系症状を呈することが古くから注目されていたこと。○百日咳ワクチン、日本脳炎ワクチン、種痘等による脳症等の症例がわが国でも報告されていたこと。○けいれん又はアレルギー性疾患の既応が認められる場合に即時反応症例が多かったこと。
85	衛生学的対策	青山英康	昭51・3	小衛生学書 188～194頁	（総論）○伝染病の予防対策 ○予防接種を行う場合の条件
86	予防接種をめぐる法体制	青山英康ほか	昭50・7	第16回社会医学研究総会抄録集	（総論）○わが国における予防接種体制の問題点。○予防接種禍の責任。
87	第９回日本公衆衛生学会印象記	金子義徳	昭29・11	日本公衆衛生雑誌一巻九号	（総論—副作用）○ワクチンの効果を云々するには副作用をも含めた価値判断が必要であること。○価値判断の結果予防接種を中止することもありうること。○ワクチンの予防効果がどの程度あるかを学問的に明確にする必要があること。
88	伝染病予防	中野勘良ほか（厚生省防疫課）	昭30・10	日本公衆衛生雑誌二巻一〇号（公衆衛生の戦後10年）	（総論）○終戦後10年の時点における伝染病の流行制圧状況 ○抗生物質その他の治療法により伝染病の致命率が著しく減少したこと。○予防接種の効果について学説が一定でなかったが終戦後の緊急措置として、予防接種が実施され、予防接種法が制定されたこと ○予防接種事故の存在。
89	予防接種の実施について（通達）	厚生省公衆衛生局長 衛発32号	昭34・1		（予防接種実施要領）○接種前に必ず予診を行うことと定められていたこと。○予診として行うべき内容 ○禁忌に該当するか判定困難な者には原則として当日は接種を行わないと定められていたこと。○禁忌に関する注意事項の告知に関する定めがあったこと。○その他接種体制に関する定め。
90	会報及び現行予防接種に関する意見	日本衛生学会予防接種委員会ほか	昭40・6	日本衛生学雑誌二〇巻二号	（総論）○日本衛生学会予防接種委員会が、予防接種法制定当時と流行の様相、環境・社会因子が変化しているのに同じ接種の基本

番号	標目	作成者	作成年月	掲載誌等	立証趣旨
					方針が維持されて来たところに問題があるとし、安全な接種体制の確立サーベイランスの実施、ワクチンの種類の検討などを提言したこと。
91	会報	日本衛生学会幹事会	昭40・10	日本衛生学雑誌二〇巻四号	(総論) ○甲第90号証の意見書を厚生大臣等に提出したこと。
92	シンポジウム予防接種の現状と課題	大原啓志　ほか	昭45・10	日本公衆衛生雑誌一七巻一〇号	(接種体制) ○予防接種は医療行為であるべきなのに、被接種者は医師等によって一貫して診られることがないこと。 ○予防接種法、規則、実施要領どおり実施できていないこと。 ○予防接種体制の問題点
93	予防接種について	金子義徳	昭45・12	右同　一七巻一四号	(種痘) ○昭和29年に赤石英教授が今日の日本においては種痘の恩恵は事実上ゼロであると述べたが、事実昭和31年以来一名の患者発生もないから、種痘によって感染をまぬがれたということはないこと。 (腸パラ) ○ワクチンによる死亡事故があるので、4～60歳を対象とする莫大な接種計画はもはや無意味であること。

番号	標目	作成者	作成年月	掲載誌等	立証趣旨
					(副反応) ○ワクチンによる副反応事故のリスクをできる限りさける工夫が重要であること。 ○そのためには、十分免疫が得られないことがあることもやむをえないと考えるべきであること。
94	これからの伝染病予防	石丸隆治(厚生省防疫課長)	昭46・5	右同　一八巻五号	(総論) ○かっては予防接種第一主義の傾向にあったこと。 ○強制接種は再検討すべきであること。 ○予防接種を行うべき疾病、実施方法等は状況に応じて弾力的に変え得るのでなくてはならないこと。
95	予防接種の徹底	岡田貫一(中野保健所長)	昭26	右同　九巻	(総論) ○国は接種率の向上にのみ意を用いてきたこと。
96の1～6	大谷杉士証人調書	大阪地裁	昭52・9 昭52・11 昭53・6 昭53・9 昭53・10 昭54・1	大阪地裁昭和50年(ワ)第三三八八号弁論調書	(総論) ○予防接種の医療行為としての特質と注意事項 ○わが国における問題点 (種痘) ○定期強制接種廃止及び接種年令引き上げの時期 (腸パラ) ○ワクチンの効果について (百日咳) ○菌量が多過ぎたこと。 (禁忌) ○禁忌について

97	診断	海老沢　功		医人薬人（鳥居薬品）	（インフルエンザ）○インフルエンザの迅速診断法 ○基礎疾患をもっている罹患者は重症化すること。
98	慢性肺疾患とインフルエンザ	右　同	昭50・12	治療五二巻一二号	（インフルエンザ）○インフルエンザは一般的に良性の上気道ウィルス感染症である。しかし慢性心肺疾患に罹患している者がかかると症状の悪化肺炎併発、急死等重症化する。○不活化ワクチンは流行株を抗原的に同一である場合、適時に接種すれば効果が短期間期待できる。但し罹患する例もある。しかし流行株の抗原性が変ると古い株について高い血中抗体をもっていても罹患すること。
99	昨冬から今冬にかけてのインフルエンザの流行	武内安恵	昭53・12	公衆衛生情報一九七八・一二	（インフルエンザ）○インフルエンザウイルスの抗原の変異が連続変異の範囲内であっても、ワクチンで高めておいた前年の抗体が新しいウイルスに対して全然役に立たないことがありうること。（図3、及び4参照）
100	インフルエンザを語る	小島三郎 曽田長宗	昭32・12	公衆衛生二一巻一二号	（インフルエンザ）○インフルエンザに完全な予防対策及び特効薬はないこと。○治療法としては、安静にすることが最善であること。○予防接種は、罹患した場合に社会的な影響のある人々、重症化する人々にすべきであること。
101	予防接種の国際動向	金子義徳	昭51・9	日本公衆衛生雑誌四〇巻九号	（種痘）○定期種痘の恩恵について確たる証明はないこと、確実なことは届出によるものだけでも毎年10人前後の犠牲者があったこと。○包囲種痘その他の確実な防疫対策は無送択な種痘にまさること。（インフルエンザ）○小中学生に重点をおいた接種計画が著しい効果をあげているとは考えられないこと。○米国のようにハイ・リスク・グループに限って接種すべきものであること。
102	インフルエンザそのワクチン政策	福見秀雄	昭47・10	日本医事新報二五二九号	（インフルエンザ）○インフルエンザワクチン接種の副作用には、夾雑物、雑菌の混入によって起るものがあり、これを完全に除去することは不可能であること。○HAワクチンによれば、毒性・副作用が格段に軽

					減すること。
103	新しいインフルエンザウイルスの流行に備えて	北本　治 ほか	昭48・11	右同 二五八五号	（インフルエンザ） ○乳幼児の場合ワクチン接種による事故の危険性が高く、接種は概して好ましくないこと。 ○乳幼児の罹患率は、学童の罹患率に比べてはるかに低いこと。 ○学童の勧奨予防接種で減染の増幅を防止するというポリシーをとっているのは世界で日本だけであること。
104	最近の予防接種に対する見解	木村三生夫 ほか	昭48	日本小児科学会誌 一四巻三号	（総論） ○ほとんどのワクチンについて、対象疾病、ワクチンの副作用に関する実態調査は全く行われてこなかったこと。 ○集団接種では、予診によって少しでも異常のある者は除外し個別に行うべきこと。 ○集団接種の場合、小児科内科のみでなく眼科産婦人科などの医師も接種を担当していること。 ○集団接種では、一般の医療行為のように説明、検査、患者の納得ということが本来必要であるができないこと。 （禁忌） ○集団接種の禁忌は、集団

					接種の条件のもとで判断が可能な具体的なものでなければならないこと。 ○禁忌の判断について
105	A型インフルエンザの学校流行	園口忠男 ほか	昭52・4	日本医事新報 二七六五号	（インフルエンザ） ○欧州諸国では、学童にワクチン接種することをせず、インフルエンザの流行時には学校を長期閉鎖することによって流行を防止していること。 ○わが国でもアジアかぜ流行時に、東京品川区や中野区で小・中学校を休校にして流行発生を阻止していること。
106の1、2	インフルエンザに関する基本的知見	海老沢　功		感染症講義資料 （海老沢功）	（インフルエンザ） ○インフルエンザ一般
107	家族および一般集団を使ったインフルエンザの疫学的研究	J・A・ベル ほか八名	一九六〇年	アメリカン・ジャーナル・オブ・ハイジーヌ	（インフルエンザワクチンの副反応） ○多価水溶性ワクチンは、大人の接種量の½ないし¼の接種でも、五歳以下の乳幼児には四〇パーセント近くの発熱性全身反応がみられる。 ○したがって、学令前の乳幼児に多価水溶性ワクチンを使用してインフルエンザの免疫を行う試みについてはよく考慮を加える必要がある。

108	アジア型インフルエンザの将来	ブリテシュ・メディカル・ジャーナル編集者	一九五八年九月	ブリテシュ・メディカル・ジャーナル	（インフルエンザワクチンの有効性） ○一九五八年冬に流行の可能性のあるアジア風邪の罹患を三分の一に減らすのにワクチン接種をすることは、国がやる価値のあることではない。
109	インフルエンザワクチンの最近知識	ダベンポート　他一名	一九六二年一〇月		（インフルエンザワクチンの効用） ○ハイリスクグループに乳幼児は入らない。 ○公衆衛生局長官のインフルエンザに関する委員会は、「ハイリスク群に入らない人々にワクチン接種することの有効性を強調すべきでない」と勧告したこと。
110	インフルエンザの展望	ブリテシュ・メディカル・ジャーナル編集者	一九六八年九月	ブリテシュ・メディカル・ジャーナル	（インフルエンザワクチンの効用） ○ハイリスク・グループ以外の人にワクチンを用いる必要はない。 ○乳幼児はハイリスク・グループには掲げられていない。
111	インフルエンザ	編集者	一九六八年九月	ランセット	（インフルエンザワクチンの効用） ○ハイリスクグループだけに不活化ワクチンを用いるべきである。
112	インフルエンザ予防の新しいアプローチ	キルボーン	一九七四年一〇月	アクタ・メディカ・スカンディナビカ	（インフルエンザワクチンの効用） ○インフルエンザワクチンは同じタイプのウイルスにも一年も免疫効果は期待できない。 ○ハイリスク・グループや軍人、消防士等に接種すればよい。
113	インフルエンザワクチン集団接種の効果について	由上修三　ほか二名	昭和五二年九月	群馬県医師会報	○インフルエンザワクチンの集団予防接種はインフルエンザの流行を阻止ないし軽減しなかったこと。
114	インフルエンザ予防接種の効果	織田敏郎　ほか一名	昭和五二年五月	群馬県医師会報	右同
115	日本脳炎	大谷　明	昭42	予防接種（医学書院）	（日本脳炎） ○マウス脳を材料としているため、日本脳炎ワクチンにより重篤な神経症状が発生するおそれがある。 ○脳組織以外の材料によるワクチンを製造すべきであったこと。
116	脳組織注射により起し得るモルモットの脳脊髄炎について(1)	北岡正見 大谷　明	昭27・11	東京医事新誌　六九巻一一号	（脳炎） ○脳物質をモルモットに注射することにより、ワクチンによる脳炎に類似の所見があらわれたこと。 （脳物質使用の危険性）
117	日本脳炎ワクチン接種後にみられる身体諸反応	冲中重雄　ほか	昭42・8	神経研究の進歩　一一巻二号	（日本脳炎） ○日脳ワクチンはマウスの脳物質を使用しているので狂犬病ワクチンにみられるような脳脊髄炎を生ずる危険があること。

					○日脳ワクチン接種後の脳症等が多数報告されていること。
118	日本脳炎ワクチン	川喜田愛郎	昭42・8	右同	(日本脳炎) ○戦前においてマウス脳でなく鶏卵を使用したワクチン研究がなされていたこと。 ○ワクチンの材料として脳物質を使用すべきでないこと。 ○終戦後米軍は沖縄でマウス脳を使用したワクチン接種を行ったが、すぐに鶏卵ワクチンに切りかえたこと。
119	日本脳炎の予防接種	大谷　明	昭39・1	小児科臨床一七巻一号	(日本脳炎) ○馬に対する予防接種の経験のみで人に対して接種するようになったこと。 ○脳症の危険があるから接種対象を拡大すべきでないこと。 ○脳物質を使用しないワクチンをつくるべきこと。
120	百日咳	金子義徳	昭45・8	予防接種(医学書院)第二版	(百日咳) ○百日咳ワクチンは全菌体であり、力価と毒性が高い相関をもっていると考えられること。 ○したがって、副作用をさけるため力価をおさえる必要があること。 ○英国の研究委員会は、家庭内感染率を30%くらいにとどめる程度を標準と定めていること。 ○わが国のワクチンの測定結果からすると、力価は国際標準ワクチンを明らかに上回っていること(170億／mℓでも十分である)。 ○減量接種してもやむをえないこと。 ○百日咳ワクチンによる脳症の報告があること(外国)。
122	百日咳・ジフテリア混合ワクチンの効果と副作用	染谷四郎ほか(混合ワクチン研究委員会)	昭40・6	日本医事新報二一四六号	(百日咳、ジフテリア混合ワクチン) ○わが国のワクチンは国際標準ワクチンに比べてかなり力価が高いこと(相対力価一対〇・三八) ○わが国のワクチンの菌量を240億／mℓから170億／mℓに減量した場合でも極めて効果が著しいこと。 ○現行ワクチンの240億／mℓを減らすべきであること。 ○菌数の多いワクチンほど発熱の程度が高いことが実験でたしかめられたこと。
123	各種百日咳ワクチン及びそのジフテリアトキソイドとの混合ワクチンの予防効	百日咳ワクチンの改善に関する委員会ほか	昭31・12	右同一七〇二号	(百日咳ワクチン) ○現行百日咳ワクチンは、アメリカの百日咳ワクチンよりもかなり力価が高いことが確かめられたこ

	果並に副作用				と（七・八対五・三、第2表）。
124	百日咳ワクチン、ジフテリアトキソイド及びその混合ワクチンの副作用（その二）	右同	昭32・5	右同 一七二五号	（百日咳）○ワクチンによる脳症等について、外国で多数の報告がすでになされていたこと。
125	予防接種による乳児のショック死の二部検例	伊藤順通 ほか	昭41・7	日本法医学雑誌二〇巻	（百日咳・インフルエンザ）○百日咳又はインフルエンザのワクチン接種後脳症等による死亡症例の報告がなされていること。
126	小児の予防接種に関する二、三の実際的問題	中村文弥	昭41・10	日本小児科学会雑誌七〇巻一〇号	（百日咳）○分割接種によって効果を上げることができ副作用を軽減できることが実験でたしかめられたこと。○虚弱児や病児に接種するときは一回の量を減らし副作用の危険をへらすことができること。○種痘と百日咳（ＤＰ）ワクチンの同時接種をしてはいけないこと。
127の1	新聞記事		昭45・6	読売新聞 45・6・20付 夕刊	（百日咳）○ＤＰＴワクチンによる死亡事故発生に際し、厚生省は、これまでに事故はなかった等として、ワクチンが原因でないとの態度をとったこと。
127の2	右同		右同	朝日新聞 45・6・20付 夕刊	右同
128の1	新聞投書	白井徳満	昭45・7	右同 45・7・3付 朝刊	（百日咳）○ＤＰＴワクチンによる副作用の実態を調査すべきこと。
128の2	右同	右同	昭45・9	毎日新聞 45・9・1付 朝刊	右同
129	予防接種の問題点	小松代鉄一	昭43	小児科九巻三号	（副作用）○死亡統計にみられる予防接種事故数 ○厚生省細菌製剤課の資料によると昭和37年４月から昭和40年度末までに、種痘、百日咳、インフルエンザ、腸パラ、日本脳炎、ポリオ等のワクチンによる神経系症状等の副作用例が多数報告されていたこと。
130	じょうずな予防接種をうけるために	福見秀雄 木村三生夫	昭53		（禁忌）○未熟児の禁忌であること。
131	予防接種の手びき―改訂増補版―	木村三生夫 平山宗宏	昭51		（禁忌）○家族のアレルギーが予診において考慮されるべきこと。
132	百日咳の現況	木村三生夫	昭51・6	臨床と細菌三巻二号	（百日咳）○わが国における、百日咳を含むワクチン接種による脳症及び急死例のデータ（毎年数例以上の脳症

① 原告提出　書証目録(二)　1981年4月17日

番号	標目	作成者	作成年月日	出典	内容
					が発生していること)。
133	百日咳ワクチンの力価と毒性に関する人体観察ならびに動物実験との関連について	金子義徳	昭37・12	免疫のシンポジウム	(百日咳) ○昭和31年の数年前から百日咳ワクチンの力価は信頼できるものとなっていたこと。 ○昭和31年に混合ワクチンの力価が測定され、米国のワクチンよりも力価がかなり高いことが確かめられていること。 ○また国際標準ワクチンに比べて着しく力価が高いことも確かめられているが、米国の百日咳ワクチンの担当者であるピットマンが指摘するように、強い副作用を避けるために力価を下げるべきであること。
134	三種混合ワクチンの問題点	染谷四郎	昭45・8	診療と保険 一二巻八号	(百日咳) ○英国医学研究会議は、家庭内二次感染率が25％程度のワクチンを標準とすべきであるとしていること。 ○わが国の混合ワクチン研究委員会の実験によると、百日咳菌数を100億／mlに減らしても予防効果は十分であることが確かめられていること。 ○禁忌――けいれんをおこしやすい乳幼児や過去に強い反応を起こした子供

番号	標目	作成者	作成年月日	出典	内容
					や牛乳に対してアレルギーのあるものにはワクチンの接種をさけるべきであること。
135	予防接種副作用の発生・届出・因果関係について	白井徳満	昭54・11	ワクチン禍研究二八号	(副作用) ○都立豊島病院小児科での予防接種副作用による入院例は、副作用に対する対策がたてはじめられた昭和45年以降激減しており、副作用の大半は防止可能であったことを示していること。 ○DPTワクチンの年令引き上げによって副作用による患者が減少していること。 (因果関係) ○何らかの基礎疾患をもっていた小児に予防接種後に障害が生じた場合でも、予防接種によって発症し悪化したと考えるべきであること。
136	Requirement for Pertussis Vaccine 百日咳ワクチンの要件	WHO		Biological Standardization 生物学的基準	(百日咳) ○ワクチンの菌量は力価基準を満たしつつ最少限になるように定めるべきであること。 ○国際基準は4単位3回接種であること。
137	百日咳ワクチンの不合格率(国)	白井徳満	昭54		(百日咳) ○百日咳ワクチンの不合格率が顕著に低下した事実はないこと。

甲号証	書証の表示	作成者	発行年	出典	立証事項
138	腸チフスパラチフス予防接種に関する考察	金子義徳	昭42・11		（腸パラチフス）○ワクチンの有効性は認められない。○接種量が減らされたことによって死亡事故が減少していること。
139	百日咳	金子義徳	昭42・5	予防接種（医学書院）第一版	（百日咳）甲第一二〇号証と同じ（但し、図8をみよ）

昭和四八年(ワ)第四七九三号ほか併合事件

証拠目録　(三)

昭和五八年四月二七日

原告　吉原　充
外一五九名

被告　国

右原告ら訴訟代理人
弁護士　中平健吉
同　大野正男
同　廣田富男
同　山川洋一郎
同　秋山幹男
同　河野　敬

東京地方裁判所民事第三四部
御中

甲号証	書証の表示	作成者	発行年	出典	立証事項
140	予防接種禍を訴える被害者家族の手記	全国予防接種事故防止推進会	昭47		（総論）○予防接種事故の放置○損害（各論）○被害者吉原充、白井裕子、山元寛子、阪口邦子、中川敦子、高田正明、野口恭子の被害発生状況及び損害
141	ハリソン内科書第八版	ジョージレイ 訳 大谷杉士			（種痘）○天然痘の伝播力は弱いこと○患者に接触をもった後でも種痘は有効である。○確実な感染制御力を維持するには、三年ごとに種痘しなければならないこと○世界における天然痘の現状を考えると、広範囲に予防接種を原則として実施することの危険は、天然痘が侵入してくる危険より大であること
142	ヨーロッパへの痘そう輸入例	WHO	一九七〇年	週刊エピデミックレコード	（種痘）○天然痘がヨーロッパ諸国に輸入された例は決して多くなく、かつ第二次感染も少いこと。
143	システム分析の応用	福富和夫	一九七八年	疫学―臨床家のための方法論	（種痘）○プロフィット・アンドコスト・バランスイングの

① 原告提出　証拠目録㈢　昭和58年4月27日

					方法論
144	インフルエンザ研究の進歩	加地正郎編集	一九七六年		（インフルエンザ）インフルエンザウイルスは毎年抗原が変化するので、有効なワクチンを作ることが困難であること。
145	種痘後脳炎	木村三生夫	一九七一年	脳と発達三巻二号	（種痘）○種痘後脳炎の発生は一歳未満が高率であること ○種痘後けいれんをおこし、その後点頭てんかんに移行した例があること。
146	感染後脳炎と接種後脳炎	木村三生夫	一九七五年	現代精神医学大系第一三巻A	（百日咳）○百日咳ワクチン接種後の脳症は一九三三年以降多数報告されていること。
147	狂犬病ワクチン接種後の脳脊髄炎	白木博次	一九五五年		（因果関係）狂犬病ワクチンによる脳脊髄炎の剖検所見
148	脳の前額断面図	白木博次			（右同）脳の構造
149	種痘後脳脊髄炎	オーバーシュタイナー研究所			（右同―種痘）種痘による脳脊髄炎の剖検所見
150	種痘後脳脊髄炎	白木博次	一九七一年		（右同）右同
151	脳脊髄液模図	右同			（因果関係）脳の構造及び脊髄液の分布状況
152の1	ポリオによる脊髄炎	G・ピーターズ		Klin Nouropathologie	（右同―ポリオ）ポリオによる脊髄炎の剖検所見
152の2	右同	右同		右同	右同
153	日本脳炎による髄膜炎	白木博次			（因果関係）日本脳炎による髄膜炎の剖検所見
154の1	三混ワクチン接種後の急性脳症の剖検例	右同			（右同―百日咳）三混ワクチンによる急性脳症の剖検所見（福永教授提供）
154の2	三混ワクチン後の急性脳症	福永昇	一九六五年		右同
154の3	三混ワクチン接種後の急性脳症	右同	右同		右同
155	脳動脈模図	白木博次	一九八一年		（因果関係）脳動脈の構造
156	疫痢による半球萎縮	白木博次	一九六八年		（右同）疫痢による急性脳症の剖検所見
157	各種精神神経疾患における諸要因相互の力動関係	右同	一九八一年		（右同）出産障害、けいれん体質その他の素因とワクチン接種との関係
158	ジェンナー種痘法の神経学	J・スピレインほか	一九六四年	Brain Vol. 87	（右同―種痘）種痘接種と脳炎、脳症等との因果関係 一九六二年に英国サウスウェールズで八〇万人に種痘を接種したところ、三九例に脳脊髄炎、急性脳症、ウイルス血症、多発性神経炎等の副反応が

					発生したこと。
159の1	ポリオワクチン予防内服後の神経系副作用の六剖検例の要約	白木博次	一九八一年		(因果関係—ポリオ)甲第160号証クリュッケ論文の要約(ポリオワクチンと脳脊髄炎との因果関係)
159の2	ポリオワクチン後の脳脊髄炎	W・クリュッケ	一九六六年		(右同)甲第160号証の剖検例の脊髄切片
160	ワクチン接種後の脳脊髄炎に関する問題および経口ポリオワクチン接種後の脳脊髄炎について	W・クリュッケ	一九六六年	Symp. Series immunobiol, Standard., vol. 2	(右同)ポリオワクチンによって脳脊髄炎、多発性神経炎が発生すること。
161の1	ポリオ生ワクチン内服後に急性脳症を呈し、半球萎縮を残した剖検例(Ⅰ)	白木博次	一九八一年		(右同)甲第162号証の皆川論文の要約
161の2	右同(Ⅱ)	右同	右同		右同
162	大脳半球萎縮—ポリオ生ワクチン経口摂取による脳症後遺症の一剖検例	皆川正男ほか	一九八二年	埼玉医科大学雑誌第九巻一号	(右同)ポリオ生ワクチンによって急性脳症が発生すること
163	ワクチンに添加されるアジュバントの効果	白木博次	一九八一年		(因果関係—百日咳)乙第七九号証「日本のワクチン」から引用三混ワクチン内の百日咳の菌体成分は抗体産生の

					増強効果の役割を果たすこと。
164	三混ワクチン内の各ワクチン相互の正負両面における免疫効果の力動関係	右同	右同		(右同)三種のワクチンを併用することにより免疫効果が相乗的に増強されるが、免疫障害効果も相乗的に増強されること。
165	神経組織を含まぬ不活化ワクチン接種による神経系の副作用	右同	右同		(因果関係—インフルエンザ)インフルエンザワクチンで多発性神経炎が発生すること。
166	国によるインフルエンザ免疫化プログラムにおけるワクチン接種後のギランバレー症候群(米国一九七六年～一九七七年)	L. Schonberger ほか	一九七九年		(右同)インフルエンザワクチン接種によって多発性神経炎が発生することが統計学的に実証されていること
167の1	兄弟に発生したインフルエンザ様症状後の急性脳髄性脳炎(Ⅰ)	白木博次	一九八一年		(右同)甲第169号証のクリュッケ論文の要約
167の2	右同(Ⅱ)	右同	右同		右同
167の3	右同(Ⅲ)	右同	右同		右同
168の1	インフルエンザ感染後の脳脊髄炎	W・クリュッケ			(右同)インフルエンザ感染による脳脊髄炎の剖検所見

番号	標目	作成者	作成年月日	掲載誌等	立証趣旨
168の2	右同	右同			右同
169	急性出血性白質脳炎、急性播種性脳炎および同心円硬化症の組織病理と病態発生	W・クリュッケ	一九七三年	Histopathology & pathogenesis	(右同) インフルエンザ感染によって脳脊髄炎が発生すること
170の1	ワクチン接種による即時型・遅延型アレルギー反応型の神経系障害についての潜伏期の実態と考え方(I)	白木博次	一九八一年		(因果関係) 即時型副反応は潜伏期が短かく、遅延型副反応は潜伏期が長いこと。接種ルート(皮内、皮下、経口)によって潜伏期が異なること。
170の2	右同(II)	右同	右同		(右同) ワクチンに対する抗体産生の感受性が先行的に上昇していれば副反応の潜伏期は短縮されること。
171	ウイルス・細菌による人工・自然両感染過程中に発展した異質のウイルス感染	白木博次	一九八一年		(因果関係、禁忌) ウイルス・細菌による人工又は自然感染中に別のウイルスに感染し、脳炎等が発症することがあること。
172	麻疹感染後の急性髄膜・脳炎の発生機序の考え方	白木博次	一九八一年		(右同) 種痘接種後麻疹に罹患し、脳炎となったケースがあること。この場合、種痘によって麻疹ウイルスに対する相対的免疫不全となり脳炎が発生したと考えることができること。
173	麻疹生ワクチン接種後の急性脳症例	白木博次	一九八一年		(右同) 甲第一七四号証の蒲生論文表5を引用したもの
174	麻疹生ワクチン接種後の急性脳症例の調査報告	蒲生逸夫ほか	一九七六年	日本医事新報二七〇〇号	(右同) 麻診ワクチン接種後急性脳症となった症例につき右接種と前後してヘルペス感染が証明されたこと。この場合、麻疹ワクチンが免疫を低下させヘルペスウイルスによる脳炎発生の原因をつくったと考えることができること。
175	片側総頚動脈結紮ネコによるCO中毒実験	安藤烝ほか	一九六九年	神経進歩一九六九年四月号	(右同) 片側総頚動脈を結紮させたネコをCO中毒におちいらせた場合、結紮側に広汎な大脳白質病変ができること(このことから、症状にあらわれない程度の軽微な脳の障害が加えられた場合には、次に脳に対する障害因子が加えられた場合に障害が出やすくなるといえる)
176	各種ワクチンの予防接種と神経系障害	白木博次	一九八一年	免疫と疾患第二巻三号	(因果関係、禁忌、年令) ワクチン禍には、ウイルス血症、増殖型、遅延型、アレルギー反応型、急性脳症型があること。ワクチン禍の潜伏期の考え方。一歳前後まで、とくに半

				年末満の個体側の神経系はワクチンに対して強烈な反応を示すこと。ワクチン禍は、ワクチン製剤内の諸因子と、個体側の年令、健康状態等の諸因子によって発生する。
177	ニューロンの構造に関する模図	白木博次	一九八〇年		(因果関係)神経組織の構造
178	脊髄、末梢神経、髄膜の模図	M・Bカーペンター	一九七八年		(右同)脊髄、末梢神経、髄膜の構造
179	点頭てんかんの臨床的研究―その長期予後特に知能的予後を中心として―	水谷郁子	一九六九年	日本小児科学会雑誌七三巻一号	(因果関係)○予防接種のみが原因と推定される点頭てんかんの例が存在すること。
180	幼児の予防接種は危険だ	福見秀雄	一九七一年	婦人公論	(因果関係)○ポリオ生ワクチン投与により脳性麻痺が生じないとはいえないこと。(インフルエンザ)○幼児のインフルエンザワクチン接種は必要ないこと。
181	第五医学としての難病	白木博次	一九八二年	順天堂医学二八巻三号	(損害)難病の概念と特質
182	難病の考え方と本質(Ⅱ)	白木博次	一九八一年		(損害)ワクチンによる被害は難病であること
183の1	二種混合(または百日咳)ワクチン接種後に重症心身障害におちいった一生存例(Ⅰ)	右同	右同		(損害)ワクチン禍の被害の実態
183の2	右同(Ⅱ)	右同	右同		右同
183の3	右同(Ⅲ)	右同	右同		右同
183の4	一般家庭婦人(a)ならびにスモン患者とワクチン禍による重症心身障害患者の各介護婦人(b、c)の一日における生活時間帯	右同	右同		右同
184の1	ワクチン禍による被害児をもつ諸家族(とくに母親)に共通する問題点(Ⅰ)	右同	右同		(損害)ワクチン禍の、被害児の家族とくに母親への影響
184の2	右同(Ⅱ)	右同	右同		右同
185の1	ワクチン禍による被害児の実態とその家族(とくに母親)への悪影響(Ⅰ)	右同	右同		(損害)ワクチン禍の被害の実態
185の2	右同(Ⅱ)	右同	右同		右同
186の1	附添看護勤務要項	社団法人臨床看護家政協会	一九八二年		(損害)付添看護の費用
186の	昭和五七年度看	右同	右同		

番号	標目	作成者	作成年月日	掲載	立証趣旨
2	護料金一覧表				
187	回状	英国保健省	昭三七・一一・一六		(廃止論—種痘)一九六二年英国において種痘の若年接種が廃止されたこと
188	ワクチンとはその理論と実際	桑島謙夫	一九七五年		(禁忌)○かぜをひきやすい子、ときどき熱を出したりする虚弱児、未熟児、難産の子、発育の遅れている子、下痢をしている子、今までの予防接種で高熱が続いたり、兄弟姉妹に予防接種でとくに具合の悪くなった前歴をもつ子はいずれも禁忌である。
189の2—1	証人調書(名古屋地裁)村瀬敏郎証人	名古屋地方裁判所	一九七八年		(禁忌)○通常医師は予防接種についての知見が充分でないこと。○風邪をひいている子は予防接種をすべきでないこと。○予診をていねいにすれば、重篤な副作用は生じないこと。
190	米国における種痘その利益と危険の再評価	米国保健教育省	昭47		(種痘)○定期種痘の利益と危険の評価方法 ○①合併症の危険、②痘そうが輸入される可能性、③痘そうが輸入された時に予想される病気の広がり、の定量的分析 ○当時米国において種痘合併症の危険は、種痘の利益を上まわっており、定期種痘を廃止すべきこと。
191	日本経済新聞記事「天然痘は根絶された」	日本経済新聞	昭54・10・27		(種痘)○昭和五二年一〇月痘そうが根絶され、同五四年一〇月二六日WHOの根絶宣言が行れたこと。
192	種痘による健康被害その1、24、25頁、50～52頁	高橋晄正	昭54・9	薬のひろば48号	(種痘)○わが国の医学雑誌に報告されている種痘後脳炎の症例は昭和二年以降、二〇年までに三二例、三〇年までには四九例にのぼっていること ○脳炎以外の種痘合併症死亡報告例
193	ワクチンのよりよき理解 腸パラワクチンについて	佐々木正五	昭42・6	診療と保険九巻六号	(腸パラワクチン)○わが国の小中学校生徒における成績ではワクチンの有効性は全く証明されていない。○動物実験による理論的解析によっても現行ワクチンの有効性は裏付けられていない。○現行腸パラワクチンの効果には大きな疑問が持たれており、多くの学者は否定的であること ○昭和二二年以降四〇年までの間に厚生省防疫課に報告された腸パラワクチ

番号	標目	作成者	作成年月日	掲載誌	立証趣旨
					ン接種後の死亡例は五四例であること。
194	静脈周囲脳炎の形を示した一剖検例	猪瀬　正 今村正道	昭40・3	神経研究の進歩 9巻1号	（インフルエンザワクチン） ○インフルエンザワクチン接種後のアレルギー性脳炎例 ○神経病理学的所見及び病因論からみて、インフルエンザワクチン接種が原因であること
195	インフルエンザ・ワクチンによる接種後脳炎	佐久間もと 広瀬徹也 栗原雅直	昭41	脳と神経 18巻1号	（インフルエンザワクチン） ○インフルエンザワクチン接種によるアレルギー性脳炎の臨床例

附録第二号様式（書証目録）

事件の表示　昭和五九年(ネ)第一五一七号

（甲号証）書証目録（この目録は、各期日の調書と一体となるものである。）　（被控訴人　提出分）

番号	提出 期日等	標目等
一九六	第64回 (弁論)・準備	「インフルエンザワクチン」の写 小児科ＭＯＯＫ№二三　一九八二
一九七	第64回 (弁論)・準備	「免疫不全と予防接種」の写 同　右
一九八	第64回 (弁論)・準備	「免疫不全と感染の治療」の写 小児科Vol.一七、№九　一九七六
一九九	第64回 (弁論)・準備	「アレルギー児の予防接種」の写 小児科ＭＯＯＫ№二三　一九八二

① 原告提出　証拠目録(三)　昭和58年４月27日

附録第二号様式（書証目録）

事件の表示	昭和五九年(ネ)第一五一七号

（甲号証）書証目録（この目録は、各期日の調書と一体となるものである。）（被控訴人　提出分）

番号	提出 期日等	提出 標目等
二〇〇	第７回 (弁論)・準備	書籍「予防接種」抜すい
二〇一	第14回 (弁論)・準備	鑑定書
二〇二	第20回 (弁論)・準備	鑑定結果一覧表
二〇三	第20回 (弁論)・準備	文献集
二〇四	第21回 (弁論)・準備	報告書（写）
二〇五	第21回 (弁論)・準備	書籍「アレルギー疾患生活ガイド」
二〇六	第23回 (弁論)・準備	白木意見書
二〇七	第23回 (弁論)・準備	看護料基本給
二〇八	第27回 (弁論)・準備	強制予防接種による障害についてのＲＧの判例（判例集抜すい）（写）
二〇九	第27回 (弁論)・準備	予防接種に関する連邦最高裁の判決（判例集抜すい）（写）
二一〇	第27回 (弁論)・準備	オルデンブルグ裁判所第三民事部一九五七年三月一八日判決（写）
二一一	第27回 (弁論)・準備	ミュンヘン裁判所第三民事部一九五九年一一月二三日判決（写）
二一二	第27回 (弁論)・準備	逐条解説予防接種法抜すい（写）

最高裁印　五号

② 被告提出

証拠説明書　㈠

四七年(ワ)第二二七〇号
昭和四八年(ワ)第四七九三号
同　第一〇六六六号
昭和四九年(ワ)第一〇二六一号　併合事件
昭和五〇年(ワ)第七九九七号
同　第八九八二号
昭和五六年(ワ)第一五三〇八号

原　告　吉　原　　充
ほか一六五名
被　告　国

昭和五八年四月二七日

被告訴訟代理人　楠　本　安　雄
被告指定代理人　根　本　　眞
藤　村　　啓
北　野　節　夫
折　目　　斎
下　内　　昭
老　籾　貞　雄

東京地方裁判所民事第三四部　御　中

乙号証	書証の表示	作成者	発行年	出典	立証事項
一	日本のワクチン	国立予防衛生研究所学友会編	42・7		本証は、昭和四二年当時における我が国のワクチン学の水準を反映したワクチン及び予防接種の解説書であり、次の各論文等が収載されている。 （中谷林太郎・腸チフス、パラチフス混合ワクチン） 本論文は、腸チフス、パラチフスの病理、疫学、予防方法、ワクチンの効果、副作用、製法等について解説したものである。 本論文は、「腸チフス、パラチフスは、り患すると重篤な症状を呈する消化器系急性伝染病であり、患者や保菌者の便と尿が感染源となって伝播する。その予防方法は、水、飲食物の衛生的管理、患者の隔離、保菌者の管理が重要で、次に予防接種が有効である。腸チフス予防接種の有効であることは、WHOの後援による諸外国における野外実験の結果や、我が国における腸チフス、パラチフス混合ワクチン研究班の調査研究の結果等により確認されている。ワクチンの製造検定では、生物学的製剤基準に基づいて、安全性、有効性のため無菌試験、毒性試験、力価試験等が採用されている。」としている。 （金子義徳・百日せきワクチン） 本論文は、百日せきの病理、疫学、予防方法、ワクチンの効果、副作用、製法等について解説した

ものである。

本論文は、「百日せきは、極めて伝染力の強い呼吸器系伝染病で、り患すると幼若な者ほど重症で致命率も高い。また、百日せきは呼吸器系伝染病の常として、環境対策による感染予防は極めて困難であり、しかもカタル期には普通の気管支炎と区別しにくいため、隔離によって感染を防ぐこともむずかしく、予防接種が感染予防の主要な手段である。百日せきワクチンの有効なことを示す調査研究は数多く集積されているが、一九四二年以来一〇年以上にわたって英国医学研究会議によって行われた野外実験により、有効であることの評価が最終的に決定された。百日せきワクチンの副作用として、外国では重篤な脳症状を起こした例が報告されているが、我が国ではこのような副作用の報告はなく、また、副作用の原因は未解決である。ワクチンの製造、検定では、その安全性、有効性のため、毒性試験、力価試験等が採用されている。現在、病気の恐しさよりもワクチン接種による副作用が相対的に目だってきている。国民の免疫を維持するために、副作用の少ないワクチンに改良することが課題となっている。」としている。

(北岡正見、西村千昭・痘苗)

本論文は、痘そうの病理・疫学、予防方法、ワクチンの効果、副作用、製法等について解説したものである。

本論文は、「痘そうは、感染力、り患率、致命率の高い急性呼吸器系伝染病で、昭和四〇年代初期には、東南アジア、中央アフリカ、南米に土着し、他の地域の侵淫の感染源となってヨーロッパ諸国等に輸入され、続発的患者発生が起こっており、近年の交通網の発達と交通輸送速度の進歩とともに、この侵淫の危険性はますます高められてきた。痘そうの予防対策としての種痘の効果については、その歴史も古く、いまさら強調する必要もない。痘そうの非常在地では、定期種痘を行なうことにより輸入患者からの二次続発患者の発生を防いでおり、とりわけ種痘を行なっている文明国では、たとえ輸入患者があっても二次患者を最少限に防ぎ、痘そうは克服されている。種痘は副反応を伴い、稀に種痘後脳炎等の発生することが知られているが、その病理は不明である。痘苗の製造、検定では、その安全性と有効性のため、各種の病原性細菌の否定試験、総菌数試験、力価試験等が採用されている。」としている。

(多ケ谷勇・ポリオワクチン)

本論文は、ポリオの病理、疫学、予防方法、ワクチンの効果、副作用、製法等について解説したものである。

本論文は、「ポリオは、主として糞口感染により伝播し、小児にり患率が高く、まひ患者が多発する急性伝染病である。衛生状態の良くなった集団では、幼少のころに感染機会を持たない人口がしだいに増加するため、感受性のある人口が徐々に蓄積され、このようなところに野生ポリオウイルスの毒力の強い株が侵入すれば、大流行が起こり、まひ患者が多発する。右のような理由により、今世紀に入り、しだいに文明諸国ではしばしば大流行が見られるようになってきた。ポリオの予防には、予防接種が基本的役割を果たすが、我が国でも一九六一年の生ポリオワクチンの緊急投与によりまひ患者発生が急激に減少した。我が国では、一九六二年以来、ポリオ監視委員会が結成され、ポリオ容疑者個人カードを集めて詳しく分析を行っているが、生ワクチン投与後一月以内に起こったまひ性疾患のうち、ワクチンウイルス又はその由来のウイルスでまひを起こしたという可能性を肯定も否定もできない症例が報告されている。生ワクチンの製造、検定には、その安全性と有効性のため、外来ウイルス否定試験、サル神経毒力試験、力価試験等が採用されている。」としている。

(水谷裕迪・インフルエンザワクチン)

　本論文は、インフルエンザの病理、疫学、予防方法、ワクチンの効果、副作用、製法等について解説したものである。

　本論文は、「インフルエンザは、いわゆるかぜ症状を主徴とし、疫学的には爆発的な大流行を特徴とするウイルス性の急性呼吸器伝染病で、スペインかぜにおいては、全世界のり患者七億、死者二〇〇〇万人を超えたといわれる。この疾病に対する予防法はワクチンのみである。死亡率は、一般的には、幼児及び老年期に著しく高く、大流行の際には、常に超過死亡の著明な増加があり、合併症による死亡率は、インフルエンザを死因とする統計的数字の何倍かに達するものと推定される。インフルエンザウイルスは変異しやすく、その変異は直接中和反応に関係する抗原で起こるために、流行株の抗原性がワクチン株のそれと容易にずれてワクチンの効果が減少する。インフルエンザは集団の病気なので、昭和三七年から小学校を対象として計画的な接種が行われているが、医学的にみれば、死亡率が高い人たち(老人と幼児、疾患を有する者)も重要な対象となる。」としている。

(大谷明・日本脳炎ワクチン)

　本論文は、日本脳炎の病理、疫学、予防方法、ワクチンの効果、副作用、製法等について解説した。

　本論文は、「日本脳炎は、東南アジアに限局して存在する疾病で、日本脳炎ワクチンに関する資料は、ほとんど我が国でつくられたものである。ワクチンの有効率は八一%とされ、これはポリオのソークワクチンに匹敵する。ワクチン接種後の副作用については、幾つかの調査報告があるが、ワクチン実施の障害となるような副作用は起こっていないか、又はワクチンに誘発された神経障害があったとしてもその数は極端に少なく、また、脱髄現象とは異なったもので、むしろ一般のワクチン接種に見られる事例である。」としている。

(春日斉・予防接種計画と予防接種法)

本論文は、昭和五一年改正前の予防接種法の概要、特別対策と勧奨接種等について解説したものである。

本論文は、「伝染病患者の発生は、伝染源、感受性者及び伝染機会の如何によって異なるが、感受性者密度が限界密度（単位時間内にある集団に発生する新患者数が常に同数であるような感受性者密度）以下ならば、流行は起こらない。限界密度は疾病別に異なり、地域社会の構造によって差が生ずるが、ポリオ、ジフテリア、痘そう等についてみると、経験的に二〇～三〇％の感受性者密度がこれに相当し、七〇～八〇％の免疫保有者を獲得しておけば流行は起こらない。防疫対策における予防接種の役割は疾病により異なるが、痘そう、ジフテリア、百日せき、ポリオ等については、予防接種が防疫の基本対策となる。

法により予防接種を強制する目的は、集団免疫度を確保するためであり、衛生教育を浸透させれば強制を必要としないという議論は、あまりにも衛生教育を過大評価した理想論である。

予防接種事故については、既に予算措置として事故措置費による調査が日常化され、さらに予防接種事故調査研究班が、報告されたすべての事故例につき、学問的な調査を行っている。また、ポリオ、ジフテリア、インフルエンザ、日本脳炎などの予防接種計画については、流行予測事業が背景として存在するのが、我が国の行政組織の特徴である。」としている。

(山下章・ワクチン接種の実際)

本論文は、疾病予防の効果を高め、かつ、予防接種を事故なく安全に実施するための予防接種計画、実施方法及び事後措置等について解説したものである。

(染谷四郎・これからの予防接種)

本論文は、現在実施されている予防接種に関する諸問題について解説したものである。

本論文は、「(1)痘そうについて、我が国は、痘そう常在国に囲まれ、また持ち込まれる機会も著しく増大しているので、常時種痘を行って痘そうに対する集団免疫を高めておくことが非常に重要である。

(2)腸パラについて、現行ワクチンが予防効果のあることは広く承認されているが、患者発生の減少から、伝染病予防調査会は、定期接種からはずすべきであるという結論に達した。

(3)事故に対する救済について、稀に起こる事故例に対して国が何らかの賠償を行うことが必要であるということであるならば、行政的立場からみても適当な法的措置を早急にとることが重要である。」としている。

二	予防接種	福見秀雄	46・9		本証は、予防接種の効果と副作用について一般向けに解説したものである。 本証は、「伝染病予防には、感染源対策、感染経路対策、感受性対策の三路線があるが、感染源対策、感染経路対策もだめな伝染病に対して、感受性対策としての予防接種にその予防が期待されている。予防接種には、個人を伝染病から防衛する作用のほかに、集団免疫による集団防衛作用があり、予防接種法はこの集団防衛を企図している。予防接種法による予防接種には、定期と臨時があるが、定期接種により国民の免疫のレベルを構築し、保持して、流行予測情報の分析から、これを補充補てんすべきである（四二～七六ページ）。ワクチン接種には多かれ少なかれ副作用が必然的結果として出現し、稀には死亡したり不具になったりする。副作用は接種を受ける個人の一般人とかけはなれた特異な体質に起因する場合があり、そのため予防接種の禁忌が設けられている。予防接種にはこのようなマイナス面があるけれども、プラスの面を考えると、これをやめるわけにはいかないものである（一二一～一九九ページ）。」としている。
三	「最新・予防接種の手引」中の総論	同右	45・10	診療と保険一二巻八号	本証は、「最新・予防接種の手引」中における総論部分である。 本証は、「予防接種の副作用と事故について、ワクチンは病原体あるいはその生産物から作られているから、ワクチンを接種すればその結果として多少とも不快な反応が起こることは避け難いこと、しかし、若干の副作用をできるだけ軽くしようというのが現在のワクチン学の目標の一つになっている。このようなワクチン接種の後に起こる生体側の不快な事象は誰に過失があったというような種類のものでなく、現在の知識と技術の水準で予防接種が広く一般に実施される以上は避け難いことである。その不快事象を恐れて予防接種の実施をやめれば、それはまた伝染病予防という側で重大なそごをきたすため、別の側から人命を損ない、あるいは社会を混乱させるかもしれない。また、予防接種法に定められている予防接種はいずれもその効果が確認されている。」としている。

四	伝染病予防における予防接種	V.M. ZHDANOV（ツダノフ）	一九六〇年	WHO専門委員会シリーズNo.3	本証は、第一三回WHO総会の技術討議における開会演説である。本証は、「種痘は、痘そう予防の基本的方法であり、多くの国は種痘によって痘そうを根絶するに至っている。痘そうの予防及び根絶に際しての予防接種の主導的役割こそは、大規模接種によって痘そうを根絶させようとする一九五八年のWHOの決議の基礎をなすものであった。ジフテリア、ポリオ、百日せき等についても、予防ないし根絶のために、予防接種が第一義的な役割を演じ、集団接種によって根絶ないし疾病の絶滅をもたらす。」としている。
五	予防接種の背景	R. CRUICK-SHANK. M.D（クルックシャンク）	同　右	同　右	本証は、第一三回WHO総会における紹介論文である。本証は、「公衆衛生的対策として予防接種を行う場合は、(a)感染症、そのまん延状況と経済的重要性、(b)他の防疫措置と比較しての予防接種の相対的意義、(c)免疫源、その使用可能性、再現性及び生産費、(d)接種方法の安全性、効果及び実用性、(e)他の国から持ち込まれる可能性ある非常在性感染症の防疫等の因子に左右される。予防接種を現在実施し得るような感染症は、①予防接種以外に満足すべき方法のないもの―ジフテリア、破傷風、百日せき、痘そう、ポリオ、インフルエンザ、②予防接種が他の防疫方法と平行して有用であるもの―結核、腸チフス、コレラ、発しんチフス、狂犬病、③特定の地域あるいは特定の職種、階層の人に限って予防接種が行なわれるもの（他の防疫対策と同時）―ペスト等に分類できる。痘そう、ジフテリアは、高度の切れ目のない人工免疫のレベルを維持することによって根絶が可能であり、百日せきやポリオの予防接種も高度の感染防御を与えるものである。予防接種計画の目的は、個人を防御するよりも、むしろ地域社会における伝染病を予防することであり、免疫されている人の割合が多ければ、個々の人を確実に防御するのに必要な免疫よりも低い程度の免疫で、伝染病の発生を効果的に減少せしめることができる。」としている。
六	伝染病および食中毒統計	厚生省大臣官房統計調査部	47		本証によって、昭和一年から同四七年までの法定の指定伝染病の患者数及び患率を明らかにする。
七	厚生の指標	厚生統計協会	46	特集号	本証によって、昭和二六年から同四五年までの各種伝染病の患者数及び患率並びに死亡者及び死亡率を明らかにする。
八	厚生の指標	同　右	48・8	二〇巻九号	本証によって、各種伝染病の発生状況等を明らかにする。
九	痘そう患者調査	WHO疫学情報週報	一九七四年	三二号	本証によって、一九七三年及び一九七四年一月から八月六日までにおけるWHOに報告された痘そう患者の発生数を明らかにする。
一〇	わが国における	種痘研究班	48・4	種痘研究班	本証によって、我が国における

	る種痘後脳炎（脳症）と重症皮膚合併症（死亡例）の発生状況及び東京都内の種痘合併症発生状況			資料	種痘後脳炎（脳症）と重症皮膚合併症（死亡例）及び東京都内における種痘合併症の発生状況を明らかにする。
一一	東京都および川崎市における種痘後の副反応に関する研究	種痘調査委員会	46・6	文献集Ⅳ（乙五九号証）	本証は、種痘調査委員会が昭和四四年から同四五年にかけて東京都及び川崎市における種痘合併症の発生状況等を調査（予備調査）した結果をまとめたものである。 本証によれば、接種者の大部分が一歳未満であり、また、調査例数も少ないので、統計的に意味づけることは困難であるが、合併症の発生ひん度が一歳未満が一歳台に比して高率であるという傾向は認められなかった。
一二	定期乳幼児種痘廃止論	福見秀雄	47・8	診療と保険一四巻八号	本証は、英米における種痘廃止と我が国の種痘政策について論じたものである。 本証は、「我が国でも乳幼児の定期種痘の廃止について十分考察すべき時期に来ている。廃止に当たっては、ただ廃止するだけでなく、別の措置（防疫体制の強化等）を講ずべきである。」としている。
一三	我が国における種痘必須論の動向	同右	47・1	日本医事新報二九四一号	本証は、英米における種痘廃止と我が国の種痘政策について論じたものである。 本証は、「一九七〇年以来、我が国では予防接種法改正に関する検討作業において、種痘については常に幼児定期種痘存続論が大勢を占めているが、英米のデータでみる限りでは、種痘廃止によるマイナスは危惧するほどではないから、我が国においても、種痘政策を再検討すべき時期に来ている。」としている。
一四	種痘の現況	平山宗宏	47・9	診断と治療六〇巻九号	本証は、種痘廃止の是非について論じたものである。 本証は、「英米において定期種痘を廃止したからといって、我が国が直ちに中止するのは時期尚早である。当面弱毒痘苗を開発、実用化して種痘をより安全なものとして継続すべきである。」としている。
一五	わが国における定期種痘の是非	染谷四郎	47・3	感染症学雑誌四六巻三号	本証は、種痘政策の再検討について論じたものである。 本証は、「我が国への痘そう侵入の危険性は低くなっており、一方種痘副反応による死亡者が少なからず届け出られているから、定期種痘を再検討の時期に来ている。また、西ドイツにおいても、法による種痘を中止することの議論が始められた。」としている。
一六	種痘廃止論の動向	木村三生夫	48・9	日本小児科学会雑誌七七巻九号	本証は、種痘廃止に関する問題について論じたものである。 本証は、「種痘の効果について、我が国で二次、三次患者が発生した場合、パニックとはいかないまでもかなりの不安感が醸成される

					であろうが、この不安感は種痘を実施していることで緩和される。成人の免疫度は低下したとはいえ残存しているので、り患しても軽症で済み、流行時に追加接種することにより速やかに免疫が増強される。高年令初種痘の危険性は、従来考えられていたほどではないが、なお慎重な態度が望まれる。 また、種痘政策について、種痘政策変更に当たっては、世界の痘そう流行状況の判定が根本になるべきで、今後数年間その動向を見たうえで判断すべきである。それまでの間、現在のままの種痘を続けることは望ましくないので、弱毒痘苗の利用を考えなければならない。」としている。
一七	今秋冬におけるインフルエンザ防疫対策について（昭和三二年九月四日衛発第七六八号）	厚生省公衆衛生局長			本証は、公衆衛生局長が各都道府県知事及び各指定都市市長に対し、防疫対策について万全の措置を講じることを依頼した文書である。 本証によって、小中学生等インフルエンザの流行拡大の媒介者となる者、乳幼児、老齢者等致命率の高い者及び公共上必要とされる職種の人々に対して予防接種を歓奨するよう行政指導した事実を明らかにする。
一八	昭和三七年度下半期におけるインフルエンザ予防特別対策について	同右			乙一七号証と同趣旨。 その他、費用負担について、費用は実費徴収を原則とするが、保護者が生活保護法による被保護者又はこれに準ずる者である場合は

	（昭和三七年一〇月二〇日衛発第九二七号）				公費負担とし、市町村、都道府県及び国がそれぞれ三分の一を負担するものであることを明らかにする。
一九	昭和三八年度におけるインフルエンザ予防特別対策について（昭和三八年四月三〇日衛発第三四〇号）	同右			同右
二〇	昭和三九年度におけるインフルエンザ予防特別対策について（昭和三九年五月一九日衛発第三六二号）	同右			同右
二一	昭和四〇年度におけるインフルエンザ予防特別対策について（昭和四〇年七月一二日衛発第四七九号）	同右			同右
二二	昭和四一年度におけるインフルエンザ予	同右			同右

	防特別対策について（昭和四一年四月三〇日衛発第二一八九号）				
二三	昭和四二年度における日本脳炎等予防特別対策について（昭和四二年五月二三日衛発第三六〇号）	同右			同右 なお、右立証趣旨のほか、本証により、日本脳炎多発地域の高り患年齢層である満三歳から一二歳までの幼児及び小学校学童並びに満五五歳から六四歳までの高年齢者を重点対象者として特別対策が実施された事実をも明らかにする。
二四	昭和四三年度におけるインフルエンザ予防特別対策について（昭和四三年六月一〇日衛発第四四六号）	同右			乙一八号証ないし二一号証と同趣旨。
二五	昭和四四年度インフルエンザ予防特別対策について（昭和四四年七月二日衛発第四六〇号）	同右			同右
二六	昭和四五年度インフルエンザ予防特別対	同右			同右

	策について（昭和四五年八月一一日衛発第五七七号）				
二七	昭和四六年度インフルエンザ予防特別対策について（昭和四六年八月一二日衛発第五一三号）	同右			同右
二八	インフルエンザ予防特別対策実施上の注意について（昭和四六年九月二九日衛防第二〇号）	厚生省公衆衛生局防疫課長			本証は、厚生省公衆衛生局防疫課長から各都道府県衛生主管部（局）長に対しなされたインフルエンザ予防特別対策実施上の注意に関する通知である。 本証によって、二歳以下の乳幼児は成人に比して重篤な副反応の発生の頻度が高いこと、これらの年齢層はインフルエンザ感染の機会が少ないこと等にかんがみ、インフルエンザの流行が予測され、感染による危険が極めて大きいと判断される十分な理由があるとされる特別の場合を除いては勧奨を行わないよう通知した事実を明らかにする。
二九	昭和四七年度インフルエンザ予防特別対策について（昭和四七年	厚生省公衆衛生局長			乙一八号証と同趣旨。

② 被告提出　証拠説明書㈠　昭和58年４月27日

	八月二八日衛発第五一一号）				
三〇	昭和四八年度インフルエンザ予防特別対策について（昭和四八年八月二二日衛発第五四七号）	同右			同右
三一	昭和四九年度インフルエンザ予防特別対策について（昭和四九年八月一二日衛発第四四二号）	同右			同右
三二	日本脳炎防疫対策要綱の補遺について（昭和三〇年六月一六日衛発第三七二号）	同右			本証は、公衆衛生局長から各都道府県知事に対してなされた日本脳炎防疫対策上特に留意すべき事項に関する通知である。 本証によって、日本脳炎の治療方法及び日本脳炎流行期に先立って最も患率の高い年齢階層を重点として予防接種の実施を勧奨するよう行政指導した事実を明らかにする。
三三	昭和四二年度における日本脳炎等予防特別対策について	同右			乙二三号証と同じ。

	（昭和四二年五月二三日衛発第三六〇号）				
三四	昭和四三年度における日本脳炎予防特別対策について（昭和四三年四月一六日衛発第二七六号）	同右			本証は、厚生省公衆衛生局長から各都道府県知事に対してなされた日本脳炎予防特別対策の実施に関する通知である。 本証により、日本脳炎多発地域の生後六か月から一五歳までの乳幼児及び小中学校児童並びに満五五歳から六四歳までの高り患年齢層に対し重点的に予防接種を勧奨するよう行政指導した事実を明らかにする。
三五	昭和四四年度における日本脳炎予防特別対策について（昭和四四年四月三日衛発第二二七号）	同右			同右
三六	昭和四五年度における日本脳炎予防特別対策について（昭和四五年四月九日衛発第二四七号）	同右			同右
三七	昭和四六年度における日本脳炎予防特別対策について（昭和四六年	同右			乙三四号証ないし三六号証と同じ。 なお、実施対象者を日本脳炎多発地域の三歳から一五歳までのもの及び五五歳から六四歳までのもののうち、特に免疫が低下してい

	三月二三日衛発第一八五号）				ると考えられる者に重点的に実施することとしている。
三八	昭和四七年度における日本脳炎予防特別対策について（昭和四七年四月二四日衛発第二三五号）	同右			乙三四号証ないし三七号証と同じ。 なお、生後六か月から三歳までのものについても改めて実施対象にするとしている。
三九	昭和四八年度における日本脳炎予防特別対策について（昭和四八年三月二二日衛発第一五九号）	同右			同右
四〇	昭和四九年度における日本脳炎予防特別対策について（昭和四九年三月一六日衛発第一五六号）	同右			同右
四一の一	防疫関係法令例規集（表紙）				
四一の二	急性灰白髄炎（ポリオ）緊急対策要綱（昭和三五年八月三〇日閣議了解）				本証は、閣議了解された急性灰白髄炎（ポリオ）緊急対策に関する要綱である。 本証により、昭和三五年五月以降各地にポリオが集団発生したことから、緊急対策として予防接種の実施及びワクチンの確保について閣議了解がなされた事実を明らかにする。
四一の三	急性灰白髄炎（ポリオ）特別対策要綱（昭和三六年九月二二日閣議了解）				本証は、閣議了解された急性灰白髄炎（ポリオ）特別対策に関する要綱である。 本証により、緊急措置としてなされた経口生ポリオワクチンの投与が異常流行の阻止に効果があったこと、及び流行の未然防止のため引き続き緊急投与を実施する旨閣議了解がなされた事実を明らかにする。
四一の四	今夏の急性灰白髄炎流行における緊急対策について（昭和三六年六月二七日発防第二六一号）	厚生事務次官			本証は、厚生事務次官から各都道府県知事及び各指定都市の市長に対してなされた急性灰白髄炎流行における緊急対策に関する通達である。 本証により、急性灰白髄炎の流行による被害を最少限度に止めるため、希望者に対する経口生ポリオワクチンの供給に万全の措置を採るなどの緊急対策が講じられた事実を明らかにする。
四二	昭和三七年度下半期における急性灰白髄炎特別対策について（昭和三八年一月二九日衛発第七八号）	厚生省公衆衛生局長・同薬務局長			本証は、厚生省公衆衛生局長・同薬務局長から都道府県知事及び指定都市の市長に対してなされた急性灰白髄炎特別対策に関する通知である。 本証により、経口生ポリオワクチンの投与等により急性灰白髄炎患者が激減したこと、及び昭和三七年度下半期においても引き続き経口生ポリオワクチンの投与等による特別措置により患者発生の絶

					滅を期することとした事実を明らかにする。
四三	昭和三八年度上半期における急性灰白髄炎特別対策について（昭和三八年四月三〇日衛発第三四四号）	同右			同右
四四	昭和三八年度下半期における急性灰白髄炎特別対策について（昭和三二年一〇月二二日衛発二三四号）	同右			同右
四五	昭和三八年度下半期急性灰白髄炎特別対策における経口生ポリオワクチン投与の要領について（昭和三九年一月二八日衛発第四八号）	厚生省公衆衛生局長			本証は、厚生省公衆衛生局長から各都道府県知事に対してなされた急性灰白髄炎特別対策における経口生ポリオワクチン投与の要領に関する通知である。 本証により、経口生ポリオワクチンの投与を実施するに当たってその要領を通知した事実を明らかにする。
四六の一	防疫関係法令例規集（表紙）				本証は、予防接種実施規則（昭和四八年三月二九日改正後のもの）である。
四六の二	予防接種実施規則（昭和三三年九月一七日厚生省令第二七号）				本証により、厚生省は、昭和三三年にジフテリア、百日せき混合ワクチンを採用するに際し、予防接種法施行以来一〇年にわたる実積を踏まえた上で、その実施方法等について再検討を行い、厚生大臣の諮問機関として設置されていた伝染病予防調査会の調査審議の結果等を参考として、従来各予防接種ごとにその実施方法を定めていた各施行心得を廃止し、新たにこれらの施行心得を統合し集大成した予防接種実施規則を制定した事実及びその内容を明らかにする。
四六の三	予防接種の実施方法について（昭和三四年一月二一日衛発第三二号）	厚生省公衆衛生局長			本証は、厚生省公衆衛生局長から各都道府県知事に対してなされた予防接種の実施方法に関する通達である。 本証により、禁忌事項の周知、予診の方法、禁忌についての注意事項、禁忌の判定困難な場合の措置、接種後異常な徴候のあった場合の処置、事故発生の場合の報告等につき、各都道府県知事を通じて保健所長及び市町村長等に通知するとともに医師会にも通知する等によりその周知を図ってきた事実を明らかにする。
四六の四	予防接種実施上の疑義について（昭和二七年一二月二五日衛発一二〇九号）	同右			本証は、石川県知事からの予防接種実施上の疑義に関する照会に対する厚生省公衆衛生局長の回答である。 本証により、腸チフス、パラチフス予防接種、ツベルクリン反応検査又はBCG接種と他の予防接種とを同時に同一人に併せ行うこ

					とは避けるよう指導されたい旨回答している事実を明らかにする。
四七	予防接種ワクチンの取扱いについて（昭和四一年六月一一日衛発第四〇九号）	同　右			本証は、厚生省公衆衛生局長から各都道府県知事に対してなされた予防接種ワクチンの取扱いに関する通知である。 本証により、ワクチンの取扱上の不注意による事故の発生を防止するため、ワクチンの取扱いに関する留意事項を通知している事実を明らかにする。
四八の一	予防接種便覧（表紙）	社団法人細菌製剤協会	一九七二年		
四八の二	ワクチン等生物学的製剤の取り扱いについて（昭和四二年一一月四日薬発第七九二号）	厚生省薬務局長			本証は、厚生省薬務局長から各都道府県知事に対してなされたワクチン等生物学的製剤の取扱いに関する通知である。 本証により、ワクチン等生物学的製剤の取扱いの不適正に起因する不測の事故の発生を未然に防止するため、ワクチン等生物学的製剤取扱業者に対する指導及び監督を強化するよう通知している事実を明らかにする。
四八の三	ワクチン等生物学的製剤の適正な取り扱いについて（昭和四五年三月一一日薬菌第一五号）	厚生省薬務局細菌製剤課長			同　右
四九の一	防疫関係法令例規集（表紙）				
四九の二	種痘の実施について（昭和四五年六月一八日衛発第四三五号）	厚生省公衆衛生局長			本証は、厚生省公衆衛生局長から各都道府県知事に対してなされた種痘の実施に関する通知である。 本証により、接種前に被接種者ごとに質問票等に記入させること、乳幼児の場合は保護者に対し体温測定などを事前に行うよう勧奨すること、及び禁忌についての注意事項等を通知するとともに、種痘の実施後異常な徴候のあった者は、速やかに医師の診療を受けるようその保護者に周知すること、異常な徴候のあった者を診察した医師は、速やかに市町村長又は最寄りの保健所長に報告するよう管内各医師に協力を依頼すること、万一事故発生の場合は、速やかに報告するよう管下市町村長に周知を図ること、診断、治療等の指導が必要である場合には、最寄りの「種痘研究班」の班員に連絡すること等を通知した事実を明らかにする。
四九の三	種痘の実施について（昭和四五年六月二九日衛発第四六一号）	同　右			本証は、厚生省公衆衛生局長から各都道府県知事に対してなされた種痘の実施に関する通知である。 本証により、種痘の実施に当たっては、できる限りかかりつけの医師によって種痘を受けられるよう指導すること、及び質問表を配付し、乳幼児の接種の際に持参するよう指導することを通知している事実を明らかにする。
四九の四	種痘の実施について（昭和四五年八月五日衛発第五六四号）	同　右			本証は、厚生省公衆衛生局長から各都道府県知事に対してなされた種痘の実施に関する通知である。 本証により、種痘実施に当たって必要な注意事項をとりまとめて「種痘実施の手引き」を作成した事実、及びその中で初回種痘の実施を生後二月から一二月の間とさ

					れているのを生後六か月から二歳の間とするよう指導することとしている事実を明らかにする。
四九の五	予防接種問診票の活用等について（昭和四五年一一月三〇日衛発第八五〇号）	厚生省公衆衛生局長・同児童家庭局長			本証は、厚生省公衆衛生局長及び同児童家庭局長から各都道府県知事、指定都市市長及び政令市市長に対してなされた予防接種問診票の活用等に関する通知である。 本証により、種痘以外の予防接種についても問診票を活用する等の一連の措置を採る旨通知している事実を明らかにする。
五〇	種痘副反応・合併症調査票について（昭和四五年八月三日衛防第三一号）	厚生省公衆衛生局防疫課長			本証は、厚生省公衆衛生局防疫課長から各都道府県衛生主管部（局）長に対してなされた種痘副反応・合併症調査票の活用に関する通知である。 本証により、種痘による副反応の追跡調査を行うため、種痘研究班の協力によって作成した「種痘副反応・合併症調査票」の活用方を依頼した事実を明らかにする。
五一	種痘合併症の治療薬について（昭和四五年九月二日衛防第三五号）	同右			本証は、厚生省公衆衛生局防疫課長から各都道府県衛生主管部（局）長に対してなされた種痘合併症の治療薬の保有希望に関する照会である。 本証により、種痘合併症の治療薬であるマルボラン及びVIGの保有希望を各都道府県に対し照会した事実を明らかにする。
五二	予防接種事故に対する措置について	厚生事務次官			本証は、厚生事務次官から各都道府県知事に対してなされた予防接種事故に対する措置に関する通

	（昭和四五年九月二八日厚生省発衛第一四五号）				知である。 本証により、予防接種の副反応により疾病にかかり、又は死亡した者に対し、行政措置として医療費等を給付することが閣議了解された事実を明らかにする。
五三	予防接種事故に対する措置の取扱いについて（昭和四五年九月二八日衛発第六七八号）	厚生省公衆衛生局長			本証は、厚生省公衆衛生局長から各都道府県知事に対してなされた予防接種事故に対する措置の取扱いに関する通知である。 本証により、予防接種事故者に対する医療費、後遺症一時金及び弔慰金の支給に関する取扱要領の内容を明らかにする。
五四	予防接種事故に対する措置の改善について（昭和四八年一一月五日厚生省発衛第二〇七号）	厚生事務次官			本証は、厚生事務次官から各都道府県知事に対してなされた予防接種事故に対する措置の改善に関する通知である。 本証により、後遺症一時金及び弔慰金の改定をするとともに、新たに後遺症特別給付金の支給制度を発足させた事実を明らかにする。
五五	後遺症特別給付金支給の取扱いについて（昭和四八年一一月五日厚生省衛発第六九七号）	厚生省公衆衛生局長			本証は、厚生省公衆衛生局長から各都道府県知事に対してなされた後遺症特別給付金支給の取扱いに関する通知である。 本証により、後遺症特別給付金支給の取扱要領の内容を明らかにする。
五六	予防接種事故に対する措置の改善について	厚生事務次官			本証は、厚生事務次官から各都道府県知事に対してなされた予防接種事故に対する措置の改善に関する通知である。

	（昭和四九年八月六日厚生省発衛第一五三号）			本証により、後遺症一時金、弔慰金並びに後遺症特別給付金の額を改正した事実を明らかにする。
五七	予防接種制度に関する文献集(I) 予防接種制度に関する研究（昭和四二年度）	財団法人予防接種リサーチセンター 豊川行平ほか	44・7	本証は、予防接種事故に関する研究のうち基本的な文献を収載したものである。 本報告は、昭和四二年度厚生科学研究補助金による「予防接種制度に関する研究」の報告書をまとめたものであり、本報告は、 (1)　種痘の予防接種事故は、アンケート調査等によれば、接種一〇〇万人当たり合併症二〇（内死亡一）程度と考えられる（九ページ）。 (2)　強制種痘について、一九六〇年当時種痘を強制している国は六〇か国である（一二ページ）。 としている。
	痘瘡の免疫度に関する研究（昭和三八年度）	松田心一ほか		本報告は、 (1)　接種率について、近年の我が国における種痘率は各期を通じて約六五％であり、痘瘡流行時に危険である（五三ページ）。 (2)　副反応について、種痘に伴う特異な副作用は全く見られなかった（五三ページ）。 としている。
	痘そうの免疫度に関する調査研究報告（昭和三九年度）	厚生省		本研究報告は、右調査の継続研究である。
	日本脳炎ワクチン接種後にみられる身体諸反応（昭和四〇、四一年度）	沖中重雄ほか		本研究報告は、昭和四〇、四一年度厚生省医療研究助成補助金による研究報告をまとめたものである。 本報告は、「日脳ワクチン被接種者約四万名中には、明らかな神経症状を示した者は一例も認められなかった（一七七ページ）。全国主要病院に日脳ワクチン接種後一か月以内に神経症状を示した症例の報告を求めたところ、三〇例の報告があった。このうち、既往にあったけいれんが日脳ワクチンに誘発されたと考えられる例や、関連の少ないと考えられる例は、狭義の副作用とはいえないであろうが、その他の症例がすべて日脳ワクチンの副作用といえるか否かは、更に症例を集めて検討する必要がある（一七八ページ）。」としている。
五八	予防接種制度に関する文献集(II) 欧米における予防接種特に種痘の合併症およびその対策	財団法人予防接種リサーチセンター 染谷四郎	45・3	本証は、乙第五七号証と同じく各種予防接種の副作用に関する文献を収載したものである。 本報告は、予防接種の合併症に対する補償について、 (1)　米国では全然行われていない（一〇ページ）。 (2)　英国は米国と同様である（一一ページ）。 (3)　フランスでは、障害が予防接種によることが認められない場合には、全く補償されない（一二ページ）。 (4)　西ドイツは、法により実施された予防接種及び行政官庁の権

号証	標目	作成者	作成年月日	原本・写し	立証趣旨
					限によって行われた予防接種によって生じた障害について補償する（一四ページ）。 (5) デンマークは何等の法制化もされていない（二六ページ）。 その他、初種痘の時期について、ステックルは生後一八か月以降に延期すべきであると主張し（一六ページ）、エーレングートは生後六か月以内がよいと主張している（二〇ページ）。 としている。
	各種ワクチン接種後にみられた神経系障害の症例	冲中重雄ほか			本研究報告は、厚生省医療研究助成補助金による研究報告書をまとめたものであり、乙五七号証一六一ページ以下の継続研究である。 本報告は、「本調査において検討した症例には、ワクチン接種との関連については確定的なことを言えないものが少なくない（六一ページ）。」としている。
	改良日本脳炎ワクチン使用後に調査された神経系障害について（昭和四二、四三年度）	大谷明			本報告は、右調査のうち日本脳炎ワクチンに関するものである。 本報告は、「本調査において検討された三二の症例は、誠に多様であって、日本脳炎ワクチンに起因すると断定することはできないが、また、何らかの関連がないとも言えないものである（一二二ページ）。」としている。
	種痘合併症例調査（昭和四二年度まで）	種痘研究班			本調査によれば、昭和四二年度までの種痘後合併症の発生率及び死亡率はそれぞれ一〇〇万人に二六名及び一名である（一四四ページ）とされている。
五九	予防接種制度に関する文献集(Ⅲ)	財団法人予防接種リサーチセンター	46・6		本証は、乙第五七号証、同五八号証と同じく予防接種制度に関する文献を収載したものである。
	急性神経系疾患の全国調査（昭和四四、四五年）	種痘研究班			本報告によれば、調査の対象となった症例には、原因不明の脳炎・脳症が五八％に及んでいる（一一ページ）。なお、乙一〇六号証参照。
	各種ワクチン（痘苗を除く）接種後における神経系障害とその因果関係に関する研究（昭和四四年度）	冲中重雄ほか			本研究は、研究班員の蒐集した症例に関するものである。
	同右（昭和四五年度）	同右			本研究は、右調査の継続研究（ただしアンケート調査及び昭和四〇年以降の症例研究）である。 右研究報告は、 (1) 日脳ワクチン接種後八〇例、インフルエンザワクチン接種後二四例について、日脳は五歳以下に多く、インフルは二歳以下に多い。出産異常、知能・発育遅延、てんかんその他の神経疾患、アレルギー疾患、内分泌疾患を有する例が稀でなく認められた（五〇ページ）。 (2) 三混接種後二七例について、死亡例八例中三例は心疾患を有し、他の二例は肺炎、一例は消化不良性中毒症が死因として重要と推定された。けいれんを起こした症例のうち、八例は後に

種痘後にみられる身体諸反応とその因果関係に関する研究（昭和四四年度）	高津忠夫ほか			ワクチンと無関係に再発性けいれんを経験し、少なくとも一部は、元来、けいれんを起こす可能性のあったものがひきがねとして脳症状を現わしたと考えられる（五二ページ）。としている。 本研究報告は、 (1)　種痘合併症について、症例が漏れなく発見されているとは考えられないので、発生ひん度を推定することは不可能であるが、本調査による症例のみでも一〇〇万当たり一〇を越えており、無視し得ぬ数である（六〇ページ）。 (2)　痘苗株について、より安全な痘苗を見出し採用することも考慮すべきである（六一ページ）。 (3)　種痘年令について、今回の成績から結論は下せないが、差し当たり接種月齢を一八か月ないし二四か月まで延長し、サーベイランスを続けることによって、最も適当な月齢を見出し決定する方法も考慮すべきであろう（六一ページ）。 としている。
予防接種後身体諸反応に関する研究（特に種痘後の副反応について）（昭和四五年度）	山口正義ほか			本研究は、右調査の継続研究である。

	東京都および川崎市における種痘後の副反応に関する研究	種痘調査委員会		乙第一一号証と同じ。
	予防接種に基づく障害の補償—ドイツの場合—	唄孝一		本報告は、厚生省の委託により行った西ドイツにおける予防接種に基づく障害の補償の実情等に関するものである。 なお、乙第六〇号証七七ページ以下に訂正の上掲載されている。
六〇	予防接種制度に関する文献集(IV)	財団法人予防接種リサーチセンター	47・10	本証は、乙第五七号証ないし五九号証と同じく予防接種制度に関する文献を収載したものである。
	予防接種事故発生要因の解析に関する研究（昭和四六年度）	予防接種実態調査委員会		本報告は、接種事故発生の要因について、「調査成績から考察すると、個別接種方式を大幅に取り入れること、偶発する急性神経系疾患を予防接種事故と混同させないためには年齢を可能な限り遅らせること等について検討することが必要である（一八ページ）。」としている。
	種痘後に見られる副作用の治療に関する研究（昭和四四～四六年度）	種痘研究班		本報告は、種痘合併症の治療方法等に関するものである。
	種痘合併症報告例集計成績（昭和四〇年～四六年）	同右		本報告は、昭和四〇年から同四六年の間に見られた種痘合併症例を各種の角度から解析したものである。
	ＷＨＯの世界痘そう撲滅計	講演(1) 蟻田功		本講演は、ＷＨＯにおける痘そう根絶計画の推進に関するもので

	画および各国における痘そう対策の現状（昭和四七年七月）	講演(2) 春日斉			ある。 本講演は、各国の種痘政策と痘そうの流行に関するものであり、英米が強制種痘をやめたことについて、ヨーロッパの国々からは迷惑なことをしてくれたという発言があった（二六二ページ）。 ユーゴスラビアの流行（一九七二年）というのは、たまたまユーゴスラビアという国が選ばれただけのことで、アメリカでも日本でも同じだと思う（二六七ページ）。などと述べられている。
六一	予防接種制度に関する文献集(V) 小児の急性神経疾患（AND）調査成績（昭和46・1～47・3）	財団法人予防接種リサーチセンター 種痘研究班	48・12		本証は、乙第五七号証ないし六〇号証と同じく予防接種制度に関する文献を収載したものである。 本報告は、前年度からの継続調査に係るものである。 本報告は、ANDの調査結果について、「発生率は、一般に〇歳に最も多く、一歳がこれに次ぎ、これから全国の発生率を推計すれば、〇歳と一歳で年間約二、〇〇〇（他に無菌性髄膜炎約一、〇〇〇）となる。病因不明群は七四％である（一四ページ）。」としている。
	種痘後副反応および合併症の治療に関する研究（昭和四七年度）	種痘研究班			本報告は、「種痘後脳炎・脳症と重症皮膚合併症の発生ひん度は、昭和四〇年から四七年において、一〇〇万人に二〇・八で死亡率は五・三である（二四ページ）。」としている。
	予防接種副反応の軽減化および治療に関する研究（昭和四七年度）	染谷四郎ほか			本報告は、 (1) 種痘以外の接種後脳炎・脳症について、百日せきワクチンに関連するものが多く、三八例中二〇死亡、一二例後遺症が認められた。インフルエンザワクチンは一八例で、内一六例は二四時間以内の発病である（六三ページ）。 (2) インフルエンザHAワクチンについて、本年度からHAワクチンが一般接種に用いられるようになったが、発熱はごくわずかで局所反応も軽微であるから力価の高い安全なワクチンであることが期待される（六三ページ）。 としている。
	痘そうの発生—経過および問題点—	厚生省防疫課			本報告によれば、昭和四八年三月の痘そうの輸入について、日本における痘そう患者の届出は昭和三〇年の発生が最後であったが、昭和四七、八年インド、バングラデイシュにおいて痘そう流行が増大する傾向がみられる等の情勢にあったので、痘そう侵入に対して警戒をしている矢先に痘そうが発生したこと（九七ページ）、輸入患者は、種痘を受けていたため、症状は軽く、咽頭部の粘膜に異常が認められず、気道を介しての感染が極めて弱かったと推測される（一〇〇ページ）ことが明らかである。
	米国の通常種痘の中絶を巡って				本資料は、米国の通常種痘中絶勧告に反対する文献等を紹介したものである。

六二	予防接種制度に関する文献集(VI) 種痘後副反応及び合併症の治療に関する研究（昭和四八年度） 予防接種副反応の軽減化及び治療に関する研究（昭和四八年度） 百日せきの疫学に関する研究（第一報） 痘そう防疫の手引き	財団法人予防接種リサーチセンター 山口正義　ほか 石橋卯吉　ほか 木村三生夫　ほか 東京都衛生局公衆衛生部防疫課	49・11		本証は、乙第五七号証ないし六一号証と同じく予防接種制度に関する文献を収載したものである。 本報告は、前年度からの継続研究に係るものであり、弱毒痘苗について、「種痘合併症、特に神経系合併症のひん度が無視できない現状にあるので、弱毒痘苗の実用化を急ぐべきである。ＬＣ16ｍ８株が極めて有望である（八ページ）。」としている。 本報告は、前年度からの継続研究に係るものであり、禁忌項目の検討を行ったものである。 本報告は、百日せきのサーベランスに関するものである。 本手引きは、国内防疫としての痘そう対策について、「航空機の大型化と高速化のもとでは、検疫段階で痘そうの侵入を阻止することは不可能であるといわれているが、昭和四八年、四九年の痘そう患者の発生はこれを実証した。これからの痘そう対策は、国内防疫の重要な課題である（一七一ページ）。」としている。
六三	痘そうの展望	厚生省公衆衛生局検疫課編	39・6・25	財団法人日本公衆衛生協会	本証は、一九六四年一月のＷＨＯの痘そう専門委員会の痘そうの疫学的、免疫学的展望、痘苗、痘そうの根絶計画等についての第一回報告である。なお、起草者はＳ・Ｗ・ディクソンである。 本証は、痘そうの発生状況について、「ＷＨＯに報告された世界における痘そうの発生数は、一九五〇年から一九六三年の期間には二つのピークがあった。一つは一九五〇年から五一年に至るもの、他は一九五七年から五八年に主としてアジアに起こったもので、第二のピークは第一に比しかなり低く、患者数は約半数であった。一九六二年におけるＷＨＯへの報告患者数は七七、六三六人で、そのうちインド、パキスタンが四五、八四五人、アフリカ諸国が二四、八三七人とこれらの地域が患者数の大半を占めている。この年に継続的に流行があった諸国は、アフリカで二〇、アジアで三、アメリカで二であった。海空港汚染都市は、ブラジル、アフリカのギネア湾地域、インド、パキスタン、アフガニスタン地域、インドネシアに集約され、これらのうちインドネシアを除く地域から、海、空路によって輸入例が発生した。一九六三年には、八八、四四二人の患者が報告され、一九六一年に始まる増加傾向が依然として継続している。欧州では空路による四つの輸入例によりそのうち二つの局地的流行があった（四～二〇ページ）。」、また、初回種痘の年齢について、「種痘は、非常在地では生後三～四か月に行うのが便利で

あり、効果的であろう。常在流行地では新生児期が望ましい（三七ページ）。」、更に、痘そうの根絶について、「痘そうの感染源は人であり、種痘により効果的免疫が賦与されるから、痘そうを地球上から根絶することは可能である。地域的な痘そうの根絶は、その地域におけるすべての国々が、それぞれの国段階における防あつを達成した時、初めて達成されるであろう。そうなるまで、各国は恒久的な予防接種計画を続けて行うべきであり、また、痘そう侵入の危険性が高い国々は、新生児、移民等を対象とする種痘や全年齢層の定期的再種痘により、地域住民の免疫度を維持すべきである（四二～四八ページ）。」としている。

（春日斉・痘そうを追って）

本論文により、一九六二年の英国における痘そうの流行状況を明らかにする。

（大井清・ストックホルムにおける痘そうの流行）

本論文により、一九六三年のストックホルムにおける痘そうの流行状況を明らかにする。

（大井清・ポーランドにおける痘そうの流行）

本論文により、一九六三年のポーランドにおける痘そうの流行状況を明らかにする。

右大井論文によれば、右の二つの流行において、痘そう患者が国内へ入ってからストックホルムでは五〇日目、ポーランドでは五三日目になって初めて痘そうの侵入が発見されていることは重要な事実である（一二七ページ）。

六四	痘そう根絶に関するWHO専門委員会第二次報告	春日斉 高橋透 翻訳	49・1・31	財団法人日本公衆衛生協会	本証は、WHOの痘そう根絶計画、世界の発生傾向、痘苗、サーベイランス、痘そうが存在しない状態の維持、痘そう根絶計画の方法論と将来の展望についての報告である。 本証は、「痘そうの発生について、痘そうの発生率と患者発生を報告した国の数は、一九六七年以来著しく減少した。一九六七年には過去五年間の最高の一三一、四一八例が報告されたが、一九六七年以来行われている調査によれば、報告されているのは、当時は全例の五パーセント以下と見られており、実際の患者数は少なくとも二五〇万人と推定されている。痘そうのヨーロッパへの輸入は一九六七年に四件、一九六八年に二件、一九七〇年に二件の発生があった（一一一～一一四ページ）。また、種痘政策について、常在流行国では、痘そうは、全患者の八〇～九〇パーセントが一五歳以下の未種痘の子供に発生しているので、子供に対する初期種痘の重要性が強調されなければならないし、ある期間を置いた再種痘で免疫を補強しなければならない。痘そう輸入の危険性の高い非常在国でも、常在流行国と同じく、生下時又は生後

					間もない時期に種痘を行うべきであり、再種痘はすべての子供に対し入学時と更に一〇歳になったころ確実に行うべきである。危険の高くない非常在国では、保健機関がそれほど発達していない国が定期種痘を廃止すれば、痘そうが一度侵入すると、それが発見される前に、特に感受性の高い住民の間で広くまん延するので、そのような政策は非惨な結果をもたらすから、小児期にできるだけ早い時期に種痘をし、学校入学時に再種痘をするということに重点を置かなければならない（五八～六〇ページ）。」としている。
六五	予防接種は強制か任意か		一九六〇年	WHO専門委員会シリーズNo.3	本証は、第一三回WHO総会における紹介論文である。 本証は、 (1) 種痘及びジフテリアの予防接種について、種痘は世界各国のほとんどが強制しており、その大部分が一歳前の接種である。ジフテリア予防接種は、約三〇か国で強制している。 (2) 強制接種と痘そうのり患状況について、スタイナ（一九二四年）の研究によれば、強制種痘の行われている地区では、わずか一五名の患者が届出られただけであるのに対して、その他の地区では約三、九〇〇名に及んでいる。 (3) 強制接種の原則について、強制接種の原則を拒否するに足る

					だけの憲法上の、あるいは宗教上の理由は見当たらない。その上、多くの国では、接種を受けないことに対して罰則を設けている。 (4) 接種後の合併症について、いかにこのような合併症が遺憾なものであるにせよ、それをもって法律で明示する対策を危くさせるようなことがあってはならない。接種対策の有効なことはそれ以上の証明を必要としないものである（pestel、一九五五）。 としている。
六六	予防接種の手びき	木村三生夫 平山宗宏　編著	50・7・15	株式会社近代出版	本証は、予防接種を行う医師や、予防接種担当者向けの解説書である。本証によれば、 (1) 禁忌について、被接種者が、先天性又は慢性の疾病を有する場合でも、予防接種を行うことが適当であると医師が判断した場合は、むしろ積極的に接種を行うことが望ましい。 (2) 種痘廃止について、我が国ではまだしばらくの間、痘そう輸入に対する施策の充実を図りつつ、世界の痘そう根絶計画の経過、全世界の痘そう患者の発生の推移をみた上で、できるだけ早い時期に種痘を廃止したいとする意見が多い（八ページ）。 としている。
六七の一	百日せき		一九七〇年五	疫学週報No.20	本証により、カナダにおける百日せきのり患率及び死亡率の推移

② 被告提出 証拠説明書㈠ 昭和58年4月27日

			月一五日		と予防接種の実施状況を明らかにする。
六七の二	同右		一九七一年四月三〇日	疫学週報No.18	本証により、世界における百日せきの発生状況と予防接種実施の必要性について明らかにする。
六七の三	同右		一九七四年七月二六日	疫学週報No.30	本証により、チリーのサンチヤゴ州を中心に起こった百日せきの流行は、三種混合ワクチン接種が十分行われなかったことに起因するものであることを明らかにする。
六七の四	同右		一九七四年一〇月一八日	疫学週報No.42	本証により、英国における百日せきの流行状況を明らかにする。
六八	種痘による種々の危険		一九六四年一月四日	ブリティッシュ・メディカル・ジャーナル	本証により、種痘合併症とこれに対する治療薬（チオセミカルバゾーン）の登場した状況を明らかにする。
六九	種痘の神経系合併症		一九六四年一一月二八日	同右	本証は、英国における神経系合併症発生報告の歴史について述べたものである。 本証は、「痘そう流行中の集団接種は、予防的価値が低く、また、非難されるべきである。英国においては、定期種痘は、生後二年目ころに、再種痘は学令期に行われるよう勧告されている。」としている。
七〇	定期種痘・板ばさみ		一九七〇年六月一三日	ランセット	本証は、「種痘の年令別の危険（合併症の発生ひん度）を定量すること及び痘そうの危険と種痘の危険とを比較して防疫対策を決定

					することは容易なことではない。」としている。
七一	種痘と痘そう（抄）	パウル	一九六一年	疾病予防（第二版）	本証により、り患率、致命率等から種痘の効果を明らかにする。
七二	痘そう類のウイルス感染後のヒトの抗体反応Ⅱ種痘後の抗体反応	K・マッカーシー ほか	一九五八年	衛生学雑誌五六巻	本証によれば、再種痘は、早期に、かつ、大きな防御力を与えることになるとされている。
七三	概要	国立予防衛生研究所	53		本証により、国立予防衛生研究所の概要を明らかにする。
七四	予防接種法及び結核予防法の一部を改正する法律案参考資料	厚生省	51		本証により、予防接種法を改正する理由等を明らかにする。
七五	新しい予防接種と健康被害救済制度	堀之内 敬	52・4	時の法令九六一号	本証により、予防接種法改正の経緯、内容及び救済制度の創設経過等を明らかにする。
七六	第七七回国会参議院社会労働委員会議録第八号	参議院事務局	51・5		本証により、予防接種法改正案審議の経過を明らかにするとともに、その際、豚インフルエンザウイルスによるインフルエンザ流行予想についての我が国の対応が話し合われた事実を明らかにする。
七七	第七七回国会衆議院社会労働委員会議録第一〇号	衆議院事務局	51・5		本証により、予防接種法改正案審議の経過を明らかにするとともに、予防接種事故審査会においては、予防接種による副反応であるか疑わしいものであっても、認定する方針を採っている事実を明らかにする。

乙号証	書証の表示	作成者	発行年	出典	立証事項
七八	第七七回国会参議院社会労働委員会議録第六号	参議院事務局	51・5		本証により、予防接種法改正案審議の経過特に救済制度の趣旨、運用等について話し合われた事実を明らかにする。

証拠説明書　(二)

昭和四七年(ワ)第二二七〇号
昭和四八年(ワ)第四七九三号
同　　　　　第一〇六六六号
昭和四九年(ワ)第一〇二六一号
昭和五〇年(ワ)第七九九七号　併合事件
同　　　　　第八九八二号
昭和五六年(ワ)第一五三〇八号

昭和五八年五月二五日

原　告　吉原　充
　　　　ほか一六五名
被　告　国

被告訴訟代理人
楠本安雄

被告指定代理人
根本　眞
藤村　啓
北野節夫
折目　斎
下内　昭
老籾貞雄

東京地方裁判所民事第三四部　御中

乙号証	書証の表示	作成者	発行年	出典	立証事項
七九	日本のワクチン（改訂二版）	国立予防衛生研究所学友会編	52・1		本証は、乙第一号証の改訂版で、昭和五二年当時における我が国のワクチン学の水準を反映したワクチン及び予防接種の解説書である。 本証は、 ① 我が国の予防接種法は、社会防衛、集団防衛を目的として予防接種を強制している。予防接種には、宿命的にそれに随伴する厄介あるいは危険が大なり小なりあり、いかなる疾患に対して予防接種を強制すべきであるかは、予防接種をやめるときに起こる伝染病の流行及びそれに伴う被害と、予防接種による被害が、個人あるいは社会に対してどちらの損害がより大きいかを調査し、評価することによって決すべきで、その評価に関して、乳幼児の定期種痘廃止については、伝染病予防調査会予防接種部会の小委員会で、廃止論、時期尚早論その他の意見があり、また百日せきの予防接種は、まだやめる時期ではないと考えられる（三六五～三八九ページ）。 ② ワクチンは生物学的製剤基準に基づいて製造され、有効性と安全性のため各種試験法等が採り入れられている（三九九～四一七ページ）。 ③ 予防接種の副反応ないし事故の原因としては、ワクチン側の要因のほか、被接種者側の要因

が考えられ、被接種者側の要因に関連し得るものをできるだけ排除するため、禁忌項目が設けられている（四三一～四四七ページ）。

④ 従来、我が国で痘そうワクチンに使われてきた大連、池田株は、リスター株等他国のウイルス株との間に本質的な差は認められず、一九七五年にはＬｃ16ｍ８株を用いた細胞培養弱毒生ワクチンの正式採用が公布された（一四～一六ページ）。種痘後脳炎として診断される例の中には、非特異的急性神経疾患が種痘と重なって起こったに過ぎないという例も混入していると解され、種痘による神経系合併症の発生は、古い資料では、五～一五歳の高齢児初種痘で多発すると言われていた（一九ページ）。

⑤ ポリオについては、我が国では、一九六一年以降、生ポリオワクチンの投与法で見事な成功を収め、行き届いたサーベイランスによって、ワクチンの効果あるいは稀に発生する副作用例も、非常に正確に把握されている。生ポリオワクチン投与後四～三〇日に発病し、ワクチンとの関連が疑われるポリオの臨床症状を示す例があるが（その発生率は極めて低い）、その原因は不明である（三二一～四三ページ）。

⑥ ジフテリアは、ジフテリア菌によって起こる急性伝染病で、り患すると重篤となる。感染源としては、患者よりも保菌者が重要であり、その予防には予防接種が最善唯一の方法である。ジフテリアトキソイドの製造、検定では、安全性、有効性のため無毒化試験、力価試験等が採用されている（一五三～一六五ページ）。

⑦ 百日せきワクチン接種後の脳症が報告されているが、その原因は不明である（二二八、二二九ページ）としている。

八〇	
衛生行政大要（改訂第九版）	
財団法人日本公衆衛生協会	
52・3	

本証は、我が国の衛生行政、特に伝染病予防対策及び予防接種行政の諸活動について論じたものである。

本証によれば、欧米先進国においては、細菌学が発達する以前から、都市の環境改善や上下水道の整備等の環境衛生対策が進められた後、細菌学に基づく伝染病予防対策の時代を経て社会衛生に関する諸活動が行われてきたが、我が国では、明治以来開国による外来伝染病等の大流行にみまわれ、また打ち続く戦争等のため、財政は常に窮迫していたため、公衆衛生の重点は伝染病対策に向けられてきた（三～六ページ）。しかし、終戦後、復興期を経て我が国の衛生行政は、国民のニードの多様化

番号	標目	作成者	作成年月日		趣旨
					にともなって、疾病予防と健康増進（一四一～一九八ページ）、医療（一九九～二一六ページ）、薬事（二一七～二二九ページ）、環境衛生（二三〇～二七二ページ）、公害（二七三～二八八ページ）、学校保険（二九七～三一三ページ）、労働衛生（三一四～三二二ページ）、医療保険、社会福祉及び年金（三二三～三四九ページ）等多方面にわたって拡大整備されてきた。その結果、国民の平均余命は驚異的な伸長を示し、最近では世界のトップグループの水準に達しており（二七、二八ページ）、また死亡率の推移をみても死亡の改善がなお続いており、伝染病による死亡は減少し（三四～三七ページ）、国民の有病率における伝染病の比率も大幅な低下をみている（三七～四一ページ）ものである。
八一	予防接種制度に関する文献集(Ⅷ) 種痘後副反応及び合併症の治療に関する研究（昭和四九年度）	財団法人予防接種リサーチセンター 山口正義ほか	50・10		本証は、乙第五七号証ないし六二号証と同じく予防接種制度に関する文献を収載したものである。 本報告は、昭和四七年度からの継続研究に係るものである。 本報告は、 (1) 接種年令について、脳炎・脳症の発生率は、初種痘一〇〇万当たり約二〇であり、一二か月未満児の発症率が高く、かつ発症後の予後も悪い。接種年令を一八か月から三六か月程度とすべきである（九ページ）。
					(2) 弱毒痘苗について、Lc16m8株を初種痘用として認可すべきである（九ページ）。」としている。
	予防接種副反応の軽減化および治療に関する研究（昭和四九年度）	石橋卯吉ほか			本報告は、昭和四七年度からの継続研究に係るものであり、予防接種の手引きの作成（一五七ページ以下に掲載）に関するものである。
	百日せきの疫学に関する研究	木村三生夫ほか			本報告は、前年度からの継続研究に係るものである。
	小児の急性神経系疾患（AND）調査（第二報）	種痘研究班			本成績は、昭和四四年からの継続調査に係るものであり、本調査成績によれば、神経系疾患の推定原因として原因不明とされているものが五九・一％を占めているとしている。
	百日咳および百日咳ワクチンに関する資料（昭和五〇年五月）	予防接種研究班			本資料は、百日せきワクチン接種の必要性と接種時期について、「百日せきは、届出患者数の一〇倍の発生があるものと考えられる。抗生物質は痙咳期になると効果がない。乳児にとって重篤な疾患である。予防接種事故とまぎらわしい脳症等は、〇歳児に最も多く、次いで一歳児に多い。疫学的に急ぐ必要のない場合は、二歳以降に接種するのが望ましい。WHO主催の会議（一九七四年一二月）において、百日せきワクチン接種が必要であるとの勧告があった（一五三ページ）。」としている。

八二	予防接種制度に関する文献集(Ⅷ) 予防接種の副反応及び改良に関する研究（昭和五〇年度）	財団法人予防接種リサーチセンター 山口正義ほか	51・10		本証は、乙第五七号証ないし六二号証及び八一号証と同じく予防接種制度に関する文献を収載したものである。 本報告は、 (1) 百日せきの流行について、百日せきの流行は幼児集団にあると考えられたが、患者は〇～一歳児のワクチン未接種児が主であった（一二ページ表2）。 (2) 予防接種との因果関係について、行政救済措置で救済該当としたものの中には、接種後のてんかん、消化不良性中毒症、難聴や、生ポリオワクチン投与後の脳炎・脳症等予防接種との因果関係が医学的には否定的なものも含まれている（三七～三八ページ表3）。 としている。
八三	インフルエンザの予防接種論考	福見秀雄	37・3	日本医事新報 一九七五号	本証は、インフルエンザの予防接種政策について、従来行われているインフルエンザワクチンの臨時接種を改めて定期接種とし、インフルエンザ流行前に、主に小学生を対象として二回接種することを提案しており、これによって、流行の拡大を防止することができるとしている。 なお、この著者の提案を参考として、インフルエンザ予防特別対策が実施されることになった（乙第一八号証参照）。
八四	今後の伝染病予防対策のあり方について	伝染病予防調査会	45・6		本証は、伝染病予防調査会から厚生大臣に対してなされた今後の伝染病予防対策の在り方に関する答申である。 本証により、伝染病予防対策につき、施策の大幅な変更が必要であるとして、その基本的な考え方が示された事実を明らかにする。
八五の一 八五の二	ワクチンの現状と将来 日本におけるワクチン及び予防接種の三〇年と将来の展望	福見秀雄	52・9	最新医学三二巻九号	本証は、予防接種制度について、予防接種の対象疾病は、その時代の必要性、有効性を判断して、改廃されてきたものであり、種痘についても、伝染病予防調査会予防接種部会に種痘小委員会が設けられ、コスト・ベネフィット論を中心に議論が行われたが、廃止を決定するまでには至らなかったとしている。
八五の三	インフルエンザ	同右			本証によれば、 ① インフルエンザワクチンの改良について、インフルエンザウイルス粒子をエーテル処理することによってワクチンとして必要なスパイクだけを取り出し、副作用の少ないHAワクチンが製造されるようになった。 ② ワクチンの効果について、流行ウイルスとワクチンウイルスの抗原構造が一致した場合のワクチンの効果率は、約八〇％である。 ③ インフルエンザ予防接種について、インフルエンザ対策は、各国が特有のポリシイを持っている。我が国においては、学童の予防接種を中心においており、

					それは予防接種法が改正された後も変わりはないものと解する。としている。
八六	一九五六年より一〇年間の東京地方における小児急性気道感染症の病因学的調査	藤井良知	42・5	日本医師会雑誌 五七巻九号	本証は、インフルエンザ対策について、インフルエンザは年間一〇～二〇%は経験され、小児では重要なウイルス病因であり、インフルエンザワクチン推進の価値が大きいとしている。
八七	インフルエンザのサーベイランス	大谷明	53・10	臨床とウイルス 六巻三号	本証は、インフルエンザ対策について、インフルエンザは、現代では最も重要な感染症の一つであるから、サーベイランス体制を強化する必要があり、また、インフルエンザの流行年には、肺炎、気管支炎による死亡が著明に上昇しているとしている。
八八	日本脳炎予防接種の現況と問題点	同右	53・10	同右 増刊号	本証は、日本脳炎対策について、日本脳炎患者発生数は激減しているが、病原ウイルスは存在しているので、流行の再現は否定できず、これに対して採り得る対策は、ヒトへの予防接種しかないとしている。
八九	衛生学・公衆衛生学教育協議会資料	厚生省	54・10		本証によれば、百日せき対策について、百日せき患者数は、昭和四九年に三九三名であったが、昭和五三年には九、六二六名と激増しており、また、昭和五〇年の接種率は、二〇%程度に低下している。
九〇	百日咳ワクチン接種の必要	水原春郎	52・9	最新医学三二巻九号	本証は、①　百日せき対策について、患者

	性				数の減少は、予防接種法の制定と順調な施行並びにワクチンの改良に負うところが大きい。②　ワクチンとの因果関係について、事故審査会において救済の対象となった事例の内には、ワクチンとの因果関係を否定できないもの一二九件のほかに、因果関係は否定的なもの七六件が含まれている。③　治療方法について、百日せき治療のための抗生剤は、肺炎合併症には有効であるが、脳炎を防ぐことはできない。としている。
九一	赤ちゃん大変百日ぜき復活		54・8・21	毎日新聞夕刊	本証は、百日せき患者の増大について、昭和五四年百日せき患者は、一四年ぶりに一万人を超えるのは確実であるとしている。
九二の一	国際百日せきシンポジウム		一九七八年一一月	メリーランド州ベテスダ国立衛生研究所	本証は、百日せきワクチンの菌量の定め方について、WHOは百日せきワクチンの菌量を定める方法として、濁度によると規定しているが、濁度は不確定要素が多いので乾燥量又は窒素量によるのが適当であるとしている。
九二の二	ワクチンの細菌量の国際標準	ポートウッド			
九二の三	英国における百日咳の経験	スチュアート・ハリス			本証は、百日せきワクチンの有効性について、英国においては、一九五七年百日せきワクチン予防接種を導入してから、患者発生率は減少してきたが、接種率の低下するに従って流行が始まったとしている。
九二の四	オランダにお	ホーニック			本証は、百日せきワクチンの有

四	ける百日咳ワクチン接種	ほか			効性、副反応について、オランダでは力価の高い百日せきワクチン接種を九〇％の幼児が受けているため、過去一四年間死亡率〇、り患率も極めて低い。菌量を一六OUから一〇OUに落としても副反応の発生率に変化はなかったとしている。
九三	カナダにおける百日咳ワクチンの力価	キャメロン			本証は、百日せきワクチンの力価基準について、アメリカの百日せきワクチンの力価基準はWHOの基準よりも低いものを受け入れており、また、濁度基準はWHOの基準の二倍の濃さがある、カナダのワクチンは、WHOの力価と濁度基準によるべきであるとしている。
九四	研究者・研究課題総覧 自然科学編—医学—	文部省学術国際局	一九七九年		本証により、大谷杉士証人の主たる研究分野が狂犬病の発病機序、脱髄性脳炎の発生機序、狂犬病の生態学に関するものであることを明らかにする。
九五	予防接種を強制する根拠	大谷杉士	44・12	科学 三九巻一二号	本証は、種痘政策について、強制種痘を続けていく上で改めるべき方策の一つとして、弱毒痘苗による接種が考えられるとしている。
九六	予防注射	同右	44・10	診療と保険 一一巻一〇号	本証は、種痘政策について、「種痘は、一歳くらいのときにできるだけ正確に接種するように心がけ、できるだけ早く、日本での種痘後脳炎の発生状況を正確に調査し、必要とあれば、安全なワクチンをつくるように努力してもらいたい。種痘実施を一二〜二四か月に延ばしたほうがよいと考えるのは、その前に破傷風の予防接種を完了しておきたいからである。」としている。
九七の一ないし三〇	天然痘患者のカラー写真				本証は、WHOが天然痘根絶計画を始めるに当たって患者を見つけるときの教育用として作成したスライドである。 本証により、天然痘の症状及び進行状態等を明らかにする。
九八	WHOによる天然痘根絶宣言とその文化史的意義	北村敬	55・1	ジュリスト 七〇八号	本証により、天然痘根絶に至る経過及びその社会的意義などを明らかにする。
九九	文明国の中の痘瘡	同右	46・9	自然 一九七一年九月号	本証は、種痘政策について、「メシエーデ事件を始めとするヨーロッパにおける痘そうの発生状況を見れば、我が国及び米国が、過去二〇年間患者ゼロを続けたというのは、幸運としかいいようがない。種痘事故絶滅の方法は、種痘そのものを必要としないようにすることであり、それは痘そう根絶によってのみ達成することができる。」としている。
一〇〇の一 一〇〇の二	全世界痘そう根絶の達成 ヨーロッパへの痘そう輸入	痘そう根絶確認世界委員会	一九七九年一二月		本証により、一九五〇年から一九七七年までのヨーロッパへの痘そう輸入の状況について明らかにする。
一〇〇の三	ヨーロッパへの痘そう輸入流行				本証により、一九六一年から一九七三年までのヨーロッパへの痘そう輸入流行による患者数等を明

					らかにする。
一〇一	種痘存続論	エイブラム・S・ベネンソン	一九七三年		本証は、種痘の存続について、「アメリカにおいて種痘廃止勧告の決め手となったのは、一九六三年、六八年の全国調査による接種一〇〇万人当たりの死亡率から、種痘による死亡者が痘そうによる死亡者をはるかに上回ると推定されたことである。しかし、その死亡例を個々に調べてみると、そのほとんどは被接種者の第一次欠陥（基礎疾患）に原因があった。種痘を第二年に延期することによって死亡例は減少しているが、これは、接種時期までに何らかの感染等で死亡しているからである。副作用の発生率は、今日の状況に合わせた接種方法を採ることによって下げることができる。ユーゴにおける流行（一九七二年）と同じ事態がアメリカで起こらないとは言えない。全世界痘そう根絶が達成されるまで、小児の定期種痘を存続すべきである。」としている。
一〇二	種痘	木村三生夫・平山宗宏	45・11	小児科診療三三巻一一号	本証は、種痘後合併症について、「種痘後脳炎のひん度は、国、報告者により広い変動が示されている。最近のドイツの報告では、イギリスで言うような一歳代が安全であるという結果が得られていないのは注目される。局所反応の強さと脳炎発生率との間には関係がないと言われているが、局所反応だけでも弱い株を導入すべきであるというのが種痘研究班の一致し
					た意見であった（リスター株導入）。脳炎等の合併症をなくすため、弱毒痘苗の研究が進められている。」としている。
一〇三の一ないし三	種痘に伴う合併症	座長　M・レイン	一九七二年一〇月	痘そうワクチン国際シンポジウム	本証は、種痘後合併症と種痘政策について、「どのようなワクチン株、接種方法、接種年令にしても合併症は発生する。合併症発生率は、種痘政策を決定する一要因にすぎない。小児定期種痘をいつ廃止するかを決定する絶対的方式は存在しない。」としている。
一〇四の一ないし三	バイオアッセー、生物定量法、その医学生物学領域での適用（二つの標本出現率の差の検定・例題3・5）	黒川正身ほか	53・1	バイオアッセー	本証は、種痘後脳炎の発生率について、「レインら（一九六九）の報告により、種痘後脳炎の発生率は一～四歳よりも一歳未満の方が高いという結論を出しているが、X^2分布を利用して検定する限り、有意差はない。」としている。
一〇五	種痘研究班研究報告書	山口正義ほか	50・7	臨床とウイルス三巻三号	本証により、種痘後合併症九七二例についての実態調査及び弱毒痘苗の接種成績等を明らかにする。
一〇六	急性神経系疾患の実態調査	金子順一	50・7	同右	本証は、原因不明の脳炎等について、「調査によれば、〇歳児の症例が最も多く、年齢とともに急激に減少する。これらのうち脳炎、脳症については、五八％（第一回調査）、六九％（第二回調査）が病因不明であり、米国での調査とほぼ一致している。」としている。
一〇七	公衆衛生活動	GEOFFREY	一九六	WHO専門	本証は、第一三回WHO総会に

の一、二	における予防接種の効果について	EDSALL, M. D（エドサル）	〇年	委員会シリーズNo.3	おける紹介論文中「種痘」に関する部分である。本証は、「強制接種を行っている州は、そうでない州よりもはるかに罹患率が低い。一九六〇年にグリフィスは、一年以下の乳児に種痘後脳炎等が高率に発生していると報告しているが、これは従来のデータと対照的であるので、観察が解決されるまでは、既に確立されている実際の方法（乳児期接種）に従って継続することが最良である。」としている。
一〇八の一、二	種痘に関する問題点	木村三生夫	42・3	慶応医学四四巻二号	本証は、①接種年令について、ディックは、全住民に対する種痘に反対しているが、成人初種痘は危険であるから、乳児期に実施しなければならない。アメリカでは一歳未満の初種痘をやめているが、三～五か月に接種する方が副反応が少ないとする意見も多いから、慎重なデータに基づいた考慮が必要である。②種痘の存続について、地球上から痘そうがなくなるまでは、種痘を行わなければならないであろうが、副作用防止のためには一層の努力がはらわれるべきである。としている。
一〇九の一、二	予防接種委員会報告（昭和四四年四月）	日本小児科学会予防接種委員会	45・2	日本小児科学会雑誌七四巻二号	本証は、①予防接種の理念について、現存のワクチンの広範な接種及び新ワクチン開発応用してすべての伝染病を予防すべく、積極的姿勢を執るべきである。（強制接種）強制接種は、種痘、ポリオ、及び乳児に対する三混が適当である。（種痘）現行の定期種痘はなお当分継続する必要がある。②インフルエンザワクチンについて、幼若乳児、呼吸器疾患を有する者への接種の必要性も高いが、現在のワクチンでは副作用等の点で不適当である。としている。
一一〇の一、二	予防接種副反応の最近の状況から	木村三生夫	53・10	臨床とウイルス臨時増刊	本証は、①てんかんについて、予防接種がてんかんの原因となり得るかについては、発症までの日数に集積性が認められないので、否定的である。②ポリオ生ワクチン後の脳炎、脳症について、ポリオ生ワクチン後の脳炎、脳症も、右と同様に否定的である。としている。
一一一の一、二	感染症に伴う脳炎・脳症の臨床と病理	同右	53・10	感染・炎症・免疫八巻六号	本証は、幼若小児の脳症について、特に二歳以下の乳幼児は、軽微な感染の後にあるいは何らの誘因も見出されずに、急激にけいれん、発熱、意識障害を起こし、極期に死亡し、あるいは後遺症を残すことがあり、その原因の半数は原因不明であるとしている。
一一二	インフルエン	中村文弥・木村	41・12	社団法人細	本証により、六か月から二歳以

の一ないし三	ザのアジュバントワクチンに関する討論会（中村班の報告）	三生夫		菌製剤協会	下までの乳幼児に対するインフルエンザワクチン接種試験の結果を明らかにする。
一一三	点頭てんかんの発症と予防接種の関連について	福山幸夫 ほか	51・5	脳と発達 8巻3号	本証は、点頭てんかん一八五例中、予防接種歴の明らかな一一〇例について、予防接種と点頭てんかん発症との因果関係を検討したもので、点頭てんかんの大部分の例では、予防接種が原因であるとは考えられないこと、両者の因果関係を否定しきれない例は四～五パーセントであり、この数字は偶然の重畳と解釈する方が妥当であると結論づけている。 なお、予防接種自体による副反応は、元来急性かつ一過性のものであり、後遺症が永続するとしても、それは急性副反応時の傷害の後遺症である。急性反応が認められず、徐々に発症し、かつ一年余にわたって活性を示すような副反応は、ワクチンの場合考え難いとし（四〇ページ）、また、文献を通覧すると、予防接種と点頭てんかんの因果関係を肯定する資料は特に見当たらず、逆に予防接種後に偶然点頭てんかんが合併発症したものという考えと矛盾する事実は、何一つないとしている（四二ページ）。
一一四	点頭てんかんの発症と予防接種の関連について（第二報）	福山幸夫 ほか	55・7	脳と発達 12巻4号	本証は、前号に引き続き点頭てんかん一九九例について調査したもので、予防接種が点頭てんかんの直接原因となり得る可能性は、前回の報告より更に強く否定され、両者の時間的近接性は、単なる時期的偶然の一致と考えられるとしている。
一一五	感染症に対する予防接種		'72・7		本証は、イギリスにおけるワクチン接種及び免疫賦与経過予定表である。 百日せきワクチンについては、六か月から一年以内に投与すべきであるとしている。
一一六	ネルソン小児科学第一〇版（抄）	ネルソン ほか			本証は、アメリカ小児科学会が推奨している予防接種スケジュールについて述べたもので、三混については、六か月以内に三回接種すること、一歳時には麻しんその他のワクチンを接種することを勧めている。
一一七	IgE抗体（レアギン）によるアレルギーの機序と疾患および治療原理	宮本昭正	57・11	臨床家のための免疫学	本証によれば、I型アレルギーの発症過程としては、図II―1が考えられている。すなわち、はじめに病因的抗原に曝露されてIgE抗体を産生し、そこに病因的抗原が再び侵入して、その結果、アレルギー反応が起こり、発症に至るのである（白木証人に対する反対尋問調書八三丁表以下参照）。
一一八	天然痘根絶ターゲット・ゼロ	蟻田功	54・10	毎日新聞社	本証は、WHOの天然痘根絶対策に参画した筆者がその経験に基づいて、天然痘が根絶されるまでの対策の経緯を記述したものであり、これにより、恐怖の疫病であった天然痘の根絶に種痘が不可

② 被告提出　証拠説明書㈡　昭和58年5月25日

					欠であったことを明らかにする。
一一九	天然痘目標ゼロ流行の制圧	デビッド・イグリー		ワールドヘルス 同右	本紙は、天然痘根絶作戦の最終的段階をむかえるに当たって、WHOの機関紙（ワールドヘルス）が天然痘関係について特集をしたものである。 本証により、一九七二年、四〇年以上も天然痘の発生をみなかったユーゴスラビアにおいて、一名の軽症の患者から一七五名が発病、三四名が死亡した、このとき、同国内のみならず、ヨーロッパの各国がパニック状態に陥り、二か月後ようやく流行は制圧された、このことにより、天然痘流行の危険性の判断が安易になされてはならないことを明らかにする。
一二〇	種痘政策	A・I・グロムイコ	'81・2	WHO	本証により、一九八〇年一二月現在強制種痘を行っている国が二七か国あること（表1）及び我が国よりも早く強制種痘を廃止した国は八か国（うち三か国は南太平洋の島国）にすぎないことを明らかにする。
一二一	種痘初接種の至適年齢について	W・エーレングート ほか	'68・		本証によれば、種痘後脳症による死亡率が、〇歳児で高いのは、〇歳児一般の死亡率が高いことから説明できる。また、種々の要因を総合すると、初種痘年齢は、〇歳児（特に六か月未満）又は二歳児が好ましい。一歳児の接種は勧められないとしている。
一二二	ポリオサーベイランス成績 —昭和三七年から四八年まで—	多ケ谷　勇 平山宗宏	50・4	日本医事新報別冊（第二六五九号）	本証により、WHOの集計が臨床分類Aに相当するものに限られていることを明らかにする。
一二三	ポリオ予防接種について	多ケ谷　勇	46・4	順天堂医学第一七巻一号別冊	本証により、サーベイランスにおいて昭和四〇年を境としてB・C例の届出が減っているが、その理由として監視委員会の定めた診断基準などの徹底により届出症例がより正確な診断に基づいて行われるようになったと推測していることを明らかにする。
一二四	多発性硬化症におけるインフルエンザワクチン接種	ウイリアム・A・シブリー	一九七六・一〇	JAMA二三六巻一七号	本証により、インフルエンザワクチン接種に対する全身反応のうち神経学的反応はまれであり、それは主として、原因及び病理学的に不明な脳症の散発例であり、ワクチンに関連し発生した神経学的症状を持つ他の症例の場合、因果関係はより不確実なものと考えられることと、MSの患者に対するワクチン接種の要否についてワクチン接種をしても悪化は認められず、発熱による症状の悪化を防止するためにアスピリンを投与した上で、ワクチン接種を積極的に行うべきことを明らかにする。
一二五	「イシフルエンザワクチン接種後には髄膜脳炎の増加は認められず」	I・C・グエロ ほか	一八七九	医学雑誌ニューイングランド一九七九年三〇〇巻一〇号	本証により、米国で一九七六年一〇月一日から同年一二月一六日の間に四五六五万人を対象として行われた「A／ニュージャージー／七六株」のワクチン接種の結果は、その後、出現した中枢神経炎症性疾患の報告が三八例、うち脳炎及び髄膜脳炎が一九例で、これ

番号	標目	作成者	作成年月	出典	立証趣旨
					は、ワクチンの接種と無関係に発現したものと推定するのが合理的としていることを明らかにする。
一二六	インフルエンザ予防接種後における神経学的疾患	W・ヘンネッセン ほか			本証は、インフルエンザ予防接種後の神経疾患二八例についての報告書であるが、著者らは、接種数の増加にもかかわらず報告例が減少していること、接種から発症までの期間に集積性が見られないことなどから、インフルエンザワクチン接種と右疾患との因果関係に懐疑的であるとしていることを明らかにする。
一二七	予防接種事故とその背景疾患	平川宗宏		小児科MOOK №23	本証は、予防接種事故といわれる疾患について、その全体を概観したものであるが、真にワクチンとの因果関係が明らかでないものでもワクチンの副反応として扱われていることを明らかにする。
一二八	水痘ワクチン接種指針	木村三生夫 ほか		水痘ワクチン研究班	本証により、水痘生ワクチンが小児の白血病患者や、ネフローゼ症候群患者等いわゆるハイリスクグループの水痘予防に効果があることと、既に接種指針が出されていることを明らかにする。
一二九	強制予防接種に伴う事故に対する救済制度（回報）		57・12 57・12		本証により、西ドイツにおける予防接種による健康被害等に対する救済制度の内容を明らかにする。
一三〇	強制予防接種に伴う事故に対する救済制度（回報）		57・12		本証により、イギリスにおける予防接種に伴う事故に対する救済制度の内容を明らかにする。

番号	標目	作成者	作成年月	出典	立証趣旨
一三一	調査訓令（強制予防接種に伴う事故に対する救済制度）（回答）		57・9		本証により、スイスにおける予防接種に伴う事故に対する救済制度の内容を明らかにする。
一三二	フランスにおける予防接種事故の救済制度				本証により、フランスにおける予防接種事故の救済制度の内容を明らかにする。
一三三	予防接種に起因する健康被害の救済制度に関する調査について（回答）	外務省北米局北米一課長	57・10		本証により、アメリカにおける予防接種に伴う事故に対する救済制度の内容を明らかにする。
一三四	強制予防接種に伴う事故に対する救済制度について（回答）	在スウェーデン大和田大使	57・9		本証により、スウェーデンにおける予防接種に伴う事故に対する救済制度の内容を明らかにする。
一三五	予防接種に起因する健康被害の救済制度に関する調査（回答）	在カナダ御巫大使	57・11		本証により、カナダにおける予防接種に伴う事故に対する救済制度の内容を明らかにする。
一三六	調査訓令（強制予防接種に伴う事故に対する救済制度）・回答	在イタリア堀大使	57・10		本証により、イタリアにおける予防接種に伴う事故に対する救済制度の内容を明らかにする。

② 被告提出　証拠説明書㈢　昭和58年５月25日

証拠説明書　㈢

昭和四七年(ワ)第二二七〇号
昭和四八年(ワ)第四七九三号
同　　　(ワ)第一〇六六六号
昭和四九年(ワ)第一〇二六一号　併合事件
昭和五〇年(ワ)第七九九七号
同　　　第八九八二号
昭和五六年(ワ)第一五三〇八号

原　告　吉原　充
ほか一六五名

被　告　国

昭和五八年五月二五日

被告訴訟代理人
楠本安雄

被告指定代理人
根本　眞
藤村　啓
北野節夫
折目　斎
下内　昭
老籾貞雄

東京地方裁判所民事第三四部　御中

乙号証	書証の表示	作成者	発行年	出典	立証事項
一三七	伝染病予防対策における予防接種の位置	厚生省公衆衛生局保健情報課監修	昭55・8	予防接種ハンドブック（第三版）	予防接種を実施する伝染病が、①予防接種以外に満足すべき方法のないもの　②予防接種が他の防疫方法と平行して有用であるもの　③特定の地域、あるいは特定の職階層の人に限って予防接種が行われるもの（他の防疫対策とともに）に分類されている。 本証によって、予防接種は、感染源対策・感染経路対策に次いでその補助的性格を有するにとどまるものではないことを立証する。
一三八	予防接種健康被害認定部会において認定された副反応例の集計	厚生省公衆衛生局保健情報課	昭58・5		厚生省の保健情報課において、昭和五〇年から五六年までを対象に、各ワクチンごとの副反応発生件数（厚生省の予防接種健康被害認定部会で認定された件数）と、接種件数百万対の副反応発生率を算出したものである。 本証によって、医療技術の進歩によって安全なワクチンの開発研究が常に行われており、副反応出現率がいかに低いかを立証する。
一三九	予防接種事故に対する措置の取扱いについて（通知）	厚生事務次官	昭45・9・28		予防接種による健康被害者に対する閣議了解に基づく行政救済措置の対象者は、「予防接種の副反応と認められる疾病により現に医療を必要とする者」であるが、その中には「副反応の疑いのある疾病」も含むとされている（四ページ）。 本証によって、行政救済措置における因果関係は訴訟上のそれと

					同一の取扱いではないことを立証する。
一四〇	予防接種拡大計画（抄）	ＷＨＯ	一九八二・一二		ＷＨＯ（西太平洋地域事務局）が、予防接種の実施状況について加盟国へ照会した結果を表に取りまとめたものである。 本証によって、一九八一年当時、韓国・フィジー・ソロモン諸島が腸チフスの予防接種を実施していることを立証する。
一四一	インフルエンザワクチン（抄）	福見秀雄編集	昭57・6	医学書院	日本とアメリカにおけるインフルエンザの流行の比較をしたものである。 その中に、「アメリカでは一九八〇～八一年にインフルエンザの大流行があったこと、小・中学生にワクチン接種をしている日本では、流行の拡大がかなり防止されている」旨が記載されている。
一四二	種痘に関する米国予防接種諮問委員会の勧告	厚生省防疫課長 春日斉	昭42・2・10	防疫情報四六六号	米国予防接種諮問委員会の一九六六年の勧告内容及びその解説である。 右解説中で春日防疫課長は、「米国が初回種痘の時期を〇才を禁じ、生後二年目としたのは、一九六三年の種痘に伴う副作用調査に基づくものと思われるが、ＷＨＯ専門委員会の、一九六三年の米国の調査成績をふまえた勧告（一九六四年）が〇才に行うべきだとしている点は、（ＷＨＯは）米国の調査にさほど重点を置いていないのではなかろうか」と分析している。

一四三	昭和四四年人口動態統計	厚生省大臣官房統計調査部			昭和四四年における百日咳の死亡者数は四人（分類番号〇三三）、百日咳ワクチンを含む細菌ワクチンによる予防上の合併症及び事故の死亡者数は三人（分類番号Ｅ九三三）である。 本証によって、原告らの「百日咳ワクチンによる死亡者数が百日咳による死亡者数を上回っている」との主張が誤りであることを立証する。
一四四	ポリオワクチン内服直後に発生した下痢の考え方（質疑応答）	平山宗宏	昭58・3・26	日本医事新報三〇七四号	日本医事新報に掲載された質疑応答の一つである。この回答中で平山教授は、「一〇倍ずつの階段稀釈で接種試験を行うこと（から）、現行の接種量はかなりの余裕をみて決められてある一方、たとえ一〇倍量を与えても副反応の点では全く問題はない」と回答している。 本証によって、接種量が二倍になったことによって副反応出現率に差が出てくるものではないことを立証する。
一四五	生ポリオワクチンと三混ワクチン（質疑応答）	南谷幹夫	昭43・3・16	日本医事新報二六〇三号	日本医事新報に掲載された質疑応答の一つである。この回答中で南谷講師は、「最近アメリカでは、麻疹・風疹・耳下腺炎の三種混合ワクチンの研究がすすめられており、抗体獲得率は単独接種に劣らず高率で、副反応はむしろ低いほどであるとされている。生体は、同時に多価の不活化ワクチンや多種の生ワクチンが与えられた場合、

② 被告提出　証拠説明書㈢　昭和58年 5 月25日

					おのおのに選択的に抗体産生機構が働くものと思われる。」と回答している。 本証によって、他の予防接種との間隔をあけるのは、一方のワクチンに人体の免疫産生能力を奪われることを防止するためではないことを立証する。
一四六	予防接種健康被害者に対する給付済額について(回答)	大阪府衛生部長	昭58・1・28		原告竹沢（藤本）美智子に対する予防接種健康被害に係る給付済額一覧表である。 右によれば、昭和五三年度給付済みの障害児養育年金は、五四六、〇〇〇円である。
一四七	予防接種健康被害者に対する障害年金の支給について(回答)	広島県公衆衛生課予防係長	昭58・5・4		原告古川博史に対する昭和五七年度の障害年金支給済額を裏づける書類である。 本証によれば、昭和五七年一二月三一日までの給付予定額は一、一五八、八〇〇円（被告準備書面㈦の別紙四「給付一覧表」記載の金額は昭和五八年三月三一日までを含む五七年度給付予定の総額）である。

4　書証（甲第一七六号証）

「各種ワクチンの予防接種と神経系障害」

『免疫と疾患』第二巻第三号

白木博次＊

はじめに

各種ワクチン接種による全身性合併症のうち、神経系障害が最重視されてきた理由は、個体側の条件にまず求められる。それは実態的にみて、接種が小児期それも乳幼児期に実施される機会が数多いからであり、しかもその時期は、生後の神経系とくに大脳の発達がきわめて迅速であるが、それは同時に、大脳を含めて、神経系全般の未成熟性、脆弱性自体を意味するからである。また神経細胞に関するかぎり、他の臓器や組織の細胞とちがって、ワクチン接種を含む内・外の原因によって前者が消失した場合、個体側の年齢を問わず、二度と再生されることはないからでもある。

一方、ワクチンの多様性を問わず、個体側とくに小児期の神経系障害は、まず臨床・神経病理学的にみて、ウイルス血症また増殖型、遅延型アレルギー反応型、急性脳症型のパターンに三大別できる。つまりワクチンの性格とはある程度無関係に、そのいずれもが発展する場合が数多く、単独出現の場合はむしろ数少ない（図1）。それは、ワクチンが生物学的製剤そのものであり、神経系障害をきたす多数の因子が、そこに含まれているところにまず求められる（図2）。たとえばスモンであれば、その発病因子は、表面活性剤の有無などを除けば、キノフォルムという単一物質による薬害で、個体側の神経系障害とは、ほぼ一対一の対応関係にあるといっても過言ではない。ただし、ワクチンの種類は多彩をきわめていても、個体側神経系の反応形態ともなれば、前述の三つのパターンの組み合わせにすぎぬ点を、まず銘記すべきである（図1）。つまり、それが生体反応の一般原則であり、ワクチン接種に関するかぎり、そこに特有な神経系障害などは、ありえないともいいかえられる。したがって、ワクチン接種による神経系障害は、他の原因にもとづく他の種類の精神神経疾患における同性格の反応パターンとの比較検討を通じて、はじめて理解可能となる。

その一例をあげると、活性生ワクチン（以下、生ワクチンと省略）による人工感染は、同種類のウイルスによる自然感染との対比において理解可能であるが、しかし生ワクの場合は、それだけではない。たしかにウイルス血症を通じて、神経系にウイルス増殖が生起すれば、それは自然感染によるウイルス性脳脊髄炎と、一応同一平面で論ずることができる。しかし人工、自然両感染を通じて発生する遅延型アレルギー反応としての脱髄炎は、ウイルス自体は不活化されているが、神経組織を多量にふくむ狂犬病ワクチン、またＥＡＥやＥＡＮその他の同系の神経系疾患と同性格の病変をひき起こす以上、それらとの比較が不可欠となる。さらにほとんどすべての生ワクには、ときに小児の急性脳症が発生するが、その本質は、他の原因にもとづく小児の急性脳症と、全くその軌を一にする（図1）。

しかも、筆者の専攻する神経病理学を基盤として、これに境界諸科学の諸成果を加味していくと、この三つの神経系障害のパターンは、それ自体がそれぞれより本質的、より独立的なものである以上、その要点をまず把握し、ついで、ワクチン内に含まれる諸因子のいずれが、それぞれのパターンにより重点的に対応するかを考察する必要がある。

一方、個体側の諸条件ともなると、一層複雑かつ不明の分野が多い（図2）。その場合先天性、後天性の免疫不全の有無、また接種に先立ち、すでに神経系に障害をもつ不健康児に対する接種については、事前チェックが、かなり入念に実施されてきたと

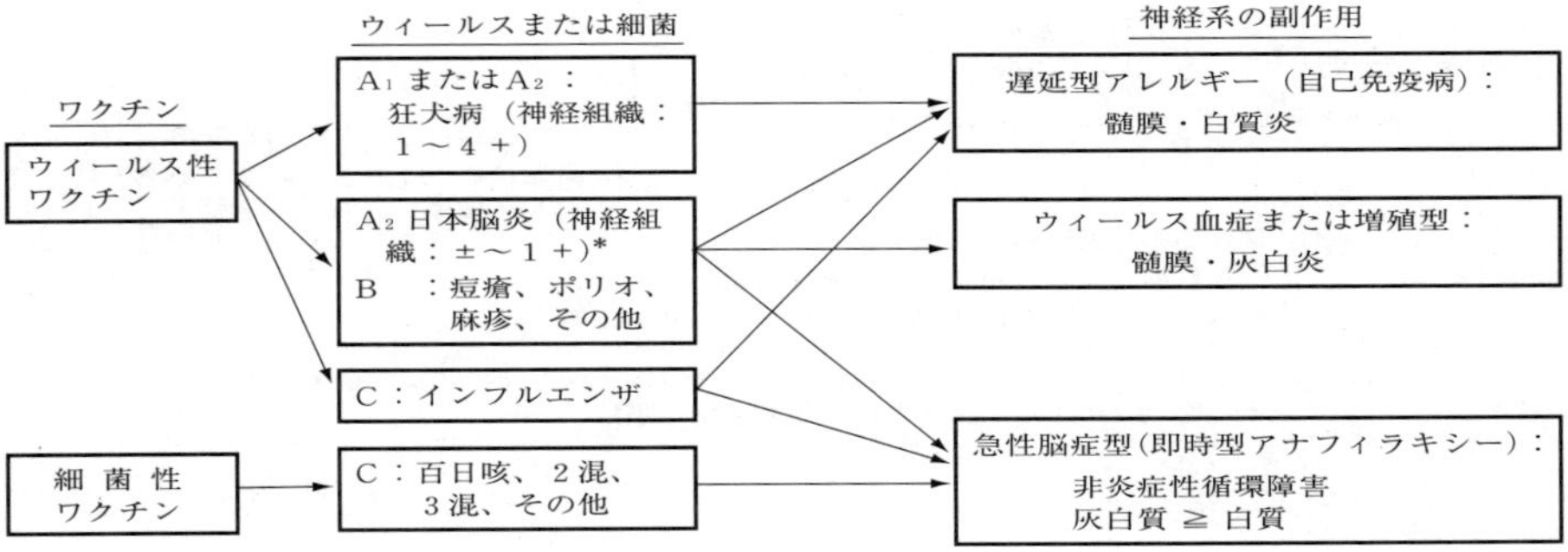

A_1：神経組織（＋）；弱毒ウィールス　　A_2：神経組織（＋）；不活化ウィールス
B　：神経組織（０）；弱毒ウィールス　　C　：神経組織（０）；不活化ウィールスまたは細菌
＊ウィールス血症または増殖型の副作用はない

図１　ウイルス性・細菌性の各種ワクチンによる神経系の副作用（白木、1981）

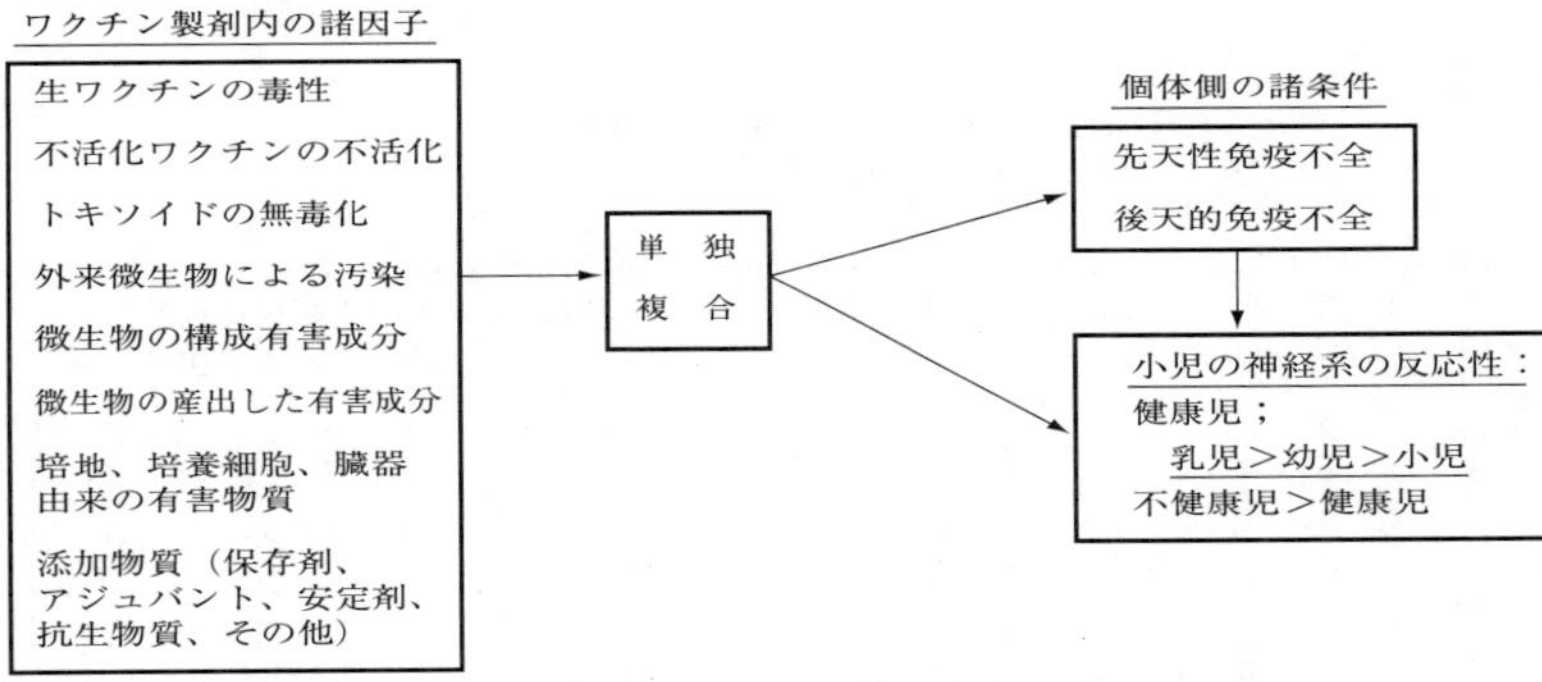

図２　各種ワクチンによる神経系の副作用の発生機構に関与する諸因子、諸条件（白木、1981）

いえなくはない。しかし、ワクチン接種のみならず、ほとんどすべての神経系疾患について、もともと健康な小児自体がそれらに罹患した場合、神経系に生ずる質量的反応性のヴァラエティこそがむしろ問題である。まず量的にいえば、乳児は幼児よりも、幼児は小児よりも、さらに小児は若年成人よりも、後者は成人よりも、神経系の反応性がより強烈となっていくという系列がある。また質的にみると、同一または類似疾患に罹患した場合、同一または類似の病変の主座が、前述の年齢的シフトの系列に対応して、神経系内での局在性についても、より明確かつ併行的シフトを顕示するという一般原則がある。この両原則は、ひとりワクチン禍のみならず、各種の神経系疾患について、無視に近い現況にあるといっても決して過言ではないが、そこには、冒頭にのべた個体発生学的意味での神経系の成熟度についても、質量的なシフトが明確であるという事実と、密に関連しあうと考えざるをえない。

　したがってこの種の個体、ワクチン両面の多彩な条件や要因の両者を、綜合的かつ慎重に考慮していかぬかぎり（図２）、神経系障害の三つのパターンの本質理解は不可能であり、ひいてはワクチン禍の臨床像の基本的パターンの差はもとより、各ワクチン禍の潜伏期の長短、予後の良否、また発生率の多寡などについても、それらを実態に即して正確に把握できるはずはない。

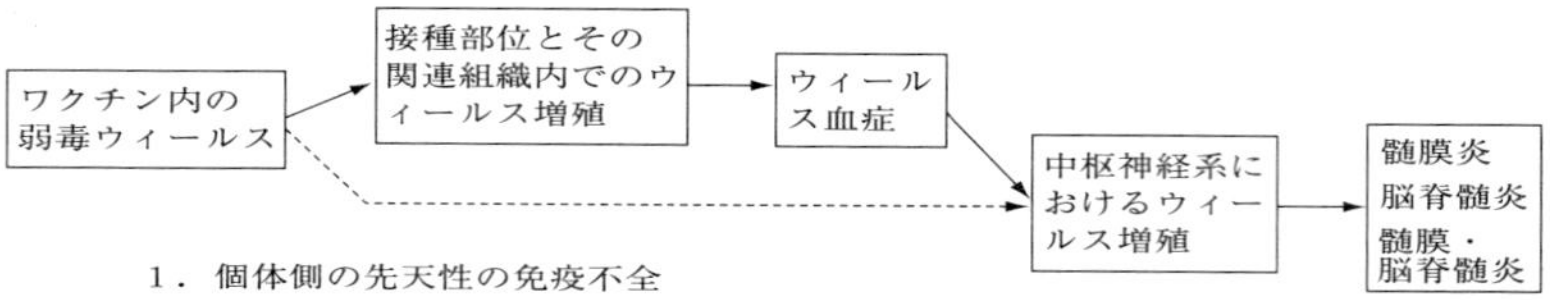

1．個体側の先天性の免疫不全
2．個体側の神経系の先天性、後天性異常
3．弱毒ウィールスが個体内で強毒ウィールスに変換

図３　生（活性）ワクチン接種（痘瘡、ポリオ、麻疹、ほか）による神経系副作用の発生機序（ウイルス血症またはウイルス増殖型）

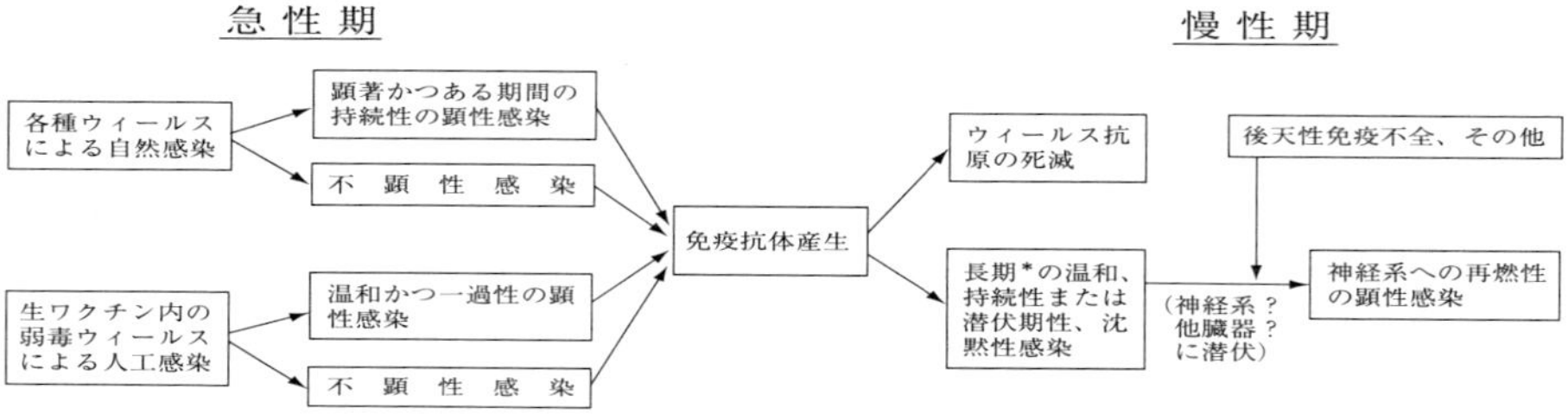

1．急性期に神経系に感染し、そのまま慢性期に移行する
2．急性期に他臓器に感染し、慢性期に神経系に感染する
3．長期*：数ヵ月、数年、数十年

図４　神経系における slow virus infection（白木、1981）。自然感染の場合(5)は、麻疹、単純性ヘルペス、日本脳炎、ダニ脳炎、サイトメガロ、PML などのウイルスが問題視される。一方、生ワクチンの場合(3)、(4)は、現在のところ、麻疹（SSPE）ウイルスが、その主対象となっている。

I　ワクチン禍の基本型

1　ウイルス血症また増殖型

不活化ワクチンの不活化自体が不十分であったため、たとえばSalk型の不活化ポリオワクチンについて、この種の神経系障害が、被接種者のみならず、その家族や家族外の住民にまで発展した過去の苦い経験（いわゆるCutter事件(1)）は、あまりにも有名である。しかし今日では、この種の可能性はほとんど起こりえぬとみて大過なかろう。

ここではむしろ、生ワク内に含まれる弱毒ウイルスの毒性そのものが問題で、厳重な検定試験に合格しえたにもかかわらず、稀ではあるが、なお個体の神経系に、ウイルス増殖にもとづく炎症や壊死が発展する場合がある。その条件は、主として個体側にその責があるかにみえるが、ワクチン側の問題をも含めて、その詳細については、なお不明の分野が残されている（図３）。

ところで、各種ウイルスによる自然感染であれ、また生ワク内の弱毒ウイルスによる人工感染であれ、感染である実態に変わりはない。その場合、生ワク内のウイルス自体は、野生の強毒ウイルス由来の特殊かつ弱毒化した変異株と判断できるとすれば、それによって、温和、持続性、また不顕性に近い感染過程が発展し、長年月の潜伏期をへて、その時点の個体側の不利な条件なども相まって、稀であっても顕性感染に転ずる可能性が考えられる。したがって、その事態は、コトバの真の意味での一種の slow virus infection にほかならぬことになろう。

ここで、多少にかかわらず向神経性の野生ウイルスによる自然感染の場合、臨床・疫学・ウイルス学・免疫学・神経病理学の綜合的基盤にたつと、かなり多数のウイルスについて、slow virus infection の可能性がありうるが、その詳細については、筆者の論文(2)を参照されたい。なかでも、亜急性硬化性汎発脳炎（ＳＳＰＥ）は、麻疹もしくはＳＳＰＥウイルスの自然感染による slow virus infection の典型例として、

表1　狂犬病ワクチン禍の臨床型、発生率、ワクチンの種類、ワクチン中の乾燥神経組織総重量の相互関係（東大伝研、1947－1957）

ワクチンの接種（年代）	接種総人員	ワクチン禍患者数	臨床型	発生率(%)	ワクチン中の乾燥神経組織総重量(mg)
活性ワクチン（1947～50）	6,367	36	脊髄炎型 17 脳炎型 19	0.57	80～120
活性＋不活化ワクチン（1950～51）	1,703	15	脊髄炎型 9 脳炎型 6	0.88	100～150
不活化ワクチン大量（1951～57）	970	3	脊髄炎型 2 脳炎型 1	0.30	70～100
不活化ワクチン少量（1950～57）	3,896	3	脊髄炎型 3 脳炎型 0	0.08	5～ 10
計	12,909 (1947～57)	57	脊髄炎型 31 脳炎型 26	0.44 (0.67)*	64～ 95

"世界の19カ国と地域"（WHO）
接種総人員：各100以上　　　ワクチン禍患者数：0
"世界の18カ国と地域"（WHO）
ワクチン禍発生率（フィリピン）：0.008 $\left(\frac{\text{ワクチン禍患者数}}{\text{接種総人員}}=\frac{11}{145.439}\right)$
ワクチン禍発生率（その他）：0.001（インド—カザウリ）～0.26（タンザニア）

＊：この発生率は、表に示すように、ワクチン禍は12歳以下は皆無なので、それを除いた発生率を意味する

確定的か、それに近い評価をうけている（図4）。

一方、麻疹生ワク接種によって、同様の事故が起こりうることも、臨床・病理・ウイルス・免疫などの諸分野の成果を綜合すると、ほぼ確実とみるむきがある。たとえば、麻疹ワクチン接種後、三週間（Schneck）[3]、また一年（Payneら）[4]の潜伏期を経て、SSPEの典型的臨床像やウイルス・免疫学的陽性所見が発展し、それぞれ一七カ月、一年後に死亡、剖検的にも、SSPEと確定された例があげられる。

したがって、麻疹生ワクによるこの種の神経系障害の潜伏期の旧来の考え方は、将来にむけて、基本的修正をうける機会が生ずるであろう。ともかく、SSPEの自験の二例[5]では、麻疹ウイルスの自然感染による皮膚・粘膜性発疹は、一度は完治したものの、一例は七年後、他例は一一年後に、それぞれSSPEを発展し、後者は剖検的にもSSPEが確認されている。一方、前者は一〇年近く経過した今日、なお生存中であるが、脳生検の資料などを通じて、光顕・電顕を含むその神経病理学はもとより、組織培養の成果などを含めて、ウイルス・免疫学的にも、パラミクソ系ウイルスによる長期の脳内持続感染の証拠が確定的である（図4）。

2　遅延型アレルギー反応型（自己免疫病的反応型）

この型の神経系障害の典型例は、狂犬病ワクチン禍である[5)〜14)]。なぜなら、その神経病理学は髄膜炎を伴い、白質に主座をおく脱髄性脳脊髄炎にほかならぬし、臨床的にも、多発神経炎が存在するからである。またワクチン内に含まれる動物の神経組織の乾燥重量と、ワクチン禍発生率との間には、正の相関性があり、動物の神経組織のみを接種したEAEやEANの神経病理学的所見は、狂犬病ワクチン禍の早期死亡例（脊髄炎型）のそれに、見事に再現されているからでもある（表1、図1、図5）。

したがって、少量であっても動物の神経組織を含む旧型の日本脳炎ワクチンの場合[15]、同性格の神経障害が発展しえたのも当然であろう[5),12)〜14),16)〜19)]（図1、表2、表3）。

問題は、神経組織を含まぬワクシニア（図6）、麻疹、また稀であっても、ポリオ[20]（図7）などの生ワク、また不活化したインフルエンザワクチンの場合にも[21]、中枢から

末梢にかけての神経系に、脱髄炎が発展する事実が知られていることである（図1）。それに対しては、一つの考え方がある。つまり、この種のワクチンにも、動物の神経組織に共通する抗原性があり、また接種後にもこの種の共通抗原が形成され、それらが攻撃的な共通抗体、その他を産生し、その結果、神経系の脱髄炎がひき起こされるという自己免疫病的反応のそれである[22]（図8）。しかし神経組織のどの分画に抗原性があり、それが確実に脱髄炎をひき起こすか否かの点については、EAEやEAN領野での勢力的な研究が積まれてきたのにもかかわらず、いぜんとしてなお確実さと明瞭さを欠いている。したがって、この考え方は魅力的ではあるが、すくなくとも現在なお仮説の域を脱するものとはいえない。

本反応型も、ウイルス血症また増殖型も、その急性期には、臨床的にも髄膜炎症状があり、その神経病理学も、髄膜・脳脊髄・末梢神経炎で、一見共通項があるかにみえる。しかし両者の神経病理学は、原則として、明らかに異質である。なぜなら、本反応型の場合は、原則として病変の主座は白質にあり、その性格も、小静脈炎を伴う血管中心性の脱髄機転であるが、ウイルス増殖は、原則として、神経細胞内に好発する以上、その主座は灰白質にあるという明白な差があるからである（図1）。またウイルスは、神経細胞以外に、アストロ、オリゴ両グリアなどで増殖することは知られて

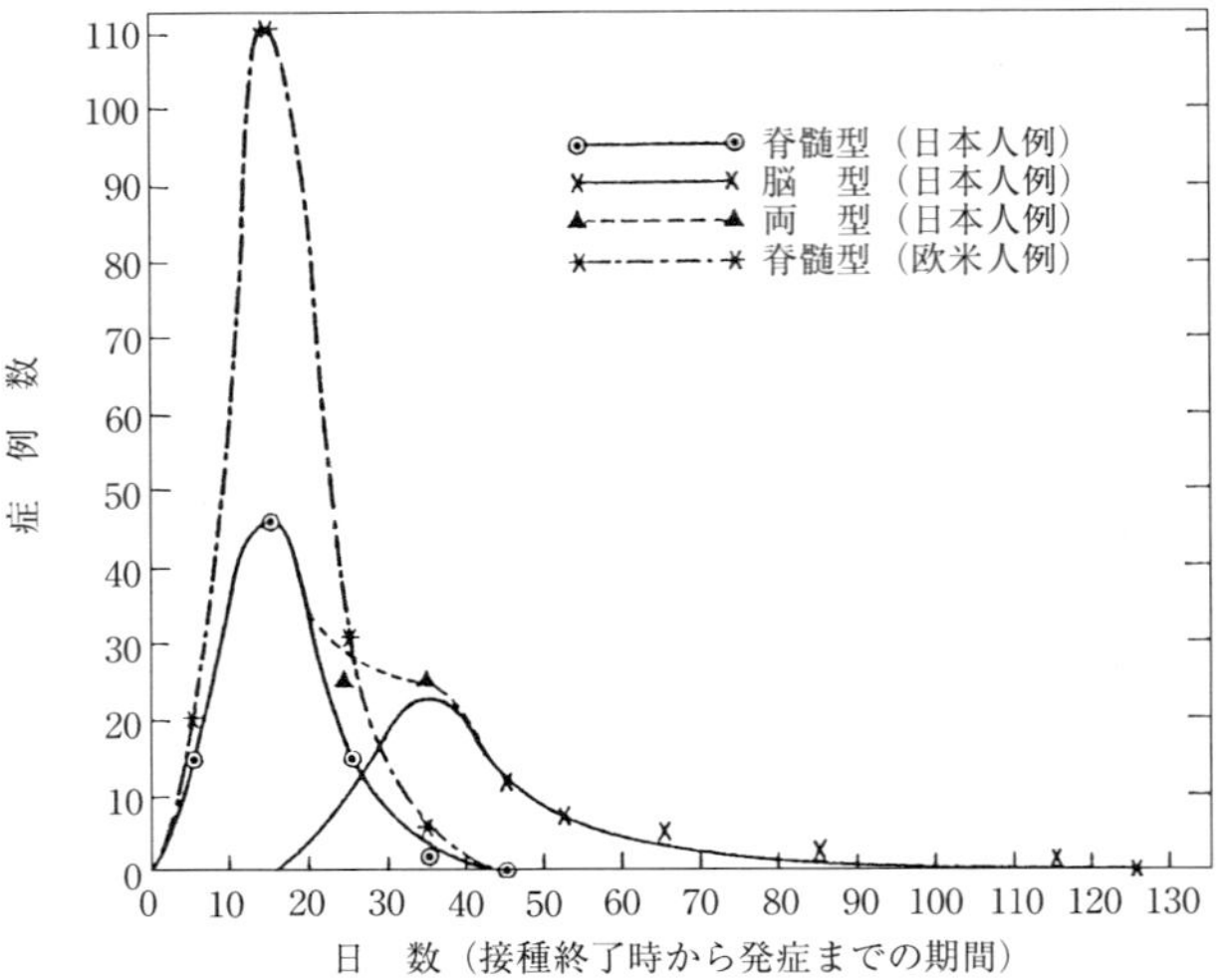

図５　日本人と欧米人における狂犬病ワクチン禍の潜伏期。文献にみるかぎり、欧米人には脊髄型が圧倒的であるが、日本人には、脊髄型のみならず、潜伏期が著しく長い脳型も多発している。

表２　1965年の日本の３県における日本脳炎ワクチン予防接種後の各種身体的副作用（冲中ほか、1967）

	新型ワクチン		旧型ワクチン	
	学童と学生	非学童と成人	学童と学生	非学童と成人
頭　痛	75	14	81	31
発　熱	55	29	52	35
疲労感	8	26	8	29
接種部の発赤、腫脹	10	8	34	28
その他の身体的副作用*	10	22	6	4
精神・神経学的副作用	0	0	0	0

*：発熱と疲労感；頭痛と発熱；頭痛、発熱と嘔吐；発熱と嘔吐；腹痛；下痢；嘔吐と悪心；耳鳴；食欲不振

表３　脳症型のうち、潜伏期が19日も遷延する１例がある一方、多発神経炎型のうち、接種後１日で発症した例もある。1965年における日本脳炎ワクチン予防接種後の精神・神経学的副作用の散発例（冲中ほか、1967）

臨床型（例数）	潜伏期	発症時年齢	予　後
1. 髄膜・脳・脊髄炎型(6)	１～９日	１～44歳	完全寛解１、軽度―中等度寛解５
2. 脳症型(3)	２～19日	$1\frac{1}{2}$～７歳	不全寛解２、死亡１
3. 痙攣発作型(10)	２時間～４日	５カ月～$9\frac{9}{12}$歳	完全寛解４、不全寛解４、非回復２
4. 脱髄脳炎型(2)	９と19日	７と14歳	進行性で死亡２
5. 多発神経炎型(5)	１～28日	$3\frac{4}{12}$～33歳	完全寛解１、不全寛解３、死亡１
6. その他の型(4)	30分～８日	５～51歳	不全寛解３、非回復１

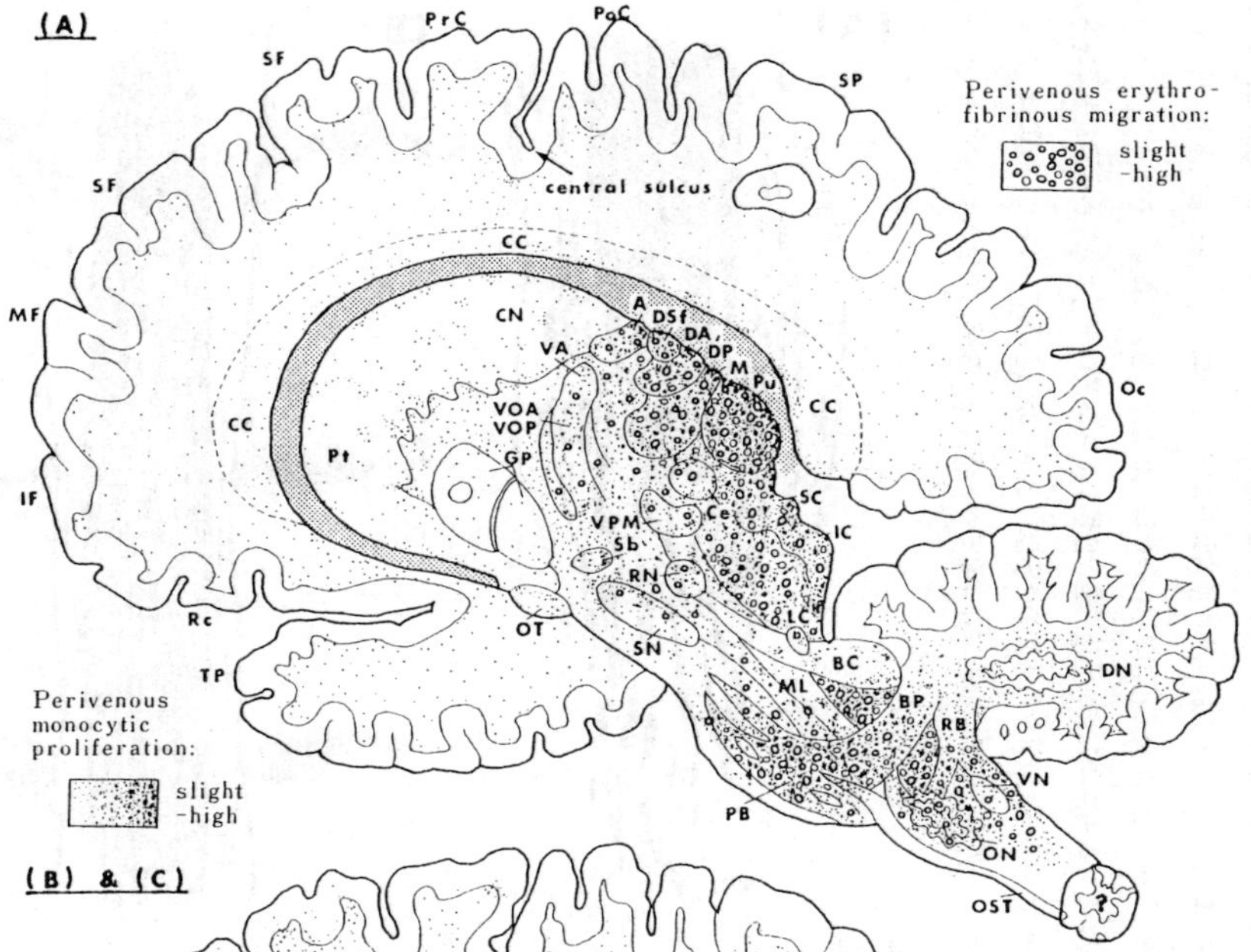

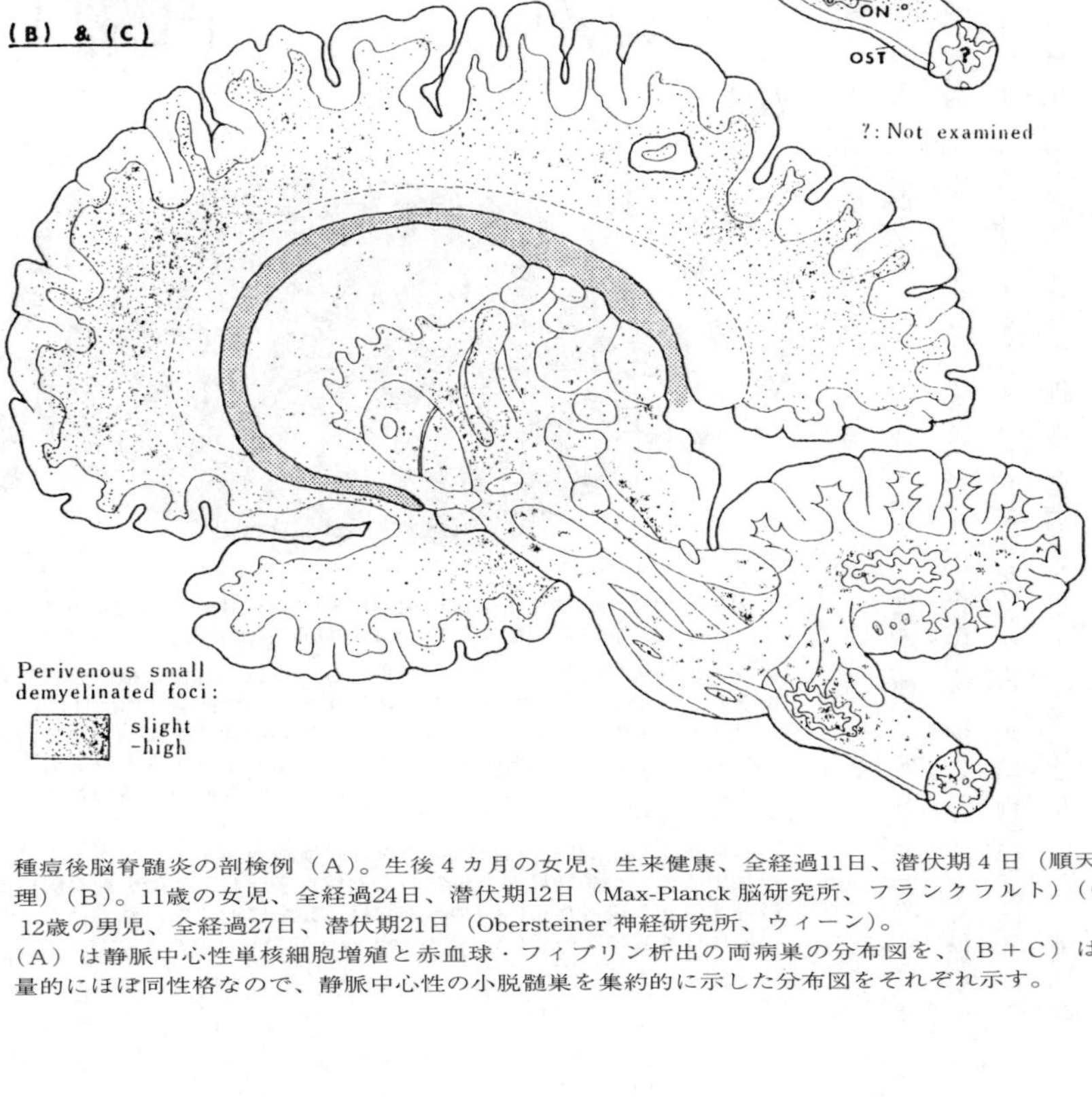

図 6　種痘後脳脊髄炎の剖検例（A）。生後 4 カ月の女児、生来健康、全経過11日、潜伏期 4 日（順天大病理）（B）。11歳の女児、全経過24日、潜伏期12日（Max-Planck 脳研究所、フランクフルト）（C）。12歳の男児、全経過27日、潜伏期21日（Obersteiner 神経研究所、ウィーン）。
（A）は静脈中心性単核細胞増殖と赤血球・フィブリン析出の両病巣の分布図を、（B＋C）は、質量的にほぼ同性格なので、静脈中心性の小脱髄巣を集約的に示した分布図をそれぞれ示す。

いるが、すくなくとも現在、髄鞘内で増殖する可能性は肯定されてはいない。

一方、遅延型アレルギー反応の場合、その経過中から死後にかけて、すくなくとも人の神経系に関するかぎり、そこにウイルス感染と増殖が明らかに存在するという確証はないし、ウイルス分離に成功した例も、ほとんど知られていない。たとえば、ポリオの生ワクチン服用後、一二日から二五日の潜伏期をへ、全経過二〇～六〇日で死亡した六剖検例の神経病理学は、いずれも遅延型アレルギー反応の神経障害を明示し（図7）、しかも血清、髄液、糞便、脳についてのウイルス・免疫学的諸検査は、いずれも陰性結果に終わっている。[20]

だからといって、この場合ウイルスは、神経系へ侵入しないとまでは断定できぬであろう。また生ワク内の弱毒ウイルスが、本反応型の発展に対して、引金的役割を演じた可能性は否定できない。しかしウイルス血症、ウイルスの神経系への侵入、そこでの増殖がなければ、神経系の遅延型アレルギー反応は、発展しないという前提的な考え方はすくなくとも、筆者には納得できない。

以上の問題点は、ウイルスの自然感染によって、ときに発展する感染後（傍感染性）

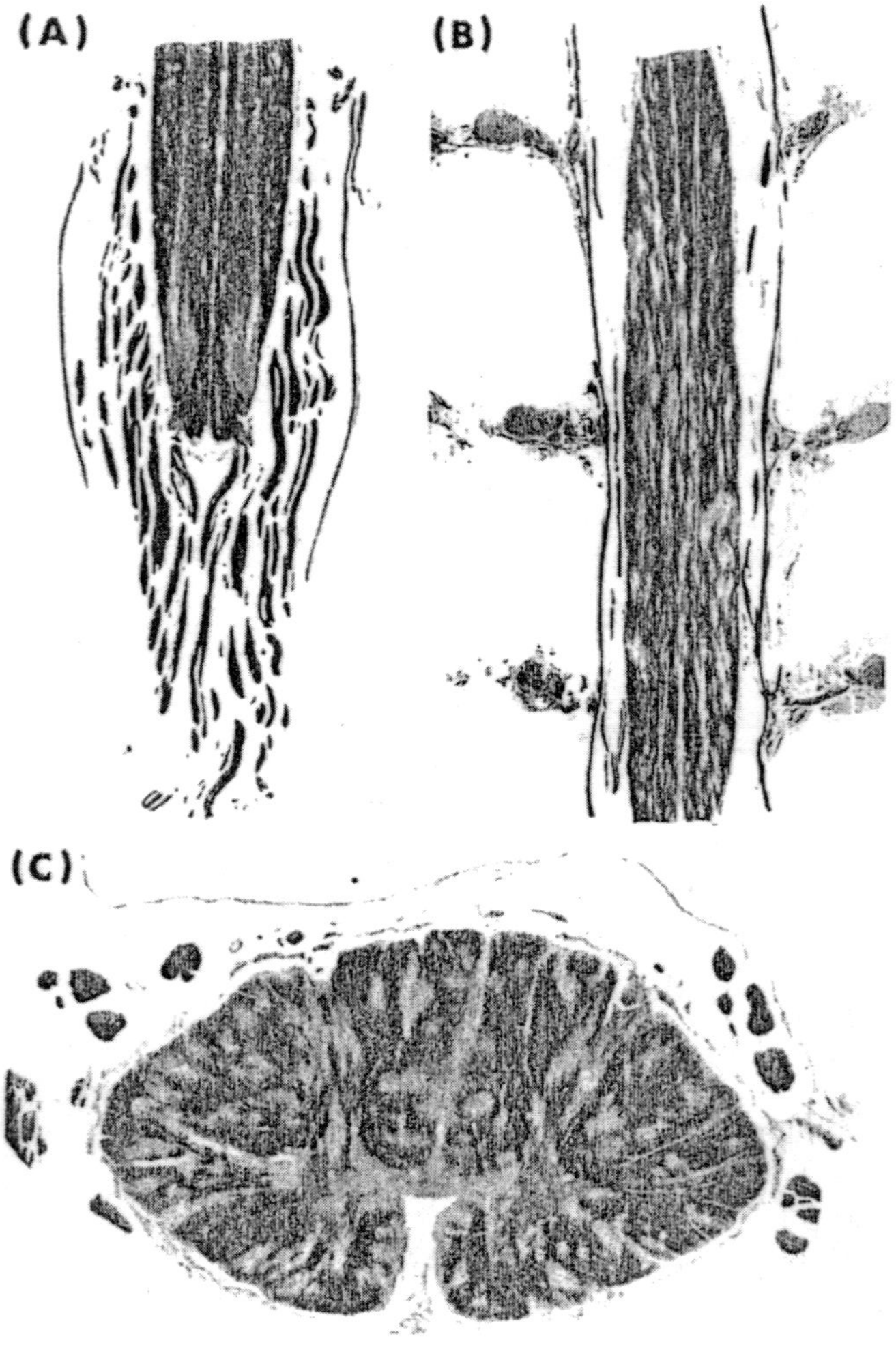

図７　ポリオ生ワクチン接種後の脱髄性脳脊髄炎（24歳の男子、全経過31病日、潜伏期12日：Max-Plank 脳研究所、フランクフルト）

生ワク服用後12日目にポリオ脊髄炎、さらに19病日後に横断性脊髄炎と診断され、眼振があり、視神経炎も疑われた。14病日から13病日にわたって、ポリオウイルスⅠ、Ⅱ各型について、血清の中和抗体が測定されたが、すべて陰性、９、11、15各病日の糞便からのポリオウイルス分離も、すべて陰性、インフルエンザウイルスＡ$_2$、Ａ$_1$、Ｂ$_1$各型の血清の補体結合反応もすべて陰性。

（Ａ）仙薦、（Ｂ）胸髄、（Ｃ）（Ｂ）の胸髄の横断面。すべての標本を通じ、小静脈中心性の小脱髄巣が、白質の全領域に多発し、その少数が灰白質内に散発するが、後者病巣内の神経細胞は、完全に近く保たれている。（Ａ）の馬尾には著変はない。（Ａ～Ｃ：ウエルケ髄鞘）。

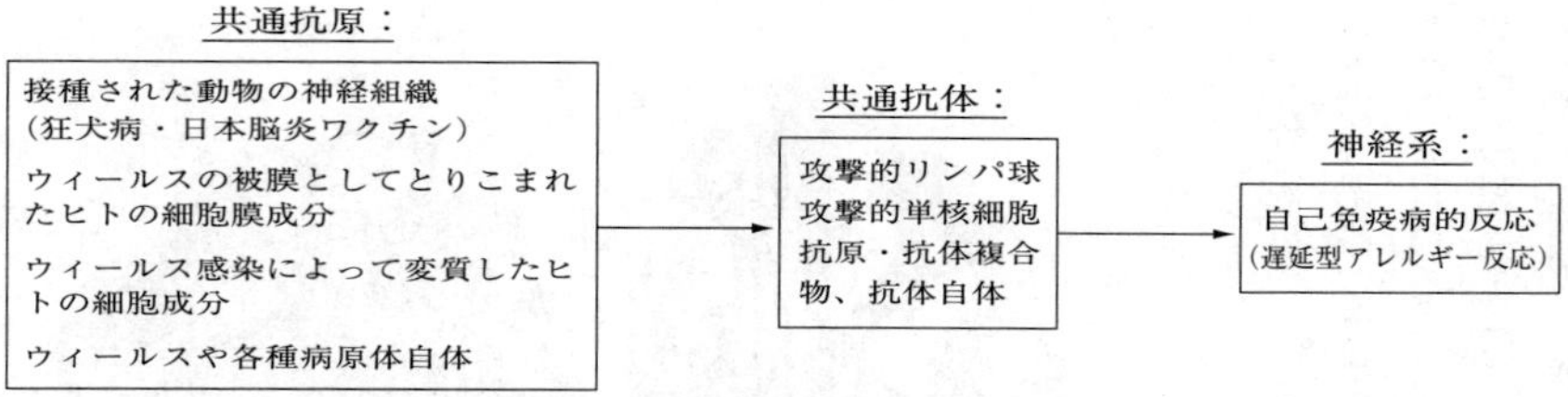

図8　神経系における自己免疫病的反応（遅延型アレルギー反応）の考え方

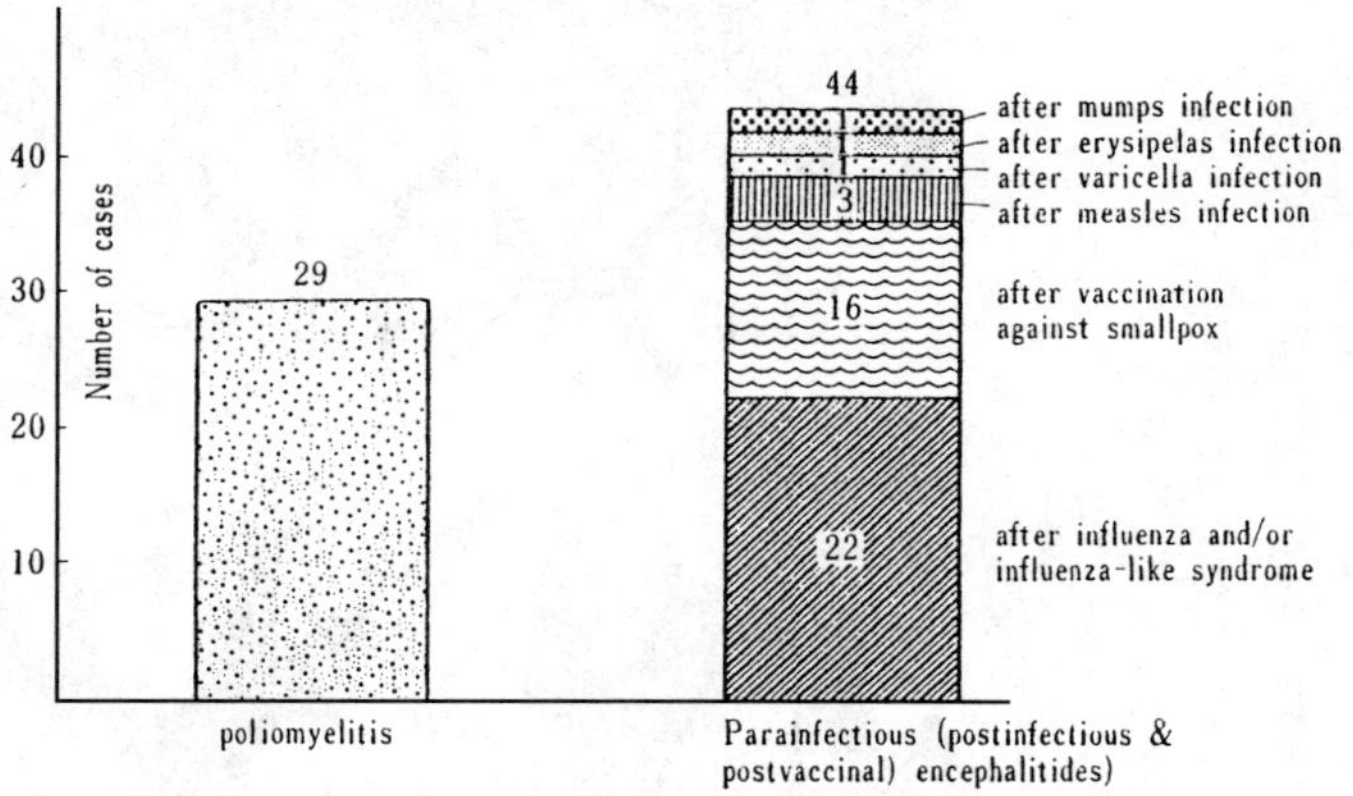

図9　感染後脳脊髄炎（Senckenberg 病理学研究所フランクフルト：Krücke[20]）

1946～1954年の間に剖検された10,871例のうち、ポリオの29例に対し、感染後脳脊髄炎は44例を数えた。そのうち、インフルエンザウイルス感染後あるいはインフルエンザ様症状後のものが22例で、最も多数を占めている。

脳脊髄炎にもあてはまるし、その本質は、白質に主座をおく小静脈中心性の脱髄炎にほかならない。ところで、各種ウイルスがこの種の脱髄炎をひき起こすがそのなかで、インフルエンザ感染後、もしくはインフルエンザ様症状後に多発する傾向がみられている[20]（図**9**）。たとえば、場所は異なるが、同じ村に住んでいた各二八、三〇歳の両兄弟は、全く同時期にインフルエンザ様症状を示し、いずれも一週間後に脳症状が出現、約三週後に死亡したため、インフルエンザウイルス感染が強く疑われた。しかしその脳病変は、両例とも、見事な急性脱髄性白質脳炎であり、灰白質は侵されていないし、剖検脳からのウイルス分離も、インフルエンザウイルスを含めて不成功に終わっている[23]（図**10**）。

3　急性脳症型（即時型アナフィラキシー反応型）

各種ワクチン接種（日本脳炎[15]、種痘[18]、麻疹[24]、インフルエンザ[25]、ポリオ[26]、百日咳、二混、三混など[27]）によって、とくに乳幼児に発展しやすい急性脳症の臨床は、端的にいって、ショック様症状である（図**1**）。ショック様症状とショック症状とは、従来、必ずしも同意語として使用されてはこなかった。しかしショック様症状には、ショック症状が必発することは確実で、そこに急性脳症の臨床が重畳するだけのことである。したがって、両者の差は、同一機序が、どの年齢層の神経系に働いたか、またそれは、同一機序の軽重性、疾患テンポの緩急性、その他の因子に左右された結果にすぎぬとみて大過なかろう（図**11**）。

ところで、ワクチン接種を含めて、多種多彩な原因に誘発された小児の急性脳症には、様々の名称が付されているが、要するに、その内容と予後は、同一範疇に帰属すると判断せざるをえない。他方、肝の小滴性脂肪浸潤を中心とする一般病理学、また脳浮腫の肉眼所見に加えて、そこに広汎かつ血力学的意味での脳の血行障害、つまり、乏血、断血像を明示する神経病理学も、また原因の多様性を問わず、完全にその軌を一にする。したがって、小児の急性脳症の病理発生機構は、同性格の範疇内に帰属できると考えざるをえない[28,29,30]（図12）。また臨床・神経病理学を通じて、そこには、炎症機転が介入する余地は全くなく、この一点だけでも、前出の二つのワクチン禍の神経障害とは、異質のものである。

ところで、小児の急性脳症の典型例は、疫痢である。この場合、赤痢菌と腸管との交互作用によって、腸壁に多量のヒスタミン、その他の化学的メディエーターが産生され、血行を介して、全身にひろく分布することがわかっている[28]。また、ヒスタミンをとくに幼若犬の頸動脈に注入することによって、とくに大脳皮質を中心とする灰白質の血管に、広汎または局所性の機能性攣縮が発展し、神経細胞は断血壊死に陥ることも、すでに証明ずみである[31,32]（稲見）。

(A)

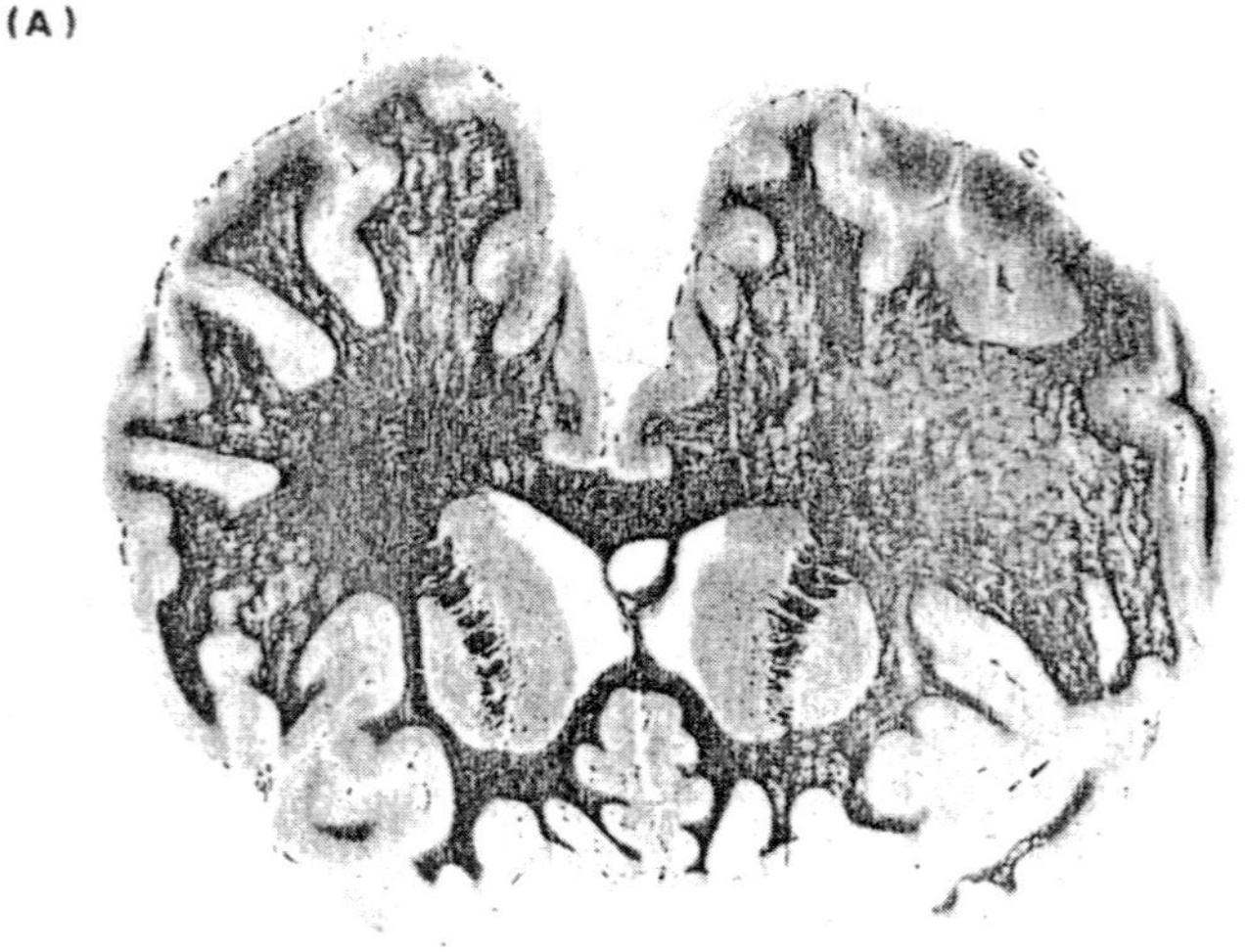

(B)

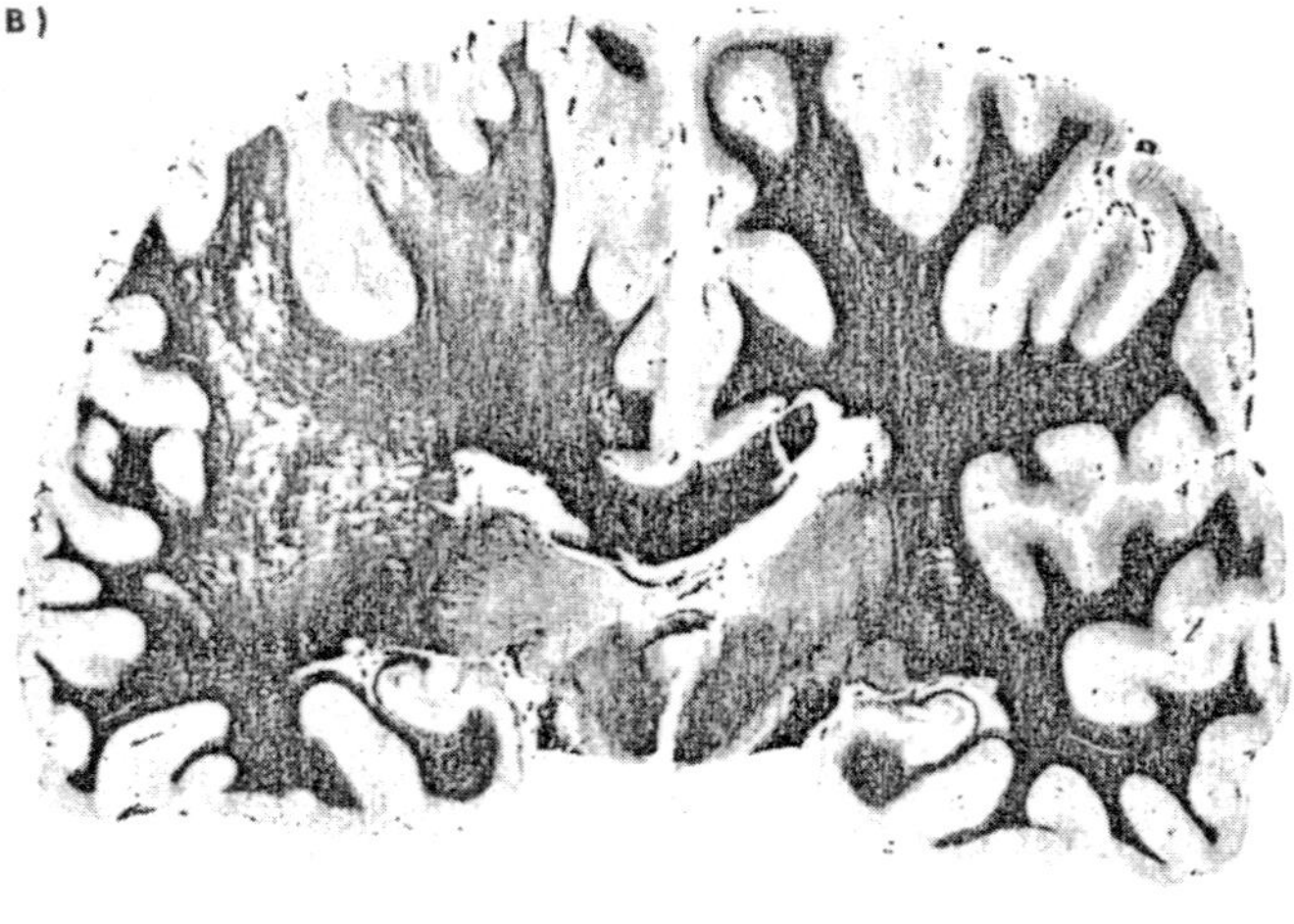

図10　インフルエンザ様症状後の急性脱髄性白質脳炎の兄弟例。
（Max-Planck 脳研究所、フランクフルト：Krücke[23]）

（A）弟例。線状体の頭部を通る両大脳半球の前額断。（B）兄例。中脳の後連合を通る両大脳半球の前額断。

両例とも、融合傾向の強い脱髄巣が、左右の大脳白質に限局して多発するが、（A）は右側、（B）は左側の半球に、それぞれ優勢である。（A、B：ウエルケ髄鞘）

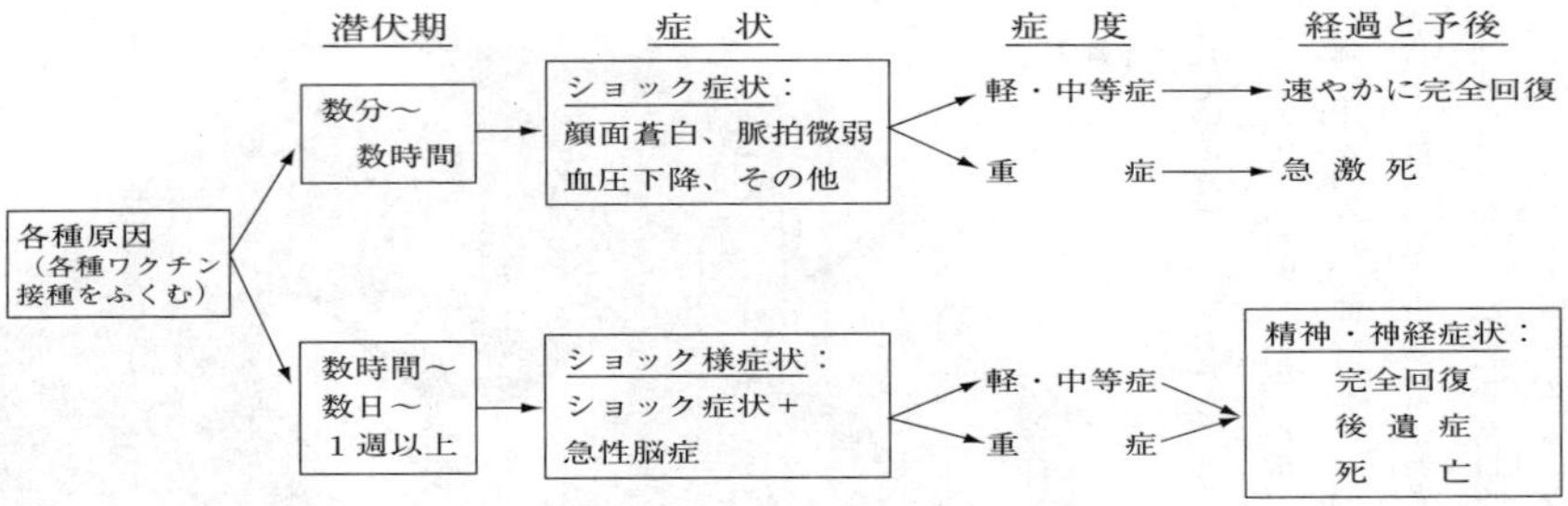

図11　ショック症状とショック様症状（白木、1981）

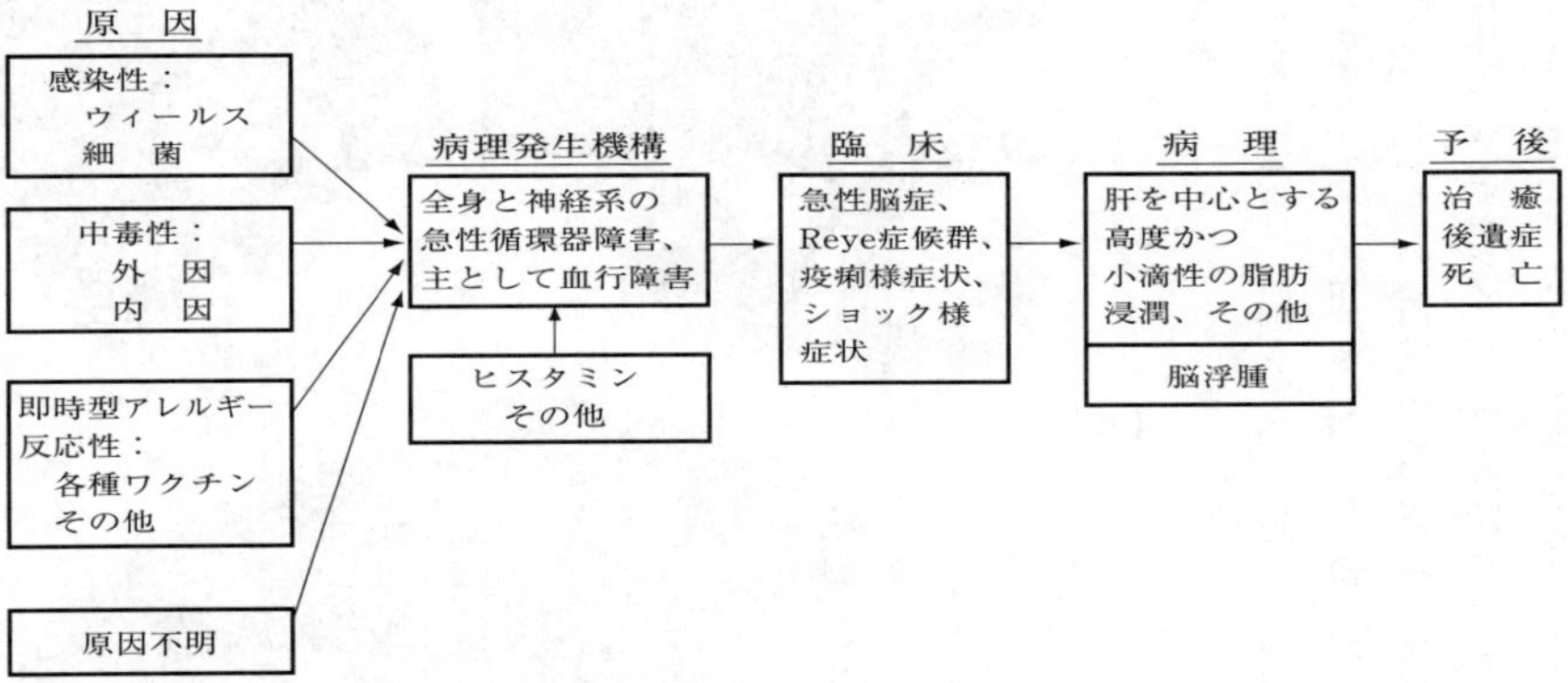

図12　小児（主として乳幼児）における急性脳症（白木、1981）

表４　各種ワクチンによる即時型反応とくにアナフィラキシー反応の発生に関与するワクチン内の諸因子（急性脳症＊）（日本のワクチン、国立予研学友会編、丸善、1977）

微生物の構成有害成分あるいはその産生した有害物質
　　例：破傷風トキソイド中のペプトン、百日咳ワクチン
添加物質
　保存剤、安定剤、防腐剤
　　例：水銀剤、フェノール
　細胞培養に加えられた抗生物質
　　例：ペニシリン・ショック
培地、培養細胞
　　例：インフルエンザ・ワクチンの倍地中に含まれる卵タンパク

＊ 即時型反応の臨床のうち、急性脳症の形態をとるものがあることは確実である。

一方、ワクチン接種による即時型アナフィラキシー反応では、抗原が肥胖細胞に結合したIgEに反応し、ヒスタミンなどの化学的メディエーターが放出され、全身にひろがった場合、ショック症状をきたす事実が知られている。[33] ただし、生体内にもともと生理的に存在するヒスタミンをはじめ、それ以外の生理的化学物質のいくつかが、ショックの原因となりうるのはもとよりとしても、すくなくとも、ヒスタミンとその代謝産物が、その主役のひとつを演ずることに変わりはない。[34] したがって、ワクチン接種に起因する小児の急性脳症、たとえば、ポリオ生ワクに起因するものなど[26]を（図13）、即時型免疫障害のひとつであるアナフィラキシー反応から、ことさらに分離し、独立的にとり扱う積極的根拠はないか、乏しいと判断せざるをえないのは、ひとり筆者だけであろうか。まして現行のワクチン内には、現在わかっているだけでも、ショックをきたす数多くの因子[35]が含まれているだけに、なおさらであろう（図2、表4）。

ところで、百日咳、二混、三混ワクチンによる神経障害は、原則として、急性脳症に終始するのみか、他のワクチン禍の急性脳症のなかで、その頻度も高く、またその症状や予後も、最も重篤なものと考えられてきた[27]。しかしその理由は、現在、明らかにされてはいない。ただし、百日咳の菌体自体が、破傷風やジフテリア抗原の抗体産生に対して、アジュバントとしての役割を演ずることが、*in vivo, in vitro* で考えられている。

ところで、アジュバントには、免疫増強という正の効果を期待できるが、同時に、強力なアジュバントほど、免疫障害をひき起こしやすいという負の効果をも、楯の両面として兼備している。したがって、現行のワクチンでは、より安全なアルミニウム化合物がアジュバントとして使用されているが、百日咳、結核菌、その他の細菌のリポ多糖類には、強力なアジュバント効果があるものの、その危険性ゆえに、むしろ免疫障害の研究に専ら使用されている現況にある[36]。にもかかわらず、二混、三混ワクチン内の百日咳の菌体成分はすでに実用に供されているという意味で、例外例であるこ

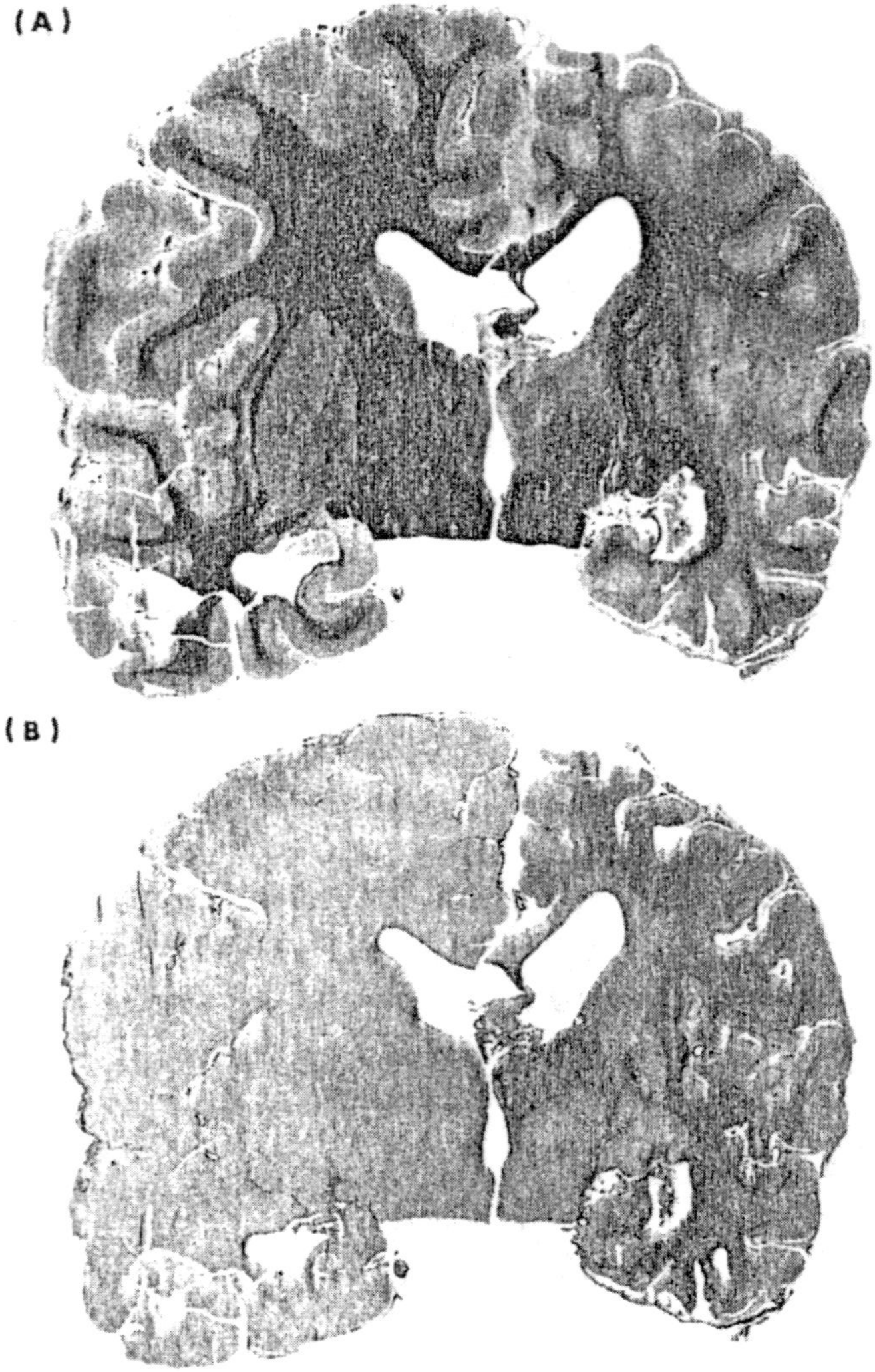

図13　ポリオ生ワクチン接種後に急性脳症を呈し、半球萎縮を残した例[26]（Ａ―162：埼玉医大精神科、皆川正男氏提供）

１歳のとき、ポリオ生ワクを内服、約７日後に急性脳症を発展、その後に左半身マヒと精神薄弱を残し、さらに遅発性痙攣によって精薄と性格変化の程度が増強、痙攣重積状態のもとに、全経過８年、９歳のときに死亡した男児。

（Ａ）赤核前部を通る左右脳半球の前額断、右半球の皮白ならびに視床背部は、広汎におかされている。（Ｂ）（Ａ）と同一切片。（Ａ）の損傷部に一致して、グリオーゼが著しい。したがって、本例の病巣分布は、他の小児の半球萎縮例と、全く同性格である。（Ａ：ウエルケ髄鞘、Ｂ：ホルツァー）

とになり、ここに、この問題をとくひとつの鍵があるかもしれない。

II　ワクチン禍についてのその他の事項

1　潜伏期の実態と考え方

遅延型アレルギー反応の場合、脱髄病巣の分布や局在性が、潜伏期の長短に深く関与するという神経病理学的側面を、まず重視せねばならない。なぜなら、脳幹や脊髄また末梢神経のような狭い白質領域に、脱髄病巣が発展した場合、それ自体は、小型また少数であっても、神経症状はより早期に発現し、その潜伏期も、より短縮してくるからである。一方、両半球の大脳に、小病巣が相当数発展していても、臨床的には、不顕性にとどまることは決して稀ではなく、脳症状が発現するためには時間的経過のなかで、脱髄性の小病巣がもっと多発するか、それらが相互に融合し、量的に一定のひろがりをもつことを前提とするため、その潜伏期が長びくのも当然であるからでもある。

たとえば、狂犬病ワクチン禍のうち、脊髄型は、連続一八回の予防接種中からすでに、神経症状を発展するし、短いものは一両日のものもあるが、脳型の場合は、接種終了後一二〇日以上もたってから、初めて脳症状が発現するというきわめて遷延性のものがある（図5）。また種痘の場合、四日で神経系障害が発現、全経過一一日で死亡した例の脱髄病変は、間脳から脳幹に病巣が夥しく多発していたが、大脳には、少数かつ小型にすぎなかった。一方、一一、一二歳の小児例では、この関係が逆転し、その潜伏期も、一二、二一日を要するという遷延性のものであった（図6）。

他方、遅延型アレルギー反応の潜伏期を考える場合、免疫学的側面を重視せねばならぬものはもとよりである。その場合、たとえば、抗原（ワクチン）に対する抗体産生の感受性が、先行的に、ある程度、上昇しておれば、その後の同一抗原参加によって発展する遅延型アレルギー反応の潜伏期もより短縮されるし、逆にその感受性の低下が先行しておれば、その潜伏期もより遷延性となる可能性がある。要するに、免疫学と神経病理学の双方を綜合的に考慮した上で、潜伏期を算定していかないかぎりその実態を正確に把握できるはずはない。一方、急性脳症（即時型アナフィラキシー反応）の場合は、前述のように、主として脳血管の機能性攣縮による血行障害が、大脳の両半球に一挙かつ急激に発展するのを常とするため、その経過も急激かつ重篤であるのを常とする。ところで、リンパ系組織などに問題があり、抗原・ヒスタミン産生などに対する感受性が先行的に亢進しておれば、その後の同一抗原（ワクチン）参加によってひき起こされるアナフィラキシー反応は、文字どおり即時的となろう。しかし、ヒスタミンなどに対する感受性を欠くか、不十分な事態が先行しておれば、その後の抗原参加があっても、ヒスタミンなどの産生は即時的ではなく一定時間を要するため、その潜伏期も、より遷延性となる可能性がある。コトバをかえると、ヒスタミンなどの産生に要する潜伏期自体は長びくことはありうるものの、それが十分量に達した時点では、急激かつ一挙に急性脳症がひき起こされる可能性が考えられる。このほか、ワクチン接種のルートの差、つまり、皮内か、皮下か、経口かのルートの内容も重要である。なぜなら、この種のルートしだいで、同一ワクチンでも、抗体産生の速度や量に相違が生ずることがすでに知られているし、それは負の効果である免疫障害にも、そのまま反映するはずであるからである。さらに重視されねばならぬのは、個体側の条件、とくに年齢層の側面であるが、これについては、まとめて後述する。

2　経過と予後

一般的にいって、急性脳症型の場合は、急激に発症し、迅速に経過し、その予後も悪く死亡や重篤な後遺症を残す確率が高い。とくに百日咳、二混、三混ワクチンなどの場合[27]がそうである。これに対し、遅延型アレルギー反応型の場合は、原則的にいって前者に比し、亜急性に発症し、その経過もそれほど迅速ではなく予後も前者ほど不良ではない。その差は、後者の本質は、前述のように、神経系の白質の脱髄であり、神経細胞や軸索は原則として侵されず、また髄鞘は、時間的経過のなかで再生可能であるが、前者の本質は主として大脳皮質の血行障害による神経細胞の壊死が広汎に生起し、消失した神経細胞は、再生不能であり、また遅発性、難治性のてんかんが続発するところに求められる。

しかし、これは一般的な原則論である。たとえば、動物の神経組織の大量を含む旧型狂犬病ワクチンによって発展する脱髄炎が、脳幹から頸髄上部に好発する脊髄型の場合は、当然その死亡率も高くなる。一方、病巣が大脳白質に広汎に生ずる脳型の場合は、不可逆性の脳損傷を残すことによって生ずる性格変化の問題は深刻である[7]。また、とくに一年未満の乳幼児に種痘が施行されると、それ以上の年齢に比し、脳幹に脱髄巣が優先し、したがって、死亡率も高くなり[16,17]、また生き延びたとしても、その後に点頭痙攣などをふくむ難治性てんかんをひき起こす場合がある[37]。したがって、この種の遅延型アレルギー反応の場合は、その予後は、急性脳症の場合と比べて、勝るとも劣らぬ側面を指摘できる。

３　発生率

筆者は、各種ワクチンによるワクチン禍の発生率、とくにわが国のそれについて、いくつかの疑念を抱きつづけてきたが、それは、以下に要約される。

たとえば、被接種者約五万人を対象として、日本脳炎ワクチン禍についての全国調査を行った結果は、神経系障害は皆無であった[15]（表２）。しかし同時に実践された散発例の調査では、この種のワクチン禍三〇例近くが発見された[15]（表３）。この事実は、発生率の算定に当たって、その分母となる被接種者の数量が、あまりにもすくなすぎることを明瞭に物語っている。

次に調査方法が問題になる。たとえば、われわれの調査[10]によると、一三、〇〇〇近くの被接種者からの旧型の狂犬病ワクチン禍の発生率は、平均〇・四四％の高率になる。一方、ＷＨＯの世界各国の統計値は、比較にならないほど低率である（表１）。しかしそれは、民族差やワクチン内容のちがいを考える以前に、すでに調査方法の差によるとみて大過ない。なぜなら、われわれの場合は、retrospective または prospective に被接種者全員に対してアンケート調査を行い、回答のないものは、自宅に出向き、ほぼその全員を調査しつくした結果であるが、ＷＨＯのそれは、各国から報告された数値の机上的集計値にすぎず、その母体となった各国が、われわれのようなきめ細かい全員調査をやったとは、とても考えられないからである。

またワクチン禍には、前述の三つの基本的パターンがあることを十分認識し、それを基盤に、前述の多角的視野にたつ潜伏期の長短性を熟慮したうえで、それらを被接種者一人一人に慎重にあてはめながら、その発生率算定の正確性を期しつづけてきたといえるであろうか。

以上のいくつかの基本的な問題を含めながらも、なおワクチン禍の発生率は、他の疾患のそれにくらべて著しく低率であり、またそこに、体質論が前景に浮上する余地を提供しつづけてきたかにみえる。しかし、たとえば戦前から戦中、一部は戦後にかけて全国的に蔓延していた不顕性の結核感染者からの顕性の結核感染者の発生率は、あるいはワクチン禍のそれを下回る可能性すら考えられる。

Ⅲ　個体側の諸条件

同種のワクチンでも、それが、どの年齢層に接種されたかによって、病巣の局在性やその質量的内容にヴァラエティをきたすが、それは個体側の条件、とくに神経系の個体発生学的諸条件と、密に関連する。

たとえば、すでに潜伏期の項でふれたように、一一歳、一二歳の時点で死亡した二剖検例では、小静脈周囲性の小脱髄巣が、大脳白質に最も多発し、脳幹、ついで脊髄にもみられたものの、後二者はより軽度であった（図６）。一方、生後四カ月の乳児期に種痘された例[16,17]では、四日の潜伏期をへて、全経過一一日で死亡している。本例には同性格だが、より融合傾向の強い病巣が脳幹から視床にかけて圧倒的に多発していたが、大脳白質のそれは、はるかに軽度であった（図６）。したがって、本例の病巣の主要局在性は、前二例とは明らかに異なっている。そして以上の所見の差は、偶発的ではなく、それは、接種時点における個体側の年齢の差にもとづく確率がきわめて高い。

たとえば、やはり生後四カ月の時点、つまり、母親からもちこされた免疫抗体が消失する時点で、日本脳炎に罹患し、重症心身障害的後遺症を残し、二一年後に死亡した例がある。[38] その場合、日本脳炎の後遺症的病変は、視床に最も強烈、小脳と脊髄がこれにつぐものの、大脳皮質自体はほとんど無傷にとどまっていた。一方、幼児以上の全年齢層、また急性期から慢性期を通じて、日本脳炎病変の主座が、視床にあることは確かであるが、同時に病変は、大脳皮質その他の灰白質にも、多少にかかわらず広汎に分布するのを常としている。[39] したがって、本例は、生後四カ月という半年未満の乳児期に、日本脳炎を罹患したことによって、本疾患における最も基本的かつ純粋な病変を、しかもそれは、生後四カ月という年齢に対応して、前出の種痘禍例同様、間脳から小脳また脊髄にかけて、その局在選択性を見事に顕示したものと判断できる。

また、神経軸索の途中経路やその末端が、局部的に著しく腫大する神経軸索変性症(neuroaxonal dystrophy)という一連の類縁疾患群にも、前述の所見がそのまま該当するといっても過言ではない。つまり、一歳未満に発病するこの種疾患(infantile neuroaxonal dystrophy)の軸索腫大は、その主座が脊髄から脳幹にあるが、間脳から大脳にかけては、まず皆無に等しい。[40] 一方、小児期から思春期にかけて発病する類似疾患は、Hallervorden-Spatz 病または症候群と呼称されるが、間脳の淡蒼球を中心として、そこから大脳の方向に同性格の軸索病変が、しだいにシフトしていく。[41],[42] ついで、三〇歳前後から発症する那須・Hakola 病[43]〜[45]になると、軸索病変は、大脳白質に圧倒的で、それ以下のものは、とるに足らなくなっていく。したがってここにもまた、乳児から成人へという年齢的シフトに対応して、軸索病変の局在性も、脊髄から大脳へとシフトしていく実態がきわめて明白である。

さらに他の例として、Creutzfeldt-Jakob 病(C-J-D)[46]や、ニューギニヤのKuru[47]をあげることができる。この疾患群のうち、とくにC-J-D には、各種の亜型があるが、Kuru を含めてそのすべてに共通する神経病理学的重要所見のひとつとして、灰白質の海綿状変性をあげうる。ところで、五歳から思春期にかけて好発するKuru では、間脳から脳幹の一部にかけて、海綿状変性が多発するが、大脳皮質にはごく軽度にすぎない。一方、発病が成人期から初老期以降にかけてのC-J-D では、同性格の病変は、大脳皮質にしだいに圧倒的となる。また日本人に好発する汎発脳症型のC-J-D[48]では、大脳皮質のみならず、大脳白質にも海綿状変性が発展するが、その発症は、いずれも初老期以降のものである。

ここで以上を通覧すると、種痘禍の本質は、遅延型アレルギー反応、日本脳炎のそれは日本脳炎ウイルスの増殖、神経軸索変性症は、遺伝性の代謝異常その他が疑われており、C-J-D はslow transmissible disease 群(筆者は、C-J-D やKuru を、slow virus infection とよぶ積極的根拠に乏しいと考える)であり、一見、それぞれ異質の疾患、または疾患群のようにみえる。しかしその原因や病理発生機構自体は異なっているとしても、発生時の各年齢のシフトに対応する病変の局在性のシフトを重視していくと、そこには、明白な共通項が存在することは確実である。したがって、それはむしろ個体側の総論的、原則論的一般条件を重視せねばならぬことになる。

ここで、髄鞘形成を指標とした場合の神経系の発達段階が、各年齢層によって、どのようにシフトしていくかという成果が重視できる(Flechsig[49] Yakovlev ら[50])(図**14**、図**15**)。それによると、髄鞘形成が、すでに胎児期に始まり生後一歳未満にかけて完成するか、ほぼ完了に近づく領域は、原則として脊髄・脳幹、ついで小脳・間脳領域などである。一方、大脳領域は生後に始まり、一歳前後で、ほぼ完成する旧皮質もあるが、とくに連合野に属する新皮質系の髄鞘形成が完了するには、二〇歳あるいはそれ以上の歳月を要するという成果である。

したがって、この成果を参考にすると生後四カ月の種痘禍例はもとより、前出の一連の疾患や疾患群のうち、乳幼期における病巣の主要局在をみると、病巣は、原則として、まさに一歳未満で髄鞘形成を完成するか、完了に近い領域そのものに、ほぼ選択的に発展したことになる。一方、年齢を重ねるにつれて、髄鞘形成が大脳領域にしだいにシフトしていく実態に対応して、前述の各疾患の病巣も小児期から成人期以降

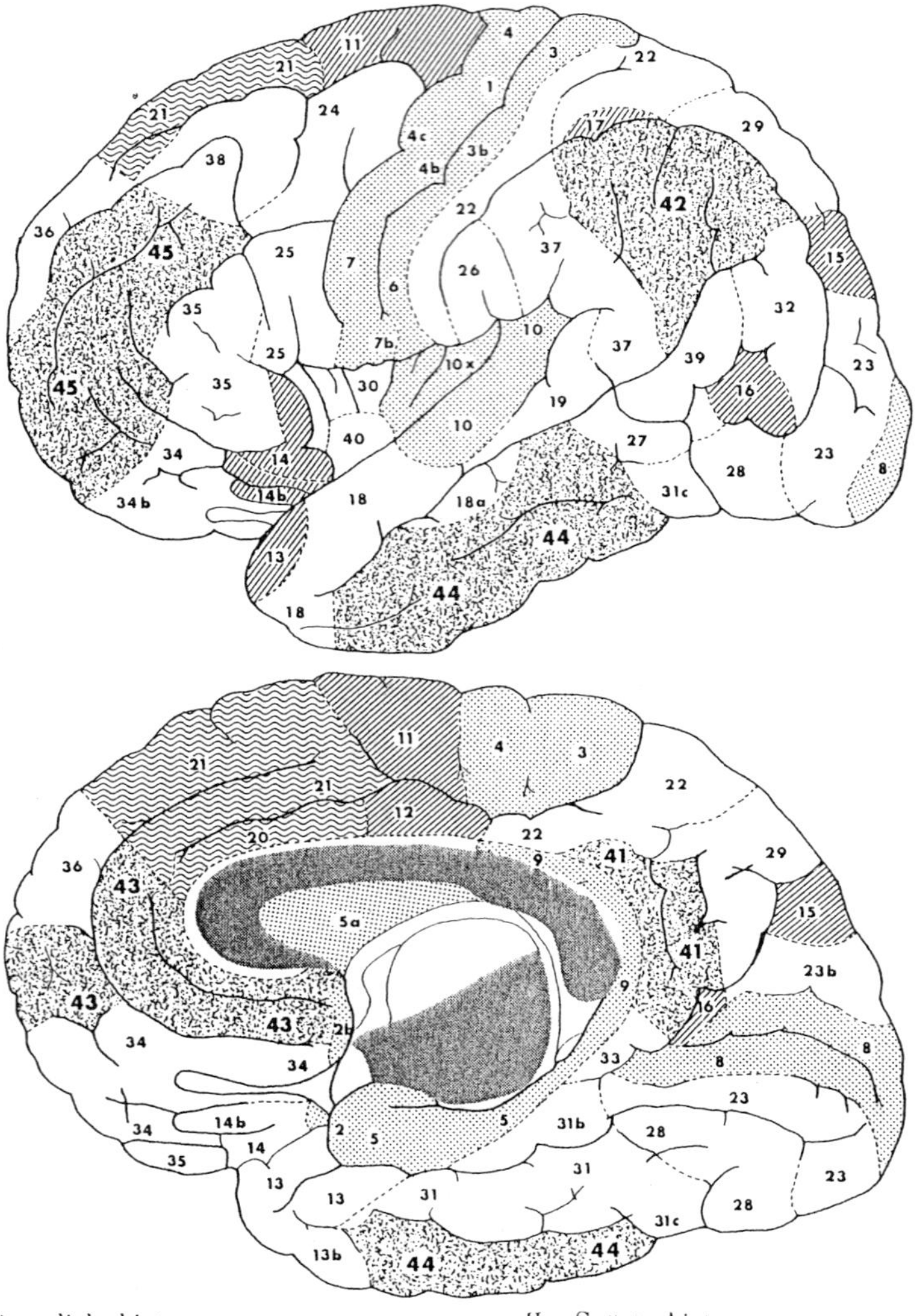

I. Primordialgebiete:

1-Gruppe: primäre Sinnessphäre (Feld 1 bis 10)

2-Gruppe: autonome Felder unbekannter Bedeutung (Feld 11 bis 17)

II. Spä tgebiete:

zu I-1-u. -2-Gruppe gehörige Felder (Feld 20 u. 21)

Randzonen (Feld 18, 19 u. 22 bis 40)

Zentral gebiete (Feld 41 bis 45)

図14　髄鞘形成の角度からみたヒトの大脳の個体発生学（Flechsig(49)）原則としてⅠ群は、髄鞘形成がすでに胎生期から始まる領域を、Ⅱ群は、原則として、それが出生後に始まる領域を示す。附された番号は、それが低いものほど髄鞘形成がより早く完了し、高いものほどそれがより遅く完了する領域を意味する。したがってⅠ群は旧皮質系を、Ⅱ群は新皮質系を示す。

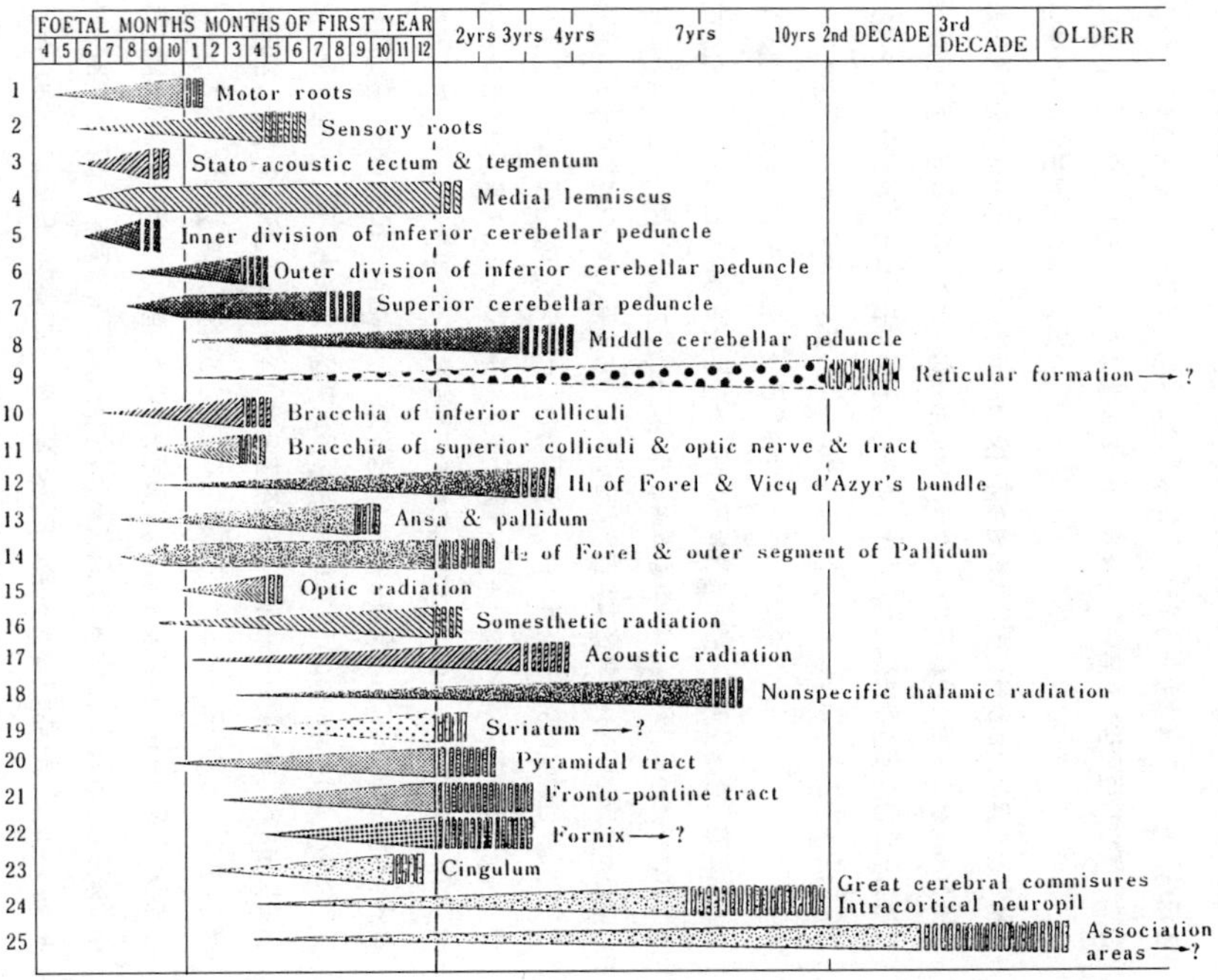

図15　髄鞘形成の角度からみたヒトの末梢から中枢神経系の各経路の個体発生学（Yakovlevら[50]。各グラフの幅と長さは、髄鞘線維の染色性と密度の程度が、年齢が進むにつれて進行していくことを意味する。各グラフの終りの垂直の縞模様は、30歳代あるいはそれ以降の資料と比較して、髄鞘形成が完了する大凡の年齢層の幅を示す。

にかけて、その内容の如何を問わず、やはりその方向に、原則として、病変の主座を移していくという併行関係が明らかとなる。

ところで、前出の生後四カ月の種痘禍例をみると、夥しい数の出血・フィブリン析出巣が脱髄巣と混在するが、両者は独立的なものでなく、相互に深い関連性をもつと同時に、それはまた、視床から脳幹に限局しており、大脳白質内にはみとめられない（図6）。一方、前出の一〇歳以上の種痘禍の二例には、この種の病巣は全くみられない（図6）。したがってそこには、病巣の局在選択性のみでなく、年齢層のちがいに対応して、病変の質量的差も、また同時に明白であることになる。いずれにしても前者例の神経病理学は、超急性型のＥＡＥのそれに酷似する。ここで、そのメカニズムの詳細はおくとしても、そこには、脳・血液関門障害が考えられる実態に変わりはない。

神経系の発達は、髄鞘形成のみでなく、脳・血液関門の形成についても、当然、考えられてよいが、胎生期のそれは別として、筆者の知るかぎり、この方向のきめ細かい研究はないように思われる。しかし、[51],[52]核黄疸を通じてみるかぎり、すくなくともこの種の疾患に罹患しやすい新生児に関するかぎり、その脳・血液関門は未発達である事実が明白である。なぜなら、この場合ビリルビン色素は、脳・血液関門を通過し、脳実質内に侵入しているが、成人の重症黄疸の場合には、このような事態は、決して起こりえないからである。しかもその主要局在は、旧皮質である海馬から、間脳、脳幹、小脳をへて、脊髄にまで、左右対称性かつ選択的に発展している。したがって、この局在性は、前出の一連の疾患や疾患群の乳幼児期のそれに、また前出の四カ月の種痘禍例の出血・フィブリン析出巣のそれにも、ほぼ一致することになる。とすれば、すくなくとも生後四カ月の時点では、これらの領域の脳・血液関門は、なお未成熟か、また一見、形態学的には完成しているかにみえても、そこには、なんらかの機能的脆弱性が潜在している可能性が考えられる。

ところで、ワクチン接種によって、乳幼児に好発する急性脳症（即時型アナフィラキシー反応）の場合、病変の主座は、大脳のとくに皮質、また白質であるが、視床や小脳皮質を除き、脳幹から脊髄にかけての領域は、ほぼ無傷にとどまっている（図13）。したがって、急性脳症型の病変の局在性は、遅延型アレルギー反応型のそれとは、逆転関係にあることが明白となる。これを個体発生学の成果からみると、大脳の新皮質系である連合野、それも最後に髄鞘形成を完了する最新皮質系を含めて、そこが、より選択的に侵されることを意味し、遅延型アレルギー反応型では、一歳未満で、すでに髄鞘形成を完了するか、それに近い旧い神経系領域が、より選択的に侵される実態と、きわめて明確なコントラストを形成している。またワクチン接種のみならず、他の原因による小児の急性脳症でも、この関係は、全く同性格である。ところで、この型の病理発生機構は、この領域における脳血管の機能性攣縮による乏血性、断血性の血行障害であり、遅延型アレルギー反応による脱髄炎とは、その本質を異にしている。したがって、ここではこの決定的ともいえる両者の病理発生機構の差が、個体側における両者の病変の主座のちがいを招いたと考えるほかはない。

いずれにしても、ワクチン禍のみならず、以上のべた、またほかの神経系疾患においても、**一歳前後、それも半年未満、つまり、とくに乳児期また幼児期の前半にかけての個体側の神経系は、たとえ健康児であっても、それ以降の小児よりも、その主病巣の局在選択性を明示し、しかもその反応性が質量的に強烈であることは、もはや、まぎれもない事実である**（図２）。

ここで、ワクチン禍に焦点を合わせるなら、ワクチン接種が乳幼児期に実施された場合、遅延型アレルギー反応が起これば、それは、個体の生命維持にとっての重要領域に好発することを意味し、一方、急性脳症の場合は、その主座が、大脳連合野にあることを意味している。したがって、ワクチン禍の死亡率、またとくに後遺症の内容は、それに対応して、両者では、その性格を異にすることとなってくる。

ここで、免疫学的側面を重視すれば、母体から持ちこされた抗体が消失する時点、つまり、半年未満に、ワクチン接種を実施することが好ましいことになる。しかし、ワクチン禍を防ぐ立場に重点をおけば、ときに決定的かつ不可逆性の神経系損傷を招くこの年齢層は、その対象とすべきではないことになる。いずれにしても、この二律背反性にどう対応すべきか、それが、ワクチン接種に課せられた最大の命題といわねばならない。しかし、筆者が理解するかぎり、従来は、前者の命題に片寄りすぎ、後者の命題、とくに健康児そのものの反応性が、一歳未満を境として、そのバラエティを発揮していくという実態を軽視するか、それへの深い認識を欠いていた嫌いが大きい。

おわりに

以上を概括すると、各種ワクチンによる神経系障害の理解は、簡単のようにもまた複雑をきわめるようにもみえる。

一見、簡単とのべた理由は、生物学的製剤であるワクチンは、それ自体、不可避的に、そこに多種多彩の要因を内在しながらも、それに対する個体側神経系の反応形態からみれば、そこには、三つの基本的パターンがあるにすぎないし、しかもそれ自体、ワクチン禍になんら特有なものではありえないからである。

一方、複雑をきわめるとのべた理由は、ワクチン内の多彩な諸因子が、単独的あるいは複合的に、これも個体側神経系の多様をきわめる諸条件と絡みあいながら、それらの障害が、どのような過程をへて、それぞれ発展していくかの全貌を解析することは、およそ不可能に近いが、それは、両者の順列・組み合わせの膨大な系列が、そこにあるからである。ことばをかえると、それは、単一の薬物や毒物とちがう生物学的製剤のもつ不可避的宿命が、またそれ以上に、個体側の複雑な諸条件が、そこに絡みあっているからである。

最後に、いずれにしてもワクチン禍によって、回復不能か、それに近い神経系後遺症に苦悩しつづけてきた患者たちは、たとえごく少数にすぎなかったとしても、それは現在、ワクチン接種の恩恵に大いに浴している何百万、何千万の健康児たちを、強力に支えてきた基本的存在そのものである実態を、到底、忘れさることはできない側面を強調しておきたい。

以上の諸資料の使用にあたって、心よく御協力頂いた諸氏、とくに順大病理の福田芳郎教授、ウィーンのObersteiner 神経研究所のF. Seitelberger 教授、フランクフルトのMax-planck脳研究所のW. Krücke 教授、埼玉医大精神科の皆川正男助教授の方々に、深謝します。

主要参考文献

〈ウイルス血症また増殖型関係〉

(1) 日本のワクチン、四〇六頁、国立予研学友会編、丸善、一九七七。

(2) 白木博次：主として神経病理学の立場からみたヒトの神経系におけるSlow Virus Infections：—いわゆるSlow Transmissible Disease 群と既知ウイルス感染による脳脊髄炎群との比較を中心に—。神経研究の進歩、一九：一〇九—一四七、一九七五。

(3) Schneck, S. A.: Vaccination with measles and central nervous system disease. Neurology, 18 : 79-82, 1968.

(4) Payne, F. E. Baublis, J. V. and Itabashi, H. H.: Isolation of measeles virus from cell cultures of brain from a patient with subacute sclerosing panencephalitis. New England J. Med., 281 : 585-589, 1969.

(5) 白木博次：主として神経病理学の立場からみた狂犬病予防ワクチン接種後脳脊髄炎と多発硬化症。—種痘後脳炎、亜急性硬化性汎発脳炎との関連において—。臨床免疫、五：五七九—六一四、一九七三。

〈遅延型アレルギー反応型（自己免疫病的反応型）関係〉

(6) 内村祐之、白木博次、春原千秋：脱髄性脳脊髄炎の病理およびその発生機序。—狂犬病ワクチンの予防接種による脳脊髄炎を中心として—。精神神経誌、五六：五〇三—五三五、一九五五。

(7) 春原千秋：狂犬病予防注射による脳炎の精神神経障害について。精神神経誌、五八：三三五—三九四、一九五六。

(8) Uchimura, Y. and Shiraki, H.: A contribution to the classification and the pathogenesis of demyelinating encephalomyelitis. With special reference to the central nervous system lesions caused by preventive inoculation against rabies. J. Neuropathol. exper. Neurol., 16 : 139-203, 1956.

(9) 大谷杉士：狂犬病予接種後麻痺症の臨床的研究。神経研究の進歩、四：一四一—一五三、一九五九。

(10) Shiraki, H. and Otani, S.: Clinical and pathological features of rabies postvaccinal encephalomyelitis in man. Relationship to multiple sclerosis to experimental "allergic" encephalomyelitis in animals. "Allergic" Encephalomyelitis, edited by Kies, M. W. and Alvord, E. C., pp 58-129, C. C. Thomas, Springfield Illn., 1959.

(11) Shiraki, H.: The comparative sutdy of rabies postvaccinal encephalomyelitis and demyelinating encepahlomyelitis of unknown origin, with special reference to the Japanese cases. Central Nervous System, edited by Bailey,O.T. and Smith, D. E., pp 87-123, William and Wilkins, Baltimore, 1968.

(12) Shiraki, H.: Rabies postvaccinal encephalomyelitis. Considered from clinical, neuropathological and epidemiological standpoints with reference to postvaccinal nervous system complications against Japanese encephalitis and smallpox. Proc. Work Conf. sponsered by Japan-USA Coop. Med. Sci. Program, edited by Nagano, Y. and Davenport, pp 155-193, Tokyo Univ. Press, 1971.

(13) 白木博次：ウィールス感染と脱髄をめぐる諸問題—序説—。第一五回臨床ウイルス談話会（司会宍戸　亮）、臨床とウイルス、四：三四〇—三五四、一九七四。

(14) Shiraki, H.: The present status and future on the etiopathogenesis of the demyelinating encephalomyelitis. Internat. Symp. Aetiology and Pathogeness of Demyelinating Disease, Sept. 1973, Kyoto. Proc. of the Same Symp., edited by Shiraki, H., Yonezawa, T. and Kuroiwa, Y., pp 1-9, Jap. Soc. Neuropathol., Japan Science Press, Kyoto, 1976.

(15) 冲中重雄、豊倉康夫、塚越　宏、黒岩義五郎、荒木淑郎、有馬正高、大谷杉士、椿　忠雄、白木博次、高津忠夫、楢林博太郎、吉村三郎：日本脳炎ワクチン接種後にみられる身体諸反応。—とくに神経系合併症について—。神経研究の進歩、一一：四一〇—四二四、一九六七。

(16) 白木博次：種痘後脳炎の神経病理学。第四二回日本伝染病学会総会、パネルディスカッション：「種痘とその周辺」（司会北岡正見）、一九六八年四月四日、伝染病学会誌、四二：一一一二、一九六八。
(17) 福田芳郎：種痘後脳炎の病理。ウィールス感染と脱髄をめぐる諸問題。第一五回臨床ウイルス談話会（司会宍戸　亮）、臨床とウイルス、四：三八七—三九二、一九七四。
(18) Spillane, J. D. and Wells, C. C.: The neurology of Jennerian vaccination. Brain, LXXXVII : 1-44, 1964.
(19) Weisse,K., Krücke, W. and Siegert, U. R.: Klinisch-anatomische und virologisch-bakteriologische Befunde bei Encephalomyelitiden nach Pockenschutzimfung. Z. Kinderheilk., 73 : 23-62, 1953.
(20) Krüke, W.: Zum Problem der postvaccinalen Encephalomyelitis und zur Frage der Encephalomyelitis nach oraler poliomyelitisimpfung. Internat. Sym. Neurovirulence, Munich, 1965. Sym. Series immunobiol. Standard, 2 : 39-52, Karger, Basel, New York, 1966.
(21) Schonberger, L. B., Bergman, D. J., Sullivan-Bolyai, J. Z., Keenlyside, R. A., Ziegler, D. W., Retailliau, H. F., Edkins, D. L. and Bryan, J. A.: Guillain-Barré syndrome following vaccination in the National Influenza Immunization Program. United States, 1976-1977. Am. J. Epidemiology 110 : 105-123, 1979.
(22) マッケイ・バーネット著、大谷杉士訳：自己免疫病。岩波、一九六七。
(23) Krücke, W.: On the histopathology and pathogenesis of acute hemorrhagic leukoencephalitis, acute disseminated encephalitis and concentric sclerosis. Internet. Sym. Aetiology and Pathogenesis of Demyelinating Disease, Sept., 1973, Kyoto. Proc. of the Same Symp. edited by Shiraki, H., Yonezawa T. and Kuroiwa, Y., Jap. Soc. Neuropathol. Japan Science Press, Kyoto, 1976.
〈急性脳症型（即時型アナフィラキシー反応型）関係〉
(24) Landrigan, P. J., et al.: JAMA, 223 : 1459, 1973.
(25) 福田芳郎：臨床免疫叢書１、五五頁、医学書院、一九七三。
(26) 皆川正男：ポリオ生ワクチン内服後に急性脳症を呈し、半球萎縮を残した剖検例。埼玉医大雑誌、一九八一。（投稿中）。
(27) 日本のワクチン、四三三—四三四頁、国立予研学友会編、丸善、一九七七。
(28) Shiraki, H.: The neuropathology of "ekiri" and "ekiri-like" disorders. Pathology of Nervous System. edited by J. Minckler, et al., Vol. I : 1073-1089, McGraw-Hill, New York, Toront, Sydney, London, 1968.
(29) Reye, R. D. K., et al.: Encephalopathy with fatty infiltration of the viscera; a disease entity in childfood. Lancet, 2 : 749-752, 1963.
(30) Review : Encephalopathy and fatty infiltration of viscera in children. Lancet, August 30 : 473-475, 1969.
(31) 稲見好壽：Histamin に因る脳髄の血行障礙及び解剖学的変化に就いて（第一報）。精神神経誌、四五：一一三—一三六、一九四一。
(32) 稲見好壽：Histamin に因る脳髄の血行障礙及び解剖学的変化に就いて（第二報）。精神神経誌、四六：四八九—五一四、一九四二。
(33) 日本のワクチン、三五八頁、国立予研学友会編、丸善、一九七七。
(34) 臨床アレルギー学、二八—八三頁、朝倉書房、一九六七。
(35) 日本のワクチン、四一〇—四一一頁、国立予研学友会編、丸善、一九七七。
(36) 日本のワクチン、三五五—三五七頁、国立予研学友会編、丸善、一九七七。
〈その他の事項また個体側の条件関係〉
(37) 水谷郁子：点頭てんかん Infantile spasms の臨床的研究。—その長期予後、特に知能的予後を中心として—。小児科学会誌、七三：一一〇—一三〇、一九六九。
(38) 篠原　猛、森松義雄、林　直行、高屋豪瑩、室状君士、白木博次：重症心身障害の病理。—乳児期に罹患した日本脳炎後遺症の一剖検例—神経研究の進歩、一七：三三七—三四五、一九七三。
(39) 白木博次：急性期から慢性期にかけての日本脳炎の神経病理学。—その実態、病因、臨床像との関連、将来の研究方向—神経研究の進歩、一一：三五二—三九八、一九六七。
(40) Richter, E.: Ein Beitrag zur Infantilen neuroaxonalen Dystrophie. Vergleich der histopathologischen Befund und des klinischen Bildes mit der Hallervorden-Spatzschen Krankheit. Z. Neurol., 201 : 160-195, 1972.
(41) 柳沢信夫、白木博次：Hallervorden-Spatz 病と Hallervorden-Spatz 症候群の臨床病理学。錐体外路系疾患。—基礎と臨床—、佐野　豊、宇尾野公義編、二八三—三〇二頁、医学書院、一九七五。
(42) 秩父政夫、小宅　洋、室根郁男：Lewy body を伴った Hallervorden-Spatz 症候群の

*白木神経病理学研究所
〔〒113 東京都文京区本駒込六―一五―一六―三〇一〕

一剖検例。神経研究の進歩、一〇：七〇〇―七〇七、一九六六。
(43) Harada, K.: Ein Fall von "Membranöser Lipodystrophie (Nasu)", unter besonderer Berücksichtigung des psychiatrischen und neuropathologischen Befundes. Folia Psychiat. Neurol. Jap., 29 : 169-177, 1975.
(44) 皆川正男、直栄域尚志、加藤 建、塩田 敞：稀な白質変性症Neuroaxonal Leucodystrophy (Seitelberger) の一例。精神神経誌、八二：四八八―五〇三、一九八〇。
(45) 花輪昭太郎、松下正明、高橋 克：那須― Hakola 病の一例。精神神経誌、八三：二九―四五、一九八一。
(46) 白木博次：Creutzfeldt-Jakob 病 (Creutzfeldt-Jakob 症候群) の精神神経病理学的背景。神経研究の進歩、一八：四―三〇、一九七四。
(47) Klatzo, I., Gajdusek, D. C. and Zigas, V.: Evaluation of pathological findings in twelve cases of Kuru. Encephalitides, edited by L. van Bogaert et al, pp 172-190, Elsevier, Amsterdam, London, New York, Princeton, 1961.
(48) Mizutani, T., Okumura, A., Oda, M. and Shiraki, H.: Panencephalopathic type of Creutzfeldt-Jakob disease : Primary involvement of the cerebral white matter. J. Neurol. Neurosurg. Psychiat., 44 : 103-115, 1981.
(49) Flechsig, P.: Rindenfelder-Gliederung des menschlichen Gehirns auf myelogenetischer Grundlage. G. Thieme, Leipzig, 1920.
(50) Yakovlev, P. I. and Lecour, A. R.: Myelogenetic cycles of regional maturation of brain. Regional Development of the Brain in Early Life, edited by A. Minkowski, pp 3-70, Blackwell, Oxford, Edinburgh, 1967.
(51) Haymaker, W., Margoles, C., Penschew, A., Jakob, H., Lindenberg, R., Arroyo, L. S., Stochdorph, O. and Stowens, D.: Pathology of kernicterus and posticteric encephalopathy. Presentation of 87 cases with a consideration of pathogenesis and etiology. Kernicterus and its Importance in Cerebral palsy, Ch. Thomas, Springfield, Illn., 1960.
(52) 白木博次：脳性麻痺の病理。脳性麻痺、佐藤孝三ほか編、三六―六七頁、医学書院、一九七一。

５　証人調書等

①　原告側証人の証言

［１］ジョージ・ディック証人　(1)

附録第四号様式（証人調書）

事件の表示	昭和四八年(ワ)第四、七九三／一〇、六六六号 四九　一〇、二六一
証人調書（この調書は、第一四回口頭弁論調書と一体となるものである。）	
期日	昭和五〇年　八月一八日 午(前)後　一〇時　〇分
氏名	ジョージ・ウィリアムスン オーチンヴォル・ディック
年令	（略）
職業	ロンドン大学病理学教授
住所	（略）
宣誓その他の状況	裁判長は、通事を介して宣誓の趣旨を告げ、証人がうそをいった場合の罰を注意し、別紙宣誓書を通事に通訳させてその趣旨を理解させた上、裁判長が宣誓書を読みあげて、その誓いをさせた。 後に尋問されることになっている証人は、在廷しない。
陳述の要領	別紙速記録のとおり 裁判所書記官　大平恵巳 裁判所書記官　中村隆司

宣誓

良心に従って、真実を述べ、何事も隠さず、偽りを述べないことを誓います。

Gerge Dick

原本番号	昭和四九年（民）第五〇〇号の
	（昭和五〇年　八月一八日　第一四回　口頭弁論　公判）
速記録	
事件番号	昭和四六年(ワ)第四五一五／六四〇〇号
証人氏名	ジョージ・ディック

原告代理人（河野）

初めに証人の現在の地位および現在までの略歴について尋ねたいと思います。現在の証人の地位について述べてください。

　私はロンドン大学の病理学の教授であります。また、英国ポストグラデュエット・メディカル・フェデレーションのアシスタント・ディレクター、および南西メトロポリタン地区のポストグラデュエットの学部長、ディーン（dean）という職をもっております。

証人はイギリス　スコットランドのエジンバラ大学およびアメリカ　バルチモアのジョンズ・ホプキンズ大学で学んでそこで医学博士の学位をとられたわけですね。

　エジンバラで医学博士の学位をもらいました。

証人の専門は何でしょうか。

　私はウィルス学（virusology）および免疫学（immunigation）を専門としております。

証人の言う免疫学、イミュナイゼーションというのは、予防接種の問題をもふくむわけですね。

　そうです。

証人の現在までの略歴についてうかがいたいと思います。

　私はエジンバラ大学を卒業し、その後、学部に残りました。で、六年後に軍隊に入隊しました。その後は病理学者としておりまして、のちにアフリカのウガンダのロックフェラー・ファウンデーションにまいりました。その後メディカル・リサーチ・カウシル、医学研究審議会におり、また、そのうち、ベルファストのクィーンズ・ユニヴァーシティの教授に任命され、同時にミドセックスのランドホールの病院、インスティチュートにおりまして、その後はポスト・グラデュエット、大学院の方にまいりまして、そこで研究と同時にそこの事務、行政を取扱ったわけです。で、現在に至っております。

証人に対する学会での専門家としての評価をうかがいたいのですが、証人論文はしばしば引用されたり、あるいは、証人ご自身国際的な会議に招かれたりしたことはございますか。

　全部そのとおりです。

それでは、証人が予防接種あるいは予防接種事故に興味をもつにいたった動機について話していただきたいと思います。

まず最初に私がアフリカで働らいておりました時に黄熱病のワクチンの研究をしたわけでございますが、その時に私の考えとしては最大の保護というものを、事故をなるべく少なくして与えるようにしなければならないというふうに信念をもっておりました。その後ポリオの研究などもいたしまして、その時も、子供をいちばんよく守るにはどういうふうなワクチンを使ったほうがいちばんよろしいか、どういうワクチンを使えば事故すなわち接種による損害というものを、おさえることができるかということに心をくだいたわけでございます。

初め、ワクチンについてどのような研究をしたわけでしょうか。

私がいちばん最初に行なった研究は、一九六〇年代の初期でございますが、その時に少女が進行性種痘疹（progressive vaccinia）に悩まされておったわけですが、それは天然痘の接種によって起こる合併症のいちばんこみ入ったものの一つでありました。

今のお話は、証人が種痘事故を初めて扱った出来事についてのお話ですね。

私が個人的に天然痘の予防接種についての事故の経験をしたのはこれだというふうに申し上げたわけです。

その進行性種痘疹の状況はどのようなものであったでしょうか。

これは一般の種痘接種による傷口と違いまして、かさぶたがはってだんだんと治っていくということではなくて、逆に筋肉の組織、そういうものがだんだんとおかされましてその傷口がからだのほかの部分にも移り、そして致命的にまで至る重大な結果をもたらすものであります。

種痘の合併症はその他におもなものとしてどのようなものがあるでしょうか。

その中には、種痘後脳炎（postvaccinial encephalo myelitis）、種痘湿疹（eczema vaccinatum）、それから全身痘疹（generalized vaccinia）などがあります。これはおもなものでありますが、そのほかに小さい、あまり起こらないものもあるわけでありますが、その詳細については私はここで述べることはいたしません。

われわれはこれからディック博士の定期種痘に関する研究の結果をおきゝしたいわけですが、まずその前提として、イギリスの種痘政策の歴史についていくつかの質問をいたします。

証人は一九四六年にイギリスで種痘政策上の変化があったことをご存じですか。

そのとおりです。

その内容はどのようなものであったでしょうか。

一九四六年に国家保健法（National Health Service Act）というものが通過しまして、これによって一八五〇年にきめられたところの強制接種の法律を廃止するということになったわけであります。

イギリスにおいて強制種痘が実施されたのは一八五三年ではないですか。

たぶん間違いないと思います。いずれにしても法律は一八五〇年に制定されましたが一八五三年に実施されたということが言えるでしょう。

それは種痘法という法律によって行なわれたわけですか。何という法律によって強制種痘が行なわれるようになったんですか。

それは知りません。

イギリスにおいて強制された予防接種というのは、種痘だけでしょうか。

英国においては、一八五〇年の法律によって天然痘の接種のみが強制されておりました。これも一九四六年の法律によって廃止されましたが、それが実施されたのは一九四八年です。

古い時代のことなわけですが、イギリスにおいて種痘が強制された理由は何であったわけでしょうか。

理由といたしましては、その当時におきましては、天然痘がしばしば発生していたということもございます。また、個々の人たちは接種の実際の価値というものをよく理解しておりませんでした。その反面、一八〇〇年代の初期には、いわゆる官吏、役人たちが非常に天然痘を恐れて、恐れるのあまり、強制にもってきたというふうに私は考えます。第二にはその当時の人々は十分に次のことを理解していなかったと思います。まず、天然痘を制禦、制圧する方法は接種だけではないのであるということを理解していなかった。それよりかも、むしろ隔離をし接触者を制禦し、さらにそれにもとづいて天然痘自体の流行を防ぐという方法についてよく認識していなかったということです。

強制種痘を実施することによって、イギリス社会の免疫率を向上させることができましたか。

これは非常にむずかしい問題です。最初、接種が強制になった時点でだんだんと私が先ほど申しました制禦法についても実際に行動がとられて、たとえば浮浪者（vagrant）の移入を禁止するとか、あるいは管理する、それから天然痘の専門病院を作る、それから接触者に対するコントロールを行なう、そういったようなことと同時に、天然痘患者の看護などには自然に免疫体になっている人たちを選んでやらせたというようなこともございます。

当時、種痘が強制されたわけですが、それには良心条項（conscientious objection clause）が存在していたというふうにきいておりますが、それの影響力について述べてください。

いつの日か日付は覚えておりませんが、良心による反対ということが実際に行なわれまして、そういう人たちは大抵宗教の団体等にまいりまして、私は良心的に絶対に接種をすることをきらうということを申し入れる制度だったわけです。

良心条項の存在によって接種率が影響を受けたことがありますか。

それについては私もお答えできませんが、私が知っているのは一九四〇年代にはまだ強制接種になっておりましたが、その当時においても実際に接種を受けた人は四〇パーセントから五〇パーセント程度でした。

その強制接種を定めた法律には罰則がついていたわけでしょうか。

　はい、ございました。

先ほど証人は種痘のみが天然痘を制禦する唯一の方法ではないと述べたわけですが、そのような考えかたはいつごろから普及したんでしょうか。

　そのような考えを最初に人々がもったのは一九世紀の終りごろにもうすでにそういう考えかたがあったわけですが、それが一般的にポピュラーになったのは一九三〇年代、あるいは一九四〇年代になってであります。

ところで、種痘による事故はいつごろから報告されているでしょうか。

　私が知っております範囲では一九二〇年代にすでに種痘の事故に関する情報というものはございました。その後毎年毎年首席医務官のところにまいりましたレポートにはそういう情報がはいっておりました。

証人が知っておられる最初の報告はどのような症例、病状であったでしょうか。

　私が知っている限りにおいていちばん最初に、種痘による事故の報告は、種痘後脳炎（postvaccinial encephalitis）、これは一九二二年の種痘によって明らかに起こされたと判断された種痘後脳炎の例であります。

種痘の合併症がチーフ・メディカル・オフィサー、首席医務官ですか、そこのレポートに掲載されるようになったのはいつからですか。

　一九四八年にナショナル・ヘルス・サービス・アクト、国民健康保健法が通ったわけですがそれ以来は重要なレポートがはいっております。イギリスの全国各地におります医務官から首席医務官に対しまして毎年毎年レポートが出ますが、その中にすべての接種に関する事故の報告というものがふくまれるようになっております。それからまた、この医務官の管轄にはいっておりませんけれども、免疫センターというものがございまして、この免疫センターからもこの種の情報はすべてはいるようになっております。

その情報は公表されていたでしょうか。

　はい。この首席医務官が出しますレポートは公表されるばかりでなく政府出版刊行局へ行けばだれにでも手にはいります。

一九二二年以降、種痘事故が明らかになってから、その事故について調査する何らかの方策がとられたんでしょうか。

　一九五一年から六〇年にわたる種痘に関するいわゆる事故については、ある医務官が、これはデパートメント・オブ・ヘルスの医務官ですが、これをくわしく検討いたしました。しかし、情報の提供そのものはいいものではありますが、グッド・リポーティングと言えますが、実際には発生した合併症の何分の一しか報告にはふくまれていないのが現状です。これは理由といたしましては、その報告する義務がないのであります。義務がないので、医師といたしましては、これによる合併症または死を報告したがらない。特に患者あるいは死者の両親に対して、医師がこうしなさいと言ったあとに起こった場合、または社会的に認められる方法であったのだからということで、特に報告する必要はないという考えをもっているようです。

もう少しそれ以前の話をうかがいたいんですが、一九二八年に、調査のための委員会が作られたことはございませんか。

　その通りです。

それはどのようなものであったでしょうか。

　これはローヤル・コミッション、王室の命令による会議でありまして、審議会あるいは委員会でありまして、一般にはよくロールストルン委員会（Rollestoln committee）というふうに言われておりました。

その委員会はどのような対象、年齢層について調査を行ないましたか。

　この委員会は接種後脳炎（postvaccinial encephalitis）の全部を調べました。で、それを調べた結果、学童に非常に多いということがわかったので、さらには、何故にこの接種後に脳炎が起こるかというその原因を調べました。

その委員会は調査の結果、どのような結論を報告しておりますか。

　細かいことはお話できませんが、実際に中枢神経系の合併症が現実に発生するということは結論にふくまれておりました。

ところで、強制接種の廃止はいつころからとなってられましたか。

　これは先ほど申し上げましたように、国家保健法（National Health Service Act）が提出されまして、その際にいわゆる政治家はもう今や種痘は必要でないという結論に達していたわけです。それは非常にいわゆる不評であったと。一般国民はそれを認めなかったし、両親たちもそれに対しては非常に不満足であったし、また先ほども言いましたように、人口のうちの四〇ないし五〇パーセントだけが接種したということにもみられる結果がありました。ある法律ですか、手続を変える場合にいちばん大事なことは、接種の場合は、接種をしないということが非常に危険であって、そのために社会全体に危険を及ぼしたということを証明する必要が言われたわけですけれども、そういう証明は全然できませんでした。最後に申しますが、これは結局、社会的には法律があったにもかかわらず、それに従わないという現象が生じたわけで、そのために反対者においてもそういう実情に対しては、非常にこれはよくないことだという意見が出ておりました。

強制が廃止される理由としては証人の言う疫学的コントロールの有効性に対する確信が広まっていたわけでしょうか。

疫学的に有効に天然痘の広がるのをおさえることができるということがこの廃止の理由であったとは申しません。私が説明をしたいと思っておりましたのは、次のようなことでございます。すなわち、この強制接種というものが廃止された理由といいますものは、この強制接種のアイデア自体が国民に受入れられていなかったということ、非常に評判が悪かったということ、それから、実際強制となっていたにもかかわらず、現実には非常に接種を受ける人が少なかったということ、こういう事実にもとづきまして、親御さんたちも政治家もお医者さんも、すべてこのナショナル・ヘルス・サービス・アクトというものにおいて解消したほうが妥当であるという結論に達したからだと思います。もう一つの理由といたしましては、非常に既知の事実として、そのほか、いろいろな、天然痘の蔓延というものを防ぐ有効な方法があるし、また英国においては一九三五年以来天然痘が国内から発生するということがないということが知られておったのであります。

（以上　竹内一雄）

原告代理人（河野）

つまり廃止の理由は、要約すると、国民に種痘を強制するためには、社会が非常な危険にさらされるという理由が必要だろうと、考えられるわけですが、その危険がすでに失われ、考えられなくなったというのが廃止の一番大きな理由であったわけですね。

それが理由の内の一つでございます。でそのほかの大きな理由としましてはもちろん国民の側としては、このように何ら強制される必要がないと思われるにもかかわらず強制させられておるということに対する不信感と申しますか、反対意識、そういうものがございましたし、それからまた一九四六年以後政権をとりました労働党政権におきましては、それまで行われておりました、この非常に、古めかしい法律を、この際変えるのがいいチャンスであるというふうに考えまして、法律を変えたということもあります。

その当時天然痘常在地域から英国への旅行者、あるいは交通の頻度などはどのように考慮されたでしょうか。

英国といたしましては、常にこの高い常在率がある国からの入国者というものに非常に気を配っておりまして、特に天然痘のコントロールという面におきましては、入港地、ポートにおいてこれをコントロールするという方策を取って来ております。すなわちはいって来る人に対しましてすべてポートにおきまして種痘を施すということであります。私は一九五〇年以前のことは正確に数の上では申せませんが、一九五〇年以後一九七〇年までの間に一三回の常在国からの天然痘の移入が、ございました。その結果一〇三人の患者が国内に生じまして、その内の三七人が死亡いたしました。ですからここで強制種痘がないという実情にもかかわらず、非常に高度な危険を伴うような現象は見られなかったわけです。これはヨーロッパの諸国においてもほとんど同じような経験をしております。すなわち合計五〇位の天然痘の移入があったんですが、これが十分に制御されていると、その方法はまず患者の隔離それから接触者の接種、それからその後における接触者の監視および行動のコントロール等を行うことによってでございます。

強制接種を廃止したことによって、英国社会において天然痘流行の危険性が以前より高くなったということはありますか。

その証拠はまったくありません。

イギリス社会の免疫率の大きな変化がありましたか。

一九四六年以降接種率というのは四〇パーセント前後でございました。特に天然痘の移入があった場合には四〇パーセントを越えるという現象もございました。また再接種は大体一パーセントから一〇パーセントの率を示しております。

強制接種、強制種痘を廃止した後、勧奨接種が行われるようになりましたか。

その通りです。廃止後は両親であれ子供であれ、種痘を受けたい人には種痘をして上げている状態です。

その勧奨接種が行われるようになった理由はなぜでしょう。

それはその当時多くの国で天然痘が発生しておりました。したがってこの危険を恐れ多くの人に免疫を与えればそれだけ多くの人が安心して住める、安全であるという考えに基くものです。実際はしかしその社会はそれほど免疫体にはなっていなかったわけです。というのは種痘による免疫性というものは、三ケ年までしか完全なものでありません。その後は違いますので、実際のところ英国の社会というものは高度に天然痘に対して感受性のある社会であると言えましょう。ディクソンの計算によりますと、子供達約四〇パーセントが接種を受け、それからそのほか少ない人達が、子供以外の人達が受け、あるいはこの前の大戦中に接種を受けた人達からずっと計算してみますと、国民の要するに社会免疫性というものは約一〇パーセント位しかなくて、あとの九〇パーセントは、天然痘に関する非常に感受性のある人達の集まりである。結局実際に天然痘が移入されましてもコントロールの結果それほどの発病がなかったということが現実です。またこれはほかの社会ですが、九〇パーセント免疫と言われているにもかかわらず、相当の天然痘の流行が発生しておるという実例もございます。実例といたしまして、私が先程から申しておる天然痘の制御のやり方を実施していなかった中央ジャワのことですがそこの住民は九五パーセント種痘を受けているわけです。しかしながら結局五パーセント受けていない人達の間に非常に天然痘がまん延したという事実がありますので、種痘をするからその社会はもう天然痘からは安心だとは言えないわけです。

一つだけ聞き漏らした点があるので前のことに戻りますが、一九二八年ローヤルコミッションが調査を行なった結果、何らかの行動が取られましたか。たとえば種痘の一時中止、中断などのことですが。

そのような種類の行動は取られておりません。

では次の問題に移りたいと思います。証人はグリセスという医者をご存知ですか。

ええ、存じております。

彼はどのような立場にあった人でしょうか。

彼はカーディフの医務官であったと思います。メディカル・オフィサーであったと思います。

一九六二年イギリスにおいて、種痘政策上の変更があったことをご存知ですか。

はい、存じております。

それはどのような内容であったでしょうか。

その内容は次のような決定をなされたということであります。すなわち満一歳以下の子供に対しては、種痘をしなさいというオファーをしないということ、と言いますのは、理由と言いますのはグリセスその他の人々の研究によりまして、満一歳以下の幼児に種痘をした場合には合併症が少なくともイギリスにおいては非常に、一番多く現れるということがわかったために、種痘をオファーするのは満一歳以降の子供に対してすべきであるという決定がなされたのであります。

グリセスの指摘はいかなるデータをもとにして、行なったものでしょうか。

それは首席医務官に出されましたリポートのデータ、それからその中で私も述べておりますが、そのほかのソースから出て来たデータに基いて指摘されたものであります。

一歳未満について種痘の勧奨をしないという種痘政策上の変更は保健省によって行われたものですか。

それはこの専門委員会がリコメンディションを首席医務官に出しまして、で主席医務官が保健大臣に答申した結果、保健大臣が決定を下したものであります。

つまりグリセスの指摘が受け入れられたというわけですね。

ええ、その通りであります。

その保健省の勧告はグリセスの指摘の後どの位たってから行われましたか。

私が覚えている限りでは一年以内であったと思います。グリセス氏の答申というのは一九六一年でございましたしこの施行が一九六二年であったと覚えております。

グリセスの指摘は一般に公表されていたわけですね。

そうであります。

一九六二年イギリスにおいて、天然痘の移入があったと伝えられていますが、このことはその決定に、保健省の勧告に影響はありませんでしたか。

ありません。

種痘の勧奨を生後第二年に実施するという勧告によって、合併症の発生は減少したでしょうか。

大したことはありませんでした。

一歳未満の種痘が非常に危険であるということはイギリス以外のデータによっても示されているでしょうか。

これは返事できません。そういうデータは知らないです。

たとえばアメリカにおける一九六三年、一九六八年の調査結果は、いかがでしょうか。

私データを持って来ておりませんのでそれを見ずにお答えすることは、いたしかねます。

一九六六年にアメリカで一歳未満の種痘が廃止されたことをご存知ですか。

はい、知っております。

甲第八号証を示す

英文のほうの一三ページの表をご覧下さい。この表はグリセスの指摘の後、一九六四年コニーベアによって作成されたものですが、この表をご存知ですか。

この通りです。

この表について気付かれる点を説明していただきたいと思います。

このデータは、要するに年令に基く率を示し、それを一〇〇万人に対して何人かということで示している表です。これをご覧になりますと、英国においては一〇〇万人あたりの合併症の数が、一歳以下の場合には一歳以上の者よりもはるかに多いというデータが出ております。

甲第一二号証を示す

英文の一二八ページをご覧下さい。これはドクターネフとレイン医師がまとめた一九六三年のアメリカのデータですが、第二表をご覧になって気付かれる点を説明して下さい。

この表は率を示しておりませんで総数だけ載っておるので、これを見ますと相当算術やらなきゃ結果が出て来ないのですぐわかりません。率が載ってませんので、これは別に計算しないとできませんですね。

甲一二号証の第五表ですね。英文の場合一三〇ページ、訳文では一六八ページ、これは一〇〇万人あたりの合併症の発生率を示した表ですが、この表では一歳未満の合併症の発生はいかがでしょうか。

ここでは種痘後脳炎は一・五、それから壊疽性痘疱は一・五、それから種痘性湿疹の場合は二四・五、これは高くなり、汎発性痘疱の場合が七九・五偶発性感染は一〇・七、その他の場合二九・一となっておりまして種痘性湿疹と汎発性痘疱というのはやや高い率になっております。でこれは一歳以下ではなくて一歳から四歳をとりますと、種痘後脳炎は〇・七、壊そ性痘疱が〇・三、それから種痘性湿疹が七・四、汎発性痘疱が一五・五、偶発性感染が一三・五という率になっております。

それから五歳から九歳までのエージグループをとりますと、種痘後脳炎が三・八、壊そ性痘疱が一・六、種痘性湿疹が七・六、汎発性痘疱が一二・四、偶発性感染が一五・二、という一〇〇万あたりの件数になっております。

甲第一六号証を示す

表の六ですが、英文では一二〇六ページ、日本文では末尾に表をつけております。これは一九六八年アメリカにおいて調査された一〇〇万人あたりの種痘合併症発生の表です。この表について一歳未満の種痘後脳炎発生率はいかがでしょうか。

これは種痘後脳炎の場合に今までで一番高い比率が出ております。ケースの数が出ております。すなわち六・五、一〇〇万あたりのケースが出ております。それからまた種痘性湿疹につきましても八・一と、今までで一番高い数が出ております。

そのアメリカでの二つのデータはグリセスの指摘を裏付けるものでしょうか。

一般的にはそうであります。

原告代理人（中平）

ディック博士、証人に対する学界での専門家としての評価について再度伺います。自分の業績について誇るような証言はあまりすることを好まないと思いますけれども、事実を述べていただきたいと思います。

私の現在の地位を申し上げますと、私はエディンバラで科学博士、ドクターオブサイエンスの称号をもらっております。それからまたエディンバラとロンドンの両方の大学におきましても学術と申しますか、アカデミーのメンバーでございます。それからまた病理学の学会のメンバーでもございます。それから医学技術研究機関のプレジデント、長をやっております。それからまた生物学会のメンバーでもございます。それからジョンズ・ホプキンス大学の公衆衛生のマスターのD・Pを持っております。

なお諸外国に専門家として招かれて貢献しておられるんではないでしょうか。

しばしばです。

たとえばどういう国に。

アメリカにも数回行っておりますしカナダの国際会議、ヨーロッパの国際会議、数回ソ連にも行っております。そのほかドイツとかチェコスロバキアとかアフリカと、それから日本ももちろんはいっております。

その国際会議でしばしば議長を務めたりしておられるのではないでしょうか。

はい、そういう会議もありました。

甲第一一号証を示す

第二表をご覧下さい。英文は二〇七ページ、日本文では一九ページです。イングランドとウェールズにおける種痘合併症の頻度の一歳未満と一歳から二歳の比較の、一九五一年〜六〇年と、一九六一年〜七〇年の比較がここに載っております。一九五一年から六〇年までの間の一歳未満の種痘合併症による死亡者が三七名であるのに対して一九六一年から七〇年の一歳未満の種痘合併症の死者が一二名、三分の一以下に減っておりますが、この理由はおわかりになりますか。

これは簡単だと思います。われわれが、天然痘に対するその免疫接種は一歳以上で、一歳以下にはしないようにと勧告したわけです。

その結果ですね。最後の質問をいたします。ユナイテッドキングダムにおきましてスモールポックスが非常在国になりましたのは、先程のご証言で、一九三五年ということがわかりました。

そうです。

そしてユナイテッドキングダムにおいては一九四六年に強制接種を廃止しました。そこで質問は、スモールポックスが、非常在国になってから、なお強制接種を続けるということは合理的なことでしょうか、どうでしょうか。

それはたった一つの場合のみ正当化されるのではないでしょうか。すなわち公衆衛生当局のサービスが、力が非常に弱く、しかも監視体制が非常に欠けておって、移入した天然痘を発見することもできないような場合のみ合理的かも知れません。しかし優秀な公衆衛生機関があり、しかも優秀な疫学あるいは流行学的な観察、監視が行われていれば、全然続ける必要はないわけです。それも特に現在に至っては、一〇年前に比べれば特にそうです。というのはもう現在は世界中に、天然痘常在国というのは四ケ国しか残っておりません。したがって移入のチャンスが非常に少なくなってまして、多分来年位になるともう天然痘の常在国というのはなくなってしまうかも知れません。

日本で天然痘が非常在化しましたのは一九五二年ですが、博士はご存知でしょうか。

知っております。

現在日本で種痘が強制接種されていることをご存知でしょうか。

はい。

明日詳しいことをお聞きしますが、今結論だけ伺いたい。このような日本の予防接種行政、種痘行政を、先生はどうご覧になるか。

まあ私としては日本の当局から正確な合併症の数字、その種類、年令別等を入手しなければなりません。あるいは日本における合併症の発生率が西ヨーロッパよりもはるかに高いということもあり得るわけです。反面、多分日本のデータは、ヨーロッパのもの、あるいは米国のものと似ているものではないかとは思います。私の個人的な意見ですが子供の命を犠牲にしてまで、接種を主張する人達は、その主張を十分に正当付けるだけの証明立てをする必要があると思います。

これで終ります。ありがとうございました。

（以上　高　橋　ますみ）

原告代理人（中平）

ディック博士、午前の証言で、予防接種、特に種痘に重い副作用があることや、合併症があることがご証言によってわかったわけですが、そこでただいまお尋ねする問題は予防接種、特に種痘にこのような事故があるということは、大体一九百何年頃から、専門家の間にはわかったことでございましょうか。

私の考えとしましては、一般に人々がこの問題の重要性というものを知るようになったのは、一九六四年にコニーベアが分析した結果データを発表してからだと思います。これはいわゆる比較の問題であります。結局、相当多数の後遺症が出て、それの死亡率が、非常に高いということになると、それは危険として認めますが、非常に多数の合併症が起きましても、その症状が、非常に小さいと、あるいは軽いという場合にはそれほど重くみないという比較の問題じゃないかと思います。

甲第七号証を示す（昭和二五年より日本において採用した「症病傷害及び死因統計分類提要」第一巻）

表紙をご覧下さい。この甲第七号証は日本の厚生省がW・H・O９死因分類表に従って作成しました、死因統計分類の書物でございます。これは一九五〇年にW・H・Oで、このような死因分類が作られたものですが、証人はそういうことについては、詳しくご存知でないでしょうね。

文書としてあることは知っておりますけれども、内容はこまかいことは知りません。

この中の死因あるいは傷害症病の一つの分類として〝予防接種または種痘による不慮の傷害〟という分類があるんですが、そういうことはご存知でしょうか。

知っております。

そうしますと、一九五〇年ごろに、W・H・O関係者は、予防接種事故によって、このような事故が起きる、傷害が起きる、死亡が起きるということを知っておったと考えていいのでしょうか。

はい。

そうしますと、この部門の、つまり予防接種事故の専門家は、その頃、すなわち一九五〇年頃に、予防接種にはこのような重大な合併症がともなうということを知っておったと考えてよろしいのでしょうか。

そうです。

次にディック博士の種痘事故に関する業績をこれから伺っていきます。午前中のご証言で、博士は一九六二年に種痘事故に関心をいだいたと、ある一人の少女の種痘事故を診察したというご証言がございましたが、そのとおりでございますか。

はい。

その少女は結局死んだんでしょうか。

はい。

甲第五号証を示す（「社会におけるビールス性疾患の予防」ディック、英国医学雑誌）

これは証人がお書きになりました、「社会におけるビールス性疾患の予防」という論文でございますね。

これは招聘されて、英国医学会において講演した講演の内容で、それが後程こういった論文になったわけです。

これはですね英国医学雑誌、一九六二年一一月一七日付の雑誌の中に出ております論文でございますがそのとおりでしょうか。

そのとおりであります。

そういたしますと、その年にその気の毒な種痘事故の犠牲者の女の子を診察なさって、それから直ちに一つの論文の作成にとりかかられたのでしょうか。

そのとおりであります。

博士はその後種痘事故に関して、数多くの論文を発表しておられますが、その主なものは以下のようなものでございましょうか。

甲第五号証を示す（「社会におけるビールス性疾患の予防」ディック、英国医学雑誌）

甲第六号証を示す（「日常の種痘」一九七一年四月二〇日コリンデールにて講演　ディック）

甲第八号証を示す（「天然痘公衆衛生政策の再考慮」ディック）

甲第一一号証を示す（「英国における種痘合併症」ディック）

そのとおりであります。

博士はこれらの研究をなさる素材に、何をご利用になったでしょうか。

まず首席医務官に年報で出されます。その年報にはいっておりますデータ、それとまた別のソースから首席医務官にはいってまいりますデータに基きまして、これらのものを作りました。その証拠書類の二〇六ページにどういうソースからデータが出たかということがリストになっております。

甲第一一号証の二〇六ページに出ておるとおりですね。

私が申し上げましたのは、私の論文、あのベースになりましたデータというものは、首席医務官にはいってまいります情報があり、それに加えてほかのソースからはいった情報もあると、そのほかのソースが何かということがこのリストに載っておるんだと申し上げたわけであります。

それは甲第一一号証の日本訳の二ページ以下でございますね。

……。

ここでちょっと首席医務官、C・M・Oという役職の地位、所属そういうものについて説明をしていただきたいと思います。

イギリスにおきましては、保健省の中に、そこに永久的なベースで雇われておりますところの公務員がおります、その公務員のうちの若干名は医学的にも資格をもった人たちでございます。その医学的に資格をもった人たちのうちでも、一番トップ、ボスの位置にある人が、この首席医務官でございまして、首席医務官は、内閣、政府それから国会に対しましてのアドバイスを行なう役目をもっております。

午前中に証人におききしました、コニーベアの統計というのがあるわけですが、このコニーベアは首席医務官であったわけでしょうか。

コニーベア医学博士は、首席医務官ではございませんでしたが、医務官のうちの上位にあたる人でございまして、首席医務官直属の方でございました。

そうしますとイギリス保健省のかなり地位の高い医学専門家というふうに伺ってよろしいわけでございましょうか。

はいそうであります。私の理解しておるかぎりでは、当時コニーベア博士は、保健省におきましての疫病学の専門責任者でありますし、また予防接種に関する専門責任者でもありました。

そうしますと、このコニーベアレポートというのは、ユナイテッドキングダムの保健省の協力のもとに作られたものと考えることができるのでしょうか。

そのとおりです。

そうしますとコニーベアレポートにあらわれているような、予防接種事故に対する真剣な探求というものは、当時すでにイギリス保健省が真剣に取組んでいたものと理解できるのでしょうか。

そのとおりです。英国の保健省は、あらゆる予防接種の合併症のみならず、薬品その他の医療品の投与接種による合併症等を全部把握して研究しております。

あなたの論文で使われたこのコニーベアレポートというものは、権威のあるものですね。

はい、非常に。つけ加えたいんですが、私自身の出したデータ、これもやはり保健省からのデータです。

このコニーベアのレポート、あるいはディック博士ご自身が保健省の統計を利用して出されたそのデータ等が権威あるものであるという理由はいくつかあると思いますが、それを述べていただけませんでしょうか。

非常に権威が高いと言った〝非常に〟は、あるいはちょっとそのときに出てしまった形容詞かもしれませんが、このレポート、報告するということは非常に報告もれが沢山あるというふうに推定されるわけでして、絶対に報告過剰ということはございません。これは今朝ほども申しましたように、合併症というのは非常に間々しか発生しないものであります。医師の中にはそれが発生しても全然わからないという場合が非常に多くあり、一生合併症に気づかない医師もあります、それから気づいた、わかったにしましても、それを報告もれにするというか、今朝ほども、説明しましたが、報告しないということがあります。したがってこの報告もれがあることから考えますと、むしろこのデータは非常に権威があるデータと言えます。あらゆる合併症、特に天然痘に限らず、あらゆる合併症というものに対しては、非常に慎重な検討が、専門家の委員会によって行なわれております。そしてこれは実際の医師等が委員のメンバーになっておりまして、合併症の報告の中でもこれは適当でないと思われた場合にはそれをデータに含まずに、専門家はそれをのけてしまうというようなやり方でやっております。

英国ではこういうことはないでしょうか、このような報告を医師等から受けた保健官吏が、これを公表したがらない、かくすというような傾向はなかったでしょうか。

担当省の中においてかくすということはございません、但し免疫の有効性について、彼らに言わせれば、よくない情報を知らしめたくないという気持は、もっていると思います。

そのような気持があるとしまして、この毎年出されたC・M・Oレポートというものは信頼性があるのでしょうか。

あります。

このようなデータによってお書きになられた博士の論文の結論と言いますか、博士が主張なさりたいことの結論は何でしょうか。

私の特に主張したいということは、一九五〇年から一九七〇年までの間に、われわれは天然痘の種痘によって一〇〇人の人を殺しました。これは一三回の天然痘の移入があった結果、天然痘で死んだ人、すなわち三七名よりかも、はるかに大きいということは、接種によって死亡した人間が天然痘という病気によって死亡した人間よりかも多いということであります。

博士のご尽力によって英国では一九七一年に定期種痘が廃止されました。このような政策が実現するまでに博士はどのような貢献をなされたのでしょうか。

まずいろんなデータを提出いたしました。それから医学界の私の同僚にいろいろレクチャーもいたしましたし、お互いにどういう状態にわが国があるかということのディスカッションも行ないました。それからまた保健省の天然痘の委員会のメンバーでございますが、その委員会にペーパーを提出いたしました。

それでは博士のいままで出されました論文に基いて伺います。日本において現在定期種痘がなお存続する必要があるという議論の論拠は以下のとおりです。これからこれらの主張を述べまして、それに対する博士の反論を、博士のすでにお書きになった論文に基いて説明していただきたいと思います。定期種痘を存続しなければならないという議論の第一の論点、集団と個人に対して有効な免疫を与え、免疫の障害によって社会を天然痘の脅威から守ることができると主張しています。さらにその理由を分けますと、まず個人について、種痘を受けた個人を天然痘の感染から守るということが言えますでしょうか。

天然痘の接種、種痘を行なうということが、個人を天然痘の危険から守る非常に有効な方法であるということに関しては疑問をさしはさむ余地はございません。しかしながらこの種痘によりまして完全に個人が天然痘から守られるという期間はわずかに二年か三年にすぎないのであります。

甲第五号証を示す（「社会におけるビールス性疾患の予防」ディック、英国医学雑誌）

甲第八号証を示す（「天然痘：公衆衛生政策の再考慮」ディック）

甲第五号証の三ページ、訳文では七ページ、甲第八号証の六ページ、訳文では一二ページをご覧下さい。

これはディクソン博士によって書かれたものでございまして、いろんな疫病学的に違った条件下において、はたして種痘でどれだけのプロテクションが与えられるかという研究であります。

もう一度この表についてディクソンが書いたことをご説明していただきたいと思います。

彼が主張したかったことは、種痘が一生涯永続する保護を与えるという考えは間違いである。非常に多くの医者がまだ一生涯効力が続くということを思っているのは、間違いであるということを言いたかったのであります。実際この天然痘に日々接しております人たちは、毎年接種を受ける必要があるのであります。

次に定期接種を存続する必要があるという議論の、個人に利益があるということの第二の理由として、仮に天然痘にかかったとしても、予防接種を受けておれば軽いという説がありますが、これについての博士のご見解を承りたい。

それは一般的に言って正しい主張であります。

甲第五号証の三ページのフットノートの一番下のイタリックで書いたところがありますが、訳文では七ページの下のアンダーラインを引いてある部分ですが、このあたりに書いておられることによりますと、確かに予防接種を受けておる人のほうが、天然痘で死ぬ割合が少ないということが言えますね。

そのとおりです。

個人に対して定期接種が有効だと主張する第三の理由として、こういうことが主張されております。天然痘にかかったとしても他人に感染させる頻度が小さい、これは正しい意見でしょうか。

この意見は全部認めるわけにはいきません。というのは、多くの、接種を受けた人が実際に天然痘の感染を与えております。特にこういう接種を受けた人たちは、変化された病気をもっております。実にこの問題が、非常在国に対する天然痘の移入という問題に関して、非常に深刻な困難を起こしているわけです。最後の流行あるいは最近の流行、ユーゴスラビアでありましたが、これは要するに、不十分な接種によって変化された症例をもった人が広がらせてしまったわけです。英国における多くの天然痘の発生というのは、天然痘のはやっている国で接種を受けて、その接種を受けた結果、変化された天然痘というものをもちこんだわけです。それからさらに問題がありますのは、前に接種を受けた人は、再種痘を受けないとならないんですが、この再種痘を受ける際に、このような人達は非常に善感する率が少ないということもございます。

いまの変化させられた症例というのは、甲第八号証の三ページの〝モディファイドケース〟訳文では四ページ「診断」のところの上から五行目あたり以下に説明してある、ここに書いておられることでしょうか。

これは結局個人で過去に種痘の予防注射を受けたんですが、完全な予防にはなっていないという人たちの例をあげています。

そうしますと種痘をしたことによって変化された症例というのが出てきて、それが結局は、新しい感染の原因になったと、こういうことが言えるのでしょうか。

はい、そのとおりです。典型的な天然痘にかかった人は、これはすぐわかりますですけれども、過去の不十分な、あるいは部分的にしか効果のなかった種痘によって変化した症例が出てくるということを言っておるわけです。

次にルーティンヴァクシネーションがコミュニティに影響をもたらすその第一、全人口のうちの一定割合が免疫をもつと、天然痘の侵入流行を抑止できる。こういう説があります。甲第八号証の九ページ、訳文では一八ページ、この博士の論文に基いて、いまの説に対する反論をお聞かせいただきたい。

はいこれはまだ以前の時代で、イギリスにおきまして、天然痘が非常に活発に起こっておったころでさえも、ある町、五～六個の町ですが、そこで九五パーセントの人が免疫をもっておったにもかかわらず、天然痘の流行が起こったという例がございます。でこれはロイヤルコミッションからのレポートで、一八九七年のレポートですが、これにクォートされております。それはその証拠書類に載っております。それからもっと最近に移りましても、今朝ほども申し上げましたように、中央ジャワにおきましては九五パーセントが免疫をもっておるということになっておる、そういう集団があるんですが、その集団の場合にでも、免疫をもっていない五パーセントの人の間に天然痘の流行がみられるという例があったのであります。

わが国でもそういうことが言われておるんですけれども、全人口のうちの大体七〇パーセントが免疫をもてば、天然痘の流行を防げるという、こういう説があるんですが、この説は、そうすると根拠のないものになるのでしょうか。

まず第一に私は、ここで反対にお伺いしたいのは、どういう理由に基いて、この不可思議な七〇パーセントあるいは七五パーセントという数字がはじき出されたかということでございます。少なくとも私の知る限りにおきましては、ジフテリアの場合に、伝染率が一対四であるからということで、それから伝染をコントロールするためには、七五パーセントが免疫をもっておればいいということがイギリスにおいてジフテリアの場合だけにおいて言われたのを記憶しておりますが、それが日本の天然痘の場合においても、同じような論法がどうして用いられるのかわからないのであります。私の知る限りでは、すべての事実はこの論拠に反対のベースを示しているように思われます。

次にルーティンヴァクシネーションがコミュニティに利益をもたらす第二の根拠として、ユナイテッドキングダムおよびヨーロッパの過去の、天然痘が進入した際に、大流行にならなかったのは、英国やヨーロッパで種痘をしていたためだと、このように考えられるという説がわが国でもあるんですが、これはいかがでしょうか。

私は今朝も申し上げましたけれども、英国はここ四〇～五〇年前をとりましても、集団としての免疫率は一〇乃至一五パーセントしかなかったわけです。一九五〇年以降をとりますと、それ以来一三の天然痘侵入例があったのでございますけれども、その一九五〇年以降の、イギリスの社会としての免疫性は五パーセント乃至一〇パーセントと、さらに低い値しかなかったにもかかわらず、天然痘の流行は本当に地域的な小さいスケールにとどまったのであります。私の経験からイギリスでここ二〇年ばかり、どういうことが起こったかということを申し上げますと、二〇年くらい前は、イギリスはドイツにおけるのと、非常に種痘に関しては、状態が似ておったのであります。すなわちドイツにおいても天然痘は強制的に種痘を受けなければならないということになっておりましたが、実際にはあまり接種は行なわれておらなかったのであります。

（以上　林　哲　郎）

原告代理人（中平）

次に、ルーティン・ヴァクチネーションが意味があるという人々の主張の根拠。まず乳児期の定期接種は成人期の種痘に備える予備接種の意義をもつ。さらにそれを二つに分けて言います。一つは副作用の起きる度合の高い年長初種痘の危険性を減ずる。これに関して、

甲第八号証（「Smallpox:A Reconsideration of Public Health Policies」ジョージ・ディック）を示す

その一二〇ページ、コニーベアのレポートのところをご覧ください。それにもとづいて今の反論をしていただきたい。

初期種痘（primary vaccination）、この場合はたしかにその後の反応的な作用の発生率は少なくはなるわけです。しかしやはりそこにはある程度の危険がありまして、その人がまた再接種する場合には再接種の危険も必ず存在しているということで両方の危険もあります。初期接種を行なう場合にもある程度の危険を伴ない、再接種を行なう場合にもある程度危険が伴ないます。

二回の接種の場合の危険率をトータルいたしまして、成人になってから初期接種を受ける危険と比べてはるかに大きい危険があると言えます。

甲第六号証（「Routine Smallpox Vaccination」ジョージ・ディック、「ブリティッシュ・メディカル・ジャーナル」一九七一年七月一七日号よりの別刷り）を示す

二ページ（訳文一七一ページ）をご覧ください。今説明されたことはここにも書いてあることですね。

はい、英文二ページのいちばん下の欄にその数字が出ております。

次に、第二の理由として、再種痘は促進反応を示し、効果の出現が早いという説。その点に対する博士のご見解を承りたい。

そういったいわゆる促進作用（accelerated response）についての論文というものはほとんどなく、私の知っているのではただ一つ、ダウニーとマッカーシー、この報告だけがあります。で、私自身その促進作用というものが実在するかどうか疑問に思っております。ただ一つ、言えることは、再接種の際に皮膚の抵抗によって善感しないという実例は知っております。ここでちょっとつけ足したいのですが、非常に多くの誤解がある問題として、皮膚

の表面的な反応、感応による問題であって、四八時間後あたりに感応したような場合ですが、そしてそれについてＷＨＯは、このいわゆる促進作用というものはアレルギー症の発現であって種痘には何ら関係ないという意見を出しております。この、種痘に対する反応というものは、要するに、主反応、メジャー・リスポンスと擬似反応、イクィヴォカル・リスポンスに分けられる。で、主たる反応であるメジャー・リスポンスというのは七日から八日後に起こるところの小さな損傷、あるいは潰瘍、そういうものが現われる。そういう反応以外の他のあらゆる反応はこれは擬似反応、というふうに定義づけております。

甲第六号証の二ページの左の行（日本文、一七〇ページ）をご覧ください。今ご説明のことが書かれている論文はこの箇所でございますね。

この論文を書きましてから、この、促進反応というものは何物であるかということについてわれわれはもっとはっきりした知識をもつようになっております。

ついでにうかがっておきますが、まず、初種痘を受けた者が潜伏期間中に再種痘を受けた場合には初種痘だけの者よりも防禦性が強いというふうに考えられておる、そういう説もありますが、これは根拠のあることでしょうか。

それは、幼児期に初期種痘を行ない、それで潜伏期に再種痘を受けた人、それに対しまして初期種痘を潜伏期間中に受けた人の比較データがテーブル２に掲げられております。そこでご覧のように、この両方の場合とも死亡の数というものは大体同じでございまして、あまり違っておらないというところから、今言われた論理というものは、データによって、支持されないものであると言えます。

今のは甲第六号証の日本文の一七五ページの表２であります。以上によって定期接種を存続しなければならないという議論に対する博士の反論をうかがったわけですが、最後に、わが国においては、今なお、天然痘の常在する国との人の行き来がはげしいために、いったん天然痘がはいってきた時に大流行にならないという保証はない、そのために定期接種をやめることにちゅうちょするという主張があるのですが、それをどういうふうにお考えでしょうか。

どの国の場合においても、日本に限らず、天然痘の侵入を完全に防ぐという保証はないのであります。これは単に天然痘が常在する国ばかりでなくヨーロッパからもアメリカからも、それからまた病院からも天然痘が伝染してくるという可能性は十分あります。きょうにも日本に、あるいはまた世界のどこかに天然痘が上陸してこないという保証はどこにもないのであります。しかしここで根本的にいちばん大事なことは、われわれは常に疫病学的に監視を怠ってはならないし、また疫病学的な英知（epidemiological intelligence）を持ち続けなければならないということであります。ここで私は結論としまして、ドクター・マック、この方は天然痘についていろんな状態の調査をくわしくなさったかたですが、そのかたの言われていることばを引用してしめくくりたいと思います。それは、天然痘というものは短期間に危機を与えるというようなものではなくて、じわじわと押し寄せてくるものである。犬にたとえれば、ただかみつく犬よりもほえ立てる犬だと。それが天然痘であるということを言っております。

詳細に博士のご意見を承ってまいりましたが、このような博士の見解は英国の保健行政当局に採用されましたでしょうか。

はい、さらにアメリカ合衆国の当局者も受け入れております。

英国では一九七一年に種痘が全廃されましたね。

そうです。

アメリカにおいては何年に全廃になりましたでしょうか。

やはり一九七一年です。これはその年の一〇月の法令によってきめられました。

英国におけるこのような種痘政策の変更について、反対意見はあったんでしょうか、なかったんでしょうか。

はい、たくさんありました。

そのような反対者をどのようにして説得するといいますか、論破してこのような政策が実現できたのでしょうか。

専門家よりなる天然痘委員会が組織されまして、データを集めるのみならず、それをよく検討いたしました。そして、その検討を行なっている最中に首席医務官が、もう日常の定期的な天然痘の接種はやめるべき、放棄すべき時期が来たと委員会の席上で述べ、その理由として、その時の世界情勢等からしてももう放棄する時期が来たということがありました。その決定を次席医務官は保健省に報告し、保健大臣に報告し、そこから議会、政府に報告され、またさらにそれぞれの医師に、定期種痘を勧奨する（recommend）ことはもう、しないという意見を出してそれをやめるように提唱したのです。

天然痘の非常在国で定期的な予防接種をやめるためにはどのような条件が必要でしょうか。

まず、非常に優秀な疫学的な監視が必要であります。それから十分な医療設備、医療技術が必要であります。それから非常に正確な診断をし得るという条件が必要であります。病院の関係者、従業関係者等はこれからも一、二年の間は接種を受けるべきである、と。なぜ一、二年と申しましたかといいますと、われわれはもう、あと一、二年すれば世界中に天然痘が無くなるのではなかろうかという意見をもっているからです。それからもう一つ条件としては、常在国へ行く旅行者はすべて接種を受けるべきである。このような条件です。このように、定期種痘をやめてしまうためにどうしてもなくてはならないことは、非常に高度な公衆衛生組織をもつということであります。そして十分な協力のある組織でなければならないということ、さらに、十分な疫学を利用した研究と、それにもとづく監視をしなければいけない。それから高度に正確な診断が行なわれなくてはならないということです。

英国におきましてはそのような条件はいつごろからととのっていたのでしょうか。

まあ、だんだん、絶え間なくこういうものはよくなってきております。それから特に一九四八年の国家健康法、ナショナル・ヘルス・サービス・アクトが実施されてからあとだと思います。ただし、最近、組織の変更がありますのでそのためにあるいはちょっと後退ということも考えられます。

イギリスにおいて一九七一年に日常の種痘が全廃されたわけですが、これは博士の見解によれば、イギリスにおいては早すぎたのでしょうか、遅すぎたのでしょうか。

私の意見といたしましては医師の意見、それから国民大衆の態度、意見からみますと、ちょうどいい時期だったと思います。

甲第五号証（「PREVENTION OF VIRUS DISEASE IN THE COMMUNITY」」、G・W・Aディック、「ブリティッシュ・メディカル・ジャーナル」一九六二年二月一七日号より再録）を示す

私がこの日本の予防接種行政を調べてみまして、博士がこの論文の最後に引用されているジャン・ジャック・ルソーのことば、特にこの「サーバント」（「savants」）ということばを「ドクターズ・アンド・サイエンティスト」（「doctors and scientists」）ということばに置き換えて先生が引用されたことばを日本の予防接種行政についてことに強く感ずるわけですが、博士はここでこういうふうにお書きになったのには、一体、どういうことの体験からこういうことばを引用されたのでしょうか。

私は多年にわたりまして、特に一九六〇年代の後半からいろいろ人々に語りかけまして、この定期種痘というものをやめたほうがいいんだということを説いてまわったわけでございます。で、アメリカにもまいりましてこのことを説きまして、アメリカはこのアイデアを受け入れてくれたわけであります。しかし一般的にはまだ天然痘というものに対する非常な恐れと偏見がございまして、種痘というものがなんだか神聖なもののように受け入れている向きがあったのであります。で、学校、大学におきましてはずっと前から教授が学生に対しまして今や小児種痘というものは捨て去るべき時が来ているという講義をしていたのでありますが、一般の医者、先生がたは、捨てると、なにかとてつもない恐ろしいことが起こるのではないかという恐れをいだいておって、なかなか捨てる気にならなかったのであります。現在でもイギリスにおきまして小さい子供に対しまして種痘をしたほうがいいと勧める医者がおります。しかしながら私も先ほど申し上げましたように、専門家委員会あるいは保健省の全会一致の意見といたしましては種痘制度は捨て去るべきであるということであります。

イギリスにおいて定期種痘を廃止してから、すでに数年を経過しておりますが、その数年の経験から定期種痘を全廃したことは正しかったでしょうか、正しくなかったでしょうか。

一九六〇年、あるいは一九六五年に私が考えておりましたよりはさらに確信をもって、われわれの行動が正しかったということを私は信じております。特に現在の段階では毎年毎年、天然痘の侵入の機会というものが少なくなってきておるのでありますから。

一九七〇年以来、種痘事故による犠牲者は出ておりますでしょうか。

はい、あります。

それはきわめてまれでしょうか。

はい、しかしそれは全体に種痘を受けたケースが何人おるかという絶対数にかかわってくるわけでございまして、種痘を受ける人の数が少なくなれば、その合併症というものがあらわれる数も少なくなるわけであります。

それで、実際も非常に少ない数でしょうか。

そのとおりであります。

博士の計算によれば、もし、一九七一年に定期接種をやめなかったとするならば、英国においては種痘によってどのくらいの数の犠牲者が、すなわち、死者、重症の種痘後脳炎による傷害者が出たと計算されるでしょうか。

まあ、非常に答がむずかしい質問ではありますけれども、私の想定を申し上げますと、種痘後脳炎（postvaccinial encephalitis）によって死亡した数は、五ないし、それプラスアルファ、それから種痘性湿疹（eczema vaccinatum）によって死亡した数は五ないし六、それから壊疽性脳炎（vacinia gangrenosa）によって死亡した数は一、であると想定されます。これは死者の数だけを私は述べておりまして、合併症のケースが全部でこれだけだと言っているのではありません。

大体、おおざっぱに言って、合併症の数はこの死者の何倍ぐらいですか。

経験からいたしますと、接種後脳炎の患者の三分の一が死亡するということからいたしますと、全部で大体一五例ということが言えましょう。しかし先ほどから申しておりますが、その完全な報告が不十分であるというので、非常にお答えするにはむずかしい問題です。

博士の一九六二年以来の、定期種痘全廃のためのご努力が英国において一九七一年の定期種痘の全廃を導き、その結果、今示された二〇名余の死亡、一五名余の種痘後脳炎による必身の重症、これらの被害を博士のご努力が避けしめたと理解して、博士のこれまでのご尽力に敬意を表して私の尋問を終ります。

原告代理人（河野）

決して私は、成功したのは私自身によるというような主張はいたしません。

一部重複するかとも思いますが、補充的に質問を行ないたいと思います。定期種痘の存続論の論拠の一つである、個人に対して有効な免疫を与え天然痘から守るという主張があるわけですが、これに関連して質問します。

甲第五号証（「PREVENTION OF VIRUS DESEASE IN THE COMMUNITY」、ジョージ・ディック、「ブリティッシュ・メディカル・ジャーナル」一九六二年二月一七日号よりの再録）、甲第八号証（「Smallpox : A Reconsideration of Public Health Policies」ジョージ・ディック）をそれぞれ示す

甲五号証の一二ページ（訳文七ページ）、甲八号証の一二ページ、いずれも先ほど示したディクソンのものですが、存続論の論者の中には種痘の効果が二〇年後においても、二人に一人しかかからないという非常に強い免疫をもっているということをこの表から導いている人がおりますが、このような考えかたについて博士のご見解をうかがいたいと思います。

まあ、これはディクソンの調査としては、要するに合理的なものだとは思います。もっと最近の調査によりますと、接種後一五年たちますと、その率は半分、要するに半分半分であるというデータも出ております。

集団の免疫の問題ですが、ヨーロッパにおいて最近の流行が西ドイツおよびユーゴにおいてあったときいておりますが、この双方について、感染の中心になったのは病院であるというふうにきいておりますが、この点ご存じのことをくわしく説明していただきたいと思います。

ユーゴの場合ですが、ある個人がメッカからまいりまして、要するに、典型的でない変化症状（atypical modified infection）を示しておりまして赤く、皮膚の色が変る、赤い湿疹みたいなものですが、そういう症状をもった患者が最初に病院へ来まして、まず、第一の病院で二名が感染し、第二の病院で八名が感染し、第三の病院でまた八名が感染して最後の病院では一八名が感染しましてそのうちの一三名は重症患者の病棟の患者全員、それから医者一名、看護婦一名、技術者一名、それから掃除とかを監督している人が一名、こういうようなことでございました。それからまた、英国においても、ごく最近ですが、研究所から抜け出して病院に行った患者がおりまして、行った先の病院で医者二名、看護婦一名をそれぞれ感染させました。

西ドイツの例もやはり病院が感染の源であったのではないでしょうか。

そうです。最近病院から流行した例が一つございます、そうです。で、ここで私が申し上げたいポイントは実際、感染力を非常に強くもっている天然痘の患者というのは、早期の患者でございまいして、ラッシュ、湿疹が現われる前のものが感染が強いということです。で、このような非典型的な湿疹の状態が現われてから病院へ行ったような患者は家族間においてはそれほど感染をあらわす強い力はもっておらないのであります。で、これはヘンダーソン氏、天然痘撲滅委員会の委員長ですが、が申しておりますけれども、家族という環境におかれた場合には伝染する率は一対一、すなわち患者一に対して新しい患者が一できるという比率である、と。で、これは一般の社会の状態におきまして一人の患者が四人に感染させるという率から比べると非常に低い感染率であるといわれております。天然痘というのは、病院においては別でありますけれども一般の社会において、非常に率が低い病気であると言えます。

つまり、ヨーロッパにおける流行についてみれば、しばしば病院がその感染源だったということが言えるわけですね。

そのとおりです。

次に、乳児期の定期種痘というものが、年長時における再種痘のための予備的な意味をもつという見解について質問をしたいと思います。その見解は、年長時の初種痘が合併症発生の危険性が高いという考えかたを前提としていると考えられます。そこで、

甲第八号証（「Smallpox : A Reconsideration of Public Health Policies」ジョージ・ディック）を示す

英文一三ページの表1をご覧ください。先ほどからしばしば出ているコニーベアのものですが、この表を見てここから年長時の初種痘が危険であるという結論が導かれるでしょうか。

はい、一般的に申しまして大人になってから初期種痘を受けるほうが、子供の時に初期種痘を受けるよりも、たとえば種痘後脳炎の場合に合併症の確率が高いということはできます。しかしながらその絶対数というものが大体小さい数でございますし、また、このベースとする種痘を受けた人の数が一体何人であるか、どういう数の人が種痘を受けたかということが正確にはその表に出ておりません。それからもう一つ、幼児の時に初期種痘を受けた場合と大人になってから初期種痘を受けた場合と両方を、死亡者の数についてみますと、まず同じであるということが言えます。一つだけ付け加えたいのですが、なぜ二〇年後世界にもう天然痘が消えて無くなるにもかかわらず、幼児に種痘をするのかということです。なぜでしょう。

（以上　竹　内　一　雄）

原告代理人（河野）

つまりただ今の博士の発言は、二〇年後の地球上において、天然痘が存在しなくなる、そのような地球上に育つはずの子供達に、年長時における再種痘を考えた予備的な初種痘というのを考える必要がないと、そういう見解と伺ってよろしいわけですか。

ええ、その通りのことを言いました。

甲第一二号証を示す

甲第一六号証を示す

第一二号証の表5、それから第一六号証の表6をご覧下さい。これらの二つの表はいずれもアメリカにおける合併症の調査結果でありますが、これらの表から年長時の初種痘が非常に危険であるという論拠を見付けることができるでしょうか。

望ましくないということは示しておりませんが、危険性、リスクが幾分、高いということを示しております。

次に促進反応があるという点について伺います。幼児期に初種痘を行えば天然痘の流行があった時に再種痘によって一週間以内に抗体価が向上し天然痘に対し十分に対抗し得る、しかし天然痘の流行があって初めて種痘の接種を受ける場合には抗体価の上昇までに一ケ月以上の時間を必要とするという見解があります。

先程も申しましたが、私はこの意見は全然受け入れることができません。大体その促進作用ということの意味が何であるか私にはわかりません。確かにある個人が再種痘を受けた場合には、その個人の皮膚の状態のために、それが善感に至らないということが、先程も説明しましたが、このために実際の流行時に免疫性をつけたい人間が再種痘をしても免疫性を特にないという事実があることを申し上げたいと思います。それで善感させるためにはほかの場合よりもより高いウイルス価の種痘を植付けなければいけないということがあります。

日本においては定期接種は三回に渡って行われていますが、三回の種痘を行なうことによって、累乗的に、等比級数的にと言いますか、累乗的に免疫が向上するということは考えられますか。

これは非常にお答えするのにむずかしい質問であります。と言いますのは日本のデータを見せていただきまして、三回種痘を行なったということが出ておるのはわかるのでございますが、第一回の種痘を受けた子供の数の率というのが五〇パーセント、第二回目の種痘が六〇パーセント、第三回目の率が七〇パーセント、と出ております。この五〇パーセント、六〇パーセント、七〇パーセントは同じ子供達が受けたのか、それとも一回目に受けないのに二回目に受けた子もいるのか、二回目に受けなくて三回目に受けた子がいるのかということが、私データを見ただけではわかりませんので、お答えはできないんですけれども、まあある一定部分の子供が一回も二回も三回も受けたということを前提としますと、確かに三回続けて種痘を受ければその子供は十分な免疫性を持っているということができます。ただ再種痘を行ないました場合にこれが成功したかどうかということを促進反応を尺度にして計るということは妥当ではございません。促進反応というのは種痘を行なってから四八時間後に現われるものでございますけれども、実際に初種痘なり再種痘が成功したかどうかということは、善感が行われたかどうかということをチェックしなければいけないわけで、これは学校なりどこかなりで子供が種痘を受けたその七日後に、その結果を判断し、不成功であったらまた再種痘をするとかそういう判断をしなければならないので、そういう種類の情報がなければ初種痘にしろ再種痘にしろ成功したかどうかということは判断できないのであります。でございますから日本の場合に初種痘、ないし再種痘というものが、今私が申し上げました意見に照らし合わせて価値のある成功裡に行われたものかどうかということは判断できないのであります。

三回目に行われた種痘の後、その個体は何年間天然痘に対する免疫を有すると考えられますか。

もしその三回の種痘がみんなすべて成功裡に行われたという前提で申し上げますならば、まず初回の接種が三年完全なるプロテクションを与えます。第二回がそれに五年完全なプロテクションを追加して与える、第三回目がプラス五年、全体で一三年間完全なプロテクションが与えられるわけですが、これは完全なプロテクションのことを言っているわけでございまして、部分的な、ほぼ免疫性、プロテクションという場合にはその後も相当な年月続くものと想定して差し支えないと思います。しかしながら今朝ほども申し上げましたけれども、天然痘関係の仕事をしておる人は毎年接種を受けることが必要でございますし、また天然痘の病棟、病院に勤めておる人は二年ないし三年ごとに接種を行なって、完全なプロテクションがその人に与えられておるということの万全を期すべきであります。

原告本人（吉原）

私の質問を許していただいてありがとうございます。先程ディック博士は、一九四八年当時、まあ六年と八年と両方ありますが、一九五〇年の強制接種の廃止ということが、強制を任意に替えたわけでありますが、この時の強制接種廃止の理由の一つとして両親にアンポピュラーであったということを述られました。それでその不評の理由というものは、種痘を受けた人に不快な反応、主に発熱ですが、そういう反応が起るということを、英国の親達も知っていたということになるわけですね。

それはその親自身の観察力、どれほどよく観察するかということだと思いますが、多分先生のおっしゃりたいことは、接種によるその不快な症状に悩んでいる子供がおりましても、ああこれは乳歯の抜け替えとか歯の新しく生えるのとか、そういうようなものでこの不快がっているというふうに親が感じることもしばしばあるんじゃないかということじゃないんでしょうか。もっと重大なことは母が知らないだけじゃなくてその手当をしているお医者さんが、これが種痘による反応であるということを全然知らないということです。もう非常に膨大な種痘反応の報告漏れが実際にあります。これで実際よく見てないと、こういうリアクションが報告されないという一つの例を申し上げますが、これ、はしかの接種、ヴァクシネーションの問題、われわれが研究しておりました時に、これを全国に渡って接種を行なうと実際一〇万個のケースの接種をした場合に、一九ケースのリアクションが出て来るであろうということが研究の結果数字としてはじき出されました。ですから保健省といたしましては、このワクチンを一般に接種させる場合に、お医者さんに対しましてこれを接種してよろしいと、しかしながらこういうリアクションが起るから非常に注意深く接種をし、そのどういうリアクションが出て来たか、ということを必ず報告するようにということを義務づけたわけでございます。しかしながらこの接種を実際行なって報告されたものを統計とってみますとそれが一〇万ケースに一九ではなくて一万ケースに一九例と、大体一〇分の一位に実際に報告されたリアクションのケースというものが減っておったわけであります。これによりましても実際こういうリアクションが起っても報告されない、報告漏れがいかに多いかということがわかると思います。

それではたとえば種痘のあとの発熱ということについて申し上げますと、四〇度に近い発熱をする率というものは、決してまれではありません。先程のリアクションというものはかなり重大なリアクションだと思いますが、たとえば四〇度に近い種痘後の発熱というものは、決してまれではなく、かなりのパーセンテージにおいて見られるというレポートを私は読んだことがあります。これはまれなことではないと思います。これについてディックさんは知っておられますか。

私データは持っていないんですが、いわゆる高熱症、（高温症という訳もあるようですが、）

それはやはり種痘の後遺症として報告されております。

それでそのことは、つまり幼い子供達にとって種痘、まあそのほかの予防接種も含みますけれども、体にとって非常な負担を与えるものだということを意味すると思いますが、いかがでしょうか。

このいわゆる高温症、ハイパーサーミアについては、一九六一年のジャーナル・オブクリニカル・パソロジイの一四巻の一九六ページに載っておりまして、報告者は、アポストロプ・フレウトおよびトンプソンでございます。

それで両親はもし本当に種痘が必要だという理由が明らかでなければ、不必要な接種をするということに、そういうことにはならないだろうと私は思いますが、英国においても同様でしょうか。

英国においては、もし両親が子供に種痘を与えたいと思えば、いつどこでもできるわけです。ここでイギリスの保健省といたしましては、患者と先生が相談した結果、保健省が出したリコメンデーションというものを、どういうふうに採択するか決めて欲しいと言っておるだけであります。

それで日本の場合を一例を申しますが、ある子供はこれは決して特別な子供ではございません。普通の子供です。ある子供が六才になるまでに、三二回の予防接種を受けたと、それで予防接種の間隔と、つまり次から次へと予防接種を受けたという事実がありまして、私共があとから気が付いたことは、子供にこんなに頻度多く再々予防接種を受けさせてもよいものだろうかということでございました。こういった六才になるまでに三二回の様々の予防接種を受けたというふうなことについて、ディック博士はどういうふうにお考えでしょうか。

それは日本の場合において一体どの病気を締め出そうという目的でおやりになるのかということを私知りませんけれども、一般的なセオリーといたしましては病気にかかる危険率のほうが予防接種によってもたらされる危険率よりもはるかに大きいという時にのみ予防接種をすべきものであります。イギリスの場合を取りますと、子供の時にはポリオそれからジフテリア、破傷風、百日咳に対する接種を行ないます。それからまた二歳になりました時にはしかに対する接種を行ないまして、学校へはいる学齢になりますとジフテリアと破傷風とポリオに対しましてのブースターの注射をいたします。またある限られた人数に対しましては一二歳になりました時に、結核に対するヴァクシネーションを行ないます。ＢＣＧを与えるものもあります。で学校が終りました時点でもう一度破傷風とポリオの接種を行ないます。でこれだけしかやっておりません。というのはイギリスにおきましてはそのほかの病気はたとえ侵入して来ても疫病学的なコントロールを保健衛生というほうで行なえば、十分にコントロールし得るという確信を持っておることと、もう一つはその予防接種をすることによって起される危険性というものが病気自体にかかる危険性に比べて相当大きいという判断に基くものであります。

なお英国における勧奨接種のやり方について、ちょっと質問がございます。たとえば百日咳のワクチン、これは三種混合、あるいは四種混合によって行われると聞いておりますが、この接種を行なう場合に親達は副作用についてはどの位に知らされているでしょうか。そういう注意が前もってあるでしょうか。

イギリスではもはや四種混合ワクチンは使われておりません。三種混合ワクチンは使われておりますが、これを子供に与える時に、医者は母親に対しまして、この重大ではないリアクション副作用については、あらかじめ注意を与えます。たとえばこの接種を行なったあとで、むずかることがあるかも知れない、腕が痛くなるかも知れない、あるいは熱が出るかもしれないということは申しますが、この脳炎になるかも知れないなどという重大な副作用の可能性については、そういうふうにおどかすことはないだろうということでお母さんには告げないのが常であります。

私はそれは勧奨接種であるということと強制接種であるということのシチュエーションの差があると思われます。まあそれについてはなお詳しくあとでしなければならないと思うんですが、今の私の質問としてはこれで終らせていただきたいと思います。通訳はいいです。これは私の意見ですから。

東京地方裁判所民事第三三部

（以上、高橋　ますみ）

裁判所速記官　竹内　一雄
裁判所速記官　高橋　ますみ
裁判所速記官　林　哲朗

ジョージ・ディック証人 (2)

附録第四号様式（証人調書）

事件の表示	昭和四八年(ワ)第四、七九三号 昭和四八年(ワ)第一〇、六六六号 昭和四九年(ワ)第一〇、二六一号

証人調書（この調書は、第一五回口頭弁論調書と一体となるものである。）

期日	昭和五〇年　八月一九日 午前・後　一〇時　〇分（前に丸印）
氏名	ジョージ・ウィリアムスン　オーチンヴォル・ディツク
年令	（略）
職業	ロンドン大学病理学教授
住所	（略）
宣誓その他の状況	裁判長は、通事を介して宣誓の趣旨を告げ、証人がうそをいった場合の罰を注意し、前回なした宣誓の効力を維持する旨を告げた。 後に尋問されることになっている証人は、在廷しない。

陳述の要領

別紙速記録のとおり

裁判所書記官　大平　惠巳

速記録

原本番号	昭和四九年（一）第五〇〇号の
事件番号	昭和四六年(ワ)第四五一五号 六四〇〇
	昭和五〇年　八月一九日 第　一五回　口頭弁論（丸印）・公判
証人氏名	ジョージ・ディック

原告代理人（河野）

昨日は種痘について伺ったわけですが、今日はまず、百日咳のワクチンについて伺いたいと思います。イギリスにおいて百日咳のワクチンが、ワクチン接種を強制されたことはございますか。

　ありません。

それはなぜでしょうか。

英国においては、天然痘の種痘以外は、あらゆる病気で強制的に接種するようなものはございません。これはそれぞれ個人に勧奨をして希望者が接種していました。またしばしば政府および医師が非常に強力に勧奨することもございました。

ところで、百日咳ワクチン接種に、事故が発生することが最初に報告されたのは、いつでしょうか。

最初は一九三三年に、デンマークのナッセンが報告しておりました。しかし一九四八年になって、バイエルスおよびモルの報告によって、重症の神経障害が指摘されました。

バイエルスとモルという人はアメリカ人ですね。

そうです。小児学会、その機関誌の、第一巻の四三七ページで発表しました。

イギリスにおいては一九四七年にも、ワクチン事故の報告がございますか。

多分そうでしょう。

それはブロディとソーレンが報告したものですか。

いえブロディとその同僚の報告したのはアメリカにおける例です。

その後にも百日咳ワクチンの事故の報告は、しばしばあらわれていますか。

はい、相当数の報告もなされており、またそれに関する研究文献も発表されております。

一九六〇年に、スウェーデンのシュトロームによって、報告された論文をご存知ですか。

はい。

その論文の中でシュトロームは、どのような報告を行なっていたでしょうか。

　彼は、特に関心をもったのは、百日咳予防接種後の痙攣でありまして、彼の数字によりますと、予防接種を受けたものの六、〇〇〇名中一名がこれを起こすということです。ここで百日咳ワクチン接種後の反作用についてちょっとお話ししたいんですが。

　どうぞ。

百日咳予防接種のあと、相当多数の場合、その子はむずかり、あるいは気分が悪くなったり、熱を出す例がございます。相当しばしば子はショック症候群あるいは病的な啼泣を起こします。それから百日咳予防接種のあとで、ひきつけ、痙攣を起こすことはございますが、これはそのほかの場合、わからない原因で子供がひきつけを起こすことがありますが、それと区別をするということが非常に難しいのであります。それから最後に非常に重症の副作用は、接種後脳症があらわれます。これはマジスンとかバーン、モルとかコーンなんかも述べておりますが、その接種後のあとのひきつけ、あるいはいま私が申し上げたような副作用についてディスカッションをしております。

百日咳ワクチンによる事故の存在が広く認識されるようになったのは、いつ頃からでしょうか。

英国におきましては、私の知る限りでは一九五〇年代の終り頃からであると思います。また一九六〇年代の初めになりましたら間違いなく広く知られておったということができます。

イギリスにおいては当初百日咳ワクチンが非常に有効であると考えられたわけですか。

はい。

それは何か根拠があったわけでしょうか。

イギリスの医療研究委員会がコントロールされた条件下に五～六人の子供をひき出しまして、その子供達に、そのときにありましたある特殊のタイプのワクチンを与えましたところ効果が八〇パーセントあらわれたということに基いてそういうことが言えたのであります。

その調査は一九五〇年代に行なわれたのだと思いますが、何年と何年に行なわれたかご存知でしょうか。

私の記憶の限りでは、一九五四年、五六年、五八年だと覚えておりますが、百パーセント確実ではありません。

そのM・R・Cの報告によれば、百日咳ワクチンは八〇パーセントの効果があるというふうに結論されたわけですね。

　そのとおりであります。

その当時イギリス以外の国において、百日咳ワクチンの効果について調査がありましたでしょうか。

　はい、アメリカにおいて行なわれておりました、それから、ヨーロッパのほかの国でも行なわれておったということも想像にかたくありません。

甲第一四号証を示す（「一九六八年以前に英国に於いて使用された百日咳ワクチンの有効性」）

甲第一五号証を示す（「一九六八年以前に英国で使われていた百日咳ワクチンの効果」）

この二つの論文は百日咳の効果について報告してあるものですが、証人はご存知でしょうか。

　はい承知しております。

この調査は何年頃行なわれたものでしょうか。

　大体一九六四年から六五年に行なわれたものであります。

だれがこの調査を担当しましたか。

　社会保健研究サービス機関であります、略してP・H・L・S。

はいP・H・L・Sの中に百日咳委員会が設置されたわけですか。

　はい百日咳委員会が設立されました。

その委員会は公的な性格のものでしょうか。

　はいそうです。

証人はその委員会のメンバーであったんでしょうか。

　いいえ。

その二つの報告ではどのようなことが印されているんでしょうか。

　この報告によりますと、一九六六年以前に、使われたワクチンの一部には、二〇乃至三〇パーセントくらいの効力しかなかったということを指摘しております。

この報告は以前のM・R・Cが行なった調査と矛盾するのでしょうか。

　特に相反するものではありません。M・R・Cの研究で使われたワクチンの効力と、その報告で使われたワクチンの効力との差が述べられております。

そのP・H・L・Sの百日咳委員会の報告後、イギリスにおいて何らかの百日咳ワクチンの改良およびその効果の調査が行なわれているでしょうか。

　ありました。

それはどのようなものでしょうか。

　この百日咳ワクチンについての研究試験には二つの面がありました、第一つの面はその有効性ということ、第二の面はその副作用あるいは反作用を調べるわけです、それで現在英国においては非常に医師がこの問題に関心をもちまして、この副作用もしくは効力ということについていろいろ研究をするようになっておりますが、まだその実験研究が完成しておらずそれに関する文献は出ておりません、ほとんど多くの人が問題にしているのは、この百日咳予防接種についてそれが社会に対してどういう利点があり、どういう害があるかということをよくはかりにかけてみることであります、それでどうしてもそのもたらすいい点ともたらす悪い点とをはっきり天秤にかけてみなければならないので、現在はまだ、百日咳ワクチンは勧奨されております。しかしいま進行している研究がはっきりしまして、こういう点がわかりますと、将来においては何か決定がくだされると思います。

証人は現在進行中のその調査に何らかの形で関与しておりますでしょうか。

いいえ。

現在報告はまだ出ていないということですが、イギリスにおける百日咳ワクチンの副作用に関する研究がどのような形で行なわれているか説明して下さい。

P・H・L・Sの中に免疫学サービスというセクションがございまして、そこでまず第一に、現在英国で接種されているワクチンの予防効力がどんなものであるかということと、第二の課題はその副作用がどんなものであるかということです。

副作用の研究の方法はどのようなやり方で行なっているんでしょうか。

この委員会ではなくて、われわれが、一九六〇年代の初め頃に、研究をやりましたときに、どういう研究方法をとったかということをご説明申し上げますと、ワクチンを与えた一日後に看護婦が、その子供のいる家へ行きまして、子供の調子はどうですかと聞きます、子供は元気ですか、病気ですかという質問はいたしません、ということは、そういう誘導質問をすることによって、お母さんの答えに影響を与えてはいけないという配慮からであります、それでお母さんが元気ですと言いますと、元気であるという言葉が記録に書きこまれまして、それでその記録は終りになるわけであります、しかしながらそこでお母さんが、子供が具合が悪いという答えをいたしますと、そのあと引続きその具合の悪いことについての質問をいたしまして、そのあと担当の医師が、そこの家庭をおとずれると、それで調査をするという方法をやっておりました、で私の知るかぎりでは現在も同じような方法で調査が行なわれているはずであります、でこの効果ということを研究します場合には、一団の子供に予防接種を与えまして、もう一団の予防接種を与えない子供とコントロールした条件下において比較をし、副作用がどういうふうに出てくるかということの比較研究をしなければいけないわけでございますが、現在イギリスにおきましては、こういう研究をすることは非常に難しくなってきております、と申しますのは、百日咳が非常に前ほど頻繁に出てこない病気になってしまったからであります。

するとイギリスでは一九六〇年代には、すでに百日咳ワクチンの副作用が非常に激しいものであるという認識が一般化していたわけですね。

そうであります。

医師が百日咳のワクチンを子供に接種するにあたって、禁忌について、どのような配慮がなされていたでしょうか。

医師が百日咳ワクチンを与える前に、その子供がひきつけの既往症があるかどうかということ、それから子供ばかりでなく家族のメンバーの中に、神経疾患のある人がいるかどうかを調べそれから空気伝染性の病気に、いままでその子供がさらされたことがあるかどうかを調べ、それから子供が、アレルギー質であるかどうか、アレルギー既往症があるかどうかを調べなければいけません、そういうことはこういう禁忌症があった場合には副作用が普通の子供よりもはるかに重大なひどい程度であらわれるということがわかっておるからであります。それからもう一つ、いままでに百日咳の接種を行なった場合に、悪い作用があらわれた子供に対しては与えてはいけないのであります。

それらの禁忌症状が百日咳ワクチンの副作用の発生にあたって関係があるということはいつ頃からわかっていたことでしょうか。

私は前にも申し上げましたけれども、最初に報告があったのは、デンマークのナッセンからでありますが、一般的に百日咳のワクチンの接種が行なわれるようになりましてから、その副作用としておだやかなものもあり、それから相当重症なものもあり、各種の副作用の報告が出ておったのであります。

百日咳ワクチンの接種にあたっての禁忌症状がわかったのはいつ頃でしょうか。

このような禁忌は一九五三年にコーンが指摘しておりました、これはいろいろ百日咳ワクチン合併症を研究したあとに発表したわけです。しかしコーンの発表を読むまでもなく、免疫関係者すべてはこのような禁忌症があることをすでに知っておりました。

それは免疫関係者、あるいは予防接種を担当する人々にとって常識であったと言っていいでしょうか。

そうです。

イギリスにおいては保健大臣あるいは主席医務官から各医師に対して、百日咳ワクチン接種にあたっての禁忌の注意は送られていたでしょうか。

主席医務官、C・M・Oが定期的にパンフレットその他の文書を出しておりますが、このような文書の中で、さきほど私が指摘しましたような禁忌症があるということが述べられております。

それはいつ頃からそのように述べられているんでしょうか。

正確な年日付はちょっと申し上げられませんが、最近、数年前という程度でしょう、要するに病気そのものに対するいろいろな心配ということよりも、この予防接種に対する心配というものに重点が移った時期ということが言えるでしょう、というのは病気そのものの重さがだんだん減っていくということに、反比例して接種による障害に対する関心がだんだんあがってくるということです。

甲第一号証二をしめす（「ワクチン禍研究」一九七五年四月№11）

三ページから四ページにかけてなんですが、日本において一九七〇年五月、三種混合ワクチンによって重い後遺症を残す事故が発生しました、その事故について新聞報道によれば、厚生省はこの事故がワクチンによって起こったとは考えられないとして、その根拠を三点あげています。第一点として「これまで日本では三種混合ワクチンによる重い副作用の報告は入っていない」、第二点として「三種混合のワクチンは死菌ワクチンであり皮下接種であるので神経系合併症をおこすことは考えられない」、第三点として「ワクチンの副作用は四～五日から二～三週間で発現するもので、今回の発症は早すぎる」、これは一九七〇年五月における日本の厚生省の見解として伝えられていることでありますが、この見解についてどのようにお考えでしょうか。

まず第一点の、いままで三種混合ワクチンによってこのようなことが起こったことが日本では、ないという点についてでありますが、それは本当であるかもしれません、もしそうであったとしたら、このワクチンは非常に優秀なワクチンであったと私は言えると思います、しかし少なくとも世界のほかの国におきましては、百日咳ワクチンの場合に、すべてのワクチンがその副作用の程度の差はございますけれども、大なり小なりすべて副作用が出ておるのであります。日本でいままで全然副作用が出ていなかったということであれば、非常にすばらしい業績であると私は言えると思います。それからこのワクチンが不活性化したものであるから、副作用が起こるわけがないという点でございますが、これは世界のほかの国で出ておる情報とは全然、明らかにくい違う種類のものであります、と申しますのは、いままで世界で使われたワクチンとしては不活性化されたものしかないのでありまして、さきほど私が世界のほかの国で、必ず程度の差はあれ、副作用が出ておると申したのは、これは不活性化ワクチンを使ったことの結果として出てきた副作用であります、文献的に申しましてもマジスン、バーン、モル、コーンそれから現在のロンドンで研究しております人達のレポートによりましても、中枢神経系の障害というものが、不活性化ワクチンによって起こっておるということが出ております、私が接してきた文献によって申し上げますと、これは百日咳ワクチンのことでありますが、反応は、副作用は二〇分から七二時間の間にあらわれるということが定説になっております、でそのうち一番あらわれる頻度が大きいのが、接種後一八時間であります、ときどきは何かの原因で、この副作用があらわれるのが二日後、あるいは三日後に延びるということもあると言われております、それで厚生省のこの副作用があらわれるのがはやすぎるというご意見でありますが、これは百日咳ワクチンに関しましては、少なくとも私が、いままでいろいろな文献を見て得た情報とは根本的に対立するものでございます。

証人は日本の厚生省が世界の学会、あるいはW・H・Oに対して、日本において百日咳ワクチンの副作用が、いまだかつて一度も起こったことがないという報告に接したことがありますか。

見たこともございませんし、そういうレポートがあるということも知りません。

何らかの調査を行なったという報告を聞いたことはございますか。

ありません。

百日咳ワクチンの効果についての調査の報告に接したことはございますか。

ございません。

証人の考えでは現在イギリスにおいては、百日咳ワクチンを使用することと百日咳の流行とのバランスはどのように考えたらよいと思っているでしょうか。

これは非常に難しい質問です、どうしても行なわなければならない調査は、この予防接種の有効性とこの接種のもたらす反作用でございます、これをバランスにかけまして、特に反作用が非常に激しいと同時に、実際の病気はだんだん軽症のものが多くなってきてだんだんその病気自体の発生もなくなりつつあるというような事態ならば、もうこのような予防接種は特定の場合を除いてやめてしまうべきであるという時期がくると思います、この場合合併症そのものが非常に大事でありますので、これをよく観察研究し、かつ十分な記録をとってその結果この問題の決定が行なわれるわけです、さきほども私が申しましたように、英国においてはこの問題をいろいろ研究しておりまして、その研究の結果、将来この種の予防接種に対してどういう決定をくだすか、これをやめるというのであればそれに対して十分な、いわゆる合理的な根拠が得られた場合には、そういう決定がくだされると思います。

（以上　林　哲　朗）

原告代理人（河野）

イギリスにおいてはまだ百日咳ワクチンを廃止するという決断はできていないというわけですか。

そうです。

その決断ができないために、現在もなおワクチンの改良あるいは効果についての調査が行なわれているというわけですね。

はい、ただし、加えまして、副作用があります。

証人もこの研究に関心をお持ちですか。

はい、大変。

何らかの形で参加し、あるいは参加しようとしておられますか。

私はもう過去に直接関与していたわけです。すなわち一九六一年、六二年に、この予防接種の反作用について研究もし、またこれに対して非常に私たちは危惧の念をもっておりました。同時にこのような研究をした際に、この当時の研究の対象となったワクチンは比較的効力が少ないということもわかりました。そういうことは私がしたんであります。もちろん今は非常に関心はありますが、その新しい調査には何ら関与するつもりはございません。ただ、私は非常に関心をもっており、また非常な、いわゆる心配もしております。またバーンの研究には、非常にいいものと思い、尊敬をしておりますけれども、現在の私どもの研究課題といいますか、仕事はほかの分野であります。

イギリスにおける百日咳ワクチンの有効性と危険性のバランスは、証人の予想によれば、将来どのようになると考えられますか。

まあ、理想的に申し上げますと、望むものは、全然副作用のないワクチンであり、またできるだけ効力の高いワクチンの出現であります。で、このようなワクチンがあったとしてもこれが実際に使用されるかされないかは、その特定の地域の免疫学的条件によってきめられます。

免疫学的な条件というものはもう少し具体的にいうと、どういうことでしょうか。

それは、まず最初に、病気が非常に頻繁に流行しておるかということ、それから、社会的に申しましてその国にまだ将来にわたってこの病気が残る可能性が強いか、それとも将来はだんだん消えていくものであってその伝染の危険性も少なくなるものであるかということを見極めるという意味であります。

イギリス以外の国、たとえば西ドイツにおいて百日咳ワクチンの使用を廃止しようという動きがあることをご存じでしょうか。

はい、承知しております。

その考えかたの根拠あるいは内容をご存じでしょうか。

西ドイツにおきますこの動きの中心人物は、アレングットというかたでありますが、氏はハンブルクにいるかたでありまして、そのかたの考えは今や西ドイツにおいては百日咳というのはもはや弱い病気であるので、それに対して予防接種を行なうということによって起こる危険性というもののほうが、病気自体の危険性より多い、と。であるから、現在西ドイツがおかれた疫病学的な状態（epidemiological situation）からみて、今やこの接種を行なうことによって起こる危険性ということを考えると、廃止すべきであるという考えであります。

西ドイツにおいてその博士の考えかたは実現されそうでしょうか。

それは現在、目下行なわれております。実際ハンブルクにおいては博士の政策が実施されております。現在の時点でハンブルクの診療所において、これは政府の関係の診療所でございますが、そこにおきましては、百日咳の予防接種というものは今やオファーも勧奨もされておらないわけであります。それで、百日咳の予防接種を子供に受けさせたいと思う親は、政府機関ではなくて、個々の病院、あるいは医師のところへ行って受けなければならないのであります。

現在西ヨーロッパ諸国で百日咳ワクチンの接種を強制している国はご存じでしょうか。

確実にわかりません、あるかどうか。

次にインフルエンザについてうかがいたいと思います。

インフルエンザワクチンが使われ出したのはいつごろからでしょうか。

私の知る限りでは実験的なインフルエンザのワクチンは一九三〇年代の終りごろに使われたと思います。

広く使われ出したのはいつごろからでしょうか。

広くということはイギリスにおいてということでしょうか。

イギリスにおいて広く使われ出したのは。

インフルエンザのワクチンには二種類ございまして不活性化されたものと生ワクチンの二種類があります。まず、不活性化ワクチンにつきましては、言えることは、今まで集団あるいは社会というものに対して集中的に与えられたということは、イギリスにおいてはかつてはございません。ただ、非常に必要としておる人があった場合には選択的に与えるということはしてきております。すなわち不活性化ワクチンを与えないと非常に重いインフルエンザにかかるであろうということが予測されるような人、すなわち、老齢の人、心臓病のある人、気管支炎のある人、そういう人には与えております。それから、あるいはまた、ある特定の学校があってその学校の子供だけに与えるという、選択的にグループに与えるということはやっておりますが、一般的に社会に対して与えるということはしたことがありません。で、インフルエンザのワクチンは米国ではイギリスよりもや・広範に用いられておるようでありますけれども、世界でいちばん広範囲にインフルエンザのワクチンを使ったのはソビエト連邦であると思います。ソビエト連邦はただし不活性化ワクチンではありませんで、生ワクチンを使っております。で、私の知るかぎりでは、そのほかインフルエンザのワクチンを広く使っておる国は世界ではございません。

イギリスにおいて、インフルエンザのワクチンはどのような対象の人々に対して使われているのでしょうか。

先ほど申しましたように、英国では、もし、インフルエンザそのものにかかったならば非常に重い病気になってしまうような人たち、すなわち、老人、心臓障害をもっている者、慢性気管支炎をもっている者、そのほかの慢性症をもっている者に与える、と。これは、もしインフルエンザにかかれば、あるいは死んでしまうかもしれないというようなことが言える人には予防接種をしております。また、一部では妊婦にもすべきであると主張する人もございます。そのほか、非常に、ハイ・リスクといいますか、罹病率が高い雰囲気にいる人、すなわち医者、看護婦、救急車関係者等がありますし、それから、英国における学校、ほとんど全部寄宿制である学校、こういう場合にはインフルエンザワクチンを与えます。

インフルエンザワクチンによる副作用としては、どのようなものがあるでしょうか。

これは使用されたワクチンの純度によって左右されます。

今のご証言は、まったく副作用の起こらないワクチンが存在するという意味でしょうか。

私はそういうのは全然知りません。過去というか、比較的最近まで、これは不活性ワクチン接種後に、たとえば、腕が痛いとか、それから熱が出るとか、全身的に不快感があるとか、あるいはいわゆる床につくとか、二四時間あるいは四八時間ぐらいで病いが治るような感じの反作用がありました。しかし、今、非常に純度の高いワクチンを使った場合には、このような副作用はその重症性が非常に減る、すなわち副作用が非常に軽くなっております。時にはや、重症な副作用も出現いたしますけれども、少ないわけで、その重症の副作用が出るというのは、子供の場合にずっと多いわけです。

乳児および幼児に対してインフルエンザワクチンを使用した場合の副作用の程度および与えかた、頻度について説明してください。

私は非常に若いような子供にインフルエンザワクチンを投与したという例は全然知りません。一般的に申しますと、副作用が起こった場合、子供には非常にこれが重い症例となります。したがって特にこれは不活性ワクチンですが、これを子供に与えるというのであれば、その用量を必ず下げて、少なくして与えなければなりません。

乳児および幼児にインフルエンザワクチンを使用した場合に副作用の発現がはげしいということは明らかなことでしょうか。

これは私の経験では乳児にインフルエンザワクチンをするということは全然ございませんし、きいておりませんし、また、どのような文献を見ましても、乳児にインフルエンザワクチンを与えることに関する文献やなにかは全然見たこともありません。

それは、乳児にインフルエンザワクチンを使用することが危険であることが十分明らかであるからなんでしょうか。

それが一つの理由であるということは考えられます。しかし、もう一つの理由といたしましては、インフルエンザというものは乳幼児の場合でありましても非常に危険な、重い病気であるということではない、軽い病気でございますので、与える必要はない、と。今までのいろんな証拠に照らし合わせてもそういう重大な病気ではないので与える必要はないということだと思います。で、先ほども申しましたようにこれは私の専門の分野ではございませんけれども、私の見る範囲においてはそういうことを扱った文献はないということを申しておるわけであります。少なくとも私の知る限りでは、ソビエト連邦以外では乳幼児に対してインフルエンザワクチンを与えておる国はございません。それで、ソビエト連邦の場合は不活性化ワクチンではなくて、生ワクチンを与えております。

原告代理人（中平）

まず、百日咳ワクチンと種痘を同じ日に打つということは正しいことでしょうか。

それは受入れることができる考えであります。

それから、予防接種事故の調査というものは、非常に面倒なものか、あるいは非常におかねのかかるものか。

それは実行に移す段階で、実際、接種を行なった医者からの緊密な協力がいりますので、非常な困難が伴ないます。これをプランすることはむずかしくないんですが、実行の段階でそういう困難があります。でありますから、国のレベルで行なうべきような種類のものであります。

そうしますと、たとえば、日本の厚生省がこういう調査を行なうということは、非常にむずかしいことでしょうか。

全然むずかしくありません。

非常にお金のかかることでしょうか。

そうだとは思いません。すなわち、お金がそんなにかかるとは思いません。

そうすると、やろうと思えばできたことでしょうか。

はい、可能でありました。

昭和四九年五月二七日付被告提出の準備書面㈢の「別表1各伝染病の年次別発生状況」を示す

翻訳の労をはぶくために、「痘そう」のところに「smallpox」、「ジフテリア」のところに「diphtheria」、「百日せき」の上に「whooping-cough」と書き込んであります。なお、年号も西暦を併記してあります。この表はわが国における各種伝染病の年次別発生状況のデータであります。この表によりますと、スモールポックスは一九五五年に発生して以来、日本では発生しておりません。すなわち一九五六年以降日本は非常在国であります。百日咳の欄をご覧いただきたいと思います。百日咳は大体一九六一年ごろから非常に少なくなって、特に一九六六年からは極端に少なくなっていることがこれで読み取ることができると思いますが、ご同意をいただけますでしょうか。

はい、同意いたします。

しかし、スモールポックスを除くジフテリア、百日咳、ポリオ等の伝染病は日本でかなり発生することもこの表では読み取ることができると思いますがいかがでしょうか。

（うなずく）

これら、日本における各種伝染病の発生状況からみまして、日本の厚生当局としては伝染病予防対策はもちろん、予防接種の効果あるいはその副作用等について真剣な追求がなされるべきではなかったでしょうか。
いや、私は、まあ考えるところでは、もうしているんでしょう。
はい。それでは次の質問に移ります。
昭和四九年七月八日付原告提出の準備書面㈢添付の第五表および第六表（種痘事故による死亡例、死亡数）を示す
これもトランスレーションをはぶくために日本字を英文に訳してありますが、この第六表をご覧いただきたいと思います。これが一九七〇年以前に厚生省が公式に認めた種痘事故の数字です。
（うなずく）
次に第五表のデータをご覧いただきたいと思います。これは死亡診断書を書いた医師が死亡理由として種痘事故と書いたものの集計です。
（うなずく）
さらに参考のために、
甲第一号証の九（「ワクチン禍研究」№９ワクチン禍研究会、一九七四年一〇月）を示す
その七ページに載っております表をご覧いただきたいと思います。この表は日本において、一九七〇年に予防接種事故が多発して社会的に大きな問題になったあとで政府に予防接種事故審査会というものができましてそこに届けられてその審査会が認定した事故数であります。
（うなずく）
そこで質問の第一は、上の表（甲第一号証の九の七ページ「第1表」）、医師の死亡診断書によると、毎年これだけの種痘による死亡事故の犠牲者が出ておるのであります。そしてこれは昨日お示ししました表に書き込まれてWHOに報告されております。
（うなずく）
しかしながら、厚生省におきましては、このような事故の発生統計を考慮せずに、一九七〇年までは予防接種事故の調査を全然していないのであります。
被告代理人
全然調査していないというところについては異議があります。
裁判長（原告代理人に対し）
質問の前提としてどこまでのことをおっしゃらなければならないかですね。
原告代理人
はい、私の理解するところでは全然やっておりません。もし、この質問に対する反証があるならば、反証をあげていただければ結構です。
裁判長
全然していない、ということが質問の前提として不可欠なわけですか。
原告代理人
私の理解によりますとそうですから、そのことを前提としてきゝたいと思います。
被告代理人
昭和四五年前から若干の種痘研究班というものは、すでにそれ以前にできておりましたし、研究が全然なされていないわけじゃないんであります。3点の証拠の問題は別としましても、質問の方法として、まだ、こちらの必ずしも全面的に認められない事実がそのまま質問の前提にされるという方法について若干異議があるわけであります。
原告代理人
それでは無用な混乱を避けるために、「全然またはほとんど」というふうに質問をあらためます。
裁判長（原告代理人に対し）
原告代理人の発問は予防接種事故についての「研究」ではなくて「調査」がということですね。
原告代理人
はい。
裁判長（被告代理人に対し）
「研究」でなくて「調査」であっても同じなわけですね。
被告代理人
その研究班による調査というものがなされておったと思いますが。
原告代理人
ただ、利用できるようなデータはなにもありませんのでそうきかざるを得ないのでありますが、ただ、今言いましたように「全然またはほとんど」というふうにあらためて質問をしてもよろしうございます。
裁判長（原告代理人に対し）
〝なされていないと考えれば〟、〝はたしてそうであるとすれば、〟という形式で質問できますか。
原告代理人
それでも結構です。
裁判長
そういうふうに発問してください。
原告代理人
はい。それでは質問を変えます。
甲第一七号証（「予防接種制度に関する文献集(Ⅳ)―予防接種副反応を中心として―」（昭和四七年

一〇月二五日印刷発行、編集財団法人予防接種リサーチセンター」より蟻田、春日の講演、ならびに質疑応答の記録の部分）を示す

これは厚生省の官吏でかつWHOに出向しておった蟻田さんというかたの講演の速記録でありますが、厚生省の防疫課、今は何というんですか、保健情報課ですか、要するに予防接種を担当しておった係官でその後WHOに出向なさった蟻田さんというかた、厚生省の元役人といいますか、出向から帰ってくれば、今、厚生省にいらっしゃるかたかもしれませんが、そういうかたがこの中でこのように述べております。「私は厚生省の防疫課におりましたのが昭和二八年、二九年頃でしたが、その頃は腸チフスワクチンの事故が相当多くございました。防疫課長さんは私たちに事故の例を集計させられたわけですけれども、その表は机の引出しにしまってありまして、これはもう絶対に公表しない、一番関係の深い人たちだけが見る、という状況でございました。私が四年前に帰国しましたときに」、これは一九七二年の座談会でございますから、四年前というと一九六八年になりますね、「私が四年前に帰国しましたときに、今ここにおられます春日課長が公衆衛生院で事故の話をなさいました。そのとき、事故の話はもうそろそろオープンにしないと、長い目で見たときに、どういう対策をたてるかというような場合に差支えがあるだろうということで、その時が恐らく防疫課長が公開の席上でどの程度の事故があるかということを話された最初ではないかと思うのです。まあ、だいぶ時代が変ってきたという感じが致します。」とあります。

先ほど博士は、この表つまり先ほどお示ししました、被害準備書面㈢の「別表1」をご覧になって、日本で各種の伝染病の予防対策、さらに予防接種、さらに予防接種事故等について調査研究をすべきであった。のみならず、それはしたのではないかというご証言をなさいましたが、今お見せしました甲第一七号証のこの箇所からみますと、厚生省は、一九六八年ごろまでは、予防接種事故を隠しておったということができると思います。

そのような理解が正しい理解であるように思われます。

はい。そして、一九七〇年後に政府に設置した委員会によって認定された犠牲者の数は先ほどお見せしましたこの表（前出甲第一号証の九の七ページの表）に載っておるとおり漸増しておった。これは実際の数よりさらに少ない数だとは思いますけれども、これは政府の認めた数でありますが、こういうふうに実際に犠牲者が出ておったのであります。しかも先ほどお示ししましたこのデータ（前出原告準備書面㈢の第五表）によって、実際に患者を診断した医者の診断書によって、これだけの事故が起きていたということは、すでにその事故が起きた年にわかっており、かつこれは厚生省がWHOに報告しておったのであります。これらの資料をご覧になって、日本の厚生省は予防接種事故の被害の調査、発見に努力をしたということが言えるのでしょうか。

見たところ、していないようです。

先ほどの証言で、英国におきましても、このようなデータを集めることはいろいろな意味でむずかしい。また、データが過少申告されておるというご証言がありましたが、そのようなイギリスの実情と比べてみても日本の厚生省のやりかたは、すこしひどすぎるのではないでしょうか。

通訳人

今の「ひどい」ということばの訳を、「negligent」、物を扱わない、取り上げない、見過ごす、ということで使ったんですけれども、定義がはっきりしないわけです。

原告代理人

では、「あまりにも無責任ではないか」というふうにおき、します。

そういう表現でしたらリーゾナブルな表現でしょう。

あるいは、国民の公衆衛生を預かる国の機関としてきわめて怠慢であったということが言えるのではないでしょうか。

やるべきことをしなかったという意味の怠慢でしたらわかります。

そのとおりです、その意味です。

（うなずく）

（以上　竹　内　一　雄）

原告代理人（河野）

甲第三号証を示す

この論文は、昭和二九年、一九五四年の公衆衛生学会における現在東北大学医学部法医学の教授である赤石英博士の公衆衛生学会における発言を後にまとめた論文であります。この論文の中で赤石博士は、予防接種の利益を受ける人は予防接種を受けなければ病気にかかるが、予防接種を受けたならば病気にかからないですんだと、その人が予防接種の効果を受けた真の人であると。つまり一〇〇人の人がいた場合に、予防接種を受けなかった時に、二人の患者が発生し、その一〇〇人が予防接種を受けた場合に一人も患者が発生しなかった、そのような例をとってみればその予防接種の利益を受けた人は二人すなわち二パーセントであるという考え方であります。この考え方は、もちろんその背景に伝染病の予防に対する対策は予防接種が唯一のものではないという考え方を基礎にしてます。そこで博士にこのような考え方の妥当性について伺いたいと思います。

はい。それは妥当性のある考えであると思いますが、しかし私はそういう考えによってどういうことを立証しようとなさっているのかちょっとはっきりわからない点があります。もちろん私は伝染病の予防というものに対しては、次のような二つの要素があるということに完

全に同意いたします。すなわち一つは環境をコントロールすることと言いますのは、なるべくその感染をするコンタクト、というものを防止するようにすること、それからもう一方にはそれに対する社会の反対という、抵抗というものがあると、この二つの要素があるということに完全に賛成いたします。しかし個人が実際病気にかかるかどうかということは、これはあくまでチャンスの問題であると思います。たとえば先程腸チブスの事例を述べた文を、パッセージを引用なさいましたけれども、それについて申しますと、腸チブスの予防接種の場合でもそれがワクチンがいい種類のものであり、タイミングよく与えられればそれが水にはいっておる腸チブス菌の場合には七〇パーセントの人を腸チブスから守ることができます。しかしこれが固型の食べ物に菌がはいっている場合には三〇パーセントの人しか守ることができないのであります。と申しますのはそういう水と食べ物という場合に、中にはいっておる微生物の量というものが違いますので、ワクチンの一定量に対して、それでもコントロールできないような大量の微生物がはいるということは可能だからであります。しかしその微生物をコントロールできるような十分な量をワクチンで与えれば、コントロールできるのであります。

原告代理人（中平）

午前中の博士のご証言の中で、種痘と百日咳を一緒に打つという方法は、アクセプタブルな方法だと、受け入れられる方法だというご証言がありましたので、それに引続いて伺わさせていただきます。具体的な例は本件原告の一五番目の、原告、梶原桂子の場合でありますが、彼女は一九六五年二月一日生れ、東京都中野保健所からの通知で、同年九月八日公立小学校で種痘第一期、それからジフテリア、百日咳第一期の予防接種を受けております。すなわち生後七ケ月で種痘と百日咳を同時に受けた事例であります。日本の教科書によりますと、このような接種は、してはならないということになっておるんですが、この点についてご意見を。

私が今朝ほどアクセプタブル、認め得るという返事をいたしました、というのは英国におきましてはもし必要があれば生ワクチンと不活性化ワクチンを同時に与えることはございます。しかし違った生ワクチンを同時に与えるということは絶対ございません。それで英国におきましてはたとえば百日咳の場合生後六ケ月に与える、天然痘の場合には生後二年たってから与えるというのが普通ではあります。しかしその免疫学的な見地から天然痘と百日咳を同時に与えてはいけないというような問題は生じないのでそれはアクセプタブル、まあ容認し得ることであると言ったのですが、現実にはこのような、たとえば、百日咳とそれから天然痘との接種をする場合には必ず適当な期間をおいてするというのが、英国における常識になっておりますしそれが通常のやり方です。

その期間は大体どの程度おいたらよろしいんですか。

その理想的な時期と言いましてもいつどの時点に与えるかということが問題です。というのはたとえば英国の例ですと六ケ月目にいわゆるジフテリア、百日咳および破傷風の混合ワクチンを与え、六週間後に第二接種をし、また六ケ月後に第三接種をします。そして天然痘の場合には生後第二年目にはいってからでなければ与えないと、これが普通のやり方でありますから、この間の間隔を見ますと、四ケ月、五ケ月、または六ケ月の間隔ということになります。しかしその接種を与えるスケジュールという問題があった場合には、免疫学的な面から見ますと、まあ安全期間と言えるのは三週間をおくべきだと思います。

本件原告の中で、たとえば原告番号二一、小林浩子は生後六ケ月で、種痘を受けまして、それからその六日前に百日咳の接種を受けております。それから原告番号四〇番の高田正明は、種痘を受ける七日前に二種混合ワクチンの接種を受けています。原告番号二六番のト部広明は種痘を受けたわけですが、その一〇日前に二種混合ワクチンを受けています。それから原告番号三番山元寛子は種痘を受けたわけですが、その二週間前にはしかの予防接種を受けています。それから原告番号一番の吉原充はインフルエンザのワクチンを受けたわけですが、その一一日前に二種混合ワクチンを受けています。原告番号第一〇番、依田隆幸は、インフルエンザのワクチンを受けたわけでありますが、その五日前に三種混合ワクチンを受けております。原告番号五五番高橋尚以はインフルエンザの接種を受けたわけですが、その二週間前に種痘の第二回の接種を受けてます。このように原告団の中で目立つことは、あるワクチンとあるワクチンの接種のインターバルが、間隔が極めて短かいということであります。こういうことが非常に目につくんですが、こういうことについて博士はどういうご意見をお持ちになるでしょうか。

私は全然この二つのワクチンを一緒に与える、すなわち百日咳と天然痘のワクチンを一緒に与えるという場合に、どういう効果が出るか、というデータを持ち合わせておりませんので断定的なことは申せませんけれども、まず最初に申し上げなければいけないことは、先程も日本の教科書によれば、この二つのワクチンを与える間には十分時間をおかなければいけない、あまり短か過ぎてはいけないということが日本の専門医師によって言われておるようですから、それはおそらくそういう医師の方の経験に基いて言われておることであると思いますのでそうであればその教科書に言われておることは守られるべきはずであったと私は思います。それから第二番目にインフルエンザのワクチンを小さな子供に与えたという経験、私自身もございませんし、それに関するデータというものも持っておりませんので、インフルエンザのワクチンとほかのワクチンを一緒に与えた場合にどうなるかということについても、断定的なことは申し上げられないわけであります。しかし一般的に申しまして、私の考えとしましては何も二種混合ワクチンを混合したために副作用が出て、一種だけ与えておれば出なかったろうと考えるのはどうかと思います。一種だけ与えても副作用が出る時は出るものであると思います。しかし先程も申しましたように詳細に関しては断定的なことは申せません。また一方はしかの生ワクチンに関しまして、天然痘のワクチンから二週間後に与えられたという例がございますが、これは私の意見、あるいは私の感ずるところによりますれば少なくとも三週間の間おいて、最初生ワクチンを与えたことによって起る副作用、反作用というものの結果を見極めた上で二回目のワクチンを与えるべきであったと思います。

そうしますとこの接種間隔の必要の間隔、というようなものは期間というようなものは国によっても違うんでしょうか。

それぞれ個人差というものがある以外に、また人種差というものが副作用の差を出すわけです。ですからその人種の違いによってもワクチンに対する反応にはいろいろの違ったものが出て来ます。まあその一部の例として申し上げますと、たとえばオランダにおいて天然痘種痘後脳炎症というものは、イギリスにおけるものよりもはるかに沢山発生してます。これは西ドイツも同じで、やはり天然痘種痘後の脳炎というものがイギリスに比べてはるかに高いわけです。したがいまして、こういうものの影響、反作用というものは、その人種自体によっても違いますし、あるいは人種内の社会単位によっても違うんではないかと思います。

先程子供にインフルエンザの予防接種をしたことがないと、そういう経験を持たない、というご証言でございましたが、イギリスではインフルエンザの注射は何歳以上の者に打っておられるんでしょうか。

私個人としては年令五、六歳以下の子供にはインフルエンザワクチンは与えません。しかしこれは私の個人の考えです。私は広範囲にインフルエンザ予防接種をすることは不適当と思います。もしするんであれば、その国とその国民の年令と、その他すべてを非常に十分に調査してその安全性、いわゆる副作用性について十分な研究をしてからでなければこういうことを行なうべきでないと考えます。

一般的に、この学者としての考えで結構ですが、満二歳以下の者にインフルエンザの予防接種をすることは適当でしょうか。どうでしょうか。

私、個人としては絶対に行ないませんが、たとえばどうしても必要であって、こうこういう理由であると言って納得させられた場合を除きましては絶対にいたしません。

なお今朝のご証言で、博士はインフルエンザの予防接種をする場合には、子供にする場合には量を減さなければいけない、というふうに言われたと思いますが、そうだったでしょうか。

はい、それが一般的な考え方です。

そういたしますと、一本の注射液で、数人分のインフルエンザワクチンを、一つの注射液で、一筒で数人こう打って行くというようなやり方は適当でしょうか、どうでしょうか。

これは、もうグッドプラクティスと言いますか、取るべき手段としてはまったく逆なことです。これはもういろんな危険がございますが、特に血清肝炎などを考慮しなければなりません。

のみならず、たとえば五人分を一筒に入れた注射でこう目分量で打って行く場合に、小さな子供に多く打ち過ぎるというそういう過失、失敗は起きないでしょうか。

それは注射器の大きさによって、そういうこともあり得るかも知れませんが、いずれにしても、まあ赤ん坊に対してこういった予防接種をしたこと私聞いたことありませんけど、まあ子供に対してするのであれば、少なくとも別々の注射器、それも半ミリリットルあるいは四分の一ミリリットルの注射器を使ってするべきであります。当然なことですが、たとえば一〇ミリリットル注射器から一人に四分の一ミリリットルの薬剤を注入しようといたしますとこれは非常に不正確になることは常識です。

昭和四九年五月二七日付被告提出の準備書面㈢添付の「別表1、各伝染病の年次別発生状況」を示す。

これは午前中にもう証人に示しましたデータですが、日本では現在ここに書かれておりますようなスモールポックス、ジフテリア、百日咳、ポリオこのようなものが強制接種でありまして、さらにインフルエンザ、腸チフス、パラチフス、日脳というようなものが勧奨されております。生まれてから満六歳、学校に上がるまでにこの、国から強制され、あるいは勧奨されておりますところの予防接種を全部真面目に受けますと、六歳までに二四回の予防接種を受けなければならんことになります。仮に満一歳以下に予防接種をしないとしまして、五年間に二四回大体年に五回の予防接種を受けなければならないことになります。これらのことが一体医学上から適当なことでしょうか、どうでしょうか。

それはいつにかかってどのエイジグループの子供がどの病気に対してかかる危険が多いかということにかかっております。

先程お聞きしたことでもう一度確認します。一つの予防接種と一つの予防接種の間、大体どの位おくのが適当だとさっき証言されたでしょうか。

私が申し上げましたのは生ワクチンの接種を与えてから最低三週間はおいて次の接種を行なうべきだと申しました。それから実際問題として天然痘の予防接種を行なった場合に、そのほかの次の予防接種を行なう、それを不活性ワクチンで行なうわけですが、その間には三週間の間をおくのが普通であると申しました。しかしこのインターバルがもっと短かくなりましても、これはスケジュールによりまして受け入れられるということはあり得ます。

一九七〇年の予防接種事故予防接種禍あるいは予防接種の社会問題化、というようなことがありましてから、日本の政府はいくつかの改革を行ないました。その一つに初種痘の年令を、従来は生後三ケ月から一年以内ということにしてあったわけですが、それを六ケ月から二四ケ月というふうに改めました。昨日のご証言では満一歳以下のスモールポックスのヴァクシネーションでは非常に事故が多いということでありましたが、この日本の改正はこれで十分だとは言えないのではないでしょうか。

昨日私が申し上げました考えは、英国および米国におけるデータに基いて申し上げましたので、日本におけるデータは私持っておりませんので何も考えは申し上げられません。

残念ながら日本では今まで調査が不十分なために十分なデータがありません。英国やアメリカの経験が日本の場合に当てはまるでしょうか、当てはまらないでしょうか。

私は多分日本で結果を、データを出せば非常に似たデータが出て来るでしょう。すなわち天然痘種痘は一歳以下に行なった場合には危険が大きいというデータが出るでしょうと思います。

もう一つインフルエンザについて、インフルエンザワクチンというものは英国において効くと一般に信じられておりますか。

ある場合そうであるとも言えます。しかしインフルエンザのワクチンの菌の株は、それによって、いろいろ違う場合がありまして、結局どのようなインフルエンザがはいって来るかによってそれに合うような菌を使って、ワクチンを作らなければならないわけです。したがってその有効な株を作り出すには、毎年毎年のその期間というか毎年毎年作らなければいけないということで、しかし現実にはある社会単位全体に有効なインフルエンザワクチンは、まだできておりません。世界中の科学者が日本からのデータで、小さい赤ん坊にインフルエンザワクチンを与えた時の効果はどうであったか、というようなものが日本から出たらばそれを非常に関心を持って見ることだろうと思います。

インフルエンザの株はほかの本で読んだところによりますと一三〇種類位あると言われておりますが、そうでしょうか。

一三〇ということは私の推定能力と中平さんの推定能力には差はないと思います。結局は非常に多いということだけは言えます。

スペイン風邪あるいは香港風邪というインフルエンザの大流行があったことは、博士もご存知でございましょう。香港は大英帝国の一部でありますし、またスペインはお宅の国から日本よりははるかに近い国でありますが、日本以外の国でインフルエンザのワクチンを勧奨しておるところがございますか。

私が申しましたことは英国においてもいわゆるインフルエンザの予防接種の勧奨はしております、がそれは非常に選択的な相手にのみしておると、先程も申しましたように老人とか糖尿病患者、気管支患者心臓の病気を持っている人とか、そういう人には、というのは選んでしますしそれからいわゆる高リスク職というような職業についている医師、看護婦、救急車に関連する人達、これもまた選択的に行なっておりますし、もう一つはやはり申し上げたようにある一定のところに多数、いわゆる閉じ込められたような形で生活している場合、これは学校などの寄宿舎の場合ですが、こういう人達はお互い同志に非常に接触するので伝染が感染が広がりやすいという意味で選択的に行なっております。その時々に使われるワクチンは、予期されるところの菌株に十分効力のあるものであって、それはその時のWHOの勧告をよく尊重して準備しなければなりません。

今朝のご証言の中で、百日咳の禁忌につきまして本人のみならず家族の神経的疾患の有無がはいるということを言われましたが、その通りだったでしょうか。

これは最近の研究発表でありましてオランダで作られたもので、今おっしゃったことの一応の証明立てをいたします。

これはまだ証拠に出ておりませんのでオーラルで、口でこの中に書いてあることの概要をご説明いただきたい。

これはWHOの会議、これはウルトリッヒで開かれた会議に提出されたものでありますが、いわゆる百日咳ワクチンの問題を扱っておりまして、これはデータはオランダのドクターシャーレットA・ヘニックという人で、その発表される前のデータを裏付けるものでありますが、いわゆる三種混合DPTワクチンを使用した場合、家族に神経的な問題があった子供には多くの副作用が出ていることを示しております。接種後その痙攣を起した、ひきつけを起した子供の半分がですね、その点について家族にはっきりとした病歴があります。

これは一九パーセントのショックまたは昏迷状態になった子供達との比較をしたものです。これが証明するものは種痘後痙攣、ひきつけを起すという現象は、その家族の神経障害のある場合には多いということをはっきり裏付けております。一緒に住んでおるその近親者ばかりではなく、親戚の者にそういう神経的障害のあった場合には、そのひきつけを起す率が非常に高くなっております。でこれはショックを起す率よりもひきつけを起す場合に高く見られるということです。でここで私は初めて次のこういうことを引用させていただくんですが、それはこのコーバン博士が一九五三年もの前にアドバイスとして言っていることでありますが、このショックグループというものをコントロールグループとして考えるともしすれば、それにも増して大きな影響の出て来るひきつけのグループに関しては、直接の家族あるいは親類縁者に神経の障害があった場合には、百日咳の予防接種を与えるべきではない、と言っております。

（以下　高　橋　ますみ）

原告代理人（中平）

その神経的障害というのは、具体的にはどういう病気でございましょうか。

それは中枢神経系、すなわち脳とか脊髄に異常があるということです。具体的に症状としてはどういうものを言うんでしょうか、素人でわかりませんので、素人にわかるように説明していただきたいうですが。

百日咳ワクチンの結果起こってくる症状というものは、その場合場合によって非常に変化に富んでおります。まずひきつけ、これは痙攣とも言えますが、それは何分の単位から何号の単位まで続く、そのときによって違います。それからねむく感ずる状態もありますし、それが強くなった状態では、昏睡状態になってあらわれることもあります。でこのような状態は三六時間から七二時間続きます。それからもっと長く続くこともあります。それからそのあとの状態は、非常に違った傷が出てまいります。たとえば半身が不随になる、麻痺するということがあります。それからひきつけがずっと続くということがあります。それから精神的に知能遅れになるということもあります、接種後脳症と呼んでおりますが、その実際のあらわれる症状としては、非常に多岐にわたっておるというのが事実であります。

もう一度インフルエンザについて伺いますが、インフルエンザワクチンはイギリスなどでは小児に打たないと言われておるように、かなり毒性の強いものだと理解するわけですが、このようなワクチンの場合も禁忌症の中に、その近親者の神経的疾患というのがはいりますでしょうか。はいらないでしょうか。

決してイギリスでは、幼児にインフルエンザのワクチンを与えることはないと言ったのではなくて、与えたということをいまだに聞いたことがないということを申し上げたわけです。しかしながらインフルエンザのワクチンを幼児に与えましてそれに対して副作用が出てきた場合には、その子供の家族の既往症はどういうものがあるかということを調べることは理にかなっていると思います。と申しますのは次の理由によるものです、すなわち大人にインフルエンザのワクチンを与えました場合に出てくる副作用と申しますのは、卵の蛋白質に対しましてのアレルギーをもっている場合に、副作用が強く出てまいります、でそういう大人をもつ家族に生まれた子供というものは同じインフルエンザのワクチンを与えた場合に、副作用が強く出てくるということが当然考えられます、これはワクチン自体の毒性と別の問題であります。

さて博士あなたがあなたのお孫さんに、いま今日接種するのが適当だとお考えになるワクチンはございますか。

私はまずポリオ、破傷風トクソイド、ジフテリアトクソイド、はしか、これと女であればバベラ予防接種それだけしか与えません。

リベラとは。

これはいわゆる英語でジャーマンミーズルス、風疹です、子供にはほとんど害のない普通の子供の病気です、しかし妊婦が、特に受胎三ケ月以内にこの風疹にかかりますと胎児に非常に大きな悪影響をあたえるということなので、この風疹にかからないように予防接種を妊婦にさせるわけです。

この予防接種に関する世界的権威でいらっしゃる博士ではいらっしゃいますけれども、ここにいらっしゃるまで、日本の予防接種についてご研究になったことは多分なかったのではないかと私は思います。

いたしたことはございません。

昨日から今日にわたって、私ども原告代理人の質問により日本の予防接種、特に日本の予防接種事故に間する問題のデータを先生にお示しすることができたと思います。専門家として日本の予防接種事故防止についてすすめたいというご意見があったらお知らせいただきたい。

まず第一に言えますことは、予防接種をしなくても、ほかにコントロールする方法がある場合には、予防接種、ヴァクシネーションという方法を使わないということであります、それからもし予防接種を行なう場合には、必ず伝染病学的、疫病学的にみて、使うに十分足るだけの証拠がなければ使わないということであります。たとえば伝染病学的にみまして、パラチフスのワクチンの価値というものは、私は認めません、でありますからアメリカにおきましても英国におきましてもそれはレコメンドされておらないのであります、それからチフスのワクチンの場合には公衆衛生当局によりまして厳格なコントロールが行なわれなければいけません、特にきれいな水を使うということでございます、これはチフスのみならずほかのどのワクチンについても言えることでありますが、で、また汚水処理設備が十分にあるということであります、いかなる社会においても、どのような予防接種を行なう前にも、あらかじめ事前的に、このような背景的な条件が整っていなければいけないということであります。それから第二番目に、私はチフスの予防接種が必要とされるような社会、その社会のコミュニティの公衆衛生というものを高めるように最大の努力をはらって、その結果として予防接種を行なわなくてもいいようにする努力をはらいます。第三番目に、インフルエンザのワクチンにつきましては、これを乳幼児に与える場合には、それの効力ならびに安全性について十分なテストを行ない、そのテストのレポートというものを作りあげ、プロトコルを作りあげる、その結果予防接種を行なうことによって与えられる保護の度合い、大きさというものが、予防接種によって出てくるところの副作用よりも小さいものでしかないという、副作用の危険のほうが大きいという場合には予防接種を行ないません。インフルエンザのワクチンに関しましてはこれはわれわれの日本の同僚に脱帽をしなければいけません、と言いますのは、われわれそういう記憶も経験もないのでありまして、インフルエンザワクチンに関しては、日本のほうが効力あるいは毒性に関してはるかにデータが多いと思います。ポリオのワクチンにつきましては、すべての子供に対して一〇〇パーセント与えるべきであると思います、しかしこのポリオにつきましての、たとえば七〇パーセント、七五パーセントがあれば、社会としての免疫があるというこのまか不思議な数字に関しては、私は昨日も疑問をなげかけております、ポリオのワクチンにつきましては、学令に達して、学校にはいるとき、再接種を行ない、また学校を出るときにも、再接種を行なうべきであると思います、それからポリオにつきましては社会集団免疫という立場から、厚生省がときどきテストを行ないましてはたして集団の免疫度がこれだけあると言われるだけ、公称だけ実際の免疫度があるかどうかを、チェックすべきだと思います。破傷風に関しましては、すべての子供に接種を行なうべきであると思います。それから学令に達したとき、それから学校を出るとき、両方破傷風のブースターの接種を行なうべきであると思います。またジフテリアにつきましても、それが常在している国というものはまだ相当ございますので、六割とか七割の子供にやるというのではなくて、一〇〇パーセントの子供に対して完全に免疫を与えるようにジフテリアの予防接種も行なうべきであると思います。しかし百日咳の予防接種に関しましては、私もどちらか態度を決めかねております。百日咳の予防接種に関しましては、少なくともその効果ならびにその接種をすることによって、起こされる損害というものに関しての明らかな証拠がそろうまでは続けるべきか、これを捨てるべきかという最後の態度を決定すべきではないと思います。で、イギリスに関しましては、その態度を決定すべく、いまデータを集めておりまして、そのデータの分析の結果を待っているわけでございますが、このようにそのワクチンの毒性と効果性、あるいは効果がないということ、どちらかに、白か黒か、はっきり証拠が出ますまでは、イギリスにおいても態度を決定いたしませんし、またそういうことがわかってからはじめて日本においても態度が決定されるべきであると思います。それから組織的な研究をいたしまして、副作用について、また効力についてはっきりとしたデータを出すべきであります。新聞報道によりますと、昨日私は百日咳予防接種はもうやめるべきだというふうに発言したように書いてありますが、私はそうは申しておりません、私が望んでいるのは、現状においては、英国においてもまた日本においても、これを続けるべきか捨てるべきかという決定をくだしうるだけの十分なデータが出ることです。私は天然痘の種痘に関しては、一部の人を除いて通常接種はもうやめるべきだと思います、この一部の人というのは、医師、看護婦それから旅行者、こういう人達は除きますが、いわゆる天然痘の種痘は非常に効果があったので、もうやめてもいいだろうということです。

ありがとうございました、ただただいまインフルエンザワクチンを諸外国でやっていない子供にやった、そういう実績をもつ日本の同僚に対して脱帽せざるを得ないというふうにおっしゃいました点について、しかしそのような日本の厚生行政の無知というか蛮勇によって、大変な犠牲者が出ているということをご想起いただきたい。

甲第二号証を示す（「目で見る予防接種事故の実態」第一集）

これは日本のインフルエンザワクチンによって犠牲を受けたその中の一人、原告番号一の吉原充君の写真であります、世界に類のないこのような犠牲者を出したこの国の予防接種行政担当者に、先生が脱帽する理由があるでしょうか。

私がそれを申しましたのは、このような日常の予防接種をするのであるならば、当然非常に充実した完全な調査を行なって、その安全性と有効性を確実に確かめてからやっているに違いないと思ったからそう言ったのであります。

それは先生の誤解であります、政府が認定したインフルエンザ犠牲者だけでも、一九六三年以来、一九七一年までの間に、合計二四名の犠牲者が出ています、したがって、先生の、わが国の同僚に対する脱帽という意味は、きわめて皮肉な意味でおっしゃったことと理解します。

私はそれほど皮肉を言うつもりではなかったのです、みますところ二四例があるということははじめて知りました、ではその脱帽という発言を取消さしてもらいまして、私はまことになげかわしいと驚いている次第です。

次は百日咳についてのご証言でございますが、日本の百日咳ワクチンの実情は、これを強制しておる点にあります、ごく最近も二人の子供の死者が出ておるにもかかわらず、一時中止したこの百日咳ワクチンの強制を再開しております、先生はさきほど、われわれも決めかねておるというふうにおっしゃったんですが、したがって日本のこの百日咳ワクチンを自分が廃止すべきだといったという新聞報道は間違いだと言われましたが、いま日本で百日咳ワクチンを強制しておることまでも、先生は支持されるご趣旨でしょうか。

甲第一号証九を示す（「ワクチン禍研究」一九七四年一〇月№9）

七ページの表をご覧下さい、百日咳およびジフテリアによる犠牲者は、実に八五名が出ております、このような事故も出しておる、この日本の百日咳ワクチンの強制接種、これをなお先生は支援おできになるのでしょうか。

まず第一にはっきりさしておきたいことは私はいかなるタイプのものでありましても、それを強制するということには反対であるということであります、これは重大なことなのではっきりさせておきたいのであります。しかしながらいまの段階において私がこの八五のアクシデントの事故のケースがあるという数字を見ただけでも、まだ、プロトコルは見ておりませんので、はたしてそれらのもの全体が、この予防接種による事故なのかどうかということは判断できません、たとえば、ひきつけなどは、必ずしも予防接種ではなくても、そのほかの場合でもよく起こる症状でありますので、予防接種とひきつけとの間の相関関係というものを、打立てるということは非常に難しい仕事であります、で、ここで私が個人としていま直面しております問題は、日本に関してはデータがないにもかかわらずお話をしなければならないということでございますので、私としてはイギリスの場合は、私はデータというものを知っておりますので、イギリスの場合に限って申し上げますと、イギリスにおきましては予防接種によって起こるいろいろな症状というものがはたして本当にその予防接種によって起こったものかどうか、ということをいま追跡と言いますか、分析して相関関係を打立てる作業をやっておる段階であります。次の段階といたしましては、委員会におきまして、伝染病学的見地から集められたデータというものを分析しそのケースとの連関関係をみつけることであります。

さきほど日本の予防接種行政に対する、先生の勧告がありました。それを裏返して言えば、日本の予防接種行政に幾多の欠陥があるということを先生がお認めになったことと理解することができます。

そうであります。

そこでこのような予防接種というような、一般人には理解しにくい問題について、欠陥を改め改革をしていくという場合に、先生のお国でも先生ご自身がご苦労なさったでありましょうし、昨日から今日にわたりまして、私どもが提出いたしました数々の資料によっても、ご理解できたと思いますが、一体何がこの改革をはばむ一番大きな理由でしょうか。

まず第一にやらなければいけないことは、すべての種類の予防接種に関しましての事故というものを正確に記録していくということであります。でまたこれらのデータは、それを手に入れたい、見たいと思う人に対しては、自由にいつでも手にはいるようにし、お金を払う払わないは関係ないということです。それからまた現在使われております百日咳のワクチンの抗原性それから効力につきましてのはっきりしたデータというものをつくらなければいけません、ちょっと繰返しになりますが、百日咳のワクチンに関しては、その効力とそれを接種することによって起こる副作用というものを十分に研究し、記録しておかなければならないということであります。これは日本においても、そういうことがはっきりなされない限り、これに対して続けるべきか捨てるべきかの、イエスかノーの答えは出ないと思います、そういう見地からイギリスにおきましても、現在子供が神経障害ということで病院に入院した場合に、はたして、最近ワクチンの注射を受けたことがあるかどうかということを必ず聞き、記録することになっております、それからひきつけを起こしてお医者さんにかかる場合でも、はたして最近予防接種を受けたことがあるかどうかということを必ず記録することになっております。そういたしませんとこのような症状が非常に長く続く場合には、その子供の脳に長く残るような障害を与えるということがありますから。脳障害の重症ということは非常にはっきりと認めることができます、しかし痙攣の場合にはそれがはっきりしない場合があるのですが、痙攣自体、これが非常に長く続けば脳障害を起こす可能性はあるのです。

博士のお国の医者達もそうだったようでありますが、わが国の予防接種行政関係者もアクシデントをかくしたがる傾向があるということですが、これはどういう理由に基くのでしょうか。

いろいろあると思います、第一は免疫を受ける、接種を受ける人の数を減らしたくないということであります、第二にはだれでもそうでしょうが、自分のほうから勧奨したことが、たとえば子供の死にいたったというようなことを、自ら認めたくないわけです、もう一つはどのような政府であれ、自分のほうから勧奨し、あるいは強制して行なったことに対して補償問題が起きてくるということは非常にいやがります、第二は、一般大衆においても、副作用については非常に知識が少ない、それからインフルエンザの小児に対する投与についてのデータというものがほとんど見当らないということで、これは医師のレポート、報告というものが要するにもれているのではないかと私は思っております、もう一つ政府といたしましては、いわゆる予防接種反対論者というものに対して、反対論に有利な武器を与えたくないという考えをもっています。

昨日も引用いたしましたが、甲第五号証の一番末尾、博士がジャンジャックルソーの言葉を引用して〝医者や科学者が他の人よりも偏見をもつことが少ないとしても、医者や科学者はその少ない偏見に他の人々よりもはるかに強く固執することでしょう〟というこの言葉、英国の関係者に先生がいだかれたこのような印象は、日本の関係者にも先生はおもちになりますでしょうか。

当然いたします。

日本の予防接種行政担当者に、つけ加えて、もし述べられたいことがございましたら、最後に一言述べて下さい。

さきほどなぜかくすかという理由を述べましたが、そこでいまあたまに再び浮んできたことがありますが、この報告することということですが、もしも政府の関係者あるいはお医者さん達が現在のいわゆる予防接種の方法手続が、これでいいのだと思っており、医師もみんなそう思っておるならば、当然そんな報告は出ないはずだと、要するに合併症そのものについても、これはいい方法だと思っていれば、それに対する報告もれは当然なことであると、しかし私は医師がいちいち、これは危い予防接種ですよと言うことは、これは望ましくないと思います、しかし医師は、その合併症をよく把握しそれをよく見わける能力をもち、かつそれを必ず当局に報告するという形にならなければいけないと思います。私が最後に言いたいのは、日本においても英国においても二年くらいのうちにこの百日咳問題を解決できるんじゃないかと思います、というのはもし完全な効力があり全く安全なワクチンがみつからないかぎりは、やはりこれは放棄すべき時期がくるのではないかと思います。

東京地方裁判所民事第二三部

（以上　林　哲郎）

裁判所速記官　林　哲朗
裁判所速記官　竹内一雄
裁判所速記官　高橋ますみ

ジョージ・ディック証人 (3)

附録第四号様式（証人調書）

事件の表示	昭和四八年(ワ)第四、七九三 / 一〇、六六六号 / 四九 一〇、二六一
証人調書	（この調書は、第一六回口頭弁論調書と一体となるものである。）
期日	昭和五〇年　八月二五日　午(前)後　一〇時　〇分
氏名	ジョージ・ウィリアムスン オーチンヴォル・ディック
年令	（略）
職業	ロンドン大学病理学教授
住所	（略）
宣誓その他の状況	裁判長は、通事を介して宣誓の趣旨を告げ、証人がうそをいった場合の罰を注意し、前回なした宣誓の効力を維持する旨を告げた。後に尋問されることになっている証人は、在廷しない。
陳述の要領	別紙速記録のとおり

裁判所書記官　大平惠己

速記録

原本番号	昭和　年（　）第　号の
	（昭和五〇年　八月二五日　第一六回　口頭弁論・公判）
事件番号	昭和四六年(ワ)第四五一五号・六四〇〇号
証人氏名	ジョージ・ディック

被告代理人（楠本）

まず最初に英国の種痘の歴史について少しうかがいたいと思います。種痘によって天然痘を予防するという方法を最初に発見したのは貴国の医師であるエドワード・ジェンナーですね。

よく言われていることですが、ある百姓である、ジェツィという農業従事者がその発明をしたと言われておりますが、実際にそれを開発したのはジェンナーであることに間違いありません。

ジェンナーは一七九八年に初めて種痘の考えかたを公表、出版したのでしょうか。

そうであろうと思います。

その直後の一九世紀の初めごろには、すでに多くのヨーロッパ大陸諸国、それから米国の一部の州で、この、種痘を法制化といいますか、種痘に関する立法ができたんでしょうか。

英国においては法律が実施されたことはたしかですけれども、他の国において法律が実施されたということにはご返事できません。

英国では最初の立法は一八四〇年ごろにできたのではないでしょうか。

最初の種痘に関する法律ですか。

はい。

この場合、ヴァクシニア・ウィルス（vaccinia virus）を使った天然痘予防接種をさしておられるのですか、そうじゃなくて、いわゆるヴァクシネーションの前にあったところのヴァリオレーション（variolation）というものをさしておられるんでしょうか。

今おき、したのは種痘の方です、ヴァリオレーションの方じゃない方です。

私は一八五〇年だったか一八五三年だったかと思っております。

そのころは英国では種痘の流行、それからそれによる死者は相当たくさんあったんでしょうか。

その当時は流行がたくさんございましたし、場合によっては三〇パーセントという死亡率を示したことがあります。

前回、強制接種の法律ができた理由の一つとして、官吏、オルズが天然痘を恐れたということをお述べになったんですけれども、その当時は官吏だけではなくて、民衆も学者もすべての人が天然痘を非常に恐れておったのではないでしょうか。

そのとおりです。

先ほどちょっとおっしゃったヴァリオレーションというものは、簡単にいうとどういうことなんでしょうか。

そのやりかたは、天然痘ウィルスをある一個人から他の個人に移植する。目的は移植した結果軽度の天然痘にかかる。その後の重度の天然痘にはかからないという将来の予防のために考えて行なった方法です。軽度の天然痘にかかれば、多くの死者が出ましたけれども、死ななかった人は相当に有効な、天然痘に対する予防を受けたわけです。このやりかたですと一九世紀のちょうど中ごろ、これは違法ということになりました。

そういう方法と対比した場合に、種痘というものの発見によって、人々は初めて天然痘を予防する適切で確実な方法を手に入れ、そして、それによって今日までに世界で何百万人もの人命が救われたと、こう言ってよろしいでしょうか。

今、「安全な方法」(a safe method) というふうに通訳があったように思いますが、それは確実にそうおっしゃったんですか。

こちらは「確実な、適切な」と申し上げたわけです。

「適切な」(suitable) ということであれば、イエスと申し上げます。

英国では、種痘の反対運動というものがあったときいたんですが、これはいつごろから始まったんでしょうか。

それはジェンナーの発見直後に非常に活発に行われ始めました。すなわちそれは一八世紀の終りごろでありますが、それ以来ずっと、これはイギリスばかりではなくて、ほかの国においても長年にわたって活発な反種痘運動が行なわれております。

その反種痘運動、つまり種痘に対する反対の理由はおもにどういう点にあったんでございましょうか。

反対運動の信奉者たちがまず第一に理由としたところは、なにか牛からとった材料というものを人間の腕に入れられることについて、それによって個人的になにか影響を被るのではないかという恐れであります。それからまた多くの人々は宗教的あるいはその他の理由から天然痘に反対をしております。

その種痘反対運動はすべての予防接種に対する反対運動に発展したんでしょうか。

私の知るかぎり、少なくともイギリスにおきましてはこの反種痘運動というものが、すべての、免疫を与えるすべての種類の予防接種というものの反対運動になったわけでございますが、これがはたして、ほかの国においても同じような傾向をたどったかどうかということは申し上げられません。

種痘を強制する法律に良心条項が導入された、と。一九世紀の終りごろのようでございますが、これはやはりそういった反対運動との妥協にもとづくものだったんでしょうか。

良心条項がなぜ導入されたかという理由については申し上げることができません。

前回のご証言で、一九四六年に種痘の強制が廃止された理由について、強制という考えかた自体が不評判で、現実にも少なかった、そのために親たちや政治家たちも廃止を適当と考えたと、こう述べておられましたね。

そういうことを申し上げましたが、それぱかりではなくて一九四六年にナショナル・ヘルス・サービス・アクトというものが実施されまして、それによって今までの種痘関係のすべての法律というものを無効にするという動きがあったということです。それからまた、非常に多くのパーセンテージを占める人たちが種痘というアイデアを受入れませんで、種痘という機会はただ単に紙上の論議 (paper policy) にしか過ぎなかったということが現実であったということを申し上げました。それからまた私が申し上げたのは、個人が種痘を受けないと社会全体に対しての危険があるという完全なる証拠が示されないかぎり強制種痘というものは行なわれるべきではないという理由があったということを申し上げました。

そこにも種痘反対運動というものは影響しておりますでしょうか。

それは私は存じません。

前回、百日咳に関するところだったと思いますが、自分はあらゆるタイプの強制に反対であるとおっしゃったと思いますけれども、その理由をもう少し説明していただきたいと思いますが。

私はすでにお答は申し上げていると思います。すなわち、どういうふうな予防接種でありましても、またどういうふうな薬をとるということでありましても、もし個人がそういうことをしないと社会全体が危険にさらされるということがはっきりみえておらないかぎり強制さるべきでないということが私の考えであります。第二に医師といたしまして、子供に身体的な損傷を与えたり、あるいは命を奪ったりする行為は絶対にしたくないということであります。もし、病気の危険というものが非常に大きいのであるならば、やはり大きな、種痘による危険も、これはその危険を受け入れなければならない。ただし、病気による危険がそう大きくないのに、種痘による危険をおかすということは、これは間違いであると思います。

一九六〇年のＷＨＯの専門委員会の討議では予防接種計画の第一の優先順位を天然痘とするということですべての国が一致した、と。しかも、大多数の国は強制を支持したようですけれども、そういう点からみますと、英国の強制種痘の廃止が一九四六年に行なわれたということは、世界的には例外的なことではなかったでしょうか。

はい、そうです。われわれは強制種痘を廃止する最初の国の少なくとも一つではありました。

しかし、ほかの国において最初から強制種痘をしていない国があれば強制種痘を廃止するようなことはないので、そこには強制がなかったので、そういう国がどれほどあるかは知りません。

一九六二年の、初種痘を一歳以後に延期するという決定に対して、前回、この英国保健省の決定は、グリフィスの勧告後一年以内になされたと思うとお述べになったと思いますけれども、グリフィス氏がその問題を最初に指摘したのは一九五九年の、免疫に関するシムポジウムの折ではなかったでしょうか。

ちょっと日付の点で、強制接種の廃止は一九四六年の法律が一九四八年に実施されて、一九四八年からということです。

その点は結構ですが先ほどの私の質問に対して答えていただきたいと思います。

ちょっとそれは違うと思います。一九五九年に開かれたのは英国におけるシムポジウムで、たくさん外国からの出席者がありましたが、そこでのグリフィス氏の報告というのは、多くの一歳児以下の死亡があるという事実を報告したわけで、その時はすでに一九四八年の強制接種廃止からもう数年たったことで、彼の報告はただ一歳以下の子供が多く死ぬという事実を指摘したのであります。グリフィス氏の報告で一歳児以下の子供の死亡率と一歳児以上の死亡率を比較した報告は、これは一九六〇年になされたものであります。その結果、小さい、まあ、乳幼児、スモール・ベイビーズはもう種痘をすべきじゃない、一年たってからはよろしいという勧告が出されたわけであります。

その指摘がなされる以前は英国でも副作用は一歳未満がいちばん小さいと信じられていたんですか。

いいえ、そうではなくて逆で、最も副作用、反作用の大きかったグループは一歳以下の赤んぼうだったので、やりかたを変えるという勧告が出されたわけです。

ちょっと質問の意味が…。

裁判長

質問のしかたを変えてみてください。

被告代理人

グリフィスによって今おっしゃったような結果が出る以前は、逆に、一歳未満の方がかえって安全だと信じられていたのではないでしょうか。

そういうことが信じられておったということは確かです。

甲第八号証（「Smallpox：A Reconsideration of Public Health Policies」、ジョージ・ディック）を示す

これは先生の論文ですが、原文の一四ページ、訳文の二九ページでございますが、定期種痘を一歳以後にした場合に、致命的な副作用が減少する理由として、「感受性のある個体の多くがその時までに一つあるいは他の幼児の伝染病によって死亡する」からであるという意味のことが書かれておりますけれども、これについて少し説明していただきたいと思います。

幼児が死ぬという理由はいろんな理由がございまして、いろんな病気から死ぬわけでございますが、ある国においては幼児の死亡率が非常に高い国もございます。また、ある国におきましては、幼児が予防接種、種痘に全然反応する能力がないために死んでしまうということもございます。で、これは低ガンマグロブリン血症と申しますが、そういう症状によって死ぬわけでございます。それからまたほかの理由で死ぬこともちろんあるわけでございますが、いずれにしろ、一歳以下の時に種痘を与えれば、そういう子供たちは死んでしまっておったわけであるということを私は申し上げているわけであります。で、私はここでちょっと訂正をしたいわけですが、また、私がここで申し上げたいのは、まず第一に、コニーベアが言ったことを言いなおしているということであります。また、第二番目には、〝若干の死に至るような合併症は減る傾向にある〟ということ、つまり〝若干の（some of）〟ということばと、そういう〝傾向がある（tend to）〟ということを強調して申し上げたいのであります。もちろん、これはひいて申しますと禁忌症（contraindications）も、子供が一年間この世に生を受けて生活をしておるかぎり、より強い禁忌症があるということが可能であるということであります。しかしその数は非常に小さい数であります。

その、禁忌症がより強いとおっしゃったのは一歳以下の子供のことをおっしゃったんですか。

私が申し上げたのは一歳以下の子供の場合には低ガンマグロブリン血症をその子供がもっているということがわからないというケースが往々にしてあるということ、それから異常高感受性というものがあるということもわからないことがあるということ、それからほかのいろんな禁忌症をもっているということもわからないまゝになってしまうことがあるということを申し上げたのであります。もっとほかの言葉で言いますと、免疫的なアブノーマルな体質をもっている子供がまだ発見されておらないということがあり得るということを申し上げておるわけであります。

それから前回、人々が事故の重要性を知るようになったのは、一九六四年のコニーベアの報告以後であるということをおっしゃったと思いますが、そうしますと、それ以前の、たとえば、コニーベアの一九四八年の報告であるとか、首席医務官への報告は、まだそれほど大きな関心を集めなかったということになりましょうか。

私はそういうことは申し上げません。私が申し上げたのはロールストン委員会、これは一九二二年だったと思いますが、が開かれまして、その報告書の中に、コニーベアがこの種痘の結果、脳症[①]、つまり脳[②]の損害が起こるということを指摘している、その事実を認知したレポートをした、ということを申し上げました。では、ちょっと引用させていただきますが、そこには、一九二二年から一九二四年の二これは一九二八年の報告の一部でございますが、そこには、一九二二年から一九二四年の二

月までの間に、種痘によって引き起こされたと信じられる中枢神経症状が六三例出現したと言っております。それからもう一つ、これは保健当局の月報の一つ、すなわち一九四八年の四月の月報に書いてありまして、七二ページにございますが、〝一九二七年になりますと、イングランドおよびウェールズのパブリック・ヴァクシネーター、接種施行者そのほかの医師等は、すでに一般的に種痘の副作用として急性中枢神経系の症状が起こるということを知っていた〟ということです。

今おっしゃったパブリック・ヴァクシネーターというのは、どういう制度だったんでしょうか。英国においては医師を選定しまして、それにパブリック・ヴァクシネーターという名称を与え、公設のクリニック、診療所等において実際の種痘を行なう医師のことを指しております。

その制度は現在でもございますか。

ありません。私の言ったのは決してクリニック、診療所といいますか、こういうのが無くなったというわけじゃなくて、ここに一般開業医として診療をしているかたわら、必要のある予防接種なら行なうという人たちは、医師としてはおりますが、もう、パブリック・ヴァクシネーターという名前はなくなっております。

乙第六八号証（「Some Hazard of Vaccination」、「ブリティッシュ・メディカル・ジャーナル」一九六四年一月四日号論説記事）、および、

乙第六九号証（「Neurological Complications of Smallpox Vaccination」、「ブリティッシュ・メディカル・ジャーナル」一九六四一一月二八日号論説記事）を示す。

これらの論説は一九六四年ごろから種痘事故に対する人々の関心が高まったことを示しているんでしょうか。

この、「ブリティッシュ・メディカル・ジャーナル」というものは、医者の専門誌で医師の資格をもっている人はだれでも投稿できるわけですが、そのジャーナルに出たからといってそういうふうにおっしゃるのは根拠がよくわかりません。私自体その質問の関連性がわからないと思いますので、もう一度質問をしていただきたいと思います。

前回、証人が一九六四年ごろに人々が事故の重要性を非常に認識するようになったと、そうおっしゃいましたので、こういった論説がそのころに、同じ一九六四年に二つもあらわれているということがそれと関連するのかと、そう思ったんですけれども。

そうとは言えません。結局、一九六二年に冷凍乾燥ワクチン、フリーズ・ドライ・ワクチンが作られるようになりまして、それが一般に用いられるということは、将来、世界中の天然痘の流行率が減るんだという期待がもてたわけです。

では、次の質問に移らせていただきますが、先生は、一九六二年の講演、これは甲第五号証として出されているものがそれにあたるようですが、その中で、幼児のルーティン種痘を放棄すべきだと、そう主張されておりますね。

私の報告は、もう少し合理的な政策が必要であるということに関連して、その甲第五号証の五ページには、要するに、三つの可能なやりかたとポリシーをあげております。

それでは、まだ、この段階でははっきりと、ルーティン種痘の廃止を主張されたわけではないわけですか。

これは英国医学協会（British Medical Association）で私が行ないましたレクチュアを収録したものでございまして、その時、われわれは、将来とるべき政策はどういうものであるかということについての討論を行なっておったわけでございまして、その討論の一環といたしまして、このような可能な政策があるということを、ディスカッションのかっこうで行ない、将来これを一般の医師に提示できるようにしようということにしたのがこれでございます。これは、保健省というものがその当時、初種痘、再種痘、両方をルーティンに行なうべきだという政策をたてておったにもかかわらず、実際に初種痘を受けておるのは四〇パーセントそこその人にしか過ぎませんでしたし、また、再種痘ということになりますと、一パーセントから一〇パーセントという人がこれを受けるに過ぎませんで、一般大衆の受ける率というものははなはだ低くて、その政策は単にペーパー上の政策にしか過ぎなかったということでありまして、これにかんがみまして私は、われわれが一つの政策を取り上げるというためにはそれを徹底的に取り上げるべきである、と。初種痘も再種痘もルーティンに行なうならば、百パーセント行なうべきである。で、にもかかわらずその当時の省、すなわち保健省においてはそういう政策をかかげているにもかかわらず実際に行なっていないということをここでディスカッションしているわけでございます。それからまた私は、もしも保健省が言っているような初種痘、再種痘を百パーセント徹底して行なうとするならば、その結果として一年間約二〇人の子供の生命というものを犠牲にすることになるであろうと言っております。それからまたもしこの種痘の政策が百パーセント施行されるということになりますと約三〇人の人が死亡するという可能性がありますし、それから神経的な障害がそのほか三〇例あるであろうということも述べております。それから、また、多年にわたりまして天然痘の移入、侵入が数多くあったにもかかわらず、感受性の比較的高い英国のコミュニティにおきましては、非常に小さい範囲で天然痘の伝染をおさえることに成功しているということも言っております。そこで私はここで二つ申し上げたいことがありますが、そのまず第一は、サー・グラハム・ウィルソンが申していることでございますが、サーが申しておることは、〝保健に関する一つのすでに設立された制度というものを受け入れるということは、それを廃止する、取り除いてしまうということよりもはるかにやさしいことである〟ということを言っております。それから、第二番目に、イタリックになっておりますところもここで引用

させていただきたいと思いますが、そこで次のことを申し上げたいと言っております。すなわち、"私は天然痘の接種の効力というものを非常に確信しているものの一人でございますが、天然痘の接種はどういう人にどういう時期に与えるかということを選ぶべきである。英国に住んでいる大多数の人たちは天然痘の危険にはさらされておりませんし、今までにさらされたこともないし、今後もまたさらされることはないであろう"（甲第五号証原文七ページ）と、こう言っております。

その医学会で講演なさった時の、他の学者のかたの反応はどうだったでしょうか。

一般的に申しまして、私の同僚からは反対の動きが非常に多くありました。

証人のご主張が有力な支持を受けられるようになったのはいつごろでしょうか。

非常に徐々にではありますが、長年にわたりまして少しずつ支持が得られたわけであります。そこで、一九六七年にわたりまして非常に重大なことが起こりました。すなわち、WHOにおきまして、世界中から天然痘を撲滅しようということを決定したわけであります。一九四〇年代におきましては八〇か国以上にのぼる国におきまして天然痘が常在しておりました。一九六七年のおしまいになりましてWHOが世界各国の四六の国におきまして天然痘の撲滅プログラムというものを導入いたしました。一九七〇年には二三か国に導入いたしました。一九七一年には七か国であります。現在におきましては世界中で天然痘が常在している国は四か国しかございません。すなわちエチオピアとインドとバングラデッシュ、パキスタンであります。それからこのプログラムにたずさわっておりますところの人々、すなわち、WHOの天然痘撲滅委員会の人たちの予測によりますと、一年以内にエチオピア、インド、バングラデッシュ、パキスタンにおいても天然痘はなくなるだろうという予測をたてております。この結果、私の同僚である医師たちもまた保健、厚生当局の人たちも世界における天然痘が漸次消滅しつつあるということをはっきり理解して、この理解にもとづいて予防接種による危険というものがそれだけ非常に大きくなっている。そして天然痘による死亡は少なくなっている、こういうことをよく認識した結果、私に対する反対が減っていったわけです。

（以上　竹内一雄）

被告代理人

そうしますと証人のかねてからのご主張が次第に多くの人々を説得したと、そのことに非常に重要な役割を果したのは一九六七年以来のWHOの根絶計画、そしてそれが部分的に成功したという事実だったんでしょうか。

一九六七年から始まったプログラムですから六七年にどの程度成功するか全然そういう事実はないわけです。一九六七年から一九七五年までということでしたら大変な成功を収めました。先程も申しましたように一九六七年の終り頃、この根絶プログラムの始まった当時は、常在国が四二国であるのに、今年になってたった四ヶ国というふうに減ったのを見ますと、継続して非常に成功したプログラムであります。

そのことをちょっとお聞きしたいのですが、WHOのいわゆる根絶というのは、天然痘が地球上から完全に消滅するということを意味するのでしょうか。

そういう希望をしております。

このWHOの発表による発生数患者数は、完全に正確なものでございましょうか。

決して正確であり、充実しているとは思っておりません。WHOが活動するに従って、今まで全然そんなとこにはないと思っていたとこからの発生を見付けたりすることもあります。こういうふうに病例を熱心に探すということになりますと、結局は罹病率がふえて来るわけで、なぜかというと、そこに症例がないと思っていたのが探した結果、症例として作られて来ますから、そういう結果になるわけです。それから国家別の報告、ナショナルリポーティングということになりますと、相当多くの報告漏れがあると言えましょう。

乙第七〇号証を示す

この一九七〇年六月のランセットの論説、そのほかに、乙五九号証の一九七ページにも、英国医学雑誌の種痘の是非、という訳文が出ておりますけれども、こういった論説から見て、一九七〇年頃にはまだ廃止論と存続論とがしのぎを削っていたと言いますか、互いに論争が続いていたんでございましょうか。

その通りです。いわゆる討論が行われておりました。

英国でルーティン種痘の廃止が実現したのは、一九七一年で、それは証人がそのことを提唱されてから、かなりあとであったのだろうと思うんですけれども、にもかかわらず証人は一九七一年の廃止は正当であったと早過ぎも遅過ぎもしなかったという意味のことを、前回述べられたと思うんですけれども、その理由をちょっと聞かせてもらいたいんですが。

まず最初に申したいのは、一九七一年にルーティン種痘というものが廃止されたのではございませんで、保健大臣によりまして、同年の一〇月に強制、ルーティンヴァクシネーションの廃止というものがリコメンデーションの格好で行われたのであります。それからその後年がたつにつれまして、この保健省のリコメンデーションというものに従う医師というものがふえて来たということであります。

一九七一年以後、英国には天然痘の流入発生はあったんでしょうか。

はい、ありました。

その回数、あるいは患者数、死亡数がおわかりですか。

私、一九七〇年以降、第一線に出ておりませんのではっきりとした正確な数を申し上げられるかどうかわかりませんが、記憶の範囲で申し上げます。一九五〇年から七〇年の間に一三回の天然痘の侵入がございまして、その結果一〇一の症例が出ております。それで死に至ったケースは三七例であります。一九七〇年から現在まで二例ないし三例の天然痘発生移入があったと思いますが、正確には私わかりませんが、一例ございますのは一年半前にありました。これは研究所からテクニッシャンが天然痘のウィルスを持って出まして、その結果三人感染いたしまして、二人死亡いたしました。こういうこと、すなわち天然痘の移入ということは、どの国におきましてもいつでも起り得ることであります。もちろん撲滅というものが完全に行われ、根絶が成功すれば別でありますけれども。

一九七一年以降も種痘による事故は少ないけれども起っていると前回おっしゃったと思うんですが、その数あるいは死亡の数についてはデータお持ちでしょうか。

私は申し上げましたように、第一線から退いておりましたので、私の範囲内では正確なデータを持っておりませんし、サマリーというものも私の知る限り出ておりません、しかし時間が与えられるならば私は正確なデータを、追っていることはできます。首席医務官の一九七二年に出しましたリポートによりますと、種痘後脳炎の四つのケースが含まれております。すなわち第一例は二五歳の女性、第二例は一三歳の少女、第三例は三七歳の婦人、第四例は四一歳の男性であります。

この方々は死亡、あるいは重い後遺症を残すようなケースだったんでしょうか。

二五歳の女性の場合には七日間に渡りまして目がかすみ、頭が痛いという症状があったのでありますが、その後つつがなく回復しております。一三歳の少女の場合には、初種痘以後三週間に渡りまして、聴力の障害が出ております。そのほかいろんな細かい障害が出ておりますが、その細かいことについては今申し上げませんが。女性のほうですが、残りの、一応痙攣等を起しまして昏睡状態にもなりました。その後それは回復し、頭痛がありましたが、頭痛が治ってからはいわゆる全快をいたしました。男性は三週間後に死亡いたしました。これはすでに病院にかつぎ込まれた時には重度の昏睡に陥っておりました。

それでは種痘による個人の免疫のことを少しお聞きしたいと思いますけれども、個人の免疫についてのディクソンの表を引用されたんですが、前回、この表は一回限りの接種を前提としたものですね。

これは一九六二年、ディクソンが、入手し得るあらゆるデータを集約したものであります。それからその当時のデータの集約、サメーションですから集約とも取れれば要約とも取れます。

日本のように三回の定期的な接種が行われる場合、同じ個人が三回受ければ、免疫の期間は当然それだけ延長されるわけですね。

これは受けるという言葉をテークで訳しますと、テークした、三回受けたという場合、

被告代理人

ちょっと異議あります。テークというのはつく、という意味ではないですか。

この点私が説明したいと思いますが、初種痘の時に七ないし九日間にジェネリアンヴェシクルができるジェンナー小疱ですね、要するに小さな疱が三回できると、これをＷＨＯではメージャーリアクション、訳せば確定反応。一五年位までは多くの人は再接種の場合、接種された場所がはれたり、あるいは刺激されたり、炎症を起したりするのが二四時間から四八時間以内に起ればこれは十分な、アクセラレーテッドリアクション、促進作用というふうに訳しておりますが、そのふうにとりまして、アクセラレーテッドリアクションということは免疫がつくんだと信じていたわけです。現在においてはそれはいわゆる免疫反応でないことが知られております。すなわち、免疫を受けていることを差さないわけです。単にそこに現われているものは、肉系統蛋白質、あるいは動物蛋白質に対する高度な感受性、何かと言いますと、その仔牛なり牛なりの蛋白質に対する感受性が異常に高いということだけであります。現在知られていることは、再種痘の場合には、七日ないし八日後に、赤発というんですか、赤くなるとか、それから小さな潰瘍ができる、あるいは小疱ができる、そういうようなのが現われて、初めてこれは免疫がついたということがわかります。ＷＨＯはこれをメイジャー・リアクションツー・リヴァクシネーション、再種痘の確定反応というふうに言っております。そのほかに反応が現われた場合には、ＷＨＯの定義によりますと、それをいわゆるイクィヴォカル、疑似反応というふうに定義しております。私がこれを申しますのは、子供が再種痘を受けた場合に、実際に望ましい反応を示しているのかどうかがはっきりしないということと、それから再種痘をする子供達が、実際に初種痘をしたということがはっきりしていないということです。私はこれを見ますと、一九七〇年のところを見ると、子供の四三パーセントが初種痘、五二パーセントが再種痘、五〇パーセントが再々種痘というふうに出ておるようですが、この三回の種痘を受けた子供達が、全部同じ子供なのか、要するに本当の再種痘なのか、それとも本当の再種痘でないのか、こういうことも確実になっておりませんし、それぞれの種痘におけるその反応が、いわゆる確定反応を示した人達だけを集めてあるのか、そうでなくて、ＷＨＯのいわゆる疑似反応も含まれてしまっているのか、これもわからないということを、ここで言わざるを得ません。

被告代理人

前回接種を受けた人の変化された症例というものが、流行の原因になったということをおっしゃったんですが、その患者自身によっては、症例の変化によって症状が軽くなるという恩恵を受けているわけですね。

その通りであります。それはいろいろの程度の差はございますけれども、その自身について

言えば不完全ではあるが、保護を受けておるプロテクション、防禦があるということは言えます。で、それは何年に渡たるかということは、その例によって違いますが、だんだんと消えて行って、二〇年後にはその防禦というものは完全になくなるわけであります。で、はたしてこの年数がどうかということを的確に評価することは非常にむずかしいことであります。たとえば種痘を受けた人が、回りに天然痘があるような地域に住んでおりますと、その天然痘に間接的に非常に低いレベルで感染することによって、自分の防禦の力というものをビルドアップして行く、強くして行くということもございますので。

それから種痘をしていない患者は平均六人に病気をうつすのに対して、種痘を受けた患者はせいぜい一人に伝染させるに過ぎないと、こういう報告があるんじゃないでしょうか。

いろんな種類のリポートというものは出ておりまして、その一つを私が持っておるここでこのいわゆる根絶計画に携わっておる人が出しておるアメリカの学会誌に出ております。これは第九四巻四号に出ております一九七一年のものでございますが次のように言っております。"最近の現場の症例を観察すると、天然痘というものは非常に接触によって感染するような病気ではないということがわかっております。空気伝染をした人が平均して二人とか三人以上の人に新しく感染させるということは非常に例が少ないのであります。それでもまた病気がうつるという場合は、大体の場合にはある家庭内におきまして、すでに感染を受けた人がおるという場合に限られております。"でこれはしかしその数も非常に変り得るものでありまして社会的な条件というものはどういうふうなものかということによって違ってまいります。でたとえば一例を上げますと、病院内におきましては、一人の患者が一人、二人ないし三人の人に感染をさせるのであります。それからまたヨーロッパ、アメリカ、あるいはまたイギリスにおきまして最近の例を見ますと、天然痘の流行は病院から大抵始まっております。私の記憶から申し上げる数字で正確ではございませんが、違っていたとしても一例ないし二例位しか数違わないと思いますが、一番最近のユーゴスラビアに起りました重大な天然痘の流行の例これはやはり患者が入院いたしまして最初の病院で新しく二例、二人に感染させ、二番目の病院でまた二人に感染させ、第三番目の病院におきまして八人に感染させ、四番目の病院でまた八人に感染させ五番目の病院では一八人に感染させたという例でございます。ですからこれで見てもおわかりのように、どういう社会に天然痘が起ったかということによって数も変って来るということであります。

乙第七二号証を示す

原本の四六九、四七一、四七四ページにあります図の一、二、六によりますと、これはマッカーシーダウニーの論文ですけれども、再種痘では初種痘よりも早く中和抗体が出現して上昇するということが示されておりますね。

非常に興味のある研究ではありますが、非常に制限された研究でもあります。私の言いたいことは、抗体が循環するということと、天然痘の免疫ということとには、関係がないはずだと。もう一つの免疫があります。これは細胞を媒体とする免疫をつけることです。これはいわゆる抗体ではなくて、細胞媒体免疫とかいうものです。確かにそのサーキュレートするところの中和抗体というものは、免疫に関与することは多大に関与しておりましょうけども、それとはほかに細胞を媒体とする免疫性というものがあるということを指摘したいのです。ということは約二〇年前に、限られた数の個人に対して行われたこの研究は、そう重視すべきものではないと思います。ということは、再種痘の場合の免疫の保護はどのような機序によってなされるかということの研究のためには、という意味です。というのは動物実験の結果、全然抗体をなくしてしまう、ある動物の抗体をなくし、それができないようにしてしまっても、その動物に免疫性を与えることができるという実験でございます。

しかし、このマッカーシーらの主張は、主張と言いますか、論文は、このいわゆる追加免疫効果あるいは二次応答として、一般の免疫理論からも正当化されるものではないでしょうか。

実験そのものとしては、それは容認されるかも知れませんけども、すでに新しいことが沢山もう発見されている時代になって来ております。ということは、結局抗体の中和性のみならず、そのほかもっともっと沢山の問題があり、またいわゆるセカンドリーリスポンス二次応答についても、いろいろ新しく研究されておって、違ったものができておる、特に細胞ミディエーテッドという、細胞を媒体とした免疫については、極く最近出て来ておりますので、それを指摘したかったわけです。もう一つ申し上げたいのは、一度種痘をいたしますと、皮膚が再種痘に対して抵抗を生じます。それから現在知られており、もう数年前から知られておることですが、再種痘がうまく行くためには、初種痘よりかもはるかにワクチンの容量を多くしなければならないという事実です。

前回促進反応に関するご質問があってこれがアクセラレーテッドリアクションとして訳されておりますけれども、このアクセラレーテッドリアクションというのは、このブースター効果とは別のものでございますね。

先程申し上げたように、いわゆる数年前から、アクセラレーテッドリアクションというもの、すなわち二四時間ないし四八時間再接種後に起るところの反応は、これはいわゆるアクセラレーテッドリアクションというものでは全然なくて、アレルギーテッドリアクションであると、ですからこのアレルギーに対してある一部の人はアクセラレーテッドリアクションと言っておりますが、これは免疫を受ける反応ではないわけです。反面再種痘の場合にいわゆる確定反応が出たという時には、再種痘の確定反応が出るまでの期間というものは、時間というものは初種痘よりか短かくなっております。一例ですが、初種痘の場合の確定反応が出るのは、八日ないし一〇日間後です。再種痘においては六日から八日の間に出て来ます。したがってこのアクセラレーテッドリアクション、て一体何であるかを非常に厳密に定義づけないと話がうまく行きません。そちらのほうの意味はどういう意味なのか教えていただけますか。よくわかりません。次にはいらせていただきまして、一九五〇年以降の英国社会の免疫率が、五パーセントから一〇パーセントだとおっしゃったんですが、それはどういう計算に基くんでしょうか。

こういう数を出した理由ですか。それとも、この計算の根拠。

これはディクソンの論文に従ったデータでありまして、ディクソン論文においては計算の方法というものを詳細に書いております。これは計算のベースといたしましては、人口の約四〇パーセントがワクチンの接種を受け、それによって三年間は完全なる防禦が与えられ、それからその後二〇年間に渡っては部分的な防禦が与えられるという事実があります。それからその内の非常に小さいパーセンテージの人が、再種痘を受けておるというレートが出ております。それによって集団、すなわち社会の免疫はどれだけかということが出てまいります。で幼児の時にすでに種痘を受けておる人の集団免疫の率、それからそれにプラスいたしましてそのほかの用途によって種痘を受けた人すなわち旅行する人であるとか、軍隊へはいって受ける人であるとか、そういう人の免疫の率というものを、加えたものがディクソンによりますと全体の人口の約五ないし一五パーセントであるということであります。それでまずコーフォーズという言葉使いますが、これは一定のエージグループの集団という意味でありますが、そのエージグループの集団を取りますと一年以下の子供では九〇パーセントから九五パーセントの免疫率、それから二歳のものでは八〇パーセントそれから三歳のものではいくらというふうにこのエージグループ別のこの様相というものがはっきり出てまいります。それによりまして全体の集団が免疫に関してどういう状態にあるかということが絵を画くようにはっきり出て来るわけであります。

もう一つそれでは日本では最近新しく安全な痘苗が開発されているんですけれども、このような痘苗の改良によって種痘の事故あるいはそれの死亡率というのはずっと低くなって来ると期待されると思うんですが、これについても証人のご意見伺いたいと思います。

で、どのような痘苗でありましてもそれが実際安全かどうかということをテストするのは、一〇〇万単位の人に実際接種を行なってみないとわからないのであります。それによってその合併症が、一体起るか起らないのかというそういう確率、それからそれが効果を持つものであるかどうかということが初めてわかるのでございます。で何百万もの多くの人に接種をした結果を見ないと実際それがすなわち安全な痘苗であるかそれともまたその効果がどうであるかということさえも確定的には絶対言えないのであります、でこの日本で開発されておる痘苗ということについてでありますが、これは未にこの実際、自然にはいって来る天然痘の菌というものに対して、効果があるかどうかということも、テストを、そういう面でも受けてないように思います。で、私がこの日本での新しく開発された痘苗がはたして安全なものであるか、あるいは効果があるものであるかという判断を下す前に願わくばＷＨＯの管理のもとに行われました、出されましたところのプロトコルを見せていただかないと結論は下せないのであります。

（以上　高　橋　ますみ）

被告代理人（楠本）

それでは種痘政策についてもう少しお聞きしたいと思います、どのような種痘政策をとるべきかということは、各国のおかれた条件状況によって違うと、また時代によっても違うというふうに言ってよろしいでしょうか。

そう言えると思います。

一九七一年に英国とアメリカがルーティン種痘を廃止したあとも他の多くのヨーロッパ諸国などはそれを存続しておりますね。

そうです。

日本もまだ存続しておりますけれども、英国の種痘政策と対比して日本の政策を考える上で、英国と日本の次のような事情の差異が重要と考えられませんでしょうか。第一に地理的に日本は英国よりもアジア大陸の痘瘡常在地、流行地に近いという点はいかがでございましょうか。

まあ距離そのものをよく地図見て測ってみないとわからないんですが、近いとおっしゃるならばそうでしょう。

それから日本は戦争直後でしたけれども、一九四六年に、患者数約一万八、〇〇〇、死者約三、〇〇〇という大流行がございまして、まだその記憶がかなりなまなましい、天然痘に対してかなり根強い恐怖というのがあるんでございますけれども英国にはそれほどの大流行は最近はないように思うんですけど、そういう点は相違としては考えられませんでしょうか。

まず地理的な問題ですが、実際距離として短いとおっしゃるならばそれは認めます。確認できませんが、しかしその距離の短かさとはまた別に、移入に関してはわが国は昔からこの常在国との往復が非常に大きい、たとえばアフリカにしろインドにしろパキスタンにしろバングラディッシュにしろ、非常に多くの行き来がある国であって、移入による接触というものは日本の危険の何倍にもさらされていると信じております。次にその流行に対する気持でございますが、二〇世紀の前半には相当大規模な流行があり、また一八世紀においては大変な大流行があり、現に一九三六年まではわが国は常在国であったわけです。したがってこの流行に対する感情は、世界のほかの国と同じように、非常に強い感情をもっております。その反面、両国の間に非常に似ているところがあります、両国とも島国であります、したがって港における制禦というものが、ほかの非常に広い国境をもっているヨーロッパの諸国、ドイツなどに比べますと、ずっとやりやすいということはお互に似ております、したがってその意味では、われわれ両国の間ではその面の危険性は少なくなっております。

それでは次に証人は、今回日本に滞在されて非常に日本の国土が過密であると、特に都市部は過密であるということを経験なさったんじゃないかと思うんですけど、いかがでしょうか。

日本には沢山人が住んでいるなということは思いましたけれども、実際に国土と人口とか、そういうものをよく勉強してみたりすることもしてませんし、また見たところ家が非常にたてこんでいるということも感じます、ただ非常に印象に強かったことは、訪れたそれぞれの町においても、非常に清潔であるということ、それからたてこんではいるが、住宅地もやはり清潔であるということは印象が強かったです。

清潔であると言っていただいたんですが、そういう過密であるということ自体が、もし万一流入があった場合に、接触の頻度がそれだけ大きいという一つのファクターとして考えられませんでしょうか。

その接触の問題については前にも触れましたし、特に家庭内の接触ということを話しましたが、天然痘の患者は、その潜伏期においては全然感染性をもっていない、それで実際に感染を起こす可能性は、急性な病気の出現とともに起こってくる、ところがこの病気は急に出ますと病気が非常に重いわけです、とてもそのへんをほっつきまわるような気にはなれないし、普通の場合病院に直行するということであります。そういうわけでございまして、今朝ほども家族内の範囲におきましては、天然痘は少なくとも、先進国におきましては、そう伝染率の高い病気ではないというふうに申し上げたのでございます、それよりもむしろ病院という環境においては、さきほど申し上げましたような理由によって、むしろ感染率が高いということであります。

次に英国には、今朝もお聞きしましたけど、古くから激しい種痘反対運動の歴史があるということを伺ったんですけども、日本には少なくとも最近までは伝染病予防、特に予防接種の重要性について、全国民的なコンセンサスが得られておったと思うんでございますが、そういう点も一つの相違として考えられませんでしょうか。

私は日本に種痘反対の動きがあったということは聞いておりません。

種痘の問題について、政策は最終的にはそれぞれの国民の選択によって決めざるを得ないものではございませんでしょうか。

私が質問を正しく理解しているか、もう一ぺん確認したいんでございますけれども、国民的なスケールでとられる種痘政策が、どういうものであるかということを決定するのは個人の一人ずつの国民の判断によるのであるというふうにおっしゃったように聞こえますが、実際はそういう意味でお聞きになっているのではないでしょうか。

え、個人ということではなくて国の国民の民主的な意思と言いましょうか、最後はそれによって決定されることになるのではないでしょうか。

はいそうであります、しかしそれには国民のすべてが天然痘というものに対して、世界がどういう情勢になっているかということを十分に熟知しておるという前提条件があります、それからまた種痘を行なうことによって与えられる防護というものと、種痘をすることによって与えられるかもしれないダメージというものがどういうものであるかということを十分知っておるという条件つきでそうであります、それからもう一つ現在の世界におきましては、実際的に天然痘はほとんどなくなっておるということも知っておられなければいけません。

被告代理人（松村）

一、二補足的に質問をしたいと思います。さきほど証人は抗体測定によって、天然痘に対する免疫状態をはかることは非常に限られた手段であるというふうにおっしゃいましたが、たとえば中和抗体価というものは限られてはいるけれども、やはり一つの免疫状態を示す指標であるとは考えられませんか。

もちろんこの抗体の強さを測る、それを中和するということが、ある病気に関しては、非常に有効な免疫を測る尺度でございます、たとえば、ジフテリアの場合、これはアンチトクシンと言っておりますが、それを測るのが唯一の手段であります、それからポリオの場合には内臓がその病菌に対して抵抗を示すという新しい測り方がありますが、その測り方を除いては、この抗体の強さを測るという、中和させるというのが有効な方法であります、しかしながら、このマッカーシーとかダウニー、ブラッドレーの報告について述べますならば、これは非常に特殊な例でありまして、その後同じような実験をした人はだれもおりません、それからこの実験自体につきましても、抗体の中和ということについては、一六人くらいのケースをとっただけでございまして、広範囲にわたってサンプルをとった実験とは言えないのであります。それからもう一つ、さきほども申し上げましたが、一九五七年以来、このところ二〇年ばかり、免疫学という新しい分野が非常に研究が進んでまいりまして、さきほど申し上げました細胞を媒体とする免疫性というものが非常に重大であるということがわかってまいりました、この細胞を媒体とする免疫というものが、抗体中和による免疫よりも、むしろ重要な役割を占めるという可能性もあるのでありますが、はたして両者を比べてどちらがどれだけ重要かということは、いま私も申し上げられません。この事実については、一九七五年のデータがあれば、非常に話がしやすいんですが、一九五七年ではどうも……。

それで痘瘡の免疫に関する細胞免疫のデータが現在十分に蓄積されていると証人はお考えになりますか。

医学のどの分野におきましても、十分に蓄積されたということはないのではないでしょうか。

ですから種痘廃止を考えるための十分なデータがすでに蓄積されているかどうかということです。

よく質問の意味がわからないです。

それでは質問を変えます、さきほど証人は確定反応というものについてご説明になりましたね、その際に初回の種痘の場合、確定反応が起きるのは七日から一〇日であると、それから再接種の場合は六日から八日で確定反応が起きるというふうにおっしゃいましたね。

大体そうです。

ということは、初回接種に比べて、再接種のほうが免疫の形成がよりはやいということを意味しますか。

まあ身体が、二回目に起こす反応の時間がはやくなるということは示します。

抗体がはやくできることを示しますか。

それは必ずしもそれを示すものではありません、というのはさきほども細胞媒体として起こる免疫というのを言っておりますので、これは結局また別の免疫が細胞、特に皮膚の細胞において免疫がつくられていくということです、したがいましてこの事実はあるのですが、これと抗体と、要するに細胞と抗体とのお互いの関係は私にもまだわかっておりません。人間だけが天然痘にかかるという関係上、天然痘のホストというのは人間しかいないので、これはどうしても人間に対して天然痘の侵害を起こさせ、天然痘の黴菌を使い、人間の身体において、実際に細胞媒体の免疫か、それとも血液上の免疫か、それをバランスにかけることは事実として不可能なんです、しかもいわゆる学問的な理論のみを究明するためにそのような大変なリスクをおわすことはできません。

もう一つお聞きしたいんですけれども、予防接種一般的にはブースター効果というものがあります、種痘の場合にもこのような効果があるでしょうか。

これは天然痘の場合とか一般にとかいうことについても非常に注意しなければならないわけです、不活性ワクチンをポリオの場合与えますと、二回目、三回目とポリオのワクチンを接種するに従って、実際に二次的な反応が現われてきます。はっきりと。ところが生ワクチンを投与した場合にはあらわれないということがありますが、これはすでに免疫性を受けているということは生ワクチンが消化器官内において再生することがないと、再生することがなければ免疫にならないというような意味で、全然違った結果になる、ということは、活性のあるもの、不活性のもの、生きたものと死んだものとただ比較するなり、片一方から敷衍してもう一つのほうへ解釈するなりということは私はできないと思います。

被告代理人（楠本）

今度は百日咳ワクチンのことについてお伺いいたします、前回百日咳ワクチンの有効性に関して、公衆衛生協会、いわゆるP・H・L・Sの実験について話していただいたんですが、この実験が行なわれたのはそれまで英国で百日咳患者の数が毎年減少していたのに、一九六三年以降は減少しなくなった、そのためにワクチンの有効性に疑問がもたれるようになったことが、その実験が行なわれた理由でございますか。

はいそれは一つの理由であります。それからもう一つの理由としては、人々がそれに対してちょっと心配をもってきた、すなわち副作用があるということに心配いたしまして、接種すること自体によって与えられる損害というものが社会全体に与える効果というものよりも小さい、社会全体に与える効果が損害よりも大きいということを確認したいと思うようになったからであります。

百日咳患者の数は現在でも、日本でも英国でも相当多くて、特に英国では一九七〇年にかなりふえたのではありませんでしょうか。

この急増したとか、あるいは患者数が多いというのは相対的な言い表わし方でございます、一九七四年にイギリスにおきまして、そういう症例が増えたということは事実でございますが、それはわれわれが、あらかじめふえるであろうということを予期し、あらかじめ知っておったそのとおりにふえたということでございます、というのは傾向といたしましては、百日咳は二年半乃至三年ごとにふえるという傾向があり、一旦ふえると一年半そのふえた傾向が続くということをわれわれは知っておったわけであります、もう一つつけ加えますと、この百日咳の流行の周期というものは一九五七年に始めて以来、それ以来わかっていることであります。

乙第六七号証四を示す（「疫学週報」W・H・O発行、一九七四年一〇月一八日第四二）

原文三五四ページ訳文では三ページと四ページをご覧下さい、これはW・H・Oの「疫学週報」でございますが、これによりますと英国の百日咳は、一九七二年、七三年には週平均五〇例であったのが、七四年には最高で一週間三五〇名に達したと、このような増加は、〝自然の増加かあるいは副作用の公表によって百日咳への関心がふえたためか、それとも百日咳ワクチンに不利な評判がたったために母親が赤ん坊に接種をためらってその結果として感受性のある小児が増加したためであろうか〟と、こう書きまして、この筆者はおそらく自然の増加であろうと書いておりますけれども、証人はこれについてどうお考えになりますか。

私はさきほどもご説明いたしましたが、英国におけるわれわれが経験しておりますことは、二年ごとに比較的小さいスケールの百日咳の流行があり、その一回の継続する期間が一年半ぐらいであるということ、これはあらかじめ申し上げました。このような非常な規則正しいサイクル、周期というものは、一九五七年以来変ることなく、いままで続いておるものでございまして、各サイクルごとにだんだんと流行のスケールが小さくなってきております。でございますからそういうことをご説明申し上げたにもかかわらず、なおこういうふうな質問を受けるのはなぜかということを私はよく理解できないのでありますが、さきほど申し上げましたように、長年にわたってわれわれが経験しておるところを分析いたしますと、二年ごとくらいに流行が起こって各々の続く長さが一年半くらいなのであります。

今日でも百日咳の感染の危険性というものは、特に幼児にとっては軽視できないとお考えになりますか。

幼児ばかりではなく、どのような感染の危険もあるということは言えます。しかし英国においては、一般的に百日咳というのは、非常に軽い病気、すなわち昔よりかはずっと軽い病気であるというふうにもう周知の事実になっております。

アメリカでは、英国よりもさらに強力に百日咳の接種を勧奨しているのではありませんか。

いまの問題についてはそうとは言えません。というのはイギリスの厚生省は、実際に百日咳の勧奨を六ケ月以上の年の赤ん坊にオファーしております。ただこの勧奨すると同時に一連の研究が行なわれております。これはまず効力の問題、それから使用にともなう副作用の問題、それからもう一つ、よく子供が入院してその子が相当重症の神経症状である場合、ひきつけなどのひどい場合、その神経症状と接種の関係をよく研究するようにと、こういうことを平行して勧奨しております。

前回原告代理人は、一九七〇年の三混ワクチン事故のときに厚生省当局の発言というものを引用されたんですけれども、これはその後調査しましたところでは、新聞報道がかなり不正確であった、特に〝ワクチンの副作用が、四〜五日から二〜三週間で発現する〟というのは、種痘についての厚生省の発言をとり違えたらしいのですが、これについて何かコメントしていただくことはありませんか。

新聞が一九七〇年に何かを書いたことをあなたが事実として申し上げられておるんで、私としては返事は何もないわけです。

それではインフルエンザのことを少しお聞きしたいと思います。英国では弱い人々、それから医師、あるいは全寮制のようなクロースコミュニティについて、インフルエンザワクチンを勧奨しているというお話でございましたね。

弱い人とは言いませんでした。まず老人と言いまして、それから慢性心臓の病、それから慢性気管支の病、そのほかの慢性病の人と申しました。

わかりました。日本でも集団生活がインフルエンザ流行の中心になるということで幼稚園児とか小中学生に勧奨しているのでございますけれども、これはある意味では、いまのクロースコミュニティの考え方と共通しているように思われるんですが、いかがでしょうか。

いえ私の言ったこの場合のクロースコミュニティというのは、寄宿舎そのものです。要するに朝から晩まで同じところでずっと生活をしておって、日中のみならず夜中も常に接触するチャンスのある、こういうような学校の寄宿舎それからまた別に考えておりましたけど、老人等が、老人ばかり集まって朝から晩まで老人同士だけでつきあっているというような、もっと限定されたクロースコミュニティであります。

幼児のインフルエンザ予防注射は危険性が高いということはいつ頃わかったんでしょうか。

日付は知りませんけれども、英国における開業医間全部の常識になっております。

日本でも一九六七年以降は、三歳未満の子供には感染の危険がきわめて大きい、特別の理由がある場合以外は接種しないということになっておるんでございますが、それから日本では最近はH・Aワクチンを使って、これによって事故が著しく減ったわけでございますが、英国ではH・Aワクチンは使われているでしょうか。

私はインフルエンザのほうの専門ではございませんけれども、少なくとも私の知る限りH・Aワクチンというものは聞いたことがございません。しかしこれは前の証言でも申し上げたはずですが、インフルエンザのワクチンの場合には、どのような種類の株がはいっているかということによって、使うワクチンの種類も変えなければいけないのであります。たとえば昨年の場合でありますが、オーストラリアからやってきたポーチャーマスという株がございました。これにA株を用いるべきか、B株を用いるべきか、どういうものを使うかということに関しまして、ロンドンにありますW・H・Oの研究所からのレコメンデーションがありました。それからまたアメリカからもどういう種類のワクチンを使うべきかということについてのレコメンデーションがあったのであります。で、一つの株が一つのインフルエンザに効きますと、それによってすべてのインフルエンザについて同じ株が効くというふうに思いがちでありますけれども、これは疫病学的な見地から申し上げまして、入ってくる菌の種類も変われば、それに使うべき菌の株も変えていかなければならないのであります。これはまあそのときどきによって、静的にとらえるのではなくて、動的にとらえて、使うウィルスというものを変えていかなければならないということであります。で、まあしあわせなことにこういうふうに考え方を変えなくちゃいけないというのは、ほかの例ではございませんで、インフルエンザだけであります、というのはこの継続的にワクチンを変えていくということの必要があるのはインフルエンザだけであります。

前回お孫さんに接種するのが適当として考えられるとして、挙げられたポリオ、破傷風ジフテリア、はしか、風疹、これらのワクチンにつきましては、それによって得られる保護効果は、副作用の危険性よりずっと大きいとお考えになられるわけですね。

はい、私の意見ではそうであります、それからいまありますところのデータに基いてそういう判断ができます。

それでは予防接種一般についてお聞きしたいと思いますが、英国では予防接種の勧奨というのは正確にはだれがだれに対して何をすすめるということを意味するんでしょうか。

イギリスの保健省がワクチンを無償で個人に与えること、これをオファーと言っております、それを実際その子供に与えるべきかどうかということに関する決定はその子供がいる家庭のファミリードクターあるいは診療所の医師が決定をくだします。

現在勧奨されている予防接種は何と何でございますか。

ジフテリアそれから破傷風、百日咳これを三種混合のワクチンで与えます、それから経口ワクチンこれをポリオのものを生後六ヶ月に第一回目を与えます、それから六週間経って第二回目、第三回目をそのあと六ヶ月に与えております、それから学令に達しますとジフテリアトクソイド、破傷風トクソイドそれからポリオこれを与えます、それから大体一二歳から一三歳の子供に対してはB・C・Gを与えております、これはたとえば結核が蔓延しておるような国からの移民の場合には、小児に対してもB・C・Gを与えております、そういう疫病学的な理由がない限り、一般には一二歳から一三歳が結核の伝染率が一番高いということで、この年にB・C・Gを与えておるわけであります、それから女の子の場合には、さきほど申しました風疹リベラのワクチンを与えております、それから小学校を出ますときに、またポリオと破傷風これを与えております、いままで申しましたのは、いわゆる日常と言いますか、ルーティンの接種の種類も申し上げましたが、それ以外にもたとえば旅行者、特に非常に天然痘の常在国へ行くような旅行者でしたら、天然痘の予防接種をする、それからチフス常在国へ行く場合にはそれも与えますし、それからほかにもいわゆるアンスラックス、脾脱疽にかかるという心配のあるような人は、こういう人達は、特別に脱疽関係の予防接種をする、それから忘れましたが最近小さい子供で一二ケ月以上の年令に達しますと、はしかの予防種をするようになりました。

（以上　林　哲　郎）

被告代理人（楠本）

予防接種をするかどうかの決定は、ファミリー・ドクター、あるいは診療所とおっしゃいましたか、診療所でするということをおっしゃたんですが、そのドクターは、子供の両親と相談してきめるんでしょうか。

これはその状態によってだいぶ違うわけで、たとえば両親がどういう状態といいますか、これはたとえば予防接種に対して理解力があるのかどうか、あるいは説明してもそれを十分に理解するだけの下地があるような場合とか、ない場合とか、そのほかいわゆる社会的コンディションがいろいろ違いますので、それによって偏差があるわけです。一例を申しますと、ある、いわゆる人口グループ、人のグループがあるといたしますと、ただ、看護婦が親のところへ行ってさあ、予防接種に赤ちゃんを連れていらっしゃいと言うと、お母さんが素直に連れてくるというようなグループの人たちもおれば、別のグループの人たちですと、医師が非常に熱心に詳細に説得して、なぜ予防接種を子供たちに受けさせるか、それをよくきいてからでないと納得しないような人もいる。そういうふうに相当に社会グループの差がございます。

証人は前回、ポリオ、ジフテリアなどは、百パーセントの子供に行なうべきだと、こうおっしゃったと思いますが、ポリオ、ジフテリアは実際にはどのくらいの割合で接種されておりますでしょうか。

これも国の地域によって違いますけれども、平均いたしますと、ポリオの場合には八五ないし九〇パーセント、それからジフテリアの場合には、少し最近落ちておりますが、平均して七〇ないし七五パーセントでございます。

両親が予防接種にあまり理解がなくて、特に何らかの理由で接種に反対であるという場合に、しかも接種の必要が非常に高いという場合に、子供の保護のために、なにかとれる手段がありますでしょうか。

両親とよく話をして説得するという努力以上はなにもできません。

先ほど、勧奨接種の場合には無償で個人に与えられると、こうおっしゃったと思うんですが、そうすると、個人はなにも費用は払わなくてもよろしいわけですか。

そのとおりです。ただし、旅行者が旅行先のために予防接種を受けなければならない時には、これは自分で払います。

それから前回、証人は最近になってパブリック・ヘルス・サービスの再組織があった、と。で、若干後退したとおっしゃいましたが、これはどういうことでございますか。

いいえ、私が申しましたのは、最近われわれのナショナル・ヘルス・サービスというものが組織的に、リジョン（region）、エリア（area）、ディストリクト（district）というような、地理的な大きさに分けられまして、それまでは、メディカル・オフィサー・フォー・ヘルス、健康保健医務官というものは、自分の責任がはっきりわかっておって、わたしはこの町、タウンの責任者である、わたしはこの行政単位の責任者であるということがよくわかっておったんでありますが、組織の変更と申しますのはこういうふうに変ってしまったので、一時、自分の担当の範囲がはっきりしなかった、と。しかし最近よくわかってくるようになってきまして、一体、どの町か、どの郡か、どの地区か、はっきりしてくるようになっております。で、このように、新しくこの担当地域が変ったために、はっきりしない面があったということは、あくまで、暫定的な一時的な現象でございます。その郡の境界がどうであるとか、地域の境界がどこであるかということについてのはっきりしなかった点、これは非常にはっきりしてまいります。ただ、それだけのことを申し上げたので、それ以上の意味はございません。

それから、予防接種事故の調査、あるいは報告は種痘以外のすべての予防接種について行なわれているんでしょうか。

その、今ご質問になった意味は、接種によって起こるところの合併症状および副作用というものがすべて報告されておるかという意味のご質問でありますか。

すべてといいますか、そういった合併症について、データが首席医務官のところに集められておりますでしょうか。

そうであります。

英国では、これが予防接種事故であるという認定はだれがするんでしょうか。

保健省の中に特別な委員会がございまして、これがすべての予防接種に関しての調査というものを行ないます。その委員会の中に小委員会がありまして、その小委員会は予防接種の合併症だけを扱っておる委員会であります。で、その小委員会におきまして、たとえば、ポリオの合併症の例であるとか、あるいは天然痘の予防接種によって起こった合併症であるとか、おのおののケースにつきまして詳細な検討を行ない、その検討にもとづいて保健省に対しまして報告を行ないます。それで保健省におきましては、そのおのおののケースにつきまして、合併症の完全なヒストリー、経過というものをケースごとに準備いたしまして、そしてそれを専門委員会へまわします。その専門委員会と申しますのは全然政府の人間がはいっておりません。大学の教授であるとか、リサーチ・ワークのリーダーであるとか、そういう人たちだけで構成されておりまして、もちろんその人たちの下に働らいている秘書は政府の役員でありますけれども、委員会自体を構成している人は政府の人ではない、そういう委員会がこれを決定するわけであります。そして、その、あるケース、これが合併症であるということがわかり、それをすべての人が同意いたしますと、イギリス保健省としましてはそれをイギリスのメディカル・ジャーナル、医学会誌、それともう一つ、ザ・ランセットこの二つの雑誌はイギリスの医者がよく見るポピュラーなものでありますが、その二つに必ず発表するように手筈をとります。

予防接種の因果関係が必ずしも明らかではないけれども、それを否定することもできない、と。こういう症例は予防接種事故として扱われますでしょうか。

私が申し上げたのは、おのおののケースが検討されそれに疑問の余地がある場合には実際予防接種を受けた人のプラスになるような方向で判断をするということであります。どちらかどうもはっきりしない場合には、どうもこういうことは起こりそうにも思われないとか、あるいは起こる可能性が少ないということで判定をくだすこともあります。ただ、ここで重大なことはその専門委員会というものは、生物学者それから細菌学者、のみならず神経学者、小児科の専門家という非常に広い領域の専門家をカバーしておるので、十分判断する能力を備えているということであります。

それで、あるケースが予防接種による合併症であるということになりました場合に、そのケースに対して、救済制度あるいは、補償制度といっていただいたほうがいいかもしれませんが、そういうものは、英国ではございますか。

原告代理人

ちょっとその点について異議がございます。原告側はこの証人から救済制度についてはきいておりません。したがって今の反対尋問は主尋問の範囲を超えておりますので異議を申し立てます。

裁判長

裁判所としては十分な反対尋問が行なわれることによって主尋問が内容的に担保されるというふうに考えていることはもちろんです。補償の問題それ自体について明確な形で主尋問にはあらわれませんでした。しかし、主尋問に対する証言の中に補償の問題に言及するものもありました。基本的に、主尋問にあらわれた事項に関連する事項でないとは言えないというふうに考えております。どの程度まで必要であるかは別として現在の段階では尋問続行を認めることにいたします。

原告代理人

一こと意見を言わせていただきたいと思いますが、英国の救済制度についても当法廷で明らかにしたいと思いましたが、準備の段階で、この証人にきくことは中途半端である、と。で、私どもは英国のみならず、ドイツその他の法制についても、詳細なものを裁判所に資料を出したいと思いますが、この証人と打合せをした結果でもございますが、中途半端で時間の無駄であるということで、私どもの尋問事項からおとした経緯がございますので、その点を十分にご配慮いただきたいと思います。

裁判長

より詳細な形で法廷に証拠が提出されることはもちろん望んでおりますが、現在この証人にきくことを禁ずるという形ではなくて相当な範囲できいておくという考えです被告代理人、質問してください。

被告代理人

それでは、そういった救済制度あるいは補償制度というものがあるかどうかという点だけおきゝしたいと思います。

新聞で読みましたところ、最近新聞で読んだのですが、英国では、先天性の傷害をもって生まれてきた子供に対する補償基金というものがあって、その一部を予防接種による傷害の子供たちにまわすというようなことが新聞には書いてありました。ただ、この点はもっと大事な点がありまして、現在ロイヤル・コミッション、王室審議会というものができておりまして、最高機関の審議会として、あらゆる心身の傷害等に対する補償の問題を審議しておりますのでその審議の方がいちばん大事だと思います。その王室審議会は、よくわからないんですが、コミッション・オブ・シーヴル・ライアビリティ・アンド・シーヴル・ダメッジ、民間損害賠償調査委員会、あるいは審議会、とかいう名前だと思います。このロイヤル・コミッションはシーヴル・ライアビリティ、民間の補償および個人の傷害に対する補償委員会なり審議会というようなもので一九七三年の三月に作られたものであります。現在あらゆる個人の傷害による補償問題を全部扱っております。

証人が一九五三年のアフリカでのご研究にもとづいて種痘と黄熱病ワクチンの同時接種はいかなる合併症の増加をも来たさないという報告をなさっておりますね。

いや、私の言ったことは、天然痘の種痘と黄熱ワクチンを同時に接種してもその二種類の予防接種がおたがいに干渉し合うということは見られなかったと言っております。まあ、こういう点について私もよく表現のことを考えて、どうはっきり言ったか、注意すべきだと思います。なぜ、そういうことを絶対に言わなかったという記憶があるかということは、実際には合併症の記録は全然とっていなかったわけです。これは善感率とか善感度とか、あるいは抗体とか、そういったようなことに関連した問題だったからです。

今のは乙第六四号証の六一ページの著述にもとづいておききしたわけですが、ではお示ししましょう。

乙第六四号証（「痘そう根絶に関するＷＨＯ専門委員会第二次報告」昭和四九年、財団法人日本公衆衛生協会）を示す

その六一ページの、注２）をご覧ください。

ここにはいわゆる接種の反作用あるいは副作用ということは全然述べておりません。ただ二つの予防接種を同時に与えた場合に両方がいずれかに干渉作用がある、お互いに干渉作用があるという事実はないと、こういうことだけしか申しておりません。これは現状とまったく違ったんでありましてアフリカのどまん中で天然痘と黄熱とを何とかして一緒に免疫にしたいと思って努力をしていたわけです。黄熱にかかる危険のあるところにいる人は黄熱のワクチンを受けることに対してちゅうちょしません。すなわち全然黄熱なんかにかからないところとは、全然段違いに黄熱のワクチンは重要なので、これはもう絶対にちゅうちょしません。しかし、私がそこで述べておりますのは干渉（interference）についてだけで、副作用、反作用についてはまったく述べておらないのであります。相当前に書いた論文でございますので全部ははっきり覚えているわけではございませんが、私の記憶しておるかぎりにおいてそういうことしか私は述べておらないはずであります。

それでは最後に、前回原告側の方から日本の予防接種行政にかなり批判的なご質問、そしてそれを肯定するようなご証言があったんでございますが、私どもの立場からいたしますと、日本は日本の条件下で努力していると思うんでございますが、そして、救済制度なんかでは若干進歩しているような面もあると思いますが、もう一度日本の予防接種制度についてご印象をおきかせ願えればうかがいたいと思いますが。

あまりにも一般的に大きい質問をなさいましたので、もっとくだいて質問をしていただかないとお答ができないのですが。

では、結構でございます。

原告代理人（河野）

昭和四九年五月二七日付被告提出の準備書面㈢の「別表１各伝染病の年次別発生状況」を示す

この表によりますと、スモールポックスは一九四六年、昭和二一年になりますが、この時に一万七、九五四の患者が発生してそのうち三、〇二九人が死亡したということが示されています。おなじく、一九四五年の欄を見ますと、患者は一六一四人であります。一九四七年の欄を見ますと、患者の発生は三八六人になっております。ご存じのように、一九四五年は第二次世界大戦が終結した年であります。日本においても、一九四六年には、海外に散っていた兵隊が日本の国内に復員してきた年であると考えられます。その後、一九四七年ののちの患者の発生数とそれから一九四六年の患者の発生数とを比較すると、この表からどういうことがうかがわれるでしょうか。

毎年、二、三の例を除いては非常に症例の数が画期的に減っておるということがわかります。

その症例が減っているという事実は何にもとづくと考えられるでしょうか。

ある一部分は海外から帰ってきた兵隊たちに種痘を与えたこと、それからそのほかの人口にも種痘を与えたことにも起因するものとも思います。しかし、戦時中の日本の種痘率、何割の人に種痘が行なわれたかということは私は知りませんので、種痘によって減ったというのは一部分の理由にしか過ぎないと思います。多分、日本においては隔離するために隔離病院などが作られたと思いますが、この問題における日本における背景は知りません。

この表から一九四六年における天然痘患者の大量発生は一時的なものであったというふうに考

えることができるでしょうか。

　合理的な推定であると思います。

同じ表によりますと、一九五六年以降、日本においては天然痘患者の発生はありません。

　はい。

さらに一九五二年以降、天然痘による死者は存在しておりません。

　はい。

一九五二年から一九五五年に至る患者はいかなる種類の天然痘患者であったか、その表から推定できるでしょうか。

　私、情報はございませんが、見たところ、これはたぶん、移入天然痘であり、これを見たところ、日本はもう常在国でないようにみえます。

つまり、この表によれば、日本においては一九五二年以降実質的に天然痘の非常在国になったということができると考えられるわけですね。

　一九五一～一九五二年、要するに、一九五二年からそのあとという表現でもいいでしょう。

ところで、日本においては昭和四二年、一九六七年に初めて種痘の合併症の調査が行なわれました。しかも、その調査の結果は一九六九年に至って初めて公表されたのであります。この、日本の非常在国化から調査までの間隔を証人はどのようにお考えでしょうか。長いとお考えですか。短かいとお考えですか。

　もし、一九五〇年の初期以来、全然合併症が報告されていないのであれば、これは非常に長い期間であると思います。

次の質問に移りますが、種痘による免疫の形成が、体液性免疫によるものよりも細胞性免疫の働らきによるものであるということが言われだしたのはいつごろでしょうか。

　日付は知りませんけれども、それは一〇年ないし一五年以来知られていると思います。

体液性の免疫が種痘による個体の免疫の形成に関係があるというふうにむかしから言われてきたでしょうか。

　先ほどから申しておりますが、これはその病気によってどちらの方が免疫に関与するのかはその病気によっても度合がいろいろ違うわけです。ですから、ある病気では体液性の免疫（humoral immunity）の方が勝っておれば、ある病気は細胞媒体性のもの（cell mediate immunity）があるということで、一言では言えません。

天然痘についてうかがいたいんですが。

　先ほども申しましたように、どちらが重要であるかということはわからないので、たしかに細胞媒体免疫というものも大事でありますけれども、さてどちらが大事かということになりますと、これは合理的な調べかたはないわけでまさか、生きた天然痘菌を人に与えて測定することはできません。しかし、前も申しましたが、動物実験ではそのヒューモラル・インミュニティ、体液性免疫を完全に破壊してしまったのちにも接種による免疫を与えることはできます。

乙第六三号証（「痘そうの展望厚生省公衆衛生局検疫課編」昭和三九年日本公衆衛生協会）を示す
その二六ページの「4」のところをご覧ください。これは、予防接種行政の担当者が昭和三九年、つまり一九六四年に発行したパンフレットの中の文章ですが、日本語でありますので、読み上げますが、この中に、「・・①抗体価と②痘そうに対する免疫との関係について満足すべき情報を提供するような資料はない。」と書かれていますが、証人の考えによると、このステートメントは正しいものと考えられるわけですね。

　それは天然痘の予防接種についてでございますか。

そうです、種痘についてです。

　私は前からも申し上げておりますけれども、抗体がどの程度のものかということをはかることだけで天然痘に対する反応というものはすべて推し量ることができるわけではないのであります。それは株が一体どれくらいの価値のある株であるかということをフィールド・テスト、野外テストを行なわなければ決定できないということを申し上げております。で、まず最初にはたして予防接種が効力があるかどうかということを知るにあたりまして、個人に接種を与えた場合に、この接種が効を奏したという、典型的な小疱（characteristic smallpox vesicle）があらわれたかどうかということを確認するということが望ましいわけです。すなわち九八パーセントないし九九パーセントの接種を受けた人が善感したということを確認することが望ましいと言っております。

次の質問に移りたいと思います。

乙第四号証（「伝染病予防における予防接種」V・M・ジュダノフ、「WHO専門委員会シリーズ№3伝染病予防対策における予防接種の役割」〔日本公衆衛生協会翻訳発行〕三ページ以下）、乙第五号証（「予防接種の背景」R・クリックシャンク、右同書一七ページ以下）、および、乙第六五号証（「予防接種は強制か任意か」J・デモールルース、右同書九三ページ以下、ほか）をそれぞれ示す
これらはすべて、一九六二年に日本で翻訳されたWHO専門委員会の資料でありますが、証人はこれらの論文をご存じでしょうか。

　知りません。

読んだことはございませんでしょうか。

　読んだことがあるかもしれませんが、覚えておりません。読んだとしてもその時それほど真

剣な考えをもって読まなかったのかもしれません。

その乙第四号証、乙第五号証の中で、クリックシャンクおよびジュダノフは痘そうと百日咳などについては予防接種（immunization）が伝染病予防の基本対策となるものであるという考えを述べているのですが、証人の考えおよび経験によれば、イギリスそれから日本においてこのような考えかたが十分妥当するでしょうか。

これは前にも申し上げましたが、この論文は一九六二年の時代について述べておることでございまして、それ以来世界には種々のこの問題についての進展が見られたわけでございまして、一九七五年の状態をこの論文に照らし合わせて論ずるということは妥当ではございません。それから第二には、やはりどうしても実際にこの種痘が有効であるかということを十分な証拠づけをしなければいけないわけです。たとえば、一九六〇年の場合、英国では、十分に効果があって、しかも、副作用ができるだけ少ないというものを望んでいたわけですが、こういうことも単に種痘を接種するということ以上に重要であるということを申し上げたいわけです。

（以上　竹　内　一　雄）

原告代理人（河野）

それでは次の質問に移ります。種痘の合併症が発生するのは、最大限何日後まで知られているでしょうか。

これは先般も申し上げましたようにその国のデータ、また各国のデータによって随分違っております。前にも指摘いたしましたが、オランダドイツの数字というものは英国とまったく違うようなものであります。また私は日本における合併症の発生の日時ということは全然見ておりません。生物学的なこういうデータを出しますと必ず放物線状にありまして、ピークが一番てっぺんで両端にその一番下のいわゆる尻尾に当る部分があって、これはそれぞれ五パーセント位ということもありますけれども、しかしこのような数字を知るためには世界中のデータを全部見て、それからでないと言えないと思います。接種後の脳炎についてのデータなどですが、この場合には英国のデータによると大体一〇日ないし一四日あたりがピークの頂点のほうになってますが、しかし両端のいわゆる尻尾の部分を見ますと、早いところで四日ないし五日、遅い場所では二二日ないし二三日というふうに言われるのじゃないでしょうか。もう一つ言いたいのですが、まずコニーベアのデータを見てみたいんですけれども、ここにコニーベアのデータがありますが、六四例の内の報告された四五、および二二例の死亡の内の一三例は、七日から一四日が合併症の発生、要するに初種痘もしくは再種痘にいずれにしてもその接種後の発生日が七日から八日でありまして、それを平均いたしますとその四五例の平均が一〇・四日であり、また死亡した一三例の平均は一〇・六日であります。さらに最も長かったのが二三日で、最も短かかったのが二日であります。しかしこれはこの報告のデータでありまして、ほかのデータが必ずこれと合致するとはもちろん考えられません。

イギリスにおいて知られている種痘の合併症の症例の中で、種痘接種後何日後に発症したのが一番種痘からの期間が長いものであったでしょうか。

天然痘の種痘の場合には種痘後脳炎が一番長い。

それは何日位が最大。

これは要するに文献にあるのが何日かということですか。

証人の知っている範囲で文献でも記憶でも。

コニーベアの報告では二三日、またディクソンのシリーズの報告では二六日というのがありますけどもこのような標準分布の曲線というものの両端のほうへまいりますとこれは非常に注意しなきゃいけない問題だと思います。要するにあまり早く発生したのや、あまり長期に渡ったものは、これは要注意的な数字です。それからまた種痘後脳炎の実際の現われた症状というもの、その診察の場合出て来た症状というものと、実際のデータというものは合致するということが必要条件であります。

それでは次の質問に移りたいと思います。

乙第一号証を示す。

三一四ページの脚注ですが、証人はフロストおよびリードという医者をご存知でしょうか。

フロスト博士はずっと前に死んだ方であると聞いておりますが、リード博士に関しましては、博士は私のジョンズ・ホプキンス時代の恩師でございます。

ここにフロストとリードの式ということで数式があげてありますが、この式をご存知でしょうか。

式はどの式をおっしゃっているのでしょうか。

（乙一号証三一四ページの脚注の式を示す）

私は全体の論文を見ませんとどういう式かということの解釈理解はできませんけれども、社会におけるはしかのウィルスについての研究がこれらの博士によって出されたということは知っております。

その上の式を示したいと思います。真中頃に三つ並んでますが、この式をご存知でしょうか。

データを見ませんとどういう意味か式の解釈はできかねます。

証人は限界密度という概念をご存知でしょうか。

はい、知っております。

この論文の著者はフロスト・アンド・リードの式を基礎にして限界密度という概念を使って集団の免疫率を算出しようとしてます。このフロスト、リードの式は麻疹について考えられた式だということでしたが、これをすべての伝染病について応用することはできるでしょうか。

いいえ、全然そういうことはできません、と申しますのは、感染のレート再生レートが病気の種類によって非常に変ってまいるわけであります。たとえば天然痘の場合には一対五ないし六ということであるのに対し、麻疹の場合にはこれは非常に高いレートになっております。それに比べて麻疹に比べまして天然痘の場合に非常に低いレートでございますから、麻疹に関して言えることをそのままふえんして、ほかの病気にも適用するということはまったくできません。で、一つの病気について導き出された式をほかの病気に適用する場合には、その接触がどういう形で行われるか、ということ、それから人口、集団というものがどういう人口形成になっておるかという組成を調べてからでないと適用できません。それからこの空気感染の期間がどれだけあるかということも調べなければいけません。それからまた実際得られた免疫というものがどれ位長続きするものかということも調べなければいけません。まあそのほかにもいろいろあります。

つまりこれらの式は理論的なモデルに過ぎない、そういうふうに考えていいわけですか。

私が理解している限りでは、フロスト卿およびリード博士によって行われました、この仕事はバルチモアの東の地区におけるミーズルス、麻疹に対する感受性がどれだけであるか、ということの研究であります。

次の質問に移ります。百日咳に関して伺いたいのですが。

乙第八号証を示す

一〇七ページ、図14、この図は百日咳の人口一〇万人あたりの年次別罹患率を示した図であります。

一〇万人の子供についてでありますね。一般的な人口という意味ではなくて対象は子供でありますね。

対象はほとんどが子供、一〇歳未満の子供であります。23とあるのは一九四八年のことです。それから30とあるのは、一九五五年の意味です。以下35とあるのは一九六〇、それから40というのは一九六五年であります。日本において百日咳ワクチンの使用が始まったのは一九五一年からであります。イギリスにおいても百日咳の発生について同じような図を書いたことがあるのではないかと思うのですが、その図と比較してこの図はどのような特徴を持っているのでしょうか。

非常に似ていると思います。百日咳の予防接種を始めた時点においてすでに百日咳の発生率が減っておりまして、それが接種が行われるたびにだんだん減り、すなわち毎年毎年そのピークが高さを低くしております。

イギリスにおける百日咳の発生率は、何か別な病気の伝染病の発生率と非常に似かよっていたでしょうか。

通訳のほうよくわかっていないのですが。

発生率の図が非常に似かよったものがあるのではないかということです。ほかに同じようなカーブを画く病気があるのではないでしょうか、ということです。

まあ非常に興味はあることでしょう。これはブドウ状菌咽喉炎ですか、あるいは猩紅熱、こういう病気のやはり死亡率のカーブ等を見て行きますと、なかなか百日咳と非常に似ているところがあります。

猩紅熱についてワクチンは使用されたでしょうか。

いいえ。

つまりイギリスにおいては、ワクチンの使用された百日咳の発生率と、猩紅熱の発生率は非常に似かよったものであったということができるわけですか。ワクチンの使用されていた百日咳と使用されなかった猩紅熱。

これは非常に面白いと言いますか、興味のあることであって、皆さんがこれに同意するということは特にもちろん期待しておりませんが、これを見ますと実際の百日咳の予防接種というのはそれほど効果があったのかどうかを考えさせられます。確かにメディカルリサーチ・カウンシル、MRCのいろいろの試験、実験のあと、こういうことが行われて来て、実際の病気のほうも減っておりますが、これをちょっと見るともしかしたら猩紅熱と同じように百日咳もそのまま自然に減少して行ったんじゃないかなと思わせる点があります。しかしこれは研究する必要があります。

つまり証人の考えによればイギリスにおける百日咳の発生の減少は、ワクチンの効果によるものではなく、一体何によるものであったと考えるわけでしょうか。

この有効性というものは始められた一九五七年から五九年までの間には効力がありましたけれども、一九六〇年の中頃になりまして無力と言いますかあるいはずっと効力が減ったということがわかりました。ある社会単位において、百日咳が減った原因というものに対しては、予防接種のほかにいろいろな要素があげられております。

どのような要素でしょうか。

家の状態がよくなったということ、住居居住状態がよくなったということ、それから家族のサイズが小さくなったということ、すなわち人数が少なくなったということ、それから母親がより完備した子供の面倒をみるようになったということ、それから社会一般的な保健という観念が発達したこと、それによって小児が病気にかかるチャンスというものが減って来たのであります。一九五九年に、主席医務官が出しておりますリポートの中に次のように引用されたことがございます。で、これはもちろん一九五七年、五九年におきましてはその地方の単位を考えますと、この二つの地方でしかもう予防接種を行なっていなかったという状態を踏まえてでありますがそこの主席医務官がそのリポートで言っておりますことは、ここ二年間の間に住居の状態がよくなったということ、栄養状態がよくなったということとそれから医療ならびに看護のサービスというものが容易に手にはいるようになったということ、それから治療が迅速に行われるようになったということによって、大きな変化がこの百日咳について見られるということを言っております。でこのような信念はミーズルス（はしか、麻疹でしょうか）に関してもまた適用できるものであります。

証人の推測で結構ですが、日本の百日咳の発生率の変化はどのような原因に基くものと考えられるでしょうか。

前にも申し上げましたが、予防接種がこの一部分の理由であったと思います。それと同時にイギリスとかほかの国でもそうであったように今申し上げましたようなほかのいろいろな条件もこの発生率の減少に寄与するところがあったと思います。

乙第六七号証一を示す

エディトリアル・ノート、編者の注というところを示したいと思いますが、日本においてもイギリスにおいてもその他あらゆる国において、この週報を読む場合にその編者の注というのを決して読み落すべきではないというふうに考えるんですが、証人はいかがお考えでしょうか。

その最初の文のことを言っていらっしゃるわけですね。

そうです。

で、この株が違うということ、バリエーションが違いがあるということを述べた第二の文に対しましては、必ずしも同意しない向きもあると思いますので第一の文に限ってでありますればそうであります。一番最近のユトレヒトにおいて行われました、ＷＨＯの百日咳の会議で言われました、ＢＡＣの七五一を引用いたしますと、〝先進国の社会経済的な条件の発展を考え、さらにまた予防医学あるいはまた治療医学における発展というものを考える時に、その結果として百日咳に対する罹病率というものは二〇分の一、あるいは三〇分の一に、この二〇年間において減って来ております。免疫を持っておる人口社会というものを取ってみた場合に、百日咳のケースは非常に急速度に減って来ておりましてそれはその結果として発生回数が非常に少なくなっておるということ、それからまた地域によっては完全に病気がなくなってしまっておるということもあります。それからまた実際に現われる臨床例としましても非常にひどい臨床例からマイルドな柔かい臨床例に病いの現われ方が変って来ております。この先進国の大部分におきましては非常に典型的な病気の現われ方が出て来ております。Ｂタイプの百日咳の疫病学的な重要性、これはその類型的なステレオタイプの、それはどういうふうな現われ方をするかということについての定義づけは必ずしもまだ完全に行われておりません。Ｂタイプの百日咳に対して、現在使われております予防接種というものが、はたして効果があるかどうかということに関して、疑う余地のない証拠が未だないのでありますけれども、その生産に関しましては少なくともＷＨＯの要求事項を満たすようなスタンダードで作られておるのであります。

原告代理人（中平）

二、三補足して証人に伺いたいと思います。まずポリオに関しまして伺います。前回の証人尋問、二日間に渡って行われた証人尋問の二日目の終った夜に、博士にポリオの犠牲者をみてもらいました。これは原告番号三八番の中村真弥であります。これに関して伺います。五歳位の男の子でございますが、この脳もすっかりやられてしまっていた犠牲者ですが、博士はご記憶があるでしょうか。

（うなずく）

一般にポリオで脳の障害を生ずるということがございましょうか。

普通ポリオの予防接種は、精神機能の侵食、悪化をもたらすことはほとんど聞いておりません。

原告三八番の中村真弥の場合、彼はポリオ生ワクチンの接種を受ける一三日前に三種混合ワクチンの接種をしております。彼の被害はこの一三日前にした三種混合ワクチンによる疑いが十分あるでしょうか、ないでしょうか。

私が子供を実際にみた時に、確実に感じたことは、その子供の状態はポリオのワクチンによって起されたものではなくて、典型的な百日咳ワクチンによって起されたものであると信じます。

なおポリオに関して原告番号四八番小久保隆司の場合でございます。彼は生後四ケ月の男の子でございました。これにポリオ生ワクを投与したのは医師ではなくて助産婦でありますが。彼女は言いました。〝この子は体が大きいから普通よりも多く飲ませよう〟と言って普通一さじのポリオ生ワクをさらに半杯、半分追加して飲ませました。彼はその四日後死にました。この量を多く与えたことと、この犠牲、被害との間には、関係があると思われますでしょうか、いかがでしょうか。

その質問にはお答えできません。しかし容量というものが書いてあります。指定されております場合にはそれはあらゆる年令層に対してもこれだけ使えば有効であるということを示すのが容量であります。定められた容量以上に与えた場合にどういう結果になるか、というような研究も調査も全然しておりませんので、そのことについては経験がございません。

同じくポリオの犠牲者について、原告番号一一番、伊藤純子の場合を伺います。これは女の子で、一年二ケ月の時にポリオを接種しました。ところが彼女は生後九ケ月から体重増加が停止し、一年頃からはかえって体重が減り始めておりました。このような体重減少の状態にある子供に、ポリオを投与するというようなことは適切なことでしょうか、いかがでしょうか。

　私としては体の調子の悪い子供だったら、いずれの場合でももうこれは禁忌であると思います。今のご質問に対しては、完全な返事をするためには、なぜ体重の減少が見られたかその原因を知らなければなりません。

そのようなことを調査せずに、ポリオ生ワクを投与する、というようなことは、適切なことでしょうか。

被告代理人

ちょっと今の点ですが、この原告のご主張によっても、あとで気付いたことであるがということで、問診票に書かれなかったわけですね。今のご質問はちょっとその辺がですね。

原告代理人

ですから事実の因果関係だけ聞いてます。

被告代理人

そのこういうことであるとすればとしていただくか、あるいはその辺がちょっと、今のニュアンスが違ったと思うんですが。

原告代理人

聞いた上で、今の質問を通訳して下さい。そのあとで質問いたします。

　これはやはりその事態によるものであるんで、もしある子供が流行の真直中に取り囲まれていてこれは危険をおかしてまでもしなきゃいけないという判断を下した結果、やる場合は、これもあります。また私としては体の具合の悪い者に、いかなる種類の予防接種であれ、それをよく究めてからじゃなきゃそれは投与しないというふうに感じております。ポリオのワクチンを与えます場合にいろいろ禁忌症があるということはすでに知られております。

もっとも原告番号一一番伊藤純子の今の場合、実はこの体重減少は、親も気付いていなかったのであります。事故に遇ってから初めてこういうことに気がついた事件でございます。次に原告番号三三番、清水一弘同二四番井上明子の場合について、お尋ねいたします。いずれも生後七ケ月、六ケ月の子供でございます。これらの子供達はポリオ生ワクチンを投与されてから一〇日および一七日後に、百日咳のワクチンの接種をしております。これは適当な処置であったでしょうか。

　前にも申し上げましたように、そういうことは受け入れられる妥当な考えであります。イギリスにおきましては、三種混合ワクチンを与えるのと同じ日に、ポリオのワクチンを与えております。

ただ生ワクチンを与えたあとで、通常は一定の間隔をおいて、他の予防接種をするのが適切ではないでしょうか。

　われわれは、二つの違った生ワクチンを与える時に、その二回の間に、少なくとも三週間の期間をおくように推薦はしておりますけれども、そうしなくてもよろしいのです。それからポリオとそれから三種混合ワクチンすなわちジフテリア、破傷風、百日咳というものを、行政上の手続上の理由から、その手続上煩雑さを避けるという意味で一緒に与えるということも行われております。

次の質問に移ります。今朝のこの証言の中で博士は被告側の代理人の質問に答えて、博士が一九六二年、ルーティンワクチンの廃止を唱えて、一九七一年にこれが全廃の実現を見るまでの間、多くの反対者があったことを述べられました。

　その通りであります。

この多くの博士に対する反対論者は、しかしながらスモールポックスのルーティン・ヴァクシネーションを、強制接種しろと、強制にしろというような主張をしたでしょうか、どうでしょうか。

　いいえ、そういうことはしておりません。

最後に博士に伺います。医者が十分な医学的注意を払わなくて、患者を傷害したり、あるいは死に至したりすることはこれは言うまでもなく、非道徳的なことですね。

　もしも予防接種を行なう場合にどういう禁忌症があるかということを調べなかったとしたらば、その医師は自分の義務を果していないわけであります。

ところですでに最早必要のなくなったルーティンヴァクシネーションをなお継続しておるとすれば、その責任者は非難されるべきでしょうか、されてはならないでしょうか。

　私が感ずるところを申し上げますともうその病い自体による危険というもの、リスクというものはそんなに高くなく、一方接種自体による不幸な出来事というものが出て来ておるということであれば、最早そのルーティンヴァクシネーション、定期種痘というものを続ける必要はないと思います。

長い間ありがとうございました。これで終ります。

（以上　高　橋　ますみ）

東京地方裁判所民事第一三部

裁判所速記官　竹　内　一　雄

裁判所速記官　高　橋　ますみ

裁判所速記官　林　　　哲　朗

別紙一　　予防接種事故報告数（誤注射事故を含まず）

		34年	35年	36年	37年	38年	39年	40年	41年	42年	43年	44年
痘そう	死亡 後遺症 治ゆ 不明	1 		3 	1 1 1 	1 	 2 	1 2 1 1	 2 1 	1 2 	3 3 	2 2
百日咳ジフテリア	死亡 後遺症 治ゆ				1 		1 	1 	 1 		1 1 	3 1
腸チフスパラチフス	死亡 後遺症 治ゆ	1 	1 					3 				
ポリオ	死亡 後遺症 治ゆ				 6** 	 3** 	 6** 	 7** 	 5** 		 7** 	 8**
日本脳炎	死亡 後遺症 治ゆ 不明	1 1 2	 2				1 4	 3 	 3 	 2	1 2 	1 3
インフルエンザ	死亡 後遺症 治ゆ 不明				1 	1 1	3 1 1	5 	3 1 	5 1 	3 	2 1
報告数計*		6	3	3	5	3	13	17	11	11	14	15

*　ポリオを含まず
**　ポリオはコンパチブルケースを計上した。

〔2〕青山英康証人 (1)

附録第四号様式（証人調書）

- 事件の表示：昭和四八年(ワ)第四、七九三・一〇六六六／四九年 一〇二六一号／五〇 七九九七・八・九九二
- 証人調書（この調書は、第二九回口頭弁論調書と一体となるものである。）
- 期日：昭和五四年二月二日　午後(前)一〇時〇〇分
- 氏名：青山英康
- 年令：四三年　（略）
- 職業：岡山大学医学部教授
- 住所：（略）
- 宣誓その他の状況：裁判長は、宣誓の趣旨を告げ、証人がうそをいった場合の罰を注意し、別紙宣誓書を読みあげさせてその誓いをさせた。
後に尋問されることになっている証人は、在廷しない。
- 陳述の要領：別紙速記録のとおり

裁判所書記官　大貫藤一

宣誓

良心に従って、真実を述べ、何事も隠さず、偽りを述べないことを誓います。

氏名　青山英康　㊞

速記録

- 原本番号：昭和五〇年(民)第四〇〇号の七
- 昭和五四年二月二日　第二九回口頭弁論　公判
- 事件番号：昭和四八年(ワ)第四七九三、一〇六六六号
- 証人氏名：青山英康

原告代理人（秋山）

（本速記録末尾添付の経歴書を示す）

証人の経歴はここに書いてあるとおりですね。

はい。

昭和三四年の三月に岡山大学医学部を卒業され、現在は岡山大学医学部の助教授でいらっしゃいますね。

はい、そうです。

その間、国立公衆衛生院の医学科に入学されておられるようですけれども、これはどういうことをおやりになったんでしょうか。

三五年に岡山大学の大学院に入学しまして、内地留学、いわゆる国内留学として、一年間、国立公衆衛生院の正規医学科に入学しました。

ここにＤＰＨと書いてあるのは何でしょうか。

これは、国立公衆衛生院を出て、外国での留学を、まあ、終えた者ということにはならないんですけれども、外国留学の経験のある者に対して、ディプローマ・オブ・パブリック・ヘルス、……ＤＰＨという称号が与えられることになっております。

それから、四三年の九月から、四四年の六月まで、ジョンスホプキンス大学に留学されておられますね。

これは、チャイナ・メディカル・ボードというフェローシップがございましたので、それに合格をしましたので、正式には、四三年の六月からアメリカに渡ったわけですが、ジョンスホプキンス大学のスクール・オブ・ハイジーン・アンド・パブリック・ヘルス、これは、衛生、公衆衛生学部のマスターのコースに入学をしました。

これは、ひと口で言いますと、どういうことを勉強されたんでしょうか。

これは、ジョンスホプキンス大学の大学院の課程で、衛生、公衆衛生のコースをとりますと、ＭＰＨ……マスター・オブ・パブリック・ヘルスという称号が与えられるコースです。

特に、証人が特別にそこで勉強されたことがございますでしょうか。

私を招待してくれたといいますか、私に声を掛けてくださったのがソールリビンという、ビヘイヴィオラル・サイエンサスという、行動科学といいますか、の教授でして、私の研究歴を見て、向こうの衛生行政学科…デパートメント・オブ・パブリック・ヘルス・アドミニストレーション……に一応所属をしながら、私の専攻としたのは、医療管理学……メディカル・ケア・アンド・ホスピタル……、言うなれば医療制度行政、健康管理といいますか、衛生管理、そういった面を特に専攻としては、とりました。

そうすると、医療行政、特に公衆衛生の行政について特に学ばれたと、そういうことでしょうか。

はい、そうです。

その分野というのは、現在の証人の御専門の分野ということでしょうか。

はい、そうです。

次に、学会としては、日本衛生学会、それから日本産業衛生学会、日本公衆衛生学会、日本学校保健学会に属されておられるわけですね。

はい。学会の所属はほかにまだたくさんありますけれども、主な私の研究テーマとしての中心的な学会はこういうものです。

そうすると、先生の御研究のテーマというのは、この学会の名前に現われているようなテーマということになりますね。

はい。

衛生学会と公衆衛生学会という、似たようなものがあるようですが、どういうふうに違うんでしょうか。

これは、若干、構成メンバーが異なります。日本衛生学会というのは、大体、中心は衛生それから公衆衛生の大学の教官といいますか、大学マンといいますか、それが構成メンバーの中心ですが、公衆衛生学会は、そういった大学マンも参加しておりますけれども、中心はやはり行政関係の方が多いようです。

この、産業衛生学会というのは、要するに、労働衛生を担当する方々の学会ですか。

そうですね。労働衛生行政や、それから産業現場で衛生管理にあたっていらっしゃる先生方がたくさん参加していらっしゃいます。

そのほか、証人が特にやってこられたことがこの経歴書に現われていると思いますが、予防接種に関しては、日本衛生学会で、予防接種委員会の委員をされたということですね。

はい。

これはいつごろでしょうか。

三九年から四〇年にかけて、委員会活動をして、報告書を出しました。

それから、これを見ますと、森永砒素ミルク中毒事件に関して、調査をなさったということでしょうか。

これは、日本公衆衛生学会の、名前は、中毒疫学委員会と呼んでおりますけれども、これは森永砒素ミルク中毒事件に関しての委員会でございまして、これに参加をしました。それから、日本小児科学会のほうでも、森永砒素ミルク中毒の調査委員会をつくりまして、私が衛生学会と公衆衛生学会から選ばれて、日本小児科学会のその委員会にもはいることになりました。

これは、いわゆる疫学調査というものを含むんですか。

はい。

（本速記録末尾添付の論文、著書目録を示す）

これが、証人が今までにお書きになった論文や著書の目録ですね。

はい、そうです。

非常に幅広い分野で御活躍のようですが、予防接種に関する主な論文としては、この、71番、あるいは73番があるようですが、こういったものでしょうか。

71番の、これは、日本小児科学会のシンポジウムのシンポジストとして招かれまして、講演をした内容を、この、ワクチン禍研究のほうに掲載をしていただきました。

73番は。

これは、その小児科学会でのシンポジウムの論文が、小児科学会の雑誌に、これは抄録が出ているわけです。

甲第一号証の九（予防接種被害者の救済をめぐる諸問題ワクチン禍研究№９一三ページ以下）を示す

このワクチン禍研究に掲載された論文がその71番ですね。

はい、そうです。

それから、最後の130番、衛生行政の問題点と公的救済というのがありますが、これはどういうものでしょうか。

これはまだ発刊されておりませんけれども、今度、新小児医学体系というものが全面的に改訂される、その中で、この予防接種問題をめぐる衛生行政の問題点、それから公的救済という形で原稿を頼まれましたので、投稿しております。

伝染病予防あるいは予防接種というのも、先生の御専攻の衛生学の分野の一つですね。

まあ、今まで衛生学、公衆衛生学の分野で取扱っておりましたので、私も学生に講義する立場上、勉強させていただいております。

それで、これはあとで示しますが、先生の、小衛生学書という教科書にも、その点を御研究された上で執筆されておられますね。

はい。

ところで、先生は公衆衛生の御専門のようですが、いわゆる臨床ということについては、御経験はいかがでしょうか。

この、私たちの、衛生、公衆衛生学というのは、文部省のカリキュラムの編制の中では、医学というのは、三つに分かれております。基礎医学、例えば解剖だとか生理だとか、それから臨床医学、内科とか外科とか耳鼻科とか眼科とか……。もう一つが社会医学系ということになっております。私たちの衛生学、公衆衛生学、それから法医学がこの社会医学系に位置付けられておるわけで、たとえば、大学院の入学資格の場合に、基礎医学の場合は、医師の免許証は要求されておりませんけれども、臨床医学及び社会医学の場合には、医師の免許証が要求されます。したがって、私たちの場合には、インターン制度がございましたので、医学部を卒業して一年間、岡大の付属病院のほうで、インターンをしました。この臨床ということばが非常に問題になるわけですが、われわれは、衛生学だとか公衆衛生学または産業医学の現場でいろいろな患者さんをみなければなりませんので、日常的にその、薬を与える、注射をするという形ではなくて、いわゆる、患者さんをみているという意味では、並行的に臨床の経験は、われわれはもっております。

予防接種についてはいかがでしょうか。

これは、予防接種というのが、中心的には予防医学、公取衛生の分野で取扱われてきましたので、私もこの道にはいって、当面は保健所等にも出掛けて行くことが多かったものですから、もう、数かぎりなく予防接種の経験をいたしております。

予防接種を御自身でなさったということですね。

はい。

主として、それは、大体いつごろのことでしょうか。

私が衛生学教室に入局したのが三五年ですので、三五年から、この予防接種委員会に参加するころまでは、さかんに予防接種事業には参加しました。

そうすると、昭和三五年から三九年ごろと伺ってよろしいですね。

はい。

おやりになったのは保健所ですか。

保健所でもやりましたし、それから、市町村から頼まれて、出て行ってやりました。

いわゆる集団接種というのに携わられたということでしょうか。

はい、そうです。

甲第八五号証（小衛生学書青山英康著金芳堂）を示す

まず、予防接種なり伝染病予防対策についてお伺いしたいと思いますけれども、この小衛生学書という、これはどういうものかちょっと御説明ください。

これは、マイナー・テキストブック・シリーズということで、各科の、教科書といいますか、医学部の学生のあたまの中をまとめてやろうということで、テキストブックとしては大きいものじゃないんですけれども、サイズが小さくて、要領よく知識をまとめようという形で作られた本なんですが、その衛生学を、私、担当いたしております。

それの一八八ページ以下に、衛生学的対策というのが書いてありますが、ここから以下がいわゆる伝染病の予防対策についてお書きになった部分ですね。

はい。

これをごらんになりながら御説明いただきたいんですが、伝染病の予防というのには、どういう対策があるんでしょうか。

伝染病予防対策としては、三つの柱があると言われております。第一が感染源対策、第二が感染経路対策、第三が感受性者対策ということになっております。

感染源対策というのは、簡単に御説明いただきますと、どういうことでしょうか。

伝染病の源になってくる、感染源に対する対策ということで、たとえば、日本脳炎なんかである場合には蚊の発生源に対する対策、こういうものが感染源対策と言っていいだろうと思います。

この下のほうに、感染源対策として重要な点は生活循環の整備であるというふうにお書きになりまして、いくつかあげておられますが、こういったことを指すわけですね。

そうです。

人間を隔離するということも、この対策の一つになるわけでしょうか。

排菌患者がおる場合には、この排菌源を隔離するという形で、患者の隔離の問題も、感染源対策としてとらえております。

二番目の感染経路対策というのはどういうものでしょうか。

これは、人間から人間に直接感染する場合もありますし、さきほどの日本脳炎だとかマラリアのように、蚊が介在する場合には、その蚊を叩きさえすれば、感染が広がりませんので、感染経路を断つという形での対策が考えられます。

それには、いろいろなパターンがあるわけですね。

ええ。これも、感染経路が、いろいろ、たとえば、呼吸器の場合、消化器の場合、また、動物の介在する場合、物の介在する場合というのがありますので、それぞれに対する対策を考えなければならないということになっております。

三番目の、感受性者対策というのはどういうものでしょうか。

これは、感染を受ける人間の側に対する対策で、たとえば、一度その病気にかかっておれば、永遠に免疫をもって、その病気にかからないような状況になることがありますので、そういった免疫を与える方法として、感受性者対策というものが考えられております。

ここには、そのほかに、一般的な抵抗力によって感染性に対する感受性を異にするというような表現がありますが、免疫以外にも、そういう、体力をつけるとか、そういった対策というのはありうるわけですか。

私、そのへんを、私の立場としては、非常に重点を置いているつもりなんですが……。

どういうことでしょうか。

たとえば、私、非常に最近おもしろい本だと思うんですけれども、岩波から、「薬その安全性」という本、岩波新書ですが、出ています。朝日新聞の読書会で、チューターを頼まれて、私、行ったこともありますが、その中で、非常におもしろい表現で、たとえば、クロマイが腸チブスに効くというけれども、じゃ、クロマイが発見される以前は、腸チブスの患者は全員死んでいたか。決して死んでいない。じゃ、今度、クロマイが発見されて以後は、腸チブスの患者は全員助かるのか、決して助からない。最終的には、やはり、患者本人の力というものが非常に重要なわけで、そういった意味で、体力といいますか、栄養状態、そういったものが非常に重要な役割をもっていると言えるだろうと思います。

それから、免疫ということについて、ちょっと御説明いただきたいんですが、どういうことなんでしょうか。

人間は、一度病原菌におかされると、それに対する抵抗の、耐性が身体の中にできます。そういうものを一応免疫ということばで呼んでおります。

感染すると、抗体というものが身体の中にできて、それが、以後、たとえば、そういう病原体がはいっても、発病させないということになるわけですか。

そうです。

予防接種というのは、その免疫というものを利用したものなんですか。

それを、自然に与えるんじゃなくて、人工的に与えるもので、いわゆる抗体になるもの、そのものを与える場合と、弱い菌を与えて、抗体を身体の中に作らしていくという、そういう二つの方法があります。

抗体そのものを与えるというのは、ここで分類されているものでは、どれにあたるんでしょうか。

パッスィブ・イミュニティという、いわゆる、受身の、というのがそれですね。

具体的には、免疫血清だとか、ガンマ・グロブリン、そういうものを言うわけですね。

そういうことです。

いわゆる、生ワクチン、不活化ワクチンというようなものは、どちらにあたるんでしょうか。

これは、アクティブに、そういうものを能動的に与えて、身体自身に抗体を作らしていこうということです。

抗体そのものではなくて、病原体を与えて、それによって身体に抗体を作らせる、そういうことですね。

はい。

それから、その三つの柱以外に検疫ということを一九三ページ以下でお書きになっているわけですが、これはどういうことなんでしょうか。

検疫というのは、これは、感染源対策と考えてもいいだろうと思いますけれども、一応、一つの、国際的な感染性疾患に対する対策の問題として、もう一つ、柱として、別にここでは立てておいたわけです。

感染経路対策ということも言えませんでしょうか。

感染経路対策とも言えます。

これは、主としてどういう種類の伝染病に対して行なわれるべきものなんでしょうか。

これは、わが国に常在しない感染性疾患で、諸外国にはある、そういう場合に、諸外国からわが国にはいってくるのを防ぐという意味をもっております。

いわゆる、非常在伝染病あるいは外来伝染病といったものでしょうか。

そうです。

それでは、次に、予防接種というものについて、もう少しくわしくお伺いしたいと思いますけれども、予防接種を行なう場合に、どういった場合にどういうふうに行なうべきかということについての基本的な考え方を概略御説明いただきたいんですが……。

さきほども申し上げましたように、伝染病対策としては三本の柱がある、感染源対策、感染経路対策、感受性者対策、その中の感受性者対策の中でも予防接種というのは、一定の危険性を伴う、そういった意味では総合的な伝染病対策の中でも最も慎重に行なわなければならない対策として位置づけられるだろうと思います。

その、危険が伴うというのは、どういうことからくるんでしょうか。

これは、たとえば、いくら毒性を弱めたとしても、まったく毒性を弱めてしまうと効かない場合もありますので、ある程度は、その、毒性と免疫効果というものが平衡関係にある。…そうでないものもありますけれども、あるものもたくさんあるわけで、そういったときに、どういった毒性までが許容されるのかということが必ず出てくるわけです。普通のいわゆる一般の注射とは違う。劇物としての取扱もされているようなものですから、危険性は十分あると考えなければならないだろうと思います。

そうすると、もともとワクチンは人体にとって危険なもの、人体に障害を与える危険のあるものということなんでしょうか。

まあ、私、これは薬一般についても言えると思いますけれども、薬一般の中で、より慎重に取扱わなければならないものと考えるべきだと思います。

生ワクチンとか不活化ワクチンというものは病原体そのものを体内に入れるわけですから、それが危険だということは当然なわけですね。

ちょっと、その菌そのものというわけにもいきませんけれども、菌を弱めてはありますけれども、そういった考え方をもたざるをえないだろうと思いますね。打つ場合に、対策としては……。

それが、菌そのものといいますか、生きた菌そのものということでなくて、その菌の成分だとか毒素だとか、そういったものであっても、薬と同じように、そういう副作用の危険がつねにあるということなんでしょうか。

薬以上に慎重に取扱わなければならないものと考えるべきだと思います。

そうしますと、予防接種をやる場合には、まず、そういう危険性があるということを考えに入れてやらなければいけない、そういうことでしょうか。

はい。

そうしますと、予防接種を採用すべき場合というのについては、それがほんとうにその場合に必要なのか、それから有効なのかということをよく考えてやらなければいけないということになりますでしょうか。

そのとおりだと思います。

それでは、実際に、その予防接種を、ある場合に採用するということの場合に、その、考えに入れるべきことを、もう少し具体的に御説明いただきたいと思いますが……。

一般に、教科書だとか学生の講義なんかに使われているのは、ここでの、WHOのいわゆるスペシャル・レポートみたいなものが出ておりますので、それが引用されることが多いわけで、ここでも五つの項目を指摘しております。

一九一ページの真ん中に書いてあるものがそれですね。

はい。

1)から5)まで書いてある。

はい、そうです。

これについてちょっと簡単に御説明いただけますか。

まず第一は、この、伝染病の蔓延状況、これは、非常にその伝染病がたくさん発生する、そういう状況で、緊急に予防接種を打たなければならないというふうな条件が出てくるだろうと思います。したがって、逆に言えば、蔓延状況が非常に落ちていった場合に、はたして予防接種を使うべきかどうかという問題が検討されなければならないだろうと……。二番目に、伝染病対策の中で、この予防注射による対策以外にないのか、ほかにもっと有効な方法はないのか、さきほども申し上げましたように、予防接種というのは、一定の危険性を伴う対策です。一方、生活環境を整備しようというふうな対策というのは、なんら危険性を伴わないわけですから、そういった伝染病対策全般の対策の中で、はたして、予防接種が最適なのかどうかということが検討されなければならないだろう。三番目には、そのワクチンが開発されたとしても、それが安全に使用できるものなのかどうかということ、また、どうしても一定限度、接種率というのを高めなければならないとすれば、多量にする場合に、そういった、こちらでは効いた、こちらでは効かないというようなことがあってはならないわけで、そういった予防注射のワクチンそのものの検討が十分行なわれていなければならない。四番目には、これは、特に私が中心に研究をしてきたわけなんですけれども、接種の方法の安全性という問題があります。特別に予防注射の上手な人がやるわけじゃなくて、たくさんの人がやるとすれば、たくさんの人が関与してくるわけで、そういった接種方法の問題も考えた上での安全性、また実用性というものが検討されていなければならない。最後に、五番目は、非常在性の、わが国には日常的には発生しない伝染病の予防、こういった場合の対策の問題として、この予防接種の問題が接種計画として検討されなければならない。この五つぐらいが重要なポイントだろうというふうに考えております。

非常在性伝染病の予防とだけ書いてありますけれども、これはどういうことをここで言いたいんでしょうか。

これは、日常的にはわが国には存在していないけれども、ある旅行団が非常に濃厚に感染して、ある地区に帰ってきたという場合には、その地区だけ限定して、緊急に予防接種をしなければならないという状況が起こる可能性もあるだろうということで、この五番目を書いてあるわけです。

こういうタイプの伝染病については、それに即応した対応の仕方があると、そういうことを書いているわけですね。

はい。その非常在性の感染性疾患の場合に、日常的に、全国ネットワークでやる必要があるか、それとも、そういうときだけ臨時でやらなければならないのかということが、これは別個の問題として検討されなければならないので、五番目にあげてあるんだろうと思います。

そうしますと、さきほどの先生の御説明と合わせて考えますと、予防接種というものが、基本的に、そういう、危険なものだから、いろいろな条件を考慮してやらなければいけない。で、ここに書いているような条件を逐一検討した上で、ほんとうに必要がある場合にやると、そういうことですね。

というのは、伝染病の、たとえば蔓延状況、それから、伝染病にかかって、いのちを落とす、いわゆる致命率、そういうものも年次的にどんどん変わっていくわけですから、そういう変化に適切に対応した実施計画が立てられなければならないと、こういうことです。ワクチンの改良なんかも、今進んでいるでしょうけれども、一つ一つ、そういった状況の変化に対応して、適切な実施計画を立てなければならないというのが、WHOでの意見だというふうに理解しております。

そうすると、状況の変化をよくみながら、ここに書いてあるようなファクターをよく検討しながら、実施の計画をその都度立ててやっていかなければいけないということですか。

はい。

それから、このWHOについての記載の、上のほうに、いろいろ記載がありますが、たとえば、致命率の減少ということを指摘しておられますけれども、そういったことも一つの重大なファクターになるんでしょうか。

そうですね。たとえば、相変らず、わが国でコレラが発生すると、大騒ぎをしておりますけれども、一昨年、昨年、続けて、これだけのたくさんのコレラの患者が出ても、ほとんど、亡くなる方というのは…。和歌山で一名、亡くなった方が、これも七七才の長命な方で、私、いつも言いわけじゃないんですけれども、コレラにかかって死んだというよりも、死ぬついでにコレラにかかったんじゃないか、というような言い方を私もしているんですけれども…、と申しますのは、むかし、コレラのことは、コロリと言われるぐらい、かかったら、必ず、コロリコロリといくというので、コロリと言われていたんだと思います。これも、ところが、今日では、あれだけたくさんのコレラの患者さんが発生しても、いわゆる、下痢をしたというような症状さえ、出す人が、三分の一とか四分の一とかいう状況です。そういう意味で、今、コレラで亡くなる方というのはほとんどないと言ってもいいような状況ですし、そういった意味で、致命率がどんどん落ちれば、その病気にかかっていのちを落とさないのに、予防注射をしていのちを落としたというんじゃ、これは、予防接種計画として妥当かどうかというようなことは、当然検討されなければならない、こういうことだと思います。

それから、生活様式の変化に伴って、感染率に大きな変化をきたしているというようなことも書いておられますが、感染率の変化というものも一つのファクターになるわけでしょうか。

まあ、これも、住宅事情が相変らず悪いとは言っても、いわゆる感受性者を、子だくさんで抱えて、狭い部屋で住んでいるというような状況から、核家族化の中で、子どもの数も減る、そういうふうな状況…。いろいろなその生活様式の変化の中で、感染の状況というのは変わってきております。

そうすると、つまり、だれかが伝染病に感染しても、それが人に次から次にうつっていく、その率というものが変わるということですね。

そうです。

それから、そのすぐ下に、このような条件を検討した上で、WHOは、この、一類、二類、三類に予防接種を分類しているということが書いてありまして、ジフテリア、百日咳その他、ここに書いてあるものは予防接種以外に満足すべき方法のないもの、というふうに書いてありますが、これはどういう趣旨なんでしょうか。

これは、ここでは、WHOの文章がそのまま、そうなっているので、ここに紹介しておりますけれども、WHOの文章の中では、この第一類については、国ごとに再検討しろと書いてあるわけです。そのことが、この最後の文章なんですけれども、このへんを考慮して、現行のわが国の予防接種状況を検討することにするということが問題なのであって、このレポートが出た状況の中で、国際的に、この第一類、第二類、第三類というのが分類されたわけで、第一類については、特に各国の状況に合わせて再検討するように、ということは、WHOのレポートの中には指摘をされております。

WHOのレポートの中では、こういう分類を書いたあとに、この第一のグループでは、国によっては、この分に属するワクチンをすべて大規模に行なう場合があるかどうかは疑問である。各国はそれぞれの必要性に応じて考えろということが書いてあるようですが、御記憶ですか。

ええ、そのとおりです。

乙第六五号証（WHO専門委員会シリーズNo.3伝染病予防対策における予防接種の役割）を示す

今おふれになったWHOのレポートというのは、これですね。……これには、その一部、コピーが出ておりますので、先生が教科書で引用された部分ははいっていないようですが……。

これは、和訳だろうと思いますが、私、原文で読んだので……。同じと思います。

WHOの専門家シリーズ、ナンバー三というものですね。

はい。

この、まえがきというところを見ますと、一九六〇年の第一三回WHO総会における……。

これは、テクニカル・レポートというので、訳がへただから、技術討議なんていうような形になっていますけれども、シリーズで出ているわけです。

そうすると、一九六〇年の討議なんでしょうか。

はい、そうです。

討議の内容を書いた文書ということですね。

はい。

そうしますと、今からみますと、大分むかしのものだということでしょうか。

はい。

それから、WHOというのは、世界的な機構なんですね。

ええ。世界保健機構が、ときどき、こういう、一つのトピックを選んで、各国から代表を呼んで討議をさせて、そして論文をまとめるというふうなものを、また印刷にして全部に配っていくというような仕事もしております。

そうしますと、そこでの討議というのは、先進的な国々に焦点を合わせて議論がなされるわけでは、必ずしも、ないわけですね。

まあ、特に今日では感染症疾患というのは、先進国よりも後進国が中心の課題であります。

そうすると、むしろ、そういう後進国地域に着目して議論がなされるということなんでしょうか。

まあ、むしろ、という表現が適切かどうかわかりませんが、それも含めて検討しなければならないのが、WHOの立場ということです。

それから、さきほど、予防接種というのは、状況の変化に対応して、その採否、やり方等をきめなければならないということを御証言なさいましたが、そういう対応をするためには、どういった仕組みが必要なんでしょうか。

これは、再々私も学会その他でも指摘しておるわけですけれども、私、申し上げたいのは、今日のわが国の医学水準をもってすれば、そういう体制はつくれる状況の中で、たとえば、サーベイランス……流行予測事業、これは、われわれ、日本衛生学会でも、全国ネットワークのサーベイランス・システムをつくれということを、よく、言い続けておりますけれども、そういう流行予測事業、さらに、予防接種の実施にあたっては、予防接種を受けた人、受けてない人、その中からどういう症状が出たのかという、副作用の、いわゆる、レジストリー・システムと言いますが、登録制度、そういったものが整備される必要があるだろうと思います。

流行予測事業というのは、簡単に言うと、どういうことをやることになるんですか。

これは、全国的なネットワークで、免疫抗体の水準ですね、どの程度の免疫をもっているのかとか、また、どの地区にどういうふうな伝染病の発生があったのか、こういうことをつかまえておけば、いつごろ、どこで、どういうふうな伝染病が発生する危険性があるのかということが予測できるわけです。

そうしますと、そういう予測ができますと、たとえば、ある地域だけを限って予防接種をやるとか、特別のそのほかの感染源対策だとか、経路対策をやるとかということもできるようになるわけですか。

もちろん、そういうふうにしなければ、不必要な人にまで、危険性を伴う予防接種をするということで、いわゆる、起こらなくてもいい被害が起こってくることになりますので、そういった点の実施計画が非常に大切なことだと言えるわけです。

また、そういう、どこでどういう程度に、どういうふうに流行しているかということによって、予防接種を定期にやるかとか、臨時にやるかとか、そういうこともきめられうるわけでしょうか。

そうですね。

それから、どういう年令の人にやるべきかということも、それによってきまるんでしょうか。

そうです。

それから、登録制度ですか、これは、副作用が、事故が発生しているかどうかということを、組織的に、的確につかむということですか。

さきほども申し上げましたように、予防接種の実施計画の中で、ワクチンの効果と、同時に、安全性ということが検討されなければなりませんので、当然、そういった、予防接種を行なった場合の効果と安全性についての情報がなければ、そういった実施計画を適切に立てることができません。

そうすると、そういう情報網をめぐらせていれば、たとえば、あるワクチンが特に副作用が強いような場合には、それに合わせて実施のぜひもすぐに検討できる、そういうことでしょうか。

はい、そうです。

それから、予防接種は、さきほどおっしゃったように、その安全性というものが非常に重要なふうに伺いましたが、その予防接種を安全に行なうために、まず、どういったことが考えられるべきなんでしょうか。

まあ、ワクチンの開発そのものも非常に大切ですが、同時に、この、被害の発生に対して、被害発生の原因の分析だとか内容、そういったものが的確に検討されなければならないだろうと思います。もう一つ大切なこと、これは私もさきほどちょっと申し上げましたけれども、この、実験室内での実施と全国ネットワークで行なう実施とは、当然、ずれてくるわけですから、そういった実施体制の問題も検討されなければならないと思います。

それから、いざ、予防接種をやる場合に、そのやり方だとか打ち方だとかいうことがあると思いますけれども、そういう安全な接種方法を確保する上で、基本的にまず考えなければならない発想というのは、どういうものなんでしょうか。

まあ、危険を避けるための適切な処置が組まれておらなければならないということじゃないでしょうか。

やる以上、できるかぎり、そういう危険を少なくするという努力が必要だということでしょうか。

そうですね。まあ、特にこれは、最近、そういった点がよく、われわれ専門集団で言われるわけですけれども、今日のわが国の伝染病対策の状況の中から考えてみれば、ある程度効果を落としても、安全性を優先しなければならないというふうなことも考えなければならないんじゃないだろうかというふうに言われております。

そこで、予防接種をやる場合には予診が重要であるというようなことが言われておりますが、この点はまず、どういうふうに、基本的に考えるべきでしょうか。

その予診というのは、非常に大切ですし、予防接種を行なうべきかどうかということを判断するということは、非常に大切なわけですけれども、非常に、一方、また、むずかしさもあるということも言えるだろうと思います。

予防接種において、その予防接種はいわゆる医療行為というものの中にはいるべきなんでしょうか。

当然、医療行為の中の一つだと言えるだろうと思いますけれども……。

そういうふうに考えますと、その予診というのはなぜ行なわれるべきだということなんでしょうか。

基本的に、これは予防注射にかぎらず、あらゆる、いろいろな薬剤の投与だとか、注射の場合だって、十分な予診をしなければならないと思うんですけれども、その予防接種の場合には、一定限度、集団免疫の必要性もあるわけで、全部落としてしまえば、今度は予防接種を行なう意味がなくなってきますし、そういった点で、予防接種の位置付けがむずかしくなってくる。いわゆる単なる医療行為であれば、たとえば、病気にかかって注射を打つ場合と同じように、

しかし、その、医療接種をやる場合にも考えなければいけないのではないでしょうか。

基本的には、予防接種の予診の場合は、普通の治療場面よりもっと慎重に行なうべきだというのが私の考えなんですけれども、と申しますのは、たとえば、風邪引きできている、下痢できているという場合には、頭が痛いとか下痢をしたという訴えから始まってきているわけですね。したがって、われわれが予診をとる場合でも、非常にとりやすい。だけど、予防接種の場合には、何の訴えもない集団を対象にしていくわけですから、その予診をよほど慎重にやらなければ、十分に予診をしえたというふうには言えないだろうと思いますね。

そうすると、病気でお医者さんのところにきた人には、一応の訴えはするから、その人がどういう状態にあるかというのは、それだけでもまず把握できるということですね。

はい。

それから、その安全な接種を行なうという点におきましては、たとえば、接種の量をどうするかとか、どういう年令の人に打つかとか、あるいはどういう大きさの注射器で打つとか、だれが注射をすべきかとか、そういったもろもろの要素というものが考えられなければいけないということでしょうか。

そうですね。そのへんを含めて、私、さきほど、実施体制ということばで総括したわけですけれども……。

それでは、一応、概論はそのへんで終わりまして、もう少し具体的に、わが国において、伝染病予防対策や予防接種がどういうふうになされてきたのか、そこにどういう問題があったのかということについてお伺いしたいと思います。まず、わが国の伝染病予防対策というのはどう

いう点に特徴なり問題があったというふうにお考えでしょうか。

これは、わが国の衛生行政の基本とも非常に関連があるだろうと思いますけれども、伝染病対策の中で、さきほど、三つの柱をあげましたけれども、わが国の伝染病対策の特徴というのは、環境整備、そういったものが逆に非常に遅れて、予防注射に偏重していたのではないかというふうに私は考えます。

いわゆる、環境を整備する行政が遅れていたということでしょうか。

そうですね。これは、国立公衆衛生院の衛生行政学部長をされている橋本先生の、衛生行政のわが国とイギリスの比較をなさっている本の中にも指摘されているわけですけれども、イギリスの衛生行政を考えた場合には、まず最初に環境衛生が行なわれる、そのあとに、環境衛生がある程度片付いて、対人保健に移っていく、対人保健が片付いたところで、今度は医療保障というふうに移っていく、そういう時代区分ができる、わが国の場合は、環境衛生も中途半端、対人保健も中途半端、医療保障も中途半端、全部中途半端のままで進められるので、環境衛生の問題一つを取り上げてみても、今日の、原子力廃棄物の問題から、屎尿処理まで、初めから終わりまで、全部残っているという形で進められる。そういう状況の環境衛生が十分に進められない中で、伝染病対策をしていくとすれば、これは、あとは、伝染病にかかったならば、かかったやつが悪いんだという形で、かからないためにはお前が努力するんだ、少々危くても予防接種を受ければいいんだ、という形での、非常に、国民個々に責任を負わせる伝染病対策が打たれてきた、このへんにわが国の特徴があるんじゃないだろうかというふうに私は考えております。

たとえば、対策として、そのかかった人を隔離するというような対策があるようですけれども、そういう面では日本の行政はどうだったんでしょうか。

まあ、この、わが国の伝染病対策といいますか、私は、衛生行政の基本を示しているだろうというふうに考えるわけですが、いわゆる、明治三〇年に伝染病予防法というのができた。ところが、片仮名で書かれたという、この伝染病予防法…今日にもまだ生きているわけですけれども、伝染病予防法と言われながら、この内容は伝染病発生処置法にすぎないわけで、基本的に、どう伝染病を防ぐのかという形での法的規定があるわけではない。したがって、それに対応する行政体制もないという状況、そういう中で伝染病対策を打つとすれば、伝染病患者が出れば、これを、人権を無視しても、隔離をしていく、そういうふうな対策しか出てこないだろうと思いますね。今日でも、たとえば、赤痢の患者が届け出られたら隔離をされる、ほんとうに、今日の状況の中で、赤痢の患者をああいうふうに厳密に隔離しなければならないのかどうかということも、今日、われわれ専門家の中では問題になっているという状況です。

そうすると、伝染病対策としては、そういう、かかった人を隔離する、それから、かかる可能性のある人に予防接種をやる、その二つに偏重していたということなんでしょうか。

私はそういうふうに、わが国の衛生行政の、医療制度の状況を、……私も世界中まわったとは言いませんけれども、アメリカの大学で医療制度を勉強し、医療制度の異なる国を、ヨーロッパをまわってきて、私が至った結論というのは、そういうことです。たとえば、その環境を整備して、蚊やハエをなくしていく、こういう状況ができれば、それを感染経路とする伝染病はなくすることができるわけですけれども、相も変らず、一人一人の家庭が蚊帳を買う、蚊帳を買うお金がなかったら蚊取線香を買う。ハエが出ればハエを叩けというふうな形での伝染病対策が、何か、伝染病対策の中心として進められてきたんではないか、そういうふうに考えます。

医療制度をご専門の立場から、そういうわが国の行政がそういうふうになされてきた背景にある思想といいますか、そういうものについてはどういうふうにお考えでしょうか。

これも、私、いろいろな論文を書いているわけですが、義務教育の中で健康の問題というのが、たとえば、憲法の中で規定されている、健康にして文化的な最低生活の保障という、これが、その、個人レベルの問題で、国の責任というところが教科書に出てこないですね。したがって、たとえば、病気をした、けがをしたという場合に、それは、一人一人の国民の不注意で病気をし、けがをしたんだという考え方、非常に国際的に特異な疾病観というふうに、私、呼んでいるわけですが、病気をしたとき、けがをしたときに、自分が悪いんだという形での教育を徹底する中で、そういう伝染病対策が出てきた、また、伝染病患者に対しては、徹底した、人権を無視していく、そうすると、ああいう病気にはかかりたくないという、非常に、恐怖心を国民の中に植え付けていく、その中でとられた処置がいわゆる、予防接種偏重の伝染病予防対策だったというのが、わが国の特徴ではないだろうかというふうに、私は、わが国の状況というのを分析しているわけですけれども…。

（以上　田　甫　力　弥）

原告代理人（秋山）

予防接種の偏重ということにも、その個人の健康、あるいは人権をあんまり尊重しないという考え方があるということでしょうか。

まあ、衛生行政としては安易な考え方じゃないかと。国の責任をどういうふうな形で果すのか、という時に国民の個別の予防注射を受けるか受けないか、これも私予防接種を確か二三条だったと思うのですけれども、その予防接種さえも自己負担で、自分で負担をして、その予防接種を受けなさいと。まあ、国の責任を果す上で一番安易なやり方ではなかったかというふうに考えられるのです。

そういう安易な方式をまあ行なうために、実効あらしめるために、国として予防接種については、たとえば予防接種は非常に重要なものだというような教育を行なったりしていたのでしょうか。

まあ、これは一つ小学校の教科書にジェンナーが出てきて、何しろ予防接種というものが非常にいいものだというのは、国民の中に徹底して教育されたというふうに思うわけですね。確かにその非常にこの効果的な場面というのを歴史上ひっぱり出してくるということは、簡単なわけですけれども、果してそれが本当に予防接種だけの効果なのかどうかという点での検討というのは抜きにして、非常に予防接種は伝染病対策として重要なんだと。私も正直言って、おはずかしい次第ですけれども、私も医学部を卒業して、最初に公衆衛生の道に入った時には真剣に私もそういうふうに考えていたと言わざるを得ないわけで、その予防接種をして行く過程の中でだんだん疑問が出てきたというだけで、医学教育を受けた私でも、やはり伝染病対策と言えばすぐ予防接種というふうに考えを持たされてきたと思うのですね。

それから、先生は医療という立場からは、予防接種が切り捨てられていたというようなことをお書きになっておられますけれども、それはどういうことでしょうか。予防接種を医療の中から切り捨てていたということをおっしゃっていますが。

一つは、これはわが国の医療制度の中で、国が十分な医療を保障しようとしなければ、その中で医師がどういうふうにこの医療費を獲得するか、ということになると、今日の自由開業医制に医療の基盤がある以上は、徹底して採算の合わない医療というものを切り捨てざるを得ない。医療採算が合うか合わないかという形で、自由開業医制度の医療というのは一定のふるい分けが行なわれるだろう。そうなると、たとえば予防接種というのは、予防だとかそれから今日のたとえば救急医療というものは切り捨てられて行く。従って自由開業医制に基本をもつ医療体制の中では予防接種だとか、そういう予防活動というのは、一切切り捨てられて行く。そういった自由開業医制度の中で切り捨てられた採算に合わない医療というものを衛生行政がやって行く。ところが、衛生行政がそれを完ぺきにやっていれば問題にならないのですけれども、その中で、今度は国の政策というか、国の施策の中でもう一度ふるい分けを行なう。それがいわゆる私はこの社会防衛論と言いますが、今度は国の施策の中で社会防衛上役に立つか、立たないかという形で切り捨てが、また拾い上げというのが行なわれる。一応この感染性疾患というものは、この社会防衛上の問題として衛生行政として拾わざるを得ない。ところが、これも、完ぺきに拾うかといえば、国の責任でこれを果すには大変な努力と金が必要だ。そこで、もう一つ切り捨てられて行くのが、社会防衛上だれに責任を押し付けて行くのか、という形で、私は一人ひとりの弱い国民のほうへ押し付けられてきたのがわが国の衛生行政の歴史じゃないだろうかというふうに考えております。

そうすると、個々の人々の健康を守るというようなきめ細かい配慮をした、いわば医療の立場からの予防接種というのがなくて、行政の側から、その社会防衛的な発想による予防接種がなされてきたと、そういうふうにまとめてよろしいですか。

そうですね。ですから、諸外国の場合には、いわゆる医療の中に予防が当然入っている、そういう医療政策が打たれてきている。ところが、わが国の場合には、開業医さんが私は予防医学をしないとは言いませんけれども、総論は賛成するけれども、各論はどうもやれない。たとえば、予防接種に学校に出て行ったら、その日の収入が十分の一に減ると。そういう状況で予防接種に参加しなさいということを医療政策上打つわけですから。この参加したくないという気持になるのは当然のことで、医療の中に予防をちゃんと入れた医療政策が打たれていないというのがわが国の特徴じゃないだろうかというふうに思うわけです。

それから、医療行為という発想ならば当然その予防接種なりの行為がどういうプラスの面を持つかということと同時に、それがどういうマイナスの面を持つかということも当然一人ひとりの被接種者、いわば患者に説明され、納得の上でなされるべきだというふうに思いますけれども、如何でしょうか。

そこが非常に大切なことで、私もアメリカやヨーロッパを回って、私もアメリカでは実習がありましたので、予防接種の場面にも参加をしましたけれども、私アメリカへ行って本当に奇妙に感じたのは、逆にその点で考えてみれば、全く当り前のことで、注射を打つ場合に、その危険性を考えた上で注射を打つということは、医療行為の中で当然のことですけれども、わが国ではけっしてそういう状況というものがないとは言いませんけれども、十分に考えられていない。

予防接種を打つ場合に、必ず効果の面と同時に、その危険性というものを一人ひとりに十分理解をさした上で予防接種を打つということではなくて、わが国の場合には何しろ接種率を上げなければならないということで、予防接種に対する恐怖を持たしてはいけないのだと。ですから、予防接種の効果の面だけが強調されて肝心の危険性の問題については知らしむべからず、よらしむべし、という形で予防接種行政が行なわれていたと言わざるを得ないだろう。その面でも個人接種で、いわゆる一人ひとりの開業医が一人ひとりの自分の受持ちの患者さんといいますか、かかりつけのお医者さんの所で予防接種が行なわれている状況とは違った場面が出てきているのだろうと思います。

第二次大戦以前の日本においては、特にそういう社会防衛的な考え方、個人の利益を余り考えない考え方が非常に強かったということが言えるのでしょうか。

まあ、その中心が国民皆兵、健康な兵隊さんをたくさん作るという、その中でまたどういうふうに軍隊の中で伝染病をはやらせないためにどうすればいいのかという形でのいわゆる軍衛生学といいますか、そういうものの中で大きく伝染病対策が進んだわけですから、そういう形での戦前の予防注射というのは、特にそういう色彩が強かったのじゃないかと思います。

その接種率を向上させるために、戦前に何か特別にとられていた対策があるのでしょうか。

まあ、この戦前のいわゆる種痘法の時代には、予防接種を受けたか受けないのかという、受けたことを戸籍の欄外に記入するとか、論文にも出ているのですけれども、明治三九年ぐらいですか。一九〇七年の日本の小児科学会の発表論文の中でも、小川原良さんという方が発表なさっているのですが、そこでその種痘の副作用の報告をなさる時に、こんなことを報告してはジェンナーさんに申訳ない、なんていうことを言いながらの発表という形で予防接種というものは、この被害の問題より効果だけが非常に宣伝されて、予防接種が行なわれてきたと思うわけですね。今日に至ってもほとんどまだ予防接種によって被害が起るというようなことを新聞では知ったけれども、予防接種をする先生から教えられたということは、まだないのじゃないだろうかというふうにさえ僕としては思うのですけれども。

今さきほどおっしゃいました小川原良さんの論文のことを伺いますが、この人がいつですか。

一九〇七年だったと思いますけれども。

どういうことを発表する中でそういうふうにおっしゃったのでしょうか。

予防接種によって脳炎を起こした症例報告をなさっているわけですが。

種痘後脳炎の例ですか。

種痘後脳炎の症例報告です。種痘後脳炎なんていうのは、これはもう国際的に見れば一九世紀、今から一世紀前にはもう報告事例が出ているわけですけれども、わが国の場合には二〇世紀に入っての報告の中でそういう言葉が語られているということに私は非常に関心をよんだわけですけれども。

それでは、戦後の予防接種についてお伺いしますが、昭和二三年に予防接種法が出来ておりますけれども、それまでの過程についてちょっとお伺いしますが、戦後の予防接種が開始されると言いますか、どういうふうになされたかについてちょっとご説明いただきたいのですけれども。

あの、戦前の衛生行政を取締行政、戦後の衛生行政を指導行政と、取締行政から指導行政へ、衛生行政の民主化というのが戦後の占領軍の指導で一定限度進んだというふうにわが国の衛生行政の歴史では言われております。たとえば、保健所を中心にして、地区衛生組織、地域の住民の声を聞きながら地域保健活動を進めるのだというふうな、保健所を中心とした地域保健活動が進められたというふうに言われているわけですが、こと伝染病の予防接種に関しては、この占領軍の指導もあったわけですが、非常にこのきびしい、私悪い表現をすれば、日本を占領しにきた外国の軍隊が非常に、エゴイスティックに考えれば伝染病が恐いという形で、今日の予防接種法が占領軍の指導で行なわれたと。従ってこの衛生行政の民主化の状況の中で伝染病予防と、もう一つ私は食品衛生法も入れたいのですが、危ない物は食いたくないという形で、非常にきびしいと言いますか、きびしいというのは、国民にきびしい伝染病予防対策としての予防接種法が作られたというふうに思えるわけです。

すると、占領軍のかなり強い意思があったということですか。

まあ、「今日の医制一〇〇年」なんかの歴史をまとめられているのを見ると、必ずそういうふうに書いているわけで、これを言分けというのか、事実というのか、私そのころまだ衛生行政にからんでいないのでわかりませんけれども、一致してそういうふうな表現が使われております。

医制一〇〇年、これは医療制度の一〇〇年という意味ですね。

そうです。

これはどこがまとめたものですか。

これはどこですかね。公衆衛生協会かどこかでしょうね。あるいは医師会かちょっと今、度忘れしました。

その占領軍が非常に恐れたという背景には、戦後の伝染病の大流行というものがあったのじゃないでしょうか。

そうですね。外地からどんどん、この栄養状態が悪いし、伝染病にも罹っているという人たちがたくさん南からマラリヤを持って帰る。また、私も引揚者ですけれども、満州からはチブスを持って帰るという形で、また日本の国民そのものも戦災とか食糧危機だとかいう状況で、大変な伝染病がたくさん発生していた状況の中で作られたわけですから。

そういう状態の中で緊急に予防接種をやらなければいけないという考え方が当時あったわけでしょうか。

まあ、私はそういうふうに占領軍の強い指導もあったのだろうと思います。

甲第八八号証を示す。（日本公衆衛生雑誌二二巻一〇号「公衆衛生の戦後一〇年」）

これは、昭和三〇年一〇月に出されました論文ですが、中野さん金光さん外、一番最後を見ますと、厚生省防疫課という所の方が、戦後の伝染病予防の一〇年を振り返っていろいろお書きになっておりますけれども、一四ページの右の欄の上のほうに、「占領軍の強制に近いまでの指導力によるところが少なくない。」それによって伝染病予防行政がなされたのだ、というふうに書いてありますが、先生がおっしゃったことはこういったことですね。

そうですね。

それから、そのすぐ下の「2、防疫行政の変遷」という所の冒頭には、「終戦に伴い、復員や引揚げが大量にあった。そして、外地の伝染病が国内に流入する危険が極めて大きかった。」

というようなことが書いてありますが、こういう状況が背景にあったということでしょうか。

そういうことです。

それから、一五ページの右の欄の真中辺に、傍線が引いてありますが、そこには、「予防接種の効果については、従来その学説必ずしも一定せず、これについて法律をもって義務を課することは、種痘を除き、久しく実現しなかったのであるが」、と書いて、この終戦後の緊急措置として行なわれた。ということと、進駐軍の覚書とによって昭和二三年の予防接種法が公布されるに至った。ということが書いてありますけれども、こういう認識でよろしいわけですか。

はい。

ところで、その二三年の予防接種法ですけれども、先生としては、この二三年の予防接種法の一番の特色というのは、どういうことにあるとお考えでしょうか。

まあ、こういう状況下で作られたというふうに私も、だからさきほどもそういう事実があるのだろうと思うし、ひょっとすれば、行政側の言分けかもわかりませんけれども、ほかの衛生行政全体が民主化された中で、予防接種法に関してだけこういう非常に非民主的な形の法律が出た。その中でも私非常に重要な問題は、こういう行政におられる方自身もお書きになっているにもかかわらず、予防接種の中で一番大きな問題点は、予防接種による被害、副作用というものの記載が全くないということ。ここに特徴があるのだろうというふうに思いますけれども。

予防接種にそういう副作用の危険が伴うということを前提にして何も規定がないということですか。

いわゆる、予防接種法には、この予防注射には、副作用がないものとしてこの法律が出来上がっているわけで、この著者の金光先生は岡山大学の卒業生で、行政のベテランで、私も尊敬している行政官の一人ですけれども、まさかこういう立派な先生が予防接種を行なう場合に、一切副作用が出ないなんていうことは考えておられないだろうと思いますけれども、そういう中で予防接種法の中には一切そういう副作用に関する規定がない。予防注射には副作用がないものとして予防接種法が作られているところに一番大きな問題があるのだろうと思います。

そうすると、以後国はそういう考え方でずっと予防接種行政を進めてきたということでしょうか。

被害者の方がこういうふうに訴を大きくなさるまで私は何度もそういう検討をすべき機会があったのだろうと思いますけれども、閣議了解に至るまで、予防接種が必ず副作用の危険性を持っているのだという、そういう点での予防接種法の抜本的な改訂が行なわれなかったということが、私は国の責任として非常に大きいのじゃないだろうかというふうに考えております。

先生としては、国が予防接種によってそういう副作用が起るということを一応前提にして行政を始めたのはいつごろだというふうにお考えですか。

国が始めたというのは、やはり閣議了解以後じゃないでしょうか。

閣議了解というのは。

いわゆる救済のための閣議了解が行なわれた時点まで引き延ばされたのじゃないでしょうか。

それはいつでしょうか。

四五年ですかね。

昭和四五年に国がはじめて予防接種によって被害者が出ていることを認めて、その救済について閣議了解をしたと、こういうことですか。

はい。

それまでは、そういう副作用が出るということを念頭に置いた対策がなかったといってよろしいのでしょうか。

まず、最初からわかっておっただろうと思いますけれども、まあその予防接種法をお作りになるに当ってGHQが邪魔をしたとは思えないのですけれども、まあそういう法律が出来た。じゃその法律について、予防注射というのは、副作用の危険があるのだ、という形での抜本的な改訂がなされなかったという点が私は非常に大きな国の責任上の問題として指摘しておきたいと思うのです。

甲第九五号証を示す（日本公衆衛生雑誌九巻、「予防接種の徹底」）

これは昭和二六年発表された論文で、東京都中野保健所長の岡田貫一さんが書いたものですけれども、これには予防接種を徹底させるために、一般民衆に対する教育が重要であると。で、なんといっても個人に通知を出すことが効果があるのだと。特に子供を対象にした場合には、人数も少ないので、これに限るというようなことが書いてございまして、ようするにどういうふうにして接種率を上げるかということが二六年の時点で書かれているわけですけれども、戦後の予防接種というのも、さっき先生がおっしゃったように、やはり接種率を上げるということに相当な重点が置かれていたのでしょうか。

私が公衆衛生の道に入ったのが三十五、六年ごろからですから、その私が入って行った当初に至ってもまだまだこういう考え方が現場の衛生行政の中心だったと言っていいだろうと思いますね。予防接種は、接種率を上げなければ効果がないのだという形で、接種率を上げるということだけが非常に何か最大の命題みたいな形で現場では取り組まれていたと言って間違いがないと思います。

甲第九四号証を示す（日本公衆衛生雑誌一八巻「これからの伝染病予防」）

これは、昭和四六年五月に石丸さんという方が発表されたものですが、石丸さんという方はご存じですか。

はい、よく存じております。

当時、厚生省防疫課長ですね。

はい。

その三四一ページをご覧いただきたいのですが、右の欄「強制と任意」というところを読みますと、この予防接種法がわが国で制定されたのは第二次大戦の終戦直後で、衛生状況の最悪の状態の時であって、当時としては強制予防接種によって国民の集団免疫を一定程度以上に保持することが伝染病予防施策の一方法としてやむを得なかったと考えられる。しかし、法制定後二〇年を経過し、感染経路対策としての環境衛生の向上、保健衛生思想の発達を考慮した場合、今もなおすべての予防接種を強制的に実施しなければならないかどうか、再検討を迫られていると考える。と述べております。それから、左の欄では、「かつて伝染病流行というと、すぐ予防接種はどうしたか、というような予防接種第一主義の傾向が見られた。」というようなことを言っておられまして、ようするにこの四六年の時点で、再検討を厚生省の役人として述べておりますけれども、先生のお考えとしては、その状況の変化に対応して予防接種をしなければいけないということをさきほどお述べになりましたけれども、そういう観点から見て、戦後の予防接種行政というものは如何でしたでしょうか。

まあ私は、石丸先生てすばらしい立派な行政官だと思いますし、私もそう思っておりますけれども、これは四五年の閣議了解以後の四六年の時点でこういうふうにお書きになっているわけですけれども、私はその二三年の予防接種法の制定以後こういった考え方がなぜもっと早く行政官の中で出てこなかったのか。僕は、出ていたのだろうと思いますけれども、出ていて、なぜそういった改訂が出来なかったのかということが問題であるわけで、伝染病予防法にいたってはいまだにまだ片仮名のままで、その強制接種法のままであるというふうな形で、まあ対応が、私は非常に国の対応が遅れていると思います。現場ではそのために、非常な困難をしている状況だというふうに言えるのじゃないでしょうか。

そういたしますと、たとえば伝染病の流行状況の変化、あるいは伝染病による致命率の変化といったものがこの四六年よりもずっと前にあったと。つまり、見直すべき時期がもっと前にあったというご主張でしょうか。

たとえば、戦後の腸チフスだとかパラチフス、チョウ・パラの予防注射がやめられましたけれども、これにしても、国が行なう前に春日さんという方が、今東海大学の教授をなさっておりますけれども、この方が神奈川県の衛生部長時代に、国の決定以前に、県段階で部長さんの裁断でチョウ・パラをやめてしまうというふうなことを行なっております。そういうことで、たとえば、腸チフスの問題一つ取り上げて見ても、戦後チョウ・パラが予防注射によって果して下がったのか。じゃ、予防注射が全然ないたとえば赤痢なんかも同じように下がっているわけですが、そういうことを考えて見れば、一つひとつこの予防接種に関して安全性とそれからその効果というものは、この戦後ずっと毎年毎年あんな大きな変化をしてきたわけですから、十分検討されるべきであったというふうに私は考えます。

甲第六一号証を示す（第一七回医学会総会シンポジウム「予防接種の検討」）

そこの四九四ページに名前が出ております春日斉さんこの方のことですね。

はい。

甲第八八号証を示す（日本公衆衛生雑誌一二巻一〇号「公衆衛生の戦後一〇年」）

一六ページ以下をご覧下さい。そこにこの昭和三〇年の時点から振り返って、厚生省の方が戦後の伝染病の流行状況、あるいは致命率がどういうふうになったかということを書いておられますね。

はい。

これによりますと、たとえば発疹チフスでは、昭和二一年に明治以来の大流行を記録したけれども、翌年からは急激に減少して、昭和二六年の発生を最後に姿を消したということが書いてありますね。

はい。

それから、一六ページの右の欄の下のほうには、昭和二五年にはクロロマイセチンが輸入され、赤痢、腸チフス、パラチフスの治療に劇的な効果を現わしたというふうなことが書いてありますね。

はい。

それから、痘そうについては、昭和二一年に明治以来の大流行を示したけれども、翌年には三八六名に急激に減少し、以後海外からの外来者により若干の発生を見ているが、国内の常在患者は完全に跡を絶つに至ったというふうに書いてありますね。

はい。

それから、一七ページの右の欄では、腸チフス、パラチフスについて、終戦直後の昭和二〇年と二一年ごろに大きな発生があったけれども、二九年には腸チフスは二七分の一、パラチフスは二二分の一と、驚くべき減少を見ている、というふうに書いてありますね。

はい。

それから一八ページの右の欄では、ジフテリアについて、昭和一九年に明治以来の最高記録を示したけれども、二七年には八三八一名に減少し、これまた明治以来の最少の記録を示したと書いてありますね。

はい。

これを見ますと、終戦直後二、三年で伝染病の流行状況は急激に変化して、非常に少なくなったと。それから抗生物質の導入によって致命率も非常に下がったということが出ているわけですけれども、こういった時点でやはり見直すべきじゃなかったかと私も思うのですが、先生は如何でしょうか。

まあ、その通りだと思いますね。これは、戦後間もなくの状況というのは、非常に異常な状況だったわけで、この異常な状況が一定限度正常な状況というふうに変ってきた。その異常事態に対応した。その点で私は言分けではないか。本当にそんなに強い占領軍の強制があったのかということで、まあ悩んじゃうわけですけれども、この強い強制があったのであれば、これだけ急激な状況の中でなぜ改正されなかったのかというふうに非常に大きな疑問をそこに感じちゃうわけですね。

さきほど石丸さんが四六年になって、ああいったことをおっしゃっておりますけれども、そういうものは、お考えとしては非常に遅過ぎたというふうに私どもは思うのですが。

ええ、もっともっと、あの文章はそのままずっと二三年以後続いている文章と考えていいのじゃないのでしょうか。

甲第四六号証を示す（日本公衆衛生雑誌一七巻一〇号「現行予防接種体制の問題点」）

まあ、そういったことを先生だけがおっしゃっていたのじゃないということでちょっとお伺いしたいのですが、この中野英一さんという方の論文ですね。

はい。

昭和四五年に日本公衆衛生学会で発表されたもののようですけれども、この最初のページの真中辺に、昭和二三年に制定された予防接種法は、その法律自体はずっとほとんど大きな改訂がないけれども、その背景たる状況、戦後の混乱期だとか、医療施設が十分でなかったという状況は非常に変ったということをおっしゃっていますね。

はい。

にもかかわらず、予防接種依存という形で、依然として残っているというようなことを指摘されておりますが、先生がお考えになっているような問題指摘と同一であると言ってよろしいですね。

そうですね、まあ私が得異な意見を持っているとは思えないので、たくさんそういう同じようなお考えを持っていらっしゃる先生方が多いと思います。

そういうものがいくつかありますが、時間の関係でもう一つだけお示ししますが。

甲第四四号証を示す（日本公衆衛生雑誌一七巻一〇号「伝染病予防体系における予防接種の今日的意義と位置づけ」）

これは、同じ学会で金子義徳先生が発表されておられる論文ですけれども、この冒頭のところにも同じような趣旨のことが書いてあると思うのですが、その、年間五〇〇〇万に達すると思われる予防接種業務は、誠に大きなものであるにもかかわらず、これがどれだけの必然性と合理性を持っているかについては、必ずしも真剣に取り上げられて考えていなかったと言わざるを得ない。というふうにきびしく指摘されておられますが、そういった状況があったわけですね。

はい。

それでは次に、国が予防接種に伴う副作用や事故を十分に考えに入れていなかったということをご証言になりましたけれども、実際には事故というものは発生していたわけですね。

そうですね。事故が発生していたのは事実ですし、ただ今度は、事故が発生した場合に、これがその事故のないものとして予防接種を施行していて、事故が発生した場合、これがどういうふうな形で行政的に取り扱われて行くのかというと、その打たれた本人の体質が悪いのだろう。又は、打った先生が間違ったのじゃないだろうかと、こういうことになるだけで、責任は打った先生が責められる。打った先生は、医者と患者の関係ですと、圧倒的にやっぱり医者が強いですから、これは体質だという形で、患者のほうへ持ち込んで行く。一番弱いところでそれを受け止めざるを得ないという形で処理されていた。また、そういう形での処理ですから、それは予防接種のせいではないという形で処理されたものも私はあるのじゃないだろうかというふうに疑問は持っております。

事故が起こった場合に、お医者さんがその被害者に対して、これは予防接種によるものではない、というふうに原因を隠す傾向がありませんでしたでしょうか。

当然この、現場をつかんだという形ではございませんけれども、私たちは予防接種委員会でそういう事例をいろいろ集めてみた段階の中で、討議でも出ていましたけれども、まあ結局論理的に考えて、医者が責任を問われるよほど液を間違えるとか、何か出ない限りは、これは体質の問題として、患者に押しつけてしまう以外に医者の逃れる手はないわけですから、そういう形で処理されて行ったのだろうと思いますね。

その事故が、国の接種体制に問題があるのだというふうな発想は起こり得なかったわけでしょうか。

ですから、最初から予防接種というものは、そういう事故の発生の危険性があるものだという法的規定があり、そしてそういう行政の体制があれば、当然そういう処理ができていただろうと思いますね。だけれども、そういう法的規定がない、行政の体制もないとすれば、個人の接種医師、しかもそのお医者さんとしては、非常に自分の生活を犠牲にして、このかせぐのをやめて、その上責任までぶっかけられて、その実際に事故を起こしたお医者さんで、もうそこの開業ができないというので、その開業地をやめて行った方なんかもいらっしゃるわけで、そういうところまで追い込まれるとすれば、あとは患者さんの体質の問題だという形で処理せざるを得なかったというふうに私は考えるわけですけれども。

それから、被害者の側も、国が公に事故があることを発表していなかったわけですから、お医者さんからそう言われれば、泣き寝入りをせざるを得ない。お前の体質のせいだと言われれば、泣き寝入りをせざるを得ないような状況があったのじゃないでしょうか。

ですから、その予防接種というのは、そういう副作用の危険性があるということを知らしめていないわけですから、説明を受けていない。その患者さんがおかしいな、と思っても、そのプロのお医者さんにそういう説明を求めたら、説明を求めたら、その〝体質だ〟と言われたら、それはそう思わざるを得ない。よほどの勇気を持たなければ、その疑問を持ってそれで何等かのアクションを起こすということは出来ないのじゃないでしょうか。

そういうことが、一旦事故が起って、救急措置、事後の措置にも影響を与えていたのじゃないでしょうか。

そうですね。従ってその事故のデーターというものが、その情報が集まってこないというのも、そういうのが原因だと思うのですね。患者の責任でなければ医者。医者の責任でなければ患者、という形で、医者に報告を求めて正確な報告が得られるとは絶対にこれは思えない。ですから、当然そういう情報については、非常にあいまいな、また間違った情報しか集められていないということになるだろうと思います。

私どもの原告の多くの人たちが、その事故の原因が、予防接種によるものであるということを知らされず、自分のせいにされて非常に辛い思いをし、あるいはのみならず、そのために直後の適切な処置もとれなかったという事態があったわけですけれども、そういった事態が発生をしたということは、先生としても容易に推測ができますか。

もう当然の帰結として論理的には解明できるのじゃないでしょうか。

甲第六一号証を示す（第一七回医学会総会シンポジウム「予防接種の検討」）

四八六ページの右の欄、これは東京大学の豊川行平教授の書いたものですが、そこに、ようするに現在のように、本人が悪いといった考え方で、その予防接種の事故が処理されるのは、誠に憤慨にたえないことである、というふうに、これは四五年の医学会総会で述べておられますけれども、この当時でも本人が悪いといった考え方で処理されていたと言ってよろしいのですか。

そう言っていいだろうと思います。

それで、予防接種において事故があり得ることを前提にして、可能な限り安全な方法を検討しなければならないというのが先生のお考えのようですけれども、そういうことを先生のみならず、ほかの人が言っておったのじゃないか、ということで、ちょっとお示ししたいのですが。

はい。

甲第八七号証を示す

これは、日本公衆衛生雑誌第一巻第九号ということで、昭和二九年に出されているようですね。

はい。

で、ここに提出しておりますものは、その二九年の第九回日本公衆衛生学会の印象記ということで、三二ページに金子義徳さんが「疫学的見地から見たワクチンの効果について」と題して行なわれたシンポジウムの報告をなさっておりますね。

はい。

この中で、金子先生がいろいろ言っておられますけれども、ようするに、ここのシンポジウムで出され、赤石さんと杉山さんの討論を聞いた上で、ワクチンの効果について論じられたわけですけれども、それだけではなくて、ワクチンが大衆に恩恵を与えるという目的から考えるならば、当然ワクチンのマイナス面、即ちワクチンの広い意味の副作用を含めて、価値判断がなされるべきが当然であったと思う。それから、一〇〇〇人に一人に発生する伝染病を予防するために、一〇〇〇人に予防接種すべきであるという議論の上に立つならば、不幸な犠牲者を出さないために、その予防接種は中止すべきであるという議論も、成り立つのではあるまいか、というようなことを言っておられますね。

はい。

それから、そのあとで、予防効果があるということは、そういう副作用を考えるならば、もっと厳密に証明されなければならない。そして、かつ抗生物質が出てきた現在では、それでもなおワクチンが必要であると、意義を有するという主張は、その効果の面がはっきりしなければ、そういう主張は弱いものになる、というようなことをおっしゃっておりますが、この主張についてどのようにお考えになりますか。

まあ、非常にこれは金子先生というのは、予防接種の問題に関して、非常にその権威者ですし、まあ、非常にその先見性のあるご発言だったと思いますね。二九年の段階で、こういう文章をおまとめになるということは。

いわば、先生がこの法廷できょうお述べになったようなことを、二九年の学会ですでに問題提起をされておられるということですね。

そういうことです。

甲第四四号証を示す

同じく金子先生のですが、その七五ページを見て下さい。(3)の所に、「接種事故については、この生物学的事象について、いわゆるリスクを全く認めないとすることは、むしろ非現実的であろう。問題は、そのリスクの実態についてのこれまでの研究は不十分であり、常識的な対策すらもとられていなかったと考えざるを得ない。」というふうに言っておられますね。

はい。

つまり、四五年にそういうことを言っておられるのですが、こういう考え方はすでに二九年に金子先生自らそういう問題点は指摘されておられたということでしょうか。

ですから、学会の場でこういった意見というのは、再三こう出されてきた。私今日の冒頭にも申し上げましたけれども、学問的にも提起をされていたし、その現在の日本の医学の水準をもって英知を集めて対策を打とうと思えば、打てるような状況があったと。にもかかわらず、そういったものがたとえば行政の責任、国の責任という形で組織化されなかったというところに私はやっぱり問題があるわけで、個別のそれぞれの先生方がいろいろ指摘をなさっていた点は、非常にもう歴史的にも古くからあったというふうに言えるだろうと思いますね。ですから、金子先生が二九年におっしゃったことをそのまま四五年にも言わざるを得なかったという状況ではないだろうかというふうに思います。

それから、そういう副作用、まあ事故を把握するためには、さっきおっしゃったような、レジストリー・システムによるサーベイランス、事故に関するサーベイランスというものが組織的になされるべきであったと言ってよろしいわけですね。

はい。

それが日本では行なわれなかったわけでしょうか。

その個別のワクチンについての非常に小規模のサーベイランスが行なわれて、たとえばポリオなんかについては報告も出ておりますけれども、何度も申し上げますが、サーベイランスというのは、全国のネットワークでやらなければ大きな意味がないわけですから、そういった意味でのこのサーベイランスが非常に遅れているということは言えると思います。

（以上　村田淳一）

原告代理人（秋山）

先生は予防接種が、安全に行なうために、十分配慮されて、行なわれてこなかったという趣旨のご証言をなさったと思いますが、先生自らそういう接種体制がどうなっているか、どういう問題があるか、ということについて調査されたことがございますか。

はい。

どういうことについて調査しましたでしょうか。

実施体制の問題については、いわゆる、もっとも集団としてつかみやすいし、また、さきほども、何度も申し上げましたような、レジストリーシステム、登録制度で、一番副作用の状況なんか、また、効果の状況、そういったものをつかみやすい集団として、学校で行なわれている、ツ反、ＢＣＧについて、実施体制との問題をからませて、調査を行ないました。

甲第一号証九を示す（「ワクチン禍研究№9」）

一三ページの先生の論文をご覧下さい。一九ページ以下に、いろいろデータを示して述べておられるのが、その調査でしょうか。

はい。

その調査の概略をちょっとご説明していただけましょうか。

いまも申し上げましたように、学校における、ツ反、ＢＣＧというのが、学校集団、いわゆる赤ちゃんなんかとは違いまして、並べと言えばすぐ礼儀正しく並ぶ子供たちですから、そういう小学校、中学校での、今度はもう一つ、ＢＣＧという予防注射に対するツ反応というテストがございますから、このツ反応でもって、ＢＣＧの効果もテストできますので、実施体制について調べてみたわけです。たとえばこのＢＣＧを行なう場合に、ＢＣＧの予防注射を必要としているかどうか、ということがツ反応でわかりますから、ツ反応で陰性の者、疑陽性の者、いまはもう疑陽性ははぶいておりますけれども、この当時は疑陽性の者にＢＣＧを行なう、そして陽性の者はＢＣＧを行なわない、こういうふうに実施ができるわけですから、ツ反応を注射する者は、だれか、ツ反応の判定をだれがしているのか、そしてＢＣＧをだれが打っているのか、ということを、医師と、そのときに立会っている看護婦、そういう組合わせでもって調べてみたわけですね。

そうです。

図1にあるのがその結果ですね。

この結果からどういうことが判明しましたでしょうか。

非常に驚くべきことなんですが、午前中にも何度も証言をいたしましたけれども、予防注射をすすめていく上で、一番大切なことは、安全性ということを考えれば、ＢＣＧを打っていい人、必要でない人ということの判断が、医学的に的確に行なわれなければならないはずなんですけれども、現実の場面では、判定をするところで医師ではない、医師よりも看護婦、そういった医学判断ではない判断がくだされている、そして注射を打つという行為、それだけに医師がかりたてられているという現実があるわけです。

むしろ合理的な方法としては、医師が判定について、十分な責任をもつべきだということでしょうか。

そうですね。ＷＨＯでは、たとえば予防注射に関しては、予防注射を打つという行為だけを考えて、ワクチネーターという人を養成したりしているぐらいですから、予防接種の注射そのものも、確かに大事な医療行為ですけれども、一番大切なことは、安全に打つという点では、予防注射を受ける人を、どう的確に医学的に判断をくだすのか、ということが安全性の基礎だろうと思うわけです。そういった意味で、ツ反の判定ということが、非常に大切なわけですけれども、現実の体制においては、ツ反の判定がもっとも医学的には手ぬきをされて、注射を打つというところだけに医師がかりたてられている。これは一つは、もしも注射を打って、事故が起こった場合に、またこれが看護婦さんのほうに責任を問われるという、その看護婦さんの所属しているのは教育委員会である、じゃ教育委員会として、一番責任のない方法としては、注射を打つところに医者を使う、注射を決して、看護婦さんや保健婦が打ってはいけないという形での指導をなされた結果が、こういう形で出たのだろうと思います。

そのほかの点についてもお調べになりましたでしょうか。

たとえば、このBCGの有効性については、一度打てば、これはイギリスのデータですけれども、まあ一〇年以上は効果があると言われているわけですが、これもまた、きわめておそるべきことに、小学校の六年間、毎年BCGを打たれているという人がかなりの数おるということ、言うなればBCGが打たれても、全くこの一年も有効性がないような打たれ方をしている、そういう人がかなりの数にのぼっているということ、また学校によって、そういう陽転率が、非常に違うということ、また実験室で行なわれた効果が、かなり効果が下まわっているというようなこと、実験室的な効果と、現実の場面におろしたときには、こんなに差があるんだということが出てきたわけです。

二〇ページの図2は、何を出しているんですか。

これはいわゆる実験室的に行なった場合のBCGを接種した効果が上の黒い線で、現実に私たちの、O県というのは岡山県ですけれども、岡山県を全県下的な調査をした結果では、その有効性というのはこれほどに下がってしまう、そうすると今度は、いまも言いましたように、不必要な人にもBCGを打つ、さらには、BCGを打っても、また効果がないからまた打たなければならないという形で、いわゆる必要最少限での処置でもって、被害者が出るんではなくて、こういう避けることのできる被害者がこういう形で出てきているんじゃないかというふうに言えるわけです。

やらなくてもいい人にやっているということですか。

そうです。

それを示したデータというのが、二一ページの表になるんでしょうか。

もちろん日本では、さきほどもちょっと申し上げましたけれども、一度打って、一〇年くらいの効果があるんであれば、それ以後は自然陽転が十分、もう、生まれて一〇年間の間には見込めるわけですから、もう最大限BCGは、一回打てば十分なはずなんですけど、連続して二回打った人、三回打った人、四回打った人、小学校六年間ですけど、六年間に、これだけの数の人が、いわゆる効果無しに打たれた、または打ってはならない人に打っているという状況が、これだけの数にのぼっているということです。

そういう連続接種というのは、科学的な知見に照して、合理的ではないわけですか。

ですから実験室的には、こんなことはありえないという形で、このBCGは効果があるんだというふうに宣伝されているわけですね。

そういう不用意に連続接種することによって、接種による危険も増しているということでしょうか。

そうです。ですから避けることのできる、この被害者が生まれているところに、非常に大きな、わが国の場合の、単に予防接種は危険性がある、だから被害者が出るというだけではなくて、こういうふうな体制上、注意をすれば避けることのできる被害者が発生しているというところが、わが国の非常に大きな問題点だというふうに考えるわけです。というのは、これは学校の場合ですから、ましてや、赤ちゃん一歳とか何か月というような形の赤ちゃんの予防接種の場面なんていうのは、これほど命令どおり並んでくれるわけでもないし、また予防注射打った者に協力もしてくれないわけですから、それはもっともっとこれよりひどい状況だと考えざるを得ないわけです。

そういう連続接種や、必ずしも必要でない人に接種がされているというのは、ツ反応結果の、各人についてのデータの把握、あるいはBCGの接種歴の把握というものが、十分にできていないことにも原因があるんでしょうか。

そのとおりだと思います。たとえばこれも何度も申し上げますが、学校の学童、生徒というふうな集団的に非常に把握しやすいところでさえ、把握されていない。これは図3を見ていただければ結構だと思いますが、学校別に非常に陽性率が違う、さらに次のページの表3なんですが、表3を見ていただければ結構だと思うんですが、結核予防法が出ている、そしてBCGの接種基準についても、法的に決められていると言いながら、それの解釈にいたっては、こんなにばらばらなんですね。ですから各学校で、その厚生省で出しているものが、全くばらばらに解釈されて、まあ好き勝手というか、というとあれですけれども、全くいろんな基準でもって、BCG接種対象者が決められているという状況であるわけですね。ところが、六年間、同じ学校が、ずっと使われているわけですから、ちょっと記録をきちんとすれば、たとえば教育委員会のところで、ちょっと押えてくれれば、こんなものは簡単に整理できる問題であるわけです。したがって私たちが、こういう研究をしたというのは、もっともやりやすいところでさえ、こういう状況で、やりにくいところではどうなるんだろうか、もっとやりやすいところからまずやっていくということが大切なんじゃないかということで、こういう調査をしたわけです。

つまり、安全に、やるために、当然配慮すべきこと、容易に配慮できることをやっていなかったという事例ですか。

そうです。

これは、学校の生徒の場合ですけれども、たとえば乳幼児等については、その子供の成育歴にどういう異常があったかどうかということは、たとえば乳児検診等のデータ等でわかると思うんですけれども、そういうものが予防接種の現場で、利用されるということがあったんでしょうか。

これも両々われわれ指摘したきた問題なんですが、私のところの、いま福岡大学のほうの助教授になっておりますけれども、和気というのに調査をさした結果でも、たとえば母子健康手帳というものがありながら、母子健康手帳に、継続的なそういった記録がなされていない、したがって小学校入学時においても、はたして、この子は学校に入るまでに、BCGを打っているのかどうかもわからない、記録が整っていかないという問題、これは実際に予防注射を経験をされれば、非常にはっきりすると思うんですけど、たとえば皮内に注射と言っても、これは簡単に考えるんですけれども、赤ちゃん一人一人で、本当に皮膚というものが違うわけで、はいりやすい子もいれば、はいりにくい子もいる、とくにわれわれの時代には、いまのような皮内針なんかもない時代ですから、うまく皮内にはいったなと思ってピストンを動かしたら壁に液がかかったというような、そういうふうな状況というのが現場の場面では、一時間に、一〇〇人とか二〇〇人の数をさばけと言われたら、どうしてもそういうふうな状況というのは出てくるわけで、皮内にはいったのか皮下にはいったのか、まずくいったら筋肉にはいっちゃったんだろうかというような、そういう戦争みたいな状況で、実際には、予防接種というものは、現実場面では行なわれていることが多いわけですね。

それじゃその現実の予防接種の現場の状況について、もう少し詳しくお伺いしたいと思いますが、先生は昭和三四年から三九年ごろまでは、集団接種の現場で、実際に接種をなさっていたということですので、その状況についてお伺いしたいと思いますが、どういう状態だったんでしょうか。

これはたとえば接種体制について、私たちは、公衆衛生をやっているものですから、予防接種というものには、かり出されていくわけですし、まあかなり私たちなんかは義務感みたいな感じで出ていってますから、いわゆる日常、診療をしていれば、これだけの収入があるのを犠牲にしていくという形での先生よりは、ずっと真面目に取組んだとは思うんですけれども、現実場面であれだけの沢山の子供たちが、親と一緒に接種場面にきて、泣くわ騒ぐわ動くわという状況で、確実な予防接種をしようと思ったら、余程の財政的処置や、余程のチームワークの、人的な整備ができていなければ、安全にして、確実な予防接種を行なうということは望むべくもないと思うんですが、現実には、そういう状況で行なわれていたほうが多いんじゃないでしょうか。

つまりまず人数が非常に多いということですか。

人数が多いし、その予防接種に従事する人の数ですね、たとえば医者一名で一時間に何人しろということになるのかということになると、実際に集まってこられると、帰ってくれということは言えない、そういう状況で、たとえば市町村に責任負わしているわけですから、ところが、市町村に医者をかかえている市町村はない、ましてや保健婦さえ設置してない市町村が全国に六〇〇からあるという状況で、看護婦を連れていくのも開業医さんの犠牲、保健婦さんは保健所から借りてこなければならないという状況の中で、いくら厚生省のほうで基準出されたところで、現実にそういうものが守れるような状況というのが市町村にあるのかというところまで見定めて、基準を決めないと、現実場面では、こういうふうな形で崩れていってしまう。

昭和三四年一月二一日に厚生省公衆衛生局長から出された、「予防接種の実施方法について」という通達によりますと、「予防接種実施計画の作成に当っては、特に個々の予防接種がゆとりをもって行われ得るような人員の配置に考慮すること。医師に関しては、予診の時間を含めて、医師一人を含む一班が、一時間に対象とする人員は、種痘では八〇人程度、種痘以外の予防接種では一〇〇人程度を最大限とすること。」そういうふうにされていますが、実態はどうでしょうか。

したがって、その実施計画を市町村で実際に消化していこう、いまの予防接種法で定められているだけの予防接種の数、また夏は危いし、冬は寒くてできないとなれば、シーズンも限られてくるわけですし、その中で現実に、そういうものができるのかどうかということですね、さきほども私たちの公衆衛生学会のシンポジウムを、私も企画に入った段階でやりましたけれども、もうその会場の中で出た意見というのは、じゃ厚生省のだれでもいいから、実際にそういう基準で、そのわれわれの目の前でやってもらいたいと、やれるものならやってもらいたい、現実にはやれないというのが、その当時のわれわれ公衆衛生をやっている者の認識ですし、そういうことで私も、私の教室の若い連中には、余程のそういった体制がとれないかぎりにおいては、お前ら予防注射には協力するなということさえ、いま私自身は教室のものには言っているくらいです。

先生のご体験を伺いたいんですが、先生がおやりになっていた当時というのは接種を受ける人が、列をなして、次から次へくるという状態ですか。

そうです。

一人一人について、いちいち予診をしたり、身体の状態を診たりということはできたんでしょうか。

余程何か見た目がおかしいということでもないかぎりは、またそういうものは逆に看護婦さんのところで、ふるい分けておいてくれ、危いのはぼくに聞いてくれという形でしかできないですね、現実場面では。

先生が直接いちいちの人について、健康状態を調べながら接種をすると、接種の是非を判断するということは事実上できていなかったということでしょうか。

そうですね、現実場面に、私たちが立会った場面で、そういうことをしていたのでは、たとえば開業医師さんの場合なんかは、何日という形で雇ってやるわけですけれども、私たち公衆衛生やっているものは、毎日のスケジュールで、今日ここをすませばすぐ次の村という形ですから、今日は一時間で一〇〇人が限度ですから、一二〇人のときは、二〇人お帰り下さいというような形で現実にやれるものではないわけですね。

この厚生省の通達にある、一時間に一〇〇人程度を最大とするということで、仮に一〇〇人であっても、一人一分もないわけですし、非常に短い時間だということになるわけですね。

まあ三時間待っての三分診療でも批判あるわけですから、これ一分以内で済まそうというのは、批判が出るのは当然じゃないかというふうに思うわけですけれども、私もさきほど申し上げましたけど、アメリカの大学で実習と言いますか、アメリカで予防接種に行きましたときに、非常に落着いた場面で、一人一人に、もしも今日、何か熱でもあったり、何かあったらすぐ連絡して下さい。医師が二四時間あなたの訴えをお待ちしてますというような紙を配り、二四時間お医者さんがはりつけで電話番をしているというような、そういう体制でもっての、アメリカでの経験と比較して、本当に何というか、これは人間扱いしているとは考えられない状況ではなかったかと思いますけど。

そのアメリカの場合、というのは何人も集めてやるような接種ですか。

これもアメリカ人に私いつも日本の公衆衛生という形でからかわれていたわけですけど、日本の場合はデータを見ると、すぐ一〇〇パーセントとか、九〇パーセントとか、接種率とか、集団検診の検診率が高い。しかしちょっとゆるめたら、いつこれが二〇パーセントに落ちるかもしれない、しかしアメリカの場合は、一人一人を、説明をしてふやしていっているから、絶対に手ぬきをしたところで落ちるはずがないと、これは一人一人の国民の要求で、その検診率があがった、受診率があがったんだという言い方を、いつも彼らは、日本ではこれだけの検診率をあげているとか、これだけの受診率をあげているというと、必ずそういう批判を受けていましたけど、こういう日常の積重ねの差が出てきているんじゃないかというふうに私は感じました。

そのアメリカの、先生がご覧になったのは、個別接種というべきものですか。

いえ、私アメリカの実習の場合でも、集団接種ですけれども、個別接種の上に集団接種が必要な場合には、予防接種の意義、そしてもちろん副作用の問題も含めた指導を行なった上での集団接種です。

そうすると注射を打つ前にお医者さんが直接いろいろ問診を十分していたわけですか。

そうです。

日本の場合とは、かける時間も大分違うわけですか。

かける時間というか、かけるやっぱり金の額が違うというふうに考えていいだろうと思いますね。

それから時間だけじゃなくて、お医者さんが、たとえば健康状態を把握しようというような場合には、たとえばまわりが静かであったり、あるいは落着いた雰囲気であったりですね、そういうことが必要だと思うんですが、そういう面に関しては、先生がおやりになった当時、日本ではどうだったでしょうか。

まあ、だから本当に戦争みたいな状況だと言っていいだろうと思いますね。泣くわ、動くわ、殺気だって、というのは、われわれの頭の中に、さきほどの書誌にもありましたように、何しろ受診率をあげよう、あげなければ予防注射の意味がないんだという形で、接種率をあげることに一生懸命になって、今度事故の問題が出ると、どうやって責任を逃がれるかという形で、予診票が出れば、予診票で一つでもおかしいのがあれば、やめてくれという形、何しろ事故を起こさないほうが、予防接種することよりも意味があるんだという形で、どんどん逆におとして、何のために予防接種したかわからないという場面をつくってしまうということですね。

甲第八九号証を示す（「予防接種の実施方法について」通達）

さっき私が引用しました昭和三四年の通達ですが、それの末尾のほうに、「９、予診票及び禁忌」とありますね。

はい。

そして、「接種前には必ず予診を行うこと」、それから「予診は、先ず問診及び視診を行い、その結果異常が認められた場合には、体温測定、聴打診等を行うこと、ただし腸チフス、パラチフス混合ワクチン又は百日せきジフテリア混合ワクチンを用いて行う予防接種の場合には、できる限り体温測定を全員に対して行うこと」というふうに通達がなされていますが。

はい。

こういう点は、実際はどうだったんでしょうか。

さきほど、私が経験したというのも、これを伺っていて、私ももちろん、これの内容を知った上で、かり出されているわけなんですけれども、現実場面、たとえばじゃこれを全部して、さきほどの一時間に一〇〇人をどうやってやるのかという計算ができなくなっちゃいますね。

そうすると実際は、通達ではこうなっていても、このようにやることはできなかったと、実際やっていなかったということですね。

実際にやれないという状況でやっていたということですね。

それから「予診の結果異常が認められ、かつ禁忌に該当するかどうかの判定が困難な者に対しては、原則として当日は予防接種を行なわず、必要がある場合は精密検診を受けるよう指示すること」と、通達ではこういうふうになっていますが、実態はどうだったでしょうか。

そういう余裕がないですね。

予診の結果、異常を発見するための、そもそも予診がほとんどなかったということでしょうか。

そうですね、だからぼくは、二つに一つだと思うんですね、一つは予防接種率を高めようという形になれば、少々おかしくてもやっちまえということになるし、今度安全性を見込んでしまえば、できるだけおとしてしまへという形になる、どちらかの道を選ばざるを得ない状況だと思うんですね、だから危くてもひろってやってしまうか、または、もう、ちょっとでもおかしいのは全部はぶいてしまうか、どちらも得られないとすれば、中途半端になっちゃうということになるわけですから、現実にやれるような状況でやれといえば、やらないのが悪いことになるわけですが、現実にやろうにもやれない状況で、やれということになると、その二つのうちのどちらかを選ばざるを得ないだろうと。

そして実際は、どういう場合が多かったんでしょうか。

まあ考え方によって、自分のときに事故を出したくないという先生は、予診でできるだけおとしてしまう、何しろ予防接種をしなければならないというそれに燃えている人は、ほとんどひろってどんどんやってしまうということですね。

昭和三四年当時のことをお伺いしたいんですけれども、昭和三〇年代ということで考えますと、そういう、危いからどんどんおとしてしまおうというようなことをやっておられる人がいたんでしょうか。

危いからと言って心配しだしたのは、副作用の被害が大きく取りあげられるようになって以後ですね、それまではできるだけ沢山の人をしようという形で、さきほどの証書にもありましたような形で、どうやって接種率を高めるかということに、みんながもう必死で取組んでいたという状況ですね。

そうすると、もうできるだけ避けるという意味で、もうどんどんおとしてしまうというのがあらわれたのは事故の問題で、非常に社会問題化してからということですか。

そうです。

そうすると大体いつごろからということになりますか。

そうですね。

四五年の閣議了解以後ですか。

以後ですね、その前としても、わずかの期間の前だと思います。

それから接種を担当するお医者さんが、たとえば、小児科であるとかあるいは種痘の場合は、皮膚科であるとか、そういうとくに専門家がこれをするというようなことはなかったわけですか。

まあ本来われわれ公衆衛生の畑の問題というのは、とくに専門の人が出なければできないようなことというのは、全国ネットワークで、やる場合には不可能なわけですから、現実にはだれでも、たとえばまあこの場合だったら、どんなにのろい人でも、たとえばどんなに鈍感な人でも、安全に確実にやれるような方法としてこれは行政的な配慮がされなければ、少なくとも衛生行政とは言えないいんじゃないでしょうか。

そうすると専門でない人に対して、予防接種の危険性だとか、そういった禁忌の問題だとか、そういうものについて、十分教育と言いますか、そういうことをした上で、本来はなさるべきことなんでしょうか。

そうですね。とくに、まあ私は何度もこれは申し上げますけれども、予防接種に際しては危険性がある、その危険性があるんだということを、接種を受ける人にも、十分理解させた上で受けさす方法を考えていかなければならなかったと思いますね。

すると専門医でない人に対するそういう知識の提供その他がなされていたでしょうか。

これも午前中に証言申し上げましたように、サーベランスの問題が的確にできていないわけですから、個々の人たちにそういう情報を十分に渡している現状ではなかったと思います。

量を間違えて打ったとか、そういうことがよくあったようなんですけれども、そういうことについては、先生は実際のご経験からどのようにお考えになりますか。

私もよく私の打った人から、犠牲者が出なかった、本当に出なかったのか、どうかというのは、私もまだわかりませんけど、いまのところいわゆる訴えられていないという点で、出ていなかったんだろうと思いますけれども、さきほど申し上げましたように、皮内とか皮下とか、筋肉で、当然これで量が変ってくるわけですけれども、そんなに器用に、一分以内で、一人一人の人を処置していくほど器用に実際にはやれるものじゃないですね。

一つの注射器に入れた液を、何人か分ずつ分けて接種するということがあったでしょうか。

針を変えろという形の指示はあるわけですから、針を変えることは、まあこれもやれないところもありましたけれども、液の問題もそういったことで、まあ二〇ccを使うことはありませんけれども、五ccとか一〇ccの形で、できるだけ一ぺんに吸ってやってしまえということはありましたね。

そういう場合にですね、規定の量を正確に、一人一人に打つということができたんでしょうか。

まあ私自身の経験で言っても、そんなにうまく器用に、私もそんなに不細工なほうだとは思わないんですけど、そんなに器用にできるものではないということだけは、現実だと思いますけれども。

それで先生は、三九年ごろまで、予防接種を実際におやりになりながら、その後おやめになったんですか。

ですから私は余程の体制がないかぎりにおいては、私も引受けませんし、若い者にも、するなということは指示してあります。この点非常に私たち困るわけで、公衆衛生の専門家が、予防注射に協力しないとは何事だということを言われるんですけれども、われわれは協力しないんじゃなくて、われわれはやる以上は、それだけ安全にして確実な体制というものが整う、たとえば、事業所なんかでも私たち頼まれますけれども、そういう場合には、そういう点で十分な配慮ができた上でなければ、われわれはすべきでないという形で、対処しております。

そのやめる動機ですが、医師として、根本的に当時行なわれていた予防接種について、矛盾をお感じになった点はどういう点なんでしょうか。

私はやはり、予防接種に関しては、やはり予防接種法の中で、必ず予防接種には、そういう事故発生の危険性があるという形での法的な整備と、行政的な整備が行なわれていないというところが、一番の基本的な問題点だと思います。

その医師が、単なる注射機械であって、医師としての本来の技能と言いますか、知識、そういうものも十分に反映できないというような点はなかったんでしょうか。

これはさきほどの私のところの教室の調査でも明らかなように、一番医師にとって、問われている判断のところが、十分になし得ない状況での医療行為については、やはりこれは医師として協力できない、参加できないという形になっちゃうわけですね。

このとき先生がおやりになった予防接種というのは保健所から依頼された集団接種ですか。

保健所とそれから市町村から頼まれたのはありましたね。

甲第二六号証を示す（「集団予防接種は、これでよいか」山田茂）

この山田茂さんの論文を見ていただきたいんですが、集団予防接種はこれでよいかということで、これは昭和三四年八月の日本医事新報に掲載されたものですが、お読みになったことがございますか。

はい。

ここには昭和三四年時点での山田先生が、経験された予防接種の実態、それからその問題点が書いてありますね。

はい。

一枚目の九七ページの一番下の欄に、〝接種の場所は小中学校の校舎が利用されていて、冬でも炭火鉢一つである、しかもこれは暖房のためでなくて消毒のための火種であって、ほこりだらけの冷い教室で、多くの乳児が半裸で泣きわめいている光景があった〟というふうに言っておられますが、こういう点は先生の体験されたこととも一致するわけでしょうか。

そうですね、非常に財政的に貧しい市町村にだけ責任を押しつけていたら、こういう状況にならざるを得ないだろうと思いますね。

それから、そのあとに予診のことについて書いてありまして、さきほど私が述べました、省令、実施規則をあげまして、こういう禁忌等について、必ずしも問診、視診だけで異常が認められるとはかぎらないというようなことも言っておられますね。

これも午前中に申し上げましたように、普通の病院にくる場合には、頭が痛いとか、ねつがあるとかできているわけですけど、この場合は、一応そういう訴えなしできているわけですから、非常に、普通のとき以上に時間をかけなければ、正確な問診というのは、できないわけで、こういう状況であったということは、この先生の特殊な経験でなくて、だれでもが経験した事例だろうというふうに思います。

九八ページの二段目に、時間のことが出ておりまして、非常に短時間であると、「事実多くの場合、一人当り一分足らずで実際行っているのであろう。この短時間内に問診、視診を行い、禁忌を除き、安全に接種するわけである。医師の良心をもって、こんなことが実際問題として出来ると断言し得る者がいるであろうか」と言っておりますが、これと同じような気持を先生はおもちになったんでしょうか。

そうですね。

この日本医事新報というのは、お医者さんであれば、だれでも読んでおられる、一般的な雑誌ですか。

まあ一番医者仲間で読まれている雑誌じゃないでしょうか。

当時の実際に担当されているお医者さんの、正直な告白を述べておられるというふうにみてよろしいですね。

必ず医者であれば、一ぺんはこういう経験をしている状況だと思います。

甲第二九号証を示す（「集団予防接種について—事故防止対策—」早坂聡孝）

これは昭和四五年一〇月に、同じく日本医事新報に出されたものですか。

はい。

ここでは二段目に、当市における予防接種の時間は一五秒で一人だというふうに書いてありますね。

そうですね。

四五年の時点でも、こういう状態であったということでしょうか。

そのとおりだと思います。

この方はここで予防接種を全く安全に行なうためには、集団接種を行なわぬことであると、要するに個別接種をやれということを提言されておられるようですけれども、先生が予防接種をおやめになった当時も、そういうお考えだったんでしょうか。

え、したがって、もちろん必要な場面で、その個人接種に切替えられるところでは、そういった形でやることに、私は決して反対しているわけではないわけで、こういった、牛か馬にでも注射をするような形での予防接種体制では、起こるべくして被害者が出るという点で、私は若い公衆衛生に従事している者たちに、あえて予防接種をしろというふうには言えなかったということです。

そうしますと、いままで先生が問題を指摘された、予防接種現場におけるいろんな問題点というのは、先生がはじめて経験をされた、三四年ごろから、この早坂さんがお書きになっている四五年ごろまで、ずっとあまり変らなかったということでしょうか。

そういうことが言えますね。

先生としては、そういう問題をご指摘なさるということは、要するに、そういった個々の問題点が十分考えられ、改善されていれば予防接種の事故というものは、もっと減っていただろうというふうにお考えになるからでしょうか。

さきほども申し上げましたように、予防接種が一定の危険性があるということは、これはもうだれでもが認めていることだろうと思います。もう一つ大切なことは、じゃ安全に確実に、打っていけば、防ぎ得た、被害者が、わが国では出ているところに、わが国の問題点があるわけで、安全にして確実な予防接種を実施していて、なおかつ出てきた被害者なのか、そういった安全にして確実な接種をする努力に欠けて出てきた被害者なのか、というところが問題でわが国の場合は、その後者のほうが、多いんじゃないだろうかというふうに私は考えるわけです。

さきほどお示ししました、金子先生がそういう事故のありうることを予測しないでなされてきたと、そして常識的に、当然なすべきことをしてなかったとおっしゃっていますが、それはそういう趣旨に理解してよろしいわけですね。

常識的に考えてやらなければならなかったことがやれないような状況だったということだと思います。

個々の医師にとってはということですね。

はい。

国としてはできたわけなんじゃないでしょうか。

いえ逆にそういったものは、国がそういった基準を示すべきであって、また、そういう財政的処置を十分にとるべきであったというふうに思います。

原告代理人（河野）

いままでのご証言を前提にして、最後に学会からの問題提起という観点からご証言いただきたいと思います。

甲第九〇号証を示す（日本衛生学雑誌昭和四〇年六月号P76）

これは日本衛生学会の予防接種委員会の現行予防接種に関する意見書ですが、この委員の中に、証人のお名前があるわけですが、これは証人も参与されて作成されたものでしょうか。

はい。私もこの委員会の中の一名です。

この委員会が衛生学会の中で、設置されたいきさつというものを話して下さい。

これは学会の、いわゆる特別委員会としてつくられたわけですけれども、委員会設置の発議は、当時問題になっていたポリオ生ワク問題に関連して、わが国の国産の生ワク問題に関連して、わが国の国産の生ワクが安全性があるかないかという問題、そういったものが当時の話題の問題として、提起されて、学会として特別な委員会がつくられたわけです。したがって決してこれは単にポリオ生ワクだけの問題じゃなくて、予防接種問題全体について再検討しようということで、この委員会がつくられております。

そうするとそういうポリオ生ワクの問題を契機として、予防接種の問題全般について、学会としてその時点での総括と言いますか、再検討をしようということが、その設置の理由だったわけですね。

はいそうです。

証人が、その委員となった理由といいますか、きっかけはどういうことなんでしょうか。

当時衛生学会の中でも若手と言われる、私も当時は若かったわけで、若手の部分が、そういう問題提起がなされて、そしてその委員会がつくられたわけなんですが、この委員の構成を見ていただけばわかるかと思いますが、大体中心的には、ワクチン開発の関係の専門の先生方が中心ですけれども、私のように医療体制、医療制度というようなものを専門にしているものも加わっているという意味で、この委員会の特色が出ているだろうというふうに思います。

そうしますとワクチンの開発にたずさわる方だけではなくて、証人のような医療制度論というような分野を専攻される方が、委員に加わったというのは、単にワクチンの開発だけの問題ではなくて、予防接種の再検討という場合には、制度的な、あるいは予防接種体制の問題が大きいという認識があったということなんでしょうか。

そうですね、単にワクチンをよくすれば安全になるということだけではないという認識があって、こういう人選になったと思います。

そこでは、こういう意見書という形で、委員会の検討の結果がまとめられたんだろうと思いますが、それはそういうふうに理解してよろしいですか。

一応これは、委員会の意見書をまとめまして、日本衛生学会の会員全体にはかった上で、これを最終意見書として、学会の意見書としてまとめたということになっております。

そうしますと、この意見書というのは、学会全体の意見書であるというふうに理解してよろしいわけでしょうか。

この場合は考えていいと思います。

そうしますとその昭和四〇年の段階の、いわば日本の衛生学会の共通の認識、あるいは共通の、現在の予防接種制度に対する提言というものが含まれているというふうに考えてよろしいわけですね。

そうです。

その意見書の内容について、次に伺いたいんですが、まずその基本的な考え方と言いますか、基本的な視点、その当時の予防接種制度に対する視点というのは、どういうものだったんでしょうか。

この当時からある程度予防接種にともなう副作用の問題も出てきておりますので、さきほども申し上げましたように、安全にして確実な予防接種を打つという場合に、安全なワクチンの開発だとか、個人の医師の努力もこれは必要ですけれども、やっぱりもっとも大切なことというか、こういうことは個人ではできないわけで、逆に国とか行政とかという形でやらなければならない問題というのを、ある程度この予防接種体制の問題と言いますか、予防接種行政と言いますか、そういった点で総括的に予防接種問題を検討したいというのが、予防接種委員会の活動だったと思います。

そうしますとその委員会の、いわば普通の認識、現状の問題点の認識としては、一体何が一番問題であるというふうに考えていたわけでしょうか。

一番ということょっと、

さきほど来のご証言を総括する形で、述べていただければと思いますが。

結局現状の予防接種の実施状況では、あまりにも問題が多すぎるという共通認識は、単にこの委員だけではなくて、学会の構成のメンバーである学会員全体がもっていたと思うわけです。そういう中で、こういう委員会がつくられたわけですから、さらにただいいワクチンを開発すればいいという形だけでは解決がつかないということで、ワクチン開発の専門の先生以外のメンバーも加わって、こういう委員会がつくられたわけですから、当然ここで討議される問題は、そういう予防接種行政と言いますか、法体制、そういったところに討議の中心、焦点がしぼられていったのも当然の結果だろうというふうに思います。

その中で１のＣのところに、「現行予防接種法について」とあって、最後のところに、問題点として五点ばかり書いてありますが、その中の内容について少し伺いたいんですけれども、「ワクチンの種類の検討」というのが第一にあげられていますが、これは非常に抽象的な形で書かれていますけれども、このワクチンの種類の検討ということに含まれている意味と言いますか、論議というのは、どういう内容だったんでしょうか。

これはより安全なワクチンというものの開発の問題は、最後にまわしておりますので、この今日のワクチンそのものの当時の意味づけがかなり変ってきたと思うんですね、いわゆる爆発的な伝染病発生を止めるためのワクチンであったものが、そういった爆発的な発生だとかもなくなる、致命率も非常に低くなってくるという段階で、自然免疫を得るまでの当分のワクチンというようなことになれば、その長期間に効果をもたせなくても、当面もたせばいいじゃないかというふうな形で、ワクチンそのものの意味合いが変ってきますから、そういった点で、ワクチンの種類の検討というような問題が、ここでは出てきたわけです。

どのワクチンを接種するかというような点について、とくに必要性なんかについて、それぞれのワクチンあるいは病気の状態を検討して考えるべきだと、そういうことなんでしょうか。

え、討議の段階では、個別ワクチンについても、いろいろ検討いたしました。ここでは、ただ、その個別ワクチンの問題について、たとえばもっと量を減らせとか、種類を減らせとか、廃止すべきだとかいう問題は、個別委員から討議の中では出されましたけれども、そういった問題を総括的に意見として、まとめるとすればこういった表現になったわけです。

要するに、予防接種法に規定されているワクチンというものを、毎年機械的に実施していくという点に、問題があるというふうに理解してよろしいわけでしょうか。

だと思いますね。

それから三番目に「安全且つ確実な接種作業及び接種の責任態勢の確立」というふうに書かれている項目がありますが、これは一体どういう内容だったわけでしょうか。

これは今日、かなりの点で指摘してきたと思いますし、私も非常に調査研究の結果もここに根ざしているわけなんですけれども、安全で確実な接種をすすめていこうという場合の接種の体制、どういうふうなことが現実に予防接種をする場合には、必須要件としてあるのだろうか、どういう状況が確保されなければならないのだろうかということが、ここで検討されたわけですし、さらにはそういう実施体制を整える責任はどこにあるのかということが、ここでは検討されて、その結果が意見書として、この意見書をどこに提出するのかということが問題になってくるんだろうと思います。

こういう項目が選ばれたという前提には、この委員会、あるいは衛生学会の、その当時の行なわれていた集団予防接種に対する認識というのがあるんだろうと思いますが、それは一体どういったものだったんでしょうか。

これもいまご証言申し上げましたように、日本衛生学会の会員と言えば、一度や二度と言わず、予防接種の現場で、接種をした経験をもっているわけですから、こういった状況で打てば、実施すれば事故が起こってくるという危険性を皆さんもった上での、こういう討議だったと思います。

そうしますと、さきほど来、集団接種あるいは予防接種のいろいろな問題点について、ご証言いただきましたけれども、それは証人の個人的な認識というだけではなくて、少なくともこの当時の学会の普通の認識であったということは言えるわけですね。

それはもうさきほども、書証もあがっていたように、そのときの共通認識、日本衛生学会だけじゃなくて、日本公衆衛生学会なんかでも、関連学会でも、そういう認識を皆さん持っていたと、私は確信しております。

そうしますと、具体的に、その集団予防接種というのを安全に行なうための改善の方策などについても議論はされたことがありますでしょうか。

当然討議としては、この中でも出されておりますけれども、そうなりますと、個別ワクチンによっても違いますし、状況によっても違いますので、意見書でまとめるにあたっては、個別ワクチンの問題については、衛生学会だけではなくて、もちろん小児科学会だとか、関連学会とのつめも必要ですので、衛生学会として意見をまとめるにあたっては、さきほども申し上げましたように、個別医師の努力ではなくて、まさに、行政が、国がしなければならない問題というのが、非常に大きくあるわけですから、その問題点の指摘という形で、意見がこれではまとめられたわけです。これは全体の問題というのは、個別の医師の努力ではできないわけですから、個別の医師の責任体制では、個別実施場面では、これは十分責任とらなければならないにしても、もっと大きなそういった国全体での予防接種体制のところでの改善ということは個別医師だとか、個別学会でできないわけで、そういったものを、今日の伝染病予防体制だとか、予防接種体制として意見を述べるというのが、この意見書のまとめですから、そういった形でまとめられたわけです。

具体的には、少しでも改善するためには、まず何と何をしたらいいだろうかというような点について、何らかの議論というのはなされておりましたでしょうか。

何度も申し上げましたけれども、個別討議はしております。討議の中では、この意見書のまとめとしては、出てきませんけれども、個別ワクチンについての討議は、委員会の中ではやりました。

個別ワクチンの是非ということではなくて、集団接種のより安全なやり方というような点について、どういう方向が望ましいかというような議論というのがあったでしょうかと、あったとすれば簡単に紹介していただければと思うんですけど。

中心的には、理想的に考えれば、これは予防接種のあり方としては、集団接種というよりも、個別接種、任意接種が、一つのあるべき姿としてはあるわけですね、集団接種で、今度はやろうとすれば、余程十分な人と金をかけた接種体制を整備するということしか出てこないんじゃないでしょうか。

（以上　林　　哲　　朗）

原告代理人

それからその最後のほうに、「必要な資料は公開されなければならない」という提言がありますけれども、この当時、あるいは現在までも含めて結構ですけれどもこういう予防接種の問題について必要なデータというのはすべて公開されていたといえるでしょうか。

これも午前中にご証言申し上げたと思うんですが、予防接種事故が起った場合にこれは医師としても正確に正直に届出ることができないような状況ですから、その情報をつかめない、ましてや予防接種法そのものにそういうものが存在しないという形で法律がありそういう形で行政の体制がある以上はそういった情報が出て来るはずがないわけで、その情報が非常に不足していたということはいえるわけですし、そういう情報を十分専門学会なんかにも提供してもらいたいということを、ここでは意見としてまとめたわけです。

そうしますとそれまでには少なくとも提供されてなかったということなんですね。

私は未にまだまだ少ないといってもいいんじゃないかと思いますけれども。

昭和二九年のその公衆衛生学会で、先程の金子義徳教授の議論あるいは赤石教授の発言とかなされ、その後個別の学者によっていろいろな問題提起がなされて来たわけですけれども学会として予防接種問題についてまとまった見解を述べたのはこれが初めてですね。

ええ、ですから今までに個別に学会の研究発表だとか学会の場で意見は沢山出ていたと思うんですけれども、この日本衛生学会として学会の意見をまとめ、そしてこれは厚生大臣にも意見書として提出したわけで、それが今日に至っても私はまだまだこの意見書というのは今日も生きているというふうに考えているわけですけども、こういった学会からの意見書が出されてもそれに対する対応が非常に遅れているというふうに私は考えるわけですけれども。

四〇年の段階までまとまった形の研究というのは、なされなかった、あるいは提言というのは理由として、この必要な資料が学会にも提供されてなかったということはあるというふうに考えられるんじゃないかと思うんですが、その点はいかがでしょうか。

そうですね、明確な意見をいおうと思えばその根拠が問われるわけで、その根拠なしにいうことは極めて冒険になるわけですから、情報不足の中で非常に、断定的な発言ができない、そういう状況でこういう学会としての意見書をまとめたわけで、そのためには、こういう情報も十分提供されたいという意見がしたがってここで出されていたわけです。

甲第九一号証を示す（日本衛生学雑誌昭和四〇年一〇月P.300「会報」）

この作成された意見書というのはどことどこに送付されましたでしょうか。

幹事会の記録として、これは〃厚生大臣、公衆衛生局長、予防衛生研究所長等のほか医学のあゆみ、医師会雑誌、日本公衆衛生雑誌、公衆衛生日本医事新報等の各編集部に提供した〃となっておりますし、〃昭和四〇年一〇月一八日には原島これは当時の日本衛生学会の幹事長と豊川、これはこの委員会の委員長が厚生大臣、公衆衛生局長、防疫課長、予防衛生研究所長に意見書を手渡した〃ということになっております。

そうしますと予防接種に関係する国、厚生省および各関係者に送付されたということですね。

これは手渡したわけですから。

この意見書というのはそもそも国に対してこういう改善をして欲しいという趣旨でもともとなされたものですね。

いいえ、というよりも、今の予防接種の問題をその討議を進めて行った場合に、確かにその接種に当る個別の医師の責任だとか努力というものもあるかも知れないけれども、個別医師、個別医師の努力やその責任よりも、もっとその基本的な国のまた行政の何といいますか、国か衛生行政でしかできない重要な問題点があるので、その点の指摘を学会としてしたということでここまで煮詰めて来ると個別の医師に対する訴えというよりもそこが問題点として大きくその討議の焦点がしぼられて行ったと考えたほうがいいんじゃないでしょうか。

ですからもっぱら国あるいは厚生行政の公衆衛生の当局を直接の対象にしていたというふうに考えてよろしいわけですか。

いいえ私は討議そのものの中で当然たとえば個別医師が果さなければならない努力だとか、責任があれば、当然この中にも書いておいたと思うんです。だけれどもその討議の中でこの現在の予防接種の問題を改善しようとすれば、そうなって行ったというふうに考えるべきじゃないでしょうか。国の問題が非常に大きいということになってしまったんじゃないでしょうかね、これは私は委員会の中での討議としてはそういうふうに考えております。

そういうこの意見書に対してどういった反応が現れたでしょうか。

私が非常に腹立しいのがその点なんで、こういった意見書を、いわゆる日本衛生学会という学会で意見書を出して、それに対する反応が非常ににぶいし遅いということで、私は非常に腹立しい気持を持っているわけで、それ以後、五年後には日本公衆衛生学会そのあとに行われた日本小児科学会のシンポに私招かれましたけれども、その場面でもその五年前一〇年前に出された意見書が未に無視されていると、まあ無視といわれないまでも軽視されているということを発言し続けて来たわけです。

今その五年後の公衆衛生学会の話が出ましたが、

甲第九二号証を示す（日本公衆衛生雑誌第一七巻、第一〇号）

これは昭和四五年の第二八回日本公衆衛生学会総会特集号ですが、このシンポジュームとして予防接種の現状と課題というのが開かれてますね。

はい。

このシンポジュームの企画に証人が参加されたと聞いてますが、この企画が立てられた狙いというのはどういうところにあったんでしょうか。

たまたま前年に岡山で公衆衛生学会をやっておりましたので翌年この名古屋の公衆衛生学会の企画に当って私なんかが意見を聞かれた、実際にはこの予防接種の現状と課題というシンポジュームの企画にも再々呼び出されて行ったわけで、私はもう一つシンポジュームの司会をさせられていたものですから、二つ掛け持ちができないんで、このほうに私の教室の大原というのを発表させたわけです、そういった意味で、この予防接種の現状と課題というのがここで出されたというのは、もともと公衆衛生学会というのは午前中にもご証言申し上げましたけれども行政の関係の先生方が非常に多いわけで、行政の通達の大会みたいな形であまり学会としての形態を取っていないというんで、大学の先生方の批判もあったわけですけれども、そういう状況の中でもこの当時の予防接種に対しては非常に沢山の人がいろんな問題点を持っていた、そういうものをやっぱりその学会の場で取り上げようということでこの予防接種の現状と課題というシンポジュームを準備したわけです。

その甲第九二号証の七三ページをご覧下さい。「ねらい」とあって、その流行予測事業や事故監視機構との関連もあいまいなまま全国一律に接種されている、あるいは副反応についても責任所在や事後措置も明確でないまま、いわば国民不在という形でなされている、ということが書かれてますが、そういう問題点について検討しようということがこの趣旨だったわけですね。

そうですね、今まで私ご証言申し上げたようなその状況の中でどうすればいいのかというみんなが悩みを持っていた、これを学問的にここでもう一度まとめて討議をしたいということで、こういう企画をしたわけです。

甲第三〇号証を示す（予防接種の現状と課題）

この甲第三〇号証というのは、このシンポジュームの内容を記録したものですね。

そうですね、これは当時のシンポジュームを討議を記録したものです。

証人もこのシンポジュームには参加はなされましたか。

ええ、フロアのほうで参加をしております。

この中で各報告者がどういうことを報告したかというのは、九二号証、それから甲第四四から四六号証に出ているんですが、それぞれその学者からあるいは現場の医師からどういう意見あるいは体験が出されたかという点について証言していただきたいと思います。まずこの報告の中心点というのはどういったことでしょうか。

金子先生は神谷先生と一緒に司会をなさって、問題点提起という形で金子先生、きょうも午前中にも何度も金子先生のお名前が出ましたけれども、その問題点の指摘をなさる、それから名古屋の千種保健所の山中先生は、保健所の中でどういう問題点があるのかという形で出されました、で渡辺先生は医師会、いわゆる開業医の先生として意見を述られ、副作用の問題について平山さんが研究報告という形で出されておりますし私のところの教室の大原と、その平山先生らが副作用の問題について報告をし中野先生は全般的な今後のあり方の問題、特にこの中野先生は検疫問題も含めてご意見を述られております。

そういった報告とそれから論議の内容というのはその四〇年の意見書という観点から考えて一体どういう現状を示しているということだったんでしょうか。

先程も申し上げましたように、日本衛生学会の意見書というのが五年後にこのままこの学会で意見書にまとめてああいう意見書になるんじゃないだろうかと思いますけれども、この議事録を読んでいただければおわかりだと思いますが、会場の中では先程から何度も証言の中で指摘させていただいたように、現実にこの厚生省が示した基準で実際にどうすればいいのか実際にやって見せてくれという声さえ出て来る状況でありました。

そうしますとその五年前の四〇年の意見書の提言にもかかわらず、まったく予防接種については進歩がないと、その安全の接種という観点からは見るべき進歩がなされてないということだったわけでしょうか。

まあ学問する者の立場としてまったくという言葉は使う使わないは別として非常に先程も述べさせていただいたように、四〇年の意見書がどうなっているのかという点では腹立しい状況ではあったと思います。

（以上、高　橋　ますみ）

東京地方裁判所民事第

裁判所速記官
裁判所速記官
裁判所速記官
裁判所速記官　高　橋　ますみ

青山英康証人　(2)

附録第四号様式（証人調書）

事件の表示	昭和四八年(ワ)第四、七九三・一〇六六六 昭和四九年(ワ)第一〇二六一号 昭和五〇年(ワ)第七九九七・八九九二

証人調書（この調書は、第三〇回口頭弁論調書と一体となるものである。）

期日	昭和五四年　三月　二日　午(前)後　一〇時〇〇分
氏名	青山英康
年令	（略）
職業	岡山大学医学部教授
住所	（略）
宣誓その他の状況	裁判長は、前回なした宣誓の効力を維持する旨を告げた。 後に尋問されることになっている証人は、在廷しない。

陳述の要領

別紙速記録のとおり

裁判所書記官　大　貫　藤　一

原本番号	昭和五〇年（一）第四〇〇号の八

速記録

昭和五四年　三月　二日　第　三〇回（口頭弁論・公判）

事件番号	昭和四八年(ワ)第四七九三号
証人氏名	青山英康

被告代理人（吉戒）

証人は昭和三五年から昭和三九年にかけて、予防接種に参加されたそうなんですが、これは地域的には、どこで参加なさったんでしょうか。

中心的には岡山でございます。

そのほか。

四国も経験しております。

実際に、こういうふうに、予防接種に参加されたのは、この期間だけとお伺いしてよろしうございますか。

中心的にはそうです。どういうことなのか、ちょっと理解が。

実際に予防接種に参加された期間は、この期間だけと限定してお伺いしてよろしいかということです。

はい、いいと思います。

次に証人は、伝染病の感染源対策として、重要な点は〝生活環境の整備である〟と、かように証言されておりますし、また、ご著書の「小衛生学書」という本にも書いてございますが、この生活環境の整備というのは、これは一般には、感染源対策ではなくて、感染経路対策というふうにつかまえられているんじゃないでしょうか。

感染源を押えるのか、また感染源から、いわゆる感受性者のところに伝播していく、感染経路対策なのかということ、これは総合的に考えなければなりませんので、生活環境整備が感染経路対策であり、感染源対策ではないというふうな形での切りはなしは、逆に間違っているだろうと思います。もう一つ、私生活環境整備に重点をおけということではなくて、伝染病対策としては、三つの柱があるわけで、三つの柱を総合的に取組まなければならないだろうと。その中で生活環境整備というのが基本だし、最重点でやらなければならないだろうと、感受性者対策とか、感染源対策における患者隔離等の問題は、人権問題があるから慎重に最後に取組むべき課題だというふうに申し上げたと思いますけれども。

次に、証人は予防接種には、抗体を与える場合と、それから弱い菌を与えて、抗体を作らせる場合と、二つの場合があるというふうに証言なさっておりますけれども、これも予防接種と言いますと、普通は、あとのほうの、抗原を人体に接種して、抗体を作るということをさすのではないでしょうか。

基本的にはそうです、私は言葉の解釈で、受動的と能動的の、パッスイブとアクティブの説明として、そういうふうに申し上げただけで、中心的にはそうです。

それから証人は、予防接種というのは、一定の危険性をともなうと、かように証言されておりますが、具体的には、どのような危険性をさしておっしゃっているのか、ご説明願いたいと思います。

抗原を入れるわけですから、そのワクチンそのものの危険性が一つあります。それから、適切に、必要としている人に与えているのかどうかという、今度は実施上の危険性の問題も含まれております。そういうふうに分けて考えていかなければならないと思います。

そういたしますと、注意すれば避けられる危険もあると、しかし避けられない危険もあるというふうにお考えになるということですか。

この避けることのできる危険性と、避けることのできない危険性の問題は、避けることのできる危険性を全部排除していった場合に、避けることのできない危険性が明らかになるわけで、避けることのできる危険性というものを避けないで、この二つが論理的にあるということは認められても、実際上の問題として、これを検討することは非常に難しいと思いますけれども、わが国の現状は、避けることのできる危険性によって、被害者が沢山出ているというふうに私は考えております。

避けることのできる危険性と言いますと、具体的には、何をさすんですか。

これは前回ご証言申し上げましたけれども、伝染病対策における総合的な対策、また実施上の対策というものが考えられます。

次に証人は、予防接種、まあワクチンは、普通のいわゆる一般の注射とは違うと、劇物としての取扱いもされていると、かように証言されておりますが、ワクチンは劇物に該当いたしますでしょうか。

の取扱いとして考えなければならないというのは、私その問題に関して、二つ申し上げたいと思うんですが、第一は普通の医療行為の場合、たとえば風邪ひきできたとか、おなかが痛いと言ってきた場合には、これは訴えがあります。したがって患者さんのほうも、われわれ医者に対して、できるだけの説明もするし、問診もしやすいという状況が一つある、しかももう一つはおなかが痛いというのを止めてもらえれば、ある程度の、たとえば熱がさがらなくても、痛みが止まればということも問題があると、確かに、その患者さん自身にプラスになるわけですけれども、予防接種の場合には、まず健康な人であるし、われわれ医者が医療行為を行なうという場合の協力態勢もないわけですから、当然のことであって、そういう状況の中で、しかもいわゆる、いま予防接種の成分としての問題から考えても、抗原という成分があるわけですから、日常診療行為以上の慎重な対応をしなければならないということを申し上げているわけです。

実はですね、ちょっと質問の趣旨とちょっと違うんですけれども、劇物という言葉をお使いになっておりますので、いまお尋ねしたんですけれども、劇物というものの定義はご存知ですか。

薬事上の問題ですね。

えゝ。

はい。

ちょっとここで紹介いたしますけれども、劇物と言いますのは、毒物および劇物取締法の二条二項によって定められておりまして、別表があるんですけれども、一般的には、医薬品および、医薬部外品以外のもので、この法律の別表に掲げられているものをさすんですけれども、どうも私この別表を確かめてみましたけれども、ワクチンを劇物というふうには記載してないんですよね、だから劇物とおっしゃるのは、ちょっと誤りじゃないかと私考えるものですから。

　薬事上の用語の使い方の問題ですね。

え、。

　はいわかりました。

正確ではございませんね、その使い方は。

　はい。

次に証人は、予防接種を採用する条件を五つほど挙げられておりますけれども、その四番目として、接種の方法の安全性を挙げられたと思いますが、これに関しまして、この接種の方法の安全性は、とくに私が中心に研究してきたと、かようにこれ前回ご証言なさっておられるんですけれども、具体的にはどのような研究をなさったのか、それをご説明していただきたいと思います。

　実施上の問題ですか。

具体的にどのような研究をなさったのか、私が中心に研究してきたというふうにご証言されておりますので。

　書証で出ているのじゃないかと思うんですけど、教室の大原の名前で論文を出さしておりますし、公衆衛生学会にも報告させておりますが、これは私が、大原、教室を指導して行なったものです。

青山証人前回速記録を示す

一九丁裏のところをご覧下さい。

　前回書証で出たと思いますが、ツ反ＢＣＧの問題の論文のことですね。

そうしますと、この具体的な研究というのは、ツ反ＢＣＧに関する研究であるというふうにお伺いしてよろしうございますか。

　はい、結構です。

それから前回の証言なんですけれども、証人は生活様式の変化にともなって、感染率に大きな変化をきたしていると、かように証言されておるんですけれども、これも具体的には、どういうふうな伝染病について感染率の変化があったのか、ご説明いただきたいと思いますが。

　生活様式が変れば、感染率が変るというのは、非常に古くは、ミルズラインケンの法則というのがありまして、たとえば、上下水道の整備によって、単に消化器疾患だけではなくて、すべての死亡率も、感染率も変るということは、これは古くからわかっておりますし、たとえば生活様式が変れば、たとえば農村から都市化という傾向で、消化器性の伝染病疾患が減って、吸気系疾患が増えるとか、そういうふうな生活様式にともなう、各種感染性疾患の変化が起こるということは、これは論理的にも明らかにできるでしょうし、きわめて、医学的には、常識的な問題だというふうに考えていますけれども。

乙第五号証を示す（ＷＨＯ専門委員会シリーズNo.３「伝染病予防対策における予防接種の役割」日本公衆衛生協会）

前回ご証言のありました予防接種を一類二類三類に分けた、ＷＨＯのレポートとは、この乙第五号証のクルックシャンク氏の論文のことでございますか。

　はい。

これの二二ページに、ご証言の関係の部分がございますね。

え、。

次にレジストリーシステムというものを提案されておりますけれども、これは具体的には、どういうふうな制度を考えておられるんでしょうか。

　これは登録制度ですね、一つは伝染病の発生にともなう届出のレジストリーシステムという言葉で使われることがよくありますけれども、私前回の証言の中で、レジストリーシステムは、あえて、サーベイランスシステムと二つに分けましたので、レジストリーシステムというのは、中心的には予防接種をしているかしてないか、した場合に、どういう副作用が出たのか、という届出が登録されているかどうかということで使わしていただきました。

次に証人は、流行予測、サーベイランスをやれば、予防接種を定期にやるかとか、臨時にやるかとか、いうことも決められるというふうに証言なさっておりますが、ここで定期という言葉をお使いになっておりますけれども、これは定期接種のことをさしていらっしゃるんでしょうか。

　はい。

証人の地元の岡山県の予防接種の実施状況については、関心をおもちでしょうか。

　ちょっと…。

ご存じでしょうか。

　はい。各年度の実施率まで、全部私は覚えていませんけど。

ちょっと具体的に言います、岡山県が昭和四八年に、百日せきの定期接種を中止したのをご存じですか。

　はい。

定期接種を中止した理由をご存じでしょうか。

　岡山の百日せきの問題ですか。

そうです。

　ある程度の経過は、医師会報その他で存じております。

どういうことでございましょうか。

百日せきによる事故発生の責任を、中心は岡山県の新見市だったと思いますけど、新見市医師会が、事故発生にともなう責任を医師に求められるのは困るという形での提起から始まったと思います、契機は。

ところがですね、最近、昭和五二年の一〇月に、またこの百日せきの定期接種が再開されたんですけれども、これはご存じでしょうか。

知ってます。

その理由はご存じでしょうか。

これはかなり私は中心的には、伝染病予防の問題よりも、医師会と行政との間の政治的な折衝の問題というふうに理解しておりますけれども。

ちょっと抽象的で、よくわからないんですけれども、どういうことなんでしょうか。

いわゆる接種する医師の責任を求められるのか、それとも、それ以後、ですから岡山県医師会が、岡山県衛生部と、各自治体と、各郡市医師会の間の予防接種実施にともなう契約書の交換をして、実施する医師の責任を問わないという形での契約書の交換ができれば、再開するという形で再開されたというふうに私は聞いております。

患者が増えたからじゃありませんか。

百日せきの、これは私も大体そういうご質問だろうと思っていたんですけれども、私も小児科学会その他でそういう討論が出るわけですけれども、非常に問題になるのは、百日せきの患者が増えたという場合の百日せき患者であるかどうかの確定診断で、非常にめちゃうわけです。それともう一つはその治療を行なった経過の問題で、簡単に治療できるという人と、できないという人、そういった点での意見のくい違いでもって、これを患者が増えたから、再開という形で主張する人と、そうではないという形で主張する人と両方の意見がございます。

次に証人は、病気をした、あるいは怪我をしたという場合に、それは一人一人の国民の不注意で病気をし、怪我をしたんだという考え方、これは非常に国際的に特異な日本の疾病観であるというふうに証言なさっておりますが、そういたしますと、外国ではどういうふうな疾病観をとっておるんでしょうか。

私前回もご証言申し上げましたように、中心的には、医療制度というものを、自分の専攻分野で学問してきました、残念ながらわが国では、そういう研究分野が少ないものですから、アメリカに行ったわけなんですけれども、また、アメリカでの、大学院出て、あと世界中とは言いませんけれども、それぞれ医療制度の違う国をまわってまいりました。私はその中で、非常にわが国の医療制度が諸外国と大きくない違いがある、これは前回もご証言申し上げたと思いますが、たとえばGPの存在とか、GPが予防と治療を一貫して行なうというふうな態勢、そういうものがない、また患者さんを医者が診れば、注射と薬が医療というふうに考えられている、保健指導が十分ないということ、こういったわが国の医療制度の基本的な違いの出発点として、私はわが国には特異な疾病観を植えつけられてきたという歴史があるというふうに解釈しているわけです。じゃどういうふうに違うのかという基本は、諸外国の場合に、とくに欧米だというふうに考えていいだろうと思いますが、宗教的な精神風土のバックグラウンドが違うということもありますけれども、病気をした人怪我をした人は、生活能力の落ちた人である、したがってそういう生活能力の落ちた人はコミュニティだとか、地域社会という形で生活能力をあげようというのが、社会的な責任として考えられる疾病観がある。そこがわが国の場合と、大きな違いがあるのではないかということで、今度も全国の衛生、公衆衛生関係の教授が中心ですけれども、助教授は、二、三人しか入っていませんが、「総合衛生、公衆衛生学」という本が出ましたけれども、その中で私医療制度を担当して書かしていただいております。

次に証人は予防接種を受けるものにも、予防接種の危険性を教えるべきであるというふうに証言されておりますが、実際にはどこまで教えるべきだというふうにお考えなんでしょうか。

公衆衛生の基本は、私は最終的には、地域住民の判断だと思うんですけれども、今日の地域住民が、正確に予防接種の効果を判断する場合に、効果の点と、もう一つは、予防接種にともなう危険性についても、正確に情報を得た上での判断を迫らなければ正しい判断ができないだろうと思うんですけれども、予防接種にともなう、危険性というのは、たとえば今日のように、予防接種の事故が起こった場合に、それを臭いものにふたをしろという形ではなくて、積極的に、そういったものを届けさせる方法でもってのデータが示される必要があるだろうと思うわけです。私、これも前回確か証言申し上げたと思うんですけれども、アメリカでの予防接種の、実際私も学生実習ですから、立会いましたし、接種をやったわけですけれども、そのときに、ちゃんとドクターの役割としては受診者には説明しております。さらにはもしも発熱だとか何か、身体の異常があったら、きょうはドクターが二四時間の体制であなたの訴えをお待ちしてますというふうな形での予防接種が行なわれていた。その点に比べてわが国の場合に、予防接種を受けにきた人に、副作用の説明をする時間なんていうのはとんでもないわけで、問診をする時間さえないというのが実態ではなかったかと思います。

次に証人は、国が予防接種によって副作用が起こるということを前提にして、行政を始めたのは昭和四五年の閣議了解以後と考えるというふうに証言なさっておりますが、ここで証言されております行政というのは、どのような内容の行政をさして証言されているんでしょうか。

国の行政の問題ですね、ちょっとその……。

じゃ質問変えます、ここでおっしゃっている行政というのは、救済措置をとることが行政なのかということなんですけれども。

いや救済措置を行なう上での行政措置の問題を言っているわけだと思いますけれども。

だから救済措置をとることが、先生のおっしゃる行政の内容でございますか。

ちょっとご質問の趣旨が、救済措置をするのが行政で、それ以外は行政じゃないと、そういうことですか。

質問変えます。たとえばですね、

甲第八九号証を示す（「予防接種の実施方法について」厚生省公衆衛生局長通達三四・一・二二）

これの裏側、九項の「予診及び禁忌」、それの4)のところに、「予防接種を受けさせるかどうかを決定するにあたっては当該予防接種に係る疾病の流行状況、被接種者の年令、職業等を考慮し、感染の危険性と予防接種による障害の危険性の程度を比較考慮して決定しなければならない」と、かように行政サイドでも、昭和三四年の時点で、予防接種による障害の危険性に着目して、こういうふうな指示をしておるんですけれども、これは先生のおっしゃる行政にはあたらないということになりますか。

やっとご質問の趣旨がわかりました。私前回申し上げましたのは、予防接種法、それと伝染病予防法の関係ですけれども、伝染病予防法と予防接種法というばらばらの法律を、まあまり十分な連絡なしに、二つあるということが問題で、予防接種法は伝染病予防法の中に位置づけて、伝染病予防法の抜本的な改正をすべきだというのが一般的な私は学会等の意見だと思うんですけれども、前回私ご証言申し上げましたのは、予防接種法というのの一番大きな問題点は、予防接種にともなう危険性というものが、法的に明確にされていないことである。したがって予防接種というものには害がないものという形での法体系の中で、行政が行なわれていることに問題があるんだということを申し上げたわけです。したがってこの予防接種法の中に、副作用の危険性がある、したがってそれに対する対策をたてなければならないということが、法的に明確にされなければならないけれども、それが今日にいたってもなされていないところが問題であると、そういう中で予防接種による被害の問題を取りあげたのは、これは四五年の閣議了解以後の問題であって、それ以前は、こういう危険を避けなさいということが通達として出されているにすぎないじゃないかということを申し上げているわけです。行政措置として何もなかったと。もう一つは、この通達の問題もそうなんですけれども、できる人にしなさいと言ってしなかったと言えばこれは問題になるかもわからないですけれども、現実に前回もご証言申し上げましたように、実施体制が市町村段階でできるような状況でないところに、しなさいよと命令したから行政的な措置はしたというふうに考えるのは、私はちょっと、これは、私も公衆衛生をやる、衛生行政を学問としてやっている立場から言えば、行政措置と言っていいのかどうかというのに、やっぱり疑問を感ぜざるを得ないんですけれども、ご質問は何もしてないかと言えば、流したろうというのはこれはそのとおり、私三四年のこれ知っておりますので、認めますけれども、これが行政措置かと言われると疑問を残します。

被告代理人（柏木）

一番最後にご証言なさった、いまの関係でお伺いいたします、先生はいまのところで重要な問題は、法に副作用というものの記載が全くないと、こういうご証言なさっておられますけれども、具体的には、それじゃ、予防接種法の中に、どういう内容の規定がなければならないというふうにお考えなんでしょうか。

予防接種を実施する以上は、法的にも予防接種にともなう副作用の発生の危険性を明記すべきだと、それに対する予防措置に対する国の責任を明記すべきだというふうに、私は申し上げているんです。

前にさかのぼって恐縮ですけれども、予防接種の役割については、WHOのレポートを引用されて、三つに分類なさっていますですね。この分類と申しますか、このレポートについて、原告代理人の質問で、こういう質問があるんですが、〝そのレポートは、いまからみますと、大分昔のものだということですか〟という問に対して〝はい〟とお答えになっていますけれども、昔のものだというご趣旨は、どういう趣旨でしょうか。

発表年数をご覧いただければ。

期日が古いということだけをおっしゃっている。

はいそうです。

それから状況の変化に対応して、予防接種をやるかどうか、ということなどを、決めなければならないという趣旨をおっしゃっていますね、そのためには、サーベイランスとか、レジストリーシステムを充実させなければならないというご趣旨ですね。わが国の予防接種行政は、そういうサーベイランスとかレジストリーシステムというのは、全く行なわれていないということではございませんですね。

全く行なわれていないとは申し上げておりません、昭和三七年以後、部分的に行なわれていますけれども、諸外国の、少なくともわが国と同じ医学水準を持っている諸外国と比較してお粗末だということを申し上げているわけです。

それから予防接種の場合には、いわゆる単なる医療行為と、また若干違った面も持っていると、こういうご発言をなさっていますけれども、この医療行為と若干違った面というのは、集団免疫のことをさしておられるんでしょうか。

これはさきほども申し上げましたように、日常の診療行為とは、若干異なった意味合いをもっているということを申し上げているわけです。

それから予診というのは、普通の治療の場面よりももっと慎重にやらなければならないと、こうおっしゃっていますね。

はい。

先生が三〇年代に、予防接種を体験なさったときは、こういう慎重な予診は、もちろんご自身もなさっておらなかったわけですね。

そういったものが行ってない状況の中で、私は予防接種に対する、現状に対する問題点をみつけ出して、研究にも取組んだわけです。

その責任は行政にあるというご意見ですか。

まさにそうです。

それから日本の予防接種行政というのは、伝染病対策ですか、それは予防接種偏重だというふうにおっしゃっていますけれども、これは具体的にどんな疾病についておっしゃっているんでしょうか。

いやわが国の伝染病予防対策における予防接種偏重というのは、逆に前回書証の中で出された石丸先生とか金光先生、厚生省の方自身もお認めになっていらっしゃるんじゃないかと思うんですけれども。

それから日本の衛生行政は、イギリスの衛生行政と比べて、すべてが中途半端だという趣旨のことをおっしゃっていますけれども、日本の衛生行政というのが、政府を中心に行なわれるようになったのは明治以降だというふうに考えますけれども、そのような理解でよろしうございますか。

これも前回ご証言申し上げましたけれども、国立公衆衛生院の橋本先生が、英国の衛生行政の歴史と比較して、そうお書きになっていらっしゃるということを、私ここでご紹介させていただいたわけです。

先生もその意見に同感なさっているわけですね。

はい。

日本が明治の時代に開国した当時に、イギリスではすでに環境衛生の時代というのは、もう過ぎ去った時代になっているんではないでしょうか。

ですからご質問の趣旨、ちょっとわかりかねますけれども、私行政のすすめ方の問題として、生活環境を整備する、環境を整備する、そしてその対人保健サービスに移行していく、そして医療保障へという、一つのイギリスがあゆんできた衛生行政の歴史というものが、わが国の場合に、非常にこれ全部が中途半端に、その医療保障、私は医療保険としか言ってませんけど、医療保障のところまで全部中途半端なままにすすめられてきたというところに、基本的な問題があるのだということを申し上げているわけです。

歴史的にみまして、日本の近代化という出発点がイギリスよりはかなりあとから出発しているんじゃないでしょうか。

裁判長

ずばり聞きたいのは、環境衛生の遅れているのは、遅く出発したんだからやむを得ないんじゃないかと。

被告代理人

そういうことを無視してご批判なさるのはいかがかと。

逆に言えば、遅ればせなら遅ればせながらのテンポのあゆみがあるだろうと、その環境衛生をやはり整備した上で、対人保健サービスにという形で、ぼくは、すすめるべきではないかというふうに考えますけれども。

それから、そのような先生のお考えになっている衛生行政の思想的な背景としては、さきほどご証言なさった、特異な疾病観があるというお考えですね。

思想観と言われると…。私はさきほども申し上げましたように、わが国の医療制度の特異性、これはどなたもご指摘なさっていらっしゃるだろうと思いますけれども、そういった特異性を論理的に説明するには、そういう、ここから出発した論理体系が、一番筋道として通るのではないかということで、いままでいろんなところに論文も書かせていただきましたし、さきほど申し上げましたように、今度も出ましたけど、「総合衛生、公衆衛生学」という、全国の、まず衛生公衆衛生を網羅的に教授がお書きになっている中に、医療制度の問題を私は、そういう形で書かせていただいております。

そうしますと、先生がご説明なさっている特異な疾病観が国民の中に存在するということですけれども、そのような疾病観があるかないかをご調査なさったことはあるんですか。

いや何度も申し上げますけれども、そういう論理の展開が、もっとも論理的に説明できるのではないかということであって、それに対する、どういうのかな、調査をするとかしないというのは、どういうことかわかりませんけれども。

先生がそのようにご理解なさっているということに承ってよろしいですね。

もちろん私が考えているから、私がそういう論理体系を論文で報告をし、本にも取りあげられているということです。

その関連で、先生がお書きになった書誌について、お伺いしたいと思いますが、

甲第一号証九を示す（「ワクチン禍研究」No.9）

その中の先生の論文の、一五ページの右側の下のほうに、学校で、廊下をぴかぴかにしておいて、子供がすべってころんで怪我をした場合に、その子供が謝らないと学校では治療受けられ

ないということをお書きになっていますけれども、これは先生のご体験なんでしょうか。

　どういうことを……。

調べられたことをお書きになったんでしょうか。

ちょっと……、私も医学部の学生に調査理論というのを、講議しているものなんですけれども、調査をしているかしてないか…。調査という言葉の意味をわかりかねて、さきほどからお答えしにくいんですけれども。

それじゃそれは、どこの学校の事実なんですか。

　まさに日常的な問題だと思うんですけれども。

この前のご証言で、よくわからないんでお伺いしたいんですが、日本の医療制度では、切りすてられた部分があるということに関連して、〝感染性疾患は、社会防衛上の問題として、衛生行政としてひろいあげている、ただしそのひろいあげ方も完全なひろいあげをしているんじゃなくて、衛生行政の責任の部分は弱い国民に押しつけられている〟ということをおしゃっているんですけれども、もう少し具体的に説明していただけませんでしょうか。責任を国民に押しつけるという点ですね。

　これもさきほどの石丸先生や谷口先生なんかも、みなさんお書きになっている論文に書かれているとおりだと思うんですけれども、私は伝染病、それからもう一つ精神病ですけれども、これは労働安全衛生法にも規定されているように、伝染病精神病なんていう、産業医がそういう診断をすれば、職場さえも失なわれるような、そういうふうな非常に伝染病と精神病というのを、ほかの疾患とは別に、国民全体が恐れるような状況というのがつくられている、そしてどう考えたって、たとえば精神病にしても、これは社会生活の中でつくられてくるわけですし、伝染病というのも、いままで何度もご証言申し上げてきましたように、生活環境の中での犠牲として出てくる、本人の努力によって防ぐということは非常に難しいことです、そういうものが、病気にかかったときに、お前が悪いんだという形で隔離されたのでは、これは一方的に国民に責任を押しつけている、また予防接種法でも、第二三条に、受益者負担の原則は書いているわけですから、私は国民に責任を押しつけているという言い方が間違っているとは思えないんですけれども。

それからいまの論文の一六ページ、左側の下から一四行目以下に、先生は、「患者や家族の医療と生活を保障しようとする考え方が、国民的コンセンサスにならない限り、真の医療保健制度の確立はあり得ない」と、こうお書きになっていますね。

　えゝ。

先生はそのようなコンセンサスは、現在存在しないというふうにお考えなんでしょうか。

　いえ、これも何度もご証言申し上げているんですけれども、いわゆる病気をしたとき、怪我をしたときに、一方的に患者の責任が問われるような、そういう教育がなされている、いわゆる予防接種でも同じなんですけれども、効果の面だけ教えられて、そして副作用が教えられなかったら、国民的コンセンサスは、曲ったもので出てくるというのは、当然のことで、病気にかかった場合に、この病気というものは、これは国の責任、自治体の責任、そして国民の責任と、国民の責任もありますけれども、国の責任、自治体の責任が全部かくされた上で、国民の責任だけ説明された中では、こういうコンセンサスしか得られないだろうということを申し上げているわけです。

コンセンサスを得られない原因も国にあるということですね。

　その一つとして、前回ご証言申し上げましたように、たとえば教科書の中で、憲法二五条の最後の項が教科書に出てきません、またＷＨＯ憲章の説明にしても、ＷＨＯ憲章と言えば、健康の定義というふうにしか教えられていない。そうじゃなくて、ＷＨＯ憲章というものは、今日到達しうる最高水準の健康を享受するのは、基本的人権であるという健康権の確立については、教科書にも出てこないし教えられないという状況を私はさしているわけです。だから衛生行政の中で、個々人が非常に、たとえば防疫課長が一人努力したとか何とかということじゃなくて、どうして、そういう国民の一人一人の命と健康を守ることが、どんなにか大切であり、また行政効果の面から言っても、財政効果の面から言っても、私はそのほうが明らかに安あがりだし、またその効果も高いということが、なぜ国の行政としてすすめられないのか、国の行政全体の中で、なぜ衛生行政がそう低く押えられているのか、その結局のつけが、まあスモン問題なんかでもそういう形で出てくるわけだし、今回の裁判でも出てくるだろうというふうに私は期待しているわけです。

被告代理人（中村）

関連して、さきほど何か、教科書に全然教えてないということだったんですが、一応お聞きするんですが、現在文部省のほうで、学習指導要領というものを作りまして、小学生とか中学生の義務教育をやっているわけですけれども、その中にちゃんと、いま先生のおっしゃっている、憲法二五条二項のことも出てまいりますし、私ちなみに、教科書に全然出ていないとおっしゃっているんで、うちの職員の子弟がいらっしゃいますんで、教科書を二、三あたってみましたけれども、どこにもちゃんと国とか地方公共団体の責任については、必ず言及されておりますので、何かのお間違いじゃないかと。

　私も医学部の学生、実習で、いまから三年前に、全部、指導要領から全部持込んで、調査さしておりますけど、その論文、何だったら、また出させてもいいと思いますけれども、いまの子供たちの中に、保健体育の教科書は、小学校で一冊、中学校で一冊、高等学校で一冊しかないわけですけれども、その中にも国の責任が伝染病予防なら、伝染病予防で、どうなっているのかという、国および自治体の責任が明確にされていないということだけは、ぼくは明確だと思いますけれども、いままでも何度も学校保険学会でも、それは論議になっているところだと思いますが。

社会科の教科書などは、ご覧になったことがございますか。

確かぼくは、国語から全科目について指導要領とか教科書をめくらしたと私は思っていますけど、私自身もめくって、一箱全部あったから、保健だったら四冊で済みますから、私は見たと思いますけれども。

被告代理人（柏木）

二三年の予防接種法、先生はこの法律は非民主的だというご発言をなさっています、二三年の予防接種法が非民主的だということは、作られる過程が非民主的だということでしょうか。それとも内容自体が非民主的だということでしょうか、

これも前回の書誌で、厚生省の防疫課の、中野さんや金光先生の論文の中でご指摘になっているとおり、私はその二三年時代というのは、日本におらなかったんじゃないですかね、文献で読む範囲内において、当然これはアメリカ占領軍によって押しつけられたのであろうということは、十分想像し得るところです。

そういうことをおっしゃっている。

はい。

予防接種法ができましてから、わが国における伝染病の流行状況が一段落したということですね。

はい。

その段階で、予防接種法を見直しするべきであるというご証言をなさっていることに関連して、ちょっと調書を見た上では意味がとれないところがあるので、ご説明していただきたいと思いますが、前回速記録の五三丁裏のうしろから六行目あたりに、「伝染病予防法にいたってはいまだにまだ片仮名のままで」、これわかるんですが、このとおりだと思うんですが、その次に「その強制接種法のままであるというふうな形で」というのは、これは予防接種法のことをおっしゃっているんでしょうか。

強制接種というのは、予防接種の問題ですね。

ここで、「強制接種法のままであるというふうな形で、まあ対応が、私は非常に国の対応が遅れている」と、こうなっていますね。

はい。

強制のままで、ずっと続けてきたということが対応が遅れたということをおっしゃっているんでしょうか。

予防接種法の規定として、

強制をずっと続けてきましたんで、それを先生は任意に改めるべきだということをここでおっしゃりたいわけでしょうか。

そうです。

それに続いて、「現場では、そのために、非常な困難をしている」とありますね。

はい。

これはどういう困難なんでしょうか、これは強制であるために現場が困難しているというご趣旨ですか。

そうです、私は予防接種に関しては、強制接種で、受入態勢のないところに、通達だけ出してやらそうといっても、それはできないわけで、現場では、非常に困難な状況にあるということは、国が言われたとおりにしようとしてもできない状況だということです。

戦後のいまの伝染病流行が一段落したという話に関連しまして、戦後ずっと腸・パラが減少の一途をたどりまして、かなり減りましたね。

はい。

この減った原因は予防接種かどうかよくわからないと、ちなみに赤痢も減っているんじゃないかということをおっしゃっていますね。

はい。

赤痢患者が減ったのは、何年ごろというふうにお考えになっているんですか。

いや戦後の二一年二二年、二三年の激動期のあとで急激に減ったというのであれば、ほかの何と言いますか、伝染病が減ったという、激減したという状況は、赤痢にも同じように見られるということを申し上げているわけです。

戦後の大体直後あたりのことをおっしゃっているわけですね。

はい。

その後のことはどうなんでしょうか。

これもその後は赤痢がまた沢山残っているということですね。

まあ赤痢が減少したとおっしゃるのは、その後いろいろ波があると思いますけれども、先生は、いつごろから赤痢患者というのは流行が減少したとお考えだったんでしょうか、腸・パラチブスが廃止になったのは、四五年ですから。

いや戦後非常に急激に腸チブスやパラチブスが減った戦後の混乱期の中で、非常に増えたものが減ったと、そのことに関しては赤痢だって減ったと、確かにいま赤痢と腸チブスと比較した場合に、どちらが沢山残ってるいるんだと言えば、そのとおり赤痢だと思います。そのことを私申し上げているわけじゃないわけですから、今日も赤痢が沢山あるということは、

これも私に言わせれば、現在の赤痢患者の厚生省がつかんでいる実数なんていうのは、どの程度正確なのかも考えてみなければならないと思いますけれども。また腸チブスにしたところで、現実に腸チブスが風邪と誤診されている例だってあるわけですから、現在の状況において、赤痢のように一斉検診すれば、健康保菌者だって、つかまえられますし、しなければつかまえられないですし、いま正確に保健所長さんの赤痢発生の対策はどうやって検便の対象者の数を減らすのかということが、それこそ行政手腕だと言われているような状況ですから、調べれば出るし、調べなければ出ないという実態だけの問題じゃないでしょうかね。

それから戦後の流行が一段落という点に関連しまして、一段落したことはお認めになりますね。

認めます。

その原因は何なんでしょうか。

私はやはり基本的には、次第に生活が落着いてきたということが、考えられると思いますけれども。

戦後の流行が一段落したというのは、先生は何年ごろのことをおっしゃっているんでしょうか。

それは統計上見ていただけば明らかだと思いますけれども、この間のご証言するときに、何分の一、何分の一という弁護士さんのほうからご質問があったと思いますけれども。

それじゃ戦後の伝染病の統計ご覧に入れますから。

だからそれを見ていただければ、きわめて簡単です。

乙第六六号証を示す（「予防接種の手びき」）

八八ページから九一ページまで、これを見て、何年ごろなのか、各疾病で違うかもしれませんけれども。

何を……。

戦後の流行が一段落したというのは、先生は何年ごろと。

疾患によって違ってくると思いますけど、大体落着いてきたのは、

痘瘡は何年とお考えでしょうか。

これを見れば、二一年が一万七九五四出て、二二年に患者三八六と激減しているわけですから、二五、六年でいいんじゃないでしょうか。

じゃジフテリアはどうでしょうか。

ただちょっと待って下さい。この数字で、私に判断を迫っているわけですか。

その減少した原因は生活水準が変ってきたといまおっしゃいましたんで、何年ごろをさして、先生はそうおっしゃっているかをお伺いしているわけです。

趣旨がわからないんですが、わが国の生活が次第に落着いてきたというのは、とくに経済成長なんか考えれば、二七、八年ごろから生活が落着いてきたのは、事実だと思いますし、戦後の感染症の激減時期というのは、二五、六年のところをさしていいんじゃないかというふうには言えますけれども、ただ私この患者数のあがり方、取捨に関しては、かなりの疑問を持っているというのは、残しておきたいと思います。

（以上　林　哲　朗）

被告代理人（柏木）

戦後流行が一段落して、見直しすべきであるというご意見をおっしゃいましたけれども、先生は予防接種をどのように改正すべきであったとお考えなのでしょうか。

私これも前回ご証言申し上げたことは、予防接種に関しては私は明確に予防接種被害の発生の危険性を法的に明確にすべきであるしそれに伴う国の責任、自治体の責任を法的に明記すべきだということを申し上げているわけです。

それから接種事故のことですが、その責任はまずワクチンを取り違えたとかいうようなはっきりしている場合は医師の責任を問われるけれども、そうでない場合は医師が弱い患者のほうに責任を押しつける、体質の責任にしちゃうということをおっしゃっておりますが、そこでおっしゃっている予防接種事故というのは注意すれば避けられる事故のことをおっしゃっているんでしょうか。いくら注意しても避けられない事故のことも含めておっしゃるんでしょうか。

両方あります。

医師が注意すれば避けられた事故について医師に責任を問うことを先生は否定する趣旨ではございませんですね。

現実には、その医師が自分の責任を問われるのを逃げるためには患者のほうに押しつけることになるでしょう、ということです。

それから同じ予防接種事故の点でですね最初から危険性があるものだという前提にした予防接種法の規定があるべきだったということなんですけれどもこれはちょっと確認になりますけれども危険性というのは注意すれば避けられる事故と避けられない事故と両方含むというご趣旨ですね。

もちろん両方共含みますが、注意すれば避けられる事故のその発生率というのは注意すべきことを全部した上でいえることであって、注意することをしないでおいて両方含むでしょう、両方含むでしょうといわれたって、論理的には両方含みますけれども、それをたとえば私厚生省の代表がいったらそれは大間違いだというふうに答えたいと思いますけど。

事故のサーベイランスについてお伺いしますけど、事故のサーベイランスは全国のネットワークでやらなければならないという証言なさっておりますけど、それの関連で、ポリオなんかについては報告も出ておりますけれども、非常に小規模だという趣旨のことをおっしゃっているわけですけれども、ポリオのサーベイランスというのはそんなに小規模に行れている、という

ふうにご理解なさっているんでしょうか。

　サーベイランスというのは流行予測事業の問題ですね。

事故のサーベイランスについて先生はそのようにおっしゃっているわけです。

　私は先程もお答えしたと思うんですけど、言葉の使い分けをしていると申し上げたんですけれども、事故の問題についてのその調査が今日のネットワークで大規模で行れているというふうには私は考えられませんけれども。

ポリオについてもですか。

　はい。

先生のご調査なさっているＢＣＧのツ反のことについてお伺いします。この調査をなさったのは昭和四二年のことというふうに理解してよろしいですか。

　正確にちょっと僕には……

その頃ですか。

　はい、それは論文を見ていただければわかると思いますけれども。

その調査の結果に基いて、先生はツ反の判定が最も医学的には手抜きをされて、注射を打つというところだけは医師がかかわっていると、こういうご証言ですね。

　はい。

ツ反の判定というのは医師の指示に基いて看護婦がやってはいけないものなんでしょうか。

　そういうふうに理解されているところに私は一番の問題点を、だからこの論文では指摘しているわけなんです、たとえばそのツ反は五ミリと一〇ミリで測ればいいんだ、または硬結が触れればいいんだ、だからこんなものは医者がしなくてもいいんだ、というふうな考え方に大きな間違いがあるということを私は申し上げているわけです。

法律的にもやってはいけないということですか。

　いや、本来予防接種というものの医療行為としての問題は注射をさすという医療行為の問題で
ツ反の判定のことを伺っているんです。

　判定こそが医療行為だと考えるべきだというのが私の主張なんですけれども。

ＢＣＧには禁忌というのがございますか。

　ツ反の陽性者に打たれては困るわけでしょう。

ＢＣＧをやる場合に禁忌というのがあるかないかをお伺いしているわけです。

　ツ反陽性者に対してはＢＣＧを打ってはいけませんね。

じゃあ陰性と疑陽性はやってもよろしいということでしょうか。

　今日では疑陽性は省いております。

たとえば皮膚疾患があるような人にＢＣＧをやってもよろしいでしょうか。

　私は避けるべきだと思いますけどね。

陽性者以外にもやってはいけない場合があるとすれば、やはり予診というものがあり得るんじゃないでしょうか。

　重要だと思いますよ。

このツ反、ＢＣＧを調査なさった時にその学校でＢＣＧを接種する際に、どのような予診がなされているかはこの際に調査なさったことがございますか。

　結果表が出ていると思いますけれども、どういうふうに予診を取ったか取らないのかということも調べた結果を報告しております。その予診が非常に取っているのが少ないということの、指摘を私はその場ではしているわけです。

それから先生は今のツ反ＢＣＧの、どういう人にやるかやらないかのほうに、むしろ重点があるからそちらのほうに医師がかかわるべきで注射のほうは看護婦さんのほうでもよろしいじゃないかというご意見ですね。

　そのよろしいとはいってませんけれどもあえてするなら重点は医師の判断は注射を打つという行為でなく判断をする行為だろうと、たとえばもっと日常的にはたとえば風邪ひきの解熱剤、鎮痛剤はこれは看護婦が打っているわけですからその安全性の問題からいえば私は予防接種の場合にこれだけは絶対に看護婦に打たせてはいけないとはいわないけれども、医療行為としての大事なことは、この人に打っていいのかどうかという判断こそが医師の判断が求められているのではないかとということを申し上げたいんです、ところが常識的にはまったく逆の注射をするところに医者が使われ、判断をするところは看護婦でもいい、もっとひどければ担任の先生でいいというような形でやられている実態に対して問題を提起したわけです。

そのような状態になっている原因は、教育委員会がその看護婦さんが事故を起した場合の責任のことを心配してツ反の判定のほうに回されているというご証言なさっておりますね。

　それも一つの大きな理由です。

その教育委員会がそのような指導をしているということをご調査なさったんですか。

　これはこの調査の時に県の教育委員会がそういうふうに通達出しております。

それからこれは四二年の頃のご調査だということですが、当時結核の予防対策としましてはこの頃は学童に対しては毎年結核の健康診断が行れていたんではございませんでしょうか。

　そうです。

その健康診断というのは、ツ反とかレントゲン撮影とかいうものを中心とした健康診断ですね。

　はい。

で、当時としましてはそのツ反をやって陰性の者には全部ＢＣＧをやるということではなかったんでしょうか。

当時はまだ陰性、疑陽性に対してですね、やってました。

そういう時代ですね。

はい。ただそれも学校によって非常に処置がばらばらだということを、私そこで申し上げているわけですね、判断の仕方が、たとえば過去二回、ＢＣＧによる過去二回の陽性者に対しては打つなと書いてあっても、ＢＣＧによる陽性なのか自然陽転なのかわからないという状況で打たれている、もう各学校によって基準がばらばらだという状況だということをここで指摘しているわけです。

次は予防接種現場の状況について体験談をお述べになっておりますけれども、そのことでちょっとお伺いしたのですが、先生はアメリカに行かれた時に、集団接種をご経験なさったということですが、これは種類は何でございますか。

それを僕思い出そうと思って、一生懸命……

予防接種事故のことですけれども、予防接種の実施体制が先生にいわせると牛か馬にでもやるような形で予防接種をやっている、そういう予防接種体制のもとでは被害者が出るのは当然だとおっしゃっているんです、この被害者というのはどのような被害者をおっしゃっているんですか。

打たなくてもいい人に打ったり、打ってはならない人に打った形で出て来るだろうと思います。

じゃあやるべきでなかった人に被害が出た場合のことをいっているわけですね、

はい。

それから安全に確実に打って行けば、防ぎ得た被害者がわが国では多いとこういうことをおっしゃってますが、この被害者というのは。

そのことを申し上げているわけです。

同じことですか。

はい、たとえばそれが先程のＢＣＧでもそうですけど一回打てば一〇年有効だというＢＣＧを小学校六年間に六回打たれているという状況でよくもこれで大きな事故にならなくてすんだなということであるけれども、跡だけはちゃんと六つ残したところを見ればこれも被害といえるんじゃないでしょうか。

衛生学会の意見書のことでお伺いします。衛生学会の意見書が三九年に出てますね。

はい。

この意見書を見ますと非常に一般的な意見をお述べになっているわけですけれども、もう少し具体的な意見を書かれなかったというのはどういう事情によるんでしょうか。たとえば痘瘡については廃止すべきであるとか、そういう具体的な意見が出ればもっとわかりやすいと思うんですが。

個別の討議の中では出ました。

もちろん廃止すべきであるということも出ましたけれども、その判断に関しては私は日本衛生学会の判断とそのたとえば各関連学会の人も集めて最終的に意見をまとめるべきだということはいっているわけです、だから日本衛生学会で各種個別ワクチンについての廃止継続というものをその意見を具体的にまとめなかったのは関連学会との関係があるからです。

でその意見書を出してから行政の対応はさっぱり改善されんということは腹立しいということをおっしゃってますが、その後衛生学会のほうでこの意見書について行政が取った態度に対して何かご意見を発表されるというようなことはございましたか、衛生学会として、せっかく意見書を持って行ったのにさっぱり改善されんということであれば衛生学会としても何らかの討論をすべきことになるんじゃないでしょうか。

まあその辺が先程もいいましたように、行政効果、財政効果の問題だろうと思うんですけども、もっともっと学会に対する対応というものが適切であれば僕は日本衛生学会もするであろうし、また日本衛生学会というのは行政に意見を申し入れる組織ではないですし、その後の、私は予防接種委員会の委員として参加したわけで、日本衛生学会の会員ではありますけれどもそれに対する幹事の責任を追及する必要があるということになればあるのかもわからないですね。

今までご証言なさったことでいろいろ書証が出ておりますけれども、この書証の中でちょっとわからない点をお伺いしたいと思います。

甲第一号証九を示す（ワクチン禍研究No.9）

一四ページ左から一一行目以下そこに、「腸パラ定期接種の廃止は、今日の強制接種方式によるその他の予防接種体制に対する検討をより一層困難にした」とこうお書きになってますね、それで見直し論との関係でお伺いしたいのですがこれはどのようなことをおっしゃっておられるんでしょうか。

そのご質問の趣旨がちょっとわかり兼ねますけれども。

それは先生がお書きになったんじゃないですか。

だからご質問の趣旨がわからないんですが。

腸パラの定期接種を廃止したことが、ほかの予防接種の改善を妨げている原因だと、そういうふうな趣旨のことをお書きになってますか。

ここ、そう書いてますか。今日の強制接種方式によるその他の予防接種体制に対する検討をより一層困難にしているということです。

どうして困難にしているのかということをお伺いしているわけです。

たとえば腸パラだけでよろしいんでしょうかということです。

先生はよろしくないということですね。

そうです。

どうして定期接種の廃止が体制の再検討を困難にさせているのかということです。つながりがわからないんでお伺いしているわけです。

僕は文章というのはやっぱり上から読んでいただきたいと思うんですけれども、改正は改正という問題で、抜本的な改正をしてなければ単なる手直しはそれぞれ一つ一つ問題を起しますよ、ということを書いているわけで一行だけぽっと引っ張り出してどういう意味ですか、どういう意味ですかといわれても非常に困ってしまうんですけど、文章というのはやっぱり全体を読んでいただきたいと思うんです。

甲第四九号証を示す（第五章、接種スケジュールとこれからの予防接種）

二一七ページ、ここに「Aわが国での予防接種のスケジュール」という表題で書いてますが上から四行目以下に、「かつては低開発国であった日本でいち早く…何人によっても承認される事実であろう。」と書いてありまして、その下にドイツ人も日本の伝染病予防の方式が最もすぐれているという意見だという趣旨のことを書いてあるわけですが、先生は衛生行政についていろいろご批判なさっておりますけれども、今お示ししましたような衛生行政に対する評価もあるということはお認めになりますか。

それは学者が沢山おるんですからいろいろ評価をなさるだろうと思いますけれども。

被告代理人（中村）

先生は日本の伝染病予防対策が予防接種偏重ということをいわれておるわけですが、環境を整備しますと伝染病がある程度減って来るということは確かであります、その場合減る伝染病の種類でございますね、それはまあ消化器系伝染病が主だと思うんです、そうしますとインフルエンザだとか風疹だとかはしか、ですね、そういうものの防疫対策といいますか、そのようなものについてはどういう見解をお持ちでしょうか。

先程もご証言申し上げたと思うんですけれどもミルズラインケンの法則というのは、上下水道の環境改善によって単に消化器疾患ではなくて、全死亡が減るということを証明、これはアメリカとドイツと両方で、同時的に見つかったので、ミルズラインケンの法則というふうに申し上げるわけですね。生活環境の整備といいますか、今いわゆる非常に狭い意味での下水道整備で、また上水道整備で防ぎ得るいわゆる感染源対策、感染経路対策として防ぎ得るのは消化器疾患である、じゃあ呼吸器系の伝染病はそういった上下水道だけの整備では防ぎ得ないんじゃないかじゃあどうするのかと、私は生活環境の整備というのは単にその水道をつないで下水道を引くということでなくて、たとえば栄養改善の問題食生活の問題、そういった点での改善がやはり重要な問題になりますし、それは単に消化器系の伝染病ではなくて呼吸器系の伝染病に対しても大きな効果を持つものと考えます。

それからそれに関連して現行の伝染病予防法が発生時だけのことを、対象にしているということに関連して、下水道とか上水、あるいはごみの処理とかいうことはその伝染病予防法の中に書いてないということがよろしくないのではないかということをおっしゃっているわけですけれども、それぞれわが国には水道法、下水道法、廃棄物処理法それぞれで対処しておることについてはどうお考えでしょうか。

これは日本衛生学会の意見書をご参照いただければと思うんですけれども、日本衛生学会の意見書の中に書いてますことは伝染病予防に関して予防接種法だとか、今お上げになったような環境整備だとかまた性病予防だとか結核予防だとかいう形で法律がばらばらに出されているから、基本的な伝染病予防のための行政施策、行政体制ができないんだと、そういった意味でそういったものを総合すべきだということは意見申し上げておきます。

それから抗生物質が非常にこう二十五、六年頃からできて来て、伝染病予防に役に立ったということでございますけれども、この抗生物質も必ずしもその全部の伝染病について有効なわけではなくて細菌性といわれてますねそういうものについてのみ有効で、たとえばはしかについては肺炎の併発とかいうのには有効かも知れませんけれども、はしかそのものを減すことについてはあまり役に立たないんじゃないかと思うんですが、その辺については抗生物質ですべての伝染病に対処できるというふうにはお考えでしょうか。

私はそういうことを申し上げた覚えは全然ありませんけれども、抗生物質は伝染病予防に役に立つんでなくて、伝染病罹患に対しての治療に役に立つわけで致命率を下げると、致命率を下げるという意味で伝染病対策に対する内容を変えて行かなければならないということはいえると思います。

それではウイルス性の疾患の治療についても有効かどうかということについては。

私、ウイルスに効く抗生物資というのがあるかというところに非常に問題を持っているわけですけれども、それは抗生物質がたとえばできたら、どういうふうに伝染病対策を変えなければならないのか、これは個別の問題として検討しなければならないだろうと思います。抗生物質が出た全部の伝染病の予防注射をやめろという、そういう暴論は誰も申し上げていないんじゃないでしょうか。私も申し上げたつもりはありません。

先生は国とか地方において、いろいろその伝染病予防するために、たとえば国であれば伝染病予防調査、今は公衆衛生審議会でございますけれども、そういう審議会がいろいろあるわけでございますけれども、国とか地方でも結構ですけれどもそういう審議会にはいられて具体的にその行政の施策といいますかその立案に非常にそういう審議会というのは影響力を持つわけですが、参加されたご経験、ありますでしょうか。

伝染病問題で必ず行政の方がこの意見を徴するのは、逆に非常に個別ワクチンの開発の関係の先生が多いんじゃないかと思うんですね。私も一度もだからその声がかかったことないところを見ればそうじゃないかという感じがしているんですけどやっぱり伝染病予防を何とかワクチンを改良してその伝染病対策を打とうというのと、やっぱり医療制度の問題また行政施策の問題としてそれを検討しようという先生、いろんな先生がいらっしゃるわけで、その中心的に僕は伝染病予防について行政がお呼びになるのはワクチン開発の先生が中心であって、われわれのような者はあまり声がかからなかったんじゃないか、というふうに考えておりますけれども。

裁判長

広義の医学、その中には基礎医学、臨床医学、社会医学があるとおっしゃいましたが、公衆衛生学は社会医学、ということですね。

はい。

ウイルス学とか細菌学になるとどちらでしょうか。

一般的には基礎医学の中に入れております。

疫学は。

疫学はたとえば臨床疫学なんていう言葉もあるんですけれども今までわれわれ公衆衛生をやっている者が集団を取り扱うことが多かったものですから、大体疫学はわれわれ公衆衛生のほうでやっております。

というと社会医学。

社会医学系です。

公衆衛生学というのは広い意味で医学の中の一つの学問分野としてできたのはいつ頃になるんでしょうか。

日本は長い間ドイツ医学だったわけです、ドイツ医学の中では衛生学というのは非常に個人衛生学ペッテンコフェルという人の実験衛生学的なものが主流であったわけです。戦後アメリカ医学がはいって来まして、大体昭和三〇年代に各医科大学に、公衆衛生学講座というのが独立してったのがその当時だと思います。

今日では医学部を持っている大学、沢山ありますけれども、どれ位できているでしょうか。

大体、衛生、公衆衛生と二つあると思います。名古屋大学のように予防医学と三つあるところもありますが、大体は衛生、公衆衛生と二講座あると思います。

証人の「小衛生学書」ですね、岡山大学のほかかなりの大学で使われているようですか。

あれは毎年三〇〇〇位出てますから私のところのは一〇〇しかおりませんから買って下さっているんだろうと思うんですが、あれは頭のまとめように作ったものですからいわゆるテキストブックというものではございません。

一応基礎的なことというか、かつまた通説を書いていると理解してよろしいですか。

そのつもりで私書きました。

わが国の医療制度の特異性というものについていっておられたんですけど、もう一回二、三点ここが特異だという点を上げていただきたいんですが。

第一点は非常に治療と予防といいますが極端にまで分化されているということみんなよく指摘していると思うんですけど、たとえば私、アメリカ、イギリス、デンマーク、いろんな国行ったわけなんですけれどもたとえば今日本のお医者さんは三時間待っての三分診療というのがこれは点数制度だからこれはしゃべらなくなったんだというんですけど、日本と同じ点数制度の国に行っても十分話をするわけですね、医者が、裁判官さんなんかもそうだと思うんですが、医者といったら何かこう病名つけてくれてお薬くれて注射してくれるのが医者だ、というふうにお考えだろうと思うんですが、本来医者というのは痛みを止めるだけが医者でなくて、痛みの原因を突き止めそれを取り除くことを専門的な立場で指導するのが医者であるわけで、そうなると予防と治療というのは切り離されてないわけですね、非常にわが国の医療というのは予防と治療が切り離されているのが、一つの特徴だと思います。もう一つの特徴は、病院と診療所とかそういうものの機能が分化できてない、また医者と看護婦だとかすべてが医師を頂点としてオールマイティーでなされてしまう、だから風邪ひきでも国立病院に行くし、風邪ひきでそこの先生のところにも行く、まったく患者さんの自由に任されている、機能分化されて行かない、医療制度が確立されて行かない、そういうのもわが国の非常な医療制度の特徴です。それから医者が病院建てるという国は日本位じゃないでしょうか、大体これは国なり自治体なりソーシャルに病院というのは建てて行くわけですけれども、日本のお医者さんは病院建ててホテル稼業もしなければいけない、薬も売らなければいけない、本当に忙しい、それは結局国が病院を建てて、専門的な知識と技術をそこでお医者さんにさせるというんじゃなくて、最初の環境衛生が遅れたと同じように設備投資をしないものですからお医者さんが自分で、病院を建てて自分で器具を買う、そしてそれの減価償却もしなければならないということになるんじゃないでしょうか。

今の開業医の話が出ましたが、開業医という制度があるのはほかの国もあるだろうと思うんですけど、開業医というのを比べてみてわが国はここが違うということをいうとすれば。

今の医師がアメリカでもヨーロッパでもそうですね、オフィスの、本当に机と椅子で、看護婦さんもおるかおらないかというところで医者は専門的な知識と技術を売っているわけなんですけれども、日本では二〇〇ベットの病院を持っている開業医なんていうことになって来ちゃうわけですね、だから基本的に私違うのはそこだと思うんですけども。

おっしゃりたいのは、開業するための投資とその回収をどうしても強く考えなけばならないということに結びつくと。

国がそういう準備をしなかったために、それで今回収をされて、医師優遇税制なんて逆に今度は結局財政効果的にも行政効果的にもへたなやり方で、最初に、施設投資をしておけばあとは知識と技術代だけでいいやつを開業医さんに施設投資までさせるから回収が非常に高いことついているんじゃないか、というふうに考えるんです。

これは容易に改善できる問題でしょうか。

私は機会が何ぼでもあったと思うんです。たとえば精神衛生法なんかの改正でもライシャワーさんが刺されたという時に、精神衛生法を改正されて、一番最初にやるべきことは私は国公立の精神病院を造ることであったと思うんですが、それを逆に私立の精神病院を建てさせて、それを融資するという形でしかやらなかった、その結果が今度精神科の治療費でばかっと取られているという状況ですから、私はわが国が常に見のがし三振して来たという感じがしてしようがない、医制一〇〇年の歴史の中で。

先程来の質問の中に出てましたけど、たとえば特定の国、イギリスと比べて環境衛生という点が遅れているといいましたけれども、これは特定の国と比べて遅れている部分はあると思うんですけれども、ごく一般的にいって、たとえばフランスでもデンマークでもイタリアでも、あまり開発途上国では困りますけれども、少なくとも中の上の国と比べて、これは遅れているというふうにいえるんでしょうか。

私この点でも一番の基本は、丁度三十七、八年新産業都市法というのができた時に、都市造成の問題で、論文を環境管理という本に私書いたんですけれども、人が住む都市を造成する場合に、外国の場合にはまずここに二〇〇〇人住ますということが計画を立てれば、二〇〇〇名の環境整備をやるわけです。そうするとそれ以上のものははいり込んだらスラムになるのわかっているわけですから最初から都市造成の時の人口が決まっていると、わが国の場合は何人増えても大丈夫なように造っておいてあと下水管を掘り返してまた太くして行く、上水管を太くして行くという形で、都市計画段階での、個別の国民一人一人の問題でなくて、行政的な規制のところで非常に大きな手抜きがあるというふうに考えられてしょうがないんです。だから都市造成の場合でも必ずあと追い追いやってしまうということになってしまうんです、その点の遅れが目立つわけです。

その問題なんですが、環境整備というような問題、これは公衆衛生の行政の対象の中にはいるとは思うけれども、今いった都市計画というか建設行政の中のほうの議論から論議が多いですね、むしろ。

そういう中で公衆衛生とか衛生行政がやっぱりもっと高い位置を占めて参加できているかいないかという、いつもあと追いしているから衛生行政の地位が低いので、もっと衛生行政が積極的な立場で発言しまた効果を上げて行けば国全体の中での衛生行政の役割が大きくなるし、行政効果もいいんじゃないか、というのが私のいい分なんですが。

衛生行政にとっては、行政の対象というよりも諸在論というか、それに基いて次の対策を考えなければならないという条件的な一面もあるような感じもしないわけじゃないんですが。

たとえば下水道なんかも前は厚生省管轄にあったものが建設省に移るとか逆にだんだんだんだん環境整備そのものが、私は衛生行政でやるべきだというものが、逆に衛生がとんだ、建築行政で下水道行政がやられるような逆の状況が今作られているんじゃないかと思うんで、ますます僕は遅れるんじゃないかという感じはするんですけれども。

国民の栄養状態の改善とか体力一般の増進、これはもちろん非常に伝染病対策というのも重要だというのわかるんですけど、これも今は公衆衛生というか伝染病予防のためというよりも、何というか国民の体力増進、栄養改善、あるいは民度の高さ、国力という、そういった条件から自然に出て来るように見るべきだという考えもあり得るかどうかということですが。

私は先程もいろいろとご質問ありましたけれども、伝染病が減って行ったというのは大きくはやはり伝染病対策そのものなのか、それともそういう生活全般の変化なのかということを考えて行った場合にやっぱりそちらのほうが大きいだろうという気はするんです。それだけに伝染病予防を予防接種だけに偏重して行ったというところに問題があるわけで、伝染病予防というのは、そういう衛生行政全体の中で位置づけて取り上げて行けば、予防接種偏重にならずにすんだんではないかというふうに考えるわけです。

その国民の栄養状態の改善というか、環境行政的な、非常に行政の中でもやっかいなものだと思いますけれども、それを待たなければほかのものに手をつけるべきじゃないとまでおっしゃっているわけじゃないんですね。

はい、総合的に行うべきだと。

ところでどうしても市町村あるいは県といったような地方公共団体が衛生行政の前面にどうしても対国民の面では出て来ることになりがちと思うんですけれども、公衆衛生行政という点からだけ限っていうと、市町村、行政単位、市町村レベルにおける対応力というのはどういうふうに観察するんですか。

私は市町村というのは非常に、私前にヘルスユニットという言葉使ったことあるんですけど、今日の市町村かなり合併して行ったとはいえ、市町村レベルではたして衛生行政決めるのかというのは非常に疑問だと思うんです。そのために都道府県があるんだろうと思うんです。今の国の体制としてはそういう都道府県の第一線機関として保健所というのがあるんです、したがって、本来はこの保健所が、そういった市町村の非常に能力を持っているところは市町村にさせる、能力のないところは保健所がカバーすると、こういうふうな体制が整っておればこれは問題がないだろうと思うんですけれども、今日の保健所見ていただければよくわかると思うんですけども、市町村の地盤沈下、保健所の地盤沈下という、そして今年度の昭和五三年度から市町村保健センター構想なんていうの出して、もう一遍市町村に第一線の責任を取らせようというような状況ですから私これはまた反対をしているんですけど、市町村というところでは、僕は無理だろうと思います。たとえば保健婦さえ抱えてないところが六〇〇からもあると、まして無医地区もあるという状況の中で、これを法的に市町村の責任があるんだから市町村やりなさいというんじゃできないんで、できないところはカバーする都道府県の責任だとか国の責任を明確にしておかなければならないと思います。

責任論の問題でなく、実施機関としてしかし地域住民に対応するのは市町村が前面に立たざるを得ないという考えが出て来ると思うんです。

窓口は当然そうだと思います。住民に直接的な責任取っているのは市町村ですからそうだと思いますが、そのことはその通りだと思いますけども、実施体制の問題で、能力の問題で、市町村にただ責任だけ取らしておくということでいいのかということに疑問があるわけです。

予防注射には副作用がないものとして作られている、予防接種法上、それが最大な問題だということは何回も繰り返して出て来たと思うんですが、それが法律の文言として欠落しているということ、あるいはいたということがどうしてもそういうことに響くことに結びつくわけでしょうか副作用の出るということ。

危険性があれば予防の責任を法的に明確にしなければならないでしょうし、発生した犠牲者の取扱いの問題も明記されて来ると思いますね、そうするとたとえば予防接種をこの実施する場合の予防処置というものが法的に明確になって来るわけですから、これをできないとかできるとかいう問題ではなくなって来るんじゃないでしょうか。

よく広い国の行政の中には、法律に書いてなくても実施の面で、通達、省令、その他の方法で実施の面でやったほうが、むしろ円滑だというのがなきにしもあらずですが、この場合はそうは行かないということでしょうかね。

その予防接種のわが国の歴史を見て、結局予防接種はいいものだという形でしか行政の取り組みがなされなかったということじゃないでしょうか、これ私自身もこの道にはいって、やっぱり予防接種はすべきものであって、こんなものしないというやつは非国民位な気持は私も持っていた、しかしやってみてそんなものでないということを自分がその中にやってみてわかるわけですね。

結局法規に明確に書いてあると、実際に行う末端の行政単位であろうとあるいは直接の作業に当る医師、看護婦であろうと、その受け取り方が違うということをおっしゃるわけですか。

私は国および自治体が逃れられなかっただろうと、国および自治体の取り組みはたとえば自治体としては財政もない、スタッフもないしろといわれている法的根拠はない、精神主義的に注意しましょうという位のところに終ってしまったんだろうと思うんですけども、そういった意味での市町村の責任が明確にされておれば私は市町村段階での予算だってついたんじゃないかというふうな感じがするんですけれども。

少なくとも従来そんなに予防接種に事故がないものだとあるいはいうような受け取られ方をして一般にいたんでしょうか。

私はほとんどの人、そうじゃないでしょうか。まず予防注射が危いものなんていう考えてる人が少ないんじゃないかと思いますけれども、だから一たび何かコレラなんていうのいると予防接種してくれという形で出て来る、コレラにかかって人権が無視されるというのは困る、だから何とか予防注射してくれという形になってしまうんじゃないかと思うんですが。一般的常識は私その辺だと思います。

副作用の面に限って。

副作用のこと知らされていないと。どうかするとあってはならぬという受け取れがちをするということを、おっしゃりたいわけですか。

副作用がですか。

ええ。

そうですね。

予防接種法には必ず事故発生の危険があるという形での法的整備がないといわれたんですけど、いろいろな経緯があって、ただ今今日の現段階で考えてみた場合に、その整備は現在ではできていると思われるでしょうか、もしできてないとすればここのところできてないという証人の見解で、思われる点があったら。

私、今回の閣議了解の内容でもそうなんですが、これの原形は労働者災害補償保険法に僕は遡るだろうと思うんです。あそこからたとえば現在の公害健康被害補償法とかいわゆる一番のルーツは、労災補償から全部考え方というのは出て来ているわけですね、補償の仕方に対しては、無過失責任の補償の内容というのは今日の予防接種の場合もそうですし、また今考えられている薬害なんかもそうだと思うんです、この中でやっぱり一番基本的に私欠けているのは、医療補償というのはかなりになるわけですけれどもたとえば痛い、じゃあ痛みを止めてもらいなさいという、医療補償というのはあるわけですが、それを法律の軸としてはたとえば福祉なんていう言葉を使いながら被害者の生活全般を上げて行くという形での補償の内容は非常に欠けているんじゃないかというふうに感じるわけです。

問題を予防接種による副作用の問題に限っていうと、今の四五年、五〇年と漸次改正になって今日の段階でここが足りないという法律およびそれに基いて行う体制の中で、

末に法律には条文ないですね、副作用明記がされてないし。

副作用明記というか行政等の対応。

予防接種というのは本来副作用の危険性があるものであるという明記がされないと、そうすればそれに対する予防処置の条文が明記されなければならないと思いますけど、行政処理として出されているわけで。

それ以外には。

明記の問題ですか。

そういった法律上の規定上の手当の問題でもいいです、そのほかの問題でも。

たとえば予防接種を受ける者に対して、必ず副作用の説明をしろとかそういうことが法的に僕は明記されなければならないだろうというふうに思います。

副作用があるものだという説明がないというのは実施段階でないということをいっているわけですか。

そうです。

主なものとしてはその二点と伺ってよろしいですか。

はい。

（以上　高　橋　ますみ）

裁判長

今度は、予防接種の具体的な基準のことをちょっとお伺いしたいんですけれども、証人の証言でしばしば出てきた、危険を避けるための適切な処置、これが、たとえばサーベイランスがよくできていればできたはずだとおっしゃる、そういう適切な処置というのは、具体的に言うと、たとえば、どんなことをやったらいいということなんでしょうか。

感受性者というのが、病原菌に暴露するおそれがあった場合発症するかどうかというその感受性、これは血清抗体を測ればわかるわけですね。ですから、そういう、たとえば個人別とか、それからもう一つは地域別だとかいう形で、そういう血清抗体の状況を把握すれば、感受性者が異常に高い場合には、これは予防接種の必要もあるだろうと思うんですが、感受性者が十分抗体をもっておれば、これは予防注射の必要はないわけですね。そういう実態を、いわゆる、ネイションワイドで、全国ネットワークで調査できれば、その必要な地域に必要な予防接種をすることができると……。

たとえば、この地域は特定の予防注射をする必要がないということが、実施計画の立案上、言えるというわけですか。

そういうことです。ですから、そのへんが、さきほどのあれでも、私、法的にはあまりくわしくはないですけれども、有機溶剤中毒予防規則なんかを、ちょっとあたまにえがいたものですから、私も、法律上、副作用の危険性があるなんていうことを接種会場で提示するとか、そういうのと同時に、国及び地方自治体の責任の問題であれば、そういう、サーベイランスだとか、事故のレジストリー、そういうものを、国の行政として義務づける法的条文が必要になってくるんじゃないかと思いますけれども……。

それから、今言った、特定の地域、集団に対して、予防接種をしないという具体的な措置がとれるということのほかに、何かないでしょうか、具体的な実施上の措置というもので……。

いろいろなことは検討されると思うんですけれども、これも前回御証言申し上げたと思うんですけれども、たとえば、ある程度、免疫抗体を上げなくても、安全性を見込めという実施計画の方法もありますし、たとえば、ある程度危険性があっても、この場合、緊急にたくさんやらなければならないという場合も出てくるだろうと思いますけれども、そういう判断ができると思いますね。

免疫抗体を高めなくてもいいというような、つまり、毒性のあまり強くないワクチンを使ってもいいじゃないかということですか。

そうです。ある程度、もっておれば……。

そういう、ワクチンの選択上の措置ができると、こういうことをおっしゃるわけですね。

できると思います。それから、実施の仕方もありますね。量の問題とか……。

接種量の問題ですね。

はい。

それから、こういう御証言もあったと思うんですが、国がもう一つそこのところを、実施の基準を示すこと、それから財政的支援を地方公共団体がすることとおっしゃったんですが、その、財政的支援はしばらくおくとして、国が基準を示すというのは、どのような基準を示すということをおっしゃるんでしょうか。実施の体制の問題で……。

実施体制の基準はいろいろ示してあるわけですね。たとえば、一人が、種痘の場合八〇人以下だとか、その他の場合一〇〇人以下だとかいう、その実施体制の基準が、実施可能な状況での基準なのかどうかというところが、私、問題だと思うんですけれども……。

甲第八九号証を示す

二枚目の左側の下に、実施計画の作成とありますね。

これは、予防接種の実施方法の通達で、今は改正になっていますけれども、ここのところは現在も変わってないですね。

はい。

これは変わってないと思います。

ここのところを少し具体的に聞きたいんですけれども、仮に証人が公衆衛生上、全権をもっているとしたら、ここをどういうふうに改められますか。

私は、基本的には、前回御証言申し上げたと思うんですけれども、原則としては、私は任意接種が基本だと思いますね。強制接種は、やはり、よほどの、たとえば臨時の接種の場合を除けば、私は、強制接種というのは避けるべきだというふうに考えているわけですけれども、そういう緊急の場合の条件ということで考えた場合には、私、これの、いちばんの基本的な間違いは、さきほどの反対尋問のところにもありましたけれども、医師は何をなすべきかということがあると思うんですね。いわゆる、医師は、予防注射の接種者なのか、その予防接種をすべきかどうかの判断をすべき役割をもつ者なのかというところで、私は、この、判断をすべきだというところに重点をおけば、こんなひどい……、そうですね、アメリカで強制接種、集団接種をやって、あるときは少し医者が多かったのかもわかりませんけれども……。

たとえば、ここのところ、時間とか、種痘の場合八〇人程度、種痘以外の予防接種では一〇〇人程度、こういう制限がついている。それを手を加えればいいというんでしょうか。そういう問題じゃないんだということをおっしゃりたいんでしょうか。

これだけの問題じゃないとは思いますけれども、実施体制の問題は……。たとえば、チームの問題がありますね。医師、看護婦、保健婦とか事務吏員だとかいうもののチームの問題もありますし、医師一人の人数だけの規定ではまずいと思いますけれども……。

ちょっと質問を変えて……。証人は、いろいろな考えから、予防接種の実施を一応引き受けない、おことわりしている立場をとっておられるということですが、どういう点が配慮されれば加わってもいいということになるんでしょうか。

実際は、若い者もさせている場合もあります。これは、事業所なんかです。事業所なんかの場合は、こちらが条件を出せば、われわれ、実施体制、ある程度ととのえてもらえるわけです。特に、事業所なんかの場合には、産業医として、ある程度の個人的なファイルもございますね。ですから、そのヒストリーといいますかね、ある程度、健康の既往がつかめて、そして、あとは、実施体制の、人数の問題だと思います。それをととのえれば、私は、やることはかまわないと思いますけれども……。

そこのところが、証人として、求めたい条件だということですね。

はい。

個人的なファイルというのは、結局、ある限度のレジストリーシステムがととのっているということをおっしゃるわけですね。

そういうことです。

それから、人数というのは、結局、医師として、務めをはたせるゆとり、時間的ゆとりがあるということを言っているわけですね。

特に、判断できる時間が必要だと思います。

公衆衛生学を、専攻と言ってしまうと、ちょっと狭くなりますけれども、それに関係している人で、証人と同じように、この予防接種の実施には参加をおことわりしている、遠慮しているという人は、ほかにも多いんでしょうか。

逆に、公衆衛生をやっている者は予防接種をするのがあたりまえ、というほうが強いと思いますね。ですから、私たちも最初はそうであったわけですし、だけど、今の状況でできるのかという形での気持は、みんなもっていらっしゃるというのが、書証…、確か、私が企画をしました、昭和四五年の日本公衆衛生学会の、予防接種のシンポジウムがございましたね。その会場で、厚生省はこういう基準を出しているけれども、実際にこれでやってみると、できるのかと、一ぺん見せてもらいたい、というような意見は、会場の中でたくさん出ていたと思います。

じゃ、そっちのほうの話になるんですけれども、この通達の、この文言を、そのまま文字どおり読むと、これは最大限度を言っているので、まさに、そこに言う、予防接種実施計画の作成にあたっては、そこに言っているような、まさに、実施可能な実施計画を具体的に作れるようにもみえるんですが、それは実際にはどうなんでしょうか、証人の知見の限度で…。

医師がですか。

医師がという意味じゃなくて、実施当局者は市町村になってきますけれども、原則的には…。そっちのほうは、できるものなんでしょうか。市町村当局は、これを基礎にしながら、具体的な実施計画を作ることができるものでしょうかという質問です。

これを守ってですか。

ええ。その限度の中で。

私は、もう、よほどの恵まれたところを除けば、むずかしいんじゃないかというふうに考えますけれども……。

たとえば、一〇〇人程度というのは最大限度を言ってますね。じゃ、ふさわしい場合として、今度は乳幼児が特に集まる場合、予防接種の場合だから、今度は、ここのところを五〇人にしよう、そして、実施計画をアレンジしようというようなことはできかねるものでしょうか。それがいわゆる財政的な問題じゃないでしょうか。それと、たとえば、医師を一日雇いあげる予算がどうなのかという形で、結局はその最大限のところで計画を立てざるをえないのが市町村ではないかというふうに考えておりますけれども……。

それから、たとえば、証人のような、公衆衛生学に関係している人が、地方公共団体が実施計画をアレンジするにあたって、それに参画するなんていう機会はないものですか。作ったものに、ただ作業だけやってくれというのが普通ですか。

　ですから、われわれのほうに問合せがあった場合には、実質上不可能だということを言わざるをえないわけですね。それで、うちの連中をそういうところには出したくないという形で、岡山市の場合だって、私のところはしてなくて、逆に、内科の先生がやるという、…こわさを知らないでやってるんじゃないかなという感じがしているわけですけれども、私のところは、岡山県の川上町というところで、いわゆる、町の行政もまかされた形で、いろいろな計画を立てさせられたことがあるんですけれども、その際に、われわれが、予防接種計画はこういうのではできないと言えば、逆に、公衆衛生の先生が予防接種しないとはなにごとだという形で町当局からせめられますね。だから、危いんだということを話をして、納得をしてもらう以外にないわけですね。

それから、一つの例として、きょうは一〇〇人が限度ですから、一二〇人のうち二〇人お帰りくださいと言いたいんだけれども、それができないことがあるという趣旨のことをおっしゃったんですけれども、その点についてお伺いしたいんですけれども、一〇〇人を予定しているところに一二〇人が来てしまうというのは、どこに落度があるんでしょうね。呼出の仕方が間違いなんでしょうか。

　そうですね。そういう点もあると思いますけれども……。

そうすると、市町村等の実施当局者としては、予定以上に呼出状を配布したということになるんでしょうか。

　まあ、案内状を出したら必ずくるという状況じゃありませんので、どれくらいの歩止りになるのかという私たち、一緒に組んでやっていて、やっぱり、ベテランの保健婦さんの場合には、呼出と実際とが非常に合いますけれども、まずい保健婦さんの呼出の場合には、そういうことになりますね。

まずい保健婦さんというと……。

　たとえば、非常に、こう、その地域の実態がつかめている、これだけ呼出しすればこれだけくるという、こういう公衆衛生の、集団を取扱う場合に、そううまくはいかないわけですね。落ちる人もおる、落ちない人もおる。そこらの計画の立て方が、よほど実態をつかんでいる人が呼出をかければそうなりますけれども……。

じゃ、証人のおっしゃるのは、呼出状の文言ということじゃなくて、要するに、その地域の人の欠席率のようなものはどんなものだろうかという、その読みの問題になるわけですね。

　そうですね。

その読み間違いをすると、そういうことになる。

　はい。

その次に、その二〇人にお帰りなさいということがなかなか言えないと、それは確かにある一面では、人情としてそういう面はありますけれども、それを、お帰りなさいと言えなければ、百年河清を待つようなことになりはせんかと、その二〇人お帰りなさいということを言って、初めて実施計画がきちっとしたものになってくるんじゃないとかという反論もありそうに思うんですけれども、そのへんはどうなんですか。

　そのとおりだと思うんですけれども、私もやっぱり公衆衛生の、いろいろな集団検診とか予防接種の現場に自分自身、身をおいたこと、何度もございますので申し上げるわけですけれども、公衆衛生の仕事というのは、いろいろなチームでやってるわけですし、純粋に、その、今の、読みの間違いという点に関してだったら、これは保健婦さんの呼出の仕方、その計画の立て方が問題というのが、もう、出てきていますし、たとえば財政処置の問題で、予防接種は、何日でやってくれという、財政的なしめつけもあるだろうと思いますね。それから、たいていの場合は、われわれのような公衆衛生の医者じゃなくて、たとえば、近くの開業医の先生にお願いするとすれば、先生、午前中の三時間で今月三回きてくださいというような形になりますから、逆に、その、二〇人多くきたという場合に、先生としては、帰りたいだろうけれども、お願いします、先生、やっておいてください、という要請になってしまうんじゃないでしょうか。

まさに、そこのところ、いろいろな日本的な人情もからんできて、むずかしいんでしょうが、そこのところ、二〇人お帰りくださいということをやらないと、今度は一人多く医師を確保しようという行政努力に結びつかないようにも思うんですけれども、そういう見方もありうると思うんですが……。

　まさにそうだと思うんですけれども、私は衛生行政の場面というのは、つねに、そういうふうに、私は、現場の者ははっきりさせるべきだということは言ってますけれども、そうならないのが、まあ、苦労して集めたんだから、というのがやっぱり根底にあると思いますね。その問題というのは、たとえば、最大限、一〇〇人限度なんていうのは、これはややきつい基準であって、実施計画としては仮に五〇人に落としたという、そういう五〇人の実施計画を作っても、同じ問題が起きるわけですね。その作った基準よりも、多く集まった場合にどうすべきかという措置が……。

だから、私は、衛生行政の特性と言っていいのかどうかわかりませんけれども、あまりに長い間、ないないづくしで、ないないづくしの衛生行政と私言うんですけれども、金もない、時間もない、人もないという形で、あまりに長い間ならされる中で、そういう状況がつくられていったんじゃないかと思いますけれども……。

実際の基準の作り方というのは、マクロの行政と、ほんとうに末端の実施行政とはお互いに違う面があるということはわかりますが、もう一つ聞きたいんですが、専門的でない、のろい、鈍い人でも安全確実にできるような行政的配慮が必要だという趣旨の御証言があったと思うんですが、そういう、専門的でない、のろい、鈍い人というのは、たとえば、お医者さんとか、いわゆる接種作業をするほうの側のことをおっしゃっているわけですね。

はい。公衆衛生というのは、必ず、実験室でわれわれがいろいろな計画を立てた場合に、それを実際に移す場合には、それを考えなければならないということだと思うんです。

おっしゃっているのは、これは、実施者のほうの側のことを言っているわけですね。

はい。

まさにそこはむずかしいところだと思うんですけれども、まあ、小児科医を専門にしていて、非常に巧みに、さっさと接種をされて行く方と、もちろん名医ではあるけれども、そういった面ではやや遅い方と、並んで仕事をする場合、どういうふうにさせたらいいか、なんていうのは、これはなかなか、提言としてはいろいろあるとしても、その末端におけるやらせ方としては、非常にむずかしいようにも思うんですが、何かお考えがありますか。

これも、私はきょうの全体の御証言でもひっかかってくるんだろうと思いますけれども、たとえば、病気やけがをするのは本人の責任だという、……本人の責任もあるだろう。だけど、人間というのは、ミスをするのが人間で、ミスをしない完璧な人間なんていうものはおらない。そういった意味で、今、労働安全衛生なんかでも、本来、人間はミスをするものとしての、その手当が必要だと、こういうふうな考え方が行政処置としては必要なんじゃないかと思うんです。だから、予防注射の場合だって、非常に、予防注射ばかりやっている巧みな人のところで基準を合わせるんじゃなくて、まあ、普通のそのお医者さんが、よっぽどのろい人でないかぎりは、その、目が見えないような先生じゃなくて、普通の医者がやれる、普通の問診をして、判断をして注射が打てるという基準をまず考えて、行政的な基準というのは決めるべきじゃないかということなんです。ただ、私は、何度も申し上げますけれども、実施体制のところでは、医師の役割は判断だと思うんですけれどもね。

それから、前回の御証言で、理想的に考えれば、個別接種、任意接種だ、というふうに、要約的に言われたと思うんですが、ここの、理想的に考えれば、ということばにこだわるわけじゃないんですけれども、これは、理想としてはそうなんだけれども、現在の日本における現実の開業医その他をひっくるめて、現実に立脚した立場に立った場合に、どんな程度のところが実際の歩止りとして考えられるんでしょうか。

これも、前回御証言申し上げたかどうか、思い出せないんですけれども、私、アメリカで、前、予防接種に参加したときに、やっぱり、受ける率というのは低いわけですね。そうすると、私は、こう、日本人の医者として、なんだ、まだお前のところはこれぐらいの接種率かと、わが国では七〇、八〇はあたりまえだ、なんていう言い方をすると、必ず、アメリカ人の医者に反論されるのは、その、日本人は、すぐ、一〇〇パーセントやっちゃう。だけど、手をぬいたら、すぐ、ストンと落ちる。だけど、わが国は、今二〇パーセントだけれども、来年は三〇パーセントになる、次は四〇パーセントになる。絶対に下がらない、という言い方をするんですね。私、強制接種のやり方にしても、そういう、本来は任意接種にすべきだという形での衛生教育なり保健指導をしながらの強制接種なのか、もう、予防注射というのはこわくないんだ、これは打つほどいいんだという、悪いことばで言えば、だまし討ちみたいな形で、接種率だけを上げている形での強制接種の進め方なのかというところの違いが出てくるんじゃないでしょうか。ですから、理想というのは、もう、実現不可能ということではなくて、たとえば、強制接種をしながらでも、任意接種へのそのねらいを定めての強制接種の仕方もあると思うんですけれども……。

よく、こういうことを聞くんですけれども……。わが国の場合は、開業医が、いわゆる、何でも屋になっていて、ホームドクターというような役割をはたしていない、そこが欧米と違うんだということを、ちょっと聞くんですけれども、そんなような問題でしょうか。

逆に、わが国の場合に、これは、私たちもいろいろ調査をしておりますけれども、かかりつけのお医者さんがいらっしゃいますか、と言うと、必ず、おる、と言うわけですね。大体、その回答率は七〇から八〇パーセントあるんです。ところが、じゃ、どなたですか、と言うと、国立大学の教授だったり、大きな病院の院長だったりするわけですね。そして、今度は、あなたが先日風邪を引いたときには、だれにかかりましたか、と言うと、決してその先生ではなくて、こっちの先生だったり、手術のときはこっちの先生だったり、鼻が痛かったら耳鼻科の先生……、決して、かかりつけの先生としての役割をはたしていない。逆に、そういうホームドクターとしての役割というのは、アメリカやイギリス、たとえば、アメリカ、イギリスで、医者の種類の中でいちばん多いのは、ＧＰですね。いわゆるホームドクターです。ところが、日本では、実際にやってるのは、ホームドクターみたいなことをやりながら、意識としてはやはりスペシャリストだけをあたまにえがいているという点で、逆に、私は、非常に、内容の点から言えば、わが国は、ホームドクターというものがないんじゃないかというふうに思います。

それじゃ、そういうことをふまえたときに、個別接種、任意接種というやつは、予防接種として現実的ではないじゃないかという反論も出てきそうに思うんですが、その点はどうでしょうか。基盤、つまりホームドクターとか、かかりつけの医者があるという基盤があってでしかできないんじゃないか、という……。

そこが基本的だと思うんですが、衛生行政というのは、単独のものではなくて、医療行政も含まれているわけで、いわゆるホームドクターを育成するというか、また、そういう、医師の、予防的な面での活動というようなものに対して、この、今の保険点数にしたところで、まったく無視されているという、そういうものは、採算の合わない医療という形で、今日の国民皆保険制の医療点数の中でも、そういう状況がありますね。そういう、医療制度の仕組みがそういうふうに作られていったことに問題があるんじゃないだろうかと思います。

日本の場合、そういう基盤が、だれが悪い、どこが悪いかは別として、ないところでもって、全部、個別接種、任意接種という形にすると、逆に、国は集団接種制をやってくれ、というような、逆な世論みたいなものが、ひょっとすると、起きてきちゃう、そういうおそれというものはないですか。

いや、私は、逆に、注射を打ち、薬を出したところだけが金になって、そういう、保健指導なり予防接種なんかに精を出せば、そのお医者さんの役割がはたせられるような、そういうもって行き方があるんじゃないかと思うんですけれども、そういうもって行き方が、やっぱり、医療行政の中でなされなかったところに問題があるんじゃないかと思うし、私は、今からだって、決して遅くないし、今、逆に、国民皆保険制度のもとでは、そういう大胆な試みができるんじゃないかというふうに私は思うんです。

今度は、証人のような公衆衛生学者からみた場合、ウイルス学とか細菌学とか、そっちのほうの専門家の、ウイルス病、細菌病に対する、感染症に対する脅威というものの受取り方、感じ取り方、あるいはワクチンの効果に対する考えというか、自負心みたいなものもあるでしょうし、さらには、ワクチンの改良についての認識、これは同じようなものですか。それとも違う見方をとっているんでしょうか。

若干のニュアンスの違いはあるだろうと思いますね。さきほども申し上げましたけれども、ワクチン開発の先生は、やはり、何とかワクチンで解決したいということをお考えになるだろうし、ただ、前の書誌にもあったと思うんですけれども、その、金子先生が外国人とセミナーで一緒にお話しをしていて、本来、ワクチンを研究する者は、ワクチンなんか使わなくていいようにするために研究するんだという意見を聞いて、もう、びっくりしたという、ほんとうに目をひらかせられたというふうなことを文章に書いていらっしゃったと思うんですけれども、まさにそのとおりだと思うんですけれども、人間というのは、やっぱり、自分の経験している分野でなんとかしたいというふうに考えるだろうと思います。その意味では、私たちは、なんとかこの行政の仕組みで解決つかないかというふうに考える点は、これは強調されるだろうと思います。

やや話を現実にした場合に、わが国のそういったワクチン、予防接種行政に、直接動かすものとしては、国の機関としては、国立予防研究所とか公衆衛生院とか、そういうのがありますね。そういうところで細菌類の直接研究なり行政立案に当たっている向きは、そういった細菌病、ウイルス病、感染症に対する脅威というようなものについて、証人なんかの場合とは違うような見解というか、意見の持ち出し方をしているように見受けますか、同じでしょうか。

予防接種の問題に関して、このワクチンを改良してなんとかしたいという考え方、それから、やっぱり、予防接種というのは、人権に関わる問題だから、もっと慎重に、最後の手段として考えるべきだという考え方は、かなりこれは普遍的にあるんじゃないでしょうか。いわゆる、単にこれは公衆衛生の中のワクチン開発学者とそれ以外の人ということではなくて、大体まあ一致した意見じゃないかと思いますけれども……。

インフルエンザとか、その他ウイルス病あるいは細菌病とか、感染症の脅威ですね。一度はやったときは非常におっかないんだという、そういうものに対する感じ取り方、あるいは説明の仕方に違う面がないでしょうか。

そうですね。私たちは、こう、それを、つくられた恐怖心ということばで呼んでいますけれども、今じゃウイルス学者の先生方が、インフルエンザがこわいというふうには、あまりおっしゃらないんじゃないか。たとえば、赤痢なんかでも、赤痢なんかは隔離する必要ないとおっしゃるでしょうし、ただ、百日咳は、私はいつも小児科の先生方とお話ししていて、これは非常に分かれるんですね。百日咳なんていうのはこわくないとおっしゃる先生と、いや、こわいんだとおっしゃる先生、このへんでいつも討議が重ねられているのは、私、よく見ますけれども、それ以外ではあまりないと思いますね。それで、私は、その点で考えるのは破傷風ですね。破傷風なんていうのは、非常に致命率高いですし、恐ろしいというのがあるわけですね。ところが、破傷風は逆に強制接種も何もしてない、だから、そのへんで、私なんかは、行政の基本方針のところに疑問もっちゃうわけですね。こわさでもっての予防接種であれば、ずっと破傷風のほうがこわいです。

それから、昭和四〇年に、公衆衛生学会の意見書が出ましたね。それより前には、個別的な識者の提言がありましたけれども、まとまった学会からの意見書のようなものが出たのは、この四〇年が初めてでしょうか。

そうですね。各学会でいろいろな委員会もつくりますし、その予防接種について、私はあまり聞いておりませんけれども、その四〇年の衛生学会の、いちばん、私、特徴点というのは、メンバーごらんになればよくわかると思うんですけれども、ワクチン開発の先生と、われわれのような医療制度だとか、もっと、丸山先生なんかのように医学史を御専攻になっていらっしゃる先生も含めて、いわゆる、この衛生学会としての意見書をまとめたという点で、非常に特徴と意味があるんじゃないかというふうに考えておりますけれども……。

それで、四五年の閣議了解という、行政的な一つの措置みたいなのがあったんですけれども、その間、五年、これは非常に遅いというようにも見受けられるし、いや、やっぱり、行政としてはけっこう期間内の反応だという意見も出てくるでしょうし、そのへんはどういうふうに思いますか。

その、衛生学会の意見書が出てから五年というと、それは両方意見があるだろうと思いますけれども、予防接種被害者が発生している、救済しなければならないという意見は、これは、もっと、ずっと前からあったという点で、遅いというふうに、私は申し上げたんですけれども……。

裁判官

現場の実施について若干補足しますが、昭和三四年に、予防接種の実施方法について、という通達が出ましたね。

はい。

そして、昭和四五年のシンポジウムですか、ここで、岡山大学の、先生のお弟子さんの大原先生ですか、それから名古屋千種保健所の山中先生などが、いろいろな提言をされているんですが、このシンポジウムは、おそらく、この実施方法どおりにするについて、いろいろな隘路があるということを指摘されたはずですね。

はい。

これが、今現在、改善されていっている点ございますか。具体的に、こういう点はよくなっているとか、こういう点は全然改善されてないとか、そういう点、具体的にあげられますか。相変らず同じ、昭和四五年当時の論議がいまだにくり返されているということでしょうか。

もう一度、そういう学会でシンポジウムを開けば、同じ論議が湧くと思うんです。ただ、個別的には、たとえば、豊かな市町村で改善がされていくとかということは行なわれていると思います。だけど、学会として、……これは仮定の問題ですから断定はできませんけれども、そういうふうなシンポジウムを開いたら、また同じような討議が湧くんではないだろうかというふうに思います。

すると、このとおりの実施方法をとることが、やや悲観的な状況なんですね、依然として…。

これから先はどうでしょうか。

その点で、さきほど、法的整備の問題で、その、予防接種に関して、私は、はっきりと、副作用の発生の危険性があることを明示すべきだし、そのサーベイランスだとか、レジストリーだとか、もっとその副作用に対する発生予防処置を法的に明記すれば、そして、国及び自治体の責任を明記すれば、変わってくるんじゃないだろうかというふうに、私は期待をしているわけです。やはり、通達だけでその努力目標を示しただけでは、私は市町村の行政として、予算はつかないんじゃないかと思うんですけれども……。

つまり、こういう努力目標を放擲して、まったく新しい考えで、発想も変えてしまうというほうが早いわけですか。それとも、依然として、過去のこの示された努力目標でつき進んで行ったほうがいいのか……。

私は、法的に規定をすべきだと、国及び自治体の責任を明記すべきだと思います。

原告代理人（秋山）

四五年の閣議了解というのは、その被害が発生しているから、それを救済するということについての了解ですね。

はい。

したがって、その時点で、先生が、今まで御指摘になっているような問題点、実施方法の問題だとか、あるいは実施計画上のなすべきことだとか、そういうようなものについて改善が加えられたということではないわけですね。

閣議了解では関係ございません。

それから、さきほど、任意接種と個別接種のことを一緒にして質問があったんですか、任意か強制かという問題と、集団か個別かということは、一応別の問題ですね。

はい。

先生は、任意接種が望ましいお考えになっておられるようですけれども、それは、根本的にはどういうお考えからでしょうか。

公衆衛生をやる者としては、一人一人の、この、予防注射を受ける人たちに、予防注射のメリット、デメリットを正確に情報を流した上で判断をしてもらう。そういう判断が、その国民的に全体に拡大して、国民的コンセンサスを得られる方法をとっていくのが、これは、公衆衛生の目的だというふうに考えるわけです。

つまり、国民にすべて情報を提供する、その上に立つ制度こそ、最も望ましい、有効な制度である、そういうことでしょうか。

そうです。公衆衛生学的に、私は、財政効果、行政効果の面から考えても、そういったやり方が正しいというふうに考えております。

それから、患者側に十分な知識を提供して、そして、患者側の判断というものをいれた上で、ある行為をなすかどうかということを決めるというのは、医療行為の根本原則だということでしょうか。

そのとおりです。

それと同じことを、予防接種についても考えなければならないということですね。

はい。

つまり、予防接種については、デメリット、メリットを判断する余地を、接種を受ける側に与えなければいけない、そういうことでしょうか。

そうです。今まで、あまりにもメリットだけが強調されて伝えられていたのではないだろうかというふうに考えるわけです。

そうしますと、任意にしなければいけないか、強制にしなければいけないかということは問題があると思いますが、さきほど、理想はそうだが、現実にはどうかという御質問があったわけですけれども、任意接種を日本で行なうことが何か理想であって、現実ではないということが言えるんでしょうか。

決して、私そう思わないんですけれども、今回も、予防接種法の改正で、最低限、罰則だけは消えて行ったわけで、その意味では、強制を半分あきらめたんではないだろうかというふうに考えるわけで、ただ、強制から任意に移す場合に、また、それ相当の行政的な、はたさなければならないことがあるだろうと、それは、さきほどのアメリカの例でお話をしましたけれども、その一人一人の予防注射を受ける人たちに、メリット、デメリットを正確に伝える。特に今日では、その、メリットもあるけれども、デメリットのほうも十分に伝えるという、そういう経過をはたした上で、任意接種に切り換えていかなければならないだろうと思います。

それから、事故に対しては、万全の体制をとるということを表示することが、やはり、任意接種を実施するためには必要だということが言えませんでしょうか。

そうですね。そういう、その、事故を受けたときに十分に救済されるということがなければ、今度はもうデメリットだけ話を聞けば、予防接種というのはしないほうが得だというような形になっちゃうわけです。まさに、社会防衛的に考えれば、そういう、一人一人の人が納得をしていただいて、予防接種を受けてもらえる。そういう、これは大変な努力かもしれないけれども、原則的にやらなければならない。原則的にやっておきさえすれば、やはり、行政効果は将来的にははっきりするだろうというふうに思います。

つまり、強制接種でなければだめだという議論は、おそらく、そうしないと、国民が受けないと、だから、予防接種が成り立たないということだと思うんですが、国民に十分にそういう説明をし、十分な措置をすることによって、そういう問題は起こらないということですね。

だから、私は強制接種というのは安易な方法で、いつかはまた大きな仕返しを受けることになる。その具体的な事例がこういう裁判だろうというふうに私は思うわけです。

それから、集団か個別かというのはまた別の問題だと思うんですが、先生はそれについてどういうお考えですか。

これも、さきほど申し上げましたけれども、これは取扱の問題ですけれども、たとえば、曜日を決めて、個人別でも、集団化することができますし、さきほど申し上げましたように、たとえば、事業所等で集団的に把握できるところで、集団的にやることは、これは可能だと思います。

つまり、集団であるから一概にいけないとおっしゃっているわけではないんですね。

はい。

集団であっても、先生がおっしゃるような、十分な余裕をもって、医師が、十分な判定を下せるような体制があればよろしいということでしょうか。

はい、そうです。

それから、仮に個別であっても、風邪を引けば必ず子どもはお医者さんに実際かかって治療を受けているわけですから、そういう意味で、予防接種が行なえないはずはないと思うんですけれども、いかがでしょうか。

それは可能だと思います。

それから、一〇〇人予定したところ、一二〇人来てしまって、それを帰れと言えないところに問題があるのではないか、帰れと言われなければ進歩がないのではないかという御指摘があったわけですけれども、実際には帰れと言ってなかったわけですね。

そうですね。まあ……。

それを、市町村の担当者がそういうことを言わなかった。あるいは、実施に当たった医師も、そういうことを言わなかったというのは、やはり、先生が主尋問で御指摘になったように、国がその予防接種にそういう重大な副作用があるということを十分に調べ、そういう情報を提供していなかったからではないかと思うんですが、いかがでしょうか。

特に、そういう、予定人員オーバーというようなものは、都市なんかのように、実態をつかみにくいところというだけではないわけで、現実上に、これは、私は、中心的には財政処置の問題で、現場の方々が、全体として、むりをした結果として、私は、そういう状況が出てきているというふうに考えるわけで、お医者さんが一人しないとか、保健婦さんが受付に立っておって、帰りなさいという形で片がつく問題ではないというふうに私は思いますけれども……。

それから、三四年の通達で、一応、その禁忌ということについてもふれているわけで、それに対応した予診のやり方についても、決めていて、先生の証言では、そんなのは全然守られていなかったというわけですけれども、それが守られていなかったというのは、やはり守るだけの時間がなかったということでしょうけれども、それでも、市町村がこれだけ時間をとるんだということをすれば、まったく不可能であったと言えるかという問題であると思うんですけれども、それをやらなかったというのは、やはり、そういう背景があったのではないでしょうか。

ですから、私、その昭和四五年のときの公衆衛生学会で、フロアからさかんに出ていた意見は、厚生省がこういう基準を出すのであれば、現実にそれを、モデル市町村をつくってやってみたら、どうだろうか、それを見せてもらえないかというのが、正直な、各現場の先生方の気持だろうというふうに思うわけです。ただ、私も、そういうことを言うと、非常に、良心が痛むのは、私なんかも、労働省等に呼ばれて、いろいろな、専門家の意見ということで、集団検診なんかの基準のあり方を問われるわけですけれども、必ず、大学の先生に、何が必要ですか。こうしなさい、わかりました、というので、パーッと通達を出して、一応、国の行政終わりという、そういうやり方が問題で、現実にできるかどうかの能力を確かめた上での通達でなければ、やっぱり、私は意味がないというふうに思うんですけれども、国の責任のがれだけのためだというふうにしか言えないというように感ずるんですけれども……。

それから、日本では、三〇年代に公衆衛生の講座が独立して、各大学に衛生学の講座と並んでできるようになったということでしたね。

はい。

その衛生学の講座というのは、戦争以前からあったわけでしょうか。第二次大戦以前から……。

衛生学という講座は、ドイツ医学とともにはいってきておりますから、古くからあります。私たちの岡山大学の場合も、前は生理衛生と言っていましたけれども、衛生学が独立したのは、大正一五年ですから、ずっと以前からです。

その各大学の医学部には、そういう、衛生学の講座はずっとあったわけですね。

はい。

それから、予防接種あるいは伝染病予防対策をどういうふうにしたらいいかということは、その衛生学の分野にはいっていたわけでしょうか。

予防注射の問題は、衛生学というふうには考えませんけれども、衛生学で予防注射の問題を検討していたのが現実だと思います。

そうしますと、その伝染病予防対策について、三〇年代まで、学問というものがなかったというわけでは、決してないわけでしょうね。

決してそういうことではありません。

それから、日本公衆衛生学会というのは、昭和二〇年代にできているんじゃないですか。

ええ。私、大学の講座として、公衆衛生学が生まれてきたのが三〇年代と申し上げました。その公衆衛生ということばそのものは、戦後のアメリカ医学とともにはいってきましたから、そのころからあったと思います。

サーベイランスが、日本は外国と比べて遅れているんだということを御指摘になりましたが、もう少し具体的にいうと、どういう点が違ったんでしょうか、根本的に……。

まず、私は、日本の場合に、遅れている、遅れていると言うと、じゃ、どこがどういうふうに、どう遅れているというような問題が出てくると思うんですけれども、私は、今の日本の医学、医療水準ですれば、できるのに、できていないという点で、私は非常に遅れているというふうな言い方をしたいと思うんですけれども……。

たとえば、国が、サーベイランスを一つの制度として確立して、全国にはりめぐらしているという実態があったんでしょうか。

その点がいちばん問題で、その、全国ネットワークでのサーベイランス、全国ネットワークでのレジストリーシステムというようなものは、これは国の責任、国の体制として進めなければならないわけで、その点がいちばん私は遅れているというふうに言ってもいいんじゃないかと思いますけれども……。

さきほどから、国の代理人の方が、日本でもやっておりますよと、御指摘になっておられますが、それは、そういったものではないわけですね。

個別のワクチンについて、個別研究者を組織化するという形でなされているわけで、やはり、非常に学問的に質の高いシステマティックなものということには程遠いんじゃないかと思うんですけれども、これは、もう少し、私、原因があると思うのは、やはり、強制接種それから任意接種の問題があると思うんですけれども、たとえば、イギリスなんかのように、その接種をしている者、していない者というふうに、コントロールをきれいにとっている調査というのは、強制接種のところではできないわけで、そういった意味でも、私は、遅れていると言ってもいいんじゃないかと思います。

はい。

それから、日本のその予防接種体制としての欠陥は、要するに、副作用が出るということを前提にした上で、制度あるいは実施方法が組まれていないというのが、根本的な欠陥であるというのが、先生の御指摘の基本ですね。

はい。

それで、それに関して、それじゃ、法律でどういうことを規定すればよかったのかという質問があったわけですけれども、法律で、どこまで規定するか、あるいは通達段階でどういうふうにするかということは、まったく、法律の問題ですから、先生の専門分野でないと思いますから、そういうのは別にして、どういう、その、仕組みが組まれるべきであったかということなんですが、さきほど、副作用が出るということを、法律に明記すべきだというようなことだとか、説明義務を明記すべきだとかという御指摘があったんですが、それから、補償をはっきり決めるべきだということがありますが、そのほかにはいかがでしょうか。

当然、流行予測事業だとか、それから、登録制度だとかいう、国の責任、自治体の責任というのを明記すべきだと思いますし、私は、やはり、伝染病予防法と予防接種法というのを、分けておったほうがいいのか、日本衛生学会の意見書のように、もっと総合的な、伝染病予防法の抜本的な改正をすべきかということに関しては、私はその後者のほうをとりたいと思いますけれども……。

流行状況だとか、副作用の状況だとかを、まず根本的に把握するようなシステムを制度化するということが、基本的に重要だということでしょうか。

それがまったくの基本だと思います。

その上で、接種体制だとか接種方法だとか、禁忌の問題とか、そういうものについて、具体的な定めをすべきだと、そういうことですか。

はい。

それから、前回の尋問で、予防接種を採用する場合のいろいろな条件、いろいろなファクターがある、そういうものを総合して決めなければならないとおっしゃいましたね。

はい。

そうしますと、すでに実施されている既存の予防接種を廃止すべきかどうかということも、前にお述べになったようなファクターを考慮して決めるということになりますか。

当然だと思います。

つまり、流行状況、それから感染率、致命率、あるいは予防接種による効果、それから副作用、そういったものを総合して判断すべきだということになるわけでしょうか。

はい。

それで一つ、極端な場合をちょっと想定したいと思いますが、たとえば、その、予防接種で起こる死亡事故の発生率が、たとえば、その疾患によって死ぬ人の発生率を上まわるような場合が想定されると思いますけれども、そういう場合には、その予防接種は廃止して当然だということが、一つの原則として言えるのでしょうか。

公衆衛生の立場に立つ者が、その行政効果、財政効果の面から言えば、当然、そういう意見を出すだろうと思いますし、その点が、ワクチン開発の先生は、ワクチン開発でなんとかしようと考えるでしょうし、意見の分かれるところだと思いますが、公衆衛生本流の立場から言えば、それは、行政効果、財政効果の面からは廃止すべきだという意見が当然出てくるだろうと思います。

先生としては、そういう場合には廃止して当然だというふうにお考えでしょうか。

行政的には、そういうふうな意見を、私なら出すだろうと思います。

乙第六六号証を示す

それから、いつ、どのように見なおすべきであったかということが、反対尋問で出てきたと思いますけれども、それについて、種痘のことだけ、ちょっとお聞きしたいと思うんですが、この八八ページですが、患者が発生したのは、昭和三〇年が最後ですね。

はい。

死者が発生したのは、昭和二六年が最後ですね。

はい。

そういうことで、昭和三一年には、完全に、常在でない伝染病、非常在伝染病ということになったわけですね。

はい。

こういう状況になったというのは、その、見なおすべき一つの大きな時期だったと思うんですが、いかがでしょうか。

当然、これは、もう、見なおしをしなければならないことを、この統計は示してくれていると思います。少なくとも、その、種痘をすべきかどうかという問題に関して、こういう状況を見せられて、強制接種を子どもに全員しなければならない、種痘をしていなければ、学校にも入れさせないというような、そういう形で種痘を進めなければならない内容のものとは、私は思いませんけれども……。

（以上　田　甫　力　弥）

原告代理人

先生の教科書に書いてありますＷＨＯの予防接種を採用する場合の基準として、伝染病が常在しているか常在していないかということが大きなファクターとして掲げられておりますね。

はい。

それで、わが国の場合は乳幼児に強制して一律に定期接種というものを、種痘についてはずっと実施していたわけですけれども、常在をしないという時期にそういう一律の強制接種ということがよかったかどうかということについては、いかがでしょうか。

ですから、公衆衛生の立場で、その行政効果、財政効果の面から言えば、そういう強制一律に接種すべきであるという意見はその立場からは出てこないというふうに私は思います。

たとえば、先ほどの、任意か強制かという根本的な問題があったと思いますけれども、その時点で、自分はあまりやる必要がないから、やりたくないというふうにかりに思う人があっても、法律では強制されていたと、そういうことですね。

そうですね。たとえば、まあ、この子供が大きくなったら、ひょっとしたら、アフリカに連れて行かなければならない状況があると思う人はそれは受けたいと思うでしょうし、まあ、そういうことは有り得ないという人は、危険性の方を考えて、受けたくないという人が出てきても、それは当然認めざるを得ないだろうと思いますけれども。

それから、前回のご証言で「医制百年」という本ですね。これの出典が不明確だったんですが、おわかりでしょうか。

それは間違えました。これは厚生省編の、出版会社は「ぎょうせい」でした。

それから環境整備のことを一言伺いたいんですが、日本は環境整備が遅れていたから、まあ、遅れている状況では予防接種に片寄るのも、やむをえないんじゃないかというような質問もあったかと思いますが、先生は、伝染病予防対策では環境整備のみをやるべきだというお考えなんでしょうか。

いいえ、それは誤解されちゃったと思うんですけれども、伝染病予防対策というのは総合的に組むべきであるし、生活環境整備なんていうのは、もっと一般衛生行政でやれるわけですし、その予防接種という、また、感染源対策としての患者隔離という、そういう人権にかかわる問題は最後に回すべきで、もっと総合的に伝染病対策というものを進めるべきだというのが私が申し上げていた趣旨なんですけれども。

被告代理人（中村）

先生、先ほど法的に予防接種の健康被害を認知すべきであるというようなことをおっしゃられましたけれども、その中に関連いたしまして、世界のほかの国々を見た場合に、救済制度を法律的に明文としてあげている国、幾つかご存じでございましょうか。

衛生行政の法体系の問題というのは、これはみなさんがたのほうがご専門なんだろうと思いますが、たとえば、労働安全衛生法一つ考えてみましても、アメリカの労働安全衛生法なんていうのがフェデラルとしてできますのは非常におそくなってきますし、法体系の問題というのは国によって非常に違うだろうと思いますけれども、わが国のように、法律でもって行政の基本とする場合には、そういうことを私は申し上げておるわけです。

たとえば、イギリスは、救済制度が現在あると思われますか、ないと思われますか、どうでしょうか。

ぼくは個々に…、たとえば、フランスだとか西ドイツの場合はございますね。

では次、先ほど蔓延の状況が起きてきたら予防接種を開始するかどうか検討すべきであるということですけれども、その場合、予防接種が蔓延後も、予防する上で、ある相当の効果を持っているような疾病の場合についても、同じようなご見解でしょうか。

そうですね、当然予防接種によって引き下げられたのか、それは、逆に言えばきわめて簡単に抗体の調査でわかるわけですから、その検討はすべきでしょうけれども、答は予防接種を続けろという答が出るかもしれないですね。見直しをしたら必ず予防接種をやめろと言っているわけじゃないですから、見直して続けろという結論が出るかもしれないし、見直して、やめろという結論が出るかもしれないわけです。見直しを常時しなければいけないということを申し上げているわけです。

それから、強制の問題でございますけれども、たとえば、アメリカは、まあ、各州によって法制度の仕組みが違いますから、一律に強制しているとは言えにくいものがありますけれど、たとえば、予防接種法の中に強制規定を入れずに、そうではなくて、学校に入学させるとかさせないとか、たとえば、予防接種をしてなければ学校に全然入れてくれないという、こういうような州があります。それはフランスあたりにもそういう例があって非常に困っているということで、日本でやっていけないかというような例を私共よく聞くんですけれども、その点、予防接種の中に強制していなくても、学校に入れないとか、実質的にほかの手段で強制している場合、どういうふうに、どちらがいいとか悪いとか、そのへんの見解をちょっと。

私自身、アメリカの公衆衛生も勉強してきましたし、イギリス、ヨーロッパも回ってきましたけれども、基本的に、わが国のように、すべてを法律でもって規定をしていく、たとえば、予防接種一つにしても、予防接種法第何条に違反します、従わなければ罰金をとりますよ、というようなおどかしをかけて予防接種計画を立てていくところと、予防接種に対して情報を流して個人別判断をさせて、その上でその予防接種計画を立てていこうという、基本的な行政の取組みのところで違うわけですから、法律の効果の問題だってそういった点で考えなければならないだろうと思います。法律の解釈自身が、たとえば、日本では法律というのは守らなければならないということを国民に教えている。ヨーロッパでは、やっぱり私は近代法の出発というのはマグナカルタだろうと。権力を持っている人が権力を振り回さないようにしばっておいて、国民一人一人の権利を守ろうというのが近代法の解釈としてあるだろうと思いますので、そういった、法に規定するかしないかということで、日本と、イギリスアメリカで差が出るのかどうかということではなくて、わが国の場合には、予防接種法にそういった規制をしなければ、わが国で安全でかつ効果的な予防接種が進められないのじゃないだろうかということです。

それで、先ほどのその続きなんですけれども、たとえば、わが国で予防接種をしていなければ、学校に入れないと、そういうような、ある一種の、法的に規制をやるとすると、どういう、まあ、問題が起こるか、そういうことをやっていいのか悪いのか、それとも、まあ、予防接種法自身でその義務づけをしておくと。どちらがいいとお考えでしょうか。

原告代理人

この証人に聞くのは適切でないと思います。

裁判長

では、最後の質問ということで、答は単なる感想で結構です。なければないで結構です。

　そうですね。ぼくは、法的強制は避けたいと、わが国では、と思いますけれども。

法的強制というのは、予防接種法自体についての法的強制を避けたい、と。

　はい、まあ、公衆衛生を進める上では、法律で強制をしてやることではなくて、個人的に理解をさせて進めるということが公衆衛生のいろはだと私は思います。

原告代理人

ささいな点なんですが、前回の証言の中で、ワクチンが劇物としての取扱いをされているというふうに調書に記載されておりますが、証人はワクチンが薬事法上劇薬に指定されていることはご存じですか。

　すみません。

これは劇物ではなくて劇薬という趣旨でおっしゃったのではないでしょうか。

　その論文を私、だれかが書いていたのを読んでうろ覚えで使ってしまったのかもしれません。私ちょっと今薬事法の自信がないもんですから調べていただいたのでしたら、そのとおりだと思います。

被告代理人

先ほど、サーベイランスのことで、サーベイランスを十分にやれば、ある地域の住民に予防接種をやる必要があるかないかをきめられる、と。それにもとづいて接種すべきであると、こういうご証言がありましたが、それと定期接種の関係はどのようにお考えでしょうか。定期接種というものには反対なさっているんでしょうか。

原告代理人

尋問の意味がわかりません。

　ちょっと……。どういうことなんでしょうか。効果的に予防接種実施計画を立てる場合に、サーベイランスを基礎にすべきであると。当然免疫抗体はある地域で全体に持っている。その上で、定期検診の計画があれば、そんなものはやめてもいいんじゃないでしょうか、抗体を持っていれば。

定期接種を否定なさる意味ではないわけですね。予防接種法には定期接種と臨時接種があってやってきているわけですけれども、その予防接種法の定期接種を否定なさるというご意見ではないわけですか。

　予防接種法の定期と臨時というのは、臨時というのは、たとえば、コレラが入ってきたときにどうするかという形ですね、定期というのは何歳から何歳ということで書いてある。その予防接種実施計画のときに、サーベイランスの結果を生かすべきだというわけですから、当然定期接種計画が変るのは当り前じゃないでしょうか。否定するとか否定しないとかいうことじゃないんじゃないでしょうか。

裁判長

予防接種の効果が上がったかどうかについて、抗体の反応を調べてみることが効果的だということはそのとおりだと思いますけれども、幼児なんかの場合は、抗体を調べるということは、実際問題として難かしいようにも思われるが、どんなものでしょうか。対象者が幼児の場合その抗体の具合を調べるということは。

　乳児がむずかしいということはある程度わかりますが幼児の場合は楽でございますよ。

一歳ぐらいまでとご理解願ってお答えいただきましょう。

　難かしいだろうと思います。ただ、今はこれは国際的な傾向だろうと思いますが、それだけに乳児の場合には、いろんな、どう言いますか、身体上の、たとえば熱痙攣だとか、痙攣発作一つ考えても、いろんな要因による痙攣発作が起こりますので、はたしてこれが予防接種による痙攣なのか熱痙攣なのか、また、たとえば、下痢をしても乳児の場合は脳障害を起こしますから、そういったことで、できるだけ今、国際的な傾向として、乳児を避けて、幼児のところで予防接種をしようというのも、そのへんの考えが出てきているわけですね、ですから、そうなってくるとそういう抗体価を計かるということは全国ネットワークでは難かしいことじゃないだろうと。もちろん生後何か月で抗体を持つのかということを実験的に調べようと思えばできないことはございませんけれども。

それから、いわゆるレジストリーシステムというものも、いわゆる乳児の場合には、なかなか実効というか、効果的な方策は難かしいんじゃなかろうかという気がしますけれども。

　はい。それも、実施計画の段階で、たとえば幼児なんかの場合は、逆に少々の熱発ならば、寝ている間に過ごさせてしまえということで、午後からやると。それに対して乳児の場合には、そこをやっちゃいますと見過ごしちゃうおそれがありますので、できるだけ午前中の実施計画にして、午後の間に観察できるようにしようじゃないかという形での配慮が必要ではないだろうかと思います。

（以上　竹内一雄）

東京地方裁判所民事第三四部

裁判所速記官　林　哲朗
裁判所速記官　高橋　ますみ
裁判所速記官　田甫　力弥
裁判所速記官　竹内　一雄

［３］海老沢功証人　(1)

附録第四号様式（証人調書）

事件の表示	昭和四八年(ワ)第四七九三・一〇六六六 昭和四九年(ワ)第一〇、二六一号 昭和五〇年(ワ)第七九九七・八九八二

証人調書（この調書は、第三三回口頭弁論調書と一体となるものである。）

期日	昭和五四年　六月一五日 午前（後）一〇時　〇分
氏名	海老沢　功
年令	（略）
職業	東京大学助教授
住所	（略）
宣誓その他の状況	裁判長は、宣誓の趣旨を告げ、証人がうそをいった場合の罰を注意し、別紙宣誓書を読みあげさせてその誓いをさせた。 後に尋問されることになっている証人は、在廷しない。
陳述の要領	

別紙速記録のとおり

裁判所書記官　武者　馨

宣誓

良心に従つて真実を述べ、何事も隠さず、偽りを述べないことを誓います。

氏名　海老沢　功　㊞

原本番号	昭和五〇年（　）第四〇〇号の一一

事件番号	昭和四八年(ワ)第四七九三号	速記録
証人氏名	海老沢　功	昭和五四年　六月一五日 第三三回　口頭弁論（公判）

原告代理人（河野）

本速記録末尾添付「略歴」「主な研究分野」「細菌製剤協会編＝インフルエンザのアジュバントワクチンに関する討論会議事録」「海老沢功業績集」を示す。

証人の略歴は、この「略歴」に書かれたとおりと伺ってよろしいわけですね。

そうです。

現在東京大学の助教授をしておられて、今年の七月一日以降、東邦大学医学部の教授に就任の予定ということですね。

はい。

担当は公衆衛生学の予定ということでよろしいですか。

はい。

いままでの証人の研究歴について、「海老沢功業績集」というのがありますが、ここに大体網羅されているとみてよろしいわけですか。

そうですね。

この業績の中で、とくに、主として興味をもって研究してこられた分野というのは、どういうことでしょうか。

破傷風とインフルエンザ、マラリア、この三つについて研究しております。

「主な研究分野」に書かれていますけれども、インフルエンザについて、今日は伺いたいわけですが、そのインフルエンザの中で、とくにどういう分野でしょうか、簡単に説明していただければと思いますが。

インフルエンザに関してとくに主力をそそいだのは、迅速診断と言いまして、普通のインフルエンザの診断法では、患者がきてから二週間以上たたないと診断がつきませんけれども、それを患者がきた日に、三時間くらいのうちに診断をつけるということが一つ、もう一つは結核の患者だとか、慢性の心臓あるいは肺の疾患をもっている患者が、インフルエンザにかかったら、どのような状態になるか、あるいはその予防には、予防接種をどのようにしたほうがいいかとか、そういうことを研究してきました。

甲第九七号証を示す

いまおっしゃった迅速診断というのは、ここに簡単に書かれているようなことと理解してよろしいわけですか。

そうですね。

インフルエンザに関する研究というのは、大体いつごろから始められたでしょうか。

一九五二年ですから、昭和二七年、アメリカに留学したときから始めています、で、大体一九六九年ごろまで、主としてインフルエンザの仕事をしていました。

その「業績集」の中には書かれていませんけれども、「細菌製剤協会」というのがあって、そのインフルエンザに関する研究会ですね、それにもタッチされていたということですね。

え、、インフルエンザのアジュバントワクチンと言いまして、インフルエンザのワクチンの効果が長続きするようなワクチンの研究開発を細菌製剤協会が主催になってやっておりまして、それに八回ほど参加しております。

まずこれから問題にするインフルエンザというのがどういう病気であるか、ということについて、伺いたいんですが、

甲第一〇六号証一〜二を示す

これは証人が大学の医学部で、インフルエンザについて講議するときに、学生に渡すプリントだということですが、そのとおりですか。

そうです。

これの表のⅠをご覧になっていただいて、インフルエンザの伝染病としての特質について、ごく概略的に述べて下さい。

インフルエンザという疾患は、なぜ医学上大切か、あるいは社会的にも問題になっているかということなんですけれども、これは、もともと良性な疾患ですけれども、患者が一時に多発するということですね、それは言いかえますと、非常に伝染しやすいと、それが第一番目の問題です。二番目は、慢性の心肺疾患、その他の基礎疾患があるもの、あるいは老人では基礎疾患が悪くなったり、肺炎を併発して死亡することがあること、これがインフルエンザでは一番の重要なことです。このことは統計上は、インフルエンザの流行がありますと、超過死亡率、そういう形で統計上あらわれてきます。但しこれは基礎疾患があるとか、老人だとか、そういう方が困る病気であって、健康なもの、たとえば小学校だとか中学、高校生、そういう人たちではあまり心配しなくてもよい、そう言われております。

いまおっしゃった中で、良性な疾患という意味は、そうしますと、具体的には、どういうことなんでしょうか。

たとえば小学生が一〇〇〇人くらい、インフルエンザにかかっても、そのために死亡することがないとか、あるいはそのために半永久的な後遺症を残すとか、そういうことがないということですね。

それから爆発的に流行するということをおっしゃいましたけれども、その流行の仕方について、特色というのはございますでしょうか。

それはですね、インフルエンザウィルスには、これからあとに述べます抗原構造の変化、そういうことがありますけれども、その抗原構造の変化にも、連続変移と不連続変移という言葉があります、これは右側の表の3に書いてあります。不連続変移がありますと、非常に爆発的な流行が起きる、たとえば最近の例で言いますと、一九五七年に、五月から六月ころ、香港のへんで始まったアジアかぜというのは、それからだんだん暑くなってくる時期に、日本に入ってきて、日本にかなり流行したと、それから、インフルエンザという病気は、大体冬に起きる病気ですけれども、サウジアラビアのへんですと、外の気温が四五度くらいあったときにも、大流行したということで、抗原の変移が非常にひどいときには爆発的な流行をします。それからその間にも、一度大きな抗原の変移がありますと、今度は、連続変移という形で、一〇年くらい抗原が少しずつ変ってきますけれども、そのときも大体冬になると規則正しく流行が起きてきております。

甲第一号証一八を示す

八ページの表をご覧下さい、これは厚生省から発表された統計を転載したものですけれども、ここにインフルエンザの患者数と死亡者数というのが出ていますけれども、いまインフルエンザというのは伝染病として良性な疾患であるということをおっしゃいましたけれども、死亡者というのが、それを見ますと、ずい分大きくあがっているわけですが、その数字と比べて、いまおっしゃった点というのは、どういうことになるわけでしょうか。

ここに出ている死亡数というのは、インフルエンザそのものだけではなくて、インフルエンザのための合併症、肺炎を起こしたとか、そういうことが原因していると思います。それからここに書いてある患者全部が、はたしてインフルエンザのためだったのか、あるいはインフルエンザと思ったけれども、実際はその他の細菌による肺炎だったのか、そういう点までは全部確認していませんけれども、流行時に肺炎症状を起こすとか、急に高い熱が出て、せきを出して、それから死んでしまったと、そういう場合に、医者が死亡診断書でインフルエンザとつけたとか、あるいはインフルエンザに関係のある肺炎で死んだと、そういう数字だと思います。

それぞれ、患者と死者というふうにありますが、それはどういうソースと言いますか、どういうふうにして得られた数字なのかご存知でしょうか。

この患者というのは、医者が患者を診たときに、この人はインフルエンザだとか、そういう臨床診断ですね、中には、特殊な病院では、血清診断などをして、報告する場合もありますけれども、おおむね臨床診断で、インフルエンザとしたときに、保健所に届けられた数字です。それから死者というのは、これまた全然別な資料からとったもので、これは死亡診断書からとったものなんですね、ですからこの表を見て、一番注意しなくちゃいけないことは、たとえば、昭和二二年の頃に、患者が一万六八九八人あって、死亡者が一九〇三人となっていますけれども、これから実際の致死率を計算しますと、一〇パーセント以上になりますけれども、これは全然違ったことなんですね、そういうことをしちゃいけない表なんです。

そうしますと、罹患者というのは、医師が届出た数であると、それは厳密には、インフルエンザという血清学的な診断をしてあるかどうかは、明らかでない。

　まあ臨床診断ですね。

それから死亡者についても、やはり同じように、死亡診断書からとったもので、これがインフルエンザによって直接死亡したかどうかは、必ずしも明らかでないということですか。

　そうですね。

その数字の中に、他の呼吸器の急性の感染症というのが、含まれているということは、考えられますでしょうか。

　とくに乳幼児の場合には、たとえば子供が熱を出してせきをして、そして亡くなったという場合には、インフルエンザウィルスによるものもありますけれども、ＲＳウィルスという、そういうものだとか、パラインフルエンザとか、いろんな病原体が関係してきますし、またその中には、細菌性の肺炎ですね、そういうものも、インフルエンザとして処理されるものもあると思います。

そうしますと、俗にインフルエンザが大流行するというふうに言われることがあるわけですけれども、そういうふうに言われた場合の、インフルエンザによる患者とか死亡者とか、そういう数字というのは、必ずしも正確な実態を表すものではないというふうに理解してよろしいでしょうか。

　大体の傾向を表すと、そういうふうに理解されたほうがいいと思いますね。

さきほど一般に良性な疾患であるけれども、基礎疾患がある場合には、重症化することがあるということをおっしゃいましたけれども、これはどういうことなんでしょうか。

　たとえば肺結核があって、もともと呼吸機能が悪いとか、結核のために熱を出している、そういう患者がインフルエンザにかかりますと、結核で熱がある上に、さらにインフルエンザのために高い熱が出るとか、あるいは痰がふえてきますので、そのために肺炎を合併しやすい、そういうような例がありますし、慢性の肺気腫だとか、気管支喘息だとか、そういう疾患をもっている人は、もともと呼吸困難があると、そこにインフルエンザが重なりますと、呼吸困難がさらに増悪するとか、あるいは痰がはき出せなくて、肺炎を起こしやすいとか、そういうようなことがあります。それからもう一つは、心臓病の患者で肺にうっ血があるとかそういうことで呼吸困難などを訴えている場合にインフルエンザにかかりますと、非常に悪くなります。

甲第九八号証を示す

これは証人の書かれた論文ですが、ここには結核の患者が、インフルエンザにかかった場合の症例が報告されておりますけれども、重症化するというその具体的な内容を説明していただけますか。

　たとえば普通の人が、インフルエンザにかかりますと、せいぜい三日か四日寝ていれば熱は自然にさがってくる、ところがここに述べました患者はインフルエンザにかかって、熱が二三日間も続いたと、そういうような例ですね、それからその次のページにも、

つまり結核の患者がインフルエンザにかかった場合に、高熱を継続すると、その点が、その病人にとってよくない結果になると。

　そうですね、高い熱が出ることと、肺炎などの合併症を起こしやすいということです。

その他の重症化するような基礎疾患、さきほども、いくつか例示されましたけれども、一つ一つあげて具体的にどういうふうに危険であるのかと、重症化するのかということを説明していただけますでしょうか。

　普通言われていますのは、慢性の肺疾患ですね、結核のほかに、さっきあげた喘息だとか慢性気管支炎、あるいは気管支拡張症、そういうような病気があります。それから肺気腫ですね、それから心臓病ですと高血圧だとか、うっ血性の心不全を起こしているもの、あるいは心臓の弁膜症が多いんですけれども、そういう弁膜症のある人、それからよく外国の本に書かれていますのは糖尿病だとか、その他の内分泌性疾患をもっているもの、そういうものでは重くなります。

そういった基礎疾患を有する人が、インフルエンザになった場合に、一般の人よりも危険であるということは、何かはっきりした統計上のデータというのがございますでしょうか。

　私が知っている限りでは、アジアかぜが流行したときに、アメリカのコーネル大学で、私が教わった先生が、非常に詳しい研究をして本になっております。

そうしますと、そこにはっきりした、有意な差が出てきているわけでしょうか。

　有意の差というのは、統計学的にとったというんじゃなくて、その病院の中で、インフルエンザの流行期に、重症な呼吸器疾患を併発して入院してきたもの、そういうものがほとんどインフルエンザに関係しておったということですね、ですから逆に病院にくる患者を診ているかぎりは、そういう慢性の疾患をもっているものは、インフルエンザにかかったら被害が大きいと、そういうようなことが、実際の患者数として出てきているわけです。それ以後も毎年冬になりますと、アメリカだとかイギリスの有名な医学雑誌には、エディトーリアルと言って、その本の編集者が、その国の専門家に依頼して、論説を書いてもらうわけなんですけれども、そのときにインフルエンザの予防接種というのは、一般の人よりは、そういう基礎疾患のある人を重点的にやりなさいということが、注意してみてますとほとんど毎年出てきます。

そういう問題はまたあとから詳しく伺いますが、それはアメリカだけではなくて、日本でも、

経験的にでも言えることでしょうか。

　そうだと思います。

基礎疾患を有する人が重症化するということは。

　それは間違いないと思います。

その重症化する患者の中では、年令差というものは、何か特別な意味合いがございますでしょうか。

　私はもともと内科医なので、あまり子供の患者を診ておりませんけれども、たとえば内科の患者でも、結核で二〇くらいで長いこと入っている患者がありますけれども、そういう患者も悪くなりますし、やはり目につくのは老人ですね、それから若いものですと、いつか東大の医学部の学生で、気管支喘息のある患者がインフルエンザになって重くなった例がありました。まあ年令も重要ですけれども、基礎疾患があれば、あまり年令に関係なしに重くなるということもありえます。

今度は健康なと言いますか、通常の生活を送っている人について、考えた場合に、年令差というのが、何か重症化する場合に意味がみられるでしょうか。つまり老人がかかった場合には重症化するとか、あるいは乳幼児がかかった場合には重症化するとか、そういう年令によって危険な年令層というのはありますでしょうか。

　一般的に言われていることは、六〇乃至六五歳以上の人は、起訴疾患がなくても、予防注射しておけ、というようなことは言われておりますね。

それはどういう理由からでしょうか。

　やはり六五歳以上になりますと自分で気がつかなくても、たとえば高血圧があるとか、動脈硬化があるとか、肺のいろんな機能が悪くなっているとか、そういうことがありますから、一般的な方針としては、予防注射をするなら、そういう人を積極的にやりなさいと、そういうことです。

この訴訟の中で、被告の国は、インフルエンザにかかった場合に、乳幼児というのは、重症化すると、だから危険であるということを主張しているわけですが、そういう基礎疾患をもたない乳幼児についてですね、とくに危険であるというようなことが、言えますでしょうか。

　一般の家庭におって、たとえば両親がそろっているとか、ちょっと具合悪かったら、かかりつけの医者に診てもらうとか、そういう目のとどくところにいる子供ですね、そういう子供では、たとえインフルエンザにかかっても、それほどひどい被害はないと思いますけれども、託児所だとか孤児院とかそういうところで沢山集団生活している、しかも世話をしてくれるものが非常に少ないとか、そういうところでは、ないとはかぎらないと思いますけどね。

裁判長

ないとはかぎらないというのは。

　病気が重くならないとかそういうことは保証できないと思いますけれども。

原告代理人

つまり集団生活をしている乳幼児の場合にはそういう危険の可能性はあるかもしれないということでしょうか。

　そうですね。

そうしますと、一般の家庭にいる乳幼児ですね、それについては、とくにとりあげて、これがインフルエンザにかかった場合に、重症化する危険性があるということはあたらないということでしょうか。

　子供は一般に痰がたまっても、それをはき出すことができないとか、あるいはせきをしているときにはいてしまうとか、そういうことは、インフルエンザにかぎらず、ほかの病気でも起きます。たとえば子供の場合は、とくにＲＳウィルスによる感染症が、子供の突然死という病気がありますけれども、そういうのは関係あると言われています、そういうことで、一般的に気道感染症を起こせば、そういうことも起こり得ますけれども、インフルエンザにかかったから、肺炎に直結するとか、そういうような考えは、いまないと思います。

実際にも、実例としてもそういうことは言えないということでしょうか。

　そうですね、普通たとえば子供がせきをして、熱を出して医者のところにくる、そういうような患者も私はときどきみますけれども、大体解熱剤をお尻から坐薬で与えるとか、あと静かにしていなさいとか、そのくらいの処置で、大ていは大事に至らないで済む場合が多い、それは私の経験ですけれども、最近もイギリスで九〇〇人くらいの子供ですね、それを幾人かの開業医が診て、そのあとどうなったかという経過を調査した報告がありますけれども、まあ三分の一以上が一回医者にきただけで治っている、それで何も大きな問題がなかったと、そういうようなことで、いま一般に素人の人が言っているように、子供が熱を出したとか、せきをしたとか、それがもうすぐに肺炎に直結するとか、そういうような考え方はあたらないと思います。

乳幼児のインフルエンザにかかる罹患率の問題ですが、乳幼児の罹患率というのは、学童の罹患率と比べて、はるかに低いんだということが、甲第一〇三号証の中で福見秀雄さんがおっしゃっていますけど、それは正しい指摘でしょうか。

　そうだと思います。

そうすると罹患する可能性という点からも、非常に低いということが言えるわけですね。

　はいそのとおりだと思います、ただですね、乳幼児の場合も、三歳と一歳の子供がいると、三歳の子供がしょっちゅうよそへ遊びに行くとか、あるいはその上にさらに幼稚園の子供がいるというようなときには、その幼稚園に行っている子供が、ときどき持込むことがありますから、その下の子供はかかりやすいとか、そういうようなことはありますけれども、普通の家庭では、まあやっと歩き出すくらいの子供、あるいはそれ以下の乳幼児、そういうものですと、たとえば地域の小学校に、インフルエンザがはやったからといって、すぐにその子までかかってしまうとか、そういうものではないと思います。

さきほどインフルエンザ罹患者の統計の数字の中で、インフルエンザだけではなくて、他の呼吸器の感染症も含まれているんじゃないかというご指摘がありましたけれども、インフルエンザに類似する呼吸器の感染症というのは、一体どういうものがありますでしょうか。ご説明下さい。

甲第一〇六号証二を示す

表の5というのがあります、ここに急性呼吸器疾患を起こす病原体の名前がつらねてあります、でまずウィルスのほうから言いますと、インフルエンザのA、B、C型のウィルス、この中でやっぱり主役はA型のウィルスです、でこれは年令に関係なしに冒します。それからパラインフルエンザの1、2、3、4、5型と五つの型のウィルスがありますけれども、これ以下のウィルスは、主として子供がかかることが多いんですね。それからRSウィルスというのがあります、これは乳幼児にとってはインフルエンザウィルスよりもこわいと言われています。さきほど話しましたけれども、乳幼児の突然死という病気があります、子供が今朝ちょっとむずかっておって鼻水たらしておった、なんとなく元気がない、で、ベッドの中に寝かしておいて数時間たって行ってみたら死んでいた、そういうようなことがあった場合にRSウィルスが関係しておったという報告がいくつかあります。それは私が前に書いた別の本にも書いてありますけれども、乳幼児にとっては、インフルエンザウィルスよりも、感染の機会が多いとか、あるいはかかる率が多いと言われています。そのほか、アデノウィルス、これはいわゆる血清型が三〇以上もありますけれども、実際呼吸器疾患を起こすものは、その中のいくつか、それからライノウィルス、これは鼻かぜの病原体ですけれども、血清型が五〇以上とか、コロナウィルス、それからECHO、イーコーウィルスだとか、コクサッキーウィルスの一部、それから、クラミジア・マイコプラズマでは、最近新聞に出ました、オーム病の病原体があります、それから肺炎マイコプラズマと言って、重い場合には肺炎を起こすし、軽い場合には上気道炎ぐらいで済むと、最近では溶連菌、こういうものが急性呼吸器疾患を起こします。

甲第七一号証を示す

表1、表2をご覧下さい。これはイギリスとアメリカで、呼吸器の疾患にかかった人についてウィルスを検査したものですね。

はい。

これにいろいろなウィルスがあげられていますが、いまご説明になったそういう各種の病原体のうち、インフルエンザというのは、どのような重要性をもっているかという点についてご説明下さい。

まずこの表の1、ですね。この表は左側に縦の段に臨床診断名が書いてあります、それから横のほうに、その病気を起こしたウィルスが並べてあるわけですね、で一番初めにインフルエンザウィルス、パラインフルエンザウィルス、RSウィルス、いろいろあります、皆さんわかりやすいように、一番下の合計のところを見ていただくといいんですけれども一八八八人について、いろんな病原検索を行なったというわけですね、そうしましたらインフルエンザウィルスが関係しておったということが証明されたのは一・八五パーセントしかなかったということ、これに比べるとRSウィルスは二・六五パーセント、そういうことでいろいろ病原検索をしましたけれども、一番左側から二番目のところですね、そこに合計が書いてありますけれども、いろんな病原検索の結果、

いまおっしゃっているのは表1の「陽性」というところの「№」というところですね。

え、最後のところに、一八八八人調べて、五七五人について病原体が確立されたというんですね、原因がね、だから三〇パーセントしかわからなかったと、でその中でインフルエンザウィルスは、一・八五パーセントしか関係してなかったというんですね、これに比べるとRSウィルスは二・六五パーセント、アデノウィルスは四・五六パーセントということですね。

表の2というのは、これはアメリカの報告のようですが、これについても同じような指摘ができますでしょうか。

そうですねこの場合には一番左側に書いてありますけれども、合計三九一人について調べたわけですね、そしてこのときにはインフルエンザウィルス、これは縦の列で左から二番目にありますけれども、が関係しておったのが六・九パーセント、これに比べますと、RSウィルスは四一・七パーセントという数字が出ていますね、まあこういうことで、小児のウィルス性疾患について、病因を検索すると、この集団では、インフルエンザよりもRSウィルスのほうが、より子供がかかる機会が多かったと、そういうようなことがわかるわけです。

裁判長

これはインフルエンザが、英国なら英国で流行したという時期に調査したんですか、それともそうでないような時期に調査したんでしょか。

こういう統計はですね、調査をしたのが流行期間であったか、あるいはそれから少し過ぎてからか、そういうことでいろいろ違いますけれども、この発表の年度ですね。

原告代理人

一九六一年から六四年、イギリス研究班が調べたのが表1、

そうですね、一九六一年から六四年ですから、その間にもちろん冬になれば必ずインフルエンザははやってきます。

裁判長

一定の期間だからインフルエンザがはやっている時期もあるし、はやっていない時期も含んでいると。

そう理解していただいて結構だと思います。

原告代理人

こういうような検査というのは、日本でも行なわれていますでしょうか、日本で行なわれた例というのはご存知でしょうか。

日本でも東大分院の小児科におった藤井先生とか、関東逓信病院の小児科の先生のグループ、そういう方がやられたことがあります、その詳しいことは私は覚えておりませんけど。

結果はこれと、同じような結果が出ていますでしょうか。

大体同じだろうと思います。

それはいつごろの調査でしょうか。

この報告が出たころと大体前後していると思いますけれどもね。

そうしますと現在こういった呼吸器の疾患の中で、ワクチンを接種しているのは、インフルエンザだけなわけですが、これはインフルエンザだけをすれば、ほかはやらなくてもいいということなんでしょうか、インフルエンザが特別に何か、ワクチンの接種をしなければならない理由というのがあるわけなんでしょうか。

インフルエンザが、ワクチンが簡単につくりやすいと、そういうことが、一番の大きな原因だと思うんです、その他のウィルスですと、ほとんど組織培養という技術を使わなければいけないんで、ウィルスが沢山つくれない、とくにRSウィルスですと、子供だけしかかからないと、そういうようなことで、あまり研究が進んでいないんだと思います。アメリカでRSウィルスに対するワクチンをつくった報告もありますけれども、やっぱり一つは需要と供給とか、そういう関係で、まあインフルエンザしかやっていない状態ですね。

インフルエンザのワクチンだけを接種していれば、他の急性呼吸器疾患についても、大丈夫だということはないわけですね。

そういうことの保証はないわけですね、さきほどのアメリカとかイギリスの人たちの論文の、書いてある結論も、子供がたとえば、二歳くらいの子供を連れてきますと、一年間に平均して、五回から六回はかぜをひくと、で、二年間で一〇回から一二回かぜをひく、その中で小さい子供ですと、どれをとっても何ともない場合もありますし、肺炎を合併することもありうるわけですけれども、インフルエンザによる上気道炎というのは、二年間にせいぜい一回か二回だろうというんですね、で、二年間に一回か二回しかかからない病気、そのほかにも上気道炎を起こす病気は沢山あるわけですけれでも、そういう病気に対して、有効期間が、せいぜい二、三か月しかもたないとか、今度次にはやってくる流行のウィルスの抗原が変ったら、その予防接種が無駄になってしまうとか、そういうような予防接種をするのは、意味がないじゃないかということが、大体アメリカとかイギリス、あるいはフランスの人たちが言っている意見です。

その後半のほうは、またあとで詳しくご説明いただきますけど、そうしますと、いくらインフルエンザのワクチンの接種をしていても、このいわゆるかぜと称される全体の中で、まあ五、六パーセントの割合を占めるものについてのみ、意味が考えられるとすれば考えられるわけで、それ以外のものについては、全く無意味であるというふうに言ってよろしいでしょうか。

そうですね、そのとおりです。

その次にインフルエンザは非常に激しい流行をするというふうに言われておりますけれども、とくに集団生活をする学童を中心にして、インフルエンザの流行が増幅して、地域社会に拡大するということが、疫学調査の結果明らかになっているということを、この訴訟で被告の国は主張なさっているわけですが、まずこういった疫学調査ということがなされているかどうか、つまり信頼にたる確立された方法による調査というのが、行なわれているかどうかという点、証人はご存知でしょうか。

まあ学校を中心として、ひろがるという、学校がインフルエンザの増幅機関であるというそういう説は、福見先生たちが長いこと主張されておりまして、それを否定するようなデータはありませんけれども、実際、たとえば、大阪かどこかにインフルエンザが始まったと、それから次の都会とか、よその県に広がった場合には、必ずしも小学生だけではなくて、いろんな交通機関を利用する人たちですね、たとえば東京にインフルエンザがはやった場合には、近県から通っている近県者、そういう人たちが地方に持込むとか、そういうことが、非常に貢献していると思います。ですから小学校などを中心にしてひろがるということは否定はできないと思いますけど、そのほかにも、インフルエンザを全国的にひろげるとか、そういう意味で役立っているのは必ずしも小学生だけではなくて、ほかにもあると、そう理解しておりますけれども。

こういった疫学調査そのものについては、ご存知でしょうか。

とくにそういう注意して調べたことはありませんけれども、まあよく医学雑誌にインフルエンザがはやっていると、あちこちで流行する学校がふえたとか、学級閉鎖をするところがふえたとか、そういうことからは流行がひろがっているなということは、間接的に知っており

ます。

そうするとそれはその程度の事実と言いますか、その程度の資料しかない見解なんでしょうか。

まあそのほかにはですね、小学校で、インフルエンザがはやったというようなときに、実際にそこに行ってウィルスを分離するとか、血液をとって、確かにインフルエンザがはやっているとか、そういうことは調べたことがあります。

さきほどあっちこっち移動する人なんかによって、はこばれるんじゃないかということをおっしゃいましたけれども、そういうふうにして移動するインフルエンザウィルスを、その移動を阻止する、流行を切断するというようなことが、方法として考えられますでしょうか、その点についてご意見はいかがでしょうか。

流行阻止を、たとえばワクチンで阻止するとか、そういう意味でしょうか。

いえそうじゃなくて。

何かたとえば、大阪のへんにインフルエンザがはやったというようなときに、それが東京とか福岡とかにひろがらないような方法があるかということですか。

はい。

それはですね、いまのような社会生活をしているかぎりは、不可能じゃないかと思うんですね、非常に交通機関が発達しておりますし、いろんな人が、インフルエンザに実際にかかっておっても、移動するということは可能ですから、インフルエンザの流行を阻止するとか、流行の蔓延を阻止するとか、そういうことは非常に難しいと思うんですね。

それでは、インフルエンザの過去の大流行のことについてちょっと伺いたいんですが、

甲第一〇六号証一を示す

表の3、4、ですが、過去にスペインかぜが激しく流行し、それからその後大きな抗原の変化として、一九五七年のアジアかぜ、一九六八年の香港かぜというようなことがあげられていまして、まあスペインかぜのときには、非常に沢山の患者が出たし、死者も沢山出たと言われていますけれども、まずこういう大きな流行の原因について説明して下さい。

スペインかぜは、そのころウィルスの検査の技術が発達していなかったので、スペインかぜの病原体というのは、分離されておりませんけれども、最近の知見からふりかえってみると、これは、ブタ型のインフルエンザウィルスが原因ではなかったかと、そう言われております。これで、はじめてインフルエンザウィルスが分離されたのは、一九三四年です、それがこの表の4にありますように、いまはAの0（ゼロ）型のウィルスと言われております。で、スペインかぜのときには、いまから推定するとブタ型インフルエンザウィルスだろうと、それがなぜあのような大流行をしたかというようなことについては、まあ簡単に言ってしまえば、みんな免疫をもっていなかったからということになりますけれども、では、どうしてブタ型のインフルエンザウィルスが人間の間で流行したかとか、そういうことは、まだ謎につつまれておってはっきり解明しておりません。それからインフルエンザウィルスの中では、A型ウィルスがとくに大流行します。そのA型ウィルスは、従来は、人間のA型ウィルスは人間にだけ、ブタのA型ウィルスはブタ、あるいはウマ、それからアヒル、ニワトリいろいろあって、限られた動物にしか流行しなかったんですけど、どうも自然界でかけあわせが起きて、それが一種の突然変異みたいなことで、人間の間に大流行すると、そういうようなことが言われております。

アジアかぜ、それから香港かぜについても、それぞれ流行したと言われておりますが、これはそのときに抗原構造が変ったから、流行があったというふうに理解してよろしいわけでしょうか。

そうですね。

今後はそれじゃ抗原構造が大きく変わるということが考えられますでしょうか、ごく結論だけで結構です。

大体一〇年くらいに、一回くらいの割合で変るだろうということが言われております。

（以上　林　哲　朗）

原告代理人（河野）

その場合に、またそのスペインかぜのときのような大流行が起こるという条件が、現在の日本に存在しますでしょうか。そのスペインかぜ流行時、一九一八年、一九年のころと現在との医学水準なんか比べて、いかがでしょうか。

まあ、現在流行しているウィルスと、非常に抗原型の変わったウィルスが出てくれば、流行の可能性はありますけれども、スペインかぜの場合のように、肺炎のためにたくさんの患者が死ぬとか、そういう可能性はないと思います。たとえば、一九七六年に、アメリカのニュージャージー州の陸軍のキャンプで、ブタ型のウィルスが分離されたことがあります。そのときに、アメリカの一部の学者は、これはしばらく流行しなかった株だから、大流行するだろうということで、アメリカ全国民にブタ型インフルエンザウィルスの予防注射をしようと、そういうようなことを取り上げたことがありますけれども、これは、結局、期待はずれで、流行しなかった、そういうことがあります。ですから、非常に抗原の変わったウィルスが出てくれば、大きな流行が起こるでしょうけれども、死亡例はそんなにないと思います。

そうしますと、そういう流行が起きたときに、死者が出たりするというのは、それによって肺炎を併発したり、さきほどおっしゃったような基礎疾患のある人が死亡に至る、そういうふうに理解してよろしいわけなんでしょうか。

それが今の一般的な理解の仕方だと思います。

そうしますと、そういうその、基礎疾患のある人についての治療法とか、あるいは予防法があれば、そういう死亡例がふえるというようなことは防げるということでしょうか。

　そうですね。

インフルエンザワクチンの効果という点について伺いたいと思いますが、インフルエンザのウィルスというのは、毎年毎年変化するというふうに聞いていますが、それはそのとおりでしょうか。

　一年か二年ぐらいは変わらないということもありますけれども、大体、二～三年だったら、もう、前につくったワクチンに用いたウィルスの株ですね……。

ワクチンの問題ではなくて、流行するインフルエンザのウィルスそのものなんですが、それは、毎年少しずつ変化するというふうに理解してよろしいでしょうか。

　毎年、あるいは二～三年ですね。そういう間隔で少しずつ変わっていきます。

そうすると、インフルエンザに用いるワクチンというのは、一つのウィルスに対してつくったワクチンを永続的に使えるというものではないわけですね。

　そうですね。毎年毎年、たとえば、この冬に使うワクチンにはどういう株を使うかということは、毎年検討しています。

甲第一〇六号証の一を示す

そうしますと、それがたまたまピタリ流行する株とワクチンの株が一致すればいいんでしょうけれども、その一致しない場合、ワクチンというのはどういう効果があるかということについて、簡単に御説明いただけますか。……ちょっと、その前提として、毎年ウィルスが変化するというのは、ウィルスのどこがどういうふうに変化するという点について、その甲第一〇六号証の一の、表の2というところに、図がありますが、それにもとづいて説明してください。

　この表2というところには、インフルエンザウィルスの構造を非常に模型的に書いてあります。そして、そのインフルエンザウィルスの表面には、二つの種類の突起があります。これをスパイクと言っていますけれども、この突起がインフルエンザウィルスの予防には非常に重要なものです。その一つが、1と書いて、横にHと書いてありますけれども、これは血球凝集素の略で、普通、H抗原と言っています。それから、二番目の黒い棒が、Nと略してありますけれども、これはニューラミニダーゼ、略してN抗原と言っています。この各々がいろいろ役目がありまして、たとえば、N抗原というのは、気道の上皮細胞を覆っている粘液の薄い膜を溶かして、ウィルスがその気道の細胞にとりつきやすくなるように、そういう働きをもっています。それから、H抗原というのは、その気道の細胞にとりついて、ウィルスがそこにくっつく、そういうようなときに関係する抗原ですね。このHとNがそれぞれ独立に少しずつ変わっていくわけです。で、これを、今では、Hのほうは、H^0、H^1、H^2、H^3と分けておりまして、N抗原のほうはN^1とN^2に分けています。そのいろいろな組合せで、いろいろなウィルスの型が出てくるわけですね。

さきほど、ウィルスの連続変移と不連続変移のことを少し証言なさいましたけれども、連続変移というのは、そうすると、そのそれぞれがどういうふうに変化するということでしょうか。

　連続変移の場合は、たとえば、右側の表の4のところに、A^2ウィルスと書いてあって、真ん中へんにA／愛知／2／68というウィルスが書いてありますね。これはホンコン型のウィルスが初めて日本にはいってきたときに、一九六八年、愛知県で分離されたウィルス株で、その抗原構造は、カッコして、H^3N^2と、そういうふうに記号で示されています。これは、間がぬけていますけれども、その次の行のA^2ウィルスで、A／東京／1／77（H^3N^2）と表わしています。これも大きく分けますと、ホンコン型のウィルスに属しますけれども、一九六八年に分離されたA／愛知／2／68とは、比べものにならないぐらい変わっているんですね。それが連続変移……。

裁判長

連続変移の起きるウィルス的な意味は何かという質問じゃないかと思うんですがね。何か、核酸に変化が起こるんでしょうか、

　核酸ではなくて、ウィルスの細胞の突起が、少し、こう、変わってくるということです。ですから、着物に例えますと、橙色の着物が茶色に変わったと、それぐらいの変化です。

原告代理人（河野）

そうすると、この、構造の、この図でいきますと、連続変移の場合は1Hとかある、その内部で変化が起こるということでしょうか。

　少し、こう、分子の組替えとか、配列とか、そういうことの違いだと思いますね。ですから、たとえば、電子顕微鏡で見るとか、そういうかぎりではまったくわからないです。

不連続変移というのは、そうしますと、その構造の上からいきますと、どういう変化が起こるんでしょうか。

　これも、電子顕微鏡で見るとか、そういう、形態学的にはまったく変わりはないんですけれども、血清学的にまったく変わってしまうということです。たとえば、アジアかぜのときのウィルスは、抗原構造は、H^2N^2でホンコン型はH^3N^2だと、そういうときには、N抗原のほうは変わらないんだけれども、H抗原が、H^2からH^3に変わったと、それが不連続ということです。

この不連続の変移というのを起こした場合に、従前のワクチンというのは、その新しく変移を起こしたウィルスに対して、効果がありますでしょうか。

　もう、一般にはまったくだめだと言われておりますけれども、まあ、少しは効く場合もある

と……。

完全に抗原構造が変わった不連続変移の場合に、その効果があるかないかということなんですけれども……。

まあ、一般にはあまり効かないと理解していいと思います。

連続変移を起こした場合に、その変移の前のウィルスによってつくったワクチンは、変移した後のウィルスに対して、どのような効果がありますでしょうか。まあ、連続変移といっても、大きく変化した場合と非常に小さな変化の場合とありますでしょうが、それぞれ分けて説明していただければと思うんですが……。

そのことは、この、公衆衛生情報という、資料で……。

甲第九九号証を示す

これは、公衆衛生情報という雑誌に掲載された論文ですが、これは昨年まとめられたものですね。

はい。

これによって、じゃ、説明してください。

これの六ページですね。図の3と4、これを見ていただきたいと思います。

じゃ、まず、こまかい説明にはいる前に、一般的にどういうふうに考えられるかということについて、ひと言でおっしゃっていただけますか。

連続変移の場合でも、その前の年につくったワクチンで免疫しておいて、かなり抗体があっても、その次の年の冬ですね、連続変移を起こしたウィルスが流行してくると、そのワクチンでせっかく高めておいた抗体も、全然役に立たない、そういうようなことがありうるということを、この図は非常によく示していると思います。

じゃ、その図3、4でその内容をこまかく説明していただけますか。

図3ですね、これは、一九七七年の一二月に、A／東京／1／77（H_3N_2）と、そういうウィルスが流行したわけですね。そのときに、このウィルスは、一九七七年の一二月に流行したんですけれども、その年に使ったワクチンは、この図の下から二段目に書いてある、A／熊本／22／76、こういうウィルスがはいったワクチンで、小中学生に予防注射しておいたわけです。で、その流行前に血液をとって調べたら、もちろん、ワクチンを注射してありますから、七六年の分離株に対しては、ある程度抗体があるわけですね。これは、点が、横の線から上にありますから、わかると思います。ところが、ワクチンを打ったために抗体が上がったと思って、よろこんでおったら、七七年の冬には、連続変移株なんですけれども、ちょっと違ったウィルスが出てきた。それで、調べてみたら、ほとんど抗体を持っている者がないということになっています。それは、この一つ一つの点が、横の線に非常に近いところに並んでいますので、わかると思います。……おわかりになったでしょうか。ここに横の線がありますが、この横の線に近いところに点が並んでいる場合には、抗体がないということです。

いちばん下ですね。

そうです。ところが、同じ学生の血清を、一九七五年だとか七三年に分離したウィルスで抗体をはかると非常に高いところにありますね。上の一段目とか二段目ですけれども……。その人たちの血清の中には、一九七三年だとか七五年、七六年に分離されたウィルスに対しては非常に抗体が高かったんだけれども、七七年に流行したウィルスに対しては抗体がなかったということですから、せっかく前から予防注射をくり返しておって、抗体価を高めておいたけれども、ちょっと抗原の変わったウィルスが出てきたら、もう、それに対しては抗体がないと、だから、こういう集団では、大きな流行が起こる可能性がありますよと、そういうことを裏付けているデータだと思います。

裁判長

今の表のいちばん左側に並んでいますね。それはちょっと読みにくいんですけれども、これは、マイナスがついているんですか。

これは、一六、以下、三二、六四……、そういう数字ですね。これは血液の中の抗体の量を調べるのに、血液を、一六倍から始めて、三二倍、六四倍……と、二倍段階で希釈しているわけですね。そして、たとえば、いちばん上のほうの、一、〇二四倍だとか、二、〇四八倍、それぐらい薄めても、ある反応がみられる場合には、その人は高い抗体を持っていたと判定します。

つまり、左側に出ている数字は、抗体の強さを調べるときの血液の希釈度を示す数値であると、こういうことですね。

はい。

それで、右のほうは。

抗体の保有状況ですね。

それを、点の高さによって示したと、こういうことになるんですね。

はい。で、いちばん右のほうに、その、テストした、あるいは試験に用いたウィルスの株を書いてありますね。

ということは、下のほうに書いてあるウィルスの株が新しく出てきた株と言っているわけですね。

そうです。ですから、この場合には、一九七六年に分離された株でワクチンをつくって接種しておいたわけですね。ところが、七七年に新しいウィルスが出てきて、それで調べてみると、ちっとも予防効果が期待できないということです。

その、図３に四つの表がありますね。いちばん下のほうの、Ａ／東京／１／77については、あまり期待できないようなふうに言われましたが、その上の三つはいいかげんのところに、高いところに出ているじゃないかというふうにも見えるんですけれども、どうなんでしょうか。

ところが、もう、その古い株は流行しませんから、せっかく免疫で抗体を上げておいても、役立たないわけです。

七六年に、その図３の脇に書いてある、Ａ／東京／１／77を予防接種したわけですか。

いや、これは、七七年の流行始まる前ですね。一九七七年の四月に血液を調べたわけですから、七六年の暮ごろにそのＡ／76を使って予防接種をしているわけです。

この図３の、Ａ／東京／１／77の予防接種に対して、この四つの表の右側に出ている、その、七三年に分離している株、七五年に分離した株、七六年に分離した株、それはいいかげんな抗体の数値を示すけれども、七七年になるとあまり成績がよくないと、これを言おうとしているということになるんですか。

いや、予防接種には、Ａ／熊本／22／76、それを使ったわけですね。

原告代理人（河野）

その、七七年四月には、この、上から三番目に書いてある、Ａ／熊本／22／76という、これを使ったワクチンを接種したわけですね。

そうですね。

それで、その年の冬に流行したのが、実は、Ａ／東京／１／77というウィルスであったということですね。

そうです。

その上に、一番目と二番目に、Ａ／東京／６／73というのと、Ａ／東京／２／75というのが出ていますけれども、これは前に流行したウィルスですね。

はい。

これは、そのワクチンを、いつの時点かに接種したというようなものでしょうか。

ただ、テストに用いたウィルスを……。

裁判長

図３の、Ａ／東京／１／77、これは流行したウィルスということですか。

原告代理人（河野）

七七年に流行したウィルスです。

近藤裁判官

この、それぞれについて抗体価を調べたわけですね。だから、予防接種したかどうかを問わず、七七年四月に検査した株は、この四つを調べてみたところ、この一欄、二欄、三欄については、これだけの保有率がみられた。だから、一から四段目、これを予防接種したかどうかを問わずですね。

はい。ですから、もし、ここで一九七七年の冬、一二月から、七八年にかけて、七五年だとか七六年、それと同じ株が流行すれば、かなり予防効果が期待できたと、ところが、実際は、七七という、また変わったウィルスが出てきてしまったので、せっかく予防注射をしたりなんかして、おいたけれども、全然予防効果が期待できなかったと、そう理解していただければいいと思います。

このＡ／熊本／22／76というのと、Ａ／東京／１／77というのは、連続変移の中であると思いましたけれども、これは連続変移の中でも大きな変移なんでしょうか。それともごく小さな変移なんでしょうか。

まあ、一応、連続変移となっていますけれども、かなり違っているようですね。

それから、この図で、左側に希釈度の数字が出ていますが、一般に予防効果が認められるためには、大体どのくらいの抗体価が必要なんでしょうか。

私たちが以前にインフルエンザを研究しておったころは、まあ、一二八倍ぐらいに血清を希釈して、なお反応が認められる場合には予防効果が期待できると、そう言われておりました。

そうすると、そういう点からみると、この図の３の四段目のＡ／東京／１／77についての抗体価の反応というのは、一六倍以下と……。

まあ、せいぜい三二倍ぐらいで、あまり期待できないということです。

つまり、これを通して言えることは、ウィルスの変移があった場合には、連続変移というものであっても、効果についてはあまり期待できないということでしょうか。

まあ、そうですね。そのことは、次の図５ですか、それにいちばんわかりやすく書いてあります。この図は前と同じようなんですけれども、左側には血清の希釈倍数が書いてあります。で、横のほうに個々の人について、抗体の上り具合を書いてあるわけですね。下の黒い丸がワクチン接種前にとった血液の抗体価、それから上の白い丸がワクチン接種後の抗体の価を示しています。そして、その黒い丸と白い丸を直線で結んでありますけれども、その棒が長ければ長いほど、ワクチンの効果があったと、そう解釈していいわけですね。で、この場合には、上の段はＡ／熊本／22／76、これはワクチンの中にはいっておったウィルスです。それと同じウィルスで測ると、これぐらい抗体が上がったことが、証明されるということですね。それを、一九七七年の一二月に流行したウィルスで測ってみますと、たとえば、黒い丸は、ほとんど、下の一六倍以下というところに並んでいますね。だから、おそらくこれは七〇パーセント以上が抗体がなかったということになります。それで、なかったんだけれども、七六年のウィルスで予防接種をしたら、少しは抗体が上がったということです。で、この数字を見て、連続変移があったけれども、前のワクチンが効いたと言う人もあるかもしれんし、そんなに上がっていないと反論する人もいると思います。しかし、黒い丸と白い丸がくっついていて、ほとんど抗体が上がらないというのがかなり多いように見受けられます。

その七ページのところに、筆者の武内さんは、「流行株であるA／東京／1／77株に対する抗体も約四〇パーセントくらいに上昇がみられ、ワクチンの予防効果がみとめられる」というふうに、評価をしていらっしゃいますけれども、これは、そうすると、必ずしも正しくないというふうに言えるわけでしょうか。

まあ、抗体が上がったという場合でも、一六倍なら一六倍、とか、三二倍に上がったと、それで流行を防げるだけの抗体が上がったと解釈していいのかどうか、そのへんのところは、ちょっと、最近、私、あまりこちらのほう、関係していないので、はっきりした結論は出しかねますけれども……。

近藤裁判官

七ページに、四〇パーセントくらいに上昇がみられ、というのは、少しでも上がったのも、全部入れて四〇パーセントということですね。

はい、そうです。

原告代理人（河野）

この場合、ここに武内さんが述べておられる予防効果というのは、抗体価が多少上がったものも全部含めて、予防効果が認められたというふうにおっしゃっているというふうに理解してよろしいわけですね。

いいと思います。

次に、ワクチンの液そのものの危険性について伺いたいと思うんですが、インフルエンザのワクチンというのは、他の予防接種に用いられるワクチンと違った特質があるんでしょうか。

インフルエンザワクチンは孵化鶏卵を使いますので、どうしても、ワクチンの中に卵の成分がはいってきます。卵というのは、私たちはしょっちゅう食べているものですから、知らないうちに卵にアレルギーになっている人も多いということで、あまり、われわれ、しょっちゅう食品として摂取するものから、つくったワクチンというのは、ワクチン製造の原則からすると好ましくないわけですね。それが一つあります。それと、もう一つは、インフルエンザワクチンを使うには、非常にたくさんの卵を使わなくちゃいけないわけですけれども、個々の卵について、この卵は雑菌がはいっているかいないかという、品質管理をすることが非常にむずかしいんです。それが、ほかの、たとえば破傷風とかジフテリアのワクチンの場合とは異なる点です。

そうしますと、それは、それぞれどういう危険性に結びつくわけでしょうか。まず、卵のアレルギーの可能性があるということをおっしゃいましたけれども、それはどういうふうな危険性をもっているわけでしょうか。

その話をする前に、卵を使ったウィルスあるいはリケッチャのワクチンでは、インフルエンザのワクチンの前に、黄熱のワクチンと発疹チフスのワクチンがあったんですね。で、黄熱のワクチンには、感染した鶏の胎仔を使うし、発疹チフスのワクチンには卵膜、そういうものを使った。こういうものはいずれも鶏の卵の成分が非常にはいっているので、非常にショックを起こしたりなんかして、ひどい目にあった歴史があるんです。そういうところへもってきて、今度は、インフルエンザウィルスというのは、孵化鶏卵の尿膜という膜がありますけれども、この膜を使って、そこにウィルスを増殖させて、尿膜腔の中に出てくる尿膜腔液、これは人間で言ったら胎児の小便みたいなものですけれども、そこからウィルスをつくらなくちゃいけないというようなことで、かなり、それを、広い範囲の人に使うということについては、アメリカのアレルギー学者から問題が提出されておったと思います。

それで、卵のアレルギーの問題なんですが、その点についてはどうでしょうか。

たとえば、卵のアレルギーといいますと、卵を食べると喘息を起こすとか、そういうようなことがありますけれども、インフルエンザウィルスは、さきほど言った孵化鶏卵の尿膜というところで増殖して出てくるんですけれども、その出てくるときに、その尿膜の成分を一度かぶって出てくるわけなんです。で、いかに精製しても、そのインフルエンザウィルスから卵の成分を除くということは、非常にむずかしいですね。ですから、もし、予防接種を受ける人が、卵の成分に対して、アレルギー性があるとか、そういうことですと、当然、局所発赤とか硬結あるいは、ひどい場合にはアナフラキシー様ショックとか、そういうことが起こることを心配しなくてはいけないですね。

もう一つ、その、雑菌の混入の可能性があるということでしたけれども、そういう雑菌の混入については、それが接種された場合にどういう反応が起きる危険性というものが考えられるでしょうか。

皆さんご存じと思いますけれども、鶏の卵が出てくる場所というのは、鶏の、卵管と腸管が途中で一緒になっているんですね。ですから、その卵の中に、腸管内の常在菌がはいってくる可能性があるんです。たとえば、卵を孵化してウィルスを接種するときには、多い場合には四〇パーセントぐらい雑菌がはいる、そういうようなことも言われています。そして、もちろん、それは、ワクチンの製造段階で、雑菌のはいったものは胎仔が死にますから、除外するんですけれども、実際問題としては、雑菌がはいっていても、それを、見分けがつかなくて、その雑菌のはいった卵からつくったウィルスもワクチンの材料として使ってしまう、そういうことがあります。そうしますと、その中に雑菌がはいっていますけれども、その雑菌というのは、たいてい、医者の専門語で言う、グラム陰性の桿菌と言いますけれども、そういうものは、内毒素というものを持っています。エンドトキシンと言うんですけれども、これは非常に重い病気を起こすことがあるので、アメリカのアレルギー学者たちは、それを非常に心配しているわけです。

甲第一〇二号証を示す

これは、福見秀雄さんの書いた論文ですが、その二九ページの二段目から三段目ぐらいのところに「ウィルス粒子以外の夾雑成分のうちにもまた関与するものがあるに違いないということである。……」これは副作用についてですが、それから、雑菌混入の可能性があり、それを除去しがたいということ、それから、電子顕微鏡でのぞくと、ウィルス粒子に混じって、細菌体の破片が看取される……、それから、四段目に「ワクチンで往々見られた副作用は、ウィルス粒子そのものではなく、精製の途次混入がとれないで残る夾雑物によるものである」というようなことが書かれてありますが、これは、今証人がおっしゃったような、ワクチン液自体の危険性ということと同じことでしょか。

そうですね。まあ、私、個人的な考えとしては、福見先生、よくこれだけのことを書いてくれたと思って、驚いていますけれども……。

他の、たとえば、破傷風のワクチンというようなものは、こういう心配というのがないわけなんでしょうか。

破傷風とかジフテリアのワクチンですね、そういうものをつくる段階では、その培養液の中に、破傷風菌以外のものは絶対にはいってはいけないわけですね。もし、破傷風菌以外の菌がその培養液の中にはいってきたら、それは全部廃棄しなくちゃいけないんです。で、おそらく、生物学的製剤の検定基準だとか、あるいは、それをつくる基準のところに、雑菌がはいってはいかんというようなことが、よそのワクチンについては書いてあると思うんですけれども、インフルエンザワクチンの場合には、それを書くと、すべてのワクチンが不合格になっちゃうので、それは書いてないんだと思います。

そうしますと、インフルエンザワクチンの製造については、他のワクチンとは本質的に異なった限界といいますか、問題があるというふうに伺ってよろしいわけですね。

そうですね。ワクチンの中で、もう一つ、種痘に使う痘苗ですね、あれも雑菌のはいらないワクチンというのはつくれないんですけれども、あの場合には、一ccの中に何個以下というような、決まった数字が出されていますけれども、そのほかに、皮下注射するワクチンでは、内毒素とかそういう雑菌がはいる可能性があるものというものは、インフルエンザワクチンだけだと思うんです。

次に、予防効果という点について伺いたいと思いますが、さきほど示した甲第一号証の一八にある発生数の表なんかを見ましても、インフルエンザの流行というのは、一向に、ワクチンの接種にもかかわらず、衰える気配がないというふうに考えられるわけですが、予防接種の効果というものは、どういうふうにして判定したらいいかということなんですが、まず、ワクチンがその免疫にとって、どういう意味をもっているかという点について、ごく簡単に説明してください。

ワクチンを注射しますと、抗体が上がると、それだけですね。しかも、血液の中の抗体が上がるということで、血液の中の抗体が上がれば、気道から直接はいってくるウィルスの侵入を防げるかどうかということも、いろいろ問題があるようですけれども、まあ、その次に流行してくる株が、ワクチンに使った株とまったく同じであれば、ある程度、効果は期待できますけれども、結論としては、ワクチンを注射するということは、血液の中の抗体を上げると、それだけがねらいですね。

その、血液の中の抗体価が上昇した場合に、インフルエンザに罹患しないとか、あるいは発症をおさえるということがはっきりしているんでしょうか。

それが、研究室内の実験段階と、実際の流行度はひどく食い違ってきちゃうんですね。たとえば、研究室内で実験するときには、あるワクチンを動物に接種して、そのワクチンと同じウィルスで攻撃するとか、あるいは、感染させてみますと、効くようにみえる。ところが、実際の状況では、ワクチンをやって、抗体をやっておっても、ワクチンと全然違ったウィルスがくると、そういうことで、効果が、期待もできるし、できないし、ということで、実際問題としては、非常にむずかしいところですね。結局、相手がしょっちゅう変わってくるものですから……。

そういう流行株という問題はあると思うんですけれども、仮にそれが一致した場合、血中の抗体価が上昇した場合には、そのウィルスについては罹患を防止するということは、はっきり言えるわけなんでしょうか。

まあ、それについては、アメリカのコーネル大学のシエルマンという人が、マウスでやった実験で、マウスの腹腔内にワクチンを注射して、マウスの血液の中に抗体をたくさんつくっておく、そのマウスに同じウィルスを感染させると、肺の中にいっぱいに出るというような報告もありまして、血液の中の抗体を上げるということは、気道の感染をはたして防げるのか、それも問題だと、そういうようなことを動物実験の段階で言う人もあって、一概には、抗体が上がったから、それで防げるんだとか、あるいは、抗体が上がっておっても、感染は防げないんだとか、そのへんのことは非常にむずかしい問題だと思います。

さきほどの甲第九九号証などで、抗体価が一二八以上ですか、になると、大体、感染をおさえるのではないか、予防効果があるのではないかということをおっしゃいましたが、そういう、予防効果があるという使う方は、そうしますと、血中の抗体価が上がっているということだけを意味しているのであって、それが完全に感染をおさえるかどうかという点については、必ずしも断言はできないということ、そういうふうに理解してよろしいわけなんでしょうか。

　そうですね。

ちょっと前後しますが、インフルエンザのウィルスというのは、感染した場合に、人体のどこについて、どういうふうにして繁殖するんでしょうか。

　主として、鼻、あるいは気管ですね、そういうところの繊毛上皮細胞、あるいはその他の上皮細胞に取りついて、その細胞の中で増殖します。そうすると、細胞が変性萎縮して脱落する、そのあとに小さい潰瘍ができるとか、あるいは、そういうときに強く鼻をかめば出血する、そういうことがありますけれども、原則として、気道の上皮細胞がおかされる、そういう疾患です。で、はしかだとか風疹のように、血液の中に積極的にはいっていって、あるいは、血液の中にウィルスがはいることが、その病気の性質に非常に重要だとか、そういうものではないんですね。上皮細胞が主としておかされる、そういう疾患です。

血中抗体価というのは、主に、どういう場合にその免疫のメルクマールになるんでしょうか。

　類縁の疾患ですけれども、はしかとか風疹のように、その病気の成立に、ウィルスが血液の中にはいっていくと、それが非常に重要なプロセスだという場合には、血液の中に抗体がある場合には、非常に予防効果がはっきりします。たとえば、ポリオの場合でもそうです。ところが、インフルエンザの場合には、血液の中に一度はいって、そこから、たとえば、鼻の粘膜の細胞に取りついて、それから血液の中にはいって、さらに気管のほうに移動するとか、そういう形の発病の仕方だったら、抗体に対して大きな期待が寄せられるんですけれども、気道の細胞だけを次々とおかしていくウィルスですから、血液の中の抗体を上げるということは、ある程度は役立つかと思いますけれども、それよりも、実際問題として言われていることは、気道の中に分泌されるＩＧＡという抗体が感染防御には必要なんだと言われております。そして、ワクチンによってつくられる抗体はＩＧＧといって、違った種類の抗体をつくっているわけですね。

そうすると、要約しますと、さきほどおっしゃったことは、そのワクチンによって、ＩＧＧはつくられるけれども、それがＩＧＡというのとどういう関係があるか、同じようにつくられるかということは明らかではないというふうに考えていいんでしょうか。

　ＩＧＡという抗体は、実際に感染しないとできにくいと、そういうふうに一般に言われております。

そうすると、現在、いろいろな論文で、予防効果があるとか、あるいは抗体価が上昇しているとかいうふうにして、ワクチンの効果というのが表現されていますけれども、それは、必ずしも、そのＩＧＡという、その、現実に免疫の効果が発揮されているかどうかという点とは、直接関係はないというふうに理解してよろしいわけですね。

　まあ、ＩＧＧを高めると、それに伴って、ＩＧＡがどれぐらいできるか、そういうことは実際問題として、なかなか測定できないので、くわしく調べられておりませんけれども、普通、常識的に言われていることは、ＩＧＧが主としてできるんだと、そういうふうに言われております。

その血中抗体価という面だけにかぎってみても、現在のインフルエンザワクチンというのは、予防効果が十分であるというふうに、一般に考えられるでしょうか。それとも不十分であるということでしょうか。

　まあ、満足していないことは確かなんですね。ですから、生ワクチンというのを、実験的につくられておるわけですけれども、あれは、生ワクチンの研究グループというのがいるわけです。しかし、最大の問題は、次々と抗原が変わる、それに対してどう対処するかとか、そういうことが問題だと思いますね。

甲第一号証の一六を示す

これの六〇ページ以下ですが、これは、大阪市大の松山さんとおっしゃる方の論文ですが、この方は、その論文の中で、現在のワクチンというのが、感染した人が、ウィルスを、仮に自分がワクチンによって発症しなかったとしても、他の人にうつすのをおさえることができないのではないか、つまり、ワクチンは、他の人への伝播というのを防止できないんではないかということを、その中で述べておりますけれども、そういう、いわば増幅をおさえる。あるいは流行をおさえるという意味のワクチンの効果という点について、これははっきり確認されているということはありますでしょうか。

　まあ、ワクチンが非常に効く場合には発熱をする者が減ったとか、学校を休む者が減ったと、そういうことで、ワクチンが効いたと判定しているわけですけれども、この人が指摘しているように、熱は出なかったけれども、鼻の中にウィルスがいて、それが学校に行ってくしゃみをしたり、咳をしたときに、バラまくという可能性が、ないとは言えないですね。たとえば、私自身の経験を言いますと、やっぱり、インフルエンザの流行期に、ちょっと寒気がして、鼻かぜみたいな状態になったんですけれども、このとき、ちょうど、私は、インフルエンザの迅速診断をしておったので、自分の鼻の細胞をとって、ウィルスを調べたら、鼻の中にたくさんいたことがあります。そういうことで、これは、私は病院にきておったけれども、ここで自分がくしゃみをしたら、ずいぶんウィルスをバラまいているなと、そう思ったことがありますね。それから、インフルエンザにかかって、三~四日休んで、元気が出て、研究所に来ているという、私の上司の人がいましたけれども、その人について、鼻の中を調べたら、鼻の細胞の中にインフルエンザウィルスがいっぱいいたのを確認して、それを写真とってありますけれども、そういうことで、ワクチンをしたために熱が出なかったと、だけど、鼻の中にウィルスがいたと、そういうようなことは、当然あってもいいと思います。それから、この人が書いているように、……これは園口先生という人が出したデータを引用しているんですけれども、血液を調べたら、ある期間で抗体が上がらなかったから、この人はインフルエンザにかからなかったと思っておった、ところが、そういう人からウィルスが分離できるとか、あるいは、病気じゃないと思って、学校へ来ておった子どもについて調べたら、いつの間にか抗体が上がっておって、その人もインフルエンザにかかっておったということが証明できた例があった、そういうようなことも書いておりますけれども、ぼくたちが、この人はインフルエンザにかかったかとかいうことは、血清診断とかそういうものを使いますけれども、それも限界があるので、この人はインフルエンザにかかっていないと思っておった人でも、ウィルスをまき散らしていることもありうると思います。

（以上　田　甫　力　弥）

原告代理人（広田）

午前中はインフルエンザのウィルス及びワクチン一般について、伺ったわけですが、これからはインフルエンザワクチンの乳幼児に対する接種を中心に伺いたいと思います。

乙第一七号証を示す

証人は昭和三二年以来わが国において三歳未満の乳幼児に対してもインフルエンザワクチンの接種が行なわれてきたということをご存じでございますか。

知っております。

それがこういう厚生省の公衆衛生局長の通達に基づいてなされたということもご存じですか。

はい。

で、その乳幼児接種が昭和四六年に、原則としてしないようにという通達が出されたこともご存じでございますか。

……。

やめられたのはご存じですか。

ええ、やめたことは知っております。

乙第二八号証を示す

これはインフルエンザ予防特別対策実施上の注意について、という防疫課長の文書ですが、ここには「乳幼児に対するインフルエンザ予防接種は、成人に比し重篤な副反応の発生の頻度が高いこと及びこれらの年令層はインフルエンザ感染の機会が少ないこと等にかんがみ、原則として予防接種の勧奨を行なわないよう。」とこう書いてございますけれども、そういうこともご存じでございますか。

別にこの法律の文章を読んだ覚えはありませんけれども、かねがね乳幼児に対するインフルエンザの予防接種をすることは危険であるということは思っておりました。

それを伺う前にワクチンのことについて若干補足説明をお願いしたいと思いますが、現在のワクチンと昭和四六年当時までのワクチンというのは、インフルエンザのワクチンですけれども、種類が違いましょうか。

ええ、現在のはいわゆるＨＡワクチンと言っておりますけれども、昔使っておったワクチンは、全粒子ワクチンですね、ウィルスが全部入っている全粒子ワクチンというものを使っておりました。それからその精製段階でシャープレス遠心機というものを使って、遠心沈澱いたしましたので、今までのとかなり違うと思います。

甲第一〇六号証の一を示す

この、表２、に書いてある形のインフルエンザウィルスが全部入っていたワクチンであったと、こういうことですね。

そうです。

そして、現在使われているのは、通称ＨＡワクチンと言われておりますね。

はい。

それはどういうものでございますか。

この図で、３、というところが、脂質膜と書いてありますけれども、それを脂質を溶かすくすり、それを使って、ここを溶かしてしまって、ウィルスをバラバラにすると。そしてＨ抗原、Ｎ抗原それだけが入ったワクチンにして使っておりますね。

そうすると、このＨ抗原、Ｎ抗原だけを取り出して使っていると。

はい。

なお、若干補足して伺いたいと思いますが、さきほど不連続変移と連続変移ということについてご説明いただきましたが、抗原の違いというものは、その不連続変移ではどういうことになるのでしょうか。というのは、たとえばＨ抗原がH^0からH^1に変わったと、あるウィルスが、としますね。違うウィルスが出てきちゃったと。そうすると、それはその不連続変移なんでしょうか、連続変移なんでしょうか。

細かい技術的なことはわかりませんけれども、こういう抗原分析をするのには、そのウィルスでモルモットだとかにわとり、そういうもので免疫して抗体を作ります。その抗体を測定するときに、使ったウィルスの株によって抗体価と言いますが、それが非常に違うのですね。その差が非常にひどいときには、あるいはあるものはH^0としたりH^1としたりしていますけれども、まあ結論を言いますと、あるウィルスで作った抗体ですね、それに対する反応の仕方が非常にこうずれている場合に、H^0とかH^1とか、そういうふうに分けて行くのだと思います。

ずれが大きいと、抗原の種類も違うというふうに考えるわけですか。

そうですね。

そうすると、そのずれが少ないと抗原は同じであると。

ええ、あるいは似ていると。

たとえば、H^1ならばH^1で同じであると、そういうふうに考える。

ええ、たとえばH^1の中の連続変移だとか、こういうふうに考えている。たとえばある株で免疫した血清に対して、その同じ免疫したウィルスを使って調べると二、〇四八倍まである反応が出るというときに、その次のウィルスでやってら五一二倍まで反応があったと、そういう場合には連続変移の範囲内のものだとか。それから、あるウィルスに対しては二、〇〇〇倍とか四、〇〇〇倍薄めても反応するのに、別のウィルスをやったら、一六倍でも反応しないと。そんなようなときには不連続変移とか、そういうふうにするわけですけれども。

そうしますと、もう一度簡単にお答えいただきたいのですが、H^0、H^1、H^2、H^3と、こういうふうに抗原の型があるというお話でしたが、これは何により、どういうふうに区別したものなんですか。

僕も詳しい技術的なことはわかりませんけれども、いずれにしても、まあ簡単に言ってしまえば、抗原性が非常に変わるということなんですけれども、その表現の仕方がちょっと説明が難しいと思いますけれども。

ああ、そうですか。ようするにこの突起の形が違うと。

形と言いますか、性質ですね。

性質が違うのですか。

はい。形は余り変わりがないと思います。

そうすると、性質が違ったら、H^0、H^1、H^2と、こう分かれてくるわけですか。

はい。

そうすると、単純に考えれば、たとえばH抗原がH^0からH^1に変われば、これは不連続変移であると、こういうふうに考えてよろしいわけですか。

はい、そうですね。

そして、連続変移というのは、H抗原もN抗原も、型としては同じであると。たとえばH_2、N^2ということと同じであるけれども……。

反応の仕方が……。

その中で違ってくる。反応の違いであると。こういうふうに考えてよろしいわけですか。

はい。

ところで、さきほど全粒子ワクチンからHAワクチンに変わったというお話でございましたけれども、そのワクチンの持つ副作用という点では、全粒子ワクチンとHAワクチンではどういうふうに違うのでしょうか。

あの、全粒子ワクチンの場合には、表2図に書いてありますけれども、4、の、膜または基質蛋白質というものがありますね。それから核蛋白5、で示してありますけれども、そういうものが入っておって、ですからその3、の脂質膜ですか、こういうふうになると、3、4、5ですね、これ自体がある程度毒性があると、そういうことが言われておるわけなんです。で、インフルエンザウィルスのウィルス自体が持っている毒性というのは、この3、4、5、この辺の物質が関係するらしいということがだんだんわかってきたので、それを除くということが、HAワクチンの作り出されたきっかけなんですね。

そうすると、毒性としてはHAワクチンのほうが少ないと、こう考えていいわけですね。

そうですね。

副反応もHAワクチンのほうが少ないと。

ええ、実際は少なくなっていますけれども、最近読んだ論文では、少ない、少ないとは言っても安心はできないよ、といったようなことを書いておった論文もあります。

また、午前中のご証言の補足になるわけですが、そうしますと、ワクチンを接種することによって生ずる副反応が生じますね。

はい。

その副反応というのは、その全粒子ワクチンの場合を考えていただきたいと思うのですが、そうするとウィルスそのものがこれは異種蛋白なんですね。

そうですね。

そうすると、異種蛋白を体内に入れることによって、副反応が生ずる危険がありますね、そうでしょうか。

それはもう医学の常識で、異種蛋白質あるいは生物学的製剤ですね、そういうものを人体に入れるときには、まあ一万人に一回か一〇万人に一回かわかりませんけれども、必ずそれは起きることだから、用心しなければいけないということは医学の常識です。

甲第七一号証の九二ページを示す

これは証人の書かれた論文ですが、ここの九二ページの五―1、というところに書いてあるのは、そういうことでございましょうか。

そうですね。あのワクチン製剤薬すべて劇薬扱いになっております。

そうしますと、午前中のご証言によると、そのワクチン自体以外に雑菌が入る可能性があると、こういうお話でございましたね。

　ええ、それは福見先生の論文に書いてありました。

証人もそう思われますか。

　はい、それは実際にインフルエンザヴィルスの実験を長いことやっておったもので、痛感しておったことです。

そうすると、そういう雑菌からも副反応が生ずる恐れがありますね。

　そうですね。そして、インフルエンザワクチンを造るために原材料からいろいろな精製過程を経てワクチンが出来ますけれども、その間に入った雑菌を除くことが不可能であるというようなことを福見先生が言っておられますけれども、確かにその通りだと思います。

そうすると、雑菌はどうしても少しは入るということですか。

　はい。

そのほかの夾雑物というものがあるわけですか。

　その場合、やっぱり玉子の成分ですね。

ようするに、ふ化鶏卵で培養するから。

　たとえば、漿尿膜の細胞成分ですね、あるいは破片そういうものが入ってくる可能性があると思います。

そうすると、そういうものによっても、副反応が生ずる場合も考えられましょうか。

　まあ、主役はやはりウィルス自体と、それから混入した細菌あるいはその細菌の内毒素ですか、そういうものが主ですけれども、玉子の成分というものも必ずこれは入ってくると思います。

甲第七一号証の九二ページの、インフルエンザワクチンの特有の問題というのが今おっしゃったようなことが書いてあるのでございましょうか。

　はい、そうですね。

もう一度確認したいのですが、ほかの不活化ワクチンは雑菌が入っていないというお話をなさいましたね。

　はい。

それはその通りでいいわけですか。

　あの、たとえば破傷風のワクチンですと、破傷菌を培養して造りますけれども、その途中でよその菌が入ってきたら、みんな廃棄しなくちゃいけないのですね。

ほかのワクチンはどうでしょうか、たとえば百日咳ワクチンとか。

　みんな同じようにそういうきびしい条件が付けられております。

どうしてインフルエンザだけそういう条件が付かないのですか。

　それを付けるとワクチンの大量生産ということができなくなってしまうのですね。研究室内で少人数を相手にしたワクチンならば非常にこう無菌性のものとか、そういうのを造る可能性がありますけれども、何千人、何万人という人に使うワクチンになると、そういう品質管理がインフルエンザヴィルスの場合には不可能なんです。

ほかの不活化したワクチンでは可能なんですか。

　そうですね、ほかのワクチンでは可能です。

そうしますと、インフルエンザワクチンはそういう危険が増長されるということを覚悟の上で接種されていると考えていいわけですか。

　あの、目的としたウィルスのほかにいろんなものが入っているということは覚悟の上なんでしょうね。

ところで、乳幼児に対してワクチンを接種する、これはどのワクチンでも、これは一般的に伺うのですが、それはほかの年齢層の人に対して接種する場合と比べて危険度はどうでしょうか。

　まあ、乳幼児というのは、非常に抵抗が弱いとか、ちょっと熱を出したくらいでもけいれんを起こすとか、いろいろなことがありますので、予防接種というのは、非常に慎重にやらなければいけないと思います。で、それは即ち裏を返せば、ある程度危険は付き物だということですね。

その乳幼児とほかの年齢層の人を比較したら、どうでしょうか。

　たとえば、アメリカ辺りでは、よくインフルエンザワクチンというと、軍人だとか、大きな企業でやっておりますけれども、そういう人にやる場合と乳幼児にやる場合では、もう危険度というのは、非常に格段の差があると思います。

乳幼児の危険度のほうが高いわけですね。

　そうですね。

なぜそうなるのか、もう一度ちょっと簡単に言って下さい。

　なぜと言われても、その原因ははっきりわかりませんが、たとえばアメリカのベルという人たちがやった報告によりますと、その当時市販されておった……。

ベルの雑誌の論文でございますね。

　はい。

それはあとで伺いますが、それじゃ、ほかのワクチンに比べてインフルエンザというのはどうでしょうか。さきほど言われたように、夾雑物が入ったり、雑菌が入ったりする可能性があるわけですね。

　はい。

そうすると、ほかのワクチンに比べて、より危険であるということは言えないのですか。

この、発熱の頻度が高いと思いますね。

実際にそういうデーターがわが国にありましょうか。

わが国の報告は余り調べたことがありませんけれども……。

わが国には、そういう危険性の実際データーですね、そういうものは余り多くないように私ども調べた感じでするのですが、証人ご自身は如何でございましょうか。

私内科医なものですから、余り小児科のほうの論文を読まないので、気が付きませんけれども、前に入っておったインフルエンザワクチンの研究会ですね、その席上で、今度のワクチンは非常に発熱が多かったとか、そんな話は時々聞いたことがあります。

国のレベルとか、あるいは厚生省がだれかに委託して、きちんとしたそういう危険性のデーターというのを捜しているということは、お聞きになったことがありますか。

ありません。

甲第六二号証の一四五六ページを示す

これは、「予防接種の副作用とその対策」という標題の論考の一部ですけれども、その中で塚越広さんという人が書かれたもので、これはご覧になったことがございましょうか。

はい、見ました。

で、この中には、神経系の障害を生じた年齢として、イ・ワクチンについては、イ・ワクチンというのはインフルエンザですが、二歳以下が二四例中一三例あったと書いてありますね。

はい。

その内、一一例は一歳以下であったと書いてありますね。

はい。

甲第七〇号証を示す

これは木村教授の論文ですが、これはもうお目を通したことがありましょうか。

ええ、あります。

その三三二ページをご覧下さい。その表18によりますと、インフルエンザワクチンで、ショック・急死が四、脳症が二五、こういう数字が出ておりますね。

はい。

そして、その少し下の「V、インフルエンザワクチンの副反応」というところでは、乳幼児に接種する時、脳症や急死などが生じやすかったと考えられると、こう書いてありますね。

はい。

甲第一〇七号証を示す

この論文を見たことがございますか。

これはずっと前に見ております。

なんという雑誌に載っておった論文でしょうか。

アメリカンジャーナル・オブ・ハイジーヌというアメリカの衛生学雑誌ですね。その雑誌の七三巻で一九六一年の論文ですね。

で、著者がベルという人が一番最初に書いてございますね。

はい。

ベルや、そのほかの人たちと、こういうことになるわけですね。

はい。

これは、どういうことが書いてあるのでしょうか。

まあ、このインフルエンザワクチンをかなり長年やっておりまして、そのときの副作用についてまとめた論文です。

その前に、ちょっと伺いますが、この雑誌というのはどういう系統の雑誌なんでしょうか。

この論文が書かれたころは、微生物学あるいは公衆衛生だとか、伝染病そういうものに関しては非常に権威のある雑誌で、最近は名前を変えまして、アメリカンジャーサル・オブ・エピデミオロジー、疫学雑誌となっておりますけれども、依然として非常に権威のある雑誌です。

アメリカの雑誌ですね。

はい。

このベルという人はどういう人でしょうか。

アメリカの、まあ日本で言ったら、国立予防衛生研究所、そういうものに類する研究所で、ウィルス性疾患の予防だとか病因の分析、そういうことをやっておった人です。

有名な学者なんでしょうか。

はい、この人の論文は度々目にします。

それで、内容について伺うのですが、インフルエンザワクチンによって生ずる副反応について書いたものですね。

はい。

その副反応について、この論文はどういう種類に分けているか、ご説明願えませんでしょうか。

この論文は、インフルエンザワクチンというのは、普通僕たちが使っているのは、液状ワクチンですね。で、これは効果の持続期間が短いので。

液状というのは。

水溶性ですね。それで油を加えて、溶けにくいようにして、抗体の持続期間を長引かせると、そういうことを目的にした実験の中の、その間にいろんな副作用のことを調査をしているわけです。そのときに、対照実験として、普通の市販の液状ワクチンを使ったわけですね。

そうしたら、その副反応を大きく分けて、局所反応と全身性反応に分けて調べております。で、特に全身性反応では、液状ワクチンを五歳以下の子供に使うと、非常に副反応が多かったと、それがまあ結論でございます。

ここでは、全身反応とそれからアレルギー反応と、それから局部反応と、こう分けていませんでしょうか。

そうですね。

一五三ページをご覧下さい。ここにもありますね。

まあ、アレルギー反応というのは、注射した局所に発赤ができるとか。

それで、そういう反応に分けまして、全身反応については、乳幼児に関してどういうふうに書いてあるのでしょうか。

まず、一番の目安になるのは、高い熱が出たかどうかということで調べております。それが、液状ワクチンで、五歳以下の子供の場合には、四〇パーセント近くもあったということです。

それは何ページに書いてありましょうか。

一五二ページに、図2になって示されております。

ここでは、いろんなワクチンが使われているようなんですが、この四〇パーセント以上の人が発熱をしたということが書いてあるというお話でしたね。

はい。

そのワクチンというのは、どういうワクチンですか。

それは、その当時日本なんかでも使っておった多価ワクチンと言いまして、インフルエンザのA型とかB型とか、いくつも入ったワクチンです。

そして、水溶性のワクチンですか。

はい。ですから、そのころ一般的に日本とかアメリカで使われておったワクチンと同じものと考えてよろしいと思います。

そのワクチンについて、乳幼児に打ったら四〇パーセント以上の発熱反応があったと、こう書いてあるわけですか。

はい、そうです。

そうすると、発熱を伴わない反応を加えると、それ以上になると。当然そうなりますね。

ええ、そうですね。

そのワクチンの量に関しては、どうなんでしょうか。

使った量は、成人に使った量の四分の一を使ったというふうなことが書いてあるのですがね。四分の一を使ったと書いてありますか。


はい。

その、一五〇ページの表1、というのをちょっと見て下さい。ここでは、三歳未満の人たちは、一二五ccAユニットと書いてありますね。

はい、そうですね。

四歳から一二歳が二五〇ccAユニット。

はい。

成人はいくらでしょうか。五〇〇ccAユニットでしょうか。

そうですね。

そういうワクチンの量は、日本で四六年以前に使われていた量と比べてどうなんでしょうか。

日本では大体成人の一回量が三〇〇ccAユニットですから、多かったと思いますね。

日本の乳幼児の場合はどうでしょうか。

日本の場合よりも少し多かったと思いますね。

多かったというのは、このベルの論文に書いてある量よりも多かったということですか。

いや、ベルたちの論文で書いてある数字のほうが日本でやっている量よりも多いようですね。

日本はどのぐらいだったかご記憶でしょうか。

日本では、普通子供にどれくらいやっておったか覚えておりませんけれども、成人の量のやはり四分の一……、まあ年齢に分けておりましたけれども……。

ちょっとそれはご記憶がないですか。

はい。

今お示ししたような論文から見ますと、乳幼児に対する接種の危険というのは、ようするに副反応が多いということがわかると思うのですが、そのほかに、乳幼児に接種することは、ほかの年齢層に接種するのと比べて危険であるというような理由がありましょうか。

この、最近の知見によりますと、インフルエンザワクチンを打ったときに、高い熱が出ると。

それは、インフルエンザウィルスに対して抗体のない人のほうが高い熱が起き易いと、そういうようなことも書いてあるのですね。ですから、子供だとほとんどウィルスに対して抗体がありませんから、どんな種類のワクチンを打っても高い熱が出るということも推定されると思うんです。

あの、こういうことはどうでしょうか。一旦副反応が生じた場合に、乳幼児の場合は、ほかの年齢層の人に比べて、手当がしにくいということがありましょうか。

それはそうですね。

それはどういうことからでしょうか、ちょっと簡単に説明して下さい。

ちょっと熱が出るとか、そういうことだけでも、けいれんを起こす人があったり、あるいは血圧が下がったというようなときに、輸液（点滴で静脈内に輸液）をするというような場合には、血管が細くて非常に入れにくいと。それから、意識不明になったりなんかしますと、吐いたときに物を気管の中に呑み込んでしまうとか、そういうようなことがあって、とにかく大人に比べたら非常に治療がしにくいですね。

そうしますと、午前中の証言で、ワクチンの効果についてのお話をしていただきましたし、それから乳幼児には、乳幼児の感染罹患率は、ほかの年齢層に比べて少ないというお話も伺ったわけですが、今の危険性の点も含めまして、証人は乳幼児にインフルエンザワクチンを毎年接種する、そういう合理的な理由があるというふうに考えましょうか。

まず、集団生活をするとか、そういう特殊な条件にない限りは、余り感染の機会がないということと、罹かってもよく看護してやれば重くならないで済むと、そういうことから、強いて効果が余りはっきりしないとか、抗原性が変わって、せっかくやったワクチンが意味をなさないとか、そういう定評のあるワクチンをやる必要はないと思います。

証人はそうお考えになる。

はい。

その、乳幼児からほかの年齢層の人に感染をさせる危険があるということはないのでございましょうか。それも考えられませんか。

まあ、乳幼児で家の中に寝ている子供が感染源となってよその人に迷惑をかけるとか、そういう頻度は非常に少ないと思いますね。

そうすると、社会全体をインフルエンザから防衛をするという見地から見ても、乳幼児に接種する必要性はないわけですね。

ないと思います。

今、証人は乳幼児にはワクチンを接種する必要はないというご意見を述べられましたが、日本のワクチンの専門家の人たちの中では、どういう意見が多いのでしょうか。乳幼児接種は必要であるという意見が多いのでしょうか。証人が接している限りでの感想なり意見をおっしゃって下さい。

あの、いろいろ小児科の先生に会って話をしていますけれども、まず第一にこのワクチンは効くのだろうか、とか、価値があるのだろうかと、その点でもう話がストップしてしまって……。

大体そういう方が多いですか。

はい。

甲第七三号証を示す

これは、多ケ谷さんという方の論文ですが、ご覧になったことがありますか。

まだ見たことはありませんけれども、この多ケ谷先生はよく知っております。

その一八二九ページを見て下さい。「5、インフルエンザ」というところですが、右側の欄の下から一〇行目辺りですが、「幼稚園児や小、中学校生徒に集団的に予防接種を行なうことには疑問を懐く人も多い。このような集団接種はインフルエンザの流行が小、中学生などを介して増幅されて大きくなることを防止するためと言われているが、インフルエンザワクチンの集団接種により、このような効果があったという明確な成績は示されていない。」そう書いてありますね。

そうですね。

これも批判的な論文ですね。

はい。エディトリアルです。

これは、小・中学生のことを書いてありますが、乳幼児についてももちろんこういう意見は当てはまるわけですね。

そうですね。

甲第七四号証を示す

これはご覧になったことがありましょうか。

いや、見たことはありませんけれども、加地先生とはしょっちゅう会って話をしております。

それから、この先生の書いたほかの論文は見ております。

この一番最初の八七八ページの右に表が書いてあって、その下に「ただし、三才未満の小児では、他の年令層にくらべて、ワクチンの副作用が強くあらわれることがあるので、実施する場合には、慎重に、個人的に接種を行ない、集団接種の場で接種を受けることはさける。」と書いてありますね。

はい。

で、「小児は感染をうける機会も少なく、また罹患しても、他へ流行を拡大する感染源としては、学校における学童ほどの役割を演じないことを考慮すれば、特別の場合を除いて、必ず接種を受けねばならぬとする理由はない。」と書いてありますね。

そうですね。

先生がお会いになっている加地先生もやはりそういうご意見ですか。

はい。

今度は、諸外国のことについて伺いますが、諸外国で一律的にインフルエンザワクチンを接種しているという例がありましょうか。

私は過去二十数年間、まあインフルエンザ関係の論文をずっと目を通しておりますけれども、そういう論文は一つも見たことはありません。

そうすると、論文ではなくて、各国でどういう実施体制になっているか、ということを伺うのですが、乳幼児に接種している国をご存じでございましょうか。

まあ、特殊な、さきほど挙げました既存疾患がある子供ですね。

そういう方は別にして、一般の乳幼児に対しては、どうでしょうか。

ですから、乳幼児でも、そういう既存疾患のある、たとえば先天性の心臓病があるとか、そういった人に対して、やったという論文はありますけれども、健康な子供には余りやったようなことは聞かないですね。

イギリスではどうでしょうか。

イギリスでは、最近散発的に論文で、寄宿学校にいる子供とか……。

乳幼児一般についての結論だけで結構なんですが。

あんまり乳幼児に一般的にやるということは書いていないですね。

やっていないですか。

はい。

それはどういうことでご存じですか。たとえば、向こうの学者から聞いたとか。

去年イギリスに行って、ワクチンの研究をしている人たちと話をしてきたのですけれども、結論はそういうことでした。

その結果、イギリスでやっていないことはご存じですね。

はい。

フランスではどうでしょうか。

フランスでは、論文で見る限りではやっておりませんね。

西ドイツではどうでしょうか。

西ドイツでも、いろいろワクチン関係者の人たちに会って話をしましたけれども、子供に集団接種というのは聞いたことがありません。

オランダではどうでしょうか。

オランダの文献は、直接には余り見ておりませんけれども、大体ヨーロッパは一応みんな同じだと思います。

スエーデンはどうでしょうか。

スエーデンでもそういうことはやっておりません。

それは何か特に……。

スエーデンは去年別な学会で行ったときに、いろんな細菌学者や免疫学者に会って話を聞いたり、それからスエーデンで発行されたインフルエンザ予防に関するシンポジウムの記録からそういうことを知っております。

アメリカではどうでしょうか。

アメリカも同様ですね。

乳幼児接種は一般的にやっていないですね。

はい。

カナダではどうでしょうか。

同じです。

それも論文か、あるいは学者の話からご存じなんですか。

はい。カナダのことは雑誌と、それから去年一人ワクチンを実際製造担当していた方に会って確認してきました。

それでは、今挙げたような国では、インフルエンザワクチンというのは、どのように利用しているのでしょうか。

午前中に話をしましたけれども、一般の人の場合には、既存疾患のある者、その他軍人だとか、大きな企業で、会社員が集団的に休まれては困るとか、そういう所ですね。あるいは、消防署だとか、バスと電車の運転士、郵便配達夫だとか、そういうものにやると言っています。

もう一度整理しますけれども、既存疾患のある人はインフルエンザに罹ると死亡の危険があると。だからインフルエンザから防衛しなければいけないと。その個体を防御しなければいけないと、そういう思想ですね。

そうです。

そうすると、今おっしゃった軍隊とか消防署とか、そういう所で打つのはどういう理由なんでしょうか。

軍隊は、たとえばもし戦争があったときに、みんな風邪を引いて休むと困るということですね。それからバスの運転士だとか、電車の運転士が集団で休まれると、社会生活ができなくなると、そういうことですね。

そうすると、いわゆるハイリスクグループと、それからまあインフルエンザが蔓延することによって社会的機能が損われると困るという仕事に従事している人、そういう人に打つわけですね。

そうですね。

諸外国ではなぜ乳幼児接種を実施しないのでしょうか。ちょっと証人の理由をもう一度整理をして、ご存じの理由をおっしゃって下さい。

一つは病気がそれほど重くないということですね。ようするに良性であると。

はい。

ほかの病気を併発しなければ、何日か寝ていれば治るということですね。

はい。それから、ワクチン自体に余り効果を期待できないということ。さきほど言ったように、抗原性が非常に変わり易いとか、抗体が上がってもせいぜい二、三ケ月しか持続性がないとか、そういうことですね。それからもう一つはワクチン自体の問題で、まあ平凡な言葉を使いますと、インフルエンザワクチンというのは、きれいなワクチンじゃないということで表現されておりますけれども。

ようするに、副反応が多いという意味でしょうか。

ワクチン製造過程で夾雑物が入ってくるのを防げないということですね。それからさっき言ったように、一つのワクチンを造るのに何万個というようなたくさんの玉子を使いますので、個々の玉子について、品質管理が十分にいかないということですね。

十分にいかないとどうなるのでしょうか、副反応が多いということでしょうか。

それにつながるということです。

それからもう一つ、こういう理由はないのでしょうか。仮にインフルエンザに罹かっても、さきほど言ったように、治ってしまうと重篤な後遺障害はないと、こういうことですね。

そうですね。

それから、ほかにも午前中お話いただいたように、同じような症状を呈する病気はたくさんあると。

はい、一年間に五回か六回風邪を引いて、その中でインフルエンザによるものは一回あるかないか、せいぜい二年に一回ぐらいだと。二年に一回ぐらいしかない病気のために、しかもワクチンの有効期間が二、三ケ月しかないものを、毎年毎年やるのは意味がないではないかと、そういうのが欧米の人たちの考え方です。

欧米にもこの乳幼児に一律に接種したらいいじゃないか、という意見を言う学者はいるのでしょうか。証人はさきほど、インフルエンザに関する論文にずっと目を通していらっしゃるというお話でしたが、どうでしょうか、そういう学説に会ったことがありましょうか。

そういうことはないですね。それは、一番良い例が一九七六年にブタ型インフルエンザが出てきて、これは全米で流行するかもしれないということで、フォード大統領の命令で、全米の人にブタ型インフルエンザワクチンをやったときに、一五歳か一六歳以上というようなことになっておりますね。で、乳幼児は除いております。そのことが示すように、乳幼児にまでインフルエンザを防ぐために、ワクチンを接種せよということを強力に主張する人はいないと思います。

甲第一〇八号証を示す

これも横文字の論文ですが、簡単にこの論文の意義について説明を受けたいと思いますが、これはイギリスのブリティシュ・メディカル・ジャーナルという雑誌の一九五八年に出た論文ですね。

はい。

さきほど証人は、エディトリアルとおっしゃいましたでしょうか。

はい、そうです。

それについて、お話になりましたけれども、そのエディトリアルでしょうか。

そうですね。

そのブリティシュ・メディカル・ジャーナルというのは、どういう類の雑誌ですか。

日本で言うと、日本医師会雑誌と日本医事新報と合せたような雑誌で、非常に権威ある雑誌ですね。そしてわれわれ医者は毎週毎週必ずこの雑誌だけは見逃さないで読んでおくと、そういうことを勧められている本です。

毎週というと、週刊誌ですか。

週刊誌ですね。

それには、インフルエンザワクチンについて書いてあるわけですが、一番最後の数行についてなんと書いてあるか、ちょっと要旨を簡単におっしゃって下さい。

ワクチンを使った場合に、うまく行けば罹患率を三分の一ぐらいに減らすことができることもあると。だけれども、その罹患率を三分の一に減らすために、あるいは自分自身がインフルエンザにかかるチャンスを三分の一に減らすために、針を刺されることを我慢するかどうかということは、個人的な選択の問題であって、国とかあるいは町とか、そういう単位で一律にやるべきものではないと。そのようなことを言っておりますね。

一九五八年というのはどういう年でしょうか。

これは、一九五七年がアジア型インフルエンザウィルスが出てきたので、五八年にはかなり流行があって、非常に問題になった年ですね。

そういう時期の論文ですね。

はい。

甲第一〇九号証を示す

それは、なんという雑誌でしょうか。

この雑誌はアメリカ医師会雑誌と言って、この雑誌も僕たちは毎週必ず目を通している雑誌です。

これも証人はご覧になったことがありますね。

はい。

これは、一九六二年の雑誌のようですが、ここにはインフルエンザワクチンについて、インフルエンザワクチンはどういうふうに利用するか、ということについて、どういうふうに書かれておりましょうか、簡単におっしゃって下さい。一二ページの辺りだと思いますが。

やはり、この論文の論調もインフルエンザ予防接種をするには、いわゆるハイリスクですね、病気にかかったら困るような人、そういう人たちにやれと、そういうことで、ハイリスクというのは、どういう人たちか、ということを詳しく説明してあるわけです。

これは、どういう著者でしょうか。

この著者は、アメリカのミシガン大学のウィルス研究室のデイブンポートという人なんですけれども、この方は長いことインフルエンザのことを研究しておって、日本の福見先生、それから熊本にいる園口先生とか、そういう方が非常に面識のある方で、日本にも度々来られたことがあります。で、ウィルス性呼吸器系疾患については、長いこと論文を出して、日本の人とも交流の深い方です。

甲第七一号証を示す

証人がこの論文の一番最後の引用文献として、3）に挙げてあるのが今示した論文ですね、甲第一〇九号証ですね。

はい、そうです。

甲第一一〇号証を示す

これもさきほどの甲第一〇八号証と同じように、ブリティシュ・メディカル・ジャーナルですね。

はい。

これもエディトリアルでしょうか。

そうです。

これは、一九六八年、さきほどの雑誌の一〇年後のものだと思いますが、それにはやはりインフルエンザワクチンの利用について、簡単に言うと、どういうふうに書いてありましょうか。

これは、時期的に言いますと、ホンコン型のインフルエンザウィルスが出現した年ですね、一九六八年ですから。で、最後のところに、現在市販されているワクチンを非常に広範囲な人たちに使うということは、特別なハイリスクグループの人以外には余り勧められないと。そんなようなことが書いてありますね。

なぜ勧められないと書いてありましょうか。

大体論文の調子というのは、前のと同じなんですけれども、個々の効果の点だとか、抗原性のウィルスとか、そういうようなことが基本になっていると思います。

甲第一一一号証を示す

これは、ランセットという雑誌ですね。

そうですね。

これはどういう雑誌でしょうか。

この雑誌もイギリスで非常に歴史のある雑誌で、もう発行されて一〇〇年以上もたっている有名な医学雑誌ですね。

そこには、インフルエンザワクチンについてなんと書いてありますか。これも一九六八年ですね。

はい、この場合にも結論のところでは、アメリカの公衆衛生当局者の勧めに従って、ハイリスクの人でもしインフルエンザにかかったら死にそうな人、そういう人にやったらどうか、というようなことが書いてありますね。

甲第一一二号証を示す

これはどういう雑誌でございましょうか。

これはスカンジナビア半島の諸国で出している医学雑誌の中の特集号なんです。で、その雑誌の編集者たちがスエーデンで予防医学に関するシンポジウムを開いたのですね。そのときに招待されて、ニューヨークのマウントサイナイ大学のキルボーン先生という方が行って講演したときの記事が載っております。

キルボーン先生というのはどういう方なんでしょうか。

この先生はインフルエンザウィルスの遺伝だとか、あるいは掛け合せ、そういうことを研究している人で、私自身がインフルエンザ研究の手ほどきを一九五二年から五四年まで受けまして、その後は日本でも、公衆衛生関係だとか名古屋大学だとか、いろんな所から行って、たくさんの人がその先生の所で学んでおります。

七六ページの右側の欄にキルボーン先生のインフルエンザワクチンについての意見が載っていると思いますが、そこを簡単で結構ですから、要点だけおっしゃっていただけませんか。

これは、その先生の講演が終ったあと、質疑討論に入って、スエーデンのノールビーという方が、たとえば、企業なんかでインフルエンザによる被害を少なくするために、インフルエンザ予防接種をすることについて意見を聞いているわけです。それに対する答えの中で、私自身がこれを読んで、一番びっくりしたのは、毎年毎年インフルエンザの予防注射をすることは、「アブサード・アンド・ウロング」と書いてありますけれども、馬鹿げておって間違っていると、随分きついことを言ったなと思ってびっくりしましたけれども、そういうような表現を使っております。まあ、この先生はインフルエンザ予防接種に対しては関心を持っているのですけれども、その先生がそういうことを言っているわけです。この先生は大変おとなしい人で、こういうきつい表現を使わない方だったと思っておりましたが、こういう表現を見て私自身も少しショックを受けたんですけれども。

（以上 村田淳一）

原告代理人

ちなみに毎年毎年インフルエンザワクチンを小さい時から打って行くということについて将来何か、弊害が出て来ることはないんでしょうか。

現時点ではあまり大したことないといっていますけれども、たとえば厚生省が勧める通りに、幼稚園で二年間、小学校で六年間、中学校で三年間合わせますと一一年間、毎年二回ずつやりますと二二回インフルエンザワクチンを注射されることになります、そうしますと将来は大人になっていろんな病気ができて来る、でその時点になってどうしてもインフルエンザウィルスを打けなくちゃいけないという時になってたまたまそれを打ったらショックを起こすとかそういう生地を作りかねないということ保証できないです。

ショックを起こす生地ができかねないということですか。

そうです。

そういう点からもワクチン接種というのは好ましくないといえるわけでしょうか、小さい時からのワクチン接種は。

そうですね。

それでは今度は学童の接種について簡単に伺いますが、諸外国では学童に対して、毎年毎年インフルエンザのワクチンを接種するということは行われているんでしょうか、いないんでしょうか。

私が調べた範囲ではそういうことをいっている人はありませんです。

要するに接種を実施している国もないしそういうことを支持する学説もないと。

そうですね。

日本では昭和三二年の勧奨接種以来、ずっと今まで学校における集団接種を毎年やって来たんですけれども、これについては証人はどういうご意見をお持ちでしょうか。

私自身の考えというよりも、私がずっと過去二五年以上まいった外国の論文を読んでいて、その平均的な考え方としますと、あまり意味がないだろうということですね、それから外国に行って外国の免疫学者だとか、ワクチンに興味を持った人達、そういう人達と話をしていると、彼等はなぜ日本でそういうことをするのか理解できないということをいわれます、お前どこか間違っているんじゃないかと、実際これは法律でやっているんだといいますと、そういう予防接種の政策というのは不可解だといわれております。

皆さんからそういう意見をいわれるわけですか。

はい。

その先程学校で接種することはあまり意味がないとおっしゃいましたけど、それはどういうことでしょうか、もう少し詳しくいって下さい。

たとえば小学校でインフルエンザの流行があったという時に、何回かいったことありますが、そこで死ぬ人がほとんどいないんですね。

すると要するに個人的には接種を受ける人、個人にとっては、接種はあまり意味がないと。

はい。

インフルエンザは良性だからですか。

はい、それと予防接種というものは必ずある種の危険を伴なうものであって、予防接種をするからにはその病気が非常に危険であるとか、かかったら死んでしまうとか、あるいは死ななくても半永久的な後遺症を残すとか、そういう疾患ならある程度の危険を冒しても勧める価値があるけれども、医者が関与しない、あるいはまったくの素人の母親が寝せておいても死なないとか、そういう病気に対しては危険を冒す必要はないと思います。

日本では学校が、先程も伺ったんですが流行増幅の場であると、ですから学童からほかにまん延することを防止するためにやるんだとこういうことなんですけれども、その点については学童接種がそのまん延防止にどの程度役立っているんでしょうか、証人はどうお考えでしょうか。

例年の流行の実情から見て、それほど役立っているとは思いませんし、外国のことばかりいって恐縮ですが少なくとも僕達が接している論文の中にはインフルエンザ予防接種によってインフルエンザの流行を阻止するとか、そういう言葉を使っているのはあまりないですね、だからワクチンに、インフルエンザ流行を阻止するというふうなことを期待している人が、日本以外にはないんじゃないかと思います。

今二点をいわれたんですが、例年の実例から見てですか。

はい、毎年毎年流行がありますね。

要するに接種しても流行があるという意味ですか。

はい。

だからあまり学童接種がその流行防止に役立っているとは思われないという意味ですか。

はい、それともう一つは個人的にいくつかの学校で、もう数年前から僕の意見を取り入れてくれて、予防接種をしていない学校があるんですが、その学校が特に生徒が休む率が多いとか、学校の成績ががたんと落ちてしまったとかいうことが、ほとんどないですね。

その学校の名前、具体的にはいえましょうか。

……

今おっしゃられたインフルエンザワクチンによって流行を防止しようというふうに考えるのは間違いだと、おっしゃるわけですね。

それほど大それた考えを持っている人というのは外国にはいないんじゃないかと思いますね。

と、現在のインフルエンザワクチンでは、流行は防止できないと。

そうですね。

その上でどういうふうに利用するかということを考えているわけですか。

はい、日本の予防接種法というのは伝染の恐れのある疾患の発生とまん延を……

甲第一〇六号証二を示す

表７のところに、「日本と欧米における予防接種に関する考え方の差、基本的な概念の差」

そういうことで表になっております。

これは何に使われたわけですか。

これは学生の講義に使ってます。

証人が学生の講義に使ったレジメみたいなものですか。

そうですね、毎年使っております。

どこの学校でしょうか。

東大の医学部ですね。

講座は何という講座ですか。

内科の感染症の講座です。でこれは伝染病予防法ですか、それの中の文章ですけれども、「伝染のおそれのある疾患の発生とまんえんを防ぎ、公衆衛生の向上と増進に寄与するため」

こういうために予防接種をしているということですね。

欧米はどうなんでしょうか。

これを翻訳して外国の人に見せたら、キツネにつままれたような顔をしてましたね。なぜ公衆衛生の向上のために小学生に予防接種するのかと、そんなにインフルエンザというのは危険かと聞かれました。あるいは日本の小学生はそんなにインフルエンザのために死ぬのかというようなことを。

欧米の人は、要するに現在のワクチンでは流行は防止できないと、なぜ防止できないんでしょうか。

あまり効果を期待できないからです。

要するに抗原が違って来て、その免疫が十分出ない恐れがあると、もう一つは何でしょうか。

それはその下のｂのところに欧米諸国の人の考え方書いてありますけれども、子供がたとえば二年間に四、五日インフルエンザのために休んだってその子供がたとえば七〇歳まで生きたとしたらそんなに影響はないんだと、それから危険を冒してまで針を刺すよりは寝せておいたほうがいいじゃないかという、そういう考え方ですね。

流行防止に役立たないという点では抗原が違って来ると効かなくなって来ちゃうと、そのほかにどんな理由があるでしょうか、免疫の持続期間はどうでしょうか。

それもせいぜい二、三か月といわれてます。

そうするとしょっ中打ってなければ、駄目だということですね。

そうですね、だから日本では毎年毎年やるわけですね、そういうことはヨーロッパの人には考えも及ばないというんですかね、非常に不思議なことのように思われるんですね。

日本ではなぜそういう意見が取られないんでしょうか。

これは明治三〇年の伝染病予防法というのが今でも生きておるんですけれども、これは感染症学会だとかいろんな学会で問題になるんですけれども、明治三〇年の伝染病予防法というのは何とか改正してもらわなくちゃ困るということがよくいわれております。

明治にできた伝染病予防法の伝統だとおっしゃるわけですね、それがずっと現在まで続いていると。

そうですね。

甲第一一三号証を示す

これはどういうものでしょうか、ご覧になったことありますね。

ええ。

要するに前橋市のお医者さんが、何人かでその学校におけるインフルエンザワクチンの接種の効果について調査したものですね。

そうですね。

これはほとんど接種の影響はなかったと。

はい、接種したグループもしなかったグループもあまり変らなかったということですね。

要するにこういうふうに効果ないんだということでしょうか。

はい。

甲第一一四号証を示す

これもご覧になったことありますね。

はい。

それは幼稚園での接種者と被接種者の罹患率を調べたものですね。

はい。

この一一三号証、一一四号証の調査の価値といいますか、そういうものについてはどうお考えでしょうか。

この論文ではたとえば非常に批判的な目で見る人から見ると、たとえばウィルス分離がないとか、血清反応がしてないとか、そういう批判はあるかと思いますが、やはりインフルエンザの流行のシーズンにこれだけ患者に爆発的に出たんですからこの流行がインフルエンザであることは間違いないですし、その近くの前橋の衛生研究所ですね、そういうところのデータから、この当時はB型が流行したということがわかっておりますので、これはおそらくB型の流行によるものだと思います。ですからこの成績そのものはやはりインフルエンザの流行に対してワクチンが効かなかったということのいい標本だとしていいと思います。

それから証人はインフルエンザワクチンの集団接種を担当したことがありましょうか。

ありません。

過去ないですか。

はい。

そうすると集団接種以外でも個別接種を担当したことありましょうか。

個別接種としてはおそらく私はほかの医者より多くワクチンを使っております。

甲第七一号証を示す
九二ページの六のところで、証人は集団予防接種について、たとえば一時間に六〇人を越えるような集団予防接種ではということでお書きになっていらっしゃいますね。

はい。

インフルエンザワクチンの集団予防接種を行なうについて、どういう点を気を付けたらよろしいんでしょうか。

原則論からいいますと、医者がそういうところへ集団予防接種に行く時にはうっかりするとあれは人のために人を殺すかも知れないからその覚悟で行けということですね、それほどきついことなんですけど予防接種というのは必ずそういうことがあり得るんで、覚悟で行けというのは誰がいうんですか。

私はしょっ中学生にいっております、それからそういうことが起きた時に、少なくともこれとこれだけの薬品が欲しいということで救急時に使う薬品ですね、それは必ず持って行きます、できれば急に患者が容態がおかしくなった時に、すぐに看護できる技術のすぐれた看護婦ですね、そういう人達が二人位いないと心配でできません。

そういう準備体制が必要だと。

はい。

そのほかに何人も打つわけですから、中には接種するのが不適当な人もいるわけですね、禁忌症状を持っている人、その他いるわけですね。

はい。

そういう人を集団接種の場で発見し接種の対象からはずすということについてはどう対処したらよろしいでしょうか、何かご意見がございましょうか。

私自身あまり短時間に、一〇〇人も二〇〇人も予防注射をするとか、そういうことしたことないんですけれどもとにかく熱があるとかせきがあるとか、そういうことがあったら除いたほうがいいと思いますし、インフルエンザだったらやはり僕は初めから断りましたね。

どうして断るんですか。

それは長年の主張で、やはり効き目がないということ、それから特に学校のような場所で一人で打ったら恐くてできないですよ。

そうすると不適当な人に接種してしまいやしないかという心配ですか。

こともありますし、まあめったに起きないですけど、たとえばそういうこと一〇〇〇人やっても起きないかも知れないけど、二〇〇〇人目に一人起きても医者というのは責任負わなければなりませんから、そういうところでやるのは恐くてね、だから私は注射をする時には必ず回りに看護婦何人かいるとか、救急の時に使える薬品があるとか、そういうことを確認しないと針は刺しません。

そうすると疑わしい人は集団接種の場からはずして、個別接種に切替えたほうがいいというお考えでしょうか。

はい。

しかしそのいくら医者のほうで、待ち構えていても、被接種者のほうで本当のことをいわない恐れがありますね、学童というのは特にそうですね。

はい。

そういう場合にはどういうふうに対処したらよろしいでしょうか。

………

むずかしい質問でしょうか。

そうですね、事故が起きてから実はこの人はアレルギー体質だったとか、そういうことよくあります、でも最近読んだある本では、インフルエンザワクチン接種後における事故というのは、アレルギー体質を持っている者ももちろん起きるけれども、持ってなくても起きることがあるので、針を刺すからにはすべての人がなり得るということを念頭におかないと危険だと思います。

アレルギー体質を持っていなくても重篤な副反応を生ずるというんですか。

ことがあるということですね。

今まで証言いただいたわけですが、四六年まで乳幼児、学童に対して、勧奨接種が行われ、現在まだ勧奨接種が学童に対して行われているわけですけれども証人としてはこういう実施の方法についてどうお考えでしょうか、簡単におっしゃって下さい。

あまり、意味がないということ、もしどうしても続けるなら、たとえば小学校六年生とか中学三年生で上級の学校の試験を受ける人達ですね、そういう人達だけに限って行くとか、そういうことですね、それともっと大切なワクチンがあるんだからそれをちゃんとやれということですね。

裁判長

甲第一〇二号証を示す

福見さんの書いた論文ですね、それを見て、インフルエンザワクチンの生成の仕方について、福見さん書いておられるところ、証人はよくそこまでこれだけのことを書いておられますな、という趣旨のことをおっしゃった、その意味はどういう意味のことなんでしょうね。

だから、インフルエンザワクチンというのは出発点で卵から液を沢山集めますね、その中に必ず雑菌がはいっているという可能性があるということですね、それはそういうことをいっちゃ困るという人が多いですよ。

当の責任者でありながらよくまあそこまでいわれたという趣旨ですか。

はい。

原告代理人

本当のことをよく書いたという意味なんですね。

はい。

裁判長

責任者で、あまりいいたくないことをずばりいっておられるという感じのことですね。

はい。

（以上　高橋）

東京地方裁判所民事第三四部

裁判所速記官

裁判所速記官

裁判所速記官

裁判所速記官

海老沢功証人 (2)

附録第四号様式（証人調書）

事件の表示	昭和四八・四九・五〇年㋻第四七九三・一〇六六六、一〇、二六一号、七九九七・八九八二

証人調書（この調書は、第三四回口頭弁論調書と一体となるものである。）

期日	昭和五四年　七月一三日　午㊐後　一〇時　〇分
氏名	海老沢　功
年令	前回述べたとおり。
職業	前回述べたとおり。
住所	前回述べたとおり。
宣誓その他の状況	裁判長は、宣誓の効力を維持する旨を告げた。

別紙速記録のとおり

裁判所書記官　武者　馨

速記録

原本番号	昭和五〇年（　）第四〇〇号の一二
	昭和五四年　七月一三日　第三四回　口頭弁論（公判）
事件番号	昭和四八年㋻第四七九三号
証人氏名	海老沢　功

被告代理人（楠本）

前回インフルエンザの予防接種の対象者を、いわゆるハイリスクグループを示すべきだという欧米の考え方についてお述べいただいたんですが、ここでいわれるハイリスクグループの範囲をもう一度、お聞きしたいのですが、まず心臓とか呼吸器系の慢性の基礎疾患のある方というのが一番典型的なものになるわけですね。

そうです。

ほかに糖尿病も含まれるわけですか。

糖尿病もはいります。

それから老人も含まれるとおっしゃったと思いますが、これは何歳以上を主に差すんでしょうか。

普通六〇ないし六五歳以上をいっております。

先生の引用されたデイブンポート氏は、甲一〇九号証の中で、四五歳以上の年長者には勧奨するといっておるようですがこの見解についてはいかがでしょうか。

まあ最近私が読んでいる論文の範囲では六〇ないし六五歳といいますけど、デイブンポート先生の書いたのはもっと年代が古かったと思いますね。

妊産婦はいかがですか。

それは妊産婦の承諾が得られればしてもいいと思いますけれども。

結局そういった方々に接種する理由は、それらの方がインフルエンザに罹患した場合に、致命率が高いと、特に肺炎など併発した場合に危険があるということでございますか。

そうですね。

そういった点で乳幼児はそれに準ずるものとは考えられないんでしょうか。

乳幼児の場合にはかぜをひくとかあるいはインフルエンザ様疾患にかかるとかそういう場合に原因が沢山あるんですね、大人よりも沢山の病原体が関係して来ます、それからやはり乳幼児には是非ともしなければいけないという予防接種のワクチンの種類が沢山あるわけですね、そういうワクチンがいろいろと組み込まれているわけです。そこへインフルエンザ予防注射を割り込ませるということは、インフルエンザ自体が非常に致死率が高いとか、そういう疾患であれば一応考慮する必要があるんでしょうけれども、ほかのジフテリアだとか破傷風だとかそういうものに比べると致死率だとかあとに残す慢性的な後遺症ですね、そういうものがあまりないからそこまでしなくてもいいのではないかと、そういうことが一般的な考え方だと思います。

前回の証言調書一五丁ですね、乳幼児がインフルエンザに罹患する可能性は非常に低いんだということをおっしゃっているんですが、

乙第七九号証を示す

五四ページ、図三・四という、これはアジアかぜ流行時における年齢別罹患率と死亡率のようですが、これで見ますと乳幼児の罹患率は学童などよりは低いけれども、全般にはまだかなり高いところにあるようですが、いかがでしょうか。

そうですね。

同じくこの図によりますと死亡率も老人に次いでかなり高いですね。

（うなずく）

先生の論文甲七二号証の九四ページにもインフルエンザによる年齢別死亡率の図がございますが、これも先程の図と大体同じような形を示しているんじゃございませんか。

たとえば五歳から三〇歳位までですか、その年齢層に比べると高いということになっておりますね。しかしその数字が全部インフルエンザによる死亡だとか、そこまではわかってないと思います、たとえばこの前もお話したようにRSウイルスだとかほかの病原体による疾患もインフルエンザとしてまとめて集計されている可能性があると思います。

前回はこれに関連して集団生活をしている人を除いては乳幼児はかかっても危険はないとおっしゃっているんですが、こういった図なんぞから見る限り、一般には罹患率、死亡率共に乳幼児は高いというのが一般の理解ではございませんでしょうか。

乳幼児はインフルエンザとかその他のウイルス性呼吸器疾患、それ以外にも、たとえば百日ぜきだとかはしかだとかそういうものではすべて死亡率高くなっておりますね。

日本では以前は三歳未満についても勧奨していた時期がありますけれども現在は勧奨しないということでこの点は現在では見解が一致しているようですけれども、以前特に昭和三〇年代頃には乳幼児に予防接種をすべきでないとか危険だということをいわれた方はほとんどなかったんじゃございませんでしょうか。

その頃に発表された外国のインフルエンザ予防接種に関する論説ですね、そういうものにはやはり乳幼児のことは書いてなかったと思います。

証人は一九五二年頃からアメリカに留学なさったそうですが、その頃にインフルエンザ予防接種がどのようになされたかということを調べられたことがありますか、アメリカで。

丁度その頃からウイルスの研究が始まった時代で、ワクチンもやっと広い範囲に使われるようになったという時代で、主として研究は軍隊そういうものを使って、副作用だとか予防効果だとかそういうものを見ておった人が多いと思います。もちろんアメリカのNIHといいますけれどもこれは日本でいいますと国立予防衛生研究所あるいはもっと規模の大きくした研究所ですけれどもそういうところのグループの人がある集団を使って予防接種の効果だとか副作用、そういうものを研究しておった論文があります。

その当時はアメリカでもまだ乳幼児についてもインフルエンザの接種をしていたんではないでしょうか。

限られた集団ですね、限られた集団に接種してその効果を見ておったと、でその頃の経験をまとめたものがこの前、まだ翻訳がすんでおりませんけれども、アメリカのNIHのグループが研究したベル氏達がやった出典ですね、それが大体その頃の成績をまとめたものではないかと思います。

今おっしゃったのは甲一〇七号証ですね。

そうですね。

この中に先生が前回紹介されたような見解が述べられているようですが、ここで述べられている成績自体から見てもその当時はまだ乳幼児についても予防接種が行れていたということがわかるんじゃないでしょうか。

それは限られた集団ですね、全国的な規模でするとかそういうものではなくて、限られた集団でやっていると。

たとえばどういう集団ですか。

この論文は一九六〇年に発表、投稿を受け付けたということがありまして、非常に古い時期の論文で、詳しい内容は覚えておりませんけれども、大体この人達のやっておったやり方というのは、限られた集団でそして母親だとか両親だとか、そういう者の一応了解を得ておると、それから予防接種をする前には前もって全員から血液を採る、それからワクチンを打つ、そしてワクチンを打った翌日、あるいはその晩にどういう反応があったかということをその研究のグループにはいっている看護婦だとかあるいは保健婦だとか、そういう者が電話をして、いろんな副作用に関する調査をするとそういうようなことをやっておった点で、まあ結論的にいえば全国的な規模で行うんではなくて、限られた集団で非常に注意深くやっておった研究だと思います。

次にインフルエンザとそれ以外のウイルス性の呼吸器疾患の問題をお聞きしますけれども、前回インフルエンザ以外の疾患がインフルエンザとして処理されることがよくあるんだと、先程もそうおっしゃったと思いますが、逆にインフルエンザが普通のかぜとか気管支炎と診断されることもよくあるんでしょうね。

そうですね。

血清学的に診断がはっきりつかない限りは、インフルエンザと断定せずに、かぜとかそういった病名にしておくお医者さんもいらっしゃるわけでしょうね。

はい。

甲第七一号証を示す

九〇ページ表1、これでインフルエンザウイルスの分離された割合は、一・八五パーセントと出ておりますが、これは病原体が全然分離されなかった陰性の方を含んだ率でございますね。

そうですね。

この陰性の方も、本当はこれらのウイルスのどれかであると、そう考えてよろしいわけですね、それがたまたま分離できなかったとこういうことじゃないんでしょうか。

その中にはたとえば、ウイルス分離をするために材料を採った時期が遅れたために分離できなかったとかそういうことも確かにあると思いますけれども、実際は呼吸器疾患とかそういうものはいくら調べてもわからない例が沢山あるんですね、でこの研究が発表されたあとにまた新しいかぜの病源体というのが沢山発表されているんです。で、たとえばこの研究に使ったあるいは動員した研究室だとか医師の数、あるいはいろんな資材の数ですね、それは厳密にいいますとたとえば私達の東大の医科学研究所ですね、あれ全体を動員しても完全な仕事ができないという位に、まだ呼吸器のウイルス性疾患の病源体を全部確認できるような検査技術、そういうものは開発されていないんです、ですからいろんな検査方法を随分努力してやったけれども、何もわからなかった、あるいはウイルスも分離されなかったと、そういうものが、四〇ないし五〇パーセント出るということはどうしても避け難いんですね。

この表1では陰性のほうが七〇パーセント近くて随分多いようですが、その中には本当はインフルエンザの型も十分、含まれているということは十分考えられるんじゃないでしょうか。

何人かはあるかも知れませんけれども。

その程度ですか。

はい。

このいずれにしても一・八五パーセントというのはちょっとミスリーディングな感じもするんですが、この陽性の方に対する割合を出せばもっと当然高くなるわけですね。

そうですね、陽性の者が全体で三〇・四六パーセントですから、その中の一・八五パーセントでありますとその数字が約三倍位になりますね。それにしてもRSウイルスだとかほかのウイルスによる原因のほうが頻度は多いということになりますね。

この表2、のアメリカの文献のほうは、陽性のほうに対する比率を出しているわけですか。

そうですね、そして六・九パーセントという数字になっています。

ここで引用された原著のパロットですか、これを結論のところだけちょっと読ませていただいたんですが、この方が結局いっているのはインフルエンザ以外のRSウイルスなどについても有効なワクチンが本当は必要なんだが現在は利用できないとその点を指摘しているわけで、インフルエンザワクチンの重要性を否定はしていないように思うんですが、いかがでしょうか。

ウイルス学者とすれば、もしワクチンが使えるなら、それを使って防げたらいいと、そのようなことはすべて考えるわけですけど、実際それを沢山の人に画一的にやる段階になりますと大量生産とかそういうところでいろいろ問題が出て来るんですね、でたとえばRSウイルスのワクチンがなぜ開発されないかといいますと、これは玉子を使うことができなくて、組織培養という技術を使わなくてはできないわけですね。それからRSウイルスの場合も冒されるとそして血液の中にウイルスがはいって行くことは非常にまれであると、あるいはほとんどないと、そういうようなことがRSウイルスに対するワクチンの開発をためらっている理由だと思います。ただインフルエンザの場合には玉子を使えば大量生産はできる、そういうことがインフルエンザについてはワクチンの開発が広く行れている理由なんですけれども。

それから先生は前回この表１、表２に関連しまして、日本でも同じような研究があって、大体同じような結果が出ているとおっしゃったんですが、この点はいかがでしょうか。

　このことは主として小児科の先生がやっておりまして私はまだそういう先生達の論文を直接は検討したことありません。

後に提出する乙第八六号証を示す

一五四四ページの第１図によりますと、各年度ごとに比率が違うようですけれども、右側のインフルエンザＡ、インフルエンザＢを合計しますと、一九五七年の場合は相当率が高い、二〇パーセント以上ですかね、それから一九五九年も高いんではございませんか、かなり英米の数値よりは高い比率が出ているように思うんですが。

　これは丁度アジアかぜのウイルスが出て来たのが一九五七年ですね、そういう時期の集計を取りますとこんなことがあったと思います。それから藤井先生達の研究しているのはやはり一種の乳幼児の何か保護施設だとか、そういうものを、ここでは病院の外来に来た子供だとか、そういう患者を対象にしてますね、時期的に丁度インフルエンザの新しいウイルスによる流行が始まった時期ですね、一九五七年、五八年ですけれども、そういうような例がはいっているためではないかと思います。たとえば一九五七年五八年には非常に多いんですけれども、六〇年になりますと今度は非常に減って来てますね。五七年を例に取りますと、インフルエンザＡが二三・二パーセントを占めてます、ところが五八年になると七・一パーセントそれから五九年にはまた一七・一パーセントと増えてますけれども、六〇年になると二・二パーセント、そういうふうにかなり波があるんですね。

そうしますと英米のとは時期および対象者がちょっと違うということでございますね。

　はい。

前回の証言調書二三丁では、「インフルエンザのワクチンの接種をしていても、このいわゆるかぜと称される全体の中で、まあ五、六パーセントの割合を占めるものについてのみ意味が考えられる」と、これは質問ですが、それに対して「そうですね、その通りです。」とお答えになっているんですが、その点は日本の先程のデータに関する限りでは多少比率がもう少し高いということはいえませんでしょうか。

　流行の時期にはもっと高い人が関係するかも知れませんね。

同じく二一丁ですが、"インフルエンザだけ予防接種をしているのはワクチンが簡単に造りやすいことが理由だろう"とお述べになっているんですが、そのほかに証人も前回おっしゃっておりますように、インフルエンザは患者が一時に多発すると、しかも非常に伝染しやすいと、そういう特質が当然考えられているんではないでしょうか。

　それは確かにその通りだと思いますね、ただ対象者を誰に選ぶかということが一番の問題なんですけれどもインフルエンザが一時に多発して、それから伝染しやすい、それは間違いないことだと思います。

ＲＳウイルスとかアデノウイルスについてはインフルエンザのような集中的な流行が社会問題になるということはないわけですね。

　そうですね、対象が大体子供に限られて来ますから。

次にインフルエンザワクチンの有効性のことを少しお聞きします、有効性に疑問があるということを何か所かで述べられていると思うんですが、この血中抗体価とインフルエンザの罹患率の間には、はっきりした相関関係があるということは否定されるわけではございませんね。

　流行して来る株が、血中抗体を測ったウイルスと同じ株である場合は効くと思っていいと思います。ただいつもインフルエンザの時問題になるのはあるワクチンを使って、血中抗体を高めると、あるいは前の年の流行によって血中の抗体が上ったからもういいだろうと思って安心していると、その次は抗原が変ったＡ型のウイルスが出て来るとか、あるいは予想もしなかったＢ型のウイルスがはやって来るとかそういうことがあるので血中抗体を測っているだけでは次の流行に対してどれ位効果が期待できるかそういう予想が立たないと、それが普通インフルエンザの研究している人達が心配していることなんです。

日本でも外国でもいろいろな野外実験などでそういう血中抗体価と罹患率の関係が確かめられていると伺っているんですけれども、それは事実でございますね。

　普通は血中抗体といいましてもＨＩ抗体といってますけれども血球凝集抑制素そういう言葉を使っております、それで測っているわけですね、それに関する限りはＨＩ抗体がたとえば一二八の場合以上であればまずかからないとか、そういうようなことは古くからいわれております、それもその時に測定したウイルスと同じ株が流行した場合と、そういうことに限られますね。

このハイリスクグループに予防接種をするという考え方もやはり当然有効性が前提になっているんじゃないでしょうか。

　全然効かないというんではなくて一番大きな理由は、うっかりするとその人はインフルエンザにかかったために死ぬかも知れないと、そういう危険性を考えていること、それからこの次に来るウイルスが抗原性が変るかも知れないけれども大体慢性の疾患を持っている人は、老人だとか青壮年以上になりますけど、こういう人は前にかかったウイルスに対して抗体ができているわけですね、その時にまた別のワクチンを刺すと抗体の上り方が割合に広い範囲といいますか、よそのウイルスに対してもすなわち同じＡ型のウイルスでも少し抗原の変ったウイルスに対しても抗体ができると、そういうことがあるわけです、子供の場合は前にインフルエンザにかかったという経験がありませんと、ワクチンを打った場合に反応するのは主として使ったワクチンに対して反応して来るわけですね、ですから平たくいいますと大人の場合には、あるいは老人の場合には、あるワクチンを打ってもそのワクチンだけじゃなくて、ちょっと抗原性が変ったウイルスに対してもある程度の抗体上昇が見られると、そういうようなことも念頭においていると思います。

それから前回抗体価が一二八倍位の場合に効果が期待できるということをおっしゃっていると思いますが、それに関連しまして、

乙第二号証を示す

一〇七ページの図６、これは福見先生の引用されたものですが、抗体価と罹患率の相関関係で一二八倍になれば高い効果が期待できるんでしょうけれども、この六四倍あるいは三二倍、一六倍でもある程度の効果はあると、その間にある相関的な関係が成り立っているんじゃございませんでしょうか。

いわゆるプロテクティブレベルという言葉があります、発病予防効果ですね、そういう場合に内科医がいっている時には確実に予防できるとかそういうようなことを狙っておりますので、少し基準をきつくして一二八倍といっておりますけれども、六四倍位でもある程度効果を期待できることがあります、ところが僕達が前に実験しておった時に予防接種をして、一〇〇〇倍とか二〇〇〇倍位、抗体を上げておったことがあるんですね、ところがその次に流行した株は全然抗原性が違って、新しい流行した株で測定してみたら抗体が三二倍位しかなかったと、そういうような例は立派に発病していると、そういうような実験例を何人か持っておりますので、私達は少しこう基準をきつくして一二八倍あれば、大丈夫だろうと、そういうような言葉を使っております。で実はこの場合竹内先生の論文が出てますけれどもこの先生は三二倍位あってもある程度予防効果が期待できるというようなことをいっております。

甲第一〇六号証二を示す

表７、ですが、ここのところで先生は、インフルエンザと破傷風を例にして、日本と欧米の基本的な考え方の相違を述べておられると思うんですが、ここで予防接種法の一条が引用されておりますようなことからこの点は予防接種の基本目的を集団防衛におくか、個人防衛におくかという問題と関係するわけでしょうか。

ここでいいましたのは日本の予防接種対策というのがいつも公衆だとかそういうやっぱり集団ですね、個人がどうなるとか、そういうことは日本の予防接種法では念頭にないんではないかと、そういうようなことをつくづく感じております。それからもう一つは古い伝染病予防法というものは、人から人に移るものは危険であるそういうことを非常に強調しているわけですね、その当時たとえばコレラだとか腸チフスだとか天然痘だとかそういうものは確かに危険なんですけれども、その考えが今度インフルエンザまで拡張されたわけですね、ところがインフルエンザは天然痘だとか腸チフスだとかそういうものに比較したらそれほど重大なものではないと、そういうようなことを学生に説明しようと思って作った表です、ここでは予防接種法とそれから予防接種法で頼りにしているあるいは武器としているワクチンですねその使い方について日本と欧米では違っているんだと、それを力説しようとしたんです、欧米ではワクチンといいますととにかくそれが有効であることとそれからその病気がもし発病したら非常に生命に危険であると、そういうものはたとえ人から人に伝染しなくても予防接種の対象にしなさいと、そういうようなことを強調しているわけですね、ところが日本ではたとえその病気にかかったら死ぬようなことがわかり切っておっても、人から人に移らないと、それは明治三〇年に作った伝染病予防法というものに規定されない、だから厚生省では積極的に予防接種を勧める必要はないんだと、そういうような態度を取っていることを比較して説明したわけです。

確かにそういう考え方で、日本脳炎なども従来ははいってなかったのが最近は厚生省で日本脳炎は法律に取り入れられるようになったようなんですが、基本的には確かに今でも集団防衛というのが法律の建前のようですが、先生はその法律のそういう基本的な考え方が全面的に間違っているというお考えなのか、それともインフルエンザと破傷風に関してだけその点を批判されているのかどちらでしょうか。

この場合はインフルエンザと破傷風だけです、特にワクチンの有効性とかそういうものを考えた時に、破傷風が予防接種法にはいってないということは、私個人的におかしいと思いますし、ヨーロッパだとかアメリカのいろんなワクチン研究者に話しても、そういう日本の予防接種政策というものは理解できないと、そういうようなことを何回もいわれたことがあります。

破傷風が法律にははいっておりませんが、事実上は三種混合という形で行われて特にそのために不都合な点は生じてないんじゃないでしょうか。

この場合ですね、希望があれば破傷風の予防接種を、ジフテリアと百日ぜきの予防接種を受ける時に受けることができるという但し書があるんですね、ですからたとえば子供が一〇歳位になるともうその年齢では百日ぜきなどは恐くないあるいはしなくてもよいと、そういう時期になって全然破傷風の予防注射をしていないから保健所へ行って予防接種を受けたい、そういう希望があった時に、保健所で全然相手にしてくれないんです、そういうことは保健所といいますと、外国の研究者あるいは予防接種行政を担当している者の考え方からしますと、まあある人がこういう病気が危険だから予防接種をしてもらいたい、特にジフテリアだとか破傷風だとかそういう病気に対して希望して行った場合に、いつでも受けられる、そう

いうものが常識のように考えているわけですね、ところが日本では法律に決められたことを、決められた時にしかやってくれないと、そういうところが日本の予防接種行政というのはおかしいじゃないかとそういわれている原因なんです。

次に欧米の考え方として先程のハイリスクグループのほかにコミュニティーの正常な機能を維持するために大事な職業というものについてはインフルエンザの予防接種をすべきだということは、先生も前回お述べになったようにいわれておりますね。

　はい。

そのほかに大きな企業で集団的に休まれては困るところについても同様なことがいわれているわけですか。

　それは会社の営業的なポリシィーの問題で、各会社が自発的にやりなさいとか、そういうことで積極的に国が関与するとか、そういうんじゃないですね。

先生も日本ではハイリスクグループのほかにそういうところではやってもいいと、あるいはやるべきだとお考えになりますか。

　実際私が関係したところですと富士通信機という会社があります、そこには私達の先輩の先生が行ってやっておるのを見ておりますけれども、現在はそれによってどれ位予防効果があるか、その結果を担当の先生がデータを出してくれるのを待っているところです。

その今の特に大企業などの場合を考えますと、生産の機能ということもございましょうけれども、流行の増幅の場というような点では日本で行われている学童の予防接種などと共通の面があるように思われるんですが、いかがでしょうか。

　確かに沢山の集団が集まりますとそこがもとになって広がるということはあると思います。ただしその場合も大体大きな企業となりますと健康な人が多いのでそのためにその中の人が、あるいは重要なポストにいる人が死亡するとか、そういう危険はないと思っております。

甲第一〇九号証を示す

一二ページの右側の上から四行目に、デーブンポートは、「Institutions and schools」と、つまり学校でもやっていいという意味に取れるんですけれども、そういうことじゃございませんでしょうか。

　そうですね、これはデーブンポート先生のやはり意見だと思うんですね、でもこういうことはこれはミシガン大学のこの先生の意見なんですけれどもこの考えがアメリカ全体の公衆衛生行政までは届かないんですね、個人的にはそういうことをいわれる方が何人かありますし、私はそういうことをいっている人の論文を見たことがあります、ところが国家的なレベルでそういうことを広げるとなると必ず反論が出て来てつぶされてしまうと、そういうふうに思っております。

デーブンポート氏は、さらにそのあと、家族の健康を維持という見地からもそのインフルエンザ接種を推奨すべきだという意味のことをいっておられるようですが、これなどもそうしますとあまり一般的な考え方ではないんでしょうか。

　その点に関しますが、この前挙げたイギリスの雑誌に載っておったエリトリアルの一部分を引用したことがありますけれども、ワクチンをやれば自分がインフルエンザにかかるチャンスが三分の一位に減るかも知れないと、でその三分の一位に減してもらうために針を刺されるか否か、そういうことは個人的な選択の問題であって国を上げて取り上げるほどのことではないと、そういうようなことをイギリスの雑誌はエリトリアルとして述べておったと思います。

日本の学童の予防接種についてですが、これはその学童自身を保護するということもあるでしょうけれども、同時にそれによって家庭あるいは社会全体に流行が持ち込まれるのを阻止すると、でそれによって間接的にハイリスクグループだとか重要な社会生活の機能を維持するということもあるんではございませんでしょうか。

　予防接種政策の大義名分としてはそういうことをうたっておりますけれども、ではその国家的なレベルで小学校に毎年毎年予防注射をしていないアメリカだとか、イギリス、ドイツなどで予防接種をしなかったために交通機関がストップして大きな惨事を起したとかそういうことは過去二〇年来新聞見る限りではどこからも報告されていないですね、ですからおそらく日本ではやってはおるけれどもそれほどインフルエンザの流行阻止には役立っていないのではないかと思います。

欧米と日本の考え方にかなり違いがあるということは先生のお話でよくわかるんでございますけれども、一番大事なのはそういう事態よりも日本の予防接種政策がどうあるべきか、どうするのが適当かということでございましょうね。

　そうですけれどもやはり医学というのは外国との交流が非常にひんぱんですからやはりわれわれ独自の政策を立てるのも結構なんですけれども、ある重要な決定をする時にはほかの国ではどういうことをやっているか、あるいはほかの国ではそういう政策に対してどういう批判があるか、そういうようなことは日本の国だけで考えるのはあまり当ってないと思うんですね、僕達が医学を勉強する前の段階として、英語だとかフランス語ドイツ語を学びますけど、それはやはり日本人だけの考えでなくて世界中から新しい知識を取り入れて、よその国ではどうやっているかどういう批判があるか、そういうことを学ぶために勉強しているんですね、そういう立場から見ますと日本で予防接種を、独自の接種をするのは結構なんですけれどもよその国ではどこでもこれはあまり効かないんだとか、価値がないんだとか、そういうことをいつまでも固守するのはおかしいのではないかとそれは決して僕自身が何でも外国でやっているのはいいんだとか、そういうんでなくて、もっとフランクな立場で見て行ったらどうかと、そういうような立場に立って私はいろいろ話をしたり学生に講義をしたりしています。

それに関連して、日本と欧米の考え方の相違の背景として、背景となる事情の相違が何かないか、ということをちょっと考えてみるわけですが、まず第一に日本で現在使われているＨＡワクチンというのは欧米では、特にヨーロッパでは使われてないんじゃございませんでしょうか。

欧米ではどういうワクチンを使っているか私は最近調べたことがありませんのでわかりません。

二番目に先生もさっきおっしゃいましたが保健所という制度一つ取ってみても、日本とあちらとではかなり違うと、そういうプライマリーケアーというんですか、あるいはホームドクターとか、そういったものも日本ではあまりないと、そういう点で諸外国のようにハイリスクの方に予防的に個人の医師が予防接種をするというのがあまり容易には行れ難い事情が日本ではあったんではなかろうかと、でそれとは違った体制を取らざるを得なかった面があるんじゃないかという気がするんですが、いかがでしょうか。

日本の保健所の行政、あるいは保健所長ですね、そういう担当の方に聞いてみますと、とにかく法律で決まったことはすると、それ以外のことはしないと、そういうような態度なんですね、これちょっとインフルエンザとはずれて失礼ですけれども、破傷風というのは非常に重要な予防接種で世界中どこでもやっていると、である保健所長に、どうして保健所ではしないのですかと聞きましたら、予防接種法に書いてないからしないんだと、そういうことで何か非常にこう考え方がぎこちないといいますか、融通が効かない、保健所長自体がこれは必要だと思ってもできないんだと、そういうことを聞きました、ですから確かにヨーロッパと日本の医療行政というのは違った背景ですね、違った考え方に立っているということはつくづく感じております。

で、先程の欧米との相違の続きでございますが、証人はインフルエンザで年に何日か休んでも長い人生ではどうということはないというヨーロッパの考え方をお述べになっていますが、この点も、万事にいって社会全体がのんびりしているヨーロッパと、社会全体が緊張しているといいますか、それが最近諸外国から非難されているところであるかも知れませんが、そういう背景の相違と無関係ではないようにも思うんですが、いかがでしょうか。

私自身は実際患者をみたり、あるいはその母親にいろいろ説明することもありますけれども、小学校の低学年ですね、あるいは幼稚園とか保育所、特に幼稚園と保育所などは、日本では幼稚園でインフルエンザの予防接種をしておりますけれども、あそこはウイルス性呼吸器疾患のそういう伝染病の媒介所であるから、大体三分の一、行けばよいと、決してあそこに行って皆勤賞をもらうつもりでやってはいけないとそういうことをいつも指導しておりますけれども、そのためにそのいわれた子供が、非常に学業が劣ってしまったとか、そういうことはないと思います、それからこの前証言の時に私いいませんでしたけれども、ある中学校とか小学校でインフルエンザの予防接種を私の勧めに従ってしていないところがあるといいましたけれども、実際そういうところで問いただしてみても、そのために学校の成績が非常に下がったとか、あるいは上級の学校にはいる率が下がったとか、そういうようなことは聞いたことありません。

被告代理人（柏樹）

先生は、インフルエンザという疾病は、かぜ症候群のウイルスの中で最も流行性が強く、公衆衛生学上大切な病気であると、こういう趣旨のことを述られておりますね、お書きにもなっておりますね。

甲第一〇六号証一を示す

これは先生のお書きになったものですね。

はい。

これに最初のほうですね、「何故重要な疾患であるか」ということで、お書きになっておりますけれども、「超過死亡率の発現として統計に示される」ということが書かれてますけれども、これもインフルエンザという疾病が公衆衛生学上重要な疾病であるということの一つの理由になりますか。

公衆衛生学上というそういう言葉は私使いませんでしたけど、ただ患者が多発するということですね、もともとインフルエンザという言葉が、英語のインフルエンス、影響を及ぼすと、その言葉から出ているんですね、確かに患者が多発していろいろな問題が起きるということはその言葉が示している通りいなめないことだと思います。

先生の調書の二八丁に、インフルエンザが大流行しても、死亡例はそんなにないんだというご証言がありますけれども、それと今の超過死亡の関係はどのような関係になりますでしょうか。

これはスペインかぜの場合のようにといいます、スペインかぜと同じ位のという意味で理解していただいたらいいと思います、スペインかぜの場合には非常に沢山の人が死にましたですね、その場合には肺炎、双球菌性肺炎だとか、そういう細菌性の肺炎なんかを合併して沢山死にましたけど、それに匹敵するようなこと、そういうふうにして理解していただいたらいいと思います。

先生はインフルエンザワクチンの研究をなさっていると、特に結核患者とか慢性心臓病あるいは肺疾患ですね、そういう患者に対してインフルエンザワクチン研究会ですか、そのメンバーとしてアジュバントワクチンを接種する実験をされたと、こういうご証言でしたね。

はい。

先生のそういう研究の成果なんですが、まずワクチンの効果についてはどのようにお考えになっておられるでしょうか。

アジュバントワクチンといいまして、非常に抗体の上がるワクチンなんですね、そういうものを使ってた、その頃はインフルエンザの予防接種をする時には対象を健康な人にしか限っていなかったんですね、で私はまあ内科医者で回りに病人がおりますから、病人に打って、心臓病がある人だとか肺結核患者、あるいは気管支ぜん息のある人、そういう者にインフルエンザワクチンを打っても、注意してやれば重大な副作用はないということ、それからそういう病人でも抗体が十分に上がると、そういうことを調べました、それからその間に流行があった場合は、たとえば一つの病室に三人とか六人とか結核の患者がおりますね、その中に前もってインフルエンザワクチンを注射しておきますけども、丁度流行期になりますとあるものは退院してしまったり別の人がはいって来ると、そういうことがあって、その病室に流行が起きた時にワクチンを打っておった者と、打たなかった者では感染率が違うかどうか、そういうようなことを調査しました。

その結果どうだったんでしょうか、有効性のほうは、有意差があったんでしょうか、接種分と接種しない分との間では。

その時に得られた結論は、一つの病室に三人位ずついる場合には、いや、ワクチンの効果ですよ。

ええ、だから問題は二〇人とか沢山の人がいる場合にはどんどん広がると、それから三人位の、

接種しても広がるんですか。

いや、してない場合ですね、それは対象群ですね、してありますと三人位の部屋ですと、たとえば窓際の人が発病しても真ん中でストップしてしまうとか、そういうようなことは見たことあります。

三人以上の部屋ではどうなんですか。

その場合あまり古いことなので、細かい数字は覚えておりません。

大体の感じで結構ですが。

たまたま流行した株がワクチンに使った株と同じであった場合、その場合にはワクチンを打って高い抗体を作らせておいた人は発病しなかったと、そういう経過があります。

では副反応のほうはどうでしょうか。

私達の対象は大体四〇歳とか五〇歳以上の年寄りです、ですからしかも看護婦が毎日毎日体温をチェックしているとか、非常に目が届きますから、そういう結核患者に対しては重い副作用はございませんでしたけども、ただ空洞のあった患者ですね、そういう患者に打った時には血たんが出たことがあります。

（以上　高　橋）

被告代理人（柏樹）

甲第七一号証を示す

九〇ページ表1と表2ですが、まず表1ですが、これはイギリスの調査ということですが、調査対象になったのは、病院に来た、かかった患者さんを調べた結果ではないでしょうか。

これには英国の研究班と書いてありますけれども。

研究班が、ある病院にかかった患者さんについて、調べた結果がこうなったということではないでしょうか。

この集団については、どういう集団を使ったか覚えておりません。

表2についてはいかがでしょうか。それはアメリカの調査ということですね。

そうですね、……。

お忘れになったですか。

え、。

それから日本の学童接種の効果ということに関連して、ちょっとお伺いしたいんですが、先生は、集団免疫の効果というのは、お認めになられるんでしょうか、そういう理論はございますね。

そうですね。

先生はそれは肯定されるでしょうか、否定なさるのでしょうか、一般論として。

そういうことがあるかもしれませんけれども、私たちはやはり個人ということを対象とした、内科医の立場としては、あまりそういうことは、

え、内科医の立場からしますと、集団免疫とか、集団防衛とか、そういうことは、少し縁が遠いと、そういうふうに理解しております、私たちが対象としてますのは、いつでもそういう予防接種政策だとか、そういうことでもれた人が、目の前に出てくるんですね、そういうことで、やはりぼくたちは、医学の基礎というのは、個人を大切にしなくちゃいけないという立場に立っております。

それから次はインフルエンザワクチンについて、お伺いしたいと思います、ワクチンの危険性に関しまして、インフルエンザワクチンというのは、卵からつくるんで、卵成分がどうしても入る、卵アレルギーの危険性があるということをおっしゃいましたが、実際にそういうアレルギーによるショックというのは、どの程度のものがあるとお考えになりますか、頻度は。

ショックと言いますと、厳密に言えばアナフィラキシー様ショックという言葉を使われてお

りますけれども、そういう事故が大体一万人とか、一〇万人に一人だとか、そういうことをいつも念頭においていればいいと思います。で、私自身そういう詳しい数字を調べたことはありません。ただ私自身の経験としてね、私自身は気管支喘息のある人は、インフルエンザになっては困ると、だからそういう人は、なるべくならインフルエンザの予防接種をしたほうがいいというようなことを主張しておりましたので、実際にぼくたちの病院にいる看護婦で、卵アレルギーのある看護婦がいたんですね、その人にやったことがあります、そうしましたら一〇分もたたないうちに、呼吸困難の発作が起きましたけれども、それはいわゆる喘息の発作であってアナフィラキシー様のショックではなかったと思いますがね。

次にワクチンには雑菌が混入しているということをご証言なさいましたね。

え、それはね、ワクチンの出発材料ですね、それのことなんです、ワクチンの原材料と言いますかね、それのことです。実はこの調書の中にもワクチンの精製過程で、という文章がありましたけれども、それはワクチンの精製過程で、あらゆる過程で雑菌が入る可能性があるということじゃなくて、ワクチンの出発材料ですね。

ほかのウイルスワクチンでも、組織培養とかすると思いますけれども、その場合にも、完全に無菌だということは、証明できるんでしょうか、いまの技術で。

普通大腸菌とか、そういう雑菌が入ってきますと濁ってきますからわかると思います。ただ細菌学とか、微生物学的に厳密に言いますと、肉眼的には濁っていないと、あるいは組織培養の細胞を見ても、形態学的にあまり変わりないと、だけれども、マイコプラズマとか、その他われわれの検出技術では、難しい微生物が混入してくることはあります。たとえばポリオのワクチンで、SV—40というウイルスが入ってくるとか、そういう危険は前から指摘されておりまして、その点については、やはりウイルス学者のほうが厳重にチェックする態勢をとっています。

インフルエンザワクチンの雑菌のことですけれども、先生は実際にその製品について、どのくらい雑菌が入っているか、ご自身でお調べになったことがありますか。

そういうことはありませんけれども、前に卵を実験してまして、たとえば卵にインフルエンザウイルスを接種すると、その場合たとえば二〇個の卵にうえますと、私たちは原則として一つ一つの卵から別々に試験管にとって、その液が濁っているかいないか、そういうことをチェックして、それから混ぜるときは混ぜるんです、ところが、ワクチンを実際につくる場合には何千個という卵から液をとって全部混ぜてしまうんです。ですからその場合には、個々の卵について、詳しく、雑菌が入っておったかどうかとか、そういうことはチェックは不可能ではないかと、そういうことが、私たちが考えていることなんです。それからもう一つは、その卵に雑菌が入っていれば、ニワトリの胎児が死にます、そうすると血管が細くなって、真っ暗な部屋で光をあてて見るとわかるわけですね、ところが血管が細くて胎児が動いているようであると、で、そのことから胎児が生きているから雑菌が入っていないだろうと、そういうふうに考えられる卵の液で培養すると、ほかの細菌が入っているということも、何回か経験したことがあります、そういうことで、何千個とかそういう卵から液を無作為的にみんな集めてしまった場合には雑菌が入る可能性が多いんじゃないかと、そう思っております。

実際の製造の過程で、そのようなチェックはなされていないんでしょうか。

おそらくないと思うんですね、もしそれをするとね、すべてのインフルエンザワクチンがつくれなくなるんじゃないかと思います。

甲第一〇二号証を示す

二九ページの三段目ですが、「卵は、ウイルスの増殖の後、雑菌の増殖の激しいものはすぐわかるので排除されるが、増殖度の低いものは発見が困難である」と。

そうですね。

ですからチェックはするんじゃないですか。

それはですね、部屋を暗くして、非常に強い光をあてまして、そして胎児が、いわゆるチックエンブリオと言いますけど、ニワトリの胎児それが生きているかいないか、それでもし生きていれば、血管が拍動して見えるわけです。あるいは胎児がときどき動きます、そういうことで雑菌がいるかいないかということを判定してます。だから実際に卵について、細菌を培養して、雑菌があるかないか、そういうようなことは、もし、それをやったら、ワクチンがつくれなくなるんじゃないかと思いますね。

それから製品についてはチェックしないんでしょうか。

製品についてはあります。

どういうテストでしょうか。

それはもちろん無菌試験と言って、無作為的に製品の中からワクチンをとりまして、菌を培養してするわけですね、それはその製品になる前に、フォルマリンを加えて、すべての微生物を殺しておりますから、たとえ少し入っていても雑菌はみんな死んでしまうわけですね、だからその段階では、培養してもひっかからないわけなんです。

そのほかに、マウスの体重の減少試験とか、それから白血球の減少度を調べるとか、そういうテストがあるんじゃないですか、それから発熱試験とか。

それはね、あくまでもマウスなんであって、そのマウスで安全だから、小さい乳幼児に打っていいと、そういう保証にはあまりならないんですね。ただマウスが一番使いやすいとか、あるいは値段が安いとか、実験しやすいとか、そういうことで、マウスを使っているだけであって、それがすなわち、小さい乳幼児に打っても安全だとか、そういう保証にはならないんです、そういう意味で、ワクチンというものは、それを注射をするときには、その対象をだれに選ぶか、あるいは、ワクチンの種類は、どういう疾患についてやるべきかとそういうことが非常に強調される原因なんですね。で実際厚生省で、国立予防衛生研究所で検定してますけど、それには限界があるんですね、そういうことは集団接種をするとか、国のポリシーとして取りあげる場合には、いわゆるポリシーメーカー、為政者ですね、そういう人はよく勉強して決断をくださなければいけないと、そういうことが私たちが日ごろ感じていることなんです。

いまお聞きしました、マウスの体重減少とか、白血球の減少、発熱とか、そういうことを調べる試験というのは、日本独自の試験だと言われているんじゃないでしょうか、諸外国でもそういうテストが行なわれているんでしょうか。

そこまでは知りません。

前回速記録五七丁裏をご覧下さい、ワクチンの効果の関係ですが、「これは園口先生という人が出したデータを引用しているんですけれども」と書いて、「血液を調べたらある期間で抗体が上がらなかったからこの人はインフルエンザにかからなかったと思っておった、ところが、そういう人からウイルスが分離できるとか」と、こう書いていますけれども、これはどういうことなんでしょうか。

あのね、ウイルスに感染しますと、タイミングよく材料をとれば、ウイルスを分離することができます、それからそのときにとった血液と、それから二週間くらいたって、もう一回血液をとりまして、血液検査しますと、抗体が上がってくるわけなんですね、そういうことからウイルスが分離できたと、あるいは血清反応で証明されたというわけなんですね、ところが血清反応では上がらなくても、あるいは有意義な抗体の上昇がなくても、ウイルスが分離されるということがあるわけなんですね。

それは園口先生の研究でそういうふうなことが書かれているということになるんでしょうか。

そうですね、私自身もそういうことを経験したことがあります。

甲第一号証一六を示す

六三ページ左の一〇行目、「園口らが学童でB型インフルエンザ流行について調べた結果、血清学的に感染していたと判断されるのに、欠席していなかった学童がわりに多いとされております」と、そういうことしか書いてないんですが、いまおっしゃったことは、ちょっと違うんじゃありませんでしょうか、松山さんの論文に関連して、先生がここでおっしゃっているんですが。

……。

それじゃ六二ページ右の一九行目、「ウイルスが気道より分離され、感染が成立したと思われるのに、血中HI価が上昇していない人が多数いると」と。

そうですね。

こちらのほうじゃありませんでしょうか、先生がおっしゃったのは。

え、。

その下のほうに、それが「即感染源とはならないでしょうが」という但書がついていますが。

はい。

これは内容は正しいでしょうか。

そうですね、このことです。

そうだとしますと、ここにも書かれているとおり、そういう場合でも必ずしも感染源になるとはかぎらないわけですね、ウイルスが発見されたというだけでは。

しかしもしその人がひどいくしゃみをするとかそういうことがありますと、感染源になることがあるんじゃないでしょうか。

その点について、若干お伺いしたいと思いますが、そういうインフルエンザウイルスというのは、喉の上皮細胞に感染するんですか。

あるいは鼻。

そういうところにくっついて感染して増殖すると、そういう病気だとおっしゃいましたね。

はい。

そういうところで、ウイルスが増殖し得ない場合は発病しないと思いますけど、増殖した場合に発病しない、いわゆる不顕性感染というものがあり得るんでしょうか。

インフルエンザ、あるいはウイルス性呼吸器疾患のように、非常に軽いものから重いものまで、いろんな病形がある場合には、一体どこから先が発病かとか、そういうことが、よく問題になることがあります。

たとえば私自身の経験ですけれども、ちょっと喉が痛くて、なんとなく気分が悪い、熱も出なかったと、そのときにぼくはじゃ自分自身をインフルエンザと診断しようかと思って、迷ったことがありますけれども、自分の鼻を調べたら、ちゃんとウイルスがいたと、そういうことがありますので、その場合には。

それを発症ととらえれば発病ですね。

そうですね、それか無症状感染としてしまえばそれで済んでしまうかもしれません。

考え方の違いと言えば言えるわけですね。

はい。

先生は、小児科の先生は、インフルエンザワクチンの効果について疑問もったと、出発点からインフルエンザ対策について疑問があったという趣旨のことをおっしゃっていますね。

えゝ。

さきほども別な代理人からお伺いしましたけれども、日本のインフルエンザ対策ですね、とくに予防接種政策につきましては、アジアかぜの際に、各種の人に対して予防接種の勧奨をしたというのが大きな出発点になっておると思いますが、そのアジアかぜの対策をとるときに、政府は伝染病予防調査会を開いて意見を聞いているということはご存知ですか。

えゝ。

それから昭和三七年から、インフルエンザ特別対策を行なっているわけですけれども、いわゆる学童接種を始めたりですね、その始めるに際しても、伝染病予防調査会の意見を聞いて、その上でやっていることはご存知でしょうか。

はい。

その伝染病予防調査会の委員の方というのは、いわゆるこういう伝染病に関する専門家が主として委員になっているわけではないでしょうか。

まあ、そういうことになっていますけれども、そういう人たちすべてが予防接種政策だとか、あるいは対策、あるいはワクチンの効果、そういうことについて、非常に詳しく勉強しているとか、そうとはかぎらないと思うんですね、それからとくに日本の場合には、ある意見を強く言う人がいると、あまりそういう会議の場で議論されないんですね、そういうことは実際念頭においてもいいと思います。

その委員の先生の中に、小児科の先生も含まれていたんじゃないですか。

いると思いますね。

ご存知の方はいらっしゃいますか。

名前をあげていただければわかりますけれども、私自身はそのメンバーに入っておりませんので。

たとえばお亡くなりになったんでしょうか、中村文先生、小児科の先生ですね。

はい。

それから諸外国のインフルエンザ対策についてちょっとお伺いしたいんですが、まずハイリスクグループに接種をさせる対策があると、そういう対策を行なわれているということでございますね。

えゝ。

ハイリスクグループに、インフルエンザの予防接種をさせるにつきまして、政府の関与の仕方というのは、どういう仕方なんでしょうか。

実際政府は、少なくともポリシーとしてはあるいは行政としては関与しないけれども、たとえば日本で言ったら、国立予防衛生研究所に相当するＮＩＨですね、そういう研究所がありますけれども。

それはアメリカ。

えゝ、そういうところの先生が、こういう人にやったほうがいいだろうとか、そういうことは言ってます。

その程度ですか。

はい。

それから罹患して休むと社会機能に影響を及ぼすと、こういう職業についている人に対しても、やったほうがいいという政策がございますね。

はい。

それについては、政府はどういう関与の仕方をしているんでしょうか。

それはもっぱら企業に関係した人たちが、

その職場職場でお考え下さいということですか。

そうです。

それから昭和五一年に、伝染病予防調査会の答申が出まして、インフルエンザ対策につきましても言及されておるわけですけれども、それはご存知ですか。

はい知っています。

その答申の内容は、従来の学童接種を肯定したものというふうに、われわれは理解しておりますけれども、そのようなものではないでしょうか。

あの、別に答申案を詳しく読んでおりませんからわかりませんけれども、いままで、ずっと続けておられるところを見ると、あまり方針が変っていないのではないかと思っています。

先生はそれに対して批判的だということになるわけですね。

そうですね、実際小児科の教授たち、そういう人たちに会って、先生はどう思っているのかと言うと、あまり、もろてをあげて賛成すると、そういう人はいないですね。

それから諸外国では、考え方の違いと申しますか、日本のような学童接種という考え方は、あまりないと、ただ一部の学者と言いますか、学者の中には、そういう発想があると、さきほどご証言なさいましたね。

えゝ。

たとえばダーベンポートという学者ですか。

はい。

そのほかにはどういう学者が。

直接名前覚えていませんけど、イギリスで出された雑誌のエディトーリアルの中に、この前も話しましたけれども、いわゆる寄宿学校に、両親が子供を預けて外国に行ってしまうとか、そういう学校で目のとどかないところ、そういうところでは、したほうがいいだろうと、だろうくらいな発想ですね。

甲第一号証一六を示す

六三ページですが、ここに、「今の学童集団接種というポリシーが、実際に、効果があるものなのかどうかを、疫学的成績をもとに検討してみます。Salk らの研究にはじまり、Davenport, Francis 、日本では福見と、インフルエンザワクチン研究の大物が度々言及し、小児科学の教科書（Nelson）にまで記載があるポリシーなのですが」とあるんですが、このそれぞれの学者はご存知ですか。

まあ個々の論文は読んだことありませんけど、ソークだとか、ダーベンポート、フランシス、こういう方の名前は聞いておりますし、福見先生は、ダーベンポート、フランシス、こういう人のところに留学した人なんですね、彼らと非常に親しいし、意見などもよくあっていると思います。

ここに出てくる学者は、インフルエンザの研究の大物だと書いてありますが、そのとおりですか。

そう言えば言えるかもしれませんね。

（以上　林　哲朗）

原告代理人（河野）

まず、尋問にはいる前に、前回の御証言のうちで、趣旨がちょっとわかりにくいところについて、補足的に伺いたいと思います、前回の調書の一五丁の表ですが、そこに、イギリスでの、九〇〇人の風邪を引いた子どもについての報告というのが証言の中で引用されていますけれども、その中の三分の一以上が一回医者に来ただけで治っている、とありますけれどもこれは、三分の二が、一回医者に来ただけで治っているということではないでしょうか。

もとの論文をもう一回、よく見なおしましたところ、三分の二に当たる、七六パーセントが……ですから、「三分の一以上」というのは「七六パーセント」と訂正していただきます。

それが一回、医者に来たということですね。

そうしますと、残りの二四パーセントについてはどうだったんでしょうか。

その中をくわしく分けますと、気管支炎が長引いて、もう一度、たとえば、咳止めの薬をもらいに来たとか、中耳炎を併発したとか、そういうことで二〜三回来ているというようなことで、そのほかについては、あまり重要な合併症はないように記載してありました。

それは、ブリティッシュ・メディカル・ジャーナルのことしの一月号ですね。

一月号ですね。今年度の第一号です。

それから、二七丁の表の六行目に、「アヒル、ニワトリいろいろあって、限られた動物にしか流行しなかったんですけど……」とありますが、この点はいかがでしょうか。

この点は少し説明を補足する必要があると思います。そこのところは、「アヒル、ニワトリいろいろあって」その次に、「それぞれに」ということばを入れていただきます。「それぞれに限られた動物の間でしか流行しないと考えられておったのですけど……」そういうふうにしていただくといいと思います。

要するにアヒルやニワトリや、それぞれのインフルエンザのウイルスというのは、それぞれの動物にしか流行しないという趣旨ですね。

はい。まあ、そう思っておったんですけれども、それが、自然界では、かけ合わせが起きるということですね。

それから、六六丁の表の九行目ですが、「ワクチンが出来ますけれども、その間に……」とありますが、これは、さきほどの御証言にもありましたけれども、その精製の過程に、次々にいろいろな雑菌混入の可能性があるということではなくて、もともとの原材料である卵からとる段階で、そういう混入の可能性があるんだということでよろしいわけですか。

そうですね。ですから、その間に、というのは、その出発点でと、そう解釈していただけばいいと思いますね。

それから、七六丁の表の八行目ですが、「どんな種類のワクチンを打っても……」というふうにありますけれども、これは、インフルエンザのワクチンだけについておっしゃっているわけですね。

そうですね。

それから、八九丁の表の一行目、二行目のところに、「個々の効果の点だとか、抗原性のウイルスとか、」とあるんですが、これがちょっとよくわからないんですが、これはどういうことでしょうか。

最後のところ、効果の点だとか、……その次に、「ウイルスの」ということばがはいります。「ウイルスの抗原性の問題とか……」そういうふうに変えていただきたいと思います。

それから、九二丁の裏の二行目に、「インフルエンザウイルスを受けなくちゃいけない……」というふうにありますが……。

これは、「インフルエンザワクチンを受けなくちゃいけないという時に……」ですね。ですから、「ウイルス」が「ワクチン」に変わります。

それから、九三丁の裏の四行目ですが、ここに「過去二五年以上まいった」とありますが、これはどういうことでしょうか。

入手した、手に入れたということです。

それでは質問にはいります。インフルエンザの死亡については、死亡診断書をもとにして、その統計をとっているという御証言がありましたが、それはそのとおりですね。

　そうですね。

そのインフルエンザというふうに死亡診断でされる場合には、これは、厳密にインフルエンザウイルスによるものであるということが確認されている趣旨ではないわけですね。

　そうですね。

そうすると、その他のウイルス、あるいはなんらかの疾患による死亡も、それに含まれてくる。要するに、その数字が大きくなってくるということは十分考えられることでしょうか。

　ええ、そうだと思います。で、これは、結局、インフルエンザの流行期、すなわち、一月から大体三月ごろまでですね、そのときに、高い熱を出して、咳を出したり、痰が出たり、そういう経過があった後に、急に亡くなったような場合に、医者が死亡診断書にインフルエンザと、こう書くんだと思います。

その中で、いわば、厳密に検査した場合に、インフルエンザによるものであることの割合というのは、どの程度のものでしょうか。何パーセントというふうにはわからないと思いますけれども、およその程度のものというふうに推測できますでしょうか。

　普通の病理解剖なんかする場合にも、病理材料からウイルスを検出するとか、そういうようなことを普通やっておりませんので、割合が何パーセントぐらいかとか、そういうことを聞かれても、ちょっと、すぐ返答はできません。

非常に少ない割合であるとか、あるいは、ほとんど間違いないだろうというようなものなのか、という程度でしたら、どうでしょうか。

　半分ぐらいは当たっているんじゃないかと思います。

さきほどの証言の中で、超過死亡率という形で、インフルエンザの流行期に死亡がふえるということが出てくるという証言がありましたけれども、そのインフルエンザの流行期に、超過死亡率ということで死亡がふえるということは間違いない事実なわけですね。

　そうですね。

その超過死亡の中身といいますか、いったい、どういう人がそのときに死亡に至っているかという点については、なんらかの説明なり推測なりができるわけなんでしょうか。

　それにつきましては、国立公衆衛生院のインフルエンザあるいは疫学統計、そういう人たちのグループが書いた論文がありますけれども、その中には、ある年にはどういうウイルスが流行したかということをまず調べて、それから、もう一つは、死亡統計から、一つは肺炎、インフルエンザ、気管支炎、そういうグループ、次は、慢性の心疾患あるいは呼吸器系の結核のあるもの、そういうものについて、例年の死亡数から計算した予測値と、それから実際の死亡率との間にどのくらいの差があるかと、そういうような統計を研究した論文が、日本医事新報に書かれております。それを見ますと、やはり、ウイルス学的に、インフルエンザのAだとかBのウイルスが分離されて、流行が確認されたときには、肺炎だとか気管支炎、そういうグループ、それから、肺結核あるいは慢性の心臓病をもっているとか、そういう人たちでは、超過死亡率が予測値よりもはるかに多くなっていると、そういうようなデータが出されております。

そうしますと、一般に超過死亡というふうにして言われますけれども、その中身を分析してみると、通常の健康な人がどんどん死んでいくというようなことではなくて、先日来の証言にありましたような、基礎疾患をもっている者とか、老令者とか、そういう人について死亡率が高くなってくると、そういうことなんでしょうか。

　はい、そういうふうに理解していいと思います。

乙第七九号証を示す

さきほど、乳幼児がインフルエンザに感染しやすいかということ、あるいは死亡率が高いんではないかということについての質問があったわけですが、そのことに関連して伺います。これの五四ページ、図3、4というのがありますが、この図で、上の黒い線が罹患率で、下の点線になっている部分が死亡率であるということですが、さきほど、被告代理人の質問に答えて、この乳幼児について、老人に準ずるぐらい死亡率あるいは罹患率というものが高いんではないかということの指摘がありましたけれども、この図で、まず、その、乳幼児の死亡率が老人に準ずるぐらい高いのかどうかという点はどうでしょうか。

　さきほどは、突然この図を示されましたので、説明が足りませんでしたけれども、この死亡率に関するグラフは、横軸が年令ですね。それから、縦軸が死亡率で、これは対数グラフで書いてあります。対数グラフというのは、人数が、たとえば一〇人以下のところは非常に間隔が大きくとってある、それから、数が多くなるにつれて、その幅が小さくなるように書いてあります。ですから、これを見ますと、たとえば、一～四歳というグループは、人口一〇万人につき約七人ぐらい死んでおりますけれども、六〇～六四歳になりますと、六〇ということで、一〇倍以上も死亡率が高いわけですね。で、それが、このグラフでは、不注意に見ますと、一～四歳という低年令層でも、六〇～六四歳のグループの半分ぐらいの死亡率があるように見受けられます。これは、こういう対数グラフを見るときに注意しなくちゃいけないことですね。で、これから比較しますと、一～四歳のグループの、人口一〇万人に対する死亡率というのは、大体五〇～五四歳の壮年のグループ、そのグループの死亡率と大体同じという数字になります。

そうしますと、これは、見かけよりも、老年層についてははるかに大きい数値になっていると……。

そうですね。

要するに、この図は、上下が、こう、ずっと縮められている形になっているということでしょうか。

そうです。対数グラフというのは、一から一〇までの間隔と、一〇から一〇〇まで、あるいは一〇〇から一〇〇〇までの間隔が同じ幅になっていますから、そこは注意して見ないと、誤って読むことがあります。

これによりますと、一～四歳というのは、確かに、たとえば一〇代あるいは二〇代ですね、そういうところに比べれば高くはなっているわけですが、これをもって、老人に準ずる死亡率がある、死亡する危険性があるというふうに結論を出すことができますでしょうか。

被告代理人（楠木）

ちょっと……。質問では、準ずるとは言わないつもりです。老人の次ぐらいに、と申したと思いますが……。

そうしますと、これを見ますと、五〇～五九歳のグループよりは少ない。二五～二九歳とか、そういうグループに比べたら二～三倍多い、それぐらいの程度じゃないでしょうか。

原告代理人（河野）

甲第七二号証を示す

この九四ページ、これは証人の論文の中に引用されている図ですけれども、この図も、さきほどの図と同じような傾向のカーブが出ているわけですが、この図についても、さきほどと同じようなことが言えるわけでしょうか。

そうですね。この図も、縦軸は対数グラフになっておりますから、たとえば、このグラフで一歳以下でですと、1とあるところでですと、人口一〇万につき一〇人ぐらいということですね。ところが、六〇歳以上になりますと、二・五ということになりますと、たとえば、これは人口一〇万人については数百人ぐらいの数字になってくるんではないかと思いますね。

そうすると、老人の場合と比べものにならないということができますでしょうか。

そうですね、大体、一〇倍か、もっと少ない死亡率ということになりますね。

この図に関して、福見秀雄証人は、確かに、この場合、乳幼児については、壮年層に比べれば多少上がっているけれども、注意しなければならないのは、乳幼児の場合については、これは、インフルエンザだけでなく、ほかのウイルス、風邪の症候群を示すウイルスによる死亡が含まれているんだと、それがむしろほとんどではないかということを証言しているわけですが、そのようなことは、証人はどういうようにお考えになりますでしょうか。

この前も話しましたように、乳幼児にとっては、RSウイルスのほうがもっと危険なウイルスであるというふうに言われておりますので、しかもそのRSウイルスというのは、乳幼児の突然死症候群という病気がありますけれども、それに非常に関係しているということが記載されておりますので、そのインフルエンザウイルス以外のものがはいっている可能性は除外できないと思います。

それから、さきほど、被告代理人の質問に答えて、昭和三〇年代に、乳幼児に対するインフルエンザワクチンの接種について、その危険性を指摘する人や、あるいは論文というのは外国にもなかったんではないかという趣旨の証言があったように伺ったんですが、それはそのとおりでしょうか。

さきほどの、ベルという方の論文が発表されたのは、一九六一年ですね。一九六一年といいますと、昭和三六年になりますか……。

甲第一〇七号証を示す

そうしますと、このベルの論文では、市販の液状のワクチンですね、これはそのころ日本でも使っておりましたけれども、それをうつと、非常に発熱反応が多いというようなことが、この、一九六一年の論文には書いてあります。それから、この論文で引用された文献ですね、それを見ますと、子どもにインフルエンザ予防注射したあとの副作用についてと、そういう題の論文が初めのほう、三篇か四篇あります。これはいずれも、たとえば、一九四七年あるいは四八年それから五六年ですから、昭和二〇年代の終わりから三〇年代の初め、そういうことになると思います。

そうすると、具体的にその危険性について調べたデータというのは現にあるというふうに伺ってよろしいでしょうか。

そうですね。

この甲第一〇七号証というのは、そういうふうに、いわば実験的に調べたデータですけれども、欧米では、乳幼児に対しては、このときも、あるいはこれ以前も、集団的な、乳幼児に対する全国民的な接種というのは行なわれていなかったと思うんですけれども、それはどうしてなんでしょうか。

一つは、この前も話したと思いますけれども、卵を材料にして作ったウイルスあるいはリケッチャのワクチンの中には、黄熱のワクチンとそれから発疹チフスのワクチンがあります。これは、主として、熱帯地方に流行するものだとか、あるいは発疹チフスのワクチンというのは、戦争中軍隊にも使いましたけれども、かなりひどい副作用があって、それを注射した人自身が非常にいやな思いをした、そういうようなことがありますので、卵から作るワクチンというものに対しては、非常に警戒しておりましたから、たとえば、国家的なレベルでやるとか、そういうようなことがあまり提唱されなかったのではないかと思います。

つまり、この甲第一〇七号証というのは、いわばその、乳幼児接種の危険性というのを実証的に裏付けたものであるというふうに言うことができると思うんですが、この、実証的に裏付けられる前にも、要するに、考え方として、乳幼児接種は危険であると、だから、そもそも、最初からそれはしないという、そういう考え方は、従前からあったんではないでしょうか。

まあ、この人たちがやった実験は、一九五一年から五六年ですね。その前に、もう、そういう論文が出ておりますから、一応、そういうことは、この甲第一〇七号証に書いた研究者たちは、論文を読んで知っておったと思います。

現実に、アメリカやヨーロッパで行なわれてこなかったというのは、そういう危険性というものに対する考え方が広く支持されていたんじゃないかというふうに考えていいわけでしょうか。

はい。それも一つだと思いますね。そのほかにもいろいろありますけれども……。

日本で、インフルエンザワクチンの乳幼児接種を始めるときに、伝染病予防調査会の意見を聞いているというふうに、被告代理人から質問がありましたけれども、福見秀雄証人は、その調査会のときにどういう意見があったのかという質問に対して、その内容、理由ですね、それを明らかにしなかったわけですが、どちらかと言えば、母親の要求があったからやったのではないか、というような、あまり学問的でないように思われる答えをなさっているわけですが、証人の知り得た範囲の知見でけっこうですけれども、この乳幼児接種を採用するにあたっての、調査会で、インフルエンザワクチンの乳幼児に対する影響、それが十分に審議されて、その危険性についても安全の裏付けをとった上でなされたというようなことがありましたでしょうか。

それは、初めてやられたのはいつごろですか。

昭和三二年……一九五七年……ですが……。アジア風邪の流行の直後です。

………。

じゃ、こういうふうに伺います。さきほど、小児科の中村先生という方も委員であったということが、質問がありましたけれども、この方はどういう御専門ですか。

この先生は、私が知っている範囲では、予防接種についてはかなりくわしく研究しておりまして、特に破傷風、ジフテリア、あるいは三種混合ワクチンもはいっておったと思いますが、特に破傷風とかジフテリアですね、そういうことについてはくわしく研究しておりました。

インフルエンザについてはいかがでしょうか。

私が知ってる範囲では、この先生と接触するのは、日本伝染病学会という会で接するだけで、その他の業績についてはあまり知りません。ただ、一九五七年ごろ、この人たちがインフルエンザワクチンについてよく調べておったとか、あるいは、非常に広範囲に調べておったとか、そういう記憶はありません。

そうしますと、いわば、世界の趨勢といいますか、そういうものを十分にふまえた上で、乳幼児に対しての影響というものを十分に検討したということは言えないようにも思えるんですが、その点はどうでしょうか。

実は、私自身がインフルエンザのウイルスを手がけたのが、一九五二年で、五四年に帰ってきて、それから、五七年……、まあ、三年目ですけれども、このころ、初めて、こういう大きな問題にぶつかったわけで、そのほかの先生たちも、この、アジア型の流行と、このような問題に直接接し、それから、ワクチンが使えるようになったばかりの段階であったと思いますから、あまり、皆さんが、……ワクチンの副作用だとか、そういうことについて研究しておったとは思えません。たとえば、私がアメリカにおったのは、一九五三年ごろですけれども、そのころ、東大の伝染病研究所においても、やっとワクチンの大量生産に必要な器械とか器具類がはいったと、そういうようなニュースを聞いたわけですから、それから四年後ですから、そんなに早く、ワクチンの効果だとかあるいは副作用について、十分な検討がなされたとは思えません。

インフルエンザワクチンの接種後の事故については、高熱を発したり、その後けいれんを起こしたり、という症状がほぼ共通して見られるんですが、こういうふうな症状があった場合に、救急的になんらかのとるべき措置というのはあるわけなんでしょうか。

ええ。特にけいれんを頻発する場合ですね、そういうときには、この裁判に提出された患者の病歴だとかそういうのを見る範囲においては、従来の、内科的に使える抗けいれん剤、これは主として、フェノバルビタールとか、その系統の薬ですけれども、これだけを使って治療している例が多かったように思われます。そういう薬には、けいれんに対する作用に限界がありますので、もっと積極的に、麻酔科専門医に依頼して、筋弛緩剤を使ってけいれんをとめるとか、場合によっては、けいれんがおさまるまで、三～四日、あるいは一週間ぐらい、人工呼吸を続けるとか、そういうことをすれば、現在みられているような、半永久的な脳障害を起こすとか、そういうことは、あるいは、そういう症例は、半数ぐらいに減らせるとか、そういう可能性があったのではないかと思います。

麻酔科医の協力を得て、筋弛緩剤をうつということですが、それは具体的にはどういうふうな処置になるんでしょうか。もう少しくわしく説明していただけますか。

これは、最近、破傷風の治療に頻回に使われております。ご存じのように、破傷風という病気は、ひどい場合には、二分ないし三分おきに、手のつけられないようなけいれんが起きて、患者はそのまま窒息して死ぬわけです。こういう人には、内科医が使えるような抗けいれん剤を使ったのでは、とてもおさまりませんので、麻酔科の先生に頼みまして、クラーレ作用をもつ薬ですね、それを注射して、全身の筋肉を弛緩させます。そして、同時に気管切開をし、人工呼吸器を使って、そのけいれんがおさまるまで人工呼吸を続ける、そういうことをやっていますと、従来一〇〇パーセント死ぬような破傷風の患者が助かるようになります。同じような考えに立ってワクチン接種後に頻回にけいれんが起きたとか、そういうような例にこの治療法を行なったら、あるいは死なないですんだ、あるいは半永久的な後遺症をのこす頻度が、もっと少なくすることができたと、そういうふうに私自身は考えております。

今証人がおっしゃったような処置ですね、それは、証人以外の人も試みられている処置なんでしょうか。

　これは、破傷風に関しては、もう、世界的な傾向でやっております。

そういうような処置については、その、麻酔科医の協力を得るというやり方ですね。

　はい。

それはいつごろからそういうことが可能であったでしょうか。

　日本で麻酔科医が承認されてから、あるいは麻酔科医というような制度ができてから、もう一五～一六年たっておりますから、少なくとも、一五～一六年ぐらい前からは可能ではなかったかと思います。一九五二年ごろ、すでに、こういうようなテクニックは、胸部手術ですね、そういうときには使われておりましたから、五四年ごろは、そういう設備を持っているところへつれて行けば、やってもらうことができたと思います。

甲第七一号証を示す

この九二ページの六というところに、予防接種副作用学の体系化と対策ということで書かれておりますことが、今証人がおっしゃったようなことでしょうか。

　そうですね。

そうすると、こういう副作用がいったん起きた場合について、こういう麻酔科医の協力などを得るように、最初から得て、その対策を考えていれば、死亡したり、あるいはその半永久的な後遺症というのが、ある程度といいますか、非常に大きい割合で減らすことができたんではないかというふうに考えられると考えてよろしいわけでしょうか。

　そうですね。

さきほどの被告代理人の質問の中に、証人は集団免疫の理論を認めるのかいなか、というのがありましたけれども、この集団免疫の理論を認めるかいなかということについては、まず、そのワクチンが有効であるかどうか、効果をもっているかどうか、現実に免疫を付与することができるかどうかという問題が前提になると思うんですが、いかがでしょうか。

　まあ、公衆衛生学の分野では、集団免疫ということばはよく使われておりまして、たとえば、ジフテリアとか天然痘ですね、そういうふうに、病原体の抗原性があまり変わらない疾患、そういう場合には、非常によく当てはまると思います。それで、インフルエンザの場合にも病原体の抗原性があまり変わらなければ、そういう場合はある程度当てはまると思います。ただし、インフルエンザウィルスのように、頻回に抗原性が変わるとか、そういう病気の場合には、ある年には十分な集団免疫をつけておいても、その次にはやってきた風邪のウイルスの抗原性が変わっているということになりますと、集団免疫ということの価値もなくなりますし、そのようなわけで、ジフテリアとか天然痘、そういう病気で考えられておった集団免疫、そういうことをそのままインフルエンザの場合に適用するのも、すんなりとはいかない、そういうふうに考えるのも大切だと思います。

要するに、流行したウイルスと、それから接種するワクチンの製造株ですね、これが、はたして一致するものかどうか、一致するのであれば、初めてそういうことも検討に価する、それが全然一致しない、あるいは一致させることが不可能であるということならば、そもそも、非常に前提そのものがむずかしいというふうに伺ってよろしいでしょうか。

　結局、その、質問者の質問を肯定することになるかもしれませんけれども、さきほどから言っているように、天然痘とかジフテリアとか、それとは違う、そういうふうに理解していただいたらいいと思います。

違うというのは、そのウイルスが毎年毎年変移する。それで、同じ抗原性をもつワクチンを接種することができないからだということでしょうか。

　そうですね、そのほかに、抗原性の変移といいますと、主としてA型のウイルスになりますけれども、その間にB型のウイルスもときどきはいってきます。それで、これは、国立予防衛生研究所のワクチン研究グループにも聞いたことがあるんですけれども、B型のウィルスに対する抗体は、ワクチンをうってもあまり上がりにくい、だから、むしろ、これからは、ワクチンの中からB型のウイルスを除いてしまおうかとか、そういうような意見も出たというぐらいです。そういうB型のウィルスがときどきはいってきますから、集団免疫をつけておいて、きたるべき流行に備える、そういうことはなかなかむずかしいと思います。

その次に、仮にワクチンがある程度効果をもったとしても、その人が他にウイルスをまき散らさないともかぎらないという指摘があったわけですけれども、そういう点も実証的になんらかの形で、いったい、どういう効果をワクチンがもっているかという点について、国のレベルで調べたということがありますでしょうか。

　まあ、アジア型ワクチン研究委員会とか、そういうところでは、たびたび、ワクチンを、新しいのを改良して作っては、その抗体の上がり具合を調べていることがありますけれども、国のレベルでそれを調べたと、そういうようなことは、私はあまり勉強しておりませんので、知りません。

そういう、抗体の問題ではなくて、現実に流行を阻止しているかどうかですね。毎年毎年、学校を中心に接種しているわけですから、それが現実に効果をもっているのかどうかという点について、これは毎年調べることが可能だと思うんですが、そういうことを調べたということをご存じでしょうか。

直接、論文で見たことはありませんけれども、ことし、アメリカから、日本のインフルエンザ予防政策について、現実にどれくらいのことをやっており、どれくらいの効果を求めているのか、そういうことを調査にきたグループがあったそうです。その人たちの質問に対して、何も答える資料がないので困ったと、そういうことを当局者が言っておったと、そういうことを聞いたことがあります。

それは、学童に対する集団接種に関するものでしょうか。

はい、そうです。論文の形ではなくて、個人的な意見として、あのときにこういうことを質問されたけれども、答える資料がなかったと、そういうことを当局者が言っておった、それを聞いたことがあります。

今までの御証言の要約的なことになると思うんですが、証人はそのインフルエンザワクチンについて、いったい、どの範囲で効果があり、どの範囲で用いたら意味がある、あるいは意味がないというふうにお考えなんでしょうか。要約的に御証言いただけたらと思います。

それは、結局、私の考えのサマリーになりますけれども、病人で、もともと呼吸機能が悪いとか心臓が悪いとか、そういう人で、ちょっと咳をしただけでも苦しくなるとか、そういう人には、少ない効果でも、その本人にとっては、たとえば、死に陥るような重篤な疾患になるのを防げるかもしれない、そういう意味でしておいたほうがよい。それから、小さい子どもの場合、あるいは小学生、幼稚園の子ども、あるいは中学生、そういう人に対しては、もし、学校でインフルエンザがはやったら休ませるとか、もっと消極的な態度をとって十分であると、そういうふうに考えております。しいてワクチンを接種する必要はないと……。

その、基礎疾患を有する人に対する接種の場合は、これは、流行しているウイルスを抗原にとったワクチンが必ずしもできなくても、やったほうがいいと、そういうことなんでしょうか。

大体、それは、慢性の心臓だとか肺の疾患をもっている人は高令者です。そういう人は、その年令に達するまでに、何回か、古い型のウイルスに感染した機会があります。あるいはそういう経験があります。そういう人は、ある年度に分離されたワクチンで注射すると、かなり広い範囲の反応をするんですね。そのウイルスだけではなくて、古い型のウイルスはもちろん、あまり抗原が変わっていなければ、その次にくるウイルスに対しても、ある程度の抗体の上昇を示すことがありうると、そういうことがわかっておりますので、ある程度の効果は期待して、そういう病人にやっております。それは、じゃ、同じ論法で、小学生とか中学生にやったら、というような反論も出てくると思うんですけれども、小学生とか幼稚園の生徒では、前に、インフルエンザにかかった経歴が少ない、だから、あるワクチンを注射した場合にも、抗体の上がる範囲、それが非常に少ないんですね。それと、もう一つは、危険性とか、そういうことを考慮して、病人にはやるけれども、健康な幼稚園の人、あるいは子ども、それにはしないと、そういう方針をとっております。

確認的に伺いますが、ワクチンが流行株と完全に一致した場合、これは福見証人によっても、不可能だということですが……、完全に一致した場合には効果が認められるというふうに考えてよろしいでしょうか。

そうですね、それは、ワクチンをうつことによって、抗体が一定のレベル以上に上がれば、期待してもいいと思います。

そうすると、不連続変移ということで、非常に抗原の構造が変わった場合には、これはまったく無意味であるというふうに伺ってよろしいでしょうか。

まったく、という形容詞を使いますと、ちょっと言いすぎかもしれませんけれども、効果をあまり、期待することはむずかしいと、そのへんにおさめておいたらいいと思います。

連続変移という範疇の中でしたらどうでしょうか。これは、要するに、効果が相当に認められるということなのか、あるいは、いわば不連続変移に近く、ほとんど認められないというようなことも多いのか、そのへんはどうでしょうか。

たとえば、この前の武内先生の論文にありましたけれども一九七七年の一二月に分離された株ですね、あれは、同じH^3N^2という抗原型のウイルスですけれども、七五年とか七三年に分離された株とは非常に違った性質をもっておりますね、ああいうことがありますと、連続変移の中のウイルスですけれども、効果が、その場合でも、あまり期待できないと、そう思っています。

裁判長

そんなような場合でなければ、ある程度効果は期待できるということになるんでしょうか。

あまり抗原が変わらなければということですか。

連続変移の場合です、今、武内さんの引いた例のような場合には、効果は期待できませんとお答えになったんですが、それ以外の場合はどうかということです。

その前の年にうったワクチンによって、今度、新しくきたウイルスですね、それに対する抗体も、さきほどから言っているように、一二八倍ぐらい上がれば、期待できると思います。

原告代理人（広田）

前回の証言で、今後スペイン風邪のようなインフルエンザの大流行は起こらないだろうというお話が出ましたね。その理由なんですが、もう一度簡単にあげていただけませんでしょうか。

スペイン風邪のような大流行は起きないだろうということですか。

はい。それはいいわけですか。今後はスペイン風邪のような大流行というのはないだろうというふうにおっしゃったと思うんですが……。

インフルエンザに関する学問は、非常に日進月歩といいますかね、進んでおりまして、私がこの前話したのは、スペイン風邪のような死亡率の増加ですね。流行はあっても死亡率の増加、そういうものはないだろうと、そういうふうに答えたと思います。

その理由はどういうことでしょうか。

やはり、化学療法が発達して、細菌性の肺炎による死亡ですね。それか非常に減ったということ……。

それは、細菌性の肺炎を併発しても、その細菌に対する抗生物質、あるいは化学療法が可能であるからと、こういう意味ですか。

そうです。それから、そのほかに、たとえば痰が出せなくなったとか、呼吸困難がひどいとか、そういうときには気管切開をするとか酸素療法を十分に行なうとか、その場合にも、ためくら滅法に酸素療法をするんではなくて、血液の中の酸素とか炭酸ガスの分圧を測定しながら適当にコントロールできる、そういうようなことで、スペイン風邪のときのような死亡例の増加はないであろうと、そういうようなことです。

そうしますと、医学上の知識あるいは技術水準というのが、当時よりも非常に向上しているということが一つでしょうか。

はい、そうですね。

そうすると、今度、患者のほうからみたらどうでしょうか。

患者のほうからみたということと、どういうことでしょうか。

その患者側のほうでの死亡が、そう多くはならないだろうと思われるような理由はないでしょうか。

患者の側からは特にないと思います。

栄養の問題なんかはどうでしょうか。

それはあると思いますね。栄養の状態はずいぶんよくなっていますから、感染に対する抵抗というのはついていると思います。

前回の証言で、毎年インフルエンザの予防接種を受けていると、長い間、毎年毎年うっていると、好ましくないことになるということがありましたが、どういうことになるんでしょうか。

毎年同じワクチンをうちますと、やはり、抗原刺激ということをくり返すわけですから、将来、ぜひともインフルエンザワクチンを注射しなければならない、そういうような状態になったときに、アナフラキシー様ショックが起こる可能性というのはだんだんふえてくる。

あるいは、注射をするたびに、局所の反応がひどくなる、そういうようなことは、生物学的な現象として、医者はたえず心得ていなければならないことだと思います。


そのアナフラキシー・ショックというのは、実際にはどういうようなことになるんでしょうか。

これは、人間に、ワクチンその他の、異種蛋白質といって、人間以外の動物からとった蛋白質ですね、そういうものを注射すると、注射後、早いときには三〇秒から一分以内、遅くても一〇分以内に、急に、血圧が下がって、ショック状態になり、呼吸困難が起きる、あるいは意識がなくなる。それから、尿とか便をもらしてしまうとか、そして、すぐに治療を始めないと、三分か五分で死ぬというようなことで、いちばん皆さんが知ってると思うのは、ペニシリンショックだとか、あるいはストレプトマイシンショックだとか、ああいうものが大体これに類するものですね。


（以上　田　甫　力　弥）

升田裁判官
さきほど、インフルエンザワクチンによって副反応が出た場合の救急処置について証言されたと思うのですが、そのことについてちょっと伺います。さきほど証人は、麻酔科の医師による協力の下に何か積極的な措置を講ずることができるという具合いにおっしゃったと思うのですが、それはいつごろからインフルエンザについては始められたのですか。

インフルエンザワクチンに続発した副作用については、そういう報告はありませんけれども、けいれんが非常にひん発するとか、あるいは内科医師が簡単に使えるような薬で治まらないようなけいれんが起きる場合には、これは麻酔科医の力を借りて、全身の筋肉を弛緩させ、人工呼吸をすると、そういうようなことが大体最近では、近代医学ではもう常識みたいになっております。で、そのことは特に破傷風という、非常にけいれんを起こすそういう病気がモデルになって非常に普及して行った学問、あるいは治療法です。

インフルエンザワクチンの場合に、実際にそういうことが行なわれるようなことがありますか。

インフルエンザワクチンの場合はそういう記載は見たことがありません。

そのような措置というのは、大体証人のような研究者と、あるいは更に一般の開業医と、いろいろあると思うのですけれども、どのレベルと言いますか、知られている処置なんでしょうか。

私自身は破傷風という非常にけいれんを起こす病気をずっと研究しておりますので、よく知っておりますし、少なくとも大学病院だとか、大きな総合病院に勤めている医師、そういう人であれば、ひん回にけいれんを起こす患者を見て、内科的に使うフェノバルビタールとかクロルプロマジンだとか、そういう薬でけいれんが止まらなかったら、麻酔科医に相談すると、そういうことはおよそ今から二〇年ぐらい前から医師が気付くべきことじゃないかと思うのですね。

一般の開業医のレベルではどうなんでしょうか。

残念ながら日本ではすべての開業医にそういうことを期待するのは無理だと思います。

たとえば、保健所のような行政レベルでそういうことが知られているのでしょうか。

少なくともワクチンを接種するとか、あるいはワクチンというのは、結局とりも直さず異種蛋白質と言いますけれども、そういうものを注射すると、ショックが起きるとか、あるいは百日咳ワクチンの場合にはれいけんが起きるとか、そういうようなことは前から知られておりますので、予防接種を非常に、国家的なレベルで広い範囲にやると、そういう場合には少なくとも厚生省の担当者とか、そういう人たちは何等かの形で、あるいはこれは極秘文書でも構わないのですけれども、通達を出すと、そして一〇万人に一人でもいいし、一〇〇万人に一人でもいいし、そういうことが起きたら、こういう所に連絡をしなさいとか、こういう処置をとるべきであるとか、そういうようなことは通達をしてもらいたいと思いますね。

証人のご希望はそうかと思いますが、実際に事実として保健所のレベルでそういうことが知られておったという具合いに思っていらっしゃいますでしょうか。

それは、少なくとも医学に関与する者は、日本国内で発行される医学雑誌だけではなくて、少なくともアメリカとかイギリスの、代表的な雑誌は保健所ぐらいだったら二、三冊は必ず取るべきなんですね。で、そのぐらいの準備をして置いて普段に外国から入ったそういう代表的な雑誌を見ていれば、当然気付くはずだと思います。

それから、さきほどのような麻酔科医の医師の協力によってそういう処置をすることができるというお話なんですが、インフルエンザワクチンでそういう副反応が出たような場合、何か効果的な処置というのは、ほかにあるのでしょうか。

これはインフルエンザワクチンに限らず、すべてのワクチンですね、そういうものをさすときには、やはり一番怖いのは、アナフィラキシー様ショックを起こして人を殺してしまうことなんですね。で、それに対する最小限度の準備として私自身が必ず学生に一番初めに教えることはアナフィラキシー様ショックのときは、まず血圧が下がるから、血圧を上げるノルアドニナリンというのがございます、それとアナフィラキシー反応を抑えるステロイドホルモンというのがある。これはもう一九五〇年ごろから、もっと前から使われておりますけれどもそういうものを準備をしておいて、もし何かあったらすぐに対処する準備をまずやっておけと。それはイギリスで書かれた本を見ますと必ず書いてありますね。で、少なくともその血圧を上げる薬とステロイドホルモン、それからそれがすぐに注射できる一グラム乃至二グラムの注射器とアンプルカット、それを絶えず机の上に置けと、それを全部揃えた上で注射をしろと、そういうことは非常に強調されています。

そのような処置というのは、一般の開業医のレベルでも当然わかっていることなんでしょうか。

それは医学の常識で、人に針を刺すからには、たとえばビタミン剤の注射でもショックを起こす例があるのです。で、そういうことに対する万全の注意をしておけと、僕たちは学生によく言うのですけれども、そういう準備をするかしないかがＡクラスかＣクラスの医者の分かれめだと。あるいはそういう準備をするのが医者であって、そういう準備をしないでただやみくもに注射をすると、それは衛生兵か看護婦であると。で、医者というのは、けっして奇をてらうわけではないのですけれども、滅多に起きない事故、あるいは一〇万人に一回あるかないかの事故、それに即座に対処できるのが医者であると、そういうことをきつく言っております。で、英語にはそういう副作用に関して「セカウンツカウント」と、そういう言葉があります。これは日本語に訳しますと、「秒がものをいう」と。で、何か副作用が起きたら秒単位で即座に処置せよと、そういうことですね。これはペニシリンショックのときなんかでもみなよく経験することなんですけれども、ペニシリンを打ったあと、患者が気持が悪くなって倒れたと、そんなときに、一〇秒以内にノルアドニナリンを〇・五cc注射をするのと三分後に一cc注射をするのとでは患者の助かる率というのは全然違うのですね。そういう何か人に針を刺すとか、注射するとか、そういう場合には最小限度の準備として、それだけは用意をしてもらうと。それはもう医学の常識として学生に非常にきつく教えると、そういうことです。

そうすると、副反応を早く発見することが何よりも必要になってくるというように考えるということだと思うのですけれども、その接種を受けた人は、通常家に帰ると思うのですね。そうすると、家に帰って、いろいろな日常生活をやっている場合に何か異常があったと。ただ、その異常があっただけで、普通の場合医者にかからないこともあるでしょうし、そうするとそこで何かさきほどおっしゃったような処置をする前に、こういうことがあったら、こういう処置をしなければ助からない、というような場合に何か兆候みたいなものが現われると思うのですが、そういう兆候のようなものはどういうものがあるのでしょうか。

僕たちが一番注意することは、注射をしたら少なくとも三〇分間は、医者とか看護婦の目が届く所にいてくれと、そういうことを強調しております。たとえば、病院の外来でインフルエンザの予防注射をして、その人が慌てて帰って、バスに飛び乗ったら、バスの中で気持ちが悪くなったとか、そういうような例も経験しておりますので、とにかく三〇分間は余り走り回るなとか、医者と看護婦がすぐ飛んで行って処置できるような所にいるようにと、そういうようなことを言っております。しかし、予防接種に関する事故の中には、もっと時間がたってから起きるのもありますけれども、そういう場合には、即座に治療の対処はできませんけれども、大体数時間たってから起きる副作用というのは、発熱とかけいれんとか、そういうことですから、それではそんな秒を争うとか、そういうことをしなくても、急いで連れてきてもらって下熱剤を注射するとか、あるいは子供でしたら、下熱剤の座薬を肛門の中に入れるとか、あるいはその後の経過が更に病気が進むようだったら、その後の経過をみて適宜に処置をするとか、そういうことである程度防げると思います。

その発熱とかけいれん以外に何か気を付けるべき点はあるのでしょうか、外見的に見て。

まあ、普通起きるのは、一番注意をするのは、注射した後一〇分から三〇分以内に受けた人が気持ちが悪くなって倒れるとか、顔色が悪くなるとか、冷や汗をかくとか、あるいは今まで話をしておった人が急に話をしなくなって、黙ってうずくまってしまうとか、そういうことですね。

そういうような症状が現われた場合は、やはり医者にみてもらう必要があるわけですね。

そうですね。

けいれんというのは、大体注射を受けてからどれぐらいたってから起こり得るものなんでしょうか。

それもワクチンの種類によって違うと思います。

インフルエンザに限定していただいて結構ですが。

個々の処理について分析したのは随分古いことになりますので、はっきりした時間を覚えておりませんけれども、まあ数時間というような……。それから、初め熱が出ておって、その後また二、三日してけいれんが起きてくるとか、そういうようなことがありますけれども、はっきりしたその何時間という数字は今は覚えておりません。

近藤裁判官

多少的はずれな質問が出るかもしれませんが、まずその副作用という言葉が盛んに出てくるわけですが、副作用というその概念ですね、どれだけの広さをカバーするものかちょっとわかりかねるのですが、たとえば、基礎疾患を持っている人に接種して、その接種が引き金になって基礎疾患が悪くなる、これもやはり副作用の範ちゅうに入るのでしょうか。

そうですね、たとえば、アレルギー体質で、卵のアレルギーのある者にインフルエンザワクチンをしたら、ぜん息の発作が起きたと、そういう場合には副作用になりますね。

それから、基礎疾患の何もない人に、健康な人に接種した場合、何等かの異物を注入するわけですから、何等かの反応が起きるわけですね。

はい。

これも副作用。

はい。たとえば、実際に統計をとって、論文にまとめるとか、そういうときには注射した跡がまあ腫れたり、赤くなったりしますけれども、その場合に、たとえば一センチ以上あったら統計に入れるのか、ちょっと赤い、針で突いたぐらいのものも入れるのか、その辺で分かれますけれども、その辺はかなり研究者の裁量と言いますか、その意見によって分かれてきますね。

たとえば、ワクチンに、これはインフルエンザワクチンの場合ですが、雑菌が入っているとした場合、それを接種しまして、何等かの反応が起きると、これも副反応、副作用なんでしょうね。

そうですね。

全く雑菌なしの、これはまあ仮定の問題ですから、あまり話としては好ましくないかもしれませんけれども、極めて精製されたワクチンを注入して反応が起きる、これも副反応でしょうね。

はい。

そこで、被接種者の対象を絞るという話が出て参りましたけれども、この基礎疾患を持っている人に対して接種するということと、いわゆる被接種者が禁忌事項を持っているかどうかという、この関係はどういう関係なんでしょうか。つまり禁忌事項を持っている人に対しては接種を避けようとしますね。

はい。

ところが、基礎疾患を持っている人には、むしろ場合によっては接種を勧める場合がありますね。

そうですね。

そこの理解はどのように理解したらよろしいのでしょうか。

その分け方が、日本では絶えずその集団接種というようなことが第一義的になっているのですね。で、その場合に、ワクチンというのは必ずいくらかのパーセントで熱が出たり気持ちが悪くなったりする人がいますから、実際にそういう副作用があったときに、あとであの人は元々病気があったのにやったからいけなかったのだとか、そういうことを言われたら面倒だと、そういうことで日本では従来主として健康な子供にやっておったわけですね。それがヨーロッパの人では逆で、そういう基礎疾患がある者こそ危険なんだから、そういう人はやりなさい。ただし集団の場ではなくて、かかりつけの医者と相談をしてやりなさいとか、あるいは入院中の患者に、医師と看護婦がよく患者の体質だとか、現在の状態を知った上でやってもらいなさいとか、そういうような態度をとっているわけですね。だから、日本とヨーロッパではことインフルエンザに関しては禁忌の範囲とか、そういうことでは合っている場合もありますけれども、非常にずれている場合が多い、そういう現状です。もともとインフルエンザワクチンに対するとらえ方というのが、日本ではこのワクチンを注射をして、流感の発生を抑え、蔓延を阻止すると、そういうような立場に立っているわけですけれども、外国とかヨーロッパ、アメリカの人の考えでは、蔓延などは阻止できないと、そういう立場に立っているのですね。その辺が出発点から違っているわけです。

ですから、基礎疾患を持った人に注射をする場合にはまさに被接種者の体調等の条件をしっかりみた上で接種すればいいと、こういうことですね。

　そうですね。

だから、基礎疾患そのものは禁忌事項に一応当るとしても、それだけの注意を払えば大丈夫であると。

　はい、そうです。

それから、言葉の中で、内毒素、エンドトクシンという言葉が出てきますけれども、これが引き起こす病気とか症状というのはどんなものなんですか。

　あの、一番多いのは、エンドトクシン・ショックという言葉があります。で、たとえば腸チフスの患者がありますね。その人にクロラムフェニコールというような特効薬ですけれども、それを使いますと、チフス菌が体の中で急速に壊れて行く、そうすると菌体の中に入っておったエンドトクシンが放出されて熱が下がるのですけれども、そのまま患者が死んでしまうとか、そういうようなことで、そのクロラムフェニコールという薬が日本に入ってきたときに、都立の駒込病院ですね、ああいう所の先生たちが非常に苦い経験をしたのです。そのときに、アメリカの医者が言う通りに、初めから大量に使うことは非常に危険だというようなことを非常に痛感しておったのですね。同じようなことは最近では、胆のう炎がある。で、そこに大腸菌だとかいろんな細菌が入ってきます。そういう患者に抗生物質をやらなくても、その大腸菌が自然に破壊されて行って、そこからエンドトクシンが出てきて、患者が急に顔色が悪くなってショック状態を起こして死んでしまうと、そういうようなことで、一番ひんぱんに言われている言葉は、エンドトクシン・ショック、そういうことがあります。

それから、まあ何度も聞かれたことかもしれませんが、インフルエンザワクチンの接種によって、血中の抗体価が上がると見ていいのですね。

　はい。

で、その抗体価が上がるということは、免疫力が付いたということと相関関係にあるわけですか。

　血液の中の抗体が上がったということなんですね、で、それについては、I・G・Gという言葉を使いましたですね。で、このプリントには全部大文字で書いておりますけれども、普通は、初めのIを大文字で書いて、次のGは小文字で書きます。それから、最後のGを大文字で書きます。そういう抗体が上がったとみなしていいと思います。ただ、ワクチンを接種をした場合には、実際の予防に必要なI・G・Aというのは上がり難いのだと、そういうことを言う人がいます。ところが、実際に感染しますと、I・G・GもI・G・Aもできると、そういう考えが定説になっています。

それで、接種によって抗体ができると。ところがその抗体を保有する期間は大体どれぐらいと見てよろしいのですか。

　一般に言われていることは、液状ワクチンを使った場合には三ケ月ぐらい、それぐらいたつとだんだん下がってくると、そういうふうに言われております。

甲第九九号証を示す
武内先生の論文ですが、これの六ページの図三についてなお若干お尋ねしますが、これを見ますと、小学生、中学生、高校生、採血時がそれぞれ書いてありますですね。

　はい。

で、この採血時を基準にしまして、たとえば一番上のA／東京／6／73とありますね。

　はい。

こういう抗体が見られるということはどういうことなんでしょうか。つまり、かつて罹かったのはずっとそのまま保有している状態なのかですね。たとえばワクチンを接種した場合には、まず三ケ月ぐらいは保有しているであろう、というのですが、インフルエンザに罹かった場合は、罹かって抗体ができるという場合の保有期間はどうなるのですか。

　かなり長く持つわけですね。それから、たとえば一番上の段を例にとりますと、A／東京／6／73ですね、これに感染した人が今度は二年後にA／東京／2／75ですね、このウイルスにもう一回罹かったとしますと、このA／東京／2／75、このウイルスに対して抗体が上がると同時に、前の七三年のウイルスですね、それに対する抗体も少し上がると、そういうようなことも観察されています。ですから、おそらくこの子供たちは、学校に来ている間に、何回も何回も罹かっていると、そういうようなことの積上げでそういうような数字が出ているのだと思います。

裁判長
基礎疾患がある人がインフルエンザの流行期に死亡率が高くなるという問題なんですけれども、インフルエンザが引き金になって、基礎疾患が原因になって死亡するというようなことになる場合に、およそ病因論的にはインフルエンザ自体によってと言えないかもしれないけれども、まあ社会的な価値評価というような点から観察しますと、そう簡単に基礎疾患の部分を直せるわけではないので、それは大きな目で見た場合に、インフルエンザによって死亡したと全く同じと言ってしまえば御弊があるかもしれないが、似たような対処をしなければいかんのではないかという考えも出てこないのでしょうか。

　基礎疾患がある場合に、インフルエンザに罹かって亡くなったと……。

ええ、インフルエンザ流行期にそれが引き金となって基礎疾患でお亡くなりになったというような場合、それは病因論的には、それは基礎疾患で亡くなったので、インフルエンザとは言えないというふうな一面もあるかもしれないけれども、まあ病因的な意味じゃないのですけれども、社会的評価で見た場合にインフルエンザが原因で死亡者がふえたというように見られないのですか。

そうですね、そう解釈していいと思います。

だとすると、そういったようなものも含めてインフルエンザの予防対策というと、これは何もワクチンを打つというだけではないのですけれども、そういうことが行政レベルで考えるということがあっても、それはいいのでしょうね。

そうですね、まあ諸外国で言われていることは、あるいはアメリカ辺りでいうと、盛んに医師会ですね、そういう雑誌の中で、もう冬になりますと、また寒くなってきたから、インフルエンザがはやるから、でこの次はやるインフルエンザウイルスはどういう形のウイルスがくるかわからないけれども、そういう基礎疾患を持っているものには、やりなさいというようなことを、医師会のレベルで非常に強調をしておりますね。

証人の知見している限りで結構ですが、最近ですね、ここ二、三年でもいいし、あるいは数年でいいのですけれども、インフルエンザワクチンの注射による重篤な副作用がどのぐらいあるのか、最近のところでどうなのか、ご承知していないでしょうか。

最近はそういう例について私は知りませんけれども、その点についてはかえって原告の代理人の方のほうがよく知っているのじゃないかと思います。

原告代理人（中平）

ＨＡワクチンによって減っているのじゃないですか。

ＨＡワクチンによって事故が減ったと、そういうようなことをまあ中平さんが言われましたけれども、その反面、私自身がこれはアジュバントワクチンの研究委員会に入っていたころの話で、一九六九年以前ですけれども、ＨＡワクチンにしたら抗体の上がり方が悪いと、そういうようなことは言われておりました。まあそれに対する対策として、最近はじゃ一回に注射するワクチンの量をふやそうと、即ちボリウムをふやすのではなくて、ワクチンの濃度を高めようと、そういうような方に向いてきていますね。ですから、日本ではＨＡワクチンになったから副作用が少なくなった。だから濃いワクチンを使おうと、そういうふうに変わってきているわけですけれども、今年の一月に出たイギリスのインフルエンザの特集号を見ますと、ＨＡワクチンにしたところで決してその安心できるようなものではないのだというようなことを、これはイギリスのワクチン血清検定研究所、そういう所の所長のドクタースミスという人が論文の中ではっきり言っておりますけれども。

裁判長

インフルエンザワクチンで重篤な副作用が出ると、そのワクチン禍と言われているものの発生原因が解明されていないのだという主張があるのですけれども、証人の知見されている限りで、どんなようなことから結局そういう事態に立ち至るというふうに要約におっしゃれるのならばお伺いしたいのですけれども。

インフルエンザワクチンによるいろいろな後遺症ですか、そういうものの原因がわからないということでしょうか。

という主張も出ているのですが、証人の知見している限りで、こんなことではなかろうか、ということでおっしゃれれば伺いたいのですけれども。

それは、一つはさきほども言いましたようにワクチン接種後高い熱が出るとか、あるいはけいれんがひん発するとか、そういうような例があった場合に、どうしてももう少し早く麻酔科医の力を借りてけいれんを抑えるようなことをしなかったのかとか、そういうようなことですね。それをしたら、あれほどひどい脳障害ですね、そういうことがなくて済んだのじゃないかと、そういうふうに私は考えております。

今の、高い高熱あるいはけいれんと言ったものが生命とか脳の機能とかにどんなにひびくということになりましょうか。まあ、よく高熱が続くと子供は脳の障害を起こし易いということがよく言われるのですが。

やはり脳の体質というのは、非常にこう微妙なからくりでできておりますので、高熱による代謝異常、正常なプロセスが行なわれなくなったと。非常に漠然とした説明ですけれども、そういうことですね。それから、けいれんが起きますと、一時的に脳の血液の流れが悪くなります。そういうことで脳の機能がこう半恒久的に冒されるとか、そういうことじゃないかと思いますが。

その辺のところは、まあ発生原因は完全に解明されていないということですか。

そうですね。私自身もインフルエンザワクチンによる後遺症で、脳障害を起こして解剖したような例はごく限られた数しかみておりませんので、その人が亡くなったのも、ワクチンによる事故が起きてから、少なくとも数年間はたっているということですから、そのときに得られた解剖所見がワクチン自体によるものか、長い間けいれんを繰り返しているうちに起きてしまったのか、その辺のところは論文を書いた先生にも私たちにもわかっておりません。で、その人を解剖した例ですね、その人の脳の写真ですか、そういうものを私持っておりますし、私が書いた論文の中にも引用さしてもらったと思います。ご希望があれば、そういう写真をお見せしますけれども。

それから、外国での例を大分ご紹介をいただいたわけですけれども、外国では学童に予防接種をまあ日本のような形で接種したことがある例というのは、全然今までに歴史上ないのですか。

インフルエンザですね。

すべてインフルエンザとしてお尋ねします。

あの、限られた集団とか、限られた場所ですね、そういう所ではやっていることがあると思います。ただ、日本のように国家的なレベルでしていると、そういうような所は、ソ連はちょっとわかりませんけれども、少なくともいわゆる西側諸国と言いますか、そういう範ちゅうに入る国では聞いたことがありません。

乳幼児の場合は如何ですか、過去の歴史の中では。

それも限られた集団で、しかも乳幼児とか子供で基礎疾患のある者、そういう人たちに予防注射をした論文があります。でもやはり日本ほど広い範囲に、国家的なレベルでやったと、そういうような報告は見たこともありませんし、私が接している範囲で、アメリカとかイギリス、カナダとかそういうような所の人たちから聞いた範囲では、やっておりませんです。

それから、前回のご証言で、スエーデン、アメリカ等の学者の言葉を引用しながら、まあこういう集団的なインフルエンザの予防接種をすることは、まあ馬鹿げていると言いますか、「アブサード・アンド・ロング」というような激しい批判があるようなそういう論説をご紹介していただいたのですけれども、ということは逆に言うと、そういうことも必要なんだと、一方の反対側の議論もあるのじゃないでしょうか。だから、それがいかんのだという議論が出ているのじゃなかろうか、というふうに見えるのですが、そのスエーデンあるいはイギリスとか、世界の医学界の中で、積極論もあるのじゃないでしょうか。

その例は、一九七六年にアメリカのニュージャージー州の兵営でブタ型インフルエンザが流行したことがあるのですね、これは非常に異例のことなんです。で、しかもブタ型インフルエンザというものはスペインかぜの病原体と考えられているわけなんですね。それで、これは何十年と流行したことがないから、アメリカ全土で大流行するであろうと、そういうようなことを言った人があって、丁度フォード大統領がそれを取り上げて、全米の住民に予防接種をしようと。そのときも一五歳か一六歳以上の人に限ったわけですね。そういうことがありまして、そういう政策が発表されますと、すぐにロックフェラー研究所の人が、「あれはお金をどぶの中に捨てるようなものだ。」というようなことで、すぐに反論をしておりますし、別な人は、「フォード大統領が人気が落ちてきたので、大統領選挙に向けての人気回復のポリシーであろう。」というようなことを言っている人もありました。結局それをやったのだけれども、その過程で使ったワクチンは、いわゆる全粒子ワクチンですね。で、これをアメリカの全住民で、一六歳以上ですか、それをやると必ず多数の副作用が起きるであろうと。そういう事故が起きると訴訟問題を提起されては、ワクチンメーカーが困る、というので、まずワクチンメーカーが保険会社に保険を掛けに行ったのですね。そうしたら、保険会社が、そんな危険なことをされては保険会社がつぶれるから、おれも、いやだというようなことで、保険会社に断わられたのです。しかし、フォード大統領の命令でやるということになったわけですから、アメリカ議会で特別な法律を作りまして、その場合には、ブタ型インフルエンザワクチンを注射をして、何か事故が起きたときには、ワクチンメーカーは訴えられないと。で、国が中に立ってうまく取り計らうからと、そういう特別な立法を作ってやったことがあります。そのぐらいにワクチンを広い範囲にやるということが、かなりの事故をみんな想定をしているのだと、そういうふうに理解をしていただくといいと思いますね。

あの、スエーデンなんかで、前回の何号証でしたか、ちょっと忘れましたけれども、そういうような集団的な接種をすることは非常に馬鹿げたことなんだという論説が出ているというのは、反対に一方でやっぱりその当該の国で、いやそういうことをやってみるべきではないか、という一方の意見もあったのじゃないでしょうか。

それはですね、質問者は、企業としてやるというようなことに限っていました。企業として従業員が休まれては困るからやると。で、その場合に、その質問をした人が、キルボン先生に向かって、もしあなたがその企業の嘱託医としてそういう立場に立ったらどうしますかと、そういうような質問なんです。それに対するキルボン先生の答えがそういう非常にきつい表現を使ったわけですね。

それから、繰返しになるかもしれませんけれども、乳幼児にインフルエンザの予防接種をするのは、これはよくないことだ、というような議論が医学界で大勢になってくるというのはいつころでしょうか。

少なくともこのドクターベルの書いた論文は一九六一年に発表されているわけですね。その中に小さい子供までは、発熱の反応は四〇パーセントですか、そういうようなことがあったというようなことが書いてありますから、一九六一年ころは、そういうふうに広い範囲にやるというようなことに、特に小さい子供ですね、それに対しては皆さんが控え目な態度をとっておったのじゃないでしょうか。

昭和三〇年代ごろはどんなものでしょうかね。議論というのは、それはどんな時でもあるでしょうけれども、まあそれがなんと言うか、一定のレベル以上に、医学者ならば普通にそれはもう乳幼児の予防接種はやめるべきだというふうな意見が大勢を占めてくる時期というのはいつごろなんでしょうか。

昭和三〇年と言いますと、一九五五年になりますか。

原告代理人

そうです。

一九五五年と言いますと、まだアジアかぜも登場していませんし、インフルエンザによる被害というのは、そんなになかった時代で、まあこの時点では、むしろ当時の趨勢とすると、ポリオのワクチンとかそういうものが出てきたころですから、そちらのほうへむしろ重点が行っております。

裁判長

今度は学童の予防集団接種について伺いますけれども、証人のご意見を聞いていると、今我が国でやっているような集団接種をしているのは、これはまあ間違っている、というようなご意見になるのですが、日本のそういった政策決定のレベルにある人たちとの間できちんとした意見の調整というのは、これはしかねるものなんでしょうか。やるべきだ、やるべきではないという結論的な調整ではなくて、なぜやらないほうがいいのか、やったほうがいいのか、個々の問題にさがって、議論は詰められないものでしょうか。

よく臨床ウイルス学会だとか、あるいはウイルス学会、そういう所でワクチンに興味を持っている医師たちの集まりがあって、そういう議論をされたことがありますけれども、そういうところの意見というのは、なかなかワクチン行政のところまでは届かないのですね。で、もうこの辺になってきますと、学問的にワクチンが有効か有効でないか、効くか効かないか、その段階を通り越したレベルで決定されておるような傾向が見られます。

まあ、ごく一般論的に聞きましたけれども、証人がここで述べられた意見は、証人の見方からすると、まあ一定のレベル以上に医学界の一般的な考え方であるというふうにお考えになりますか、それともまあ……。

私自身の特異的な考え方か、ということでしょうか。

ええ。それとも医学界の一般的な考え方なはずだというふうに言えるのか、どちらでしょうか。

たとえば、東大の医科学研究所にたくさんのウイルス学者だとか細菌学者がいますけれども、その先生たちに向って、インフルエンザワクチンは効くのか効かないのか。あるいはもし先生に子供がおって、小学校へ行っておったら毎年やらせるのか、ということを聞きますと、大抵の人は、「ノー」と言いますね。どうしてもやらせるとか、そう主張をする人は余りおりません。それから、たとえば国立小児病院の先生とか、そういう人にまあ打ち解けた座で、「先生本当に効くと思っていますか。」、あるいは「必要と思っていますか。」と、そう尋ねて見ますと、「国でやっているから、やっているのだ。」と、そういうようなことで、余りそのワクチンが効くのだからとか、必要だからとか、そういう意見は出してくれないですね。

原告代理人（中平）

ちょっと、今の裁判長のご質問で、医学のレベルを越えたところでこういうことが決定されているのだ、というようなことを今おっしゃいましたですね。

はい。

それをもうちょっとざっくばらんと言いますか、言い難いわけですか。

そうですね。それは大変言い難いことです。

原告代理人（河野）

その学問的レベルの決定ではなくて、違う要素も入ってきているというふうにさきほど証言なさいましたけれども、現在学童の集団接種というのは、学童は、一学年全国で何万人。それから、何学年でいくらと、いくらと。結局毎年二〇〇〇万人分のワクチンがインフルエンザに関しては用意されているわけです。で、それに費やされる国家予算というのは、相当大きな額になると思うのですけれども、その場合に、そういう決定に当って、製薬会社、ワクチンメーカーの意向というようなものは、何等かの形で影響しているとお考えになりますでしょうか。

そうですね、否定できない。あのワクチンメーカーが特に政府に頼んでいるとか、そういうことは特に聞いたことはありませんけれども、そういう要素はあると思いますね。

あの、さきほど麻酔科医の協力を得て事後措置をすることができたのじゃないか、というお話がありましたけれども、あれはけいれんなんか起こした場合について、すべての場合に考えられる処置というふうに伺ってよろしいわけでしょうか。つまり、インフルエンザ以外の種痘であっても、あるいは百日咳であっても、予防接種事故でけいれんなんか起こした場合には考え得る処置でしょうか。

そうですね、原因の如何を問わず、けいれんがひん発して呼吸がうまくできないとか、あるいはそのために意識状態がおかしくなっているとか、そのようなときには、もう少し積極的に麻酔科医の協力を得るべきだと思います。

それからもう一点、さっき連続変移をした場合のワクチンの効果については効かないというデータもあると、しかし、ある程度効く場合もあるのではないか、ということで、あいまいなご証言だったわけですが、こういう点について一体どういう場合に、どの程度効くとか、どのぐらいになったら、どう効かなくなるとか、そのワクチンの効果について、いろんな角度から調べたことというのはあるわけなんでしょうか。これは、国家的なレベルでの調査ですが、はっきりとこういう場合は効くのだと、こういう場合はもう効かないから駄目なんだ、というような結論というのは出ているわけなんでしょうか。

個人的にいくつかのグループがある一定の年度に調べた成績とか、そういうものはありますけれども、国家的なレベルで毎年毎年詳しく調べたとか、そういうような報告は私は知りません。

福見秀雄証人もそういう連続変移の場合についてある程度効くというような極めて漠然とした表現を使っておりますが、そうすると、ようするにこういう場合は自信をもって効くのだというような基準とかいうものはない、というふうに伺ってよろしいわけですか。

もう一度言って下さい。

この程度の変移であれば効くとか、この程度は効くワクチンを用意できるとか、そういう結論というのは得られていないわけなんでしょうか。

まあ、一般論として同じ連続変移の中で、前の年にはやったウイルスと新しくはやったウイルスが余り違っていないとか、そういうときでしたら、効くということができるのですけれども、大体じゃ、その効くとか効かないかの違いをどうやって測定するかとか、そういう数字は私は余り見たことはありません。

ようするに、インフルエンザの場合は、たとえば破傷風だとかジフテリアとか天然痘なんかの場合と違って、そもそもそういう測定すること自体が難しいということなんですね。

はい。

裁判長

直接インフルエンザで、もしくはインフルエンザの流行が引き金となって基礎疾患によって死亡するような人の数というのは、これは一概には言えないでしょうけれども、どれぐらい平均してみると今日ではあるものなんでしょうか。

それに関しましては、このインフルエンザウイルスの変移の程度、あるいはその年の気候的な条件ですね、どれぐらい寒くて、どれぐらい乾燥しておったとか、そういうようなことが関係しますけれども、これに関連しましては、国立公衆衛生院、そういう研究所がありますけれども、そこの先生たちが昭和五一年に日本医事新報に発表した論文があります。で、これは年度によってかなり違います。で、これはどうやってその超過死亡率というものをインフルエンザと関連付けて調べたかということですけれども、この人たちが言っていますように、患者数というものは余り当てにならないと。で、死亡数は比較的近似的なものを教えてくれるであろうと、そういうことで死亡例につきまして、一つはインフルエンザ、肺炎、気管支炎と、そういうグループ。あとは、慢性の心疾患だとか肺結核だとか、そういう病気別に分けまして、ずっと一九六一年から一九七四年まで、一四年間死亡率を計算しています。それからその年度における予想死亡率、そういうものを計算し、実際の死亡率と比較して、どのグループではインフルエンザの流行があったときに予想したよりも超過死亡率が多かったとか、そういうようなデーターを出しております。で、その数字は、インフルエンザ流行時の超過死亡数というようなことで書いてありますけれども、大雑把に言いますと、一万から流行がひどいときには、五万人ぐらいと、そんな数字が大体出ております。

（以上　村田淳一）

東京地方裁判所民事第三四部

裁判所速記官　高橋ますみ
裁判所速記官　林　哲朗
裁判所速記官　田甫力弥

裁判所速記官　村田淳一

［4］ 白井徳満証人 (1)

附録第四号様式（証人調書）

事件の表示	昭和四八年(ワ)第四七九三・一〇六六六 昭和四九年(ワ)第一〇、二六一号 昭和五〇年(ワ)第七九九七・八九八二

証人調書（この調書は、第三七回口頭弁論調書と一体となるものである。）

期日	昭和五四年一一月五日 午(前)後一〇時〇分	
氏名	白井徳満	
年令	（略）	
職業	医師	
住所	（略）	
宣誓その他の状況	裁判長は、宣誓の趣旨を告げ、証人がうそをいった場合の罰を注意し、別紙宣誓書を読みあげさせてその誓いをさせた。 後に尋問されることになっている証人は、在廷しない。	
陳述の要領	別紙速記録のとおり	
	裁判所書記官 武者 馨	

宣誓

良心に従つて、真実を述べ、何事も隠さず、偽りを述べないことを誓います。

氏名 白井徳満 ㊞

原本番号	昭和五〇年（民）第四〇〇号の一五
	昭和五四年一一月五日 第三七回 口頭弁論 公判

速記録

事件番号	昭和四八年(ワ)第四七九三号
証人氏名	白井徳満

原告代理人（山川）

（本速記録末尾添付の略歴および研修業績表を示す）

先生は現在の東京都立豊島病院の小児科の医長をしていらっしゃいますね。

そうでございます。

と、この略歴表によりますと、これまでのご経歴というのは昭和四〇年に北海道大学の医学部を卒業、それから、四一年の六月に医師免許を受けておられる、で、その後東京医科歯科大学の小児科学教室を経られて豊島病院小児科に勤務をされるようになったと、で、現在はその小児科の医長ということでございますね。

そうでございます。

それから、医師としての専門的な研究の内容について若干伺いたいのですが、ここにございますのがまず、Ⅰが自著論文、このⅠの内容が1、から11、まで分かれていますが、それから、大きなⅡが共著の論文、こういうことでございますね。

はい。

小児科の研究だと思いますが、これらの論文を通じて医師としてこの一四年最も関心を持ってこられた問題と言いましょうか領域というのはどういうことでございましょうか。

最初の五年間は予防接種の副作用というでき事に出合いましたので予防接種に関心を持っておりました、特に。もちろん、小児科一般にそのほかのことにも関心を持ったわけでございます。それから、最近五年間は主に未熟児新生児と言われる分野を特に関心を持っておりました。

今、最初におっしゃった医師になった当初予防接種の事故に出合われたとおっしゃいましたか。

はい。

それは具体的にはどういうことでございますか。

四五年でございましたが三種混合のワクチンを接種したあと脳症の症状を出して私共の病院に入院してきたお子さんがございましてそれを私が受持ったという経験でございます。

豊島病院に勤務をされるようになってからのことでございますね。

そうでございます。

それが四五年のことですか。

はい。

と、そのことからそうすると、三種混合ワクチンの問題等についても、ご関心を持つようになったわけですか。

そうです。

それから、三種混合ワクチンを離れましてもう少し広く予防接種全般の問題についてのご関心はどうでしょうか。

それは同じく豊島病院にきてからですが四六年から四年間に予防接種のあとで、これは様々な予防接種のあとで異常症状を起こしたということで入院した患者さんが一〇〇名ございます。それを私自身が受持ったりほかの先生が受持ったりしたわけでございますがそういうことを通して百日ぜき三種混合ワクチン以外の予防接種の副作用にも関心を持ってまいりました。

先程四五年に三種混合ワクチンによると思われる脳症の患者さんを扱われたということですが、この問題に関して証人は当時の新聞に投書されたりしたことがございますか。

ございます。

(後出の甲第一二八号証の一、二を示す)

新聞の切抜き、確かにここに証人のお名前で三種混合接種の対策を急げという四五年七月三日朝日新聞への投書欄でしょうか。

(うなづく)

それから、甲一二八号証の二、これは四五年九月一日付毎日新聞読者の広場なんですが、三種混合ワクチン禍、厚生省は認識不足と題する投書ですね。

はい、そうでございます。

この二つでは証人はどういうことをおっしゃっておられるんでしょうか。

私は今、申上げましたように、三種混合ワクチンを接種したあと脳症を起こしたと思われる患者さんを受持ったわけでございます。で、こういう例が日本でほかにあるかということを調べたわけでございますが、いろいろな本を見ましても日本ではそういう報告はないという記録ばかりでございました。しかし、外国の文献を見てみますとスウェーデンのシトレームという人の文献に出合いましてスウェーデンでは相当なある頻度でかなりの数の三種混合ワクチン後の重い副作用も含めて副作用が出ているということを読みまして、同じ三種混合ワクチンをしている日本だけに重い副作用が出ないということがあるだろうか。それはないということに疑問を持ったわけでございます。

厚生省はこのときの談話でも三種混合ワクチンによってこういう事故は起こるはずがないのではないかということを言ったわけですか。

そういうふうに言ったわけでございます。

そこで証人は、厚生省は認識不足ではないかという考え、印象をお持ちになってこういう投書をされたわけですか。

そうでございます。

と、四五年のこういうでき事を契機というわけですが、証人ご自身が予防接種の接種担当医になられると、そういう意味では予防接種の直接的経験というのはございますか。

ございます。

それはいつ、どういう経験でしょうか。

都立豊島病院の小児科の外来において月一回から二回、予防接種の日を定めてお子さんに予防接種をやっておりますがそれをずうっと担当してまいりました。

それはいわゆる、地方自治体で行なわれている集団接種ではないですね。

はい、個別接種の中にはいります。

それは集団接種を受けられなかった方とかあるいは、何か、別の理由で接種を受けにきた方への接種とこういうわけですね。

そうでございます。

ほかに集団接種に参加されていますか、医師として参加された経験がございますか。

それは数が多くございませんが一度だけございます。

それはいつ、どういう経験ですか。

それはまだ、医科歯科大学にいたときに週二回埼玉県の公立病院に行って診療するという経験がございましたが、そのときその年の集団接種にいったわけでございまして行ったのは一日でございますが二つの会場を回ってそこで集団接種をいたしました。

と、予防接種についてのご経験というのはその経験と、それから、豊島病院での接種と直接的経験はこれになりますか。

そうです。

それから、ほかに直接自ら接種をされなくてもこの予防接種一般の問題として集団接種についていろいろの知見を得られたことがございますか。

ございます。

それはどういうルートを通じてでしょうか。

一つは集団予防接種に参加したことのある同僚から聞いたということでございます。もう一つは医学雑誌に出しております対談であるとか集団予防接種に参加した人の記録を読んだということでございます。

そういたしますと、これから集団接種のことについても伺いたいのですが、そういう直接間接の知見を含めて集団接種についての証人の知識は大体いつごろのものからあるわけでしょうか。

　医科歯科大学におりましたときでございますから四一年ごろでございます。

そのころからそうすると、予防接種についての現実の経験と直接、間接に入手された知識があるというわけですね。

　そうでございます。

そういうのを踏まえて先程の四五年の三種混合ワクチンの患者さんに出会うということになるわけですね。

　はい。

と、そういうことを前提にしてこれから伺います。アルバイトのお医者さんとして集団接種に現実に参加されたときに集団接種についてはどういう印象と言いますか、ご経験を持たれましたか。

　学校の一つの教室で行なわれたわけでございますがまあ、非常に短い時間でたくさんのお子さんに接種をしなければいけないという状況を初めて体験いたしました。特にもう一つの会場が待っているということでなお、時間的に制限があったわけです。

具体的にはどの程度の時間でどの程度の子供さんに接種されたんでしょうか。

　それははっきり覚えておりませんが一時間に八〇名前後だったかと思います。

予防接種の種類は何でございましたか。

　それは三種混合ワクチンでございました。

で、そのときの学校とおっしゃいましたけれども接種側のお医者さんを初めとする人員の配置だとか、あるいは、接種の会場の設置具合というのはどういう感じでしたか。

　医師は私、一人でございます。それから保健婦さんが二人いらしたと思います。で、お子さんはその部屋に皆さんはいってこられまして保健婦さんが消毒をして私が接種するということでございました。

この時点ではまだ、問診票が使われておりませんでしたか。

　ございませんでした。

そうすると、予診等はどういうふうにされていましたでしょうか。

　特に、熱のあることをご自分でわかっていたお母さんがこの子は熱がありますというふうに保健婦さんに申し出られてそれを私が聞いたということでございます。

一時間に八〇人程度というとそんなに詳細な問診だとか予診をする時間はないと思いますが、実際問題としては予診らしき予診は行なわれてなかったということですね。

　私のほうから積極的に聞くという時間はございませんでした。

保健婦さんはどうでしょうか。

　保健婦さんも積極的に聞くということはなくて熱のあることをはっきりわかっていたお母さんのほうから尋ねるということだっただけでございます。

と、申告あった人についてのみ考えたとこういうことですか。

　はい、そうでございます。

それはもう一つの会場についても同じでしたか。

　ええ、同じだと思います。

ここで集団接種の問題についてもう少し伺いたいと思いますが、一つの会場に数十人からあるいは、数百人の乳幼児を集めて比較的単時間に接種を済ましてしまうというこの集団接種について証人は医師としてまず、どういうふうにお考えになりますか。

　集団接種の方式というのはやはり、短い時間にたくさんのお子さんに予防接種を行なうというそういう目的でございましてそういう目的のためには非常に能率のいい方法であると思います。しかし、そういう長所は同時に短所ともなるわけでございましてともすれば接種されるお子さんの健康状態などが十分配慮されないという危険が出てくるわけで、お子さんの健康を守るためにいろいろな配慮がなされずに行なわれるとすれば大変お子さんにとって好ましくない接種の方式というふうになると思います。

そうすると、集団接種の方式を望ましいといいますかあるべき有り方にするためには今、おっしゃったようないろいろの配慮というのが必要になってくるわけですか。

　と、思います。

と、具体的に子供の個別条件についての配慮を十分にするということはどういうことを意味するんでしょうか。

　まず、問診を開く十分な時間がなければいけないというふうに思います。

と、この問診というのは乳幼児ですから主として子供を連れてくる母親、それ以外の保護者についてなすわけですね。

　そうでございます。

と、母親に健康状態についてあるいは、身体的条件についてお医者さんが質問をするとこういうことですか。

　はい。

と、その問診の前提としてなんですけれども予防接種が一定の危険を有するのか有しないのか、有するとすればどういう性質の危険であってそれがどの程度の頻度で起こるのだというようなあらかじめの告知についてはどうでしょうか。

　それは非常に大事なことであると思います。そういう告知がなされている必要があると、それは医師だけではなくてお母さんに対してもそういう、お母さんもそういう知識を持っていることが大事だと思います。

その告知というのは医師と保護者といいますか国民といいますか、被接種者と両方に対してやっておかなければいけないわけでしょうか。

そう思います。

と、問診はそういう告知を前提にしてやることになるわけですか。

そうでございます。

問診は予防接種諸規則が定めております禁忌該当者に対して接種を行なわないために行なうわけですね。

はい。

それじゃ、その予防接種の危険についての告知のほかに禁忌についてはあらかじめ述べておく必要はないんでしょうか。

禁忌についてもあらかじめ知っておかなければいけないと思います。

それはお医者さんだけの問題でしょうか、それとも、被接種者もでしょうか。

それは両方必要であると思います。

ここで、その禁忌についてあらかじめ知っておかなければいけないというのはもう少し具体的におっしゃるとどういうことでしょうか。

それはお母さんが子供のどういう状況に注意が必要かという知識が必要だということでございます。

そうすると、こういう症状、こういう症状、こういう兆候というのは禁忌ですよということを被接種者にあらかじめ知らしておけということでしょうか。

はい。

と、それを前提にして問診を行なうと、予診を行なうということになるわけですね。

はい。

そういう予防接種の持つ危険についての告知だとかあるいは、禁忌の意味だとか範囲だとかいうことについては四〇年代の前半において現実に行なわれていたでしょうか。

私の知っております限りではそれは行なわれていなかったわけであります。私の体験しました予防接種において。

それから、同僚のご経験だとか、当時お読みになった諸論文等ではどうでしょうか。

それも同じでございます。

厚生省が問診票を使えという指導をするようになったのは四五年度ですけれどもそれ以前は問診票というようなものも使われていなかったわけですね。

問診票はございませんでした。

そうすると、当時、四〇年代の前半までということなんですけれども、国は予防接種を行なうについて接種を担当するお医者さんだとか、あるいは、接種の対象者である国民に対してどういう指導というか、キャンペーンというか、そういうのを行なっていたんでしょうか。

私の普通の医師の耳にはいってくるような形では特に行なわれていなかったと思います。

一応予防接種の実施規則と実施要領というのはもう、前から決まっておったんですね。

（うなづく）

で、これが現実に守られると、あるいは、実施されるということのために更に何か追加的な指導をしているというようなことはなかったでしょうか。お気付きにはなりませんでしたでしょうか。

それは私の知っている限り特になかったわけでございますが、私共の持っている小児科のいろいろな、私の持っておりましたのは小児科治療指針という本でございますがその本の後ろに実施規則というのが載っておりましたがそれを調べること、参照することはできたわけでございます。

今、おっしゃった小児科治療指針これはどこで出版されているものですか。

それは診断と治療社から出ております。

民間の出版社から出ている出版物の末尾にそういうのが印刷されてあったということですか。

はい、そうです。

ところで、集団接種においては様々の科といいますか専門のお医者さんが接種に参加しておられるようですね。

はい。

医師のこの専門の中で乳幼児に接種をすると、あるいは、乳幼児を扱うというような観点から一番適している専門科目というのは何々でしょうか。

それはやはり、小児科だと思います。

ほかには、ございませんか。

まあ、小児科だけだと思います。

と、現実の集団接種には小児科のお医者さんだけでない様々のお医者さんが参加しているわけですが、と、そういうお医者さんがいるということのために特に配慮すべきことというのはないでしょうか。

ございます。あると思います。

具体的におっしゃって下さい。

小児科以外の先生が予防接種をすることになりますと、小児科、子供の生理であるとか子供の疾患であるとかワクチンに対する知識が必ずしも十分であるとは限らないわけでございますから、それに対する配慮が必要だというふうに思うわけです。

具体的には小児科以外の医師に対してどういう配慮をすればいいんでしょうか。

例えば、最小限知らなければいけない知識ですね。ワクチン接種をどうするかどういう副作用があるか何回すべきかそういうような、効果と副作用とか小児科医が知っているようなことでワクチン接種に最小限必要な知識を前もって知っていただくというようなことが可能だと思います。

その最小限の範囲内のことなんですけれども例えば、乳幼児の発育だとか発達についての知見だとか、それから、あとで伺いますけれども、割合多く見られる未熟児なんかについての知識はどうなんでしょうか。

そういう知識を全体的にほかの科の先生に得ていただくというのはかなり無理だと思いますのでもっと、明らかな形、もっと短い箇条書きと言いますか、もっと短い形で知識を知ってもらうということになると思います。

乳幼児についての特別留意すべき点を比較的簡潔にまとめたもので知識として得てもらいたいとこういうことですか。

そうです。

その四〇年代の前半までのことでなんですけれども現実に先程危険の告知だとか、それから、禁忌についての十分な事前の説明というのはなされていなかったと言われたんですけど、予診がちゃんと行なわれて国が規則で定めている禁忌該当者には接種はしないというような体制というのは客観的に存在したんでしょうか。

それは一時間に接種する人数ということから考えてみましても禁忌について聞くという余裕はとてもございません。

問診票が四五年ですから一応それ以前のことで伺いますけれども、個別接種を行なわれる場合に問診票を使わないで禁忌に留意して接種を行なうとすれば大体、どのくらいの時間をかける必要がありましょうか。

問診票がないとすれば非常に時間がかかります。一つ、一つの禁忌に該当すること確かめていくわけでございますから一人どのくらいかかるかということはなかなかむずかしいんですが、普通の診療というのは一時間に七人から一〇人ぐらいやるわけでございますがそれと同じぐらいの時間は問診票がなければかかるというふうに思います。

問診票を仮に使った場合はどうでしょうか。

問診票を使えばかなりその時間は短くなると思います。


一応その問診票がお医者さんの所へ渡されてそれをチェックするわけですね。

はい。

で、あるいは、補足的な質問も必要になるかもしれないわけですね。

そうでございますね。記入してございます問診票をチェックして禁忌に該当することがあるかないかということを見ます。それから、記入の誤りであるとかわからない記入について改めて質問します。それから、異常があるというふうに書いてございますればもう少し詳しく聞くということが出てきます。それから、最後に禁忌であればずうっと予防接種をやめるべきか、次の機会をいつするべきか、あるいは、どこですべきかというふうな指示を与えるというふうなことが必要だと思います。ですから、問診票の場合もチェックする時間は短くてもそういうほかのいろいろなことがまた、出てくるわけでございます。

そうするとやっぱり、問診票があっても少なくとも数分は必要なんでしょうか。

ええ、全く問題のない場合には早いと思いますが、何か、丸を付けておられる方がございますればそれは時間取られるわけでございます。

(甲第三〇号証を示す)

ここに四六年八月の発行ですが、保健婦雑誌の中の特集予防接種の現状と課題というのがありますが、シンポジウムですが、これはかつてお読みになったことございましょうか。

読んだことございます。

この中に予防接種について例えば、五三ページの右側の「最後に、予防接種の現状ということを一口に言えば現在の市村町ではまだ、まだ、予防接種法施行規則実施要領どおりには行なえない、当面はそれどおりに行なうように努力するのが精一杯の現状ではないかと考えております。」というような発言、まあ、全部は述べられませんけれども当時の接種の現場の問題点をいろいろ指摘しております。それから、六八ページの右側の上のほうですけれども、「予診を実際にまともにやっていくと例えば、聴打診をやって注射をして一人二分かかるとします、これも決して十分な時間ではございませんが一時間に三〇人にしか済まないわけです。」というような発言がありますが、四六年の出版物ですけれどもここに書いてあるような接種の現場の問題点というのは今、証人がおっしゃったことからしていかがですか。

私も大体、同じ意見でございまして問診票を使ってもその三〇人と言われるぐらいの人数しかできないんではないかというふうに考えます。

それから、すべてはお示しできないのですが、

(甲第二六号証を示す)

これは三四年の日本医事新報の「時論」という山田茂さんというお医者さんのものですけどこれの九八ページ上のほう見ますと、「事実多くの場合一人当たり一分足らずで実際行なってい

るのであろうと、この短時間内に問診、視診を行ない禁忌を除き安全に接種するわけである。医師の良心を持ってこんなことは実際問題としてできると断言する者がいるだろうか」というような現場のお医者さんからの発言もあるんですが、こういう感じというのは誇張された孤立的な発言というふうにお考えになりますか。

それは早くやるようにという要請がある場合には早くやってしまうというようなことが現実にあるわけでございますがそのときにはいろいろな不都合なことが出てきます。例を二つぐらいだけあげますれば、早く接種いたしますと赤ちゃんが泣いたときに針先が動くわけでございます。で、針先が動いときに注射をする針先が血管にはいってないということ確かめてするわけですが赤ちゃんが動きますと針先の位置が動きます。で、そのときに慎重にもう一度血管にはいってないかというようなことを確かめてやらなければいけないわけですが、急いでやるときにどうしてもそういうことがおろそかになりますし、それから、非常にスピードをあげてやらなければいけないとなりますと一人、一人針を変えないという方式が早いということで同じ注射器で針を変えずにどんどんやれば早くやれるわけでございます。いろいろな形で無理が出てくる、で、無理なことをすれば早いスピードでやることができるけど、そういうことを十分守るならばはなはだ時間がかかるということでございます。

そうすると、この山田茂医師がおっしゃっておられるのは接種を担当する者としては誠に実感だということになりますか。

はい、そういうふうに私も感じております。

次に、当時の集団接種の問題を一応離れまして証人のご専門の一つであります乳幼児のことについてもう、ちょっと、突っ込んで伺いたいと思いますが、その身体的特性ということなんですけれどもまず、定義を教えて下さい。乳児というのは生後普通いつまでを言うんでしょうか。

普通一二か月までを言っております。

で、幼児というのは。

二歳から学校にはいるまでの時期を言っております。

それじゃ、乳児一歳未満児から二、三歳ぐらいまでを一応含めて伺いたいと思いますけれども、乳幼児の身体的特性というのは医学的に何か整理して述べられることがありましょうか。

それはいろいろございまして全体として非常に未熟でもろいということでございますがもう少しはっきり分けて申しますと、感染とか予防接種とかいうこととの関連で申しますと一つはいろいろな病気のいろいろな異常が隠されていて必ずしも明らかになっていない時期だということが一つでございます。

例えば、どういうことがございますか。

例えば、知恵が遅れている場合でもことばがまだ、出ない一歳以下で知恵遅れを発見するというのはかなりむずかしいことでございます。それから、けいれん、てんかんでございますが、これも赤ちゃんは熱性けいれんという形が多くて、そういう熱性けいれんという形とほんとうのてんかんということは乳幼児期にはなかなかわからないわけでございます。

てんかんというのはどこに問題があるわけですか。

それは脳でございます。

と、熱性けいれんというのはそういう器質的なものではなくて発熱した場合に一過性に起こるものですか。

そうです。

そうすると、その気質的なてんかんと熱性けいれんとの区別がつき難いということですか。

そうです。つき難いです。

免疫欠損というような事柄についてはどうでしょうか。

免疫が欠損している場合に出る症状というのはいろんな病気を繰り返しやすいということでございます。しかし、そのいろんな病気を繰り返すというのも次第にわかっていることであって最初からわかってわからない場合も多いわけでございます。

そうすると、この時期における禁忌の発見というのはもう少し成長した子供に比べてどうなんでしょうか。

それはいろいろな異常が隠されているということがございますので予防接種をすると不利なお子さんを見つけるということからいきますと、もちろん、もっと大きなお子さんに比べると不利なわけでございます。

と、禁忌を見落としやすいということになるわけですね。

はい、そういうことでございます。

と、その次には何かございましょうか。発達の遅れのほかに。

そのほかに体全体が未熟でございますが特に、体を守るという免疫の働きが未熟でございます。

これは免疫を産生する組織というんでしょうか、これがそうすると、未成熟なためということになるわけですか。

そうでございます。生まれたときから免疫を産生する働きというのが出発するわけでございますね。

と、この免疫の産生組織が割合ちゃんとしてくるのはいつごろなんでしょうか。

そのことでは母子免疫ということが一つ関係してきますのでそのことを申上げますと、体液性免疫と言っておりますこれは免疫プロブリンというものでございますがこれを母親から受けると赤ちゃんに体内で与えられるという母子免疫と言っていることがございます。しかし、あらゆる、免疫を受けるわけではなくてその中の限られた免疫を主にウィルスに対する免疫を体液性免疫という形で受けるわけでございます。これは生まれたときにそういう形で受けましてそれが段々生後減っていきまして六か月ぐらい経ちますとほとんど無くなると、しかし、一方ほとんど生まれたときから自分で免疫を作り始める能力がどんどん高まっていくわけですが、一歳以下ではその母子免疫が無くなるという時期と自分の免疫がまだ、十分じゃないというような時期が重なりまして免疫学的に一つの弱い時期がそのころあるということでございます。

と、一歳を過ぎてもう少し成長していきますと自分で免疫を作るということはどうなるんでしょうか。

一歳の時点で例えば、十分になる働きもございますけど、あと、すっかり十分になるというのには三歳とか五歳とかいうふうな時期が必要なわけでございます。

母親から受け継ぐ母子免疫ですけれどもこれは主としてどういうような免疫を受け継ぐんでしょうか。

それは細胞性免疫と体液性免疫という二つの種類が大きくあるということが知られておりますが、その中のもっぱら、体液性免疫というほうでございまして普通、免疫プロブリンと呼んでいるものを受け継ぐわけでございます。しかし、その体液性免疫のすべてを受け継ぐわけではございませんで主に、主にではなくてIGGと呼ばれているものでございます。ほかのIGM、IGAというものについては体内で受取るということはございません。

と、先程おっしゃった主として細菌性の免疫というのとこのIGGとの関係はどうなるんでしょうか。

ウィルスに関してはほとんどIGGという形で受取るわけでございます。で、細菌についてもIGGという形の中に相当はいっているわけでございます。しかし、例えば、グラム陰性桿菌と言われるような細菌の場合にはIGMの中に主な働きがあるのでIGGだけをいただいても抵抗力がないというようなことがございます。

そうすると、生後、六か月を過ぎてからというのが免疫上はギャップが生じてくるというわけですね。

はい、その当たりに一つ弱いものがございますし、まあ、生後すぐでもつまりIGG以外の免疫に関するものだったら弱いということだってあるわけでございます。

と、今、二つお述べいただいたんですが、ほかに何かございましょうか。

そうでございますね、あと、申上げるとすれば一般に薬物であるとかいろいろなストレスに対して抵抗が弱いといいますか特別な反応を大人よりも、とは、違った形で反応することがあるわけでございまして、そういう反応は必ずしも生体に不利な形で出るということもあるわけでございます。

この薬物だとかストレスに対する特異な反応という大人と違う反応というのは具体的に言いますとどういう事柄でしょうか。

もっともよく、わかる形では例えば、風邪をひいたときの反応でございますが、まあ、大人であれば大したことなく治る場合でも赤ちゃんでは下痢をするっていうことが非常にございます。嘔吐と下痢ということを一緒に伴います。そして、その体液のほうも大人と違って未熟でございますのでその下痢や嘔吐の影響を非常に受けやすいということが一つございます。で、普通の風邪でも赤ちゃんでは大変な意味を持っているわけでございます。それから、もう一つ、あげるといたしますと、熱性けいれんということございます。で、大人では熱が出れば熱ということで済むんでございますが、赤ちゃん、殊に、六か月を過ぎますと熱を出すときに引きつけを起こすということがかなり普通にある頻度で見られます。で、そういう熱に対する反応というのも大人とは大変違っているわけです。

その薬物だとか、ストレスと言いますから外的刺激だと思いますが、薬物だとかそういうものについては特異的反応という場合にはどういうものがあるんでしょうか。大人と違う反応というのは。

それは薬物を処理する能力が一つは腎臓や肝臓の働きが悪くてそれを処理する能力が非常に低いということがあると思います。同じ量の薬物でも非常に赤ちゃんにとっては量的に処理しにくいということもございます。

そうすると、そういう薬物も含めてストレスに対する反応というのが強いということになるんでしょうか。

強かったり特別な反応をすることがあるというふうに言ってよろしいかと思います。

大人とは異なるという意味ですね。

はい。

この特異的な反応というのはどうして起こるのかはわかっているんでしょうか。

それはなかなか複雑でございましてはっきりわかっているというふうには言えないと思いますが、全体に未熟であるから臓器が未熟であるから、殊に神経系が未熟であるからというふうなそういうふうなことしか申上げられないわけでございます。

と、今、発達の遅れが隠されていることが多いというのが第一、第二が免疫の産生機能が完成してないという点が第二、それから、第三番目は薬物やストレスに対する特異的な反応というふうにおっしゃったわけですが、こういうその乳幼児についての特性これらに関する知見というのはいつごろからあったことでしょうか。

まあ、免疫に関して言いますればずうっと新しいわけでございますが、ただ、乳幼児が非常にもろい存在でストレスですが、今、言いましたような風邪でございますね。風邪をひいたときに下痢や嘔吐をするとか大人では何でもない熱で引きつけを起こすとかこういうふうな知見自体はこれはもう、ずうっと昔からあるわけでおそらく、医学ができる、出発することからそういうことはわかっていたわけで赤ちゃんがいる限りそれはだれでも目にはいることでございます。

と、予防接種との関係なんですけれども、薬物やストレスに対する特異的反応というのの中には予防接種なんかも含まれるんでしょうか、含まれないんでしょうか。

　それも含まれると考えてよろしいわけでございます。

と、予防接種に対する特異的反応というのも考慮しなければいけないということになるわけですか。

　はい、そう思います。

と、今、あげていただいて、この三つに要約されましたけどこういう点を考えますと乳幼児への予防接種を行なうについては接種を行なうか行なわないか、あるいは、いつ、行なうかというようなことに関連してどういうふうに考えればいいんでしょうか。

　もしですね、ある、予防接種を一歳でやっても三歳でやっても同じであると疫学的には同じであればそれは三歳がよろしいし、三歳と五歳で同じであれば五歳がよろしいということになりますから疫学的にこの小さな時期にどうしてもやらなければいけないというはっきりした理由がなければなるべくあとがよろしいということになるわけでございます。

それは発達の遅れが隠されていることが多くて禁忌が発見しにくいとか、あるいは、特異的反応があるからというような点から出てくるわけですか。

　はい、いろんな不利な状況が大きな子より大きいということでございます。

ただ、その免疫機構が完全でないという点を考えますと、この時期に接種をやらなければいけないんではないかというような考え方も出てくるかと思いますが、それはどう考えればいいんでしょうか。

　やはり、その点確かにございまして大きな乳幼児が特にいろいろな病気になりやすいという点もございますし、なったら重いということもございますのでそれは疫学的な要請という問題だと思います。

そうすると、先程からおっしゃっておられる疫学的に必要性が明らかでない限りはできるだけ遅くやりなさいという場合の疫学的必要性というのは具体的にはどういう事柄を考慮するんでしょうか。

　そのやろうとしている予防接種に該当する疾患でございますね。例えば、種痘なら天然痘ということがございますがその病気に非常にかかりやすいかどうか、かかったら治療することができないのか簡単に治るのかどうかそういうことが疫学的な必要性ということでございます。

かかりやすいかどうかというのはそれが流行しているかどうかという意味ですか。

　ええ、一つは流行しているかどうかという問題がございます。

もう一つは何か、ございますか。

　流行しているのがそのお子さんに移りやすいかどうかということでございます。それから、移ったときに重いかどうかということがございますね。

と、その移りやすいかどうかということは客観的に流行があるかどうかという点と、更に、乳幼児がその流行に接するのかどうかとその二つに分けられると思うんですけど、特に乳幼児について考えました場合にこういう乳児が移りやすいということは有り得ましょうか。

　それは病気によって移りやすい病気とあまり移らない病気と病気によって違うわけでございますが、一般に家庭の中で育てている段階においてはいろいろな人と接触する機会がございませんのでその点においては外に出るチャンスが少ない年代においては感染する機会が少ないということは一つございます。

社会生活の程度が非常に低いから感染の機会が少ないということになるわけですね。

　はい、一般にはそういうことが言えるわけでございます。

そうすると、この疫学的必要性によってそれが明らかな場合にのみこの初期にも行なうんだということは、結局、流行が明らかかということと当然流行にその乳幼児が接するチャンスがどの程度大きいかということプラス感染した場合の何といいましょうか、治療可能性だとか、あるいは、その病気の重さだとかそういうことを総合考慮することになるわけですか。

　はい、それが疫学的な必要性というふうに言ってよろしいと思います。

で、その点の判断が許すならばできるだけあとにやったほうがいいということですか。

　はい、そうでございます。

それじゃ、そういうことを前提にして今度は禁忌の問題について伺いたいと思いますが、まず、禁忌というのは医学的な定義としてはどういうことになりますか。

　禁忌ということばが元々使われたのは医学の辞典によりますれば最初はある薬物を生体に治療として投与する場合に特別な体の状況があるときにその薬物を投与することによって副作用が予想されるとそういうときにその生体に薬物を投与すべきではないということが最初の意味のように書いてございます。しかし、薬物と薬物を混ぜ合わせる種類によっては特別な薬の変化が出るというときにも配合禁忌ということばで禁忌ということばが使われております。しかし、そのほか一般の治療手段あるいは、検査の手段そういうものを用いるときに特別な身体状況にある人にとっては不利益が予想される、平均的な不利益以上の不利益が予想されるというときにそれをやるべきではないということで禁忌ということばが使われているわけです。

そうすると、予防接種における禁忌というのは同考えればいいでしょうか。

まず、それは予防接種による副作用が普通に予想される軽い平均的な副作用を越えて特に、ある身体状況のある人では重くなる可能性があるとそういうときに予防接種をやるべきではないというのが禁忌ということだと思います。

と、その禁忌というのはいろいろの症状であったり、あるいは、いろいろの身体的条件であったりするわけですね。

はい。

それは両方ございます。両方ございますけれども理論的にわかるというほうがどちらかというと少ないわけでございまして、理論的にわかるもの幾つかは、インフルエンザワクチンをするときの玉子アレルギーであるとか種痘するときの皮膚の湿疹、皮膚の変化そういうものは理論的に当然わかるわけでございますが、大部分のものは理論的にわからなくて実際に接種をやっている中でこういう人には異常がたくさん出たという形で禁忌が定まったと、すなわち、経験的なものがむしろ多いというふうに思います。

と、この禁忌というのは例えば、予防接種の場合を考えますと予防接種の種類によって理論的にそもそも先見的にわかるものなんでしょうか。それとも、現実の予防接種の経験の集積によって明らかになっていくものなんでしょうか。

そうすると、日本のこの予防接種の規則に定められている禁忌というのもインフルエンザの玉子アレルギーを除いたりしますと、主としてこれまでの事例の集積、経験の集積が整理、要約されたというふうに理解してよろしいわけでしょうか。

そういうふうに思います。

今の予防接種の体制ではこの禁忌該当者については予診によって排除して接種を行なわないようにという建前になっているわけですが、現実にこの集団接種が行なわれている場合に禁忌者への接種中止を言いますか禁忌の排除についてはどういう考え方を持ってやればいいんでしょうか。

集団接種における禁忌というのは私は特別な位置を占めているというふうに思います。で、集団接種において禁忌というのは最終的にその予防接種をすべきではないということとは全く別なものと考えます。で、最終的にある、お子さんに予防接種をすべきかどうかというのはその予防接種から得る不利益と副作用と、それから一方、予防接種によって守られる利益とを比べてそこで決定するわけでございます。で、そういう利益と不利益を比べる際に集団接種における禁忌というものがどういう位置を占めているかと考えますと、もちろん、その副作用のほうさしているわけでございます。で、副作用の中でも一般的に考えられる副作用ではなくて一般の程度を越えてもっと強い副作用を意味するわけでございます。しかし、最終的にそういう予防接種をすべきかどうかということは集団接種の場でこれを判断するということはほとんどできないというふうに私、集団接種の状況本来の性格から考えます。

それは時間的制約の問題だとか、その子供を初めて診るお医者さんがしかも、小児科でなかったりするとかいう先程述べたような条件を考えるときですか。

そのことが一つでございます。もう一つはその予防接種を打つことによってそのお子さんがどういう利益を得るかということはきわめて一人、一人のお子さんによって非常に違うわけです。例えば、お姉さんとか、兄弟がいるかどうかということですね。それから、住んでいる状況はどうかとか、そういう利益のほうはほんとうに一人、一人のお子さんによって違うわけでございまして、そういう利益を考えるということになるとそれは、集団予防接種でそれを考えることは非常にできないわけでございます。そういたしますと集団予防接種における禁忌というのはその集団というそういう場でひとまず接種することは見合わせようと、利益が多いのか不利益が多いのかはもっと、個別の場であとで検討して接種を決めようという意味でございますので最終的にやめようというのとは違うわけでございます。

そうすると、その集団接種においては一応暫定的に判断をしなければいけないと、集団接種の場では接種をしないという判断をしなければいけないわけですね。

そうでございます。

と、禁忌はそういうふうに理解すべきだということになるわけですか。

はい、ただの禁忌ということばではなくて集団接種の禁忌と言いますす場合にはそういう意味を持ってくるわけでございます。

そうしますと、予防接種実施規則の四条には禁忌が九つばかり列挙されておりますが内容は多少変わっているんですけどこれにぴたりあてはまるかどうかその場では即断できないと、多少、疑いがあるけれども百パーセントそうだという限定はできないというような場合がいろいろ出てくると思うんですが、時間的制約だとか資料の制約だとかいう点でそういう場合はどう判断すればいいんでしょうか。

例えば、問診票の一つの禁忌に丸を付けられましてほんとうは丸を付けた禁忌についてもっと質問をして詳しく聞かなければいけないわけですが、そういう詳しく問診するということはどうしてもできないわけでございますからスクリーニング的な意味を持ってくるわけでございます。広く考えるということがどうしても必要になるわけでございます。

そうすると、整理しますと、絶対確実に禁忌であるかどうか個別診断をした場合の判断はわからないけれどもその点の判断は一まず留保しておいて、限られたいろいろの制約のある集団接種の中においては暫定的にと言いますが一応禁忌として扱うという判断が先行するんだとこういうことですね。

そうでございます。

（以上　持木　明）

原告代理人

予防接種実施要領の第一、九項の三を示す

今、証人がおっしゃった考え方ですけれども、この実施要領の第一の九の三には、「予診の結果、異常が認められ、かつ、禁忌に該当するかどうかの判定が困難な者に対しては、原則として、当日は予防接種を行わず、必要がある場合は、精密検診を受けるよう指示すること。」というのが出ているわけなんですが、基本的には、これと同じ考え方になりましょうか。

はい。まあ、禁忌の疑いがある、疑わしい人は、一応その場では、接種をしないということで、それと同じでございます。

そういうものを集団接種における禁忌と考えるということですね。

はい。

集団接種における禁忌をそういうふうに理解するとして、昭和四五年くらいまでは、現実には、その禁忌者の排除というのは、行われていたんでしょうか。行われていたとすれば、どの程度行われていたでしょうか。

まあ、明らかに発熱があったという場合でございますね、それを母親のほうから申し出た場合には、排除が行われていたと思います。しかし、それ以外の場合には、実際には、禁忌を検討することが時間的な余裕、その他ございませんでしたので、いろんな禁忌が実際は接種されていたわけでございます。

この点について、国や厚生省、あるいは、地方自治体からの指導といいますか、注意というようなのは、行われていなかったんでしょうか。

先程、申し上げましたが、まあ、例えば小児科治療指針というような本を見ますれば、そこに、実施要領というのが、書いていたわけでございます。しかし、それ以外に何か、例えば、昭和四六年以後行われていたような形で、私どもに、その禁忌の指導というようなことが行われたということは、まあございませんわけでございます。

今、昭和四六年以降、私どもで、行われたとおっしゃったんですが、四六年以降は、何か違いがございましたか。

それは、非常な違いがございます。

具体的には、どういうことでしょうか。

具体的には、予防接種によって、かなり重い副作用が起こりうるという、そういう知識が医者の間に、行きわたったということでございます。もし、仮に、ある予防接種を、戦後、まあ、三〇年間、やって来たけれども、重い副作用がゼロであったというような認識を持っておりましたらば、どうしても、禁忌を、非常に厳重に禁忌を考えるというふうにはいかないわけでございます。何よりも予防接種に、かなり副作用があるんだということで、医者の間に医学的な知識として、行きわたったということ、同時にお母さんの間にも、そういう知識が行きわたっているということ、それが、お母さんに対しても、真剣に禁忌を観察させるということになったし、医者に対しても非常に慎重に禁忌の問題を考えさせるということで、副作用の告知がなされたということがまず非常に違うわけでございます。

この四五年にそういうことがなされたというのは、何か理由があるんでしょうか。

それは、まあ、種痘の後、亡くなったり、脳症が、脳炎が起こるというようなことが社会問題となったということが、四五年にございましたので、そのことが契機だったわけでございます。

それは、お医者さんの知見をそういう意味では、増やしたでしょうし、被接種者、両親たちの注意も知見を増やして、注意をさせるようになったと思うんですが、そのときに国の側から何か積極的に行われたこともあるんでしょうか。

私どもの耳に入ったのは、国の側というのかどうかわかりませんが、まあ、予防接種をやっておられる専門家の方を通して、学会であるとか、雑誌を通して、いろいろ耳に入ったという形をとって来たわけでございます。

そこで、集団接種における禁忌の考え方を伺ったんですが、それじゃ集団接種を前提にしました場合に、禁忌を、一定の事柄を禁忌とするわけですが、その定め方について何か留意すべき点がございましょうか。

まあ、それはできるならば具体的で明確であるということが必要であると思います。

それは、お医者さんや保護者が判断基準として考えやすいものということを考えるからですか。

はい、そうでございます。

そうしますと、かつて、その禁忌の中に、アレルギーという定めがございましたね。

はい。

それが現在では、改正をされまして、接種しようとする、接種液の成分によりアレルギーを呈するおそれがあることが明らかなものというふうに変えられているんですけれども、アレルギーのことについて、ちょっと伺いたいんですが、まず接種に関与する一般のお医者さんを基準にして、考えた場合に、アレルギーということが何をさすかということについては、非常にはっきりした理解があるんでしょうか。

いえ、アレルギーという、まあ一応あるわけでございますが、どの程度のものをアレルギーと受け取るかということになりますと、非常に幅があるわけでございます。

乳幼児にみられるよくあるアレルギーというのは、具体的にはどういうものでしょうか。

まあ、湿疹が、最も多いわけでございます。あとは、もう少し少なくなりますが、ストロフルスであるとか、皮膚が、かぶれるとか、喘息、あるいは喘息性気管支炎、それから、まあ牛乳アレルギー、そういうものがございます。

牛乳アレルギーというのは、食物に対するアレルギーの。

はい。牛乳を飲むとアレルギー症状が出るということでございます。

湿疹なんかは、非常に軽いものから非常に重いのまで、いろいろあるようですけれども、これは、軽いのも含まれるんですか。

まあ、非常に軽い、部分的なものまで入れますと、赤ちゃんの二割とか三割に達しますので、非常にまあ、少部分のものは、ワクチンの接種にもよるわけで、人のときにはかなり注意が必要でございますが、そのほかのときには、まあ軽い、部分的な湿疹というものは、入れなくてもよろしいというふうにも考えられます。

そうしますと、アレルギーとだけ言った場合には、ちょっとその範囲、どの範囲のもの、しかも程度等についてはっきりしない面がありはしないでしょうか。

それは非常にあります。私どもの同僚でもアレルギーというと、どれを入れたらいいのかということを、非常に困るわけでございます。

そうすると、国は、つい最近の改正で、このアレルギーについて、その意味をはっきりさせるためということを理由に、これまでの、あいまいであったと、接種しようとする、接種液の成分によりアレルギーを呈するおそれがあることが明らかなものというふうに限定したわけなんですけれども、この定義の仕方はどうでしょうか。

結局最後の目的は、その接種するワクチンによって、何か、アレルギー反応が起こるかどうかということが、最後の目的なわけでございます。しかし、どの赤ちゃんも、その接種液を接種するのは、もちろん初めてでございますから、前もってそのことを知っているということは、現実問題としてほとんどないわけでございます。まあインフルエンザの卵アレルギーというのが、まあ考えられますが、それから、アレルギーというのも、生まれたときに全部出ちゃうわけじゃなくて、徐徐に出て来るわけでございますから、最終、理論的にはその今接種しようとする接種液でアレルギーが出るかどうかが問題でございますが、現実の問題としては、それテストするわけでございませんので、そのほかのアレルギー症状をもって、まあ、そういう可能性があるということを疑う症状として注意するということになると思います。

まず、そうすると、この限定された定義によれば、そもそも接種しようとする接種液の成分によってアレルギーを呈するかどうかというのが、お医者さんとすれば、知りようがないということでございますね。

はい。最初の、一度目は、知りようがないということで、二度目ですと、一度目で、変な症状があったということが参考になるわけでございます。

最初の場合には、少なくとも、判定のしようがないということですね。

はい。

こういうふうに定義しますと、今証人がおっしゃった、湿疹でありますとか、喘息であるとか、かぶれだとか牛乳アレルギーだとか、そういうものは全部ドロップしたことになります。

それは、その規定では入って来ないわけでございます。

そうすると、今おっしゃったような、非常によく見られる典型的なアレルギー症状というものは、禁忌にする必要はないんでしょうか。

まあ、これは、最終的に接種すべきかどうかということではなくて、一応集団接種の場ということを考えますればこれは集団接種では接種しないというほうが安全であるというふうに思います。

この一番最新の改正というのは、アレルギーを狭くしぼりすぎたということになりますか。文面上だけからみれば。

現実の問題とすれば、そういうことが起きて来るわけで、例えば喘息であるとか、喘息性気管支炎というのも、この中に入って来ないわけでございますが、やはり一応これも注意しなければならないというふうに思います。

注意しなければならないという意味は、先程おっしゃった集団接種の場においては一応接種しないと、後に、精密検査なり個別接種ということの場で考えるという意味の禁忌というふうに理解していいでしょうか。

そうでございますね。そういう症状もあるけれども、このワクチンによって、どういう利益を得るか、その利益がかなり大きいと思われれば、それは接種すると、個別接種の場でそれを判断するという意味でございます。

ここで、集団接種における、禁忌についての今伺った考え方を前提にいくつかの具体的な症状について、これをどう考えればいいかということを伺いたいと思います。この原告の中にもかなりたくさんみられるんですけれども、いわゆる未熟児という赤ちゃんがいます。これを禁忌という点から、どう考えればいいかということなんですが、まず、未熟児の医学上の定義というのからお聞かせください。

少し歴史的に変わってまいりました。で、これは、最初は、二五〇〇グラム以下、そういう定義が使われていたわけでございます。ただ、それはＷＨＯの定義で、日本では、もっとも、二五〇〇を最初入れなかった。二四九九までを未熟児としていたわけですが、ＷＨＯでは、二五〇〇グラム以下、これが未熟児と言われていたわけでございますが、ＷＨＯの考え方が変わりまして、一九六一年だと思いますが、未熟かどうかというのは、体重ではなくて、お母さんのおなかの中にどれだけいたかというのが、未熟かどうかを決めるというのが、それが、本当に合理的だということになってまいりまして、今まで、二五〇〇グラム以下と言っていた未熟児は、低出生体重児というふうに呼ぼうと、未熟児のほうは、おなかの中にいた期間が短いもの、これは三七週未満という定義を出しまして、それ以下を未熟児にしようとなっているんでございますが、まあ、一般には二五〇〇グラム以下を未熟児という言い方が、なお使われているわけでございます。

そうすると、この二五〇〇グラム以下の赤ちゃんを仮に未熟児というふうに、ここでは、使うことにした場合に、そのような赤ちゃんは、禁忌の上からは、どう考えればいいんでしょうか。

未熟児に大きく二つの種類があるということが知られています。一つの未熟児は、お母さんのおなかの中から早く生まれたから小さいという未熟児でございます。

いわゆる、その一〇か月いたのではなくて、早産だったゆえに、ということですね。

そうです。それから、これは、もう一つは、お母さんのおなかの中に、まあ十分いたのにかかわらず小さいという、そういう未熟児でございます。で、後者は、まあＳＦＤと普通呼ばれています。Ｓはスモールでございます。Ｆはファー、Ｄはデイズ、スモールファーデイズということで。

日数の割には小さいという。

おなかにいた割には小さいということでございまして、まあそれは満期産でなくてもよろしいわけで八か月で生まれた赤ちゃんでも、八か月で生まれるべき体重でもある程度小さければ、ＳＦＤと呼ぶわけでございます。

九か月の場合でも同じことがあるわけですね。

そうでございます。で、二つ今あるわけでございますが、このＳＦＤ、どうしてＳＦＤという考えが出て来たかと、申しますと、最初の早産だからの未熟児、早産だから未熟児として生まれた。これはＡＦＤと略して申しますが、ＡＦＤとＳＦＤで非常に体の状態とか、予後が違うということが、いろんな研究で明らかになって来たわけです。それは、一九五〇年代からそういう知識があったわけですが、一九六四年には例えばヤーヌスというような人、六七年には、マクドナルドという人がＡＦＤと普通の成熟児、それからＡＦＤの未熟児、それからＳＦＤの未熟児、そういう子供たちが生まれた後、何年も経つとどういうことなって来るかということを追跡した研究がございますが、そこでわかったことは、ＳＦＤの中からは知恵遅れになるお子さんが高いわけでございます。非常に。それから、てんかんになる率も有意に高いということがわかったわけで、結局、お母さんのおなかの中に十分いたのに、小さく生まれるという場合には、そのお子さん自体に何か、弱味があるという場合がかなりあるわけでございます。そういう弱味が結局は後で、知恵遅れとか、てんかんにつながるような弱味だということでございますので、ＳＦＤについては、非常にその予防接種する場合に、要注意なグループだというふうに考えなければならないわけでございます。それから、もう一つＡＦＤでございますが、これは、ＳＦＤのようなことはございませんが、ただ小さく生まれるということは、早く生まれるということがございますから、生まれるときにいろんな出来事が起こりやすいことがございます。

早産の際にですか。

早産の際に、黄疸にやられてしまうとか、それから呼吸状態が悪いとか、低血糖が起こるとか、感染を受けるとか、早く生まれるがゆえにさまざまな弱味を持つということがございますので、いずれにしても、ＳＦＤ、ＡＦＤ、共に、普通のお子さんよりも弱味を持っているグループと考えなければいけないわけです。

そうすると、この集団接種の場合には両方、ＡＦＤ、ＳＦＤ含めて禁忌というふうに扱うべきなんでしょうか。

はい。禁忌というふうに扱うべきですが、ただ、ＡＦＤの中の二三〇〇以上であれば、これは、普通の赤ちゃんと、相当同じと考えてよろしいわけです。それから、ＳＦＤのほうは、二四〇〇であっても、五〇〇であっても、やはり注意しなければならないわけでございます。

甲第五〇号証を示す

四九年四月一日現在で、指導厚生省公衆衛生局保健情報課、発行財団法人母子衛生研究会の書物ですが、この証拠に出ておりますものの二枚目の真ん中辺に、「次のような状態の子供はかかりつけの医師に相談して、別に接種を受けるか、しばらく延期するかしてください。」というふうになっていて、「発育のおくれている子、ことに未熟児や難産だった子。」というのがありますが、そうすると、これは、今証人がおっしゃった御見解と同じということになるわけでしょうか。

はい、そうだと思います。

それから、今ここに発育の遅れている子というのも出てまいったんで、次にお伺いしたいと思うんですが、発育不良だとか、発育遅れの赤ちゃんというのは、どう考えればよろしいんでしょうか。

発育遅れは、二つに分けて考える必要があるかと思います。一つは、今言いましたように、例えば、ＳＦＤの、その赤ちゃん自体に生まれつき問題があって、発育が遅れていくということでございます。それから未熟児もそうでございますが、もともと小さく生まれたことで、発育が遅れていると、そういうことが一つございます。それからもう一つは、生まれたときは、普通の体重で、何ともなかったのに、その後遅れていくと、その後遅れていく場合には、その後何かの理由があって遅れているわけでございます。二つありますが、いずれにしても、遅れるというのは、問題がそこに隠れているということを意味するわけで、注意しなければならない状態なわけです。

甲第五一号証を示す

これは、同じく厚生省の保健情報課編集のパンフレットですけれども、「ママのための予防接種読本」というのがございますが、これの七ページですね、「発育のおくれた赤ちゃん」というのがあって、「だれが見ても発育のおくれているという場合は、ひきつけを起こしやすい赤ちゃんと同様、接種後の反応が重い例が多いようです。」というふうな記載があるんですが、発育の遅れが、あるという人は、そうすると、結局集団接種の場では、禁忌と考えてよろしいわけでしょうか。

はい。なぜ遅れたかということを調べなければいけないと思います。

そのためには、そうすると、母親の体内にどれだけいたかだとか、早産であったのか、早産の際、どういう、その出来事があったのかという、その、そういうことをよく調べなければいけないということですか。

はい、そういうことでございます。

それから、風邪をひいているという場合は、いかがでしょうか。

風邪をひいている場合は、それがなおってから接種すべきであります。

これは、やっぱり禁忌というふうに扱うべきなんでしょうか。

はい。ひいているときには、接種すべきではないわけでございます。

甲第五〇号証を示す

先程の「予防接種の知恵」ですが、先程の未熟児の子どもについての記述に続きまして、「次のような状態の子どもは、接種を延期して、時期をおいてから受けるようにします」と、「風邪、下痢などの病気にかかっているとき」というのがありますが、そうすると、これと同じ趣旨ということになりますね。

そうです。特に風邪の場合は、風邪ということが意外に、別の病気の始まりであるというようなこともございますわけですから、そういう注意が必要なわけでございます。

そこに同じく出ています下痢は、どうでしょうか。

下痢も、それがなおってからするべきで、下痢をしている状態は避けるべきだと思います。

それから、いろいろの病気があると思いますが、いわゆる、それにかかって直後の病気あがりというんですが、まだ、完治はしていないけれども、一応病気の主たる症状は、消えたというような状態かと思いますが、この病気あがりというのは、どういうふうに考えればいいわけでしょうか。

それは、病気の種類によるわけでございますが、一般には、熱が下がったとたんに病気がなおったということではなくて、回復期というのがあるわけでございます。なおってすぐというのは、どうしても、体が弱っているわけでございますから、まあ、しばらく十分な回復期を置いてから、接種するということが必要であると思います。

甲第五一号証を示す

六ページの終わりから七ページにかけてですが、「今何か病気をしていないか、あるいは、最近かかったことがあるか」と、「たとえば、ハシカが二、三日前なおったばかりだという場合などは、接種をやめること。」「一か月ぐらいは接種をのばすほうが無難です。」という記述があるわけですが、このハシカなんかもハシカについての今の記述も病気あがりということで理解してよろしいわけでしょうか。

ええ、ハシカのときには、特に、全身が弱るということが知られていますので合併症も後から出て来る場合がありますので、そういう注意が、必要だと思います。

それから、ほかに、よくある病気あがりの病気というのは、どういうものがあるわけでしょうか。

まあ、一番多いのは風邪でございます。それから下痢がございます。それから、水疱瘡、突発性発疹、まあ風疹もございます。ハシカでございます。そういう感染症が多いわけでございます。

それから、この言葉自体が適当かどうかはよくわからないのですが、いわゆる親から見て、非常に虚弱な赤ちゃんというのがあると思います。しょっちゅう風邪をひいたり、おなかをこわしたり、体などの調子がすぐれないと、健康でないと、いつも何か弱いというような子どもをさしていると思うんですけれども、それを仮に虚弱体質と言うとしますと、そういう赤ちゃんの場合には、どういうふうに考えればいいんでしょうか。

まあ、虚弱であるのには、何かの理由があるというふうに考えるべきで、もう少し、虚弱であることの具体的な内容をお母さんに聞きたいということがございます。それから、まあ、生まれたときの状況であるとか、どういうふうに病気をしてきたかとか、体重でございますね。もう少し具体的にそのことを確かめたいと思います。

そうすると、その子どもさんの成長のヒストリーと、具体的にいつどういうふうな病気になってきたのか、その病気歴というものを慎重に調べてみなければならないですか。

はい。もっとも、悪い場合には、例えば、免疫の働きが弱いというような状況も、まれではございますけれども、予想させる一つの症状というふうに考えます。

それでは、次に、もう一つ予防接種で、これは同じ種類の予防接種も別の種類の接種も含みますけれども、以前に予防接種を受けたときに微熱程度ではなくて、非常に高い発熱等の異常反応があったという場合には、今度接種を受けようとする場合には、どう考えればいいんでしょうか。

まあ、それは、普通程度の発熱ではなくて、非常に高い、普通よりもはるかに高い熱が出たという場合には、次の予防接種は、非常に注意するわけでございます。特にまあ、種痘とか、三種混合とか熱が出るということが非常にはっきりしている予防接種の場合には、十分な注意が必要だと考えます。

予防接種実施規則第四条の、最新の改正によりまして、この点に関係のある事柄が禁忌として、定められたのですが、そこでは、接種しようとする接種液により、異常な副反応を呈したことがあることが明らかなものというふうに、同じワクチンで異常反応があった場合という限定がついているんですが、私が伺ったのは、同じワクチンの場合と、別のワクチンの場合と、両方なんですが別のワクチンの場合については、規則は、禁忌にしていないんですけれども、どうお考えになりますか。

まあ、その点について、ちょっと私はっきりした考えございませんが、発熱の非常に高く出るということがわかっている種痘と百日咳については、別のワクチンでございますが、同じ注意が必要でないかと思います。

それ以外のワクチンで、非常に異常な反応があったという場合ですね。無視してよろしいでしょうか。

それは、種痘と百日咳が一番反応が、強いわけでございます。で、ほかのワクチンは、比較的、この二つに比べると、反応は低いと言われておりますが、その低いワクチンで、もしも、そういうことがあったとしますと、それはやはりワクチンによって起こったのか、たまたまほかの理由で起こったのかということを一応調べておかなければ、万一にも、同じことが起こるということが、あってはいけないわけで、それも調べたほうがよろしいわけでございます。

そうすると、集団接種の場では、一応禁忌の扱いをして、後の精密な検査にまって、最終的なところは、決めればいいという扱いでよろしいですか。

それが望ましいと思います。

それから、これは、先程も伺ったんですが、本人にみられるアレルギーですね。これも集団接種の場では、禁忌の扱いをすべきだということですね。

その点については、そういうふうに思います。

それから、本人のアレルギーを一応別にしまして、この原告の何人かの方には、本人は、まだアレルギーが現われていなかったけれども、両親だとか、その兄弟だとか、あるいは、その双子のもう一方だとかに、いろいろの格好のアレルギーがあるという人がいます。この近親者特に両親兄弟に、しかも両方そろってアレルギーがみられるというふうな場合は、これは、どういうふうに考えればいいでしょうか。

まあ、近親者のアレルギーという問題は、本人のアレルギーよりは、まあ違うわけでございますが、これについて、専門家といいますか、木村先生ですね、東海大の。

木村三生夫さん。

木村三生夫先生でございますが、やはり、家族歴ということも問診の中に含めるべきで、特に、そのアレルギーの家族歴があるかないかというのも一応注意すべき事項としてあげておられます。アレルギーが遺伝するということはわかっておるわけでございますので、家族に複数のアレルギーを示すというような人がおる場合には、まあそのお子さんもアレルギーに示しやすい体質だけというようなことがあるわけでございまして、一応これも家族に複数のアレルギーがあるというようなときには、注意したほうがよろしいというふうに思うわけでです。

後に提出する予防接種の手引の最新版を示す

今おっしゃったのは、このことをさしていらっしゃるんでしょうか。その三二ページですが、表一〇、予診に際して、考慮すべき項目として、アレルギーというのがあって、これは、本人のアレルギーだと思いますが、五番目が予防接種歴及びその際の副反応、それから家族歴、家族歴の中に、特にアレルギー性家系遺伝性神経疾患というのが出ている。これをさしているわけですね。

私が見ましたのは、丸善から出ている「日本のワクチン」の第二版のほうでございますが、内容は、これと、同じであると思います。

木村さんもおっしゃっておられるけれども、近親者に特に、その複数の者にアレルギーがみられる場合には、要注意、集団接種においては、禁忌というふうに考えてよろしいでしょうか。

一応注意すべき中に含めたほうがよろしいんではないかというふうに思うわけです。

八つの事柄について伺って来たんですが、そうしますと、この八つのカテゴリーは集団接種において禁忌という扱いをすべきだとすれば、実施規則の定めと結びつけるといたしますと、限定列挙されている者の中には、こういうのがありませんので、予防接種を行うことが不適当な状態にあるものという、やや包括的な定めがあるんですが、それの中に該当するものとしてはずせばいいということになりましょうか。この規則との関係を一応考えますと。

ええ。あの、その他ですね、予防接種を行うことが不適当な状態にあるものと、そういう中に含まれるのは、具体的にそういうことであろうと思うわけです。

ところで、今述べていただきました、八つのものを集団接種において禁忌と考えるべきだという考え方に対して、国のほうは、これは、集団接種の場においても、お医者さんの注意事項にすぎないんだと、それから集団接種の場で、そういうことがあったとしても、お医者さんは、問題ないと思えば、その場で接種をすればいいんだということで注意事項だということは、言うんですけれども、集団接種における禁忌ではないんだと、したがってその場で、ちょっと、というとあれだけれども、注意して問題なければ接種しなさいという事柄にすぎないんだというふうに言っているんですけれども、この、見解については、どうお考えになりますか。

　まあ集団接種の場合で、このただいまの、まあ注意せよというのは、どういう意味を持ちましょうか。注意してやれという、注意してやるかどうかを決めようという意味かと思いますが、ただ、注意してやるかどうかを決めるには、どうしても、これは、禁忌をいくら一生懸命追求していっても、そのことは決まらないわけで、利益の点とのバランスによって、初めて決まるわけで具体的に、そのお子さんに予防接種して、どういう利益があるかということがわからなければ禁忌だけをいくらつきつめていっても、そういう判断は出て来ないわけで、そういう判断をするのは集団接種の場では、無理であろうと、注意して接種せよということは、集団接種に関しては、非常に現状では無理な状態でやられているわけでございますから、集団接種では、やめて、後で注意してどちらかを決めよということしかないんではないかと思います。

注意してやれということは、結局後で、詳細な調査をやった上でやれということにならざるをえないんではないかということですか。

　はあ、そういうことだと思います。

先程おっしゃったことですけれども、発育の不良にしろ未熟の問題にしろ、虚弱体質にしろ、病気あがりにしろ、相当詳細なパーソナルヒストリーと言いましょうか、成長歴だとか、病歴というのを調べなければならないわけですね。

　そうでございます。特に、どういう利益があるかということを調べなければ。

集団接種の場では、そういう資料自体が、なかなか入手できないんではないでしょうか。

　ええ、特に、禁忌のほうは、集団接種でもキャッチできるわけでございます。時間さえあれば、ただ、どういう利益があるかというのは、非常に個人的な問題です。それは、禁忌からは、はるかに、時間をとって検討しなければいけない問題ではないかと思います。

禁忌の場合でも、実際には、そんなに時間をかけられないわけでしょう。

　実際には、まあ……。

禁忌の調査についてですね。

　一時間八〇人というような場合ですと、とてもいけないわけでございます。

これを医師が接種するか、否かについて注意してやるべき事柄だとすると、どうしても集団接種の場では行えないということになるということですか。

　ええ、集団接種という性格からして、そういうふうに考えなければいけないと思っております。

（以上　根　上　敦　子）

原告代理人（山川）

午前中集団接種の場においては、次のようなものは禁忌と考えるべきだというふうにご証言されて、具体的には未熟児、とくにSFD、発育不良および遅れ、それからかぜ、下痢、病気あがり、虚弱体質、それから以前の予防接種で高い発熱等の異常反応の経験があったこと、それからアレルギーということを列挙されたわけですが、集団接種で、そうしますと、このような禁忌該当ということで接種をしないということになる子供さんたちというのは、具体的にはどういうふうになるんでしょうか。それ以後は。

　それ以後は個別接種にいきまして、禁忌が具体的にどういうものであるかということをもっとはっきりさせるということ、そしてもしも禁忌があるにもかかわらず、どうしてもこの人にはやっていいような判断がございましたら、それはそこで接種をする、あるいはこれは接種すべきでないということになりましたら、接種しない。いずれにしても、そのあとに個別接種の道がなければ禁忌を除くということは、非常に実質的な方法とならないわけでございます。

予防接種実施要領、午前中も示したところですが、その第一の九の3というのに、予診の結果、異常が認められ、かつ禁忌に該当するかどうかの判定が、困難なものに対しては、原則としては、当日予防接種を行なわず、必要がある場合は、精密検査を受けるよう指示することと、ここでは禁忌該当の判定が困難なものというふうになっていますが、結局これと同じ考え方になるわけですね。

　そう言ってよろしいと思います。

さきほどですね。集団接種の場では、接種についてのプラス、マイナスの判断が難しいんだと、一旦集団接種では、行なわないでおいて、事後にプラスについての判断も可能になったならば接種をするとおっしゃった、そのプラスあるいは利益ということの意味なんですが、それはいま伺ったのからしますと、この予防接種実施規則の四条に禁忌の定めがありまして、以下のものについては接種を行なってはならないというふうに定められて、但し被接種者が当該予防接種にかかる疾病に感染するおそれがあり、かつ予防接種により著しい障害をきたすおそれがないと認められる場合はこのかぎりではないと、この判断のことが、いわゆる利益をも含めた判断ということになるわけですか。

はい私申しましたのは、そのことでございます。

そうすると集団接種では、さきほどもご証言いただいたような項目に該当すれば、禁忌として排除しておいて、後に、個別接種の段階で、このような個別の判断をもう少し詳しくやって、そこで接種すべきという人には接種をすると、こういうことになるわけですか。

そうでございます。

さきほど未熟児以下、いくつかの事柄について、禁忌とすべきという事柄を伺ったんですが、それをさらに、具体的にあてはめる場合に、どういうふうに考えればいいのかということの観点から、多少具体的な症状について伺いたいと思いますので、お答えをいただきたいと思います。たとえばですね、母親の体内に九か月、出生時の体重が非常に小さくて、二一〇〇とか、二二〇〇という未熟児、それから接種のときも、発育不良の状態であったというような子供がいたとしますと、これはどう考えればいいでしょうか。

まず未熟児でございます、未熟児の中でも、二三〇〇を切っておりますから、まあ未熟児としての性格をかなりもっておるわけでございます。それから九か月で、二一〇〇から二二〇〇というのはSFDであるのかどうか、ひとつはっきりいたしません、在胎がもう少しはっきりすると、SFDかどうかわかります、もしSFDだとすれば、SFDとして、さらに注意が必要となります。それから小さく早く生まれたあと、異常がなく現在まできたのかどうかということで、いろんな問題がすでにそこに含まれてくるわけでございます。

これは未熟児として、その他接種を不適当とするというカテゴリーに入るわけですね。

はい、集団接種の場合では。

それではこういう場合はどうでしょうか、たとえば在胎は、一応一〇か月であるけれども、二週間の早産で体重も二三〇〇とか、二四〇〇とかいうこと、接種時も発育の遅れがあったと、それから本人にはぜん息のようなこともあるというような場合。

その場合は、体重からいきますと、二三〇〇を超えていますから、かなり未熟児の中では、かなり大きなほうに属するわけです。ただ問題は、いま三八週とおっしゃいましたでしょうか。

二週間の早産。

もし三八週であれば、二三〇〇というのは、おそらくSFDに属するんではないかと思いますので、体重のわりに、何かの危険をもっているという可能性がそこから出てきます。また、そのときも、発育が悪かったというようなことがあれば、その、具体的にどのように悪いのかということを考えなければいけないと思います。

そうすると、こういう場合も、やっぱりこういう人がいたとすれば禁忌というふうにすべきだということになりますね。

はい。集団接種では除くと。

それではあともうちょっと一、二の例を伺いたいと思うんですけれども、仮に母親の妊娠が非常に順調じゃなくて、妊娠中毒というような、まあトラブルがあって、出生時体重が一五〇〇を切っていたというような場合で、接種時の発育も著しく遅れていたというような場合、これもやっぱりSFDということになるんでしょうか。

SFDかどうかは、在胎いくらかということで決まるわけでございます。

仮に在胎が一〇か月とか、ほぼ満期産に近いような場合。

満期産に近くて、体重が一五〇〇を切るというのは、大変な、SFDの中でも、相当ひどいSFDでございまして、これは相当注意しなければいけないいろんな問題が出てきます。とくにお産のときに、低カルシウム、低血糖というものが、非常にございます。また赤ちゃん自体にも問題があるということも考えられます。

それじゃ二週間の早産で、体重は割合大きい、二七〇〇～二八〇〇ということですが、その後の発育が不順で、順調ではなくて、医師から栄養失調気味だというようなことを言われて、何らかの治療を受けていたというような子供がいたとした場合には、これはさきほどの尺度から言いますと、どういうふうになりましょうか。

それは生まれたときの状態としては、かなりよろしいわけでございます。体重も在胎も、しかし生まれたあと、なぜ栄養失調気味だと言われるようにいたったか、そして治療を受けなければいけなかったのかというのが問題でございます。それはどういう状況なのか、もっと丁寧に聞いてみたいわけでございます。

いずれにしても集団接種の場合には、これは禁忌ということになるわけですね。

はい、個別的にもっと確かめて検討しなければいけないと思います。

お医者さんからどういう治療を受けていたのか、生後の発育状況が、どういうふうになっていたのかということを、少しく具体的に聞かなくちゃいけないわけですね。

はい。

一応体重、それから在胎期間等は、ほぼ平均的なレベルまで達していたけれども、非常に生来病弱であって、出生後ずっと入院を続けて、ここで治療を受け続けると、それから入院中、父親の輸血を何度も受ける、それから退院後も、体力が非常に弱くて、頻繁にかぜをひいては、いつもひきつけを起こすというようなことがあったとしたならば、こういう場合には、さきほどのカテゴリーから言えば、どう理解すればよろしいでしょうか。

それはもうちょっといろんな問題が含まれておるように思います。痙攣の問題がございますし、それから生来弱いということが、具体的に、身体の、たとえば免疫なんかと関係があるのか、どういう弱みと関係しているのかということ、それから入院したということは、具体的に何の病気であって、どういう治療があったのか、それは現在までひびくような状況であるのか、これは沢山の問題がございますので、十分に検討しなければいけないし、お母さんにも十分な説明が必要だと思います。

禁忌ということになるわけですね。

はい。

原告代理人（秋山）

百日せきワクチンのことを中心に伺います。先生はこれまでに百日せきワクチンの接種についての問題点、これについてご研究なさったことがありますね。

ございます。

甲第五七号証を示す

これは先生の研究業績のIに出てくる論文ですね。

はい。

これはどういう論文でしょうか。簡単にご説明下さい。

三種混合ワクチンを接種したあとに、中枢神経の異常症状を呈した五例の方を、私が受持ちましたの報告でございます。

甲第一号証一一を示す

二ページをご覧下さい。これも三種混合ワクチンについて、これは昭和五〇年にお書きになった論文ですね。

そうです。

これから先生の百日せきワクチンについてのご研究の中から、先生がご指摘になっておられる問題点について伺いたいと思いますが、最初にまず要約的に、先生はこれまで日本でなされてきた百日せきワクチンの接種について、基本的にどういう問題があるとお考えでしょうか。

副作用の面に対する考慮がなかったということが問題であったと思います。

その百日せきワクチンによる副作用としては、重いものとしては、どういうものがあるんでしょうか。

重いものといたしましては、これは中枢神経系の障害という異常症状というのが重いものでございます。

もう少し具体的に言っていただきますと、どういうことでしょうか。

その中でもっとも重要なのは、脳症と言われているものでございまして、これは百日せきワクチンを接種したあと、ほとんど一日以内に発熱と痙攣と意識障害と、そういう症状をもってきて、死亡率も非常に高いし、後遺症を残すことも多いというのが脳症でございます。

後遺症が残る場合は、どういう状態になるんでしょうか。

それはてんかん、それから知恵遅れ、あるいは脳性麻痺という、そういう形でくるわけでございます。

脳が傷害されるということでしょうか。

はいそうでございます。

脳症ではない、痙攣というもののあるんでしょうか。

ええ頻度の上では脳症に比べると痙攣というものがはるかに多ございます。

重要なものとしては、脳症と痙攣であるといってよろしいでしょうか。

あとショックというものも、かなり重要な位置を占めております。

それはどういうことでしょうか。

これはやはり百日せきワクチンをいたしましてから、ほとんどすぐでございます。数時間のうちに、顔色が全く青ざめまして、意識が失われる、それは一分くらいで治ることもあれば、一時間続くこともある、まあ亡くなるという経過をとる場合も、そこからあるわけです。

この百日せきワクチンによる、そういう中枢神経系の障害ですけれども、この発生の機序、メカニズムというのは、どういうふうに考えられているんでしょうか。

沢山の説がございます。決定的なところは、まだわからないわけでございます。しかし主な説は二つ、毒素説とアレルギー説というのがございます。

現在のところどちらが有力なんでしょうか。

脳症が起こる、なぜ起こるかということでございますが、これを決定的に結論づけるということは、非常に難しいわけです。動物実験をできないというようなことがあって、非常に難しいわけでございます。ただそれを臨床的な立場からそれを推測するということがございます。その一つはその三種混合ワクチンを接種して、何度目の接種で起こったかということでございます。で、もしも、これがアレルギーで起こるといたしますれば、一回目よりも二回目、二回目よりも三回目に高い頻度で起こるだろうというふうに推測されるわけでございます。それからもし、毒素であれば、そういう回を重ねて増えるというよりは、最初から起こるだろうということでございます。で、世界で一番多数の例を把握している、スエーデンのシュトレームという学者の見解では、一回目に多いと、二回目、三回目にも起こるけど、一回目に多い。だから毒素説が有力であろうと、アレルギー説も確かに関与している場合がありそうであるけれども、主なのは毒素説だろうというふうに言っております。

乙第七九号証を示す

二二八ページをご覧下さい。この脳症というところに、ワクチン接種後の脳症も、臨床症状が百日せきワクチンによる脳症に似ているということから、中毒病因が推定されるというふうに書いてありますね。

はい。

そうしますと、この「日本のワクチン」を書いた方は、脳症というのは、毒素によるものだというふうに推定しているということでしょうか。

え、そうでございます。

次に、このような、脳症その他の中枢神経系の副作用が、百日せきワクチンで発生することが、いつごろからわかっていたのかということについて、伺いたいと思いますが、
甲第一号証一一を示す
二ページ以下ですが、先生がここに概略のことをお書きになっておられますね。

はい。

これについて、この重要な報告を少しお話していただきたいんですが、まず一番最初にこの百日せきワクチンで、こういう副作用が出るというのを報告したのは、一九三三年の、デンマークのマドソンという人だとお書きになっておられますが、そのとおりですね。

そのとおりでございます。

その後ヨーロッパ、アメリカで、数々の報告がなされたと、そういうことでしょうか。

はい。

三ページの左の真中ごろに一九五八年、昭和三三年ごろには、多くの報告と、それからその文献の総括によってかなり知られた事実となっていたということが書いてありますね。

はい。

その医学の分野では、非常に広く知られていたということでしょうか。

まあ医学の分野と申しましても、専門家でございますが、普通の小児科の医師の知識としては、なかったと思いますが、まあこれに関心持っている人の知識とはなっていたと思うわけでございます。

それまでの報告として、とくに先生が重要だとお考えになるものがございますか。

その後でございましょうか。

その後で結構ですけれども。

まあ非常に大事なのは、スエーデンのシュトレームという学者の報告でございます。それが大事だと思います。

シュトレームという人は、一九六〇年と一九六七年にわたって報告を発表しているようですね。

はい。

この第一回目の報告、一九六〇年の報告の意味は、どういうところにあるとお考えでしょうか。

それは世界で初めて、非常に沢山の接種者を対象に、三種混合ワクチンの副作用を調べたということでございまして、二一万名について調査しております。

ここで発生率を計算していますね。

はい。

こういう発生率を計算したというのも初めてなんでしょうか。

ほとんど初めてでございます。

この三ページの左の下のほうに、発生率を計算して百日せきそのものの脅威と比較したというふうに書いておりますが、そして、四年間における神経系合併症の頻度は接種総数に対して、六、〇〇〇人に一人だったということで、これが百日せきそのものにともなう神経系合併症の頻度、二万人に一人よりも高率であったと書いてございますが、このことですね。

はいそうでございます。

次に一九六七年に、同じシュトレームさんが、論文を発表されているようですけれども。

甲第一号証三を示す
二八ページに、その論文の抄訳がありますが、訳されたのは先生ですね。

はい。

この論文の内容について簡単にご説明願います。

これは一九五九年から一九六五年、つまり第一回のあとに引続いた六年間のスエーデンにおける三種混合ワクチン接種後の副作用を報告したものでございます。全部で五一万名の小児について、副作用を調査しております。ほとんどスエーデン全体に、国家的規模にわたるものでございます。

その調査の総数がきわめて多いというところに、特徴があるわけでしょうか。

それが一つ特徴がございます。で、そのときわかりましたのは、五一万名の中で、脳症が三名でございます。それからショックが五四名、全部合わせて一六七名、そういう中枢神経症状がみつかったということでございます。

二九ページの表1というのがそれですね。

はいそうでございます。

この痙攣の総数が出してありませんが、八〇ということが、三〇ページのBのところに書いてありますが、痙攣も非常に多いということですか。

はい痙攣が一番多いわけでございます。

この調査でも、やはり発生頻度を出しておりますね。

はい出しております。

三一ページのHというところに、それが書いてありますが、この発生率というのは、どういうふうに先生は考えて評価されますか。

三六〇〇人に一人の割合で、中枢神経症状が出現したと書いてございます。で、非常に大規

模に詳しい調査をするならば、このくらいの発生率があるのではないかと、これはいままで知られていたよりも、非常に高い発生率なんですが、シュトレーム氏が言っておりますように、しっかりした調査が大規模に行なえば、ほかの国でもこのくらいの副作用の頻度があるんじゃないかということを示唆しておるわけです。この論文で。

三三ページの右の欄の下のほうに、シュトレーム自身が、この発生率は、ほかの国に比較して異常というほど、高いといっているわけですね。

はい。

しかし注意すべきことは、このスエーデンの調査というのは、完全な中央管理システムによってなされた調査の結果であるから、信頼性が高いということを言っておるわけですね。

はい。

甲第一〇号証を示す

これはコックバーンという人が、一九五八年に発表した論文ですけれどもご存知でしょうか。

知っております。読みました。

これはさきほど先生がご指摘になった、一九五八年ごろには、広く知れわたっていたということろ、ちょうど書かれた論文なんですけど、ここでコックバーンの言っていることは、どういうことなんでしょうか。

このコックバーンは、当時イギリスで行なわれてました、かなり大きな百日せきワクチンの効果と、副作用を調べました。かなり大がかりな調査に対する考え方を述べております。そして世界で一〇〇例を超える脳症がみつかっているということを述べておるわけです。そして現在イギリスでは、百日せきは、かなりあるけれども、百日せきが減ってくると、この脳症という問題とのかかわりで、百日せきワクチンの副作用が必ず問題になるだろう。だから脳症の発生をちゃんとチェックしなければいけないということをここで言っているわけでございます。

脳症のかなりの発生というものに着目して、それについてきちんとした調査をすべきであるというふうに提言しているわけですね。

はい。

ところでわが国で、百日せきワクチンによる中枢神経系の障害が実際には発生していたわけなんですけれども、それについての報告というものはあったんでしょうか。

私の知るかぎりでは、昭和三四年に有馬先生が報告しておりますのが、最初だと思います。

甲第八四号証を示す

これがその有馬先生ほかの論文ですね。

はい。

ここに百日せきに関連するワクチンの副作用として表に何例かあがっているこれでしょうか。

そうです。二〇例報告ありまして、そのうち五名が百日せき関係でございます。

これは重い副作用と言ってよろしいですか。

え、ただの発熱などではなくて、非常に重い、おそらく脳症に相当すると思われるような重いものでございました。

この有馬先生の論文によりますと、一三〇〇ページの考按というところでしょうか。外国で百日せきワクチンについて重篤な副作用の報告があるということをすでにこの論文で指摘されておられますね。

指摘しておられます。

そのほかには報告ご存知でしょうか。

知っております。伊藤先生という方が、ショック死の一例を報告しております。

甲第一二五号証を示す

この一八一番と書いてある報告がそれでしょうか。

それでございます。

これは接種直後にショックが起こったケースですね。

ショックを起こして、しかもすぐに亡くなったという例でございます。

甲第一二九号証を示す

これは何事に出された論文かご記憶でしょうか。

これは昭和四三年度だと記憶しております。

小松代さんという人の論文ですが、これは何を報告したものでしょうか。

これは読みましたところによりますと、百日せきを含め種々の予防接種による重い副作用を報告したものでございます。

その中に百日せきワクチンによる副作用の報告がございますね。

何例かございます。

第8表と第9表にそれぞれ書いてありますが、昭和三七年に静岡で死亡例が一名、昭和三八年度に、百日せきジフテリア混合ワクチンで佐賀で四名がチアノーゼ、それから昭和三九年度に、百日せきジフテリア混合ワクチンで福島で五三名中三名に呼吸困難、チアノーゼ痙攣等の症状が発生したと、そういう報告ですか。

そうでございます。

このデータはどこからのデータなんでしょうか。

論文に書いてあるところによりますと、最近の実例の数々を厚生省、細菌製剤課の資料を基にして示してみたいと思うと書いてございます。

そうしますと日本でも実際にスエーデンその他で報告されたような症例が、実際にあったと、そして医学雑誌にはそれが一部であるけれども、発表されていたということですね。

　そうでございます。

厚生省はいま示した論文にあるように、そういうことは知っていたと考えてよろしいんでしょうか。

　まあ有馬先生と伊藤先生の論文は目に入らなかったとしても小松代先生のはもう厚生省の資料でございましたから知っていたと考えられます。

ただその十分な調査がなされたわけではないのですね。

　え、そこに出されている数はわずかですからたまたまみつかったということでございましょうか。

まあ厚生省は、ある程度は知っていたと思いますけれども、そういう重篤な副作用について、厚生省自体はどういう態度をとっていたんでしょうか。

　まあそれは昭和四五年までは、そういう副作用はないと言いますか、報告がないということで、ないという立場をとっておられたと思います。

ないという立場をとってそれを前提にした行政をすすめていたということですね。

　そういうふうに思います。

甲第一二七号証一〜二を示す

これは午前中に、昭和四五年の事故で、先生が新聞に投書されたと、そのときの事故を報道する新聞でしょうか。

　そうでございます。

ここに厚生省のお役人の談話が載っていますね。

　はい。

甲第一二七号証の一のほうでお聞きしますけれども、これまで三種混合ワクチンによる事故は、わが国ではなかったと、こういう立場をとっていたということでしょうか。

　そのように新聞に載っております。

したがってそれに対する対策がなかったということでしょうか。

　そうでございます。

昭和五二年七月一日付被告第一二準備書面を示す

別紙二をご覧下さい。これは厚生省が予防接種事故救済制度を設けてから、厚生省が把握した事故の件数ですけれども、この(1)の弔慰金ですね。死亡例ですけれども、合計しますと百日せきおよび百日せきを含む混合ワクチンの合計数が八一になりますが、それから(2)は後遺症のケースで、同じく合計しますと四四例になりまして、それから(3)は医療費を支払っている件数ですけれども、これがやはり計算しますと一〇三例になるということですけれども、少なくともこういった数というものは、この救済措置の発足までに、厚生省はつかんでいなかったということになりますでしょうか。

　え、これがわかったのは、あとの、四五年以後のことでございます。

まあ、ちょっと調べればこういう数字が出てきたということですね。

いえちょっと調べればでなくて、四五年以後、制度が発足して、こういうことがわかったということです。

それまでも当然調査をすればある程度のことはつかみ得たと思いますが、いかがでしょうか。

　え、四五年以後事故が出たというわけではございませんで、その前からあったとしか考えられませんので、調査をすれば同じような結果がつかめたと思うわけです。

先生はわが国において、どれだけ百日せきワクチンによる重大な副作用が生じているかどうか、その推定をやったことがございますか。

　え、ございます。

甲第一号証一一を示す

六ページの右のほうに、豊島病院で四年間に脳症患児二名と、一二名の痙攣患児に出会っているということから、日本全体の数字を一応推定されておられますね。

　はい。

この推定については、現在はどういうふうにお考えなんでしょうか。

　やはりはっきり決定的なことはわかりませんが、そのように当時の推定がかなり正しいんじゃないかというふうに思っております。

次に量のことをお聞きしますけれども、百日せきワクチンの接種量と副作用の発生とは相関があるとお考えでしょうか。

　量と副作用は相関があるというふうに認められております。

量ということをもう少し詳しく言っていただきますと、どういうことでしょうか。

　それは何cc接種するか、およびその一ccの中にどのくらいの菌種が含まれているか、ということでございます。

その百日せきによる副作用というのは、その菌の成分によるというふうに考えてよろしいわけですね。

　え、菌の成分によると考えられます。

その菌の数、あるいは、量と副作用との関係を調べたデータをご存知でしょうか。

　え、知っております。

甲第一二二号証を示す

これは昭和四〇年の、日本医事新報に、染谷四郎さんが発表された論文ですけれども、ここにそのデータが載っていますか。

載っております。

一五ページですが、二段目にグラフがありますね。

はい。

これは何を示したものでしょうか。

これは菌数が多いほど、体温上昇が高くなっているということを示しております。

この論文では、菌数の違うワクチンをそれぞれ接種して、発熱の発生率を調べたということでしょうか。

はいそうです。

それによると菌数にきれいに比例したということですね。

はい。

そういう菌数を副反応が相関するということは、もう古くからわかっていた考え方なんでしょうか。

それは相当古くからわかっていた考え方だと思います。

甲第六三号証を示す

これはご覧になったことがございますね。

ございます。

昭和二三年の宮城県衛生部の報告のようですけれども、これの最初のページを見ますと、イのところで虚弱児には減量接種をしたということが書いてありますけれども、こういう虚弱児に減量接種をしたということは、どういう観点からなされたというふうに考えられますか。

接種する菌の量が少なければ、副作用が少ないだろうという考え方でございます。

もう昭和二三年当時から、実際の現場でも、そういう考え方があったということですね。

え、これによりますと、そういうふうに言ってよろしいと思います。

ところで副作用の中でも、中枢神経合併症と百日せきワクチンの菌の数との関係はどうなんでしょうか。

中枢神経系合併症の中でも、痙攣でございますが、痙攣については、これは熱と相当関係ございますので、熱がどの程度出るかということによって、痙攣の頻度が相当違ってきます。

ですから痙攣については菌の量と非常に関係しているわけでございます。

脳症については、どうなんでしょうか。

脳症については、いろいろ難しい問題がございます。つまりもしも脳症がアレルギーで起こるとすれば、少ない菌量でも起こるんではないかと考えられるわけです。しかし、もし毒素によって起こるんであれば、量を少なくすれば起こるチャンスは少なくなるであろうと考えられるわけです。さきほど申し上げましたように、確かにアレルギーが関与して起こる脳症という存在も、確かにあると、しかし、まあシュトレームの意見および「日本のワクチン」の百日せきを書いておられるご意見では、毒素によって脳症が起こるという、そういう説が可能性が強いというふうに申しておるわけでございます。

毒素によって脳症が起こるという、こういう考えのほうが、有力のようですけど、そういう考え方によれば、脳症と菌の数というのは、関係があるということになるわけですね。

そういう推測がなりたつわけでございます。

ところで、百日せきワクチンの効果、通常の力価と呼んでいるようですけれども、この効果というものと菌の数とは、どういう関係になるんでしょうか。

菌の数とは、直接的に、関係しないわけでございます。

それはどうしてでしょうか。

まず有効な菌かどうかというのが、古くにはございました。それから第二には、同じ菌量でも一回に何cc接種するか、それを何回に分けて接種するか、接種と接種の間隔をどれほどにするか、総量は同じでも、そういうやり方によって効果がいろいろ違ってくるわけでございます。

すると菌の内容と言いますか、種類の問題と接種の仕方によって、効果は変わってくるということですね。

はい。

そうしますと、副作用を押えるという観点からすると、どういうことを考えなければいけないんでしょうか。

それは菌量を減らすということでございます。

つまり菌量を減らしても、必ずしも効果が下がることにはならないわけですね。

必ずしもなりません。

菌量をなるべく減らしつつ、必要最少限の効果を確保するという考えでよろしいんでしょうか。

はいそうでございます。

そういう観点にたって、わが国の百日せきワクチンの予防接種を考えるとき、そういう配慮が十分なされてきたとお考えでしょうか。

それはなされてきたとは、残念ながら言えないと思います。

その研究者の間では、そういう点についての指摘はあったんですか。

それはございました。

甲第一二二号証を示す

この論文というのは、そういう観点からの研究と言ってよろしいんでしょうか。

よろしいと思います。

ここで染谷先生が言っていることを簡単にご説明下さい。

ここでは、わが国の混合ワクチンを、国際標準百日せきワクチンと比較したわけでございますが、わが国のワクチンは、かなり力価が高い、そういうふうに言っておられまして、現行ワクチンの百日せき菌含有量を減らすことが必要となろうというふうに言われております。

一一ページの下から二段目と同じページ一番下の段になるんでしょうか。

はい。もう一つつけ加えますと、しかしこのように減量してもなお高い予防効果を期待できることは明らかであることも言っておられます。

そのように、染谷先生が指摘された根拠というのは、この論文に書かれた実験によるものですか。

はいその実験の結果によるものでございます。

ここではわが国の標準ワクチン、それから国際標準ワクチンを使って実験をしてますね。

はい。

そしてわが国のワクチンについては、当時の基準量であった二四〇億パーミリリットルのものを、それからそれを一七〇億パーミリリットルに減らしたものと比べていますね。

比べております。

そういう比較した結果は、どうなんでしょうか。

一cc中一七〇億であっても、なお十分な効果が認められるというふうに書いてございます。

国際ワクチンとの比較では、どういうことなんでしょうか。

それは一七〇億でも、国際ワクチンよりも、なお高いということでございます。

第2表に、I.R.Vというのが、相対力価が〇・三八となっていますが、これが国際標準ワクチンですね。

はい。

R.Vと書いてあるのが、日本の標準ワクチン。

はい。

Lot4、Lot10というのが二四〇億が入っているワクチンですね。

はいそうです。

それから表4にLot3というのがありますけれども、これが一七〇億入っているもののようですけれども、この表を見て、どういうことが言えるんでしょうか。

Lot3というのは、一cc中に一七〇億でございます。当時の二四〇億のワクチンよりも菌量を減らしたものですが、平均の凝集価が五・八と書いてございます。で、まあこれは、K凝集価という価でございまして、十分な効果があるということを、ここに示されていると思います。

そういう実験を基に、染谷先生は減量しても、効果があるから、減量したほうが、よろしいといっているわけですね。

そうでございます。

甲第一二〇号証を示す

これは「予防接種」という昭和四二年に出された本に、金子義徳先生が書いている論文ですけれども、この表33というのを見ると、これはさきほど示した、染谷先生の昭和四〇年の論文にある表ですね。

全く中身は同じでございますが、ただK凝集価の表現法が変っていますが、全く同じでございます。

この六四ページに、金子先生が、現在の混合ワクチンは、二四〇億パーミリリットルの濃度のものであるが、一七〇億パーミリリットルのものでも、表33から判断すれば十分の抗体産生をみていると考えられるというふうに書いておられますね。

はい。

金子先生も当時、この減量をしていいといっていることになるんでしょうか。

言っております。金子先生は繰りかえして言っておられます。

六七ページですが、この結論のところで減量もやむを得ないと考えると言っていますね。

はい。

次にもう少し具体的に量のことをお聞きしますけれども、

昭和五四年二月二日付被告第二三準備書面を示す。

この第四に、百日せきワクチンの菌量についてということで、菌量の変遷を書いてありますので、これを示しながらお聞きしたいと思います。まず一九四九年、昭和二四年に、百日せきワクチン基準を定めて、一cc中に、一五〇億以上の菌を含有しなければならないと規定していますけど、この規定の仕方について、何かご意見ございますでしょうか。

これは下限を決めたもので、上限がないという問題が、問題であると思います。

つまり効果だけを考えて、副作用の考えがないと言ってよろしいでしょうか。

はい。

それから昭和三三年、一九五八年に二混を採用するときに、一ミリリットル中二四〇億にしたというふうにありますけれども、これは従来の百日せき単体のワクチンのときの場合に比べますと、接種量がかえって増えているように思うんですけれども、この変更についてはいかがでしょうか。

これはいままで百日せきだけだったのを、百日せきとジフテリアを一緒にするということで、接種量が増えないように、一cc中の菌量を多くしたということでございますが、それにしても前より実質的な菌数が増えるという結果になっておるようです。

百日せき単体のワクチンのときには、二回目、三回目の接種量は一・五ccですから、一五〇億としますと一回が、二二五億になりますけれども、二混になりますと、二回目、三回目は一ccですから、二四〇億になるということで、菌数が増えているということが言えるわけですね。

はい。

これについては、どのようなお考えをおもちでしょうか。

まあ副作用のほうが、この当時考えておられなかったので、菌数を減らすという考えは出てこなかったんであろうと思います。

で、二四〇億とするということであって、それ以下に押えるというような上限を画するような表現ではないですね。

はい。

ところで昭和四六年の一九七一年になって、二〇〇億個以下、二〇〇億個を超えないようにしたというふうに基準を改めたようですけれども、これはなぜ改めたんでしょうか。

昭和四六年でございますから、副作用のことが出はじめたわけでございます。で菌数を減らすという必要が起きてきた、副作用が出たということで、まあ、副作用の知識が得られたということで、菌数を減らしたわけだと思います。

さきほどの新聞で示したように、副作用の事故というのが社会問題化したと、そして騒がれたということで、量を減らしたということでしょうか。

時期的に副作用の知識が、そういう形で得られたので、減らしたのだということだと思います。

（以上　林　哲朗）

原告代理人

甲第一二一号証を示す

この二七六ページをご覧下さい。これは金子義徳先生の昭和四三年の論文ですけれどもここでも同じように金子先生がわが国の百日ぜきワクチンの力価が国際基準をかなり上回っているという結果が得られているということで、量を減らせといっておりますけれども、ここでいう国際基準というのは何のことなんでしょうか。

それは百日ぜきの効果を力価という単位で表わしておりまして、そういう国際基準の力価というものがあるわけでございます。

ＷＨＯが定めているものでしょうか。

はい、そうでございます。

そのＷＨＯの基準自体が一回の接種量は二〇〇億個以下にせよといっているようですけれども、この昭和四六年の改正というのはそれに合わせたということがいえるんでしょうか。

ええ、国際基準が二〇〇億個以下という規定がございますのでその線まで下げたということだと思います。

ところで国のほうはこの四六年に改定をしたのは、やっとその頃になってＩ相菌を多く含むワクチンの実用化ができたからこの時点で減らせたんだと、それまでは減らせなかったんだというかのような主張をしているんですけれども、それについてどう思われますか。

混合ワクチン研究会の昭和三〇年でございますか、その報告がございますがその時からＩ相菌を使うというワクチンを使っているようでございます。ですからＩ相菌をワクチンに使うということ自体は非常にもっともっと昭和三〇年頃から少なくとも混合ワクチン研究会ではそれを用いられていたと思います。

はい。

それから日本で現実に使われていたワクチンの効果が十分過ぎるほどであったということは先程示した昭和四〇年の染谷先生の論文などですでに指摘がされていたということでしょうか。

はい。

Ｉ相菌のことをちょっとお伺いしますが昭和三一年の論文というのはこのことでしょうか。

甲第一二三号証を示す

ええ、この論文でございます。

この論文の冒頭に、Ｉ相菌がよろしいということが書いてありますね。

はい。

昭和五四年二月二日付被告準備書面㊂末尾添付の表を示す。

これは日本のワクチンと国際的なワクチンの力価についての単位で表わしたものですけれども、これをご覧になって、国際的なその単位基準と比べて日本のワクチンはどういうふうに評価できるんでしょうか。

これは一ccにつき、昭和四六年の基準一四・四単位ということでございますから、で接種するのはこれを三回、〇・五、一、一と三回するわけでございますから相当な力価を注射するということになるし、このワクチンの力価は相当優秀だということがこの単位からわかると思います。

それから混合ワクチンについては四三年当時は一cc中に二四〇億であって、四六年の改正で二〇〇億になったわけなんで、この一七・二八単位から一四・四単位になったのは丁度二四〇億を二〇〇億に減らした単位の減少のように思うんですが。

ええ、この一七・二八と一四・四の関係はそういうことだと思います。

そうすると日本のワクチンが、国際標準ワクチンとの比較において、四三年の時よりも四六年の時のほうが効果がよくなったと、菌一つについての効果がよくなったということはないわけですね。

一ccに含まれる菌数あたりの単位は同じであると。

WHOの基準についてちょっとお伺いします。

甲第八二号証を示す

一四四ページ以下をご覧下さい。ここに菌量のことが書いてありまして、WHOの基準のことも書いてあるようですけれども、ご覧になったことはございますか。

ええ、読んだことはございます。

ここにWHOの百日ぜきワクチン国際基準では、四単位を三回、合計一六〇億を接種すれば十分な免疫を与えると書いてありますけれども。

はい。

つまり三回の合計が一六〇億でも十分な免疫が得られるということをWHOの基準はいっているようですけれども、これとの比較でいいますと、日本の基準というのはどういうことになるんでしょうか。

日本の基準のほうは一ccに一四・四単位含まれております。それを現在の量である〇・五、〇・五、〇・五接種するとしますと五二単位行くということでございますから、四単位を三回、一二単位位で十分だという国際基準に比べると非常に多いわけでございます。

そうすると四六年の二〇〇億にしたというものも、その副作用を十分に考えて免疫を付与するための必要最小量に押えるという配慮はこの関係からすると十分ではないということになりましょうか。

ええ、十分ではないということになります。

次に一回の接種量ですね。すなわち一回の接種菌数とその間隔が、昭和四八年に変更になったことはご存知ですね。

知っております。

〇・五プラス一プラス一、というふうになっていたのが、三回とも〇・五ccになったという変更があったわけですね。

はい。

それから同じように間隔についての基準の変更もあったということですね。

はい。

これはどういう理由によるものなんでしょう。

それは百日ぜきワクチンによる、三種混合ワクチンによる副作用が、かなりあるということがわかって来ましたのでもっと副作用を減らすことができないのだろうかということがあったわけです。それで菌数を減らすという試みがなされたわけですが、それまでの接種間隔四週間おきに接種するということに比べて、六週間おきに接種するということが非常にワクチンの効果を上げるということがわかったわけでございます。したがって〇・五、〇・五、〇・五としても接種間隔を今までの四週から六週というふうに延ばすならば、今までとほとんど同じ効果が得られるんだという研究の結果がそうなったわけでございます。

副作用に着目して量を何とか減らそうという考えで研究を進めてみたら、量を減らしても間隔をうまく取れば、同じような効果が得られるということがわかったということですか。

そうでございます。

甲第一二六号証を示す

この論文は慶応大学の中村文弥教授が昭和四一年に発表した論文ですが、ご存知ですか。

ええ、読んだことございます。

これはどういうことを研究したものでしょうか。

それは百日ぜきを含め、いくつかの予防接種の主に接種間隔と効果の点を研究したものでございます。

百日ぜきについての部分をお示ししたいと思います。九四三ページ以下に書いてあるのが百日ぜきを含むワクチンについてのものですね。

はい。

中村先生の結論というのはどういうことになりましょうか。

いろんな結論を出してますが、間隔だけについて申し上げますと、三種混合ワクチンは〇・五、一cc、一cc、三から四週間隔となっているが、間隔については四週間よりも六週間隔、八週間隔のほうがその成績が優れているというふうに書いてございます。

そしてこの九四五ページの一番下のほうにたとえば病児、虚弱児などについては接種間隔を六週間などとすればよろしいということをいってますね。

はい。

甲第六四～六九号証を示す

ここにお示しした文献も、大体今の中村先生と同じような問題点についての研究ですね。

はい。

こういう研究が重ねられた結果量を減らすことになったということですね。

はい、そうでございます。

それでお聞きしたいのは、こういうような研究というのは、つまりこの当時、昭和四一年からこの論文がありますが、四一年以降でないとできなかったことなんでしょうか。

それは副作用を減らすという努力はその予防接種によって、どの程度の副作用があるのかというそういう知識と非常に密接な関係を持っているわけですから、何とか減らそうという必然性が出て来ればそういう研究は進むということになると思われるわけです。一般に。

接種間隔を延ばせば効果が変って来るかも知れないというような考え方は古くからあったと考えてよろしいですか。

それは先程の混合ワクチンの時にも間隔を八週間で接種するというふうなことが一つ出てたと思います。接種間隔によって効果が違うということはわかっていたわけでございます。

先程のとおっしゃったのは何年の研究のことですか。

三一年の時に八週間間隔で接種したのもあったように思います。

そうしますと副作用についての問題意識が十分あったならばもっと早くからこういう研究がなされて、もっと早く量を減らすという措置は取り得た、といってよろしいでしょうか。

ええ、接種間隔を変えたらどうかという考えが出て来るであろうし、で六週のほうがよろしいというふうなこともやってみたらわかったであろうということだと思います。

副作用を減らそうという考えがあれば量を減らそうという考えがあって、当然出て来るということですね。

はい。

百日ぜきワクチンについてはわが国では乳幼児に対して一律に強制接種が行われて来たわけですけれども、これについてどのようにお考えでしょうか。

その際でございますね副作用のことが昭和四五年までわからなかったというか、調査されなかったわけでそういう形で接種がなされて来た。そしてワクチンの副作用を軽くする試みが少なかったというところが問題かと思います。

この百日ぜきについては、昭和四五年にその副作用のことが社会問題になって、五〇年に一時中止になって、それからすぐにまた再開をされて、五一年の予防接種法では今度は集団接種の場合には二四か月以上、二歳以上からやると、それ以下でやる場合には個別接種でやるんだというふうに制度が変ったわけですけれども、その乳幼児に一律にその接種を勧めて来たというそれまでのやり方についてはどう思われますか。

実は副作用のことが非常にはっきりと調査されて来なかったので、なかなかワクチンの問題を総合的に考えるということがむずかしい状態なわけです。しかしもし予防接種によって百日ぜきの疾患が非常に減って来るということが一方にあって、また一つは脳症のような副作用がかなり出て来るというそういうふうな状況がございましたら、副作用を減らすためにいろんな方法が試みられなければいけないと、その一つとしてまあ乳幼児に一律に接種するということも検討の対象になるというふうに思うわけです。

で現在のやり方についてはいろいろお医者さんの間から批判もあるようですけれどももっと早い内から接種を開始しないと流行が起こるというような指摘がされているようですが、それについてはどうお考えですか。

確かに百日ぜきの予防接種を二四か月以後というふうに延ばしました数年あとから百日ぜきの患者さんが少し増えているという報告があるわけでございます。で、やっぱり元のように一歳以下にやらなければいかんというふうな考えを持っている先生もあるわけでございます。でその点について私の考えは、今の百日ぜきが発生しているという状況をまずはっきりと把握するという努力が第一でございます。それはかなりやられておりますわけですけど、たとえば百日ぜきと似たウイルス性疾患なんかもございますし、それから増えているのはどういうところで増えているのかということでございますね。それから今の二歳以下としたことによってそれは増えて来たのかあるいは百日ぜきの接種率が落ちて来たということで増えて来たのか、それからどんどん増えつつあるのか、ある程度で一つの平行状態に達するのか、いろんな問題があるわけでございます。そういう状況を見極める、という努力がまず一つ必要なわけでその結果として今の改正しました二四か月以降というやり方でよろしいのかどうかということをさらに検討するということであると思います。

それでそういう調査が必要かとは思いますけれども、今の時点での先生の一応のお考えを伺っておきたいと思いますけれども、その元に戻して一律に二歳以下の子供に接種をするということをした場合にはやはり前と同じような事故が起こるということになろうかと思いますけれどもそういうことを避けるための何かいい方法というものはないんでしょうか。

確かに量は〇・五に減りましたけれどもそれで脳症のような重症な合併症が全部防げるということはございませんで、まあ百日ぜきの発生を小さく押えながらしかもそういう脳症の発生をも押えるという努力というか、そういう道が見付けなければいけないと思うわけでございます。その一つのこれは可能性といいますかたとえば今の二四か月以後に接種するという今の方法は副作用を減らすという上からは評価してよろしい一つの方法だと思います。ただもしその時に一歳以下に百日ぜきが発生するというふうな状況があれば一歳以下の赤ちゃんに百日ぜきが移るという場合私共見ていますと移ることがあるのは一歳以下にいろんな子供さんと接触する機会のある赤ちゃんに移るチャンスがあるわけです。といいますと集団保育といいますか一歳以下ですでに保育所に、ゼロ歳保育でございますね、そういう形で沢山の子供さんと接する赤ちゃんがかかる、それからまた三歳四歳で百日ぜきワクチンを受けてない兄弟がいると、その人から移るという経過もございまして、特に百日ぜきに対して危いという一歳以下の赤ちゃんのグループを考えることができるわけで特にそういうもし状況によってはそういう人にだけ早くやると、あとはそういう今の方式を使うと、これは疫学的との判断によるわけですが、そういう一律接種の前にそういう方法を十分考えてよろしいんじゃないかと思うわけです。

要するに二歳以下の子供については特にかかりやすい集団生活をしている子供などに接種をして、二歳になったら今の制度のような一律の接種を行なうということですか。

ええ、そういう一つの方法を考えられると思います。

従来行なっていた二歳以下の子供に対する一律の接種ですけれども、これは実際に発生した副作用の発生状況と効果とのバランスは十分うまく取れていたとお考えでしょうか。

それはなかなかむずかしい問題でございますけれど、百日ぜきの死者の統計がございますね、百日ぜきによって何人死んだかという統計を見て行きますとある時期から一二を切るという時期がございます。それから百日ぜきワクチンの脳症の発生率を見てみますとこれはずっと前から一〇人前後ということが出ておりますわけですから、そういうふうに脳症の発生率と、百日ぜき自体による死者とワクチンによる死者が同じか、かなり低くできるような時期になりますれば、それは一律接種ということがどうかという検討を少なくともしなければいけないという状況かと思います。

乙第六六号証を示す

八八ページをご覧下さい。ここに国の統計による発生状況が出ておりますけれども、百日ぜきワクチンによる死者は昭和四二年以降は七名以下でずっと下がってますね。

はい。

そうすると先生のお考えでは、この昭和四二年頃には副作用と効果とのバランスから一律接種を十分再検討するべきであったということになるんでしょうか。

そうでございます。

そうしますと、先程先生が副作用をなるべく減しつつ、流行を防止するためにやったらどうかというふうにご提案になったような方法というのは、この当時すでに考えてよかったといってよろしいでしょうか。

まあ百日ぜきによる死者と、脳症の患者が同じ位になればそういうことを検討してよろしいと思います。

次に接種間隔のことをちょっと伺いますがまず一般論として予防接種の間隔というものが規則で決められておりますけれどもこれはその副作用との関係について考えますと、どういう考え方からなんでしょうか。

それは一つの予防接種を時期をある程度はずさなければ、副作用が同時に重なるということを避けようということでございます。

副作用が二つ重なれば当然一つだけならあまり重大な結果にならなくても、二つ重なると重大な結果になるということがあり得るからですか。

はい。

種痘と百日ぜきとを同時に接種することが、実際に行われた例があるんですけれども、これについてはどのようにお考えですか。

それは同時に行なってはいけないという規則になっていると思います。まあその同時に行なえばそれは好ましくないわけで、副作用が重なるというふうな可能性がありますので、特別同時に行なう必要がない限りそれは避けなければいけないことだと思います。

被告側の準備書面にもありますが、昭和二八年の心得で、同重接種を認めていた従来の心得を削除しまして、昭和三四年には同重接種を禁止したということになっているようですけれども、特に百日ぜきと種痘の場合に、危険があるということについての医学論文があることはご存知ですか。

読んだことございます。

甲第一二六号証を示す

九六〇ページをご覧下さい。ここで中村先生はどういうことをいっておられますでしょうか。

種痘とジフテリア　百日ぜき　二種混合を一緒に接種するという問題ですが、同時に行なうことは副作用その他の点から望ましいことではないといっておられます。

ここで中村先生がいっておられるのも、副作用の観点からということですね。

そうでございます。

それからこの中村先生の実験の結果、同時に打つとまったくというか効かないということをいっておられませんでしょうか。

そのこともいっておられます。同時にやると百日ぜきの効果が阻害されるというこれ第一回の接種についてですが、そういうこともいっておられます。

で副作用についても問題があるし、そういう危険を冒してやっても、全然効かないということからやめるべきだといっているわけですね。

まあ全然じゃなくて阻害されるということでございます。

効き目が、

悪くなると。

次に禁忌のことについてちょっと伺いますが百日ぜきワクチンについては特に昭和三四年の実施要領で百日ぜき混合ワクチンについては体温測定を全員にやれということを特に断っているんですけれどもこれは何か特別の理由があるとお考えでしょうか。

それは種痘と百日ぜきの二つが予防接種の中でも特に副作用が強いということがわかっていたからでございます。前は腸チフスというのがございましたけど、今はこれございませんので。

それから昭和五一年の通知でやはり百日ぜきについて特に痙攣の既往歴のある者は特に注意せよというふうに書かれているんですけれども、これはどういうことによるんでしょうか。

それは脳症の発生が痙攣のあった人は普通の人よりも特別に危険が高いというふうな考えからでございます。

裁判長

百日ぜきという病気ですね、これちょっと要約していっていただけないでしょうか。

これは百日ぜき菌という細菌によって起こる病気でございます。これは赤ちゃんでももう少し大きな子でもかかるわけでございます。

もう少し大きな子といいますと。

それは三歳、五歳いっぱいいくつでもかかるわけでございます。しかし症状は小さなほど症状が強く出るということがございまして、一歳以下であればかなり重く出ます。それから六か月以下にかかりますと特に重くなるということがございます。それから三歳六歳と大きくなってかかると、それは比較的軽くすむというようなことがございます。臨床症状といたしましては百日ぜきという名前からわかりますように、長い経過を通ってせきが出ます。最初の一週間か二週間は三つの時期に分けておるわけですが、最初一週間か二週間はカタル期といいまして軽いせきが出るわけでございます。熱なども何も出ませんわけです。そういう軽い普通のかぜのようなせきがやがてひどいせき、百日せき特有のせきが出ると、そういう二週間から三週間の。そういうけいがい期という時期に移行するわけでございます。その二、三週間ひどいせきが出たあと次第に軽くなって回復期ということでまた三週間ほどいたしまして治るという経過を取るわけでございます。で薬はいろんな抗生物質が非常によく効きます。特にエリスロマイシンという薬が非常に効きますただ時期を早く投与しなければ効かなくなるということがございます。非常にひどいはっきりしたせきになってしまうと効かないということがあるわけでございます。

病気としての恐しさは、どんな程度ですか。

恐しさとしては、小さな赤ちゃんには、特に六か月以下ですとこれは相当恐しい病気だというふうに、重い子が出ます。六か月以下では十分注意しなければならない病気でございます。六か月から一歳までの間でも注意が必要であります。三歳を越えるとかなりひどいということになってまいります。

（以上　高橋）

東京地方裁判所民事第三四部

裁判所速記官　持木　明

裁判所速記官　根山　敦子

裁判所速記官　林　哲朗

裁判所速記官　高橋　ますみ

白井徳満証人 (2)

附録第四号様式（証人調書）

事件の表示	昭和四八・四九・五〇年(ワ)第四七九三・一〇六六六・一〇、二六一号・七九九七・八九八二
証人調書（この調書は、第三八回口頭弁論調書と一体となるものである。）	
期日	昭和五四年一二月 三日 午前（後） 一〇時 〇分
氏名	白井徳満
年令	前回述べたとおり。
職業	
住所	
宣誓その他の状況	裁判長は、宣誓の効力を維持する旨を告げた。後に尋問されることになっている証人は、在廷しない。
陳述の要領	別紙速記録のとおり

裁判所書記官　武者　馨

原本番号	昭和五〇年(民)第四〇〇号の一六
速記録	昭和五四年一二月 三日 第三八回 口頭弁論 公判
事件番号	昭和四六年(ワ)第四七九三・一〇六六六・一〇二六一号・七九九七・八九八二
証人氏名	白井徳満

被告代理人（石川）

前回の御証言で、百日咳の症状として、カタル期と痙咳期と回復期と、三つの症期があるというふうに言われたんですが、ちょっと繰返しになるかと思いますけれども、その最初のカタル期の症状なんですけれども、これは軽い咳が出る程度で、普通の感冒と同じような症状であると、そして、その期間はほぼ一―二週間程度であるということでよろしゅうございましょうか。

　それでよろしゅうございます。

次の痙咳期のことなんですけれども、痙咳期の症状は、激しい咳の発作が反覆継続いたしまして、ほぼこれもやはり三週間から六週間程度続くということでよろしゅうございましょうか。

　よろしゅうございます。

ところで、前回の御証言で、この百日咳は一歳以下でありますと、その症状がかなり重く出る、六か月以下では特に重く出るというふうに御証言になったんですけれども、この重く出るというのは、具体的にはどういうふうに出るということなんでしょうか。

　咳が長く続きましたり、それから、咳の発作がひどいということでございますね。それから合併症も伴う率が高いということでございますが、全員出るわけではございません。たとえば、三歳とか五歳の子に比べると、一歳以下が重いし、また六か月以下が重いと、そういうことでございます。

ただいま、合併症のお話が出たんですけれども、合併症として、肺炎とか脳症などの合併症を起こしやすいというように言えるわけですね。

　合併症の中でいちばん多いのは気管支炎ということでございまして、それから肺炎もございます。しかし、気管支炎に比べると肺炎はずっと少のうございます。それから、脳症のほうになりますと、これは、起こることは起こりますが、むしろ、ワクチン接種の際に起こる脳症の頻度よりはずっと少ないということがわかっております。

それから、合併症程度ならよろしいんですけれども、端的に言いまして、特に重い場合には死に至ることもあるわけですね。

　非常に重い場合は死に至ることもあるわけでございます。

この六か月以下で特に症状が重いというのは、これは百日咳についての母体免疫がないということからなんでしょうか。

　母体免疫がないという点では、六か月でも一二か月でも同じであると思いますので、やはり、それは中枢神経系を含めて、全体に未熟であるということであると思います。

さきほど、カタル期の症状をご証言いただいたんですけれども、このカタル期の症状と、普通のいわゆる感冒でございますけれども、この感冒の症状と鑑別することは簡単でしょうか。

　それは簡単ではないわけでございます。

また、この一～二週間続くと言われているカタル期、この期間がいちばん百日咳の伝染力が強いのではございませんでしょうか。

　ええ。伝染力がその期間に強いわけでございますね。ちょっと付け加えますならば、症状自体は風邪と似ておるわけで、風邪からくる咳と似ておるわけで、症状からは鑑別できにくい。しかし、ほかに鑑別する手段はあるわけでございます。それは、疫学ということでございますね。どこにも出ない赤ちゃんが、百日咳がうつるチャンスがないような赤ちゃんにそれが出る、あるいは、お兄ちゃんが、そういう、百日咳のようなことで、それがうつって出ているか、あるいは、ゼロ才保育に行っているか、そういうふうな状況があれば、百日咳かもしれない。そういうことがなければ、これは風邪であろうと、………。

症状からではできないけれども、そのほかの鑑別する手がかりはあるわけでございます。

百日咳には抗生物質が有効であるというふうに言われておりますけれども、それはカタル期においてでありまして、痙咳期まで進みますと、これは抗生物質は無効ということになりますね。

　そのとおりでございます。

そうすると、百日咳の治療方法といたしましては、カタル期に早期に診断を下して、そして抗生物質を速やかに投与すれば大事には至らないということになるわけですね。

　ええ。早い時期にですね。幸い、かなりいろいろな抗生物質が効くわけでございます。特にエリスロマイシンという薬が、副作用もほとんどない。薬が非常に効くわけでございまして、これは、あとからでは投与しても症状は軽くなりませんが、カタル期であれば、菌が速やかに、ほぼ二～三日で消えるというようなデータがございますので、早い時期にその薬を投与すれば症状を軽くすることができるわけでございます。

ところが、そのカタル期は、さきほどもありましたように、他の感冒との鑑別がむずかしいわけなんで、その時期に的確な診断を下して、抗生物質を投与するということは、必ずしも容易ではないということではありませんか。

　まあ、診療の実際の場では、そういう問題があるわけでございますね。ですから、私どもの経験では、やはり、ゼロ才保育に行っている子とか、そのお兄ちゃんにそれらしい咳があるとか、そういうふうな、うつるチャンスがあるであろうと思われるときには、これは風邪かもしれないけれども、エリスロマイシンを投与する、それで、あとで血液検査の結果などで、百日咳じゃないということがはっきりしてきますれば、それをやめると、そういう注意が必要になってくるわけでございます。

百日咳の治療方法としては、この抗生物質意外には、ほかにはないわけですか。

　それは、対症療法というのがあるわけで、咳を止めるということございますね。それから、痰を出す薬を投与する。それから鎮静剤、抗痙れん剤、それを出す、あるいは、吐く場合には点滴をする。そういうふうな治療があるわけでございます。

それは、対症療法でございますね。

ええ、対症療法でございます。

それから、最近の特徴といたしまして、教科書等に書いてあるような、典型的な百日咳の症状ではなくして、少しそれからはずれた、非典型的な百日咳がふえてきているというふうなことが言われておるんじゃないでしょうか。

それは、確かにそういう報告ございまして、全体として、百日咳の恐ろしい病気である度合が次第に軽くなってきているんではないかというようなことが、たとえば、スエーデンなんかの論文にあるわけでございます。症状が全体として軽くなってきている。そういうことが一つ言われております。それから、もう一つは、やはり、大きな子であれば症状が軽く出るということがそれに関係しているというふうに思います。

次に、集団接種のことをお伺いいたしますけれども、集団接種を、昭和四一年～四二年ごろでしょうか、医科歯科大学に御勤務のころに、埼玉県の学校で、一日に二か所御経験になったということなんですけれども、その際の経験から、集団接種の場では、どうも、接種を受ける側に対する、接種の危険性であるとか、あるいは禁忌等についての周知がはかられていなかったというふうに御証言になっておるんですけれども、これは、たとえば、二か所会場があったようなんですけれども、その会場内に、その禁忌等の注意事項の掲示があったかどうかということは御確認になった上での御証言なんでしょうか。

それは、私、掲示はなかったというふうに記憶しております。

掲示はなかったんですか。

なかったように思っています。それから、前回申し上げたかどうか、忘れましたが、もう一つ、注射の針を、一本の針で何人にも接種するという状態があったということもあったわけでございます。

一本の針で何人も接種するというのは、これは証人の御経験ですか。

ええ。そのときのやり方でございます。

今のことに関連いたしますけれども、接種を受ける方に対しては、その通知と、市町村あるいは保健所のほうからなされておるんですけれども、その通知に、禁忌等の注意事項の記載というのがあったかどうかということは御確認になっていますでしょうか。

それは、私、確認しておりません。

じゃ、知らなかったんじゃないかというふうに御証言になっているけれども、あるいはその通知にそういうことが書いてあるかもしれないですね。

その通知のほうには、そういうことがあるかもしれないわけでございますね。私の行った会場での経験でございます。

それから、その予防接種は、これはいちばん関連の深い小児科のお医者さんが担当なさるのがいちばんいい。しかしながら、現実は他の診療科のお医者さんも担当されておる。で、このような、他の診療科の医師については、どうしてもその知識が不足しておるので、予防接種について、最小限知らなければいけないことを配慮しなければならないというふうに、前回御証言になっておるんですけれども、これは、だれが何を配慮するということをおっしゃっているのか、その点、御証言願いたいんですが……。

何を配慮するかということでございますが、それは、たとえば、実際、小児科以外の方で、接種なさるときに、たとえば、種痘なんかの場合に、何度やったらいいんですか、というふうなことを、小児科の先生に尋ねるということなんかが、実際あるわけですね。種痘は、いくつやるんでしたかとか、そういう、ごく簡単なことを問い合わせるというふうなことがございまして、先生によっては、非常に、最小限の知識も持たないということがあるわけでございます。そういう場合に、そういう先生は、実際に接種する場にいって、これは私の同じ病院の先生に聞いたんでございますが、種痘をやったことがあると言われるんですね。産婦人科の先生で……。やり方知っておりましたかと聞きますと、いや、それは知らないと、どうやってやりましたかと言いますと、その場で看護婦さんに聞いたよ、というようなことでございますね。その場で看護婦さんに聞くのはちっとも悪いことだとは思わないんですが、もっと時間をかけて、もっとくわしいことを、前もって聞いておくべきであるし、聞くぐらいなら、そういうことを、一つのメモと言いましょうか、パンフレットでもよろしいですが、最小限の、たとえば種痘であれば何個やるか、大きさはどうであるか、それから、禁忌でございますね。そういう禁忌の文章ももちろん読んでないわけでございます。禁忌はこれこれであるということでございますね。それから、合併症はこういうことがありうると、それから、これをその場でやめた場合にはどうするかとか、全部の知識を得ることはむずかしいわけですが、その場で看護婦さんに聞くよりも、もうちょっと広い、そういうことを、前もって用意した、メモといいますか、説明書であたまに入れておく。それをやるのは、当然その当事者でございます保健所と、それから厚生省ということになると思うんですが……。

私、今お聞きしまして、たとえば、その、種痘を何回やるかとか、どこの部位にどういうふうな方法でやるか、これはきわめて基本的なことですよね。そういうふうなことを、行政の方が、医師に対して、手取り足取り、教えなければいけないんでしょうか。

それは、現実に、それをやる前の日になって、小児科の先生にそういうことを電話で聞いてくるというようなことがあるわけですね。それから、接種の場で看護婦さんに聞くと、そういう現実があるわけで、集団接種に出るというのは、毎日やってることであれば、これは当然、知識として持っているわけでございますね。しかし、一年に何度かございます。だから、その本人にとっては、そういうところへ呼ばれるのは生まれて初めてというような先生があるわけですね。それじゃ大変だというので、前もってそういうことを読んでおけばそれでよろしいわけですけれども、現実にはそういうことがない場合があるわけでございますね。それは、そういう配慮もしなければやっていけないんじゃないでしょうか。

それは、考え方の差なんでしょうけれども、どうもその一般の者から言いますと、そういうふうなことは、お医者さん自身の努力で、最低限のことですからね。勉強されてもいいんじゃないかというふうにも感ずるんですけれども、どうも、今の点、すべて何かおんぶしてやるというふうな感じがいたすんですけれども、どうなんでしょうか。

それはですね、一つには、予防接種の副作用を医者が軽視していたという歴史があるわけでございますね。たとえば、現在はちょっと違うわけでございます。集団接種に呼ばれると、これはえらいことだと、どうやればいいんだ、ということを、非常に真剣に、呼ばれた方は考えるわけでございます。なぜそういう違いが出てきたかというと、四五年以前に、予防接種事故はないということが、行政的に言われておったわけです。戦後二〇年間事故がないということがあれば、それは、どうしても、その、どういうふうにしてやればいいのかという、禁忌を考えるにしても、接種を考えるにしても、考える方が真剣にならないという結果が出てきたわけでございます。これこれの事故があるんだということがはっきりいたしましてからは、非常に違ってまいりました。それはそういう事故を告知しなかったというところに、非常に大きな原因があったんだというふうに考えます。

それでは、この点は、その程度で、次に、ある子供さんに接種する場合に、予防接種がそのお子さんにとって不利益なのか、あるいは利益なのか、それは、その不利益、利益を比べてから、予防接種の是非を決定すべきであろうというふうに御証言になっておりますが、この場合におっしゃっている不利益というのは、どういうことを指しておるんでしょうか。

まず、普通に、集団の場で予防接種をするときには、一般的な不利益よりも、一般的、平均的な利益が多いというふうな判断があるから、集団接種をやられる立場としては、やってきたわけでございます。しかし、その場で禁忌ないしは禁忌の疑いがあるという場合には、一般的な利益よりも、その人にとっての不利益が多いかもしれないということが出てくるわけでございますね。それを除くと、そして、個別接種の場で、これははたして禁忌かどうかというのをもう一度具体的に考えて、禁忌を除くということでございます。しかし、そのときに、最後にくることは禁忌と決まっても、この方に接種をさらにするべきかどうかという問題がもう一つ出てくるわけでございます。たとえば、それは、はしかの例をとるとわかりやすいかと思いますが、痙れんがあった方に、はしかのワクチン、禁忌でございますね、しかし、はしかというのは、非常に高率に皆さんにかかるわけでございます。ほんとうのはしかにかかると、はしかワクチンの害に比べてはるかに大きな害がくるし、その可能性は非常に高いわけでございます。そうすると、禁忌と決めても、それは予防接種ワクチンの種類によって、また、お子さんの年令とかそういうことによってはやると、そういうことでございますから、禁忌であっても、さらにやるような利益と、そういうことを申し上げたわけでございます。

甲第五七号証を示す

これは、証人を含めた四名の方がお書きになった、三種混合ワクチンの論文でございますけれども、この中で、症例を五つ挙げてございますが、一つずつちょっと症例につきましてお伺いいたします。まず、症例１の方ですけれども、この方は六か月のときに、三回目の三混の接種を受けて、二〇時間目に、四〇度の発熱とともに、二時間にわたる痙れんを示した方なんですけれども、その後の経過はほぼ順調で、三か月、五か月、六か月して、長時間の痙れん発作を起こして、その結果、精神運動発達の遅延を来たしたという方でございますね。大体、今私が要約したようなことでよろしゅうございますか。

ええ。よろしゅうございます。

この経過を見ますと、どうも、その、接種後、四〇度の発熱があったようなんですけれども、この発熱と、その後三回痙れんが起きておりますけれども、この痙れんとの関係は、何か、非常に少ないんじゃないかというふうに思われるんですけれどもこの患者は、その後何か別の基礎疾患が発見されたのではありませんか。

これは、実は、あとで、四歳ぐらいになってから、顔面に茶色の発疹が出てくるという症状が出てきまして、そして、結節性脳硬化症という診断があとでついたんでございます。この時点ではわからなかったんですが……。ですから結節性脳硬化症という、遺伝的疾患でございますね。そういう遺伝的疾患の背景があったと、しかし、その遺伝的疾患の背景は、生後六か月、接種するころにはまったく出ていなかった。それが三種混合ワクチンによって、こういう経過をとりまして、その後、結節性脳硬化症が実は背景にあったと、そういうことがわかった子でございます。

これは、私どものほうに、障害児養育年金の認定申請が来ている方なんですけれども、その申請に証人の診断書がついております。それに結節性脳硬化症というふうな診断がつけられておりますね。

はい。

そうすると、この方の症状の経過というのは、結節性脳硬化症の普通の経過をたどったというふうに言えるんじゃないでしょうか。

いや、結節性脳硬化症が背景にあったということは確かでございますが、これは、発症したのが六か月でございますね。生後六か月に三回目の接種を受けまして、このとき熱が出て痙れんが出現した、これが発症だったわけでございます。で、私、思いますに、この方は、三種混合予防接種をしなくても、ある時期に痙れんが出まして、結節性脳硬化症の経過をとっただろうというふうに思うわけですね。ただ、三種混合ワクチンをしたために、それが生後六か月という時期に始まってしまった。生後六か月までは、これはまったく普通にきていたわけでございます。ですから、三種混合予防接種をしたために、このお子さんの本来の病気がたどるべきコースが、非常に悪いほうに歪められてしまった。そういう意味で、やっぱり予防接種のこれに与えた害というのは明らかであるし、もし三種混合をしなかったならば、いつ症状が出たかわかりませんが、もう何年か、あるいは何か月か、普通のお子さんとして育ったであろう。それから、とった結果も、これほど重くはならなかっただろうと、そういうことが言えるというふうに思うわけでございます。

次に症例2の方ですけれども、この方の記載も、ちょっと私のほうから要約して申し上げますが、この方は、三三週で出生いたしまして、体重が一、八九〇グラムの未熟児で出生したわけですけれども、生後七か月で三混接種した後、三〇分後に全身痙れんが五分間あって、その後、生後一三か月から減量いたしまして三混接種したところ、二回目の接種後、三〇分して、全身間代性痙れんが三分間あった、その後、発熱するたびに痙れんを繰り返すため、抗痙れん剤を服用しているという方なんですけれども、今の要約で大体よろしゅうございますか。

　ええ、よろしゅうございます。

この方は、接種後、熱性痙れんというふうに思われていたものが、後にてんかんが明らかになったものというふうに考えられるんではないかと、私ども、考えますけれども、こういうふうに、てんかんの素因をもともと有していたんじゃないかというふうに考えるのが素直じゃないかというふうに考えるんですけれども、どうでしょうか。

　こういう場合、解釈はむずかしいわけでございまして、もともとてんかんの素因があったから、熱性痙れんが出て、てんかんという症状が出てきたのか、あるいは、そういうふうにはならなかったお子さんなんだけど、ワクチンをやって、そのとき痙れんが起きたということのためにてんかんになるに至ったか、それは、どちらかというのは、なかなか、これ、二つの可能性ございまして、決められないんでございますね。ただ、三種混合ワクチンの場合、熱性痙れんが、……ひきつけといいますか、痙れんが、何度の発熱で起こるかという研究がございますが、それによりますと、普通、熱性痙れんが起こらないような低い体温で痙れんが起こる、そういうのがかなりあるんでございますね。日本の例でもあるというふうに報告されております。これは、エーレングートという人が、かなりそういう例があるということを言っておるわけです。そういたしますと、この痙れんが起こるという機序は、普通の熱性痙れんとは別の因子がある、あまり熱がないのに痙れんを起こすという因子があるんだというふうに考えられるわけです。とすると、あまり熱がないのに痙れんを起こすという因子は何かというと、やはり、中枢神経に対する未知の影響がそこにあるんだろうということを推測させるわけで、つまり、そういうことが、三種混合ワクチンによって、痙れんが起こるときに、なんらかの、中枢神経に、悪い影響が同時に起きたんではないかと、そういう可能性もやはり一つ考えられるわけでございます。おっしゃったような可能性ももちろんございます。

次に症例3についてお伺いいたします。この例につきまして、ちょっと要約いたしますが、この方は、生後四か月に二回目の三混接種を受けて、一九時間目に、三七度六分の発熱とともに、十数秒の強直性痙れんを頻発して入院された方です。問題のその神経学的所見に異常は認められなかったんですけれども、退院後も、顔面を中心とした間代性痙れんが続いて、頭囲の拡大が著明となったので、気脳写ということをいたしましたところ、透明中隔嚢胞が発見されたという方なんですが、今の要約でよろしゅうございますか。

　よろしゅうございます。

この方の場合、発熱が最高で三七度六分である。しかもまたその痙れん以外の神経症状も示していないということからいたしますと、脳炎、脳症はもちろんのこと、熱性痙れんと考えることもむずかしいんじゃないでしょうか。

　七度六分でございますから、これは熱性痙れんとは、普通言わないわけでございますね。

そういたしますと、この方の場合には、最後のほうでついております、その透明中隔嚢胞というものによるその経過ではないかというふうに考えるのが自然ではありませんか。

　透明中隔嚢胞が背景にあったということは、間違いないわけでございますね。おそらく痙れんを起こしたということにも、透明中隔嚢胞というものの影響があったと思われるわけでございますが、やはり、この子の場合も、今まで異常なく育ってきて、初めてなんらかの異常を呈したのが三種混合ワクチンをやって、痙れんが起きたということが出発になっているわけです。ですから、やはり、これは三種混合ワクチンをしなかったら、どういう経過をとったかという、また同じ問題が起こるわけですが、三種混合ワクチンがそういう発症のきっかけをつくったということでございますね。同時に、本来のコースを、悪いほうに、あるいは少なくとも症状の発現を早めた、とは確かでございますね。今まで、症状がなかったのに、このときから症状が始まっているわけですから……。だから、少なくとも、症状の発現を早めた。で、全体の自然のコースから悪いほうに寄せてしまったんではないかということも考えておるわけでございます。

次に症例4でございますけれども、この方は、いわゆる典型的な熱性痙れんであるというように考えてよろしゅうございましょうか。

ええ。この方の場合は、熱も高かったし、それから、その後ずっと異常ございませんので、熱による痙れん、熱性痙れんというふうに私も考えております。

最後に、症例の5ですが、この方は、発症してから四か月たって入院されたわけなんですけれども、それ以前に証人が診察されたことがありますでしょうか。

いや、この方は東京の方じゃございませんで、発症四か月して東京のほうに来られたわけで、その来たとき初めて私診察したわけでございます。

そうすると、その発症時の症状等は、証人のほうでは、問診あるいはその紹介状等によってお知りになったんでしょうか。

発症時の症状は母親から尋ねたということでございますね。ただ、その六〇ページの下のほうに書いてございますように、予防接種する前に、どういうことができたかということを、発達問診表というものがございまして、それで尋ねたわけでございますね。で、四か月間あったわけですが、どういうことを自分の子どもができたということは、母親としてかなりはっきり覚えていたというふうに思ってよろしいんじゃないでしょうか。

その問診で、最初の発作のときに発熱があったかどうか、お尋ねになりましたでしょうか。

これも、その表に熱のことが書いた場所があると思いますが……。熱は聞いたわけでございますね。聞いたけど、測っていないというこいとで、あったかどうか決めかねたわけでございます。

その他、その発症時の、初回の発作時、どこかその近くの医師にかかったことはあるんでしょうか。

ええ。かかっていたわけでございます。近くのお医者さんに……。

その近くのお医者さんのところで何か検査を受けたようなことはあるんでしょうか。

特に検査受けていなかったと思います。

じゃ、どういうふうな治療を受けておったんでしょうか。初回の発作の治療は……。

これは、四〇分間意識消失が続いて、そのあとは、何も受けておらないわけでございます。

大体、今、証人がお書きになった論文の症例五つについて、お聞きしたんですけれども、五つの症例のうち、症例の4と症例の5は、ちょっと、非常に不明なところがあるので、除きますと、症例の1から3までは、もともとその基礎疾患といいましょうか、そういう疾患を背景に秘めておった方だということは言えるわけですね。

症例1は、背景にあったことは確かでございます。症例3もそうでございますね。症例2は、これは判断がむずかしいと思います。

被告代理人（楠本）

埼玉県で一度接種の御経験があると、これは市町村の名前はどちらでしょうか。

草加市でございます。

甲第一二七号証の一、二を示す

この中で、厚生省の談話なるものが出ているんでございますけれども、このとおりのことを、もし厚生省が話したとすれば、……証人もお書きになったり話をされたような問題もあるかと思いますけれども、実際は、これがどういう経過であったのか、厚生省のほうでは、こういうことは言っておらないはずだと、また、御承知のように、厚生省にも、その方面の専門家がおるわけでございまして、そういう、とは言うはずがないと思われるのですけれども、いかがでしょうか。

いや、それは、私、新聞記者でございませんので……。こういうふうに報道されておりますから、当然、厚生省の方がこういうふうに話されたと考えるわけでございます。

それから、証人は御自分のところで診察された患者さんの数から、全体での副作用被害の数、三種混合ワクチンによる神経合併症の数を推計なさっておるところがありますけれども、これは証人のところで、特にその方面を御研究になっているということで、一般のところよりは当然、数が比率としては多くおみえになっているんじゃございませんか。

ええ。私どもの病院は都立病院でございまして、そういう事故があったときに、都を通して、そういう書類を出すという規則がございますから、かなりの部分は都立病院に集まっているというふうに、私、思うんでございますね。しかし、都立病院というのは、ご存知のように、一つじゃなくて、八つですか、ございますわけで、それから、全部が都立病院に来るわけじゃなくて、大学病院とか、大きな公立病院、というところでもかなり診られることは間違いありません。有馬先生なんかも診ておられます。どのくらいが私どもの病院に来るかというのは非常にむずかしいんですが、私、非常に多目に、私どもの病院が都全体で起こる事故の一〇分の一……、現実にはそんなに多くを私どもの病院が診るという可能性はないんじゃないかと思いますが、一〇分の一を私どもが診ると計算したわけで、ですから、実際の数は控え目になるような比率をとったわけでございますけれども……。

被告代理人（柏木）

甲第五七号証を示す

さきほどの、証人が症例報告をなさったものですが、その事例で、証人は、基礎疾患がある患者に対して、百日咳の予防接種をやった場合には、そのような事例が起こったという報告をなさっておりますけれども、特に症例の1と3ですね。一般的に、百日咳ワクチンを接種したあと、熱性痙れんというのは、副反応として考えられると思いますけれども、発熱を伴わない痙れんが、予防接種後に、そういうある期間内に起きた場合にも、ワクチンによる影響というふうに、証人はお考えになるわけでしょうか。

それは、そういうふうに、非常に考えるわけでございますね。と申しますのも、熱がなしに痙れんが起きるということは、赤ちゃんで非常にめずらしいことでございます。熱があって起こるのは普通にありうることでございます。熱がなくて痙れんが起きるというのは、まあ、てんかんというのが一つございますが、そのほかには下痢のときでございますね。下痢をしたときには、そういうことが起こる。しかし、熱がなしに痙れんが起こることは非常にめずらしいことでございますので、予防接種をしたあとに、熱がなくて、痙れんが起きれば、それはたまたまてんかんの発作が起こったという可能性よりは、予防接種の影響で起こったというふうに考えられるわけでございます。

たとえば、その症例の3にありますように、透明中隔嚢胞ですか、この病気によって、発熱を伴わない痙れんが起こるということは……。

この場合は、透明中隔嚢胞があったお子さんに、発熱を伴わない痙れんがあったわけでございますが、必ずしも、こういう基礎疾患がわからなくて、熱がない、あるいは三七度七～八分というような低い熱で熱性痙れんが起こるというのは、非常にたくさんあるわけでございます。二割ぐらいある、これはエーレングートという人の研究でございますが、あるわけでございます。

それから、さきほどの結節性脳硬化症ですね。これは痙れんを伴うことがあるんですか。

いや、これはむしろ痙れんを主症状として発症するわけでございます。

症例の1と3は、仮に百日咳の予防接種がなかったとしても、そういう症状の経過をたどるという可能性もあるんではないですか。

それはそのとおりでございます。結節性脳硬化症は、いずれは痙れんという症状を出して行くし、透明中隔嚢胞もなんらかの症状を出して行く、ただ、その時期が早まったということと、本来たどるべきコースを、接種したことによって、悪いほうに大幅に歪めてしまっただろうと、そういうことを考えるわけでございます。

先生は、そういうふうにお考えになるわけでございますね。

はい。

それから、百日咳の副反応の発生頻度のことで、シュトレーム、それからベイヤー、そういう方々の症例報告等がございますが、その方々の報告というのは、ワクチン接種後に、ある一定の期間内に起こったこういう症状の発現ですね。そういうものを報告なさっているので、必ずしも百日咳の予防接種によって起こったという因果関係がはっきりしているものすべてを報告しているというものではないんじゃないでしょうか。

それはおっしゃるとおりなんでして、予防接種で、そういう非常に強い副反応が起きたときに、それが絶対予防接種で起きたということを証明するということはほとんど不可能でございます。だから、当然そこに予防接種と関係のない出来事がまざってくるという可能性はあるわけでございます。ただ、その点、非常にどなたも問題になさるわけで、じゃ、どのぐらいまじっているんだということが問題になるわけです。あるいは、予防接種じゃなくて、全部それがほかの原因によってたまたま起こったものであるのか、あるいはそれは、あるにしても、相当少ないものか、そういう頻度が現実には問題になるわけでございます。それについては、予防接種でございますね、ワクチン委員会でございますか、種痘研究班でございますか、実際に予防接種と無関係に脳炎とか脳症がどのくらいの頻度で起こるかという研究を、これ、三度にわたってやっているわけでございますね。その三度目の研究がいちばん人数も多い。大体一、〇〇〇万人を対象としてやられていて、予防接種と無関係に、いったいどのくらいの脳炎、脳症が起こるかということをやっているわけでございます。その頻度でございますが、一歳以下、一〇万人当たり一〇という数字でございますね。一〇万人当たり一〇という頻度だということでございますね。そうすると、一〇〇万人当たり一〇〇ということになります。予防接種をしないでも、一〇〇万人当たり一年間に一〇〇人のそういう脳炎、脳症の症状が出るんだと、そうすると、三種混合の場合、考えてみますと、三度やるわけでございます。そうすると、まあ、日本の子どもさん、一歳当たり二〇〇万人ほどおりまして、半分受けるとしまして、一〇〇万人、一回一〇〇万人受けまして、それを三度ずつ受けるわけですから、年に三〇〇万人の人が受けます。そうすると、予防接種と無関係に起こる出来事というのが一年間に三〇〇起こるだろうということでございますね。一方、その三種混合ワクチンのあとに起こる脳症というのは、ほとんど二四時間以内に起こっているわけでございます。稀に二日目に起こるけれども、ほとんど二四時間以内ですね。そうすると、その二四時間の間に予防接種と無関係な脳炎、脳症がどのくらいの頻度で起こるかという、さきほどの計算を当てはめてみますと、平均値として〇・八人という数が出てくるわけですね。ですから、もしも、日本の統計で、四四年とか四五年には、三種混合ワクチンによって脳症が急死をまぜて、一二人ぐらい出ているわけでございます。ですから、平均値として言うならば一二人ぐらい出ている三種混合ワクチンによる合併症のうち、〇・八人ぐらい、あるいは予防接種と無関係な脳症がまぎれ込んでいるということが、日本の貴重な研究でわかったわけでございますが、それは一〇パーセント以下でございますね。ほとんど現実の問題としては非常に小さいというふうに考えるわけです。

その予防接種と無関係に神経系の合併症がどの程度発生するかという、その数字は私どもよくわかりませんけれども、いずれにしても、予防接種後に発生した神経系合併症を考えた場合に、その中から、はたして予防接種によるものかどうかという疫学的な観点から考えた場合は、接種後に起こった神経合併症のうちから、一般的に予防接種と無関係に発症するであろう神経合併症、その数を引いた数が予防接種によるものであろうというふうに考えられるわけですね。

そのとおりでございますね。ですから、日本の研究によれば、それは、一二人のうち〇・八人ぐらいと、一割にも満たない数が平均値としてまじってくる可能性があると、そういうことであろうかと思います。

シュトレームとかベイヤー、彼らの報告についてもそういうことが言えるのではございませんか。

それは、同じでございますね。わずかそういう可能性がまじっているということでございます。

それから、シュトレームの報告では、三千数百人に一人とかいう頻度で、副反応が発生する、そういう報告でございますね。

そうでございます。

そういう報告がある。……シュトレームというのはスエーデンでございますか。

ええ、そうでございます。

で、その報告した当時、スエーデンではそのような副反応の発生頻度から考えて、百日咳の予防接種は中止したらどうかという意見はなかったんでしょうか。

それを、シュトレーム自身が出しているわけでございますね。ただ、中止というふうには言ってないわけで、一律に接種するということを考えなければいけないんじゃないかと、ごく危い人にするとか、そういうやり方を考えなければ、これは、副反応がこれだけあるんだと、そういうことを当然考えるべきだと、そういうことをシュトレームは言っているわけです。

やめたということはないわけですね。国としては。……。

やめたということはないです。

甲第一二二号証を示す

一五ページの平均体温上昇度の信頼限界、この表ですが、それは染谷先生の論文でございますけれども、その実験をした接種例というのは接種量は〇・五ミリリットルであったんではないですか。

この副反応のときの接種量というのは、一〇ページの、そこに書いてある、〇・五〜一・〇〜一・〇を四週間隔で皮下接種を行なった……。

副反応の調査をしたのは、この〇・五接種したあとのことだというふうに理解していいわけですね。

はい、そうだと思います。

それで、この平均体温上昇度の信頼限界、この表に億／ミリリットルと書いてあって、下に八五、一二〇、一七〇、二四〇、こういうふうにございますが、億／ミリリットルというのは、一ミリリットルの菌量の単位を示したものというふうに理解されるわけですがね。

一cc当りではございませんね。一cc当りは、前に出ているように一〇ページの上に小さく出ている表がございますね。そこにこのロット、たとえばロット3、ロット9は一cc当り一七〇億入っている。それを〇・五cc注射したから、その半分でございますね。

そういうふうに読むわけですか。

そうです。ですから、これは、一cc当り億じゃなくて、接種した量が八五億ということでございますね。

そうすると、億／ミリリットルというのは正確じゃありませんね。

正確じゃないと思います。

それから、その表で、たとえば、ミリリットル当り一七〇億個のワクチンと、それから、ミリリットル当り二四〇億個のワクチンを接種した場合の発熱の度合いの差ですね。大体、何度ぐらいというふうに読めるわけでしょうか。

ちょっと、何度と……。

見た感じでは、〇・一度にも満たない差ではないかというふうに読めるわけですが……。

私もこういう図の書き方に馴れておりませんが、この表ではそういうことでございますね。ただ、この実験では、確かにそういうふうに読まれますですね。ただ、これ、平均値を出しているわけでございます。だから、差を見るには、平均値を見るのと分布を見るという二つが絶対欠かせないわけですね。分布というのは、結局、高いほうと低いほうにどのぐらいずれる人が、どういう割合でいるかということでございますね。それがこの図では読み取れないわけでございます。

発熱の関係につきましては、この表のように、一応菌量がふえれば、ある程度発熱度との相関関係が考えられるという報告だと思いますけれども、それじゃ、百日咳ワクチンによって脳症が発生する、菌量がふえれば脳症の発生頻度がふえるかどうかということにつきましては、この報告からは、何も出てこないというふうに考えられるわけですか。そんへんについてはいかがお考えになりましたでしょうか。

ええ。それは非常にたくさんの方、やってるわけじゃないし、そういう実験からは脳症が菌量でどう変わるかということは推測できないわけでございますね。

そのへんについては、証人はどのようにお考えでしょうか。

それは、この間、ちょっと申し上げたんですが、なぜ脳症が起こるかということでございますね。それで、痙れんのほうは、これは、菌量と発熱と関係があるかどうか、菌量と関係あるということは、これはみなの方が認められているわけでございます。ただ、もっと重い脳症はどうかということでございますね。いろいろな説がありますけれども、ほとんど、大事な説というのは、アレルギーによって起こるのか、それから、毒素によって起こるのかということでございます。ちょっと、もう一度申し上げますならば、もし、アレルギーであるとすれば、それは、菌量とあまり、あるいはほとんど関係なくごくわずかの予防ワクチンでも出るんではないかということが一つ推測されるわけでございますね。それから、もう一つの、毒素というのは、これは、菌に含まれている毒によって起こるわけでございますから、菌量に比例するわけで、もし、毒素によって脳症が起こるのであれば、これは、菌量を減らしたほうが、その出現率は低いというふうに考えられるわけでございますね。そのどちらかということでございますが、動物実験でそういうこと、できないわけでございますね。動物実験で脳症を起こそうという試みがございまして、腹膜にそのワクチンを接種したということがございます。で、髄膜炎がやっぱり起きたわけですが、それは現実に見られる脳症と全然違っていたというようなことがございまして、非常にむずかしいわけです。ただ、一つの、それを推測する方法というのは申し上げましたが、何度目で起きるかということでございます。で、一度目で起きるか二度目で起きるか、三度目で起きるか、それがシュトレームの、たくさんの経験した報告では、一度目が最も多いわけです。それから、二度目は少ないし、三度目になると非常に少なくなる。アレルギーだとすれば、一度目で起こるという機序をどういうふうに説明するのかということが、非常にむずかしいわけですね。アレルギーというのは、回数がふえるにしたがって出てくる症状でございますので……。だから、シュトレームの考えは、アレルギーという機序がなにがしかはあるだろうけれども、大部分は毒素説……毒素であろうと、こういうふうに言っています。それから、もう一つは、百日咳ワクチンじゃなくて、百日咳そのものによって脳症がおこるということが、少ないけど、ございます。これを病理解剖したものがございまして、そのときの病理所見がどうかということが非常にくわしく研究した人がおるわけです。

（以上　田　甫　力　弥）

百日ぜきワクチンに起こる脳症ではなくて、百日ぜき自体で起こる脳症、これで死んだ方の脳の病理所見を非常に詳しく研究した人がございまして、それは一九五〇年ごろのことでございます。それはフォンデア　フォーストという人でございますけれども、その人の研究では、普通、種痘のあととか、はしかのあと、水痘のあと、そういう時に一〇日とか二週間たってから起きるアレルギー性の脳炎というものがございますが、その病理所見と全然違うわけでございます。種痘のあとなんかは、脱髄現象というものが見られる、それから血管の周囲のマイクログリアという細胞が浸潤すると。アレルギー性の脳炎ではそういう特徴が見られるのに、百日ぜきの脳症で死んだ方には全然それが見られない。だから、普通見られるアレルギー性脳炎とは病理所見が全然違うということを言っておるわけでございます。で、百日ぜきによって起こる脳症と百日ぜきワクチンによって起こる脳症というものは、臨床症状が非常に似ておるわけでございます。だから、百日ぜきワクチンについても、アレルギーとは別の機序であろうということを、そういうところから推測するわけでございますね。それからもう一つ、まあ、これは決めかねるんですが、もう一つ参考になることとしては、グラハム・ウィルソンという、これはイギリスの有名な病理学者でございますが、この方が一九六七年に、「ザ・ハザード・オブ・アン・インミユナイゼーション」という本を書いております。これはワクチンの副作用、副反応に関する世界的な権威と言われる本でございますが、そこでグラハムが紹介しているのは、やっぱり今言った、病理所見はアレルギー性脳炎とは違うと言っているわけでございます。

そして、グラハム・ウィルソンが取り上げているのは、やっぱりアレルギー説と毒素説という二つをそこで取り上げて、ほかのことは取り上げてないんですが、グラハム・ウィルソン自身はこういうふうに書いているわけです。百日ぜきワクチンによる脳症の個々の例を、百日ぜきワクチンの毒素による直接的な作用と考えて不合理であろうか、いや、不合理ではないと、そういうふうに書いておりまして、もちろんアレルギー説をとっている学者がいるということもそこで紹介しているわけですが、ウィルソン自体は、おさえた表現ではございますが、毒素説に軍配を上げているというようなことがございますが、まあそれは、決定的なことはどうもわからないわけですが、毒素説が有力だといってよろしいんじゃないかと思うわけでございます。

接種後脳症の発生の原因について詳しく述べていただきましたけれども、まあ、その原因が、仮りに、観点を変えて、ワクチンの方にウェイトがあるのか、あるいは、受けた個人の体質的なものが重要な要因になっているかというような観点から考えた場合は、どちらの方にウェイトがあるとお考えでしょうか。

その、どちらにどのぐらいのウェイトがあるということはむずかしいわけですが、今までの知識であれば、それは両方にあるんだということが言えると思います。

甲第四三号証を示す

五四ページをご覧下さい。ここのところのやりとりで、「脳炎とかショックといった合併症は、受ける個体の問題が大きいので、量を減らしたからといってなくなるとは考えられない」、という意見がありますけれども、どのようにお考えになりますか。

そうですね。ここで「注射量の減少は、発熱および局所の副作用は軽減する」、それはみなさん認めておることでございますね。「脳炎とかショックといった合併症は、受ける個体の問題が大きいので、量を減らしたからといってなくなるとは考えられない」、これは、言わば、アレルギーの立場をとっておられるということでございますね。

次に百日ぜきワクチンの菌量にかんしまして、まあ、基準の関係で先回いろいろご証言なさいましたけれども、まず、二四年に百日ぜきワクチンの製剤基準が出来た時に、一ミリリッター当りの菌量を一五〇億以上にしたのは多過ぎるという趣旨のご証言をなさいましたですね。

はい。

なぜ一五〇億以上にしたかという当時の制定理由はおわかりでしょうか。

それは私、そちらの書類でちょっとお読みする以上のことはなかなかわからないんでございますが、ただ、その問題は、一五〇億以上でございますね。だから、いくらでも上があるというところが最も問題だったんじゃないんではございませんでしょうか。

実際にどの程度の菌量が入ったかということは、ご存じありませんね。この当時のワクチンで。

一五〇億以上という規定だけど、実際はいくら入っていたかと、一ミリリッター当り。

え、。大体ですね。どの程度の菌量が入っていたかと。

それはそういう基準に合格したものを使うわけですから、下限は一五〇億、上限はどこまであるか私はわかりません。

菌量はそういう規定になっていたわけですけれども、まあ、規定の上で安全性を確認するという規定があったわけでございますね。

どういうことでしょうか。

それはご存知ではございませんか。

存じませんが…。

たとえば、毒性試験とかですね。安全試験というようなテストが行われるという規定があったようでございますけれども。

ああ。そういう規定は最初からあったわけでございますね。

そのようなテストを通じて、ワクチンの安全性というものを確保していこうと、そういうことは今でも変わりないと思いますけれども、当時もそのような方向でやられていた、と。技術的な進歩は別としまして、考え方としては、そのようなやりかたで行われていたというふうに考えられるわけでございますが。

え、。そのとおりでございます。ただ、その時の規定について言えば、「以上」ということで、上限を設けなかったということでございますね。問題は。

それから、三三年に単位ミリリッター当り二四〇億にしたと。これも菌量が多かったんだという趣旨のご証言でしたけれども、二四〇億にしたというのは、混合ワクチンについての規定だったんですが、単味については一五〇億ということではなかったですか。

え、。それは混合ワクチンについてでございますね。

先回のご証言は、混合ワクチンというふうに限定してお伺いしてよろしいわけですね。

ただ単味のほうは、これ接種量が一・五ccではございませんでしたですか。

そうですね。

ですから、一・五ccで一cc中に一五〇億入っていれば、二二五億、混合ワクチンのほうは二四〇億あるわけでございますね。だからいずれも二〇〇億以上という点では変らないわけでございますね。一cc中いくらかというのが問題ではなく、一回接種する量が問題でございますね。

混合も単味も、その接種量としては、菌量としては同じだということになるわけですね。

同じで共に二〇〇億を超えていたというところが重要かと思います。

それから、百日ぜきワクチンの乳幼児に対する一律強制につきまして、先回批判的なご証言をなさったわけですが、国では、百日ぜきの予防接種について、全然検討してこなかったということが言えるわけですか。

全然検討してないということは、どういうことでございましょうか。

証人は先回、国は検討してこなかったという趣旨のご証言をなさっているわけですが。

どこのところでございましょうか。

乳幼児に対する百日ぜき予防接種の一律接種ですね。一律強制ですね。これについて。

それでは、速記録をお見せ下さいますでしょうか。

昭和五四年一一月五日、本件で取調べの白井徳満の供述書を示す

その調書の一一三丁の末尾からその裏にかけてでございますけれども、「副作用と効果のバランスから一律接種を十分再検討するべきであったということになるんでしょうか。」、「そうでございます。」、このへんでございますね。

ここにございますね。

そのようにご証言なさっておりますけど、たとえば、国では、伝染病予防調査会に、今後の予防接種のありかたについて昭和四三年から諮問しているわけですね。これについて、四五年に中間答申が出ているわけですね。五〇年に例の愛知県、岐阜県で事故があった際に、百日ぜき予防接種の今後のありかたについて答申が出るとか、それから、五一年に最終的な答申が出ると、そういうふうな形で、たとえば、伝染病予防調査会を例にとりましても、百日ぜきの予防接種のありかたというものについては、検討が行われてきたというふうにわれわれは促えているわけですが、先生は、そういうような検討が行われていたにかかわらず、検討がなされていなかったとおっしゃっているわけで、それはどうして、そのようなご証言になるんでしょうか。

それは、昭和四五年まで、百日ぜきワクチン、あるいはその三種混合ワクチンによる重篤な脳症がわが国にはないという、まあ、これは調査をしてなかったわけですから、なかっただけで、本当はあったわけでございますが、そういう認識があったわけでございます。で、重篤な脳症がないという認識のもとで検討される検討というのは、どうしても、副作用を減らすという方のバランスが欠けるわけでございますね。で、四五年にそういうことが非常にはっきりした段階では、またその検討のしかたが変ったというふうに私は思います。

先生はそのようにお考えになるということですか。

四五年以前ですね。それは検討が、そういう実質的な検討にならなかったんじゃないかということが一つございますわけです。

それから次に、百日ぜきワクチンと、たとえば、種痘ですね。これを同時に接種するのは医学的にはおかしいという種子のご証言をされましたね。

はい。

それと反対の見解というのもあるのではございませんか。種痘と百日ぜきワクチンを同時に接種することは可能であると、医学的に。

それはちょっと私、どういう人が言ってるか、わからないんですが、それは医学的にそういう可能性を検討するということはあってもよろしいと思いますが、普通、現実に接種をしておるというときには、百日ぜきワクチンと種痘の副作用が一緒になるという危険があるわけですから、それは一緒にしなければいかんという特別の理由がある場合は別でございますが、なければ、それは別にしたほうがよろしいということは当然出てくるし、第二には、同時にやると、一回目の接種では、かなり百日ぜきの抗体価の上がりかたが悪いということは中村先生がよく言っていることでございまして、そういうことがあるにもかかわらず、それを一緒にしたほうがいいというのは、そういうことを言われている人はあるかもしれませんが、それは、一緒にしないほうがいいということは国のほうでも言われているんじゃないですか。

乙第六四号証を示す

六〇ページ以下のところでございますが、これは、痘そう根絶に関するWHOの専門委員会の第二次報告というものでございまして、この中に、これは種痘に関して述べているわけですが、「痘そうワクチンが、ジフテリア、百日咳、破傷風、コレラ、腸チフス、不活化ポリオワクチンと同時に、同一の部位にではないが接種されてきた。」とありまして、「これらのワクチンはすべて十分な効果を維持したし、反応が強められることもなかった。」と、こういう記載があるわけです。で、六一ページの最後の方に、「ワクチン投与の技術的問題が解決され得ると仮定して、非常在国が痘菌と同時に他の抗体を授与する計画を採用すべきでないという理由はない。」と、WHOではそういう見解を述べているわけです。これについてはどうお考えになりますか。

これは初めて私お目にかかったわけですが、「もし免疫学的反応に干渉がなく」というふうに書いてございますね、それから、「予防接種の合併症が増加しないならば」と、もう一つ書いてございますね。免疫学的反応に干渉があるというデータを、中村先生が、昭和四二年でございますか、小児科学会で発表した時に言っておるわけでございますね。だから、中村先生のデータから言うならば、免疫学的反応に干渉があるというふうに理解されるわけです。それから、「反応が強められず、予防接種の合併症が増加しないならば」と書いてありますが、この点を、そういう可能性があるからこれはやらないというふうに国できめてきたんじゃないでしょうか。

WHOでは、なかったと書いてあるわけですね。反応が強まることもなかったと書いてあるわけでございますね。

そうでございますね。ただ、一緒にやるという方針を立てられまして、それの安全性を確かめてやるのを、間違って一緒にやるというのとでは、全然状況が違うわけでございます。

それから次に、禁忌についてお伺いしますが、証人は、アメリカやドイツでどのように禁忌が定められてきたか、ご存知でしょうか。

そのことについてはほとんど知識はございません。現在どういうふうに、アメリカで禁忌が定められているかということについては読んだことがございますが、その歴史的な禁忌の定めかたについては非常に知識ございません。

現在の禁忌の定めかたにつきまして、アメリカやドイツに比べまして、日本で定めている禁忌というのは、どちらが広いんでしょうか。

日本の方がずっと広うございます。

それから、禁忌に、先天性免疫不全症というものがございますね。

はい。

これは、予防接種をやってはいけないわけですね。

ほとんど、特に生ワクチンでございますね。これはあぶないけど、ほかの場合にも、相当危険でございます。

このような人の不全症をどのように見分けるわけでしょうか、お医者さんは。

それは非常にむずかしいわけです。むずかしいけど、臨床的にそれを注意すべき症状をしては、やはり風邪をひきやすいとか、熱を出しやすいとか、体重が増えないとか、下痢をしやすいとか、虚弱児と言われているとか、そういう感染症をくりかえしやすく、発育も悪い。そういうふうな症状が、免疫不全症に注目すべき臨床症状ということになるかと思います。

それから、痙れん性体質、あるいは今の規定でいきますと、一年以内ですか、痙れんの既応のある人ですね。日本では禁忌となっているわけですが、米国では禁忌になっていないということはご存じでしょうか。

え、、米国ではなっていないと思います。

米国ではどういう考えで禁忌にしていないんでしょうか。

米国では、集団接種という形をとっていないんでございますね。だから、日本で言いますと、まず、集団接種の場で、禁忌あるいは禁忌の疑いのある人を除くわけでございまして、そして、そのかたが、個別接種の場で、本当に禁忌かどうかということを、医師がも一回時間をかけて診察をして、いろんなことを考えて接種するということになりますが、米国では、結局、集団接種はないから、最初から個別接種ということでございます。だからその時には時間もあるし、普段からお子さんを診ているわけで、それは痙れんのお子さんがいた時に、やるべきかどうかは、医師と、それから母親にもちろん説明するわけですが、そういう状況で判断すればするということですから、それは最初から個別接種であるというところに非常な違いがあるんではございませんでしょうか。

痙れんは、ドイツでは禁忌になっているんではございませんか。

そこは私はっきりと記憶しておりません。

一般的に、痙れんというのは、ゼロ歳児と一歳以降と比べまして、どちらに発生頻度が高いというふうに言えるんでしょうか。熱性痙れんですが…。

熱性痙れんは、ゼロ歳と一歳という比べ方よりも、六か月ということで区切りがいいわけでございますね。六か月以下は少ない。六か月を超えて出てくるというわけでございます。

一歳とゼロ歳ではどうでしょうか。

一歳とゼロ歳では私はわかりません、どちらが多いのか。

今のような熱性痙れんの発生頻度から考えまして、視野が狭いかもしれませんが、六か月までと、六か月以降とで発生頻度が違うということになりますと、熱性痙れんの起きないうちに予防接種をやった方が安全だという考えかたも出てくるんではございませんか。

ただ、これまた、ドイツのエーレングートの研究でございますが、六か月以前に起こるんですね、百日ぜきワクチンをすると、熱性痙れんが。普通起きないのが六か月以前に、かなりの例起きるということを言っておるわけで、必ずしもそうは言えないということになると思います。

それから、先ほど症例報告として出された中に、結節性脳硬化症とか、あるいは、てんかんとか、それから脳性麻痺とか精薄の基礎疾患を持っている子供さんがおられますね。

はい。

そういうかたに、まだわかっていない時期に予防接種をやる場合に、そういう基礎疾患があるかないかをいうのは、どのようにして判断なさるわけですか。

それは非常にむずかしいわけですけど、前にお話したことも関係しますが、一つはお産の状態でございますね。お産にいろんな出来事があればそういう可能性を考えなければいけないわけです。それから、未熟児、特にSFD、そういうお子さんは、もともとそういう問題を持っているんじゃないかというふうに考えるわけでございますね。それから家系にそういう神経系の病気のある人、てんかんの家系があるというようなことでございますね。それから、非常に発育が悪いということ、虚弱であるということ、これが脳の異常の一つの症状として現われることがあるわけでございます。それから、痙れんを起こすということでございますね。これは単なる熱性痙れんもあれば、もっと脳の問題と結びついて出てきているのかもしれません。そういういろんなこと、それから、発達の遅れでございますね。そういうことがあるわけでございます。

非常にそういうものの発見というのは、むずかしいわけですね。

え、、程度がひどければ、これは早くわかります。しかし、非常にひどいというものでなければ、もっとあとからわかる場合がたくさんございます。

先ほどの症例のようなのは、あとからわかると。

はい、そうでございます。

そうすると、接種時に発見するというのは、かなり困難だと、たとえば、結節性脳硬化症ですね。生後六か月の子にそういう基礎疾患があるかないかということを調べるという方法は確立されていないというふうに言えるわけですか。

結節性脳硬化症のことだけについて言ってよろしいでしょうか。

はい。

結節性脳硬化症の場合ですね。あの子の場合は六か月まで何も症状が起きなかったし、遅れもなかったので、それから皮膚にも発疹がなかったので、あの時点ではわからなかったわけでございます。

それから、証人は、禁忌として、日本の場合ですが、風邪とか、下痢をしているとか、病気あがりであるとか、虚弱体質であるとかいうような人に対しては、集団接種の場では禁忌とすべきであるという趣旨のご証言をされましたですね。

はい。

で、集団接種の場では禁忌になるとしましても、証人の考えとしては、個別接種の場合は、ケース・バイ・ケースというようにお考えになるわけですか。

え、、個別接種ではそういう禁忌が、本当にやっちゃいけないという禁忌になるのかどうか、ずい分時間をかけて診ることができますから、あるいはやめるということになりますし、あるいは延期する、あるいは量を減らす、あるいは、そのままやりましょうと、熱さましのお薬を持たせてやるとか、そういうふうな、いろんな形になると思います。

禁忌のきめかたとしまして、今言われたように、最終的に、この人に接種していいかどうかという観点から禁忌事項をきめるという考えかたもあるんではございませんか。

それは、アメリカなんかでは集団接種がないから、最終的に何を禁忌とするのかということが出てくるわけですね。最初から。だけど、集団接種がある場合には、集団接種として何を除くかということが禁忌をして出なければいけないわけでございますね。

日本では、禁忌事項としては、実施規則でずっときめてありまして、予防接種実施要領という通達にもとづいて、異常が発見されて、それが禁忌に該当するかどうかはっきりわからないというようなものは、集団接種の場では除外して、精密な検査を受けさせなさいという規定のしかたをしているわけですが、そういう規定のしかたでも構わないわけですね。

それは二つの問題があると思います。一つは、集団接種の場で禁忌かどうかわからないものということばがございましたですね。

はい。

それは、そういうことばであるよりは、もっと具体的に、たとえば、お産が重かったものであるとか、未熟児であったものとか、具体的に一々列挙する方が、たとえば、小児科以外の先生なんかがやっておるわけですし、そうするべきだというふうに思うわけですね。それから、もう一つは、そういうふうなことが実施規則できめられていたわけですけれども、その、きめたということと、守られるような状況が配慮されたかということはまた別だというふうに考えるわけでございますね。

最後に、証人の言われるように、かりに禁忌のきめかたをいたしまして、十分な禁忌をチェックしたとすれば、予防接種事故というものは、有り得ないわけでございましょうか。

いいえ、有り得ないことではなくて、減るというふうに思うわけでございますね。どうしても出るというものは、それはあるわけでございます。

それはまだ、医学的に未解明な部分があるからというふうに理解されますか。

そうでございますね。一つはたとえば、三種混合ワクチンの問題を申し上げますれば、菌体全部を使っているということでございますね。で、今、菌体全部じゃなくて、免疫に関係ある部分だけそこから取り出そうという研究がなされているわけですが、それが出ますれば、ゼロとはいかないまでも、かなり減るだろうという期待が持たれているわけです。

出てもゼロにはならないわけですね。

それは、ゼロということは、如何なる場合も、有り得ないんじゃないでしょうか。

どうしてでしょうか。

それは、なぜということを一般的に言うことはできなくて、たとえば、ポリオの問題、具体的な問題を申し上げなければいけないかと思いますが、ポリオの問題ですと、3型というウィルスが毒力を回復するということが有り得るということが言われておりますですね。だから、この3型の問題を、もっと医学が進歩して解決すれば、それは、ポリオについてはもっと安全になるでしょう。それから、先ほどの百日ぜきワクチンでは、免疫に関係する部分だけを取り出すことが出来ますれば、それはもっと、非常に安全になる、ただ、その場合でも、蛋白を接種するということには変りはないわけでございます。異種蛋白を接種するということがどうしても残るわけで、それは、そういうことをやる以上、非常に減ってもゼロにはならないというふうに思うわけでございます。それは予防接種とか免疫に必然的につきまとっていることでございます。

宿命的なものだと。

はい。ただ、現在はそこまでいっておらないわけで、もっとワクチンが改良されるとかすれば、もっと減ると。百日ぜきワクチンなんかでも減るということが、現実に期待されているわけでございます。

（以上　竹　内　一　雄）

裁判官（近藤）

先生が豊島病院で予防接種に伴う事故について関心をお持ちになり出したのは昭和四五年頃からと伺ってよろしゅうございますか。

私四三年に豊島病院に行っております。そして四五年にそういう社会的に問題になったわけでございますね。ただその前からワクチンの、ここに患者さんもはいっておりまして、その前から私関心があったわけでございます。

実際に事故に遇われたと思われる患者さんに接触されたのはいつ頃からですか。

それはたとえば四六年には三〇名の患者さん入院なさっているわけでございますから、その四三年や四四年にも何名かはっきりカルテ調べておりませんがいたわけでございます。だからもう行った時からそういう患者さんは受け持っていたわけです。

四五年を境に分けるのが適切かどうかちょっとわかりませんが、そういう事故に遇われたと思われる患者さんを診断された経験をちょっとお伺いしたいのですけど、前回のご証言では禁忌にはいわゆる集団接種における禁忌と、個別の接種の段階での禁忌と二つの禁忌の設定の仕方があるとおっしゃいましたね。

はい。

それで現に治療等に当られた患者さんの中で、先生がおっしゃいます集団接種における禁忌の事項を見逃したと思われる典型的な事例というのはございましたですか。

それはたとえば種痘でございますね。種痘の皮膚合併症というのはかなり多く見たわけでございます。自己接種といいまして種痘をこうさわりまして、ほかのところにやるところにももともと湿疹がある場合に、その種痘性湿疹といいまして、湿疹のある場合には種痘が非常に簡単についてしまうということでございまして、そういう湿疹が見逃されて種痘をしたと、皮膚の異常を見逃されて種痘したというのが非常に沢山ございました。それから三種混合のほうではやはり痙攣が前にあったのにやったというのが何人かいたように記憶しております。その集団接種の場でそれは問診、あるいは実際に被接種者を見れば容易に発見し得た場合ですね、今の。

ええ、湿疹の場合は、これちゃんと見ればわかったわけでございますね。それから痙攣のほうも痙攣があったという事実があるわけですから聞けばそれわかったわけでございます。

たとえばその種痘の場合は、種痘をする時の状況というのをその患者さんなりあるいは肉親の方にどういう状況で接種が行われたかということは確認されましたですか。

いいえ、それは問診をちゃんと受けたからか、聴打診を受けたからかそういうことは一応は聞くわけでございます。具体的には非常に詳しく聞くことはございません。治療を主にやっておりますので、ただ一応どこでやったかということ問題になりますですね。それから何回目をやったかということ、それからその予防接種によって起こったか、たまにはほかの病気があったのか、いうことを診断と治療の面で大きな問題になりますので、その前どうだったかということは相当聞きます。

治療に当られた患者さんの中で、これは問診あるいは実際にその被接種者をよくみることによって避け得たであろうという人のパーセンテージとか、そういう統計みたいのは取られておりませんか。ご自身が担当された患者さんだけに限っても結構ですけど。

そういう統計は取っておりません。

甲第一三五号証を示す

これの三ページを拝見しますと、四五年、四六年を境に、次第に「予防接種後の異常を主訴に入院した児数はどう減少してきたか」ということの表を拝見しますと、何かこれと別に先生のほうがこういう点をきちっとみておけばよかったのにというような患者さん個々に調べられたものがあるんじゃないかという気がしたものですからね。

それは今申し上げたように私の今記憶にあるのは種痘でございますね。種痘の皮膚合併症とそれから三種混合ワクチンの痙攣と、それからあと風邪とか下痢とかそういうことはちょっと今記憶にないんでございますが、しかしそれ聞いておるわけでございます。

裁判長

証人が前に佐久間病院で経験した時の予防接種の時には問診表みたいのは使ってなかったんですか。

それは集団の時でございましょうか。

集団接種の時。

その時は使っておりませんでした。

あなたが知っている限りで使うようになったのはいつ頃でしょうか。

それは集団接種に私参加しましたのはそれ一度でございましたので、そのあとは豊島病院で予防接種をやったわけでございますので、四五年からすぐ私共問診表を使うようになりました。

証人がその豊島病院でやった接種は証人の区分けだと集団接種になるんですか、個別接種になるわけですか。

それは個別接種にはいります。

個別接種の場合どれ位の時間かけてやっておりますか、証人の場合。

最初問診表ございますわけですから問診表を最初に書いていただきます。それから体温を皆さん測ります。それで一人ずつやってまいります。母子手帳を持ってまいりますので、母子手帳を見まして、誤って同じワクチンを前にやっていないかどうかをいうことを見ます。そのワクチンであるということを見ます。それから聴打診をしまして、のども見るわけでございます。そして以前に何か反応があったかどうかということを念のために聞きます。これは問診表のほかに聞きます。それからあとは問診表に全然丸がつけてなければそれでよろしいですし、丸がついていればその丸のついていることについてもっと具体的に聞くわけでございます。たとえば「今まで予防接種で異常があったことがありますか」という項目ございます。それに丸つけてありましたらじゃあそれは何の予防接種でどういう異常であったかということを聞くわけでございます。そしてそういうこと全部聞きまして大体予防接種するかしないかということをその時判断して、しない場合だと今度いつにしましょうか、これはあなたの場合全部やめましょうというか、とか、今度いつにいたしましょうか、これはあなたの場合全部やめましょうということを説明して予防接種するということで私共一遍に沢山の患者さんをやらないということもあって、かなりゆっくりやっておるわけで、一時間に普通の診察やるよりは少し早いんですが、それほど変らないから、一時間に一五人位しか私はやっておりません。

それは毎年やっているわけですね。

それは毎年じゃなくて毎月でございます。一か月に二遍やってたこともございます。日を決めてやるわけでございます。

それはいわゆる集団接種のところで禁忌があるというようなことで、あと回しになって来た方ということですか。

そういう方もございますけど、必ずしもそうではなくて、最初からお母さんのほうでやって来る場合もございます。何か異常があるからと来た方はございます。それから予防接種の時期を逸した方が来るということもありますし、私共が最初からいろんな病気でみている方に、こちらでやりましょうというふうな形でやる場合もあるわけでございます。

その個別接種をやる場合の医療機関ないしは医師の話ですけれども、豊島病院に証人が勤められた結果として、大体どういうようなことを念頭においてどういうふうな医師あるいは医療機関を念頭におかれておりますか。個別接種をやる適正な医師ないし医療機関です。

それは現在は公立病院ということが主にやっておるわけでございますね。しかし私が考えますのは単に公立病院ではなくてもっと一般の普段お子さんをみている先生ということを含めて個別接種ということにいっているわけです。

かかりつけの医師もはいるということですか。

かかりつけの先生ということでございます。

それから集団検診の場合には一般的な禁忌であれば極力除いて、それとそういうようなある人でもいろんな健康の利益とか個別接種の段階では予防接種をするということもあり得ると、こうおっしゃいましたけど、その場合考えられる健康の利益のものというのは大体どういうことになるでしょうか。

利益のほうは先程ちょっと申し上げましたけど、これは非常にワクチンの種類と関係がございます。たとえば種痘でございますね。四〇年になってからの種痘というふうなことになりますとこれは利益というのは非常に小さいんではないかということを考えますから、わずかの禁忌でもやめましょうということになりますし、それからはしかということになりますと、これは禁忌だということが一応決まりましてもはしかにかかる可能性というのは非常に強いわけで、はしかにかかった場合にははしかワクチンの副作用よりも何倍も熱も出ればいろんな合併症も起るわけですから、はしかの場合にはこれはかなりやるわけでございます。それからその人が実際にその病気に非常にかかりやすいかどうか、というふうなことが利益ということになるわけでございます。

百日ぜきはどうでしょうか。かなり禁忌は重く見たほうがよいのか、それとも。

百日ぜきは、なかなかむずかしいんでございますが、ただ百日ぜきの場合一〇〇パーセント接種してなければいけないということではなくて、日本の接種率を見てまいりましても六〇パーセント前後で非常に発生率が押えられていたわけでございますね。ですからある程度禁忌という線が出ましたら、禁忌ということが個別接種の場ではっきりいたしましたらその時には強いてやらないという選択が出がちでございます。ただゼロ歳保育に行っているとか、お兄さん、お姉さんがいてそれが百日ぜき予防接種をしていないとかそういうことであればこれは百日ぜきにかかる率が高いと考えまして、これはかなりやるという線が出て来ますけど、ゼロ歳で家庭にいる場合はこの子は怪しいことが少しでもあればこれはやらないという選択になりやすいわけでございます。

それからエリスロマイシンの抗生物質の話が出ましたけど、これは実際に必要に供されるようになったのはいつ頃のことでしょうか。

ちょっと私いつ頃からかはっきりした年代は覚えておりません。

昭和四五年頃を基準にすると。

それはもっともっと前から使っておりました。

百日ぜきについてはごく最近では症状が全体として軽くなって来ているという説があるということを先程伺ったんですけどそれはもうちょっと詳しくいっていただくとどういうことなんでしょうか。

それはスエーデンからの論文でございますが、百日ぜきにかかった子供さんの中でそのせきの発作でございますね。この発作がどの位ひどい発作まで行ったか、それから合併症がどの位のひん度で出たか、そういうことをかなり沢山の子供について調べた論文でございましてそれが昔のもっと前の時代よりもはるかに合併症も少なければはっきりした症状を示す子供も少ないと、だから、これはそういうことがそこで観察されておりまして、以前よりも症状が軽くなっているんじゃないかと、そういうふうにいっているわけでございます。

先程甲五七号証で、症例が1から5まで書いてある、証人ほか三名の方が書いた論文がありましたね。

甲第五七号証を示す

まず、症例1からお伺いしますと、その症例については予防接種時に適切な問診が行われればその基礎疾患が発見できたと、発見できた可能性がかなり高いというお考えをお持ちになったでしょうか。

これは何も異常がございませんでしたので問診をしても発見はできなかったと思います。

症例2はいかがでしょうか。

これも以前に、これをやる前に痙攣が起きてはいなかったわけでございますね。ですからこれも症例1と同じでございますが、こういう時期にやる場合にはそれを危いというふうにみ付けられなかったと思います。

症例3の場合はどういう判断でしょうか。

症例3はむずかしいんでございますが、これは頭囲の拡大でございますね。そういうことが入院した当時ございましたので、その頭囲の拡大ということと、そのすでにそういう臨床症状があとからでございますがあったわけでございますね。それを見付けられたかどうかというのはかなりむずかしいかと思います。あるいは見付けられたという可能性もございますけど、頭のことに気がつかないということであればこれはそのまま行ったかも知れません。

あと症例４と５について簡単に述べていただけませんか。

症例４はこれは何もございませんでした。出産も異常なく新生児の後の発育もよいということで、特別な異常はなかったわけです。

問診だけではあるいは発見できなかったかも知れない。

そうですね。これは普通にやったと思います。

症例５はどうでしょう。

症例５はこれはやはりその時簡単な問診でわかるような異常はなかったと思います。

簡単な問診というお言葉出たんですが、個別接種のようなある程度時間かけた問いただしをした場合はどうでしょうか。

それもやはりむずかしかったようでございます。

それからこれは本人は口がきけないでしょうから、保護者、特に母親の陳述というのは非常に大事なんでしょうね。この問診によって禁忌を確かめることについて。

はい、その通りでございます。

母親の教育程度それから供述能力というものについて臨床の医者としてどうでしょうか、大体安心していいものでしょうか、そうは一般論として安心できないものでしょうか。

それはちょっとどういうふうにお答えしたらよいのかわからないんですが、たとえばこういう禁忌があるというふうなことを説明されればそれは自分の子供にそういうことがあるかどうか、熱があるのか下痢があるのか、風邪があるのかとそういうことを判断することはもうほとんど全部母親ができると思いますが、どういうことでございましょうか、もっとむずかしいことでございましょうか。

予防接種する医師のほうから見て、これは禁忌だと思われるものについて普通の母親というのはきちっと答えられるかどうかその程度で結構です。

それは聞けば答えられます。それは自分の子供の症状でございますのでわからないことはありません。ただよそのお母さんが連れて来たり、よその人が連れて来るとこれはわからない場合ございまして、そのことに母親がちゃんと関心を持っていればわかるわけでございます。

質問を発しさえすれば普通に答えられるはずだと、こういうことですね。

そうです。

ある症状が予防接種の副反応かどうかというふうに判定する一つの症状として、先程時間的に接着した時点で副反応が出ると、たとえば二四時間以内とかいうふうなこと上げられましたが、その症状が予防接種に基くものかどうかという判定する方法というのは時間的な接着が一つ、そのほかに何かあるんでしょうか。

それは百日ぜきのことに限ってでございましょうか、広くでございましょうか。

先生百日ぜきが専門ですから百日ぜきを中心にお答え下さって、ほかのこともご存知だったら。

それからもちろん症状でございます、たとえば腹痛がございましょうか、そういう普通そのあとに出るということが知られていない症状か、それとも百日ぜきワクチンのあとによく出るということがわかっている症状か、ということが非常に大きいわけでございます。それが二つ目だと思いますですね。つまりワクチン接種のあとに、かなり普遍的に見られるものか、非常に見られないものであるか、というのがもう一つの判断の基準になると思います。まあ普遍的いいましても脳症なんか何万人に一人ですからわずかの人で出るわけじゃございませんで、もっと沢山の人を対象にした場合に普遍的に見られるということでございます。

一般論としてどんな症状が関連性があると考えられますか。

百日ぜきの場合ですとこれは発熱でございます。それからもちろん局所が赤くなるとか、そういうことがございます。それから痙攣でございます。これは必ずしも熱を伴わなくて、起るということがあるわけでございます。それからショック状態でございます。それから急死でございます。ワクチンをして二四時間以内あるいはもうちょっと以内に急に亡くなると、あとは一番大事な脳症でございます。それからあと報告でございますのでかなり多いものとして、異常てい泣というのがございます。ワクチンをしてしばらく数時間してから非常に激しく、時には一二時間位に渡って泣き続けると、それからあとは脳波の異常でございますね。これはヒプサールスミアといっておりますが非常に脳波が、異常度の強い脳波が出るということも関係あるとされております。主なものはそういうことかと思います。

今の場合百日ぜきワクチンに限っておっしゃったんですね。

そうでございます。

集団接種に協力するお医者さん、非常に基礎的なことを知らせない人もたまにあるということをおっしゃいましたけど、実施機関側からそういうお医者さんに対して、その基礎的な知識の補充行為をしてやるということもさることながら、専門家なんだからもし知らなければ自分のほうからその資料を提供してくれということをいってもいいんじゃないかという気もしますが、一応実施機関側としては、お医者である以上は知っているはずだということで臨むのも無理なかろうというような見方もできないではないんで、それはどういうふうにお考えでしょうか。

確かにそういう面ございますわけですが先程申し上げましたように一年に一度位、生まれて初めて呼ばれるということがございますものですから、その時に知っている小児科の先生に聞くとか、前もってその規則を読んでみるとかそういうことをしない先生がいるわけでございまして、そういう実施規則も小児科の特別な本にしか書いてないので普通の先生は持ってないわけでございますね。だからそういうようなこともございまして現実の問題としてはやっぱり知らずにやるということが出て来るわけでございます。

裁判官（升田）

午前中の尋問の時に、昭和四五年以前には予防接種の副作用というものの認識がなかったという具合にご証言されたと思いますが、それはそれでよろしいんでしょうか。

今百日ぜきに限って申し上げますが、これは脳症でございますね、重篤な副作用、重篤をつける必要がありまして、もちろん発熱なんかはよく研究されていたわけでございます。重篤な、という言葉つけ加える必要があります。

その認識がなかったというのは誰に認識がなかったということなんでしょう。

認識ということももう少しご説明しなければいけないと思うんですが、それが起り得るということは認識あったわけでございます。と申しますのももし日本の百日ぜきワクチンを毎年一〇〇万の子供にいたしまして、それで脳症がでないということであれば、それは日本のワクチンは世界中が探し求めている理想のワクチンを手に入れたということになるわけでございます。だから専門的な知識があればあるほどそういうことは絶対にないということがわかるわけでございます。ですからそういう意味では認識があったわけでございます。

あったというのは、ワクチンについて専門的に研究している学者にはあったということですか。

ええ、専門的に研究している学者にはあったわけでございます。

普通の開業しているその医者にはあったんでしょうか。

それはございません。

それはどうしてないといえるんですか。

その場合にも二つございますね。つまり脳症のようなものが存在するということと、日本にあったかないかという点ではこれはないわけでございます。日本には報告がないというふうにこれは調査しなかったわけですが、報告がないといろんな本が書いてございましたですね。それから先程の厚生省の新聞のあれでも日本ではそういう出たことはないんだというふうにいっておりますから、日本で出るというふうには思ってないわけでございます。普通の先生はそういうことから。

そうすると証人としては行政当局にもそういう認識はなかったというふうにお考えですか。

いいえ、それはあったとしか思うわけでございます。それは行政当局というのはもちろん専門家といつも連絡があるわけでございます。そういう委員会を持っておりますから、だから委員会の専門家の先生は、日本に重篤な副作用がないということを専門家であるからそんなことは全然考えるはずはございません。もしそうであればこれはすごいワクチンだと世界中に広めなければならないわけです。これは絶対にあるというふうにしか思えないわけですね。そういうことは当然委員会を主催する人達に伝えられるわけでございますから、行政当局にもあったと思いますし、実際はこの間申し上げたように厚生省にも何名かの資料があったわけでございますね。薬事会に、ですからそれは専門家および行政当局はないというふうには思わない、これは調査をしないからないのだという私当時考えましたことと同じ認識におそらく立っていたであろうと思うわけであります。

その先生が医学の勉強をされるようになってからそういう重篤な副作用というものについての何かそういう情報というものが容易に入手できるようなものがあったんでしょうか。

容易にという点になりますと、これはないわけでございますね。たとえば有馬先生の論文が三四年だと思いますが出ておりますし、この間の小松代先生の論文とか出ておるわけですが、それは私の場合もそれの患者さんを受け持ってどうなんだろうという調べる気になりまして、そういう論文を探し出してわかったわけでございますので、普通の形でそれがあるというふうには書いてないわけでございます。

予防接種のように、大量に行なうような場合にはやはりそういう情報というものは必須であるとお考えなわけですね。

それはもう必須なわけで、そういう情報がなかったからいろんなワクチンを改良しようとかお母さん方に対してまた医者に対して、そういうことが、事故があり得るということをいわなかったために、いろんな不都合なことが出て来たというふうに考えられるわけでございます。ワクチンを改良しようということも遅れたと。

そうすると片方にそういう副作用というものを知っている人がいて、片方にそれを容易に知らされない人がいるわけですね。そうするとその間にその何か連絡というものが怠られておったということになるとお考えですか。

その通りでございます。つまり専門家としては何度も警告を発しているわけでございますね。日本のワクチンは効果が強過ぎるけど副作用との兼ね合いではもっと減さなければいけないいんだと、それから染谷先生なんかもこうおっしゃっていることがございますけど、日本のワクチンは、日本には重い障害は報告がないとされているけれども、日本のワクチンがそれで安全だということにはならないということは、これは英文の論文でございますが、そういうふうにいっているわけでございますね。だから専門家としてはそういう警告を繰り返して発して来たわけです。それを受取って調査をするとか、それから家族とか医師にあり得るんだということを伝えたり具体的にもっと網を広げてそれをキャッチすると、そういうところが出て来なかったというところが非常に不幸であったと思うわけでございます。

そういう知見というものが一般化されなかったところに不幸があったと、そういうことになるわけですね。

はい。

甲第一三五号証を示す

二ページの左側の上から五行目以下ちょっとお読みいただけますか、アンダーラインしてありますね。

「予防接種は安全である。という虚構はこの年音をたててくずれた。それは行政的、社会的虚構であったばかりではない、医学的、科学的虚構ともなっていた。」

その先程来聞いておりますところを要約すると、先生のその考えというのはこういうことになるわけですか。

そうでございますね。

要するに行政的虚構であったというのは行政当局が怠たっておったということになるわけですね。

はい。

で社会的虚構というのはそういう副作用の事実があるにかかわらず、一般的に社会に知らされていなかったということになるわけですね。

はい。

医学的、科学的虚構というのは、一部の専門家という人は知っておってもそれが医学界における一般的な知識、あるいは認識というものにはなっていなかったということになるわけでしょうか。

その通りでございます。

それから最初のところにあります「予防接種は安全であるという虚構」というのは発熱などがあればそもそも安全ではないわけですけれども、ここでおっしゃっている安全というのはたとえば後遺症を残すような重篤な副作用という具合にお聞きしてよろしいでしょうか。

その通りでございまして、三種混合といえば脳症でございますね。それからショックそれから痙攣もこの中にかなりの分はいるわけでございますが、重いものでございます。

それに続けて「理論的に予防接種に種々の副作用がおこりうることは、昭和四五年以前に学問的に充分理解されていたと思われる。」と、書いてありますね。

はい。

その場合に、これは日本においても当然こういうことはいえたということなんでしょうか。

それはその通りで先程お話しましたように三種混合ワクチンの場合には諸国で脳症がある一定のひん度で出ておると、そういうことはもう当然わかっておりますので、日本だけになかったらこのワクチンが世界的にすばらしいワクチンだろうか、それとも日本にないのは調査をしてないからだろうか、その二つの選択が出て来るわけで、もちろん調査していないわけですから、日本にもあり得ると、そういう選択しか出て来ないと、そういう意味で十分理解されていたというわけでございます。

原告代理人

甲第一三五号証を示す

これは最近ワクチン禍研究に発表されたものですが、もともとはどういうところで発表されたものですか。

これは、はっきりした年、忘れましたが、昭和五〇年だったかと思います。おそらく昭和五〇年か五一年でしたが、小児科学会総会でこれ発表した内容の一部でございます。

三ページをご覧下さい。「予防接種以後の異常を主訴に入院した患児数の変遷」とありますけれども、これはどういうことをご検討になったものなんでしょうか。

これは私共の都立豊島病院小児科に予防接種後に異常を主訴に訪れた方で、それは外来ではいる方もございますが、入院した患児数をこのグラフに示したわけでございます。

ここに二重に線が引いてある個所ですが「グラフに見られる患児数の急激な減少は、予防接種副作用の大部分は防止可能なものであったことを示すものと云えよう。」とありますが、どういうことなんでしょうか。

それはこの表を見ていただくとわかりますが、実はこれ四五年でございますね。この表の一年前の四五年という年に予防接種の事故が社会問題となって、非常な関心が出て来たわけでございます。そして四五年から徐々に問診表を作るとか、接種量を考えるとか、あるいは以前からあった規則が実際に現場に行き渡るとかそういういろんな改善が徐々に出て来たわけでございまして、四九年、五〇年というその二つの年には最初の四六年、四七年に比べて半分ほどに入院患者が減っているわけでございます。これはおそらくそういう四五年に発したできごとの間、あと取られたいろいろな改善でございますね。それがこの頃になって効果を現わしたというふうに一つ考えるし、それから五一年から先はほとんど非常に少なくなっているわけでございますが、この少なくなった理由はおそらく種痘が中止されたと、それから三種混合ワクチンについては非常に接種年令を遅くしたということがあるわけでございまして、その二つを合わせまして予防接種の事故を何とか減さなければいけないんだという、そういう認識が出たあと、手段から六年たってほとんど入院患者はゼロとかいうふうに少なくなったわけでそういう手段をいろいろ講ずれば予防接種の副作用の大部分はなくなるんだということをこのグラフは示していると思います。

四五年の問題以降に取られたいろんな措置ということの中には普通副作用に関する情報がお医者さんや母親などに徹底して慎重に接種をするようになったというようなことも含まれるわけでしょうか。

はい、そうでございます。

昭和四八年度からは三種混合ワクチンについて、量が減されておりますけれど、そういうこともこのグラフの右下がりに影響しているといってよろしいでございましょうか。

はい、四八年以後三種混合ワクチンは減っております。それから三年の間に減っておりますのでそれの影響があったと考えます。

ついでに同じ書証の五ページ以下ですが「因果関係について」というふうに述べておられますけれども、この六ページのところで「CとDは、もともと何かの基礎疾患をもっていた児に予防接種の副反応が出現したものである。」ということで、Cの例として結節性脳硬化症の例を上げておりますが、これは午前中に反対尋問でお答えになったことですね。

はい。

前回の証言調書の一一二丁の裏を示す。

ここに要するに百日ぜきによる死者と百日ぜきワクチンによる脳症のバランスの問題を述べておられて、百日ぜきの死者の統計によるとある時期から一二を切るという時期がありますとおっしゃってますが。

甲第一三二号証を示す

先生がその統計とおっしゃったのは、その論文に書いてある表一〇のことでしょうか。

百日ぜきの死者は厚生省から出ておるたとえば人口動態統計なんかによる死者でございますね。

間違えました。ここで同じく百日ぜきワクチンの脳症の発生率ということで「ずっと前から一〇人前後ということが出ております」とおっしゃってますが、その証言のもとになったデータというのはこの今お示しした表一〇のことでしょうか。

ええ、これでございます。ずっと前から一〇人というのは、実はこの表ではそうなってないわけでございます。ちょっとその説明しなければいけないと思うんですが、たとえば四四年の脳症は、七名と二名と合わせて九名でございますね。ただその急死という中にこれは脳症と深く結びついているのがございますのでこれも脳症の中に一応含めたわけでございます。そうすると七名、二名、一名、二名で一二名四四年に出ておるわけでございます。それから四五年は八名と一名で九名でございます。四六年は八名、四名、一名で一三名でございます。この三年が最も高くて大体一二名位で、その前は非常に少ないわけでございますね。しかしこの少ないのが、発生してなかったということではなくて、四四年、四五年、四六年の時に届け出が非常に熱心であったというふうにしか考えられないわけで、たとえば昭和二七年頃、一人しか出てなかったのか、という問題出て来ますが、まあこの表から少なくとも一二名というのが以前からの脳症のひん度であろうと、実はこの一二名というひん度は私はこれは少ないという理由があるわけで、もっと多いというふうに思っております。で一応表によれば一二名というふうに解釈したわけです。

実際にはもっと多かったんではないか、というふうに考えておるわけですね。

そういうふうに考えております。

次に前回のご証言で、百日ぜきワクチンあるいはそれを含む混合ワクチンの量、力価、あるいは菌数、これがまあ多過ぎた、高過ぎた、ということをご証言になっておられますけど、それについて何か補充なさることがございますでしょうか。

ええ、単に多いということをもう一回簡単にまとめて申し上げたほうがよろしいかと思うんですが、一九六四年にWHOで標準ワクチンの力価というものを決めたわけでございます。そしてその時に、四単位を三回接種すればよろしいというふうにいっておるわけでございます。でその昭和四三年に日本では何単位接種していたのかという問題になるわけですが、これは一cc中に一七単位はいっているワクチンを〇・五、一・〇、一・〇とそういうふうに接種していたわけでございます。で合わせますと四二単位でございます。だから一二単位に比べますと三・六倍の力価のあるものを接種していたわけでございます。一回量でいいますれば、一七単位ですから四倍の量を接種するという、国際標準力価に比べると非常に高い力価を接種してたわけでございます。それから四六年に一cc中の菌数を二〇〇億に減したわけでございますが、量はやはり〇・五、一・〇、一・〇ということでございましたから、この合計の単位が三六単位ということになりまして、やはり三倍を接種してた、ごく最近に〇・五、〇・五、〇・五と接種量が変りまして、この時二一単位という量になったわけでございますが、それでもなお四単位を三回に比べますと、一・八倍多いというわけで、国際的な専門家の考え方と姿勢に比べて、非常に多い量をやっておったということがいえるということでございます。

先程ご指摘になったWHOの基準、これを書いたWHOの文章を読んだことがございますか。

ございます。

それにはその四単位を三回接種するということはそれ以上の接種については、どういう評価をしているんでしょうか。

四単位を三回接種すればそれは十分な効力があるといっているわけでございます。で一体そういう根拠がどこから出たかということでございますが、おそらくそのWHOのそういう基準を出した委員会の中に、イギリスの有名な学者が二人はいっておりまして、この二人ともイギリスでの野外実験に参加した学者でございます。だからイギリスの野外実験の精密かつ大規模な結果というのがWHOの基準に生かされているわけでございます。四単位を三回これで十分な効果だと、もちろんそれ以上力価を上げればもっと効果がよくなるかも知れないけど、副作用が出て来る、だから十分な効果さえあれば最低限の力価でやるべきだと、そういうことをいっているわけでございます。

そのイギリスの著明な学者二人というのは何という方でしょうか。

一人はエバンスでございます、もう一人はそこに書いてあります、ちょっと名前忘れましたが、もう一人でございます。

甲第一三六号証を示す
これはさっき先生がお読みになった文書ですね。

そうでございます。

これの原文の二九ページから三〇ページにかけて、線で囲った部分をご覧下さい。四単位三回の接種で十分だと書いてあるのはこの部分ですね。

そうでございます。

ここにはそれ以上ですと危険であるということが書いてありますでしょうか。

危険があるかも知れないと書いてあって、効果が十分であるからそれ以上は上げることはないということでございます。


（以上　高　橋）

原告代理人（秋山）

そういう、ＷＨＯの、一九六四年に、すでにできていたということですね。

はい。

ところで、前回もお示ししましたけれども、被告の準備書面によると、昭和四三年当時の、日本の百日咳混合ワクチンと今のは、一ミリリットル中に、二四〇億個入っていて、一ミリリットル中の力価は、一七・二八国際単位であるというふうに書いてありますけれども、それ以前の日本のワクチンの力価というものは、菌数が同じであった場合に、もっと劣るものであったでしょうか。それとも大体同じようなものであったんでしょうか。

それは昭和四〇年に、混合ワクチン研究会が発表している報告がございます。そのときに、やはり国際標準ワクチンと、日本のワクチンの効果を比較したわけでございますね、そのときの結果が、やはりわが国の一cc中二四〇億入っている、使っておりますワクチンは、国際ワクチンに比べて、著しく効果が高いと、そして副作用のほうは多いというふうに言ってておるわけでございます。それから一七〇億に減らして、そのときやっておりますが、一七〇億に減らしても、なおかつ十分な効果があるということを四〇年に、そう言っておるわけでございます。

前回お示しした、昭和四〇年の、日本医事新報に出た染谷先生の論文のことをおっしゃっているわけですか。

そうでございます。

四〇年以前はいかがでしたでしょうか。

四〇年以前につきましては、いまの東邦大学の金子先生が、昭和三七年に、論文を書いておりまして、その論文の中で昭和三五年以後の混合ワクチン研究会の研究によって、わが国の現在使っているワクチンは、国際標準ワクチンに比べて、やはり著しく効果が高いということを言っておるわけですから、四〇年のそういう認識というのは、三五年からあったんだと、そういうふうに金子先生は三七年に言っておるというふうに思います。

甲第一三三号証を示す
いまおっしゃった金子先生の論文というのは、この論文ですね。

そうでございます。

この九二ページの左側に、線が引いた箇所がありますが、この記載のことをおっしゃっているわけですか。

そうでございます。

同じく九〇ページに、線を引いてある箇所を、ちょっとお読みいただきたいと思いますが。

〝百日咳ワクチンの血清学的検討は、国家検定においては昭和三一年から採用されたが、実際にはその数年前から行なわれているので、その頃から百日咳ワクチンは、質的には均一でその力価は信頼出来るものになっている。〟

これをお読みになって、その日本のワクチンの力価が、いつごろから、そういう国際ワクチンに比べて、非常に優れたものであったかというふうにお考えでしょうか。

それはですね、混合ワクチン研究会の、昭和三一年に発表している論文がございます。その昭和三一年の時点では、国際標準ワクチンというのは、まだなかったわけでございます。だからまあワクチンの先進国、医学の先進国と言っていい、アメリカの代表的なワクチンでございますね。ピットマンモアというワクチンを、国際標準品の代りに比較したわけでございます。そのときの結果はやはりわが国のワクチンはアメリカのそのワクチンに比べて、著しくＫ凝集価が高い、しかし副作用のほうは多いと、そういうことを昭和三一年に、すでに言っているわけでございます。

甲第一二三号証を示す
いまおっしゃった、昭和三一年の報告というのはこれですか。

え、これでございます。

一八ページの二段目に、Ｈ７と書いてありますね。

はあ。

これがピットマンモアのアメリカのワクチンということですか。

そうです。ピットマンモアのワクチンを、国際標準ワクチンの代りに比較して、国際的な力価の比較をやったわけでございます。

二三ページの第2表ですが、これがそのK凝集価で力価を比較したという表と見てよろしいですか。

え、これがK凝集価を示したものでございます。

ここで一番右のがH^{7}で、アメリカのワクチンということで、日本のワクチンのほうが高いということでしょうか。

え、アメリカのワクチンが、平均五・三というのに対して、日本で使っているワクチンが、七・七、それから六・八というような値でして、これはK凝集価、十分な力価と言われる、三二〇倍というよりも、はるかに高いという結果が出ておるわけでございます。

ところで、その日本のワクチンが、国際標準ワクチンに比べて、非常に力価が高いと、そして六四年に発表されたWHOの基準で言う、四単位三回というものからすると、かなり単位が高いまま経過してきて、なお最近になって、減量された場合にも、なおそれに比べて、単位が非常に大きいということがあるわけですが、これはどういう発想によるものだとお考えでしょうか。

それは国際ワクチンや、まあこれはイギリスのワクチンでもそうですが、家庭内における二次感染という、家庭外ではあまりうつる率がそんなに高くないんですが、家庭内においては、非常に高率で、放っておくと八〇から九〇パーセントうつるわけでございます。毎日接触するわけですから、家庭内に、だれか百日咳がいると、非常に効率よくうつるわけです。その家庭内の二次感染というものを、どのくらい防ぐべきかという考えがございます。で、イギリスやWHOの考えは、この家庭内における二次感染を二〇パーセントとか、三〇パーセントに押えれば、それでいいんだという考えでございます。つまり一〇〇人、そういう家庭内で二次感染にかかるチャンスがありましたら、一〇〇人が一〇〇人防がなくても、二〇人は百日咳にかかってもいいんだという立場をとっているわけです。一方日本は、一〇〇人家庭内二次感染のチャンスがあれば一〇〇人防がにゃいかん、一〇〇人防ぐという力価は、K凝集価で言えば、三二〇倍ということでございます。日本のワクチンは、いつも三二〇倍をこえておったわけですから、現実には、一〇〇人が一〇〇人防ぐよりも、もっと高い力価があったわけでございます。で、じゃ一〇〇人のうち二〇人百日咳が発生しても、かまわないのかという問題があるわけですが、それはイギリスで非常に大がかりな、野外実験をやったという、そういう実験の経験が、そういう思想をもたらしたわけで、たとえばその実験でございますね。これは一万人近い子供たちに、半数にワクチンを投与して、半数にワクチンを投与しないと、そういうふうに非常に厳密なことをやったわけですが、そのときに、ワクチンを投与した子供さんの中から一八パーセントとか、二〇パーセントとか、その程度の発生があったわけでございます。ワクチンの投与なしに、二〇パーセントくらいの発生があったわけでございます。しかし発生した人たちは、ワクチンの投与なしに、百日咳にかかった人と比較して、非常に軽症なわけでございます。で、合併症がなければそれはよろしいという思想でございますね。百日咳になっても、重い状態にいたらずに治るんであれば、それでよろしい、いやそれを全部防ごうというふうにして、力価をどんどんあげていくと、いろんな副作用が起きてくるわけです。たとえばイギリスのその野外実験では、四〇〇〇人ほどの子供さんに、ワクチンを接種しまして、その中の一六八人くらいに百日咳がうつっております。百日咳が発症しております。しかし、その一六八人の中で肺炎を合併した子は二人だけだったわけです。つまり四〇〇〇人の子供たちにワクチンを接種して、二人肺炎が起こったわけです。しかしその二人ももちろん入院して治ったわけです。それで副作用との兼ね合いを考えれば、そこまで下げてやれば、重症度が薄くなるから、それでよろしいというのが副作用という立場を考えた、イギリスやWHOの基本的な姿勢であって、日本の姿勢は、副作用の調査をやっていなかったわけですが、力価をともかく、一〇〇パーセント押えちゃおうと、一〇〇パーセント家庭内二次感染を押えようということで、非常に高い力価をとった。一方副作用のほうは調査しなかったと、そういう姿勢の違いというのは、そういうことから生じてきたわけでございます。

甲第一二〇号証を示す

六三ページの真ん中あたりですけれども、そのイギリスなどで、ある程度家庭内で感染してもいいんだと、副作用を防止するためには、それでやむを得ないんだという考えをとってきているということは、すでにこの金子先生が書いた論文に出ているわけですね。

え、ここのそのことでございます。

三二〇倍以上であれば、一〇〇パーセント防げるというふうにおっしゃいましたけれども、その根拠となったデータは、どういうものなんでしょうか。

それは一九四七年に、Sakoという人が出している論文でございまして、K凝集価が三二〇倍であれば、家庭内二次感染はゼロになっているわけでございます。しかし、ほかにも同じような研究報告が出ております。

甲第一二〇号証の六二ページの表32ですが、これがこの引用文献を見ますと、Sako さんの文献のようですけど、これですか。

はい。

これが家庭内感染率を見たものなんですか。

これが家庭内二次感染を見たものでございます。

三二〇というところから上が全部ゼロになっているということですか。

　そうでございます。

そうすると日本では三二〇と基準にして、それより凝集価が高くなるようにということで、量や菌数を決めてきたということですか。

　え、そうでございますね。日本の実験では、いつも三二〇倍よりも、はるか高いところにいっておったわけでございます。だから三二〇倍を基準にしたとも言えないわけで、三二〇倍を下限にしたというふうでございます。

甲第一三四号証を示す

六〇ページですが、その右の、線の引いてある箇所についてお聞きしたいと思いますが、そこで同じくこれは染谷先生の昭和四五年の論文ですけれども、昭和四〇年に発表された、さきにお示しした研究ですね。そのことに触れて、一七〇億箇パーミリリットルの場合に、どのくらいK凝集価があがったのかということが書いてありますね。

　え、四週間後、平均五五七倍を示して、きわめて効果が著明であると、三二〇倍よりもずっと高いわけでございます。一七〇億でございますね。一cc二四〇億のワクチンではなくて、もっと減らした一cc一七〇億ワクチンで、それだけ高かったということでございます。

この末尾のほうに一七〇億までは減らしてもなおかなり高い予防効果を期待できることは明らかであると、そういうふうにまとめておられるわけですね。

　え、そのとおりの結果だったわけでございます。

それから六一ページの(3)「混合ワクチン中の各成分の含有量の検討」というところがありますが、この部分をお読みになったことがございますか。

　ございます。

これで染谷先生が、書いてあることに関連して、先生の感想をちょっとお聞きしたいんですが。ここでは染谷先生はそういうふうに言っておられます。さきほど一cc一七〇億に減らしてもまだ十分すぎる効果があったということで、さらに一cc一〇〇億という、百日咳の菌数に減らしたわけでございます。それで百日咳K凝集価は、もちろん、ジフテリアおよび破傷風抗毒素も感染防禦レベルを十分上まわる効果が期待できることが知られたというふうに書いてございます。一cc一〇〇億と言いますと、いまの、ちょうど、〇・五、〇・五、〇・五が、一〇〇億、一〇〇億、一〇〇億でございますね。これが、七単位、七単位、七単位で二一単位、国際標準ワクチンに比べると、まだ一・八倍高いということがございますが、それでよろしいということが、かなり前に明らかになっていたということを意味していると思います。次のページの表1をご覧下さい。ここのLot 1というのが一〇〇億のワクチンですね。

はい。

これもやはりK凝集価の値を見ておりますけれども、一〇〇億でもほとんど三二〇倍以上ということでしょうか。

　え、一〇〇億で一人だけでございますね。三二〇倍以下は、あとは三二〇倍乃至はもっと高いわけでございまして、ただここでは四週間おきに接種しているわけで、六週間にすれば、なお効果が、よくなるんだという問題が入ってきますから、これは四週間でなお一〇〇億で、これほど高い効果が出たわけでございます。

昭和四八年に量を〇・五cc、三回にして間隔を広げたというのは、間隔を六週間なり八週間にすると、効果がいいから減らしてもいいんだという結論だったと思うんですけれども、その変更した場合も、従来とほぼ同じ効果を保つということが、確認されていたということでよろしいでしょうか。

　え、〇・五、〇・五、〇・五に減らしたわけでございます。昭和四八年に減らした結果、効果が減ったということではなくて、四週間に比べて六週間とか、八週間に延ばすと効果がもっと高いということがわかっておりまして、結局〇・五、〇・五、〇・五に減らしても、六週、六週という間隔をとったことによって、効果は全く以前と変らない、まだ相当高い効果が保証されているということでございます。

そうすると、さきにお述べになった、イギリス的な家庭内感染率、二〇パーセントまではやむを得ないというような発想からすると、なお力価を減らして、菌数を減らすということができるということでしょうか。

　え、わが国の予防接種は、非常に力価の点では優秀だという印象を受けております。で、六週間おきに、あわせて二一単位をやっておるわけですが、そこでの効果というのは、K凝集価で申し上げれば、もう三二〇倍よりもはるかに高い力価を保持しているわけですから、もっと減らすことが可能で、WHOで言っているような、四単位かける一二というようなところまで、さらに減らすことが可能であるというふうに思うわけでございます。

それからWHOの基準で、一回の接種菌数が、二〇〇億箇以下でなければならないという基準がありまして、それに合わせるようにして、昭和四六年に、日本でも、二四〇億から二〇〇億箇に減らしたということがあります。けれども、その基準との関係はどうなんでしょうか。

　ワクチンをするというのは、もっぱらききめを目的にするわけでございますから、力価で四単位あれば、それはききめが十分だと言っているわけでございますから、四単位という力価を選ぶべきというのが第一に出てくるわけでございます。ただ非常に質の悪いワクチンで、四単位あるのに、菌数が四〇〇億も五〇〇億もあるということがあってはいけないと、だから菌数はもう二〇〇億以下と、そういう上限を定めまして、非常に質の悪いワクチンは、そこでカットすると、しかしどのくらいの量をするかは、四単位を三回でよろしいということでございます。

日本の百日咳ワクチンのようには、優秀なワクチンについては、二〇〇億箇以下というような基準を参考にすべきではなくて、四単位三回ということで決めるべきだということでしょうか。

え、そこには考え方の違いがあったわけでございますね。二〇パーセントくらいでよろしいという、WHOの考え方と、いや全部家庭内二次感染は一〇〇パーセント防がにゃいかんのだというようなことがあったわけでございますが、まあ日本の考え方というのは、どうもやはり副作用を調査しなかったということと、非常に密接に結びついて出た考え方であるというふうに思うわけでございます。

五三年二月一〇日付被告第一五準備書面を示す

添付の別表ですが、これはご覧になったことがありますね。

ございます。

これは要するに国の側が、昭和四六年まで菌数を減らさなかった理由は、それまでのワクチンは、ずい分昔から、I相菌という菌を使うようにはなっていたけれども、安定したものを得られなかったと、で、検定の不合格率が多かったと、だから二〇〇億にするのが遅れたのはやむを得なかったんだというような主張の根拠として出している表なんですが、その表を具体的にご検討になりましたか。

え、その数字を検討して見ました。

甲第一三七号証を示す

これは先生が、いまお示しした準備書面の別表をグラフにしたものですか。

そうでございます。

ちょっとご説明下さい。

それぞれ、百日咳ワクチン、それから百日咳ジフテリア混合ワクチン、それから三種混合ワクチン、これらの不合格率を年代順にグラフに書いてみたわけでございますが、そうすると昭和三〇年ごろから、四四年ごろまで、ほとんど二〇パーセントから四〇パーセントという、不合格率で推移しておりまして、この二〇パーセントから四〇パーセントに入っていれば、それは安定した状態であるというふうに見られるんではないかという印象を私は受けました。

そうすると、I相菌が用いられるようになった当初と、昭和四六年当時とで不合格率に非常な減少があったということは認められないということでしょうか。

え、四四年までは同じような不合格率できております。

原告代理人（中平）

さっき裁判長が尋問されたことに関連しまして、甲第五七号証の症例２の例ですが、これは三三週の出産で、一八九〇グラムの未熟児だったというのがございますね。

はい。

これはおなかに入っている間の期間は、ほぼ十分で、しかも体重が小さかったというので、先生の例の、SFDに該当するわけでございますか。

ちょっと計算しておらないんですが、三三週で一八九〇グラムですと、未熟児でございますけれども、おそらくSFDじゃなくて、普通のAFDと言われるものだと私は思います。

それで生後七か月で三混を打っているのですが。

その点はいままで申し上げなかったのですが、三三週で生まれますと、約二か月早いわけです。そうすると七か月ということは、この子にとって五か月ということでございますね。だから早く生まれた分を補正して考えるというのが、普通やられております。だから五か月というのが規則で早すぎればもっとあとにということですし、五か月でもよろしければ、五か月で接種をするということになるかと思います。それから、いまのご質問とさきほどの裁判長からのご質問に少し補足するといたしますれば、確かに禁忌でみつけることは、私どもの例で難しいというか、できなかった例が大分あったわけでございます。みつけられなかったわけですね。異常がなかったから。あなた予防接種やめなさいというふうにはならなかったわけです。問診をちゃんといたしましてもみつけることができなかった例だと言うことになるわけですが、ただその点、ちょっと補足申し上げれば、禁忌を除いて重篤な副作用を減らそうという場合には、沢山の人を除いて、その中に含まれているかもしれない、少数を助けるという思想でございますから、五人を除けばその五人がみな出るということは、とてもございませんわけで、たとえば年に五人とか一〇人の脳症の発生を救うために、そのために一〇〇人、二〇〇人、三〇〇人という沢山の子供を禁忌として除いて慎重に接種すると、だからわずかの子供を事故から救うために、非常に沢山の努力が必要だという、そういう例であると思うわけでございます。

被告代理人（柏樹）

百日咳ワクチンの国際基準について、一、二お伺いします。この基準は各国を拘束するものではございませんね。

私それどういう基準か知りませんが、もちろん束縛するものではないと言うふうに思います。

したがって国際基準のとおり、その基準に従わない国もあり得るわけでございますね。

それはあり得るわけです。

たとえば米国では、百日咳ワクチンの菌量は、国際基準に従っておるかご存じですか。

米国の菌数は私存じません。

最近ですね、百日咳ワクチンの力価を減らした実験をやりました結果、ショックとか痙攣とか、そういう重症な副作用発生頻度は変らなかったという報告が出ておりますけれども、ご存じでしょうか。

　それは存じておりませんが、どちらでございましょうか。

結構です。

　一言申し上げますれば、基準には拘束されないわけですから、各国が非常にしっかりとした理由と根拠があれば、その国独自のやり方で、やってもよろしいということになると思いますが。

被告代理人（吉戒）

さきほど原告代理人のほうからお尋ねありました症例２ですけれども、この人が二か月早産だと、だから生後七か月というのは二か月引いて生後五か月とみなければならないと。

　え、。

そうするとこの五か月という時期が、普通接種する時点として適切かどうかということを、また考えなければいけないとおっしゃったんだけれども、これは生後五か月なら四四年当時であれば、十分適切な時期に該当するんじゃないでしょうか。

　え、その時期のことちょっといまわかりませんけど、五か月がその当時接種していた領域に入ればそれはよろしいし、五か月ということで出ちゃうならそれはいけないと言ったわけです。

生後三月から六月までなんです、第一期が。

　それですとよろしいわけです。

当然五月ならよろしいわけですね。

　そうでございます。

原告代理人（山川）

症例２は一八九〇グラムの未熟児として、三三週で生まれたということですが、前回の先生のご証言からすれば、これはもう典型的な未熟児のカテゴリーで、ＳＦＤではないけれども、未熟児としては接種禁忌になるという例ではございませんか。

　未熟児でございますから、集団接種の場合は一応禁忌とすべきというふうに考えるわけでございます。

裁判官（近藤）

いまのはそういう意味では禁忌の発見可能なんですね。

原告代理人（山川）

そうすると実地規則に定めのある、あるいはそれ以外でも禁忌とすべきものという観点から問診を行なった場合には、いまの点は容易に発見できて、集団接種の場では、接種を行なわないということになりましょうか。

　え、なります。それは個別接種にゆだねるべき例でございます。

（以上　林　哲朗）

東京地方裁判所民事第三四部

裁判所速記官　田甫　力弥
裁判所速記官　竹内　一雄
裁判所速記官　高橋　ますみ
裁判所速記官　林　哲朗

［5］ 大谷杉士証人 (1)

附録第四号様式（証人調書）

事件の表示	昭和四八／四九年(ワ)第／五〇 四七九三、一〇六六六／一〇二六一号／七九九七、八九八二
証人調書（この調書は、第四一回口頭弁論調書と一体となるものである。）	
期日	昭和五五年 六月一六日 午㊐前／後 一〇時〇〇分
氏名	大谷杉士
年令	（略）
職業	公務員
住所	（略）
宣誓その他の状況	裁判長は、宣誓の趣旨を告げ、証人がうそをいった場合の罰を注意し、別紙宣誓書を読みあげさせて、その誓いをさせた。 後に尋問されることになっている証人は、在廷しない。
陳述の要領	
別紙速記録のとおり	
	裁判所書記官 岩田昌晃

宣誓

良心に従って、真実を述べ、何事も隠くさず、偽りを述べないことを誓います。

氏名 大谷杉士 ㊞

原本番号	昭和五〇年（民）第四〇〇号の二三
	昭和五五年 六月一六日 第四一回 口頭弁論／公判
速記録	
事件番号	昭和四八年(ワ)第四七九三号
証人氏名	大谷杉士

原告代理人（大野）

初めに、先生の経歴でございますが、同種の事件が大阪地方裁判所に係属しておりまして、そこで証言をされておられますが、その時と今日とでは経歴に変更はございますか。

ございません。

そうすると、現在は東京大学の教授で、東京大学の医科学研究所付属病院の院長を兼ねていらっしゃるということでよろしゅうございますか。

ええ、そうです。

教授は大阪地裁で六開廷にわたって述べておられますので、きょうは、そのエッセンスと申しますか、あるいは、それをサマライズした、要点を主としてお伺いいたしたいと思います。

はい。

そこで、その中でも、きょうお伺いする中心は、一つは、種痘について、幼児の一律定期の強制接種は、もう少し早くやめるべきであったというご証言がありますし、それから同じく、種痘の幼児に対する接種をもう少し早く引き上げるべきだったという趣旨のご証言がありますが、その結論については現在もお変りになっていらっしゃいませんでしょうか。

ええ、変っておりません。もう少し具体的に申し上げますと、一九五〇年、それから一九六二年、この二つの機会に幼児一律強制種痘という制度は再検討されるべきであったというふうに考えております。

一九五〇年というと、昭和二五年になりますね。

そうです。

その時期、それから幼児の接種年齢の引上げについては、大体いつごろ引き上げるべきであったということになりましょうか。

大体一九六五年までには引き上げるべきであったろうと考えております。

今、一九五〇年は昭和三〇年と私申しましたが、一九五〇年は昭和二五年ですね。

はい、そうです。

そうすると、三〇年の方ですか、それとも二五年の方ですか、先程、幼児の一律強制接種を再検討すべきであったというのは。

今考えておりますのは、結局この、一九五〇年というのは、日本が痘そうの常在国であったか、非常在国といいますか、そういう国では、痘そうという病気が外から入り込んでくる、持ち込まれるということを原則とする国であったかの判断が、おそらく一九五〇年、昭和二五年にもっていった方がいいのか、一九五五年、昭和三〇年にもっていった方がいいのか、多少議論の余地があると思うんですが、私としては、昭和二五年、その時点で非常在国になったと判断してよろしいかと思います。

そうすると、今、五〇年とおっしゃいましたが、これ、元号と両方出るのでわかりにくいんですが、昭和二六年に八六例があって、二七年から二例、三例ということで、昭和三一年からはゼロという数字、これは客観的な数字ですから申し上げますが、そうすると、非常在国になった、換言すれば、常在国であった時期というのは、大体昭和二六年と考えてよろしいでしょうか、二七年から二例、三例ということで。

常在国か非常在国かということは、症例数もありますけれども、常在国と申しますのは、持ち込まれることなしに、その国の中で発生する状況を言うわけで、必ずしも、例数が多くても、あるいは、ユーゴスラビアの例なんかでもわかりますように、かなりな例数が出ても、これは非常在国に持ち込まれたものであるという判断ができるので、私は一九五〇年でよろしいと思うんですけれども、そのへんの問題は論争が困乱するとすれば、普通の見解に従って、無くなった年ということになれば、一九五五年、昭和三〇年ということになると思います。

そこで、きょうは、その二つの点の理由を主として伺い、また、種痘の副反応と後遺症について伺うと、主要な点はこの三つのテーマについてお伺いすることになろうかと思いますが、まず、教授のお話を伺う前提として、あるいは、基本的に、この種痘を含む予防接種というのは、一体どういうものであるのか、それが医学的に見てどういうふうに考えるべきなのかという基本的な問題について教授のお考えを伺っておきたいと思いますが、それはどういうふうに考えられるものでございましょうか。

もうちょっと具体的な例でご質問願いたいと思いますが。

予防接種というのは、たとえば、すべてまあ、有効であり、無害なものかどうか、そのへんのことについてお答え願えればと思います。

わかりました。まあ、天然痘に対する種痘の効果というのは、これはおそらく非常なものだろうと思います。ただ、問題は決して全く害がないというふうなものではないということ、それからもう一つ、ワクチンそのものの優れた性能というものと、それを如何に用いるか、つまり予防接種のやりかたというものとは、一応、区別して考えないと困るというふうに考えております。

その、今の、あとの、予防接種そのものの医学的な効果の問題と、予防接種のやりかたとは、区別して考えるというご見解は、もう少し説明していただくとどういうことでございましょうか。

つまり、種痘というのは、非常に天然痘を防ぐために役に立つものですけれども、それが役に立てば立つほど種痘のおかげで天然痘の流行はなくなります。そうしますと、今までは非常に有効で、もっぱら役に立つと評価されていたものが、天然痘の流行がだんだんとなくなってきた時点では、あまり役に立たない、むしろ、その副作用その他の側面が目立つようになる。予防接種は大体そうですけれども、その効果が優れておればおるほど、みずからを否定するというような運命をもっているといいますか、そういうふうな形になるわけです。それで、最もそれがはっきり現われるのはおそらく常在国で、そこの国民は運命的に一度は天然痘にかからざるを得ない、と。そういう時代に種痘を如何なる制度で行うべきかということと、そこの国には全く天然痘の種が切れてしまって、時あってか、ほかの常在国から天然痘が持ち込まれるような状況になった場合とで比べますと、種痘のありがたさというものは、全く違ってきて、私はあまり強制予防接種法というもの自体を好みませんけれども、常在国で、いろいろな、まあ、小説とかなにかで現われてきますような、かつて日本もそうであったわけですけれども、そういう時期に幼児に一斉に、あるいは強制してでも種痘をやるということは、認めなければならない時期もあったと思うんですけれども、非常在国になって、天然痘の病原体が持ち込まれるという事態になりまして、あるいは今でもコレラは時々持ち込まれておりますけれども、こういった持込み伝染病に対する防疫対策として、国民皆接種、しかもそれを強制するというやりかたは妥当でないというふうに判断しております。

つまり、種痘というものの本来的に持っている医学的性質には変りなくても、時代時代に応じてそれが社会に与える、あるいは個人に与えるメリットとデメリットというものは非常に変ってくると、こういうふうに考えていいわけでございますね。

はい、そうです。

それではまず、種痘のその医学的な性質の方から伺うわけですが、これは今教授も言われたとおり、非常に天然痘に対して、顕著な有効な免疫効果を与え得るということのようですが、これはまず、例外なしに、予防接種さえしていれば、百パーセント天然痘にかからないものなのでしょうか。

それは二つに分けませんと、つまり、ある個人が予防接種によって天然痘にかからなくなるということと、もう一つは、いわゆる集団免疫、集団予防接種をしたために、その社会で天然痘が流行しなくなるということは、まあ、一応別なこととして考えないといけないわけです。それで、その、個人について申しますと、まあ、ある一定期間は完全にいわゆる善感して、種痘をして、善感と申しますけれども、うまくついた場合、この場合は五年とか一〇年とか申しますけれども、その期間は、たとえば、天然痘患者のとなりに寝かせても、ある程度の感染防禦の力を与え、また、かりに発病したとしても、死亡率を下げるという効果は認められます。ただ、今度、集団が、たとえば、八〇パーセント種痘を受けて、うまく善感しているという場合に、天然痘が流行しないかどうかという問題になりますと、たとえば、一九七二年にWHOの有力なメンバーであり、インドの医者であるドクター・ラオが単行本を書いておりますけれども、その本なんかによりますと、八〇パーセントなら八〇パーセントの率で国民が種痘をしておっても天然痘が流行すると、つまり残りの部分で流行するという事例があげられております。

つまり、個体に対する免疫機構と、集団に対する免疫機構とは、二つに分けて考える必要があると、こういうお話でございますね。

そうです。

前者の、個体に対する免疫機構のことでございますが、今、年数をおっしゃいましたんですけれども、これはやはり種痘をしたのちの年数によって免疫力は変化してくるものでございましょうか。

します。

大体どういうふうに変るものでございましょうか。

これは非常に判断しにくいものがあるわけですけれども、大体三年間は大丈夫であると。で、一〇年間は有効であると。で、二〇年までは多少効果が認められると。あとは、まあ、あっても、ほとんど同じであるというのが、たとえば、よく引用されておりますドクター・ディックは、おそらく、その表を、一九六二年の英国医学ジャーナルといいますか、「ブリティッシュ・メディカル・ジャーナル」に天然痘に関する総説を書いた中で、その表をあげまして、それは、ディクソンの単行本から引用したものであるというふうに書いてあります。ただ、その表は、私の見たところでは、ディクソンの単行本には、表の形ではなくて、文章として書かれたものを、ディックが表にまとめたものであろうというふうに考えております。

二〇年で感染防禦効果が二分の一になるというふうに、よくディクソンの表が引用されておるんでございますが、これはそのとおりでございましょうか。

この表が、今そういった科学論文の時の表、たとえば、そこで二分の一になるとか、三年までは一〇〇〇分の一ですか、一〇〇〇分の一であるとかいろいろ書いてありますけれども、具体的にどういう資料でそういう数字が出されたかが、ちょっと私にはわかりかねますので、どの程度、それを書く数字によって評価していいか、ちょっとわかりませんので、結局はドクター・ディックがその表のあとで、二〇年たつと、あったとしてもほとんどなくなるというふうに書いてあることをそのまま信用せざるを得ないと思います。それから、もう一つは、そういうふうな時に、まあ、ディクソンの単行本に書いてありますのは、インド各地、あるいは、そのほかの国のもはいっておりますけれども、家庭内で患者が発生したその家庭に同居しておる家族の中で、種痘を受けておらない人がどうなったかという数字をほうぼうから集めて来た数字だと思うんですが、その場合に、種痘をしていないグループでは発病率がどうであったか、それが有効であったか、有効でないということのためには、予防してなかった各年齢層の者が予防してあった者、種痘を受けていた者の各年齢層と比べてどうかというふうに論じませんと正確にいかないわけですけれども、そこにあげてあります数字が、そういった数の問題が全然論じられておりませんのでわかりかねる、と。もう一つは、全く種痘をしていない人が、家庭内に患者が発生した時に、どのくらいなパーセンテージで発病するか、それは種痘を受けてないとしても、で、家族の中で天然痘が発生したとしても、そのすべてが感染し発病するわけではございません。それがどのぐらいのパーセンテージであるか、というのは、非常にむずかしくて、ドクター・ラオも、本当はよくわからないのだがという断り書きをして論じております。ですが、ドクター・ラオがあげておりますのは、全く種痘をしなかった人が、家族の中で天然痘が生じた場合に、感染する率は三七パーセントであるというふうに述べております。それから、そのドクター・ディクソンの単行本ですけれども、その中では、各年齢によってかなり発病率といいますか、感染率が違う、と。で、同じ、種痘を受けていないにしても、ゼロ歳児では八〇パーセントぐらい感染し発病する、と。それから、その上になると、七〇パーセントから六〇パーセントに下がると。で、このことはどういう理由によるかというと、おそらく子供の時には、それから、社会的、経済的条件によって、四畳半に五人も子供を寝かさざるを得ないような状態の時には感染率は非常に高いし、ある程度成長して、各々が部屋を持つという形になった場合には、同じ家族といってもかなり違うだろうというふうな議論をしておりまして、つまり何年、種痘の効果がもつかということを判断するためには、各年齢層に分けて、しかも同じ状況で家族の中で患者が出たというケースだけを集めて、しかも、種痘を受けて何年目であるかということを区分けしていかなければならないので、非常にむずかしいというふうなことを申しておりますけれども、大体私も、そのこと自体について自分で調査する機会には恵まれておりませんので、現在ではドクター・ディックのいうことを信頼していろいろな考えを立てているわけです。

乙第七九号証を示す

「日本のワクチン」の改訂版、その六ページをご覧下さい。そこの北村さんという人の論文の中に表が出ておりますが、表1—3、ディクソンの表でございますか、これは大体一般に使われているものでございますね。

これは権威ある本ですからそうだと思いますが、私、これを見まして、これが、どこからどういう形で引用されてこういう形になったのかというのを調べてみたんですけれども、よくまあわからないんで、たとえば次の八ページの「免疫の持続」というところがございますが、そこを読んでまいりますと、「種痘時の感染予防効果については、Dixon の集計が有名で、イギリスおよびアメリカ、インドにおける多数の患者の接触歴、種痘歴の調査から、初種痘のみの個体が痘瘡患者と接触した場合の感染、発症の確率を表 1.3 のように集計した。」と書いてございまして、「Dixon の集計」というところの肩に、文献番号として「……20)」という数字があがっておりますけれども、この章のいちばん最後の「20)」という文献番号を見ますと、「Espmark, J. A., Acta. Pathol. Microbiol. Scand., 63, 97 (1965)。」と、こうなっておりまして、その論文は、種痘後何年たった場合に抗体がどのくらい残っているかという、スカンジナビアで行われた、まあ、実験室的、検査的データに関する論文でございまして、別に、ディクソンとは関係ない論文であります。したがって、私としてこの未種痘患者が家族内で患者に接触すると、約八〇パーセントが罹患するというこの数字がどこから出てきているのかさがすことができませんでした。ディクソンの本にはございません。それから、先程申しましたドクター・ラオの天然痘に関するモノグラフには、三七パーセントというふうに書いてあります。

いずれにしましても、種痘というものの効力、免疫効果というのは年数に応じてどんどん下がっていくという一般的なことは広く認められているわけですね。

　そうだと思います。

それから、世界的にもそうだったようですが、三年後まではほぼ完全に有効だけれども、三年後の場合は、外国へ行く時には、種痘をやりなおすということが一般に認められて、行われていたことのように理解しておりますが、それは、医学的にも根拠があると考えてよろしございましょうか。

　一般に認められていた説だと思います。

そこで、先程、教授は、この種痘の場合には、弊害を伴うことがあり得るんだと言われましたが、これは、種痘に伴う副反応のことを指しておられるわけですか。

　そうです。

そこで、種痘がどのような副反応を起こすことがあるのか、その点について最初にごく簡単にご指摘いただけませんか。

　まず、種痘をしました場合に、これはむかしはずい分問題になったんですけれども、ほかの病原体がまじる、痘苗の製法自体は述べませんけれども、まあ、その製法から考えて、いろいろなものがまじる可能性がある、そういう点が一つです。これは最近は非常に少なくなったと思います。でも、まだ、種痘のために破傷風になったというふうな例もございます。二番目は、まあ、その場所が腫れるぐらいのことは命にかかわることじゃございませんので除くとしまして、全身性種痘症というものがございます。これは、種痘というのは、慣らして優しくしてあるとはいうものの、生きた微生物で、時と場合によっては、どんどん際限なく増殖してしまって、からだ中が、種痘のヴィールスの増殖のために全身性種痘症というものになって、死亡することもあります。それから、これもあんまり大きなものじゃありませんけれども、痘苗性湿疹といいますか、そういった皮膚病を起こすこともあります。それから、いちばん問題になりますのが種痘後脳炎ということになると思います。

種痘後脳炎のこともお聞きしたいんですが、種痘後脳症というのは、これは脳炎とはどこが違っているんでしょうか。

　そうですね、これはいろんなことがあるんですけれども、簡明に申し上げるために、一九六二年に発表されましたオランダのドフリースのモノグラフを見ますと、種痘後脳炎というのは、解剖してみた場合に、特定の病理像を示す、と。それに対して、種痘後脳症と呼ばれているものは、そうじゃなくて、血管障害、脳の循環障害を主とするものであるというふうに、ドフリースは分けております。

そこで、先程おっしゃった、全身性種痘症の場合も、これは悪化した場合には死亡するという結果を招くわけですか。

　はい、そうです。

それから、全身性種痘症の場合には、治ゆした場合には、後遺症は残らないわけでございますか。

　治ゆした場合には……まあ、これはなかなか治ゆしませんけれども、その場合には機能障害は残りません。

そうすると、皮膚に跡が残るということはあるわけですか。

　そういうことはありません。

そこで最も多くの方から指摘されている種痘後脳炎、あるいは種痘後脳症も含むのかもしれませんが、これは、どういうところが冒される病気なんですか。

　脳あるいは脊髄中枢神経でございます。

これも死亡率は高いんでございますか。

　大体そうですね、ウイルス性脳炎の、一般に私たちのことばで申しますと。二次性脳炎ということになるんでございますが、非常におおまかに申しまして、発症した症例の三分の一が、動物的といいますか、生命自体を失なうというふうに考え、三分の一が植物人間、あるいは知能の低下のために社会的生命を失なう、と。で、三分の一は辛うじて社会的に復帰が可能である、というふうな予後と考えていいかと思います。

その場合に、二番目にあげられました社会的生命を失われてしまわれるかたというのは、これは脳の中枢神経が冒されたまま回復しないわけでございますか。

そうです。

そうすると、症状としては、寝たきりとかそういうことになってしまうわけでしょうか、それとも、体は健全でも、知能が標準に達しないということでございましょうか。

両方ありますね。

それで、まあ、不幸にして種痘をした場合に、まず、全身性種痘症になった時には、これは、治療方法はあるんでございますか。

これはたとえば、全身性種痘症と申しますのは、本来ならば、痘苗ウイルスが、接種された部位だけで増殖して、せいぜい、局所リンパ節が腫張するということになるわけですが、この場合は、とめどなく広がっていく、と。で、それを防御すべき生体側の反応が起きてこないということで、免疫血清、抗体をたくさんやると、それでも間に合わなくて、それに感作されたといいますか、種痘をして経過した、ないしは、天然痘にかかって治ったリンパ球を大量に入れてやると、全身性種痘症の進行を阻止し得るという報告があります。

そうすると、その病気も非常に致命率が高い病気でございますか。

高いです。

どのぐらいでございますか。

正確なところは覚えておりませんが、はっきりした全身性進行性種痘症といった場合には、死亡率は五〇パーセントを超えると思います。

次に、種痘後脳炎についてお伺いしますが、これは、こういう症状を起こしてしまった場合には、有効な治療法というものは、存在しているんでございましょうか。

この種痘後脳炎というのは、どういう仕組みで起きるのかということが現在問題になって、これは少なくとも、痘苗ウイルスが頭の中へ入るのではないかという説がこのごろ強いんですが、まだ、そんな段階なもんですから、肺炎にペニシリンを使うように、特異的療法というものはございませんけれども。これまでいろいろ試みられてきたのは、早期に大量の痘苗ウイルスに対する抗血清を刺すと効くのではないかと。少なくともその発生を予防するために、大量抗体を使ったら効いたという報告はあります。それから一九四二年に、グラスゴーで、天然痘が持ち込まれた時に、グラスゴーの市が主催しまして、五〇万ぐらいの市民に対する大がかりな緊急予防接種をやっておりますが、その時に、もし、種痘後脳炎になったら、大量の免疫血清を注射できるように、子供に種痘をする時には、必ず親も一緒にやれ、と。で、子供になにか変化があったら、すぐにその親の血清を刺せというふうな指示をしたことがあります。したがって、そのへんから考えて、種痘後脳炎に対して早期に大量の抗体を刺すことは、少なくとも、その評価は一定しておりませんけれども、試みられてしかるべき方法だろうと思います。それから、最近、一九五〇年以後でございますけれども、「セミカルバゾーン」という薬がありますけれども、それから改良された各種の天然痘ウイルスないしは痘苗ウイルスに対する抗ウイルス剤というものが改良されておりまして、これを種痘後脳炎の時に使うという主張をしている人もあります。それから、これはもう全く対症療法ということになりますけれども、いわゆる副腎皮質ホルモン剤、これは、種痘後脳炎というのが、まだ本体が明確になっていないんですけれども、少なくとも侵入して来た痘苗ウイルスに対して、生体側が脳の中で、過剰な、過剰なというのは変な表現ですけれども、免疫反応を起こして、頭の中がいわば、戦場のようになったために起きてきたものであろうというふうな説に従いまして、まあ、とにかく、あんまりけんかをしないといいますか、むしろ免疫反応そのものを押えるという形でやれば、免疫反応という形というよりも、炎症を押えるというふうなことをしてやれば予後がいいのではないかというふうな立場から、副腎皮質ホルモンを使うと効果があるという説もあります。

対症療法としては、たとえば、痙れんを起こした時に抗痙れん剤を使うということも考えられるわけですね。

それも考えられますね、それから解熱剤も一種の対症療法としては有効だと思います。

最初に言われた、まあ、基本的な治療方法だけじゃなくても、対症療法を使った場合でも、これは致死率が下がるとか、あるいは、後遺症が残ったとしても軽くなるとかという医療効果というものは出るものでございましょうか。

それは一般論としては期待できると思います。

そこで、今、教授がおっしゃいましたような、種痘に非常に重篤な副反応が生ずることがあり得るということは、わが国の医学界では、大体いつごろから知られていたと考えてよろしいでしょうか。

まあ、おおざっぱに申しまして、少なくとも戦後は完全に知られていたというふうに考えます。つまり、もう少し詳しく申しますと、昭和の初めごろには盛んにその問題が外国文献の紹介というふうな形で論じられておりまして、昭和一〇年代になりますと、日本での発症例が報告されて、それから、まあ、戦後になりますと、これは人口動態調査、死亡統計、死因統計などから、種痘後脳炎というものが日本に存在し得る、しているということは明らかになっていたはずです。

大学の医学教育などでも、種痘の際には、こういう副反応が生じ得るというふうなことは教えていたものでございましょうか。

教えていたと思います。少なくとも私は講義でその話をしておりました。

そうしますと、その副反応の発生というものは、従来長い歴史の上でいろいろな種痘株が使われてきたと思いますが、ごく最近に至るまで、株をよくすることによって副反応の発生を除去するということは、できなかったものでございますか。

それはいろいろな改良が試みられておったわけです。それで、日本でも、たとえば、CML16—8というふうな株が作られて……、ただ、たとえば、一九六五年のWHOのエキスパート、コミッティ・シリーズという本がございますけれども、この中で世界保健機構関係の痘そう関係者が集まっての議論の中で、種痘をするからには、これが明らかに有効であるというふうに言うことが立証されていた株以外のものを使うことは禁止すべきである、避けるべきであるというふうな勧告をしておりますけれども、その理由は、もし副反応が少ないだろうということでやって、それで感染流行を起こすよりは、そういう、あいまいな、効果のはっきりしない痘苗でやるぐらいなら、むしろはっきりやめちゃった方がいいというような趣旨なんですけど、ところが、残念なことには、天然痘あるいは種痘の効果というものを判定するのは、実験動物を使ってやることができないもんですから、結局その新しい、作用が少ないと思われる株を選定しましても、果してそれが十分な効果を有するかどうかがわからないという理由で、一般的にはそれが実用化されることはなしで終りました。

そうすると、結局、日本の社会で現実に使われた種痘の株では、今、教授が言われたような副反応を除去することはできなかったわけでございますか。

できません。それで種痘後脳炎だけではなくて、種痘の副作用全般に関することですけれども、外国でも、十分な注意、適切な注意を払って種痘が行われた場合には、種痘というものは全く害のないものであるというような説がありまして、それに対して、たとえば、ドクター・ディクソンが一九六二年に出しました単行本とか、ないしは、ドクター・ディックが同じ一九六二年に書きました論文などで例をあげまして、そういうことはあり得ない、と。適切なる注意とは何であるかということを論調で激しく論難しております。したがって、少なくとも種痘後脳炎について言えば、いかに慎重な注意をして接種したとしましても、それを防ぐことはできないと思います。

で、種痘にそういう、ある種の不可避的に伴う副反応があるということは、さっき、医師あるいはこれを担当する責任者は当然知っていたはずであると言われたわけでございますけれども、それについての具体的な調査というものは従来されて、具体的な数字はあげられてきたことはあるんでございましょうか。

私が知っておりますのは、死因調査といいますか、人口動態調査における数と、それから一九六九年ごろから、種痘研究班とか、種痘調査委員会とかいう名前で、東大の高津教授、あるいは、現在、公衆衛生院の院長であります染谷博士、その人たちによりまして、一九六九年ごろに行われた調査の前書きに、「これまでのところ、日本にはこういう調査が全く行われていなかったので」というふうな文章がございますので、私が見たところでも、あるいは高津、染谷両先生が検討されたところでも、それ以前には、種痘の副作用に対する大きな、正確な調査はなかったと考えてよろしいと思います。

先程も教授は人口動態統計のことをあげられました。また、制度上は、予防接種で事故が起こった場合、届け出るということが、従来、昭和二六年以降も行われていたようですが、ちょっと、これをご覧いただきたいと思いますが、

乙第五七号証を示す

その文献集（Ⅰ）の一九〇ページと一九一ページの表をご覧いただきますと、人口動態統計は、昭和二六年から四一年までございますが、これによりますと、まず、「種痘後脳炎」ではこの一六年間に一一〇人の死亡が出ておりますし、「種痘後汎発性牛痘疹」これが先程おっしゃった全身性種痘症のことでございますね。

はい、そうです。

「その他種痘による合併症」を加えますと、一六四人、まあ、これだけで、大体死亡者だけについて言えば、年間平均ちょうど一〇人という数字が出ているわけでございますが、これについて、人口動態は非常に、いわゆるコンヴァーティブルなケースといいますか、よくわからないケースもみんなあげてしまうから、あんまりあてにならないのではないかということを言われる方も、わが国の厚生行政を担当される方の中でゼロではないんですが、それをどうお考えですか。この人口動態統計の中の数字の信用力というものについては、どうお考えですか。

私はこっちの人口動態統計の方が正確だと思います。

では、ついでに、一九一ページの3）の表を見ていただきますと、これは「予防接種事故報告数」というもので、これは厚生省が行政機関を通じて報告を受けたと、おそらく保健所のものだと思いますが、これによりますと、三五年から四二年までに七例しかないわけですね。で、三三年から四一年までとを比べますと、約七分の一とか八分の一とかしか数がないので、非常に大きな違いが生じてきているので、一体、どうこの違いを考えたらいいのか、どちらが実情を把握している、どちらが実情に近いものと考えたらいいのかということをお伺いしたいと思います。

私は人口動態統計の数字の方が実態に近いと思います。

なぜですか。

その理由は、この予防接種事故報告例の、まあ、種痘後脳炎その他の診断も、この人口動態統計による動態の診断も、これは両方共、まあ、日本の医者がつけたものです。片一方と片

一方と違った人間がつけたわけじゃなくて、種痘の副作用によるものとして死んだと人口統計に届けられたこの病名も、あるいは、予防接種事故報告の中に含まれるこの病名も、広い意味での、日本の医者が、つまり名医も、やぶ医者も含めまして、とにかくつけたに違いない、と。それで、私は届出、事故報告という形がどんな形で行われたのかよく知らないんですけれども、たとえば、一九六九年ぐらいに種痘禍騒ぎがあったあとで、厚生省の衛生局長か防疫課長かの名前で、要するに届出に関する注意事項というものが通告されていると思うんですが、その場合に要するに、事故があったら、母親、親権者が届けろということであるらしいんですが。

ちょっとお待ち下さい、これは争いのないことですから、客観的な点を明瞭にするために申しますが、乙六六号証「予防接種の手引」の中の一五一ページ以下に「予防接種実施規則」というものがありまして、その第五条に、「接種後の注意事項の通知」というのがあって、「予防接種を行うにあたっては、被接種者またはその保護者に対し次の事項を知らせなければならない。」で、そのうちの二項に、「熱などが出て、医師の診断を受けた場合には、速かに当該予防接種を行った都道府県知事または市町村長に通報すること」というものがあって、したがって、おっしゃったように、保護者に予防接種をする時にはもし高熱や痙れんを起こした時には、で、医者の診断を受けたら、あなたが知事や市町村長のところへ行って、そのことをお知らせなさいよと、こういうことのようですね。

ええ、それと、医師会の方には、そういう患者がいたら届け出て下さいよということが、一九六九年ごろの通達にあると思いますが、まあ、とにかくその両方共、日本の医者が診て、死亡報告というのは、これ医者に義務づけられておりますから、こっちは否応なしに診断せざるを得ない、書かざるを得ない。しかし、届出の方は、医師は頼まれているかもしれませんけれども、別に義務づけられていませんから、おそらくこれは、いちいち届け出るということはない。それから母親の身になってみれば、子供の病気のことでいっぱいで、それを都道府県に届けなければいかんかということは問題外だというようなことから、死亡統計に出てきた数字の方が正しくて、死亡報告には種痘後脳炎とつけるけれども、家族にはほかの病気と言うということは、まず考えられない、と。したがって、同じ日本の医者がつけた種痘後脳炎なり種痘の副作用の報告は、亡くなった場合には、死亡報告としては正確に届けられ、届出のルートとしてはどこかで止まってしまうというのがこの数字の違いとなって現われたんだろうと私は考えます。

（以上　竹　内　一　雄）

原告代理人（大野）

高津班、染谷班の、今御指摘の、昭和四四年ごろの調査でも、人口動態統計とほぼ同じような数字が挙げられておると思いますが、それはよろしゅうございますか。一〇〇万人について一〇人ぐらいの種痘後脳炎の発生率というふうに書いてありますが……。

ええ、それはそうだと思います。それで、そういうふうな調査がもっと早く行なわれても、同じような資料が得られたであろうというふうに考えております。

たとえば、教授は、いちばん最初に、昭和二五年ぐらいから、遅くも昭和三一年には、だれがみても非常在国になったと、大体、二五年ぐらいから非常在国と考えていいのではないかと言われましたが、そのころに調査した場合、高津班や染谷班で調査しても、同じような結果が得られたでしょうか。それとも、著しく違ったような数字が出たと考えてよろしいでしょうか。

大体、同じ結果だったろうというふうに考えます。それで、その、高津班、染谷班の調査の結果の重要な点は、その、種痘後脳炎の発生率としては、大体、一〇〇万人に二〇人から三〇人程度というふうなものだろうというふうな結論が一つと、もう一つは、種痘をする年令の問題で、その種痘をゼロ歳でやった場合には、ほかの中枢神経系のウイルス性疾患その他が、年令によって違うので、ゼロ歳児に種痘後脳炎ないしは種痘後脳症も含めた中枢神経障害が多いというのは、いわゆるその急性中枢神経障害、それと混じっているんじゃないかということで、種痘研究班では、その調査も合わせてやった上で、その面を加味して判断しても、ゼロ歳児は多いと、ゼロ歳児における、種痘による副作用、中枢神経障害は多いという結論を出している、この二つの点で、おそらく、時期が早くとも同じであったろうと思います。

乙第五九号証を示す

文献集のⅢ、この八六ページ、これは染谷班の研究報告書ですが、さきほど、教授が十分、従来調べてこなかったということを指摘しているというのは、要するに、そこのところ…「死因統計（表1）をみると、例年一〇例前後の種痘に起因する死亡が届出られているにもかかわらず、種痘に起因すると考えられる疾病あるいは後遺症の発生の実態については殆ど明らかにされていない」と……。まあ、これですね。

そこを指しておられるわけですね。

はい。

そこで、この、非常に前から種痘が行なわれ、ことに戦後もずっと継続的に強制一律接種の種痘が行なわれており、今の染谷先生の中にも出ておるように、それにもかかわらず、その副反応についての調査がほとんど行なわれてこなかったと、これはどなたも、福見先生も、その他の方も、この種痘のことについてふれられた論文には、ほとんど全部このことが指摘されているんですが、教授の、これは御意見として承りたいんですが、副反応はもう前からわかっておることで、しかも、何人もの死者あるいは重篤な後遺症者が出ておるということもわかっておった。それについての十分な調査がなされてこなかった。昭和四四年になって、最初に学術調査が行なわれたという、この原因というのは、どこに存在するとお考えでしょうか。

まあ、いろいろあると思うんですが、一つは、その、日本における予防接種行政そのものの問題で、種痘も含めて、予防接種というものは、防疫、つまり日本なら日本という、ある集団を、ある病気から守るために行なうのであって、個人を守るのではないという……まあ、ないとは言いませんけれども、とにかく、その、集団免疫ということで、その流行を阻止するんだという考え方が優先して、そのためには、まあ、言ってみれば、大の虫を助けるためには、小の虫、個人に生ずる副作用なんかはかまっていられないというふうな考え方があったと思うんです。たとえば、同じようなことは、インフルエンザの場合でも言われることで、高校生、中学生にとっては、インフルエンザにかかるということは、ほとんど、まあ、学校が休めていいぐらいなもので、問題にならんことですけれども、社会にインフルエンザが流行すると、労働力が減るとか、老人死亡率がふえるとか、そういうことを防ぐために、その媒体である、中学生、高校生を免疫するというような考え方が優先したために、個人の身の上に生じてくる副作用というふうなことについての配慮が足りなかったということが一つだろうと思います。

この予防接種は世界的に行なわれていることですけれども、やや抽象的な考え方になるのかもしれませんが、日本ではもうすべてこの集団防衛なんだということを言われているんですが、こういう考え方といいますか、それが先行して、制度的に運用されている。あるいは、予防接種のワクチンの種類の限定にも、そういう考え方が反映しているという国は、ほかにもたくさんあるんでございますか。

まあ、いわゆるその社会主義国家については、私、よく存じませんけれども、一般の西欧諸国においては、そうでないというふうに考えます。と申しますのは、たとえば日本では、最近、三種混合というふうな形で、破傷風のワクチンが行なわれるようになりましたけれども、破傷風と申しますのは、結局、土の中にいる病原体が、身体の中にはいってうつるわけで、人から人にはうつりませんので、予防接種というものが、病気の発生、流行を阻止するという効果はなくて、個人が発病を免れるという予防接種ですけれども、これが非常に軽視されて、現在でも軽視されていると思いますが、そういう考え方は、予防接種というものが、その全体のためのものだという、日本的思考方法の一つの例だと思うんで、西欧諸国においては、破傷風の予防接種というものは非常に重要視されております。それから、もう一つ、その、日本の予防接種というものが、そういった、全体のためにやるんだという考え方になった一つの理由としましては、医者の側といいますか、医療制度の側に問題があると考えます。

それはどういうことですか。

それは、日本では、いわゆる臨床家、あるいは開業しているお医者さんでもいいんですけれども、その人たちは、結局、その、予防というものからまったく遠ざかって、もっぱら、出てきた病気を治すということに専念される。それで、この、予防接種をやるべきかとか、やめるべきかということを判断する人たちは、そういったお医者さん……お医者さんというのは、医学部を出た意味でのお医者さんが多いんですけれども、もっぱら、その臨床から遠ざかって、予防接種専門になるといいますか、医療行政専門になってしまう。それで、具体的に申しますと、その人たちが集まって、予防接種をやるかやらないかを決めて、それで、医師会から、人手として、その、医師会員を借り上げて、それで、その地方自治団体の責任者が責任者となって、保健所で行なうというような例が多いと思うんですが、その場合、たとえば、アメリカならアメリカの例で申しますと、アメリカの場合は、子どもが生まれました場合に、産婦人科のお医者さんが、小児科のお医者さんを知ってるかと聞いて、知ってないと言うと、じゃ、しかるべき小児科のお医者さんを紹介してあげようというようなことになりまして、それで、生まれた子どもは、その産科から小児科に引き渡される。そうしますと、そこのお医者さんが、百日咳の予防接種をするかしないかとか、いつやるから来いとか、ポリオは保健所へ紹介するから飲んで来いとか、とにかく、臨床のお医者さん、開業しているお医者さんが、この予防接種というものについての配慮をしてくれる。そういう形で、全体としての問題、防疫のためであるには違いないんですけれども、医者が中にはいって、個人のことも考えるという形をとっていると思うんですが、日本の場合は、医療制度が二つに分かれている結果、その、何月何日、保健所に集まれ、というような通達が来て、種痘をされたり、それから、学校でインフルエンザの予防接種をやるそうだから承諾書を持ってこいというような形でやられたりするというような形で、とかく、予防接種については、その、社会のためであると、個人のためでないというふうな形の傾向が出てきたんだろうと考えています。

そこで、教授が述べられてきたことを……教授だけでなく、多くの人が言っていることですが、種痘というのは、確かに、医学的にみて、天然痘に対して有効な免疫性を付与する、そういうメリットがある。しかし、同時に、重篤な副反応を生ずるという可能性がある、こういうデメリットがある。この二つのことは、当初から、というと変ですが、少なくとも、戦後からは、もう、きわめて常識的にわかっていたことだと、こう、教授が言われるわけでありますけれども、そうだとすれば、これを打つか打たないか、いわんや、一律に打つか打たないかということのためには、この両方を比較する、バランスするということは、常識的に言って、必要ではないかと思いますが、それは、教授はいかがお考えでしょうか。

ええ、必要だと思います。

ごく最近に、このことが、コスト・ベネフィット・バランシングと言われるので、そのことはごく最近になって考え出したことだというようなことを言われる方もあるようですが、実際上、そうなんでしょうか。

その、コスト・ベネフィット・バランシングということばは、私、実は、どういう意味で使われているか、あまりはっきりしない点があるんですけれども、私が知っているかぎりでは、これは経済用語、ことに、予算の組み方に関して、アメリカでさかんに言われた、コスト・エフェクト・バランシングというのと、コスト・ベネフィット・バランシングというのがありますけれども、そういうことばが疫学に導入されたというのは、最近だろうと思います。ただ、その、損得勘定しなければいかんというのは、これは、いつから始まったか知りませんけれども、むかしからの話で、たとえて申しますと、このごろ、薬の、薬効判定に二重盲試験……ダブル・ブラインド・メソッド……というのを使わなければいかんというようなことがよく言われますけれども、その二重盲試験というのは、十数年前に現われたことばだと思いますけれども、それ以前にも、たとえば、ペニシリンが肺炎に有効であるということはわかったわけで、そのダブル・ブラインド・メソッド、ということばが使われなかったからといって、どんな薬を使ってもよかったわけでもなし、すぐれた薬というのは、明らかにすぐれたものと認められたと、そういうのと、まあ、似たような意味で、非常在国で一律強制種痘をした場合の、損といいますか、それがどのぐらいで得がどのぐらいだということは、それはおのずと明らかである。計算さえすれば、つまり、調査をしさえすれば、おのずから明らかなのであって、別にそのコスト・ベネフィット・バランシングということばが最近になって現われたとしても、その、たとえば、一九五〇年から一九六〇年に至る間に、世界各国で行なわれているような、種痘の副作用に関する調査が日本で行なわれなかったということの弁明には少しもならないと思います。

そこで、損得勘定というか、この、コスト・ベネフィット・バランシングというか、ただ、この、比較する場合には、やはり、同じようなものを比較しないと、比較できないんじゃないかと思いますが、その点はどうお考えでしょうか。

ええ。それは当然で、たとえば、片一方は、種痘をやった場合に、その副作用として、死亡したり、廃人になったりする子どもが何人あるという、これをコストにしまして、一律強制種痘をしておけば、あたかも、その、安心であるというふうな感じを抱く、あるいは抱かせる。そういうことがベネフィットであるというふうなバランシングというのは、これはもともと成立しないわけで、たとえば、これもまたインフルエンザですけれども、インフルエンザの学童に対する予防接種が有効かどうか、そのコスト・ベネフィット・バランシングのときに、これは、学会の抄録を出版した雑誌に書いてあることですけれども、公衆衛生院の杉浦部長が、インフルエンザについて、もし、そのベネフィットというふうなものを計算するとしたら、現在では、超過死亡、つまり、インフルエンザの流行した年には、ほかの、流行しない年に比べて、老人、あるいは特殊な病気、心臓病その他を持っている患者がどのくらい死亡するかということで、その流行の大きさを測定するのが、世界的に認められている方法であると、したがって、その予防接種が効くか効かないかと論ずる場合には、ちゃんとした、その、超過死亡率というものを計算して、予防接種をやったために、その超過死亡率がどう減ったかということを、ベネフィットとして計算するのでなければおかしいという主張をしましたのに対して、福見予研前所長は、私もそれはそうだと思って、何度も厚生省に言うんだけれども、彼らはまったく関心を示さないんだと、これは、本来から言うと、ちゃんと、その本を持ってくればいいんですけれども、後にお示ししてもよろしいですけれども、そういうふうなことを言われている。そういうふうに、コスト・ベネフィット・バランシングという、むずかしいことばを使うのはけっこうなんですけれども、もし、使うとすれば、やはり、ほんとうの意味で比べ得るものと比較するということを考えなければ意味がないだろうと思います。

そこで、その、実際に、メリット、デメリットを、ほんとうの意味で比較していこうというときに、やはり、考えなければならない、いろいろなファクターがあろうかと思いますが、たとえば、この、天然痘の輸入の可能性、発症の可能性、こういうことは、当然、このバランシングの中に考えなければならないことでございますね。

そうだと思います。

それから、片方では、副反応の発生率というものも考えなければなりませんですね。

はい。

そのほかに、いったい、天然痘というような病気というのは、どういうものなのか、どうやって伝染をするものなのか、いつ発病して、発見が可能なのかどうか、というようなことも考えなきゃなりませんでしょうか。

ええ。それは、当然、つまり、種痘というものをやめたときの、リスク、想定される危険がどのくらいふえるかというふうなことは計算しなければいけませんので、天然痘というものがどのくらいふえるか、そういうことを正確に計算しませんと、たとえば、種痘をやめたら天然痘の患者が、ひとたび、むかしですから、羽田に降り立ったら、燎原の火のごとく、天然痘の流行が始まって、それを防ぐためには、阿蘇山の麓のゼロ歳児の子どもまで種痘しておかんと、とんだことになるというふうな感覚で、コスト・ベネフィット・バランシングをやられては困るので、天然痘というものが、何から何にうつって、種痘してない場合の発症率が何パーセントで、それから、その、われわれの現在の科学知識として、どこでどうおさえうるかというふうなこと、それから、たとえば、ヨーロッパには、一九六〇年から七〇年、数えても、かなりな数の持ち込みが行なわれているわけですけれども、その場合に、どうなったかというふうな実例とか、そういうものを全面的に判断して、それで、その、日本の国を持ち込みの天然痘から防止するためには、何がいちばんいいかという意味での、コスト・ベネフィット・バランシングというものがなされなければならないと考えます。

後に提出する甲第一四一号証を示す

非常にくわしく痘瘡について伺うつもりもございませんが、現在のスタンダードな知識をごく概略伺うために、この甲第一四一号証を示しますが、これは、ハリソンの内科書という本のコピーでございますが、このハリソンの内科書というのは、これは非常に著名な本でございますか。

ええ。これは、海賊版問題で裁判沙汰になっておりまして、新聞報道されたので、ご存じかもしれませんけれども、アメリカで最も広く使われているという内科書の、これは八版を訳したものなんですけれども、それで、たまたま、これ、私が訳者だったものですから、今度、九版で変わった部分を、ゴチャゴチャ小さな字で書いてありますのは、私が、九判の訳として付け加えて、いずれは九版として出版される予定の部分でございます。

これは、アンダーラインは代理人がつけたもので、格別に意味はございませんけれども、この最初のページを見ますと、「痘瘡は麻疹あるいはインフルエンザほどの伝播力はなく……」というふうに書いてございますが、まあ、要するに、空気で汚染されたもので、飛沫核感染が起こるという形で感染するものだと、こういうふうに言われているのは、もう、ごく最近のことではなくて、前からわかっているわけですね。

ええ。これはまあ大体こういうふうに考えられております。それで、ただ、汚染された空気による飛沫核感染が起きることもまた知られているということなんですが、これは、要するに、それが本来の形ではないということなんでして、たとえば、ドクター・ラオの書いた、天然痘というモノグラフ、一九七二年の出版ですけれども、それには、ドクター・ラオ自身は、こういうことはきわめて稀な……。空気そのものが汚染されて、ドイツあたりの病院で、ずっと離れた病室で患者が発生したということがありますけれども、これは、最近、日本でも、水ぼうそうでそういう事件があったことからもわかりますように、その、エア・コンディショニングとか、閉鎖式の冷房装置というのは、非常に注意しなければいかんということの例になっても、天然痘の伝播というのは、ドクター・ラオは、その、接触感染と言っておりますけれども、つまり、唾がとぶとか、くしゃみでその上気道粘膜、鼻咽頭粘膜の分泌物がとぶとかという形でうつるのが主体だというふうに、ドクター・ラオは主張しております。

そこで、ことに、この、伝染について今言われたような、羽田に患者が来たら、全国に一ぺんにうつるんじゃないかというような懸念をしている人もないわけじゃないと思いますので、ちょっと、その、科学的な伝染についての性質のところだけ伺っておきたいと思いますが、その次の行に、「痘瘡患者は皮膚疹出現の前日から全ての病巣が治癒して痂皮が脱落してしまうまで伝染力がある」と書いてございますね。

そうです。

この、皮膚疹出現の前日までは、感染しておっても、伝染力はないわけでございますか。

そうです。

この皮膚疹というのは、いつできるのかということでございますが、次のページの、症状というところを見ますと、前駆期が、三九度から四一度の熱があって、痛みが伴ったりする。それで、三～四日たつと熱が下がり、症状は軽快し、患者は快方に向かったように見える。巣状発疹が始まるのは、患者が無熱のこの時期である、というふうに書いてありますが、いったい、皮膚疹出現の前日というのは、感染してからどのくらいたってからですか。

大体、二週間……、一〇日から一七日、平均一四日ということが、多くの研究者の説のようです。

そうすると、熱が出てから発疹まで、どのくらいたつんでしょうか。

二～三日だと思いますね。たとえば、日本で最近出た例では、昭和四八年に、郵政省の方が、多分、バングラディシュだったと思いますが、持ち帰った例がありますけれども、その方は、まず、金曜日に出勤して、勤務しておられて、国会かどこかへ出掛けられたんじゃないかと思いますが、そのあと熱が出て、土曜日はお休みになって、その次は日曜日で、月曜日になって、関東逓信病院に入院されて、それで、私、そのときの印象で、非常に深く残っておりますのは、ある、小児科の部長が、当時、聞いた途端に、天然痘ということを考えたと、その前から、多分、日曜日あたりから発疹が出ておって、ほかのお医者さんは、なかなかその天然痘ということに考え及ばずに、リケッチャ性の疾患でないかというふうなことを言われていたんですが、まあ、印象に残っておりますのは、医者の診断というのは、思いつくかどうかといいますか、それが天然痘ではないかと考えれば、あとは、今の知識では、かなり楽なわけでして、その例では、結局、熱が出て診断がつくまで四日かかっているわけなんですが、原則としては、発熱して、家にいるか病院にはいるかして、そこで、発疹で診断がつくというのが普通の診断のつき方ではないかと思います。

この、非常に高熱を初期に伴うというのは、天然痘の一つの特徴的なことでございましょうか。

そうです。

健康な、熱もない時代に、感染だけ生じてしまうということはないわけですか。

それはないです。ただ、乱暴な人がいまして、たとえば、ユーゴースラビアの例なんかで言いますと、あれは、エルサレムかどこかの聖地を回ってきた人が、ユーゴースラビアの田舎で、高い熱があるのに、そのお祝いだというので、集まって、酒飲んだとかいうのがあるんですけれども、そういう場合には、危険な患者が外にいるということは、常識外のこととしてありうると思います。

それと、人間以外に、他の動物で感染して、症状が出ないまま、ずっと存在していると、動物経路で感染するということは……。

ありません。

それは、絶対にないですか。

ええ。それがないから、種痘による天然痘絶滅計画というのが成立するわけでして、人間にいかに種痘を完全にみんなやっても、どこか動物に逃げ込んで、ある、その動物の中で、天然痘ウイルスの種族の保存ができるという状態ならば、またいつかもどってくるわけですが、これは人間だけの病気ですから、逃げ込み場所がなくて、種痘を完全にやることによって、天然痘絶滅ということができたわけです。

それから、症状は出ないけれども、感染して、それでどんどん他へうつってしまうという、症状が出ないまま感染が行なわれるということもないんですか。

ないです。

このことは、今のハリソンの内科書の、この最初のページの右のおしまいですけれども、要するに、絶滅計画が非常に有望だという、との疫学的な二つの要因は、人以外にこのウイルスを自然界で維持している動物がないということと、全く症状のないウイルス維持者は明らかに存在しない、この二つだと、こう言っているのは、これは、広く認められた考え方ですか。

ええ、そうです。

それから、今教授がちょっと言われましたけれども、天然痘だということの診断、あるいはその確定的な病原菌の発見ということは、割合にたやすくできるでしょうか。非常に発見までに困難を伴うんでしょうか。

さきほど申し上げましたように、ひとたび、医者が、その、目の前に置かれた患者が天然痘ではないかと考えるならば、その、あとはきわめて簡単です。そこが、たとえば、コンピューターでいろいろなその診断をする場合に、いちばん問題になりますのは、その、非常に稀な事態をコンピューターがとらええないということにあるわけです。もう、症状その他は全部そろっていたとしても、その国における発生の確率というのが、非常に、電子計算機の場合には、下げざるをえないですから、どんなにそろっている患者でも、みのがすことになるわけですけれども、そこが、人間の医者のときには、訓練されておれば、それから、われわれが、その病気関係者が、世界における天然痘流行の状況というものを正確に把握しておれば、それは、患者のほうで、行ってきた場所を隠せば話にならんですけれども、それらの条件がそろって、医者が、これは、あるいは天然痘ではないかというふうに考えるに至れば、おそらく、半日たたずに確定診断はできます。

そこで、いちばん最初に言われましたように、日本では、昭和三一年から四九年まで、天然痘は国内で流行しなかったという事実があるわけですが、輸入患者が、四八年と四九年に一人ずつあったと、こういうことなんですが、これと、強制種痘との関係なんですけれども、こういうふうに、約二〇年近く、全然、国内で患者が発生しなかったということは、種痘を強制して、全員に打たしたということの基礎免疫があったからではないかという意見もないわけではないようですが、この点についてはどうお考えですか。

その日本の種痘率というのは、大体六〇パーセントぐらいだったと思うんですが、ドイツが大体それよりちょっと上か同じぐらいだったと思うんですけれども、一九六〇年から一九七〇年、……ドイツが強制一律予防接種をやめたのはいつか、よく知りませんけれども、まあ、ずっと、日本と同じかそれ以上やったはずですが、その期間にも、ヨーロッパ全国、特にドイツなんかは、五～六回、その、天然痘の持ち込みが起きています。

後に提出する甲第一四二号証を示す

この表は、教授に作っていただいた表ですが、どこからとったものでしょうか。

これは、世界保健機構……WHO……の、ウィークリー・エピデミオロジカル・レコードの一九七〇年のナンバー四一にある、あれです。

それを訳していただいたと、こういうことになるわけですか。

そういうことです。

この表を見ると、教授が御指摘になっているのは、西ドイツだけとると、この間に、七回……。

つまり、西ドイツの場合は、日本と大体同じ程度の強制一律種痘というものが行なわれていた。それで、大体、それだけの回数の持ち込みというものが起きたと、したがって、日本に同じように持ち込みが起きれば、それは、確認されたはずであるというのが第一です。それから、この表について、今、その文章があるんですけれども、その中で、この患者、つまり、そこに、病院での感染あるいは看護人からの感染という数があがっております。三九一例中の一六一例、これはその病院関係者であると、つまり、このことは、患者は、大体、病院に収容されて、特例を除けば別ですけれども……。それで、病院の職員その他に集中的に種痘をやっておくことによって、この伝播はかなり防げたであろうということがあります。

すくなくとも、定期一律接種を強制していたから、一八年間に日本に患者が発生しなかったということにはならないわけですね。

それは、まあ、日本については、そういった調査といいますか、その、正確なあれがないんですから、何とも言えませんけれども、たとえば、ドイツと対比して考えると、強制一律予防接種をやっていたから、持ち込みがなかったんだということではないんだと、それと、もう一つは、ドクター・ラオの著書に書いてありますように、たとえば、八〇パーセントに、完全に種痘がしてあっても、持ち込まれれば、流行は起きるということがある点から考えましても、私は、日本は、幸いにして、持ち込みがなかったんだと、あるいは、その点は、日本の旅行者が種痘というものに、非常に関心を持ち、ないしは、その外国からの旅行者に対して、日本の防疫当局が厳重に取り締ったという結果だと思うんですけれども、とにかく、持ち込みはなかったのであって、日本の強制一律予防接種のために、持ち込まれたものが防がれたんだということではないと思います。

（以上　田　甫　力　弥）

種痘のメリットとディメリットに関して伺ってきたわけですが、定期一律接種をやめたら、万一天然痘が輸入されたときには、非常に伝染が激しく行われはしないかという危ぐも一般的にはあろうかと思いますが、種痘の一律接種というのは、ただやめればいいんですか。代替的方法というのは考え得るのでございますか。

考え得ると思います。

どういうものが考えられますか。

それについて、日本の種痘行政、そういうものが一律に強制接種をやるか、それともやめちゃうかというような議論のされ方をしてきたような気がするんですけれども、例えばイギリスの場合には、一九四六年に一応常在国でなくなったという判断、それがされることになりまして、一律強制種痘というものをやめる、しかし種痘そのものは存続するという法律を作りまして一九四八年から、それが発効してると思います。で、その考え方の裏には、常在国でなくなったら入ってくるのを押える、この考え方は前からあったわけでして、強制一律接種をやってたとしても入ってきた場合には、それを見つけて緊急種痘といってますけれども、それによって壁を作って広く伝ぱするのを防ぐ、そういうことが必要だということは前から言われてたわけでして、それを次第に重視していくような考え方になってくる。それを一九四六年の時点でやって、それをどんどん、一九七一年になりますと、一般に国内の人たちに対する種痘というのをやめてしまうと。しかし常在国に旅行するものとか常在国から入ってくる人たちとか、そういう者に対しては種痘を厳重に要求する、そんなふうに段階的に入ってくるのを防ぐという考え方があったと思います。それが、最近リングワクチネーションというふうな言葉で言われてるわけですけれども、そういう考え方自体は、恐らくイギリスの場合に、はっきり言ってますように、一九四〇年代から次第にはっきりしてきた考え方だと思います。

今、教授がおっしゃったリングワクチネーションという、これも言葉としては一九六八年ごろであって、バングラディッシュでこれを使ったんだということで、リングワクチネーションそのものが実施されたのはずっと後のことではないかということのようですが、考え方そのものは、前からあるわけですね。

常在国でなくなって、入ってくるものをいかに防ぐか、いかに食い止めるかというふうに、考え方を転換することが、例えば、一九四二年と申しますと、イギリスとしましては第二次世界大戦、最も苦境に落ち入ったころですけれども、その時点でもグラスゴーで、入ってきた天然痘を防止するために、恐らく五、六十万だったと思いますが、緊急予防接種をしたというふうな例から始まりまして、次第にリングワクチネーションのリングの厚さと申しますか、緊急種痘をやるべき人間の数というのを次第に減らして大丈夫なんだというふうな形で進んできています。

これは、種痘の持つ医学的効果の問題について伺うわけなんですが、天然痘が輸入されたと、それから先程の経過をたどって仮に発見された。それから後で、その接触者や接触可能性者に打ったって、果たして種痘の効果があがるんですかという懸念があるわけなんですが、この点については、種痘の速効性といいますか、どういう時期に打てば効果があるのか、その点はどういうふうになっているんでしょう。

確かなことは、接触してすぐ種痘を受ければ発病を防止し得る。これは確かです。接触した後、何日まで大丈夫なのかということになりますとなかなか難しいことなんですけれども、例えば、天然痘の潜伏期が短いのですと七日ぐらいだと思いますが、それから一七日まで。平均すると二週間前後だと思いますが、それに加えますと種痘が効果を表わすのが大体一週間から一〇日であると。差引して二、三日は大丈夫であろうというふうな計算をしてる人がございますけれども、何日まで大丈夫かというのは、はっきりしませんけれども、感染の機会を持った後で種痘をして、少なくとも一日二日の猶予はあるというのが定説だと思います。

そのことは、以前から分かっていたことでございましょうか。

少なくとも、戦後は分かっていました。戦前から、そういうデータを出した日本の研究者もあります。

甲第一四一号証を示す

これで見ますと、「予防」のところ、「患者に接触をもった後でも痘瘡は種痘で防ぎうる。この方法は潜伏期の初期に施行されるのが最も有効であるから感染の機会のあったものはだれでも、過去の免疫の有無を問わずその機会のあり次第、直ちに種痘を受けるべきである。」というようにありますが、今教授がおっしゃったことは、大体定説と考えていいわけですね。

そうです。問題は、何日がということ、一日二日じゃ大丈夫だという程度のことしか分からないです。

甲第八号証を示す

一九ページ。今度は、幼児にだけしていたのでは、地域社会に免疫は確保されないという見解があるようですが。

これは、臨床ウイルス学の進歩とでも訳すんでしょうか。「Progr. med. Virol.」という双書本がありますけれども、その第八巻に、ディックが総説の形であれしたものです。その中の、訳のほうの一八ページの終わりから一九ページの初めのところにありますけれども、幼児種痘が地域社会における天然痘の流行を防止しえないことは明らかである。高度に免疫された地域社会を生じるためには、多分、一生のうちに六回から七回の規則的な間隔の種痘、あるいは再種痘が必要であろうと、そういったふうに書いてございます。このことは、ディックが言うだけじゃなくて、例えば先程挙げましたドクター・ラオとか、そのほか、例えばマドラス島における天然痘のり患者の中に痘痕といいますか、全快した後の瘢痕の残ってる人が半数以上あったとか、いろいろな例で、結局普通の大抵の国が、生まれたときに種痘して、小学校に入って種痘して卒業するときに種痘する。もし、それが完全に実施されたとしても、それだけに頼って天然痘の侵入を防ぐことができないということは定説です。

つまり、もし非常在国になって天然痘が輸入された場合には、定期種痘をやっていようとやっていまいと、必ず接触者はもちろん、接触可能性者に対しては緊急種痘を行なわなきゃならないわけですね。

そうです。

定期種痘をやめて、緊急種痘に換えた場合に、緊急種痘だから危険を改めて考える必要は、ないわけなんですか。

それは、副作用について申しますと、初種痘よりは再種痘のほうが、少なくとも種痘後脳炎の発生は低いというのは定説です。したがって、緊急種痘を安全にやれるように、幼児一律強制種痘をやったほうがいいんだというような説もありますけれども、これは、さっきのコスト・ベネフィット・バランシングから考えましても、大体、今、緊急種痘でやるのは一万人以下ということになって、つまり入ってきた周辺の数千の人にやるというのが普通ですから、その数千の中からの種痘後脳炎発生率を下げるために、幼児一律強制種痘をやるというのは、計算が全く合わないということになります。

日本だと、それぞれの都市の数値は違いますけれども、大体幼児の定期接種の数は、一年一〇〇万ないし一五〇万、こういうふうに言われてきてるわけですね。

はい。

それで、実際にコスト・ベネフィット、損得勘定のお話が出てきたわけでございますけれども、常在国と非常在国になった場合には、種痘の効用については根本的に、やはり考え方を変えなきゃなりませんでしょうか。

はい、そうです。変えなければなりません。

それは、主として常在国と非常在国では、種痘の効果について質的な評価に違いが生ずるというのは、どういう点があるわけなんですか。

常在国というのを考えてみますと、かつての日本でもそうだったように赤ん坊、つまり天然痘はいずれは、人間が生まれた以上はかからなければならない病気で、そのかかり方いかんによって、その人の一生の運命が決まる、そういう状態にあるわけですから、これは当然、生まれたらできるだけ早く種痘をして天然痘による被害を少しでも軽くする、そういう効果が期待できるわけです。ところが、非常在国になりまして、天然痘というものが輸入、伝染されまして国の中へ入ってきたら、コップの水の中へ落としたみたいに、いっぺんに広がるものではなくて、ドクター・ラオの言うように人から人へという形で移る、そうしますと、先程示しました表でも分かりますように、まず防疫、空港関係者とか、あるいは病院関係の洗たく屋を挙げる人がありますけれども、そういう人たちを厳重に免疫しておく、そういうふうな形で伝ぱを防げるというのが、幾つかの経験の立証するところなわけです。

先程、もしコスト・ベネフィットというような考え方を作るのであれば、副反応による被害、それから、もし定期接種をやめた場合に起こることが考えられる被害というものを分析して比較するべきであると、こういうことをおっしゃいましたですね。

はい。

それは、実際に可能なんでございますか。言うはやすく、全然抽象的に考えられることで、数量化して計算するということは不可能なことなんでしょうか。

例えば、数量化して計算したのが、大分遅くなってからのあれですけれども、一九七八年に公衆衛生院の重松先生が編集された本の中に、やはり公衆衛生院におられます福富和夫さんが、一つのモデルとして計算されたのがあります。

後出甲第一四三号証を示す

これによりますと、三〇二ページのところですが、Aとして種痘事故の死亡数の期待値を述べてるわけですね。これによると、下から一〇行目ぐらいのところに日本における平均は、一〇〇万人単位にして、まずその数値が6.8と出ておりますね。

はい。

それから、その次にBというところで痘瘡り患による死亡、これは天然痘が入ってきたときに、どれだけり患し、且つそれによって死亡するかというようなことを、計算のデータをずっと出してるわけですね。

はい。

これは、数字がピタッとは書いてありませんが。それから、Cというところで痘瘡侵入時の臨時種痘副作用による死亡、これは三〇四ページですが、つまり平時種痘を全部やった場合には6.8で出ると。もし、それをやめて緊急種痘に換えれば、緊急種痘をやるまでの間に入ってきて、病気にかかって死ぬ人と、それから緊急種痘を打ったことによって死ぬ人と、これを比較するということでしょうか、この基本的な考え方は。

そうです。

それで、三〇四ページの8.1.3定期種痘の評価というところで、ほぼ計算を出して三〇五ページの真ん中辺に、以上を合わせて定期種痘廃止による死亡者減少の期待値は6.8－（0.011＋0.015）tとなり、一〇年後でも6.54の減少が期待できると。これによると、つまりり患して死亡される方と、臨時種痘の副作用によって死亡される方は、一〇〇万人当たり0.3弱と、こういう数字が出てるわけですね。

はい。この論文は、例えば問題にしておられるのが死亡例だけである、それからその副作用に、例えば治った場合を考えてみますと、天然痘によって死亡しないで治った場合は、あばたになるかも知れないけれども種痘後脳炎によって社会的に葬られるというような状態よりは、はるかにいいわけで、死亡というだけに絞ってありますので、幸いにして生き残った場合の負担、コストというものについての評価がないとか、かなり、この文中にも書いてございますけれども、入ってきたときの危険というものを割増しして計算してあるとかいう点はございますけれども、一つのサンプルとしては、こういうふうな形でコスト・ベネフィット・バランシングというものの計算はできるという例としては有効だと思います。ただ、これは結局やめてから一〇年、天然痘が持ち込まれたとしての計算なわけです。

教授が御覧になるところでは、これは、副反応の重篤者、社会的に生命を失なった方を入れない点と、それから非常に入ってきて、り患する率を多く見てる点において、どちらかといえば副反応のコストのほうを低くみてる、こういう可能性があると、こういわれるわけなんですか。

例えば、三〇三ページ、上から四行目、このモデルでは入国者の免疫性について考慮されておらず、常在国住民並みの発病のリスクにあることが仮定されているが、常在国からの入国者の大部分はワクチンの接種者であろうから、持ち込みの危険を著しく過大評価しているとか、そういった点でかなりベネフィットを割増しして考えるといいますか、そういった点はあると思います。ただ、これは大体、福富さんが死因動態統計を元にしてやられたわけで、不幸なことに日本の場合は正確に副作用調査がなされておりませんから、コストを正確に言うことはできませんけれども、死因統計だけを頼りにしても、これだけの計算はできるということは言えると思います。

この計算方法でございますけれども、これは、たまたま発表されたのは、左側に一九七八年六月一日に発行と出ておるんですけれども、ごく最近になってようやく分かるような計算方法、ないし数値でございましょうか。

そうじゃなくて、これはこういう形式にすべきだというのは、この数式自身が恐らく日本に持ち込まれたのは十数年前だと思うんですが、あえてこういう計算はやらなくとも、これと同じような評価といいますか、損得勘定というのは、昔からできたはずです。

甲一四一号証を示す

一四五五ページの一番下から四行目に、世界における痘瘡の現状を考えるというのがございますね。広範に予防接種を原則で実施することの危険は、痘瘡がこの国に思いもかけず侵入してくる危険よりも、はるかに大であると思われるということが出ておりますが、この本は第八版だそうですけれども、しばらく前から、こういうことは記載されてたんでございましょうか。

これは、大体一九六八年のデータを主にして第八巻が書かれてますから少なくとも一九六八年の時点では、こういった計算、損得勘定はなされていたはずです。

そこで、その一番最初にもどりまして、教授の御証言の主要な問題の第一、幼児に対する一律強制接種は、もっと早い時期にやめるべきであったということの御証言で、第一は昭和二五年ないし昭和三一年の、日本が天然痘の非常在国になったときが、その一つのチャンスであったとおっしゃいましたね。

はい。

その第一のチャンスの点につきましては、今までの御証言でおっしゃっているのは分かりましたけれども、チャンスであったわけですけれども、今、教授が述べられたような考え方というのは、その三十一年ごろにおいてもできたでしょうか。それとも、今から振り返って、ありとあらゆる新しい知識を元にして初めて、歴史家としてみたらやめるべきだったというのが言えるんでございましょうか。

それは、一九五〇年から一九五五年までに、種痘の副作用というものについての正確な調査がしてあれば、つまりコストの側の計算がきちっとしてあれば、非常在国になった途端に、それをどう考えるべきかということは、当然問題になったはずだと思います。

今日、教授が基本的なことを述べられたことは、昭和三一年ごろの知識でも分かっていたことでございましょうか。

そうです。

特に、最近の種痘学あるいはワクチン学によって発見されたと、例えば天然痘の性質、伝染経路。

それは、そのころ大体分かっていた。私が損得勘定と申しますのは、今の福富さんがやっておられるように、片一方で亡くなる方が何人という、何といいますか、大まかな計算は三一年だろうが何だろうができるはずですし、それだけの資料が整っておれば、当然できるはずのことで、別に新しい学説が生じたから可能になったとかいうものではありません。

一番最初にお尋ねしたときに、もう一つの可能性、チャンスは一九六〇年の初期のころにあったと、こう言われましたね。それは、どういう理由でそうおっしゃっているんでございましょうか。

私が思いますには、やはり自分の国のやった調査により、自分の国の種痘行政の方針を決めるのが一番望ましい。特に種痘後脳炎というものの発生率とか、その他の問題は、その国その国によって非常に違ってるということが一つの特徴として挙げられておりますから、やはり中心はあくまで自分の国の調査を十分にやって、それに基づいて、その後の種痘の行政を決めるべきなんですけれども、それがもしできなかったとしたら、せめてその世界でいろいろな発表されている論文、報告の中から正しいと思われるものを拾い上げて、それを国の防疫行政に生かしていくということが望ましい。で、世界の種痘に関する知識、考え方というものは、何月何日と言えるものではありませんけれども、一九六二年前後を境にして大きく変わったというのが私の考え方で、その動きに学んで、できるだけのものを学び取って国の行政に生かすという努力がなされれば、少なくとも強制一律幼児種痘というものについての再検討はなされたであろうというふうに考えてるわけです。

その点にからみまして、一九六〇年代における種痘の医学的・科学的な研究成果の発展ということと関連して、次の問題に入っていきたいと思いますが、種痘の接種年齢の問題でございますけれども、戦前ないし戦後も一九五〇年代ぐらいまでは、一歳未満の乳幼児に種痘をすることのほうが安全、つまり副反応を少なくするという上では望ましいという考え方が主流だと伺って、よろしゅうございますか。

はい。そうだと思います。

それは、どういうわけで、そんなことが長い間言われてきたわけなんでしょうか。

それは、あんまりはっきりしないんですけれども、事実を申しますと、イギリスのドクター・グリフィスが、イギリスの種痘の副作用の報告をまとめまして、特に一九五〇年から、グリフィスの場合は一九五八年までの種痘による副作用をまとめたのを講演しております。この時点で、0歳児の最も高い、というのは正確でなくて、0歳児が高くて一歳児、二歳児のほうがはるかに低いというふうに言ったのが正確かも知れませんけれども、そういう報告をしております。で、それを一九六二年に、クルィックシャンク、イギリスのドクターですけれども、その方が第一三回世界保健機構総会で、新しい事実として今後の種痘行政に反映させるべきであるというふうな注意をうながしております。続いて、イギリスでは一九六四年にドクター・コニーベアが、同じ資料の一九五〇年から六〇年までの資料をまとめたものとして、論文を提出しております。で、イギリスは一九六二年に0歳児の種痘をやめて一歳児にやれという法律を作ったわけですが、これに対する各国の反応というのは、割と早い。例えばヨーロッパの中のオーストリーなんかが一九六三年なんかに、やはりそういう措置を取っております。それからアメリカの場合は一九六三年にアメリカ自体での報告を、ドクター・ネフがまとめまして、一九六三年に発表したのを受けて、一九六六年に種痘年齢の引上げをやっております。それから、強制予防接種ということ自体については、かなり固執した西ドイツでも一九六七年には種痘年齢の引上げということをやっております。この問題は、先程から申しております非常在国における防疫体制というものと結び付くわけでして、常在国ならいざ知らず、非常在国においては入ってきた天然痘患者に0歳児が接触するという機会は、非常に少ないわけです。したがって、0歳児にやるかやらないか、一歳児にやるかということは、効果の点から、あまり実際、彼らにはそういった機会はほとんどないわけですから、もしやるとしたら副作用の少ないほうにやったほうがいいと、これは、かなり簡単な計算で分かるわけです。というわけですから、各国で強制種痘そのものについてはとにかく、年齢の引上げについては速やかに追従しております。

そこで、今、おっしゃったことを、少しずつ分けて伺いたいんですけれど、まず乳幼児の天然痘の感染は、常在国と非常在国の場合では、その可能性は大変違うわけでございますね。

はい。

家庭内なんかに患者が発生すれば、乳幼児は非常に感染しやすいですね。

そうです。

いずれにしても、船か飛行機かは別として港から入ってくる場合ですと、社会的に見ると乳幼児というのは、患者から一番遠距離にいるのが普通でございますか。

ええ。例えば患者がうちに帰れば別ですけれども、一般的に言えば、まず空港関係者に出会い、医療関係者に出会い、その後で一般成人に出会い、最終的に赤ん坊に出会うというのが原則です。

インフルエンザの場合でも、感染経路としては一番末端であって、乳幼児そのものが感染経路になって、それから更にだれかに移っていくということは通常の場合は考えないでいいわけですか。

そうですね。ちょうどそれは、ある意味ではインフルエンザの場合と似ております。ですから、インフルエンザの場合については、日本でも一時乳幼児の予防接種というのをやりましたけれども、流行の主要な媒介ではない。それから、副作用が多いという点で、乳幼児予防接種というのはやめておりますから、それと同じような理由で乳幼児にやるということは、それ自体、防疫に必要だというんじゃなくて、将来に備えるというふうな、かなり余裕のあるやり方ですから、別に急いでやる必要ないわけです。

そうすると、天然痘に関して言えば、０歳児に種痘を打つということは、天然痘が輸入して、入ってくるという感染経路を考える限り、社会防衛的な意味は、果たしてないわけですね。

そうですね。

そこで、今、教授がおっしゃったこの場合には、比較的、すべての国が早期に反応したのは考えやすかった、採用するのが非常に容易だったからであろうと言われましたけれども、さっきのコスト・ベネフィット・バランシングの考え方にこだわるわけではございませんが、接種年齢を一歳ないし二歳に引上げることによって、何か特別に社会、あるいは個人が被るであろうリスクというのは、何かございますか。

あんまりないと思います。０歳児というのは、元々がいろいろな神経中枢障害を起こしやすい、だから０歳児が多いというのは疑わしいというようなことだと思うんですが、その説は高津先生、それから染谷先生の実施調査で否定されたと考えていいと思います。ですから、結論としては引上げることによって、個体ないしは社会に及ぼす影響は、ほとんどないだろう。

そうすると、要するにコスト・ベネフィット・バランシングとは別にして、引上げることによる利益というのは０歳児に最もリスクが大きいものが、ずっと軽減されるという形のメリットが生じてくる。

そうです。

これは、一体どのぐらい、０歳児と一歳ないし二歳児との間には開きがあるんですか。

甲第八号証を示す

例えば、コニーベアの論文ですと、三〇ページ、簡単に申しますと、一歳未満の場合、中枢神経合併症が一〇〇万当たり14.6、それに対して一歳のときのが3.3、二歳から四歳になりますと、数の問題もありますけれども、いきなり上がって10.6と。これによりますと一歳未満のときが四倍ぐらいですか。

そうすると、非常に顕著な違いがあるわけですね。これは、統計中の問題じゃなくて、医学的に見てもグリフィスやコニーベアの統計というのは是認されるものでしょうか。

これについて、いろいろあるんですけれども、例えば、さっき出ました福富さんの論文なんかでも、前のものと比較して、コニーベアのほうが信頼度が高いというふうなことが言われております。もう一つ考えますのは、ちょうど一九六二年にオランダのドクター・ドフリースが種痘後脳炎についてのモノグラフを発表しておられまして、その後で種痘の後の中枢神経障害というのは、必ずしもいわゆる種痘後脳炎だけじゃなくて循環障害、血管障害によるものが多くて、血管障害によるものは０歳児に多いというふうなことを言っておりますけれども、その辺のことも多少この数字に、つまりそれがそういうふうに種痘後の中枢神経障害の本体というふうなものが学問的に明らかにされたことと、今まで安全だといわれた０歳児が危険だというふうに、価値判断が逆転したことと関係があるんではないかと、私は考えております。

そうすると、このグリフィスやネフやコニーベアなどの調査、研究が出た当時、従来の伝統的な考え方で一歳以上のほうが危険なんだという考え方と、非常に違うわけですが、このグリフィスやネフのほうが正しい調査結果であり、是認されるものであるというふうに、世界的、社会的に認められたんでしょうか。もちろん、異説を唱える人は常にどの社会にでもあるわけですが、大体定説になったのはいつごろと考えたらよろしいでしょうか。

要するに、種痘年齢を引上げる年号、一番遅くてドイツで一九六七年、その辺で定説になったこのことは、ずっと後になってですけれども、日本でも例えば保健学の平山教授も、やはりコニーベアの見解のほうが正しいと判断されて、国の政策が変わったんだというふうなことを言っておられますけれども、このことは、一九六七年ぐらいには分かっていたはずだと考えていいんだろうと思います。

西ドイツが最終に近いという…。

国は、いろいろあると思いますが、非常在国としてはその辺が常識的なところではないかと思います。

（以上　幾　島　真　澄）

原告代理人（大野）

ＷＨＯでは、この問題に関してはどういうような態度と言いますか、ことであったんでしょうか。

ＷＨＯはこの問題についてはかなり遅くて、はっきりと種痘年齢を引き上げようというのは、一九七〇年です。

各国、文明国の非常在国が大体そろったころで出たと、こういうことですか。

ただＷＨＯの場合は何を対象として言っているかと申しますと、世界全体を対象にするもんですから、必ずしもその非常在国だけを相手にしゃべってるわけじゃないので、ＷＨＯの方針は終始、そのころからもう世界天然痘絶滅計画が発足しておりますけれども、とにかくやることやって天然痘を無くすることだ、ということが前面に出ておりますので、各国より遅れるのも当然かと思います。

日本では、御承知のように、これは客観的事実ですけれども、一九七〇年八月に公衆衛生局長の通知で、初種痘の年齢を法律で生後二か月から一二か月というのを、六か月から二四か月というふうにするように、という通達を出しており、法を改正したのは一九七六年になって、三歳から六歳までに引き上げるというふうになっておるわけですけれども、この遅れたのについては、日本は非常に種痘がきちんと行われておって、みんな零歳児で打ってしまうから零歳児と一歳との間の比較のしようがなかった、ということで、厚生省の責任者の方から言われてるようですけれども、これはそういうふうに考えてよろしいでしょうか。

まあ零歳……、どこの国でも零歳児が多くて一歳児少なかったわけですけれども、日本の場合はまるっきり調査がしてないんですから、零歳児と一歳児の比較も何もやりようがなかったことは事実だと思います。つまり、かなり私は高年齢で、例えば随分昔、古い話ですけれども、現在の韓国から日本に移って来た人たちは、ほとんど小学校に入るときに初種痘をやった例が多いんですけれども、もしそういうことがきちんと調査されておれば、その年齢別による種痘脳炎の発生率というふうなことも、あるいは分かったんじゃないかと思うんですが、とにかくまあ、正確なそういった形での調査がなされてなくて、人口動態の死亡死因統計だけが唯一のあれですから、それは分からなかったと思います。

この問題についての結論は、そうしますと、教授が一番最初に言われましたように、大体一九六〇年代の半ばには引き上げるように改正するチャンスがあったと、こう言われるわけですか。

そうです。それとまあ関係するんですけれども、私は、例えば種痘年齢の引き上げが遅れたとか、やはり一斉強制種痘のやるのが遅れたとか、そういう遅れを問題にすることももちろんありますけれども、何か一貫した理論というのが感じられないと。例えば、非常在国になったら防疫体制を変えるべきだと、それから、そういう非常在国では零歳児に緊急種痘する緊急の理由ってのはないから、これも変えるべきだと。それから、ちょうどこの福富さんの論文（甲第一四三号証）が出ておりますので、それをちょっと使わしていただきたいんですが。三〇〇ページのところにありますけれども、ちょっと読んでみますが、〝痘瘡は一九七五年末にアジア地区から消滅して以来、いまや東アフリカにわずかに残るのみとなった。一九七六年五月に開催された第二九回世界保健機構総会は……種痘の定期接種は痘苗（痘瘡ワクチン）を副作用の少ない弱毒痘苗に切り替えて現在なお継続されている。〟と、ここの意味ですけれども、結局各国は非常在国になった場合に種痘のやり方を切り替え、それで、一九七一年になりますとイギリスでもアメリカでも、種痘そのものを国民に対して行うことをやめちゃうわけですね。しかし、常在国から入って来る人間は用心しなければいけないから、という理由で、国に入ってくる場合には、うちのほうは天然痘はないんだからお前さんは持ち込む可能性があるんだから、ちゃんと種痘して来てくれなければ困る、というふうな要求をするわけです。で、それもWHOに言わせればあんまりひどいと、明らかに持ち込む可能性がある痘瘡汚染地区に一四日以内に立ち寄った人に対しては、まあそういう要求をしてもいいけれども、一般の外来者の顔さえ見れば種痘の証明書出せと言うのは、少しひどいじゃないか、という形でこういう勧告がなされたわけです。ところがですね、日本はまだ国の中で強制一律接種を、弱毒にするとか何とか言って残してあるわけです。それでいて、そのWHOの言ってる外来者に対する要求をもう少し緩めろと言いますか、狭めろと、そういう干渉に対しては検疫法の改正をすると、そういうふうに、改正することに一貫性を欠くって言いますか、時の流れ自体の移り変わりに適応して手を打って行くというんじゃなくて、何かとどのつまりは種痘年齢の引き上げも、強制予防接種である種痘法の廃止も、まあ何か一緒くたに最終的にやっちゃったというように、イギリスの防疫体制なんかで見られるように時の動き、天然痘の実態を見ながら、それに対してできる限りの変革を一般国民側に立って一番被害の少ないようにできるとこから手を打って行く、というような姿勢が見られなかったではないか、というふうに考えて、その点が種痘年齢の引き上げというふうなものを遅らした一つの理由じゃないかと、思っております。

（以上　関　真理子）

東京地方裁判所民事第三四部

裁判所速記官　竹内一雄

裁判所速記官　田甫力弥

裁判所速記官補　幾島真澄

裁判所速記官補　関眞理子

大谷杉士証人（2）

附録第四号様式（証人調書）

事件の表示	昭和四八年(ワ)第四七九三、一〇六六六 　　四九　　　一〇二六一号 　　五〇　　　七九九七、八九八二
証人調書（この調書は、第四二回口頭弁論調書と一体となるものである。）	
期日	昭和五五年　七月一四日 午㊐後　一〇時三〇分
氏名	大谷杉士
年令	前回述べたとおり。
職業	
住所	
宣誓その他の状況	裁判長は、宣誓の効力を維持する旨を告げた。 後に尋問されることになっている証人は、在廷しない。
陳述の要領	別紙速記録のとおり
	裁判所書記官　岩田昌晃

原本番号	昭和五〇年（民）第四〇〇号の二四
速記録	昭和五五年　七月一四日 第　四二回　口頭弁論（公判）
事件番号	昭和四八年(ワ)第四七九三号
証人氏名	大谷杉士

被告代理人（楠本）

乙第九六号証を示す

それは、証人が昭和四四年にお書きになったものですね。

　はい。

この中で、０歳児より１歳児のほうが、第一期種痘は良いと思わせる調査成績があるとして、ディックとかネフの見解を紹介なさってますね。

　はい。

次のところを拝見すると、人情、風俗の異なる外国の統計だけでは、日本の衛生行政をうんぬんすることはできないというふうなことも述べておりますが、後のほうでは種痘実施を延ばしたほうがいいというふうなことも書いていらっしゃるんですが、このときの証人の御見解の趣旨はどういうことだったんでしょうか。

　要するに、０歳児をやめて、満１歳以後にしたほうがいいだろう、あんまり、資料の示す限りでは５歳以上になると種痘後脳炎発生率が高いというのがありますので、満１歳から２歳の間にしたほうがいいんじゃないかというのが、この意見です。つまり引き上げたほうがいいということです。

当時、証人のほかに、こういう主張をしていらっしゃった方は、おられるんですか。

　ネフとか。

日本で。

　はっきり知りません。

乙第一一号証を示す

九三ページ。証人は、前回、種痘研究班は０歳児に神経中枢障害は多いと結論しているとお述べになったんですが、染谷班の、東京、川崎の調査によりますとむしろ逆で、０歳児のほうが少ないという結果が出てるんじゃないでしょうか。

　私がしてたのは、種痘後脳炎の話ですけれども、種痘後脳炎、種痘後脳症、熱性けいれん全部を含む中枢疾患をまとめまして、それは１歳以上に高率である。その次に、中枢神経合併症のうち、最も重篤な種痘後脳炎の発生は６か月未満の一例だけであるが、発生率は12.6となり、英国の14.7と同程度であるが、米国の2.2に比して高率であると、この後半を指してるわけです。何でもかでも中枢神経系にあれしたら、１歳以上が多くなるけれども、種痘後脳炎に限って言えば６か月未満の一例だけですね。

年齢別の事故調査を、もっと早くやるべきであったということをお述べになったんですが、これは、当時の２か月から12か月という一期種痘の制度下では、いかに調査したとしても、１歳と２歳の的確な比較というのはできなかったと、これは証人もほぼそういうことを認めておられるんですが、そういうことは言えるんじゃないでしょうか。

　私の申しましたのは、初めにこうできなかったであろうとか、だめであったろうというんじゃなくて、とにかくまずやることというのが第一、もし、やってみて現実に１歳以上の年

齢が少ないから正確なデータが出ないということになったら、仕様がないから外国のデータ

なり何なりをまとめて、それによって日本の行政をまとめていくという趣旨です。

先程の、乙第九六号証で引用されましたディックやネフ、特にディックの見解の基礎になっているのはグリフィスやコニーベアの報告ですね。

そうです。

グリフィスとか、ネフの報告が出る以前は、これは不思議なことにも思えるんですけれども、従来は全く逆に0歳児のほうが、むしろ安全だというのがむしろ通説だったんですね。

そうだと思います。

母子免疫による副作用の軽減というのも、それを支持する一つの根拠と考えられたんじゃないでしょうか。

常在国の場合はそうでしょうね。つまり、非常在国においては、母親となるのが大体二五歳としまして、赤ん坊に与えるべき十分な抗体があったかどうか疑問に思いますので、しょっちゅう感染しておりまして国内で流行があって、母親たる者は追加免疫といいますか、病原体にしょっちゅう触れて十分な抗体を持ってて、それで生まれてくる子供に与える、こういう状態ですと母子免疫ということも考えられて、母子免疫が成立するかどうかは、その抗体がIDMであるか、IDDであるかということであって、あらゆるウィルス性疾患の母子免疫が成立するかどうか、疑問があるんですが、あるとしましても、常在国ではそういうことが考えられるけれども、非常在国においては、母親が子供のときの種痘によって得た抗体を子供に与えて、しかもそれが早い時期にやった種痘をより安全なものにするくらい十分に与えるかどうかという点については私は疑問に思います。

先日、お話しの、ディクソンの種痘の免疫力が低減していくというお話と関連するのかもしれませんが、小学校卒業時に最後の種痘してるとすると、二五歳でも全然なくなってはいないんですね。

なくなっていないです。

WHOが年齢引上げのほうに結論したのが一九七〇年ごろだと解していいですね。

もっと後かも知れません。WHOは、その時点では、非常在国においては取りやめ、常在国においては絶滅計画というふうにはっきり分けておりますから、七〇年以後と考えられて結構だと思います。

乙第六三号証、乙第六五号証を示す

こういった文献に出ております一九六〇年代前半のWHOの見解というのは、どちらかと言えば、従来の方法で若いうちにやったほうがいいという見解のように思われるんですが。

その点はWHOの立場というのが、そのころ既に始まっていた絶滅計画遂行するためにという面が非常に強いと思います。正確に言ってWHOが非常在国における種痘の年齢について

正確な指示を出したということはないようですね。

ところで、非常在国に関して、先生は西独が改正をした一九六七年には、新しい見解が定説化したとおっしゃったんですが、六七年ごろにも、まだ見解の相違があったと思われる文献があるわけなんですが。

ありますね。そりゃ、あることを言えば日本が強制種痘をやめた時点でも強制種痘に反対した議論というのは、いっぱいありますよ。

乙第五八号証を示す

一九〇ページ。ネフらが、反対論に反対してるんですが、一九六七年のアメリカ小児科学界で多少の医者は、まだ反対説を唱えていたような記載がありますね。

はい。

要するに、この問題は先生のお言葉を借りれば価値判断の逆転だったんですか。

はい、そうです。

ですから、日本の専門家、特に行政と関係のある専門家も、ディックやネフに、当然注目しながらもなかなか行政の立場として、従来の制度の根本的な変革に踏み切れなかったということなんじゃないでしょうか。

それ、どうか知りませんけれども、それは、さっきお読みしたような高津班、染谷班、一応理屈の上ではなしに、せめて、やった調査の結果が非常に不十分なものであるけれども、こうであるという結論を高津班、染谷班としては出しておられるわけですね。そういうことを基盤にしてやるより仕様がないんじゃないかというふうに思いますけれども。つまり、いろいろなことがあって迷われたんでしょうけれども、国の行政をやっていく上に、いろいろ思い悩んだということは、別に免責にはならないんで、どういうことが一番正しかったかということで、私としては調査をやらないというのが良くないと思うんですけれども、せめてやったデータがそうであれば、それを基本にして進めていくより仕様がないんじゃないかでしょうか。つまり、一例だけれども、そうだったと、そして、これはネフと同じというふうに結論を出しておられるんですね。何か理由があれば、染谷班、高津班というものの結論をひっくり返すということは結構ですけれども、せめて、やった調査についてはまじめに考えて、それを採用していくと。

染谷班、高津班の先生のおっしゃる結論が出されたとしても、それは四五年ごろ以降のことで、先生が前回言われた一九六五年、つまり昭和四〇年時点での引き上げということは、やはり当時としては困難だったんじゃないでしょうか。

困難というのは、どういう意味ですか、支障があったという意味ですか。

支障というか、これは、今から見てどっちが正しかったかというんじゃなくて、その当時の知見とか客観状勢とか、そういったもので困難だったんじゃなかろうかということですが。

困難だったかどうか知りませんけれども、衛生行政にしてもそうだと思うんですけれども、その場その場における選択を要求されるわけですね。それで、そのどっちの選択をしたかということについては責任があるわけですから、困難だったから何もしなかったというのは、ちょっとおかしいんで、何もしないという選択はしたわけですね。

先程の乙第九六号証以前に、学者の方でもそういう引き上げ論を主張した方はないわけですね。そういう段階で、という意味なんですけれども、どうでしょうか。

ですから、それはないほうが悪いと思うんです。つまり、グリフィスやなんか、ちゃんとやってるわけですね。日本になかったわけでしょう。学者が書かなかったら、厚生行政としては仕様がないということじゃなくて、パブリッシュされてる、つまり公刊されてるわけですね。手に入るわけです。

乙第一号証を示す

外国文献は、見ていなかったわけじゃなくて、当時の、例えば「日本のワクチン」の初版ですね。これで、北岡先生が、やはり英米にこういう見解が出てるから、我が国でも検討すべき問題であるとして注目はしているようなんですが、これが四二年でございますけれども。

注目されて、その後どうしたかが問題だと思うんですね。注目してみたけれども、これ、取るに足らない戯言であるという結論で、こうやったというのか、それとも、注目はしたけれども、日本にこれに替わるべきデータがあって、そっちを取ったというのか、何か選択をやるべき責任があると思うんです、国の行政をやっていく上には。人の生命とか、一生にかかってる問題ですから。そのときに、困難だったと言われても、私にはよく分からないんですけれども。

幼児定期種痘の一般的な廃止について伺いますが、証人は、幼児の定期種痘を一般的にどの時点で廃止すべきだったとお考えになるのか、もう一度確認していただきたいと思います。強制の問題について言っていただけますか。

それは、私は、非常在国になったら一律強制種痘というのはやめるべきだというふうに考えております。この間、お話しましたように、日本がいつ非常在国になったかについては、大体私は早いほうに考えておるんですけれども、例えば、正確には年数覚えてないんですけれども、一九五〇年というと二五年ですか。二五年ぐらいでいいと思うんですけれども、昭和二八年ですか、復員してきて、多数出た例があると思うんです。これを、非常在でないというふうに、数からだけ認めるか、あるいは第三次発生がないということで非常在と認めるかということは、いろいろ議論があると思うんですが、まあ、その辺でとにかく四八年と四九年でしたか、二例出たのは。あれは持ち込みであって、その時点では、もう既に常任国ではない。非常在国になった時点でやめたほうが良かったと思います。

復員で、というのは二八年じゃないですか。

最後は二八年と言われたんですけれども、もっと三〇年……。

それは、いずれにしましても証人は、二五年とか、遅くとも昭和三〇年ごろには、ということでございますね。

はい。

強制ということで話されたんですけれども、勧奨による英国式の接種ならよろしいということでございますか。

そうですね。まあ、いいでしょう。ただ、それには、いろいろな条件があるんですけどね。もう少し一般の人に、種痘というのはどんなものでどういうメリットがあって、どういうディメリットがあるのかということを、任意というのは、そういうことを、当然説明するわけですね。だから、そういう条件があって、その人が、じゃ、受けようかということになったなら、それはいいと思います。ただ、私が、任意と強制と区別しますのは、強制というのは、一種の、ある意味での戒厳令みたいなもので、社会的な緊急のために、一種の人権の制限をするというふうに考えるんですね。だから、それは最低限、できるだけ早くやめたほうがいいというふうに考えて、どう譲歩しても非常在国になれば強制一律種痘というのは許されないと思います。

証人の、強制種痘に対する廃止論というのは、種痘だけに限ったことというより、むしろ強制的な予防接種全体に対する否定的なお考えに基づいていると考えてよろしいですね。

はい、そうです。

証人も、特に大阪での証言で述べておられますけれども、痘瘡というのは日本でも、世界でも、歴史を動かしてきたほどの伝染病であるということが言えますね。

はい。

日本だけじゃなくて、国際的にも大多数の人が予防接種の政策で第一順位の重要性を種痘が与えられてきた歴史があることは事実ですね。

はい、そうです。

少なくとも、二五年から三〇年ごろ、証人が、今おっしゃったような意味で強制種痘をやめるべきだというふうな主張は、全然ございませんでしたか。

日本でですか、ないですね。

で、日本で定期種痘の廃止論が具体的に出てきたのは四五年の種痘かということもあったかも知れませんけれども、直接には四六年の英米の廃止というものに触発されて出てきたんじゃないんですか。

　事実は、そうです。で、種痘を廃止して良かったかということになると思うんですけれども、一番目に、種痘の免疫力はそれほど長くは持続しない、二番目に種痘の伝ぱ力はそれほど強くない、侵入の危険性もそれほどない、四番目に、輸入があっても早期の診断やら包囲種痘で拡大は防止できるんだ、そういう点から種痘によるベネフィットは、副反応を下回るんだと、こういうふうに伺ったと思いますけれども、そう解してよろしいですか。

　はい。

この見解は、基本的には一九六〇年代以降、英国のディックとか、アメリカのネフが種痘廃止論の急先ぽうとして主張してきたことと、ほぼ同趣旨と解してよろしいでしょうか。

　ええ、そうです。

ここでも、先生のおっしゃる価値判断の逆転のようなものがあったと思うんですけれども、それ以前は日本でも外国でも、これとはちょうど逆の側面がむしろ強調されていたということがございませんか。

　ですから、状況が変われば判断が変わってきます。ですから、当然ありました。イギリスなんかの場合は、フランスでもそうですけれども、ジェンナーが種痘というものを発明して、それをなかなか一般の人がやらない。イギリスは、元々あんまりやりたがらないんですけれども、それをやれというのが医者の勧めであったという事実があったという時期はあったと思います。それは、何でもそうだと思います。

状況の変化ということも、当然あったかと思いますが、この痘瘡侵入に対する脅威をどの程度に認識するかという点でも、過去の例だけじゃなくて、最近ですと、西ドイツとかユーゴの例が、伝ぱ力はやはり強いんだという主張の根拠と考えられたんじゃないでしょうか。文献としては、例えば日本では平山先生なんかがこれを引いておられるんですけれども。

　つまり、ユーゴの例なりイギリスの例なり西ドイツの例なりを、例えばイギリス当局が、こう評価して、こういうふうに種痘対策を切り換えたとか、立てたということかどうかが問題なわけでしょう。平山君が……、平山先生偉いから重要ですけれども、要するに私が考えますのは、そのデータを見て、ヨーロッパの各国は、これを見て強制一律種痘を再開しなかったという点が重要だと思います。それが、価値判断の究極なことなんじゃないでしょうか。

そのほか、定期種痘で基礎免疫を与えておかないとブースター効果がなくなるとか、あるいは年長者種痘が危険であるというデータがあって、存続すべきであるという主張が内外でございましたですね。

　ありましたね。ありましたけれども、私は、それは反対です。それは、前に、簡単に申しましたけど、福富さん辺りのコストベネフィットという理屈から、成り立たんと思います。

先生が福富さんのコストベネフィットの分析は、やはり時期的にかなり後のものだと思いますんで、先程おっしゃった三〇年から四〇年代、特にその前半の時期に、そういうものができなかったということは?

　いや、できたと思います。引いてるのは三〇年代から分かってる数字だけですもの。

英国でも、ディックの主張は、ほとんど受け入れられなかった。これは、ディックさん御自身も、法廷で証言されましたですけれども、そのほか、ネフに対しても、最初は有力な反論があったということで、結局英米が踏み切ったのは、世界的な痘瘡根絶が進展したということで踏み切れたんじゃないでしょうか。

　それは違うと思います。ネフにしても、グリフィスにしても、一九六二年に「BRITISH MEDICAL JOURNAL」に、ディックが書いた論文にしましても、今、我々はこの二つの種痘に関する防疫行政の選択をせまられているということを言っておられまして、決して、世の中からなくなったからやめたということではないと思います。つまり、コストベネフィットを計算して彼らなりの結論を出したんであって、ベネフィットがなくなったという自体で判断したのではないと思います。

もちろん、その時点では世の中からなくなってないわけなんですけれども、リング・ワクチネーション、これに当たるものの例は、前からあったんですけれども、この威力というか、実効性が、本当に実証されたのは、根絶計画によってなんじゃないでしょうか。

　それを、はっきりと、だれしもが認めたのは根絶計画であったということかも知れません。しかし、イギリスその他で、それを中心にしてやっていこうという動きが出たのは、もっと前ですね。むしろ、根絶計画は、そういった経験から、出たわけですから。一九四二年第二次世界大戦時の、グラスゴーでの経験とか、そういうふうなものが積み重なってリング・ワクチネーションというものができて、それが絶滅計画に適用されたといいますか、使われたんだと思います。

（以上　幾　島　真　澄）

被告代理人（楠本）

これまでお聞きしましたようなこととか、それから、英米と日本の条件の相違というふうなことを考えますと、日本の専門家も従来いわゆるコスト・ベネフィット・バランシングを何もやらないで傍観していたわけじゃなくて、やはり、その時点でそれなりのそういうバランスを取りながら、やむをえないとして存続してきたのではないでしょうか。

　それはですね、まあ、一つだけ、私は、そうでないと思うのは、全然調査してないんですね。この、コストについても、ベネフィットについても……。つまり、コストの調査というのはやってないわけですよ。それで、コスト・ベネフィット・バランシングを考えたと言っても、どうも、そこのところがよくわからない……。

何も調査しなかったというわけじゃなくて、先生も再三ふれておられる種痘研究班、あるいはそれに先立つ沖中研究班というふうなのがあったんですけれども…。

いや、その前です。

その前ということで言えば、先生は前回、世界各国でその種の調査がされているとおっしゃっているんですが、そういう調査、……まあ、英国などは早かったかもしれませんけれども、ほかにはあまりございませんですね。

アングロサクソンのほうが割りと多いですね。ただ、フランスはフランスなりに調査をして、その、ゼロ歳児がいいとかなんとかという結論を出していますから、まあ、調査はやってるわけですね。ですから、そのおっしゃる気持はわかるような気がするんですけれども、つまり、いろいろ考えたということは確かなんだと思うんですけれどもね。ただ、その、科学的な行政として考える資料を十分に集めてなかったということで、私は、その考えたとおっしゃることに、賛成したいんですけれども、ちょっと賛成しかねるわけなんです。

乙第九五号証を示す

まあ、その考えた一つの結論といいますか、一つの妥協策であったかもしれませんが、いわゆる弱毒痘苗ですね。そういうものを開発して、種痘が廃止できるまで使って行こうと、こういう立場がとられてきたんじゃないかと思うんですけれども、これはやはり四四年に書かれた、「予防接種を強制する根拠」という先生の論文ですね。

はい。

この中で、今の弱毒痘苗というものを否定するような見解を述べておられるんですがこれは今でもこういうお考えなんでしょうか。

ええ、そうです。

そうすると、ごく簡単に言っていただくと、その理由はどういうことでしょうか。

つまり、種痘をやるからには、それが有効であるということがまず立証されなければいけない、これはいいですね。ところが、天然痘については、究極のところ、動物実験ができなくて、実際に使ってみて、それが有効であるということが立証されないかぎりは、有効だという判断ができないという不幸な事態がある。とすると、これからその新しい無害な痘苗をつくって、それを使ってみるとかなんとかいっても、使うからには、やはり、効くけれども害がないということでなければ、使えないわけですね。これは、ＷＨＯその他でもはっきり言っておりますけれども……。したがって、その新しい痘苗を開発するということは、それをもって在来の種痘に代えるという、そういう目的には適しないというふうな意味で、私は、新しい株を改良すること自体は学問的に非常におもしろいし、将来はいろいろなためになるでしょうけれども、種痘をやるかやらないかということが問題になっている時点で、新しいその株でやるというのは、ＷＨＯあたりで、いろいろな表現をしておりますけれども、偽りの安心感とかなんとかということになるんじゃないかと思って、反対したわけです。今もそれは変わりません。つまり、学問的に非常におもしろいということと、それが一つの衛生行政の中でどういう役割りを与えられるかということとは別だと私は考えています。

ただ、一般的には、池田・大連株に比べて、リスター株とかＬＣ―16の安全性は広く認められているように思うんですが……。

それは、ですから、両方とも現に使われて、有効だとわかっている株の中で、どっちがより安全かということの議論なんです。

で、有効性が完全に実証されてないじゃないかと言われる趣旨もわかるような気がしますけれども、ただ、副作用の危険を防止しつつ、即座の中止にふみ切れないという場合の、事前の策として、こういう方向が選ばれたのも理由があるように思うんですが、先生のお考えは違うわけですね。

違います。

乙第九四号証を示す

それでは、先生の御専門分野について、ちょっとお聞きしますが、この「研究者・研究課題総覧」、こういう本は先生ご存じですね。

はい、書いたことあります。

これで、大谷先生のところを見ますと、主たる研究の業績を上げられた分野として、狂犬病の発病機序とか、脱髄性脳炎の発生機序、狂犬病の生態学というのがあげられておりますけれども、大体こう理解してよろしいんでしょうか。

そうです。それと、要するに、医者ですね、臨床医……。これは研究者としての私の側面で、もう一つの側面は、患者を診る医者であるということです。

ところで、狂犬病のワクチンというのは、種痘と並んで、人類史上、いちばん古いものの一つなんでしょうか。

種痘よりは新しいですよ。一八八六年ですから……。

これは、種痘についてのジェンナーに当たる人は、狂犬病ではだれなんでしょうか。

パスツールでしょうね。

このパスツール以来の伝統的な狂犬病ワクチンというのは、何でつくられるんでしょうか。

ウサギの脊髄ですね、固定毒……、狂犬病ウイルスの感染したウサギの脊髄の乳剤です。

それで、つくられた伝統的なワクチンというのは、副作用の危険性という点で、むかしから非常に注目されていたんじゃありませんでしょうか。

　むかしからと言われましても……。

むかしからと言って悪ければ、非常に重篤な副作用があるということが知られているんじゃないでしょうか。

　そうです。有名です。

これは、先生のお書きになったものを拝見したんですが、かつて人体に注射されたもののうちで最悪の生物学的製剤であるというふうな評もあるわけですか。

　まあ、私はそう思いますね。

で、種痘後脳炎に当たる、やはり、狂犬病予防接種後脳炎というのがあるわけでございますか。

　そうです。

その頻度はどれぐらいなんでしょうか。

　それが、いろいろな報告があるんですけれども、大体、年齢に違いがあったり、ワクチンの種類によって違いがあったりするんですけれども、全部ひっくるめて言えば、一〇〇〇人に一人ぐらいだと思います。

これは、二五〇人に一人とかという報告も……。

　これは、日本の、一〇歳以上の者についてのデータです。

先生は、大阪での御証言で、狂犬病予防接種の体験があると…、で、六人に接種したらそのうち四人死亡した例があると述べておられますが……。

　それは、狂犬病で亡くなったんですね。それは証言を読んでいただけばわかると思うんですけれども、別に、副作用ではなくてですよ。要するに、効かなくて発病しちゃったんですね。

先生は、狂犬病以外の予防接種の御経験はおありですか。あるいはその狂犬病以外のワクチンについて、特に専門的に研究されたことは……。

　予防接種全体については、私のところは感染症の研究部なものですから、そこの病院で使っておりますけれども、私自身として、特にやったことはないですね。

で、狂犬病ワクチンにもどりますけれども、狂犬病ワクチンはそういった危険性というようなこととか、ほかにも理由はあるんでございましょうけれども、一般の他の予防接種とは違って、現に、犬に噛まれたとか、そういう方に事後的に刺すという方法がとられてきたわけですね。

　そうなんです。

それで、これをこういうふうにくわしくお聞きした趣旨は、先生の、予防接種のマイナス面を強調されるお考えというのが、その、狂犬病が先生の御専門であるという、その狂犬病ワクチンの今のような性質と、若干関係があるんじゃなかろうかと思ったわけなんですけれども、いかがでございましょうか。

　いや、それは、お考えになるのは御随意だけれども、私、医者であり、感染症ないしはその免疫の研究者であるわけで、私のやった狂犬病の予防接種に関するデータで、全面的に影響されて、予防接種自体の効果を論ずるようになるというような、もし、その、主観的というんですか、非常に影響されやすいものだとすれば、科学的な研究者としての資格がないわけで、そういうことは、私としては……。私は自然科学者のつもりですから、私が狂犬病のワクチンを研究して、それが、副作用が多いものだったから、予防接種全般についても、悲観的見解に傾くのであろうと言われるのは、ちょっと酷ではないかと思います。

被告代理人（藤村）

前回、先生の御証言の中で、これは種痘に関してでしたか、ちょっとあれですが、副反応について、先生の実際の教育の中でも教えてきたし、講義でもなさったと、こういう御証言がありましたね。

　はい。

これは、種痘についてですか。

　全般的な問題ですね。大学で感染症の講義をやって、予防接種の講義をやらなければいけないものですから、これは、お医者さんが副作用について知らなくちゃ困るので、その講義はいたします。

それはいつごろからでしょうか。

　私が教授になってからです。

そうしますと、そのときに、たとえば、本件、ここで今問題にしております、種痘についてですけれども、具体的にはどういうような形で講義なさったんでしょうか。

　要するに、強制接種という、まあ、私が講義をしたのは、学生が医者になって開業するなり、臨床へ行く人が多いけれども、予防接種の問題というのは、その臨床医にとっても、自分自身の問題として考えてほしいと、それで、その場合に、今の日本では、防疫、予防接種というのは、その普通の開業医なり臨床医なりが関知しない、そういう傾向があるけれども、そうじゃなくて、予防接種というのも一つの医療として取り上げていかなければいけない。そういう点からみると、諸君としても、その、一律強制接種があって、それは、その医者の関知しないところであるというような考え方はおかしいんで、自分たちの問題として、その予防接種の、コスト・ベネフィット・バランシングですか、そういうものを、ちゃんと考えていかなければいかん、そんなふうな趣旨です。

そうすると、それは、要するに、副反応についての、言ってみれば、一般的な問題点の指摘をなさったと、こういうことですね。

　そうです。

具体的に、たとえば、種痘につきまして、重篤な福反応との間にこういうふうな医学上のメカニズムがあるんだと、そういう因果関係を個別に御指摘になったというわけではないんですか。

　それはありますよ。たとえば、私の専門が、第二次脳炎と言いまして、麻疹後脳炎とか種痘後脳炎とかいうことなものですから、その問題については非常に私自身も興味をもっておりますし、学生としても有益だと考えますので、その講義はしました。

それは、個別的に種痘の予防接種と重篤な副反応の因果関係等も、医学的な観点から示して講義なさったわけですか。

　そうです。

それから、前回、人口動態統計の中に、種痘後の死亡者数が掲示されていることについて、原告代理人がお示しになりましたね。

　はい。

それは、予防接種後に死亡したということが出ておるんですけれども、それが、予防接種との間に医学的な因果関係があるということまで正確に示したものではないという意見もあるけれども、先生はどうですか、という御質問がありまして、先生はどうも、その、正確に示しているんだというふうにお答えになったように思っておるんですが……。

　違うんですよ。そのときの話は、要するに、人口動態、死亡診断書の形では一〇名でしたか、何か出ていると……、それから、いわゆる届出という形では出てないと、この違いをどう考えるかという場合に、人口動態の死因統計の場合は、しょうがないから書いたんじゃないか、というような御意見があるけれども、そういうことはおかしいと、つまり、届出をする場合も、死亡診断書を書くのも、いずれも、その、書く者、判断する者は同じ日本の医者である。だから、死因統計のほうのときはいい加減な病名を書いて、届出にかぎって厳密な診断をするんだと、そんなことは考えられない、つまり、その医者が優秀かどうか知りませんけれども、とにかく、両方とも日本の医師集団がやるのである、こういう話をしたわけです。

それから、ちょっと漠然とした質問になって恐縮なんですが、先生は、強制一律接種に関して、さかんに英国の例をお挙げになって、まあ、英国の自己決定権というようなことをおっしゃってますね。

　はい。

これは、いろいろな問題があると思うんですけれども、わが国に置き換えた場合に、たとえば、英国と同じような処置を、わが国の予防接種の行政においてもとらなければいけないんだと、そういうふうなお考えなんでしょうか。

　そうです。現に、伝染病審議会の予防接種部会ですか、そういったところの、今のメーン・スタッフというのは、いわゆるワクチンメーカーとかワクチン研究者だけでなくて、おそらく、医事法規の人たちとか、……宗教家はどうか知らないけれども、たとえば、私の知ってる名前で言えば、神経内科の、東大の豊倉教授なんかもはいっておられると思うんですよ、今はね。それから、唄孝一先生がはいっておられると思うんです。そういう構成が正しいんで、戦前のように、ワクチンに携わっている者だけでやるとか、そういうのは正しくないんで、そういう意味で、イギリスなんかでワクチンの行政をやる場合に、宗教家を入れるとか、そういうやり方が正しいというふうに考えております。

それから、さきほど、弱毒ワクチンの関係で、その接種を行なうには、有効であることが立証されなければならないんだと、そういう御証言でしたね。

　そうです。

これはちょっと痘瘡とは離れるんですけれども、薬事行政あるいは衛生行政の一般的な問題についても、先生はそのようにお考えなんでしょうか。

　一般的に、どういうふうにですか。

質問がちょっと漠然としすぎるんですけれども、国の薬事行政とか衛生行政とか、一般的な問題につきまして、なんらかの処置をとる場合、それの有効性というものが、医学的に立証されないと、積極的な方策はとってはいけないというふうなことですか。

　要するに、効かない薬打ってもいいかということですか。

はい。

原告代理人（山川）

ちょっと、質問が不適切だと思います。

被告代理人（藤村）

それでは撤回します。違う聞き方しますけれども、さきほど、どういう質問に関連してか、ちょっと忘れましたが、国の免責の問題をお答えになりましたですね。困難であるからといって、国が免責されることにはならないと…。

　そうですね。

その免責という意味なんですけれども、これはどういうふうな内容を含んでおるんでしょうか。

　免責という、……つまり、私が言うのは、衛生行政についても、その、選択しなければいかん、これは、選択した以上は、Aをとって、Bをとらなかったというからには、その責任があるだろうという意味です。

その責任の内容は、具体的にはどういうことなんでしょうか。

裁判長

そこらあたりのことはいいんじゃないですか。

被告代理人（藤村）

それでは、終わります。

被告代理人（五十嵐）

先生は、前回の御証言で、個人免疫と集団免疫ということに関して、ドクター・ラオの話として、八〇パーセントの率で国民が種痘しておっても、天然痘が流行するというお話をなさいましたね。

はい。

これは、わが国においても、そういうふうに、同じであるというふうに考えておられますか。どういう意味ですか。わが国で八〇パーセントやってあって、それで、天然痘がはいってくるんですか。

ええ。そういう場合でも流行する可能性があるとお考えですか。

つまり、天然痘のあれというのは、部屋がどのくらいあって、そこに人間がどのくらい詰め込まれているかとかが関係してくるわけで、インドの場合は、たとえば、どういう生活環境があるかということがあって、日本の場合に、今の東京の生活事情とか何かということでどうかという意味ですか。

そうです。インドと事情が違うんじゃないかということです。

それはそうですね。違いますよ。

先生は、集団免疫と個人免疫は別なものというふうに考えておられるわけですか。

別じゃないですよ。だって、個人免疫が基盤になって集団免疫が構成されるわけですから、まったく関係ないものという意味ならば、別じゃないですね。

次に、前回の証言で、全身性種痘症という用語をお使いになっているんですが、どういうことをもって、こういう、全身性種痘症というふうにお考えになっているわけですか。最近、こういう、種痘の副反応についての、全身性種痘症ということばは、あまり見かけないものですから、お聞きしているわけです。

進行性種痘症と言ったほうがいいかもしれません。最近使っているようなことばで……。それに該当するものを、全身性種痘症と私は言ったわけです。

種痘後の脳炎についての治療法ということについて、その中で、セミカルバゾーンという薬がありますけれどという御証言があるんですが、これは、種痘後脳炎についての治療薬というふうに受け取ってよろしいんでしょうか。

痘苗ウイルスの感染に効くという薬ですね。

種痘後脳炎についてはどうですか。

だから、種痘後脳炎については、明確なデータがないんですけれども、種痘後脳炎が、種痘による、ウイルスによるものだという説が多いからということで、そういう説を唱える人があるという程度のことです。

先生はどうお考えでしょうか。

使ってみてもいいんじゃないかと思います。

それから、コスト・ベネフィット・バランシングの関係のお話の中で、二重盲検法の話が出てきているわけですけれども、そのつながりは、どういうことでお述べになったんでしょうか。どういうところで述べたのか……。これは、あれなんじゃないですか。形を整えなければだめだということじゃなくて、たとえば、という話に出てくるんじゃないと思うんですよ。今、二重盲検試験が大事であるというふうに、皆さんおっしゃるけれども、たとえペニシリンが効くというようなときには、非常にその差があれば、ペニシリンのようなものは、そう、二重盲検試験なんかをやらなくてもわかったように、種痘の副作用というのはむかしからわかっていたんじゃないかというような意味で使ったんでしょうな。

そうすると、コスト・ベネフィット・バランシングの議論とは直接関係ないということでよろしいでしょうか。

いや、その、コスト・ベネフィット・バランシングというような、今の…。

原告代理人（大野）

何ページかを示して尋問してください。

被告代理人（五十嵐）

前回の証言の三六丁、「このごろ、薬の、薬効判定に二重盲試験……ダブル・ブラインド・メソッド……というのを使わなければいかんというようなことがよく言われますけれども、その二重盲試験……」

それは、確かに、二重盲検試験というのは大事だけれども、それが、その、効くか効かないか……。

原告代理人（大野）

そうじゃなくて、コスト・ベネフィット・バランシングということばは最近だと言うけれども、そういう考え方はむかしからあったのか、ごく最近出たのかという質問に対して、それは、ことばはそうだけれども、そういう考え方はもう、前からありましたよと、それで、二重盲検法というのが最近言われているけれども、そういう考え方は前からあった、というような、アナロジーとしておっしゃっているので、二重盲検法と、コスト・ベネフィット・バランシングが同じだとか違っているとか言っているんじゃないと思いますが……。

裁判長

要するに、二重盲検法でもって調べないと、その副作用のことがわからないということが問題だったのかどうか、それと、コスト・ベネフィット・バランシングとは関係があるのかということを、簡単に答えていただければ……。

要するに、今言われているような、数式化された、いろいろなことができる前にも、そんなことはわかっていたということを言いたかったんですけどね。

被告代理人（五十嵐）

それから、前回の証言のいちばん最後に、検疫法の改正をするというふうな御証言があったんですけれども、検疫法は昭和四五年以後改正されていないんですけれども、それはご存じですか。

いや、知りません。あの話は福富さんの本を読んだだけなんですよ。

乙第九六号証を示す

これは先生の書いたものですけれども、七二ページの右側のいちばん下のほうに、「腸チフス、パラチフスワクチンは、流行地にでかける場合だけ接種することにしたらよいと考える」という記述がございますけれども、この流行地というのは、先生は、どこのことを考えて……、日本国内のことですか。

いやいや、違います。どうしても、たとえば、流行地……私は流行地へ行ったって、予防接種はしないですけどね。たとえば、青年海外協力隊とかなんとかで、行って、その土地の人とまったく同じ生活をせざるをえない立場の人がいるわけですよ。そういう人は、やっぱり、その、チフスがはやるところへ行ったら、予防接種をして行ったほうがいいと、そういう意味です。

裁判長

さきほど、伝染病の非常在国では、少なくとも強制一律接種をやるのは適切じゃないというお話だったけれども、それは一応痘瘡のことを念頭においておっしゃられたんだと思いますが、ほかの伝染病についても一応当てはまるというふうに言っていいでしょうか。

そうですね、当てはまると思います。

一応、今、予防接種法所定の病気ですね、それらについてもそういうことが言えるんでしょうか。

はい、言えると思います。

今、予防接種法に挙げてあって、その対象となっている病気の中で、わが国が常在国になっている病気というと、どれになりますか。一応、今、痘瘡のほか、ジフテリアとかポリオとか麻疹、風疹、コレラ、日本脳炎、インフルエンザ、いろいろ並んでいますけれども、その中で、日本が常在国に当たるようなものは……。

たとえば、麻疹、風疹、それから、……ポリオはないと思います。それから百日咳があやしいところでしょうね。それから、ジフテリアも可能性はあると思います。つまり、常在国といいますか、はっきりと、外からはいってきたということでなくて、国の中で発生するという意味での常在国ですね。これもまだ学問的にわからないからということもあるわけですけれども……。

インフルエンザなんかは……。

インフルエンザは、これは、常在国とか非常在国というふうな概念が適用できないんじゃないかと思いますのは、鳥が持ってくる、鳥の病気と考えられております。そうしますと、その、渡り鳥というのがおりまして、その渡り鳥は、しょっちゅう、渡ることを本来の性格とするものですから、インフルエンザについては、今、その、ポリオとかなんとかというような意味での、常在、非常在が成立しない。しょっちゅう、世界的な流行が起きるわけですから、インフルエンザの場合は、世界全体がいわば常在みたいなかっこうになって、国別に、……つまり、人間が持ってくるとかなんとかいうものですと、常在、非常在の区別がつくんですけれども、鳥が持ってくるとかということになりますと……。

なかなか区別がつきにくい、区分けした概念規定をしにくいということですか。

はい、しにくいです。

前回の質問で、副作用について、初めの種痘の副作用について、初種痘より再種痘のときのほうが副作用が低いと、一般論としてお述べになったんですが、これは、原因として、回数が二回目だから低いと言えるんでしょうか。それとも、二回目のほうが一回目より年令が高くなっていますから、その意味で低いというのか……。

いや、それは、二回目だからです。一回目がたとえば一五歳というときには、少なくとも、低いことはありません。むしろ高いんじゃないかと言われております。一度やってあるから低いということです。

原告代理人（大野）

被告の反対尋問の中で出てくることでございますけれども、わが国について言えば、たとえば、種痘をもう少し早くやめるべきであったという学説はあったかということなんですけれども、教授は、昭和三〇年ごろにはなかったと、これは客観的事実として言われましたんですけれども、そもそも、その原因についてお尋ねしたいんですけれども、当時、こういうことに関心をお持ちの学者にも、この、種痘によって重篤な副反応が生ずるということは、医学的にはおわかりになっていたわけですね。

わかっていました。

ところが、現実に、どのくらいの率で発生するかということは、学者の方々はおわかりだったんでしょうか。つまり、そういうデータなどが日本にありましたでしょうか。

発生率ですか。

まあ、結果的には、一〇万人に二〇人以上発生するということが、その後、ずっとたってからわかったようですけれども、そのころわかっておりましたでしょうか。

わかっておりません。日本については……。

日本については、まったくわかっておらんわけですね。

はい。

それと、もう一つ、教授は、この前も言われましたけれども、日本の医学者の多くが、この予防接種の行政について、いろいろ口を出される、あるいは批判をするというようなことが、非常に行なわれていたでしょうか。

あまりなかったと思います。

それはどういうわけなんでしょうか。

どういうわけですか……。一つは、日本の医者というのが、行政とか政治とかということに、なるべく無関心であろうとしたとしたということが一つだろうと思いますし、もう一つは、前にも申し上げましたように、日本の、臨床医と衛生行政との分離というようなことじゃないかと思います。

この、予防接種そのものの医学的なことの御専門というのはありうると思うんですが、予防接種行政についての専門家というのはいたんでございますか。あるいは、その、どこからも、その、中間領域みたいなもので、そういう専門家と考えられるようなものはなかったんでしょうか。

それも考えられる……。私が考えるかどうかは別として、世間一般で、たとえば、厚生省の、今、情報課ですか、前の防疫課の責任者というあたりは、防疫の専門家だったんじゃないですか。

それが、行政官そのものであったとか、過去にそうであったという方じゃなくて、学問的に検討したり批判したりするような形の専門家というのは、日本にあったんでございますか。どく最近に至るまでのことですが……。

ないと思いますね。

（以上 田甫力弥）

東京地方裁判所民事第三四部

裁判所速記官 幾島真澄

裁判所速記官 田甫力弥

［６］白木博次証人 (1)

附録第四号様式（証人調書）

事件の表示	昭和四七年(ワ)第 二三七〇号 外
証人調書	（この調書は、第五六回口頭弁論調書と一体となるものである。）
期日	昭和五七年 九月二七日 午㊗後 一〇時 〇分
氏名	白木 博次
年令	（略）
職業	医師
住所	（略）
宣誓その他の状況	裁判長は、宣誓の趣旨を告げ、証人がうそをいった場合の罰を注意し、別紙宣誓書を読みあげさせてその誓いをさせた。 後に尋問されることになっている証人は、在廷しない。
陳述の要領	別紙速記録のとおり
	裁判所書記官 中島利雄

宣誓

良心に従って、真実を述べ、何事も隠さず、偽りを述べないことを誓います。

氏名 白木博次 ㊞

原本番号	昭和四九年（民）第五〇〇号の一〇七
速記録	（昭和五七年　九月二七日）（第　五六回　口頭弁論　公判）
事件番号	昭和四八年(ワ)第四七九三号
証人 氏名	白木博次

原告代理人（秋山）

本速記録末尾添付の「履歴書」を示す

　これは先生がお作りになった先生の履歴書ですね。

　そのとおりです。

これによりますと、戦後長らく東京大学医学部精神医学教室にお勤めですね。

　はい。

教授を歴任され、医学部長も歴任されておられますね。

　精神医学教室から今度は基礎医学のほうに転向しています、脳研究所の神経病理学部門に転向しています。

三一年一一月一日の欄に「脳研究所病理部」と書いてありますが、これがそれですか。

　そのとおりです。

ご専門はどういうことになりますでしょうか。

　そうですね、現在の専門は少なくとも神経病理学部門でございます。しかしその前に精神医学教室におりましたので、精神病、神経病の患者の臨床にも携っています。

現在は白木神経病理学研究所の所長をされておられるということですね。

　そのとおりです。

この履歴書の最後に英文で二つほど書いてあるものは、どういうものなんでしょうか。

　これは最初のものは国際神経病理学会の機関誌である「アクタ・ニューロパソロジカ」、それの編集委員の一人でございます。それからその次のものはこれはイギリスのやはり神経病理とその関連領域の神経生物学的な問題の雑誌のアドバイザリー・ボードですね、編集委員の助言者、顧問でございます。

いずれの雑誌も世界的に著名な雑誌ですね。

　はい、そうでございます。

編集委員とおっしゃるのは論文の審査などもなさるわけですか。

　そのとおりです。掲載論文を見ていろんな意見を言うわけですね、そして採否を決定するということでございます。

本速記録末尾添付の「論文目録」を示す

　これは先生の論文のうちの英文、その他外国文で書かれたものを集録したものですか。

　そうでございます。日本文のものになりますと何百となりますんで。

一番最初のものが広島、長崎の原爆病についてのものでしょうか。

　そのとおりです。

次はどういうものですか。

　これは脱髄性の脳脊髄疾患という病気で、この中には狂犬病ワクチン禍によって起こるもの、それから原因不明のもの、そういうようなものの研究でございます。

次は二ページ目の真中あたりにある一二番以下は何でしょうか。

　ウイルス性脳炎、それからそれ以外の感染症でございますね、微菌、細菌、ウイルスによって脳炎が起こりますけれども、それに関するものでございます。

四ページ以降の二五番からは何でしょうか。

　これは肝脳疾患、肝臓が侵されますと脳にくる病気がございます、そういうような研究でございます。

二九番からは何でしょうか。

　系統変性症、つまりたとえば運動性の神経細胞がやられて手足が動かなくなって行くという病気がございますが、そういうものの病理学的な研究でございます。

五ページは何でしょうか。

　これは中毒性の疾患で、いろいろなものございますが、メチル水銀によって起こる水俣病、それからキノホルムによって起こるスモン、そういうものの神経病理学的な研究でございます。

最後は七ページは「その他」ですね。

　「その他」でございます。

以上、たくさん文献書いておられますが、この中には外国のテキストに引用されたりしたものもたくさんございますか。

　ございます。

本速記録末尾添付の「ワクチン禍関係の著者文献」を示す

　これは先生のワクチン禍関係の論文をまとめたものですね。

　ええ、そうでございます。

最初に「狂犬病ワクチン禍関係」とありますが、狂犬病ワクチンについては、ごく簡単で結構ですが、どのような研究をなされたんでしょうか。

　これは臨床と一緒にやった研究もございます、たとえば医科研の大谷先生とやった研究もございますけれども、私の専門は主としてその解剖例ですね、脳における病変、それがなぜ起こるか、それが臨床とどのような関係があるかと、こういうような研究でございます。

解剖例を多数見ておられるということでよろしいでしょうか。

そのとおりでございます。

次が「日本脳炎ワクチン禍関係」で論文書いておられますが、日本脳炎については、どのような研究なさったんでしょうか。

これは病理学的な研究もございますけれども、主として冲中班が有名な日本脳炎ワクチンの副作用の研究をしておりますが、その班員の一人として参画しております。

ここでも病理学的な立場から組織を検討なさったりしておられるんでしょうか。

そのとおりでございますし、それからまたこの日本脳炎ワクチンの副作用の患者を、これが本当に患者であるかどうかというものの判定する委員の一人でもありましたから、臨床の立場からも参画しております。

「種痘後脳炎関係」の論文もお書きになっておられますが、これはどういうことでしょうか。

これは実際解剖例的な仕事が一つございまして、特にこの第一のパネルディスカッションが「種痘とその周辺」というのが、一九六八年に私がパネラーの一人として参画しておりますが、この時に私は一歳未満の子どもにワクチンをさすべきでないということを、すでに申上げてあります。

順序が多少逆になりましたが、先生のご専門の神経病理学というんですか、それについてごく簡単にご説明いただきたいんですが。

これはいろいろな精神病、神経病の患者さんが亡くなりますですね、その後、解剖しまして、生前の診断がはたして病理学的にも正しかったかどうかというようなことを判定いたしますし、それからその原因が、なぜどのようなメカニズムで起こって来るかという、そういう原因の探究、それからもう一つ大事なことは脳神経というのは非常にいろいろな領域にまたがっておりますので、場所によって出てくる症状が違います。ですから脳の病変と、それから臨床との対応というようなことを研究する学問でございます。

さきほど、ご証言なさったように、先生は臨床についてもご経験がおありですか。

はい、一〇年あるいはそれ以上の経験を持っております。

本速記録末尾添付の「ワクチン禍に関する法廷証言その他」を示す

これもここに書いてあるとおり証言、鑑定をなさった、こういうことでしょうか。

そのとおりでございます。大阪では鑑定証言、函館では鑑定と証言でございます。

その他、ワクチン禍について国の認定委員をなさったことがありますか。

あります。

おおよそ、いつごろでしょうか。

それがどうもはっきりしないんですが、こう申上げればわかると思いますが、松本楼が焼ける以前です。あの松本楼で何回か会合を開いております。

そうすると、昭和四十年代の初めごろということでしょうか。

昭和四十年代の初めごろでございますね。

その他、国のワクチン行政に関わったことがございますか。

厚生省が生物学的製剤基準を出しておりますが、それのいろんな意見を言う、そういう委員会の一人でもございました。

それからワクチン禍に遭われた患者さんを直接ごらんになられたことはございますか。

ございます。

どういう機会にみておられますか。

それはこの狂犬病、日本脳炎、それから種痘、そういう患者さんをかなりむかしにも診ておりますし、それからまたワクチン禍に関するその大阪の法廷証言の時に実際患者を診ております。

それでは本論に入りたいと思います。

甲第一四四号証を示す

「各種ワクチンの予防接種と神経系障害」という一九八一年の先生の論文ですね。

はい。

この中身を見ますと、「ワクチン禍の基本型」、それから「ワクチン禍についての潜伏期の実態と考え方」、「発生率」、それからワクチン禍についての「個体側の諸条件」といった項目が並んでいますが、こういったテーマについてお書きになったものですね。

そのとおりでございます。

甲第一四四号証の図1、三五二ページ。これに基いてワクチンによる神経障害の概要を少しお話いただきたいと思いますが。

ワクチンには大きく分けまして、ウイルス性のものと、それから細菌性のものと、こう二つ分れますが、ワクチンの種類としてはまた各種のものがあるわけでございます。これは全部それを挙げるわけ行きませんが、まず第一に狂犬病のワクチンというものがございます。で、これは現在のものじゃなくて、むかしの古いものでございますけれども、その時代には狂犬病ワクチンの中に多数の多量の動物の神経組織を含んでいる、こういうのがA1（ワン）というやつでございます。しかもその中には狂犬病ウイルスが毒力は弱まっておりますけれども生きている、いわば生ワクチンでございますけれども、しかしその後改良されましてウイルスは紫外線その他いろんな化学物質によって殺してある不活化してあるわけです、しかしながらその中に神経組織は多分に含まれている、そういうのがA２型でございます。で、そのA２型に属するものとしては日本脳炎ワクチンがございまして、これは狂犬病ワクチンに比べますと、はるかに神経組織を含む量は少ないんですけれども、それでもなおかつ完全に旧型のワクチンではこれを取除くことができないというA２型、それからBと申しますのは、これはウイルスが生きているわけです、弱毒ですけれどもウイルスがそのワクチンの中に生きている、つまり活性ワクチンでございます。それには種痘、それからポリオ、それからはしか、その他のものがございますが、これはそのワクチンの中に少なくとも神経組織は含んでおりません。それからCとしまして、これは神経組織も含んでいないし、それからウイルスも殺してあるウイルスのワクチンの代表としてインフルエンザがございます。それから同じCとして、これは神経組織を含んでおりませんし、細菌も殺してありますけれども、そのトキソイド・毒素を抽出したワクチンとして代表的なのは百日咳、二混、三混、その他でございます。これだけワクチンのいろいろ種類はございますけれども、起こってくる神経系の副作用にはこの一番右に書いてあります三つの型しかないわけであります。それは遅延型アレルギー、いわゆる自己免疫病と言われる、そういう脳脊髄炎でございます、それからポリオのように、生ワクの場合には生ワクチンのウイルスが血液の流れに乗って脳に行って増えるというウイルス血症または増殖型と、それからもう一つは、これも髄膜・灰白炎でございますけれども、全く炎症が来なくて急性脳症になる即時型アナフィラキシーに相当する、そういう急性脳症型の副作用でございまして、この場合、A１またはA２は私の知る限りにおいては遅延型アレルギー反応しか出ませんし、百日咳、二混、三混、その他は急性脳症型しか出ませんけれども、その中間に位置する各種ワクチンはこの三つを持っている形、三つの形の副作用が起こる形、そのうちの二つが起こる形、こういうふうに複合的な副反応を起こしてまいります。

それではこの三つのタイプについて順を追って簡単にもう少し説明を受けたいと思いますが、まず遅延型アレルギーというものは、ごく簡単にいいますと、どういうものなんでしょうか。

大阪ではこれは二日間ぐらいかかっておりますが、これを簡単に言うというのは難しい問題でございますが、端的に申しますと、神経細胞、神経組織がたとえば狂犬病ワクチンのように神経組織がワクチンの中に含まれている場合には、動物の神経組織とそれから人間の神経組織との間にアレルギー反応が起こってくる、しかもそれが即時に起こらないんで、一週間あるいはそれ以上の、月日を必要とするという意味で遅延型と、こういう名前がついております。簡単に申しますとそういうことでございます。

ここに白質炎と書いてありますが、これはどういう意味でしょうか。

これは脳の正常の構造からお話しないとまずいんですけれども。

甲第一四五号証を示す

神経細胞、脳とか、あるいは脊髄神経というものは非常に複雑な構造のように見えますけれども、その基本的な構造のパターンというのは非常に簡単なものでございまして、数百億の神経細胞と、それから出てくる神経繊維の集団からなると、こういうふうにお考えなればよろしいと思います。左の図の上のほうにヒトデみたいなのがございますが、これが神経細胞でございまして、それから下にかけて一本の神経繊維がのびて行っております。で、結局、例えて言えば神経細胞は発電所に相当する、それから神経繊維はこれは送電線に相当する、こういうふうにお考えになればよろしいと思います。そして左の図の真中よりやや下にカッコでとじてある所を電子顕微鏡で非常に大きく拡大いたしますと、送電線である神経繊維というのは実は二つの部分に分れているということがわかります。それが真中より下のほうにそれを切った図が出ておりますが、真中に赤く線が引いてある、あるいは点々打ってある部分が神経の線維の軸索、そういうものでございまして、いわば送電線の中の銅線に相当する、そこに電気が伝わるわけでございます。それに対してその送電線を軸索を取囲んで青い点々が打ってございますのが髄鞘でございます。これは送電線のビニール袋に相当するわけでありまして、隣と隣の神経繊維の間にショートが起こらないように絶縁体としてあるわけです。で、白質というのは、神経細胞が集っている所が灰白質、神経繊維の集団が集っている所が白質でございまして、アレルギー性脳炎の場合あるいは遅延型アレルギーの場合には神経繊維の集団である白質の、しかもこの髄鞘、これがとろけて無くなって行く、そういう病気でございます。

そうすると、ショートしてしまって神経細胞から送られる信号がうまく伝達できない、こういうことなんでしょうか。

そのとおりでございます。

神経組織というのは、ようするに大脳から始って、末端の末梢神経に至るまでこの神経細胞と神経繊維でできていると、こう言ってよろしいんですか。

そのとおりでございます。

甲第一四六号証を示す

脊髄の構造を、もうちょっと詳しくご説明いただきたいと思いますが。

この脊髄のこの絵を見ていただきますと、上に細長く脊髄がずうっと頚髄から胸髄、腰髄、仙髄とこうありまして、そこからまた末梢神経が出て行くわけですが、その断面が一番最上端に出ております。ここでごらんになりますと、真中にHという形によく似た、これは模型でございますけれども、神経細胞の集団の部分がございます。これが真中にあるHで見られるものでございます。それからそのまわりに白っぽく見えるものがこの送電線の集っている所でございまして、これが脊髄の白質に相当するわけです。ここに遅延型アレルギー反応の場合には病変が起こって来るわけでございます。

甲第一四七号証を示す

これは先生の論文に掲載された写真ですか。

そのとおりでございます。狂犬病ワクチンによって起こった脳脊髄炎という、その私の論文の中で特に脊髄の病変が一例として示されております。

遅延型アレルギーによる病変ですね。

そのとおりです。で、これをごらんになりますとわかるように、前の一四六号証のH部分に相当する所が真中にやはりH部分として出てまいります。ちなみにこの染色は、さきほど申上げました神経繊維の皮膜である髄鞘を染める染色でございますから、遅延型アレルギーの場合にはこの髄鞘がとろけて無くなる、つまり脱髄をするというわけでありまして、そうだとすれば、当然神経繊維の集団である白質に一番病変が来なければならないわけです。で、この図を見ていただきますと、下のほうは髄鞘がよく染まっておりまして真黒けに見えます。ところが真中から上の部分見てみますというと、小さな、これは血管を実は中心としておるわけですが、それの脱髄病巣が多数出ているということがおわかりになると思います。それに対して真中のH型の神経細胞の集っている部分には髄鞘脱髄巣はほとんど無い、いくらかありますけれども、ほとんど無いということで、侵す場所がいかに違うかと、あるいはウイルス性脳炎の場合にはまた後で出ると思いますが、この白質の部分には変化来ないんで、H型の灰白質の神経細胞の部分に変化があります。そういう明らかな差がございます。

ここに脳脊髄炎とありますが、この「炎」というのはどういうことでしょうか。

「炎」というのは、これは炎症という意味でございます。端的に申しますと炎症の定義はなかなか学問的に難しいんですが、臨床的に一番問題になりますものは背中から水を採って脊髄液を調べますと、その中に炎症性の細胞が増えている、ですから、それによってそれは病理学的にも確認されるわけですけれども、したがって脱髄脳脊髄症ではなくて炎であるという明瞭な差がございます。

それから、さきほどの甲一四四号証の図1をもう一度示したいと思いますが、狂犬病ワクチン以外の神経組織を含まないものについても遅延型アレルギー脳炎だとか、脊髄炎と、こういうものが起こり得るわけですか。

そうです。種痘、ポリオ、それからはしか、インフルエンザ、すべて神経組織を含んでおりませんけれども、全く狂犬病と同じような髄膜白質炎が起こってまいります。

甲第一四九号証を示す

これは先生が手に入れられた組織の写真ですか。

そのとおりです。これは私が一九七九年に、日本でももちろんこういうのがございますけれども、ウイーンのオーバーシュタイナーという研究所に神経病理の研究に行った時に見せていただいたものを写真に撮って来たものでございます。

ここに「種痘後脳脊髄炎」とありますが、これはやはり遅延型アレルギーとしての脳脊髄炎なんでしょうか。

これはもう明らかにその病変が、さきほどの狂犬病の脊髄炎と同じ、これは大脳のほうでございますけれども、大脳の白質の中に明瞭に起こっております。この図をごらんになっていただければわかるように、外側の部分が灰白質、つまり神経細胞の集っている大脳皮質と申しますが、その部分でございます。ちょうど、脊髄と逆転しているわけです、大脳のほうは外側のほうに神経細胞の集団がある、まあ発電所がある、白質のほうはそのずうっと下の部分にあるわけですね。

神経繊維が内側にあるということですか。

はい、内側にあると、脊髄はその逆転しているわけです。したがって、種痘後脳脊髄炎も起こっておりますが、脳炎の場合を見ますというと、この写真でごらんになりますように、やはりさきほどの狂犬病と同じような脱髄巣、小さな脱髄巣が多数起こっていることがおわかりいただけると思います。

甲第一五〇号証を示す

これはどういうものでしょうか。

これは「種痘後脳脊髄炎」の髄膜と申します、髄膜に起こった炎症でございます。で、図のちょうど一番下が大脳の実質といいますか、皮質でございます。その上に髄膜というものがある、この場合には軟膜でございますが、そこに特に真中より下の所に小さな細胞、血液の細胞、これはリンパ球でございます、これが非常にたくさん集っているということがわかります。

この黒く見える部分ですか。

黒く見えるのがそうでございます。こういうものが起こりますと、われわれは髄膜炎と申します。したがって、この場合一五一号証。

甲第一五一号証を示す

この真中に黄色く塗ってある部分が上が脳であり、それから小脳、それから下が脊髄でございます。それから一番外側に茶色っぽく書いてあるのが頭蓋骨、骨でございます。少し模型的に書いてございますが、この紫色に塗ってある部分が背中の脊髄、脳脊髄液でございます。さきほどのように甲一五〇号証にごらんになりますように、炎症細胞がこの脊髄液の中に出てくるわけでございます。したがって、下から、背中から水を採ってみますと、上の脳の炎症細胞が髄液を伝わって下に流れて行きまして、したがって、背中から水を採ればそこに炎症性の細胞が、脊髄炎が証明されるわけですね。ですから明瞭にこれは脳脊髄炎であると、髄膜炎であるということがわかります。

そういう大脳だとか、そういう小脳だとかいうものは、この脊髄液に囲まれているということですか。

囲まれているわけでございます。

甲第一四八号証を示す

これは断面図でございますね。

断面図で、これはちょっと落しましたんですが、ようするに、脳をちょうど直角に切りました断面図の肉眼図でございまして、外側が大脳の皮質、茶色っぽく見える部分、ここに神経細胞の集団がございます。発電所がありまして、脳の白質というのはそれより下の白っぽく見える部分、これが神経繊維の集団であると。で、さきほどの一四九号証はこの脳の白質の中に多数の病変が起こっているということがおわかりいただけると思います。

先生の一四四号証の論文の中に、この遅延型アレルギーの脳炎等の場合に回復の可能性があるようなことが少し書いてありましたけれども、これによって死亡するということはないんでしょうか。

いや、起こる場所が悪ければ当然死亡いたします。たとえば種痘後ワクチンによって脳幹、そこには非常に生命の維持にとって重要な呼吸中枢であるとか、心臓を動かす中枢がございます。そういう所に病変が来た場合には、結局、呼吸が停止する、心臓が停止するという形で死んでしまいます。ですから比較的この脱髄炎というのは元にもどり得る病気でございますけれども、起こる場所が悪いと結局死んでしまう、あるいは重篤な後遺症が残るということになってまいります。これは一例でございます。

甲第一四四号証を示す

次にウイルス血症について、ちょっとご説明いただきたいと思いますが、甲一四四号証の図3でご説明下さい。

種痘であるとか、ポリオであるとか、あるいははしかのワクチンはその中に生きたウイルスがいるわけですね、毒力は弱まっておりますけど、生きたウイルスがおります。したがって、何かの拍子に接種した部位とそれに関係深いような組織の中でウイルスが増えるということが起こってまいります、また増えなければ免疫もできないわけですね。結局、ワクチンというものは人工感染であっても自然感染と同じ機構でウイルスがある程度増えなければやはり免疫抗体はできないということになりますから、接種部位と関連組織の中でウイルスが増えるのは当然のことですが、増え過ぎても困るし、それから、もともと弱いウイルスがそこで強いウイルスに変る可能性もあるわけです。しかも、それが血液の流れに乗って脳に達しますと、特に神経系の好きなウイルスは中枢神経系の中で脳脊髄の中で増えて行きますね、したがって、それは臨床的にあるいは病理学的に最後は髄膜炎あるいは脳脊髄炎あるいは髄膜脳脊髄炎という形で把握されますが、逆によく道筋がわからなくて、結局ウイルス血症にある程度なるんでしょうけど、血液の中に流れに乗ってある量のウイルスが神経系に達するならば、そこでウイルスが増える可能性があるというのが下の破線でしるされている所でございますけれども、これについては、どうしてそういうことが起こるかというような問題はウイルス学者や、免疫学者のいろんな研究があるにもかかわらず、あまりわかっていないというのが実情でございます。

ウイルス血症によって脳脊髄炎等が起こる要因として、下に1、2、3と書いてありますが、個体側の免疫不全の場合は弱毒ウイルスでも……。

これはもう当然のことで、ウイルス感染ですから、ワクチンと言えども、もし個体側のほうに先天的にそれに対して免疫を作る能力がなければ、あるいは非常に不十分であれば、当然ウイルスが増えてしまうということになりますね。

免疫不全がなくても弱毒ウイルスが強毒ウイルスに変換したりする場合にはやはり起こり得るでしょうか。

ええ、起こり得ると思いますが、この問題は学問的にははっきりしてないんですね、そういう可能性は考えられると思います。

同じ論文の図1にもどりたいと思いますが、ここでウイルス血症として「灰白炎」と、こう書いておられますが、これはどういうことでしょうか。

これは甲第一四五号証をごらんになっていただきますとわかりますように、さきほど、遅延型アレルギー反応というのは神経繊維の、原則として神経繊維に病変がくる、しかもそれがその皮膜である髄鞘にくるということをお話しましたけれども、このウイルス血症または増殖型は原則として神経繊維の中でウイルスが増えるということは今まで学問的に知られておりませんので、神経細胞つまりこの左の図の一番上にある発電所である神経細胞が非常に好きなんでして、この中にウイルスが行ってそこで増えると、したがって、神経細胞の集っている所は大脳で言えば皮質、脊髄で言えば灰白質ですから、総称として髄膜・灰白炎と、白質ではないと、明瞭な差がございます。

それはウイルスの特性として神経細胞でしか増殖しないと、こういうことによるわけですか。

原則としてでございます、例外はございます。

さきほど、その髄鞘はいったんとけても回復する可能性があるということですけれども、この神経細胞がウイルスにやられた場合にはどうなんでしょうか。

神経細胞がやられた場合には、そのやられかたが軽ければそれでも回復しますけれども、その程度が強いと神経細胞は消えてしまいます、そうしますと神経細胞というものは二度と再生しない、これは私、冒頭に申上げたほうがよろしかったと思うんですが、他の組織、他の臓器、たとえば血液なんていうものは、しょっちゅう新しい血液が出て古い血液が死んで行く、で、新しいものが出てくる。皮膚にけがをすればそこからまた皮膚が盛り上ってくる、これは再生と申します、再生可能なんです。しかし心臓と脳だけは生れた時に神経細胞や心筋の数は決っております、侵されたら二度と再生しないわけです。ですから、このワクチン禍の被害者の実態は悲惨だというのはそこから申上げるわけでございます、二度と再生しない元へもどり得ないわけです。

甲第一五二号証一を示す

これはピーターズという人が論文で書いたものですね。

これは教科書でございます、「臨床神経病理学」という、私もこの学者よく知っておりますが、ドイツの学者です。

この写真をちょっとご説明下さい。

これはさきほどご説明しました甲第一四六号証の所の脊髄の横断の図が出ております。で、これは肉眼で何も染色をしていない、そういう肉眼の標本なんですけども、正常の肉眼の標本ですと、とても真中のH型がこんなに黒く写ってきません。これが黒っぽく見える部分ですが、実際の肉眼写真ではここが非常に充血しております、赤っぽく赤茶色っぽく見えるわけであります。しかも脊髄の下のほう、H型の下のほうの部分が上が頸髄、下が腰髄でございますが、非常に強い脊髄の前角と申しますが、そこにウイルスが感染してそこでものすごく増えているという、こういう図でありまして……。

これはポリオのワクチンではなくて、ポリオ……。

ポリオそのものでございます。

そのものの病気による脊髄炎ですね。

脊髄炎、自然感染によるものでございます。

それはその次の一五二号証で。

ということで神経細胞がやられてると、こういうことでしょうか。

甲第一五二号証二を示す

これは実際切って染色しまして、神経細胞を染める染色で見ますと、非常に黒っぽいものが点々と全体にあると思いますが、これはやられました神経細胞に他の細胞が来て食って、もう死滅した所をお掃除している、その焼け跡を見ているわけでございます。こういうことは狂犬病ワクチンによる遅延型アレルギーの反応には原則として有り得ない、灰白炎ではないで、白質炎ですから、白質のほうに、送電線に変化がある。ところがポリオのウイルスによる脊髄炎の場合には発電所そのものをアタックするわけです。

このケースではポリオウイルスが検出されていますか。

それはこの教科書を私読んでおりますが、ピーターズさんを信用するならば問題ないと思います。

甲第一五三号証を示す

これは日本脳炎による髄膜炎の顕微鏡写真ですか。

はい、そのとおりでございます。これは日本脳炎で私の論文の中に出ているものでありまして、真中から下のほうに黒っぽく無数の細胞が見えますのが髄膜に浸潤した、髄膜に起こったリンパ球の集団であると。これはさきほどのアレルギー性の種痘の場合の髄膜炎と全く同じ性格の炎症性の細胞が出ています。ですからウイルス血症であろうと、遅延型アレルギー反応であろうと、髄膜炎が急性期に起こることは同一であるということが……。

炎症が起こるということでは同じと、こういうことですか。

はい。同じことです。

このケースの場合はウイルスが確認されているわけですか。

しております。これは駒込病院で亡くなったケースでございますから、あそこは専門の伝染病棟でございます。

次に急性脳症について簡単にご説明をお願いいたします。甲第一四四号証の図1を見て下さい。

急性脳症というのの一番典型的に急性脳症になる例は百日咳、二混、三混ワクチンでございますけれども、しかし、その他のワクチン、たとえば日本脳炎、それから種痘、最近ではポリオがはっきり急性脳症とその後遺症を起こしている解剖例を私は持っておりますが、あるいはインフルエンザ、こういうものでも起こってまいります。その場合に急性脳症と書いてございますように、脳炎ではないんです、つまり炎症は起こらないんです、つまり髄膜に炎症性細胞は出て来ないわけです。したがって、背中から水を採って調べますと、結局、髄液の中には炎症性の細胞は全くない、正常であるということがわかります。したがって、これは「炎」ではなくて「症」である、しかも、急激に起こってまいりますから急性脳症と、こういうものでありまして、しかも、これを何か免疫現象と違うように考えておりますが、私はそう思いません。いろんな学問的な根拠からこれは即時型アナフィラキシー反応であると、明らかにそれは急速に起こってくる、そういう脳障害でありまして、即時型アレルギー反応であるというように私は考えておるわけですし、そういうことを考える免疫学者もおるわけでございます、この場合には脳を支配している血管がけいれんを起こす、けいれんを起こせば血が通わなくなる、したがって酸素が不足になりますと、酸素不足に最も弱いのは神経細胞ですから、それがたったとやられてしまうと、こういうメカニズムが遅延型アレルギー反応とも、ウイルス血症または増殖型と全く違うものでございまして、これは主として大脳をアタックいたします。しかも灰白質も白質もやられますが、特に灰白質のほうがより強い、こういうことでございます。

その脳の血管が収縮するという、そのメカニズムですけれども、原因といいますか、それはわかっているんでしょうか。

これはある程度実験的にも確められておりますし臨床的にもわかっております。このことも私ちょっと誤解ないように申上げますけれども、結局ワクチンのいろいろな副作用というもので起こってくるものは何もワクチンに特有なものは何一つない。いろんな他の原因によって起こる急性脳症、他の原因によって起こる、他の病気によって起こる遅延型アレルギー、あるいはウイルス血症または増殖型と何の変りもないですが、そういう前提に立ちまして、それは医学の常識でございますけれども、急性脳症を起こす典型例はこれは戦後非常にはやりました疫痢でございます。疫痢は赤痢菌の幼児感染によって起こるわけですけど、起こってくる現象は臨床的にも病理学的にも全く急性脳症なんですが、これでは、なぜこの急性脳症が起こるかということの原因がある程度わかっております、それは赤痢菌が腸内に感染をして腸壁で増える時に、そこでヒスタミンあるいはそのヒスタミン様のいろいろな物質がそこに作られるわけでございます。このヒスタミン様物質というものが脳の血管の拡張あるいはその収縮というものを起こすということは、これはもう非常に有名な、われわれ学生のころ薬理学で教わった常識でございます。で、したがって、疫痢による急性脳症という場合にはヒスタミン様物質ができるということははっきりしておりますし、最近やはりアメリカで日本の学者である石坂先生によって、ワクチンをさせば、それによって体の中に肥伴細胞という、そこに免疫抗体であるIGEというものがある、そこにワクチンが働きまして、そこからヒスタミンが放出されるということが非常に明瞭でございます。この仕事はものすごく立派な仕事でございまして、まあ、ノーベル賞候補にもなっているぐらいなことでございますから、ワクチンによってやはりヒスタミンが作られるということは免疫学者のほうも認めている事実でございます。

ヒスタミンが急性脳症起こすということも疫痢などの研究で明らかにされている、こういうことでしょうか。

はい、それからもう一つは、これは大阪でも証言しておりますが、一九四一年だったと思いますけれども、稲見先生という松沢病院の先生がヒスタミンを幼若の犬の頚動脈に注射しまして、その時に脳に見事な血管けいれんが起こった、そしてそのために神経細胞ぐしゃっとやられているという事実まで証明しております。ですから、いろんな点を加味するならば、当然そういうことになってくるんではないんでしょうか。

甲第一四四号証を示す

三六〇ページ、ここに疫痢のことが書いてありますが、今証言されたことがここにも書いてございますね。

そのとおりです。

ここに幼若犬の頚動脈にヒスタミンを注入した実験のことが書いてありまして、「(稲見31、32)」の論文が引用してありますが、この論文のことをおっしゃったわけですね。

そのとおりです。

この実験で、その幼若犬と成犬との比較をしたことがございませんでしょうか。

ございます。それが稲見先生の論文のまた非常にすぐれた所でありまして、幼若犬の場合には数値は正確なものは忘れましたけれども、注射しました犬の八割から九割が脳に変化くるわけです。それに対して、いわゆる成犬の場合にはその成功率が1／3以下になると、こういうことでございます。ですから幼若な、これを人間に考えるならばやはり幼若な人ほどそういうワクチンに対して急性脳症を起こしやすいしということになりましょう。おとなになれば、すぐに起こって来ないという可能性があるわけです。

甲第一五四号証一を示す

これは先生がお作りになったメモですね。

そのとおりでございます。

これはこの福永昇教授の。

提供による資料を私見せていただいたわけでございます。

このケースについて、ごく簡単にご説明いただきたいと思います。

ここに書いてございますように、満一歳の女の子に三混ワクチンを接種したと、で、死ぬまでの全経過は約五時間でございます。しかしその潜伏期は、その詳細不明であると、なぜならその現病歴の項で書いてありますように二時ごろ三混をやった、午後四時ごろから元気がなくなった、寝ていたと。それから七時ごろ母親がちっとも起きて来ないんで不思議に思って行ったところがベッドで、もう上ですでに死んでいたと。そこで非常に不審、お母さん、おかしいというわけで司法解剖にまわしたわけです。したがって、この全経過は約五時間でございますが、注射をしてどれぐらい経ったら起こったかということは、急性脳症起こって来たこと一切真相詳細不明である、急性脳症であったかどうかもわからない、こういうようなことになりますが、解剖してみますと明らかに脳は全く見事な急性脳症を示していることが、その次の写真でわかると思います。

甲第一五四号証二を示す

これは大脳の皮質つまり神経細胞の集っている部分を拡大した所で真中よりやや上に丸く見えるのが、これ血管でございます、小さな動脈、細動脈……。

この一番大きな丸ですね。

そうですね、それが非常にこう大きくなっていることはこれは充血しているということですね、そのまわりが、これ、ヘマトキシンリンエオジンという染色になるんでございますが、ぼこぼこ、ぼこぼこ穴があいたように見える、大きな穴、小さな穴が全面的に見えるということは、この血管がけいれんを起こし、それでまた拡張しますと、血管と脳との間に関所があるわけです、で、普通だったらその関所が非常にありまして簡単に血液の中の組成を脳のほうに渡さないわけですけれども、それが脳血管をおかし、その脳の血管壁がやられますと、中にある血漿をですね、血液は赤い血と白い血があるわけです、白い血のほうですね、それを血漿と申しますが、それが周辺に向って噴き出て行くと、その辺の組織が全部やられてしまって、こういうような穴だらけになって来ます。

甲第一五四号証三を示す

別な標本で見ますと、これが神経細胞が変化しているということを示したものです。真中に四つほど神経細胞が集っております、神経細胞は大体三角形をしておりますが、こんなにはっきりした三角形には出てまいりませんし、それから、それぞれの神経細胞の真中に核がきれいに見えなければなりませんが、核が真黒けになっておりまして、神経細胞の核とそのまわりの胞体の、細胞体との区別が不可能になっております。こういうものを見た場合に、われわれはこれは血が通わなくなったために起こってくる神経細胞の死と呼びます、断血性壊死という言葉を使いますが、明らかに血が通って来ませんから神経細胞がやられてしまう。

壊死というのは細胞が死ぬということですか。

死ぬということです。

これは、ようするに、このケースは三混ワクチンによる急性脳症であるということでしょうか。

そのとおりでございます。

甲第一五六号証を示す

これは疫痢による脳症の組織でしょうか。

そのとおりでございます。結局その急性脳症で五時間以内に死んでしまうという方もありますし、生きのびた場合にどうなるか、こういうことでございます。で、疫痢の急性脳症を呈して問題のない急性期の疫痢ということが確認されて急性脳症起こったと、しかし、さいわいなことにこの患者は命だけは助かったと。しかし何が残ったかといいますと、結局左の半身マヒ、それから精薄児、それからてんかんでございます。そういうものが起こって、そして正確な期日忘れましたが、一五～一六年あるいは二〇年近く生きのびて亡くなった方でございます。で、この染色は脳の傷跡を染める染色でございます、急性期の脳症の変化はもはやなくて、火事場の焼け跡を染める染色で見ますと、脳というのは右と左に分れております、この場合には右のほうを見ていただきますとわかりますが、左はほとんど傷跡がございませんのに対して、まず右のほうの脳というのは非常に小さくなっている、その証拠に真中に髄液の詰った脳の部屋、脳室というものがございますが、右のほうは非常に縮んだために脳室が非常に拡大しているということがわかりますし、黒っぽく見えるのは大脳の皮質、神経細胞の集っている部分も神経細胞が無くなり、そこに傷跡ができている、それに直下の白質にも非常に強い変化が起こりますから、したがって、そこにも傷跡がある、右の半球がこれだけひどくやられていますから、したがって左の手足が利かないというのは当然のことになりますし、それからこれは前から後までございますんで前頭葉が強くやられて、したがって精薄が起こったのも当然だということになります。

甲第一五五号証を示す

これは脳の血管図ですね。

そうです。脳のこの中に血管というのは脳の表面から脳の実質の中に入ってくるわけです、そして脳の全体を栄養あるいは酸素補給をしているわけでございますが、これは太い血管だけが表われているわけです、毛細管を入れれば、もう真赤っ赤になってしまうわけで、とてもそれはできませんので、毛細管を除くやや太い動脈が出ているわけです。これでごらんになりましてわかりますように、右のほうに前頭葉を養っている血管は内頸動脈から前大脳動脈というものが養っているわけです、ですからこの部分に脳の血管のけいれんが起こりますと、そこに血が通よわないと、したがって前頭葉がやられてしまいます。前頭葉というのは知能、それから人格の中枢でございますから、したがって、そうなれば子どものうちにやられれば知能が発達しないということになりますし、精薄児が出てくる、こういうのは当然でございます。それに対して、上のほうに頭頂葉というのがございますが、それを養っている血管は内頸動脈からのびた中大脳動脈でございます。したがって、この部分の動脈に血管けいれんが起これば血が通よわない、頭頂葉がやられる、頭頂葉には運動の最高中枢と感覚の最高中枢がございます。したがって、運動の最高中枢がやられれば反対側の手足が利かなくなってくるのは当然だということになります。したがって、前大脳動脈だけがやられれば精薄児が起こる、しかし大多数のワクチンによって起こった急性脳症の被害児の後遺症というものは前大脳動脈と、それから中大脳動脈のけいれんによって精薄と脳性マヒとを合併した例がもう大部分であるということが、これでうまく説明できると思います。

精薄だけで運動機能には障害ないというケースも有り得ると。

ケースも有り得ます。そういう解剖例を私は見ております。

原告の中に難聴になった人がいるんですけども、これは当然、そういう後遺症というのは考えられるわけですね。

　難聴だけというのはなかなか難しいことです。

だけということじゃありませんが。

　難聴をともなうのは当然ございます。ここのいろんな血管の所にはやっぱり聴覚中枢が側頭葉の所に実はございます。ですから、中大脳動脈から後大脳動脈がけいれんを起こせば血が通よわなくなる、そうすると聴覚の最高中枢がやられてしまいますから耳が聞えないということは当然起こってまいります。

甲第一四四号証を示す

図１の三つのパターンについてご証言いただきましたけれども、遅延型アレルギーとウイルス血症というのは、いずれも炎症が起こるという点では共通しているけれども、やられる部位が神経細胞か神経繊維かということで違うと、こういうのが原則ですね。

　はい。

それから遅延型アレルギーも急性脳症もいずれもアレルギーということですね。

　急性、そうです、遅延型か即時型かという差はありますけれども、やはりアレルギーであることは間違いないと思います。

即時型というのはアレルギー反応が急激にくると、こういうことですか。

　そのとおりです。それからもう少しそれを即物的にいいますと、免疫現象には細胞性免疫と、それから液性免疫の二つが分れております。遅延型アレルギー反応の場合には細胞型アレルギーである、それから急性脳症の場合にはこれは液性免疫現象であると。それ以上ご説明するとすれば非常に厖大なことになりますが。

それは液性免疫というのは、ようするに、血漿中の……。

　いろんな免疫抗体……。

ガンマグロブリンといいますか、そういう抗体による反応ですか。

　そうですね、そういうふうに、一概にも言えませんけれども、言ってもよろしいかと思います。

遅延型アレルギーというのはリンパ球細胞などの細胞レベルでの抗原抗体反応と、こういうことですか。

　一口にも言えませんが、そういうふうに言ってもいいと思います。

それで出てくる時間が違うと、こういうことですね。

　そうですね。

ところで、たとえば本件原告について開業医の方の診断書などがあるわけですけれども、そこで脳炎とか、脳症とか、いろいろ診断があるわけですけれども、この正確性について先生はどう思われますか。

　私は、これは臨床的にはもう、ある場合には非常に区別しにくいと思います。たとえば遅延型アレルギーとウイルス血症型というのは背中から水採れば両方とも炎症細胞が出てくるわけですね、じゃ、臨床上区別できるかというと私は臨床はそれほど進歩していないと思います。現にその証拠にですね、ああ、それは後で申上げますが……。病理学的には全く場所が違うわけですね、しかもメカニズムも全く違うのに臨床はそれを区別できるような臨床ではないということをまず申上げなければならんわけですね。それから遅延型と急性脳症型は、これは脊髄から水を採れば明瞭に区別できるわけですね、急性期には。しかし、それを実際やっていらっしゃる開業医がいるでしょうか。ですから開業医が脳炎という診断をつけているとしても、背中から水を採っていなければ、私はそんなものは信頼できないと、こう申上げざるを得ないと思いますね。

それが脳症である場合もあると、こういうことですか。

　あると思います、十分有り得るわけです。

それでは、もう少しそのワクチンによる中枢神経系の障害の症状を少し伺いたいと思いますが、けいれんというのは、これは神経系の症状と言ってよろしいですか。

　それはもちろんそうです。けいれんというのは脳神経がやられなければ絶対起こりはせんですね、筋肉だけの問題では全然ないわけです。

それから言葉がもつれるとか、こういった症状はどうでしょうか。

　それもやはり神経系のものが大多数、まあ、一〇〇%と言ってもいいでしょう。

それから目つきがおかしいと、目が片方に寄ったり、どうも見た感じがおかしいと、こういうものはどうでしょうか。

　これは目の運動というのは眼筋というものがございますね、眼筋の目玉の筋肉それ自体に病変が起こっただけでそういうこと起こり得るわけですけれども、しかし、それをその眼筋を支配しているのが末梢神経ですね、脳神経でありますから、そこがやられて筋肉が動かなくなるというのが大部分の姿だと思います。純粋に筋肉だけで目玉が動かなくなるか、ならないかという問題については、いろんな議論があるところなんです。今その辺が医学の一番ホットな論争なんです。人によっては今までは筋肉だけと考えていたけれども、そこには神経線維が、神経の末梢神経が絡まっているという学者もいれば、いやそんなことはない、筋肉だけの問題であるというような学者もいて、まだ決着はついていません。しかし大部分が、眼球が右か左かへ寄るということは神経のことであると、もう障害と、こう考えてよろしいと思います。

それから、あと、体が硬直するというのも同じように考えてよろしいですか。

大多数はそうですね。それだけを取上げた場合には、なかなか難しい場合がありますが、他に神経系の症状があった場合と連動させて考えれば十分理解できると思います。

吐きけというのは、どうでしょうか。

これは難しいですね。吐きけは急性脳症を起こし、脳圧が亢進するというだけで吐きけが起こってまいります。しかし脳圧亢進症状があるならば、当然他の意識障害とか、けいれんがなければならない、そういうものが全くなくて嘔吐だけをこれを神経の働きというのは少し無理があると思います。

今意識障害が出てまいりましたけれども、意識障害というのは明瞭な中枢神経の。

明瞭な、もう中枢神経系の症状でございます。

ところで、その意識障害が乳幼児の場合には実際にあるのに外からはわかりにくいというようなことはありませんでしょうか。

普通の人であるならば、おとなであればいろいろ問いかける、それに対して答えない、答えがとんちんかんであるというような所がわかりますけども、赤ん坊の場合ですと、特に半歳未満にじゃんじゃん、これワクチンさしておりますんで、半歳未満ということになればそういう子どもの表現能力非常にわずかしかないわけですね、ですから客観的には針をさしたのにびくともしないとか何とかというような深い意識障害ならそれでもわかります。しかし軽い意識障害がわかるのは私は医者ではない、それをしょっちゅう見ているお母さんあるいはその家族でこそ初めてわかることではないかと思います。

お医者さんは見落しやすいと言ってよろしゅうございますか。

と言っていいと思いますね。特に小児科の専門でない限り、非常に難しいんではないんでしょうか。

次に下痢については、これは神経系の症状と言ってよろしいんでしょうか。

一般的に言えば下痢は何も神経系と関係ないと言われておりますけれども、しかし、たとえばスモンの時の下痢、それからキノホルムを飲んで起こって来た下痢もしくは便秘、これは動物実験的にいいまして、キノホルム自身は腸を支配している自律神経に働くことによって下痢を起こしている、あるいは便秘を起こしている、逆にですね。そういうことが証明されておりますので、物と病気によりけりではないでしょうか。下痢は全く神経と関係ないとも簡単に言いきれない。自律神経で、神経というのはあらゆる臓器に分布しているわけですね、特に自律神経系がいろんなそういう下痢の問題、嘔吐の問題、熱の問題、いろんな問題にからみ合ってくることは、今その区別すら難しい時に来ているわけですけど、原則としては、一応関係ないと、こう見るべきでしょうね。

そうしますと、ワクチン禍によって神経系がやられた場合に、症状として下痢が出てくるということは有り得ると言ってよろしいでしょうか。

十分有り得ますし、いわゆる、われわれそのウイルスによる感染症、そういうものを見ておりますが、戦後大流行しました日本脳炎を見ておりましても、まず脳炎の症状が起こってくる前に必ずかぜっ引きの症状がある、あるいは下痢症状がある、そのこと自体が、いったいそのウイルスが自律神経にふれたために起こって来たかどうかということについては確証はないんです。しかし前駆症状として下痢があったり、発熱したりすることは、その後に本格的な脳炎症状が出てくる、脳症状が出てくる、これは当然の医学常識ですね。

甲第一四四号証を示す

では、次のテーマに移りたいと思いますが、甲第一四四号証の図2を示しますが、これはワクチンによる神経系副作用の発生機構に関与する諸因子と諸条件を図式化したものですね。

そのとおりです。これは私が勝手にしたんじゃなくて、「日本のワクチン」という、こういう本がございますが、その中で、いろんな方がおっしゃっている、ワクチンの中の製剤の諸因子は何かというようなことについて言っていることを羅列したのが左でございます。右側のほうは一部は「日本のワクチン」の本の中で言っていることであり、一部は私の臨床的病理的な経験から申上げた表現であります。

乙第七九号証を示す

それでは「ワクチン製剤内の諸因子」ということについて少し伺いたいと思いますが、四〇七ページから四一二ページまで、ここに書いてあるようなことを、さきほどの図2でおまとめになったと。

左のほうはそうですね。

ごく簡単にご説明下さい。

たとえばポリオの生ワクチンの副作用を見ておりますと、ここに「日本のワクチン」の中にも書いてございますが、ウイルスのことしか考えておられないんですね、生ワクの中にある弱毒ウイルスが脳に行って増える、いわゆるウイルス血症、増殖型しか考えておりませんが、そんな馬鹿なことはないんでポリオの生ワクを増やすためにはまずサルの腎臓細胞を培養してそこでウイルスを増やしているわけですね、ですから培地、培養細胞、それからウイルスと腎臓細胞との間で毒物ができているという可能性も非常に十分あるわけです。で、そういうものを完全に除くことができないということは、これはまた別な所に黒川さんがはっきりおっしゃっている、もし純粋にウイルスだけを取出すと、これはそれによって、むしろワクチンの効果はなくなってしまう、したがって、そういう培地、培養細胞、臓器由来の有害物質の入っていることを防ぐことはできないと書いてあるわけです。そういうような物質が急性脳症や、それから神経組織は含んでいないけれども、事実として神経組織を含んでいると同じような遅延型アレルギー反応起こしているわけです、のみならずこの他のいろんなワクチンを見ておりますと、必ずそこに添加剤があると、つまり保存剤、安定剤、アジュバント、抗生物質、それから有機水銀剤とか、フェノールとか、そういう物があって、それが急性脳症を起こすということは「日本のワクチン」の中にどこにも書いてあるわけです。そういうことを全部生物学的製剤として除くことはできないわけです。だからウイルスだけでポリオの生ワクはウイルス血症、ウイルス脳炎しか起こらないと考えていらっしゃるのは、これは頭がどうかしていますね。

添加物については、もう少しお伺いしますが、乙第七九号証の四一一ページの所の添加物の所を示しますが、ここにチメロサールが、「稀にではあるがアレルギー反応の原因になりうる」と、こういうふうに書いてありますね。

はい、そのとおりです。

ここには大部分のワクチンには保存剤としてチメロサールが使われていると書いてありますね。

もちろん、それ一つだけではありません。たとえば、これもインフルエンザワクチンの場合に、むかしのワクチンは卵蛋白を使っておりました、鶏卵培養をしています、その卵蛋白が急性脳症の原因になるということはどの教科書にも書いてあることですね。

甲第一四四号証を示す

表4、三六二ページ、これは「各種ワクチンによる即時型反応とくにアナフィラキシー反応の発生に関するワクチン内の諸因子（急性脳症）」と書いてありますが、これもこの「日本のワクチン」の中から先生が拾い出したものでございますね。

拾い出したものでございます。そしてこれは他にもそのアレルギー関係の本がございますけれども、臨床アレルギーとか、私も書いておりますが、その中にも出ているものでございます。

こういうものがたくさん入っていて、ようするに、遅延型アレルギーであるとか、急性脳症だとか、あるいはウイルス血症を起こしやすいものが因子がたくさん含まれていると、こういうことですね。

そのとおりです。

図2にもどっていただきたいと思いますが、次に個体側の諸条件という所をお聞きしたいと思いますが、ここに「小児の神経系の反応性」と書いてありますね、ここをちょっとご説明いただきたいんですが。

私は何もワクチンに関係しない、ワクチン禍による脳の障害というものだけを研究しているだけじゃございませんで、いろんな病気で、子どもからおとなに病気が出てまいりますしね、そういうものを一般的な傾向を見ておりまして、もう、こう思わざるを得ないし、そういうことも教科書には書いてあるものもあるわけでございます。まず、健康児の神経系というものを見ますと、乳児は幼児よりも反応が強い、あらゆる病気を通じて、そういうこと言えるわけです。あるいは幼児は小児よりも反応が強い、小児はおとなよりも反応が強いと。これは健康児と言えども、その神経系に関する限りはこういう一般原則があると、こう言わざるを得ないわけです。これは医学の常識だと思います。

それを、もう少し脳病理学的にご説明いただきたいと思いますが。

そういうことがありますと同時に、不健康児という意味は、もともと脳に問題があるような病気は健康児よりもあらゆる病気に対して反応が強い、ワクチンにも、その例外では有り得ない。ですから生れつきすでに先天的に精薄であるとか、あるいは生れる時に仮死分娩があって、そしてその時、脳がやられているというような子どもの場合には、そこにワクチンが来た場合には反応の仕方というものは健康児よりもはるかに強いと、これはそういう臨床だけの問題じゃなくて、私は解剖例も、そういうものを持っているわけでございます。

それでは、まず乳児が幼児、さらには小児、さらには成人よりも反応が強いと、このことについて、もう少しご説明いただきたいと思いますが、その理由はどういうことが考えられますか。

その一つの説明と申しますか、主な理由は乳児特に赤ん坊は一歳未満にものすごい脳の発育を示して行くわけです。脳の重量を見ますというと、半歳未満あるいは一歳未満というのは脳の重量ものすごい急上昇して行くわけです、そして一歳を過ぎ、二歳を過ぎて、はじめて、ややなだらかなカーブを描きながら三〇歳ぐらいまで脳は発育して行くわけです。これが一つ問題でありまして、結局、その脳の重量が増加するということは、赤ん坊、乳児というものは脳まだ完成していない、未完成であるということをそのまま示しているわけであって、未完成ということは、脳と血液関門というのがございますね、いろんな毒物を通さないように脳と血液の間に関所があるわけですね、それも未完成であるということをも意味しているわけです。で、ワクチンは所詮は外から来た害毒と言えば語弊がありますが、外的因子であるわけですね、ですから、そういうものがすうっと通ってしまう可能性がある、ともかく発育盛りの子どもの脳というものは、これはおとなよりも、はるかにそういう意味で弱いということが、その一つの脳の発達ということから考えて行かなければならない、こう思うわけです。そのことが個体側の諸条件の中でこの健康児、不健康児脳という、脳の問題が、ほとんどこのワクチンの側で考えられていないわけですね。私が午後に各論でご説明すると思いますが、半歳前にじゃんじゃんやっているというのは何事だと言いたいわけです。それは大部分の人は安全でしょう、しかし、そこに変化が起これば決定的なダメージが出てしまうわけですね。ですから外国では、まあ、いつごろからかはわかりませんけども、一歳未満にはワクチンをやるなと言っているわけです。フランスは二歳以上でなければワクチンをやらないということがあるわけです。それを守っていないのは、わが国だけじゃないんでしょうか。

そのことについて、先生、さきほど証言なさいましたが、学会でご主張なさったことがおありなんですか。

はい、一九六八年に、種痘とそれをめぐる周辺のシンポジウムの時に、半歳未満の種痘によって非常に脳幹に問題起こして、そして、わずか一一日で死亡した例を引いて、例を出しながら、これは非常に危ないからやっぱりやるなとは言わない、しかし、やるならやはり脳がある程度完成して行く、あるいは完成に近ずいて行く一歳以上あるいは二歳以上にやってくれということを、私はすでに一九六八年にすでに申上げております。

どういう学会でしょうか。

これは日本細菌学会ですね。

甲第一四四号証、同じ論文の図15、これはなかなか難しそうな図ですが、どういうものなんでしょうか。

これはボストンの神経病理学者であり、また神経解剖学者であるヤコブレフという人が、髄鞘ですね、さきほどから申しています神経線維の皮膜である髄鞘が何歳になったら完成するかということを場所別によって、これはもう何十年もかけてやった非常に見事な仕事が出ております。横軸が年令、縦軸が場所別の番号ふってございます。たとえば一番上のモーター・ルーツと書いてございますが、これは運動に関係する末梢神経、脊髄以降の末梢神経の完成度を見て行く状態が出ております。それでごらんになってもわかりますように、もうすでに胎生期四カ月から五カ月ぐらいから髄鞘が出来上っておって、一〇カ月で生れて、満ひと月か、ふた月で完成してしまう、非常に早く完成するということを示しております。それに対して一番下の二五番を見ていただくとわかりますように、この大脳の皮質、神経細胞の集っている発電所でございますが、大脳の皮質が完成するのはこれは生れてから四カ月ぐらいから始って二〇歳代を過ぎてもなお髄鞘化が完全になっていない。三〇歳代になってもまだ完成がしていないというような人達もあると、結局、いつ完成するかクエスチョンマークであると、こうなっております。その間にいろんな脳幹というのが大体その中間に位置すると、こうお考えになればよろしいと思います。こういうものは、ですから生れて半歳未満というのは非常にまだ完成している部分、未完成の部分というものがある、一つの脳の中に雑居しているという事実を、いったい、ワクチンをやる方は考えていらっしゃるんでしょうか、真剣に。

上のほうに数字が並んでいますが、左から最初の4から10というのは、これは出生までの胎生期の月数を表わしているわけですね。

そうです。

それから次の1から12までは、生後一カ月から一二カ月までを表わしていると、こういうことですね。

はい。

この生後六カ月の所に縦にずうっと線を引いて行きますと、まだその右側にずうっと線が並んでいるものが多いわけですね。

はい。

それから一二カ月で見ても、まだ、さらに二歳、三歳、四歳以降、ずうっと未完成の部分が多いと、こういうことですか。

そのとおりです。ですからフランスあたりが二歳以上と言っているのは、二歳以上になるとかなり大部分が完成しているという点を考慮しているわけでございますね。

このヤコブレフの論文は、最後の引用を見ますと、一九六七年ということになっておりますが、一九六七年以前にも、この脳の発達のしかたについての概要はわかっていたんでしょうか。

これはその左のページの図14というのが一九二〇年でございますけれども、もうすでに、この領域で、大脳の領域が場所別によってどう違うかと、年令的に早く完成する場所というのは若い番号が打ってございますし、45番というのは大脳の前頭葉でございますが、これなどは最後に完成する場所である、それに応じた脳幹、脊髄のやはり髄鞘化も、このフレクシィヒは一九二〇年にある程度言っております。しかしそれを正確に、しかも大変な年月をかけてそしてこの完成度を見たのがヤコブレフであると、ですから研究の発端は、すでに一九二〇年、少なくとも刊行されているということでございます。

甲第一五七号証を示す

次に不健康児のことを聞きますけれども、これも先生がお作りになったメモですね。

はい、そうです。

これに基いて簡単にご説明下さい。

一番上の問題は少し特殊な病気になりますし、面倒で、実際ワクチンに関係した解剖例として、真中に出ておりますのはポリオのワクチン投与後に重症心身障害に陥った剖検例があります。一歳二カ月のとこにポリオワクチンをさしているわけです。そして重症心身障害に陥って、一八歳に死亡し、その解剖例を私が見ているわけですが、このケースなどは、すでに不健康児な、不健康な神経系を示しているということは、すぐわかります。それは一番左に書いてありますように、出産が重くて、そのために結局、仮死分娩になり、脳が傷つけられた、それによって点頭けいれん、てんかんが起こり、精神運動機能が普通の人より、普通の子どもより遅れていると、これは明らかに脳がやられているわけです、これにポリオを飲ませたということ自体が、私はミスだと思いますが、その一歳二カ月の時にポリオワクチンをやった後に、がたっと悪くなっているわけですね。ですから、もともと、その弱い脳を、一種の底上げがあるわけでして、そこにワクチンがくるというために、その質量的拡大化が起こっている、これは解剖的に見てみますと、脳の白質に非常に強い変化が起こっておりまして、普通の急性脳症にないような変化が起こっている。だから、結局、もともと弱い者に、弱い脳にワクチンが来た、それで、がたっと悪くなった、こう思わざるを得ない、こういうことでございます。

出産障害というのは、いわゆる仮死出産がそれに当りますか。

そうですね、それに当ります。それだけじゃございませんで、もともとワクチンをさす前に、けいれん体質があるとか、熱性けいれん起こしやすいとか、てんかん素因があると、こういうようなお子さんはワクチンをさすこと自体よほど注意をしなければならんということですね。ワクチンを接種しますと、その後に起こった変化は全く神経系障害としては、死ぬとか、重症心身障害になるとか、量的質的に拡大化が起こっているわけですね。それは当り前の話だと思うんです。けいれん素質のある、熱性けいれん起こしやすいというのは神経系が弱いわけですね、そこにワクチンがくるんですから、質量的な拡大化を招くのは当然だと思う、こう思わざるを得ないということでございます。

百日咳ワクチンについて、けいれん体質の既往歴がある、けいれんの既往歴がある人については禁忌であるとかということに定められたのは、そういう理由によるわけですか。

そういう理由によると思います。程度問題にもよりますけれどもね。

甲第一七五号証を示す

これは、どういう論文でしょうか。

大変難しい論文なんですが、こういうことです。一酸化炭素中毒というものを実験的にやるわけです。ただガスを吸わせるだけじゃなくて、ガスを吸わせる前に、ネコの総頚動脈ですね、左側なら左側をしばるわけです、そうすると、一時血が通わなくなりますけども、脳というのは左右の脳の間にいろんな血管の結合がございます、ですから、しばったら、さぞかし、その手足の運動がマヒするとお思いかもしれません、そうじゃない、脳波的にも、それから臨床的にも、しばった側のほうの脳がやられて反対側の手足のマヒがネコには起こらない。で、その時点で殺して顕微鏡写真で見ましても変化はない、にもかかわらず、やっぱり血管をしばって血が一時にせよ通わなくなるということは、そこに何か弱い、科学的には何かわかりませんけど、弱い、抵抗力の弱いものが残るはずです。そうして、しばって、回復して、一見何ともないようなネコに、今度は一酸化炭素ガスを吸わせますと、しばった側のほうの変化が、はるかにしばらなかった側よりも変化が強くくると、こういう実験でございます。

表4を示します。ここに実験結果がまとめられていますが、これが実験経過の総括のようですが、この右側のほうに、しばったネコによる実験と書いてありまして、しばったほうと……。

……しばらなかった側と同じように一酸化炭素ガスは行くんですけれども、しばった側で一見何ともないように見える脳のほうにも、もうすでに起こしやすい準備状態があったと、だから変化が強くくると、そう考えざるを得ないということですね。

この実験は、たとえば、けいれん体質の子どもだとか、あるいは仮死出産をした子どもについてワクチンを接種する場合に、その副反応を気をつけなければいけないという根拠になるんでしょうか。

そういう根拠になると思います。

仮死出産というのは、もうその脳の障害が、一応、仮死という形で表われたと言ってよろしいんですか。

仮死ということは息をしない、意識は不明ということですから、これは神経系の症状でございますね。ですから脳がやられた証拠であると、ある程度ですね、そういうことでございます。

未熟児については、どういうふうに考えたらよろしいでしょうか。

ですから、それは未熟児ということは体の体重しか計らないからわかりません、脳の未熟があるかどうかは、その後の経過において初めて判断することですね。体重は二〇〇〇あるいは二五〇〇グラム以下であっても、未熟児であっても、あとの知能のよくなる人もあるわけですから、まあしかし一般的な原則として、やはりアレルギー体質であるとか、そういうけいれん素質であるとか、あるいは出産時障害であるとか、あるいはその未熟児であるというのは私はいきなり集団接種をしないで、やっぱり個別接種に回して慎重にやるべきだと思いますね。

未熟児で特に満期産でなくて早期産のような場合、脳の発達が遅れているということが言えるわけですね。

これは注意しなければいけない、遅れている可能性あるわけです。

これは注意しなければいけない。

はい。

次にアレルギー体質の子どもも不健康児と言ってよろしいでしょうか。

少なくともアレルギー性体質を持っている以上、健康とは言えないでしょうね。

この場合も他の子どもよりは注意をして接種をしなければいけない、こういうことですか。

そうと思いますね。遅延型アレルギー反応という、「アレルギー」という言葉があるように、神経に来たのが遅延型アレルギーの脳脊髄炎ですね、皮膚や気管やなんかに来たものが、発疹であり、また気管支ぜんそくでもあるわけです。同じアレルギー体質という点では共通項があるわけですから、やはり注意をしなければいかんと思いますね。

ぜんそくであるとか、ジンマシンが起こるとか、皮膚に湿疹ができやすいとか、そういう子どもは一応アレルギー体質とみてよろしいんでしょうか。

そう思います。それが全部じゃございませんけども、やはりよく研究をしてアレルギーを起こす抗原あるいは抗体というものが、きっちり、見つかればアレルギーと言い得ますけれども、必ずしもそれが全部見つかるということでもないと思います。

本人にそういう既往歴がなくても、家族、親だとか、兄弟にそういうアレルギー体質がある場合は、どうでしょうか。

やはり注意したほうがよろしいと思います。

皮膚にその湿疹ができたりすることと、脳に障害が起こるということとは何か関係があるんでしょうか。

これは発生学的に言いますと、発生学はいろんな胚芽からできてくるわけですね、で、外胚葉、内胚葉、中胚葉とありまして、皮膚と神経だけは外胚葉という所から共通に出てくるわけですね。ですから皮膚発疹があるということと脳に同時に脳症状を起こす病気はいくらもあるわけですね。そういう意味では関係があるということは言えると思います。

かぜをひいている子どもだとか、発熱している子どもなども、ここで先生の言う、不健康児に入れたほうがよろしいでしょうか。

一時的不健康児でしょうね。

後遺症の場合もその抵抗力が弱まっているということが言えるわけですか。

場合もあると。すべてだと私は申上げておりません。

ついでにちょっと伺いたいんですが、たとえば種痘を接種して不善感になるという子どもがいるようですけれども、この不善感というのは、どういうことなんでしょうか。

ようするに、種痘をさした場所でそこでその種痘によるワクチンやウイルスと皮膚の間できちっとした炎症反応起こらなかったということですね。それが不善感ということだと思います。

免疫反応が起こらなかったということでしょうか。

起こりにくかったか、起こらなかったかもしれません。しかし問題は局所におけるその不善感が起こっていてもウイルスはさされたわけですから、それが吸収されて局所で一種の防衛反応というか、抵抗をやるわけだからこそ、善感とこういうわけですね、それを突破されて、ワクチンやウイルスそのものが他の臓器に血液の流れに乗って行った場合にどうなるかということは、一切わかっていないわけです。だから不善感、善感、私はあまり中枢神経系の副作用にとっては重要なファクターだとは思っておりません。ただ、現にある脳の病気がございまして、皮膚にも発疹がある、こういうものがあるんですけど、皮膚の発疹が軽いほうが脳の障害が大きいと、こういうような例を私経験しております。皮膚にがっちり発疹があるようなケースは、むしろ脳の症状としては軽いというようなケースすらある、あるいはその逆の場合がある。ですから、簡単に善感、不善感で副作用が出てないというのは私には他のいろんな疾患との経験においてですね、納得できませんですね。

甲第一四四号証を示す

次に各ワクチンの副作用について簡単にふれていただきたいと思いますが、甲第一四四号証の表1、三五四ページ、これは狂犬病ワクチンによる副作用の例を集めた表でしょうか。

そうですね。

これは先生がかかわった研究ですか。

ええ、私と東大の伝研、今の医科研の大谷先生と共同研究です。

大谷杉士先生。

杉士先生です。

この表は、どういうことを示しているのか簡単にご説明下さい。

これは、ようするに、過去一〇年間、一九四七年から五七年までの一〇年間に医科研で狂犬病ワクチンを接種された人達から、どれだけのワクチン禍が起こったかと、こういう表でございます。

臨床型としていろんな型が書いてありますが。

脊髄が主としてやられてくる形、脳が主としてやられてくる形、これは臨床的にある程度区別できますので、臨床的に分けますと、こういうことになると。ですから総接種人員に対して、その次に一番右の二番目に発生率が出ておりますが、これは〇・五七から〇・〇八、時代と共に少しずつ減っておりますけれども、平均して言えば、「計」の所でごらんになっていただくと、一万二九〇九名に対して五七名のワクチン禍が出たんだから、その発生率は〇・四四であると、こういうことでございます。それと一番右側の所で、ワクチンの中に含まれている神経組織の量が多いほど発生率も高いと、ある程度の「正」の相関性がある、つまり一〇〇ミリから一五〇ミリ接種した場合には〇・八八であると。わずか五ミリから一〇ミリの場合は〇・〇八であると、「正」の相関性があるということになります。

そうすると、ワクチン中の神経組織の含まれている割合が多いほど事故の発生率も高いという。

高いという統計になっておりますね。

この発生率の計が〇・四四％ということで、かなり高いように思いますが。

かなりどころか、世界最高でございます。つまり一万人に四四〇人か三〇〇人ですね。

下のほうに、WHOの統計による……。

WHOの統計によりますと、たとえば〇・〇〇八であるとか、〇・〇〇一であるとか、一番高いんでもタンザニアの〇・二六と、まあ、われわれに比べますと非常に低い値が出ておりますが、これはこの統計値の取り方が違うわけです。われわれの場合ですと、私、大谷、もう一人の先生方と一緒にアンケートを出して、そして返事があった方の中であやしいのはこちらから出向いて行って積極的に調査しております。それからアンケートない方は家をさがしあてて、そしてそこで実際見ております、専門家がちゃんと見ております、ですから足を棒にして歩いた統計値でありますが、WHOのこれは、ワクチン禍の各国からの報告を、ただ机上の統計に過ぎないと思いますので、この統計はあてにならんと思います、われわれのが正しいと思います。

世界保健機構の統計であるからと言って信用できないと。

そんなものあてになりはせんですよ。それはもう机上統計に過ぎないです。

それから、さきほど〇・四四%は一万人に四四〇とおっしゃいましたけど、これは一万人に四四ですね。

ああ、失礼しました、はい。

次に、次のページの図5ですね、このグラフ、これはどういうグラフでしょうか。

これは狂犬病ワクチンを注射をした、注射が終ってから何日経って神経症状が、あるいは精神症状が出て来たかという、潜伏期の統計でございまして、一番高く左に出ておりますのが、欧米で報告になっております、文献的に報告になっておる百八十何例でしたか、それの統計を見ますと、脊髄の症状が出てきて非常に潜伏期が短いと、ピークが大体注射が終ってから一五日ぐらい経って出てきていると、こういう数値のものが多いようですが、日本は二つピークがありまして、脊髄型のように潜伏期の早いものと、それから脳型のように注射をして一二〇日以上経たないと脳の症状が出て来ない、こういうような脳型と二つあるわけです。

潜伏期にいろんな長短があるということでございます。

そうすると、障害が表われる部位によって潜伏期が異ってくると、こういうことでしょうか。

一概にもそう言えませんけど、そういうファクターも非常に考えなければならんと、脊髄のように狭い場所に変化が起これば、つまりそこに何億本と、何十億近くの神経線維が通っている非常に狭い場所に起こっていますので、脱髄の病変が起これば、当然早く症状出るんですから潜伏期が短くなると。脳の場合でも両方の脳がある程度広範囲にやられないと症状が出て来ない、だから長くなる、そういう免疫以外の脳病理学的な問題を考えないと、本当の潜伏期はわからないということを示しております。

国のワクチン禍による脳炎であるかどうかについての認定の際に、潜伏期で区切りまして、何日から何日に該当しない人は因果関係がないという形で処理がなされているように聞いておりますけれども、それについてはどういうふうにお考えでしょうか。

これは私全く機械的なその医学の非常識を示していると思います。大体、教科書に書いてあるのは、そこしかないとは、けっして書いていない。大部分のものが潜伏期が二日であるとか、三日であるとか書いてある、これは自然曲線としまして、最高のピークがあれば、それよりもっと短い潜伏期や、もっと長い潜伏期がある、もちろん常識の範囲でございますけれども、そういう自然曲線であるというのは、これは医学の常識ですね、だから教科書に二日であると、三日であると書いてあるから関係ないなんていうのは、全く、それは非常識だと思いますね。おまけに潜伏期のこの問題考える時には、私はこれは後でまとめてお話するほうがよろしいんでしょうか……。

ここに書かれているこのグラフですね、これは自然曲線的なグラフと言ってよろしいんですか。

狂犬病ワクチンの予防接種禍に関する限り、こうであるということは言えると思います。

これによると、たとえば脳型ですね、×（ペケ）印の線ですが、これは百二十何日まであるわけですね。

あります、そのとおりです。

で、短いものは一五日ぐらい。

あるいは、もっと短いのもございます。ああ、そうですね。

そうですね。

はい。

次に、日本脳炎ワクチンについて聞きますが、表3を示します。これも先生がお関わりになられた調査でしょうか。

私が参画した冲中班の日本脳炎ワクチンの副作用のデータをここに出したということです。

日本脳炎の場合にもいろんな型が表われていると、こういうことでしょうか。

その前に五万人の集団調査をやっている限りにおいては、表2に示すように精神神経学的副作用はなかったわけです。ところが、個別調査って申しますか、つまり大病院にアンケートを送って、あんたの病院に日本脳炎ワクチンによって起こった神経系の副作用の患者さんはいませんかと、それの疑わしい患者はいませんかというアンケートを出して返事があった人について、こちらから委員が出向いてよく神経学的な調査をやって、もう一度東京に持ち帰って、みんなで検討して、そして、これは日本脳炎ワクチンと関係のある神経系の副作用である、あるいは、そうでないというのをやったのが、表3になるわけです。

そうすると、簡単に五万人調査をアンケート調査でやっただけでは調査としてはなんか不十分だと、こういうことですか。

ひっかからなかったということです。したがって、五万人ではだめなんで、やっぱりオーダーが少し違うんじゃないんでしょうか。私から言わせれば、五〇万は調べなければだめだと、集団調査ではひっかからないと、こういうことだと思います。

この表3で「多発神経炎型」とありますが、これはどういうものなんでしょうか。

これは末梢神経に来た遅延アレルギー型の副作用ですね、これを多発神経炎と申します、あるいはギランバレーと申しますけれども、これは中枢系じゃなくて、末梢に来た遅延型アレルギー反応ですね。その証拠に潜伏期が一日から二八日までです。

甲第一五八号証を示す

次に、種痘による副作用についてお伺いします。これはどういう論文でしょうか。

これはスピレンというカーディフの神経学者で、私もよく知っておりますが。

カーディフ、イギリスですね。

はい。

この年代は何年ですか、これは一九六二年と書いてありますが、一九六四年、文献自体はその辺ですね。

はやったのはその前か、その前々の年ぐらいでしょう。

原文の三二ページ、サマリーの所をごらん下さい、これによると一九六二年。

一九六二年ですね、イギリスの南ウエールスに種痘が大はやりしたものですから、これは年令はある程度無関係に、高令者もやったわけですね、あるいは低年齢者もやったと思いますが、その中で三九例の神経系の副作用が出たと。ですから、その母集団が八〇万ですね、だから五万じゃ、だめなんですよ、やっぱり。八〇万もやりますと三九例もひっかかってくるんです。

この三九例については、一例を除いて著者らが自から個人的に調査をしたと書いてありますが、個別に症例に当ったということですね。

そういうことですね、神経学の立場から特に当ったわけですね。

このAのセントラル・ナーバス・システムとありますが。

中枢神経系、下のBが末梢神経でございます。

そうすると、中枢神経の障害としてここに書いてあるものがあらわれたと、こういうことですね。

そういうことです。

この内容をちょっと説明して下さい。

そうですね、まず一番上が種痘後の脳脊髄炎、種痘後の脳症、これではっきり書いてありますようにミエリテスというのが脳炎、エンセファロパシーが脳症、だから急性脳症のことを意味しているわけですね、二番目は。上のほうはこれはアレルギー性かウイルス性かわからないわけです、これを読む限りにおいては。ところが、その三番目にメニンギスム・オブ・バイレミア、これはバイレミアというのはワクシニア・ウイルスが血液の中に入り込んで髄膜炎を起こしたと、で、はっきりウイルスを証明しているわけですね。ですからウイルス血症で脳血流増殖型だと。ですから第一項の一番上の種痘後脳脊髄炎の一一例というのは、あるいはウイルス検査ができなかった例を含めますと、アレルギー性であるか、あるいはウイルス性であるか、ちょっとはっきりしないところがあるというわけです。それから、てんかん、これが三例、それからその他に脳脊髄のある場所がやられたために起こってくる巣（ソー）症状、これは何がなんだかわからないということですね。

はい、わかりました。

末梢神経の説明しますか。

ついでにお願いします。

ポリニュウリテス、これは多発神経炎ですからアレルギー性ということを示しております。だから末梢神経の遅延型アレルギー反応が五例、それからブラッシャル・ニウリテス、これは腋窩、わきの下の末梢神経炎ですね。それから重症筋無力症、これが二例、リラプスというのは治ったと、こういうんです。ワクチンによって重症筋無力症が起こって、そして元へもどったと、こういうことでございます。

添付している訳文では、この中枢神経系の二番目が「脳疾患」と、こう訳してありますが、正確に言いますと、脳症ですね。

そうです、脳症と言うのが正しいですね。だから、結局、スピレンの例によって、あらゆる型のワクチン禍が、三つの型が出たと、こういうことがはっきりしております。

それから訳文のほうで、ちょっと見ていただきますが、訳文の今のサマリーの所の後のほうに、ワクチン接種後脳脊髄炎について、いろいろコメントがありまして、その中に、「これらの症例の病理は、静脈周囲のミクログリア増殖および脱髄にある」と、こういうふうに言っておりますけれども、これはどういうことなんでしょうか。

これは結局は、その病巣の細胞学的特徴がアレルギー性のものであるということと同じことでございます。

そうしますと、ここで遅延型アレルギーの脳脊髄炎があったと、こういうことは言えるわけですか。

ええ、そうに間違いないわけです。

裁判長裁判官

今の所、Bの所の二番目の所、ここの訳文では「上腕神経炎」と、こうなっている、それが腋窩ということなんですか。

　ええ、同じことでございますね、わきの下でございますんで。

（以上　五十嵐謹吾）

原告代理人（秋山）

乙第七九号証を示す

一九ページ、ここに「種痘後脳炎・脳症」という表現で、「種痘八～一五日の間に出現する」と書いてありますが、これについて先生のお考えをお聞きしたいんですが。

　午前中に申し上げたと思いますが、脳炎と脳症はまた違う神経病理学的所見を示している。また、そのメカニズムも全く違う、ですから、それにもかかわらず、種痘後脳炎と脳症を「・」として扱っているということは、学問的じゃないと私は思うわけです。臨床的には、その脳炎と脳症を、脊髄液から水を取って、そこの中に炎症細胞がないのが脳症であり、あるのが脳炎ですね。ですから、本質が違うものを一緒にしてしまうということは、結局は、臨床的にはこの二つのものを区別することはできないということを意味してると思います。そして、潜伏期は、後で問題になると思いますが、それなら、脳症なら脳症も一五日のような潜伏期の長いものがあってもいいというふうに読めますね、これを読む限りにおいては。

短期の八日というのは、どういうふうにお考えですか。

　これは、遅延型アレルギーというのは、少し潜伏期が長引きますので、一週間、二週間というところがございますわね。

脳症の潜伏期を表現したものとしたら、どうなんでしょうか。

　これは遅過ぎますね。一方では、木村先生も書いておられますように、急性脳症、三混、二混によるものは二日以内であるという、それと矛盾しませんか、これは。

そうしますと、「日本のワクチン」では、種痘によって脳炎と脳症と両方が起ることは認めているんだけれども、その区別について、少し厳密を欠くと言いますか、妥当な表現ではないということですか。

　まあ臨床は仕方がないでしょうな。こんなことになるんじゃないんでしょうかな。

甲第一五八号証を示す

翻訳の４―８ページをご覧いただきたいんですが、その中ほどの段落以降ですが、「ワクチン接種後脳脊髄炎は…潜伏期間は八～一五日であり」というふうに書いてありますね。これは、脳炎の潜伏期間を書いたものだということでしょうか。

　そうだと思います。但し、それがアレルギー性であるかウィールス性であるかということはわかりませんね、これを読む限りにおいては。

ただ、先ほど、そのあとの部分も指摘申し上げましたけれども、脱髄があると。

　この変化でみる限り、これは脱髄性のものであり、遅延型アレルギー反応であると、こう解釈していいと思いますし、また、ウイルス血症の髄膜炎というものが出てる以上は、ワクチン接種後の脳脊髄炎というものは、恐らく大部分がアレルギー性であると、こう解釈してよろしいんじゃないんでしょうか。

同じく訳文の４―９ページを見ていただきたいんですが、上から五行目以降ですが、「ワクチン接種後脳疾患は」これは訳の誤りで脳症のことですが、これについては、その下のほうに、潜伏期間は二日から一八日であるというふうに書いてありますが、この場合調査した結果、そういうことだったということですね。

　そういうことだと思います。

この潜伏期については、どういうふうに思われますか。

　一八日というのは、従来の二混、三混ワクチンの二日以内というのからみれば、少し遅過ぎるという感じがしますけれども、実態がそうなんだから仕方がないでしょう。

そういうことがあってもおかしくはないと。

　はい。私はおかしくはないと思います。

乙七九号証、「日本のワクチン」の二一ページから二二ページ。ここに、痘瘡ワクチンの製造方法が書いてありますね。

　はい。

これを見ますと、ペプトンであるとかフェノールであるとか、ウサギの腎細胞であるとか、そういうものが出てきますが、先に先生がご指摘になったワクチン内のいろんな因子が、やはりこの痘瘡ワクチンにもあると、こういうことですか。

　ええ。腎細胞は出てまいりませんが、ウシやヒツジの皮膚を乱切をしてそこでウイルスを殖やさせるわけですから、当然、そこには、ウイルス以外のウシやヒツジの血清、出血その他が入ってくるわけですね。異種蛋白が入っている余地が多分にあると、こう思わざるを得ないし、次のページの上にも書いてありますように、〇・五パーセント以下のフェノールを加えると、こういうことになっておりますので、そのフェノールも、これは急性脳症が起る原因物質として成書に認められているところですね。

ついでにお聞きしますが、同じ号証の四〇五ページを見ていただきたいんですが、その真中辺に、「現在のワクチン製剤のうちでは文字どおり全く無害だといえるものはないといってもよい」という指摘がございますが、これが、先ほど先生がおっしゃったことですか。

　これは、生物学的製剤である以上は避けられないいろんな因子が入ってくるわけなんで、それを完全に取り除くことは不可能だと。だから、そういう意味で全く無害と言えるものは何もないと言っていいと、こういうことにつながると思います。

これは黒川先生がお書きになったものですが、黒川先生自身がこのようにおっしゃっておられるということですか。

はい。

次にポリオについて伺いたいと思います。

甲第一四四号証を示す
図1を示します。ここにありますように、ポリオの場合は三つのタイプいずれも現われると、こういうことですか。

そのとおりでございます。

それでは、遅延型アレルギーが起るかどうかについて伺いたいと思います。同じ号証の図7を示したいと思います。この図7を簡単に説明して下さい。

Ⓐというのは仙髄つまり尾髄骨の付近にある、そういう脊髄を縦切りにしたところ、それから、Ⓑというのは胸髄ですね。それから、Ⓒというのは頸髄、ずっと上のほうになります。それで、縦切り、横切り、特にⒸというのは横切りになりますが、それで見ますと、明白な病変がございます。これは、髄鞘を染める染色で見ますと、午前中にお出しした狂犬病ワクチンによって起る悪質な脱髄巣がたくさんあったわけで、それと全く同じものが出ているわけであって、H型の灰白質のものにも変化がないわけではございませんが、はるかに軽いと。で、これは、明らかに遅延型アレルギー性脱髄炎であることが明瞭かと思います。

裁判長
Ⓐというのは仙髄とおっしゃったですが、ここでは、「仙薦」と書いてあるようですが。

これは間違いでございます。「仙髄」でございます。

原告代理人（秋山）

Ⓒは Ⓑの胸髄の横断面と書いてありますが、そういうことでよろしいですか。

そうですね。

このケースは、マックス・プランクのフランクフルトの研究所の例ですか。

そのとおりです。

どなたが示されたものですか。

クリュッケ教授という、その当時の神経病理の部長であり所長である神経病理学者のところに私行きまして、実際この写真を撮ってまいりました。これは論文のほうにも出ております。

クリュッケさんの書かれました一九六六年の論文にも出ていると思います。

このケースでは、ポリオの生ワクチン服用後一二日目にポリオ脊髄炎ができたと、こういうことですね。


そうです。ほかにも解剖例がありまして、二一日、二〇日、二五日、？が二例と、こういうことになっております。本例は一二病日ですね。

甲第一五九号証の一を示す
これが、クリュッケさんの論文を先生が簡単に要約されたものですか。

そうです。

甲第一五九号証の二を示す
これは、先ほどの写真ですね。

写真と同じものです。

これも、脊髄の写真ということですね。

はあ、それで、この例もそうですけれども、甲一五九の一に示されていますように、臨床診断がいかに当てにならないか、初めは多発神経炎、これはアレルギー性の末梢神経炎という診断ですね。その後はポリオの脊髄炎つまり灰白質にくるものを診断しているわけです。で、二例目も、初期は多発神経炎、これはアレルギー性を考え、その後ポリオの脊髄炎を考えている。臨床診断が、いかに病理をやっていますと違うかということが明瞭だと思いますね。

これは、病理学的に遅延型アレルギーであると。

はい。しかも、血液、髄液、糞便、それから死んだ後、脳からウイルス学的検査をやりまして、すべて陰性、ですから、ウイールス性の脳脊髄炎でないことは明瞭であると言ってよいと思います。

はっきり確かめられると言ってよろしいですか。

はい、そうですね。

甲第一六〇号証を示す
これが、今まで示した写真が載っているクリュッケさんの論文ですね。

そうです。

一番最初を見ますと、「international Symposium on Neurouirulonce」神経毒に関する国際シンポジウムと。

一九六五年にミューニッヒで開かれたと。

はい。そして、有名なスイスのカーガーという書店で出しておるわけです。ですから、それが、「日本のワクチン」の中に、副作用の中にアレルギー性のものがあるなどと書いてないのは、全く、インターナショナル・シンポジウムにちゃんとしたこういう本が出ているわけですから、情報不足であると言わざるを得ないですね。

この文献自体は、捜そうと思えばすぐ出てくるわけですね。

はい。出てくるはずです。

この論文には六例報告されているようですけれども、これがいずれも遅延型アレルギーであったということですか。

はい。これは、解剖学的に明瞭にそうです。もっとも、この写真を出してる例が一番定型的です。

この中で、クリュッケさんは、ポリオワクチン接種後の麻痺が出た例があると、こういうことを言っておられますが、ウイルス血症としての後遺症、これは障害が生ずるということも報告されているわけですね。

　もちろん、そうです。

次に、ポリオの生ワクチンと急性脳症との関係について伺いたいと思います。

甲第一四四号証を示す

図13、これは、どういう写真ですか。

　これは、ここにも書いてございますように、一歳の時にポリオの生ワクを内服したわけです。約七日後に急性脳症を発展して、それでも生き延びることができて、その場合に、後遺症として左の半身麻痺と精神薄弱を残したわけです。その後、また痙攣が起ってまいりまして、ますます精薄と性格変化の程度が強くなって痙攣が重なって、結局、全経過八年で死亡した九歳の男の子でございます。それを解剖してみますと、A図、B図、脳を半分に切ったところ、これは同じ切片でございます。上が髄鞘染色という染色、下が傷痕を染める染色フォルツアー染色という染色でやってございます。そうすると、すぐ一見してわかることは、右の半球が左に比べまして、左はほとんどやられておりませんが、右のほうが小さいと、それから、傷痕もBでわかりますように、非常に傷痕が深いと。したがって、このお子さんは、左の半身麻痺ですから、右のほうがやられていたから、当然左半身麻痺である。つまり運動領域もやられている。それから、前頭葉の領域、後頭葉の領域も広範囲にやられておりますから、したがって精薄が起ったということでございます。明らかに、それまでは特別何も疾患がない。それからワクチンを飲んだ。それから七日というように、時間的因果関係が非常に密接して出てきておりますし、その後の精薄と左半身麻痺というひどい質量的な拡大が起った以上は、時間的空間的にポリオの生ワクと全く密接な関係があると考えざるを得ないわけです。

先ほど、疫痢について、やはり半球麻痺の写真が出てきましたが、あれと共通したものですか。

　全く同じものです。恐らく急性期の時に、ヒスタミンなど測ってございませんけれども、そういうものをきちっと測ったならば、恐らく、ワクチンの後に、ヒスタミンあるいはそれに類似の物質が出ていたんじゃないかと思われます。

これは、解剖した組織それ自体から、急性脳症であるということは、はっきりしてるわけですね。

　はい。はっきりしてるわけです。

ポリオの内服の七日後というのは、どうなんでしょうか。

　潜伏期が延びている理由は、普通の二混、三混ワクチンに比べますと、二日以内、三日以内というものに比べると、少し延びておりますが、先ほどの種痘の場合の急性脳症も一八日でございましたか、一五日でございましたか。

一八日でございますね。

　はい。そういう例があります。それから、これは、ワクチンを口から飲ませたか、皮下に刺したか、皮内に刺したかによって、抗体価が、上がり方が違ってくるわけでありまして、特に内服というのはポリオしかないわけですが、この場合には、「日本のワクチン」の中にも書いてございますが、経口投与の場合には、抗体価の上がり方も遅ければ、上がり方の値も、皮内なんかに比べると、はるかに低いと書いてありまして、結局、抗体価の上昇という問題、そのスピード、程度というものの裏腹に免疫障害があるわけですから、当然潜伏期が延びても何の不思議はないと、私は思います。

この原告の中にも、これと同じように、ポリオで潜伏期が数日という急性脳症の例をご存じですね。

　ええ。大阪にまず第一、三例か二例ございます。いずれも、七日とか八日とか、それから正確ではございませんが、五日か六日という例がございます。

この図13は、埼玉医大精神科の皆川正男さんが提供したと書いてございますね。

　そうです。

その後、皆川先生が論文をお書きになったのは、ご存じですか。

　はい。もちろん知っております。

甲第一六二号証を示す

これが、その論文ですね。

　そのとおりですね。

この中で、皆川先生自身は、この脳症とポリオ生ワクチンとの因果関係について、どのように言っておられますか。

　そのように判断しておられますね。その「結語」をご覧になっていただいたらはっきりしますが、「ポリオ生ワクチンの経口摂取後、脳症を発症し、高度の知能障害と左片麻痺をきたした九歳男児の剖検例」を知っていると。

ということで、ポリオ生ワクチンの接種によって、急性脳症が起ったんだというふうに、皆川先生も考えておられるということですね。

そうです。

甲第一六一号証の一と二を示す

これは、皆川先生の。

臨床を総括したものです。

要約したものでございます。

皆川先生からデータを受取られて要約したものですか。

そうすると、ポリオの生ワクチンによっては、遅延型アレルギーによる脳炎も起るし、急性脳症も起ると、ウイルス血症も起ったと言ってよろしいわけですか。

そのとおりだと思います。ただ、臨床で確かめただけじゃなくて、解剖例ではっきり確認しておりますから、私は間違いないと思います。

次に、百日咳ワクチンあるいは百日咳ワクチンを含む二混、三混ワクチンについて伺います。甲第一四四号証の図7を見ていただきたいんですが、ここで示しておられるように、先ほどもご証言になりましたように、百日咳については、急性脳症だけが知られていると、こういうことでしょうか。

私が知ってる限りにおいて、あるいは、成書に関する限りにおいては、遅延型アレルギー、ウイルス血症または増殖ということはあり得ない。もちろん、ウイルス血症または増殖型はあり得ませんね。しかし、これは、原則としてそうなんで、非常に副作用のケースが出てくれば、将来どう変るかもしれませんが、現在のところ、少なくとも急性脳症型の副作用しかないと思います。

そのほかのタイプもあり得ないとは言えないと。

はい。原則としてそうなんであって。

乙七九号証、「日本のワクチン」の四三二ページ、表27・3を見て下さい。「百日咳を含むワクチンによる脳症例」と書いてありまして、括弧内は死亡例と書いてありますが、括弧内の数字をご覧になって、どういうふうにお考えでしょうか。

たとえば、一九五二年から五九年、百日咳ワクチンを単独で使った時に八例の副作用が出て八例とも死亡してしまったんだと、それから、百日咳とジフテリアの二混の場合は、四例中四例が死亡してしまったと、ほかの例もそういうふうになっておりますし、非常に、起れば重篤であり、ほとんど全部が死ぬような場合もあると、だから、急性脳症としては、副作用が起ればひどいものであるということになると思います。

その一つの要因として何かお考えになることがございますでしょうか。

この問題は定説はないんでありまして、この急性脳症が二混、三混に起るのが、一番、急性脳症としてはひどいということは、木村先生自身もお認めになっておられますが、あまり、それがなぜかということはおっしゃっておられませんが、私自身が考えるのに、この二混、三混、なぜ三つのワクチンを使うかというと、ジフテリアそれから破傷風の抗体価を上げるアジュバントというものがあるんですね。つまり単独で使うよりも、百日咳ワクチンと一緒に使ったほうが、百日咳ワクチンが補助剤の働きをして、破傷風やジフテリアの抗体価を上げると、こういうアジュバント効果を持ってるということが、成書にもはっきりと記載されている。そうすると、やはりアジュバント効果があって抗体価が上がるということは、その裏腹に免疫障害も起り易いということを示していると思います。実際は、私は、脱髄性の脊髄炎の実験もやったことございますけれども、免疫障害の研究には百日咳ワクチンを使うわけです。で、しかし、「日本のワクチン」の中で、百日咳ワクチンをアジュバントとして使ってはまだいけないと、危険が多いから、ということが書いてございます。にもかかわらず、実際問題として、三混のワクチンの中には、百日咳がアジュバントとして使用されているわけですね。それが、この八例中八例が死んでしまったとか、四例中四例死んでしまったという一つの要因となっている可能性が、私、あると、こう思います。

甲第一六三号証を示す

これは、先生がお作りになったメモですね。

作ったと言うより、これは、「日本のワクチン」の中に書いてあるわけです。で、下から四行目から三行目のところに、こう書いてございます。現在、補助剤、アジュバント剤としてアルミニウム化合物が市販されているが、一方、結核菌、百日咳とそこに書いてありますね。「その他の細菌のリポ多糖類、Freund の不完全、完全アジュバントなどは、なお研究段階にある。二混、三混ワクチン内の百日咳の菌体成分であるリポ多糖類は、破傷風やジフテリア抗原に対する抗体産生の増強効果の役割を果たすことが識られている」と、私の意見ではないんで、「日本のワクチン」の中に堂々と書いてございます。

甲第一六四号証を示す

これも、先生がお作りになったメモですね。

はい。

これは、どういうことを言っておるんでしょうか。

つまり、Aの因子、Bの因子、Cの因子、この場合には、ジフテリアをAとし、破傷風をBとし、百日咳をCと考えるならば、Cというものが補助剤の効果をしているわけですから、（A＋B）×Cか、あるいは、（A×B）×Cという働きをするんで、単純なA＋B＋Cではないということですね。つまり、相乗効果あるいは相加作用、特に相乗作用でしょうね。こういうことを意味してるわけです。だから、三つのものを同時に刺すということは、やはり免疫効果を上げるかもしれないが、その裏腹である負の効果として免疫障害も当然考えられる、こういうことになりますし、単独で使うよりも複合して使ったほうが免疫障害の程度がひどいということを、そういう可能性があるということを示していると思います。

それから、百日咳ワクチンあるいは二混、三混ワクチンによる脳症の潜伏期は、接種当日から三日までというのが、「日本のワクチン」などに書いてあるようですが、それについてはどのようにお考えでしょうか。

これは、集めたケースは、決して何百例集めたわけじゃないわけですね。そのケースについてはそういうことであったというだけに過ぎません。だから、それがあたかも憲法みたいになっては困るんです。もっとケースが増えていけば、即時のものもあるだろうし、あるいは、先ほどのスピレーンの文献にも出てる、急性脳症一八日というケースもあるわけですよ。それから、ポリオのように六日とか七日とか一〇日とかいうケースが出てくるわけです。自然曲線というのは、本に書いてあることは、その時点で調べたそのケースに関する限りそこに最大のピークがあったということを意味してるわけであって、短いもの、長いものがあっちゃいけないということが書いてあるわけじゃない。大部分のものがそうであるということが書いてあるに過ぎません。しかも、自然曲線の常としまして、生物学というものは、ピークがあったら、その両方にすそ野があるのが、これが自然曲線でございますね。

乙第七九号証「日本のワクチン」の四三四ページの表27、4を見て下さい。このデータが先ほどの百日咳ワクチンによる脳症の潜伏期を決めたデータのようにも思うんですが、先生のおっしゃるのには、たまたま集めた症例がこの間に入っていたに過ぎないということですか。

それと、もう一つ問題は、接種ルートが、これは皮下ですね、皮下接種です。しかし、たとえばポリオの場合の急性脳症の場合は、皮内じゃなくて皮下でもなくて経口であると。だから、潜伏期が延びるのは当然であるということを申し上げているわけです。だから、ワクチンの種類によってものを考えなきゃならない、接種ルートの差を考えなきゃならない。そういうふうにダイナミックに考えませんと正確な潜伏期は割り出せないと、こう思います。

時間がないのでいちいちお示ししませんが、この百日咳ワクチンあるいはジフテリアトキソイド、破傷風トキソイドなどの製造過程では、さっき先生が指摘されたチメロサールなどがやはり使われておりますね。

はい。必らず使われておりますですね。それから、組織培養でいくわけですから、培養組織が入ってくる可能性も多分にあると、こういうことです。

先ほどのポリオの生ワクチンでは、どういう物質が問題ですか。

一番大きな問題は、腎細胞、サルの腎細胞で培養するとすると、ウイルス以外に腎細胞の蛋白その他の物質が入ってくると、それから、ウイルスと腎細胞の間に闘いが起って腎細胞がやっつけられるわけですね。そうすると、そこでウイルスが殖えるわけですから、壊れた物質がもともと生体にあってはいけないような異種蛋白に変ってる可能性があるわけです。

次に、インフルエンザワクチンによる副作用についてご説明いただきたいと思います。

甲第一六五号証を示す

これも、先生がお作りになったメモですね。

はい。

ここに、「インフルエンザワクチン使用の場合」と書いてありますが、これについてちょっとご説明下さい。

これは、私ではなくてショーンバーガーという人が、一九七九年にインフルエンザワクチンを使用した場合に、ギランバレー症候群つまり末梢神経の遅延型アレルギー反応が起るということ、そして、それは、統計的、疫学的に考えまして、明らかに接種群と非接種群との間で有意差をもって接種群に高率であると、その発症危険率は一〇万人に一人以下と、潜伏期は接種後五週間以内が多いと、こういうことです。ですから、端的に申しまして、インフルエンザワクチンによって多発神経炎も起るけれども、多発神経型遅延型アレルギー反応も起るということです。

多発性神経炎というのは、遅延型アレルギーと言ってよろしいんですか。

そうです。末梢神経炎の遅延型アレルギーですね。

甲第一六六号証を示す

この論文は、ショーンバーガーの論文ですね。

そうです。

一九七九年ごろのものですか。

はい。

これの概略をご説明いただきたいんですが。

一一〇ページの図2を見ていただければわかるように、一九七六年の一〇月から翌年の一月にかけて、ギランバレー症候群の発症率が出ておるわけです。上がワクチンを刺した分、下がワクチンを刺さなかったけれども、自然的にギランバレー症候群が出た例でございます。特に、一九七六年の一〇月、一一月、一二月の前半にかけて、ワクチン接種群のほうがワクチン非接種群より、ギランバレー症候群の発症がはるかに高いわけで、これは、統計的有意差として出ているわけです。ここに関連するものでございまして、ワクチンを刺したとしか考えようがないわけなんです。

この冒頭の翻訳のところを見ますと、一九七六年一二月一六日、国によるインフルエンザワクチンのプログラムが中止されたと書いてありますけれども、そのころから下がったわけですね。

いや、そうではないんですね。これはどういうのか知らんけれども、一二月の終りごろになりますと、ワクチンを刺していても発症率が低くなるわけです。だから、少なくとも、一〇月、一一月、一二月の前半の高いピークは、統計的に有意の差として考えていいわけです。

この論文では、要するに、インフルエンザワクチン接種者にギランバレー症候群、多発神経炎が多く出てるということがあったために、国家的規模で調査をし直したということですね。

　そういうことです。

合計一〇九八例のギランバレー症候群が明らかになって、そのうち五三二例が発症前にインフルエンザワクチンの接種を受けていたということですね。

　そうです。

この論文の中では、詳しいことはわかりませんが、統計的な研究をして有意差があるという結論が出てるわけですね。

　そうです。

そうすると、この論文自体が、多発性神経炎、遅延型アレルギーについてですけれども、インフルエンザについて多発性神経炎以外のものが出てるということはご存じでしょうか。

　私の知る限りにおいて、私も全部文献をあたってるわけじゃないし、また特にその専門家でもありませんので、その範囲で調べた限りにおいては、脳に来たという形は知りません。

そうすると、インフルエンザ感染によってはいかがでしょうか。

　それは、脳に来る型が非常に多いわけでありまして、クリュッケさんの論文にも出ておりますが、自然感染が起った場合には、急性脱髄性の脳炎が起るのは常識でございます。

甲第一六七号証の一ないし三を示す

これも、先生がお作りになったメモですね。

　そうです。

これは、何を示しているものでしょうか。

　これはワクチンではなくて、インフルエンザ様症状、風邪っ引きの疾患にかかった兄弟の例で、同じ村で違った場所にいて、同じような潜伏期間で脳炎症状を発症して死亡した兄弟例でございます。この例を、急性脳炎の症状としてここに三つの要約がございますが、結局、これは、インフルエンザウイルスが入って脳で殖えて脳炎になったというもののその証拠に、血清学的に、あるいは、死んでより後も、いろいろ脳組織からインフルエンザウイルスを培養しようとしたけれども、培養できなかった例でございます。これは当然のことなんで、甲第一六八号証の一に書いてありますように、

甲第一六八号証の一、二を示す

　一はハインリッヒ、兄の例ですが、左のほうを見ますと、先ほどの種痘後脳炎と同じように、白質に非常に多岐層の脱髄病巣が出ているわけです。それから、ほとんど同じ時期に発症し、同じような経過をとって死亡した弟の例も、これは明らかに左右差がございます。甲一六八号証の二のほうですが、これは右のほうがひどいんですが、全く白質にきた脳炎、アレルギー性脳炎であるということが言えると思います。ワクチンの場合には、インフルエンザウイルスは不活化してあり、ウィルスそのものは死にますが、その化学的物質はワクチンの中に残っておるわけですが、それが引き金になりまして、細胞を侵し、脳炎にいくということであるわけですが、文献的には、そういう例は、私は知りません。

その甲一六八号証の一、二は、インフルエンザそれ自体による脱髄性の脳炎ですね。

　そうです。

そうすると、先生は、インフルエンザワクチンによっても、脳炎の起る可能性というのはあるというふうにお考えでしょうか。

　はい。そのとおりです。狂犬病の場合と類似していると思うわけですが、ワクチン接種によって、脳に来る形、脊髄に来る形、それから両方に来る形、それから多発神経炎、アレルギー型も臨床的に報告されております。これは、私共の研究でもはっきりしております。だから、アレルギー性機構があった場合に、それが末梢にくれば多発神経炎、脳にくれば脳炎、その両方にくれば両方共と、こういうことになるのは十分考えられるわけでございます。

甲第一六九号証を示す

これが、今まで先生が証言なさったクリュッケさんの論文ですね。

　はい。論文でございます。

これは、一九七三年、日本の京都で発表されたものですね。

　ええ。京都で脱髄性疾患の国際学会がございまして、私が会頭でございましたけど、その時に、クリュッケさんをお呼びして、感染後に起るアレルギー性の脳脊髄炎の話をしていただいたわけです。その時の例でございます。

次に、インフルエンザワクチンによって急性脳症が起るかどうか、その点はいかがでしょうか。

　これは有名なことで、成書にもみんな書いてございますけれども、インフルエンザを卵でウイルスを培養しますですね。少なくとも初期のうちはそうでございます。そうしますと、その中に含まれている卵白アルブミンが急性脳症の原因になるということはあまりにも有名である。どの成書にも書いてございます。

インフルエンザワクチンに急性脳症についての解剖例というのはあるんでしょうか。

　ございますよ。

乙七九号証「日本のワクチン」の四三五ページ、ここに「即時型反応」ということが書いてございますが、こういうことですね。ここで、インフルエンザの卵アレルギーについて書いてございますが、こういうことですね。

そのとおりです。

次に、ワクチンの接種による副作用の潜伏期について少しまとめてお話を伺いたいと思いますが、

甲第一七〇号証の一、二を示す

これも、先生がお作りになったメモですね。

そのとおりです。論文の中にも書いているわけですね。一九八一年に書いてございます。あまり詳しくは書いてございません。従来の成書の中では、甲一七〇号証の二の免疫学的側面のみが強調されているわけです。しかし、それはアンフェアーでございまして、まず一番初めに考えなきゃならない潜伏期というのは、ワクチンを接種して神経系の症状の出るまでの間の潜伏期を言ってるわけですから、したがって、神経と言っても、大脳から脳幹、それから脊髄、それから末梢神経とあるわけですから、その場所のどこに起ったか、病変がどこに起ったかによって、神経症状が早く出ることもあれば、時間がかかることもあるわけでございます。たとえば、脊髄のように、親指の先ぐらいの小さなところに何億という神経繊維が走っているところに小さな病巣ができたとしても、それは、もともと小さいところにできるわけですから、したがって、その症状は早く出ると。その証拠に、狂犬病ワクチンの脊髄型の場合の潜伏期は短くなるということを示していると思います。それに対して、脳に脱髄がきた場合には、脳というのは少しぐらい病変がありましても、臨床的に症状として出てこない。特に、脳の性格変化を来たすような場所にアレルギー性脱髄炎が起った場合には、性格変化という形でしかとらえられないわけです。精神医学的な症状が出て来るわけですね。で、性格変化というものは、対社会との関係において性格が変るわけですから、その潜伏期は当然延びていくわけです。したがって、接種が終ってから、非常に長くかかるものは一二〇日もかかるというのは当然のことなんで、そういうことを考えますと、どこの場所に起ったかというのはものすごく重要なことなんです。だが、このこと自身は、「日本のワクチン」の中にはどこにも書いていない。そんなアンフェアな形はないと思います。それから、接種ルートの側面が非常に重要なことで、これは「日本のワクチン」の中にも書いてあるわけです。原則として、皮下よりも皮内、経口よりも皮下、その場合に対応して抗体産生の速度も早く、その量も多いから、潜伏期もその順に短縮するわけですね。つまり、免疫の正の効果とその裏腹に免疫障害というものがあるわけですから、したがってポリオのように経口投与した場合には、抗体産生の速度は遅いわけだし上がり方も少ないわけです。十分急性脳症を起すだけの抗体価になるためには時間がかかるのは当然のことなんで、したがって、二混、三混の潜伏期の二日以内とか三日以内をもってポリオの潜伏期を論ずることはできないはずです。ですからこの接種ルートの側面も非常に重要であるということです。それから、甲一七〇号証の二に書いてありますように、免疫学的側面、これはもちろん重要です。このことは「日本のワクチン」の中に詳しく書いてあるので、説明する必要はないと思います。したがって、潜伏期を考える時には、各ワクチンが一体どこに起ったか、どういうルートで与えられたか、そういうことを複合的に考えていかない限り、正確な潜伏期は算定できないと思います。

それでは次に、むずかしい問題ですが、ウイルスに感染している場合、あるいは他のワクチンの接種が先行して行われているような場合、次に行われたワクチンの接種による副作用等の現われ方にどういう問題があるかについて伺いたいと思うんですが、

甲第一七一号証を示す

これも先生がお作りになったものですね。

はい。これは作っております。大阪では、これは証言いたしませんでした。私、このワクチン禍の問題を考える時に、こういう病理解剖例があるということは非常に重要だと、私は思っております。なぜなら、まず少なくとも現在の原告の方のワクチンの副作用を見ておりますと、皆、半年未満というものが非常に多いわけですね。皆ではございません。大多数が半年未満である。しかも、一ケ月か二ケ月の間に、二種類、三種類、場合によっては、多い場合には四種類のワクチンが次々と刺されておる。ものによっては、種痘とポリオでしたか、両方が同時に与えられている。こういうことは一体どういうことなんだろうかとかねがね疑問に思っていたわけなんです。そんなに短期間の間に、ひ弱な脳を持ってる幼児にいろんなワクチンの接種をして、そのお互いの間の相乗作用、相加作用、差引き作用、今度は引き算になりますね、そういう問題が起り得ないだろうか、そういうことはやはり真剣に考えなければならんと思うわけです。たとえば、結核にかかってる人にBCGをやった場合に、前にかかった結核が悪くなるという事実があるんですね。こういうようなことは、あとでやったBCGのほうに、もともと結核のためにできていた抗体価が食われてしまう。そして、前の結核に対する免疫力が低下すれば、前の結核が再燃してくるという事実も考えなければならんと思うわけで、私は病理学者でございますから、一例は解剖例にはなっておりませんが、一例は解剖例になっております。それが甲一七一号証の例でございます。その第一の例、五歳の女の子に種痘をしたところが、種痘による後遺症は出て来なくて、約一月ぐらい経った後にはしかの皮膚発疹が出る。そして、はしかの脳炎となって死亡したと。これは病理解剖学的に確認されている。それに対するものの考え方が出ております。

甲第一七二号証を示す

種痘をやったのになぜはしかのウイルスが出て来てしまったのか。一つの考え方は、たまたま偶然に合併したという考え方、よく国がそうおっしゃる、偶然合併。しかしながら、第二

の考え方もあるわけです。種痘をやってなぜはしかウイルス感染になったのか、種痘ウイルスで人工的に感染させて、種痘ウイルスに対して十分な免疫は獲得できたと。ところが、そこにはしかのウイルスが侵入してきたと。そうすると、はしかのウイルスが、この前の種痘によって起った免疫、ガンマーグロブリンならガンマーグロブリン、それが十分取られてしまって、はしかに対する十分な免疫抗体ができない。それは種痘をやったためにそうなったんであって、したがって、そこで、はしかウイルスに対する総体的な免疫不全が出たためにそうなった、こういう考え方。第三の考え方としては、もう前もって、いつの間にかはしかにかかっていたとする、不顕性感染と申しますが、これはしょっちゅうあることです。不顕性感染があった。そこにはしかの種痘ウイルスをやったと、だから、種痘ウイルスに対する不顕性感染によって、ある程度はしかウイルスに対する一時性の免疫抗体は獲得されていた。そこに種痘ウイルスの人工感染が新たに起って、また相互の間に奪い合いが起ってしまったと、この場合には、種痘に対して免疫効果はできたけれども、そのためにはしかの免疫抗体を食ってしまったために、はしかウイルスが出て来たと。私は単純にそう考えるべきではないと思います。そういう可能性というものを将来に踏まえてものを考えなければならないと、こういうことだと思います。

この例は、京都府立医大で病理的に解剖された例ですね。

はい。そして、学会では発表になってディスカッションが激しく行われたケースです。

甲第一七一号証の2、について。

これは、臨床例で解剖例ではございませんで、一歳の女の子にはしかの生ワクをしたと、ところが、確かに人工感染ではしかの皮膚発疹ができたと、ところが、それから一三日後に急性脳炎が出て来たと。いろいろ血液の抗体を調べてみますと、はしかウイルスに対する抗体価が上がっていたけれども、その後、はしかウイルスの抗体価よりも単純性ヘルペスウイルスの抗体が上がってきてしまったと。で、今、後遺症を残して退院しているという、こういう患者でありまして。

この考え方についてですが、

甲第一七三号証を示す

これ、兵庫医大の小児科の教授である蒲生教授が日本医事新報に発表しておられる例ですけれども、はしかウイルスと単純性ヘルペスがどうして合併してきたのかというんでいろんな考え方を出しておられます。これは解剖例になっておりませんので、はっきりしたことは言えません。しかし急性脳症プラス単純性ヘルペスというものではない。なぜなら、まずはしかのウイルスワクチンを刺したわけです。それに対して、はしかのウイルスの抗体価は上がっているわけですから、これは麻疹ワクチン感染が起ったことは確かだと、しかし、その後に単純性ヘルペスが偶然出て来たと、こういうふうな偶然合併説ですね。急性脳症プラス単純性ヘルペスは考えられる。それに対して、はしかワクチン脳炎と単純性ヘルペス脳炎は、今まで隠れていたものが出て来たんではないかと、こういう考え方。先ほどの種痘をやったら、不顕性の麻疹ワクチン脳炎が出て来たという可能性、こういうようなこと。それから、もう少し積極的に、ヘルペス脳炎プラスワクチンいわゆる麻疹というものが、何らかの因果関係がある。これは、どれがどれということははっきりおっしゃっておりません。こういう三つの考え方があって、その中で上の二つの考え方が有効だと、このようなふうに読める論文でございます。

甲第一七四号証を示す

これが、その蒲生先生の論文ですね。

そうです。

それの「結語」の前のほうを見ていただきたいんですが、三一ページの下段の終りから五行目、「以上のことから」ということで、いろんな推論をなさっていますが、一番というのは、「麻疹ワクチン接種と重なって単純ヘルペス感染があり、その結果脳症をひきおこした」と、こういうことですね。

はい。

二番は、麻疹ワクチン接種が免疫機構の変調によって脳炎をひきおこす要因となったと、で、麻疹ウイルスが感染によって宿主の免疫機構を低下させたと、それで、ヘルペス性の脳炎を起したと、こういう推論ですね。

そうです。

この可能性を全く否定することはできないと、こういうふうに蒲生先生はおっしゃっているということですか。

はい。まあ蒲生先生のお考え、私は（1）よりも（2）のほうが重要じゃないかというようなことを考えますのは、種痘によって麻疹脳炎が出たと、こういう解剖例からみて、あるものですからね。まあ、しかし、どちらとも言えないでしょうけれども、偶然の合併という考え方は、あまりにも単純ではないかというふうに考えます。

そうすると、以上のご証言との関係でお伺いしますが、いわゆる接種間隔、予防接種実施規則などで、生ワクチンを接種した後一週間は、ほかのワクチンの接種はいけない、あるいは、不活化ワクチンを接種した後一ケ月間は、ほかのワクチンの接種はいけないと、こういうふうに間隔が決められていますけれども、これと副作用との関係についてどのようにお考えでしょうか。

まあ、やってはいけないと、やらないほうがいいということを言ってること自体は、ワクチン相互の打消し、相乗相加作用があるということを前提にしている考え方であるからこそそうだと思うんですね。

しかし、実際に実施されているものは、二ケ月以内に次々やることが、そういうものの考え方にそのまま即応してるものの考え方かどうか、私にはよく理解できないと、こういうことでございます。それがどれだけのデータをサポートしてるか、しかも、相手が一歳未満の、半年未満の幼児が圧倒的であると、外国ではそうしてるかもしれませんが、外国の場合でしたら二歳以上でなきゃやらないわけですね。脳が相当完成してからやってるわけで、日本の場合には、脳の未完成の時期にやるということは、また、その間隔の問題については、もっと、あるいは慎重でなければならんと思いますね。

（以上　秋　山　か　ち　子）

原告代理人（秋山）

じゃ、質問の仕方をちょっと変えますが、規則は現実にそうなってるんですが、実際は生ワクチン接種後一か月以内に別のワクチンを接種することは……。

それはもうザラに行なわれておりますね。

一か月以内にたくさんのワクチンが接種されるということは行なわれておりますけれども、その危険性については、どのようにお考えでしょうか。

私は、何が起こるか分からないと思うんですよね。大部分は安全かも知れない。しかし、起こったならば、何が起こるか分からない、そういうものに対して我々はもっと謙虚にならなきゃならないし、そういう相手側の年齢を考え、やっぱりそれぞれのワクチンの間の間隔というものを充分安全度に立って考えるだけの学問的根拠というものを、もっと国なり何なりが研究者に研究させて、充分な理由と納得の行けるデータ出すべきだと思う。しかし、それは、私、やられていないんではないかと、こう思います。

先程先生がご証言になった、京都府立医大の解剖例に見られるような事柄ですね、それから蒲生先生の例にあるような事例、こういう事との関係で、ワクチンを接種した場合に、そのワクチンに対する免疫産生の為に免疫能力が取られてしまって、次に来たワクチンに対する相対的な免疫低下が起こるということは一応考えなければいけないと思うんですが、如何でしょうか。

そうだと思います。それは学問的に決定はまだしてないわけですね。しかし、大いに研究し、またその可能性が高いというようなことも考えた上でワクチンの接種期間とか年齢とかいうものを慎重にしなきゃいけないと思います。それが実際そうされていないんではないか、と思うわけですね。

それでは次に各原告について個別に伺いたいと思うんですが、実は乙号証、甲号証、証言調書見ていただいてご証言いただかなければいけないんですが、一一お示しすると時間が大変ですので、それを見た上で先生が一応メモをお作りになっているもんですから、それを実際見て便宜上、証言いただきたいと思いますが、よろしいでしょうか。

裁判長

結構です。被告のほうはよろしいでしょうか。

被告代理人

はい。

原告代理人（秋山）

速記録末尾添付図面を示す

原告番号㉝の清水一弘さんについて伺います。この人は昭和三九年一一月一二日に生まれまして、生後七か月近い昭和四〇年六月七日に二種混合ワクチン、百日咳とジフテリアのワクチンの接種を午後一時か二時頃受けまして、その日の夕方の五時から六時頃発熱と痙攣を起こし、以後痙攣が頻発するようになったと。そして現在は癲癇、脳性麻痺、精神発達異常という重症の状態にあるわけです。そして、この人については、二混ワクチンの接種の二六日前である四〇年五月一二日に種痘の接種があり、更に二混ワクチンの接種前一〇日前である四〇年五月二八日にポリオの生ワクチンを服用しています。このケースについて、ワクチンとの因果関係について、どのようにお考えでしょうか。

私は、この臨床を見る限りにおいて、やはりこれは急性脳症の臨床を示していると、こう考えます。で、その理由は、痙攣発作、知能と言語遅延、行動異常、転びやすいというような脳性麻痺と、それから精薄と合併している、非常に重い後遺症ができているということと、それからもう一つはここで潜伏期の問題を考えなきゃならん。もし二混接種後であると考えるならば、当日に発症しておりますので、正に急性脳症は当日、二日以内に起こるというものに、全くそのまま該当いたします。従って、種痘、ポリオ生ワクというものを全く無関係とは言えませんけれども、この際臨床症状を重要視し、それから接種をしてその当日に発症したという点からすれば、急性脳症とその後遺症であると考えざるを得ないわけです。で、もう一つの問題は、この子供は未熟児でございます。二五〇〇グラムであるとしかも臍帯纏絡があった為に仮死分娩をしているということは、脳にやはり異常があることを示している、まあ、不健康児の脳であるということですね。そうだとすれば、なぜこういう者に対して集団接種をしたのか、もう少し個別接種として慎重に診察した上で接種をやるなら良かったんじゃないかと。それが集団接種で機械的にやったのが、どうも私には納得できないと思います。

被告国の昭和五五年一〇月一三日付準備書面を示す

一四ページの清水さんについて言ってる国の主張ですが、先ず「昭和四〇年六月七日「発熱」

及び「けいれん」の記載があるのみで、その他に脳炎等器質的障害を疑わせる症状の記載はなく」と、これを因果関係を否定する一つの論拠として言ってるんですが。

医学の常識を知らない言葉ですね。痙攣というのは脳がやられなきゃ起こらないんで、脳炎による器質的障害を充分疑わせる症例ですね。痙攣がある以上、何でこれが脳器質変化がないと言えますか。

次に一五ページですが、「殊に、本児は仮死出産であることから考えると、元々てんかんの素因があって、前述の発熱により初発の発作が誘発されたにすぎず、本児のてんかんは、二種混合ワクチンの接種をしなくても顕在化したものと考えられる。」と、こう書いてありますが、これについてはどうお考えになられるでしょう。

これは、仮死出産であること自体は、慎重にやらなきゃならないということなんですね、脳が不健康児ですから。しかし仮死出産があったにもかかわらず、少なくとも六か月か七か月まで、癲癇素因があるなら癲癇素因としての積極的な症状がなきゃならんわけです、引き付けたとか精薄であるとか、あるいはその家族にも癲癇の人があるとか。そんなものは私が見た限りにおいてはどこにも出ていない。ですから、元々癲癇の素因があってと、なぜ断定なさるんですか。そんな断定するだけの根拠、私は何もないと思いますね。まあ、しかし、全く私はそういうことを否定はいたしません。私の立場として、それは元々癲癇素質があるかも知れないということは認めますけれども、積極的な何の根拠もないのに「あって」と断定なさるのは、どういうことでしょう。私はおかしいと思います。

この児の場合に癲癇素因があるという証拠は何もない、ということですね。

はい、何もないです。

この児がおかしくなったのは、正にワクチンの接種直後であると、そういうことですね。

はい。それからの後遺症の程度というものが余りにもひどい、まあ、時間的空間的にものすごい密接な因果関係がある。とするならば、それを重視しないで他の癲癇素因にもって行くだけの積極的根拠は何もない、こう思わざるを得ません。

原告代理人（広田）

今ご覧になっているメモ（本速記録末尾添付書面）ですけれども、これは先生が原稿をお書きになったものでしょうか。

そうです。国の反論書面、それから原告側からいただいた、いろいろな客観的な資料、カルテその他、そういうものからそのサマリーのところ、重要な部分だけを取り出したわけですね。

甲号証の診断書、その他私共のほうから資料を先生にご覧いただきましたですね。

そうです。

それから、国から出ている乙号証というものも、先生にご覧いただきましたですね。

はい、見ました。

その上で、先生がメモを取られたものであると、こう伺ってよろしいですか。

はい、客観的なメモでございます。

それを原告弁護団のほうで清書をさせていただいたと、そういうものですね。

はい。

それでは、二丁目の6に書いてある原告番号㊽小久保隆司君のことについて伺います。この子は昭和三八年六月一〇日、約生後五か月で第二回目のポリオの接種をいたしまして、で、当日からミルクを戻したり、夜から便が軟らかくなったり発熱もあった、そういう状態が四日間続きまして、四日後に都立大塚病院に入院しましたが、熱も高くなって死亡してる、こういう例なんですけれども、この子について先生はどのようにお考えでございましょうか。

臨床のいろんな経過を見ますと、先ずポリオの生ワクを飲ませて四日後でございますから、もちろんその普通の急性脳症の潜伏期の中のやや遅い部分に入ることは間違いございませんし、それから、ポリオが経口投与の場合には皆川助教授の文献にもございますように、七日に比べれば短い。ですから、充分その潜伏期的に見ましても、急性脳症を起こしてもいい潜伏期の中に入る、ということです。それから、それを契機にして意識不明、それから両下肢の筋強剛、腱反射亢進、そして急性に死亡している。こういうことを考えますと、ワクチン接種、それと時間的空間的因果関係に密接において、死に至るようなひどい障害が起こったと、それを説明できる他の原因が考えられない以上は、やはりポリオの生ワクを飲ましたというところが原因であると、こう考えざるを得ないと思います。

先程、ポリオのワクチン投与によって三つの副作用が出ると。その内の急性脳症が生じたと、こういうことでございましょうか。

そういうことです。

先程ちょっと説明しましたが、当日夜からミルクを戻したり、発熱、下痢があったと。で、この消化不良だということなんだと思うんですけれども、この消化不良というのは、どのように考えたらよろしいでしょうか。

消化不良ということは、いろんな、ポリオの生ワクに限りませんが、いろんなワクチンの副作用の場合に、その前駆症状として全身症状がいろいろ出ることはよくあることなんで、たまたま下痢その他熱というようなものが出たというのは、その一種の前駆症状というふうに考えるならば、それで充分説明できると思います。

そうすると、この消化不良というのはワクチンによったものかどうかという点については、如何でございましょうか。

それは断定できません。しかし、もしワクチン以外の原因があるなら、はっきりした原因があるようなカルテの記載は何もないわけですね。そうすると、ワクチンを飲んだということしかないわけです、今の段階ではですね。

実は、この子供は約二〇日前に第一回のポリオの生ワクチンを飲んでるんですが、そのときも便がゆるくなったりミルクを戻したりしてるんでございますけれども、そのポリオのワクチンと消化不良が関係を持つということも考えられるんでございましょうか。

充分考えられますですね。ポリオの生ワクを口から飲ませる、そこでウイルスが増えなければ免疫抗体できないわけですね。腸管壁とウイルスの間で戦いが起こるわけなんで、ウイルスのほうが勝つならば当然下痢を起こしても不思議はないわけです。ですから、そういう考え方も充分できると思います。ただ私はそのポリオのワクチン以外のものを全く考えない、なんてことは申しておりません。それは、そういう可能性だって考えりゃ幾らでもあるわけですね。ただ確たる証拠がないではないか。だから私は、国が言うようにですね、だから消化不良だからそれはポリオ関係ないんだと、断定はいたしませんよ。そういう可能性はあると、あるけれども、それは蓋然率から言ったら、これだけはっきりした時間的空間的な因果関係がはっきりしてるものを、何でですね、蓋然率から言ったらこれを低いと考えることができるでしょうか。少なくとも、それを全面的に否定するという根拠は何もないと思いますね。

次に、二丁目の７に書いてあります、原告番号㊿大平茂君のことについて伺います。この子は生後約六か月でポリオ生ワクチンの投与を初めて受けまして、当日夜からやはりミルクを飲まなくなったと。で、翌日から発熱があり、ミルクを飲んでもすぐ吐いてしまったと。で、二四日、即ちポリオの生ワクチンを飲んでから二日目に引付け、痙攣を起こした。そして、そういう状態が約一〇日間続きまして、四月六日に再び引付け痙攣を起こして、翌日には亡くなってしまった、こういう例でございますが、これはどのように考えたらよろしゅうございましょうか。

これも全く６の小久保さんの例と同じであって、ただ発症が一日早い、三日後に急性脳症を起こしておりますね。

そうすると、先程、二日後だと思うんですけれども、二四日ですから二日後に引付け痙攣を起こしたと、父親の報告書には載っておりますんですが。

私が見た限りでは三日後のように解釈されましたが、まあ、一日二日の違いはどうってことありません。二日が本当なら、それも急性脳症、全く二混、三混ワクチンの潜伏期そのままぴったり合うわけですね。それと、この問題は、私がカルテを調べました限り、家族にアレルギー体質があるわけです。それから、出生時の体重が二五〇〇グラムで未熟児のカテゴリーに入りまして、その為に保育器に入れられていますね。つまり家族にアレルギー体質があるということ、それから脳に、私は余り変化があるとは思えませんけれども、少なくとも未熟児であったことは確かですね。そういう意味で家族のアレルギー体質を考えて、やはりこれは集団接種でいきなり機械的にやるべきでないと、個別接種に回して慎重に検討すべきであったと思います。

そうすると、家族には、父親は皮膚にアレルギー症状があると。で、妹は喘息気味であると。姉は目の回りがすぐかゆくなった、というような状況があったようですけれども、こういうアレルギーというのは、急性脳症を起こし易いと考えてよろしいわけでございましょうか。

急性脳症を起こす必要条件の一つであると、こういうことは言えると思います。それがすべてであるとは、私、決して申し上げてるわけではございません。

それから、もう一点その大平君のことについて伺いますが、二四日に引付け痙攣を起こして、その後四月六日まで、どうもこの辺は両親の記憶がはっきりしないんですけれども、四月六日に再び引付け痙攣を起こしてる。この間のことがはっきりしないんですが、仮にこの間引付け痙攣がないとすれば、これもやはり急性脳症としては別に矛盾しないんですか。

それはもう、そんなこと私、臨床やっておりましたし、海軍時代にも散々ワクチンやって、その副作用見てるわけで、一旦注射したときに痙攣があって、暫く治まってまた出て来るというようなことは、幾らでも経験してることなので、別に珍しいことでも何でもないと思いますよ。

そうすると、この当日夜から始まった下痢、発熱、嘔吐等もこのワクチンの接種と関係がある、というふうに。

あるかも知れませんし、まあ、強いて言うなら、それが全くないという可能性も全く否定はできないです。

それは、先程の小久保さんの例と同じですか。

同じと思いますね。

原告代理人（大野）

先生のお書きになったメモ（速記録末尾添付書面）の４原告番号㊳中村真弥についてお尋ねいたします。中村真弥君は四五年一月一二日生まれですが、その年の四月一六日にはポリオの生ワクチンを第一回目飲んでおります。それからその年の九月一〇日には三混の第一期の予防接種を受け、その年の四五年一〇月二日には三混の二回目の接種を受けて、その一三日目、一〇月一五日にポリオの第二回目の生ワクを接種いたしました。そして、その六日後の二一日に痙攣の発作を起こしております。そして、一〇月一五日と二一日の間に風邪様の症状を呈したということの記載がございますが、これは医者にも行ってないようで、どのような症状であったのか必ずしも明確にされておりません。で、その二一日の症状というのは、これ先生にご覧に入れました乙四三八号証の一以下の記載がございますが、これは痙攣発作を起こして、熱は三七度のようでございます。それから右半身にtonischer Krampfというのがございますか。

強直性痙攣。

これを起こしておると。で、抗痙攣剤の注射をして一時治まりましたが、翌日もまた再発いたしまして、このときは約三七度八分の熱を発して、それ以降ずっと病院に入院をいたしました。で、結果的には現在の症状は、命は取り留めましたけれども、知能は白痴でありまして、右半身、右手右足が硬直して麻痺しております。それから、非常に右半身、右手がやせ細っておりまして、左手は正常でありますが、やせ細っておりまして、それから、しばしば現在でも癲癇を起こして倒れるということでございます。で、非常に大雑把に申しますと今のような経過でございまして、後は詳しく先生に診断書をたくさん、これは甲号証も乙号証も出ておりますが、その診断書関係はお見せいたしましたが、どういうふうな関係をご判断されますでしょうか。

これはもう、最も典型的なポリオワクチンによって起こった急性脳症とその後遺症である、というふうに考えられます。しかも急性脳症である証拠として、髄液の検査が急性期されておりますけれども、細胞数が増えておりません。三/三でございます。ですから、これは脳炎であることは問題にならないと。だから脳症であると。しかも右半身の痙性麻痺でございますから、左の脳半球がやられておることは間違いないと、こう思われますし、しかも午前中にご説明いたしましたように、その血管が痙攣を起こした範囲は前大脳動脈と中大脳動脈であるということが分かるわけです。前大脳動脈痙攣を起こすということは、当然重度の精薄になるわけですし、それから中大脳動脈がやられますので運動領域がやられますんで、左の脳半球の運動領域もやられてる。で、助かるくらいでございますから、前の方と違いまして、死ななかったわけですね。で、半球萎縮の形を取ったわけです。半球がやられてしまったと。で、右の半球は異常はない、左のほうが強くやられてると。こんな見事な急性脳症例はないと思います。

この点について先生にもご覧いただきました、被告国側の主張は、ポリオウイルスによっては大脳の脳症を起こすようなことはないのだと。世界的に見て、十数年に亘るポリオ生ワクチンの歴史から見て、弱毒ポリオウイルスによって脳炎が起こり得るとした例はないんだと、我が国でもそういうものは報告されておらん、こういうふうに言っておるんですが、これは医学的科学的に見て真実でございましょうか。

それは要するにインフォメーション不足が先ず一つ挙げられますですね。一九六七年でしたか、クリュッケさんが見事な解剖例で遅延型アレルギーの解剖例を出して、しかもそれが国際学会で議論されているわけですね。それは日本だけの問題でなくて、外国の教科書と雖もやはりインフォメーション不足であるということを明瞭に示してると思います。それから、急性脳症の例は、端的に申しまして、日本が初めてでございます。皆川さんの解剖例が初めてでございます。で、要するに、なぜそういうことが今まで知られなかったかと言えば、恐らく、私の一つの考え方として潜伏期が二混三混ワクチンのように皮下接種と違って、二日以内ではないわけです。六日とか三日とか四日とか五日だとか一〇日だとか、経口接種の為に抗体価の上昇が早くないわけです。従って潜伏期間の延びが当然である。そうしますと、二混三混ワクチンのようなワクチンと同じような急性脳症で、二日以内でないからと言って切り捨てられてる可能性が、私はあると思います。しかし、我々が解剖例ではっきり見てるわけです、この目で。ですから、世界が何とおっしゃろうと、ワクチンの教科書がどうおっしゃろうと、事実は事実なんですから、書き改めたらよろしいんじゃないかと、こう考えます。そしてポリオのワクチンから急性脳症が起こらないはずがない。サルの腎臓細胞を培養してる、これを除くことはできない、その異種タンパクが急性脳症を起こすのは当然じゃないですか。その可能性はあるわけです。そんな断定はできるはずはありませんですよ。

それでは、その次に先生のメモ（速記録末尾添付書面）の5、原告番号㊺大川勝生君のことをお尋ねいたします。これはデータが少ないので、少し申し上げますと、ここにお書きになってるように、大川君は一七歳八か月のときに学校で日本脳炎のワクチンの接種を受けました。高校三年生で、本人は野球部の選手でありました。で、過去の中学、高校時代の欠席も学校からそれぞれ報告を受けておりますけれども、一学期で四日乃至五日くらいの欠席でございました。ただ本人は、この前から気管支喘息があったようでございまして、中学時代から医者に時々かかって喘息の投薬を受けております。また、名古屋医大まで赴きまして、専門医の意見も聞いておったということでございます。それで、これは入院をしたことはなくて、近くの七〇歳くらいの開業医の方に診てもらっておりますが、日本脳炎の予防接種を受けましたのは五月三〇日でありまして翌日から非常に気分が優れなくなりまして、翌日は学校に出ましたけれども早退をしております。それで、この五月三〇日日本脳炎の接種を受ける一週間くらい前から、気管支喘息ということで医者にかかっております。四月二日に肋間神経痛という記載がございます。それから四月二五日くらいまでにその治療を受けておりますし、五月二四日、二八、二九日にも気管支喘息の治療を、投薬を受けております。で、五月三一日に近所の医者に参りまして投薬を受けておりますが、それは先生にお見せしたカルテの中に詳細な記載がございます。で、カルテの記載のみによりますと、一回くらい往診したことはあるようでございますが、後は大体医者の所に家の方が行って薬をもらって来ておったということのようで、六月五日には朝四時頃から数時間はよく寝たようでございますが、気分がいいということであったようでありますが、昼また若干昼寝をして、起きて二階に上がりましたところが、二階で数分後に絶命をして、二階の欄干に抱きついたような形で死亡してるのが確認されました。それで、先生には、国が出しました乙号証のカルテをお見せいたしましたが、その他に母親は、妄想が起こって、死んだおばあさんが来てるとか、あるいは氷をガリガリ食べるとか、犬のようにご飯を食べるとか、何か奇妙な動作があったと。それから頭が痛いということを訴えておった、ということを供述で述べております。大体以上のような要約ですが、国側よろしいですか。何か不正確な点があれば、補足していただいて結構ですが。

被告代理人

今すぐはできませんから、反対尋問のときに。

原告代理人（大野）

できる限り要約したつもりでございますが、大体以上のようなことで、ほとんど、岡田医師が駆け付けたときは絶命しておりました後なもんですから、ちょっと資料が不足してはいるかと思いますが、以上のような経過から、先生はどのような、日本脳炎ワクチンとこの大川勝生君の死についての関係を、お考えになりますでしょうか。

正直に申しまして難しいケースでございますが、私と沖中先生その他の方方と一緒にやりました、日本脳炎ワクチンの副作用の点から言えば、日本脳炎ワクチンに急性脳症も起これば、それからアレルギー性脳脊髄炎が起こる、という事実がはっきりしております。アレルギー性脳脊髄炎の中で、中枢神経が冒される形と、それから末梢神経が冒される多発性の神経炎型と、こういう報告がそれに挙がっております。それからもう一つ私は、その統計の中には、沖中論文の中に出ておりませんけれども、別な論文の中で、日本脳炎によって非常に急速に死亡した多発神経炎の解剖例を報告しております。これは末梢神経に来たアレルギー、この解剖例で非常に見事に、脊髄にも脳にも変化がないけれども、末梢神経にアレルギー性の多発神経炎が起こってる、という例を解剖例として持っております。で、こういういろんな点から考えまして、先ずこのケースが急性脳症かアレルギー型かということを考えますと、まあ、母親の言では多少日本脳炎ワクチン後に精神的な異常さがあったというお話もございますけれども、客観的資料を見る限りにおいて、それは六日後というふうに考えられます。で、そうしますと、日本脳炎は皮下接種でございますので、まあ、六日後に急性脳症が起こってもいいんですけれども、しかし、一応やはりアレルギー型のものを考える必要があるであろうと、こう思うわけです。ただ、その死亡当時が実際詳細がはっきりしていないわけですが、そこで二階に上がって急性死、突然死をしていると。で、死亡する以上は、心臓、呼吸が停止したに違いない。で、その場合に一番考えられることは、心臓、呼吸を養っている自律神経系に多発神経炎が起これば突然死が来るのは当然であります。で、そういう可能性も考えられます。ただ、それは解剖してございませんので、これは推定に過ぎないわけであります。しかし、その可能性は、まあ、かなりの高い確率において考えられるということは申し上げられると思います。で、第一、まあ、午前中に、三混ワクチンによって突然死した例が解剖してみたら急性脳症であった例がありましたですね。ですから、この例が司法解剖にならなかったのは誠に残念であります。しかし、充分、その横隔膜を支配する末梢神経に多発神経炎が起これば、呼吸停止はするはずです。で、もう一つこのケースで問題なのは、気管支炎があると、アレルギー性体質があるのに、なぜ日本脳炎ワクチンをやったかという問題。しかも一七歳七か月で肋間神経痛、つまり横隔膜のすぐそばにある神経に神経痛があるという事実も強ち無視できないんではないかと、そんなふうに考えます。

その肋間神経痛があるという事実と、今先生が可能性が高いと言われました死の原因とは、どういうふうな関係があるわけでございましょうか。

同じ末梢神経がやられる点が同じだと思います。肋間神経痛も末梢神経がやられる。それから呼吸停止も、そういう解剖例その他の統計的なものを考えるならば、多発神経炎を起こしてる可能性がある。これは末梢神経がやられてる、そういう点で、中枢ではなくて末梢であるという意味ですね。

その以下にも、一七歳八か月というこの成長期の、しかも健康な青年がですね、突然死んでしまったと。まあ、国は原因不明の突然死だと言っておるんですが、この気管支喘息があったことは、これは種々の客観的データがございますし、その直前にもどうも発症していたのではないかと疑われる事実があるわけでございますけれども、日本脳炎ワクチンが気管支喘息を増悪して、非常にどんどん急激に悪くさせたという可能性は、どう……。

そういう積極的な事実は、少なくともカルテを読む限り、何もないと思います。で、やはりこれは、気管支喘息だけで死ぬにしては突然に過ぎるし、特別な薬その他の関係についても客観的資料で飲み過ぎたとか何とかということはないわけですね。あるものは、客観的資料として、日本脳炎ワクチンを接種したという事実。それから、六日間という、アレルギー多発神経炎を起こすには充分な潜伏期をして起こって、死という非常に大きな折れ曲がりが生じてるというような、時間的空間的因果関係を考えるならば、突然死で気管支喘息のせいであるという積極的な証拠は何もないと思います。やはり原因を充分重視すべきだと思います。

原告代理人（山川）

先生のメモ（速記録末尾添付書面）の三ページ中程に記載のあります、原告番号(61)中井哲也君について伺います。中井哲也君は一九六二年四月八日生れでして、生後六か月余を経た一〇月二〇日に二混の第一回目を接種した、同じ年の一一月六日に種痘の接種を受けました。更に一一月二〇日に二混の二度目、それから一一月二二日、二混の二回目から二日後に、インフルエンザのワクチンの接種を受けてます。インフルエンザワクチンの接種については母親がはっきりと証言しておるところですが、一か月余の間に四回の接種を連続して受けたということになります。で、インフルエンザワクチンの接種を受けた日、これが二二日であるのか、あるいは二一日であるのかについては、ちょっと母親の証言とカルテ等の記載に違いがあるんですが、いずれにしろインフルエンザの接種を受けた日に三七度台の発熱をしまして、それから二三日、二四日に入院いたしますが、入院する前の日に母親が抱いたところ、赤ちゃんの体に硬直があることに気付いております。で、インフルエンザワクチンの接種受けた二日後に嘔吐等の状況が見られております。で、二四日に入院。で、髄液の検査等がなされまして、その後髄液培養で緑膿菌の陽性ということも出ておりますが、二四日の入院後、痙攣が入院中続いたようであります。で、年が明けて六三年一月八日に退院をいたしましたが、退院時には腰に力が入らない、首がすわらない、という状況もありましたし、それから聴力障害があるということも程なく発見されます。で、現在の状況としては、症候性の癲癇、聾唖、精神発達の遅滞という異常に重篤な症状を残している後遺症児であります。この児は発症前一か月ちょっとの間に四つのワクチン接種をしたわけですが、ワクチンと後遺症との因果関係について、どのようにお考えでしょうか。

この例も、正直に申しまして、非常に難しい例だと思います。しかし、先ず第一に問題になりますのは、半年未満に、しかも、ひと月の間に、総論で申し上げましたように、四回も次々にやるということが、一体将来何が起こるかと、その児にとって何が起こるかということについて、本当に真剣に考えた上でやられたことでしょうか。そのことが一つ問題でございます。それから、この脳脊髄炎、確かに細胞数も一五三三／三、増えておりますし、タンパクも非常に増えております。しかし問題は、この脊髄から塗抹標本で既にそこにグラム陰性の小球菌、これはワクチンと何の関係もないバイキンが出て来ている。そして、しかもそれを後で培養することによって、髄液培養にして緑膿菌を証明しているわけです。ですから、直接のこの人の症状というものは、緑膿菌の脳脊髄炎に感染した為の結果であるということになりますが、だからと言って、それをそのまま、それだけに持って行っていいんでしょうか。これは先程総論のところで申し上げましたように、種痘をやったら種痘と全く関係のないヘルペス脳炎が出て来たと、偶然感染の他に、学会でもこのケースはいろんな大問題になりまして、やはり種痘と無関係のように見える麻疹脳炎が出て来たというのは、やはりそれなりに、二つの菌の間の抗体価の奪い合いの問題を充分検討しなければならない。それから、臨床報告として、蒲生先生のように麻疹ワクチンをやったところがヘルペス脳炎が出て来てしまったと、これは学会の論文になる程、その両者の因果関係について単なる偶然ではないのではないだろうかという考え方が、今病理学的にも臨床にあるわけです。そうしますと、この問題も、例えばこの緑膿菌というものは予め不顕性感染の状態で体のどこかに生きていた可能性があるわけです。しかし、それに対して、このひと月の間に四回も接種することによって、例えばこの緑膿菌に対する抗体価がみなそのワクチンのほうに奪われたとしたら、不顕性感染であった緑膿菌が顕性感染に転じ得るという可能性を無視していいでしょうか。あるいは、まあ、このひと月の間の感染、ひと月の間の四回のワクチン接種の間に緑膿菌がどこかに、その期間中に感染したと。そして、やはりワクチンに対する抗体価はできたものの、緑膿菌に対する抗体価はままならない。従って出て来た結果は緑膿菌による神経系の感染症のような形をとっているけれども、そういう可能性までも否定しなければ全く無関係だということは言い切ることができるでしょうか。私はそのように考えますけれども。

先生の、本児、中井哲也君の場合には、先ず症状的に見ますと、発症の日は発熱を認めた二二日というのでよろしいんでしょうか。

よろしいと言うより、そうなってるんならしようがないでしょう。

そうしますと、二二日というのは、最後のワクチンをした、インフルエンザの日なわけですけれども、国は、種痘後一六日を経ておると。それから、二混等については二日目であるというようなことから、潜伏期から見てこういうことはあり得ないのではないかと、こう言うわけですが、潜伏期間の観点からはどのようにお考えになりますか。

このひと月の間に四回接種して、どれが一体原因でしょう。そんな明瞭にこれが原因である、潜伏期はこうだ、これが原因である、潜伏期がこうだと、四つのワクチンの間の抗体価の奪い合いからすれば、潜伏期間の長短のいずれにもずれる可能性があると思いますね。そういう可能性を一体国は真剣に考慮されたんですか。非常に機械的な物の考え方で潜伏期を考えておられますけれども、わたしは、ひと月の間に四回という接種それ自体が問題だと思っておりますから、それは的確なお答えを私はできないと思いますし。

そうすると、寧ろ先生のお考えでは、この四つのワクチン接種による複合というふうなのが的確なんですか。

はい、全く無関係なように見える緑膿菌が出て来たのは、そういうこと充分にあり得るわけですね。これはもう、私、他の例で、そういうような他の病気でそういう経験いっぱいあるわけです。例えばいぼビールスというビールス、これは誰だってかかるわけです。誰でもいぼになる。で、いぼビールスというビールスがある。それはもう体の中にしょっちゅういるわけですね。そして時々そのいぼがあっちできたりこっちできたりするというのは、そういうことです。あるいは、ヘルペスのことをお思いになってもよろしいかと思います。ヘルペスの、唇に小水疱が出て、ヘルペスビールス感染が見えるんであります。それは急性期を過ぎると引っ込みますでしょう。しかし、発熱をするとか体が弱るとか、汽車の窓から顔を出して寒風に吹きさらされると、ヘルペスが復帰いたしますね。毒力の弱いビールス、細菌程、体内に感染し易いわけです。そして、そう簡単に出やしないんです。で、緑膿菌なんてのは誰だって持っておりますよ。しかし、それは不顕性感染の形をとってる。そこにワクチンが入る。そして抗体価の奪い合いを起こす、毒力を復活するという可能性を全く否定した上で関係ないとおっしゃるならば、それは関係ないかも知れません。しかし、それは否定できるだけの根拠を、私は、国側のほうが挙げていらっしゃらないと思いますよ。

原告代理人（河野）

原告番号㉜、先生のメモ（速記録末尾添付書面）では最初のほうですが、荒井豪彦君のことについて伺います。荒井豪彦君は、生後五か月の昭和四二年一〇月一二日にポリオの生ワクを投与されたのを皮切りに、一〇月三一日に二混の一回目、それから一一月七日種痘の接種を受けて、更に一一月二一日に二混の第二回目の接種を受けている。このように予防接種を受けています。これに対して種痘の検診があった一一月一四日の直後である一五日頃から発熱して、一六日に最初の痙攣を起こしております。その後一、二回、回数ははっきりしませんが、痙攣を起こしてるようですけれども。一一月二一日の二混の二回目の接種の四日後である一一月二五日に、これも痙攣を起こしています。で、どうも様子がおかしいということで、大学病院に行って検査を受けたりしていたわけですが、痙攣の状態というのが段々ひどくなりまして、昭和四八年一一月一三日に亡くなると、こういう経過をたどっているわけです。この子供についてどの予防接種が原因かということもあるわけですが、これらの、この間に行なわれた予防接種と、その後の症状との関係について、先生はどういうふうにお考えになりますでしょうか。

まあ、臨床的に言いまして、これは脊髄液が、採って調べてなかったと思いますね。

一二月一一日になって、暫く経ってからですが、髄液を調べております。

急性期を過ぎてから調べておりますけれども、少なくともその段階では細胞数は増えていないですね。それから、何日でしたか、脊髄液を採って調べたのは。

髄液は一二月の一一日。

随分経っておりますね。もしアレルギー性の脊髄炎であれば細胞数は急性期を過ぎますと非常に急速に少なくなります。しかしながら蛋白反応であるパンデーが確かマイナスになっておりますね。ということは、そういうことまであり得ないんで、まあ、ひと月後の脊髄液であるならば、蛋白は当然まだ増えているはずなんですが。従って、それが、その脊髄液の所見から言って、はっきりした急性期のものはございませんけれども、ひと月経った、やや亜急性期に入った時期との所見から判断し、またこの臨床症状が非常に強い急性脳症状以後、重症心身障害が起こって、しかも死亡しているというような激しい折れ曲がりを考えますと、先ず急性脳症を疑わなければならないと思います。で、急性脳症を疑いますとすると、今度は潜伏期の問題になりますが、またこれも二か月の間に次々いろんなものを接種してること自体が、わたし、先ず大きな義憤を感じますけれども、仮にそれはさておくとして、種痘後に痙攣が起こったというまでの潜伏期間をとるならば、それは九日になります。あるいは、最後の二混接種をした後に、四日に起こったと言うならば、二混接種後に痙攣が起こったというのを潜伏期と考えるならば、四日ですし、そうしますと、四日ということであるならば、まあ、二混ですから、大体二日以内が大多数ですけれども三日、四日があっても差支えがないということになります。それから、種痘後九日であるとするならば、種痘後の場合にはこれはやや、やはり急性脳症を起こす潜伏期が延びております。先程のスピレィンの文献にもありましたように、五日から一八日でございましたか、そういう例ございますから、そのやや長いほうの例外例に属すると。まあ、とにかく臨床の症状から見て、これは急性脳症とその後遺症であると、こう考えられますし、潜伏期も種痘後、それから二混、いずれもやや遅いですけれども、自然曲線の中に入って構わない。そういう意味で、やはりワクチンによって時間的空間的な因果関係が密接であり、重症心身障害というような非常にひどい症状が出ているという点から、やはりワクチン接種との関係を疑わざるを得ないと思います。

国側はこのケースについて、これは元々の癲癇によるものだ、ということを主張しておりまして、その理由として国側は一一月一六日の痙攣というのを無視して考えてるわけなんですが、二混の二回目の接種、一一月二一日の接種から四日目で発熱痙攣が起きてるけれども、これは通常は見られない長期間であると。期間が長過ぎる、だから無関係である、ということを一つ挙げておりまして、もう一つ理由として、種痘によるものだというふうに考えた場合には、脳波の所見も正常であるし、これは大分経って調べた脳波の所見ですが、脳波の所見が正常であること。それから、発熱が程度が低くて、この程度の発熱では神経障害というのはもたらされないだろうと、こういうことを挙げておりますけれども、この点については如何でしょうか。

端的に言って、そんなことはあり得ませんですね。先ず第一に癲癇素質、癲癇素因という証拠があるならば、何で六か月の間に癲癇発作があったんですか。そういう癲癇素因は親兄弟にも無いし、同胞にも無いし、接種する前には痙攣なんてのは起こってないわけですね。ですから、少なくとも客観的に私が見せていただいた限りにおいて、そういう客観的事実がないですから、それを癲癇だと考えるのはおかしいと思います。それから二番目は、二混接種後の期間が長過ぎるというのは、短過ぎると言ったんじゃないですか。だって、二混接種後急性脳症を起こすのは、四日にしてはやや長過ぎると言うか、二日よりも少し長過ぎるということで、そんなことは自然曲線の中で当然あり得ることなんですから、どうってことないと思います。それから、熱がなくて痙攣が起こるなんてのはザラですよ。そんなもの、癲癇患者をご覧になればすぐ分かることで、癲癇患者ものすごい痙攣を起こしますが、決して熱なんか出ませんですよ。そんなケース幾らでもあります。それから、何でしたっけ。

この間に起きた発熱というのは、ですから、予防接種によるものじゃなくて、咽喉炎、いわゆる風邪によるものだろう、というふうに。

だろう、でしょう。そういう診断があるんですか。ああ、それはありましたっけね。

咽喉炎という診断があるわけなんですが、それによる発熱で、本件の症状とは無関係である、というふうに主張されております。

それはそうかも知れないし、そうでないかも知れない。そんなことは分かりません。しかし、問題なのは、痙攣ですね。痙攣があるということは脳障害ということでございます。ですから、それがある以上は、やっぱり脳が障害を受けたんであって、まあ、発熱はあってもなくても脳障害とは何の関係もありません。

（以上　関　真理子）

原告代理人（河野）

原告番号(55)の高橋尚以君のケースについて、この子供は、九歳の時、学校の集団接種のインフルエンザのワクチンの接種を受けたわけですが、経過を申し上げますと、昭和四四年一一月六日、インフルエンザの第一回の接種、その後、風邪を引いたようであったんですが、一一月一三日に予定通りインフルエンザの第二回目の接種を受けております。その二回目の接種を受けた直後から、身体の調子が悪くて風邪を引いた状態で、元気もなく食欲もない状態が続いていたわけですが、一一月一六日になって、四〇度を越える熱が出てうわ言を言う状態になったので、驚いて県立病院に入院したということです。その後、高熱が下がらずに県立病院に入院してたわけですが、三日後に激しい痙攣が起きまして、意識もなくなって発熱もひどい状態になったために、これは釜石の県立病院であったんですが、釜石から岩手医大へ転院させてそのまま入院、一月以上意識も戻らない、同じような状態が続いたと、こういう経過を取っております。現在は、重度の心身障害ということですが、このケースについて、インフルエンザワクチンと現在の症状との因果関係はどういうふうに考えたらよろしいでしょうか。

この例の一番重要なのは、髄液検査が十分にされているということです。急性期に。その髄液の所見を見ますと、細胞数が一五〇〇／三、正常は、〇／三ないし一〇／三以下でございますから、ものすごい細胞数の増加であって、髄膜炎が起ったことはまず間違いないわけでございます。ですから、それが果してウイルス性脳炎かあるいはアレルギー性脳炎かどちらかであるということになります。しかし、原則として、インフルエンザワクチンの中のインフルエンザウイルスは、すでに不活化して殺してあります。だから、インフルエンザウイルスによって起る可能性はまず否定できる。だとすれば、まず、遅延型アレルギー反応が十分に考えられると。岩手医大のカルテを見せていただきましたけれども、ほかのウイルス脳炎を疑わせる所見は、何一つ出て来ないと。そうしますと、これは、遅延型アレルギー性の脊髄炎である可能性が非常にある。そうしますと、潜伏期が問題になりますが、第一回目の予防接種以後、神経系の症状が出ているまでを潜伏期ととりますと、一〇日、それから一三日に二回目接種をしておりますから、三日、いずれも一〇日ないし三日でございますから、しかも、この髄液の所見を考慮して、これはやはり遅延型アレルギー反応とその後遺症であると、こう考えて間違いないと思います。

この事例について、国側は、第一回のインフルエンザの接種、これは一一月六日なわけですが、これは発症の時期から考えて、つまり長過ぎるという理由で、この症状に影響を及ぼしたとは考えられない、無関係であろうということを、

これは、今まで私の話したことを知らない人の理論でありまして、一〇日というのは、遅延型アレルギー反応とすれば、むしろ短いぐらいですよ。私は、狂犬病の場合には四、五日から一三〇日というふうに申したと思いますが、そのことを全然ご存じない方のおっしゃってる議論だと思います。

もう一つ、この事例について、インフルエンザワクチンによってアレルギー性脳炎発生が確認された例がない、つまりアレルギー性脳炎が起り得ないものだからアレルギー性のものではない、だから、これはインフルエンザワクチンとは関係ないんだという主張をしているわけですが、この点についてはいかがでしょうか。

多発神経炎という末梢神経系にくるアレルギー性の脊髄炎があるわけですね。ですから、私も総論のところで申し上げましたように、インフルエンザワクチンではないけれども、インフルエンザのウイルスによって十分遅延型脳炎が起るということは説明したと思いますが、ワクチンというのは、これは自然感染に似たようなものなんですよね。毒力のないウイルスが感染するだけの話であると。それから、インフルエンザの場合には、ウイルスは殺してありますけれども、ウイルスを殺したと言ったって、その中には、ウイルスの化学的物質は残っているわけです。だから文献がどうおっしゃろうと、やはり末梢神経炎が起ることは、ショーンバーガーによって、遅延型のが起るということはわかってるわけなんですが、脳炎を起してどこに不思議がありますか、そういうケースがあったっていいじゃありませんか。積極的に否定するのは文献にないからだというだけの理由は、私は納得できません。そんなことをおっしゃるならば、ポリオの急性脳症も否定しなけりゃならない。そんなことはないんですから、これは、こういう可能性は十分あり得ます。

そうすると、インフルエンザワクチンによるアレルギー性脳炎発生の可能性というのを全く否定する見解を前提とする主張というのは誤りであるとお考えでしょうか。

誤っていると思います。

次に、原告番号(63)の藤木のぞみちゃんのケースについて、この子は、生まれた時に未熟児で生まれて保育器で育ったという経緯があります。それから、母親が高年齢でのぞみちゃんを生んだという、出生の時点でそういう点があります。それから、予防接種の日時ですが、昭和四九年九月一八日に種痘を行っております。で、種痘した後一週間目ごろから熱が出てきて、これは最初のころは急激ではなかったんですが、じわじわ熱が高くなったという状態だったようです。そして、接種から一〇日目に病院に行ってるわけですが、病院でははっきりした診断がつかずにそのまま経過を観察するという形になっていたわけですが、九月三〇日になって、まぶたに変化が出ております。これは、右まぶたがかぶさってきて左まぶたが引きつるというような状態だったと、母親が証言しているわけです。そして、一〇月二日になって、熱が、三八度五分ぐらいの熱が出まして、これは座らせようとするところがってしまう、腕がだらんと下がると、そういうような状態になっていたので、これは国立水戸病院というところに収容されまして治療を受けたと、入院中、一週間ぐらいして左半身に麻痺が出て、それが現在もそのまま後遺症となって残っていると、こういうケースです。このケースについて、種痘と現在の症状との間の因果関係は、どのように考えたらよろしいでしょうか。

左のまぶたが引きつり右のまぶたがかぶり気味であって、動けないというのが、一種の神経症状という点を発症の時点ととりますと、種痘をやってから一二日後ということになります。そうしますと、潜伏期の問題だけから考えるならば、これは、ウイルス性脳炎であるかアレルギー性脳炎であるか、遅発型ですね、のどちらかだということになります。急性脳症は考えにくい。その証拠に、カルテを私拝見いたしましたが、入院して急性期の時点で、髄液の細胞数が二二六／三、これは明らかに〇／三ないし一〇／三という正常値より高いわけで、髄膜炎であるということが十分に考えられるわけです。ですから、問題は、アレルギー性かウイルス性かということになりますが、ウイルス性であるという積極的な証拠は何もございません。アレルギー性のものであるならば、これだけの半身麻痺の後遺症というひどい後遺症が残るのは十分理解できるわけですから、私はそう考えて差し支えないと思います。

甲第四六三号証の八を示す

これは、現在の症状についての診断書ですが、病名として、左片麻痺というふうになっておりますが、この⑻上、下肢の機能障害というところをご覧になっていただきたいんですが、主に左半身が麻痺してることは間違いないわけなんですが、この障害というのは、左半身だけにとどまっているというふうに考えられますでしょうか。

いや。どうもそうじゃないと考えられますですね。やせなどは左に目立っておりますが、右のほうもそんなに正常だとは思えません。それから力、粗大力と申しますが、右と左の間では、膝を曲げたり、外側に回したり、伸ばしたりする力というのは、そんなに、一ぐらいの差しかないわけですね。そして、両方共非常に弱い。一番はっきりしてるのは、足を上のほうに曲げる、背屈する力が五対一で左が弱い。ここで格段の差があります。だけども、左も右も弱いと思います。

最近この子を診断したお医者さんが親に対して、知能が境界領域であるということを言ったということで、両親が大変知能の面での発達の遅れというのを心配しているんですが、この子の場合に、知能の面での何らかの影響というものは考えられますでしょうか。

十分考えられると思います。脳の変化から考えれば、大脳のほうにも変化もあるわけですから、白質ですね。ですから、それが知能と関係のある前頭葉に起っているとするならば、当然知能が低下してもかまわないと思います。ただ、あんまりひどくはないということは、境界領域であるということですね。

甲第四六三号証の一六を示す

これは今年の診断ですが。「精神障害の状態」というところに、知能劣等のためということが書いてありますね。

それは、十分理解できます。

原告代理人（山川）

原告番号㉟大沼千香さんですけれども、この子は、昭和三九年三月六日に生まれまして、生後九ケ月余で種痘の接種を受けました。接種の翌日に発熱がありまして、更に、その次の日から、悪心、嘔吐、発熱、脱水症状というのが日を増すごとに強くなりまして、五日後の三九年一二月二〇日、脳炎症状を来たし、引きつけ死亡したということですが、この子の接種と死亡との因果関係についてはいかがでしょうか。

この方は、接種五日後に脳炎症状を起しておりますね。脳炎症状と書いてございますけれども、脳炎症状を説明できる髄液の炎症性細胞の増加の記載は何にもないわけです。ですから、これは脳症であるか脳炎であるかはっきりしないと。臨床は、脳症と脳炎をごちゃごちゃに使う習慣がございますので、五日後脳炎症状と書いてございますが、脳炎症状を積極的に客観的に証明できる髄液所見が何にもないということです。ですから、私としては、急性脳症又は脳炎のどちらかを考える以外にはないわけですね。記載がございませんので、やったかやらないかわからないし、やってないんでしょう。そうしますと、五日後というのは、急性脳症とすればやや遅れているわけですね。

潜伏期がやや長いと。

はい。しかし、種痘は二混、三混よりやや長い傾向がありますね。一八日というスピレーンの例がありますので、脳症の中にも十分入ると。脳炎の早い例、アレルギー性脳炎であるならば、これは、五日ないし一週間とか、一〇日とか、そういうことになります。どちらとも考えられます。しかし、どちらかと言えば、死亡するというようなひどい状態から考えますと、私としては、急性脳症を疑いますですね。

いずれにしろ種痘接種が原因であるということは間違いないと。

えぇ。時間的空間的に密接な因果関係において、しかも、死ぬというようなひどい症状が出てるということを考えますと、それが原因であることは間違いないだろうと考えます。

この子につきまして、国側は、嘔吐や下痢という症状が種痘の反応として接種の翌日に生ずるということは、通常考えられないんだということを言うんですが。

そんなことはありませんですよ。そういうことはしょっちゅうありますですよ。考えられないというのは何を根拠にしておっしゃっているのか私には全然理解できないですね。

この子の発病後の症状というのは、消化不良性の中毒症の定型的な経過が見られると、むしろ種痘には無関係の消化不良性中毒症が偶発したに過ぎないんだと、こういうふうに積極的に言うわけなんですが。

だけども、前から何度も言ってますように、ポリオであろうが種痘であろうが何であろうが、急性脳症を起す前の前駆症状として、悪心、下痢、発熱、脱水症状というのはあるんですね。それも、消化不良で起ることも確かです。そういう場合もありますです。そんならそれで、ワクチン以外の何の原因で起ったかということを明記しない限り、関係なしという結論がどうして出ますか。そんな結論は出ないはずですね。私は、単なるほかの原因による消化不良も出てくる可能性を否定はしません。そういう可能性はあります。しかし、これだけ種痘がはっきりして潜伏期も合ってる。そして、脳症状もきちっとある。そして死亡というひどい折れ曲がりの状態がある。この時間的空間的な密接な因果関係を否定するためには、ほかの原因を出さなければそんなことは言えないですね。しかし、それは、ただそう思うと言ってるだけである。これは根拠にはなりませんですよ。

（以上　秋山かち子）

東京地方裁判所民事第三四部

裁判所速記官　五十嵐謹吾

裁判所速記官　関　真理子

裁判所速記官　秋山かち子

「履歴書」（略）

（添付書面）

1　原告番号㉜荒井豪彦（2混

生后6か月で、約2か月間にポリオ生ワク投与、ついで種痘、2混接種、種痘後9日（11／7→11／16）、2混接種後4日（11／21→11／25）ポリオ生ワク投与後35日（10／12→11／16）44日（10／12→11／25）で発症、

急性脳症→後遺症として重症心身障害→死亡

2　原告番号㉝清水一弘（2混

生后6～7か月で種痘、ポリオ生ワク、2混接種

2混接種当日発症（12時間以内）

急性脳症→ケイレン発作、知能と言語遅延、行動異常、ころびやすい

未熟児（2,500g）臍帯テンラク、仮死

3　原告番号㉟大沼千香（種痘

生后9か月で種痘接種

接種翌日発熱→2日後、悪心、嘔吐、発熱、下痢、脱水症状→5日後、脳炎症状をきたしヒキツケ、死亡

急性脳症または急性脳炎（髄液所見の記載なし）

4　原告番号㊳中村真弥（ポリオ

生后9か月でポリオ生ワク投与→6日後に発症

右半身の強直性ケイレン、発熱、意識障害、髄液（初在400, nome 0, 細胞数3）→右痙性マヒ、テンカン発作、重度精薄（白痴

5　原告番号㊺大川勝生（日脳

17才8か月で日本脳炎ワクチン接種

6日後、朝は気分よく元気→昼過ぎ2階へ上って間もなく呼吸停止、意識消失→約15分後に死亡

17才4か月から気管支炎↓17才7か月で肋間神経痛↓17才8か月で気管支喘息（アレルギー体質）
突然死または多発神経炎

6　原告番号㊽小久保隆司（ポリオ）
生后5か月でポリオ生ワク投与
4日後に高熱、顔面蒼白、意識不明、両下肢強剛1+、腱反射亢進、ケルニッヒ1+
急性脳症

7　原告番号51大平茂（ポリオ）
生后6か月でポリオ生ワク投与、
家族にアレルギー体質、出生時体重2,500g、保育器
3日後、全身ケイレン、発熱（3+）→急性死
急性脳症

8　原告番号55髙橋尚以（インフルエンザ）
9才3か月でインフルエンザワクチン接種、アレルギー体質（本人、家族）
11／6→（10日後）11／13→（3日後）11／16、うわごと、右手→全身ケイレン、意識混沌ときに昏睡様、発熱、病後反射1+、ケルニッヒ1+、頚部強直2+、全身の知覚過敏、尿失禁、髄液（細胞数1500／3、主としてリンパ球）→難活性テンカン、性格異常、知能低下、脳波と気脳写の異常、脳炎とその後遺症、

9　原告番号61中井哲也
1962年4月8日生れ→同年10月20日2混（第1回）→同年11月6日種痘→同年11月20日2混（第2回）→同年11月22日インフルエンザワクチン（1か月に4回の予防接種）
1962年11月22日（あるいは21日）、インフルエンザワクチン後37℃台に発熱、23日、体硬直→11月24日、嘔吐、嗜眠（2日後）→11月24日入院：髄液（細胞数1532／3、パンデー4+ノンネ3+、塗抹標本でグラム陰性小球菌）、血液（白血球25300）→11月27日、髄液培養で緑膿菌陽性→12月28日ケイレン発作→1963年1月8日、全身状態回復腰に力が入らぬ、首が座らぬ→1963年1月25日聴力障害→1972年2月7日、症候性テンカン、聾唖、精神発達遅滞→1972年5月24日、テンカン、行動異常いずれも重度障害、長期の治療を要す。
急性髄膜、脳炎→後遺症

10　原告番号63藤木のぞみ（種痘）
母親高年令出産、未熟児
生後20か月後に種痘→約12日後左まぶたがひきつり、右まぶたがかぶってきて動きがない→入院発熱、ねたきり、硬直状態→1週間位後に、左半身マヒ後遺症、髄液（細胞数226／3）
急性脳炎

白木博次証人 (2)

附録第四号様式（証人調書）

事件の表示	昭和四八年(ワ)第四七九三号 外

証人調書（この調書は、第五九回口頭弁論調書と一体となるものである。）

期日	昭和五七年一二月二〇日 午(前)後 一〇時 〇分
氏名	白木博次
年令	（略）
職業	
住所	
宣誓その他の状況	裁判長は、先になした宣誓の効力を維持する旨告げた。後に尋問されることになっている証人は、在廷しない。

陳述の要領

別紙速記録のとおり

裁判所書記官 横道秀幸

原本番号	昭和五〇年（民）第四〇〇号の一一〇

速記録（昭和五七年一二月二〇日 第五九回 口頭弁論 公判）

事件番号	昭和四八年(ワ)第四七九三号
証人氏名	白木博次

原告代理人（大野）

今日は前回因果関係が問題になっていた原告と、それから新しく問題に被告がしている原告について伺いますけれども、その前に、前回および今回の証言を通じて、先生の基本的なお考えになりかたの筋道を伺っておきたいと思います。それで実はこの前、先生は何人かの原告についてワクチンとその副反応およびそれに基く後遺症との間に因果関係がある乃至否定できない、そういうご証言をなさっておられるわけですけれども、まずそのワクチンと副反応乃至それに基く後遺症と因果関係があると考えてよろしいと先生がおっしゃる場合は、どういう基準に基いて肯定されていらっしゃるんでしょうか。

まず第一に三つほどの条件が一番大事だと思います。それにもう一つの条件があると思いますが、それは後で申上げます。第一の条件は予防接種と時間的にまたは空間的に非常に密接な因果関係において発生していると、こういうことでございます、これが第一点。これは最も重要な点で、これは私だけでなくて、他のワクチン学者も、ウイルス学者も同じように認めていらっしゃる条件でございます。そしてその場合に、時間的、空間的と申上げましたのは、これはワクチンの副作用には基本的に病理学的に見まして三つのパターンがある、あるいは臨床的に見ましてもそうでございますが、急性脳症、それからウイルス血症、ウイルス増殖型、それから遅延アレルギー型、この三つについてのワクチンの種類によって潜伏期も短くなったり長くなったりすると、そういう条件がございます。それがワクチンとそれからそういう発症との間の時間的な密接な因果関係があると、こういうことを意味しております。

そして空間的と申しますのは、たとえば種痘でございましたら上腕に接種をするわけですけれども、起こるのは脳に起こると、こういう空間的な関係が非常に密接である、しかも、その脳の場合には大脳、脳幹、それから小脳、脊髄、末梢神経と、こういうふうにいろんな部分に分離しておりますですね、その場合の、そのどこに起こるか、たとえば大脳に起こるか、脳幹に起こるか、末梢神経に起こるかと、そういう脳の中における空間的な関係がある、しかも、それがその予防接種をした年令などとも関係がある。で、そういう意味で、時間的、空間的にワクチン接種との間に密接な因果関係があると、これが第一の条件でございます。

それから第二の条件は、ワクチンという原因は明白であるけれども、その他に原因が考えられないと、あるいはその蓋然率としてはあるかもしらんけれども、偶然な合併もあるかもしらんけれども、ワクチンという明白な原因がある以上、しかも時間的な密接な関係がある以上、不明であるとか、他の原因を除くということが第二の重要な条件でございます。それから第三の条件としては、これはワクチン接種によって、時間的、空間的密接な因果関係をもって起こった副反応の程度が、質量的に非常に強いと、他の原因不明によるものよりも、はるかに強いというのが条件でございますが、これは第一、第二に比べますと、やや軽いかもしれません。しかし実質的に私は大阪や東京を通じまして原告の方々を診ておりますと、その質量的拡大度がひどいと、こういう現実をやはり非常に重視しなければならないと、そう考えます。それから第四の条件は、そういうワクチン禍を起こすところのメカニズム、機構というものが、実験あるいは臨床経験あるいは病理学、その他を通じて学問的であると、こういうことでございます。あるいは、その場合に重大な学説、一種の推論でございますね、これも加わって、原因不明のものがワクチンと同時に起こったというよりもはるかに科学的学問的実証性があると、そういうことでございます。

そうすると、今伺った中で、一、二、三は主として現象的な問題で、第四番目はむしろ考え方の問題ということで、ちょっと四番目は考え方が同じレベルの条件ではないわけですね。

そうですね、非常に見事に実証されているものもあり、しかし、まあ医学の常として、あらゆる病的な発生原因というものが、あるいは発生機構というものが詳細に解明されているものは、これはワクチンだけじゃなくて、他の病気についても同じことが言えると思います。

そこで、今おっしゃった中で第四の条件の中で、病理学的に非常に明白にその因果関係、まあ機序と申しますか、メカニズムと申しますか、そういうものが証明されていない限りはまずネガテイブである、と申しますのは、たとえばポリオの生ワクを飲んだと、そうしたら脳炎がある一定期間内に発生したと、しかし、たとえばそのポリオのウイルスが脳に発見できたとか、あるいは少なくとも、排泄物の中に多量に発見できたとか、あるいは脊髄の中から出て来たとか、そういうようなことがない限りは因果関係を認めるべきでないというような考え方を述べていらっしゃる方もあるんですが、そういう考え方については証人はどうお考えでしょうか。

まず、そのウイルス脳炎というのを、とらえかたが二種類あるということを忘れている臨床家が多いということを、まず申上げなければならない。

それは、どういう意味ですか。

それは実際生ワクのウイルスそれ自体が脳に行ってそこで増えると、そういう型の脳炎と、もう一つアレルギー性脳脊髄炎、遅延型アレルギー反応ですね、これはウイルスが脳に行かなければそのようなことが起こらないというのは、これは重大な誤りでございます。臨床でありましょうとも、あるいは疫学でありましょうとも、あるいは特に免疫学、それから病理学者、こういう連中が集っていろいろその神経系のアレルギーを討論している中で、私を含め大多数の学者は、ウイルスそれ自体が脳に行ってそこで増えているという条件がなければこのアレルギーが起こらないなんていうことを考えている人はほとんどございません。ウイルスは単なる引き金であって、そのウイルス以外の、あるいはウイルスによって作られた他の何かですね、まあ、あまり専門的に申しますと具合が悪いんですが、弱毒ウイルスが、たとえばポリオで口から飲まされリンパ節へ行く、そこで増える、そういう時に、増えるという時に他の組織の、たとえばですよ、リンパ腺のそういう細胞膜をかぶる、そのかぶった細胞膜、ウイルスそれ自体じゃなくてかぶった細胞膜自体が抗原になって脳に行きそして抗原抗体反応を起こすんであって、ウイルスが行くような必要はないということは、もうとっくの昔に、もう一〇年以上前から免疫学、特に神経免疫学では常識なんでございます。ですから、ウイルスが行かなければアレルギー性脳脊髄炎が起こらないと、したがって、それの血清だとか、ウイルスを発見しなければ意味がないというのは、これは全く昔の学説でございます。

今、証人がおっしゃいましたことなんですが、何もワクチンだけではなくて、他の例でも、細菌なり、あるいはウイルスが腸内に入ったと、それが脳に行かなくても今、先生がおっしゃったようなメカニズムによって脳炎を起こすということは具体的に発見されているんではございませんか。

それは大阪では非常に詳しく証言し、東京でも総論として申上げましたけれども、たとえば疫痢で起こる急性脳症という病気がございます。それはワクチンによって起こる急性脳症と全く病理学的にも臨床も一緒でございます。この疫痢というものによって起こる急性脳症はなぜ起こるかといいますと、これは明らかに、東大の故高津教授ですね、小児科の高津教授が証明しておられまして、私も教科書に引用しておりますが、これは赤痢菌それ自体が、疫痢の原因は赤痢でございます。それが腸内感染をする、そして腸壁から吸収され、そして腸壁にはリンパ腺というその免疫抗体を作る物質がいっぱいございますが、そこで増えると、そこで何を作っているかといいますと、ウイルスそれ自体が……、じゃございません。赤痢菌それ自体の問題ではなくていわば赤痢菌の毒素の問題ではなくて、それによってリンパ腺の中にあるヒスタミンという物質がございます、これは血管のけいれんを起こす物質でございますが、それが大量に作られ、そして体内に血液の流れに乗り、そして腎臓、肺、肝臓、脳と、そういう所に行くと、これが原因である。赤痢菌それ自体ではけっしてないということを、こうおっしゃっている明瞭な論文がございます。

そうすると、先生がおっしゃった、おおざっぱに言って二つのパターン、つまりウイルスなり、毒素それ自体が脳に行って脳症を起こすという場合もあるかもしれないけれども、アレルギー型の反応の場合には、いくら脳を調べてみてもそんな毒素なり、あるいはウイルスを発見するなどということはないと、しかし、その間には明らかに因果関係がある場合があると、こういう趣旨に理解していいでしょうか。

それがまあ自己免疫という、バーネットというノーベル賞を取った学者の重大な学説でございます。

ところで、先生はこの前、ワクチンと副反応を起こす場合に三つのパターンを挙げられましたんですけども、そのうち、アレルギー性の反応を示すことがあるということは、先生自身のお考えでももちろんあるでしょうけれども、極めて広く認められた一般的な考え方ではないでしょうか。

そのとおりでございます。

たとえば、乙七九号証、「日本のワクチン」の中で木村三生夫さんという、この前証人にお出になって、とうとう述べられた方の論文の中にも、基本的なこの原因については全く同じことを述べておられるんではないんでしょうか。

乙第七九号証（四三二ページ）を示す

「予防接種による副反応」としまして、その原因に、まず「物理化学的刺激による反応」、それから「アレルギー性反応」、特にその中の「b」として遅延型アレルギーというのを書いておられましてですね、そうすると、この「b」の特に遅延型アレルギーに毒素ないしウイルスを脳に発見できなければ証明できないというようなことは有り得るはずがないですか。

そうだと思います。で、この前にもポリオによって起こった遅延型アレルギー反応は、これは病理学的に見ますと、もうウイルス血症、ウイルス増殖型と全く部位が違うわけですね、ポリオ・ウイルスが脳に行くならば大脳の皮質、神経細胞たくさん集っている発電所みたいな所ですが、そこで増えるわけです。ところが、アレルギー型の場合は原則として大脳の白質つまり神経繊維の集っている場所、そこの髄鞘をアタックするんでまるで場所が違う、メカニズムも全く違う、事実、クリュッケさんの論文の中にも、生前においても、生後においても、血液からも、糞便からも、あるいはいろんな血清反応からも、あるいは死んでから後、脳組織からも、そのポリオ・ウイルスは絶対分離されていないわけです。それが大部分の姿であります。

特に他のワクチンは血液の中に毒素なり、ウイルスが入るけれども、経口ワクチンの場合には腸の中に入るんで、その腸の中に入ったものが脳に行くはずがないとか、あるいはそれは異種蛋白が含まれているにしても、異種蛋白というのは牛肉みたいなもんだから、牛肉食べたって脳症なんか起こさないよというようなことを言っておられる人もいるんですけれども、そのポリオの生ワクを飲んだ時に全く今のような牛肉を食べたのと同じだと考えてよろしいんでしょうか。

いや、それはそんなふうに考えられないと思います。大体その食事アレルギーと、それからワクチンのようにウイルスを含んだ物とでは与える原因が全然違うわけですね、食物という物はこれは正常われわれも食べております。たしかに魚の肉も食べる、牛肉も食べます、異種蛋白を食べます。けれども急性脳症を起こすということはないんですが、ただ一つ何も変化もないか、そんなことはない、魚アレルギーがございますですね。

卵もありますね。

卵もございます。それからアレルギー性の発疹であるとか、気管支喘息が出るとか、そういうアレルギー性の体質、アレルギー性の発作というものを起こすということはこれは明瞭でございます。だから異種蛋白と言えども人によってはそのようなこのアレルギー性の反応を起こすということはございます。しかしたしかにどなたかの先生のおっしゃるように、皮膚発疹ができたから、気管支喘息が起こったから急性脳症まで行くということは私の経験の範囲内においてはございません。しかしこの場合ポリオによって起こる急性脳症をどう考えるかと言えば、疫痢と同じように考えられるのではなかろうか、これは食物とは違うわけです。明らかに疫痢の場合でしたら赤痢菌というものを含んだものを食物を飲込んでいるわけですね、しかもポリオの場合ですと、ポリオ・ウイルスという生きたウイルスを含んだワクチンを飲込んでいるんで食事と同列に扱えないわけです。で一方、疫痢の場合ですと、さきほど申上げましたように腸壁でヒスタミン物質を作る、これが血管けいれんを起こし、それがショックの原因となり、また急性脳症の原因となるということがわかっております。そうしますとポリオの場合にも生きたウイルスが腸から吸収され、そこで増殖し、しかもヒスタミンを作る可能性がございます。これは証明されておりません、しかし、そういうふうに考えるならばヒスタミンが赤痢の場合と同じようにできるならば、これは急性脳症が起こって何の不思議があるでしょうか。しかも私も度々申上げておりますんですけれども、このヒスタミン物質はワクチンをさすことによって起こるということを実験医学的に証明していらっしゃる有名な日本の学者がございます、石坂公成（セイ）、これはアメリカの今どこの大学かのやはり免疫学の教授をしておられますが、この方のによりますと、動物実験的にワクチンを刺した場合には全身のマストセル、肥伴細胞と申します、ひと口に申しますと、人間の体の組織を、細胞をいろいろつないでいるようなつなぎ物質がございます、その物質のこれは専門用語になりますが、これはやはり抗体の一種でございます、一種でございますが、ＩＧＥという細胞をその肥伴細胞含んでいるわけです。そこにヒスタミンがくっついているわけです、そこにワクチンが働いてワクチンからヒスタミンが出ると。で、これが液性抗体、即時免疫の原因となるということを、重大な学説を発表しておられるんですが、これは私の知る限り日本の代表的な本であるならば、どなたも引用していらっしゃる、そういう可能性がですね、やっぱり異種蛋白を、腎臓細胞なんかの異種蛋白を考える前に、腸壁において起こり得るという可能性は十分あるんじゃないでしょうか。私が第四の条件としてワクチン禍と非常に関係が深いということを申上げたことは、そのような蓋然性の高い実験、実証、学説があるということを申上げたのは、それでございます。

今度は、なるほどそういう病理学的な機序が証明されない場合も世の中にはあるだろうと、しかし、だからと言って全部因果関係を否定することができない場合もある、しかし、それには別のメソッド、方法つまり疫学的に明白な有意差が出ている場合であると、こういう考え方があります。で、たとえば特にワクチンの場合には幼児が多いわけですけれども、幼児には原因不明による脳炎、脳症という例があると、するとワクチンを飲んで脳炎、脳症になったというならば、その原因不明による脳炎、脳症の発生率をはるかに超えた疫学的に有意差があるならば因果関係を認めてもよかろう。しかし、そういうものがない限りは、これは疫学的に証明されたことにならない、したがって、それはワクチンとの因果関係を否定すべきである、こういう考え方を述べた方がありますが、これは、いったい医学的に見て、特にワクチンとの関係において医学的に先生は正しいとお考えになりますか。

疫学的にいろいろその、あるいは統計学的に医学を処理するということも非常に重大な道であると、それは医学のいろんな因果関係を肯定するに当って重大な一つの必要条件であることは確かです。しかし、それが必要にして十分な条件だとは私は絶対思いません、というのは医学というのは精密科学のように見えながら物理、化学、数学のように、一足す一は二とはいかない。まず個体側の要因ということを非常に考えなければならない。このことを後で申上げるとして、いったい疫学的統計の中で原因不明とおっしゃっているけれども、原因不明であろうか、果して。その中の内容をもう少し私が九月二七日に申しましたように急性脳症、それからウイルス血症、それからアレルギー性脳炎、こういうようなものはそれぞれ潜伏期が違うわけですよ、そういうことをちゃんと考慮した上でのいったいサーベランスであるかどうか、これが全く疑問であると思いますね。たとえばポリオで言うならば、ポリオの急性脳症を二混、三混ワクチンと同じように二日以内が圧倒的であると、だから二日を過ぎたものは認めないというのは私は学問的になっていないと思います。大体ポリオの場合の急性脳症は詳しく申上げましたけれども、そのピークが一週間前後の所にあるわけです、そうしますと、ポリオのサーベランスに当って、調査に当って、急性脳症系の、たとえば、七日、八日、九日かかったものは切捨てられているという可能性は私はあると思う、そういうような無要素もあります。それからその調査の方法の問題がございます、調査の方法というのは、大部分はレトロステイクテイブつまり前に遡ってワクチンを接種したかしてないかと、こういうような調査が大部分でございます。しかし本当の調査というものはプロステイクテイブでなければならない、たとえば、スピレンがやったように、八〇万人に予防接種をしたら、それを将来に向って追いかけて行って、その中から副作用が出たものは、これは正確な統計なわけです。そういう前提がすべてのワクチンについて行われていると私は思わないわけです。それから、さきほども申しましたように、たとえば急性脳症の基準が違うということで切捨てられている可能性がある、それからもう一つ私が申上げたいんですが、これも総論で申上げましたけれど、日本で狂犬病ワクチンの予防接種での発生率を私と大谷博士、その他で戦後やりました一万数千名の統計では、〇・四四％という統計が出ております。これはプロステイクテイブ、レトロステイクテイブ、そしてわれわれ自身がアンケートを出し、そしてアンケートのないのを私達は、私はまあ戦後でございますが、大変でございましたけれども、いろいろ家を調べまして、家に訪問し、そして神経学的にきちっとした調査をやった結果でございます。それに対して、ＷＨＯの統計は〇・〇〇幾つであるとか…。

何人に対してですか。

ですから一万人あるいは一万人に一人とか、あるいは一〇万人に一人というようなデスク統計である、つまり調査の方法が違うことによって副作用の頻度が変ってくる可能性がある、そういうことまでを含めなければ、原因不明という率が高いからそれは意味がないと、そんな馬鹿なことはないと思います。しかも医学というものは、特に臨床はそうでございますが、臨床医学というものは、一人ひとりの人間が違うんだと、そういう前提に立って個々のケースを非常に大事にみて行く、そしてその個々のケースから起こった副作用について積上げたものを統計的に処理するということも重要ですけれども、最も重要な医学的な研究というものは個々の研究ですから、人の顔が違うように、すべてのケースが、副作用が違ってくる。個体側の問題というものを考慮しないような統計学的な推計というのをどなたがおやりになったか知りませんが、臨床家がおやりになったとしたら、これは全くおかしいと思いますですね。

今の先生のおっしゃったことを、ごく概略申しますと、一つはまず潜伏期間について果して合理的な許容範囲をはっきりと認めた上でやってんのか、あるいはそれをある一定の基準を立てて、その前後のものは全部切捨てているのか、まずその点に問題があるということですか。

あると思います。

それから二番目には、その統計、統計というけれども、その調査の方法がまず問題であると、前向き調査なのか、それとも過去の振返り調査なのか、そういう点もあると、こういうご指摘があったわけですが、その現在、このワクチンの副反応というのはワクチンの種類に応じていろいろ差はございますけれども、まあ、多くて、一〇万台に一人、場合によっては一〇〇万台に何人かというような数値は、これはまあ広く認められている数値ですね、まあ合っているかどうかは別として、最低限。

私はそれに対して少し疑問がありますけれども、まあ少ないと。原因不明で偶然起こる脳症

よりも少ないであろうということは、まあまあ認められるんじゃないかと思います。

そうすると、そういうオーダーの確率的に低いのを、疫学的に意味のある数値として、ある原因不明を超えない限りは否定するという考え方は、いったい基本的に、どうなんでしょうか。

それは、ですから私は医学は二つの進む道があると、統計処理をするというのも一つの医学の方法論であると、しかし、ケース、ケース、個々のケースを大事に見て行く、そしてその原因というものが明らかにはっきりしている、たとえば、私は水俣病の研究もいたしました、その時に唯一のヒントになったのは、一九四四年、イギリスのハンター・ラッセルという神

経病理学者の出した解剖例たった一つでございます。もし、解剖例がもっとたくさんなければならないとか、あるいは、しかもその場合にですね、その条件は、有機水銀工場に働いているたくさんの工員からはほとんど水銀中毒発生していなかったわけです。どうして発生したか、それは揮発性で、メチル水銀は猛毒なもんですからガスマスクをし、手袋をはめてやるわけです。ところが、明らかに論文の中に書いてあることはゴム手袋が破れ、ガスマスクが不十分であったという条件があったからこそ、一例の水銀中毒例と解剖例が出たわけです。これを統計処理されたら、いったい、それはメチル水銀が原因であるというふうなことになりませんでしょう。そんな馬鹿な話は私はないと思いますですね。

それと、もう一つ医学的統計の中に、たしかに統計を見ると、原因不明による脳炎、脳症、それに限らずデータあるわけですけれども、この場合に、明らかに医学的な機序がわかった原因、たとえば感冒から脳炎、脳症を起こしたという事例の場合と比較するというのは意味があると思いますけども、原因不明というのは比較するというのは、たとえばワクチンではない原因不明と比較するなら意味がありますけれども、それを全部含めて、何だかわからない原因不明とワクチンとの発症率というのを比較するということは意味あるんでしょうか。

そうですね、われわれがいろんな医学の分析をする場合、病因の原因を分析する場合、あらゆる原因を書きます、そして最後に、「その他」と、「原因不明」という項目を入れるわけです。まあ、これはそういうことがたしかに言えますですね、ですから、やっぱり、大野弁護士のおっしゃるように、それぞれの、インフルエンザであるとか、あるいは下痢であるとか、まあ、それにも原因がございますけどもね、そういうものを全部除外して、以外のものが原因不明と、こういうことになると思いますね。ですから、それを同列に扱うのはやはり科学的ではないと、こう私は思います。

それから、さっき非常に重要な問題として個体差の問題挙げられましたね、物理や、化学、数学と違うとおっしゃいましたけれども、普通の考え方であれば、まあ科学的な考え方であれば、一定の原因、それがワクチンであろうと何であろうと、一定の原因を与えれば一定の決った反応を起こすというようなことが証明されない限りは因果関係はないというふうに考えるのが科学的ではないかというふうにも考えられるわけですが、医学の場合にはそう考えることは間違いでしょうか。

間違いではないんで、そういう方向に向って医学は努力すべきことである。できるだけ未知のファクター、それから個体差の体質の問題、個体差とは、いったい何だと、こういう問題について突っ込んで行かなければならない。そしてそれを科学的に解明しなければならない、そういう意味では非常に個体差というものは今のところ医学では非常に不明の分野である、体質医学研究所というようなものも、あまり日本にはない、熊本大学の一カ所あるぐらいであって、非常に難しいわけです。大概の条件でわかっていることは、私は少なくとも法廷のここで最初に申上げたことは、幼児には危険性がある、その理由はちゃんと申上げました。しかし、たくさんの幼児に、一〇万、二〇万、一〇〇万とやっても、大部分、丈夫な方は全部丈夫なわけですね、その中からやっぱり特定の方が非常に数は少なくとも起こってくるというのはやっぱり個体側の要件ということを非常に考えなければならないと。だからその方向に向って、その個体側の条件がすべてわかるぐらいなら、もう医学はいらないわけです。それがわからないからこそ、われわれは一生懸命勉強しているんであって、したがって、個体差などを認めないと、そういう推計学的なあるいは統計学的なもので処理するというようなことは、これは医学を忘れた人達のおっしゃることじゃないんでしょうか。まあ、一つは非常にワクチンの場合にはっきりしていることは先天性に免疫抗体がないと、これはチェックされております。で、これはやっちゃいけない、このことは臨床的にもわかるわけです。しかし、後天的に起こった免疫不全というような問題をチェックする医学的な方法がなかなかないわけですね、あるいは、すべて健康のように見えながら、やっぱり個体差を起こす、こういうようなこともあるわけです。だって、それはすべての医学について言えることであって、たとえば結核をお考えになればよろしい。たとえば戦前はほとんどすべての一億全住民がＢＣＧをやれば陽性に出てくる、しかし、その中から肺結核が出た、腸結核が出たというものは、ごくわずかに過ぎないわけです。それがなぜ起こったかということについては、誰もわからないわけです。しかし、個体差が大きいであろうと、こういうことは、もうやはり考えざるを得ないわけですね。

それでは、私はちょっと別の個別的な問題で、前回を補充して伺いますが、原告番号㊺の大川勝生さん、日本脳炎で死亡された方のことをお尋ねいたします。これは前回伺いましたけれども。

乙第四四五号証の一を示す

これが大川さんのカルテなんですけれども、これによりますと、前に気管支炎があり、それから肋間神経痛があります。それからその後で、気管支炎と気管支喘息というのがありまして、肋間神経痛はいつ発症があったのかということの明確な記載はございません。そこで、まず一つは肋間神経痛はまあいつかはわからないけれども、この日本脳炎のこのワクチンの注射をしたよりは前であろうと、そういうものは前に起こったかどうかは、日本脳炎のこのワクチンを考える時に無意味であると、前の肋間神経痛があったかどうかなんていうことは意味がないということを述べられた方もいるんですが、まずそういうお考えになりかたについてはどうでございますか。

この時の私の証言は、原因は明白であるとつまりワクチンを刺した後に……。

その翌日から。

翌日から起こっている、急性脳症的あるいはまたアレルギー的なものがあると、で、そういうことを申上げたと思います。それから気管支喘息はたしかアレルギー性と書いてあったんではなかったか、ただ気管支喘息と書いてあったか、その辺ちょっとわかりませんでしたが……。

ちょっと、何と書いてあったかということですか。

アレルギー性の気管支喘息か、ただの気管支喘息かですね。

それは気管支喘息とだけあって、アレルギーかどうかはちょっと。

ですから、やはり気管支喘息の大部分はアレルギー性のものなんだから。

若い、中学のころから度々発症しております。

そうだとしますと、アレルギー性のものがあると、そういうアレルギー体質を持っている者に対して、私は接種をやるなとは申しませんけれども、しかし注意深くあるべきであると、で、個別検査に回して、十分検討して、そして予防注射やるんならやると、そうすべきなんであるけれども、いきなり、集団接種をしてしまったというのはおかしいと、こういうことを申上げた。

で、先生が、この前アレルギー性の多発神経炎ということを考え得るんだと、それは肋間神経痛という……。

末梢神経ですね。

……前に病歴があるということは極めて注目すべきことであると、こういうふうに述べられたわけなんです。

いや、それだけではなくて、日本脳炎の調査の中に多発神経炎があります、それでこれは日本脳炎のワクチンでございましたでしょう。

そうです、日本脳炎。

ですから、そういう事実もあると、そういうものを総合的に考えて原因は明白であるだろうと、だから断定はいたしませんけれども、その蓋然率が高いだろうと、アレルギー性末梢神経炎であると、そういうふうに申上げたんです。そしてその死因の原因として、どうも自律系の神経炎でないだろうか、特に心臓あるいは肺、あるいは横隔膜を支配しているその末梢に問題起こったんじゃなかろうかという推論を申上げたわけです。

むしろ、これは突然死だと、原因不明の突然死であるというふうなのが病因であろうと、まあ原因不明の突然死というのが病因になるということ自体がよくわかりませんけど、要するに、そういうことだと、突然死というものであると、こういうことを言われる人もいるんですけれども、これはどうなんでしょうか。

これは私は、それはその医学の定義を、突然死とは何だということをご存じない方のおっしゃることじゃないでしょうか。つまり突然死というのは原因が何もなくてポックリ行くわけです。だからポックリ病というような病気のものもあるわけですね。しかし、ここには気管支アレルギー、肋間神経炎、そして日本脳炎が注射されたりした明白な原因がある以上、なんでそれが突然死のカテゴリーに入りますか。原因不明でポックリゆくものこそが突然死なんですね、私の知る限り、少なくとも突然死というのはそういう定義でございます。したがって、司法解剖にまわり、そしてその原因として、いろいろ調べられているけれど、よくわからない。特に免疫性の組織ですね、たとえば、リンパ腺とか、胸腺、こういう所にリンパ球がございます、そういうものが免疫抗体作るんですが、それが異常に発達が悪いとか、異常に発達がよすぎるとか、そういうようなことが、すべてのものではございませんけれども見つかっております。そうしますと、やっぱり、この方は解剖にまわっていないのは残念でございますけれども、しかし、ひょっとすると、そういうような免疫不全とまでは行きませんが、免疫を作る抗体を作る組織に問題があったかもしれない。まあ、いずれにしましても突然死というのはおかしいんで、日本脳炎ワクチン接種という明白な原因があって、それで突然死んだというんならわかりますけれども、突然死というものの原因は普通はないわけです。

原告代理人（広田）

前回の先生の証言で、ポリオの生ワクチン投与後にはウイルス増殖型であるポリオ症例を示す副反応と、それから急性脳症の反応と、それから遅延型アレルギーとしての脳炎の反応、この三つのパターンが考えられるというお話でした。

考えられるというより、そういう解剖例で私は証明しているわけです。

実際にそういうものが存在すると。

ただしウイルス血症、増殖型は私の手元にはございません。

ポリオそのものでなるということは有り得ますですね。

そういうことはあります。

ところで、ポリオの生ワクチンを飲んで急性脳症になる、あるいはアレルギー性の脳炎になるという考え方は昭和三五年以降、三六年にポリオ生ワクチンの一斉接種をやっておりますけれども、その三五年、三六年当時、そういう急性脳症、アレルギー性脳炎はポリオの生ワクの投与からは出て来ないんだという考え方は広く存在したんでございましょうか。

いや、私は、その「日本のワクチン」という、その予防研究所の作られた本の、代表的なワクチンの副作用に関する限り、どれとも書いていないけれども、神経系の副作用の起こる潜伏期間は三日ないし五〇日であるという一言がございます。そういう意味で、それは副作用として何らかの精神神経症状が起こるという事実、これはやっぱり「日本のワクチン」が採用しておられる以上、やはりその当時から全くないなんていう考え方なかったんじゃないでしょうか。

先生はワクチンによる事故かどうかということの審査会の認定の仕事をなさったことがありますか。

　認定というか、判定というか、少なくとも、正式の名前じゃございませんけれども、その高津教授の班長のもとで数回やったことがございます。

数回というのは、大体、期間としては何年ぐらいなんでしょうか。

　そうですね、どうも松本楼が焼ける前の話で、松本楼でやったもんですからね、あれが昭和何年でございましたか、昭和四七～四八年になりますかしら。

昭和四八年ごろじゃないかと思われますが。

そうですか。その当時、少なくとも二年間あるいは三年だったかな、その辺がちょっと記憶がぼやけておりますけれども、明らかにやっております。

そこへ上ってくる事件というのはポリオの生ワク投与後の事故も含まれておりましたでしょうか。

　忘れましたですね、大分昔の話なんで。どうも、やっぱり種痘が非常に多かったように思いますね。その記憶は間違いございません。それから二混、三混があったことは確かでございますが、ポリオはあったのかなかったのか、どうも記憶がございません。

甲第一八〇号証を示す

これは一九七一年、昭和四六年に福見秀雄先生がお書きになったものですが、その中の一三七ページの一番上の欄を見ていただきますと、「日本全国から接種事故の救済の申請が多数提出された」と、その申請書類の中で最も多いのは「種痘後の事故である……次にポリオの生ワクチンを呑んだ後の麻痺、けいれん、消化不良等がある」と、こう書いてありますんですが。

　一九七一年ですから、種痘が一番問題になって、そして一歳未満にはできるだけやるなと、一歳以上になればやれという厚生省の通達が出た年だと思います。そして、それはなぜかといいますと、まずその問いに答える前に、「婦人公論」のこの福見先生の論文の最初に書いてあるのは、幼児の予防接種は危険だと、こういうことをこの本文の中でもおっしゃっております。その問題は別として。したがって、種痘が六〇％、多かったわけですね、七〇％ですか、その次にポリオの生ワクによる副作用が多かったと、その次に三混であると、こういうふうに読めるわけですから、これは認定されたかどうかはわかりません。ですけれども、副作用があるという事実は、その当時からあったということは間違いないわけです、その頻度は相当高いということですね。

次に伺います。同じ一三七ページの中段のやや終りのほうですけれども、「ポリオというのは元来は脊髄性の麻痺である」、これは典型的なポリオ症状を言うわけですね。

　そうです。

「ポリオの生ワクチンを飲んだ後で脳性の麻痺を起した、救済してくれというのがある」、これはさきほどの中の「麻痺、けいれん」というものだと思いますけれども、その次に「ポリオで脳性麻痺が絶対起らないと言う学問的証査はない」と、こう書いてありますね。この場合の脳性麻痺というのは、どういうものを言うんでございますか。

　この短い記載からはとてもわかりませんけど、少なくとも、脊髄性の麻痺ではない。脊髄性の麻痺というのは脊髄の運動神経細胞もやられますんで、手足がだらっとした弛緩性麻痺でございます。しかし、脳性麻痺と書いてある以上は、これは脊髄ではなくて大脳がやられた証拠であるということだけは推定できます。

そうすると、急性脳症と同じような臨床症状を示すんでしょうか。

　しかし、その当時、これは後遺症として解釈するならば、急性期の症状がわからないと困るわけですね。急性脳症があったかどうかというのは、この短い論文からは何とも言えません。しかし、「ポリオで脳性麻痺が絶対起らないと言う学問的証査はない」と、こういうことは福見先生自身がおっしゃっているんで、私もこのとおりの考え方になると思います。ただ、これは認定されたかどうか、それは私知りませんけれども。

福見先生というのは、どういう方でございましょうか。この法廷でも証人に立っていらっしゃいますが。

　かつては国立予防研究所の所長さんをしておられました。今はどこだったか、金沢大学の学長をしておられましたですか。

ウイルス学が専門でしょうか。

　ええ、ウイルス学が専門ですね。

金沢大学じゃなくて長崎大学じゃございませんか。

　そうか、長崎だ。長崎の学長ですね、大変立派な方です。

そうすると、福見先生も、これによってポリオ以外の典型的な脊髄性の麻痺以外の反応が出てくることは有り得るというんでしょうか。

　有り得るですね。それを否定するだけの、絶対起こらないという学問的根拠はないというんですから、やっぱり積極的に肯定ではございませんけれども、消極的肯定ではないでしょうか。それより重要なことは、七一年度ですね、申請者が、ポリオのそのいろんな副作用、種痘について多いという、この事実は、これはやっぱり無視してはいけないと思いますね。そして付け加えるならば、私は当法廷でも、あるいは大阪でも、ポリオによる副作用というのは意外に種痘に続いて高い。正確な統計の数は数えておりませんけれども、多いことは確かでございます。

証人はさきほど、判定の仕事をなさっていた時に、ポリオ・ウイルスの生ワクチンの投与から急性脳症やアレルギー性の脳炎が出てくるはずはないというような意見を述べた委員がいらした記憶はありましょうか。

どうも、その辺の記憶は、どうも私は記憶はあんまりいいほうじゃございませんのでよく覚えておりませんが、反対された方もありますですね。第一、座長の高津教授が、やや、急性脳症とワクチンの関係については熱性けいれんというようなことが非常に起こりやすいから、それは慎重に判定すべきだとおっしゃったことだけを覚えております。しかし私はこれは将来学問が進めば、急性脳症も、これもやはりワクチンによって非常に時間的、空間的な密接な関係に起こる以上、いつかはその学問的証左が、証拠が見つかる時期がくるから、やっぱり大事に取っておくべきであるということを申上げたのは、もう事実でございます。

ああ、そういうご記憶はお有りですね。

はい、それはもう、私と伝研の大谷先生ですね、二人で強力に……。

大谷杉士先生ですか。

はい、杉士博士です。それがまあ認定されたかどうかは、そこまではわかりませんけれども、残して、ちゃんと記録に取っておきましょうと、そういうふうに申されました。

甲第一八〇号証の一三七ページの中段から下段にかけての所には、さきほどの「ポリオで脳性麻痺が絶対起らないと言う学問的証査はない」と、「この子供は本当の脳性小児麻痺を発病したのかもしれない。あるいは生ワクチン投与の結果かもしれない。はっきり否定出来ねば救済の範疇にいれるしかあるまい」、そう書いてありますね。

そのとおりですね。

そうすると、福見先生も、当時、その判定の仕事をなさっていらしたんでしょうか。

いや、その当時、私はどういう要職におられたかは知りませんが、私の記憶の中では判定委員会には入っておられなかったように思います。

次に、けいれんのことについて伺いたいと思いますが、種痘接種後けいれん起こした。で、前回の証人のご証言ですと、種痘接種後にもやはり急性脳症を起こす場合もあるし、アレルギー性脳炎を起こす場合もある、こういうお話でございましたね。

はい。

そういう急性脳症によってもけいれんが起こりますですね、臨床的には。

ええ、起こります。

アレルギー性脳炎の場合もけいれんが起こりますですね。

けいれんは、どちらかというと少ないです。

少ない。臨床的にはどういう症状が起こるんでしょうか。アレルギー性脳炎は……。

むしろ、意識障害とか、あるいは特定の場所がやられますんで、神経症状が出てきますね、手足が利かないとか、ものが言えなくなるとか、まあ、そういうもので、急性脳症ほど意識障害あまり強くない場合が多い。もちろん、脳型と言いまして、脊髄型と脳型と言いまして、脳型の場合には意識障害ございます。そしてその意識障害が、けいれんはあまりございません。だんだん治ってくると、今度はコルサコフ症候群というのが出てまいります。平気でウソをつく、言う、それから自分が誰であり、今何時であり、どういう場所に居るという、オリエンテーションがなくなる。それから予防接種、これは狂犬病ワクチンなんですが、予防接種を受けることによって、受けた時から遡って健忘症になって、その後に性格変化に入ります。これが帝銀事件の有名な平沢でございます。だから、けいれんはあまりないんです。

いずれにしても、神経症状を起こすということでございましょうか。

そうでございますね。ただ急性脳症の場合には、けいれんが非常に強くくる方と、それから、けいれんは軽くて意識障害が非常に強い方と、こう二つ分れております。それから両方共持っている方と、こうなります。

そうすると、種痘接種後にけいれんが生じたという場合には、一応急性脳症を疑っていいわけでしょうか。

いや、必ずしもそうとは言えません。けいれんというのは、大脳だけの問題じゃなくて、脳幹からも起こります、点頭てんかんはそのいい例でございますが、種痘後の。これはアレルギー性脳脊髄炎、だからどこの場所に起こるかが重要なことになるわけですね、つまり普通の遅延型のアレルギーであれば大脳の白質なんです。皮質つまり神経細胞の集っている発電所に起こらない。発電所のほうに変化が起こりますとけいれんが起こる、だから急性脳症は発電所の神経細胞やられますね。ウイルスは神経細胞で非常に増えますので、この場合にも、けいれんが起こってまいります。

いずれにしましても、そういう急性脳症やアレルギー性脳炎で起こるけいれんというのは、すべて一過性のものだということで処理してよろしいでしょうか。

すべて一過性、とんでもないですね。けいれんがある程度続いて、一日でも構いません、また一週間とか、数週間置いて、またけいれんが起こってまいります。あるいはもう少し数年間置いてまた大発作が起こって来ます。それは学問的に言えば、はっきりしていることは、一回けいれんを起こすと、全く臨床的には無症状のように見えましても、けいれんというのは脳の血管がけいれんを起こすわけです、血が通わなくなるわけです。その血の酸素不足になるわけですね、酸素不足に一番弱いのは神経細胞です。神経細胞やられます。

それは一回のけいれんでもやられることがあるわけですか。

それはその時で死にませんから見るわけには行かないですね、動物実験的には、そういうことがはっきりできます。

言えますか、一回のけいれんでも。

一回でも、軽い病変が起こります、そうしますと、それが焦点になる、フォーカスになる、そして傷になって残りますから、そして次のけいれんを誘発するんです、そしてまた傷ができます、そうすると、それがまた焦点になって次のけいれん発作を起こして行く、だんだん、だんだん拡大して行くわけですね。そうしますと、けいれん発作も増えるし、精神薄弱の程度、知能の発達程度も遅れて行くわけです。それが、われわれ精神医学やっておりましたから、小児科と違ってまして、全部、小児病からずうっと全部、そういう老人までも見ておりますから、これはもう医学の常識だし、てんかんの学の常識でございます。

そうしますと、最初は小さなけいれんであっても、それがフォーカスになって大発作に発展することは十分有り得ることであると、こういうふうに伺ってよろしいでしょうか。

そうですね。まあ、しかし、なかなか一回だけあってというんじゃないんですね、普通よく聞くならば、特に子どもの場合、一歳未満の場合のけいれんというのは普通の大人で起こるけいれんと形が違います。小発作、それから体がもうぴくぴくするような発作、あるいは首がくっくっと前へ下がるような発作と、普通の開業医の方がそういうのを見逃しちゃって、大発作だけがけいれんであると、こう考えますと、それは一過性のけいれんといいますけど、私、非常に疑問に思いますですね。

それじゃもう一つ、一般論として伺っておきますが、種痘後遺症によってはてんかんになることはない、こういう意見を言われる方がいらっしゃるんですが、その点については、先生はどうお考えでしょうか。

それは私はもう、てんかんを知らない方のおっしゃる、アレルギー性点頭てんかんのことを知らない方のおっしゃることだと、私は大阪で詳しく証言いたしましたけれども、アレルギー性脳脊髄炎ですね、遅延型、これが一歳未満に接種された場合には脳幹という所にまいります。そうしますと、それによって点頭てんかんが起こってまいります。すべての例ではございません。だから、そういう点頭てんかん起こしやすい場所があるわけですね、そこにアレルギー性の変化が起こるならば点頭てんかん起こっても不思議はないわけです。それはいろんな解剖学、病理解剖の例を出しながら、そのことを証明してまいりました。それと同時に、脳幹をやられましても子どもの脳はやられない、大脳が発達して行きますですね。そうしますと、今度はてんかんの焦点が脳幹から大脳に移って行って大発作に変って行くわけです。その間の間隔が数カ月あることがあります。点頭てんかんがあって数カ月何もない、そのうちに脳が発育して行く、そしてある一定の発育を遂げますと、今度大発作に変って行くんです。そのために、ますます知恵遅れになって行くわけです、これを小児の難治性てんかんと申します。このことは私のだけじゃなくて、水谷論文、これは非常に点頭てんかんのことを非常に詳しく調べておられます。この方の論文をお読みになれば、私の申したことが全部載っております。

甲第一七九号証を示す

今、先生が言われた水谷論文というのは、これも……。

このことを今証言しました。

これを指すわけでございますか。

はい、そうでございます。

ちなみに、この一一二ページをごらんいただきますと、水谷先生が調べた中で推定原因として予防接種を挙げているのが九例ございますね。

ええ、九例でございます。

一一二ページのそれは「第1表」ですけれども、その横の「図6」を見ますと、「予防接種後」の予防接種が推定原因であると考えられる九例のうち、他の推定原因と重複できるものがどのくらいあるかというふうに見たところ、一番下から三段目でございますけれども、四例が上っておりますですね。

はい。

そうすると、あとの五例は、他の推定原因が考えられない、こういうことになりますですね。

そういうことになりますですね。私は、ダブッていても問題にならないということは九月の二七日に証言申上げました。つまり出生前、出産時に脳に何かの変化があるならば、それはワクチンによってけいれんを起こしやすい、脳症を起こしやすい底上げがあるんだということを、私申上げたことあります、いろんな例を引きまして。また、そういう解剖例を私持っております。ですから原因がダブッていても、これはもう、前もってそういう素質があるんだから、そこにワクチンという明白な原因がくることによって、もともと急性脳症起こしやすい状態が一挙にふき出たと、そういう意味で、やっぱりワクチンと関係あると、こう思いますが、水谷さんは非常にその点を慎重におやりになりまして、九例中四例は重複性があると、だから、どっちの原因に持って行くかわからないけれども、とにかくワクチンを刺したことは事実であると、そういう意味で出されておられるわけです。しかし、今、弁護士さんがおっしゃいますように、全く他に重複にならないワクチン単一のものだけが少数ではあってもあると、これは事実であるということは、この論文からは読めます。

それからもう一つ、一般的なこととして伺っておきたいんですが、けいれんとてんかんというのは、どういう関係になるんでございましょうか。

てんかんというのは一つの病気でございます、病気の単位でございます。結核あるいは水銀中毒という病気。けいれんというのは熱とか下痢とかいうような症状に過ぎません。ですから、てんかんの中にけいれんがあると、症状としてけいれんがある、それには大発作、大けいれん、小けいれん、点頭けいれん、まあ、いろんなものがある、その他に精神医学的な発作がございます、これまたけいれんはない。ただ、てんかんというのは一つの病気でございまして、その症状としてけいれんが出る方が多いというだけな話です。

そうすると、その種痘後、種痘接種によっててんかんが起こることはないというのは……。

そんな馬鹿なことございませんですよ、それは十分起こり得るですね。

その種痘接種後、症状の副反応の後遺症としてはてんかんは十分起こり得る。

それは急性脳症であれ、それからアレルギー性のものであれ、特にアレルギー性の場合には、幼児に刺す、一歳未満に刺した場合にその危険性がある、つまり脳幹がやられれば点頭てんかんが起こる、それから今詳しく説明しましたように、それが年令と共に大発作に変って行くと、だから水谷論文は、その「点頭てんかんの臨床的研究―その長期予後、特に知能的予後を中心として―」、非常に治りの悪い、しかも非常に重篤な精薄をひき起こすと、こういう論文なんですな。

じゃ次に個別例について伺いたいと思います。

本速記録末尾添付の書面を示す

まず、この表について説明願います。もうすでにご覧になっていらっしゃいますですね。

はい、見ました。

これは先生が私共の資料によってここに書いてある何人かの原告の人達の症状をメモしたものを私のほうでそれを原稿にして書直したものでございますね。

はい、そうですね。で、急性脳炎とか、または脳症というのは私の診断でございます。ですから、これは要約に過ぎないわけですね。

それではまず、この表の一番最初のナンバー⑥尾田真由美という人のことについて伺いますが、この子は昭和三五年一二月一九日に、出生後三カ月未満で種痘の接種を行った、そしてこの表には七日後にひきつけが起こって右眼斜視が生じた、こうなっておりますですね。

はい。

そして、生後六カ月過ぎからけいれんは大きくなると、こう書いてありますが、もう少し詳しく申しますと、最初のけいれんの後、翌日、その右眼に斜視が現れているのを親が発見しております。その後もひきつけが小さなものが続いた、そのひきつけというのは、母親の証言によりますと、顔色が青くなって唇が紫色になった、で、全身の力が抜けるようにぐったりとしてしまった、そういうことが何度もあった、こういうことなんですが、今私が申上げた顔色が悪くなって全身が力が抜けるようにぐったりしてしまった、これはどういうふうに見たらよろしいんでございましょうか。

ですから、ひきつけというのははけいれんと同じ意味なんで、しかも大発作ではどうもなさそうですね、小さなもの、それから時間の短いもの、そして非常にこう大発作になってしまうというものではないというものなんで、そういうことは小発作とか、いわば不全型のけいれん発作があると、こういうふうに言っていいと思います。そして、それがどこにできたかという問題が、この右眼斜視が重要になってまいります。動眼神経核、目玉を動かす神経の中枢は……。

「どう眼」というのは、瞳を……。

いや、動かす眼ですね。斜視というのはその動眼筋が麻痺をするわけでしょう、だから右のほうに寄ってしまうわけ。左のほうの外直筋と申しまして、眼を左のほうに向けるその筋肉の元になっている所が脳幹部にあるわけですね、そこに第一次の中継中枢がございますから、そこがやられたという証拠だと思います。

脳幹部が。

はい、脳幹部。それからもう一つ非常に重要なことをおっしゃったのは、顔の色が青くなり、そして唇の色が紫になる、こういう発作が、このひきつけはどうもいわゆる大人にくるような大発作でなくて、小発作あるいは点頭を思わせるような副作用が何もないので点頭けいれんとは言えませんけれども、不全型ですね、完全でない形の小発作と、こういうものがありますし、それがかなり継続していると、それと同時に、その時に顔の色が非常に悪くなる、それから唇はおそらく紫色になり、チアノーゼを起こしてくると、こういう発作がよく一緒にあるわけで、そういうものがあると。それからもう一つ、その場所を想定するのに右の眼斜視というものがあったということから言えば、脳の幹つまり動眼神経核がやられた証拠であって、それは脳幹にある、こういうことです。それからもう一つは私は解剖例を持っております、生後四カ月で種痘をやりまして、そして四日経って発病し、そして脊髄液に大変たくさんの細胞があって、いわゆる脳炎症状を呈し、そして一一日後に死んだ解剖例を見ますと、正にこういう症状を起こしている、脳幹部に変化が非常に強くあったと。まず、それでよろしゅうございますか。

はい。

そうすると、顔色が悪くなって唇が紫色になる、全身の力が抜けたような形になると、これもやはり一つのけいれん発作なんでしょうか。

けいれん発作というか、まあ発作という言葉が一番いいんでしょうね。

その発作の原因は何になるんでございましょうか。

この場合には種痘しかないでしょう。他に原因が何がありますか。種痘によって起こったアレルギー性脳炎というふうに考えられます。しかし私があえて急性脳炎または脳症と言ったのは、脊髄液を採って調べてないわけですね、その記載がない。ですから、あるいは脳症の可能性があると思います。けれども、この症状から見て、また私の解剖例から申しまして、

やはり七日ないし何日後ですか、接種をして十数日後ですか……。

ええ、母親の供述は、現在の記憶ではその一四日経って。

ああ、一四日なら遅延型という言葉があるように、十分にその潜伏期の中に入ります。仮にそれが七日としましても、私の解剖例は四日でございますので、これはちゃんと書証でもうすでに大阪に出ておりますから、ご覧いただきたいわけですけれども、それは四日でも起こるわけです。脳幹部という狭い所に変化が起こりますと、症状が早く出るわけですね。大脳のほうに変化が相当起こりましても、ある一定量の変化が起こらなければ出て来ない。ですから潜伏期は狂犬病のような場合ですと一三〇日もかかるわけです。ですから七日であろうと、一四日であろうと、これは急性脳炎のアレルギー性脳炎ですね、それに相当すると。

アレルギー性脳炎でございますか。

そうではなかろうかと思います。しかし決定的な証拠がございませんですね、この場合には、脊髄液を調べておりませんから。しかし、その後、六カ月過ぎから、ある一定間隔置いてまたけいれんがひどくなって来ます。

六カ月過ぎから、けいれんは徐々に大きくなって行きます。

はい、大きくなって行く、二歳八カ月以来になると、まあ、いっぱい発作がある、つまり脳がだんだん、その生後一歳から二歳にかけて、ものすごい発育をするわけですね。侵された場所は発育しません。侵されなかった場所は発育するんです、そうすると、侵された場所と侵されない場所の間にアンバランスが起こってくるわけですね。そうして発作の形態が変り、大発作に変って行くわけなんです。これは私は脳病理学者の立場から著作にも書いたことございますし、私は確信を持っております。しかも水谷論文はそのことが書いてございます。潜伏期があるんだと、点頭けいれんが起こって、そして数カ月あるいは五年ぐらい経ってから大発作が起こってくる、そうすると、けいれん発作が、ますます傷ができますから、強くなる。そうしますと、後遺症として重症心身障害児が出ても、いっこう不思議はないわけです。ですから、私はアレルギー性脳炎が一番考えられると思いますね。

脳症である可能性もあると。

そうですね、まあ、脊髄液の検査がないから、ひょっとすればそういうことも考えられなくもないと。しかし私の考え方としては、記載に忠実に考えなければいけませんから、脳症のことも考えておく必要があるということを申上げたに過ぎませんで、まず急性脳炎でいいと思います、アレルギー性脳炎で。

そうすると、この子の途中で、二歳半ごろに点頭てんかんが生じたと、発作があったと。

不全型の小発作があったと、こういうことですね。

そういうことも十分説明がつくわけですね。

ええ、十分考えられます、説明がつきます。

そしてその発作がだんだん大きくなって行って、とうとう、四九年八月八日ですから一四歳になる直前でございますけれども、亡くなったと。発作が大きくなることによって命までやられるということもあるのでしょうか。

「ケイレン大発作継続」というのは、あるいは専門用語で申しますと、重積状態と申します。その時には心臓麻痺を来たします。おそらく死因はそれであったんではなかろうかと推測しますけれども、客観的なカルテの記載にはそれは書いてございません、わかりません。

それでは次に表の二番目の原告番号⑧番、布川賢二君のことについて伺います。この子は昭和三八年の九月に生後七カ月弱で種痘を接種いたしました。そして母親の記憶によりますと、接種後五日目だというんですけれども、初めてお風呂に入れたら、左手と左足をけいれんさせた、直ちに病院に行ったんですが、どうも、なんか浣腸かなんかされた程度でございまして、それから二〇日あるいは一カ月後にまたお風呂で第二回目の発作があった。第三回目の発作は第二回目から一週間後にまた発作があった。その後は大発作、小発作が頻発した、こう言っているんでございますけれども、他に発育も順調でございまして、種痘を接種した当時も特に健康状態に母親は異常を感じていない。で、この表にもありますように、母子手帳によりますと、この「鉗子」という言葉が出産の時に出てまいります。そういう状況なんですが、先生はどういうふうにご覧になりましたでしょうか。

これは原告番号⑥の尾田真由美さんと同じように考えても、いっこう差支えないと思います。まず鉗子分娩をしたということは、たしかに難産である、難産とまでは行かなくても、すぐに出て来ないと。ですから、したがって、鉗子分娩をやったと思います。しかし、その時にもし脳に傷がついたとしたら、そこで「おぎゃあ」と、すぐ泣かない、いわゆる仮死状態があったはずです。これならばいいんですけど、仮死の記載ございませんから、ない以上は多少難産であったけれども、別に出産時の脳には問題はないと、それから生後六カ月までは全く正常であったと、そこで種痘をしたと、そして五日後に、けいれん発作が起こったと、それからその後、けいれん発作が幾つも続いてまいりますですね。で、このけいれん発作の内容も、「ケイレン発作」としてしか書いてございませんからわかりませんけれども、おそらく非定型的なけいれん発作であったであろうと思います。なぜなら、その後になればなるほど、小発作から大発作、そして見事に五年後にと書いてございますね、大発作で重積状態で

死亡している。これは心臓麻痺で死亡している。そうなりますと、これはやはり一番考えられることは、たしかに脊髄液を採って調べてございませんから、急性脳症か、急性脳炎か、ちょっとわかりにくいんですけれども、この模様から申しまして、臨床経過から申しまして、五日後というのは十分アレルギー性のものが起こって差支えないわけです。なぜなら、さきほど申しましたように、私の発表した解剖例は四日でアレルギー性の脳脊髄炎を起こしております。狭い場所に病巣が起これば早く症状が出るわけです。そういう意味で全くこれはアレルギー性脳炎とその後遺症に基くけいれん発作による重症心身障害状態である、そして大発作の重積ですね、重なって心臓麻痺で死亡したという典型例、見事な典型例ではないでしょうか。

この子の場合に、母親は種痘を受けた後、善感検査をしてもらって、検診を受けて善感だと言われたという記憶なんでございますけれども、仮にこの善感していないとしても、こういう発作が起こることはあるんでございましょうか。

有り得ると思いますね。私はあまり種痘の患者を実際診た経験ございませんけれども、皮膚に反応が出ようと出まいと、それは問題にならないと思いますね。むしろ出ないほうが恐い（コワ）ぐらいだと思います。私達いろんな他の皮膚病と脳の関係をよく見ておりますが、皮膚に発疹が出て脳症状が出る場合、それから皮膚に発疹が全くなくて同じような脳症状が出る場合、こういうのを考えますと、極端な言い方をすれば、善感しないからこそ、かえって反応がひどいんだと。皮膚で防衛できなくて、結局、脳のほうに問題が直かに行ってしまったという可能性が考えられると思いますね。それは一般論でございます。ですから私はけっして、これ、各論について決定的に申上げているわけじゃございません。

そうすると、種痘の場合にも今おっしゃったような一般例を否定するようなことは先生はお持ちではない、持ち合せない、こういうことですか。

はい。

次に一つ飛びまして、この表の四、原告番号⑪の伊藤純子ちゃんのケースを伺います。この子は生後約一四カ月でポリオの生ワクチン、これは二度目でございますけれども、生ワクチンを飲んだ。それまでの発育は正常でして、出産の時にも特に異常は見当らない。で、ポリオの生ワクチンを飲んだ後一〇日後に発熱がありまして、お医者さんに連れて行った所、ひきつけを起こしたと。で、そのひきつけは、その後も度々起こった。最初にひきつけた後、真夜中に意識不明になって入院をした。爾来、けいれんは度々起こりまして、現在脳性麻痺、四肢麻痺、それから周囲の刺激に対する反応は反射的な段階で自発的な活動は全くない。脳波には棘波、鋭波が見られる、こういうことなんでございますけれども、この子はどういうふうに考えたらよろしいでしょうか。

これはもう私から言わせれば、典型的なポリオによる急性脳症と、その後麻痺であると、こういうふうに解釈してよろしいと思います。なんとなれば、私はさきほど大野弁護士の質問にお答えしましたように、まず第一の条件として、ワクチン接種までは、ポリオワクチンまでは何も原因らしきものはないと、健康に育って来ている。ポリオの生ワクチンをやった、そして一〇日後に、この後からの臨床症状から見まして急性脳症の症状を起こしたに違いないわけでございます。問題になりますのはこの一〇日というその潜伏期が今までの二混、三混ワクチンの二日以内が圧倒的であるというものに比べれば長過ぎるのではないかと、こういうことをお考えになるかもしれませんが、それは、私この前の九月二七日でございますか、総論で申上げましたようにそれは口から飲ませているということが問題なんだと、つまり口から飲ませるワクチンなんていうのはポリオしかないわけです。あと二混であろうと、三混であろうと、インフルエンザであろうと、何であろうと、みんな皮内接種、皮下接種ですね。そして「日本のワクチン」の中にはっきり書いてありますように、この接種ルートによって抗体価の上り方、抗体価の上昇のスピード、これが明らかに差がある。皮内が一番早くて、上り方一番早い、程度も大きい。それからその次に皮下である、そしてポリオの場合が一番スローで、上り方が遅くて、そしてその上りの度合も少ないということが書いてございます。そして原則論として、「日本のワクチン」の中にもありますように、それは「正の方向」ですね、免疫性ができるという正の方向ですけれども、その裏腹に障害が直接、貨幣の裏と表のようにくっついていると、そういう問題がはっきり書いてある以上、経口投与であるポリオの場合に、一〇日前後にあって、何の不思議があるかと。実際に今まで、大阪や、ここでも拝見したものは、しかも解剖例になっております例は七日でございますね。早いもので三日、四日、五日、七日、それから九日、一〇日、場合により、ですからその辺の一週間前後にピークがあって、そしてその裾野が短いほうもあれば、長いほうもあると。もちろん常識の範囲を超えてはいけませんがその常識の範囲の中に十分入るのではないでしょうか。ですから第一条件は満たしている。それからポリオ以外の原因は何にも考えられない。第三の条件として、この後遺症は精薄の、まあ白痴ですね、そうして脳性麻痺でしょう、重症心身障害のように質量的に非常に、折れまがりがあるという条件を、全く三原則を充足していると思います。

原告代理人（秋山）

この法廷で木村三生夫証人が述べたことなんですが、ポリオ・ワクチンの場合に、サルの脳を使って検定を行うと、その場合に脳にワクチンを注入しても何ら異常が起こらない。だから、そのポリオ・ワクチンで脳炎、脳症とか起こるということは有り得ない、こういう趣旨のご証言なさったんですが、それについては、先生はどうお考えになりますか。

私はその実はセービン・ワクチンが開発される時に、予研が、NIHの人達で、病理学的な部門を、その実験的にワクチンを作る場合に、実際動物の脳とか、脊髄に注射しますから、その場合の標本を見るのに、江頭、当時の主任が私に助けてくれというので、その委員会へ出て、その標本を見ております。そして、これはポリオのワクチンの予防接種の中に書いてあることなんでございますけれども、いろんな検定方法がある、しかし、その中で病理学的な検定が一番重要であると、はっきり書いてございます。そして、それを私見まして、全く変化のないような場合には、これはだめなんです。軽い変化がある物を使っているわけです、つまりウイルスが生きていなけりゃ、あるいは毒力ものすごく弱ければ免疫抗体なんかできませんので、したがって、そんなものはワクチンとして使われません。ある程度ポリオと同じような変化が起こっておって、しかも軽いという物、その度合について私ははっきりしたこと忘れましたけれども、そういう病理学的診断で初めて基準ができるわけでございます。そのことを木村先生はご存じないと思いますね。ですからそういうことになるんじゃないんでしょうか。

サルの脳を使ったその検定に先生は関与されたと、こういうことですか。

はい、しております。

それで検定の場合は脳に変化が起こらないと、むしろ検定不合格になると、そういうことですね。

そういうことです。

NIHとおっしゃったのは、アメリカのナショナル・インステイチユート・ヘルスですね。

はい。

大変大きな研究所ですね。

はい、そうです。アメリカで処理しきれなくて日本に頼んで来たわけです、協力をですね。

甲第一六〇号証を示す

W・クリユッケさんの論文ですが、このクリユッケさんというのは、どういう方なんでしょうか。

これはドイツに有名な研究所がございます。Max-Planck-Institut ですね、これは戦前のカイザー・ウイルヘレム・インスティチユートでありまして、大学と並び立つほどの大きな権威のある研究所でございます。その中には、ひとり医学だけではなくて、いろんな他のサイエンス、あるいは、ぶどう酒の研究も非常に重要なんでございますが、医学関係、特に脳関係につきましては、ボンとフランクフルトと、それからミュンヘンにございます。このフランクフルトの脳研究所の創立者でございます。設計もやり、図を引き、そして、おそらく一〇年、二〇年にわたって、そこの所長を勤められ、その神経病理学部門の部長を兼ねておられたわけです。そしてドイツでは最も第一線級のトップクラスの神経病理学者でございます。

世界的にも著名な学者ですか。

ええ、それはもう著名でございます。

甲第一五九号証の一を示す

これは今お示ししたクリユッケさんの論文から先生がまとめたものだということですが、これは直接にはこの表からまとめたものでしょうか。

そうです。

表Ⅱですね。

表Ⅱですね、小さい字なんでよくわかりませんが。

甲一六〇号証の四三ページに六例の症例が書いてありますね。これについて先生がおまとめになったのが甲一五九号証の一と。

そのとおりです。

ここに「死亡時年令」「潜伏期」「全経過」とありますが、これはこの六例を順番に並べたものですか。

順番に並べたものですね。

「臨床的診断」の所も、最初に「突然死亡」と書いて区切りがありますね、これが最初の一例……。

これはおそらく潜伏期を入れていますが、「突然死亡」はちょっと、この順番ではないと思います。クエスチョンマークですね、潜伏期いつかわかんないということ、いや待てよ、その辺は……。

裁判長裁判官

正確に言って下さい。

そうですね、この死亡の所はやっぱり原因の不明なものと、それから明瞭なもので全例をカバーしておりますけれども、順序はこのとおりとは言えませんですね。

原告代理人（秋山）

「臨床的診断」いう箇所ですね。

はい、そうです。

一例毎の区切りというのは、たとえばこの「突然死亡」の後に「；」が書いてありますね、これが一例ですね。

はい、セミコロン、それ一例で、これが二例と。

そういうふうに見て行けばよろしいですね。

はい、そのとおり。

「病理学的診断」の箇所もそういうことですね。

そういうことになりますね。

この六例共、遅延型アレルギーの症状であると、こういうご証言ですが、それでよろしいですか。

それでよろしいと思います。まず、病理学的に、私何度も申上げますようにアレルギー性の場合には原則として灰白質、神経細胞の集っている所にはまいりません、白質にくるわけで、しかも小静脈を中心とした脱髄ですね、つまり軸索ではなくて髄鞘がやられる病気である、これを見ただけでも病理学的にも診断はつきます、アレルギー性のものであるということははっきりわかります。しかし、もう一つの問題は、それをなお積極的に言うためには、この表にも出ておりますように、血清、髄液、糞便、脳のウイルス学的検査、すべて陰性である、これがあるからこそウイルスによるものではないと、ウイルスがその誘発の一つの原因になっているかもしらんが、起こったメカニズムは、病理発生機構はこれはすべてアレルギーであると、こういうことになります。そして病理学的診断もそれを十分満足しているのが、その一番下に書いてございます。それから、もう一つは潜伏期が二一日、二〇日、一二日、二五日、いずれも急性ではなくて遅発性でございますね、そういう要素も入ります。しかし病理学的診断を見ただけで大体見当つきます。

その病理学的診断の項目に、「軽度のリンパ球性脳炎」これが二例あったと、こういうことですが、これも脳炎と言ってよろしいんですか。

リンパ球の、その軽度の脳炎、髄膜炎があったと、あるいは脳炎もあったと、こういうことでございますね。これでは、私、度々証言したように、脳炎には二種類あると、そして髄液検査をする限りにおいてはウイルス性のものも、アレルギー性のものも、やっぱり細胞が増えてくるんであって、それだけでは区別できないということを申上げたと思います。

このクリュッケさんの論文によりますと、最初の二例が軽度のリンパ球性脳炎であって、次の二例が多発性神経炎であって、最後の二例が静脈中心性の脳脊髄炎だと、こういうふうに書いてありますが、それでよろしいですか。

はい。で、私は一九七八年にドイツに留学し―アメリカの学会の帰りに寄りまして―クリュッケさんの所に二カ月居りました、この標本全部見てまいりました、また写真も撮ってまいりました。この場合の末梢・神経根炎、末梢・神経根炎というのは二例ございますが、これは明らかに末梢神経型のアレルギー性の脱髄炎でございます。それから、その最後に出ている後ろから二番目に出ている例ですが、これはここで書証をお見せしたとおり、脊髄を中心としているわけです、臨床診断はいずれもポリオを疑ってみんな診察をしているわけです。しかし臨床なんていうのは、みんなそんなもんなんですよ。沖中先生が、まあ三〇%間違われるように、臨床診断というのは決定的なものじゃございません、やっぱり病理をやって初めてわかるわけです。

細かい所ですが、この甲一五九号証の一の「死亡時年令」の一番最初に「13／12」と書いてありますね、これは。

一年一カ月という意味になります。

一三カ月で一年と一カ月という趣旨ですね。

はい、そうです。

これは誤りですね。

いや、誤りというより、医学用語はこういうふうに表現するんです。

失礼しました。次の「36／12」というのは、どういう趣旨ですか。

「36／12」ですか、これは二年と幾らなんです、二四引けばいいわけですから、二年と……。ちょうど三年になります。

三年ですね。

これ、原文見ますと、さきほどの表Ⅱを示します、三一カ月で二年（3　1／2J）と、こういう、これはどう読んだらよろしいんですか。

そうですか。じゃ、これは私の書き間違いでございましょう。三年と半年という意味でございます。1／2年ですから。

はい、わかりました。

ですから私は簡単にするために切捨てたと思います、あまり問題にならないと思いますので。でも訂正してもよろしゅうございます。

それで木村三生夫証人は、このクリュッケさんの論文を見て、これはポリオに感染したという証拠がないと。血中中和抗体価に変動がないし、便や脊髄からもウイルスの検出がされていないと、そういうことでポリオに感染した証拠がないから、そのポリオ・ワクチンとの因果関係を認めるのは無理なケースであると、こういうふうにおっしゃっていますが、もう先生の午前中のご証言でわかりますが、もう一度確認的にお聞きしたいと思いますが、どうお考えでしょうか。

もう一度申上げますが、今神経系のアレルギーの問題をやっているあらゆる学者達は、ウイルスが脳に行かなければアレルギー性のものが起こらないなんていうことを考えているのは、ほとんど九〇%以上おりません。で、余計なことかもしれませんが、昔のものの考え方をそのまま踏襲しておられるんで、医学の進歩を考慮してということに、いつか確か国の弁護士側が、確かおっしゃったんですが、これは医学の退歩でございますね、明らかに。

同じように皆川論文について、甲第一六二号証ですが、同じように木村先生がおっしゃっているのは、やはりポリオに感染したという証拠がないと、これについても、このケースについても、従ってポリオ・ワクチンとこの脳症との因果関係をいう意味では無意味な論文であると、こうおっしゃっていますが、これもやはり同趣旨で間違いということですか。

そうですね。私、皆川論文に関してはその辺の考察が足りないことは認めます。しかし、これは皆川さんがご自分でお書きになることであって、私が別に特別指導したわけではないわけですから、それはたしかに皆川論文については、これをいきなり急性のポリオであると決め込んでいる論理が十分でないと思います。しかし、私がさきほどから何度も申しますように、ポリオによる急性脳症というものは起こり得るんだと、その潜伏期が長くなるんだと、その理論的根拠を申上げたと思います。ですから、これはポリオの注射をして、それまで何ともない人が七日経って起こっておりますですね、時間的。またそれが脳に起こっていると、しかも大脳皮質に起こっていると、そういう臨床症状を呈している空間的な関係もはっきりしている。他に原因が考えられないと。それからその後の精薄施設、重症心身障害施設に入らねばならぬほどひどい状態に質量的に変ったという、三原則を全く満足していると思いますですね。

ですから先生がそのように症例から、先生としてはこの症例はやはりポリオ生ワクチンによるんだと、こういうふうに判断できるものですね。

もちろん、そう思いますし、私はこういうその剖検例がなくても急性脳症であると思っておりましたけれども、剖検例によって、その点が見事に証明されたと、こう考えます。

いずれにしても、皆川論文について、これがウイルス感染が証明されていないからということで無価値な論文だと、こういうふうに決めつけるのは誤りだと。

はい、それはできないと思いますね、そんなことは。他の可能性を十分考えなければならないと思います。

さきほどの甲第一六〇号証のクリュッケさんの論文に戻りますが、このクリュッケさん自体は、先生がこの論文お読みになって、ポリオ生ワクチンとこの脳炎との関係について否定的に考えておられるんですか、それとも肯定的に考えておられるんですか。

肯定的と思います。ただその肯定の仕方なんですが、クリュッケさんは臨床家じゃございませんで、神経病理学者一本でございます、臨床経験ほとんどお有りにならない。したがって、臨床のことはほとんどご存じないんですが、サマリーの項の中で、この起こった病変ですね、アレルギー性脳脊髄炎を他のもので考えることができるだけの積極的証拠が何もないと。まあ正しい表現かどうかよくわかりませんですが、そういうようなことで間接的に、それは関係があると、こう読んでいいような証言ではなかったでしょうか。

訳文のほうを示します。

ああ、訳文じゃないんでしょうか。それから、もちろん私はクリュッケさんと非常に親交がございまして、その標本を見る過程の中でいろいろ議論して、やっぱりこれはポリオ以外に考えられないという議論になりましたけど。これは客観性がございませんので、ここで申上げるのはどうかと思いますが。

訳文の四枚目の表側、「d」と書いた部分の訳を示しますが、ここで以下の…。

「経口ポリオ予防ワクチンと静脈周囲病巣性脳炎発症との時間的関係からみた神経病理学」、これ、非常に私の第一の条件を言っておりますね。「また死因統計にもとづいても、以下のことだけはいえる。我々の今までの知見では、因果関係を否定できる根拠はないのである」。ですから裏を返せば肯定したということになりますが、もうちょっと慎重におっしゃっている、こう解釈してよろしいと思います。

この論文では幾つかの課題があるというようなことを議論されているようなんですが、たとえば次の四枚目の裏の訳の「質問」という項目を一つご覧いただきたいと思うんですが。

そうですね、その一の原因はワクチンを接種しただけで素因のある個人になおそのような反応が起こり得るものか、これはやっぱり個体側のなんか条件があるんじゃないかということを聞いていると思います。しかし、これに答えられるのは誰もいないんじゃないでしょうか。免疫不全でも証明されるというような状態があるならばそれは積極的には肯定できますけども、しかしこれは誰も答えられないものじゃないですか。

つまり、この質問の項目等を見ますと、クリュッケさんは一応ポリオ・ワクチンと脳炎との因果関係を肯定的に見ておられて、その原因に他のものが複合しているかどうかとか、そうした問題を提起され、次の研究をうながしていると、こういうふうに読めるんですが、いかがでしょうか。

そういうふうに読めると私はそう思います。ただ非常に慎重だというので、これは本当に正しい病理学者だと思いますね。私は病理学だけじゃなくて、やっぱり臨床経過結果というものを含めて話をしているつもりでございます。

白木博次証人調書（昭和五七年九月二七日付）の三四丁を示す

次に先生の前回のご証言について一つだけお伺いします。三四丁の表、ここで未熟児に予防接種をしていいかどうか、する場合に気をつけなければいけないのかどうかということについてお聞きしているんですが、未熟児について予防接種をする場合には集団接種では行うべきではないと、こういうお考えなんでしょうか。

そうですね、まあ、その程度によりますけどもね。二五〇〇グラムぎりぎりとか、そういうのならば、それ以下であるならば、やはり特に二〇〇〇グラム以下とか、そういうものであるならば、これは当然のこととして集団接種やるべきではない、個別に回すべきだと思います。

その理由は脳神経病理学的に考えると、どういうことなんでしょうか。

それは、結局、未熟児というのは全体として体重が低いということでございましょう。その場合にやっぱり脳の発達も未熟である可能性があるわけですね。脳の発達が未熟である可能性があるとすれば、ワクチンによってワクチン禍を起こしやすい一つの基礎的な条件があるということになりますからして、したがって、そういう意味で注意深くあるべきであるということを申上げているわけです。

で、ここで私が質問として、「満期産でなくて早期産のような場合、脳の発達が遅れているということが言えるわけですね」と、こういう質問をして、先生お答えになっておられますけれども、その早期産でなくて満期産であったにもかかわらず未熟児であったと、こういう場合はどうでしょうか。

満期産であっても未熟児であった場合ですか。

そういう場合にも、やっぱりですね……。

難しい質問ですね。もう私はとってもそれだけに答えられるだけの予備知識はございませんけれども、やはり満期産であっても体重が低いということはやっぱり一つの予備条件と申しますか、そういうものがあるから、だから、やはり未熟児と共にですね、まあ、それよりもやや比重は低いかもしれませんけれども、やはり注意すべきであって、私は、やるなとは、けっして申しませんが、慎重に個別診断をすべきだと思います。

個別接種をすべきだと、こういうことですね。

はい、そうです。

乙第一一四号証を示す

東京女子医大の点頭てんかんに関する論文ですけれども、これの「表４」というのをちょっと見て下さい。この論文読みますと、東京女子医大で診た点頭てんかんのケースですけれども、そのうち予防接種と関係があるかどうかということを調べまして、コンパチブルなケースとして二例あったと、これは全症例である一六四例のうちの一・二％に過ぎなかったと、非常にわずかであったと。だから予防接種と点頭てんかんとは関係がないのではないかということを示唆している論文のようなんですけれども、ところで、この二例以外のケースはプロバブルケース、ポシブルケース、ノットリレイテッドケースと、こういうふうに分けていますね、除外しているわけなんです。その除外の基準なんですけれども、これは「表３」のほうに書いてありまして、二混では四八時間までだと、それ以上のやつは切捨てと、種痘、ポリオ、ＢＣＧでは四日から一八日、それをはずれたものは切捨てと、こういうふうになっていますが、これについてどうお考えでしょうか。

世の中コンピュータが大流行（ハヤリ）ですけれど、入れるインプットが違えば、とんでもない結論が出てくるわけですね、それを、私は、この表は示していると思います。まず第一に、この表のＤＰＴ、ＤＴというのは、これ、三混、二混ワクチンです。で、潜伏期はゼロから四八時間と切ってございましたね。しかし、木村三生夫先生が「日本のワクチン」の中に書いておられる中には三日までが入っておりますよ。じゃ、どうしてそれを切捨てたのかということになりますですね。それから私も、これは日本脳炎やら、いろんな他の種痘後脳炎やら、いろんなのを見ておりますと、たとえば種痘の場合の、これは急性脳症を意味していると思いますけれども、どうもワクチンの種類によって急性脳症の潜伏期が少しずつずれて行く可能性があります。種痘は二混よりも急性期がややずれると、長いものは五日とか六日とか、まあ、日本脳炎で沖中班が調査やった中には一九日というのがございますが、これは、ちょっと問題があるケースなんで、私がみた中で解剖例になっている日本脳炎の急性脳症の例では七日でございます。そういうものを切捨てれば、まず出てくる結論が違ってくるというのは当然ではないか。だからインプットがおかしいということがまず申せます。それからその右に書いてあるのが種痘ですね、ポリオですね、それからＢＣＧですね、これはいったい急性脳症を意味しているのか、アレルギー性脳炎を意味しているのか、あるいは、そのウイルス血症、基本的な三つの副作用のウイルス血症、ウイルス増殖型の三つのパターンに分けて、その中で潜伏期を選ばなければならないでしょう。それが、これはなんかもう一つのものとして扱ってしまっている、副作用の三つの基本的なパターンというものを考えていない。そういう意味で、まずこの表はあてにならないとこう思いますし、その中で仮に種痘による、たとえばポリオ、日本脳炎によるアレルギー性遅延型アレルギー反応ですと、まあ四日の早い例もありますが、早いのは三日の例もございます。狂犬病などそうでございます。長い例は種痘でも、やっぱり四週間あるいは五週間という例が、ドイツでミューラーが報告しております。狂犬病で行くならば、長いものは一三〇日が入ってくるわけです。これは解剖学的にも病理学的にもそういうものを確めた上でのものでございますから。まず第一、どの型の副反応であるかということがわかっていない。それからこの潜伏期も、四日から一八日と決めてかかるなら、こういうデータ出るかもしれませんけれども、実状はそんなものではないと。つまり、コンピュータによるインプットが間違っているならば違ったデータが出てくるし、それに対する結論というのはあてにならないと、私ははっきり申上げることができると思います。

その表３でポシブルの部分は、結局、今言った潜伏期の期間で切っているわけで、この表４を見ますと、そのポシブルの部分には合計一四例がそういうことで除外されているということですね。

そういうことになると思いますね。

特にこのポシブルの「a」の部分の八例というのは上の表と照らし合せますと、発育遅延もないし、他の原因もないと、マイナス、これ「N」ですね。

はあ。

ということで、結局、期間だけが含まれないからということで除外しているということでしょうか。

それから、たしかこの表でしたか、どっかの表でしたか、ワクチンだけであって、ワクチン・プラスその出産時障害であるとか、そういう問題が全く関係ないような形になって切捨てられていますね。

表5をご覧いただきたいと思うんですが、表5のプロバブルの三例がそこに書いてあって、この表4と照らし合せますと、この三例というのは潜伏期はこの論文の著者が決めた潜伏期に合っているけれども、プロバブルのですから、結局、発育はノーマルであったけれども、他のファクターがあったから除外したと。

「Other contributory factors」。

ここに英文で書いてありますが、この「Other contributory factors」というのはどういうものなんでしょうか。

他の副次的原因ですね。

この三例について、どういうことが書いてあるんでしょうか。

一番上が「Breech delivery」ですから、これは難産ですか……。

逆子。

ああ、そうそう。ご免なさい、逆子でございます。それから「Threatened abortion」、これは切迫流産ですね、流産の危機が迫っている。それから、「cerebral palsy」、脳性麻痺、それから一番下が「prolonged delivery」つまり、なかなか赤ん坊が生れて来ない。

出産が長引いたという。

出産が長引く、したがってカイザーシュニット（Cesarean section）したと、おなかを断ち割ってそれで出したと。

帝王切開ですね。

帝王切開ですね。

こういうアザー　コントリビュトリー　ファクター、他の要因によって除外するというのは、いかがなものでしょうか。

私は前から総論でもお話してまいりましたように、この幼児、特にその生れる前、それから出産前後に問題がある人こそ、本当はワクチンをやるべきじゃないと思うわけです。つまりワクチンによって副反応起こしやすいスレッショウードといいますか、域値が上っているわけですね。で、そういうものは、ですからワクチンが来なければそれはそれで済むかもしれない。それが、やればそれが非常にアンプリファイ、拡大されるという可能性がありますから、そういうものが原因でないということを除くというのはおかしいと思いますね。つまり水谷論文は同じ九例というものを書いてあるうちに、九例を分けまして、ワクチンという原因があると、しかし、ワクチンの原因の中の九例の中に五例はワクチン以外のものは何もないんだと。四例はワクチン以外に出産時の障害があるというものを、やっぱりワクチン障害の中に原因として入れているのは、私の考え方と同じなわけですね。で、福山論文はその点は非常にこう単純発想と申しますか、物の複合作用とか、相乗作用とか、相加作用とか、そういうことを考えていらっしゃらない統計ではないんでしょうか。で、これが関係ないとおっしゃるのは、私にはわかりません、どういう理由か。

（以上　五十嵐謹吾）

原告代理人（秋山）

痙攣のことをもう少しお伺いしたいんですが、木村三生夫証人は、この法廷で、予防接種後五、六分の痙攣が続いたケースについて、五、六分ぐらいの痙攣では後に障害を残さない、脳に障害はないはずであるということをおっしゃっているんですが、それについては、どういうふうにお考えになりますか。

それは、やっぱり、脳を、実際そういうケースについて、木村教授がご覧になれば、そういう結論になるでしょう。であろうとおっしゃってるだけですね。

はい。

そこで、こういう問題は、私、神経病理学をやってる者としては、生きた方を診るわけにはいかない。そこで実験をやりますですね。痙攣を起すのにはいろんな薬がございますし、電気ショックによる分裂病の研究に使われるような、そういうものでショックを起して、動物ですから、その瞬間あるいは数分後に、それを断頭して、そして、神経細胞が減ってるかどうか見るわけですね。減っていますですね、全く何にもないというわけにはいかないと思います。そういうケースもあることはございます。しかし、大多数の例、何パーセントと言われましても、今、私、はっきりした数字は覚えておりませんが、神経細胞を染める染色で見ますと、明らかに血管が痙攣を起した場所の神経細胞は減っているわけです。それにもかかわらず、臨床的には何ら特有のものが出ないと、こういう病理と臨床との間には、一つの断層があるわけです。そういうような意味合いで、ないはずだという結論は出るはずがないと思います。これは、やはり、ものを見なければ駄目なんだし、私達の経験から言えば、そのように病理できちっと確かめるという必要があると思います。ほかの例で申し上げますと、六〇歳過ぎの老人、これは血管痙攣とはちょっと違いますけれども、六〇、七〇八〇、九〇歳のコントロールの老人、全く痴呆のない、ボケのない老人を診ますと、ボケがないにもかかわらず、脳の中には、明らかに病的な変化が起っているわけです。老人ボケの原因になるような、そういう変化がちゃんと起っている、ただその量が少ないだけの話ですね。ですから、臨床的にはどうであろうと、病理学的には、一見健康そうに見えても、又完全に回復していても、その背景には、すでに病的変化が起っているわけです。そういう場合はいくらもございます。

そうすると、予防接種をして、その直後に五、六分の痙攣があって、その後何日間か何にもなかったというように外形上は見えても、脳の中には障害が残っているということは十分考えられるわけですね。

そういうことは十分考えられますですね。その傷がもとでになって次の発作を引き起すわけです。ある程度変化が起れば癲癇を起すフォーカス、焦点になるわけですね。そして、それが又癲癇を起す、それから、それが又神経細胞がやられて、それが又焦点になって、又次の発作を起していくと、こういう悪循環が繰り返されていく、だから、種痘をやった後に、重症の心身障害児になるというのは、そのためなんですね。その元はワクチン以外の何物でもないと、ほかの原因が考えられるならば別ですが、そういうものがない以上はワクチンを考えざるを得ないじゃないかという論理です。

くどいようですが、もう一つお聞きしますが、木村証人は、予防接種直後に痙攣があって、引続いて痙攣が頻発して起ってくれば、これはワクチンとの関係を考えるけれども、何日間かずっと痙攣がないと、大分経ってから次に痙攣が出てきて、そして痙攣が頻発するようになったケースについては、これは、最初の痙攣はワクチンと関係があるかもしれないけれども、二回目以降の痙攣は関係がないんだと、それは、いわゆる癲癇の素因がもともとあって、その癲癇が出てきたに過ぎないんだと、こういうふうにおっしゃってるんですけれども、それについては、どういうふうにお考えでしょうか。

癲癇素因があったものが出てきたと言う以上は、癲癇素因があるという事実を確かめられなければならないわけです。しかし、私が少なくともここで証言してきました原告については、種痘以前に癲癇素質があったという何の証拠もございません。癲癇素質があるとおっしゃるならば、それはやはり、父母兄弟その他の親類の中に癲癇を起す人がなければならない、あるいは兄弟の中になければならない、あるいは脳波検査をやれば、脳波的には癲癇素因があるということが引っかからなければならない、そうでなければ癲癇素因があるとどうして言えるでしょうか。それは、もちろん、痙攣が一回あって、それからその次に、たまたまそこに痙攣素質が加重したと、そこで始まったという可能性を全然私は否定いたしません。しかし、蓋然率はものすごく低いと思います。しかも、一回あって、その時に、サブクリニカル、つまり臨床的には出なくても、脳には損傷が残るわけです。それが焦点になる、そしてある期間経って、それが大発作に変っていくということは、精神医学をやった私としては常識のことです。

各論に入りますが、先程の先生のメモをご覧いただきたいと思いますが、原告番号⑮番の梶山桂子さんについて伺います。この人は、昭和四〇年九月八日の午後、生後七ケ月で種痘と二種混合の同時接種を受けまして、翌朝午前四時ごろ痙攣発作、それから、意識障害を伴っておりますけれども、そういう発作が起り、以後ずっと、痙攣発作が頻発したと、そして、一一歳の時に、痙攣発作を頻発した上、急性肺炎で死亡してると、そういうケースなんですけれども、この場合、ワクチンとの関係では、どのようにお考えになりますでしょうか。

極めて明白な急性脳症、二混か種痘かどちらかわかりませんけれども、その両方でしょう。それによって残った典型的な急性脳症とその後遺症と、ほかに何が考えられるか、だって、生後七ケ月までに、何ら熱性痙攣もなければ痙攣素因を思わせるようなものは何もない。全く健康にきた。そして、種痘と二混を同時に接種するとは何事だと、一ケ月の間隔を置くことが法的に決められていることなのに、どうして一ぺんにやったのか、これは、私、大きな疑問を持ちますが、その翌日でございましょう。ですから、半日ぐらいですね、典型的な急性脳症ですね。しかも臨床を見れば、痙攣発作があり、意識喪失があり、以後ずっと引続いておると、そして、それがだんだんひどくなって、結局、重症心身障害として痙攣重積で死亡したと、こんな典型的な急性例、種痘と二混の同時接種によるものがあるでしょうか。ほかに何が考えられると言うんでしょうか。

甲第四一五号証の一〇を示す

これは、亡くなる一年半ぐらい前の病状の診断書ですけれども、これは、概略ご覧いただきたいと思うんですが、後遺症として心身障害があると言ってよろしいですね。

中等度の精神薄弱あり、ですから精薄があると、それから、弛緩性運動麻痺が上肢にあると、右左にあると、下肢は、やっぱり右左も運動麻痺があるわけですね。「上下肢とも弛緩性麻痺があり、協同運動の減弱、失調がある」と。ですから、脳性の麻痺でございましょう。そして、中等度の精薄でございますから、明らかに心身障害であると。

言語もほとんどしゃべれないようですが。

ですから、中等度ですかどうですか、中等度でも白痴に近いようなひどい状態ではなかろうかと、私は患者を診ておりませんけれども、記載からそのように理解されると思います。

心身障害の程度は、軽いものでは決してないと。

はい。

それから、死亡との関係ですけれども、母親の証言によりますと、亡くなった何日か前から、大変痙攣がひどくなって、一日に一五回ぐらいも痙攣発作が起きて、大変身体が衰弱したと、食物もあんまり食べなくなったということで亡くなったと。亡くなる一〇分ぐらいまで痙攣発作が続いていたということで、ただ、死亡診断書では、急性肺炎となってるんですが、痙攣と死亡とワクチンとの関係では、どのようにお考えでしょうか。

これまでさんざん申し上げてきたように、結局、こういう急性脳症の後遺症で痙攣重積状態、非常に、一日のうちに何回も間隔なしに繰り返してくる場合には、結局、心臓とか呼吸器のほうも侵されるわけですね。で、結局、死因は痙攣発作による心臓の麻痺でございます。心臓の麻痺があるならば、当然肺にはうっ血が起るわけです。うっ血が起れば、そこにばい菌がくれば肺炎が起るのは当然であると、やはりその死因の直接の原因は肺炎かもしれませんが、それを引き起した原因はまさに癲癇の重積状態であると、これ以外には考えられないと思いますですね。

後に提出する甲第四一五号証二一の三を示す

これは、今の梶山桂子さんの接種後、接種が九月ですが、その年の一一月からのカルテなんですけれども、その二枚目からざっとご覧いただいて、接種が九月八日で、その夜、高熱が出て一五分間ぐらいひきつけたということが二ページ目に書いてありますが、その後、痙攣が頻発したと言ってよろしいですか。

九月一〇日、一一日、二九日、一〇月は書いてございませんが、一一月五日、二二日、ですから、頻発というと、多少度合がいろいろございますが、そうですね、一般的に癲癇発作というのは、半年に一回か、あるいは三ケ月に一回程度に比べれば、明らかに頻回であるというふうに申せます。間隔も短かいわけですね。

右のほうに「Fever（一）」と書いてありますが。

熱は出ていないと。

熱は出ていないで痙攣があるということですね。

はい。

ひきつけの様子が書いてありますが、全身性の痙攣だったと、こういうことですか。

全身性で、「Clonic」と書いてございます。これは間代性。硬直性間代性の痙攣であれば大発作と申せます。しかし、これは間代性の痙攣、ですから、つまり、典型的な大発作ではないわけですね。それは当然のことなんで、七ケ月の幼児ではこういう形の痙攣が多いわけです。

その次、四一年二月一一日の項以降、ざっと見ていただいて、痙攣がずっと続いていたというか、そういうふうに見てよろしいですか。

そうですね、二月一一日には、これはどういうことかな、一月四日に一回、二月に一回。ですから、まあ、約二ケ月ぐらいの間隔をおいて二回痙攣発作があったと、その後、痙攣を止めるために、アレビアチンとかルミナールを飲ましておりますね。薬を飲まして大発作を止めるわけです。ですから、この薬は、このカルテを見る限り、二月一一日に与えられて、それからずっと痙攣が、割と少なくなっておりますか、あるいはなくなっておりますけれども、たとえば、次のページの四月一五日ですか、四一五、一八というのは。

四一年五月一八日。

には、四月二七日に「general convulsion」一回と書いてあります。これは全身性の痙攣発作、これが起っております。アレビアチンを飲んでいるにもかかわらず発作を押えることができない。

その時に、熱が出てますね。

出ていますね。ある場合もあるし、ない場合もあります。それから、六月一六日に三九度熱が出た時に、二、三回ピクピクしたと、これも、非定型的な発作と考えられる。ですから、アレビアチン、ルミナールの投与にもかかわらず、その次のページにも、四一年一一月七日、これに、「convulsion」痙攣一回と書いてございますね。その後のカルテにも、やっぱり月に一回ずつぐらいは発作が起ると、それから、非定型的な発作が毎月起っているということが出ております。薬でなかなかコントロールできないということを明瞭に示していると思います。

四三年三月四日のところは、どういうことでしょうか。

「anfall ㊉」アンファルというのは発作という意味でございます。恐らく痙攣発作を意味してると思いますが、「㊉」と書いてございますから、やはり発作が起ったと考えられます。

これは、一日一〇回。

そうですね。一〇回も起るんですね。重積状態に近いような状態ではないかと思いますが、重積ほどじゃございませんけれども。

そういうことで、ざっとこのカルテをご覧になりますと、国立小児病院にかかっていたころも、ひきつけ、痙攣はかなりあったと言ってよろしいですね。

そうですね。それから最後のページ、四三年三月一八日にも、「anfall」発作、四月一日にも全身発作、そういうことが書いてございます。

それで、国立小児病院の先生が診断書を別に書いているんですが、

乙第四一五号証を示す

この岡田という先生は、終始、初めから終りまで診ていた先生ではないようですけれども、で

すから、本当の意味の主治医ではないようなんですけれども、この先生が、「熱性痙攣」という病名を書いていますが、これについては、どうお考えになりますでしょうか。

それは、痙攣発作があれば熱も出る。そういう意味で熱性痙攣という、たとえば、吐き気があったというような、基本的な病気があって吐き気があった、熱があった、痙攣があったと、この限りにおいては、この病名は間違っていない。

カルテを見ますと、熱が出ると痙攣が起る、そういう場合が多かったようですけれども、そういうことで、そういう病名をおつけになったということでしょうか。

まあ、並行現象じゃないでしょうか。熱も出るし、痙攣も起ると、あるいは、場合によっては、熱が出て痙攣が引続いてすぐ起ってくると、両方とも解釈できると思いますね。

こういう診断名がついていることは、ワクチンと痙攣との関係を否定するものなんでしょうか。

そういうもんじゃございませんですね。岡田先生が、ワクチンの種痘と二混の接種ということを認められ、そして同時に痙攣発作があったと、その翌日にですね。これをみれば、小児科の医者なら、種痘による、あるいは二混による急性脳症というものを当然つけていいはずでございます。つけていないということはどういうことか、私にはわかりませんですね。私が小児科の医者ならば、ワクチン接種後の熱性痙攣と、こういう診断をつけると思います。

次に、原告番号㉔の井上明子さんについて伺います。この人は、昭和四三年の五月一〇日に、生後五ケ月でポリオの生ワクチンの服用をし、次いで五月二七日に二種混合ワクチンの接種を受けたと、そしてポリオの生ワクチンの投与後二九日後、二種混合から数えますと一二日後である同年の六月八日に、発熱と痙攣発作を起し、六月一〇日からは昏睡状態になりまして、そして、東邦大学病院に入院したと、一週間ぐらい意識不明だったと、こういうことなんですけれども、で、現在は、高度の心身障害があると、こういうことなんですけれども、この心身障害とワクチンとの関係は、どのように考えたらよろしいでしょうか。

この中で一番重要なのは、髄液の所見ですね。背中から水を取って調べた、それが三分の一七三、三分の二五。正常は、三分の〇あるいは三分の一〇以下ですから、髄膜炎が起ったことは間違いないわけです。ですから、パンディ、プラスマイナス、三プラス、パンディと申しますのは蛋白が増えるということでございます。だから、髄膜炎が起って、細胞数も増え、蛋白も増えたと、こういうことになりますので、したがって、これは急性脳炎が起きたということは間違いない。そうしますと、問題は、急性脳炎の中のアレルギー性のものであるか、ポリオによって起ったウイルス性のものであるか、どちらかになるわけです。しかし、これを見ておりますと、ポリオのウイルスによって起った髄膜炎であるならば、高度の知能及び運動の発達が遅延するとか、そういうことはあり得ない。これは、もちろんその後の経過によってそうだと思いますが、急性期からすでにそうであると、そのようなポリオの血症による脳炎とは思われません。ポリオのものであるならば、四肢麻痺、下肢麻痺、特に足のほうにくる麻痺、弛緩性の麻痺がくるんで、大脳にくることもございますし、ある程度知能が侵される場合もありますけれども、決して、高度の知能とか精神運動発達遅延、いわゆる脳性麻痺を起すようなことは考えられません。そうだとしますと、最後に残るのは、急性脳炎のアレルギー性のものであると、こういうことになりますと、二混接種と生ワクとどちらが関係あるかと言えば、私の今までの証言の中で、二混の場合には急性脳症はあり得ても、原則として、アレルギー性脳炎はあり得ないと、こういうことになります。そうだとするならば、結局、ポリオの生ワクによってアレルギー性脳炎が起ると、これは、クリュッケさんの論文もありますように、病理学的に承認されているところであります。そうしますと、ポリオの生ワク後二九日経って起った遅延型のアレルギー性脳炎であるということが明瞭になってまいります。二九日というのは決して長くはない。たとえば「日本のワクチン」の中にはっきり、ポリオの生ワクの精神神経の障害として、何の種類ということは書いてございませんけれども、確か三日から三〇日でございましたか、そういうふうになっております。遅延型アレルギーの潜伏期というのは、非常に長いものでありまして、一週、二週、三週、四週、五週、六週、長いのは狂犬病のように一三〇日も経つ、ですから、本にも書いてあるとおりだし、我々の経験から言いましても、二九日というのは、まさに遅延型アレルギー反応であると、それの後遺症だと、こういうふうに考えてよろしいと思います。

午前中にお示しした甲第一六〇号証のクリュッケさんの論文に出てくるポリオによる遅延型アレルギーの脳炎と同じだということですね。

そうです。

クリュッケさんの論文による潜伏期を確認しておきたいんですが、

甲第一五九号証の一を示す

クリュッケさんの場合は、潜伏期はどうだったんでしょうか。

潜伏期は二一日、二〇日、？が二つ、一二日、二五日というのがございますから、四日ぐらいは、少し遅くなっても当然のことではないでしょうか。

後に提出する甲第四二四号証の二〇を示す

これは、痙攣発作が起って、意識不明になった以後、東邦大学に入院したその時のカルテですね。

はい。

ここに、一ページ目に、主病名と書いて、「Encephalitis」と書いてありますが、これは何でしょうか。

エンセファロパシーというのは脳症でございます。エンセファリティスというのが脳炎でございます。主病名は脳炎ということになりますね。

そうすると、東邦大学でも脳炎の診断をしてるということですね。

はい。

それで、ずっとあとの「入院中の経過要約と考按」と書いてあります。ここが入院中の経過の要約ですが、ここに、さっき先生がおっしゃった細胞数だとかパンディのプラス、マイナス等が書いてあるわけですね。

はい。細胞数が三分の二五から一七三の間ということですね。で、ウイルス抗体マイナス、このウイルス抗体は何を調べられたか、恐らくポリオを中心に調べられたと思いますが、アレルギー性の場合には出ないのはあたり前であると。

後に提出する甲第四二四号証の二三及び二四を示す

これは、当時、血清検査をしたものですが。

そうですね。インフルエンザ、ムンプス、耳下腺炎ですね、アデノ、日本脳炎、日本脳炎までは八倍以下ですから、全く正常です。で、ヘルペスウイルス、ポリオウイルス1、2、3型については、何の記載もない。

これは、検査をしてないようですが。

してなければどうしようもありませんね。しかし、これは、臨床から言ってポリオによる脳炎でないということは、先程申し上げましたとおり、脊髄症状がないですから。

そうしますと、インフルエンザ、ムンプス、ムンプスというのは流行性耳下腺炎ですか。

はい。通称おたふく風邪というやつですね。

それから、アデノウイルス、日本脳炎については抗体が上がっていない、感染したという証拠がないということですね。

はい、そうです。

そうすると、一応、他のウイルスによる脳炎であるかどうかについても、一応の検査はしてあるということですね。

そうですね。かなりよく調べられているんじゃないんでしょうか。

原告代理人（河野）

原告番号⑩の依田隆幸君に関して伺います。依田隆幸君は、四〇年六月一四日に生まれて、四〇年一一月二九日、生後五ケ月でインフルエンザワクチンの接種を受けております。出生の時は、鉗子分娩、前頭位という形で生まれていますけれども、特に健康上の問題点というのは気付かれなかったんですが、事故の後には、卵アレルギーというのが顕著であると、それに両親は気付くようになったということです。予防接種の関係を申しますと、昭和四〇年九月二一日これは生後三ケ月目ですが、三混の一回目を受けて以降、一〇月一三日ポリオの生ワク、一〇月二八日三混の二回目、一一月二四日、これはインフルエンザの接種の五日前ですが、一一月二四日に三混の三回目を受けております。インフルエンザワクチンの接種を受けた後に、二日あるいは三日後なんですけれども、発熱がありまして、六日かあるいは七日、これは必ずしもはっきりしないんですが、そのぐらい経過した時に、眼を白眼にして身体を硬直させるひきつけを起したと、高熱が続いて、病院に即時入院して、約一ケ月病院に入院しましたけれども、退院した時には、従前とうって変って、首も座らずに寝返りもできないというような状態になって退院して、その後、癲癇発作、痙攣というのが続いておりますけれども、現在、精神薄弱兼癲癇の症状で、いわゆる動く重症児と言われる状態になっております。このケースについて、インフルエンザワクチンあるいはその他のワクチンも考慮に入れていただいて結構ですけれども、ワクチンの接種と現在の症状との因果関係について、先生はどのようにお考えになるでしょうか。

正直に申しまして、非常にむずかしい例だと思います。つまり、短期間に相当たくさんのワクチンが注射されている、一体どれから潜伏期を取っていいのかわからないということになりますが、私は、しかも、脳脊髄液を取って調べているデータがないんですね。ですから、脳炎であるか、脳症であるか、よくわからないということもございますが、私が午前中に申し上げましたいわゆる第一の条件、つまりワクチン接種以前には何もなくて、それから第二の条件として、ワクチン以外に考えられる原因がないと、そういう条件、それから、仮に、最後に接種したインフルエンザワクチン接種というものが原因であるならば、その潜伏期は、私の計算では六日後になっておりますが、そちらの計算とちょっと違うようでございましたね。

事故報告書という書面によりますと六日後ということなんですが、母親の証言ですと、あるいは七日後であったかもしれないという証言がございますので、先程、六日後かあるいは七日後というふうに申し上げたんです。

この六日、七日を急性脳症の潜伏期とみるか、アレルギー性の潜伏期とみるか、あるいは、インフルエンザの場合はウイルスは殺してございますから、ウイルス血症、ウイルスが脳に行って増えるという可能性は全く否定できる。ですから、急性脳症か、アレルギー性の脳脊髄炎か、そのどちらかになると思うわけです。で、六日というものを、急性脳症ともみれます。なぜなら、これ、すべて誤解があるんですけれども、急性脳症の潜伏期間の取り方が、すべて二混、三混ワクチンを基準にして取られている、これが第一間違いであると。種痘、極端な例を申しますならば、私が何度も申しましているように、ポリオというのは七日前後を中心とした潜伏期であると、ポリオのそのように接種するワクチンの種類、それからどういうルートで接種したかということによって、各ワクチンによって、やはり急性脳症の潜伏期が変ってくる余地があると思います。少なくとも私がこれを急性脳症とも読めるという理由は、インフルエンザワクチンを刺す前に、すでに卵アレルギーが起ってきたという、あ、

接種する前ですね、接種してからでしたか。

接種して後、気付くようになったと。

そうですね。インフルエンザの急性脳症の原因というものの中に、どの本を読みましても、はっきり書いてありますのは、免疫関係の、「日本のワクチン」にも書いてございますが、インフルエンザの旧型のインフルエンザは、鶏卵、卵でインフルエンザウイルスを増やすわけだから、急性脳症が起るんだと、これを気を付けろということがすべて書いてございます。つまり異種蛋白があるからだと、そういうものが□に入るからそうなるんだと、その点を重視しますと、六日後に起ったひきつけ、精神薄弱と癲癇、これは、十分急性脳症でも説明できます。もし六日がそれでも少し潜伏期としては遅過ぎると言うならば、脳炎の、急性脳炎、アレルギー性脳炎の可能性も考えられる。しかし、どちらかと言えば、私は、急性脳症又は、（又は脳症）と書いてございますが、この場合は、むしろ急性脳症を考える。で、精薄で急性脳症を起した場合の後遺症として、精神薄弱と癲癇が起ってくる例は決して珍しくないわけです。大阪でしたか、国のほうの反対尋問で、我々の知っているのは、急性脳症の後には必ず脳性麻痺がなければならない、手足が不自由でなければならないということをおっしゃっておりますが、そんなことはございませんということを、私は解剖例について申し上げました。つまり疫痢によって急性脳症が起って、精薄と癲癇だけの例と精薄プラス脳性麻痺の例というのの解剖例を三例出しております。そして、急性脳症の原因というのは、血管が痙攣を起すわけです。血が通わなくなるわけです。そのために神経作用が死ぬわけですから。ですから、痙攣を起す原因となる血管によっては、前頭葉だけがやられる場合が出てまいります。前頭葉は、これは人間の知能、性格の□でございます。そこがやられますと精薄であると、プラス癲癇という例を私は二例、解剖例で、実際、表にしながら、スライドにしながら、ここで出しております。それから、一例は、見事な脳性麻痺、片麻痺ですね、左の手足が麻痺して、そして精薄であると、これは、痙攣を起す血管の範囲が広くて、運動領域まで及べば、脳性麻痺が出る。ですから、脳性麻痺の後遺症の中に精薄があって脳性麻痺がないのは、急性脳症の後遺症とは言えないなんてことは言えません。私は、解剖例ではっきりと確かめております。ですから、私は、この例は、どうも髄液の検査がないから、潜伏期が少し延びているから、多少問題はあるけれども、しかし、急性脳症とその後遺症として不都合はないと考えます。

いくつかワクチンが接種されているわけですが、その中でどちらかと言えば、最も原因と考えられるものはインフルエンザというふうに言ってよろしいんでしょうか。

そう思いますですね。

依田隆幸君のケースについて、木村三生夫証人は、この法廷で、このケースは髄液の検査がないから、脳炎か脳症かはっきりしない。ですけれども、脳症とするならば、二日後に発熱をしてるのは、発熱の時期が遅過ぎると、脳炎というふうに考えれば、六日後に脳炎症状が出るというのは早過ぎると考えられる。だから、インフルエンザワクチンはこの症状には関係がないんだと。そして、依田隆幸君がインフルエンザワクチンを接種した当時、風邪を引いてた可能性があるので、風邪を引いて発熱して、そして脳症という可能性があるのではないかというふうに証言していますけれども、こういう見解については、どうお考えになりますでしょうか。

最初の脳炎か脳症か断定できないということについては、私と同じでございますね。最後の風邪を引いたためのものであると、風邪を引いたという客観的な記載があるんでございますか。

母親の供述なんですが、接種当日に、生まれて初めて鼻水を出している、ちょっと風邪を引いたような状態であったと。

ああ、そうですか、客観的記載がございますね。鼻水を出したと、しかし肺炎症状はないわけですね。

はい。

肺炎症状があるならば、インフルエンザウイルスによって脳が侵されるということはございます。非常にまれではございますが。鼻水程度で起ったかどうか、非常に疑問だとこう思います。で、その次に問題になるのは潜伏期の問題で、急性脳症にしては二日であると、六日であるから遅いと、これは、先程から私たびたび申し上げました。つまり、ワクチンの種類によって急性脳症を起す潜伏期が違うんだということを。二混がすべてであって、それから類推してるというのに、そこに基本的な間違いがあると。それならそれで、ポリオの七日前後というのは、完全に否定されてしまうわけですね。急性脳症つまり二混、三混であるならばよろしいと。しかし、どうもワクチンの種類によって種痘とかインフルエンザとか日本脳炎とかいうのは早いのもございますけれども、遅いのもあるんですね。ずれていくわけです。その一番いい例がポリオであるということを、私は、七日前後がそこに集まっているということを申しましたから、これは、刺したワクチンを二混として、急性脳症としては早過ぎるというふうに考えていらっしゃると思うんです。それから、六日後に起ったとすれば、ウイルスの脳炎としてはおかしいと。しかし、ウイルス脳炎が考えられますか、インフルエンザウイルスはちゃんと殺してありますよ。ウイルスが増える可能性があるはずがございませんです。だから、その考え方は、全くナンセンスだと私から言わせれば、そう言わざるを得ません。

木村証人は、脳炎の場合は、アレルギー性の脳炎と考えると、脳炎症状が出てくるのが早過ぎるんじゃないかと、こういうふうに証言しておられますが。

そんなことはありません。それは、私が何度も言ったように、潜伏期というのは、中枢神経系の症状が出るのを潜伏期と言いますね。これは、九月二七日に証言しましたように、アレルギーだけの問題じゃない、どこの場所に病変が起るかによって潜伏期が変ってくるんだと、つまり、脊髄のように非常に狭いところに小さな病変が起っても、そこには何十億という神経線維が通ってるところに、小さな線維が、小病巣が起っても、潜伏期は早くなるわけです。その証拠に、狂犬病ワクチンの中で、脊髄型と脳型とあるという話を致しましたが、脊髄型は早いものは三日で起っております。四日で起っております。一週間がピークです。ですから、どこに変化が起るかということを考えないと、非常に機械的なものの考え方になってしまうわけです。しかも五ケ月でしょう。そういう場合に、私は、先程から申しておりますように、生後四ケ月で種痘をやったと、四日でアレルギー性脳炎を起している、そういう解剖例があるということをお話申し上げました。何が六日が早過ぎるものですか。もっと短い例だってありますですよ。そして、その自然曲線というのはピークがあって、短いものがあれば、長いものがあるという事実を何か機械的に切ってしまうと、そういうものの考え方は、少なくとも疫学者ならばともかく、臨床家であるならば、そんな考え方をすることはないと思いますがね、私は。

（以上　秋　山　か　ち　子）

東京地方裁判所民事第三四部

裁判所速記官　五十嵐　　謹　吾

裁判所速記官　秋　　山　　かち子

（添付書面）

(1)　原告番号⑥尾田眞由美（種痘）

・発育は標準体重をやや下まわった。1か月検診時に栄養失調気味

・生後3か月で種痘→7日後に右眼斜視ひきつけ→その後もひきつけは小さいものが続いた

→生後6か月すぎからケイレンは大きくなった→2才8か月以来毎日大発作→約14年後死亡

・急性脳炎（または脳症）→ケイレン大発作継続→後遺症として重症心身障害者→死亡

(2)　原告番号⑧布川賢二（種痘）

・鉗子手術（吸引した？）体重2900g（仮死の記載なし）

・生後6ケ月で種痘→5日後にケイレン発作→20日か1か月後に第2回の発作→さらに1週後に第3回発作→その后は多発（大発作、小発作）→5年後に大発作重積で死亡

・急性脳炎（または急性脳症）→ケイレン発作→後遺症としての重症心身障害→死亡

(3)　原告番号⑩依田隆幸（インフルエンザ）

・生後5か月でインフルエンザワクチン接種→6日後発熱ひきつけ→入院、通院→精神薄弱とテンカン

・急性脳炎（または脳症）→ひきつけ→後遺症としての精薄とてんかん

(4)　原告番号⑪伊藤純子（ポリオ）

・生後14か月でポリオ生ワクチン投与→10日後発熱、ケイレン→入院、意識障害（ポリオワクチン接種後の脳症）→脳性マヒ、知能発達遅延、てんかん

・急性脳症→ケイレン意識障害→後遺症としての重症心身障害

(5)　原告番号⑮梶山桂子（種痘、二混）

・生後7か月で種痘と二混の同時接種→翌日早朝（午前4時）けいれん発作、意識喪失→以後ずっとけいれん発作が続く→約11年後急性肺炎で死亡

・急性脳症→後遺症としての心身障害→ケイレン重積にて死亡

(6)　原告番号㉔井上明子（ポリオ、二混）

・生後5ケ月でポリオ生ワク、ついで二混接種→ポリオ生ワク投与後、29日後、二混接種後12日後にして発熱、ケイレン→入院→Liquor 173／3～25／3、Pandy ±～卄 高度の知能及び運動発達遅延

・急性脳炎→ケイレン頻発→後遺症としての重症心身障害

白木博次証人 (3)

附録第四号様式（証人調書）

事件の表示	昭和四八年(ワ)第　四七九三号　外

証人調書（この調書は、第六〇回口頭弁論調書と一体となるものである。）

期日	昭和五八年　一月三一日　午前一〇時　〇分
氏名	白木博次
年令	
職業	
住所	
宣誓その他の状況	裁判長は、先にした宣誓の効力を維持する旨告げた。 後に尋問されることになっている証人は、在廷しない。
陳述の要領	別紙速記録のとおり

裁判所書記官　中島利雄

原本番号	昭和五〇年（民）第四〇〇号の一一一
速記録	昭和五八年　一月三一日　第　六〇回　口頭弁論
事件番号	昭和四八年(ワ)第四七九三号
証人氏名	白木博次

原告代理人（中平）

今日は先生に予防接種事故の被害の点について伺わせていただきます。予防接種の事故の被害者の多くは重度の心身障害を受けているということで、本件事件でも多数立証されておるわけでございますが、この重症心身障害の意味について、まず伺いたいと思います。

非常に端的に申しますと、重症心身障害というのは、重度の精薄、それから重度の脳性麻痺、これを両方合併しているものを重症心身障害と申します。

本件原告たちの中には、その後のどに物が詰まって死んでしまうとか、あるいは風呂場の中で転倒しまして溺死するとかいうような事故によって亡くなっておる人もおるわけですが、こういう死亡はこの重度心身障害の結果でございましょうか。

その通りでございます。言葉として長くなるとまずいので、たまたま重度の精薄と重度の脳性麻痺を合併していると、それを称して重症心身障害というと、こうなっておりますが、もちろん脳神経がひどくやられるわけでございますから、脳神経はあらゆる体の組織を支配しておりますので、当然その身体の発育それ自体も遅れて参ります。普通の子供に比べて、足その他の発育が非常に不十分であるということもございますし、それから普通の子供と違って、いろんな黴菌に対して感染した場合の抵抗力が弱いと、ですから容易に肺炎を起こし易いとか、あるいは皮膚に黴菌が付いて、その結果として重度の蓐瘡が生じ易いとか、そういうことがございますし、それからもちろん誤飲するということは、結局飲込むいろんな筋力を支配している中枢が脳にあるわけですから、そこがやられるというようなことによって、やはり誤飲というものの原因になってくると、そういうことがございます。それからよく、てんかん発作を起こすわけなんで、従って風呂場の中で倒れて溺れ死ぬというようなことも考えられますし、あるいは道を歩いていて、たまたま倒れたところ、うつむきに倒れたときに、その目の前に小さな水溜まりがあれば、その水溜りを誤飲することによって詰まって死んでしまうと、こういうようないろんな身体的な、正常児に比べて弱みを持っているというのは当然なことでございます。

後に提出する甲第一八一号証、一八二号証、一八三号証の一～四、一八四号証の一、二、一八五号証の一、二を示す

これらは先生がお作りになったスライドを写真にしたものでございますね。

はい、そうでございます。一部は学会の雑誌だとか、あるいは衆議院の私が呼ばれました社労委員会のプリントから複製したものもございますし、また大阪のワクチン禍裁判で証言したものも含まれております。

甲第一八五号証の一、これはワクチン禍による被害児の実態とその家族、特に母親への悪影響（Ｉ）というのでございますが、この最後の行に、その意味でも難病に該当する、というところがございますね。

はい。

で、難病について先生に伺わしていただきたいと思うのでございますが、先生御経歴の中に、東京の療育センター所長、院長をなさったということがございますが、只今の重度心身障害児または障害者、そういう者の研究診療にも当られたわけでございますね。

その通りでございます。これは美濃部知事の前の知事、東さんは医者でございますが、その知事に頼まれまして、療育センターの建設委員会の委員長をしたことがございます。それが出来まして、それから美濃部知事の時代に、大変だろうけれども、是非院長を引き受けてくれないかと。私は東大の教授でございますから、なかなか難しいが兼務ならば出来ますと、兼務ということが文部省なり都のほうで承知であるのならば、やりましょうということで、そういうことになりまして、初代の院長をやっております。

それで、重度心身障害が難病に該当するという難病という概念について御説明いただきたいと思いますが、甲第一八二号証に基づいて御説明して下さい。

これは、第六八回の国会の衆議院の社労委員会で私がその難病についての、当時は特殊疾病と申しておりましたが、それの証人の一人として呼ばれたわけでございます。私のほかに、東大の今名誉教授である沖中重雄先生、それからスモンをやっておられました甲野礼作先生、それからベーチェットをやっておられました、亡くなられましたけれども、帝京大学の故清水教授と、それから私が呼ばれまして、私は各論的な病気の立場を離れまして、難病とはこういうふうに考えるべきであるということを証言いたしました。その要約でございます。で、そのとき要約いたしましたものは、ちょっと国の考え方と違っておりまして、国は、難病というのは、ようするに原因不明であり、治療法がないものである。まあ、端的に申しますと奇病というような表現でございます。それは、一九七二年四月当時のことでございます。今は、あるいは変わっているかもしれませんけれども、それが第一の定義であり、第二の国の定義は、長期療養を必要とすると、こういうことでございます。しかし、私がそこで証言しました難病の考え方は、病気単位として考えるべきではないのだと。それから、原因の明、不明は関係ないと。なぜならばたとえば、頭部外傷、交通外傷というような明白な原因があり、脳がクシャクシャにやられてしまうと、これは原因が明らかであると、それから治療法はやはり救急医療なり、脳外科的な治療がそこにあるにもかかわらず、その結果植物人間になったならば、第一の定義である社会復帰が極度に困難か不可能になる、こういう状態に陥ってしまうと、その状態像に対してわれわれは難病という言葉を使うべきなんだと、こういうことでございます。その難病の定義の中には、そのときにも申しましたが、一の項目のところに、社会復帰が極度に困難か、不可能というのは、大体大人の場合を意味しておるわけでございますが、しかし先天的に、あるいはここにワクチンのように、後天的ということも入らなければいけないと思いますが、先天的、後天的に社会的な適応が極度に困難か不可能である、つまりワクチン禍の被害者のように、始めから社会生活に入って行くことが出来ないと、あるいは非常に困難になった状態というものも意味しているのであるということでございます。ですから、従って、三の項目のように、先天性の重度の精神身体障害又は重症の心身障害に始まり、寝たっきり老人にまで幅広く分布し、従って一つの病気を指すのではなくて、患者の状態像に指向した考え方であるということを第三項目で述べまして、そして医学には五つの医学があり、そのどの医学に属するかと言えばそれは第五医学つまり重症医学の対象であるということを申しました。で、第一の医学を簡単に説明しますと、これは健康増進医学で、積極的に健康増進をして、病気にかからないようにする医学である。それから、第二がいわゆる狭い意味での予防医学、この中にはワクチンも入るわけでございますが、そして第三として治療医学がある。それから、第四として、治療の結果、よくなって今度は社会復帰医学リハビリティション医学がある。しかし、この五つから、四つの医学を突破されて、社会復帰が出来ない最後の医学、それが第五医学であり、重症医学の対象である。従って、この問題は単に医学だけの問題ではなくて、社会福祉学との緊密な連携を不可欠とすると。これはほかの医学でもそういうことがございますけれども特にこの重症の第五医学というのは、そういう、難病というのは、そういうことであると、それから少なくとも一九七二年当時、現在でもこの状態は多少にかかわらず続いていると思いますけれども、難病という言葉は、国際医学の用語にはございません。これは日本特有のものでございます。なぜ特有かと言えば、それは日本という社会の中において、こういう難病というものが医学と福祉の双方から多分にこの言葉には、少なくとも一九七二年ということが入っておりますが、疎外されている実状にある。従って、一から五までを総括するならば、難病というものを単に医学の面だけからとらえては駄目なんだと。つまり、医学、福祉学、社会学等の総合概念であると、そういうことでございます。

甲第一八一号証、順天堂医学の先生の御論文と、今すでに申しましたが、今の甲一八二号証には、この後天的な幼児期の後天性の諸疾患というのが含まれていないのですが、この先生の御論文の冒頭で、これを難病の中に含めなければいけないということが出て参りますね。

はい。

そして、今もお話がありましたように、日本の特有な概念であって、これらの難病は、この先生の論文の一ページ目、右の段の真中ごろにございますが、現在の日本の医療福祉体系の不備ともあいまって、必然的に崩壊家庭をも招くという特色があると、こういうふうに先生は御指摘になっておられますね。

はい、崩壊家庭という意味は、いろんな意味がございまして、まず経済的な崩壊家庭ということもございますですね。それからこれはまたあとで証言しなければならないと思いますけれども、いろんな家庭的な不幸が起こっておるわけです。そういう精神的な、社会的な問題もあるわけでございます。

そこで、今のお話を詳細にしていただくことになるわけですが、その前提としまして、先生はいわゆるこのワクチン禍訴訟の大阪訴訟で、被害者の実態調査、特にタイムスタディというものをなさいましたですね。

はい。

甲第一八三号証の一～四、これが先生がなさったそのタイムスタディの一つのケースでございますか。

はい、一例でございます。

本件原告につきましては、裁判所が全部の原告の家庭を回りまして、その被害の実態を直接に見て下さっておりますので、この大阪でなされましたケースの御説明は枝番の一、二、三にございますが、これをまず簡単に要約していただきたいと思います。

その前にちょっと申し上げたいのですが、タイムスタディということは、一体どういうことかということなんですけれども、結局その被害者、被害児だけでなくて、それを介護している特にお母さんの場合、あるいはほかのきょうだいの方、それへの被害がやはり大きいわけなんですね。ですから、被害児だけを調べるだけではなくて、その家庭の被害をタイムスタディということで調べて行くわけです。被害児の家庭を御覧になれば、おわかりと思いますが、家庭が悲惨であるということがわかりますけれども、しかしそれを客観的に数値として表わすということがタイムスタディの大きな一つの利点でございます。これは家庭の中に二人の看護婦乃至はホームヘルパーなり、あるいはケースワーカーが入りまして、そして患者に一人、それからその介護するお母さんに一人付きっきりになりまして、朝から晩まで二四時間、ストップウォッチを押しながら、今患者は何をしているか、それに対して母親はどういう対応をしているかということを秒単位、分単位で刻みまして、そしてそれを集計して、全体の生活の時間帯として表わすわけでございます。ですから、大変なタイムスタディでございますけれども、しかしながら客観性が得られるということが非常に大事ではないかということが第一点と、しかしそういう時間帯だけで被害児のあるいはその被害児を取りまく家庭の被害というものは、数字だけでは出てこない面がございまして、従ってその家庭の中に入り込めば、お母さんも必ず本音をおっしゃっていただきます。そういう対話を交わす中において、いわゆる聞取り調査というものをやります。この二つによってはじめて客観性が出てくるし、被害の状態が把握出来ると、こういうことでございます。

その詳細なデーターは、実は先生からお預かりはしたのですけれども、こちらの法廷には提出しないことにしたのでございます。それで、今の甲一八三号証の一乃至三に、一つのケースの現病歴等の記載がございますので、一応それを前提にして、あとの御説明をしていただく関係でこれを要約していただきたいと思います。

これは、一九八一年九月時点での二混又は百日咳、単独ワクチン後に起こった重症心身障害の一例という例でございまして、その当時は二五歳ですから、現在はもう二七歳になっておるわけであります。で、この患者さんは、現病歴その一の所に書いてございますように、ともかく生後五か月で二混ワクチンの第一回接種をやっております。しかしそのときはなんともなかったわけです。それから生後六か月に二回目をやっておりますけれども、これもなんともございませんで、それから半月たったところで、三回目の二混もしくは百日咳ワクチンをやったと。そうしますと、一日以内の潜伏期、まあ正確な時間帯がわかりませんけれども、大体一日以内に起こってきて、で、左に目を向け、そして右手にはじまるいろんな痙攣が続いて、それが一〇分間続いております。そしてそれから以降まあ一八三の一にも書いてございますし、一八三の二にも書いてございますように、痙攣発作が毎日非常にたくさんあるのですね。これは小さなものまで入れてやりますと、五〇回あるいはひどいときには一〇〇回ぐらいあるわけでございます。そして、そのために脳の発育がどんどん止まって行くと。最初は左の脳のほうが強くやられている症状が出て、そのために右の手足が動かなくなってしまったわけですけれども、それが痙攣が続く度に、だんだん左右の脳が強くやられるようになりまして、従って左右の手足もやはり麻痺してくると、こういうような状況がございまして、その間入院もしておりましたり、あるいは専門医療も受けておりますけれども、どちらかというと余りこれは、この患者は神戸なんですけれども、余りいい病院がないわけで、結局お家でずっと見ていらっしゃると、こういうことになっております。で、まあ生れて六か月半の時点ですでに勝負がついたわけでございます。二混、三混をやった、そして約二一日以内に発症し、そしてそのあとは全くひどい脳性麻痺が左右、特に右のほうに強く起こっております。しかも精薄という程度をはるかに越えて、白痴以上のものであると。われわれはそういう言葉に対しまして、療育センターの時代に一つの概念を作りましたが、白痴よりもっとひどい状態、つまり脳が、ア・セレブレィトスティト、脳がない状態と。この患者さんも全く発音は出来ませんし、両親の顔もわからないと、そういうことでありますので、いわゆる無脳状態と申しますか、そういうような状態で、しかもそれが一昨年の時点でまだ生きていらっしゃるわけです。六か月半であれをしまして、その間この患者さんの介護はものすごく大変だったと思うのですけれども、現在その当時二五歳でございましたが、体重はわずか一〇キログラムでございます。ですから、二五歳であれば当然四〇キロ、五〇キロになっていいわけですけれども、一〇キログラムと、そのようなひどいやせた状態に陥っております。それに、体のあっちこっちに褥瘡がたくさん出来ておりますが、よくまああれを二五年間も介護をして、生き続けることが出来たと思うぐらい私は非常にこの患者を見まして、お母さんの熱心さに感動したものでございます。

そのお母さんの介護の実態を表にしたのが甲第一八三号証の四でございましょうか。

はい、そうでございます。

じゃ、それを御説明いただけますか。

ごく簡単に説明いたしますと、私たちはこういうタイムスタディは今まであらゆる難病について、何百例と重ねてきたわけでございますが、それを一代表例だけをお出しするわけでございます。で、ここに（a）、（b）、（c）と分かれておりまして、（a）というのは、たまたま昭和五〇年にNHKが専業主婦ですね、主婦だけに専念して、アルバイトをしていない主婦の、その一日の時間帯を、土曜日一〇二五人、日曜日一〇一七人について、専業主婦の生活時間帯を調べております。その総平均値が一番上の（a）に出ております。それが次の（b）、スモン患者を介護している人、あるいは（c）、今お話いたしましたワクチンの副作用による被害児の介護に当っているお母さんの時間帯と比べたものでございます。それで、その生活時間帯の分け方でございますけれども、いろんな分け方があると思います。しかし、睡眠をすること、食事をすること、身支度をすること、あるいは休養を取ることというようなのは、一応生理的な時間帯の中に組み込んでございます。もちろん、その食事というものの中には、これは社会的、文化的な生活の、食事そのものを楽しむという要素があると思いますけれども、食事をしなければ死んでしまうという意味で、一応生理的時間帯の中に入れてございます。そうしますと、一般の主婦というものは、こういう生理的な生活をしていると。それに対して、専業主婦でございますから、当然家事・育児・家庭という一つの介護的な、家事的生活の時間帯がございます。これで見ますというと、一般の健康な専業主婦が、如何に社会的、文化的生活、つまり新聞・テレビながら視聴も含んでおりますけれども、それから趣味、社交というような時間帯が十分あるということがおわかりいただけると思います。で、（c）をコントロールとしまして、（b）という四〇歳の女子の患者さんで、一九年間経過しているスモンの患者さんで、ADL全介助というのは、日常生活も全く介助しないとどうにもならないという患者、その患者さんの時間帯ではございませんで、それを介護しております患者の姉さんの時間帯が出ております。そうしますと、生理的な時間帯は、まあ一般の専業主婦と同じ時間帯でございますが、どうしても介護の時間帯、つまりADL全介助を要する患者でございますから、介護してやらなければ、一人で歩くことも、立つことも出来ません。従って家庭の中における介護の時間帯というものが当然大きくなって参りますと、そうしますと、介護家事の生活時間帯が延びて行くと、その分新聞・テレビを読むというような、そういう社会的、文化的な生活がそれで犠牲にされているということが出て参ります。これが結局被害者だけでなくて、周りの患者を介護する人の時間帯が食われていると、そのために非常に多くの時間を要すると。で、ほかの生活が犠牲になっているということを示していると思います。ところで、今お話ししましたこの大阪の二混後の、二五歳なのにわずかに体重が一〇キログラムしかない人の面倒をみておりますお母さんの時間帯が（c）に出ております。やはり眠らなければなりませんので、睡眠時間帯は、これは二五パーセントというので、コントロール対象例と同じでございますけれども、しかし食事の時間帯が切り詰められ、更衣、入浴、トイレ等は切り詰められ、休養の時間帯が切り詰められているわけでございます。そして、その分は、もう圧倒的な介護の時間帯が二四時間の生活の中でほぼ五〇パーセントを占めている、半分を占めている。一二時間は介護に食われているということを明瞭に示しております。なぜこんなに時間が食われているのかということを、たとえば一例で説明いたしますと、食事の回数が九回ございます。普通のわれわれであれば、三回で済むわけでございますけれど、なぜ九回やらなければならないかと申しますと、体重が二五歳であるのに、わずか一〇キログラムしかない人に、一度に多くの食事を、三回だけに区切ってやれば、それだけで消化不良を起こしてしまいます。従って非常に栄養価の高い食事を何回も、流動食に近いものを何回にも分けてやるということで、それが九回かかりますので、それの時間帯も細かく計算してございますが、それは出ておりませんが、あるいはこのお子さんは虫歯だらけでありまして、歯がほとんどございません。そうかといって、歯医者に診てもらっても、歯医者さんがその患者を治療するときに、じっとしておれと言っても、そのじっとしておれ、という命令を理解することが出来ません、従って麻酔をかける以外にないのですが、麻酔には到底抵抗出来ないほどの体の状態は弱っているわけですから、従ってやれない、やれないと虫歯が全部抜ける、歯槽膿漏が出来るで、その膿が口の中に一杯になってしまう、それをふいてやらなければならないわけです。その清掃の時間帯というものがもう一日に二〇回ぐらい要しているわけですね。まあ一事が万事でありまして、それからおむつ、これは全く知らせません。従っておむつを少し怠ると蓐瘡が出来てしまう。それが感染して全身に広がり、死んでしまうということで、絶えずおむつがぬれているかどうかを見てやらなければならない。こういうような時間帯がものすごく食われていると、そのためにトータルをやりますと、介護の時間帯が五〇パーセント近くになるというのは、当然なことになってしまいます。しかし、家事は主婦としてやらなければならないというので、合間を見てやる、従ってそのしわよせは、新聞、テレビあるいは趣味、社交というような時間帯が全く食われてしまっております。しかし、私は決してこの主婦がテレビを見ていないとは申しません。見ております。患児の枕元に付きっきりのままテレビをひねっておりますが、そのテレビ番組を見ますと、それはすべて子供の刺激になるような子供番組を選んでいらっしゃるわけです。何かテレビからの刺激というのが子供の脳に対して影響を与えないだろうかということを考えながらやっていらっしゃるのであって、私はこれは社会的、文化的生活ではなくて、むしろやはり一つの介護の延長であると、そんなふうに考えて計算いたしました数値がそのように出てくるわけであります。

全面介助を要する寝たきりの子供の例でございますが、被害者の中に、このある意味では寝たきりの子供よりもっと介護が大変なように思われます動く重症児というのがございます。この動く重症児に対する介護は、今の先生の御説明の例に比べましてどんなものでございましょうか。

　これは、あとでワクチン禍被害児を持つ諸家族に共通する問題点とか、あるいはその母親への悪影響の中で触れるわけでございますが、今この時点で御質問がございましたので…。

それじゃ、この時点で結構でございますから。そうしますと、今のタイムスタディは、この件だけではなく、ほかにもなさっていらっしゃると思いますが、それから先程のお話の患者の家庭に入り込んでの聞取りと、そういうものを総合された先生の総括と言いますか、そういうものを聞かせていただきたいと思いますが、甲一八四号証の一以下にそれが記載されておりますので、それに基づいて御説明いただきたいと思います。

　先程冒頭にも申しましたように、ワクチン被害児の状態像は、大部分が重症心身障害であります。従って、そうでなくても精薄だけという患者さんもいらっしゃいますけれども、しかしそれは社会的にその適応が非常に困難であるという意味では、やはり私の言う難病の概念に相当いたしますが、難病と言っても何百種類もあるわけなんですが、そのワクチンによって起こった被害児を持つ家族、特にその母親に共通するワクチン禍特有な一つの何か問題点がなかろうかということで、聞取り調査もそのような意味合いで、少し重点的に調べた結果が出ております。これは、今お話申し上げました特殊な例だけでなしに、動く重症児も何もかも全部含まれております。従ってまずその就学不能、つまり動けない、うちにしかおられない就学不能の被害児の介護に当っているのは、これは実態的に見まして、入院しておられる方は別問題としまして、在宅でおられる方はもっぱら母親でございます。その場合端的に言って、被害児の生命危機、たとえばその大発作、小発作、まあいろいろなてんかん性の発作がございますが、そういうものに対して母親がだれの援助も受けることなく、独力かつ素手でたたかっているということが言えると思います。保健所からアドバイスがあるわけでもなし、専門病院からアドバイスが来るわけでもない。従ってその被害児の介護に当っている母親の技術というものは、ほとんど自分の手で創造して行ったのが実状である。しかも、発作を起こし、一般状態が低下して行く様を見ているのが辛い。で、人事を尽せないのがもどかしいと。それから、異口同音に母親が訴えるのは、子に先き立たれるのが悲しいと、そういうことを母親は訴えております。このことは、裏を返しますと、じゃそういうものに対して的確なアドバイスを保健所なり、専門病院のほうから行ってやっているかどうかという医療の問題、保健所の問題、あるいは、一体どのようなふうに経済的あるいは法律的な処理をしていいかということについて、アドバイスをする福祉の現実的な対応、特に現場的対応、在宅的対応、特に被害児の在宅ケアーとしての対応がほぼ皆無に等しいということを意味しております。それは、就学不能の被害児でございます。一方その歩けると、施設に行けると、あるいは養護学級に行けると、そういう教育の対象になる被害児につきましてもこの事態は当てはまっております。なぜならば、精薄学級に行くならば、脳性麻痺を合併しておりますから、身体障害への訓練が不足いたします。それでは身体障害施設に行けば、これはその精薄が問題になる、ＩＱが低いと。で、この肢体不自由児施設は正常の知能を持っている人を引き受けるのであって、ＩＱの低い人はお断わりであると。それから、てんかん発作が必ず起こりますので、それに対する知識もないから、お断りだと、こういうことでございます。つまり、重複障害ですね。身体障害と、それからその精神機能障害と同時に持っている。ダブルに持っている者に対しての教育の現状というものが決して十分でないと。ある意味では社会からも疎外されていると、こういう実状が明確に指摘出来ます。それから、ワクチン禍被害児を持つ特に母親に対する問題点の二としましては、甲一八四号証の二に挙げております場合のように、いずれの場合も先程のタイムスタディでお示ししましたように、母親の生活のほとんどの時間帯は、被害児の介護に当てざるを得ないという実情になりますし、従って被害児の家庭のほかの健康なきょうだい、又、夫に対するサービスあるいは家事への時間帯が極度に狭められることになる。従ってそれに対して、母親は済まないという自責の念にかられておるという場合が多いのです。一方夫自身も被害児による経済的な負担の増大によりまして、心ならずとも転職をせざるを得ない、あるいは労働時間の延長を強られたりする。私の知っている限りでは、たとえば、今までのホワイトカラーがタクシーの運転手に替わっております。そして夜勤もひどくやって稼がなければならない。そのために、病気が発見されたときは、時すでに遅くて、妻の十分なケアーが受けられないまま家庭内で死亡して行く例がございますし、それはもちろん大きなマイナスの面でございます。それでも家庭内はうまく行っていたわけでございますけれども、犠牲になることを覚悟の上で働いていたわけです。しかし、一方母親と家族の関係が次第に冷たいものに変わって行く場合があります。そういう危険性が内在しております。つまり形だけの家庭はあっても、その内容は次第に濃いものでなくなって行く、それが離婚の原因になったと判断出来る場合も大阪で、私は持っております。あるいはまた、成育期にあるほかの元気なきょうだいたちが、母親の愛情やケアーを受ける機会がなくなって行く、そのこと自体が彼等のその後の人生にどんなひずみを招くかということもわかっていないと思います。いずれにしても母親のこういう暗い人生というようなものが、何を示しているのか、しかもそれが国の決定したものによって、それをやってそうなったという、もしくは後天的な原因で、はっきりした原因によって暗い人生を送らなければならないという問題が私は残ると思います。そういう意味で、いろんな意味で母親に大きな悪影響が現われているということが、次の二つの表に出ております。

（以上　村　田　淳　一）

原告代理人

甲百八十五号証の一・二に基いて、特に悪影響の点をまとめていただきたいと思います。

多少重複することになるかも知れませんが、ワクチン禍は一歳児未満またはその前後の乳児期の脳神経を冒すとこれは大きな特徴でありまして、私はそれはフランスのように一歳以上にやれと言っておるのに、相変らず二歳未満にどんどんやっているというのが問題です。そのために神経細胞は二度と回復いたしませんから、神経細胞がその時点でやられるならば回復不能な精薄または精薄と脳性麻痺の重複障害を起こすし、さらに引続き、あるいは後になってからてんかん発作が起って来る。それが長く続き、あるいは間歇に来まして、そのために脳が次第に冒されて行く、つまり後遺症の程度が一層増幅されるという場合が一つの特徴であります。したがって、就学できない障害児はもとより特殊学級などで就学が可能な児童を含めまして、彼等の社会的な適応というのは将来に向けて完全に不能か、極度に制限されている以上、まさにこれは私は最初に指摘しました神経系難病のカテゴリーに帰属できるわけです。しかも重複障害、重症心身障害施設、あるいは在宅ケア、あるいは重複障害児に対する特殊教育などの不備、不足に加えまして、社会的偏見なども相俟って、それらの障害児は医療・福祉・社会教育の諸側面で、多分に社会から疎外されて行く実情にある。そういう意味でも、難病に属すると思います。最後にワクチン禍による障害児の実態と、その家族への悪影響の二としまして、それは私は大変重要なことではないかと思いますが、ワクチン禍の障害児は、ひとり障害児だけに止まらず母親の身辺に大きな暗い陰を落とすと、その第一は、これは誠に悲しい母親の証言だと思いますが、ワクチン接種をしなければこんなことにならなかった、という障害児に対する母親の自責の念があります。国を恨む前に強制されたことを恨む前に、まず自分を恨んでおります。こんなことをしなければ、どんなに言って来られようと、やめていたならばこういうことにならなかったんだから私が悪かったんだと、母親が母親自らを責めている。それが第一点であります。その第二は障害児のケアに多大な時間帯を割かれるために夫や子供の面倒を十分にみてやれぬ事態に対する自責と焦慮の、苛立つ念があったわけです。つまり夫や他の健康な子供たちに十分な時間を割いてやれないということに対するあせりの念、自責の念でございます。それからその第三は障害児はもちろん表現能力を欠いております。精薄であるならば、欠くか、非常に不十分です。在宅ケアに当った場合に、保健所や専門病院からお医者さんが来てくれません。大部分の姿は、東京都の一部を除きまして、したがって、適切な助言者や協力者を欠いております。自分の介護技術に対して、不安と自信のなさにさいなまれ続けているわけでございます。これで先生いいでしょうかということを言います。けれども、こちらから出向いていって、在宅の方に積極的にアドバイスをしてやる保健所があるでしょうか、それともそういう専門病院は、あまりにも数が少ないんじゃないかと思います。第四、障害児の現在から将来にかけその対社会行動の異常性に対する不安、つまり子供がだんだん大きくなって参ります。歩ける患者は、精薄の、特に女の子、これが外に出て行ってどうなるだろう。例えば男にひっかかりゃしないだろうか、妙な妊娠をするとか、いろんな、そういうような問題が起るんじゃないかというような社会的な異常行動に対する不安、またそれ以上に自分が先に死んだ後の障害児の運命について、絶えず心配の念にかられておるということは、これはちょっと他の原因に基く難病とは様子が異っているという点を、私は聞取り調査の中から知ることができました。

目に見えにくい無形の障害がいかに多いかということが先生のご調査の結果の今のご証言で明らかになりましたんですが、子供を介護しなければならない家庭の介護費、この負担が家計を大変圧迫しておりますのは、今の先生のお話にも出て参りましたが、先生がこういうことをお扱いになりました専門家の立場と、それからむしろ一般社会の常識で、例えば今の物価の下で、これらの介護料を一万円に評価するというのは、先生のお感じではどうでしょうか。高過ぎるでしょうか、安過ぎるでしょうか、どちらでしょうか。

大変むつかしいご質問なんですけれども、私は高過ぎるとは思っておりません。安過ぎるとも思って…、というのは、むしろどちらかというと、安過ぎるという語弊がございますが、平均以下じゃないだろうかという感じがいたします。理由はいろいろございます。例えばやはり母親が看護婦代りをつとめておる、あるいはいわゆるホームヘルパーの代りをつとめていると、しかも愛情をこめて、そして非常に、看護婦と違って、三交替制ではないわけですね。で、大袈裟に言えば二十四時間の介護をやっていると、こういうふうに考えてもいいと思います。そうしますと一体看護婦の給料や、あるいはホームヘルパーの給料を比べて、一日一万円というものが果してそんなに非常識な値だろうかというと、私はそういうふうには思いません。それからおむつをいろいろ換えたりいたします。これは病院であればその分は全くただでございます。しかも一日に二十回、三十回とおむつを換えなければならないような患者さんもいらっしゃる。そうしますと、そういうものは全部自費負担になって行く、そういうような問題、それから例えば私が最初に証言しました幸長さんという大阪の例でございますが、これは濃厚な流動食で、栄養価値の高い食事を与えております。九回与えております。これが病院の中ならば保険点数扱いにされます。しかし原則としては、家庭の中にはいった以上は自分で買わなければならないわけです。濃縮の缶入りのそういう食物がいかに高いものか、食費というものに非常に大きな影響を与えます。それから家の中ですと、どうしても介護児のいる部屋は別にしなければならない。防音装置もある程度つけなければ、「ワァー」「キャー」なんてわめく子供もおりますし、他の兄弟に対して、やはり一つの勉強期にある子供たちへの悪影響を考えて、別室にしたい。防音装置もつけたい。できるならば部屋を作りたい。そういう経済的な有形無形のいろんな経済問題を含めて考えました場合には、私は介護料というのは、非常にいろんな意味で、いろんな両面にひっかかっていると、こういうふうに考えます、そういうことを考えますと、果して一日一万円ですむだろうかと、しかしそれ以上私は申し上げません。

被告国指定代理人（藤村）

まずご経歴の件ですが、先生は予防接種の国の行政面、これにご関与されたことがあるかないかということで、大阪、ないし、ここの法廷でも何度か質問受けてお答えになってますが、いかがなんでしょうか。

その時の委員会の名前が実際どういう正式の名前だったか、その記憶がないということでございます。

私共の方でどうもはっきりしないんで記録を見ましたら、いわゆる救済認定部会というものは、昭和四十五年に閣議了解というのができまして、それ以後行われているんですね。それ以後の認定委員会の委員の中には先生のお名前はないんですね。ですからご証言の中には、読みますと、認定部会に関与していらしたかのような部分もあるし、他のところを見ますと、そうでもないような部分もあるんで、その点をはっきりさしていただきたいんです。

それが年月日がはっきりしないというのは、ちょうど日比谷の松本楼で何回も会合開いたことを確かに覚えておりますし、それに何回も出席しております。その当時その会の座長が高津教授だったことは間違いない、そういう記録が、どこか、厚生省なり私の手許にもありますけれども、今ぐじゃぐじゃになっておりまして、それを再整理しなければなりません。やったことは事実そのワクチンと関係があるかどうかと、全くないか、あるいはその疑わしいか、完全に関係あると、いわゆる認定委員のやっていらっしゃるようなことをやっておったわけです。

いわゆる閣議了解後行政的に救済体制が緒についた。それ以前でしょうね。

以前ですね。

それ以前もそういう問題の研究はなされていたわけですから、そういう段階でのことですか。

そうその、救済委員会という名の中ではいっていた覚えはございません。

それから先生のご専門は病理学ということでよろしいんでしょうかね。

神経病理学でございますね。

概括的にお尋ねしたいんですが、今までの研究、つまり神経病理学の脳解剖とかそういういろんな実証的な研究を踏まえられまして、ワクチンの行政とか、ワクチンに対する臨床とか、そういう様々なワクチンをめぐる分野に対して、具体的にどういうような、病理の方からみた研究成果というものをお伝えになっておることなんでしょうか。

これはある時期、生物学的製剤基準というのがございますですね、その委員を仰せ遣っていたことがあって、特に狂犬病ワクチンについて、私は専門の研究しておりました。その面でのいろんなアドバイスをした覚えはございます。その他にはこれというものは特別ございません。私のやっていた研究はむしろ神経病理全般でございまして、ワクチンに専念していたというわけでは決してございません。

狂犬病の話が出たのでついでにお尋ねしておきますが、これは医科研でやっておられた研究でございますか。

いえ、それと平行したりあるいは参同したりということになりますね。

もともと狂犬病の調査研究というのは先生自身が始められたということでしょうか。

病理学的な最初の解剖例は東大の精神科でございます。その時に私がタッチしております。それと同時にその当時やはり帝銀の平沢問題が内村先生によって鑑定されました。内村先生の鑑定の中で、すでに平沢が狂犬病ワクチンによって、その後、性質なり、あるいは性格変化なり脳障害を来たしたという事実がわかっておりましたんで、それと平行して東大の精神科でも私の助手であった春原先生という精神科の臨床医でございますね、それが非常に独自に研究している、それと同時にその当時からやはり医科研の方で野犬が横行し、噛まれるものが多く、そしてワクチンを刺して来たということで、大谷先生も始められた、そこで大谷先生、私、春原先生というのが三人一緒でございまして、共同研究を進めて行くという、そういうことでございます。

その時の狂犬病ワクチンの研究なさった際に、様々な患者に接する機会を持たれたわけですね。

そうです。

その対象者の中にいわゆる狂犬病、ないしはそれの疑いのある犬に噛まれた患者、そうじゃなくて全くそれ以外に予防接種をする、こういう人がいるのかどうかわかりませんが、対象となった先生の調査の対象例はどういうものでしょうか。

対象となった例そのものについては、他のワクチンは全部除外してあって、狂犬病と非常に時間的な因果関係があって、できたものということでございますから、他のワクチンによるものははいっておりませんですね。

他のワクチンによるものじゃなくて、狂犬に噛まれた患者ということでしょうか。

狂犬に噛まれたものもありますし、それから後で調べてみたら狂犬でなかった例もあるわけです。しかし我々は念のためですから打って行くわけですね。ですからそのワクチン患者の後遺症の患者の中にはもともとの噛んだ犬が狂犬だった例もあるし、狂犬でなかった例もあるわけです。

因果関係について、こちら側の方も一般的な因果関係を考える基準というものも、こちらサイドの証人で論じておりますが、先生もこれに対して一般的な因果関係のものの考え方というものを、前回、前々回ご証言なさっておりますんで、その点を少しお尋ねしたいんですが、四つの条件というものをあげておられますね。

そうですね。多少緩急順序はございますけれども。

納得できる部分もあるし、私の理解が不十分な点もあるんでお尋ねしたいんですが、まず第一の時間的・空間的というもの、これは大阪でも何度もお聞かれになっていると思いますが、再度お尋ねしますが、時間的というのはわかるんですが、空間的というのがもう一つピンと来ないんですが。

大阪の時にはあんまり意味はないでしょうと、さっと答えちゃったんですが、今考えてみますとそれは間違っていたと思いますね。空間的というのは非常に重要ですね。つまり予防接種は腕にしたんだけれども、あるいはお尻にしたんだけれども、狂犬病ワクチンのようにお尻に刺すようなワクチンもございますが、起って来る変化は決って脳であるということですから、脳というのは一つの空間的存在ですから、したがって手に刺そうと腹の回りに刺そうと、なんで刺そうと、あるいは口から飲ませようと、起って来るところは脳という一つの明瞭な空間に起って来るということですね。そういう意味で時間的だけじゃなくて、密接な空間的関係があるし、しかも脳神経というのは大脳脳幹、脊髄、末梢神経と、こうございますね。そのどこに起るかということが、例えば年令的な因子と非常にからみ合いながら起って来るわけです。例えば種痘を生後半年未満にやった場合には、脳幹、脊髄に病変が主体として出て来る。ところがそれが二歳、三歳から十歳近くなって、脳がかなり完成度が増して来ると大脳の方に、脳幹よりもむしろ大脳の方に好発して来る。脳の中における場所による位置空間によるパターンが違って来ると、そういう意味でやはり時間的だけじゃなくて空間的関係もかなり密接なものがあるということですね。

それはワクチンの副反応に個有のことだという、こういう趣旨ですか。

そういうことですね。

自然発症的な例、これは例えばどういう例があるかわかりませんが、およそワクチンには関係ないということですね、細菌がはいったり、なんか病原菌がはいりますね。それが体内のどっかでアレルギー的な反応を起こすということがあったとしますね。それが脳に結果として障害を起こすということもあるわけでしょうね。

そうでしょうね。

そういう場合も同じように空間的な関連があるということですか。

それはそうでしょう。明瞭な潜伏期として臨床的にとらえられるのは脳神経ですね、少なくとも私が今までその専門として病理の立場からワクチン障害児の実態を、述べて来たのはすべて神経ですね、どこにどう触れようとなにしようと症状として表れる、潜伏期というものは、神経そのものですから、このぐらい密接な因果関係のあるものは、空間的以外のものはないんじゃないでしょうか。

どっかで接種部位とか増殖の部位とかいろんなところが体内にあるけれども、結果として生ずるのが脳という部位であると、そういう意味で空間的な関係があるということですか。

そういうことです。

大阪では特に意味がないという趣旨のことをおっしゃってますね。これは、

この時はちょっとまずかったですね。あんまりよく考えなかったです。

二番目に第二の条件ということをおっしゃってますね。

はい。

第二の条件というのはワクチンとの明白な因果関係、これがある場合として、結局趣旨としてはワクチン以外の原因性物質というものを特定できない場合には、ワクチンが原因なんだというふうに考えていると、こういう結論に結び付くお考えなんでしょうか。

ええ、第一の条件を満足させながらそして第二としてワクチンを刺した以外の明白な原因がつかまらないと、こういう意味ですね。

先生は再三ご批判なさってますが偶発性という問題ですね、それはいわゆる乳幼児なんかを考えてみますと、原因不明ということはまた一つ問題かも知れませんけれども、様々な偶発的な、疾患にかかる機会があるわけですね。

それはございますね。しかしここで例えば問題になっている障害児について、それじゃあ明白な原因があるかと言えば大多数はないわけです。国の方は子供が、要するに熱性痙攣を起こし易いということは統計的にわかっていると、こうおっしゃいますが、それはその通りかも知れません。しかし個々の、この原告になっているケースについて、それじゃあ熱性痙攣を起こしたか、てんかん素質があるか、という記載はなにもないわけですね。それは大多数です。

熱性痙攣に限らず様々な結果として病理解剖的にみましたら、同じような症状を呈するような疾患にかかる偶発性ということは一般的にあるということはお認めなんでしょう。

それはそうですね。ただしかしその蓋然性がこの個々のケースについてはあまりにも低いじゃないですかと、こう言ってるんです。私は認めないとは言ってないんです。

副反応の程度が質量的に強いと、これは要するに重篤な副反応結果が生じているということなんでしょうか。

そういうことですね。結局その通りの例外も多少あるかも知れませんが、大多数は重度の精薄であり、重度の身体障害、つまり重複性の重症心身障害を伴っている、これぐらい質量的な拡大化のあるものはないんじゃないですか。

一般的な因果関係の基準として定立されているお考えだというふうに考えますと、どうも解せないのは副反応の結果としての重大性、軽症性、これはどうして軽いものが排斥されて重大なものが基準になるというようなことになるんでしょうか。

そこにワクチンがからまっているわけです。

ワクチンとの間に因果関係があるかないかという時の判断の基準に結果の重大性ということを一つあげられるわけでしょう。

そうです。

だから当然結果の重大性というのは一つの条件になる柱になるわけでしょう。

そうですね。その限りにおいては結び付ける原因にもなるわけです。

その時に結果が軽いものは排斥されて、重いものがどうしてその基準になるかというんです。

その時に私、申し上げてるのは、第一と第二の要件が一番大事なんですって、第三の要件がその次だと、で、それはまあ大阪、東京、その他を通じまして、ワクチン禍を見ていれば、それでその障害の実情として、明らかに重度の、重症の心身障害が合併している例があまりにも多いじゃないですか、それはまさに質量的な、ものすごく拡大化じゃないですかと、単なる熱性痙攣でそういうものになったという確率よりも、はるかに高いじゃないですかと、ワクチンとの関係が、そういうことを、私は申し上げているわけです。

今までの同じことになるかも知れませんが、一から三つの要件、要するにワクチンを接種しまして、投与したから、これは当然所定の期間、それは別の個所でもおっしゃってますが、常識的な期間で、これは先生もお認めになっているわけですね。

はい。

そういう期間内にほかにこれという原因が確定できない以上はこれは全部ワクチンの影響なんだと、こういうことになるんですか。

全部とは申しておりません。国のおっしゃるような偶然性もありますよ、それは認めますよ。医学なんてそんなものなんで一足す一が二にならないんで、あらゆる可能性を考えなければならないんで、その中に偶然合併するという可能性もありますけれども、これを確率論から言ったならばそれは明白な原因として通用できる根拠がない以上は蓋然率は低いじゃないですか、ということを申し上げているわけです。

結論的に排斥する要因、それはいわゆる確証をもって立証できない限り、ワクチンが原因だというように考えるというお考えですね。

もちろんそうです。

第四の条件、これはちょっと別の観点からのものですね。

そうですね。

ここで第四の条件というのはそういうワクチン禍を起こすところのメカニズム、機構、こういうものが実験、あるいは臨床経験、あるいは病理学、その他を通して、学問的であると、その学問的であるということの意味なんですが、当然これは昔から科学的には仮説、推論は進歩のつきもので、当然大事なことであることは私もよく承知するんですが、その程度のものを学問的とおっしゃるのか。

これはいろんなワクチンの種類によって起って来る、そのワクチンの種類にもよりますし、あらゆるパターンとして急性脳症、ウィルス血症、遅延型アレルギー反応それぞれについて、それぞれの学問的根拠を述べろとおっしゃるならば、私は一時間でも二時間でも述べます。仮りに、例えば狂犬病ワクチンで、神経組織を多量に含んでいる狂犬病ワクチンを予防接種をすると、それ以前にはなにもない。そして予防接種したと、そしてワクチン禍が起っていると、それで解剖的に回ると、で、ワクチン禍の臨床を十分説明できるような解剖所見がそこにあるという、これがまず神経病理学的な立場からですね、その次はそれではそれはやはりワクチンの副作用の私の論文にも書いてございますように医科研で千九百四十七年から五十七年までずっと十年間にわたって、ワクチンの推移、接種する量、ワクチンの中に含まれている神経系の乾燥総重量を計って、そしてワクチン禍との発生率の比較した表がございますね、この中で、はっきり書いてございますように総量が百五十ミリを越えるような場合には〇・八八パーセントであったものが、総量が五ミリグラム以下になるようにやった場合には〇・〇いくらでしたか、発生率がうんと低くなっている、刺される神経組織に対して今度は起って来るワクチン禍の発生率が高くなるという正の相関性がある。こういう事実があります。そうならばワクチンの中の神経組織が脳のアレルギー性の反応を起こして来るんであろうということはわかって来るわけですね、で、そうしますと今度、動物実験としてじゃあ動物の神経組織だけを動物に刺して変化が起るかという実験が始まって、全世界的に始まって、そういうことが証明されている、その次はこれを免疫学的に考えて、じゃあリンパ球共通抗原はなんであるかという研究がだんだん進んで行く、そしてたくさんの優秀な諸外国がアレルギー説というものを証明するための、いろんなリンパ球の共通抗原あるいは抗体というものを調べて行くというように発展して来て、どうもやはり神経組織の抗原なら神経組織を含んでいる、その中の、一体どういう化学的物質がそういうものを起こすであろうかいうところまで詳細に学問が進んでいる、一例をあげればそういうようなことですね。

要するにこれは単純なことで恐縮ですが、単なる一般的な仮説推論ではないと、こういうことですね。

じゃないです。重大な仮説推論があるとすればじゃあ神経組織を含んでないワクチン、つまり種痘であるとか、あるいはポリオであるとか、あるいははしかワクチンであるとか、そういうものでも、どうして神経組織を含むと同じようなものができるであろうかと、それが自己免疫抗原というバーネットというノーベル賞をもらった有名な、重大な学者の説として、今仮説として認められているわけですね、それも学問的な理由がいくつかあげられております。

ポリオについてお尋ねしますけれども、先生が有力なよりどころになさっているクリュッケ・皆川論文はそれより多少割引いて評価されているようですけれども、その二つについてですけれども、まずどのような、仮りにアレルギー反応を起こすとしましても、なんらかの病原体、あるいはウィルスがはいらないことには、それは起りようがないわけですね。

そうですね。

そうすると、それに感染したということは一つの実証的な報告例としてはその裏付がないといかんのではないかというのが私共の疑問なんですね。

それは非常に古い考え方なんで……。

何度も何度も続けていることで、脳にそれが直接行くとか行かないとか、そういうことじゃなくて、およそ感染の事実の裏付が取れていなくてもかまわないと、こういうことなんでしょうか。

それは誘因としては、やはり刺されて以後の、あるいは感染するという事実があるんでしょう。しかし増殖したかしないか。

その前に感染した誘因となっているということ、そこのところを裏付ける事実、の憶測がなくてよろしいのかということです。

それはそういうものに感染したとか、ポリオワクチンを飲ませたということは明白でございましょう。その限りにおいては明白である。しかしその後ポリオによって、ポリオウィルスが増えたという証拠は、なにもないと、そういうケースはあるということです。

それがクリュッケ・皆川論文だということですか。

いやいや、クリュッケ・皆川の論文じゃなくて、皆川氏の論文というのはポリオウィルスとなにも関係ないわけなんですね。ポリオワクチンを飲んだということが原因なんです。ポリオワクチンを口から飲むことによって、腸管でなにが起ったかということまではわかってないわけですね、仮説として考えられるということは私は申し上げたと思います。例えばそれは疫痢と同じことだと、疫痢の場合ですと、それは赤痢菌の腸内感染を飲み込まなければ起らないわけですね。その赤痢菌が腸管のリンパ球の間でヒスタミンを作ること、そこなんですす。それが原因なんですね。

（以上　林　部　昭　子）

被告国指定代理人（藤村）

さっきのクリュッケ氏の論文ですが、これは発表されてから二〇年ぐらいになりますですかね。

はい。

その後クリュッケ氏の説を裏づけるような論文、まあ臨床でも論文でも結構ですけれども出されておりますでしょうか。

私の知っている範囲では、私の専門である神経病理学のいろんな国際的雑誌なりそんな中では見たことはございませんです。

ワクチン関係の専門に携わってくる部分ではどうですか。

全部調べておりませんので、あるのかないのかわかりません。あれば恐らく私の耳に入ってくると思います。

さっきのヒスタミンのことなんですけどね、これも私はあんまりよくわからないんですが、石坂教授が重大な発見をなさったとこういうことですね。

はい。

これは要するにアレルギーを起こすには抗体のうちIGEというんですか、それが関係しているとこういうふうな考え方でしょうか。

つまり石坂先生の仕事は、もう一度繰り返しますと、動物実験的にワクチンを刺しますね。ワクチンを刺すということが石坂さんの研究発表の中にあるんですか。

はい。はっきりと書いてございます。そうしますと体の中に肥伴細胞という細胞がある、これは膠細胞みたいないろんな組織をくっつけてる細胞、その細胞に抗体としてIGEがくっついている、そこにヒスタミンがくっついている、ワクチンはそのIGEに働いてヒスタミンを遊離するとそれがショックの原因であるということを証明されたわけです。

そのときのワクチンというのはどういうワクチンなんでしょうか。

それは私詳しく、数行しか書いてございませんのでどういうワクチンかわかりません。

石坂さんの見解というのは言ってみれば基礎学問的なものなのか、それともね。

基礎的でしょうね。基礎的な実験的な研究ですね。

どういうワクチンでどういう具体的な反応が起きるかとかそういう分野に入ったものではない

ですね。

　その詳しい原著を読めばワクチンのいろんな種類が書いてあると思いますよ。

書いてあるんですか。

　でしょう。書いてないはずはないと思いますね。しかし「日本のワクチン」の中に引用されているのはワクチンとしか書いてないのでそのままワクチンとして引用したわけです。

疫痢の例をこの石坂先生の研究を基礎にすると、当然理論的に認められる考え方だと。

　そういうことも十分考えられるのではないかと。私は断定はしておりません。

疫痢についても同じようなヒスタミンの発生ということで脳の障害の説明をなさっていますね、先生は。

　はい。

それは石坂さんの研究結果から当然にそういう理由づけがなされるものなんでしょうか。

　石坂さんの研究じゃあなくて、それ以前において既にわかっている事実ですね。

それは高津教授の研究結果ですか。

　高津教授の研究結果でございますね。

で、ご証言の中でもこれは先生が先程おっしゃったように断定はされていないんで、ヒスタミンをつくる可能性はございますとこれは証明されておりませんとこういう言い方をなさっておりますね。

　はい、そうです。

これは一つの仮説ということでお話になっているわけですか、今まで。

　そうですね。ワクチンに関する限りはそういうことだと、仮説の域は脱していないと思います。だって実証性がございませんから、それは私から言わせれば国が是非やって欲しいことだとこう思っているわけです。

それからもう一つ、ポリオに関連して出てきたお話の中に異種蛋白の接種の問題がございますですね。

　はい。

これもちょっとご教示願いたいんですが、結局おっしゃってることは、異種蛋白が体内に入ったがためにその蛋白自体が何かの反応を起こすのか、それともそれにくっついて細菌か何かが入ってそうしてその結果として起きるのか、例えば疫痢のような場合は後者のようなことを想定されているわけでしょう。

　うん。

どちらなんでしょうか。先生がおっしゃっているのは、一般的に異種蛋白、

　私はわかりませんですね、異種蛋白であるかどうかもわからないわけですね。異種蛋白あるいはポリオのウィルスと猿の腎臓細胞との間にできたいろんな特殊な毒素もあるかもしれないし、あるいはその腎細胞が変性した異様な何か毒性物質があるかもしれないし、そういうことは一切わかっていないわけですね。

そうすると、先生がおっしゃってるその異種蛋白ということ自体、内容的に定義づけますとどういうふうなことをお考えなんでしょうか。

　例えばインフルエンザワクチンの場合の副作用は、明らかにインフルエンザそのものを考える前に、鶏卵培養でやるわけですから卵蛋白が原因であるということは教科書には書いてございますね。私もワクチン学者ではございませんからそこまで詳しく実験的に証明してるわけじゃあございませんけれど、成書によればそういう意味で卵蛋白という異種蛋白がアレルギー反応を起こすと、ただポリオの場合はそれは非常に考えにくいことですね。それも確かにインフルエンザであれば腸管を通らないで皮下に接種されますんですね、そういう特殊なルートがそういう急性脳症を起こすわけですから、まあ似たような蛋白があるとしても、ポリオの場合には口から飲ませた場合には腸内でそれが分解される可能性が非常に高いだろうと、しかしまったく吸収されないでいるかどうかも疑問であって、吸収されてそのまま脳に達して急性脳症を起こすかもしれない、あるいはしかし別な考え方としては、ポリオウィルスがふえたために赤痢菌がふえたと同じように疫痢のようにヒスタミンのようなものができる可能性も考えられると、そういう二通りの考え方を私は述べたつもりでおるわけです。

そういうお考えを単に唱え、あるいは先生のお考えを承認なさっている方というのはいらっしゃるんでしょうか。

　それがいないんで困っているわけですね。

どこかに発表なさるとか。

　その方向に、まあ一つの研究の方向性を定めて大勢がその正否を追試するという姿勢はぼくは大いにあると思いますね。

一つの仮説を立てて研究をすることが重大ですね。

　ええ、そうです。

それからさっきポリオのワクチンの中に毒素があるかもしれないとこういうふうなお言葉を述べられましたですね。

　はい。

これも前回どこかで述べられてたかと思うんですが、脳を、つまりポリオ生ワクのワクチンは脳になんらかの障害というか反応を与えるようなものでないとワクチンとしての適格がない、資格がないと、こういうふうな趣旨のことをおっしゃったんですか。

　そう言ったかどうかはわかりませんが、動物実験でワクチンが効くか効かないかを判定する

場合に組織学的な判定が非常に重要であると、で、その場合にまったく無反応なものではポリオウィルスがふえた証拠は何もないんですから有効性がないんで、非常に軽くポリオと同じような病変を起こしてるようなワクチンこそが有効なものとして検定されているとそういうふうに申し上げたわけです。

検定の際にこれは猿の脳にも直接接種するしそれから脊髄にも接種すると、そして反応を調べるとこういう検定法をやってることは。

　確かに脊髄の標本は私も調べた経験がございます。それからついでに脳をやるという場合もございますが主として脊髄だったと思いますね。

まず脳と脊髄に、こう注射入れてそして反応をみるという検定方法をとっているということはご存じですか。

　そうです。だってそれに私助言者として協力したことございますので、

それでお伺いするんですけれども、前回おっしゃってたような脳に反応を及ぼすという、なんらかの影響がないとワクチンとしては失格だということをおっしゃいましたけれども、

　ええ。

それはもう一度聞きますが、脳なんですかそれとも脊髄なんですか。

　脊髄だと思いますね。

それから接種の方法につきまして先生は個別の接種のことを再三ご指摘なさっていますね。そのことに関連してですが、ちょっと抽象的な言い方なんで申し訳ないんですが、今までに何例か診られましたですね、患者を。あるいは書面で症状等を見られまして、個別接種をしていればそのような予防接種は避けることができたであろうと思われるのはどのくらいの数がございましたですか、きわめてばく然としたことで結構ですが。

　さて、何例ございましたかね……まあ私はそうは言っていないわけです。個別接種をしなければならないとは言ってないわけですね。個別接種にまわして慎重にしてそして接種しろとかしないとかそう決めろということを言ってるだけであって、ですから私は個別接種にまわすほど慎重であるべきなんだがやっちゃあいけないというまでは言ってないわけです。そこで慎重に検討してしかも個々のお医者さんで、慣れたお医者さんが、やっても大丈夫だろうと思われるならよろしいと、そうでなくて集団的にターッと機械的にやりなさんなということを言ってるだけですね。それがどれくらいのケースがありましたか私大ざっぱに言って四、五例もありましたかな。

個別接種にまわしてやればよかったのにと思われるケースはいくつかあるとこういうことですね。

　あります。

させては、予防接種をすべきかすべからざるかという判断ができるケースがいったいどの程度あるんでしょうか。

　非常に難しいんじゃあないんでしょうかね、そういうふうに慎重にやってなおかつやはり副作用が出るという場合もあると思うし、極端な言い方をすれば、既往歴何もなくてそして接種当時も何ともなくて、それでやってもやっぱり副作用を起こす人は起こしますからね、とても決定的なことは言えないと思います。

そうしますと、極論していくと予防接種はできないという結論にもなりかねないもんですからね。先生は予防接種は、

　私はするななんていうことは言ってないわけです。するななんて一言も言ってるわけじゃあないわけです。できるだけ慎重の上に慎重を期してやりなさいと、それには一つの条件として集団時に問題がある、既応歴にアレルギー体質がある、そういうものに対しては慎重に、個別にまわしてよく検査をしてからやりなさいということを申し上げてるわけです。やるななんていうことは決して申しておりません。

家族歴とかそういうところでなんかはっきりしたものが出てくればね、それは個別接種にすればチェックできたかもしれない、そういうものはあるかもしれない、しかし何も出てこなくても副反応が起きる場合があるとすればそれは個別接種にまわしても当然のことながら防ぎようがないと。

　ええ。第一まわさないでしょう、個別接種に。

まわしても無意味だということになりますね、そういう意味では。

　そうですね。

別のことなんですが、接種年齢のことについても、何箇所かでご証言なさっていますが、ワクチン一括して論ずるのが適切かどうかまた問題があるかもしれませんけれども、先生はあらゆるワクチンについて一歳以上についてやるべきだとこういうお考えなわけですか。

　私はそう思いますね。一歳、あるいは二歳まで引き上げたほうがいいんじゃないかなと思います。ただしその社会に、一歳未満であろうが、やはり大きな例えば百日咳の大流行があったと、あるいはポリオがあったと、こういう場合にまでやるべきでないとは私申しません。いくつかの条件が許容され、そして大流行がその当時ないというならばなるべく二歳以上くらいまではもっていったほうがいいと、そうすれば脳の脆弱性と申しますか、脳もある程度成熟してきますから抵抗力ができてくるわけですから、これは副作用の立場からみた場合には明らかにそういうことが言えるとこういうことです。

大変それ難しい問題を含んでいると思うんですけどね、大流行をしたそういう状況下ではといっても、感染症の病気の場合にその時期を的確につかむというのは大変難しいと思うんです

がね。

　はい。

そこでどの段階を初接種の年齢にするかという問題になろうかと思うんですね、先生のように一歳以上といいながら、例外的にこういう場合にはとおっしゃってもなかなか難しいんじゃないかと思うんですね。

　難しいと思いますね。

それはそうですね。

　はい。

で、各国の例、先生が今百日咳という例をお出しになりましたけれども、これは過去でも現在でも六か月未満の乳幼児にとって非常に危険な病気であることはこれはよくご承知ですね。

　はい、そうですね。

かかれば死亡することもしばしばあると、

　そのとおりです。

例えば各国の例で、初接種年齢、百日咳ワクチンですね、これは先生がおっしゃるように一歳以上についてやらせるという国はどのくらいあるんでしょうか。

　そのへんが私ワクチンの専門家でないからはっきりしないけれどもという前提を置いておりますから、まあいろんなワクチンについてどうこうということは私は、

個別的には、

　個別的にはわかりませんですね、国によっても違うと思いますが、私の読んでいる範囲内では原則としてフランスあたりは二歳以上であるとこういうことは聞いております。

どのワクチンについてですか。

　それもはっきりいたしませんね。しかし厚生省が一九七一年に種痘は一歳未満にはなるべくやるなと、一歳以上にしろと、それから副作用が少なくなったことは事実でございますね。

結局先生の基本的なお考えもあれですかね、疾病の感染症の内容とそれから基礎免疫をつける時期、最もふさわしい時期、副反応の時期、こういうものを、いろいろ妥当な線を出してきて、で、必ずしも一歳以上でなければならんというわけにもいかない場合もあるだろうと、そういうことになるんでしょうね。

　そのとおりです。もうイマージェンシがあるならばやむを得ないとそう思います。

被告国指定代理人（楠本）

今藤村代理人がお聞きしたんですが、先生のおあげになった因果関係の三条件あるいは四条件ですね、そのことをもう少しお聞きしますが、まず最初におっしゃった時間的空間的に非常に密接な因果関係ということは、この因果関係というのはいわゆる接着しているということとは必ずしも同じではございませんですね。

　ワクチンをやって時間的に接着してという意味でございますか。

ええ、そういう意味でおっしゃってるのか、それとも、

　ええ、もちろんそうです。ただし、その場合に言えることは、ワクチンの種類によって、接着性ですかあるいは一番高頻度に出るピークがずれるということを申し上げたわけですね、例えば二混三混であるならば大多数の教科書に書いてあるように三日以内というようなところ。しかもピークが一日以内のところにあるとそういう事実があると思います。それでもなおかつもう少し長いのがあってもいいんじゃないかと、それは自然曲線だからもっと短いものがあってもいいんじゃないかと思います。ところが種痘になりますとそれがどうもずれてきて、時間的な密接な因果関係にあるピークが五日とかそのへんのところにあるように、まあ今までのいろんな体験例から申しまして言えると、それからポリオの場合ですとどうもそれが余計ずれると、その理由として私は経口投与によるということが問題であるということを申し上げたと思います。その場合にはどうも四、五日から一週間のところにピークがあって一つのカーブをつくると、ですからその密接性というのはワクチンの性格、種類それからどこに病変が脳の狭い場所に早く起こったかどうか、それから投与法ですね、接種法ですね、そういうものをからめて考えないといけないということでございます。

そのへんの詳しいお話は前回、前々回に伺ったわけだと思うんですが、今も出ました種痘とか百日咳のように、かなり過去に事例の報告が蓄積されてる場合ですと、今の自然曲線の問題とか潜伏期の問題について一つの仮説ができておりますね。

　はい。

そしてその潜伏期をあまり厳格に考えるべきじゃないという先生のご趣旨はよくわかったんですが、先生のお説ですと、特に遅延型アレルギーの場合にはそういったもの以外にもかなり広い幅をもっておっしゃっておると、しかもその疫学的な考察も大事だが一例一例が非常に大事だと、そのこと自体はわかるんですが、そうしますとそういう仮説も何もないところでただ一例ぽつんとあったと。それが遅延型アレルギーという先生の範ちゅうには可能性としては考えられると、こういう場合にはどうなんでございましょうか、その一例というものは一つの医学の基礎として非常に大事なものではございましょうけど、それ自体からなんらかの因果関係というものを、もちろん断定はできないし、高度の蓋然性をもって言うことも普通はできないんじゃあございませんでしょうか。

　そうですね、たった一例という場合には私も少し考えますですね、しかしそうでなくて、まああなたが何をどういう病気についてどういう状態についておっしゃっているかわかりませんけれども、ポリオならポリオというものについてみていった場合に解剖例は一例しかない

ということは確かですけれども臨床例としては十数例あるわけですね、そしてそれのピークというものがやはりどうも三日から一一日あるいは一〇日ぐらいの間にずうっとばらついていて、そしてピークがどうも五日とか六日とか七日とかそのへんにピークがあって、三混などとは違うということは事実としてははっきり言えると思うんですね。そこでそれに対して遅延型アレルギーという遅延という言葉があるように、むしろ二、三日で起こってくる遅延型は珍しいわけですね。一週間以上とか一〇日とかそれもまたポリオの種類、ポリオというワクチンあるいはそのほかのワクチンの種類によって、例えば狂犬病のように脳炎型のものは一三〇日というような長い幅があると、しかし狂犬病のワクチンでそういう長い遅延型の潜伏期を考えるから、ほかのほうにそのままそれを適用できるというわけにもいかないと思います。それはワクチンの種類によってのものの考え方として実態が違うということからそういうことを考えなきゃあいけないと思いますね。

それからもう一つ重要な条件としておあげになりました他の原因を除くという問題ですね。

　はい。

ワクチンという原因は明白だけれどもそのほかの原因が考えられないときはということをおっしゃっているんですが、ワクチンという原因が明白ということはワクチンを打ったということが明白だとこういう意味でございますね。

　ワクチンを打ったことが明白であり、しかも時間的、空間的に密接な因果関係があると、第一の条件を言っておるわけでございます。

その二つが結び付いているわけですね。

　はい。

他の原因を除くということはこれは私ども非常に大事なことかと思うんですが先程出ました偶発的な競合のほかに例えばある方について原疾患があったということが判明してくるような場合は、これは非常に重要な他原因として当然大事に考えなきゃあいけないですね。

　考えなきゃあいけないですね、そのとおりでございます。

先生はこういう三ないし四条件を通じてとらえられていらっしゃる因果関係というのは、そのあるなしを、オール・オア・ナッシングで考えるものとしてとらえておられるのか、それともゼロから一〇〇パーセントまでの非常に様々の蓋然性といいますかプロバビリティー、あるいは可能性ポシビリティーの量的な概念としてとらえていらっしゃるのか、どちらかでございましょうか。

　私はオール・オア・ナッシングという考え方は医学の常識でとれないと思います。必ずそこには未知の要素がある。そしてワクチン以外の原因不明の入り込む余地もあるとあとは蓋然率でとらえる以外にはないわけです。実際問題として国は関係ないとおっしゃっていますけれども、これはてんかん体質素質があるからだとか、あるいは偶然そういうところに合併する可能性もあるんではないですかとおっしゃっていますけれども、客観的なそれをささえるデーターがないわけですね。で、国の考え方はそうなんだからワクチンは関係ないというのは、オール・オア・ナッシングのとらえ方をしていらっしゃる方が大部分であるから、私はそれは医学ではないと思うわけです。

先程藤村代理人の質問にもお答えになりましたが、医学としてはあらゆる可能性を考えなければいけないというのが先生のご趣旨ですね。

　当然の発想だと思います。

今、国がオール・オア・ナッシングとおっしゃいましたのでちょっとその点もう一つだけ伺いたいんですが、医学の、先生のお考えになるお立場は私もわかるような気がするんですが、これが制度的にあるいは法的に因果関係ということを言う場合、これは裁判所のご判断事項ではありますが、それは今のどこかでやっぱり線を引かなきゃあいけないという問題があるということはおわかりいただけますでしょうか。

　いただけませんですね。それがいつもおかしいんで、私は精神医学の教室におりましたもんですから、散々精神鑑定をやってきたわけでございます。精神鑑定も結局これは裁判官への参考資料なんであって、最後に判断なさるのは裁判官の総合的なご判断だと思うんです。しかし医学的に申しますと、例えばこの人間については精神能力ありと、有責であると、あるいは耗弱であると、なしと、三段階しか分けられないところに私は非常にいつも疑問を感じ続けてきたわけでございます。殺人犯の精神鑑定を散々やらされましたけれども、有責であると、多少耗弱であると、その間の中間というものが医学にはいつもあるわけです。それが法律用語としては三つにバシッと区切られていて、どこかに入れなきゃあならないような鑑定主文を書かなきゃあならないというんでは、実はいつでも我々の自然科学的にあるいは人間科学的にものを考える連中から言わせると、いったい法律というのはなんと機械的であろうかとそういうことをたえず考え続けてきたことを申し上げておきます。

ただ先生医学の領域でも論文なんか拝見しますと、やはりどこかで線を引いていらっしゃるんじゃあないかという気はいたしますが、一例として先生も、後にお聞きする大川さんの関係でお引きになった冲中先生との日本脳炎ワクチンの副作用の研究ですね。

乙第五七号証を示す

これの一六一ページ以下これでございますか。

　ええ。

これによりますと日脳ワクチン一か月以内に神経症状を呈した例を六つのグループに分けていらっしゃいますね。

ええ。

髄膜脳脊髄炎型以下。それで最後の六というのは、接種との関連が少ないと考えられる症例として、これは関係を、一応否定的なご説明があると思うんですが、

　そうですね。

こういう形でやはり絶対否定ということはなかなか難しいでしょうけれども、まず関連は少ないとこういうことはやはり医学の中でもあることなんじゃあございませんでしょうか。

　そうですね。そのとおりでございます。おかしいですか。おかしくないと思いますけれども。

今出ました四五番大川さんについて、個別例について伺いますが、この方について先生は今ご覧いただいた冲中先生らとの報告で挙がっている多発神経炎型というのを一つ可能性が考えられるというふうなことをおっしゃいましたですね。

　はい。

特に心臓、呼吸を養っている自律神経系に起これば突然死亡するということなんですが、そういう例、今の乙第五七号証の多発神経炎型として挙がっているいくつかの例が「表７」として出ておりますけれども、これに出ている症例とは少なくともかなり症状が違うように思うんでございますがいかがでございましょうか。

　ですからこの冲中班で調べました多発神経というのは末梢にきたアレルギー反応ですね、末梢神経といったって知覚神経、運動神経、自律神経とこうあるわけです。これはみんな末梢神経ですね。ですからどこにきたかによってその症状がいろんなバラエティーを来してるわけですね。この場合の神経症状をみておりますと、主として運動神経にきた方が圧倒的に多いですね。

麻痺とか脱力というんでしょうか、そういう症状が出ておりますね。

　そういう意味では確かに違うと思いますね。私はどちらかといいますと自律神経、特に運動性の自律神経ですね、迷走神経核というのが脳にございましてそれから末梢神経が出てそして横隔膜や心臓にいってるわけです、末梢神経が。むしろそこに起こったアレルギー反応であろうかということを言っております。そういうことを申した理由の中で、その当時は申し上げませんでしたけれども、これも私一例の解剖例をもっておりまして、この文献も既に英文で発表してございますが、日本脳炎をやってそして確か七日か一〇日でしたか、潜伏期がどれくらいだったかよく覚えておりませんが、わりと急性に上行性の麻痺というのを起こして最後に呼吸障害を起こして死亡してる例があるんです。そしてそれの自律神経の末梢の、脳神経である迷走神経に明らかにアレルギー反応が起こってくる例を既に発表してございます。ですからケースがふえればふえるほど多発神経の内容もですね、この場合には大体運動神経系にきたものが多いんですけれども、感覚性に来てビリビリしびれるとか、痛覚がなくなるとかそういうこともあるし、それから私今申し上げましたような迷走神経、特に横隔膜心臓を支配してるというところにくる場合があっていいわけです。なぜならそういう解剖例を私もっておりますから、もし出せとおっしゃれば書証として出しても結構でございます。そういうようなほかの例のことも考えているわけでございます。

そういう可能性が考えられるというご趣旨はわかったんですが、特にこの方の場合はただ先程もお聞きした他原因の一つだと思われますが、気管支喘息の原疾患というのがかなりこの方の場合はっきりしてますね。

　ええ、そうですね。

そして喘息発作が一般に呼吸困難あるいは停止の原因になることがあるということはよく知られてることでございますね。

　はい、そうですね。

で、この方の場合には総括的に、先生の第一回のご証言と、第二回のご証言とちょっとニュアンスの違うところもあるように思うんですが、そう高い蓋然性をもってワクチンとの関係を推定できるケースではないんではないかと思うんでございますがいかがでしょうか。

　私は蓋然性のことには触れてなかったんじゃあないでしょうか。大変難しいケースであるということは申し上げた記憶はございます。大変難しいということを申し上げた中に、おのずからそういう蓋然性の問題は含まれていると思いますが、思い切ってそれはアレルギー性のものはまったく関係ございませんよといい切るだけ断定してしまう、そしてその蓋然率は非常に低いということはなかなか言い切れないケースであると、難しい例なんだと、しかし気管支喘息だけで説明するにしてはこれはわかりませんよと、こう申し上げてるわけでございます。

（以上　鈴　木　敏　子）

被告指定代理人（藤村）

先生、ワクチンが競合して接種又は投与された場合、免疫抗体、一つの侵害に対して食われてしまうので、免疫が十分ではない状態が生ずると、だからワクチンの競合は避けるべきだと、こういう趣旨のご見解でいらっしゃいましょうか。そのように述べられたというふうに思っているんですか。

　ええ。ワクチンとの間の競合を考える場合に接種の間隔が問題だと思うんですね。

接種の問題とも絡みますが、たとえば、三混とポリオと同時に接種したというようなことがありますね。

　はい。

そういう場合、間隔も何も同時ですから、最も典型的な例としてお考えいただいて、これはよ

ろしくないというご見解ですね。

それは法的にもよくないんじゃないんでしょうか、ワクチン法。私も詳しいことは知りませんけども、間隔は少なくとも一月置けと言ってるのは、免疫抗体の形成の問題について不安があるからこそ間隔を置けと、一つのワクチンに対する免疫効果が十分できたと、そういうのが一月ぐらい要するから、それで二回目をやれと、そういうことだと思うんですね。

理論的なことなんですけれども、一つのワクチンに対して抗体が食われてしまって、免疫不全ないしはそれに近い状態が生ずるからと。

生ずる可能性が考えられるからということでしょうな。

その点なんですけど、抗体というのは、各ワクチンに対して侵入してくるものに対して違うわけでございましょうね。

はい。そうだと思いますね。

ですから、あるものに対してある抗体が働いたからと言って、当然に、他のウイルスなり何なりに対して抗体がなくなってしまうということにはならないわけですね。

なくならないかもしれませんし、あるいは、なくなってるかもしれませんし、個体側の条件によって、一つの抗体に対して、一つのワクチンに対する抗体がほとんど一〇〇パーセント導入されてしまうとしましたら、次にくるものに対しては、ないという可能性もあるわけですね。ですから、個体側の要因によって随分幅があるわけで、それが生物学の常として、学問的頭で考えただけではうまくいかないという面があると思いますね。

個体側の要因ということ、これは確かに重要なことだと思いますが、全体的な免疫不全を示していくとか、あるいは、慢性的にある病気が蔓延しているもの、それに対して抗体価が下がっていく、そういうところに又ワクチンを打つと、こういうことは確かにうなずけるんですが、たとえば三混とポリオ、こういう場合はちょっと違うんではないかと思うんですが。

違うと申しますと、どういうところがどう違うとおっしゃるんですか。

私もよくわかりませんのでお伺いしてるんですが、全く私が先程あげた例と同じように考えていいのかどうかと。

それは、ポリオの副作用の中にも三つの種類があるということを、私、申し上げてきた、二混、三混は原則として急性脳症だけ、ポリオの場合には、急性脳症も起ればウイルス血症、ウイルス増殖型もあると、それからアレルギー型もあると、それぞれの抗原及び抗体が違うわけですね。ですから二混、三混とポリオは全く違うかというと、それは、急性脳症を起すような、いわゆる液性抗体ですか、そういうところでは共通したものがあると、そうすると、その限りにおいては、そこに奪い合いが起る可能性があると、こう私は思いますね。二混、三混を先にやったと、それに全部液性抗体が食われてしまうと、そして、その次にきたポリオの急性脳症を起すような抗体、抗原に対しては免疫ができないという可能性はあるんじゃないんでしょうか。それは理論的に考えられるわけですけれども、それを実証的に証明しろと言っても、そういうことをまだやった人はいないんじゃないかと思うんですね。

そうですね。それで、あるかどうかしらと思ったんですが、ないようですね。

ないようですね。私はそう思います。

で、諸外国で、たとえば、三混とポリオを一緒に接種するという例はあるんじゃないんでしょうか。

そのへんは詳しいことはわかりません、専門家じゃございませんので。

ちょっとダブりますが、これは、午前中来あるいは前回、前々回来お伺いしております先生の因果関係に対する考え方、これは、一つの行政による救済というような観点から因果関係をとらえるというような場合と医学的な見地、午前中は、医学的な見地と法的な見地ということからお尋ねしましたけれども、もうちょっとだいて、行政救済的な観点からとらえた場合と、これは医学的な観点から、医学的というのも更に細分化されなければいけないのかもしれませんけれども、それは、まあ、午前中の量的な問題ということで一応おきまして、先生のお考えはどっちなんですか。

私の考え方は、医学的あるいは自然科学的な観点に立っておるわけですね。行政的な考え方というものは入っておりません、その場合には。

因みに、そういう行政救済的な観点からの因果関係論と医学的な観点からの因果関係論、これは区別して考える、ないしは取扱うという考え方の是非については、何かご意見をお持ちでしょうか。

確かに医学的関係でとらえると言っても、ワクチン禍の場合には、未知の要素がたくさんあるわけですね、私は、科学的にとらえよということを申し上げていますけれども、その中でも、なおかつ、国の言うように、熱性痙攣が偶然合併する可能性だってあるという立場をとりますと、決して、医学で全部説明できない面が確かにあると、大きなパーセンテージにおいて、蓋然率において言えるとしてもどうしても医学だけでは物が言えないと、しかし、被害の実態はあまりにもひどいんではないかと、そういうものに対して行政的な立場から救済するということがとられても、ぼくは、それは又、別の視点であって、決して反対ではございませんし、むしろ、どちらかというと、賛成するほうですね。それは医学を離れておりますから。

私がお尋ねしたのは、最初に遡って恐縮なんですが、被害の質の拡大というか重大な結果を生じておるということが要因になっておるということは、しかも他方で、先生のお立場でも完全に説明し尽せるとは言えない部分が、これはあるわけなんでしょうね。

ありますね。

そういうものを考えると、次にワクチンの何かを改良する、ないしは治療をするということに直接役立つというような、そういう意味での因果関係があると言えないものも含んでるんじゃないんでしょうか。行政的な結果の救済という観点からの、因果関係論という面も、先生のお立場にあるんじゃないかという気がするんですが。

いや、少なくとも私がここで証言してました原告については、医学的因果関係というものが非常に大きな蓋然性、可能性としてあると、そういう立場で証言してきたつもりであって、そういう行政的立場は含まれておりません。

被告指定代理人（五十嵐）

四つの条件をお述べになりましたけれども、たとえば、生まれて一年くらい何の病気もないで、かつ生まれた時に仮死状態その他出産時の異常もなくて、ちょうど一年目くらいに百日咳ワクチンを接種しまして、それで一週間くらい経って脳炎が起ったと、その後に精薄あるいは麻痺を起したという症例があったとしますね。

はい。

そういう場合に、先生は、百日咳ワクチンによる脳炎というふうに判断されますでしょうか。一般論として。

これについては、私、総論のところで申し上げたと思います。つまり、仮死分娩とか、そういうものがあって、もともと脳が弱くて、それまでに一、二度熱性痙攣があるようなケースについては、ワクチンに対して副作用を起し易い、スレッショルドと言いますか、域値があがってるんだと、これは一酸化炭素のガス中毒の動物実験の例を上げながら話してきたと思います。あるいは、生まれつき、もともと精薄であって、ここでは証言しておりませんが、大阪では証言しておりますが、一歳未満でポリオをやってから、がたっと悪くなってる例があるんですね。ですから、域値があがっていれば、そこにワクチンがこなければそんなことにならなくて済んだものが、ワクチンがくることによって、もともと弱いものが強く質量的に現われてきたと、そういう意味での因果関係というものを、私は認めている立場でございます。

念のために申しますが、今お聞きしたのは、脳症じゃなくて脳炎についてお伺いしたわけですが、

ああ、そうですか。いや、同じことです。脳症だろうが脳炎だろうが同じです。

一般的に現在までの医学的な治験から言いますと、百日咳ワクチン接種後の脳炎というのは、一般的には考えていないと思うんですけれども。

百日咳の場合は脳症ですね。

はい。ですから、今、脳炎について起った場合のことについてお伺いしてるんです。

それは同じことじゃないでしょうか。脳炎があるということは、脳炎によって脳がやられた傷痕があるという意味で弱いということは言えると思いますね。やっぱり脳症を起し易いスレッショルドがあがっていると、これは医学の常識と、私は思いますけど。

脳炎であっても。

脳症だろうが、脳炎だろうがですね。

証人のお立場から言うと、四条件に合致すると。

はい。合致すると。まあ四条件であまりその点は強く触れておりませんですけどね。つまりワクチンを刺す前の条件というのは、あまり言っておりません。

種痘後の神経系の副反応としては、先生のお立場で、三つの形があるということでしたね。

はい。

で、ウィルス血症又は増殖型とアレルギー性の脳脊髄炎型と言いますか、それと脳症と、こういう三つの型があるとおっしゃっていますが、それ以外にはないわけですね、種痘の場合。

種痘の場合に脳にくる副作用ですか。

はい。

私はないと思いますけど。

そうすると、今申し上げました脳炎あるいは脳症というものがなくて、その後に、種痘のせいで癲癇になるということはなくなるわけですね。

そんなことはありませんよ。急性脳症にせよ、脳炎にせよ、要するに癲癇発作を。

脳炎あるいは脳症がなくてという前提です。

なくて後になって癲癇が起ってくる例は、そういう例はありますよ。そこにワクチンが刺されているか刺されてないか別問題として、私は発言してるつもりですけど。

種痘後の副反応として。

それはおかしいですね。やっぱり種痘によって脳症を来たす、脳炎を来たす、脳がやられた証拠である傷ができる、傷ができればそれが原因になって、それから以降癲癇発作を起すということは、これは、もう常識でございます。

そういうことはあるということですね。

あります、あります。

前回のご証言の中で、又、これはポリオの脳症の話になるんですけれども、接種ルートの違いによって発症時期が違ってくると、そして、ポリオの脳症の場合も、一週間あるいは一〇日かかっても何ら不思議はないという説明の中で、これは前回の三〇丁の裏ですが、「接種ルートによって、抗体価の上り方、抗体価の上昇のスピード、これが明らかに差がある」と、そう

いうことで「ポリオの場合が一番スローで、上り方が遅くて」ということで、そういうことで、ポリオの脳症の場合には、潜伏期が長くなるというお話でしたが、それはこういうことですね。

そうです。それは、私が言ってることじゃなくて、「日本のワクチン」という本の中に書いてあるわけですね。

それは、ポリオの脳症について言ってるわけじゃなくて。

いや。そうじゃありません。要するに、接種ルートによっていろんな副作用が起ってくる場合に、接種のルート次第によっては上がり方、量が多かったり少なかったりするということが本に書いてあるわけですね。ポリオについて特に書いてあるわけじゃございません。一般論として。

ポリオの場合について、今お読みしたように、抗体価の上昇というふうに述べられておりますけれども、この場合の抗体価というのは、何を指してご証言されてるわけですか。

そこなんですね。それこそ国が研究費を出して一生懸命やらせなきゃいけないところなんですが、私の仮説を言わせるならば、やはり疫痢と同じように、たとえば抗体という現象を、石坂さんの例を取りながら、ヒスタミンあるいはその物質、そういうものであると、そんなような考え方があります。

乙第一一七号証を示す

これは、昨年改訂された「臨床家のための免疫学」という本でして、それをちょっと見ていただきますと、一三七ページ以下、ここで宮本昭正さんという方が、「IGE抗体によるアレルギーの機序と疾患および治療原理」ということで宮本先生という方は東京大学の教授ですね。

まあ替っております。昔のですから、私はよくわかりませんが、医科研でしょうか。医科学研究所の恐らく教授でしょうね。

その次のページに、「I型アレルギーの発色過程」ということで、I型というのは、即時型の反応のことですね。

はい。即時型ですね。

の発症過程ということで書いてあるわけですけれども、これ自身については、もちろんご承知、一般的にこういうふうな発症過程だろうということは、先生自体も。

いや。あまり詳しくはわかりません。私、液性免疫の専門家じゃございませんので。しかし、ヒスタミンなんかが出てくる、ヘパリンが出てくる、こういうような事実は知っております。

そこの上の図のII－1、これの経過から言うと、病因的な抗原に曝露されて、IGE抗体が産生されて、それから先生のご証言にもありますようにIGE抗体がマスト細胞や好塩基球に固着して、そこへ更に病因的抗原に再曝露されて抗原抗体反応が生じ、それで、そこから、細胞より化学伝達物質、先生のおっしゃるようなヒスタミン等が出ると、で、アレルギー反応が惹起されると、こういう過程、概括的に言えば、過程になりますね。

はい。

それで、今のポリオの脳症の場合の話なんですけれども、ポリオワクチンの投与というのを、先生はどこの時点をとらえて考えておられるんでしょうか。

だから、それがわかってないから、そういう考え方もできるということを言ってるだけであって、恐らく、まあ、ポリオワクチンででしょう。

はい。

ワクチンというものが、ですから、IGEに働いて、その結果としてアレルギー性反応が惹起されると、

ええ。そのところに、中間に、もう一回、病因的抗原に再曝露ということが必要ないんじゃないかというふうに考えているわけなんですが、一般論から言いますと。

そうですね。その内容よくわからないと、私、申し上げるよりしょうがないと思います。まあしかし、私が言ってるのは、そういう液性抗体、アレルギー、それからヒスタミンととらえる前に、まず人体でほかに同じようなことが実証されてる必要があるんでございますね。その一例として、疫痢というものを上げたわけです。疫痢というのは最近、何ですか、赤痢菌が抗原になりますね。赤痢菌が抗原で、そして腸壁に侵入して、そこで増えると、こういうこと、そしてその結果として、とにかくヒスタミン物質がそこにできるという事実がわかっているわけですから、細菌というものを一つの抗原と考えるならば、それが近代的な理論から言えば、肥胖細胞のIGEに働いて、ともかくそのプロセスには、一次的なもの、二次的なものとあるかもしれませんけど、ヒスタミンができるという事実は十分考えられることではないかと言ってるだけの話でして、しかも、それは実証はされてないんで、これから国のほうが強く調べて研究してほしいと思ってるわけですね。

今、疫痢というお話ですけれども、一般的に疫痢の場合の潜伏期というのは、何日ぐらいでございましょうか。

それがわかんないんですね。

教科書によりますと、一日ないし四日というふうな記述もあるんですが。

大体食糧、この食べた食いもの、飲みものに赤痢菌がいたという事実がわからなければ、潜伏期の算定のしようがございませんですね。で、恐らくしかし、五十嵐代理人が調べられました潜伏期はどれくらい。

一日ないし四日というふうに、教科書では一般的な記述ですが。

はあ。そうでしょうかね、四日例もあれば、もっと遅い例もあるんじゃないんでしょうかね。それは、しかし、正確に、いつ赤痢菌を飲み込んだかどうかということが実際わかるんで

しょうか、そんな簡単に。実験的にならできると思いますね。しかし、実際に人間の疫痢というものの場合には本当にその潜伏期の算定が、いつ赤痢菌が入ったかということがわからない限り算定できるはずがないと思うんですね。

それと、疫痢の症状の場合、いわゆる循環器系の全身症状と言いますか、そういうものが中心になるんじゃないんでしょうか。

　ええ。それプラス急性脳症ですね。もちろん、ショック様症状はっきりございます、血圧は下がる、顔色は青ざめる、脱水症状は出る、そういうプラス急性脳症がそこにあるわけですね。

あくまでもプラスということですか。

　ええ。

いわゆる急性脳症の症状を呈するというお考えですか。

　そうですね。そういうものを疫痢と、大体定義してあるわけですね、五歳以下の子供に赤痢菌感染があって、急性のショック症状プラス急性脳症の症状を呈するというものを疫痢というわけですから。

今、ポリオワクチン接種後の脳症についてお伺いしましたけれども、そうすると、脳脊髄炎あるいは脳炎、ポリオ接種後の脳炎、これについては、脳症の場合、一〇日ぐらいでおかしくなるというお話でしたけど、ポリオ後の脳炎については、どういうふうにお考えですか。

　ポリオ後の脳炎には二つ種類があるわけですね。つまり、ウィルスが増えて脳に行って、ウィルス脳炎型を示すものと、それからもう一つ、ウィルスは証明されないけれども、どっかほかの臓器で、アレルギー性脳炎を起すような物質が作られて脳に行って起す型と、この二つあるわけです。そのどちらをおっしゃってるわけですか。

今お尋ねしますのは、アレルギー性を考えた場合の話です。

　アレルギー性の場合ですか。そうすると、潜伏期ですか。

はい、そうです。

　潜伏期は、実質問題としては、やはり一〇日以上あるいは二、三週間ですけれども、スピレーンの確か種痘後の脳脊髄炎の例の潜伏期を、今、私、思い出せないでいるんですけど、長いものは二〇日以上のケースがあったと思います。ですから、一週間から、少なくとも一月前後というようなことは考えておかなくちゃいけないんではないかと思うんです。そして、それは、そのままひょっとすると、ウィルス血症型、ウィルス脳炎型にもあてはまるのかもわかりません。しかし、私はそういう例を知りませんのでわかりません。

で、今のアレルギー性の場合の原因物質としては、何を想定されておられるんですか。

　ですから、脱髄抗体というものを想定するわけですね。ですから、ワクチンによって、ワクチンが抗原になりまして、そしてそれから神経系をアタックするような抗体ができると、そして脳神経をアタックすると。ですから、ウィルスそれ自体はいかないと、こういうことで、これが重大なバーネットの仮説なんですけれども、しかし、仮説で重大であり非常に価値が高いにもかかわらず、その学問的な詳細は決してまだ解明されていないわけです。

今、バーネットという話がありましたけれども、先生自体は、バーネットの説自体にあんまり賛成じゃなかったんじゃないかというふうにお聞きしてましたが。

　そうですね、私はまあ、どんなにノーベル賞を取ろうが、やっぱり実証性のないものに対しては、そんな大きな価値は認めないんですが、それを認めないのは私個人であって、大多数の免疫学をやってる人、特に自己免疫をやってる人達は、もう金科玉条ですね、バーネットの説は。そういう意味で、私自身としては、だって、神経組織を同じような共通抗原というものが見付からなければしようがない、それが見付かっていない、そのへんがもう仮説であるからこそ、バーネットというのはやはり仮説の域を出ないと。理論として大変結構であり、その方向で医学が研究して、そしてそれを実証するということは、ぼくは、非常に、実証するにあたっては重大な学説であるとは思いますけれども、今の段階では、少なくともまだ実証性は薄いと、こう申し上げているわけです。

前回のご証言で、水俣病の例をあげて、一例の解剖例というものの重要性を述べておられるわけですけれども、我が国で水俣病が発生したというのは、昭和三〇年ないし昭和三一年ころと、これは発生としては集団発生ですね。

　ええ、ぼつぼつ水俣地域に出ていたんではないでしょうか、初期のうちはね。集団と言える程大規模なものではなかったと思います。

それで、昭和三一年ころは、何百人と発生したんではないでしょうか。

　はい、そうだと思います。

そうすると、当時の状況としても、疫学的に見て、何か水銀と因果関係があるんじゃないかという考え方になってきたんじゃないんでしょうか、その当時。

　最初のうちは、日本脳炎の集団発生ではないかと疑われてますね、ウィルス性疾患じゃないかと。だから、ウィルス性の流行のものではないかと、こう言われてきてるうちに、たまたまこれがあるんです。ビハインド・ストーリーがございますが、まあ私はその当時、九州地区、特に熊本地区の多発硬化症という不明の病気の神経症状なんかありますが、それのコンサルタントとしてイギリスのロンドンから来た有名な神経学者があったわけです。それが水俣の解剖例を一例持って来られまして、これは、君、一番どういうものに似てるかと言われたことがございます。したがって、これは、ハンタ・ラッセルが報告した有機水銀の脳の変化とそっくりですよと、だから、私、あなたが手紙書いて実際判断してもらいなさいというふうに申し上げました。で、それを、ですから、ロンドンに送りまして、ハンタ・ラッセルに送ったら、これは間違いない有機水銀であるということがきたわけです。まあ、その前後からも、すでに熊本の人達は、文献的にいろいろ調べて、どうも臨床から言って有機水銀中毒の臨床らしいという例にあたっており、それで有力になったんですが、たまたま私とマッカルピンという学者ですが、それとのタイムがちょうど一致したんですね。そこから有機水銀説がぐわーっと有力になってきますけれども、最初のうちは、これは、疫学の段階では日本脳炎だったんですね。

午前中も、ほかの代理人が質問されたことで確認させていただきたいんですが、セービン・ワクチンの毒力検査というか実験ですね、これで、証人は、前回の三二丁で、表ですが、「検定の場合は脳に変化が起こらないと、むしろ検定不合格になると、そういうことですね。そういうことです。」と答えられているわけですけれども、それは間違いですね。

どうしてですか。そんなことございません。「日本のワクチン」の中にもはっきり書いてございます。セービン・ワクチンの検定法の中にもいろいろあるけれども、病理学的な検定方法が一番重要であるとちゃんと書いてございますね。そして、その場合に、全くの無変化の場合には採用しないわけです。ごくごく軽いものを採用するということは確かです。

変化というのは、どういう。

炎症でございます。

それは、ポリオのウィルスによる炎症を言ってるわけですか。

そうですね。ウィルスの、生ワクというものはそういうものでございましょう。結局、そのウィルスとしての効果がなかったら免疫はできっこないわけです。増えなければだめだと、ところがじゃんじゃん増えるのが自然感染で、この場合には非常に強い毒がきてしまうわけですね。だから、軽い免疫を起こすためには軽い炎症を起こさせなければ免疫なんかできっこないわけですよ、理論的にそうなんです。

実は、私共のほうで、予研にも照会致しまして、過去の毒力実験の中で、脳の中にウィルスによって変化が起きた例があるかということを聞きましたら、二〇年間一つもないという回答だったんです。これはおかしいですか。

それはおかしな話ですね。病理部にお聞きになりましたか。

はい、そうです。

病理部のどなたですか。

室長です。

室長と言えば。

内田さんです。

内田さんね、その当時は江頭君が室長ですね。内田君はそれのアシスタントをやっていたんです。おかしいですね、そんなことはないと思いますがね。

原告代理人（広田）

ただ今の質問の中に種痘をしてウィルス血症でも急性脳症でもアレルギー性脳炎でもなくて癲癇になることがあるかという質問がございました、被告の国のほうの代理人から。種痘後、何がしかの痙攣発作があって、後日癲癇症状を呈する、そういうことになった場合には、その種痘後に現われた癲癇発作というのは、どういうふうに考えたらよろしいんでしょうか。

それは、痙攣というのは、脳を侵されれば起こる、特に神経細胞の集まってる発電所に起こることが多いわけですね。ですから、アレルギー性脳脊髄炎の場合ですと白質ですから、あまり痙攣はきません。原則として。痙攣がくるとすれば、種痘後に起こるとすれば、種痘後の急性脳症ですね。あるいは、そのウィルス血症、ウィルス増殖型、この場合には痙攣がきてもちっとも不思議はないわけです。つまり、急性脳症のものは二つのパターンに分かれるということは、私、総論で申し上げました。痙攣が非常に前面に出て意識障害が少ない形、これを痙攣発作型の急性脳症というわけですね。そうでなくて、意識障害が非常に強くて痙攣はごくわずかであると、こういうような意識障害型の急性脳症があると、この二つを合わせて我々は急性脳症と言ってるわけです。ですから、起こるのは起こります。

そうすると、痙攣発作というのは、急性脳症の発現症状であると、そう考えてよろしいわけですか。

そうです。そのとおりです。

その、アレルギー性脳炎の発現症状であると考えるのも可能でございますか。

ええ、まあ、アレルギー性の脳脊髄炎は原則として白質、つまり送電線がやられるんで、その場合には癲癇発作が起こるのは非常に少ないです。しかし、全く起こらないかというと、必ずしもそうではない。数は少ないけれども起こります。

その結果、痙攣発作によって脳がやられて、そして癲癇になると、こういうことになるわけですね。

そういうことでございますね。

白木証人の第一回目の調書添付の原告別症状を書いた書面を示す

その原告番号㊺の大川さんの記載について思い出していただきたいんですが、当時大川さんは気管支喘息の持病があったと、それから肋間神経痛もあったとこういうふうにそこにも記載されておりますね。

はい。

そして、日本脳炎のワクチンの接種を受けて六日後に死亡したと、先程の証人のご証言ですと、いろいろな可能性がある、蓋然性としてはいろいろな蓋然性が考えられるということでしたけれども、肋間神経痛が原因で死亡するという蓋然性がまず考えられますね。ワクチン以外の原因としては。それから、もう一つは、気管支喘息によって死亡すると、そういう蓋然性とそれから日本脳炎ワクチンの副反応として多発性神経炎を患って死亡するという蓋然性と、証人としては、どの蓋然性が強いとお考えになられるんでございましょうか。

大変むずかしい質問でございますけれども、第一の肋間神経痛だけでは死亡につながるということにはならないと思います。これは、神経痛という言葉があるように、知覚性の末梢神経、この肋骨の間に分布する末梢神経に変化が起きたために神経痛があったと、こういうことなものですから、これが、非常に広範囲に肋間神経の筋肉に対する運動性の末梢神経をやっつけるならば、それはそういうことになりますが、そういう客観的記載はございませんわね。だから、気管支喘息でなくなる可能性というものも全く考えられないわけではないし、突然死で、法医解剖もしてありませんから、その時に、気管支が詰まっていたかどうかという記載はございませんわね。しかし、あったという事実は確かですから、そういう可能性は私は認めるということを、否定できないということを申し上げております。しかし、私が多発神経炎、つまり運動麻痺、呼吸運動中枢と横隔膜の末梢神経がやられるならば、あるいはその中枢がやられるならば、呼吸の麻痺を停止するという可能性はあるということ、そして、特に心臓の中枢、あるいは末梢もやられると、末梢がやられれば実際心臓を停止するということはあるということが主因として一番有力、この面においては少なくとも有力と考えられるのは、日本脳炎ワクチンの中に多発神経炎を起こす型があると、で、これは午前中にも国側のほうからの反対がございましたように、しかし、冲中班のは、これは末梢性の運動神経であるということのお話があって、こういう自律神経系の系統のものがやられたというものは、そういうものはないということをおっしゃいまして、で、しかし、それは、ケースが増えればどうなるかわからんということと、それから、私は、解剖例として英文で発表してるものの中で、日本脳炎ワクチンによる末梢神経炎によって、だんだんと麻痺が上に上行して最後に呼吸麻痺で死んでる人もいるわけですけど、その場合の自律性の末梢神経は明らかにやられていると、そういう解剖例を見ていると、そういうものをいろいろ連動して考えた時には、蓋然性で言うならば、やっぱり私が申し上げました最後のが一番高いのではないだろうかということを申し上げたわけです。ほかの可能性を否定してるわけでは決してないわけでございます。

最後というのは、日本脳炎の副反応による多発性神経炎。

ええ、神経炎であると、そして、自律神経であるところの迷走神経がやられていると、だから、呼吸ないし心臓が停止するという可能性はそれで十分説明できるんではないか、そういう解剖例がある以上は、そういう可能性が高いんではないんですかということを申し上げているわけです。

次に、原告番号⑥の尾田真由美の件について簡単にもう一度伺っておきます。第二回目の白木調書添付書面(1)のところ、この尾田真由美については、種痘を接種してから約二週間経った時にお風呂に入れて引き付けを起こした、で、翌日見たら、右眼に斜視が現われたと、その後、顔色が悪くなって、唇が紫色になり全身の力が抜けるような状態が何度も起こったと、こういう母親の記憶なんですけれども、今私が言いました顔色が悪くなって唇が紫色になって全身の力が抜けるような状態というのは、これは、中枢神経障害による発作というふうに考えられるんでございましょうか。

はい。この例は、私、急性脳炎が一番考えられるんじゃないかということで説明したと思います。しかも、生後三ヶ月ですから、私の解剖例の経験から申しますと、種痘によって、四ヶ月目に種痘をして、そして、一一日で死亡した例というのは、脳幹が非常に激しくやられているわけですね。脳の幹です。大脳と脊髄をちょうどつなぐ間です。そこがやられますと、普通の大発作というよりも小さな発作が非常にたくさん続いて出ると、で、力が抜けるような発作というのもございます。そのほかに、呼吸性の発作とでも申しましょうか、呼吸が非常に速くなってまいりまして、そして、顔の色が青くなって唇が紫色になって、そしてそれに引き続いて痙攣がある場合とない場合とある、私は、そういうものは明らかに、それが癲癇性の発作だとは申しません。しかし発作として何回か続けて出てくると、そして、その脳幹には呼吸中枢や心臓中枢がございますから、したがって、呼吸が非常に頻発して出たり、顔の色が青くなったり、それから心臓の動悸が激しくなるとか、そういうことがあっていいと思いますね。やっぱり中枢神経系での症状である、しかも脳幹の症状である、それを間接的に裏付けるものとして右眼の斜視が起こっておりますね。動眼、眼を動かす神経というのは脳幹にあるわけです。そういう意味から申しましても、これはそういうことであるというふうな判断をしたわけです。

原告代理人（山川）

被告代理人から何度かご質問があって、なお正確にご理解いただいてるかどうか、ちょっと疑問にも思われますので、一つだけ補充したいと思います。因果関係を決定する際の四つの条件、前回一応四つ申されましたので、四つの条件ということで伺いますが、そのことに関連して、第三番目に、副反応の程度が質量的に非常に強いと、他の原因不明によるものよりもはるかに強いということを言っておられますが、このことに関連して、先程重大な症状だけを考えるのですかというような趣旨の質問があったのですが、第一回の証言とも照らして伺いますと、ここは、副反応が従前全く見られたことのない、先生は折れ曲がりという言葉も使われたと思うんですけども、全く従前とは断絶した新しい症状が、脳炎、脳症を考えてるわけですから、大きなものとして現われると、こういう意味ですか。

そうですね。質と申し上げたのはそういう点だと思います。今まで精薄が何もなかったではないか、今までは癲癇発作も何もなかったではないか、ところが、それがワクチンを接種することによって、時間的空間的な、密接な因果関係によって起こってくるとすれば、今までないものが起こったんですから、これはまさに質的に違うものが起こってきたわけですね、痙攣発作なり精薄なりが。で、もう一つ、量と申しましたのは、普通の熱性痙攣では、決して後遺症としては、確かに癲癇は起こりますけれども、決してそんなにひどい精薄になったり、ひどい脳性麻痺になったりすることはないわけです。それが量的に非常に拡大して、質的な何もないものが出てきている、しかも、量的にも非常に重篤な例が多いということで、そういう意味で、むしろこれは経験的に申し上げたことなんで、一番重要な要件としては、質的に今までなかったものが起こってきたことが重要ではないでしょうか。

本件では、原告は、こうして死亡されたか、あるいは、すべて脳炎、脳症という非常に重篤な後遺症でありますので、その方々のことを考えると、量的にも非常に拡大してると、量的にも大きな変化であるというのは、正しくそのとおりでございますね。

はい。そのとおりです。

原告代理人（秋山）

午前中に藤村代理人の質問に答えて、先生が、ポリオワクチンによって脳症等が生ずるメカニズムについてお答えになったわけですが、異種蛋白についてですね。その先生のお答えにちょっと誤解を招き易い点があるんじゃないかと思うのでお伺いしますが、この異種蛋白が一般に人間にアレルギーを起こすということは、先生独自のお考えじゃありませんね。

それは、もう、みんな、ワクチンの本に書いてある事実ですよ。

だれでもそういうふうに言ってることですね。

はい。

それから、インフルエンザの場合、卵蛋白が原因だと、これは異種蛋白であるから、その副作用副反応が原因となるんだと、こういうふうに考えられてるのも、これは一般的な考え方ですね。

はい、一般的な考え方ですね。

ポリオの場合、皮下ではなくて口から入るということで、この異種蛋白の場合腸内で分解される可能性が高いけれども、分解されないこともあり得ると、これは、全く先生独自のお考えなんでしょうか。それとも、一般的な知見としてそういうこともあり得るということは言えるんじゃなかろうかと思うんですけども。

そのへんは、私も正確には、専門家じゃないんで答えられないんですが、可能性としてはあり得ると思いますね。通過して吸収されて、それが血液の中の流れに乗っていけば脳に達して急性脳症を起こす可能性はないとは言えないと思いますね。

ポリオ生ワクチンによって脳症等が起こるメカニズムとして、先生は、石坂功成（コウセイ）先生の研究それから高津先生の研究、この二つの実証的な研究を踏まえられて、それで、腸内で、腸管でヒスタミンが出て、それが疫痢と同じように脳症を起こすんじゃないかと、こういうふうにおっしゃってるわけですね。

そのとおりです。ただ、私は実証していませんし、だれも実証してないんだから、これは、やっぱり国の研究費できちっと実証してくれと、それが実証されるようになれば、ヒスタミンを除くという次の手が打てますですね。あるいは、この人はヒスタミンに対してアレルギー反応が強過ぎる人である、皮内反応をすればできると思うんです。ですから、そういう意味で、この次に無害なワクチンを作るステップになるんだから、研究して実証してほしいと思います。

そうすると、午前中、先生が、質問で、こういう考え方を承認する人は自分のほかはまだないと、こうおっしゃいましたけれども、それは、ポリオの生ワクチンを投与すると、腸内でヒスタミンが起こって、それでショックを起こすんだと、脳症を起こすんだと、この点について、先生以外に、そういうことをはっきり言ってる人はいないと、そういう趣旨ですね。

はい、そうです。その後者の趣旨です。

原告代理人（中平）

長時間にわたって貴重なご証言をいただきまして、ありがとうございました。これで全部終ることになるわけですけれども、何か、先生、述べ残されたことでもございましたら、簡単に。

私がワクチンの副作用のことについて書きました書証、本がございましょうか、一言だけ言わせていただきます。

甲第一七六号証を示す

この中で、一番終りのページのところにございます。三六八ページ、「おわりに」と書いたその一番最終のところに、私、どうしても書かざるを得なかったわけです。医学論文は普通、著者の主観的な要素、考え方は入れられないと思いますけども、私は、あえて入れていいと思いましたところだけをちょっと読み上げさせていただきますと、「おわりに」の最後のところに、「最後に、いずれにしてもワクチン禍によって、回復不能か、それに近い神経系後遺症に苦悩しつづけてきた患者たちは、たとえごく少数にすぎなかったとしても、それは現在、ワクチン接種の恩恵に大いに浴している何百万、何千万の健康児たちを、強力に支えてきた基本的存在そのものである実態を、到底、忘れさることはできない側面を強調しておきたい。」つまり何千万、何百万対一であろうが、一〇であろうが、その犠牲者というものは、ワクチンによって恩恵を受けている幸福な人間と同じ同価値であるということを私は申し上げたい。そのことだけでございます。

被告指定代理人（五十嵐）

午前中に、大阪の事例ということで、幸長さんのお話がありましたけれども、幸長さんの事例については、国側で因果関係を争ってるということはご承知でしょうか。

はい、知っております。

それから、重症心身障害児等を施設に入れているというか、そういう施設で、他の、いわゆる予防接種による健康被害児でない一般の、一般と言ったらおかしいですが、他の原因でそういう状態になった子供と、それからワクチンによってそういう症状を呈したという子供と差はあるんでしょうか。

原則論的に言って、私はないと思います。ですから、疫痢によって起こった急性脳症の後遺症にしましても、ワクチンによって起こったものであろうと質的な差はないと思います。まあ量的な差は若干あるかもしれません。まあしかし、これは、私の論文の中にも最初に書いてることでございます。つまり、ワクチンに特有な病気などというものはないんで、ほかの原因によって起こってくる子供の病気と全く同じものであると、原因は多様性であっても、行き着く先、つまり、私は新幹線と申しますが、新幹線にはどこから乗っても構わない、原因は多様であっても行き着く先は同じですよと。ですから、原則論として、医学とはそういうものであるということだと思います。原因が違えば全く違う病気が出ると考えるのは、これは間違いでございます。ですから、そういう意味から申しまして、ワクチン被害児によって起こってこようと、あるいは疫痢が原因でなってこようと、あるいは消化不良でなってこようと、その結果は、それは同じものであるというふうに考えていいと思います。

それから、四五年、閣議了解から救済制度が続いておるわけですけれども、そういう審査する委員の側に神経病理学者も入ってるということはご承知ですね。

入っていらっしゃるかもしれませんが、本当に一流の神経病理学者でしょうかどうか、そこはわかりませんですね。

被告指定代理人（藤村）

因果関係についていろいろお話伺いましたが、因果関係が一般的にあると言われるものまで国の側でそれはないと言ってるわけではないんで、そういう争い方をしてるわけではないんでしてね。

そうでしょうかね。私はそうは思いませんが。

争いになってるところは、先生は当然だと思っていらっしゃるのかもしれませんが、一応大阪でもそうだし、ここでもいくつかこちらが争っているものについて、いろいろみられましたね。それについて、もう一度最後にお尋ねしますが、医学的見地からみて、国側の主張、これは全く理由のない、因果関係を否定する理由としては全く理由のない意見であるというふうにお考えですか。

原告代理人

異議あります。概括的な尋問で不適当だと思います。

裁判長

いや、結構です。質問に答えてください。

全く因果関係がないなんてことは言っておりません。私はいつでも、国の考え方もありますよと、そういう可能性だって考えられますよと、しかし私の考え方のほうがはるかに正しいと、こういうことでございます。

（以上　秋山かち子）

東京地方裁判所民事第三四部

裁判所速記官　村　田　淳　一

裁判所速記官　林　部　昭　子

裁判所速記官　鈴　木　敏　子

裁判所速記官　秋　山　かち子

② 被告側証人の証言

［１］ 福見秀雄証人 (1)

附録第四号様式（証人調書）

事件の表示	四八　四、七九三・一〇六六六 昭和四九年(ワ)第一〇、二六一号 五〇　七、九九七・八、九八二

証人調書（この調書は、第三一回口頭弁論調書と一体となるものである。）

期日	昭和五四年　三月一六日 午(前)後　一〇時　〇分
氏名	福見秀雄
年令	（略）
職業	国立予防衛生研究所長
住所	（略）
宣誓その他の状況	裁判長は、宣誓の趣旨を告げ、証人がうそをいった場合の罰を注意し、別紙宣誓書を読みあげさせてその誓いをさせた。 後に尋問されることになっている証人は、在廷しない。

陳述の要領

別紙速記録のとおり

裁判所書記官　大貫藤一

宣誓

良心に従って、真実を述べ、何事も隠さず、偽りを述べないことを誓います。

氏名　福見秀雄　㊞

速記録	（昭和五四年　三月一六日　第三一回　口頭弁論・公判）	原本番号	昭和五〇年（民）第四〇〇号の九
事件番号	昭和四八年(ワ)第四七九三号	証人氏名	福見秀雄

被告代理人（楠本）

（本速記録末尾添付の経歴書を示す）

証人の御経歴はこの経歴書のとおりでございますか。

はい。

証人が専攻されている学問分野はどういうことになりましょうか。

ひと口に言いますと、病原微生物学であります。

病原微生物学というのは、何を対象とする学問ですか。

微生物によって感染が起こる、その微生物の感染に対する性状及び感染が起こる生体の性状を研究する学問であります。

細菌とかウイルスというのは、その微生物の中にはいるわけですか。

はい。細菌、ウイルス、その他若干あります。

病原微生物学と重なり合うのかもしれませんが、免疫学とかワクチン学というのも、先生の御専門に属するんじゃないでしょうか。

はい、そうであります。

これはお互いにどういう関係になるのか、簡単に伺いたいんですが……。

片一方では、さきほど申しましたように、病原体があります。片一方では、病原体の感染を起こす生体があります。この病原体と生体と、その両方の相互作用というものを研究するものであります。

疫学と言われるものについても研究されていますか。

はい。

これは、どういう……。

感染の研究をする場合に、それを個体のレベルで研究する場合が、細菌学とか免疫学とか、あるいは病理学とかいう学問であります。それが集団の場合にどういう具合に起こったり消えたりするか、生起消長するかということを研究するのが疫学であります。

今名前が出ましたような学問分野は、これはすべて予防接種と関係があるわけですか。

あります。

証人が特に深く研究されたテーマとしては、どういうものがございますか。

病気の名前を挙げますと、インフルエンザ、その他呼吸器ウイルス病、それから腸管感染症、たとえば腸チフス、赤痢、コレラ等であります。

証人が所属されて、役員をなさっている主な学会は、この経歴書の二枚目に出ております、日本ウイルス学会、日本細菌学会、日本感染症学会、こういったものですか。

はい、そうであります。

ほかに、国際的な学会などにも属しておられますか。

はい。日本の学会が、すべて国際学会の日本分科会になっておりますから、いずれも国際的学会であります。

なお、証人のこれまでにお書きになった著書、論文のうち、予防接種と関係があると思われる主なものは、この論文、著書目録のとおりでございますか。

はい、そうです。

（本速記録末尾添付の論文、著書目録を示す）

乙第二号証及び乙第三号証を示す

これは、証人が、予防接種の基礎的な問題点について解説された文献と伺ってよろしいですか。

はい。

乙第七九号証を示す

この、日本のワクチン、改訂版の、三六五ページですが、これは、証人が日本の予防接種法の問題点などについて執筆されたものですね。

はい、そうであります。

まず、ここで、予防接種の基礎的なことを若干お聞きしたいと思いますが、予防接種の基本的な原理はどういうことなんでしょうか。

今の場合、人間に限りますが、人間に、その病気とよく似た軽い病気を起こさせ、または、その病気の病原体を人間に与える。免疫の基本になる物質を取り出して、それを人間に注射することによって、人間の身体の中に免疫を発生させるということであります。

それを、もう少しこまかく言っていただくと、証人がさきほどの文献にもお書きになっています、二つの、性質の違ったものがあるんじゃございませんか。

はい。一つは生ワクチンと申しまして、生きた病原体でその人を軽く感染させまして、そして、免疫にするという方法であります。もう一つは死菌ワクチンといいますか、不活化ワクチンといいますか、感染する病原体を殺して、感染する能力をなくした上で身体に注射して、その中に免疫を起こさせるものであります。

その二つの路線の対立というのがあるようですけれども、これはどういう疾病にどれを使うかというのは、やはりその疾病の性質によるわけでございますか。

はい。対立と申しますけれども、必ずしも対立ではありませんで、この病気には、このワクチンのほうがより有効であるというものを、学問的に選択して使うわけであります。

その予防接種のさらに基本にある免疫というのは、簡単に言うとどういうことでしょうか。

身体の中に、生体防衛と申しまして、外から、病原体のような、身体とは質の違ったものがはいった場合に、それを排除して無害な形にするということが基本線でありますが、それをするのに、一つは、免疫体を身体の中につくらして、その免疫体の作用によって、身体の中に侵入する病原体を殺してしまう、あるいは不活化してしまうということが一つと、もう一つ、別な話では、身体の中に、免疫体とは違って、侵入してきた病原体を食ったり殺したりするような、別の細胞ができてくる、その二つの原理で、先に申しましたのを抗体免疫、あとに申しましたのを細胞性免疫という具合に申しております。

前々回に、青山証人の証言の中で、能動免疫と受動免疫というお話があったんですが、このうちで、人工受動免疫と言われる、たとえば、マムシに噛まれた方の血清注射、これは予防接種とは別のものなんでしょうか。

非常に広く解釈すれば、予防接種の中にもはいりますけれども、基本的には別の問題であると考えます。しかし、生体防衛という点から観察すると、現象としては共通の面が多分にあります。

ところで、予防接種の基本的な目的、性格というものは従来どういうふうに位置付けられてきたんでしょうか。

人間の病気の予防をする場合に、その病気がその社会に起こらないというようにすることがいちばん基本的な問題ですね。その場合に、その予防をするのに、どういう具合にするかということを、おおまかに分けまして、三つの柱を設定するわけですね。一つは、感染源対策と申しまして、その病気に感染した人をその社会から隔離してしまって、その社会にその病原体が流れ込まないようにするという対策であります。これが感染源対策、それから、次は、隔離することとは別に、その病原体がその社会にはいり込む道があります。たとえば、水道を使ってはいるとか、あるいは下水を使って流れてくる、あるいは、人から人に接触感染をするとか、そういうのを感染経路と申しますが、その感染経路を遮断するという方法があります。これが感染経路対策であります。次は、そういう具合にして、病原体が感染源の中で隔離されるとか、あるいは経路を遮断されるとかいうことでなくて、社会にはいってきましても、その社会を構成する人たちが、十分その病気に抵抗をもっておれば、その病気はその社会にははいり込まないということで、個人個人を、その病気に対して抵抗をもたすようにするという、これが予防接種の目的でありまして、予防接種することによって、個体個体の、その病気に対する抵抗性を強めて、感染をさせないという、この方法、これが第三番目であります。

そうしますと、予防接種というのは、今おっしゃった、伝染病予防対策の一つとしての感受性対策として位置付けられてきたと……。

はい、そうです。

ということは、ことばを変えれば、集団防衛ということにもなるわけですか。

はい、そうです。

この集団防衛について、証人は乙第二号証にくわしく述べられているんですが、簡単に証人のお考えを説明していただけますか。

病気が集団に侵入する場合に、その病気がその集団にはいってくるのを防ぐのが集団免疫ということでありますけれども、集団の中にその病気に免疫になっておる人と、なっていない人とが、基本的にはあるわけでありますが、その場合に、ある程度以上、免疫体をもった人の数の割合がふえると、その中には、もう、その感染症がはいってこないというような、そういう限度があるわけです。たとえば、例をとりますと、火事の場合に、その社会の建築物が全部可燃性のものでありますと、火事は、一か所に起こると、すぐ、たちまち周辺にひろがりますけれども、しかし、その中に、耐火性の建物がありますと、その耐火性の建物によりまして、その耐火性の建物だけでなくて、その周辺の建物までが火災から免れるという現象がありますが、その耐火性の建物、つまり、集団で言えば免疫になった人の数がある程度以上ふえると、その集団にはまだ感受性の人があっても、病気は侵入してこなくなるという、そういう限度があります。これを臨界限度という具合に申しておりますけれども、そういう具合に、その集団にある程度の割合で免疫になった個体がある場合には、その集団全体が予防されるということを、普通は集団免疫という具合に申しております。

この乙第二号証、予防接種の五七ページにお書きになっているところですけれども、それから、現行の予防接種法第一条の、この法律は伝染の虞がある疾病の発生及びまん延を予防するために、予防接種を行なうという規定、これは、つまり、集団防衛の趣旨を意味しているんだという解釈は、これは、五一年の改正までは、少なくとも一般的な解釈だったわけでしょうか。

はい、そうでございます。

ところで、伝染病予防対策として、さきほどもお挙げになりました、三つの柱となる対策、その中で、日本では、どうも予防接種というものが偏重されてきたんではないか、ほかのその感染源あるいは感染経路対策のほうに力をもっと入れるべきだったんではないかという御意見があるようなんですが、これについて、証人はどうお考えになりますか。

これは、日本で偏重されたということよりも、むしろ、ある社会では、どちらを主とすべきかということについて、やはり、分析、研究しなければいけない問題だろうと思います。で、もしも、日本でそういう具合に偏重されたということがあるとしますと、その場合には、日本に、予防接種のほうが、ほかの対策よりも、より適当であるという判断があった場合に、予防接種が偏重されたような形でやられたんだと思います。

それで、社会のまた発展段階にもよるわけでしょうか。

はい。その時点で何がいちばん大事かということは検討してやられてあると思います。ですから、必ずしも、私自身の考えでは、日本で予防接種が全般的に偏重されたという見解はもっておりません。

証人御自身も、この乙第三号証の二ページなどでふれておられるんですが、これは若干意味合いは異なるかもしれませんが、予防接種第一主義というのはいけないんだと、やはり、ほかの二つの対策とのかね合いで決めるべきだという意味のことを言っておられますね。

はい。

ところで、予防接種の本来の性質からすると、集団防衛だけじゃなく、個人防衛を目的とするものもあっていいわけですね。

はい、そうでございます。

それについてのお考えを伺いたいんですが……。

確かに、予防接種の第一の目的は集団防衛であると思います。これは、やはり、人間というのは社会的動物でありますから、その社会そのものを基本にして、病気の侵入排除というものを立案するということが最も適当であります。しかし、個人個人を中心にした予防接種の考え方があって、当然、ということは、たとえば、今ある病気の予防接種が効果があると判断される場合に、その効果がある予防接種を、ある人たちに、その効果があるということを知らないために応用しないというようなことがあるのは、これは人道的にみて、いけない問題である。したがって、そういう場合には、予防接種法の中でも、これは集団防衛ではないけれども、個人のいのちを尊重するという、人道主義の立場から予防接種をするということは、私自身は必要であるという具合に考えております。

本来は、そういう、個人防衛のためのものもあるけれども、日本の予防接種法上は、少なくとも、従来は集団防衛が基本とされてきたと……。

はい。

この点は、伝染病予防調査会の最近の答申とか、昭和五一年の改正法では変わったとお考えになりますか。

変わったと言いますよりも、だんだん、集団防衛はするけれども、個人防衛のほうもしなくてはいけないという方向に進みつつあるという具合に考えております。

具体的には、日本脳炎の予防接種が法律に定められたことなどがそれを指すわけですか。

はい、そうであります。

ところで、強制接種あるいは義務接種と呼ばれる制度は、今の集団防衛の考え方に由来するんでしょうか。

はい。個人個人が予防接種をすることがいやだという形で、予防接種を拒否しますと、そのことによって、社会そのものに病気が侵入してくる可能性が発生してまいります。それが、さきほど申しました集団免疫でありますが、そういう、個人のために社会が感染症から免れがたいというようなことをすることは、まことに社会に生活しておる人間としては困るということから、集団防衛という立場で、まず予防接種が出てくるということであります。

強制接種というのを、どういう意味で使うかにもよるかと思うんですけれども、予防接種を強制するのは望ましくないので、すべて任意的なものにすべきだと、せいぜい勧奨にすべきだという御意見もあるようなんですが、これについてはどうお考えですか。

私自身は、ある種の疾病でも、まだ強制をする必要があると、ただし、強制ということばはあまり好ましくないんですが、その人の社会に対する義務として、予防接種をするという形で、法律にしたがって予防をすることが望ましいと思います。

では、次に、定期の予防接種というのも、集団防衛の考え方と関係があるんでしょうか。

はい。そうであります。あれは、今の予防接種法の概念で言いますと、定期というのは、ある年令層にかぎって予防接種をすることによって、それがだんだん蓄積して、その集団に免疫個体の数をふやしていくという思想であると思います。

今も出ましたが、定期ということばの意味は、毎年決まった時期にやるということじゃなくて、どういうことなんでしょうか。

人間が生まれたときは、原則的には、いろいろの病気に免疫がないわけですね。それを、だんだん大きくなる過程で、ある一定の年令の時期で、全部、予防接種を済ますことによって、それ以上になれば、もう病気にはかからないというようにする、そういうこと、つまり、一定の年令までに予防接種を済ましてしまうという形のものを、定期接種と言っております。

その定期の予防接種を行なう必要性は、主としてどの点にあるんでしょうか。

大体、生まれて間もなくは母親の庇護の下に生活しますから、そんなに社会の中で働くという用意がないのでありますけれども、生まれて大体四～五年もしますと、だんだん社会生活をしてまいりますし、このごろですと、幼稚園、それから小学校、そのへんにはいりますと、完全に集団生活にはいります。集団生活というのは、いちばん伝染病が起こる素地になるところですから、それが始まる前に予防接種を全部完了するということが集団の生活の予防接種の基礎になっていると思います。

それでは、次に、経歴書によりますと、証人は、昭和二二年以降、国立予防衛生研究所に勤務されて、細菌部長などを歴任されて、五二年からその所長をなさっているわけですね。

はい。

略称予研と呼ばせていただきますが、この予研は、どういう目的で、いつ設置されたんでしょうか。

国立予防衛生研究所は、昭和二二年に設置されました。それまでにも、こういう仕事をする研究所は、日本の国にあったわけですが、予防衛生研究所の使命というのは、日本の中で、伝染病、感染症の基本的な研究をするということによって、日本国民の健康生活の基本をつくるというのが第一の目的であります。第二の目的というのは、予防接種をするときに使うワクチンの類ですね、これを国家で管理するということでありまして、この二つの目的をもっておりますが、研究のほうは、むかしから、国立予防衛生研究所のできる前から、すでにいろいろの研究所がこれを研究しております。ところが、ワクチンの検定と申しますと、戦争前はいろいろの形態がありましたが、たとえば、東京大学に付置されました、伝染病研究所、ここでワクチンを作っておりまして、そして、作ったのを、自分のところで一応品質管理はしておりましたけれども、その他、別のワクチン製造所で作ったものは、それぞれ、自分の研究所ないし製造所で品質管理をするけれども、日本でそれを品質管理をするということが制度としてなかったわけですね。そういうことでは困るから、どこでワクチンを作っても、日本の国民に、これが使用される場合には、国家でそれの安全と有効性が保証されなければいけないという思想で、国立予防衛生研究所を設定して、その任務を遂行せしめるということが、さきほどの、研究所の大事な目的であります。

乙第七三号証を示す

これは、予研でお出しになっている、五三年度の概要ですか。

はい、さようでございます。

この末尾の表に、予研の組織が出ているわけですね。

はい。

ここに、細菌第一部とか、たくさんの部がありまして、ここで行なわれていることが、今もお述べになりましたけれども、二ページと三ページに出ているようなことでございますか。

はい、そうでございます。

ワクチンの検定ということが中心になるんだと思いますが、そのほかにも、今の箇所に出ている、多様な内容があると思うんですけれども、それを総括すれば、厚生省の付属機関として、衛生行政に科学的な基礎付けを与えるという性格が強いわけでしょうか。

はい。そうであります。

それから、証人は、経歴書によりますと、昭和三二年一月以降、伝染病予防調査会の委員をなさっておりますね。

　はい。

この伝染病予防調査会が発足したのが、ちょうどこの三一年の末に、何か、伺い定めというのができて、この、三二年の初めごろに第一回の会合を開いたということになっておるようですが、その発足の経過などについて、証人は御記憶になっていることがありますでしょうか。

　はい。そのシステムができる前から、すでに厚生省では伝染病、感染症に関する問題が起こりますと、国立予防衛生研究所をはじめ、いろいろの専門家、他の研究所の専門家ですね、そういう人を呼んで討議しておったのでありますけれども、やはり、そういうことがシステムとして確立したほうがよろしいというようなことから、よりより相談されまして、それではこういう、いうならば、いつもある、常置機関として、伝染病予防調査会のようなものをつくったほうがよかろうというような話を相談いたしまして、それで、厚生省としては、そういうシステムをつくることに決定したという具合に思っております。

調査会発足前から、事実上、そういう、集まっていただいて検討していただくことがあったということですか。

　はい。

それは、主に、どういうテーマについてだったか御記憶でしょうか。

　はっきりと覚えておりませんけれども、その時点時点で、たとえば、この病気が、今、ちょっと流行が激しくなったけれども、どうしたらよかろうかとか、あるいはここにこういうワクチンが試作されているんだけれども、それを使ったらよかろうかというような問題が出た場合に、その問題の出たときに応じて招集されておったと思います。

伝染病予防調査会、……以上調査会と略させていただきますけれども、その調査会は、その後、一時、伝染病予防調査打合会と呼ばれたこともあったようですね。

　はい。

その後、四〇年に正式発足して、規定上も伝染病予防に関する重要事項の調査審議機関ということになったようですけれどもね。

　はい。

これは、事実、予防接種に関する重要事項、あるいは法令の改正、そういったものについては、必ずこの調査会に検討審議していただくということは、その後、あったわけでしょうか。

　はい。そういうことにしたがって、厚生大臣の諮問にしたがって、その調査会が開かれて、それにしたがって、厚生大臣はいろいろのことを行政化していったという具合に理解しております。

たとえば、三三年に予防接種実施規則、三四年の予防接種実施要領などが制定されていますが、こういったものも調査会で検討されたんでしょうか。

　私の記憶では、検討したと思います。

具体的に、そういうものをめぐって、どういう議論があったかについては御記憶ございますか。

　具体的にはありませんけれども、たとえば、予防接種をする場合に、定期の予防接種で、何才を重点にやるかとか、あるいは、予防接種をするワクチンの使用量をどうするかということについては、その都度詳細な討議があったと思います。

それから、昭和三二年以降も、インフルエンザ予防の特別対策とか、あるいは、日本脳炎の特別対策、それから、三五年の、ポリオの緊急対策、こういった重要事項に関しても、調査会に検討をしていただいているんでしょうか。

　はい。非常に活発な討論があったと思っております。

そのうち、若干のものについては、あとでまたお伺いすると思いますが、そうしますと、厚生大臣の正式諮問は、必ずしも、すべてについてあったかどうかは別としまして、事実上のそういう諮問、検討はつねに行なっていただいていたということですね。

　はい、そうであります。

ところで、最近では、昭和四三年に、厚生大臣から、今後の伝染病予防対策のあり方についての諮問がなされて、四五年に中間の答申、五一年には最終の答申が出たわけですけれども、このどちらにも証人は関与されていますか。

　はい、しております。

これもはっきりしていることですが、四五年の中間答申とほぼ時を同じくして、種痘禍事件、それを受けて、閣議了解による救済措置ができましたですね。

　はい。

それから、五一年の最終答申にもとづいて、対象疾病や救済制度に関して、五一年に法改正がなされましたね。

　はい。

そういった形で、この調査会も、予研とは若干形が違いますけれども、やはり、伝染病予防行政の科学的な根拠づけのために機能してきたとみていいんでしょうか。

　はい。けっこうでございます。

この調査会は、今では名前が変わっておりますね。

　はい。公衆衛生審議会と……、確か、そうだと思います。

公衆衛生審議会の中に、伝染病予防部会というのがあって、これが予防調査会を引き継がれているわけでしょうか。

大部分引き継ぎまして、一部は独立しまして、認定部会になっております。

認定部会とおっしゃったのは、予防接種健康被害認定部会という部会が別にできたわけですね。

はい、そうです。

なお、証人は、中央薬事審議会の生物学的製剤特別部会というものの委員もなさっておりますか。

はい、そうであります。

この部会は、予防接種に関してどういう仕事をしているんでしょうか。

これは、予防接種に使用するワクチン類ですね。これの品質基準を定めることが主であります。

正式には、生物学的製剤基準ですね。

はい、そうです。

では、次に、尋問事項では、予防接種政策と題しました問題についてお聞きしたいと思いますが、どの疾病に対して、どういうワクチンをどんな方に接種するかという、予防接種政策ですね。これを決める上で最も重要なのは、どういうことなんでしょうか。

ちょっと、質問、具体的に願えませんでしょうか。

乙第二号証を示す

これの一五六ページ以下で、証人が、予防接種のプラスとマイナスというものを検討しなければいけないんだということをお述べになっているんですけれども、このあたりをもう少し解説していただきたいんですが……。

この、予防接種というのは、さきほどから申しておりますように、とにかく、人間に対して全然無害であるということは言えないものでありまして、とにかく、軽い病気を起こしたり、あるいは病原微生物の毒性成分の一部を取り出して、それを人間の身体に入れるという操作を加えますから、ある程度の危険ははいるわけですね。ところが、そういう危険を、多少の意味で入れても、その入れられた身体のほうが、それに対して免疫になれば、今度は完全に感染症から防げるということで、利益を得るわけです。で、まず、個体の点から考えますと、個人的に、そういう軽い病気を起こしたり、あるいは、毒性物質の一部を身体に入れるということによって、ある程度苦痛はありますけれども、その苦痛よりも、あとで恐ろしいその病気になるということを免れるほうが利益があるという場合に、これは、個人的には予防接種をするほうがよろしいという判断が下されるわけですね。それから、もう一つは、集団の場合でありますけれども、人間というのは、ひと口に人間と申しますけれども、病原体の感染ということから考えますと、異質の個体の集団であるという具合に考えます。ですから、非常に軽い病気を起こさせて、と申しますけれども、ある個体ではそれが必ずしも軽くない場合がある。平均的には非常に軽い病気であるけれども、個体によっては、あまり軽くないということもあるわけです。そういう場合に、社会全体として考えて、そういうことが容認できるかどうかというもの……、もしも、その社会にその病気がはいってくるときの社会の混乱というものと、それから、予防接種をすることによって、若干の人人には多少、苦しい思いをされるということと、両方を比べてみると、社会の混乱を防ぐには、やはり、予防接種をしたほうがよろしいという判断があった場合に、予防接種をするということで、予防接種には、個人的にも集団的にも、プラスとマイナスがあるんですが、この両方の面から考えて、プラスになると判断されたときだけ、予防接種はすべきであるということであります。

（被告代理人は、以下、本速記録末尾添付のワクチンの理論効果の根拠と題する図表をパネルにしたものを示して尋問した）

それでは、まず、そのプラスの面ということになるかと思いますけれども、ワクチンの有効性とか、あるいは効果率をいうものはどういうことなのか、このパネルを使っていただいていいと思いますが、説明していただきたいと思います。

この図は、これは特にインフルエンザの予防接種の効果についての理くつを、わかりやすく説明したものでありますが、普通、免疫度合いというのは、それを社会の中で調べてみますと、ある人は非常によく免疫されておるけれども、ある人はあまり免疫されていないとか、あるいは全然免疫のない人があるとか、いろいろの集団の集まりが社会であるという具合に了解されてけっこうでありますけれども、これがこの線（中央の同じ形をした二つの曲線のうちの左のほう）の分布として書かれているわけですけれども、そういう集団に予防接種をしますと、免疫を受けた人のほうがずっと数が多くなってくるわけですね。ということは、この、今申し上げました、最初の集団の免疫の分布状態が右のほうにずれてくるということで、この右側の分布曲線ができてくるわけです。

ここの横軸は何を指しているんですか。

横軸は免疫度でありまして、左のほうに行くにしたがって、免疫度が低くなって、右のほうに行くにしたがって免疫度が高くなります。

免疫度というのは、中和抗体のレベルというようなことが書かれておりますが……。

ええ。これは、インフルエンザの場合に例をとりますと、中和抗体であります。今、インフルエンザの場合で説明するか、あるいは全般論にしようか、考えたんですけれども、なるべく全般論と思ったものですから、免疫体ということばを使わなかったんです。

そうしますと、インフルエンザの場合であれば、血清の中の抗体のレベルが、右へ行くほど高いわけですか。

そうであります。

それで、この左側の縦軸は何でございますか。

それぞれの免疫度をもった人たちが、その社会で何パーセントおるかということを示すものであります。ですから、たとえば、免疫度がこのへんですね、かなり低いところですけど、この低い位置では、大体、七パーセントか八パーセントしかいない。ところが、この真ん中へんの免疫度のものになりますと、二〇パーセント弱ぐらいの人がもっておるということです。

ということは、この中央に出ている二つの山型の曲線、これがそのそれぞれの免疫度を有する人の社会における分布の割合を示すというわけですね。

左のほうが普通のときの免疫度の分布でありまして、右のほうは予防接種をしたあとの免疫度の分布であります。

普通、予防接種をしなければ、左側の分布であるものが、予防接種をしたことによって、右側へ移行すると、それだけ免疫度が高くなるということですか。

はい、そうであります。

裁判長

次に、この左上から右中央に、斜めに下がってきている線は……。これ、何か術語があるんでしょうか。

罹患率曲線と申します。

被告代理人（楠本）

そうしますと、この罹患率曲線と分布曲線の関係をもう少し説明してください。

罹患率曲線というのは、この免疫度に対してつくられた曲線でありまして、それが、予防接種をする、しないには直接は関係なくて、ただ免疫度に関係してつくられたものですから、予防接種をすることによって、免疫度の分布曲線は移動しますけれども、罹患率曲線のほうは移動しません。この場合、罹患率曲線とそれから免疫度の分布曲線の交点から下の部分が感染を受ければ感染するという人間の数であります。それで、樺色のほうは、予防接種をしたあとでかかる数でありまして、樺色の部分プラス灰色の部分が、予防接種をする前、予防接種をしなければこれだけの人間が病気にかかるという数であります。

そうしますと、この罹患率曲線から下の部分で、樺色の部分の方は、接種をしてもしなくてもかかった方で、その上の灰色の部分が、接種したことによって罹患を免れた方の数ですね。

はい、そうでございます。

そうしますと、この場合は、その比率はどういうことになるんでしょうか。

罹患を免れた人のパーセントが、この場合には八〇パーセントですね。それから、罹患を免れなかった方が二〇パーセントあるということです。八〇パーセントを、予防接種の効果率という具合に申します。

この左に出ておる縦のグラフは何でございますか。

これはですね、右側のほうの分布曲線と基本的に同じものなんですけれども、これは、免疫体がないということなんです。右側のほうは、若干でも、免疫体はあるわけですね。免疫体がないというのは、この、分布曲線と、学問的に言うと、等価値では議論できないものですから、別に出しているわけです。

そうすると、今のは、一般的な問題として解説していただいたんですが、具体的には、この図は、インフルエンザに関する、だれかの実験を基礎に作られたものでしょうか。

はい。これは、私たち、それから、外国のデータも全部総合してみますと、一般にこのぐらいになるんだろうということを、私が推定して、作った図であります。

裁判長

途中ですけれども、これは、要するに、ワクチン理論の、一種の、定型的なことを言って、理論を説明するために作られたものですか。

いや、それは、インフルエンザの議論をする場合に作ったものですけれども、それを今は借りてきて、一般のワクチン理論にまで及ぼして説明いたしました。

そうすると、罹患率曲線なんていうのは、ある時点により、また、ある疾病により、ある社会により、この線はいろいろ変わるんですね。

変わります。

一つの定型的な議論をするために書いてみたと理解してよろしいんですね。

そうです。

それから、横軸が免疫度というんですが、それはある個体の免疫度を言っているわけですね。

そうです。

縦軸は、そのある免疫度をもった個体の分布率を書いたものですね。

はい。それぞれのその免疫度の人がその社会で何パーセント分布しているかということを示したものです。

被告代理人（楠本）

それと同じように、インフルエンザ以外のワクチンについても、効果率がどのぐらいあるかについて、証人は検討されているんでしょうか。

はい。

それでは、まず、種痘の場合はいかがでしょうか。

種痘は大体九五パーセント以上あると思います。

百日咳は。

八〇パーセントぐらいですね。

ポリオはどうですか。

　ポリオはやはり九〇から九五パーセントぐらいあると思います。

それから、日本脳炎は。

　やっぱり、八〇パーセントぐらいじゃないかと思います。

それらは、今ではいずれも野外実験などでもう確かめられているわけですね。

　はい、そうであります。

前後しますけれども、乙第二号証の二〇七ページ、これに効果率の計算の式が出ておりますが、これでよろしいんですか。

　はい、そうであります。

次に、安全性の問題ですが、ワクチンというものに、本質的に、最初から、なんらかの危険が内在しているというお話、さっきも出たと思いますが、そういうものによる副反応の防止とか軽減化のための研究も、予研では行なわれているでしょうか。

　やっております。

たとえば、どういうものがございますか。

　ほとんどすべてのワクチンについて行なっておると思います。つまり、予研の中には、各病気に対して、それぞれの研究する部がありますから、その部では、自分の部に関係している病気のワクチンの安全性は、すべてその部で別に研究していると了解しております。

インフルエンザ関係では、たとえば、ＨＡワクチンなどというのが、予研で研究されたものなんでしょうか。

　これは、予研も含めてですね。私が委員長をしておった、インフルエンザワクチン研究会という会が、予研を含めて、日本国全体に散らばった、インフルエンザの専門家がおりますから、その組織でやったものであります。

そういったワクチンの改良とか、そういう対策がとられても、なお、その健康被害の重篤なものの発生を完全に防止することはできないんでしょうか。

　これは、さきほどから、しばしば申し上げますように、人間そのものが異質の集団であるということですね。ですから、平均的には、そういうことはないというような、安全なワクチンを作っておりますけれども、しかし、ほんの一部、たとえば一〇〇万人に一人とか一〇〇〇万人に一人とかいう個体では、その抗原刺激、あるいはその軽い疾病さえも耐えられないような個体があるわけです。そういう個体は、予防接種をすれば必ずそういうことになるということなんですけれども、それをあらかじめ探知することが非常に困難であるということで、被害が起こるという具合に了解しております。

軽微な副反応は別といたしまして、死亡とか重篤な後遺障害ということになりますと、これは、証人も、乙第二号証の一八四ページにお書きになっておりますけれども、本来は、そういうことが一例でもあってはならないわけですね。

　はい。

にもかかわらず、この安全性を完全には保証できないという理由で、予防接種をやめてしまうということは、どうしてできないんでしょうか。

　それをやめますと、社会全体に、伝染病がはいってきた場合に混乱が起こってくるから、それを防がないといけないというように思います。

（以上　田　甫　力　弥）

被告代理人（楠本）

乙七九号証「日本のワクチン」の三六九ページ以下で証人は予防接種の強制とか集団防衛に関連して西ドイツの議論を紹介されているんですが、この中で、国家は伝染病による危険から国民を守るために予防接種を行う権利と義務とがあるという議論を紹介されているわけですが、証人がお述べになったことは、それと共通するところがあるのかどうか、証人自身のお考えをもう少し話していただきたく思います。

　私自身も、個人が若干被害を被るということよりも、社会全体が混乱をまぬがれるということのほうが大事であると判断した場合には、予防接種は義務接種として実施すべきであると思います。

先程来の集団防衛という考え方がそこに関係してくるわけですね。

　はい。

ところで、予防接種実施の必要性の有無を判断する場合に、今の有効性、安全性の問題のほかに、当の伝染病の蔓延状況であるとか、重篤性であるとか、そういったことは当然考慮すべきことでしょうね。

　はい、当然です。

その蔓延状況に関連して、その当該疾病がその社会で非常に少なくなった、あるいは、ほとんど無くなったということから、直ちに予防接種をやめていいという結論になるものでしょうか。

　それはその社会自身が病気が無くなったということか、あるいは地球全体に病気が無くなったかという判断が必要でありまして、たとえば、日本の国だけでその病気がなくなったと判断しても、日本の国の周辺にその病気があれば、その病気が中に入ってくれば、また感染するわけですから、やはり予防接種を行うことによって、外から病原体が入っても、その国にその病気が伝播蔓延して、社会が混乱しないようにすべきであると思います。

それは、具体的な例を一つあげていただくと、あとで伺いますが、たとえば、ポリオの場合はどうなんでしょうか。

ポリオは今、日本の国では、患者発生原則的にはゼロと考えられていると思います。しかし東南アジア諸国では、まだポリオのワクチンがよく普及しておりませんので、聞くところによりますと、まだ、かなりのポリオの感染者が出ておると思います。したがって、そういう状態で今ポリオの予防接種を中止しますと、何年かののちには日本の若い年代層の中に、ポリオに感染するような、つまり免疫のない個体が発生する。それは今の時点ではまことに危険であるという具合に考えます。

そうすると、証人の言われる予防接種のプラスとマイナス、それから、今のそのほかの判断資料を考慮した上での予防接種を行うべきかどうかという判断ですね。これは、国とか地域によっても違うし、また、時代によって非常に違うということですか。

はい、そうでございます。

で、証人は乙七九号証の三七八ページなどで、予防接種の宿命ということを再三お述べになっているわけですが、それはどういうことを指しているわけですか。

予防接種というのは、先ほどからも議論がありましたように、ある時点では非常に有効な伝染病の予防対策であります。しかしながら、有効な予防対策をする、あるいは非常に有効なワクチンを製造するということそのものがその病気がその社会で伝播、蔓延することが防がれるということでありまして、努力すればするほど、自分自身は無になってしまうという意味で、宿命ということばを使ったわけであります。つまり予防接種が非常に立派に行われたときにはその予防接種はいらなくなるという自己否定の考えかたですね。

そして、同時に予防接種が目的を達すれば達するほど、有効性ということよりも、まれに生ずる副反応、事故の問題が表面に出るということですか。

はい、そこでやはり逆転現象と申しますか、プラスの面とマイナスの面がどちらがどうなっているかという問題でプラスの面が多いと考えれば予防接種は続けていくけれども、ある時点でそれがさっきあなたがおっしゃいましたように、逆転するということになってマイナスの面が強く出るということになった場合には、予防接種はもうやめなくてはいけないということだと思います。

被告指定代理人（柏樹）

今まで先生がお述べになったことに関連いたしまして一、二お伺いしたいと思います。一つは、定期接種の必要性ということで先ほどご証言なさいましたが、それに関連いたしまして、流行予測調査をやりまして、その調査結果にもとづいて予防接種をやれば、定期接種をやる必要はないと、そういう意見がございますですね。

はい。

そういう意見が出たのはいつごろのことでございましょうか。

出たのはもうずい分むかしですけれども、そういう意見と連関して、たしか、厚生省で流行予測事業というものを始めたのが、これもずい分長いので記憶にはっきりしませんが、もう、二〇年ぐらいやっているんじゃありませんか。

そのような意見に対しまして、先生はどのようにお考えでしょうか。

私は流行予測ということばの定義そのものをやっぱりしないと、この議論は進まないと思うのでありますが、一つの例としまして、ここにインフルエンザという病気がある。この病気の流行予測をして、今年は流行が起こりそうだから予防接種をしなさい、で、また、来年になってやってみると、今年は流行が起こりそうにないから、予防接種をやめましょうと、あるいは予防接種を少なくしましょうというような形の流行予測事業の使いかたをされますと、他の面では、ワクチンというのは、これは一つの企業製品ですが、企業が成立しがたくなることが考えられます。たとえば、今年は二〇〇〇万人分のワクチンを作るけれども、来年は一〇〇万人分でよかろうというような方針を出しますと、製造するほうでは、二〇〇〇万人分と一〇〇万人分とではずい分企業の形態が違ってくるので、これではもう企業形態が成り立たないから、ワクチンはもう作りませんということになるだろうと思います。そうしますと、これは日本の国民のその病気に対する健康に重大な影響を及ぼすということで、流行予測をそのように毎年毎年変るという形で使うことは、これはそういう面からみても非常に不得策なことだと思います。ところが、もう一つの面でそれがやはり不得策なのは、今年、予防接種をするけれども、今年はあまり病気ははやらないぞというような予測がありましてもやはり予防接種をしておけば、来年もう一ぺん必ず、必ずかどうか知りませんが、およそ、一年おきに流行が来ると思いますから、はやるそのときのために今年も予防接種をしておけば追加免疫になるというような形で、そういう場合にはやはり、流行がないとか、あるいは少ないとかいうような場合でも、予防接種をするというような形で流行予測事業を運営すべきであろうという具合に考えます。ところが、もう一つの別の例で言いますと、たとえば、ジフテリアの例をとりますと、もっとさっきと違って長期の例でどうもこのごろ免疫度を調べてみると、たとえば、一〇歳前後の学童期に免疫が減っておるというような予測が出ますと、それじゃ、そのへんの予防接種の力をもう少し増さなければだめじゃないかということで、学童前期に予防接種をする、それを強化するというような形、そういうような形の流行予測に伴なう予防接種の強化対策、あるいは逆に言って、もうそのへんはちょっと休んでもよかろうというような対策は十分、フレキシブルな形で扱うことができるということで、流行予測といいますけれども、そういう短期予測をして企業が混乱するような形の予測は実はすべきではないと思いますが、全体としてはやはりいつも流行予測あるいはその全体の伝染病の監視体制というものをよく見た上で、予防接種計画を立てるということは必要だと思います。

それから次は、コスト・ベネフィット分析についてお述べになりましたが、その分析の手法というものは、現在確立された手法というものはあるんでしょうか。

いや、ありません。これは簡単に経済問題をつかまえれば、それは一定の過程さえ踏めば計算できると思います。たとえば、この病気が社会に侵入して、何人の患者がどう出たら、これは、たとえば治療経費がどうなるとか、あるいは、もしも亡くなった場合には、葬式の費用はどうなるとか、いろんな計算ができますけれども、そういうコスト・ベネフィットの問題じゃなくて、私がもって深刻に思っておるのは、むしろその人が予防接種のために亡くなるとか、あるいはその人の身体が不自由になるとかいうことが出てくるわけですね。それと片一方では、病気が起こった場合にやはりその病気自体によって死人が出たり、あるいは不具者が出たり、あるいは社会が混乱するというようなことと両方を比較するわけですから、もっと、金の計算というような簡単な話ではないので、道義的な、あるいは愛情の問題も入ってきますから、ちょっとコスト・ベネフィットというものを割り切って出すということはむずかしいと思います。

したがいまして、その評価については、賛否いろいろな意見が出てくるということになりますね。

はい。

それから、コスト・ベネフィット分析というのは、予防接種事業に限ったことじゃないと思いますが、予防接種理論の中にこのようなことばが用いられたのはわが国ではいつごろからなのでしょうか。

やはり種痘がわが国に侵入するしないという問題に関して、たしかイギリスとアメリカで種痘をやめた時点で、わが国もやめるかどうかというような議論が出たときにかなりそういうことばが使われましたけれども、しかし、そのころ、別にまた予防接種の被害に対する救済問題が起こりまして、そのときにもやはりそういうものが関係して、コスト・ベネフィットということばが盛んに使われました。しかし、その前からそういうことばが必ずしも使われていなかったということじゃなくて、前からも使われておったと思いますが、大体そのころになって表面に議論として出てきたと思います。

今ご証言なさった英米の種痘廃止というのは、昭和四六年に英米で定期種痘を廃止したそのことをおっしゃっているわけですか。

はい、そうです。

次に予防接種の対象疾病についてお伺いします。本論に入る前に、先ほど、わが国の予防接種行政は、伝染病予防調査会、ないしはそれができる以前は専門家を招集しまして、その意見をお伺いした上で行政を行ってきたと、そういうシステムだということをおっしゃいましたね。

はい。

先生は昭和三〇年代以降の伝染病予防調査会の委員をなさっておりましたね。

はい。

それから、それ以前のいわゆる専門家の会議、その大部分にも関与なさってきておられるわけですね。

もちろん私の専門外のところは関与しなかったと思いますけれども、しかし、国立予防衛生研究所ができた当時から、もう自分の専門分野では、しばしばそういう議論に呼び出されて議論したと思います。

昭和二三年に予防接種法が制定されましたが、その制定の際にも専門家の意見を聞くという機会があったと思いますが、そのとおりでございますね。

はい、あのときは、そういう会議も若干ありましたけれども、それ以外に厚生省の専門官が私のところへもしばしば来て、個人的に意見を聞いていかれました。

その専門家の会議には先生は関与なさったことがございますか。

いや、全部かどうか知りませんが、若干の会議には出ております。

本件訴訟では定期の予防接種の是非について争われております疾病として、腸・パラチフスの定期接種、それから痘そうの定期接種の是非が争われているので、この二疾病についてまずお伺いしたいんですが、昭和二三年の予防接種法で腸・パラチフスの定期接種というものが法制化されたわけですけれども、この法制化されるに際して学界としては、どのような意見があったんでございましょうか。

学会としての意見発表は私は聞いておりませんけれども、学会の中で討論という形でいろんな人が意見を出されたのは聞いております。かいつまんで申しますと、大体、腸チフスの予防接種は全然効かないんだという意見を出されるかなり権威のある学者もおられましたが、一般的には、そんなによくは効かないけれども、しかし、一応はやったほうがいいというような意見のほうが大部分であったという具合に記憶しております。

裁判長

今の学会というのは何学会をいうわけですか。

たしか、細菌学会だと思います。

なにか、日本細菌学会とでもいうわけですか。

はい、そうです。

被告指定代理人

私のほうでお伺いしているのは、個々の何々学会ということではなくて、医学界一般ということでお伺いしているわけですが。

大日本細菌学会だけじゃなくて、たとえば、公衆衛生学会、感染症学会、その他でも、そういう問題が提出された場合には、討論の形で十分検討されております。

昭和三〇年代は、学界の意見としては、そのような意見というふうに理解してよろしうございますか。

はい。ただ、私の記憶では、腸チフスのワクチンというのは本当に効くのかどうかについてデータが乏しいという意見がありまして、いろいろ外国の事情を調べてみますと、アメリカ、イギリスでたしか、予防接種を軍隊でやった記録がたくさんあるんですが、軍隊で予防接種を始めた瞬間に腸チフスの発生が激減しておるという例をアメリカでもイギリスでも出しておると思います。これが議論になりまして、そういうようなデータで本当に腸チフスの予防接種が効くのかどうかということについて言ってもいいのかどうかということが議論になりまして、それでかなり論争があったという具合に記憶しております。

三〇年代の学界の意見はいかがでしたでしょうか。

今言ったような議論がありましたので、それではやはり本当に学問的に腸チフスのワクチンが効果があるのか調べなければいけないということで、わが国でも、あるいは世界的にも取り上げられまして、わが国では、たしか、当時、公衆衛生院の松田疫学部長が中心になって、病院を中心にして、病院の中に入院した腸チフス患者が予防接種をしているかしていないかということを統計学的に分析することによって、ワクチンが効くものであるということを承認されておりますし、世界的には、有名なＷＨＯのユーゴスラビアの実験がありまして、このユーゴスラビアの実験で、腸チフスの予防接種をしてそれを分析すると、そんなによくは効かないけれども、ある程度の効果はあるという結論を出していると思います。

乙第七九号証を示す

二四七ページをご覧下さい。表17・1というものがありますね。

はい。

この表は先生が今証言なさったＷＨＯによる腸チフスワクチンの調査結果。

特にこの中のユーゴスラビアに関する部分を引用したわけであります。

乙第二号証を示す

腸・パラチフスの定期接種に関する先生のご意見というのは、この著書にお書きになったとおりですね。

ええ、そのとおりと思っております。

今でも。

今でも同じことであります。

この乙二号証によりますと、昭和四〇年代に発足しました伝染病予防調査会、先生がご提案なさって定期接種の是非について検討なさったということですね。

はい、そうです。

その調査会における各委員の意見について、簡単にご説明いただきたいんですが、簡単に先生のご意見どおりにきまったということになるんでしょうか。

いや、私の意見のほうが初めのうちは少なかったんですが、だんだんみなさんを説得していって、私のほうの意見に傾いた人もあります。

で、結果的には、先生のご意見どおりになった。

ええ、最後にはみなさんに全部意見を聞きまして、私の記憶では、反対意見がなくなったと記憶しております。

最初は、どちらの意見が強かったんですか。

予防接種はまた存続すべきではないかという意見のほうが強かったように記憶しております。

次に痘そうについてお伺いしたいと思います。定期の種痘につきましては、わが国では明治以来の実績があるわけですけれども、それを引き継ぎまして昭和二三年の予防接種法にも規定されているという経過をたどっていると思いますが、二〇年代に、この定期種痘というものを廃止したという意見はあったんでございましょうか、

大きな声では言わなかったけれども、ときどき事故があるときに、ある程度の疑問を投げた人はあったと思いました。

学界の意見としては、そういう声が大多数だったんでしょうか、一部だったんでしょうか。

いや、ほんの一部だったと思います。

三〇年代の意見としてはいかがでございましょうか。

三〇年代でもやはりその意見はそんなには変っていないと思います。

定期種痘というものの存続論というものが大勢を占めていたというふうに、理解してよろしうございますか。

はい。

ちょっと年代の点がはっきりしないんですけれども、たしかイギリスとアメリカが種痘を廃止するちょっと前ですね、日本に種痘禍問題がありまして。

それは先生、四〇年代の話になりますか。

はい。

それは追ってまた次にお伺いしますが。

ああ、ではその前は、そういう問題は、あまり議論されなかったと思います。

四〇年代になりまして伝染病予防調査会が正式発足してから、四三年に、先ほどご証言なさっ

たように、今後の予防対策のありかたについて厚生大臣から諮問がなされたわけですね。

はい。

その諮問事項に関連いたしまして、定期種痘の是非ということで伝染病予防調査会で検討なされましたんでしょうか。

はい、されました。

その諮問当時の、調査会の委員の先生がたのご意見はどのようなものだったんでございましょうか。

種痘に関してはそのころはまだ、予防接種をやめるのはまだ早すぎるという意見だったと思います。全体的にみて。

反対のご意見もあったんでしょうか。

ええ、もちろんありましたし、私の記憶では、ちょうどそのころにＮＨＫでその問題を取り上げて、たしか、短かい時間ですけれど、三人か四人の学者が集まって議論をしたことがありますけれども、結局、全体の結論としては、まだ、予防接種をやめるというのは早すぎるということだったと思います。

昭和四五年に伝染病予防調査会で中間答申というものをなさったわけですね。

はい。

その中間答申ではどのような意見にまとめられておりますでしょうか。

中間答申は特に種痘問題ははいっていないと思いますけれども、全体としての強制云々の話はありますけれども、種痘問題は特に入っていないと思います。

乙第八四号証を示す
五五ページをご覧下さい。「予防接種対策の対象疾病」としまして(1)で「平常時に全国的に予防接種を実施する必要のある疾病（痘そう……）」とありますが。

それはそう書いてありまして、たしかに議論されましたけれども、そんなに、やめたらどうかという意見をふまえたわけじゃなくて、まず簡単に、痘そう、ジフテリア、ポリオをやらなければいかんというような、簡単な意見だったと思います。

この時点では、それほど深刻な議論になりましたでしょうか。

全然そういう深刻な議論はしなかったと思います。

一般の先生がたは当然のことだというような感覚で。

ご承知のように、この中間答申が出たのは、例の種痘禍問題が起こる直前だったんです。で、種痘禍問題が起こる前は、相当深刻に受け止めて議論されるかたはなかったと思います。

それから。

乙第二号証を示す
これに先生が定期種痘の是非についてお書きになっておりますが、この本はいつごろお書きになったんでしょうか。

いつごろだったでしょうかね。

発行を見ますと、一九七一年、それから、二回目が一九七二年。

七二年は増刷だけです。全然改訂しておりません。ですから、七一年だと思います。

一九七一年といいますと、昭和四六年、四六年の時点では、先生は。

そのときにはまだ種痘を廃止するのは早すぎるという意見でありまして、それからしばらくして、いや、その序文を書いたところには、すでにイギリスとアメリカでは、たしか廃止がきまりましたですね。その時点で序文を書いたんですが、まだそのときはぼくは、日本では廃止すべきかどうかについて、廃止するという意見のほうにまとまっていなかったんですが、その後一年以内にいろいろの資料を集めて検討した結果、もうぼつぼつ廃止を検討したらどうだろうかという意見を、たしか「日本医事新報」に出しております。

乙第一二号証および同第一三号証を示す
「定期乳幼児種痘廃止論」、「我が国における種痘必須論の行方」、これは今おっしゃったようなことを論文でお書きになったものですか。

そうです。

先生はそのように定期種痘の是非についてご意見をお述べになっておりますけれども、伝染病予防調査会の意見としては、その後どのように変っていくんでしょうか。

私が、論文を書いた当時、伝染病予防調査会の中の予防接種部会でこれを取り上げまして、種痘を廃止したほうがいいかどうかを検討する小委員会ができました。その小委員会でかなり検討した上で答申が出ております。

答申が出たのは昭和五一年ということになりますか。

たしか、そうです。

で、答申では定期種痘はなお存続すべしと、こういうことになっておりますね。

たしか、そのへんのところ記憶がはっきりしませんが、意見が三つ併記されたと思いますけれども……。

裁判長
その、小委員会の意見が併記されたというのは。

小委員会で三つ意見が出されまして、その小委員会が三つ意見を併記して母屋委員会というんですか、その対策委員会に提出されたわけです。ところが、対策委員会では三つ併記では困るから一つにしてくれということで、それを、形式的には採用しなかったと思います。で、もう少し検討をしてくれということで、それからあと、私、検討をどのくらいしたのか、ちょっと記憶にないんですが。

被告指定代理人（柏樹）

乙第八二号証を示す

その五八ページ以下に五一年の答申が載っておりまして、部会の意見を援用しておりますが、六二ページの「資料」のところに「1痘そう」というものがありますが、ここに調査会の意見という形で述べられているんだろうと思いますが、それをご覧下さい。それがまとめられた意見ということになりますか。

いや、そうじゃないと思います。結局、その小委員会の意見がまとまらなかったので、それとは別に、種痘はまだやめろという意見が出なかったからするんだという形でこうなったんじゃありませんか。

伝染病予防調査会の審議というのは、名称はちょっと私、正確にはわかりませんが、小委員会というものが定期種痘の是非について議論なされた。それから、部会のようなものが、予防接種部会というんですか、その上に部会というものが…。

たしか、予防接種部会だったか、それとも対策部会だったかはっきり覚えておりませんが、しかし、どちらかに提出したことはしたんです、小委員会の意見として。で、小委員会というのは、母屋委員会には提出するけれども、自分で決定する権利はなにもないわけですね。それがしかも意見が三つに分かれていたので、これはとてもむこうが提出できないからということで了承されなかったんだと思います。

結果的には今お示ししたような答申ということになるわけですが、先ほどのご証言で三つの案があったということでございますが、三つの案というのはどういう案があったのか、ちょっと説明していただけませんか。

たしか、一、二、三というのは、これは順序じゃなくて三つあったという意味ですが、その一つはたしか、種痘は即時廃止すべきであるという意見ですね。それから、もう一つは、種痘はまだ今のところは廃止するのは早すぎるという意見がありました。それから、もう一つの意見というのは、今の種痘は廃止するけれども、もう少し改良した、もっと副作用の少ない痘苗を使い種痘をするような研究を取り急ぎやったらどうかというような意見だったと思います。

今までお述べになりました伝染病予防調査会の各委員の意見をまとめられたものが、先生がお書きになった。

乙第七九号証を示す

その三八一ページにお書きになったものですか。

ええ、私はだいぶ記憶が薄くなっておりますが、私の今言ったことより、ここに書いてあることのほうが本当だと思います。

では、定期接種についてはそのぐらいにしまして、予防接種の対象疾病の選択ということで、インフルエンザの予防接種についてお伺いします。インフルエンザの予防接種行政といたしまして、昭和三七年から、インフルエンザの特別対策というものを厚生省が実施してきたわけでございますが、この特別対策を実施するにあたりまして、先ほどの伝染病予防調査会というものの、このころになりますと、打合わせ会ということになると思いますが、そこで、意見を厚生省は聞いているということでございましょうか。

はい。

その会議には先生は関与なさっておりますか。

出ております。

特別対策というのは、集団生活を営む、保育所、幼稚園、小、中学校の学童を中心に予防接種をやるという対策ですが、そのような対策を行うようになった、打合わせ会と申しますか、調査会と申しますか、そこでの意見というのは、どういう意見だったんでしょうか。

これは実はこういうことにしたからどうかという提案をしたのは私なんですよ。で、私の提案というのは、インフルエンザの流行を拡大、伝播するいちばんもとになる部分のかなり重要な部分を占めるのが学童である、と。だから、学童に予防接種をしたらどうかという意見で、ほかにも、たとえば工場、事業所、その他そういう役割をする所が若干あるわけですけれども、こういうところはかなり予防接種をすることが行政的にむずかしいところで、いちばんやさしいところで、しかもいちばん効果のあるところをねらったらどうかということで学童予防接種を提案したと思います。で、それについていろいろ、議論というのは、大体それをするにはどのくらいの費用がかかるとか、あるいはどのくらいの対象人員があるんだとか、そういうことだと思いますが、基本的には、そのときの私の提案した意見は全面的に賛成されたという具合に了解しております。

なぜ、学童等を中心に集団接種をやるのかということなんですが、それはやはり流行増幅の場合があるということですか。

流行増幅の場所として、非常に重要な一つのポイントであるということと、それから、学童というのは予防接種をするときに、いちばん、対象として接種しやすいということですね。ですから行政レベルにのりやすいという二つの理由によるものだと思います。

その前者のほうですが、流行増幅の場になるということの調査研究というものはあるんでしょうか。

あります。これはたしか今の接種方法が始まったのがあなたは昭和三七年とおっしゃいましたが、議論が始まったのはたしか昭和三二年のアジア風邪のときなんです。で、アジア風邪のときにそういう調査を非常に詳細にやって、どのくらい学童がインフルエンザの罹患に役割を果たしているかということを日本の各地でやったデータが出ておりますが、断然小学校、中学校のところの罹患率が多いんですね。どうしてそのときのことを言うかといいますと、普通インフルエンザというのは冬にはやりますから、学童がどのくらいの割合で罹患しているかということが非常に調査しがたいんです。冬はインフルエンザ以外に、ほかの風邪ひき症状の病気がたくさん出てきますから。しかし、アジア風邪のときは五月ごろに流行したのでほかの風邪ひき症状をもったものは非常に少なかったので、データとしては非常にまとまりやすいということがあって全国でそういう調査をしてもらったんですが、その結果、たしか、一〇歳前後がいちばん高い山をなして患者が出ているというデータが、「アジアかぜ流行史」に、三つ、四つ図になって載っております。

それから、日本のデータを今おっしゃったんですが、外国の調査研究というものはございますかこの点に関連して。

外国のデータは私は覚えておりませんけれども、そういうことを言った人は覚えておりますね。たとえば、ミシガン大学のダーベンポート教授などははっきり言っておりますね。

それは、論文、著者等にお書きになっておりますか。

今すぐさがせと言われてもちょっとむずかしいと思いますが、たしか、そういう論文が出ていると思います。

そういうことで三七年からインフルエンザ特別対策というものを行ってきているわけですが、日本の医学界でそのような対策に対してどのような意見があったんでしょうか。

日本の医学界でどういう反響があったか、私はよく記憶していないんですが、私はそのことについて二、三論文を書いております。特に「日本医事新報」に書いた論文などを見て、やはりこの方法しかインフルエンザの予防方法はないんだろうと私の面前で直接言った人はありますが、学界自身でそういうことに対して特に所見を述べたというような論文は記憶しておりません。

乙第八三号証、および同第八五号証の三を示す

これらは先生がお書きになった論文ですね。

はい、そうです。

ここに今お述べになったような、先生のご意見が書かれているということになりますね。

はい、その他まだたくさんありますが。

先ほどの、伝染病予防調査会の話になりますが、四三年に厚生大臣から諮問がありまして、調査会で検討なされたわけですが、インフルエンザの予防接種につきましても検討がなされてきておりますですね。

はい、やりました。

どのような検討がなされたんでしょうか。

まず、もう一ぺんインフルエンザの予防接種を見直して委員会に出すという合意が得られて、その原案を私に作れということでしたので、私が原案を作って、もし、できたら、小、中学校だけでなくて、もう少し、年齢を上と下にのばしたらどうかという案を出したんですが、やはり上のほうにのばすのは、高等学校になりますと、ちょっとむずかしいし、下のほうは幼稚園その他むずかしい面もあるがどうかということで議論がありましたけれども、たしか初めのうちは高等学校は採用にならなかったと思いますね。しかし、数年して、やはり高等学校のほうも入れたらどうかということで、これは義務づけにはならないけれども、高等学校も入れたらどうかという、なにかその、推せんするような形の文章になったと思います。それから、下のほうは、集団生活をしておる幼児は予防接種をするというようなことに議論が落ち着いたと思います。

今、乳幼児の話が出たわけですけれども、インフルエンザワクチンですね、これは年齢によって危険だから使うなという制限はございますか。

これは前はありました。制限と申しますかね、前はアメリカではたしか小児科学会で決議をして、たしか、二歳以下の、はっきり年齢は覚えておりませんが、若い子供たちはインフルエンザの副反応が強いので、予防接種には小児科学会としては協力しないというような意見がありましたし、それから、わが国では、ちょうどやっぱり今から一〇年ぐらい前ですかね、インフルエンザワクチンによる死亡例が何例かあったときに、厚生省のほうで専門官を集めて、そのときの議論でも、子供というのは元来、インフルエンザの流行になっても、母親の庇護のもとにあるから、そんなに群集の中に行かないので、無理に予防接種をすることはないし、むしろそれよりも、そのぐらいの子供さんをもった父親、母親を予防接種しておけば子供には感染しないし、父親、母親は大体その年齢ですと、外に勤めている人が多いから、職場で予防接種するのを奨励するほうがいいんじゃないかというような結論になりましたんですが、しかしそれからあとで日本のインフルエンザワクチンが変りまして、むかしは普通のワクチンを使っておったのを、その後haワクチンに変りまして、haワクチンはこれは周知のとおりですが、子供に対しても非常に副反応が少ないということで、今では子供さんに年齢制限をするお医者さんはないと思います。

今、先生が、かつては年齢制限があったというお話は四二年に、集団生活を営まない二歳以下の幼児、これに対しては集団接種はやるなという取扱いに厚生省はしたんですが、そのことをおっしゃっているんじゃないでしょうか。

そうなんですけれども、委員会としては、集団に限らず若年齢層の人には、あんまりやらん

ほうがよかろうという意見があったと思います。

それは、大多数の。

委員会の最後の結論ですから、もちろん反対意見も若干はあったろうと思いますが、委員会としては、そういうことにしたらどうかということに落ち着いたと思います。

三〇年代の特別対策というのは、特に二歳以下はしないようにというあれはないわけですか。

何もありません。あのときは学童中心の予防接種ですから、特に若年齢層の人にどうするこうするという議論はしなかったと思います。

乙第一八号証を示す

これは三七年の特別対策を始めるにあたっての厚生省の通達ということになります。二枚目の予防接種の実施対象、中学校、小学校、幼稚園、保育所の児童を対象としてやると、こうなっておりますね。

そうですかね……。

お忘れですか。

忘れました。ただ、ぼくが覚えているのは、特別対策は別ですけれども、ぼくが提案したときに、集団予防接種としては学童が対象であるということなんですが、それ以外にたしか、WHOのほうでインフルエンザの予防接種をする場合の優先順位としまして、これはもう、日本とは全然違った立場ですけれども、子供および老人は、予防接種をしないでおくと、インフルエンザに感染して生命に危険があるおそれがあるから、それを予防接種の対象にすべきであるというような議論が出ておるわけでありまして、それをふまえて、わが国でも、特別対策というわけではないけれども、生命に危険のあるような年齢の者には予防接種をするということが好ましいというようなことを言ったと思いますがね。

その生命に危険があるというのは、乳児は入らないんですか。

入るんですよ。

乳児は入るわけですか。

はい、いや、入るというのはWHOのほうはですよ。

先生のお考えではどうでしょうか、インフルエンザに関して。

ぼくは前から乳児はいらないと言っていたわけです。どうしてかといいますと、先ほど言いましたように、まだ乳を飲んでいる子供が流行中に集団の中に出るという確率は少ないから、乳児を特に予防接種の対象にすることは必要ないんじゃないかと考えております。

そうすると、集団生活に入る乳児は対象にすべきだというお考えですか。

乳児はあんまり集団生活には入らない……。

たとえば、保育所に預けるとか……。

そのへんが問題なんですが、そういう問題が出てくるとやっぱりワクチンのほうの副作用の問題を考えるわけですが、ぼくは、実際に研究していると、そういう乳児は、一般の乳児は別ですけれども、特に集団生活をしている保育所の乳児などで、ときどき肺炎死亡があるわけですが、それを調べてみて、ぼくが当時調べたのでは、死んだから、インフルエンザだろうということで調査をしてみると、インフルエンザで死んだ例はほとんど、いや、全然ぼくは経験していないわけです。みんな、たとえばRSビールスとか、パラインフルエンザとか、そういうふうな別の病気で死んでいるので、その当時にも言ったと思いますけれども、実際のインフルエンザで子供が死ぬというのは現象的な問題で、病因学的にみると、そうではないから、だまされないようにしたほうがいいだろうというような意見を述べておりますけれども。

先生の意見はわかりましたが、特別対策をするにあたって専門家の先生がたに検討していただいた結論というのは、集団生活を営む乳幼児も入れるべきであるという意見に落ち着いたことになりますね。

結局、そういうことになったと思いますね。

で、実施していく過程におきましていろいろ事故が起きまして、まあ、二歳以下は中止するということになったわけですが。

はい。

これは、当初からそうすべきじゃなかったかという批判が当然出てくると思いますが、それについてはどのようにお考えになりますか。

ちょっとよくわからないんですけれども、やっぱりしかし、ぼくの記憶ではですね、子供さんは、割合に、母親が予防接種をしてくれと言って来る場合が多いんですよね。ですから、母親の要請に従ってやらなくてはならない場合があるので、やっぱり簡単にこうはぶけないこともあったんじゃないですか。

伝染病予防調査会のほうにもどりますが、五一年の答申では、インフルエンザの予防接種についても、意見を述べられておりますね。

はい。

どのような意見を述べられておりますか。

五二年ですか。

五一年、最終答申です。

ぼくの意見はやはり学童中心の前に、特別対策でやっておった予防接種はそのまま継続ないし強化をしてほしいということでして、特に私が前から提案していたのは、ちょっと特別対策、忘れていたんですが、学童というのを小学校、中学校と理解しておったんですけれども、それを幼稚園の低年齢層まで下げるということと、それから上のほうが高等学校にも及ぼしたらどうかという意見も出しております。

その結果、五一年に法改正がありまして、現在では臨時の予防接種という形でインフルエンザの予防接種が行われているということですね。

はい。

インフルエンザはこれで終りまして、最後にまとめといたしまして、わが国では二三年に定期の予防接種法というものが種痘以外にも広く行われるようになった、と。それでまあ、対象疾病には若干の変遷がございますが、現在に至っていると、そういう状態でございますね。

はい。

で、このように定期接種が、まあ、疾病の種類はさておきまして、一般論としまして、定期接種が当時から行われてきているということは、日本だけの現象でございましょうか。

いや、日本以外でも強制接種をやっているところは。

いや、強制とは関係なしに、定期接種という形でですね。

はい、どの国でも、大体法律的な扱いは必ずしも同じではありませんが、日本と同じような予防接種をみんなやっておると了解しておりますが。

そのような定期接種というものの実施によりまして、伝染病の予防対策を行ってきたという具合に理解してよろしいわけですね。

はい。

そのような路線については、国際的にもうそのような路線を変更すべきだという態勢にはあるんでしょうか。

基本的にはまだその路線で続けていきなさいということです。しかし、不必要になったと思われるワクチンについては、だんだんそれを廃止していきなさい、と。しかも、不必要になったかどうかということは、早期に十分資料をもって検討するようにしたほうがいいという意見だと思います。

それから最後に、わが国の伝染病の発生状況をみてみますと、今日非常に患者の発生が少なくなっている。それと予防接種とのかかわり合いとの関係をお聞きしたいと思いますが、個々の疾病についてちょっとお伺いしますが、まず、痘そうですが、明治の開国以来、痘そうの流行が、何回か大流行をくりかえしてきた、と。

はい。

終戦後間もなく、引揚げ等でまた蔓延がありまして、その後流行がなくなって今日に至っているということなんですが、まあ、四八年と四九年に各一例ずつ輸入例がありましたけれども、そのときにも、二次患者の発生なくして、流行の阻止に成功しているという事実がございますが。

はい。

そのような痘そうの防疫といいますか防圧について、種痘の果たしてきた役割というものは、どのようにお考えでしょうか。

これはもう、種痘は、その痘そう撲滅のほとんど全部の功績を種痘におわすべきであるという具合に考えます。

それから、百日ぜきについてお伺いしますが、今日では非常に減少しました。

はい。

その原因はどのようにお考えでしょうか。

私は今の状態は、予防接種が今のような状態で行われているから押えつけておるということで、もしも予防接種をはずせば、また百日ぜきの流行がもりかえしてくる可能性が十分あるというふうに了解しております。

それから、ジフテリアについてはどうでしょうか。

ジフテリアについても、ほぼ同じ意見です。

ポリオは前にお伺いしましたが、腸チフス、パラチフスについてはどのようにお考えでしょうか。

腸チフス、パラチフスについては私は、自身が廃止論者でありまして、予防接種の廃止の提案者でもあるわけですが、今でも、腸チフスの予防接種はやる必要はないと思っております。

患者が減った要因としては、予防接種はどの程度のかかわり合いがあったかということについては、どのようなご意見でしょうか。

予防接種が腸チフスの現在の減少に全然功献しなかったということは言えませんけれども、しかし、その功績度はそんなに大きなものではなかったという具合に了解します。

では、インフルエンザはいかがでしょうか。

インフルエンザは未だに撲滅の域には全然達してはおりません。しかし、私がインフルエンザの研究を始めたころに比べますと、今のインフルエンザの流行は平均して、かなり流行の程度が低くなっておるということで、押える効果は発揮しておるという具合に了解しております。

日本脳炎はどうでしょうか。

日本脳炎、これはちょっとむずかしいんですが、かなり蚊の撲滅運動のほうが強い影響をもっておると思いますけれども、しかし、日本脳炎のワクチン自身の効果率からみましても、流行する場合には、かなり押えになっていると思いますが、結局は、日本脳炎の撲滅計画には、蚊のほうが重要な役割をするんじゃないかという具合に理解しております。

東京地方裁判所民事第三四部

（以上　竹内一雄）

裁判所速記官　田甫力弥
裁判所速記官　竹内一雄

福見秀雄証人 (2)

附録第四号様式（証人調書）

事件の表示	昭和四八　四、七九三・一〇六六六 四九年(ワ)第一〇、二六一号 五〇　七、九九七・八、九八二

証人調書（この調書は、第三三回口頭弁論調書と一体となるものである。）続行

期日	昭和五四年　四月一三日 午前一〇時〇分	宣誓その他の状況	裁判長は、宣誓の効力を維持する旨を告げた。 後に尋問されることになっている証人は、在廷しない。
氏名	福見秀雄		
年令	（略）		
職業	国立予防衛生研究所長		
住所	（略）		

陳述の要領

別紙速記録のとおり

裁判所書記官　武者　馨

速記録

原本番号	昭和五〇年（民）第四〇〇号の一〇
	昭和五四年　四月一三日　第三三回　口頭弁論・公判
事件番号	昭和四八年(ワ)第四七九三号
証人氏名	福見秀雄

原告代理人（広田）

証人の経歴について若干補充していただきますけれども、証人は予防接種を自ら医師としてなさったという経験がおありでございましょうか。

いいえ、法律に基く予防接種は、自分からやったことはありません。

そうすると任意接種の形で予防接種をやったことがある。

任意接種といいますか、私のやったのは、実験的にワクチンを開発する時にその効力をためすというような形です。

今おっしゃったような形では随時接種をなさっていらっしゃるわけでしょうか。

随時という意味がちょっとはっきりしませんけれども、年に一度か二年に一度位はずっと続けてやってまして、この頃現職につきましてからはやってないと思います。

その場合のワクチンの種類でございますが種痘、インフルエンザ、百日咳、あるいは二種混合、三種混合ワクチンそういうものもすべて含まれておりますでしょうか。

私の記憶では大体インフルエンザと百日咳、それに付随しましてジフテリアのはいったもの、それからずっと前には腸チフスのワクチンもやったことがあります。

腸チフスのワクチンをずっと前にというお話でしたが、いつ頃位までですか。

一九五〇年前後じゃないかと思いますけれども。

そうすると種痘をなさった経験はおありにならないわけですか。

ありません。

そういう証人がなさる場合の被接種者というのは実験用に任意に希望されて被接種者になったと、こういう人達ですか。

任意に希望されたといいますか、われわれの実験に協力してくれるということで申し出られた方です。

一時期にどの位の方に接種なさるわけでしょうか。

大体一回の実験で、一日に五〇人から一〇〇人位じゃないかと思いますけれども、それが二、三日続くことがあります。

もちろんその場合も被接種者の健康状態その他は十分診断された上でなさるわけですね。

そうです。

五〇人の方に、たとえばインフルエンザのワクチンについて伺いますが、接種する場合にどの位の時間がかかりましょうか。

大体五〇人から一〇〇人位を一日の予定でやるという形になります。

それは証人が自ら予診をし、その健康状態を判断して接種をなさる、そういう時間も含めてでございますね。

自らではなくて手分けしてやりますから、自分の分担については自らやりますけれども。

そうすると証人の分担される方が、一日五〇人から一〇〇人ですか。

そうではありません。私が大体チームリーダーになっておりますから、チームリーダーとしてその位扱っているということです。

そうすると何人位の医師が分担しておやりになるんでしょうか。

大体三人か四人ですね。

そうすると一日一〇〇人打つ場合に四人でやるとすれば一人あたり大体二五人位を受け持たれると。

そうです。ただ普通の予防接種の時と違いましてわれわれの実験の時にはやはり血液などもいただきますからそういう点が大分はいっております。

証人のおやりになったそういう実験の被接種者というのは大体成人でございましょうか。

いや、大体学生が多いですね。

大学生ですか。

いや、小中学生ですね。

乳幼児というようなものははいってないですか。

私自身はインフルエンザが多いですから、そういうのは対象になりません。

予防接種によって死亡または重篤な後遺障害が生ずる場合があるということはもちろんご存知ですか。

はい。

種痘によりそういうような事故が発生するということは証人はいつ頃からお知りになっていらっしゃいましょうか。

これはもう学生の時に講義を聞いておりますから概念をもっております。

インフルエンザの場合はいかがでしょうか。

インフルエンザの場合でもこれは始まったのが一九四八年頃ですから、それからあと時々そういうことがあったということは経験しております。

腸チフス、パラチフスの場合ももう戦前からご存知なわけですか。


やっぱり学生の時からですね。

百日咳ワクチンについてはいかがでしょうか。

私始めたのがそんなに早くないものですから、大分あとになってからですけれども、一九四九年から五〇年頃にはそういうことをアメリカの人達と、話している内に十分認識しました。

予防接種行政を進める上で、そういうワクチンによる事故がどの位生ずるのかあるいはどのような事故が生ずるのかということを調査することは必要でございましょうか。

もちろん必要ですね。

なぜ必要だというふうにお考えでございますか。

やはり予防接種というのはある意味からいえば必要悪なんですよね。つまり全然無害でない、というものを国民に注射するわけですから、だからそういう場合に全然無害でないものがどの程度害があるかということはちゃんと認識しないと行政はできないと思います。

そうすると、あまり害が多ければ、予防接種はやめなければいけないということになりましょうか。

つまりそういう概念的なことじゃなくて、それでもやっぱり予防接種をしなければいけないという理由がなければやらないと思います。

そういう判断をするために、調査は不可欠であると、こういうことでしょうか。

ええ。

たとえばワクチンの改良を進めて行くという上ではそういう事故がどの位起るかという調査は有益でございますね。

もちろんやらなければいけませんね。

予防接種法の制定以降、国はこういうような予防接種による事故がどの位あるか、どういう事故があるのか、いう調査を国のレベルでやったということがあるんでしょうか。

私の存じている範囲では行政のレベルとしてではなくて、国の補助金を出して学者にやらせた、ということはあります。

補助金を出してやらせたということですか。

研究補助金ですね。

と国自体がそういう調査を実施したということは証人の記憶がないわけですか。

私は存じません。私の活動範囲内ではそういうことはありませんでした。

そうすると厚生省は被害の実態を知る方法がなかったということになるんですか。

いや、やっぱり研究補助金を出してその報告書をまとめてありますからその形でそういうことに対する情報は持っていると思います。

全国的な統計ということになるとどうでしょうか。

それは私よくそういう行政手続、存じませんけれども、やはりそういう事故があるたびに国に報告がまいりますから、それをまとめてそれに対する一定の認識はちゃんと整理して持っていたと思います。

国に対する報告というのはいつ頃からなされるようになったでしょうか。

これはもう行政の問題ですから、私詳しくは存じませんけど、しかし一応国で予防接種という行政をする以上はそれに対する反応はきちんと取っておく、というのが行政の常識だと思います。

要するに常識だからやっていただろうとおっしゃるんですか。

やっていただろうと思います。それから時々そういうことについての資料をいただこうと思って行きますと大体満足かどうかわかりませんけど、そういう資料があったと思います。

乙第五七号証を示す

一九一ページに、予防接種事故報告数と書いてありますが、それが厚生省に上って来た事故の数字でございましょうか。

さあ私この資料を自分で作ったわけじゃありませんから存じませんけど、しかしおそらくそういうことでしょうね。

これは三五年からしか資料がございませんね。

はい。

その点については証人は何かご記憶ありますか、どうして三五年になっているか。

記憶ありません。

乙第四六号証三を示す

昭和三四年に「予防接種の実施方法について」という通達が公衆衛生局長からなされているということはご記憶ございませんか。

ありません。

その予防接種実施要領の中にページ数で行くと五七五の七というページですが、一三というところに「事故発生時の処置」と書いてあって、〝事故が発生した場合には保健所長を経て、都道府県知事に報告すること〟こういう規定ができたということはご記憶ありませんか。

ありません。

そのために三五年からしか表が載ってないのじゃないですか。

そういうことでしょうね。この表を見ると、全然私は関知しておりません。

そうすると証人自身は予防接種によりどの位の事故が発生しているのか、いうことについて、厚生省に上って来る今のような数字をもとに一応情報をつかむということになりましょうか。

そういうこともありますけれども、私のところはいろんなニュースソースがありますから必ずしも厚生省だけとは限りません。それから厚生省の書類を見なくても厚生省の係官に耳で聞くこともあります。

どういうニュースソースをお持ちなんですか。

大学の関係者それから保健所、衛生研究所、かなり知り合いを持っておりますから。

そういうところからは個別的な事故に対する報告があるわけですね。

一例、二例の場合には個別的な報告も多いですけど、しかし事故の数が多い場合はちゃんとした形で相談に来る意味でニュースが来ます。

証人に情報を提供する方達は、その大規模な統計というものをお持ちなんでしょうか、厚生省のつかんでいる数字とは別に。

私はそうは思いませんね。そういう事例があるために私の耳に入れて来る、という形ですから、ちゃんと統計の数字の形で持っているという認識はありません。

そうすると全体的な数字としては厚生省に上って来る数字ということになりましょうか。

厚生省かあるいは地方の衛生部かでしょうね。

地方の衛生部は当然厚生省に情報を流すわけですね。

そうです。

乙第五七号証を示す

一九〇ページをご覧下さい。そこの2)の(1)というところに、「人口動態統計による予防接種後の死亡数」という表がございますね。

ええ。

一九一ページの表と比べますと、種痘による死亡数というのは、一九一ページ出てますね。

はい。

そうすると三五年から四一年までの、四二年は別にしまして、六例しか死亡例が報告がないと、こういうことになっておりますね。

はい。

一九〇ページの表ではどうでしょうか。三五年からで数えてもその一〇倍以上の死亡例が出ておりますね。

はい、その通りです。

人口動態統計というものはどういうものかご存知でしょうか。

概念的に知っている程度です。

その概念的にと申しますと。

たとえば予防接種の事故調査というような形ではなくて、人口がどういう具合に変わるかということによって出て来る数字ですね。

証人は一九一ページのような統計と、一九〇ページの今示しました人口動態統計による表と、二つあって、たとえば種痘による死亡事故の数字というものが大分違うということはご存知だったでしょうか。

この数字自体はよく存じませんでしたけれども、しかし大体そういうようなニュースソースの違いによる相違というのはしばしば経験しておりますね。

そうすると端的に伺いまして二三年以降いろいろな予防接種がなされて来たわけですけれども、毎年予防接種によってどの位の人が亡くなり、あるいは重篤な後遺症にかかったか、いうことについての正確な数字ですね、そういうものはあるんでしょうか、ないんでしょうか。

私学問的に申しましてないと思います。

それは調べたことがないからですか。

いやそうじゃありません。それが予防接種によって死亡したかどうかということに対する証拠が非常につかみにくい、ということです。

そうすると予防接種後に死亡して、それが予防接種と関係あるのではないだろうかといわれている数字についてはどうでしょうか。

その頃しかしそういうことを判定する基準も、それからそういうことに対する権威ある委員会も何もなかったと思いますから、それぞれ自分が関係したことを自分なりに判断したということしかなかったと思いますね。

そうすると具体的な数字というのはつかむ方法はなかったということですか。

そうです。実際今でも私は、今はそういう委員会がありますから数字で出て来ますが、それがはっきりそうであるということについては大分疑義があると思います。

先程証人は予防接種行政を進める上では、そういう事故の調査をする必要があるとおっしゃいましたですね。

ええ。

しかし実際には正確な数字はつかめてなかったわけですね。

はい。

現在なおつかめてないということですね。

はい。

どうしてそういうことになっているんでしょうか。

今申し上げましたように、学問的にそれが予防接種の事故によるものであるかどうか、ということを一時的に証明するということが非常に困難であるということに基くものだと思いますね。

予防接種の事故後死亡したり、あるいは重篤な障害が起きたという場合、一応予防接種との関係を疑わなければいけませんね。

はい。

そういうものも含めて統計表というのは作成する必要があるんじゃないでしょうか。あるいはそういう場合も含めて報告を求めてそれが果して予防接種によるものかどうかということを判断するということになるんじゃないでしょうか。

理想的にそう行けばいいんですけれども、しかし必ずしもそうではなくてそういうシステムを作りますと、えてして便乗組が出て来るわけですよね。その便乗組をどう処理するかということで、必ず数字は違いますね。

そうすると便乗組のためにそういう調査はやれなかったということになるわけですか。

いや便乗組もあることで調査をしてもかなりそういうものが含まれるということですね。

しかし一応そういう報告をした上で果してそれが便乗組なのか予防接種による事故なのかということを判断しなければならんわけでしょう。

ですから今でもそういう判断をしてやっておるわけですがね。

しかし具体的な数字は毎年その集めて来なかったというお話でしたね、先程、国のほうは。

国のほうは今でも事故が予防接種によって起るものかどうかということを調査するための機関はありますね。そこに上って来るのをもとにして見ていると思いますね。

予防接種による事故かどうかを判定する機関があるということですか。

判定する機関があります。

何という機関でしょう。

今は確か公衆衛生審議会の中の認定部会ですね。

それはいつ頃作られたものですか。

これは今度の予防接種法の改正に従ってできた、名前はあとから変りましたけど、その時にできたものですから、一九七五年じゃなかったですかね。

一九七五年。

はっきり覚えてませんが、その前後です。

いずれにしても最近ですね。

はい。しかしその五年位前に、それが閣議了解による臨時措置でその母体になるものはその五年ほど前からできてましたね。

予防接種によってどういう被害が出て来るのかその数字がどの位あるのかということは予防接種による事故かどうかの疑いがあるケースも含めて一応事例をすべて把握すると、その上でどこに原因があったのかという調査をする、こういうことが必要ではございませんか。

さっきいいましたように予防接種の事故の状態を把握するために、公衆衛生審議会の認定部会の数字を一応基礎にできるといいましたね。しかしそれは予防接種の事故の被害を受けた人達から要求があって出て来る数字ですからそれ以外の要求が出て来ないでもある可能性はありますね。そういうものについては厚生省としてはそういう形じゃなくて、別に地方衛生部を通して上って来る数字を別な形でつかんでいると思いますね。だから認定部会の数字だけを頼りにするということはないと思いますよ。

予防接種行政を進める上でその予防接種によりどの程度の事故が発生するのか、あるいはその数はどのような事故なのかということはまずその予防接種と関係あると疑われるような事例の報告を求めて、そしてその上で調査を始める、進めると、でその過程で数字による統計表を作る、こういうことが必要なんじゃないでしょうか。

そうでしょうね。

そういう点では国は今私がいいましたような調査というものをして来たんでしょうか。

私はそういうような非常に細かく規定された組織ではやってなかったと思いますね。そういうことをやり始めたのは、

個別的にやってたということになるんですか。研究費用を出して学者の方達にやらしていたと。

それが一つと、もう一つは事故があった場合にはおのずから地方の衛生部から上って来る事例がありますね。それが別に取ってあると思います。

それは全部じゃないわけですね。今証人がおっしゃった地方衛生部から上って来る数字というのは全部じゃないですね。

全部じゃないと思いますね。

全体の数字はつかんでなかったわけですね、いずれにしましても。

つかみ得なかったということでしょうね。

しかしやろうと思えばできたんじゃないですか。

その辺を私行政官でないからわかりませんけど、しかしいろいろデリケートな問題があるようですよ。

デリケートな問題といいますと、どういうことでしょうか。学者として証人のお考えを聞かして下さい。

たとえば地方でやろうと思っても、それに対する人件費とか物件費とかいうものが足りないということもありましょうね。

経費の問題ですね。

経費の問題ですね。それからやっぱりそれに対して一般の民衆とかあるいは医師会の属しているお医者さん方、それに関係した人達がどの位協力してくれるかということがあるでしょうね。

民衆から協力を得られない恐れがあるというんですか。

民衆が必ずしも協力しない場合もありますよね。

どういう事例を証人はご存知でしょうか、そういう場合。

いや実際にそういうことがあっても届け出て来ない、上って来ないんじゃないですか。

それは届け出るシステムがないから、という例があると思います。

システムはしかし必ずしもないとはいえないでしょう。そういうことは届け出れば保健所を通して来るわけですね。そういうシステムあるんだけど、特別にそういうことを詳細にわたってつかむシステムはなかったですよね。

そうすると民衆に対してもそういう事故があったら報告しなさい、ということをもっときちんと伝えて、そして医師会の協力を得られれば、かつ経費を出せばそういう調査は可能だったんじゃないでしょうか。

ある程度可能であったでしょうね。全面的には可能であるとは思いません。

次に研究費を出して、厚生省が学者に調査を依頼したということがあったというお話でしたね。

はい。

どういうものがいつ頃からありましたでしょうか。

私の研究範囲ではそんなになかったと思いますけど、種痘の事故についてはかなり前からそういうことを調査する委員会があったと思いますね。

昭和四〇年頃からじゃないでしょうか。

種痘については自分が専門でないから細かいことはわかりません。

昭和三〇年代にある程度統計上、統計的に、価値のあるような情報をつかめる研究というのがなされておりましたのでしょうか。

それは種痘についてですか。

種痘について。

種痘については申し訳ありませんけれども専門でございませんのでわかりません。

次に予防接種をする条件として、どの程度まん延の危険性があるのか、その感染症ですね。あるいは予防接種がそのまん延の防止にどの位有効であるのかということも知っておく必要がありますね。

はい。

そういう形では国の調査がなされていたんでしょうか。

あるものについてはなされていたと思います。ある時期からなされていたと思います。たとえばジフテリアの場合にはシックテストなどは、相当前からなされておりました。

シックテストですか。

皮内反応です。

いつ頃からなされていたんでしょうか。

もうはっきりその日にちは記憶ないんですけれども一度ジフテリアのシックテストをやったら丁度ある年令層の人達がシックテストがかなり陰性で危い、ということでそれを補助するためにその年令層にもジフテリアの予防接種をしなければいけないということがあって、それが伝染病予防調査会ですかね、それに議題として提出されたということを大分前に記憶しております。

何年位前ですか。

二〇年にもなりますかね。はっきりしませんが。

あるものについてはなされていたという今のご証言ですか。

はい。

あるものというのはジフテリアが一つですか。

はい。

そのシックテスト。

はい。

シックテストというのは。

シックという人の発見したテストです。

そのほかにはどんなものがありますか。

そのほか私自身の関係ではインフルエンザの予防接種の関係で、研究的にですけれども日本全体を通じてどの位免疫体を持っているかというテストが千九百五十五、六年位からですかかなりデータを集めております。

そのインフルエンザについて伺いますが、それはどういう方法でどういう調査をなさるわけでしょうか。

県にあります地方衛生研究所に頼みまして、このところで適当な集団を選んで血液を取って、その中の免疫体を調べるという方法で、これは私の関係しているインフルエンザワクチン研究会でもやっておりますし、それからおそらく厚生省のレベルで流行予測事業として厚生省が、半分位は行政的な意味でデータを集めていると思います。

まず厚生省がやっている流行予測事業というものはどういうものなんでしょうか。

これはある特定の疾病につきまして主として免疫反応の面から、今どの位一般の人々が免疫を、特定のその疾患に対して持っているかということを調査するわけですね。

どういう方法で調査するわけですか。

これは全国的にやるのが原則ですけれども、しかし金の関係で全国できない場合には全国の中から県を適当の基準で抜き取って、その県についてその調査を依頼するという形だったと思います。

それはいつ頃からおやりになったんですか、国は。

はっきり覚えてませんが、二〇年位前からやっているんじゃないでしょうか。

どういう病気についてですか。

私直接担当しているのはインフルエンザと百日咳ですけれども、それ以外にジフテリア、その他はっきりしませんけど五つ、六つ病気は含まれておると思います。

そういうものについて毎年やってたんでしょうか。

毎年です。

種痘についてはいかがでしょうか。

種痘はこれは免疫調査というのは非常にできにくいものですからおそらくやってなかったと思いますね。やることはできる面もあるんですけど、しかしやってなかったと思います。

そういう調査というのはどこが主催してやるわけでしょうか。

厚生省の公衆衛生局、昔の防疫課今の保健情報課です。

その情報は誰のところに集まって、どういうふうに分析されるんでしょうか。

防疫課に集まって、そしてどの地方でいつの時点で何パーセント位免疫体を持っておったかということで分析すると思いますね。

それはどういうふうに活用されるんでしょうか。

そのままそれが翌年の、翌年といいますかそれからあとの年に、どの位免疫体が残るかということの影響を見ることによって流行が起るか起らないか、ということを推定する資料にすると思います。

推定するのはどこでするんでしょうか。

これは、厚生省の防疫課が主体ですけれども、しかし私の記憶では昔の伝染病予防調査会を開いて、そこに資料を提出しておったと思いますね。

乙第八四号証を示す

これはいわゆる昭和四五年の中間答申といわれるものですが、ご存知ですね。

知っております。

証人もその答申の作成については関与されておりましょうか。

はい、しました。

そこの五三ページの「4　情報組織」というところをご覧下さい。そこには、「伝染病予防に関する情報には、現在、国、地方公共団体が計画的に収集しているもののほかに、数多くあり、これらが的確に収集される体系を作ることが必要である。」とこう書いてあって、その三行あとには、「この点は第2の予防接種関係についても同様である。」と書いてございますね。

　はい。

そして四つの情報の形が⑴から⑷まで載ってますね。

　はい。

で五四ページの一番上のところを見ますと、「上に述べた各種の情報は、血清銀行を除いて現在既にそれぞれの場所で生み出されているが、全国的な視野でみるとこれがほとんど活用されないままになっている」こう書いてございますね。

　はい。

そして「伝染病情報センターを中央に設置する必要がある。」こういう内容の答申がなされた背景というものはどういうものだったんでしょうか。説明していただけますか。

　これは伝染病予防法という法律がありますね。その法律がかなり古いもので情報網についても個人情報だけしか集めてないですね。伝染病予防法では伝染病になりますとそれを診察した医師かあるいはその患者の戸主がその患者についてだけ報告するという義務を課してますけどしかしそれは個人情報でして、その周辺にどの位その病気が流布しているのか、あるいは免疫状態はどうなっているのかという情報を集めるシステムが全然ない、だからそれは困るからこういう具合にして作ってくれということが趣旨だったと思います。

どういう点が困るんでしょうか。そういうシステムがないと。

たとえばジフテリアならジフテリアがどうもあちこちに出ておるようだけれども、しかしまだはっきり情報がつかめないという時に、出てしまったあとに個人情報が来るけれども出る前には全然つかみようがないということで、すでに出ておるんだけどどうもはっきり情報が上って来ないということで、しばしばその防疫対策上、困った問題が生ずるということを学者側の立場から考えたわけですよね。

そうするとそういう困った状態というのはかなりあったわけですか、証人が体験した。

　私自身は行政やってませんから別に困ったとは思いませんけども、しかし自分ではあれではいけないな、と感じたことはあったと思いますね。

そういう組織というのはもっと前に作るべきだったんじゃないでしょうか。

　もっと前と申しますけど、どういう意味でしょうか。

要するに予防接種行政を進める上ではさっき申しましたように事故のことも知る必要がある、まん延の危険性がどの程度あるのかということも知る必要がある、となるとこういう組織というのはもっとはるか前に作られる必要があったんじゃないでしょうか。

　そういう話だったら随分昔から作っていただきたかったけど、しかしやっぱりいろんな状態でできないんでしょうね。


作っていただきたかったということですか。

　ええ。ただこれについては私が委員長でまとめたものですけど、しかしその前は私自身だってまだ若いですからね。だんだんこの頃になって私自身の知識も集積して来ましてこうなったんでもっと前のことは、もっと前にえらい人達にやってもらわなければいけなかったということでしょうね。

証人がおやりになる立場ではなくてもっと先輩がおやりになる立場にあったということでしょうか。

　私自身がこの点でも努力しましたけどももっと前から努力して欲しかったですね。

次に予防接種を安全にするというためには、どういう方法で接種するか、いうことと、その安全というのはかなり結びついてますね。

　はい。これは私実際にそういう実験をしたことがあるんですけど、非常に細かい問診をする実験と、それから問診を普通できる程度にするという実験を両方やったことがありましたけれども、やっぱり細かい問診をすることによってこれは危いという人を排除した時のほうが、副作用が出る率は低かったです。

それはいつ頃どういう方法でおやりになったでしょうか。

　これは確か百日咳のワクチンの改良の研究の時ですよ。

何年頃でしょうか。

　十何年になりますかね、大分前だと思います。

昭和四〇年頃でしょうか。

　もっと前じゃないですかね。

どういう実験をなさったんでしょうか。

　実際にそういう具合にあるグループには特別に、その僕の知っているお医者さんに詳しく調べてくれといって調べてもらったのと、それから普通の予防接種を一般にしますね。ああいうシステムですっすっすっと見て行く実験を両方やりまして、あとでその結果を比べてみたということです。

どういう差違がございましたでしょうか。

　はっきり記憶してませんけど、予防接種をしたあとで、確か夜になったりして、うちの子供がちょっとおかしいから診てくれ、というような苦情が来るわけですね。その苦情の来方が、よく調べたほうは少なかったと記憶しております。

何例位おやりになりましたでしょうか。

　両方合わせて一〇〇〇名位じゃなかったかと思います。

そうすると半分位は普通の方法で接種をしたわけですか。

はい。

普通の方法といいますと集団接種という意味ですか。

　今丁度一般に集団接種の時にやっているあの位の程度のやり方です。

そうすると五〇〇名というのがその詳しく診察をしたと。

　大体そんなことだと思います。

それはどこかに報告が出ておりましょうか。

　はっきり記憶しませんが、確か厚生省の研究費でやったことですから、厚生省には報告が出されたと思いますけども。

一般の文献集には載っておりませんか。

　確か出されなかったと思いますがね。

日本では一般に予防接種というのは集団で打たれておりますね。

　はい。

そうしますと集団接種の中では一時間に一人の医師が種痘については八〇人、そのほかのものについては一〇〇人の接種をしてもいいという趣旨のことが書いてあると思いますが、ご存知ですか。

　知ってます。

安全に接種をするという点では、今証人の研究なさったデータにあるようにあらかじめ被接種者の健康状態を診察しておくということが必要でございますね。

　はい。

一時間に八〇人とか一〇〇人とかいう人を、一人の医師が診察すると、そして接種すると、こういうことで安全な接種ができるとお考えでしょうか。

　これは私の個人的な見解しか申し上げられませんけど、私自身は臨床はやっておりません。だから臨床をやれば何分間でどの位の検査ができるかという経験がありませんから知りませんけど、しかし今の数字は大体伝染病予防調査会の中でその位がよかろうということで決めた数字だろうと記憶しております。

それについては予防調査会で八〇人も診察できるだろうかという疑問は出されなかったわけでしょうか。

　議論をしましたから出されたと思います。最後の結論としてそういうことでよかろうということになったんだろうという具合に記憶しております。

まあ証人は直接集団接種の場でおやりになったことはないというお話でしたが、そのワクチンを研究していらっしゃる専門家として、八〇人ないし一〇〇人を一時間で診察するということが安全な接種につながるとお考えでしょうか。

　その数字を出す時に議論されたことですけど、それはただひょっと行ってそこで八〇人診るということでなくて、その時来る人達もやっぱりちゃんとした予備知識を持って自分の子供はこれこれこうだというようなことについての知識を持って来て、なるべくそれをすぐ医者に知らせてくれというようなことがありますから、そういうことだったらそれで大丈夫だろうということだと思います。

問診表というやつですね。

　そうです。問診表だけでなくて、口でいってもいいんです。たとえばきょう自分の子供は風邪をひいておるからやめさせて欲しいと、直接申し出る人もありますからね。

そうすると集団接種をどういう方法で行うか、一時間で何人の人に打つかというようなことは伝染病予防調査会で審議されたわけですか。

　そう記憶しております。

いつ頃でしょうか。

　種痘の接種事故が起った頃からの話ですから、一九七〇年位からですね。

どういう症状を禁忌事項とするか、ということについてはいかがでしょうか。

　禁忌事項につきましてはいろいろ議論が沸騰しましてね。かなりむずかしい問題だから、できればそれを専門にしておる臨床屋さんに聞いていただきたいと思います。

伝染病調査会で検討されたんでしょうか。

　禁忌事項に関する小委員会があったと思います。

証人は前回の法廷で、予防接種の効果率というものについてご証言なさいましたね。

　はい。

種痘は九五パーセント以上あると思うというご証言でしたね。

　はい。

百日咳は八〇パーセント位。

　はい。

こういう証言だったと思いますが、この数字はどういうデータに基いて、どの位確立されているんでしょうか。

　確かあの時の証言でも申し上げましたように、こういう数字を適切に出すことは非常にむずかしいわけですね。特に効果率のいいものほど出すことはむずかしい。たとえばこれを出すについては種痘をした人としない人を作りまして、もしそれがどの位感染するかということを見なければいかんわけです。ところが種痘にしろあるいはジフテリアにしろ非常にもう効果の確立されているものを、それをやらないで流行さすということは人道上非常に問題であることで実際にはできないわけですよ。ですからいろいろ流行の時の資料と流行の時にその人は予防接種をしておったかおらないかという資料を集めた上で、推定するしかできないわけですね。だから科学的に確立的に数字は出て来ないと思います。

推定ですか。

そうです。

前回の証言では「それらは今ではいずれも野外実験などでもう確かめられているわけですね」という質問に対して「はい、そうであります」とこうお答えになっていらっしゃいますが、あくまでも数字上は推定であると。

さっきいいましたのは種痘とかジフテリアとか非常に効果がいいということで確立されたものについては、推定でしたけど、百日咳とかインフルエンザというものについてはそれぞれ実験のデータがありましてその実験データを総合して判断しております。

実験データですか。

ええ、それはさっきいいましたように予防接種をした人としない人と区別しまして両方で罹患率を比べてみるという方法ですね。

しかしそういう効果率というのは接種量とかあるいはどの位その病源体が多く人体にはいるとかいうことによって違って来るんじゃないでしょうか。

もちろん違います。もっと違うのは予防接種をしたあとで流行がどの位してから起きたかということに関係あります。だからそういうことを全部総合した上で判断して平均を取ればそんなものであるということをいったわけです。

そうすると個々の場合によっては違うわけですね、この数字というのは。

各実験ごとにかなり動揺します。

次に証人は前回の法廷で短期的な流行予測の上で予防接種計画を立てるのはワクチンメーカーが混乱するからすべきではないという趣旨のご証言をされたように思いますが、そうでございましょうか。

ちょっと補足しておきますけれども、ワクチンメーカーが混乱するということでなくて、ワクチンメーカーの対処の仕方がむずかしいので、そのために日本の予防接種の行政が混乱する恐れがあるという具合に補足します。

ワクチンメーカーの対処の仕方がむずかしいからという意味ですか。

ひいては日本の予防接種行政に混乱を起こすことがあるからということですね。

具体的にはたとえばインフルエンザなどについてはある年はあまり流行がなさそうだという場合でも予防接種をやるべきであるというお考えなんでしょうか。

私はそう思いますよ。それは今の議論とちょっと違うんでして、インフルエンザというのは流行しない年でもした年でもやっておけば翌年流行する時にもう一編予防接種やりますね。それが効果効いて来るというんです。追加免疫効果ありますからね。だから毎年やったほうがいいということです。

追加免疫効果だけのためにもやるべきであると、こういう意味になるわけですか。

追加免疫効果も考えればやったほうがよろしいということですね。

そのワクチンメーカーの対処の仕方がむずかしくなるという見地からもやるべきであると、こういうことになるわけですか。

……

それもやるべきであるという理由になるわけでしょうか。

ちょっと何か次元が違うんですがね、議論の。

（以上　高　橋　ますみ）

原告代理人（広田）

どういうふうに次元が異なるんでしょうか。

メーカー云々の話になると、いま言っているのはインフルエンザワクチンは流行しておっても、していなくても、毎年やったほうが、効果がよくなるだろうということが一つですね。あなたのおっしゃったのは、メーカーのあれですけれども、そういうことでは、予防接種行政がうまくいかなくなるおそれがあるから心配であるということです。

そうすると予防接種をやるかやらないかについてはメーカーは関係ないということですか、行政上の決定をする場合は。

メーカーは予防接種に必要なワクチンさえ提供してくれれば、あとは何も、私の議論としては関係ありません。

それが供給を受けられなくなるおそれがあるということですね。

そうです。

インフルエンザの点はまたあとで伺いますが、追加免疫ということについては、確立したデータがあるんでしょうか。

ありますね。毎年毎年やっている人は非常に。

どんなデータがどうやって発表になっていますか、インフルエンザの場合は。

私のやっているインフルエンザワクチン研究会が年に一度「インフルエンザ研究会資料」というのを出しておりますけど、それに詳しく載っております。

それは公刊されておるでしょうか。

ええ、千九百六十何年くらいから、ずっといままで十何回やっておりますけれども、全部公刊されております。ただし昨年の分は、まだいま印刷中です。

それにはきちんとしたデータが掲載されているというわけですね。

はい。

原告代理人（山川）

前回証人は、予防接種には、不可避的に、害、重篤な副作用が発生することがあるので、予防接種を、特定のワクチンの接種を行なうかどうかということを決定するにあたっては、常にコストとベネフィットというものを考えて、そのバランスを考えなきゃいけないというふうにおっしゃいましたね。

はい。

この理解はよろしいでしょうか。

コストというのは金だけじゃないと思いますよ。

もちろんそうです。内容はこれから伺いますが、一般論として言えば、いま要約したようでよろしいでしょうか。

はい。

ここでバランスさせる場合の内容なんですけれども、コストというのは、具体的に言えば、どういうことを考えるんでしょうか。

まず第一に、予防接種被害による死亡でしょうね。その次は、後遺症を残すというそのことが、一番大きなコストじゃないでしょうか。

そうすると接種による被害、中でも死亡、重大な後遺症があると。

はい。

重大か重大じゃないかというのは、線の引き方もありましょうけれども、さほど重大なものでないものでも、もちろんコストの中に入れられますでしょうね。

そうです。

これがコストですか。

はいそれだけじゃありませんね、まだ。たとえば、一時的にちょっと病気になって苦しむということも、もちろんコストに入ります。それからまだありますよ。そのために家族の人たちの受ける被害がありますね、それも入れます。もっと、これは私の意見というよりは、アメリカあたりの意見ですけれども、社会が経済的に受ける被害と、たとえば病院に入ったら病院の費用を払うとか、そういうことですね、それも入っています。

じゃベネフィットのほうは何でしょうか。

国民が健康でいい生活ができるというようにするということでしょう。

ちょっと抽象的ですが、予防接種を行なうことによって国民が健康で。

それは予防接種によってその特定の病気に対する罹患を防げるということでしょうね。

そうすると、さきほどのコストの中で、最初に死亡だとか、後遺症ということをおっしゃったわけですが、さらに広げて、まあそういう被害の故にいろいろ起こる家族の苦労だとか、経済的なことをおっしゃいましたが、そういうのは、ちょっとあまり制限なく入れますと定量になじまない要素ではありませんか。とくにコストのほうに関して。

どれもこれもあまり計量できないですよね。命をおとしたということを、どう数字的に表わしていいかわからないですからね。

ただ命がなくなるというのはもちろん数字的には表わせませんが、何名の方が命をなくし、何名の方が、どういう後遺症が残ったということは、数字的にはっきり出てくることですね。

そうです。

それ以外に、さきほどおっしゃったことは、ちょっとなかなか見積り等が困難な、非常にはっきりしないものじゃないでしょうか。

そういう意味ではそうです。

そうするとここで言うコストとベネフィットというのは、まずコストについて言えば、予防接種を行なったことによって起こる、死亡だとか、後遺症だとかの数というふうに、理解してよろしいんじゃないでしょうか、もっとも主要なものは。

それであると言って結構です。

ベネフィットのほうは逆に予防接種を行なったことによって、行なわなかったならば発生したであろう伝染病の患者を減少させ得た数と、こういうことになりませんか。

そういうことでしょうね。

そういうふうに、割合厳密に考えないと、コストとベネフィットのバランスというのは、そもそも口で言うだけでは、できなくなるんじゃないでしょうか。

そうでしょうね。

あとでちょっと触れたいと思いますけれども、アメリカで、定期の接種を存廃するかどうかということを研究した場合に、このバランスをしているようですが、私がいま申し上げたような内容のバランスでございますね。

そういう具合に理解しております。

証人も論文等でご紹介になっておりますね。

はい。

そうしますとですね、そういう意味のコストとベネフィットをバランスと言いますか、比較してコストのほうが大きくなったら、予防接種は、社会にとってはプラスじゃないから行なわないということですね。

そういうことです。

まあこういう考え方であるならば、私ども素人でも非常にわかりやすいし、ある意味では予防接種の危険を前提とする以上は、当然の考え方とも言えますですね。

ええ。

こういう考え方は、昭和二三年に、予防接種法を制定したときに、もうあったんでしょうか。

制定した人がどう考えているかについては、私は全然そのころは関知しておりませんでした。

後々に文献なりあるいは耳でお聞きになったことを、そういうのを総合して、判断していただいて結構ですが、当時はこういう考え方は、どうだったんでしょうか。

あんまりはっきりとは外には出ていなかったようですね。

ただ予防接種を行なう以上は、ある意味では当然に考えそうなことですがね。

それはわれわれも、やっぱりそういうことは考えておりましたけれども、ただそういうことを表面だって議論していた時代じゃなかったですね。

そういう時代でなかったと言いますと、もうちょっと具体的におっしゃると、どういうことですか。

ちょっと言いにくいですが、あの予防接種法というのは、ぼくの理解するところでは、かなり占領行政と関係してましたからね。

ある意味では、あたりまえのことかもしれませんけれども、占領軍の意向等もあって、良心的な学者も、そう表だって言えなかったと、こういうご趣旨ですか。

そういう点もなきにしもあらずだと思いますけど。

まあ占領軍の影響云々というのは、ちょっと私もよくわからないんですが、仮に、そういうことがあったとして、占領はまもなく終りましたですね。そういう時期になりますと、そういう圧力がなくなった時代というのは、このような、割合科学的なコストとベネフィットを比較しようという考え方は、当然表に出てくるように思われますが、いかがでしょうか。

もうその前から、やっぱり学者の間では出ていたですよね。

いつごろというご記憶ですか。

それはわかりません。徐々に出てくるものですから、はっきり決まりませんね。

たとえば昭和三〇年ごろではどうでしょうか。

昭和三〇年のころには当然出ておったでしょうね。

考え方自体に異論があるわけじゃないでしょうね。

と言いますと。

この予防接種の採否存廃にあたっては、コストとベネフィットの、さきほど提出されたような意味で比較しろという考え方には、否定説とか、異論があるわけじゃないでしょうね。

これは答弁になるかどうか知りませんけれども、一ぺん私はそういうような話を、あるところへ行って講演したことがあるんですよ。そしたらその講演のときに、私の司会した人が、福見先生は、今度こういう新しい説を出されましたというような、司会のあとのお礼の言葉を言われましてね、おどろきましたことがありました。必ずしも全部が全部そう考えておったかどうかわからないです。

それはいつごろのことですか。

これは大分あとですね。一九七〇年くらいじゃないですかね。

証人としてはちょっと心外な。

心外というよりも、おどろきましたよ。まだそんなあれが新説になるのかなと思って。

まあ伝染病予防のことに関与している専門家の間、証人のような方々の間では、ある意味ではもう常識だったわけですね。

本当に予防接種のことを専門にしている人間については、問題なく常識ですね。

そうしますと一般的に、そのような考え方を前提にするときには、その都度その都度、仮に毎年ではないにしても、コストとベネフィットというものを、やっぱり正確に評価していかなくてはいけないわけですね。

私自身はいつでもそういうことを念頭において仕事はすすめてきたつもりです。

それはまことにそうだろうと思います。そこで、このコストとベネフィットをバランスさせるという考え方によって、予防接種行政を行なっていくとするならば、コストについても、ベネフィットについても、やはり正確なデータが必要でございますね。

ええ。

さきほど広田代理人から伺ったことにも関連するんですが、このコストとベネフィットをバランスさせる上の正確な調査というのは、二三年当時から、どうも行なわれてきていないということなんでしょうか。

日本全体について、システムをたてて、国が行なったことはないと思いますね。ただしかしある程度の学者たちは、みんな自分自身のフィールドで、そういうことをサンプリングするという意味でぬき出して調査して、一応の概念は持っていると思います。

それは個々のすぐれた学者が、そういうことをしておられたということはよくわかります。行政のレベルで、日本全体でですね。これはもちろん日本全体で考えなきゃいけないわけでしょう。

はい。

日本全体で、この予防接種による被害がどうであったのか、現実に予防接種を行なったことによって、どの程度の被害を回避し得たのかという調査は行なわれていないわけですね。

調査を行なっていないと言いきってしまうのはちょっと私できませんけれども、しかし、と言いますのは、そういう調査を実際に積極的にしなくても、一応そういうことについては、被害状況がある程度あがってくるということは、さっき申しましたとおりですね。その点で我慢したか、我慢せずにもっと積極的にやるべきだったか、という問題だろうと思いますね。

厚生省への報告が少なくとも、規則なり制度なりによって体系づけられたのは、文言上だけから見ても、昭和三五年でしかありません。それからそれについてもですね、あれは基本的には被害者のほうが保健所に申し出ることになっていますね。

そうですね。

国のほうがたとえば、ある年に予防接種を行なって、その被接種者を観察して、接種の直後から、そういう事故をピックアップすると、あるいは治療していくというような体制はありませんね、あの報告体制でも。

それはなかったし、これからでも、そういうことはできないと思いますよ。

それはどうしてですか。

本人が言ってくる以外に、それをピックアップしようと思いますと、たとえば本人が言ってくるということの中に、医師の報告も含めてですね、それをピックアップするのは難しくないんですけど、そういうことを全部除外しまして、国が一つ一つの人間を調べるんだと戸口調査、個別調査になりますよね。一軒一軒行ってみまして、予防接種がどうだったとかという調査になりますよね。それはとてもできないと思いますよ。

国と言いましても、具体的に行なうとするならば、それは保健所の看護婦さんだとかが、自分の、接種した範囲の人に個別にあたるということでしょうけれどもそれはどうして不可能なんでしょうか。

理論的には不可能じゃないでしょうけれども、実際にはさっき言いました、金と人件費の問題です。

その点は結構ですが、ほかには。

金と人件費さえちゃんと出せば、理論的にはできんことないでしょうね。

たとえば外国の例ですけれども、一九四二年に、イギリスのグラスゴーでは、相当数の予防接種に際して、そういう調査を行なったと聞いておりますが、証人ご承知でしょうか。

特別の場合にやったのは記憶しております。たとえば天然痘が流行しまして、その影響で種痘を徹底的にやろうということでやったというようなときには、そういう調査したと記憶しておりますけれども、ルーティーンな仕事としてやったということは覚えておりません。

裁判長

いまのお話はイギリスのことととして。

はい。

原告代理人

そうすると理想的と言いますか、望ましい調査が実現可能であったかどうか、という議論はぬきにしまして、証人もいままで行なわれていたのが、十分ではなかったということは、さきほど来おっしゃっておられますね。

はい。

ただコストとベネフィットのバランスをするときに、やっぱりそれぞれのデータが正確じゃないと、どちらの害悪が大きいかということの比較自体がちょっと困難にならないでしょうか。

なりますけれども、さきほどからしばしば申しましたように、みんな調査をしてみましても、その事例が、本当に予防接種によって起こった事例であったかどうかということの判断はかなり難しいですよ。ある程度不可能な面もありますよ。そういうことのために、資料がかなり何と言いますか、不正確になるということは、宿命的な問題ですけれどもね。

ただそれがですね、接種後フォロウアップの調査をして、どうしても判定が困難なという例も出てこようかと思います。そういうのはあれですね、予防接種事故であるか、ほぼ同時に起こったほかの原因による事故であるか、あるいは病気であるかわからないというわけですね。

そうです。

そういうものは入ってくる可能性はあるかと思いますが、それはまず全国的な、非常に詳細なサーベイランスをやった上での問題じゃないんですか。

私さっき言いました認定部会の委員をして、いろいろ予防接種事故の、あとの因果関係を調べておりますけれども、概して困難な例のほうが多いですね。

そうするとコストのほうには、そういうのは必然的にある程度入るのはやむを得ないにしても、だから調査行なわなかったということにはならないわけでしょう。

そうですね。

それでですね、全国的なレベルで継続的な調査ということが、十分に行なわれていないということのために、コストとベネフィットのバランスというのが、実際問題としては、難しかったんじゃないかと思うんですが、いかがですか。

確かにそのとおりでして、私たちも実際コストとベネフィットの関係を調査しようと思っても、資料がかなり不足していましたね。

ある意味では、証人がさきほどおっしゃった、基本的な、コストとベネフィットのバランスを行なうためには、可能なかぎりの正確な調査というのは必須でございましょう。

できたらやってもらいたいですね。

それが証人は行政官ではあられないので、研究者として伺うわけですけれども、そういうことが行なわれなかった、そのために、コストとベネフィットのバランスというのも、良心的には行なうことは困難だったというわけですが、行政のレベルの問題として、予防接種の被害、害悪と言いますか、コストという面について、あまりコストを重視しないと言いますか、留意したというような、態度があったからではないでしょうか。

まあ態度と言いますかね、そういう点は、こういうことじゃないですか。予防接種法の中に、国民の中に流行を起こすことを防ぐという項目があるけれども、被害に対する救済という点は、予防接種法が、最近改正されるまではなかったということがその現われでしょうね。

まあどっちが先かは別にしまして、被害の面についての配慮というのが、法律にも示されているように、行政のレベルではなかったんじゃないでしょうか。

まあ現われていないですね。

そのような状況なわけですが、昭和四五年に証人が委員長とおっしゃったでしょうか、中間答申の。

いえ中間答申の委員長は中村敬三さんですけどね、あの答申二つに分かれておりましてね、はじめのほうの伝染病予防法に関する改正部分が、私が委員長です。もちろんあとの予防接種法についても委員をしておりましたけれども。

乙第八四号証を示す（答申書「今後の伝染病予防対策のあり方について」伝染病予防調査会）

五五ページの下から一一行目あたりを見ますと、(1)から(4)の四群に大別しまして、「平常時に全国的に予防接種を実施する必要のある疾病（痘そう、ジフテリア、ポリオ等）」それから「平常時に一定地域に限って実施する必要のある疾病（レプトスピラ症）」といろいろ出ておりますが、この際にはさっきおっしゃった、コストとベネフィットのバランスというのは、現実には行なわれたんでしょうか。

そういうコストとベネフィットを計算するという形で行なった記憶はないけど、しかしそういう、いまやめると困るから、これは存続しておるという形での議論はあったと思いますね。どうして困るんでしょうか。

流行がまたもりかえしてくると。

そこでその流行がもりかえしてくるという点についてはどういうデータがあったんでしょうか。

ジフテリアについてはまだ患者が散見してましたよね。だからその患者が感染源になって流行するおそれがあるから、できるだけ予防接種をして押えなくちゃいけないということですね。それからポリオは、あの時点では確かポリオの患者の発生はなかったと思いますけれども、しかし日本だけはないんですけど、日本の周辺の国、とくに東南アジアにはまだポリオの患者が大分あったんです。それが日本の中へ入ってくることによって、もし予防接種やらなければ、ポリオがもう一ぺんくるおそれがあるということで、ポリオもやっぱりその中に入りましたね。それから痘瘡については、まだそのころは、とくにインド、パキスタン方面にかなり患者が発生しており、インドネシアもまだ調査不十分ですけれども、流行があるということから、まだ外国の一部地域に残っているということは、事実だろうかと思うんですが、そのことが日本における流行、伝染に直接つながって、で、その場合には、どの程度の危険があるかというような厳密な議論はされたでしょうか。どうして伺うかと言いますと、アメリカで一九七二年ですけれども、種痘の定期接種の存廃を決めたときには、外国にまだ流行地があるというような一般的なことではなくて、そこの地域とアメリカとの間に人の数から言って、行ききがどれだけあるか、その数を前提にして、アメリカへ入ってくる可能性はどれだけか、入ってきた場合に、流行を起こす可能性はどれかという、かなり厳密に検討してますね。

ええ。

そういうようなことをやられたんでしょうかということですが。

その検討は、この答申からあと数年してやってますけれども、このときは、主として、イギリスの、当時の流行例を見まして、第一次、第二次、第三次までは発生する危険があるから、日本でもそういうことになると、患者は、これだけくらい出ますよということで、大体三〇人くらいですけれども、だからそういう計算は一応しております。

裁判長

第一次、第二次、第三次というのは、どういうことでしょうか。

入ってきた患者が第一次ですね。その人から次に直接ひろがったのが第二次、第二次から直接ひろがったのが、第三次です。

原告代理人

そういう第一次、第二次、第三次まで感染がいって、三〇名くらい天然痘の患者が発生するであろうと。

いやいや発生するんじゃなくて、発生する可能性は否定できないということです。

そういうことを考えられたというわけですか。

はいそうです。

そうするとその場合には、それを防止できるということが、ベネフィットと考えられたわけですか。

はいそうです。

そうするとその場合には、それを防止できるということが、ベネフィットと考えられたわけですか。

そういうことです。

コストのほうについては、あまり考えられていないわけですね。

一応考えたでしょうけれども、しかしあなたの指摘されるように、とくにシリアスには考えなかったようですね。

そうすると一部地域にまだ外国で残っていると、それが入ってくる可能性があるというおそれのほうが考えられたために存続ということになったわけですか。

はい、但しですよ、この中間報告書の中に、確かあったと思うんですが、五六ページの４に救済方法として。

最後の部分。

そこに救済のことが書いてありますね。

はい。

その議論をしたときに、やっぱりコストのほうもそこでかなり議論がわかれたと思いますよ。

どういう議論をですか。

つまり予防接種があれば、それによる被害事故が出るから、それは気をつけなくちゃいけないという議論は。

それは一般論としては、そうでしょうね。

ですから無視はしてないつもりですよ。

ただ、さっきも伺ったわけですが、コストの点についての正確なデータがやっぱり不足しておったから、おっしゃったような厳密な検討というのは不可能だったわけでしょう。

そうです。

種痘についての定期強制接種の廃止の問題なんですけれども、いくつか事実を確認させていただきたいんですけれども、昭和三一年以後は、天然痘の発生は皆無ですね。

はい。

それから昭和四八年までの一七年間は、輸入もございませんね。

はい。

もう一点ですけれども、全国的な、国が直接行なった調査ではないんですけれども、種痘の事故率等について、さきほど来おっしゃっている、学者が個別に行なわれた調査というのは、二つほどございましたね。

はい。

昭和四〇年から四二年に、高津忠夫教授を代表として行なわれた種痘研究会の調査と。

はい。

それから昭和四四年に、染谷四郎氏を代表者とする種痘調査委員会、この二つはあったわけですね。

ええ私もそれは記憶しております。

ここでは事故率は、主として死亡と重篤な脳炎等の後遺症を残すもののみで結構ですけれども、そういう重篤な事故率というのは、どの程度だったかご記憶でしょうか。

はっきりと記憶してませんけれども、確か一〇〇万人に対して何人というような数字だと思いました。

その何人のほうはどうでしょうか。

いろいろ議論がありましてね、一から一〇までくらいじゃなかったですかね。

いやもっと高いようですがね。仮に高津報告と言いますと、これでは一〇〇万人に対して脳炎の発生率は二六人、死亡が一名、それから染谷報告のほうは、一〇〇万人あたり一六人から三四人というような、もうちょっと多い数字が出ていますね。

私の記憶違いです。

とくに染谷報告なんかでは、この事故発生率は、英米等よりも高いという指摘もあるんですが、ご記憶でしょうか。

ええアメリカのレインの報告に比べると若干高かったと思います。

若干というか、相当高いわけですがね。

ええ。

三一年以降発生はない。それから輸入もない。一七年間輸入もなかった。片方で、不十分な大規模な調査ではないけれども、事故率が相当に高いということがわかっている状況でですね、コストとバランスというものを考えますと、定期の強制接種の廃止ということが考えられなかったでしょうか。

これは難しい質問ですね。私自身は前に申し上げましたように、種痘の専門家ではないから、はっきりとした意見は持っていなかったと思いますね。

ただ証人は謙遜されますけれども、種痘についていくつかご論文もあるようですし、諸外国の研究等も目を通しておられるようですので、伺うわけですが。

あれは耳と目の学問で、自分でやったわけじゃないんですから、そうですね、それよりもむしろこういう話じゃないですかね。それからあとに実際に種痘やめたらどうかという議論が伝染病予防調査会でなされておりますね。確かアメリカとイギリスで廃止したほぼそのあとだと思いますけれども、そのときでも、まだずい分意見がわかれまして、学者自身の意見で統一されなかったということはかなりまだ存続論者が残っておったんじゃありませんか。

その場合の存続論者の意見というのは、どういうものなんでしょうか。

まだやめるには早すぎるということなんですよね。

それは結局あれですか。さっき中間答申の際におっしゃったけれども、やめると外国にあるものが入ってくるおそれがあるという、その懸念のことですか。

でしょうね。私の意見じゃありませんから、人の意見ですから。

その場合にですね、自らの意見じゃないものとして、評価していただく、その意見を伺いたいんですけれども、本当にまだやめるには早いというような具体的状況、あるいはその具体的データというのはあったんでしょうか。

さきほどから申しますように、インドとパキスタンの流行が、みな頭にきているんでしょうね。

その場合にですね、インドとパキスタンにあることから、ただちに日本の全国津々浦々まで、九州から北海道まで、山間僻地を含めて一斉に、やっぱり皆接種ということを強制しなきゃいけない、そのような必要が具体的に裏づけられていたんでしょうか。

私自身は、そういう必要はないと思っていましたね。だけどそういう必要があると思われている人がまだ大分いたんじゃありませんか。

証人はそういう必要があるとは思っておられなかったと。

ええあの時点ではですよ。

あの時点と言いますと。

予防接種をやめたらいいかどうかということを議論した時点ですよ。

論文の書かれているのは一九七二年ですが。

そのころです。

そのころはそうお思いになった。

はい。

皆接種を廃止した上で、種痘汚染地域に行く人については、選択的に接種をすると、それから汚染地域から来た人たちに、職業的に接触する可能性のある防疫関係者とか、病院関係者、こういう人をハイリスクグループというならば、その人たちには選択的に接種を行なうと、それとともに検疫だとか、医師の診断の体制を強化する。その上で、
衛生関係従業者はやっぱり予防接種をしておくということですね。

それから検疫だとか診断体制の強化もはかると、その上で万が一輸入があったら、接触、あるいは接触の可能性のあった人についてリングワクシニゼーションを行なうと、こういうやり方で代置できなかったものでしょうか。

もう一つありますよ。患者が出たときに、早期に発見するシステムをつくるということがあります。

それを検疫と診断ということで言ったわけですが。

それを全部やれば、そういう予防接種は必要でないだろうというのが私の意見でありましたけれども、私の意見は、顧みると、当時少数意見だったようです。


その先生のご意見なんですけれども、一九七二年にそういうふうにおっしゃっておられるのはわかるんですが、そういう考え方というのはもう少し早くから可能ではなかったんでしょうか。

いまから考えれば、もうちょっと早くてもよかったんでしょうけど、やはり頭というのは、だんだん切替わるものですね。

一九七二年に。

一九七〇年ごろには、まだそこまでは考え及ばなかったですね。ただ迷っておりましたけどね。

一九七〇年ごろにもですか。

ええ。

昭和三一年に国内がゼロになって、それから昭和四八年に輸入があったようですけれども、実に一七年間、全然輸入もなかったわけですね。

ええ。

そうすると相当早い時期に、一九七二年に証人がおっしゃられたような考え方はとることはできなかったものでしょうか。

ふりかえってみれば、そういう可能性もありますけれども、やっぱり実際問題として、過去、その時点で考えた場合には、かなり難しいんじゃなかったかと思いますね。たとえば、私の確か参考資料に出ておると思いますけれども、アメリカでそういう裁判をやっておりますね。確か千九百六十何年だと思いますけれども、ミズリー州で。この事例でもやっぱり予防接種は必要であるからということで、原告側は敗訴になっておりますね。

まあ裁判のことは結構なんですけれどもね。日本の国内事情、具体的な事情の上に立脚して伺いたいわけです。

やっぱり私はあとでふりかえって、いろいろなことを言うのはやさしいですけれども、その時点で考えるということとは、つまり先のことが、まだ起こっていないときに考えるということは、かなり保守的になるようですね、人間の考えというものは。

一九七〇年ごろには迷っておられて、一九七二年には証人は強制の定期接種は廃止すべきだというふうに、もう考えが変ったわけですね。

そういうことです。

確かに一九七二年を拝見しますと、乙第一三号証の「我が国における種痘必須論の行方」、それから乙第一二号証の「定期乳幼児種痘廃止論」の二つをお書きになって、それからこれは証拠には出ておりませんが、「診療と保険」の八月号に、「種痘の今後」という座談会があって、そこに証人も参加しておられますね。

はい。確か私がチェアをやりました。

この時点では「おれなら自分の孫にはやらない」というふうにおっしゃっていますね。

　その時点ではね。

一九七二年にこういうお考えというのは非常によくわかるんですが、このコストとバランスというようなことを、その考え方自体はもっと前からあったとおっしゃるわけですから。考えますとね、もうちょっと前からこういう廃止論が出てきてもおかしくないのではないかと思うんですが、証人はお考えにならなかったですか。

　記憶をたどりますと、一九七〇年、例の種痘の事故が起こったころですけど、あのころに確か三人か四人くらいの人間がＮＨＫに呼ばれて、そこで各自意見を述べた記憶があるんですけど、そのときに大抵みんな種痘はまだ廃止するのは早いというような意見が出ておりまして、私自身もそのときはまだ、種痘を廃止すべきであるという意見は述べていなかったと思います。

一九七二年にはそういうご意見だった。

　はい。

それからそういうご意見を言われたときの国と言いますか、厚生省の反応なんかは、どうだったんでしょうか。

　厚生省は昔から私に敬意ははらっておられましたけれども、しかし敬して遠ざける傾向が多分にありましたので。

そうすると、このご意見については、すでに証人は予研では要職にあられたと思いますが、敬して遠ざけられたということでございますか。

　いや実際を申しますと、当時の防疫課長が確か、石丸君かだれかと思いますが、石丸君こういう文章を書くぞと言ったら、書いても結構ですよと、そうおっしゃいましたよ。

ただ書くのはもちろん自由だと思いますけれども、それを真剣に検討はされなかったんでしょうか。

　やっぱりされていたと思いますね。されていたけれども、しかしやっぱり防疫課のほうにやめてもいいという意見よりも、やめちゃ困るという意見のほうが沢山いったものだから、それを判断してやめなかったと思いますがね。

それから数年たって、昭和五一年に、種痘については接種の方針が、変りましたね。

　ええこれはですね、その数年、おそらく二年ですけど、その二年というのは非常に激動が激しいときでして、もう一か月一か月ＷＨＯの痘瘡撲滅対策が進んでゆきまして、だんだん坂をくだるように、患者が減っていったわけです。だからたった二年とおっしゃるけれども、ずい分変動が激しくて、その間にわれわれの頭もずい分切替えさせられましたよ。

そうすると昭和五一年に改正があるわけですけれども、この際には具体的には、どういうコストとベネフィットのバランスをしたんでしょうか。

　これはね、私よりもむしろ公衆衛生院の重松君が担当官として計算しましたから、重松君にお聞きになっていただきたいと思いますが。

証人から直接伺えませんか。

　私自身はそれを聞いただけのことですから。

定期の強制接種の廃止の問題は一応おきまして、今度は一歳未満児の接種の廃止と言いますか、接種の問題について、伺いたいと思いますが、証人は一九六〇年に、イギリスの保健省でしょうか、そこの医務官のグリフィスという人が行なった種痘の事故調査報告はご存知でしょうか。

　ええあんまり内容は覚えていませんけど、大体読んだことはあると思います。

これは一九五〇年から一九六〇年の、種痘の接種者に対する調査ですが、年令と事故発生率、致死率について、どのようなことを言っていたか、ご存知ですか。

　覚えておりません。

この結果では、一歳未満児における致死および脳炎の発生が一番高いということですが、ご記憶に。

　そう言われれば、そういう記憶がないことはありません。

この調査を受けて、一九六二年一一月一六日に保健大臣がそれまでは、四か月五か月の子供に接種をしていたわけですが、一歳未満の接種は、やめるようにそう意見を出したのをご存知ですか。

　そのへんになるとさっきよりは、もうちょっと記憶がはっきりしてますね。

ご存知ですね。

　はい。

その後一九六四年ですが、コニーベアという学者が行なった事故率についての研究がありますが、ご存知でしょうか。

　それは存じません。

これはやっぱり一歳未満の事故率が、一番多いんだということを、さらに確認した研究で論文もあるようですが、ご存知ありませんか。

　ありません。

アメリカでは、一九六三年と一九六八年に、ネフだとか、レインだとかいう科学者が共同研究をして、やはり年令と事故率の調査を相当大規模にやっておりますが、ご存知でしょうか。

　知っております。

これは報告しておられますね。

　はい。

このアメリカでの結果はどうだったんでしょうか。

　結果と言いますと。

あのネフらの研究の結果、どういうことがわかったんでしょうか。

　それはひと口に言うのは難しいですが。

一歳未満児の事故率についてで結構です。

　それはやっぱり一歳未満のほうが、確か事故率が多いようにみえるという具合に記憶しているんですけれども。

もっとも危険率が大きいということを二つとも確認しておりますね。

　はい。

一九六三年は四つの州で行ない、一九六八年は一〇の州で行なっているわけですが。

　はいそうです。

その調査の主体というのは、アメリカの厚生保健省の公共保健局の伝染病センター。

　通称ＣＤＣと言いますけど。

一応公的な調査ということですね、政府が行なった。

　はいそうです。

この最初の一九六三年の研究調査を受けて、一九六六年にアメリカンアカデミーと、それとこの公共保健局の何というんでしょうか、アドバイザリーコミティが第一次接種は、一歳後に延ばすようにと勧告をしておりますが知っておりますか。

　知っております。

オーストリーでも年令の変更が行なわれているんですけれども、ご存知ですか。

　オーストリーの話は知りません。

一九六三年に、一歳未満児には接種しないというふうになっているようですが、ご存知ありませんか。

　いやオーストリーに関する話は知りません。

西ドイツについてはいかがでしょうか。

　若干知っております。

どういうふうに。

　やはりそういうことじゃなかったかと思いますけれども。

そういうことというのは。

　一歳未満児は危険が多いということですね。

一九六七年に、一八か月から三歳までの間に行なうようにというふうに、政策の変更があったようですね。

　はい。

すると、まあ、ヨーロッパおよびアメリカにおいては、一歳未満児の事故率が、種痘について高いということがほぼ一致して確認されたと。

　はい。

それに基いて、接種は、一歳よりあとに行なうというふうに、いずれも変ったわけですね。

　ええ。

そのような諸外国の変更の事情は、日本の予防衛生学者というんでしょうか、その方々には大体、逐次おわかりになることでしょうか。

　そういうことを専門にしている人は、みんなそういう文献を読んでいるでしょうね。

予研なんかではいかがですか。

　予研でも予研の担当官は知っていると思います。但し私自身は、こういうことに真剣に取組んだのは、一九七〇年ころからですか、その前のことは、ざあっとは知っておりますけれどもあまり詳しくは知っておりません。

厚生省の防疫課だとか、予防接種を担当しているところでも、もちろんフォローしておられるでしょうね。

　さあ知りません、私は。

裁判長、いま私が引用しました、ネフ、レインの調査は、甲第一二号証と甲第一六号証として出ています。それから一部ディック証言の中にイギリスの事情は出ております。英、米、オーストリー、西ドイツでは、それぞれ調査が行なわれて、こういう変更が行なわれているようなんですけれども、日本ではこの点の議論というのは、なかったんでしょうか。

　さきほどからしばしば申し上げますように、一九六〇年の初めごろは、私あまり関知しておりません。

年令ごとの調査なんていうことも、もちろんなかったわけですね。

　聞いてはおりませんけど、私は専門じゃないから、やっているかもわかりませんよ。よく知りません。

一番早いのは、イギリスの一九六〇年の調査に基く、一九六二年の改正なんですけれどもね。

　はい。

こういうのに留意していれば、日本でも当時考慮すべきことではなかったでしょうか。

　まあそういう話は、当然議論されていいことですね。

昭和五一年に、種痘の接種年令の変更がありましたね、改正法で。

　ええ。

このときには、どういうデータと言いますか、根拠によって変えられたんでしょうか。

やっぱりいまのようなデータが全部検討されたけれども、日本ではっきりそういうことに対する基礎的なデータがあったということは、あまり知りませんね。

国内データはありませんね。

　確か提出はされなかったと思います。

そうすると、このときの、昭和五一年の変更というのは、諸外国の趨勢が、ほぼ定まったというのを見た上で、それに、右へならえしたということですか。

　それが一つと、もう一つは、やっぱりあんまりもう天然痘が進入するリスクが前に比べて減ったから、そういう危険な年令層にはやらなくても、十分役ははたすだろうということじゃなかったかと思います。

年令についての危険率の国内データはなかったけれども、外国で種痘の根絶がすすんでおると、そういう理由で変ったというわけですか。

　それと当時種痘の事故の問題がいろいろ出ておりましたでしょう。あの事故の年令がみんな若かったですよね。そういうところにやることはないだろうということですね。

もう一回最後に確認したいんですが、一九六〇年だとか、一九六三年の、英米のかなり詳細な報告が出て、いずれも公刊されているわけですが、それのあった直後に、日本でもこの点を考えなきゃいかんというようなことは、具体的な調査研究としては行なわれなかった。

　行なわれたという話は、私は聞いておりません。

（以上　林　哲　朗）

原告代理人（河野）

腸チフスとパラチフスのワクチンについて、これから伺いますが、この腸チフス、パラチフスワクチンの接種というのは、昭和四五年に定期が廃止になりましたね。

　はい。

これは、四四年に伝染病予防調査会で、廃止すべきであるという結論を出していますが、そのときに証人も加わっておったということでしたね。

　はい、そうです。

それで、そのときに証人は廃止論を強く主張なさったということでしたけれども、その廃止を主張する理由というのは、何と何だったんでしょうか。

　まず、第一番の理由は、腸チフスの患者が非常に数がわが国では減ってきたということ、それから、もう一つは、予防接種が効果があまりないんじゃないかということで、それは、くわしく言いますと、元来〇・四CC、三回を注射するというのが予防接種の法律にありますけれども、その〇・四CC三回注射しても、効果率はそんなにいいものではない。ところが、そうしますと、かなり副反応が強いものだから、〇・一CCの皮内追加注射でも身体の弱い人はやむをえなかろうというような、はっきり…、忘れましたけれども、局長通牒かなんかで、そういう通知が出ているわけですね。そうしますと、大体、腸チフスの予防接種は反応が強いものだから、みんな、そういう通知が出ると、〇・四CCはやめてしまって、〇・一CCにするということで、大勢は、〇・一CCに事実上なったと思いますね。そうしますと、効果率がますます減ってきて、しかもなお、減ってきても、副反応の点では若干疑問点が残るということ、そういうことから、両方合わせて、もうやめたほうがいいんじゃないかという具合に主張したんです。

そうすると、整理しますと、二点あって、一つは、腸チフスの流行がもうなくなってきているということと、一つは、ワクチンの効果があまりないんではないかと、しかも、それに反して副作用のほうは相当あるということですね。

　まあ、相当と言っていいかどうか知りませんが、ある程度はあるということですね。

治療法が確立されているということなんかも、その考慮の中にはいっていますでしょうか。

　その当時は、やっぱり考慮はしましたけれども、しかし、文章にはなっていないと思いますね。

それはどういうことでしょうか。まったくそういうのは問題外であるということでしょうか。

　いや、そうじゃなくて……。

つまり、その、クロラムフェニコールという抗生物質があるわけですが、そういうものの効果というものをどういうふうに配慮されたでしょうか。

　そのときには、クロラムフェニコールの効果については、全然その書きものの上では、配慮されていないということで、議論にはなっていると思います。

どのようにその点は評価なさったでしょうか。

　それは、治療と予防とは、まず、違うわけですね。だから、現時点では、予防のほうの議論に集中したらよかろうということで、書きものとしては、治療のほうをはずしてしまったと思います。

しかし、予防接種を行なうかどうかという場合には、治療法があるかどうか、要するに、その病気になってもあとで快復が可能なのかどうか、その病気によって死亡することを防げるかどうかということが、大きな判断の材料になるんじゃないかと思うんですが、その点でその抗生物質はどういうふうに評価されたんでしょうか。

　あまり大きな材料にはならないんで、考慮することは必要であるけれども、しかし、決定的にはワクチンを予防接種に使うかどうかということが問題でして、治療のほうは一応副次的に議論をするという形をとっております。それから、今のに追加しておきますけれども、廃止するについては、付帯事項があるんですよ。廃止するについては、もう少しサーベイランスのシステムを確立することによって、早期に腸チフスの診断をつけなさいということが出てましたね。そのことが結局治療につながるわけです。早期に発見した上で治療するということが、それがあるものだから、予防接種を廃止してもよかろうという結論です。

それで、今、証人の話の中に、副作用が非常に激しいということが何度も出てましたけれども、副作用の存在そのものは学生時代から知っておられたということですが、その知っておられた副作用というのは、どういうところの資料でしょうか。

学生のときには、ただ単に講義を聞いただけですけれども、私、戦争の終わりごろに軍隊におりまして、軍隊で予防接種を必ずするわけですよね。そのときに、腸チフスワクチンの副作用については、まざまざと目の前で見たわけです。大体、かなりの人間が予防接種したあと、当時、軍隊用語で練兵休という、休みをとりまして、……それは全部です。その中で、相当のパーセントの者がベッドに寝たきりで、ブルブルふるえて動けなかったというようなことです。

戦前、日本では、軍隊で腸チフス、パラチフスのワクチンが使われていたわけですね。

そうです。

それ以外では、特別な場合は別として、一般的に定期というような形では行なわれていなかったわけですね。

ええ。戦前は、予防接種は、すべて、種痘以外は任意接種です。

軍隊の中では、死亡例とかいうものもずいぶん報告されていますね。

はい。

今、その、軍隊での証人御自身の体験というのをおっしゃっていただきましたけれども、それは証人がたとえば中公新書の「免疫」という本とか、予防接種という、この訴訟でも乙第二号証として出ていますが、その本、そういう中に書かれていることが、その今のお話ですね。

はい、そうです。

そういう激しい反応があるというワクチンなわけですが、この腸チフス、パラチフスのワクチンについて、定期接種開始後、接種したあとにどういう異常があったか、異常があった人をフォローして、その調査をするというようなことは、なされたことはありましたでしょうか。

午前中に申し上げましたように、おのずから、地方から国のほうにあがってくるデータがありますね。それはちゃんと持っていたと思います。それで、伝染病予防調査会のほうで、このワクチンをやめたらいいかどうかということを検討したときには、ちゃんと資料として出ています。

私が今お伺いしたのは、その定期接種が開始になったあと、その時代時代で、ほぼ同時に、接種が行なわれたあとに、すぐそういう調査が行なわれて、その数字というものが出ているかどうかということを伺ったんですけれども…。

ですから、たとえば予防接種をして、一年間に何人死んだというような数はちゃんと出ておったと思います。ただし、こまかな、副作用で発熱者が何人おったかというような調査はしておりません。

死亡例なんかについては、じゃ、二三年からずっとあるということですか。

二三年からかどうかは記憶ないですけど、何年か前からの死亡例については、ちゃんと、議論のときに、厚生省から提出された資料があったと思います。

それはもちろん全国的な規模でなされたものでしょうね。

もちろん、調査でなくて、さっき申しましたように、おのずからあがってくる資料です。ですから、全国からくるわけですね。

おのずからあがってくるというのは、報告されたものという意味ですか。

そういう意味です。

私がさきほど伺ったのは、前に、相代理人の山川代理人からも質問があったと思いますが、そのときに、接種したあと、同時に調査をしているかということですか。

いや、そういうことはしてないと思います。

つまり、いつの時点でも、毎回毎回、毎年度、接種が行なわれたあとに、その接種後にどういう変化が、後遺症なりが起きたかということを検討する材料を、そのときそのときで持っていたかということを伺いたかったんですが……。

私は持ってなかったと思いますね。

そういう激しい副作用を持つワクチンを、定期接種に予防接種法は採用したわけですが、そのときに、証人は、昭和二〇年代には、あまりよく効かないけれども、やるだけやってみようという意見が大勢だったというようなことをおっしゃっていましたが、まあ、もちろん、予防接種法で採用する場合には、そういう大ざっぱな議論ではなくて、きちんとした根拠があったんだろうと思うんですが、その、積極的な採用の理由というのは、何と何だったでしょうか。証人が後になってから知ったということも含めて証言していただきたいんですが…。

腸チフスについては、私は、そういうことを全然、予防接種の中に入れるかどうかについては、関与しておりません。

証人自身は、関与しておられないと思いますが、後になって、特に廃止のときには、そのあたり、なぜこれを採用したかということが、おそらく論議の対象になったんではないかと思いますが、そういうときなんかにお知りになったんではないでしょうか。

午前中に申しましたように、これは、占領対策としてはいったと思います。具体的に申しますと、それは……。

日本の腸チフスを、予防接種によって、もし、患者が減らせれば、占領対策の成績がいいということで、ほめられるということじゃないでしょうか。

そうすると、あまりどうもはっきりした根拠はないけれども、占領軍がどうも日本でその腸チフスが流行しているから、ワクチンを全員にやれという意向だったということでしょうか。

ええ。そういうことで、そのバックグラウンドとしては、腸チフスワクチンというのは、元来、イギリスとアメリカで、軍隊を中心に開発されたものでして、占領政策としては、かなり、軍人さんたちは重要に考えておったと思います。

主としてイギリスとアメリカの軍隊で用いられたということですが、それは、日本では当時もう軍隊というのはなかったわけですが、三六月から四八月の間に第一回をして、それから、六〇歳になるまで、毎年定期で行なうというやり方が採用されたわけですね。

ええ。

軍隊という、成人の、それも男子にかぎられるその組織で行なうのとずいぶん違うと思うんですが、軍隊以外で、この予防接種を行なった例というのは、諸外国ではどうでしょうか。そういうデータを証人はご存じでしょうか。

こまかいデータは知りませんけれども、任意接種として、若干はやられておったと思うんですがね。

私、伺っているのは、定期接種の形で行なわれた例があったかという質問です。

定期接種ではないと思いますね。

世界のどこにもない。

私、そういうことについて、専門的に調査しておりませんけれども、記憶では、あるという記憶はありません。

そうすると、軍隊以外の一般社会の構成員ですね。それに対して行なう定期接種というのは、いわば、日本ではきわめて実験的な試みだったということでしょうか。

そういう具合にとる人もおりましたね。

つまり、その、安全性なり、それを全員に行なう場合の効果ということについて、必ずしも明確な根拠、はっきりした、少なくとも数量化できるような形でのデータというのをそろえた上での判断ではないということですね。

そういう言い方はちょっと困るんですが……というのは、実際に、学問的に、予防接種の効果があるかどうかという判断をするのに、かなりむずかしい手続がいりますね、実験上の…。そういう手続はふまなかったけれども、アメリカとイギリスでこれは、軍隊でやったら著明に患者が減少したということを効果と考えて、それをふまえてやったことだと思います。

軍隊というのは、いわゆる年令層が比較的高い年令層……二〇歳前後からだろうと思うんですが、日本の場合には、三六か月……三歳……そこから開始することになっておるんですが、三歳について、これも適応があると、十分に安全性と効果があるというような実験データ、あるいは体験的なデータというのはご存じだったわけですか。

私、ちょっと、こう、その質問とずれるかもしれませんが、申し上げますけれども、腸チフスというのは、一〇歳よりも若い人間では、非常に症状が軽いものですから、その点では、一〇歳以下の人間には予防接種の必要はないと思っています。一〇歳以下の人間になぜ腸チフスの予防接種を入れたか、という理由はわからんですね、ぼくには……。

そうすると、その当時、予防接種法が、定期として採用したというのは、これは、科学的な根拠がない決定だったというふうに、証人はお考えですか。

そこのところはね、一〇歳以下の者についてね……。もちろん、そういうことだけど、しかし、予防接種が効果があるとしますれば、一〇歳以下の人間にも効果があるけれども、ぼくの言うのは、その、一〇歳以下では腸チフスはほとんど問題にならない。風邪引き程度の病気だから、気にすることはないということです。

さきほど、腸チフスの流行がもうずいぶん下火になっているということが理由の一つでもあるとおっしゃいましたが、それは証人のお考えでは、いつごろ下火になったというふうにお考えですか。

申しわけありません。この本にカーブが出ているんですがね。

乙第二号証を示す

この二八ページですね。

それに、患者の年次別に減ってくる様子が現われていますけれども、大体、一九六〇年には、数にして一〇〇〇人になっていますね。ずっと減ってきています。

これは、一連の流れ、傾向であるわけですけれども、これは、下火になったというふうにみる場合には、いつごろを区切って、証人はお考えですか。一九六〇年からということでしょうか。

もうすでに終戦直後からだんだん減ってきていますね。

終戦直後から、たとえば……。

だから、いつになって減り始めたということではなくて、大体、終戦になって、社会秩序が回復すると同時に減少の傾向を示してきたということでしょう。

この表は一九四七年から始まっていますが、四七年、四八年、四九年と、激減しているというふうに考えてよろしいわけでしょうか。

激減の傾向を示したということでしょうね。まだ、激減するには、やっぱり、一〇〇〇を割らなくちゃだめでしょう。

それから、治療薬である抗生物質というのは、昭和二五年……一九五〇年……ですが、そのころから一般に広く自由に使われるようになったということは、証人はご存じでしょうか。

　知っています。

そういうこともあって、腸チフスの致命率というのは、それこそ激減をして、非常に恐ろしい病気ではなくなってきたということも、それでよろしいわけですね。そういう理解で…。

　いや、やっぱり、今でもぼくは恐ろしいと思っていますよ。死ぬことはなくなっても、症状はかなり激しいですよ、なった以上は……。

通常、現在でも恐ろしいということですが、われわれ、生活をしていて、どこでも感染の機会があり、それによっていのちを落とす機会があるような恐ろしさということでしょうか。

　いや、いのちはあまり落としませんけれども、それでも、このごろ、また、年に一人や二人は死んでいますけど、それとは別に、症状そのものが非常に激しいですからね。苦しみは相当のものだと思いますよ。

それと、その流行の激減と同時に、日本の、戦後、しばらくして、衛生状態や栄養状態というのは急速に向上したと思うんですが、それとともに、流行の形というのも変わってきたのではないでしょうか。

　変りましたね。

それは、大ざっぱに言ってしまえば、水系の感染から食物を媒介する感染というふうに変わってきたというふうに理解してよろしいでしょうか。

　いや、そうじゃないと思いますね。接触感染が極度に減って、口から共通経路として感染することが残ったとみてよろしいでしょうね。もちろん、水は、水道の管理がよくなれば、若干減りますけれども、しかし、まだ、今でも簡易水道による流行はあちこちみられます。

大規模な流行というのは、あちこちありますでしょうか。

　今はありません。今は大体大きくても患者一〇人ぐらいですね。一〇人以下です。

水系で腸チフスが大規模な流行があったのは大体最後はいつあたりでしょうか。

　ちょっと、年代、覚えてないんだけれども、湯河原でありましたね。あれは、患者が一〇〇名ぐらい出ています。それが五年ぐらい前ですかね。ちょっとはっきり覚えていないけれども、それが最後で、あとは大規模でも一〇人ぐらいです。ただし、今、ちょうど、去年の暮からことしの初めにかけて、京都で大分患者が出ているのは二〇人ぐらい出ましたかね。

それは、やはり、水系の……。

　これは、原因をただいま調査中で、調べついてないです。この、腸チブスの流行は。しかし、いちばん多いのは、食堂から感染して帰ってくるんですけどね、このごろ……。

食堂からといいますと、まあ、そういう、食物を通じてということですか。

　食物の中に腸チフス菌がいるか、さもなければ、その料理人に保菌者がいるか、そういうことでしょうね。

そういう、食物を媒介とする感染の場合には、相当、その、チフス菌が繁殖して、多くなっているというふうに理解してよろしいでしょうか。

　必ずしも、そういうことは言えません。

一般的にでけっこうですけれども……。

　ちょっと意味がわからんですけれども、しかし、食物から流行が起こったからといっても少しの菌で起こることは、いくらでもあると思いますよ。

まあ、感染にはいろいろな経路なり方法があるということでしょうか。

　いや、そうじゃなくて、食物感染だから感染菌がたくさんいるという議論はないと思いますよ。

証人は、腸チフスのワクチンがまったく効かないわけではなくて、ある程度効いていたと、その例として、ＷＨＯが企画して行なった、ユーゴや英領ギアナ、そういうところのケースをあげられたわけですが、現在の日本で使われていたワクチンと同じ種類のワクチンが使われていましたか。

　その実験では一つのワクチンじゃないと思います。使われていたのは、たとえば、熱で殺した菌を使っている、あるいはアセトンで殺したのを使っている、あるいはアルコールで殺したのを使っていますね。だから、その、アセトンとかアルコールで殺したのを使っているのは、日本と違いますね。日本は熱で殺していますから……。

何種類のものを使っていますか。

　はっきり覚えていませんけれども、今言ったようなものを使ったんじゃないですか。アセトンで殺したもの、アルコールで殺したもの、あるいは熱で殺したもの、その他若干あるかもしれませんけれども、覚えていません。

二種類、アセトンのものと石灰酸のものと……、そう理解しているんですが、もっとあるんですか。

　アルコールで殺したもの、これは、もとから、腸チフスの権威と言われている、イギリスのフェリックスなどがいちばん推薦しているところですがね。だから、それを、おそらく、ＷＨＯとしては、無視するわけにいかなかったと思いますけどね。

もちろん、証人がおっしゃったのは、日本と同じ種類のワクチンについて比較されたわけですね。

　みんな同じだったんです。ほかのも同じだったんです、結果は……。

いや、ワクチンの種類といいますか、そういう、性質なんですが……。

　種類はそうです。熱で殺したものです。

熱で殺した……。石灰酸のワクチンですか。

石灰酸の、といいますと、石灰酸はただ防腐の目的で入れているだけでして、別にワクチンの中の特性じゃありませんよ。

そのＷＨＯの調査で行なわれた接種量はどのぐらいであったでしょうか。

確か〇・五ＣＣじゃなかったかと思います。

〇・五を何回。

二回か三回か、はっきりしません。

日本の場合と接種量は違うと思うんですが、そういう差というのは、どういうふうにお考えでしょうか。

前に言いましたように、日本の腸チブスのワクチンは、占領軍の政策の一つとして、まず取り入れられましたね。そのときには、アメリカと同じで、〇・五ＣＣ三回ということになっていました。〇・五ＣＣ三回でやってみると、非常に副作用が強い。ところが、なかなかその占領軍のほうではその量を減らすことを同意しないということで、日本の学者の代表として、私の師匠の小島三郎先生が、進駐軍と交渉して、アメリカ人と日本人とは身体の大きさが違うんだから、〇・一少なくしてくれということで、頼んだということです。それ以来、〇・四ＣＣになったという具合に記憶しております。

アメリカとの差はわかりましたが、ユーゴとかギアナとか、そういうところにも、日本よりは身体が大きいから、多くして、効果としては同じなんだというふうにお考えになるわけですか。

いや、そうは考えておりません。ただ、一般には腸チフスワクチンというのは、〇・五ＣＣ注射するんだということでやっておることでしょう。別に身体の大きさのことについては考慮しているとは思っておりません。

その〇・五ＣＣで、日本の場合より多いということは、そのワクチンの効き目も強いというふうに理解してよろしいでしょうか。

ぼくの見解ですと、〇・五ＣＣと〇・四ＣＣだと、効果は、実際に実験をして出てくるほどのものは出てこないと思います。

そのギアナとかユーゴでの感染の形態というのは、どういう種類の形態だったんでしょうか。

そういうことは、あの論文にはくわしく書いてないんですけれども、しかし、ぼくが社会状態その他から推定すると、やっぱり、接触感染がかなりの部分を占めていると思いますね。ただし、食物による感染とかあるいは水系感染がないという保証はありません。

私はその水系感染であったというふうに了解しているんですが、それは違うわけですか。

いや、はっきりとは書いてないんですよ。

そのＷＨＯの調査では、ある程度の効果があるという結論が出たということですが、証人はホーニックのデータというのをご存じですね。

知っています。

これでは、実験の結果、体内にはいったその腸チフス菌の量は、一〇の七乗をこえる個数だった場合には、もはやワクチンの効果が現れなかったという結論が出ているようですが、これはご存じですか。

知っておりますけれども、必ずしも、評価しておるわけじゃありませんがね。

これは間違いであるということでしょうか。

実験の方法が、かなり、こう、疑問があるということです。

そうすると、証人は、何か、接種されたチフス菌の量とワクチンの効果の関係で、その他に実験を自らなさったとか、データとか、そういうのはご存じでしょうか。

どういうことでしょうか。ぼくがやったということですか。

はい。何かなさったか、あるいは、ほかの方のなさったデータで、これを否定するデータというのをご存じかどうかということです。

このデータを否定するわけではなくて、実験のプランニングが少しおかしいんではないかということです。つまり、ホーニックの実験は、腸チフス以外、コレラでも赤痢でもやっていますけれども、むりやり病気を起こさせているというような起こさせ方なんですね。ですから、腸チフスの場合なんかでも、一〇の六乗とか一〇の七乗とか、そういう、非常にたくさんの菌を飲まして、むりやり発病させているということなんです。腸チフスの場合には、普通、感染菌というのは、一〇匹とか一〇〇匹とか、そういうものなんですね、自然界では…。だから、そういうことに従わずに、ただ、人をつれてきて、たくさん飲ましてからかからせた実験で、かかったということを比べることがおかしいと思うんですよ。

そのような、似たような実験というのは、そのほかにはないわけですね。

人体実験というのはやりませんね、腸チフスでは…。危いですから……。

ご存じないということですね。

はい。

それから、もう一つ、松田心一さんという方ですか、公衆衛生院の疫学部長をなさっていた方の資料があるということをあげられましたけれども、これは大きな病院一八院に対するアンケートを行なったという方法ですね。

そうですね。

これは、昭和二六年から二八年でしたか、腸パラ委員会というのがありましたけれども、その活動の関連で行なわれたものでしょうか。

そうですね。

それの結果が、ある程度の効果があるという結論が出ているということですが、これは、同様の方法で、どこか日本以外のところでも確認されたことがありますでしょうか。

　ああいう方法でワクチンの効果をみるということは、外国で始まったんですよね。だから、あると思いますけれども、腸チフスでやったかどうかについては、ぼくは記憶ないですね。

そうすると、そのデータがあるから、これはもう定期接種を全面的にやるべきだというような、有力な根拠になるようなものではないと考えてよろしいでしょうか。

　人は知りませんけれども、ぼくはあまり推奨しなかったですね。

それから、さきほどの確認になりますけれども、日本では、二三年、制定当時以降、規定量が変化して減らされているわけですけれども、これは、副作用が激しかったからという理由で減らされてきたわけですね。そういうふうに考えてよろしいですね。

　〇・五を〇・四にしたのは、さきほど申しましたとおりですね。〇・一にしたのは、〇・四でも耐えられないからということで、減らしたわけじゃないけど、おのずから減っちゃったということです。

それから、パラチフスについて一点伺いたいんですが、国はこの事件で、パラチフスについても腸チフスと同様に有効であるというふうに、それは確立されているということを主張なさっているわけですが、パラチフスについて、その有効性を、…パラチフスといっても、二つ、通常用いられたのがあったと思いますが、有効性が、はっきりしたデータによって確認されていますでしょうか。

　されていないですね。

それは、そのパラチフスA、それからパラチフスB双方についておっしゃっておられるわけですね。

　これは、しょっちゅう議論しているところですけれども、腸チフス、パラチフスワクチンの中の、パラチフスの量というのは、ほんのわずかなんですよ。そんなものじゃ効かないんだと、ぼくはしょっちゅう言っているんですよね。だけど、それは、そのまま、過去の因襲にしたがって使っているということなんです。ぼくは反対だったです。

乙第七九号証を示す

この二四六ページですが、ここの冒頭に、パラチフスに対する予防効果に関しては不明である、というふうに、この本の中にも書かれていますが、これは今証人がおっしゃったような趣旨と理解してよろしいわけですね。

　でしょうね。おそらくそうだと思います。

次に、インフルエンザについて伺いたいんですが、証人は、インフルエンザの乳幼児に対する勧奨接種ですね、これは賛成ではなかったということを証言されていますけれども、それはどういう理由からでしょうか。

　賛成ではなかった、というのは、前の、改良ワクチンになる前の話です。なる前は、若干反応が強いということと、それから、乳幼児の場合には、両親のほうを予防接種しておけば、子どもには感染がはいらないという確率が多いから、なるべく両親のほうを、子どものために、予防接種を受けろという具合に出しておりました。

先日の証言で、アメリカ小児科学会では、危険性が高いという理由で反対していると、そういうことを証言されていましたけれども……。

　そうですね。

その危険性が高いということが大きい理由と考えてよろしいでしょうか。

　そうでしょうね。いちばん根本にあるのはそれです。だから、新しくＨＡワクチンに改良されてからは、やってもよろしいということです。

危険性が高いというのは、言うまでもないことですけれども、死亡とか重篤な後遺症の発生のおそれがある。あるいは発熱とか激しい反応が起きる、そういうことと理解してよろしいわけですね。

　そういうことですね。

ところが、日本では、一九五七年から一九七一年に至るまで、乳幼児は特に積極的にしなさいということが通達で出ているわけですが、これは、乙第一七号証から乙第二七号証にその通達が出ているわけですけれども、これはどうしてそういうふうになったんでしょうか。

　さあ、行政官が決めたことですからね。ぼくたちの言うことをきかんことは、ときどきありますよ。

この間の証言では、行政のほうで、厚生省のほうで何かを決めるときには、必ず専門家の委員会なり、あるいは伝染病予防調査会なりに討議を求めて、その結論、意見を求めていたということですが、そのときもおそらくそういうことはあったわけですね。

　ありました。

どういう年令層にすべきかと……。

　はい。

という諮問があったと思いますが、それに対しては、どういうふうに答えられたわけでしょうか。

　ぼく自身は、学童年令層に、特別対策としてやったらどうかという意見ですが、ぼくは、伝染病予防調査会でも、単なる一員ですから、ぼくの言うことは必ずしも通るとはかぎらないです。

有力なその一委員に対する反対意見の論拠というのは、どういうものだったんでしょうか。

やっぱり、子どものインフルエンザの死亡率が割合高いということがあるんでしょうね。つまり、ハイリスクグループの中に入れているわけですね、普通の臨床家は……。これは、ぼくがこの前証人に立ったときにも申しましたけれども、ぼく自身は、はっきりした証拠はないんで、実際にインフルエンザにかかって、子どもが死ぬ中には、かなりほかのウイルスによる死亡もはいっているから、ということを言っているんですが、しかし、必ずしも、それを、ぼくの意見だとはするけれども、しかし、自分たちはそう思っているといっても、とらない人もいるわけでしょう。だから、ぼくは委員の一員であるということです。

その当時、外国では少なくとも、先進諸外国では、乳幼児に対しては、そういう、インフルエンザの接種を行なっていないということを、委員の皆さん方もご存じだったと思うんですが…。

ちょっと待ってくださいよ。それは、何年度か忘れましたけれども、アメリカの小児科学会で、一応反対したということが、あとから出てきて……。その前までは行なっておったわけですね。行なっておったものだから、アメリカの小児科学会で反対したということなんですよ。

アメリカで、いわば、定期に近い形で、勧奨というのを乳幼児に対して行なっていたということですか。

いや、アメリカでは、任意接種ですけれども、しかし、一応、ハイリスクグループには、軽い意味で、勧奨、リコメンドしているわけですよね。アメリカでは、インフルエンザの予防接種は……。その中には、子どももはいっておったわけですよ。それに対して、小児科学会では、子どもを除いてくれという声明を出したということですよ。初めはやっておったんですよ。

特に希望があれば、お医者さんとしてやる場合もあると思うんですが、その日本で行なわれたような、いわば、定期に近い形で行なうやり方ですね、そういうやり方はしてないですね。

　してないです。してないけど、よその国ですから、わかりませんけれども。しかし、一応、ハイリスクグループにはやる方針であるということは言っておるわけですよ。

その、証人たちが議論なさった当時は、乳幼児にそういうワクチン接種をすることは危険性があるということは、皆さん、ご存じではなかったわけですか。

　いや、そうではなくて、たまたま、二人か三人続けて、インフルエンザワクチンの予防接種事故がありまして、その事故の対象が確か若年齢層だったんですよ。

それはいつのことでしょうか。

　ちょっとはっきり覚えてませんけど、今から一〇年ぐらい前でしたかね……。

最近のことですね。

　一〇年といったら、むかしじゃないかな……。

私が今伺っているのは、その一九五七年のころの話なんです。

　そのころだったかもわかりませんよ。……一九五七年じゃない、もっとあとですよ。やっぱり、一〇年ぐらい前ですよ。そのころに三人ぐらい続けて予防接種事故があったんですよ。それで、厚生省としては、急遽、専門家を、集まってもらって、会議をしたことがあるんです。そのときですよ。

それはいいんですが、その一九五七年に、乳幼児に対して、特に勧奨するということを決めた時点で、乳幼児に対する接種の危険性というものを、委員の皆さん方や厚生省はご存じだったのかどうかということなんです。

　その事故が出る前までは、ご存じでなかったでしょうね。

知らなかったということですか。

　そうでしょう。……いや、人のことはよくわかりませんけれども、気がつかなかったんじゃないでしょうかね。

そうすると、乳児や幼児に接種する場合の危険性とか、あるいは安全に接種するにはどうしたらいいかという点については、どういう対策というか、配慮のもとにそれを決めたわけでしょうか。そういう配慮をしてなかったわけでしょうか。

　さっきからしばしば言っているように、ぼく自身は、あまり小さい子どもには、やれとは言ってないわけですよ。だから、何か、こう、自分の好まない議論を弁護するような形になって、やりにくくてしようがないですね。

そうすると、あまり積極的な配慮というか、十分な検討なしに、あるいは議論なしに、あるいは裏付けなしに……。

　議論はあったかもしれませんけど、ぼく自身は、たった一票しかないんですからね。ぼくの言ったこと、通らんことありますよ。

その乳幼児に対する接種についても、その後、接種を開始して以降、毎年毎年、どういう事故なり、接種による副反応、そういうのが出たというのを、その年度ごとに調べたということはないわけですね。

　積極的には調べてなくて、事故があったたびに報告を受けているということです。

厚生省の網にかかって、報告が上がってくる範囲のものしか知らない。

　厚生省の網というよりも、地方自治体のほうの網じゃないですか。

一九七一年になって、三歳未満の乳幼児に対する接種はやめるようにというふうに方針が変わりましたけれども、これは証人なんかの考え方が採用されたというふうに理解していいわけですか。

　ぼくの言うことを、厚生省、聞きますかね……。ちょいちょい言ってますからね。間接的には採用されているけど、あまりまともに、お前の言うことを聞いてやる、なんていうことはないんじゃないですか。

このときの、変更のときには、やはり、なんらかの諮問なり議論なりというのはなされなかったんですか。

　前に、とにかく、三人ほど事故が続いたときに、ちゃんと、ぼくたちの意見は言ってあるわけですね。だから、その意見をちゃんと記録に残しておいて、そういう方法に変えたんでしょうね。

それから、インフルエンザの勧奨接種をやめて以降、流行予測というものにもとづいて、毎年のそのワクチンのウイルス型といいますか、それを決めてきたと思うんですが、そういう予測の下につくったワクチンと、それから、現実に発生した、流行したウイルスの型というのが一致していたというのは、どのぐらいあるでしょうか。当然、データをおとりになっているわけですね。

　とっています。

毎年つくったワクチンと、それから流行したウイルスの型と……。

　はい。大体、一致するなんていうことは、不可能なことですよ。というのは、毎年変わるんですから……。だけど、そのワクチンの効果の面からみて、許容しうる範囲に変わっているか、それをはみ出ているかという問題でしょう。おそらく、五〇～六〇パーセントは許容しうる範囲で変わっているんでしょう。あと、残りが、やっぱり許容しえない、つまり、かなり、その、ワクチンの効果が減るという形になっていると思いますけどね。

許容しうる範囲、あるいはピッタリ合ったかどうかということも含めて、そういうのは、厚生省のほうにデータはあるわけですね。

　厚生省自身は……。

毎年対照したものは……。

　いやいや、かなり専門的なデータですからね。厚生省は、その点ではまったくぼくに負ぶさっていると思いますね。ぼくのところへデータ出せと言えば、すぐ出しますよ。

証人はそういうデータをお持ちなわけですね。

　はい、そうです。かなり専門的なものですからね。説明しないで渡したって、わかりやせんですよ。

インフルエンザワクチンの効果が持続する期間というのは、大体、四～五か月というふうに言われているんですが、これはそれでよろしいわけですか。

　いや、半年、六か月……。

証人は、ピッタリ一致しなくても、それは翌年以降に流行した場合に、追加免疫の効力があるんだということをおっしゃってますが、これは、たとえば、ある種類のウイルス型を持ったワクチンをつくって、それがその年に流行しなかった、翌年にその型のインフルエンザが流行する、あるいは二年後に流行した場合にも、その最初のときに打ったワクチンが効果があるという意味なんでしょうか。追加免疫というのは…。

　追加免疫は、一つはそういう意味もありますけれども、もう一つは、追加免疫をすることによって、免疫の幅が広くなるんですよ。だから、菌の型が変わっておっても、効く型が広くなってくるということもあります。

ちょっとよくわからないんですが、そうすると、ある種類のものをしておけば、それがずっと効果を持続すると、その個体にとって、一〇年でも二〇年でも意味をもつというふうに理解してよろしいんでしょうか。

　そうではなくて、インフルエンザウイルスの型が変わるというのは、やたらにあちこち変わるんじゃなくて、だんだんだんずれていくわけですよ。ですから、ことし流行した株で、来年免疫しても、もう少しずれているわけです。再来年になると、もうちょっとずれるわけですよ。しかし、やっておけば、追加免疫が多ければ多いほど、その幅が広くなるから、ずれておっても、効く効率が高くなってくるということなんですよ。

裁判長

追加接種をしたときには、強さと、それから、その対応する広がりが、単独でやる場合よりもふえてきているということでしょうか。

　たとえば、その、これだけぐらいの幅の効果があるという場合に、追加免疫をすれば、その幅が広がるということはありますね。

強さも。

　強さももちろん強くなります。

効果の期間は。

　つまり、効果が扇形に広がるわけですよ。だから、扇形に広がるものだから、向こうにも行くし、幅も広くなるという形になるわけです。

その追加免疫の場合と単独免疫の場合とで、効果の持続期間はどうでしょうか。

　大体、その追加免疫をしたほうが、持続時間も長くなるというのが普通の免疫理論ですけれども、インフルエンザの場合には、そんなに顕著な差はないですね。

原告代理人（河野）

証人のおっしゃったのは、少しずつ連続的に変化していけば、翌年にもある程度の効果は認められるということですか。

　はい。ただし、変わり方が非常に激しい場合と、あまり激しくない場合があります。非常に激しい場合には、もう、さっき言いましたように、範囲を出ちゃいますから、そういうときには効果はグンと下がると思うんですけどね。

それは、どの範囲なんでしょうか。それを簡単に、明確に表現すると…。

たとえば、効果率が八〇パーセントであるのが、幅が、その、抗原構造が…。

たとえば、まったく同じ形のウイルスだった場合には、もちろん効くわけですね。

ですから、まったく同じ形であった場合に、効果率が八〇パーセントということでしょう。それが、型が変わった場合には、ある程度しか変わらなければ、七五パーセントの効果率がある。それなら、もう十分効果が期待できるわけですね。ときどき、ずっと変わりますと、効果が六〇パーセントにも落ちることがあるわけですよ。そうすると、効果はあるんだけれども、効き方が悪いな、という感じがするということなんです。

どの程度になりますと、まったく効かなくなりますか。

それは、新型と言いまして、全然別の型のものが登場した場合、たとえば、ホンコンかぜの場合とか、アジアかぜの場合とか……。一昨年みたいに、H^1—N^1型が出た場合とか、そういうときには全然効かないです。あとの場合には、若干でも共通抗原がありますからね。多少の効果はあります。

乙第八五号証の一を示す

これの三二ページの、左の欄の、下から六行目あたりからなんですが、「その意味はインフルエンザのワクチンを作る時に使ったウイルス株の抗原構造と流行しているウイルスの抗原構造にずれが出来るだけ、それだけ効果は減弱する。そして、ある程度を超えて、そのずれが大きくなった時、もはやワクチンの効果は認められなくなる。」こういうことをおっしゃっているわけですか。

ええ。それは、さっきの新型のことは別にしまして、例を引きますと、昨年まではホンコン型というのが流行したでしょう。ホンコン型が流行しますと、大体ピタリと抗原構造が合えば、八〇パーセント効果率がある。ところが、数年前にビクトリア型というのがありましたね。あのぐらい変わりますと、おそらく、六〇パーセントを割るだろうと思うんです。そういうことなんですね。

（以上　田　甫　力　弥）

原告代理人（河野）

証人は前回、インフルエンザワクチンの効果率というのは、証人の計算では八〇パーセントぐらいを考えているとおっしゃいましたが、それは、今証言されましたように、ワクチンのウイルスの型がぴったり合ったときというふうに理解してよろしいわけですね。

はい。

そういうふうにぴったり一致したというのは、一九五七年以降現在まで、何回ぐらいありますでしょうか。

アジアかぜの流行当時はかなり一致してましたね。つまり一九五七年から一九六八年までは、かなりの程度一致しましたね。ホンコンかぜがはやり始めてからは割合に一致しない場合が頻回に出てましたね。

その、かなり一致したというのは、完全に一致したということですか。

そうじゃなくて、さっき言った許容範囲で一致したということです。

完全に一致したというのは、どのぐらいありましたですか。

そういうことは理論的に言って不可能です。

証人は現在の、これは現在のと考えてよろしいと思いますが、インフルエンザワクチンの効果について、十分に満足できるものだというふうに考えておりますでしょうか。

いや、思っておりません。まだまだとても満足じゃないですよ。

まあ、そういうふうにおっしゃっている、あるいは書いておられるのをわれわれも拝見しておるわけですけれども、それは大体証人以外のかたにとっても、同じように満足すべきものではないという具合に考えられていますね。

でしょうね。

それから証人は学童に対する集団接種というものがインフルエンザワクチンの使いかたであるというふうに証言されておりますけれども、その理由として、学校というものが流行を増幅する場であるということと、それから、接種するときに、これは非常に行政的にやりやすいということ、この二つをあげられていましたが、この二つが理由と考えてよろしいわけですか。

結構です。

やりやすいか、やりやすくないかということは便宜の問題ですので一応置きますと、まあ、流行増幅の場であるということが根拠になっているようですが、これは、それをはっきり示すデータというものは、なにかございますでしょうか。

はい、一九五七年にアジアかぜが流行しましたね。あのときは流行が春から夏にかけてだったもんですから、ほかのかぜひきが邪魔されないで非常に純粋な型のデータが出ておるんですがそのときのデータを見ますと、大体一〇歳前後の人がいちばん感染してまして、あと、それより若い人とそれより年をとった人はぐっと罹患率が減っています。つまり、そこで患者がいちばんたくさん出て、いちばん感染源がたくさん発生するんだという証拠ですね。それは「インフルエンザ流行史」という私たちの編集した本に数例データが載っております。

甲第七二号証を示す

その九四ページの下にあるグラフのところをご覧下さい。これはフランスのパスツール研究所の研究者が作ったグラフのようなんですが、横軸に年齢をきざんであってたて軸にその致命率をきざんでありますが、これで見ますと、いわゆる小、中学校の学童というものは、最も致命率の低い階層になっているわけですが、その表はご存じですか。

はい、それは日本でもそのとおりです。

そうしますと、その一〇歳前後で罹患した人というのは、まあ、致命率というものは最も低い部類に属するわけですね。

私はそういう議論が出るかと思って前に言っておいたんですが、子供がインフルエンザで死亡したというのは、本当にインフルエンザで死亡したのかどうか証拠がないんですよ。ただ、インフルエンザで死亡したという届けだけなんですよ。ウイルス学的証明も血清学的証明もなにもないんですよ。だから、うのみにすることは危険だと思います。

そうすると、それと違う結果が考えられるというふうに証人は考えられているわけですか。

つまり、年寄りのほうは別ですけれども、子供のほうはこの中のかなりの者がインフルエンザでない病気で死んでいるんであろうということですね。

子供というのはどのくらいの年齢層のことを言うわけでしょうか。

大体二歳以下でしょうね。

一〇歳前後の小、中学生をとってみたらどうでしょうか。

さあ、こういう例は適切かどうか知りませんけれども、インフルエンザの大流行をしているときでも、その中の、たとえばぼくの知っておる天下の名医という者に頼んで診断してもらって血清診断をしますと、大体よくいっても七〇パーセント、悪くいくと四〇パーセントぐらいしか本当のインフルエンザはないんですよね。ですから、そういうことで、かなり、こういうような証明のないデータというものは、気をつけて使わなければいかんと思いますがね。

そうすると、それは信頼性がないというふうに考えているということですか。

ですから、そういうデータをとるのだったら、最もウイルス学的、あるいは血清学的な裏付けのある、きちんと調査したものを使って下さいということです。

それに代るようなデータが日本で作成されたり調査されたりしたことはあるんでしょうか。

ありません。非常にむずかしい調査ですから。

一般的にこの小中学生の時代というのは、こういう、インフルエンザ、あるいは一般にかぜ症候群といってもいいかもしれませんが、そういうものに対して比較的強いというふうに考えることはできないでしょうか。

そうですね、もう、小学校に入るころになりますと、かなり免疫を持っておりますね。

そうすると、証人のおっしゃる学童に対する接種というのは、こういう小中学生の個人防衛のためではなくて、完全に感染経路対策として行われるものであるというふうに理解してよろしいわけですね。

ええ、そうです。

そうであるとすれば、この感染経路というものを遮断、切断してしまわなければ意味がないというふうに思うんですけれども、学童に対する接種というのは、現在まで行われてきた集団接種というのは、その完全な遮断に成功しているかどうか、そういうデータはございましたんでしょうか。

インフルエンザその他呼吸器系の疾患については感染経路対策というのは不可能なんですよ。ですから、そういうものに対しては感受性対策をとるべきであるという具合にこの前のときには証言したはずですけれども。

何ですか。

この前、つまり証言したのは感染経路対策というものは腸管感染症に対してはかなりいいんですけれども、呼吸器性感染に対しては非常にむずかしい。つまり飛沫感染ですから、むずかしいですから、そういうものよりはすぐにとれる感受性対策のほうを主にすべきであるというふうに申し上げたと思いますけれども。

私が伺ったのは、学童に対する集団接種のやりかたというのは、学童一人一人の感受性対策としてなされるわけじゃなくて、社会全体に流行を増幅させないために、言わば、最も健康な人たちに対して行う感染経路対策ではないかというふうに伺ったんですが。

ですから、学校で感染した子供がうちへ帰って両親にうつすというのは、もしそれを防ぐのだったら、感染経路対策をするとすれば、子供が母親、父親に自分の飛沫をまきちらさないようにすべきであるわけでしょう。しかし、そういうことは不可能でしょう。

被告国代理人（楠本）

ちょっとことばが混乱しているんじゃないでしょうか。感受性対策というふうに河野先生が言われているのは、個人防衛か集団防衛かという問題じゃないですか。

原告代理人

集団防衛のためにとられる、まあ、その増幅をおさえるということをおっしゃっておりましたので、そのことを伺っているわけです。

被告国代理人

ちょっと食い違うように思ったんですけれども、かみ合っていれば結構なんですけれども…。

つまり疫学的概念の通念として…。

原告代理人

では、こういうふうに伺います。感受性対策としてインフルエンザワクチンの接種を行うということであれば、これはいわゆるハイリスクグループに行えばいいんじゃないでしょうか。

そんなことはありません。

その、インフルエンザに罹患することによって、生命に危険がある、あるいは重篤な何らかの被害を受ける、そういうおそれのある人たちがやればいいんじゃないでしょうか。

ちょっと、その感受性対策ということの意味を取り違えられているのと違いますか。感受性対策というのは、その人を免疫することによって感染源になることを防ぐということですよ。その人の生命を云々するということはいっておりませんよ。感染源になることを防げば、その人はもう感染源にならないから、あとへもうひろがらないということでしょう。そのへんなにかちょっと取り違えられているような気がするんですが。

裁判長

こういうことでしょう、学童に接種するというのは、その接種を受ける学童に対してはまさに感受性対策だけれども、その学童からうつされる人にとっては、言わば感染経路対策になってやしませんか、と。

意味はそういうことですけれども、ことばとしてはそういうふうには使っていないもんですから。

それはわかりました。ですから、まあ、言わば、という程度の意味なんですね。

はい。

原告代理人

それでは整理して伺いますけれども、学童に対する集団接種というのは、学童自身をかぜの罹患から守るために行っているものなのか、あるいは、そこからひろがって、家庭とかその他のところに生活する人たちに対して感染するのを防ぐために行っているのか、そのどちらでしょうか。

それは両方ですよ。両方だけれども、ことばとしては学童がうちへ帰って家庭に流行するのもそれで防げるということをねらっているわけです。

まあ、そういう、インフルエンザのように、飛沫感染をするものについて流行が増幅するというのは、学校だけと考えてよろしいわけでしょうか。

いや、よくないです。学校はその一部、というより、かなりの部分ですけれども、全部じゃありません。

現在の社会ではもっといろんなところでそういう感染の機会があると思うんですが。

ええ。

証人が、その、学童に対する集団接種というものを強く進められる理由というのはどういうことなんでしょうか。

たとえばですね、電車の中、バスの中、映画館の中、集会場、そういうようなところではみんな増幅が起こるわけですね。しかし、そこは元来人の住まないところでしょう、定期には。だから、そこへ行って予防接種をするわけにはいかんわけですよ。だから、そういうところを対象にするということはできないわけです。だから、それはしないというわけです。

そうすると、感染の場所はほかにもあるけれども、流行が拡大する場所はあるけれども、学校がまあ、とりあえずやりやすいからやる、と。

やりやすいだけじゃなくて効果があるということです。エフィシエンシーも大きいだろうと。

ほかの場所に比べてですか。

いやいや、ほかの場所は、やろうと思ってもできないんですからね。たとえば、こういうことが考えられるわけです。会社だって、あるいは事業所だって、いくらでも感染の増幅の危険はありますよ。しかし、そのへんよりも学童のほうがエフィシエンシーはずっと大きい、と。それはさっき言ったアジアかぜのときにとったカーブで出ておるということなんです。

そうすると、証人のお考えですと、その他の場所についてはできないから、やらない、と。それで学童に対する集団接種によって、社会に対する流行、インフルエンザの蔓延は防げるというふうに考えているわけですね。

いや、今のところはそれがいちばんベターだろうということを言っているわけです。防げるだろうとは言っていません。

学童に対する集団接種によってインフルエンザの流行というものは防げないわけですか、そうすると。

おそらく防げないでしょうね、完全には。もしもインフルエンザワクチンが一〇〇パーセントの効果率をもったものだとしても、それだけではだめだろうと思います。ましてや、今のように八〇パーセントでは防げないです。しかし、それをやらなければ、もっと惨禍が大きいから、惨禍を少なくするためにやるんだ、と。何と言いますか、最善ではないけれども、最善になるべく近い方法をとってやろうということでしょう。

まあ、インフルエンザが流行することによって、惨禍とおっしゃいましたが、被害を受ける人たちというのは、いちばんはっきりしているのは、それに罹った場合に死亡するおそれがあったり、あるいは重大な後遺症を残すおそれがあったりする人だと思いますが。

いや、そういうことじゃありません。そういう考えかたもありますから、そのポリシーでやっておるのは、その、ハイリスクグループに予防接種をするということですね。ところが、ＷＨＯのほうは、その考えかたとは別に、社会の混乱を防ぐということをいちばん念頭に置いているわけです。そうしますと、そのへんじゃなくて、むしろ、たとえば、医療従業者がどうだとか、あるいは交通機関の従業員がどうだとか、あるいは工場の従業員がどうだとか、そういうことになると思います。必ずしも、ハイリスクグループにしろということではありません。

インフルエンザの感染にあたっては局所免疫が大きく影響しているということを聞きますが、学童に対する集団接種によってその学童の局所免疫がどのくらい出来ていて、それで感染の防禦というものがどのくらい出来ているかということについてのデータというものはございますでしょうか。

局所免疫のデータは集めておりません。しかし、血液の中の抗体のレベルからどのぐらいのものが感染するだろうということのデータはきちんと集められます。ですから、その血清抗体をそれ以上に保持するというねらいで免疫をやっておると思います。

そうすると、証人は、血中の抗体がある程度以上になれば感染防禦になる、と。感染させなくなるというふうにお考えになるわけですね。

いや、私の書いたものをよく読んでもらえればわかると思いますが、血中抗体があるレベルのときには罹患率が何パーセントである、と。で、それが、だんだん血中濃度が高くなるにつれて罹患率が下がると言っておりますが、絶対に感染しないとは言っておりませんよ。

自分自身の感染と同時に、他に感染させることについてはどうでしょうか。

それも同じことだと思います。

甲第七三号証を示す

五三ページをご覧下さい。ここに、「インフルエンザワクチンの効果は決して高いものではなく、また免疫持続も限られているので、幼稚園児や小、中学生徒に集団的に予防接種を行うことは疑問を懐く人も多い。このような集団接種はインフルエンザの流行が小、中学生徒などを介して増幅されて大きくなることを防止するためと言われているが、インフルエンザワクチンの集団接種によりこのような効果があったという明確な成績は示されていない。」というふうにありますが、これは正しいでしょうか。

この話をすると水掛論になるんですが、しかし、結局そういう効果を示す実験データというものは、非常に、というよりも、おそらく理論的に言って集まらないと思います。しかし、大体予防接種をしてから効果があったかなかったかということは、一応、判断の基準にするデータはあるわけですね。だから、ないということは言えないと思いますね。つまり、他にそれが感染をひろげるかひろげないかということについてのデータは非常に集めにくいけれども、その中では効果があって、ある範囲に患者の出方をおさえているというデータはあるわけです。それから類推することしかできないと思います。

そうすると、厳密な意味でそういう証人の、まあ、理論といいますか、それは検証できていないということでしょうか。

いやいや、そうでなくて、最後の詰めのところだけがまだ出来ていないだけで、インフルエンザワクチンを集団に接種をすれば、感染源を減すということは明瞭に出ているわけですから、それから類推すればいいでしょう。

インフルエンザは未だ撲滅されていないと、前回の証言でもおっしゃっておりましたが、これは毎年毎年流行をくりかえしているというふうにわれわれは承知しているわけですが、流行を拡大することを防げていれば、そういうことがなくなる、だんだん減ってくるというふうに理解するのが当然だと思いますが、その点はどのようにお考えでしょうか。

こんなにしかし、インフルエンザビールスぐらい抗原構造の変わるビールスはないわけです。だから、その点で、うなぎみたいなもので、つかめば、また逃げてしまう。だから、ほかのものから類推するあてはないわけですよね。だから、今のデータで類推して、まだそんなには防げないだろうと思っておりますが、しかし現時点ではある程度ワクチンの効果が発揮されているという具合に了解しなければいけないでしょう。

その点がちょっとよくわからないんですが、それは要するに流行がしずまらないで、非常に多くなって、ふえたりしているというのをどういうふうに理解するわけですか、この見地から。

ぼくはやはり抗原構造の変化じゃないかと思います。いいワクチンが出来て、おさえられているなと思うと変ってしまう。で、また追っかけていくということです。

先ほどの点にちょっともどりますが、学童の集団生活の場というものを流行増幅の場にしない方法としては、学級閉鎖あるいは学校閉鎖をしてしまう、と。一時期、そういう方法もそれに代る方法として考えられると思いますが。

補助手段としては考えられるかもしれませんが、代るものとしては考えられるとはぼくは思いませんが。補助手段としては考えられます。

同じ効果をもたらすものというふうに考えることができると思いますが。

あなたはそう思うでしょうが、ぼくは思わないです。

そのように比較をするなにか基礎資料というものはお持ちでしょうか。

基礎資料というよりも、そういうことを類推する話はできるんですけれども、学生の講義みたいになって、二時間ぐらいかけてやらないとだめなので、ここでは失礼したいと思いますが。

原告代理人（大野）

最初に、インフルエンザワクチンのことで、たしかによくわかりにくい点がありましたのでご説明を伺いたいと思うんですが、最後の点で、ほかの菌と違うのは、非常に抗原構造が変る場合があるから、今年効いても来年効かなくなったりするんだと、こういうお話がございましたね。

はい。

何種類ぐらい概括的に言ってインフルエンザの菌というものはあるんでございますか。

今まで大きく言って五つの型が知られていますけれども、それが全部だとは考えられておりません。それからその五つの型の中に、まだ細かいものがずい分ありますから。

そうすると、五つの型というのは、普通はA^1からA^4までとBと……。

今、A^1ということばは使いませんで、H^1、H^2、H^3、H^4、それからHスワインというものがあって、これをH^5にしようかと言っているんですが。

Hということばで教えれば、Hが1から5まである、と。

はい。

そうすると、それに対するワクチンというのは、たとえば、H^1に効くワクチンというものは当然考えられているわけでございますね。

先ほど申しましたように、H^1の中でも、H^1の一つの代表をとってワクチンを作っても、H^1の中の別のものには必ずしも効果があるとは限らんと思います。

そうすると、H^1の中に枝番みたいなのはどのぐらいあるんですか。

それは微に入り細にわたるということで、無数にあると言っていいぐらいです。大体一〇年に一ぺんぐらい変りますが、その一〇年の範囲内で見みますと、大きく分けて、五つか六つくらいはあると思います。

そうすると、このH^1のかりに3とか4とかいうようなものだとしますと、H^1の1に効くワクチンであっても、H^1の5に効くとは限らないということですか。

限りません。ただ全然効かないということじゃなくて、かなり効果が落ちるということだと思います。

そのへんは常識的に、さっき、許容し得る範囲で効くものが五、六〇パーセントと、許容し得ないと、まあ、多分素人にわかりやすくおっしゃったんだと思いますが、私の質問もそれを使わせていただければ、H^1の1に効くワクチンであっても、H^1の5には許容し得ないぐらいの効果しか発揮できないという場合があると、こういうことでございますか。

ええ、そういうことです。

そうすると、H^1の1と2の間には効く場合もあるわけですか。

大抵の場合は続いて出るものについては効くのが普通ですが、時には効かないものもあります。

そうすると、今度は枝番のほうはやめまして、H^1の系統に効いたものがH^2についてはどうでしょうか。

全然効きません。

そうすると、同じようにH^3、H^4、H^5については、相互の、大もとの番号のところでは、何も効かない。

全然効きません。

そうしますと、さっき証人がおっしゃっていただいた追加免疫との関係なんですけれども、今年の流行予測がH^1の1とかりにいたしましょうか。そうすると、H^1の1のワクチンを打った、と。そうすると、翌年のH^2がはやったという場合には、H^2のワクチンを予測で作って当ったという場合には、前に打ったワクチン、H^1の1のワクチンの追加免疫というものはあるんですか、ないんですか。

ありますね。

それはできるんですか。

あると考えて結構です。ただ、ちょっと説明しておきますと、H^1の1が流行して、来年はH^1の2が流行するという形ではなくて、H^1が流行するときでも、今年はH^1の中の二つか三つが流行しているわけです。で、来年はそのどれか一つが残るんじゃないかというようなことを予測するのが流行予測なんですよ。で、その来年残りそうなものをつかまえてワクチンを作るから来年ぴたりと当るものがあるということです。

いや、当るときは常に多分効くんだと思いますが、問題は当らないことがあるので、ちょっと私の言いかたが正確じゃなかったかもしれませんが、H^1の系統の今度はワクチンを作った、と。来年にH^2のワクチンを打ったという場合には、そのH^2のインフルエンザについて、昨年打ったH^1のワクチンの効果というものは、追加免疫として出てくるんでしょうか。

出てきません。

裁判長

昨年打ったH^1の免疫効果があるところに今年H^2を打って、H^2の免疫効果として追加免疫な要素はないんですか。

ありません。

原告代理人

そうすると、それはH^1間で、H^1の1か、来年のH^1の、さらに枝番の2であったという場合には、追加免疫の効果はあるんでしょうか。

概して、あります。

それは2についてあるわけですか、あとで打ったほうについての追加免疫ができるわけですか。

どちらも相互にできます。

それで、これは、あとから厚生省を通じて取り寄せていただいて結構なんですが、今、具体的になりましたのでわかってまいりましたが、その流行予測と、現実にはやったかぜとの間に、H^1、H^2という段階で、まるで違ってしまったと、つまり全然効かないワクチンを打っちゃったというようなことはあるんですか。

全然効かないということは私はないと思います。多少とも抗原の構造が共通しております限りは。

いや、そうじゃなくて、H^1の予想のときにH^2のワクチンを打てば、さっき、全然効かないと…。

はい、そういうことはあります。たとえば一九五七年にアジアかぜが流行しましたね。あのときに、その直前に、アジアかぜとは違った、つまりH^1が流行したんですよ。そのときのワクチンが残っておったから、予防接種をしようじゃないかという話を私のところへ持ってきましたが、これは効かないからやめなさいと言ってやめさせました。アジアかぜというのはH^2なんです。

それからもう一つ、ご著書とそれからいちばん最初に言われたところの関係の基本的なことでちょっと証人のおっしゃった真意が私十分に理解できないところがあったのでその点を聞かせていただきたいと思います。いちばん最初に、予防接種の行政を厚生省なり国が考えるときには副反応事故、副作用から生ずる事故の調査をすることはきわめて必要であり、むしろ行政にとっては不可欠であるというふうにおっしゃいましたね。

はい。

そのとおりでございますね。

そのとおりでございます。

そうすると、先生がおっしゃった、行政にとって、どうしても必要な副反応の事故の調査というのは、どういうことをすることになるわけでしょうか。

ワクチンを開発するときには、いちばんこわいのは集団的に接種するものですから、集団的になにかいやな反応が出るといけないということで、これをチェックするのは、予防接種を何人した中で何人が三八度の熱を出すというようなことがあっては困るということで、まず熱を注意します。で、大体三八度以上の熱を出す人が接種者の五パーセントを超す場合には、このワクチンは、実用上はだめだから、もっと副作用の少ないものに変えなければならないということがあります。あとは、今度は集団のほうの、構成する人間の側でして、どういう人が予防接種をすれば、あぶないといいますか、集団の側の何といいますか不均一性の問題があると思います。

その点で、先ほどのコストベネフィットバランシングのことも、これは学者としてはむかしから常識的なことであった、と。通常化したのは四五年ごろであったが、前から当然考えられていらっしゃったということであったわけですね。

はい。

そこで先生は、私共が読ませていただいている乙二号証の一九五ページに、これは先生のお話から当然のことでございますけれども、無駄な予防接種は避ける、と。伝染病流行の実態調査が不必要になったと思えば、すぐにその予防接種を法律からはずすことを常に検討していくと、そういう努力を怠ってはいけないということがございますね。

はい。

これは、伝染病の流行の実態調査ということの具体的な内容の一つには、どれだけはやったかということと、それから、どれだけ、逆に言えばワクチンの被害が副反応として出ているかということも、この調査の中では含まれていると考えてよろしいでしょうか。

はい、結構です。

そこで、さらに先生のご本を拝見しますと、「日本のワクチン」の、これは乙七九号証の三八三ページのいちばん最後のところに、まあ、これは専門の医学者としてのお立場から、行政についての希望あるいは勧告ということだと思いますが、いちばん最後の四行目「ここに一言付加すべきことがある。」と言われまして「予防接種行政の遂行には」、細かいところは読みませんが、「監視態勢、疫学的調査態勢がどうしても必要である。」で、その「疾病の常時の現状把握、予防接種の励行と社会変革に伴う疾病流行の変遷の疫学調査」、それから「予防接種後の事故の正確な把握」、あるいは、「生ワクチン」の云々と、こういうことを書いていらっしゃいますね。

はい。

これは先生がワクチンの、あるいはビールスのほうの専門家、しかも予防接種にある程度学問的に関与なさっているかたから見た行政への勧告といいますか、要請といいますか、医学的にはこういうことをやってほしいという強いご希望と考えてよろしいわけですか。

はい、結構でございます。

そうしますと、先ほど、事故の発見の問題について、なかなか副反応についての事故を医学的に正確に把握することはむずかしい問題があるとおっしゃいましたですね。

はい。

これは私共、医学的な立場から因果関係がなかなかむずかしいということはよくわかるんですが、ここで希望されております予防接種を行政としてやる場合には、副反応で生じたのではないかというふうに疑われるかたがたの、数であるとか、あるいは病状であるとかということをおっしゃることばによれば、「正確に把握する」ということは、行政では必要なことではありませんか。

どういう形か知りませんけれども、そういうデータを持つことは絶対に必要であると思いますけれども、それをどういうふうなシステムでつかむかについては、まだ議論の余地があるんだと思います。

それは行政で考えるべきことだと思いますが。

はい。

そこで、私が先ほどからちょっと伺っておりまして、厚生省というか国は自治体を通して報告は受けおったようだと、その資料は持っておったようだということをおっしゃいましたね。

はい。

それはわかりましたが、国が研究費でもなんでもよろしゅうございますけれども、この副反応についての実態調査をしたというのは、何年ごろからなんでしょうか。

　実態調査といいますか、今予防接種研究班、もとは予防接種研究会議だったですかね、というものがありまして、それが一生懸命やっておったのは私知っておりますが、その前にそういうシステムがあったかどうかは私はわかりません。

私が了知し得る限りでは、昭和四〇年ごろからそれが始まったように聞いておるんでございますが、そういうふうに理解してよろしゅうございましょうか。

　私はそういう具合に理解しております。

先ほど個別的なワクチンのことを伺いました中で、種痘とそれから腸パラについてはちょっと触れたんでございますが、かりに、自分でやったんじゃなくて、研究費を学者に与えて学者にやってもらうと、まあ、いい、悪いは別として、そういう形にせよ調査をしたというのは、たとえば、ほかのワクチン、今申し上げた以外のワクチンについてはどれだけ行われたんでしょうか。

　副作用のことですか。

はい。

　腸パラなどでは大分前から行われたようなことを聞いておりますけれども、私、あんまりはっきりしたことは覚えておりません。

国が積極的に、どなたかでもいいんですが、東大の先生に頼んだとか、どこかの先生に頼んだとか言って、腸パラの副反応の事故の。

　ああ、それは忘れておりました。たしか、日本脳炎のワクチンのときに、脳に影響を及ぼさないかどうかということで冲中教授あたりを中心にして何年間か研究をやりましたね。

それ以外に何かご存じありませんか。

　腸チフスのときにずっとむかしやったかもわかりません。はっきりしません。あったかもわかりません。

いや、先生は腸チフスのほうはご専門でいらっしゃるので、もしやっていればあるいはご存じじゃないかなと思いますが。

そのころはおそらくやっているとすれば一九五〇年前後のころだろうと思いますが、そのころは私、日本にいなかったのでわかりません。

それ以外に、たとえば、他のワクチンについてはございますか。

　記憶にありませんね。

先生の、現在、責任者でいらっしゃる予研に、そういう副反応についての調査をしてほしいというようなことを厚生省が依頼するということはないんですか。

　直接、人間にそういう被害があった場合の調査はあまり予研のほうにはなくて、むしろ、公衆衛生院の疫学部のほうに行くんじゃないですか。予研のほうはワクチンの品質管理のほうですから。

予研のほうは、副反応のほうよりは。

　ワクチンがいいか悪いかという品質管理のほうですね。

わかりました。それから先ほど非常に、伺った中で、先生が集団接種のやりかたにつきまして、問診がどれだけ有効な効果を果たすのかどうかということで、わざわざ、一〇〇〇人ほどのものを分けて実験をやってみたと、それには明らかに有意差が出たということでございましたね。

はい。

これは先生のいつの時代におやりになったんでしょうか。予研としておやりになったんでしょうか、それとも個人的に。

あれは私と公衆衛生院の染谷先生と二人でやったことですから、記憶は染谷君のほうがはっきりしているかもしれません。

お二人で、その当時、十数年前であるというお話ですが、こういう実験をやってみようじゃないか、あるいはやるべきじゃないかとお考えになった動機というものはどこにあったんでしょうか。

　やっぱり予防接種をする前に問診をするということが大事じゃないかというような考えがあったからでしょうね。

そうすると、この、問診をするということは、これはやはり副反応を防ぐという意味において、いちばん重要な意味を持つわけでしょうか。

　問診と言いますけれども、問診は今でもやっておりますが、できるだけ精密検査をするということが大事であろうということです。

そこでそういう、なにか問診をきちんとやった場合に、その当時における集団接種のやりかたと比較してみようじゃないかということを実験のテーマになさった理由、動機というものは何かということについてはどうなんですか。

　だいぶむかしで覚えておりませんけれども、やっぱりその当時から多少、問診をしない場合に起こる弊害などがあったからじゃないでしょうかね。

そこで実は先生の、これも先ほどのご本の乙二二号証の一九一ページ、そこでは実施規則等について、予防接種の実施規則はこうなっているということをずっと書かれまして、それを受けて「実に詳細に予防接種の禁忌が規定されている。しかし、実施の面では、それにもかかわらず、というかそれゆえにというか、いろいろな問題を残し、あるいは投げかけている。」と、非常に含蓄深い表現をなさっていらっしゃるわけですが、これは一体どういうことを指していらっしゃるわけでしょうか。

これは実際に予防接種をしなくちゃいけないという人たちが禁忌で予防接種をすることからはずされている場合がずい分あるわけです。たとえば、肺結核で手術をされて片肺がないというようなかたは、インフルエンザにかかると、かなり生命に危険があるわけです。だから、そういう人たちこそインフルエンザワクチンを注射して防がなければならないのに、実際には禁忌の中に入っている。それが困るということです。

その逆の例もあるんじゃないですか。

逆の例といいますと。

するかどうか非常に疑わしいのに、してしまう、と。

ええ、そういうこともありますね。

そちらもある。

両方ありますね。

つまり、せっかくきちんと作っているようでも、実際の実施の面では、なかなかやってほしい人にはやらなかったり、やっちゃいかんと思われる人にやってしまったりするような現象が生じているのではないか、と。

そういうことですね。

そういうことを書いていらっしゃるわけですね。

ええ。

たとえば、ここでも、または実際に担当していらっしゃるかたから聞きましても、アレルギー性体質の者、またはけいれん性体質の者というのを、あるいは一分間に八〇人なり一〇〇人の中から聞いて見分ける。まあ、聞くことはできるかもしれませんが、責任をもって見分けるということはきわめて困難なことだという臨床医側からの、まあ、批判というか、あるいはくりごとというものがあるんですが、それは無理もないでしょうか。

無理もないでしょうね。やっぱりしかしそういうことで問診をするということは、来た者に質問をすることじゃなくて、来る前にあらかじめ問診に来る人に予備知識できちんと母親たちに教育しておけということです。

原告代理人（中平）

乙二号証の「予防接種」、証人のご著書ですが、この中に、ワクチンの効果の項がありまして、先生はその効果を理論効果と実用効果というふうに分けておられるんですが、この実用効果は、この本によりますと、行政や一般国民がそれを許容し得る、まあ、抵抗なくそれを採用するであろう実際上の効果だというふうに述べておられるように思いますが、それでよろしゅうございますか。

はい、結構です。

そうしますと、やはり実用効果がないと、それは行政が、あるいは国民がそれに拒否反応を起こすのは無理ないと、こういうお気持でございますね。

はい、そういうことです。

そして、先生はこの中で実用効果というものは、大体、理論効果九〇パーセントぐらいがそうであろうということを書いておられますが、そういうことでございますか。

もうちょっと下げてもいいんじゃないかと思いますが。

そうすると、八〇パーセント。

ええ。

まあ、大変、先生のご努力で成果が上がっているようですが、このインフルエンザワクチンでございますね。これはこのご著書によりますと、五〇パーセントないし八〇パーセントぐらい、平均をとりますと、六五パーセントということになるんですが。

それからあとですね、調べてみますと、低いほうはみんな実験したときの抗原構造が、さっき言ったように、違っているわけなんです。だから、低いほうは、あんまり、抗原構造が合った場合には、気にしないほうがいいと思います。

先生の実用効果理論から言いますと、インフルエンザワクチンはその域に達してはいないのではないかという、これを読みましてそういう印象をもつんでございますが、違いましょうか。

いや、域には達していると思います。大体百日ぜきワクチン程度じゃないかと思います。

それでは、これは書証に出すつもりはございませんけれども、先生のご著書で中公新書の「免疫」という本でございますが、私が引用するところは学問的なところではございませんので証拠に出すつもりはありませんが、予防接種の効果の中でその部分を読ませていただきますと、「私は最初はコレラワクチンなど、現行のものは予防効果はないだろうと思っていた。…チフスワクチンについても同じことである。」もっとも、「チフスワクチンについては今問題にしようとしていること以外に数多くの問題を内包しているので、ここで簡単に記すと誤解のもとになる。それはまたの機会にして、ここではコレラワクチンを例にとりながら論を進めていこう。」ということで、コレラのことをお書きになっているわけですが、「チフスワクチンについても同じことである。」と、きょうのご証言のご趣旨と同じことが述べられておりますが。

　はい。

そしてさらにこれは赤痢ワクチンについてのところでございますが、「このように行政当局ですらある種の感染症の予防では、その最良の方法は環境衛生の改善とわかっていながらも、もう一つの方法、すなわちワクチンにたよろうとする。私をしてあえていわしむれば、イージーゴーイングの謗をまぬかれまい。」このように書かれているわけですが、きょうのご証言で一〇歳以下の腸パラはまったく必要なかったと、こうおっしゃっておられるんですが、このご著書よりなお強い問題かと思いますが、この必要がないという判断は、一般の腸パラを廃止した年ではなくて、もっと前から先生はそういうご見解だったんでしょうか。

　そうです。

占領下はともかくとしまして、占領がはずれたらすぐに日本の行政当局の責任において一〇歳以下の者はやめるべきだったと、そういうふうに先生は考えられておられたんでございましょうか。

　そういうことになりますね、つづめて言えば。それから、さっきあなたの読まれたところは、そのままとられますと困るので説明をしておきますが、ぼくに厚生省の役人たちが、赤痢ワクチンを開発しろと言われたときに、その感想を述べたので、要するに、まだ出来てなかった赤痢ワクチンに対するぼくの批判だと思って下さい。

はい、誤読はしないようにしたいと思いますが……。しかし、お書きになられたことを引用させていただいたわけです。さらにもう一か所引用させていただきますが、「一方では行政官のほうにも勉強の不足があり、時期その他の判断の誤りなどがある場合があろうし、これまでにもあったことを私は知っている。」と。さらに、「次には、行政官に対する私の意見である。私はワクチン行政はあくまでも衛生行政全体の中の一つの手段であり、それはその国、その社会に行われる衛生行政に応じて適当に使われるべきものであると思う。私はよくワクチンの誤用や乱用を見るが、これは厳に慎しむべきことであると思う。」と。日本最高の権威の証人がおっしゃられることですから、これは、行政はえりを正して聴くべきことだと私は思います。そこでその時期その他の判断に誤りがあったということは、腸パラなどがその最たるものであろうかと思いますが、そのワクチンの誤用や乱用をよくみると、先生がおっしゃられた、これをお書きになったときに脳裏に浮かんでおった具体的なワクチン、予防接種は、どういうものだったでしょうか。

　忘れました。ずい分むかしの話ですので、この本を私書いたのは。

ああ、そうですか、四八年……。

　今から考えてみると、ぼく自身も、かなり勉強不足のところもあったですね。

しかし、予防接種のすう勢の全体から言いますと、今でこそいろいろな意見がありますけれども、すでにその時代におっしゃられているということは、非常に警世の書といいますか、先見の書といいますか、そのように私は思うんですが、終ります。

原告代理人（大野）

先生の「日本のワクチン」、乙七九号証にいたしましても、先ほどの乙二号証にいたしましても、先生は、副反応の起こった被害者を国家で補償しろということをくりかえし述べておられますが、これは先生の真意でございますか。

　現在のところ、そうでございます。

それは一体、いつごろからどういう動機でそういうことをくりかえしお書きになるようになったんでございましょうか。

　やはり種痘のワクチン禍問題が起こってからだと思います。

時間がないので引用するのを省きますが、ページ数だけ申し上げておきますと、乙二号証の一九五ページ、それから「日本のワクチン」、乙七九号証の三八六ページ、終ります。

（以上　竹　内　一　雄）

被告代理人（柏樹）

予防接種の安全性ということで、先生はさきほど百日せきワクチンの研究をされている際に、十分な問診等を行なった群と、そうでない群との副反応の調査をなさったというご証言がありましたけれども、その副反応の中には、百日せきワクチン接種後の脳症というのはあったんでしょうか。

　いやそれはなかったと思います。

そのような脳症については、厳密な診断の有無との関係、発症のですね、はどのようにお考えになっておられるでしょうか。

　ぼくは、そういうのは、そんなに簡単にはみつからないと思いますね。

いえその診断を厳重にやったら、脳症の発生率が低くなるとか。

　その研究とは別ですけど、ぼくの一般的な考えとして、そういう場合に、問診をやっても、大体そういう脳症のようなことを起こす子供の発見は非常に難しいんじゃないかと思いますね。

次は定期種痘の、昭和五一年の法改正による年会の変更につきまして、さきほどご証言になりましたけど、昭和五一年に接種年令を変えるについて、日本のデータがないということをおっしゃいましたけれども、そのことでお伺いします。

乙第七九号証を示す（「日本のワクチン」国立予防衛生研究所学友会編）

一九ページに、表1の6があるんですが、これは一九七五年ですから、昭和五〇年、「臨床とウイルス」という本に載った表だと思いますけれども、これは日本における調査研究ということは言えないでしょうか。

これは種痘研究班でやったことですから、やはり日本のデータになりますね。

それからいまの年令の関係で、昭和五一年の改正当時、種痘のワクチンの改良が行なわれていたのではないでしょうか。

ええあのころもっと副作用の少ないワクチン、たとえばアメリカで行なわれていたワクチンを日本に持ってきたこともありますし、日本では確かLＣ一六というリスターとかの株よりももっと反応の少ないワクチンが作られるようになりましたね。

そういうこともあって、年令が引上げられたんじゃないでしょうか。

そのへんのところは、おそらくそうだったと思いますけど、はっきりした記憶はありません。

次に腸パラチブスの予防接種についてお伺いしたいと思います。昭和二三年に、予防接種法が制定されまして、腸パラチブスの予防接種というのが、定期接種ということになったわけですが、それに使われました当時のワクチンは米国で使われていたワクチンと同じようなものではなかったでしょうか。

大体同じようなものだったと思います。

それは腸チブスワクチンと、パラチブスワクチンと混合したものですね。

そうです。

パラチブスの株も、A、Bという株があって、それも米国と同様な株であったと。

大体同じ比率で入っていたと思います。

当時米国では、さきほどのご証言ですと、主として軍隊に大規模に使われていたと、そのような使用実績からみまして、米国内では腸チブスの予防接種というのは、予防接種の効果は決定的であると当時言われていたんじゃないでしょうか。

効果が決定的であるということじゃなくて、予防接種をした段階から、患者の発生が非常に減ったから、これが予防接種の効果であるだろうということだと思います。

それから接種量の関係でお伺いしますが、〇・一ccの皮内接種は、さほど効果がないというご証言がありましたけれども、この〇・一の皮内接種について、どの程度の効果があるかという調査研究は、当時なされていたのではないでしょうか。

ええそれが実際に病気を防ぐかどうかということではなくて、〇・一ccを皮内注射するとどのくらい免疫体が完成されるかという研究はされておりました。

たとえばどういう学者が研究をしていたか、ご存知の方をあげていただけませんか。

ぼくの記憶では、いま日本医科大学で教授をしておられる乗木さんですね。あの当時は確か助教授か、あるいは講師かで、確か予防衛生研究所のほうにも、研究生か何かできておられましたが、その人が研究しておられました。

それから日本以外ではご存知ありませんか。

かなり沢山のデータが出ていましたけれども、いちいちについては知っておりません。

それで米国の実際の腸チブスの予防接種のやり方につきましても、追加接種の場合は、皮下注射のほかに、皮内注射であってもよろしいということになっていたのではないでしょうか。

そういうことを書いた本を見たことありますね。

それは昭和四〇年ころの米国のやり方も、そのようになっていたんじゃないでしょうか。

そうですね。

それから腸チブス菌とパラチブス菌というのは、かなり性質が似ているというんでしょうか、そのようなことが言われていますけど。

はい。

腸チブスワクチンと、パラチブスワクチンとの関係で、どのように似ているのか、簡単に説明していただけないでしょうか。

腸チブスとパラチブスAとはほとんど性質は免疫反応以外では区別つかない程度ですけれども、パラチブスBのほうは、大分違いますね。

したがって腸チブスワクチンが、仮に効くとすれば、パラチブスワクチンも効くというふうに考えられていたんじゃないでしょうか。

ですけれども、問題は、その中に入っている量なんですよね。腸チブスがあれだけ入っていても、まだあんまり効果率が高くないのに、それよりも大分少ないでしょう、パラチブスのほうは量が。だからその点で効果が疑問視されていたと思いますけれども。

それから先生は昭和四〇年に、伝染病予防調査会ができた後に、腸パラチブスの定期接種の廃止をご提案なさったということでございますけれども。

はい。

それ以前には、そのようなご提案をなさったことはございますか。

さっきも、いろんなことぼくが本に書いているんで、いろんなこと言われましたけれども、あっちこっちそんなことを書いた覚えがありますね。

いつごろからでしょう。

ぼくはもう終戦後くらいから腸チブスの予防接種はあまり賛成しないということを広言しておりましたから、どこへ書いたか知りませんけれども、言ったのは、あっちこっちで言ってますし、書いたのもあっちこっちに書いてるんじゃないですかね。

それから事故調査のことでお伺いしますが、全国的な事故調査が行なわれたのは、大体種痘研究班などによる調査であって、昭和四〇年ころからだというご証言ですが。

はい。

たとえばポリオのサーベイランスですね。これらの全国的な事故調査と言えばそのようにとらえられるわけじゃないでしょうか。

そうですね。さっきど忘れしましたけれども、ポリオの場合は、生ワクが導入されると同時に、その事故調査もやっていると思います。

それから定期接種の是非について、先生のお考えは、コスト、ベネフィットのバランスを考えるというお考えですね。

ええ。

それで、腸パラチブスの定期接種については、先生は廃止論者だったと。それから、種痘につきましては、四七年に廃止の意見にお変りになったということでございますが。

はい。

いまからふりかえってみまして、腸パラチブスや、そのような種痘の是非以外に、その他の伝染病の定期接種につきましては、現在ふりかえってみて、すでにやめるべきであったというような定期接種がございますか。

いままでずい分考えたんですけれども、まだ、それ以外ではやめたほうがいいという予防接種は、私は、頭の中にありません。

被告代理人（楠本）

乙第二号症を示す（「予防接種」福見秀雄）

一九五ページについてですね、伝染病流行の実態調査では、不必要になったと思えば、すぐにその予防接種を法律からはずすことも常に検討していくということについてご質問があったんですが、すぐにという点なんですけれども、実際問題として学者の方の検討とか、行政サイドの検討、そして法律を改正するということになりますと、そこにはやはり多少の時間的なずれの問題がどうしても生ずるんじゃございませんでしょうか。

私、割合そういうことを早く感じて、早く言ったんですけれども、いままでの経験ですと、大体ぼくよりも、二、三年くらい遅いですね、普通の学者のほうが。そのずれがあるのと、それからそれを言いはじめてから今度が法律を改正するという手続の場合に、またずれがあって、かなり遅くならないと、実際問題としてはできそうにないですね。

さきほど本の名前で、先生が編纂された「インフルエンザ流行史」とおっしゃったんですが、これは正確には「アジアカゼ流行史」ですね。

そのとおりでございます。間違っておりました。すみません。

裁判官（近藤）

前回の証言で、予防接種が成功すればするほど、予防接種の必要性がなくなるという宿命をもっているというご証言がございましたけれども、そうしますと、成功すればするほどというのは、感受性対策が非常にうまくいって、免疫を全員がもってくるという意味でしょうか。

それもありますけれども、終局的に言って、ちょうど天然痘の撲滅運動みたいに、撲滅されてしまって、あといらなくなるということを言ったわけですが。

つまり天然痘に限って伺いますと、その病原体のウイルスも撲滅されるというのは、この世になくなるということですか。

はいそうです。実験室ではありますけれども、ワイルドにはなくなるということですね。

ワイルドになくなるという意味は、たとえば免疫をもつ人が非常に増えてきますと、そのウイルスが住むところがなくなるという意味でしょうか。

そうです。一ぺんなくなりますと、また免疫がなくなっても出てきませんから。

すると他のウイルス等は、とくに人間が免疫をずっともってきますと、やはりワイルドな形では生存しなくなる性質のものなんでしょうか。

いや私の言ったのは、そういう意味では人間だけに感染する病気と理解していただいて結構でして、ほかのものですと、人間と動物共通ですと、人間のほうは大丈夫でも動物に残りますから駄目ですね。

人間のみに住みうるウイルスというものは、人間が免疫を備えることによって、自然に撲滅されるということになりますか。

はい。

人間が免疫をもつと、なぜそのウイルスは人間の身体の中に生きていかれないんでしょうか。人間が免疫になっても、生きていけるウイルスもあるんですけれども、たとえば天然痘のウイルスとか、ポリオのウイルスとかいうのは、人間が免疫になれば、人間の身体の中には住めません。

一度廃止しても、また必要となってくる予防接種があるのではなかろうかということをお伺いしたいんですが。

それはそういう場合もありますけれども、たとえば天然痘の場合には、人間以外の動物は全部人間の天然痘にかかりませんから、人間で一ぺん撲滅されれば、もうこの世に絶えてしまいます。ポリオの場合にも大体そういうことですけど、あれはある程度は下水とか、そういうところに残りますから。但し増えることはできませんから、そのうちなくなりますけれども、ただ時間の長さが少し違いますね。

裁判長

副作用情報の収集のことをお伺いしますが、恒常的、全国的にいままで、調べたことは証人の知っている限りではないはずだと伺いました。

はい。

副作用情報の収集というのは、言ってみると、広い意味での疫学調査の種類の性質をもつわけですね。

はい。

全国的調査をしないというのは、それは非常に手間がかかるからということですか、それとも疫学調査として全国調査が、ある意味ではふさわしくない一面ももっているからという趣旨も入るんでしょうか。

いや実際に予防接種したあとで、予防接種をした人間の中から、異常があって申出るというのを集めるのも一種の疫学調査ですよ。そういう調査でいまやっているんだけれども、そうじゃなくて、予防接種した人間を全部個別的にあたっていって、へんかどうか見るという形のことですと、これはもう莫大な手数と費用とがいるものですから、これはいま現在の行政システムでは、不可能であろうと申し上げたわけです。

疫学調査は、場合によると、母集団をある程度しぼって、一定の地域あるいは学校なら学校というようなところを非常に密度の濃い調べをして、それで全体を推測するということのほうがいい場合もあるやということを聞いたことがあるんですけど、そんな方法では、とくにやっていないんでしょうか。

そういう方法でもできないことはないと思います。ですからそういう方法でやるということを考えるならば、そういう方法でやることについての委員会でもつくりましてですね、やり方を細かく検討してやればいいと思いますが。

副作用が実際にどれだけあったかをさぐるのは難しいというお話だったですけれども、ある予防接種を実際に行なって、それから一か月の間に予防接種と思われる。それと何らかの関連があると思われる、死亡あるいは重篤な病気の例を出し、それからまあそれと類似の母集団の、その期間における予防接種受けない人の集団、それと類似の、死亡、あるいは発病の例を出して、それをその間に、有意な差がないかどうかというふうなアプローチで調べるわけにもいかないでしょうか。

そういうこともできます。たとえば一昨年ですか、三年前ですか。アメリカで豚のインフルエンザの、国民全体の予防接種した場合にギランバレー症が出まして、そのときの調査はそういうことでやっております。だからできんことはないんですが、別にまた個々の例があるわけですね。そうしますと、一人の人間が予防接種したあとで、脳性小児麻痺になったというような例がありますと。脳性小児麻痺も大体予防接種年令のころに、予防接種じゃなくて、発生しているわけですね。そういうような発生例と、予防接種で発生した例との区別がつかなくなるわけですよね。しかたがないから、いまのところでは、予防接種をしたあと、何日かの間に発生したものは、便宜上それはもう予防接種によって出たと言わなくちゃいけないだろうという形で、認定部会では、そういう判定をしているんですけれども、それが実際に予防接種の事故かどうかということを、厳密に聞かれればわかりませんというしかないわけです。

全く個別的に言うと、あるいは証人のおっしゃるとおりかもしれませんけど、まあ大まかにどの程度事故が出たかという面では、しかるべき母集団のとりかたが難しいとは思いますけど、予防接種したとしないだけが相違があると、ほかの面では相違がないコントロール集団を対比しながら、どの程度のものが出るかというようなことを推測することはできないものかどうか。

できますけれども、もう一つは数の問題でして、さっき言いました例は、アメリカのギランバレーの例ですと、割合数が多いものですからそういう調査できましたけれども、サンプリングができたのでは、数が少なすぎて、駄目だというような例があるわけですね。たとえば、種痘をしたあとで、種痘後脳炎になるのは、大体一〇〇万人に一人とか三人とか、そういうことですから、サンプリングしたんではひっかかってこないわけですね。だからかなり難しいと思います。

サンプリングしても、有意な差というものが出なければ意味がない。

はいゼロになっちゃうんですよね。

それから予防接種というのは、集団防衛で、もし病気が侵入して流行した場合に、社会に混乱を起きるのを防ぐというご趣旨のことをおっしゃいましたけれど、これでどんなような混乱が、非常に困ると考えるか考えないかは、これは医学の問題とは別の、国民性によっても感じ方が違うんでしょうか。

端的に言いますと、インフルエンザの場合は、たとえば交通機関が半分しか動かないとか、お役所へ行ってみたら半分しか出てきていないとか、そういうのがざらにあるわけですよね。

そこでその問題なんですけど、たとえばちょっとでも基本的な交通機関が止まると、政府も国民も大変だ大変だと騒ぐ国民性と、三か月四か月ストを打たれても別におどろかないという国民性で、かなり受取り方が違うんじゃないかと思いますけど。

はいあります。日本などはかなり騒ぐほうの国民ではありませんでしょうか。

一定の時間、一時間なら一時間に何人の人に予防接種するかという医師の実施基準がある。それについて、委員会の中の臨床のほうの専門の先生の意見を聞いて、いまの実施の要領になっているんだというお話でしたけれども。

はい。

そういう委員会に集まっている先生は、錚々たる碩学の方なんでしょうね。ちょっとこれは口が悪いかもしれませんが、いま一般のいわゆる底辺の、集まってきて実施にあたるお医者さんとの、ちょっと聴き、ちょっと触っただけですぐわかる、錚々たる臨床家の方と、一般のお医者では、同じ基準でやらせるのは無理だというような、そういう発想なんかは議論になりませんでしょうか。

やっぱり議論になりますね。たとえば一般に言って、小児科のお医者さんは、かなり子供のこつを知っておりますから、診ればすぐある程度逃さないという自信を持っている人もいますけれども、必ずしもそういう人だけじゃなくて、たとえば産婦人科のお医者さんだとか、整形外科のお医者さんとか、そういう人がやっぱり出ますから、そういう人はやっぱり、いくらその道では堪能なお医者さんでも、多少子供の予防接種については、足りないところがあるかもしれませんね。

そういった観点から、実施の準則について、無理があるだろうか、ないだろうかという疑問は、専門ではないかもしれませんが。

やっぱりそういう点でかなり無理があるんですが、それでもしかし予防接種の問診をする前に、もう少し教育をしてもらってですね。お医者さんの前に行ったら、これこれこういうことを必ず言いなさいよということを、あらかじめ衛生吏員から母親方に教育しなさいよということをすれば、かなり違うと思いますね。

言いなさいよというのは、こういうことを聞かれますから答えを用意しなさいよという意味ですね。

いやいや聞かれなくても、風邪をひいているなら、そのときに風邪をひいていると言いなさいよという話です。

（以上　林　哲　朗）

東京地方裁判所民事第三四部

裁判所速記官　高橋　ますみ
裁判所速記官　田甫　力弥
裁判所速記官　竹内　一雄
裁判所速記官　林　哲朗

［２］大谷明証人（1）

附録第四号様式（証人調書）

事件の表示	昭和四八年㋻第四七九三・一〇六六六 四九年㋻第一〇、二六一号 五〇　七九九七・八九八二

証人調書（この調書は、第三五回口頭弁論調書と一体となるものである。）

期日	昭和五四年八月六日　午前（後）一〇時〇〇分
氏名	大谷明
年令	（略）
職業	国家公務員
住所	（略）
宣誓その他の状況	裁判長は、宣誓の趣旨を告げ、証人がうそをいった場合の罰を注意し、別紙宣誓書を読みあげさせてその誓いをさせた。 後に尋問されることになっている証人は、在廷しない。

宣誓

良心に従って、真実を述べ、何事も隠さず、偽りを述べないことを誓います。

氏名　大谷　明　㊞

原本番号	昭和五〇年（一）第四〇〇号の一三
速記録	（昭和五四年八月六日　第三五回　口頭弁論　公判）
事件番号	昭和四八年㋻第四七九三号
証人氏名	大谷　明

被告代理人（吉戒）

本速記録末尾添付経歴書を示す

証人の経歴は、この経歴書記載のとおりでございましょうか。

このとおりです。

この経歴書を拝見いたしますと、証人は大学を卒業してから、アメリカへ留学された期間を除きますと、現在にいたるまで、国立予防衛生研究所、これから予研を言わせていただきますけれども、予研にずっと勤務されておられるわけでございますね。

そうです。

証人が専攻されている学問分野、これを簡単に言いますと、どういうことになりましょうか。

研究所に入りましてから、長いもので、いろいろなことをやりましたが、一番長い時間をかけて、やってきたのが、アルボウイルスの研究、とくに日本脳炎に関する仕事です。それから最近ではインフルエンザの疫学に関する仕事をしております、少し。

この経歴書を見ますと、予研のウイルスリケッチア部長ということですけれども、このウイルスリケッチア部というのは、どういうふうな仕事をする部でしょうか。

これは予研の歴史三〇年の間に内容が変りましたが、昭和二二年創設のときには、ウイルス関係の、ヒトの疾患に関する予防治療の研究ということで、沪過性病毒部という名前で発足したわけです、同時に、発疹チブスなどが、社会問題でありましたので、リケッチア部という部がございました。しかしまもなくリケッチア疾患が、非常に重要性が少なくなりましたので、ウイルスとリケッチアを統合して一つの部にしたわけです。で、それからしばらくそのままきたんですが、ご存知のように小児麻痺の問題、あるいは麻疹の問題などが出てまいりまして、現在ではウイルスに関する仕事はほかに、腸内ウイルス部、麻疹ウイルス部、中央検査部と、こういう三つの部がございます。で、私どものところは、主として日本脳炎を含むアルボウイルス関係、それから狂犬病ウイルス、それからインフルエンザを中心としました、ミクソウイルス、パラミクソウイルス、それから水痘ウイルスなどを中心にしましたヘルペスウイルス、それから恙虫病を中心にしましたリケッチア症、そういうところを担当範囲としているわけです。

本速記録末尾添付研究業績（その1）（その2）を示す

証人の現在までの主な研究業績は、これに記載のとおりでございましょうか。

そうです。

さきほど若干ご証言ございましたけれども、このリストに即しまして、証人の現在までの研究の歴史と言いますか、そういうものをご説明願いたいと思いますが。

簡単に申しますと、私研究所に入ってからは、しばらくいろいろなほかの先輩研究者のお手伝いをしていたわけですが、最初は上司からテーマをもらいまして、脳の組織を動物に注射することによって起こるアレルギー性の脳脊髄炎の発生病理の仕事をやらされました。で、それに関連しまして脳物質を含まない狂犬病ワクチンの研究をさせられました。それから昭和二九年ごろからポジションが多少変りまして、痘瘡ウイルスのほうの研究室のほうに配属されたものですから、ここで、いささか研究室内の仕事ですけれども、天然痘、牛痘のウイルスの増殖に関する仕事をしました。それが終りました時点で、機会がありまして、アメリカへ留学いたしまして、ロックフェラー研究所で、黄熱ワクチンでノーベル賞をもらいましたタイラー博士のもとで、ムシで媒介されるウイルス病、すなわちアルボウイルスの研究に従事するきっかけになったわけであります。で、以来現在まで、私の主な仕事は、日本脳炎をはじめとする、アルボウイルスの研究、とくにその疫学、免疫学に関する仕事が主なわけであります。

インフルエンザについて、研究を始められたのは、いつごろでしょうか。

実際は私が昭和四五年に、ウイルスリケッチア部長になりましてから、私のもとにインフルエンザの研究室が入ったわけです。すなわちそれはウイルス三室ということになりますが、しかし実際には、当時第一細菌部長であった福見秀雄先生が室長で兼任されておりましたので、その先生のほうにお任かせしておって、福見先生が副所長になってからは、だんだんと業務が、私直接面倒みることになったわけです。

次にインフルエンザのことについてお聞きいたします、インフルエンザの一般的な臨床症状というものを、ご説明願いたいと思いますが。

まず一番多い症状としまして、発熱と筋肉痛、関節痛であります。まあ、ほかに特徴はなくてそういう症状がありますと、普通インフルエンザ様の症状というふうに言いますが、まあ、半分以上の患者さんが示す症状を申しますと、このほかに、せきとか鼻水、鼻閉、それから胃腸障害としてして、吐き気、嘔吐、下痢、腹痛などがまいります。

いま述べられました症状は、他の呼吸器疾患と比べまして、特異的な症状というものがございますか。

インフルエンザに非常に特異的な症状というのはないと思います。で、むしろ前に申し上げましたように、インフルエンザ様疾患というのは熱と関節痛、筋肉痛、これで始まるものですから、たとえば南方などでは、デング熱とインフルエンザが一緒にはやりますと、その区別がつかないということもありまして、まあインフルエンザ様疾患というのは、言ってみれば、ときには原因がよくわからない熱性疾患であるという場合もあります。

インフルエンザの一般的な流行期というのはございますか。

これは国によって違いますが、わが国では、一一月から四月、五月ころまで、冬期を中心とする期間です。

インフルエンザの診断はどのようにして行われますでしょうか。

臨床診断は、まあ流行期にそういう症状を呈すれば、ある程度疑いということにして、処置するわけですが、確定診断をするためには、患者のうがい水、あるいは鼻汁の中から、主として孵化鶏卵を使いまして、原因であるインフルエンザウイルスを分離すること、それから第二には急性期と回復期の少なくとも二つの血清をとりまして、その間にインフルエンザウイルスに対する抗体価が明らかに上がっていること、この二つがそろえば確定診断が決まるわけです。

臨床診断というのは言ってみますと即時に診断がつくと思いますけれども、いまおっしゃった確定診断をするためのウイルスの分離と、それから血清の反応ですけれども、これはその結果が出るまでには大体どれくらいかかりますでしょうか。

インフルエンザの含嗽液をとってまいりまして、それを通常二日、孵化鶏卵の尿膜腔に接種いたします、で、ウイルスが陽性であれば三日後に採取いたします尿膜腔の中に、ニワトリの赤血球を凝集するものが出てくるわけです。しかしそれだけではまだインフルエンザウイルスということを判定することができませんので、この血球凝集反応が、インフルエンザウイルスに対する、あらかじめ用意しました免疫血清で、はっきり押えられるという証拠をつかんで、まずウイルスの分離が確定するわけです、この間一番急ぎまして、まあ五日から一週間くらいかかると思います。それから血清診断の場合には、回復期の血清の入手が必要なので、これは発病後、通常一〇日から三週間くらいまでの間に採取されます、ですから、これをとりましてから、今度は手持ちの診断抗原にあてて抗体検査をいたしますので、患者が発病いたしまして、急性期の血清がとられてから、全部の操作が終るまで、少なくとも二週間から三週間かかるものと思われます。

ただいまお話がありましたほかに、インフルエンザの診断法として、蛍光抗体法という方法があることをご存知でしょうか。

知っております。

この蛍光抗体法というのは、一般に行われておりますでしょうか。

これは一般的に行われている方法ではないと思います。なぜならばやはり特異な免疫血清と、それから今度は蛍光色素を付着した免疫血清に対する抗血清を用意しなければなりません。で、免疫血清はよろしいんですが、蛍光色素を付着させた血清というのは、市販でございますが、かなり高いものです。まあそれとこの診断をするためには、蛍光顕微鏡とか、そういう特殊な設備を必要としますので、これもある程度投資がいります。それから沢山の数をこなすというには、なかなかやはり余程手慣れた人でないとうまくいきません、そのような理由で一般にほかの方法があるのに、蛍光抗体法を使うということは通常行いませんので、一般化されていないわけです。

インフルエンザの臨床症状は、特異的ではないというふうにお話がございましたけれども、特異的ではないから、インフルエンザの臨床診断は正確ではないんだというふうな見解がございますけれども、こういうふうな見解に対する証人のコメントと言いますか、どういうふうなお考えでしょうか。

私はその見解は正しいと思います、少なくとも臨床的にインフルエンザらしいということは言ってもいいんですけれども、まあインフルエンザであると断定することは、まずできないと思います。で、実は急性の呼吸器系の疾患、インフルエンザ様の疾患を呈する感染症は、ほかに沢山あるわけですから、それもそこに含まれていると思います。

それはたとえばインフルエンザの流行期であります冬期において、インフルエンザが流行しているような状態の中でも、同じようなご見解でしょうか。

インフルエンザの流行期において、臨床的に、あるいは、疫学的に診断されるインフルエンザ様疾患というものが、実際インフルエンザであるという確率は、かなり高くなると思います。とくにですね、大きな流行の場合ほど臨床診断が適合する確率は高いと思います。

インフルエンザの臨床症状について、いろいろお話いただきましたが、そういうことをふまえて、他の呼吸器疾患と比べてインフルエンザには、どのような特徴がありますでしょうか。

臨床症状のことをご質問でしょうか。

ちょっと具体的に言いますと、たとえば伝染性の点などを比べますとどうでしょうか。

インフルエンザ様疾患を呈する伝染性の病気は、主としてウイルスが原因となっておりまして、いくつかございます、で、その中でインフルエンザは、何と言いますか、流行の広がりが、一番まあはやく、広範囲に広がるという点では特異だと思います、で、そのほかの伝染性のウイルス性疾患は、ある程度の集団発生はすることがありますが、短期間の間に全国的な流行をするとか、あるいは国を越えて流行するということはないように思います。

それからインフルエンザに罹患する人は、大人も子供もなべて罹患するという点も一つの特徴でしょうか。

そうですね、やはり罹患率の調査を見ますというと、子供の罹患率は高いようです。で、成人の罹患率に比べるとかなり高いという記録が出ております。その子供と言いますのは、大体一〇歳前後のところに、罹患率のやまがあるようです。

甲第七一号証を示す

この九〇ページで海老沢氏は表1と2から急性呼吸器疾患のうちに、インフルエンザの占める割合は、大きくはないんだというふうに見解を述べられておりますけれども、こういうふうな見解に対しては証人はどのようにコメントされますでしょうか。

私はこのリポートに関するかぎり、この数字はやはりある程度信頼のおける数字であると思います。ただこのリポートはある程度長い期間を通して、例数を集め、そしてその原因分析をしているわけで、これはインフルエンザの流行も、そうでないときも、まあ一緒になっているわけです。この場合に、この英国の結果で言えば一九六一年から一九六四年まで通して見ると、やはりインフルエンザの占める割合は七パーセントくらいになると思います。つまり流行した年か、そうでない年か、あるいは通年と言いますか、オールシーズンを通して見ると、こういうふうな割合になるけれども、問題の時期をつかまえればもっと高い割合になるんじゃないかというふうにお考えになるんでしょうか。

そうです。

次にインフルエンザの病理について、お伺いしますけれども、インフルエンザの病理というものは、どういうふうなものでしょうか。

インフルエンザの病理というのは、ウイルスの増殖と、その増殖によって起こる細胞乃至組織の機能破壊ということで言えると思うんですが、ウイルスが最初人間の身体に入る門戸は上気道である、すなわち鼻腔から上部気管の表面の上皮であります、でこの上皮にウイルスが侵入いたしまして、そこの上皮細胞で活発に増殖し、それから今度は水平的に深く入っていくと同時に血流の中に入って全身にばらまかれると、そして筋肉とか肺とかそういうようなほかの臓器に到達する、それでまたその臓器の機能障害を起こすということになります。そうしますと気管支の運動がウイルスの感染によって弱められると、その結果起きるのは、細菌の二次感染ということになりましょうか。

そこのところをもう少し詳しく申し上げますというと気管の上皮には繊毛がはえておりまして、常に排泄物を口のほう、すなわち外側に向かって押し出すような作用をいたします。それが正常の機能です。そこにウイルスが侵入いたしまして、増殖しますと、細胞が破壊されます、あるいは細胞の機能がそこなわれます、でその繊毛運動が非常に疎外されるわけです。またそこにいろいろな障害がある結果、気道内のいろいろな分泌物も沢山出てまいります。そういうものが普段は正常に外へ排泄されるんですが、その排泄がうまくいかないで、中にとどまる、つまり素人的に言えば、これが痰です。それに今度はその近所にあります細菌が付着いたしまして、それを培養基のようにして増えていくと、そのために今度は細菌の二次感染による気管支炎を起こしてくるわけです。で、インフルエンザで肺炎になるということをよく申しますが、それは、そういう二次感染による細菌性肺炎がかなりあるというふうに考えられます。

インフルエンザによる死亡というものは、細菌の二次感染による余病の併発による死亡でしょうか。

まあそう断定するわけにはいきませんが、そういう細菌の二次感染による肺炎は、インフルエンザの死亡の大きな原因になっていると思います。

反対にインフルエンザそのものの感染によりまして、死亡するということもありましょうか。

これはないとは言えません、しかしインフルエンザの純粋な感染による致命率と言いますか、これはあまり高くないものです、で、通常一パーセント以下と思います。但しその本人がほかの病気を持っているときには、別だと思います。

いまお話のインフルエンザの病理に照しまして、インフルエンザに罹患するのが好ましくない人というのは、どのような人でしょうか。

これは調べるには、超過死亡という調査をやるわけですが、つまり普段人は時々刻々亡くなっているわけですが、インフルエンザの流行がありますと、特異的に死亡率が高くなってまいります、で、これをそもそもいろいろな病気を持っている人で、別々に計算いたしますと、本来慢性気管支炎を持っているような人、あるいは心臓血管系の基礎疾患のある人などは、超過死亡と言って、死亡率が、インフルエンザの流行期に高くなりますので、そういう人はインフルエンザが比較的危険な病気になると言えると思います。

では、老齢者はどうでしょうか。

老齢者は、まあ年齢によって違いますが、一般的に言って、気管支拡張症の人が多い、あるいは慢性気管支炎に罹患している人が多い、で、そのため、あるいはまあ別の老化の原因で、心臓の負担もかなりかかっている人が多い、そのために老人におけるインフルエンザの死亡率は高くなると思います。

では、乳幼児はどうでしょうか。

統計的には、乳幼児のインフルエンザ死亡率が高いというふうには、私は聞いておりませんけれども、しかし、乳幼児は、いろんな意味で、身体の、たとえば体温調節のような機能が未発達なところがありますので、そのためにインフルエンザばかりでなく、こういう熱性の疾患にかかったときには、やはりそれ以外の成人に比べまして、重症になる危険は高いと思います。

そういたしますと、いまお話のあったような人は、インフルエンザに罹患すると、死亡したり、あるいは重症になるおそれが多分にあるということでございましょうか。

そのとおりです。

そこで、超過死亡ということが、いまお話に出ましたので、
乙第八七号証を示す
これは証人のお書きになりました論文ですね。

そうです。

これは「臨床とウイルス」の六巻三号に載ったものですね。

そうです。

これの七四ページに、図の１として、インフルエンザの超過死亡のことが書いてあるんですけれども、この図の読み方なんですが、一番下の線はこれは何を示しているんでしょうか。

一番下に、小さな凸凹の山が、年号と一緒に書いてありますが、これはインフルエンザの罹患率を示しているものです。ですからこの山の大きな年に、インフルエンザの大流行があったということになります。

横に一〇〇〇、二〇〇〇、三〇〇〇と目盛が書いてありますけれども、これは何を示しているんでしょうか。

これは一〇万人に対するインフルエンザの患者の数で表わした罹患率だと思いますが。

そうするとその上のほうに、Ａというふうな表示のついた線がありますけれども、これは何を示しておるんでしょうか。

これは死亡率です。

何の死亡率ですか。

一〇万人に対する死亡の数を言っているんじゃないでしょうか。

肺炎、気管支炎、インフルエンザの死亡率ですか。

そうです。

そうするとＢの線は何を示しているんでしょうか。

Ａ、Ｂ、というのは、これはその当時にはやったウイルスの型を示しているわけです、ですからＡと書いてあるところに、大きな山があります場合には、これはＡ型のインフルエンザがはやった、ＢのときにはＢ型、Ａ、Ｂと書いてあるときには、両方の型の混合流行があったということです。

つまりＡとかＢは、これはインフルエンザウイルスの型を示したものなわけですね。

そうです。

そうすると、横の二〇から四〇のあたりに、同じような高さの山が並んでいますけれども、これは何を示しているんでしょうか。

これはですね、この年間を通じて、平均的な死亡率の山をここに計算して、プロットしたものだと思います。

横の二〇から一六〇まで目盛がまた打ってありますけれども、これは何を示しているんでしょうか。

これは一〇万人に対する死亡の数だと思います。

そういたしますと、要するにこの図から何が読みとれるんでしょうか。

結局ですね、よくこれは気温なんかに対比されてお考えになるといいんですが、今年は暑いというときに、平均気温よりどのくらい高いかということで表現されるわけです。で、今年はインフルエンザがはやって沢山死んだかどうかというのを見るのに、平均の死亡率に対して、その年の死亡率を見ると、こういうことになります。で、この表が示しておりますのは、肺炎、気管支炎、インフルエンザという死因による死亡率が、平均の年の死亡率よりはインフルエンザの流行した年に、著明に高くなっているということを示しているわけです。

ちょっと話は変りますけれども、インフルエンザに特異的な治療法というのは、ございましょうか。

まあ一般に認められる特異的な治療法というのはないと思います。

次にインフルエンザの感染経路、これはどのようなものでしょうか。

さきほど申し上げましたように空中にありますインフルエンザの原因ウイルスを吸入することによって感染するわけです。

インフルエンザのウイルスは、どういうふうな状態のときが、一番繁殖するんでしょうか。

状態とおっしゃいますと、それはどういう状態のときに流行するかということでしょうか、それとも

気候ですね。

個人の。

いや個人じゃありません、天候とか気温とかそういうことです。

どういうときに感染しやすいような環境が作られるかということですね。

はい。

一般にこのウイルスは特殊な季節があるわけですが、インフルエンザウィルスは、通常患者の痰とか、それから鼻汁のようなところに大量に分泌されてくるわけです。で、その中のインフルエンザウイルスは、そんなに抵抗力の強いものではありませんが、乾燥しているときには、この排出されるもの、これはしばしばせきのときに霧のようになって、まあ水滴の中に入っているわけです、ウイルスは。あるいははなをかんだハンカチの中で乾くわけです。そういう乾いた状態になりますと、ウイルスのまわりに、蛋白の一つの防禦壁ができたような形になりまして、ウイルスの抵抗力は非常に強くなるわけです。ですから乾燥した時期にはインフルエンザウイルスは感染しやすい状態になるということが言えると思います。それからもう一つは、いかにそういう状態がありましても、人から人へうつるものですから、その人と人との距離が十分遠ければ、なかなか感染しない、つまり距離に逆比例するわけです。そこで密集しているときには、その距離が縮まりますので、感染は非常によく起こるということになります。つまり乾燥して密集するというのが、環境としてはインフルエンザにかかりやすい環境だと思います。

伝染病の予防対策といたしまして、一般的に感染源対策、感染経路対策、感受性者対策というのがあげられるんですけれども、このそれぞれに即してインフルエンザはどうかということをご説明願いたいと思います。

インフルエンザの感染源は、まあ申し上げましたように、患者であります、ですからその患者をとじこめてしまえば流行は阻止されるわけです。ですけれども、インフルエンザの患者を人に触れないように、とじこめるということは、大変に実際問題として難しいことです。感染源対策というのは、その点大変に難しい、まあ素人的に言いますと、せきからウイルスが出るんだから、マスクをすればある程度感染源対策になるだろうなどと申しますが、これはあまり効果がない、で、感染経路対策としては、これもさきほど申し上げましたように、感染しやすい環境があるわけです、ですからそういうウイルスが濃厚にただよっているような環境に近づかないこと、これは一つの対策であると思います。で、赤ちゃんなどをひとごみの中に連れていく、あるいは病気だからと言って病院の待合室なんかに連れて行きますと、むしろインフルエンザに関しては感染の機会が多くなるということはあると思います。ですから感染経路対策としては、そういう患者さんが含まれているような、または密集したような、ひとごみに近づくなということは言えると思います。しかしこれも程度問題であると思います。で、第三の感受性者対策というのは、かかりやすい人をかかりにくいようにしようと、こういうわけで、これが、インフルエンザのワクチン注射ということになります。

そういたしますと、インフルエンザの予防対策としては、いま考えられる有効な対策としては、感受性者対策であるワクチンの接種であるということになりますか。

まあ、理屈の上で割りきってやれるというのは、ワクチンということになると思います。

そこでワクチンのお話が出ましたので、インフルエンザワクチンの感染予防の原理と言いますか、これはどういうものかご説明願いたいと思います。

ウイルスが最初に侵入するのが気管の上皮でありますので、その侵入を阻止すれば感染を防げるわけです。で、通常その侵入を阻止するものは、特異的に阻止するものは、この気道内に排泄される抗体、インフルエンザに対する特異抗体であります。で、インフルエンザワクチンの原理は、ウイルスを生のまま、生ワクチンでしたら生のまま、日本でしたら不活化ワクチンを使っておりますが、殺したウイルスを体内に注射し、身体にインフルエンザの免疫抗体を産生させ、それがある程度高くなりますと、気道内にも分泌されてきます、そういう状態にして、ウイルスの侵入を防ごうというのが原理です。

インフルエンザワクチンの接種対象者としては、証人はどのような人をあげられますか。

私は、まあインフルエンザワクチンは、どんな年齢にしても、効果だけを考えれば、それなりの効果は期待できると思います。ですから個人的な立場を考えれば、どうしてもインフルエンザにかかりたくないという場合には、そちらのほうを考えて注射するわけですが、ワクチンにはいい面ばかりでありませんで、副反応を起こすという好ましからざる面があるわけです。通常そのいい面の効果と、好ましからざる面の副反応とを、バランスにかけて、そしてワクチンを接種するのが理論的に正しいと思います。

さきほど、インフルエンザに罹患すると危険な人ということで、心臓疾患のある人、それから気管支疾患のある人、それから老齢者、乳幼児というものをあげられましたけれども、これはいわゆるハイリスクグループですね、こういう人をインフルエンザワクチンの接種対象者とするのは相当であるというふうにお考えでしょうか。

これは多数の人、とくに欧米関係の学者、それからＷＨＯでも、老人とか、それから慢性気管支炎をもっている人、結核患者、あるいは心疾患をもっている人、そういうハイリスクグループにワクチンを打つのは、妥当であると、こういうふうなことを言っておりまして、私もその考え方には賛成です。

そのほか、たとえば公共性の高い職業の人も、たとえば、医療従事者であるとか、警察官であるとか、消防隊員であるとか、公共輸送の従事者であるとか、こういう人も接種の対象者としてあげられますか。

これは多少さきほどの基礎疾患をもった人と考え方が変っておりまして、確かにインフルエンザにかかっても、十分な休養がとれないような人、あるいは一日でも休まれては大変に影響の大きいような人、これは打つべきだという論議はございます。しかしさきほどのハイリスクグループに対する論議よりは、多少ウエイトが違うと思います。

さきほど、インフルエンザは、密閉した集団の中で、非常に伝染しやすいんだというお話がございましたけれども、そういたしますと、集団生活をしているようなところ、集団生活をしているような人もまた、接種の対象者とすべきでしょうか。

結局ですね、そういう集団生活をするところから、それはたとえば代表的なところは、学校とか事業場、とくに学校ですが、そういうところからインフルエンザの患者がみつかり、流行がひろがってくるというかつての疫学的な調査報告は多いと思います。ですからそういうところの人は、ほかの人よりもかかりやすいということは言えるわけで、そういう意味からすれば予防接種の対象にはなると思います。

インフルエンザワクチンの製造について、お聞きしますが、インフルエンザワクチンには、不活化ワクチンというのがあるわけですけれども、これの製造法の概略と言いますか、そういうものをご説明願いたいと思います。

まずワクチンをつくるには、そのたねであります、インフルエンザウイルスの何を選ぶかが問題になります、そのワクチンを使う時期に何がはやるかを十分検討して、まずワクチンのたねを選びます、で、このウイルスが選ばれましたならば、このウイルスを一一日、孵化鶏卵の尿膜腔というところにうえるわけです、そうしまするというと、四八時間から七二時間くらいでウイルスは尿膜腔の中にたまっております尿液の中に沢山たまってまいります、これが材料になるわけで、これを集めまして、それからこの中からいろんな成分が入っておりますので、できるだけウイルスだけをとり出すような操作を行いまして、それからウイルスが生きていてはまずいので、フォルマリンなどでこのウイルスを不活性化いたしまして、そしてワクチンとするわけです。

ウイルスの培養の材料として、孵化鶏卵を使うということですけれども、この孵化鶏卵を使う、何か特別の理由をいうのはあるんでしょうか。

まず第一に、インフルエンザウイルスにはいろいろな株がありますが、どの株でも孵化鶏卵にはよく増殖するということ、それから卵という材料は、世界のどこの国でも比較的安価に大量入手ができるということ、そういうようなところで、選ばれていると思います。

その材料として、孵化鶏卵を使うから、卵アレルギーのある人には、何かの反応が起きるんじゃないかということを言われておりますけれども、これはどういうふうな反応が起きるんでしょうか。

卵を食べると発疹が出たり、悪心嘔吐を起こしたり、下痢をしたり、そういう人があると言われております。で、そういう人を普通卵アレルギーというんですが、日本人には、あまり多いという話は聞きませんが、欧米では、そういう記録がしばしばあります、で、そういう方に、インフルエンザワクチンは、卵でつくっておるものですから、いかにウイルスをきれいにしようとしても、卵の蛋白などは、多少残りますので、そういうものを注射するとやはりアナフィラキシー様の反応を起こすと思います。そこでインフルエンザワクチンには、卵アレルギーの人は、禁忌であるというふうに言えると思います。

これはかつて伝染病予防調査会の予防接種部会でも話が出たんですが、欧米で言われるほど卵アレルギーは、日本人にはあまりみられない体質なんですか。

日本人には、そういうはっきりした卵アレルギーの人は少ないという話を聞きました。

こういうふうな卵アレルギーが問題となりますワクチンは、ほかにございますか。

ほかに卵の細胞を利用したワクチンというのはございます。日本で使われているものとしては、たとえば黄熱ワクチンは卵のワクチンであります、それから風疹のワクチンでしたか、卵のワクチンがあると思います、そんなものでしょうかね。

要するにインフルエンザワクチンだけが卵アレルギーになるんじゃなくて、ほかにもそういうふうな問題になるワクチンはあるわけですね。

あります。

この卵アレルギーの問題は、これを接種の禁忌とすれば回避できる問題なわけですね。

卵アレルギーのはっきりしている人は、ご本人がよく知っている、あるいは本人のまわりの人がよく知っていると思いますので、それは回避できると思います、ただそういうことをどういうふうにして調べるかというのが、問題だと思いますが、問診は簡単にできると思います。

卵アレルギーとは別に、鶏卵に付着している雑菌がワクチンに混入して、何か反応を起こすというふうに言われておるんですけれども、これはどういうふうな反応を起こすんでしょうか。

これはちょっと素人の方はびっくりされると思うんですが、卵の中に、バクテリアがおることがあります。そしてそれがワクチンを造るときに当然混入してくるということがございます。で、かつて、まだ私がインフルエンザワクチンを直接担当していなかったころ、卵の中の細菌が、やはりワクチンにとっては頭痛のたねであるという大変な論議になった時期がございます。で、この菌はそんなに病原性の強い菌ではありませんが、菌体が体内に注入されますと、あるいは菌体が壊れて、その成分が体内に注入されますと、主として、動物またはヒトに発熱反応を起こすというようなことが証明されております。

発熱反応のほかに、何かもっと重篤な反応が起きましょうか。

まあこの菌というのは、一種類ではございませんので、いろんな菌があります、ですからそれによって、また考えることも違うと思いますが、まあ異種蛋白であることは間違いありませんので、一般に異種蛋白が注入されたときには、いろんな反応が起こります。しかし一般的には発熱というようなことで言っていいと思います。

発熱の発生の割合なんですけれども、これは接種を受けた人は、何パーセントの割合で起こるとか。

そうですね、いまのワクチンとそれから、

いまお聞きしているのはＨＡの前のワクチンを前提にしているんですが。

前のワクチンの発熱反応は、やはりパーセントにしまして、数パーセントと言いますかね、そのくらいにはあったんじゃないかと思います。

その雑菌を除去するために、どういうふうな精製法が採用されておったんでしょうか。

これもいまの話ではなくて、

前の不活化ワクチンの話です。

前のホールワクチンの時代を考えてみますると、精製方法として、一般的に使われていた方法は、シャープレス遠心機という連続高速遠心機でウイルスの粒子を集めるという方法で精製したわけです。そのほかメーカーによりまして、珪藻土に吸着する方法とか、あるいは化学薬品で沈澱する方法とかをとっていたところはあると思いますが、まあもっとも一般的だったのは、さきほど申し上げたシャープレス遠心機による精製であります。これである程度混入している菌と実際のワクチンで望ましいウイルスとを分けることはできます。

ゾーン精製法というのもあったんですか。

ソーン遠心機精製法というのは、比較的最近になりまして、ワクチン製造に導入されたものでホールワクチンでゾーン遠心法によるワクチンを造った時期は、たかだか二年くらいだったんじゃないかと思います。

（以上　林　哲　朗）

被告代理人（吉戒）

今おっしゃった精製法で雑菌は完全に除去できますでしょうか。

完全に除去するのはむずかしいと思います。

これは精製の純度をどんなに高かめても完全には除去できないわけですか。

理論的にはできます、しかしお話が以前のワクチンということになっておりましたので過去の話をしているわけです。

こういうふうなその精製とは別に、鶏卵の汚れといいますか、これはニワトリの飼い方次第でも大分違うんじゃないでしょうか。

これはお説の通りで、同じ卵でワクチンを造っていながら現在では卵の中の細菌のその混入は、ほとんど問題にならないということであります。かつての卵と今の卵がどうして違ったのか、これを私はやはり非常に関心がありましたものですから調べたんですが、そのバクテリアが卵の中にはいるのは卵形成の初期に非常に汚れた巣の中にめん鳥がいるとそれが起りやすいと、ですからニワトリの飼育方法を非常にきれいな鶏舎で飼うことによってこの細菌の混入は大変防げるのであるという話です。で、この鶏舎をきれいにさせるためには今度はワクチン業者が卵に対する注文を厳しくして自分のところでチェックしてそういう卵を納める養鶏場からは買わないということにしたと、そういうことが今は卵の質を非常に高かめているんであります。

そういうふうなことから卵の質がよくなったのは大体何年頃かおわかりですか。

製造所は日本に七社あります、七社全部が一斉に同じような傾向を取って来たかどうかはわかりませんが、昭和四七年から四九年頃からきれいになって来たと思います。

この雑菌が混入しておったのはこれは日本のワクチンだけでしょうか。

いや、これはインフルエンザワクチンを卵で製造しているメーカーどこでもやはり問題になっていたようです、たとえば私共のような今度は研究に卵を使う機関でも卵をそのまま信用して実験に供すると雑菌で悩むということはございました。

次にHAワクチンのことについてお伺いいたします。昭和四七年からHAワクチンが使用されておりますけれども、このHAワクチンの製造法の概略をご説明願いたいと思います。

HAワクチンというのは、簡略に申しまして、インフルエンザウイルスをエーテルで処理することにより、ウイルスをばらばらにして、で、エーテルに溶けて出る脂質の成分を取り除いてやるそういうものです。で、こういう操作を加える時にウイルスの出発の液があんまり汚いとそういうことはできませんのでかつてのワクチンよりはるかに高度なまず精製ウイルスを準備してそれからエーテルで破壊するという方法を取っておるようです。ですからHAワクチンを製造しているほとんどの業者すべてといっていいと思いますが、ゾーン遠心法という高度な精製法を応用しております。

そういたしますと、前の不活化ワクチンとHAワクチンの組成の大きな違いは、そのウイルスの脂質のあるなしかという点が一番大きな違いでしょうか。

そうですね。HAワクチンといってもそのHAというのは一応インフルエンザの防禦抗源と考えられているんですけれども、それだけを取り出したワクチンではない、むしろウイルスを壊したワクチンである、で、はっきり質として違うのはおっしゃる通りエーテル層を取り除いてしまいますので、エーテルに溶けて出る脂質が除去されているということになると思います。

副作用の点はどうでしょうか。

副反応は、このHAワクチンが実用化される時に、インフルエンザ研究会で調べられたデータがありますが、それによりますと、四分の一から七分の一位に副反応が減っているというふうに出ております。

そういたしますと、副反応には脂質のあるなしがかなり影響しておったということになりますでしょうか。

これを学問的に証明することは、まだむずかしいので、いろいろ議論のあるところです。しかしエーテルに溶けて出る脂質がやはり今まで副反応として考えられていた原因の一つであったとはいえるんではないかと思います。

副反応の点はそういうことなんですが、有効性の点はどうでしょうか。

HAワクチンが世に出た時には、有効性はその使用濃度にもよりますが、同じ濃度でホールワクチンすなわち全ウイルスワクチンと同じという考え方で実用化されたわけであります。で、その後多数の研究結果が出てまいりましたところ、やはりHAワクチンにしますと同じ濃度のウイルスであってはホールワクチンより有効性といいますか力価が下がっているということはどうやら定着しつつあるようであります。そのために、わが国では副反応を少しでも軽減させるという考え方のもとに、HAワクチンだけにいたしておりますが、諸外国においては未にHAワクチンよりもその全体のワクチン、ホールワクチンがより多く使用されている現況です。

不活化ワクチン、ホールワクチンとHAワクチン合わせてなんですけれども、日本のワクチンの製造のレベルは諸外国と比してどうでしょうか。

日本のは不活化ワクチンでは非常に高いレベルにあると思います。で、これはやはり日本の予防接種対象が非常に大きいと、で、それをまた予防接種法という法律のもとでやっているというために、特にその点多数の研究者がその研究に従事したためであると思います。

次にワクチンの有効性についてお聞きしますが、ワクチンの有効性とはどういうふうなものなんでしょうか、ワクチンを打つとこれはまったく感染しなくなるんでしょうか。

ワクチンの効果があったというのはやはり程度があると思います、で、最もワクチンが効いたといえるのはワクチンを打った人が、本来かかるはずであるのに全然感染を受けなかった場合であります、で次に部分的に有効であったというのは感染はしたけれども本来重いはずである臨床症状が軽くなっていると、このですから二つが有効という中にはいっていると思います。

今おっしゃることを要約しますと、つまりワクチンの効果としてはその一つはまったく感染しない、もう一つは部分的に有効であると、この二つがあるということですね。

そうです。

この有効かどうかというのはどのようにして確かめるんでしょうか。

ワクチンが有効であるかどうかということを決めるには、いろいろな方法があると思います。で、一番信頼のおける方法といわれているものは、対象集団を二つに分けて、片方にはワクチンを打ち、片方にはプラシーボーとしてワクチンでないもので処置し、そして自然の暴露に任せ両グループの罹患率を比較すると、あるいは感染率を比較すると、こういう方法が一番信頼のおける方法だと思います。

その方法に基くデータというのはございますか。

これはあります。で、一般にこういう実験は非常にやりにくいんですが新しくインフルエンザの全然従来と違った型が流行して来た場合に小規模ながらそれに対応するワクチンを造って接種したと、そして接種しない分と比べたという結果は、一九六八年香港風邪ウイルスが流行した時に行われております、でこの結果は必ずしも厳しい批判に耐えるものではありませんが、一つは福見秀雄氏によって発表されているもので、有効率九一パーセントと出ておりますし、一つは公衆衛生院の杉浦昭らによって発表されておりますデータで、これの有効率は八〇プロとなっております。

今の方法のほかに、有効性を確認する方法がほかにありますでしょうか。

ほかにはインフルエンザの予防は、抗体が有効であるという考え方のもとに、接種した人にどの位の割合でどの位のレベルの抗体の感染させるかということを見る、こういう方法があります。

つまりそのワクチンを打ったあと、血中抗体価を見るということですね。

そうです。

このどの程度血中抗体価があれば免疫といいますか、感染予防になるかという点についてはいろいろ見解もあるようなんですけれども、証人はどの程度の抗体の上がりがあれば感染予防になるというふうにお考えでしょうか。

それは先程のおっしゃるパーシャルな効果かそれとも完全な効果かどっちをお考えになっているでしょうか。

それぞれに分けて。

ウイルスの株によって多少違うと思いますけれども、感染をしないというような完全な効果を期待するためにはそれの流行株で測ったHI抗体価が一二八倍以上あればまずその希望は達成せられると思います、でそこまで行かないけれども六四倍から一六倍位の抗体価があった時には発症は軽くてすむつまり本来ならば休む位の病気であるのが、まあ休まないですまされるというような効果が期待できるんではなかろうかと思います。

そこで効果のことなんですけれども、そのワクチンを接種すると今お話に出ております血中抗体、Ig Gというんでしょうか、これはできても局所抗体IgAはできないから、気道の感染は妨げないという見解があるんですけれども、これに対しては証人はどういうふうにコメントされますでしょうか。

確かにIgAを有効に完成させるためには、局所にですね、局所に抗源を入れるのが一番よろしいといわれております、つまりインフルエンザのワクチンで考えれば生ワクのスプレーなどが一番IgA抗体を局所に完成させるためにはよろしい方法と思います、しかし不活化ワクチンを注射いたしましても血中の抗体化がある程度高ければIgA抗体は気道内に分泌させると思います。ですからあるレベルの抗体を獲得すれば実際の調査では有効になるというのはそういうところにあると思います。

今おっしゃったスプレーワクチンというのはソビエトの学者が開発しておるんですか。

ソ連では生ワクチンがかなり研究と実用化の開発が進んでおりますのでやられておると思います。

その生ワクチンに対する日本あるいはその他の欧米の学者の評価というのはどういうものなんでしょうか。

日本でも生ワクチンの研究は進められております、それから欧米でもそういう研究者は沢山おります、で少なくとも効果に関しては同じウイルスの種を使う限りにおいて生ワクチンのほうが効果が高く、しかも長続きする、というような評価が得られていると思います。でただしこの生ワクチンを造り出す操作というものは、不活化ワクチンを造り出す操作よりは時日がかかりますし、偶然性に支配されます、そのためにインフルエンザウイルスがひんぱんに変異する時に、どの位の生ワクチンを用意すればどの位の期間インフルエンザの感染を予防できるか、そこのところがまだ見解が一定しておりません、ある極端な人は、一つの生ワクチンを使えば一〇年インフルエンザが防げるといいますし、ある調査結果ではやはり二年位しか効かないということもありますし、そこのところはまだ見解が一定しておりません。

それからワクチンを接種してもその不顕性感染といいますか、症状が出ない感染ですけれども、この不顕性感染は防げないから、他の人への流行は、流行といいますか、感染は防止できないと、いうような見解があるんですが、これについてはどういうふうにコメントされますか。

　これは先程申しました部分的有効という部類の人達がそういう範ちゅうにはいると思います。でこういう人は軽くかかっておりますので気道表面のインフルエンザウイルスの増殖はある程度許しております、ただしその経過は非常に短かいわけですが、しかし短期間といえどもウイルスは排出していると思います、そのためにも人にウイルスを移していることは考えられると思います。

つまりそのパーシャリー有効、部分的有効の人についてのみこういうふうなことがいえるんだということですね。

　そうです、これは実際には流行後に、流行したウイルスに対する免疫抗体が上っているかどうかで、感染したかしないかを決めているんですがこの方法で感染しなかったと判定される。つまり完全有効であったグループはおそらくウイルスは外に排出していなく、しかもですから感染源にはならなかったと思います。

証人ご自身は、インフルエンザワクチンを接種、自分に打ったんでなくて、他の人に接種されたことございますか。

　私は家族にも打ったことがありますし、自分でも打ったことがございます。

老齢者の方に接種されたことございますか。

　はい個人的な話を申し上げて恐縮ですが、私の父は現在八四歳で気管支拡張症もあり、そのために二次的な心障害もあります、いわば立派なハイリスクグループになっているわけでありまして、私としてはインフルエンザの感染が非常に命取りになる可能性があると判断して毎年三回打っております、と申しますのは二回というのが国で一応勧めている方法でありますが、これだと必ずしもそのワクチンの株と流行株が一致しない時に有効率が下がると、高くないということですね、それからもう一つはインフルエンザの流行期が非常に長い場合に、たとえば四月、五月になって免疫が切れてしまうということがあるわけで、その二つをカバーするために三回打っているわけです、でお陰様でこの数年はどうやらインフルエンザらしい病気にはかかっていないようです。

第一回目の接種はいつ頃されておりますでしょうか。

　これはやはり一一月の終りから一二月にかけて第一回目の接種をやりまして、四週間の間隔をおいて第二回目それから翌年の一月の末から二月の初めに第三回目というやり方を取っております。

これはワクチンに接種したあと、血中抗体がその感染防禦のレベルまで上がるまではどの程度と見てためされているんでしょうか。

　別に私は毎回その抗体価を測ってやっているわけではありませんが、一般的にいって不活化ワクチンを人にさして免疫を期待する場合には共通した法則がありまして、大体準備注射を行なった上に一か月以上の間隔をおいて追加免疫をやる、という方法により通常最も高い免疫効果を期待できるわけです、でこれは破傷風それからポリオの不活化ワクチン、日本脳炎ワクチンについても、まったく同じ法則が当てはまります、その法則にのっとって私は現在のスケジュールを考えてみたというわけです。

一か月間隔で、二回、三回接種されるようですけれども、これは結局その免疫の水準をある程度保つためにそういう間隔をおかれておるということですか。

　継続ばかりでなくて、力価も高いことを期待してですね、やっているわけです。

これは接種量はどうでしょうか。

　通常の大人の量です。

たとえば受験生などに接種されたことございましょうか。

　これはまた個人的な話ですが、私のうちでもこの春大学に受験した娘がおりますので、どうしてもこの冬かけたくなかったものですから、少なくともワクチンは打っておこうということで、やはり三回打ちました、で私のところに実は受験生からかなりひんぱんに問い合わせがあります、で親御さんから、あるいは本人からもですが、インフルエンザが丁度受験期にひっかかるものですから、この時に病気になると長い間の苦労を無駄にするというわけで、是非打ってくれと、私も実はその考え方に非常に賛成でして、そういう人にはまあ承諾を得ながらできれば三回打ちなさいというようないい方をしているわけです。

ワクチンの副反応のことについてお伺いしますが、ワクチンによって副反応が起きるのは、要するにそのワクチンという異物が体内にはいるからでしょうか。

　そうです。

副反応の症状を先程ちょっと発熱とかいうお話ございましたが、そのほかどういうふうな症状があるんでしょうか。

　重いものから申し上げますというと脳浮腫という循環障害がありまして、これは死亡率の高い非常に危険な副反応であると思います。そのほか神経麻痺あるいは発疹それから髄膜炎あるいは下痢、嘔吐、様々でございます。

なかなか数字でいうのはむずかしいと思いますけれども、今おっしゃった副反応の発生のひん度というのをご説明できますでしょうか。

これは私の考え方なんですが、一般にワクチンを注射することは、もちろん有効性を期待してやるんですけれども、副反応皆無ということはまず期待できない、問題はその副反応のひん度とそれから副反応の質だと思います。一番質の悪いのは死亡するような副反応でありまして、でこの副反応はできれば皆無というところまで持って行きたいのですが、人間の体は異種の蛋白質を注入すると、これに対しまして、どんな蛋白質であっても反応して血管、循環障害を起して、脳浮腫を起すことはあるようです。ですからたとえばソーク不活化ワクチンこれは副反応が比較的少ないと思われておるものですが、そういうワクチンのレベルまで副反応の率を落してやれば皆無ではないにしろ私は社会がある今度メリットを考えて、ワクチンの有効性は判断できると思います。

つまりそのワクチンというのは人間にとっては異種蛋白なんで、副反応が起きるんだということになりますと、これは宿命的な副反応であるというふうにいえるわけですか。

これは副反応で、特に重症な副反応を呈したご本人は、これは一〇〇パーセント問題であって、これは何とも割り切れない気持であるということはよくわかります、しかし集団のレベルから見るとこれはまったくゼロにするわけには行かない、というふうに思います。

ちょっと質問おかしいかも知れませんけれども、問診を十分にすると、この副反応の発生というのは回避できるんでしょうか。

問診によって回避できる副反応は確かにあると思います。たとえばけいれん性体質という人があります。こういう人はいろいろな調査の結果を見てみますと、ワクチンを注射するということが一つの誘因になってけいれんを起すということがいわれておりますので、そういうのは問診で避けることができると思いますし、それから現在ほかの急性熱性疾患にかかっている人は心臓にそれだけ負担がかかっているわけでありますから、ですからこれも問診によって妨げる副反応であります。でそういう人にはワクチンを打たないほうがよろしい、しかしながら問診によってすべて副反応が防げるかどうか、私は疑問だと思います。

この副反応のことで乳幼児は家庭の中にいて、親の目が行き届くし、またインフルエンザ自体が致命率が高い病気でなくて、良性の疾患だから、こういうふうな乳幼児には接種しなくてもいいんだというふうな見解があるんですけれどもこういうふうな見解に対しては、どういうふうにお考えなんでしょうか。

一般に私はワクチンを打つか打たないかを判断する場合には、その人がワクチンによって得るべきメリットがどの位あり、ワクチンを打つことによって考えられるデメリットはどの位あり、それをバランスにかけて判断すると、こういう原則が必要と思います。で、そこで赤ちゃんのインフルエンザということを考えてみまする、というと、確かに赤ちゃんは集団生活をすることは少ないと思います、特殊な保育施設を除いて、ですからそういう感染機会を防ぐということによってインフルエンザにかけないようにすることができるのならば、ワクチンは打たなくてもいいでしょうし、副反応というところから考えますと、前にもお話しましたように、赤ちゃんは体の機能分化がまだ固まっておりませんので異種蛋白の反応が異常に強く出ることがあると思います。だからこれはデメリットと思います、だからメリットはあんまりなくてデメリットが多いようだったらばワクチンはやらないほうがよろしい、しかし施設の赤ちゃんなんかはメリットがかなりあると判断されればデメリットのバランスにおいて打ったほうがよろしいと、それはやはり個々のケースによって随分違うと思います。

一般の家庭の子供は集団生活をしているわけじゃないんだから感染の機会が少ないといえば少ないんですけれどもたとえば親が外に働きに行っているとか兄弟が幼稚園とか小学校に行っているとかいうような場合にはそういう親兄弟を通してウイルスが家庭の中にはいり込んで来るということも考えられるわけですね。

それは当然そうです、母親が特にインフルエンザに感染してしまうというと、母親からその乳幼児にインフルエンザが移る可能性はむしろ非常に高くなるわけです、ですからそこを心配される特殊な向きがあれば、それはワクチンを打ってもいいと思います。ただ一般的には乳幼児は副反応のほうがやはり重要視されるという考え方がありまして、ワクチンはできるだけほかの方法で病気を予防することにして、ワクチンを打つのはできるだけやめようという、そういう気運があることは確かです。

それはＨＡワクチンでも同様なんですか。

同様です。

では日本では学童に接種しておりますけれどもこの学童に接種することについての証人のご見解を伺いたいんですが。

これはいろいろと賛成不賛成の議論が多い予防接種だと思います、で私はその根拠が学童に罹患率が高い、それから学校が一つの閉鎖形の場を作って感染者を急速に広げる作用があると、そういうことはあると思います。ですからその今の予防接種法がやはり社会の伝染病予防のために、予防接種をやるんだという考え方が根底にありますので、そういう考え方を前面に押し進めて行くとなるほど学童に集団接種をするということが正当な手段ではないかと思います。しかし私はこういう考え方だけでは予防接種はうまくできないと思いますので、将来はもっと柔軟に対処すべきであるという見解です。

ちょっとそこがはっきりしないんですが、つまり今の法律の建て前が変ればということですか。

そうですね、予防接種というのはこれは私も書いたものがございますが、普通の薬を自発的に患者さんが取るのとは違うんだということが非常に大きな問題だと思います。つまりまったく健康な人が今の日本ではある程度法的な勧めによってむしろ強制的にワクチンを打たれると、それから一般の人はワクチンというものはもうお上が強制的にやるものであって、どういうものであるという実態を知ろうとしないと、こういう環境はやはり将来の予防接種にとってはよくないんではないかと思います、そういう意味です。

これは欧米では学童の接種というのは集団接種はしていないようなんですけれども、どうしてなのかその理由をご存知ですか。

これはやはり申し上げたように、伝染病予防に対する考え方の違いがあるんじゃないかと思います、日本は天然痘で非常に象徴されているように伝染病は患者を隔離すると共に、その広がりをできるだけ押えるというのが根本になっておりましてですから予防接種も社会を防禦するためにやるんだという考え方が定着しているわけです。ですからそういう根拠のもとに立てば学童に接種するということが考えられて来るのはわかるような気がするわけです。しかし欧米では予防接種はもちろん集団を予防するためにはあるが、そのほかに個人が病気にかかるのを予防するんだという考え方がかなり一般にも、それから専門家のほうにも定着していると、そのためにインフルエンザはどっちの立場を取るかといえば個人の立場を取るとこういうふうに判断されているのではないでしょうか。

子供の頃から毎年インフルエンザワクチンを接種していると、成人してまた接種した時にそのショックを起すんだということはあるんでしょうか。

それははっきりそういうものが多発したらこれはペニシリンショックと同じようにただちに処置を取らなければならないと思いますが、少なくとも私共は今までいろいろな調査結果を見た限りにおいては頻回注射するために何か特殊なアナフィラキシー状態が起っているんだということを証拠立てるようなものがまだないように思うんですね。

（以上　高　橋）

被告代理人（吉戒）

インフルエンザウイルスは、毎年その株が変移しておるということなんですけれども、このウイルスの株の変移を予測するためには、どういうふうな手段が講じられておるんでしょうか。

確かに、インフルエンザウイルスは、非常に頻繁に、毎年といっていいぐらいに、抗原の型を変えているわけです。これを予測するということは非常にむずかしくて、現在でも多数の世界の学者が研究しておりますが、全然まだ新しい型の出ない前に予測するということは、ほぼ不可能と言っていいと思いますが、むしろ型の違ったウイルスが現われるのを、できるだけ早く把握して、それを、流行のひろがる前にワクチンにのせていくと、こういう努力をするわけです。

このウイルスの株の変移ですけれども、素人考えで言いますと、この年はA型のある一つの型で、次の年はまたA型の違う型だというふうに、毎年毎年、まったく違った型が一つずつ現われていくのか、それとも、流行期であります、その冬に、二～三種の株がはやって、その中のいちばんはやり方の少なかったものが、その次の流行期まで持ち越されて、次の流行期の大きな流行株となるのか、そこらへんのところがちょっとよくわからないものですから、説明していただきたいと思うんですが……。

大体、インフルエンザの流行期にいくつもの型が同時にはやるということは、どちらかというとめずらしいことでありまして、大体一種類、ときに二種類の型が流行いたします、そして、新しい型が出るときには、その前の型の流行がほぼ終息する時期に、突然現われる、そしてそれが次の流行期につながるという形をとってくるようです。

WHOに、インターナショナル・インフルエンザ・センターというのがあるそうなんですけれども、これはどういうふうな役割をはたしておるんでしょうか。

これは、インフルエンザに関するいろいろな疫学上の情報を集め、それをできるだけ早く各国に知らせ、またワクチンに関しても、適時、適切なリコメンデイションを申し上げるということをやっているわけです。前にも申し上げましたように、できるだけ早く流行のはしりをキャッチするということが、今行ないうる最善のワクチン改善策ですから、これを世界が地球上のレベルで行なうために、WHO活動が、活発に活動しているわけです。

日本にも、その下部機関と言ったらあれかもしれませんけれども、やはり、インフルエンザ・センターというのがあるようなんですけれども、これはどういうふうな役割をはたしておるんでしょうか。

日本にあるセンターは、ナショナル・インフルエンザ・センターと言いまして、インターショナル・インフルエンザ・センターに協力いたしまして、自分の国の情報をできるだけ早く世界の情報の中に組み入れてもらうと同時に、世界の情報をできるだけ国内に早く連絡する、そういう役目を持っているわけです。

この日本のナショナル・インフルエンザ・センターは、これは予研にあるわけですか。

そうです。

そういたしますと、そのWHOのインフルエンザ・センターが流行のはしりをキャッチして、それを各国に流すわけですけれども、それをうけて、そのはしりとなったウイルス株が、次の流行期に流行するんじゃないかというふうに予測して、ワクチン等を製造するということになるわけですか。

結局、WHO活動のウイルスの情報はいろいろな種類のものが出てくるわけです。で、新しい種類の新しい型のウイルスが出てきたら、そのネットワークを通じて、刻々情報がはいってくるわけですが、わが国としましては、このウイルスがわが国ですぐはやるかどうかということは、国民のそのウイルスに対する感受性を決めないと判断ができないわけです。ですから、あくまでWHOの情報は尊重いたしますが、それをもう一ぺん、わが国でこれが流行株となりうるかどうかという、そういう調査をいたしまして、そして、ワクチン株を決定するわけです。

そういたしますと、そのウイルスの株の変移を予測するのはなかなかむずかしいようなんですけれども、そうすると、ワクチンの株と流行するウイルスの株が一致しないということもよくあるわけですね。

　そうです。

そのワクチン株と流行株が一致しないときのワクチンの効果をお尋ねしたいんですけれども、いわゆる連続変移の場合と不連続変移の場合と、二つに分けてお話し願いたいと思うんですけれども、どうでしょうか。

　おっしゃるように、インフルエンザウイルスの変移には、不連続変移と連続変移がございます。例を申しますと、不連続変移というのは、それまでに流行したウイルスとまったく抗原が違うウイルスが出現することであって、ちょうどそれは一九五七年にアジアかぜが出てきた、あるいは一九六八年に香港かぜが出てきた、あるいは一九七七年にソ連かぜが出てきた、そういうような例であります。これに対して、連続変移というのは、前に流行したウイルスに多少の共通抗原を持ちながら、かなり型の変わったウイルスが出てくる変移を言います。これは最近では、たとえば同じ香港型のウイルスでありながら、ビクトリア型とか、あるいはテキサス型とか、そういうふうに言われる変移のことを言います。そして、こういう変移がどういうふうにして起こるかということは、いろいろ問題はあるにしても、ワクチンはその変移の度合いによって、効いたり効かなかったりいたします。大体、不連続変移の場合には、容易に理解できるように、前に流行したウイルスでワクチンをつくりますと、さっぱり効かないという状態になります。これに対しまして、ある程度共通抗原を持った連続変移が出現した場合には、新しく出現したウイルスが、前にはやったウイルスとの共通抗原の部分だけ有効性が残るわけであります。つまり、具体的に言いますと、前の型のウイルスで、ワクチンをつくっておきますというと、その有効率が減るという形で、まあ、まったく無効ということはないというわけであります。

その連続変移の場合の有効率ですけれども、もし、数字を挙げることができましたら、どの程度の有効率になるんでしょうか。

　これは、いろいろむずかしい問題はありますけれども、概念として、大体の目安として申し上げられることは、たとえば、テキサス型がはやったときに、日本では、ワクチンはビクトリア型でつくられておりました。そのときに、ビクトリア型のウイルスがはやれば、一応八〇パーセントぐらいの有効率が期待されたと思いますが、テキサス型がはやったために、その有効率は五〇パーセントぐらいに減ったと、こういうふうに推定されます。

ワクチンの株は、単一の株なんでしょうか。それとも、数種の株が入れられているんでしょうか。

　流行という形をとってくるインフルエンザウイルスは主にA型でありますが、B型もときにはそういう形をとってまいります。で、少なくとも、インフルエンザワクチンには、A型とB型と二種類があるわけであります。しかし、このAもBも、今度はどのタイプがはやるかについてはわかりませんので、さらにまたAの中を、二種類ぐらい入れるということもありまして、三つの株がはいっているワクチンがいちばん多く実用化されているようです。

三つというのは、つまり……。

　Aが二つとBが一つという形が比較的多いパターンだと思います。

ワクチンの一般的な製造に要する期間というのはどの程度なんでしょうか。

　新しいウイルスがつかまりますと、このウイルスをワクチン株の中に入れる必要があるかどうかという、必要条件の検討にはいります。これは、このウイルスが、少なくとも、日本のあちこち、二か所以上で分離されて、つまり、局所現象でないということ、それから、第二に、ほとんどの日本国民がこれに対して、抵抗性、免疫性がないということ、この二つを確認した上で、次に、ワクチンとしての十分条件の検討にはいるわけです。これは、そのウイルスがはたして実用的なワクチン製造にふみ切れるだけの性質を持っているかどうか、つまり、ウイルスによっては、卵の中での増えが悪く、そのために、いくら精製しても、濃縮しても、とても実用化はできないという場合があります。その場合には同じ抗原構造を持ちながら、また違ったウイルスを選ばなければなりません。で、この必要条件を、つまり、最初のウイルスが複数の地点でとれて、しかも国民の大部分が感受性者が多いというようなことがわかるのに、最小限ひと月、それからワクチン製造に適する株をみつけるのに早くてひと月、長い場合には、これだけで四～五か月消費することがあります。で、そのウイルスが確定されますと、今度はいよいよこれでワクチンをつくっていくわけですが、まずその最小限度のポテンシーの指標とする、標準の、参照ワクチンというのをこさえるわけです。これに約二か月かかります。その参照ワクチンができますと、各メーカーはワクチンの生産にはいりまして、できるそばから国家検定にはいっていくわけですが、これが三か月ないし四か月というふうになります。ですから、新しいウイルスが出現しても、すぐワクチンができるというわけにはなかなか行かず、いくら短くてもやっぱり八か月ぐらい、長い場合には一年以上かかるということがあります。

いちばん最初の、必要条件としての、そのウイルスの分離ですね、これはだれがこういうことをやるんでしょうか。

これは、予防衛生研究所がその責任をもっているわけです。で、予防衛生研究所は、自分たちだけでは、全国的なことはすぐわかりませんので、各地方の衛生研究所及びワクチン製造を担当している会社の研究機関、そういうものすべてを動員いたしまして、そういうことを短期間に調べあげるわけです。

二番目の、十分条件として、そのウイルス株が生産に適しているかどうかの検討は、これはどこがやるんでしょうか。

これは、ワクチン製造所が責任をもってやるわけです。

メーカーですか。

メーカーです。ただし、メーカーが、このウイルスはとてもワクチンになりえないというふうな結果を出してきますと、また、予防衛生研究所が地方の衛生研究所と一緒になって、新しい別なウイルスを捜すわけです。

参照ワクチンとおっしゃいましたけれども、これはやはりワクチンメーカーがつくるんですか。

いいえ、これは予防衛生研究所がつくるわけです。

これは、その、ワクチンのお手本みたいなものですか。

そうです。これがいわゆる最低基準の線で、ワクチンは、力価に関するかぎり、これと同等またはそれ以上のものをつくるというルールになるわけです。

最後の国家検定は、これはまた予研がやるわけですか。

そうです。

被告代理人（楠本）

日本脳炎に関して、簡単にお聞きします。日本脳炎というのはどういう病気かを簡単に御説明ください。

日本脳炎は、日本を含め、アジア、特に東南アジアにかけて分布するウイルス病で、コガタアカイエカという、カに刺されることによって、カが持っているウイルスに人が感染をする、こういう感染方式をもったウイルス病であります。そして、感染した人は、大部分は不顕性感染となって、免疫だけを残し、症状を表わすことはないのですが、感染者の一部分が、発熱、それから吐気、嘔吐、頭痛、それから意識障害、運動障害、けいれんというような、脳がおかされた症状を呈し、そして発病者の三十数パーセントが死亡するという、いったん発病するときわめて恐ろしい疾病であります。

日本脳炎と呼ばれるのは、ウイルスが日本で最初に分離されたということからきているんですか。

そうかもしれません。と申しますのは、日本ばかりではない、……ウイルスが分離されたのは日本ですが、ウイルスが、流行しているのは、さきほど申しましたように、広い範囲のアジアであるからであります。しかし、日本でウイルスは分離され、しかも、その感染経路その他に関する重要な研究は、日本で、世界にさきがけて行なわれたので、これは第二次大戦後、むしろ、駐留軍関係の研究者のほうから、日本脳炎という名前、通り名を呼ぶようになりまして、それが現在定着しているものであります。

先生は、長い間、アルボウイルスの関係を専攻されてきたということでしたけれども、この日本脳炎ウイルスもそれに属するわけですか。

そうです。私が日本脳炎の研究に手をそめたのは昭和三三年、さきほど申しました、米国の留学から帰った直後でありまして、それから現在に及んでますので、約二〇年間になるわけです。

証人は現在、予防接種部会の日本脳炎小委員長をなさっているんですか。

はい。

後に提出する乙第八八号証を示す

これは証人のお書きになった、日本脳炎予防接種の現況と問題点という論文ですね。

はい。私が最近書いたものです。

これに、最近の一九七七年までの患者数なんかが出ておりますが、それによりますと、一時は何千人という患者の発生があったのが、最近では非常に激減しておると理解してよろしいわけですか。

そのとおりです。

感染経路、さきほどお話しになったんですが、日本脳炎の予防対策の主なものとしては、どういうものがありますか。

これは、さきほど申し上げた感染経路から考えて、まず、媒介をするコガタアカイエカを防除すると、こういう対策が考えられます。それから、第二に、コガタアカイエカという媒介カにウイルスを与える役をする動物、つまり、日本では飼育豚でありますが、その豚に対する処置、第三には、最後の被害者であります、人に、免疫を与えるという処置が考えられます。

この日本脳炎の予防対策の最後に言われた、免疫を与える方法、これは日本脳炎ワクチンの予防接種ということですか。

そうです。

この予防接種は、純粋に個人防衛を目的とするものだということがよく言われるようですが、人から人へ感染するということは全然ないわけですか。

これは、全然ないと言われると、実は、私どもの立場では困るんですが、たとえば、人から人へうつる可能性があるとすれば、人の血漿からウイルスをもらった媒介カがほかの人にそれをうつすと、こういう可能性です。これは非常に少ないと思いますが、まったくないかと言われると、まったくないとは言い切れないと思います。

現在用いられている日本脳炎ワクチンの有効性は確かめられているんでしょうか。

これは、二つの方法で確かめられております。一つは自然における曝露試験なんですが、残念ながら、日本脳炎ワクチンが一般に公布されたのは、昭和二九年で、それ以来、ワクチンを日本で打たれておりますので、日本でそういうような試験はできなかったわけです。で、日本脳炎の感染というのは、大体、一〇万人に、たかだか一〇人前後というところですから、そういう試験をするには、相当たくさんの人を使わないと、できないわけです。で、幸い、台湾で、日本脳炎にやはり困りまして、日本のワクチンを輸入して台湾で使おうという話が出まして、台湾政府の手で、日本のワクチンを、効くか効かないかという、大きな野外試験をするという機会があったわけです。その結果、総数二六万人の、三歳から五歳の小児の半数に日本脳炎ワクチンを打ち、半数には日本脳炎ワクチンの代わりに破傷風のトキソイドを打つというような、集団をつくり、そして、流行の後にその罹患率を比較するという方法で、ワクチンの効果判定が行なわれました。その結果、その当時の日本脳炎ワクチンは、日本から輸入したものですが、八〇パーセントの有効率と、こういうふうに計算されております。もう一つの試験方法は、理論的に、日本脳炎の発症予防に、血液中の免疫抗体が有効であるという証拠が上がっておるものですから、ワクチンを人に打つことによって、どのくらいの割合の人に、どのくらい高い抗体価をつくることができるか、こういう試験をすることで、日本脳炎ワクチンの効果判定を間接的に見ることができます。この二つの方法です。

最近の日本で、日本脳炎患者が激減したということと、予防接種との間には関係があるでしょうか。

これは、少なくとも、むかし、好発年令と言われた五歳前後の小児に患者が激減し、少なくとも、そこに罹患率の山が見られなくなったという点においては、私はワクチンが有効に働いた結果であると思っております。

乙第八八号証を示す

この七六ページの図3、今おっしゃったのは、この図のことを指しておられるんですか。

そうです。この図でごらんのように、一九二四年から一九三三年の平均というところを見ますと、ゼロ歳から四歳、一〇歳から一四歳までの、この中間のところに、罹患率二〇に達する山がございます。もう一つの罹患率の山が六〇歳以上の老人にあるわけです。一九七一年というところをごらんいただきますと、その片側の山だけが残り、子どもの山がほぼ平らになっております。このことを指しているわけです。

それに関連して、予防接種の対象年令ですけれども、これは、四二年ごろ以来、通達で、幼児、小学生、高年令層などに勧奨されてきたんですけれども、この点はどういう理由によるのか、また現在ではどう行なわれているかという点をお話しいただきたいと思います。

日本脳炎のワクチンの対象年令というのは、理くつから言えば全年令であります。たとえば、日本脳炎に全然免疫のない欧米人が日本を訪れる場合、そして流行地に行くような場合には、大人でも子どもでも、ワクチンの対象になるわけです。しかしながら、日本では、さきほどごらんいただいたような罹患率のカーブがございますので、とりあえず、そのカーブのピークになるような年令層に免疫を与え、そして、そのピーク年令を選択的に免疫していこうという考えで、そして、学童に予防接種が行なわれているわけです。で、かつては六〇歳以上の老人に対しても、予防接種が、同じような理由で勧奨されていたんですが、これは現在行なわれておりません。

接種の対象者は、そういう年令的な選択だけじゃなくて、地域的にも最近は選択されて行なわれているんじゃないでしょうか。

そのとおりです。私は、まあ、どのワクチンでもそうでありましょうが、日本脳炎ワクチンは、必要にして最小限度にとどめるべきであるという考え方をもっておりますので、いろいろなワクチンに対する方針を決める議論の場に立たされますと、そういうことを主張してまいりました。現在は、ワクチンの力価も向上いたしましたので、必ずしも毎年注射する必要はない、基礎免疫さえちゃんと三回行なっておけば、あとは三か年間に一ぺんずつ追加接種をするか、あるいは、それでやめておいて、流行の様相を見るか、それは地域によって判断していいと思います。つまり、いまや日本脳炎は減少するとともに、その流行地は、九州、四国および中国の西の一部に限局されてきております。したがって、その流行地に居住する人たちのワクチネーションは、積極的にすべきでありましょうが、その他の地域では、その流行予測というような観点から、毎年追求していきながら、必要ならば、追加免疫をやるという形でよろしいのではないかと思っております。

そういう、対象者とか接種方法を決める上で、流行予測が行なわれているんだと思いますが、その方法を簡単に説明していただけますか。

流行予測というのは、名前は大げさでありますが、やっている仕事はそんなに大したことはできないので、地味なものであります。しかし、かなり、日本脳炎の最近の疫学的進歩をつかまえた、うまい方法が実用化されております。第一には、そのウイルスがどのへんで活発に受け渡しをされて、危険があるかという、感染源調査であります。これは、むかしは、患者の発生だけを目当てにしてやってきたわけでありますが、これは、ウイルスの流行のほうからみますと、ほんとうの氷山の一角でありますので、今は、人間よりはるかに敏感な、屠畜場の豚の血液を使いまして、豚の感染率を調べ、その推移を見ることによって、ウイルスの分布、その活動する活性を見ているわけであります。もう一方、感受性調査といたしまして、毎年ではありませんが、適時、各地区のいろいろな年令の住民の血液の中にあります免疫抗体の量を調べまして、どこの地域でどの年令層に免疫抗体が少ないかを見る、こういう方法をとっております。で、さきほどの豚の感染源調査と、また、あとで申し上げました、人の感受性調査、この二つをもって一組としたのが、日本の日本脳炎の流行予測事業であります。

乙第七九号証を示す

日本脳炎ワクチンの安全性、副作用の問題について、この七九ページ以下に、証人がお書きになっておるのがありますけれども、特に問題になる点はどういう点でしょうか。その四二～四三年当時と現在とで、そのへんで変わったことがあるかどうかを含めて、お聞きしたいと思います。

日本脳炎ワクチンの副反応で、特に問題視されてきたことについてのみ申し上げたいと思います。日本脳炎ワクチンは、ハツカネズミの脳にウイルスを打ちまして、日本脳炎に感染、発病したハツカネズミの脳をとって、これを乳剤にし、これを出発材料として精製をした上で、ウイルスを不活性化して、ワクチンをつくるわけです。で、昭和二九年に、こういう方法でワクチンをつくることが、国によって認められましたが、この当時から、脳の材料でワクチンをつくったもので、これを人に打つことによって、狂犬病の予防接種と同じような重症な神経疾患を副反応として起こすのではないかということが指摘されたわけであります。このために、ワクチンは、昭和二九年に公布はされましたけれども、しばらくの間、あまり普及はしなかったように思います。で、この問題にある程度決着をつけるために、昭和四〇年から約二年間にわたりまして、冲中重雄博士をはじめとした、日本の代表的な神経の専門家によりまして、この日本脳炎ワクチンによって、狂犬病予防接種後麻痺のようなことが起こるかどうかという検討が、全国的なレベルで、かなり詳細に行なわれました。この結果、日本脳炎ワクチンを打ってから、一か月後、その期間の間に、原因不明で中枢神経の症状を呈した人を重点的に調べまして、その原因のいろいろな調査を行ないました結果として、原因がどうもわからないというものが、やはり出てまいりました。その数はいったいどのくらいかと申しますと、大体、一年間に一〇例前後であります。この患者さんの症状については、たとえば、種痘後脳炎のような、典型的に、この、ある一定の期間をもって、同じような症状で発症するというような、似た臨床症状がありませんで、あるものは髄膜炎、あるものはてんかん様発作、あるものは顔面神経麻痺、あるものは歩行障害というように、非常にまちまちであります。また、狂犬病予防接種後麻痺のような脱髄疾患を疑うような例はむしろ少ないのであります。それから、狂犬病予防接種麻痺の場合には、頻繁に接種した人に、そういう副反応が出てきているという経験がございますが、日本脳炎の場合には、この原因不明の患者の半数以上が、初めて予防接種をするというようなときに起こっておりまし。また、狂犬病予防接種後麻痺では、ほとんど患者の例が見られないと言われるような、一二歳以下の小児が半数以上を占めております。以上のことから、これらの問題になりました患者さんが、日本脳炎ワクチン接種に原因があったかどうかの究明は、いろいろな観点から、非常にできにくいという状況であります。しかし、また、仮にこれが日本脳炎ワクチンによって被害があったということにいたしましても、その例は、数の問題にいたしますと、接種例が多いものですから、大体、一〇〇万人に一例のオーダーになりまして、また、死亡例も確かに認められておりますが、これは一、〇〇〇万人に一例というようなオーダーになるというようなことを、ここに記したわけでございます。

そういたしますと、そういう副反応の有無が問題になったケースが、非常に頻度が少ないけれども、さっきの、発生の状況とか、いろいろなメリット・デメリットの考慮の中で、日本脳炎の予防接種は、さきほどおっしゃったように、縮小される傾向があると、こういうことでございますか。

そうです。少なくとも、この、私どもが積極的に、ワクチンを勧めておりました時期、すなわち、昭和四〇年前後には、毎年一、〇〇〇名以上の患者が出て、全国で出ていたわけですが、現在、それが一〇〇分の一以下になりました。やっぱり、それ相応の予防接種のやり方の縮小ということは、当然考えられるべきことだと思います。

被告代理人（柏樹）

私からは、インフルエンザにつきまして、若干お伺いしたいと思います。さきほど、インフルエンザワクチン研究会ということを御証言になりましたが、これはどのような研究会でございますか。

これは、福見秀雄博士が会長になって、全国の衛生研究所、それから東京の予防衛生研究所、それの研究者と、さらにワクチンメーカーの研究者及び大学の研究者若干名を加えて出来上がっている、主としてインフルエンザの疫学研究をやる研究班であります。

いつごろから結成された研究会でしょうか。

私は、その、古い話はよく存じませんので、いつごろかということはよくわかりませんが、少なくとも、一九五七年、つまり、昭和三二年のアジアかぜの大流行が発端になってつくられたものと聞いております。

日本のインフルエンザに関する研究としまして、その研究会のはたしてきた役割というのは、どのように評価されるんでしょうか。

　少なくとも、ウイルスの流行の仕方、変移株の発現の仕方について、人の、患者発生の立場から、全国的なレベルで調査をするというようなことは、この研究会の組織で初めて可能になったと言えると思います。そういう意味でこの研究会は、現在厚生省がやっておりますインフルエンザの流行予測の基礎固めをつくったと言っていいと思います。

この研究会に対しまして、厚生省から研究費の補助がなされたことがある事実をご存じでしょうか。

　　私はよく存じません。

乙第一号証を示す

次に、インフルエンザの予防接種の効果についてお伺いしたいと思います。さきほど、流行株とワクチン株とがずれた場合、ずれが大きいほど効果がなくなるという趣旨のことをおっしゃいましたが、この一五三ページ、図11・5、その図はどういうことを示している図でございましょうか。

　これはダベンポートのインフルエンザの疫学に関するまとめで、総説に書かれている図だと思いますが、一〇〇名のモニターの集団で、片方がワクチンを注射し、片方がワクチンの注射をしない……一〇〇名以上だと思いますが、これは一〇〇名に換算して、その罹患率を、二つの、ワクチン接種群と対照群で比較して、それを、その年その年について比べてみるということだと思います。つまり、これを見ますと、一九四三年にはA型の流行があって、これに対して、ワクチンを打たなかった人は、一〇〇人当り七名の患者が、それに対して、ワクチンを打った人は一・九であって、その比、つまり、これを防御率と書いてありますが、それが三・六であったと……。しかし、同じような数字が、翌年のA^{1}株の流行、つまり、このときに大変移が起こったわけですが、一・一に下がった。一・一ということは、ほぼ効かないということだと思います。しかしながら、その三年後には、やはり、同じA^{1}の流行だったので、防御率は三・一に上がっておる。しかし、また、一九五七年には、アジアかぜがはやったので、このときには一・七とか二・三とか、そういう少ないものであった、こんなふうに表現しているんじゃないでしょうか。

そこの右端に、防御率三点いくつとかいう数字がありますが、これはどういうふうに理解したらよろしい数字でしょうか。

　今申し上げたように、対照とそのワクチン接種群との患者数の比ですね。だから、対照が何倍、患者が多く出ているかということだと思います。

この表は、実際に流行したインフルエンザと、研究者が使用したインフルエンザワクチンとの効果を調査した結果が、こういう結果だということが言えるわけでしょうか。

　そうですね、まあ、平たく言いますと、予測がどの程度成功したかどうかにかかわらず、その年にワクチンを打たれた人が、どの程度効果があったかということを、その状況を違う年度別に比較してみた、こういう表だと思います。

よく、インフルエンザ予防接種が効かないという話がありますが、今御説明いただいたように、株が相当差があるという場合には効果が薄れるということが一つあると思いますが、そのほかに効果がはっきりしないという場合には、どういう場合が考えられるんでしょうか。

　これは、いろいろあると思います。世間でよく、インフルエンザワクチンが効かないと言われることの中には、実は誤解もあります。インフルエンザが流行する一月以降から五月までの間に、実は、インフルエンザがはやらないで、たとえばパラインフルエンザウイルス、あるいはアデノウイルス、あるいはRSウイルスといったような、違うウイルスが集団発生を起こすことがあります。こういう場合には、明らかに、インフルエンザではないのですから、ワクチンは無効なわけです。それから、やはり、この集団接種で、日本全国で大変な数、ワクチンを刺すわけなので、どうしても、ワクチンの刺し方というのは、画一的に行なわざるをえない。たとえば、私は、二回ワクチンを注射する場合でも、できればその間隔は四週間近くあけたほうがいいと思っておりますが、集団接種の便宜上、実際問題としては、一週間あるいは一〇日という間隔をとられている。それから、抗原が少しずれているときには、ほんとうにワクチンを効かせようと思ったらば、三回注射すれば、かなりの効果があると思われるのであるが、好まざる人にもワクチンを刺すために、最小限度にとどめて、何となく中途半端になる、こういうこと、それから、ワクチンの質におきましても、確かに、HAワクチンは副反応の少ないワクチンではありますが、やはり、精製度を上げて、あるいはホールワクチンのほうが、効き目の点からいくと、いいワクチンかもしれません。そういうワクチンを、しかし、今、精製度を上げたからといって、またもとにもどるということはできません。そういう行政上の問題もありまして、ワクチンには、いろいろなやはり弱味があると思います。

（以上　田　甫　力　弥）

被告代理人（柏樹）

実際の予防接種のきかないということの一つの例としましては、たとえば、インフルエンザの流行があまり強くなかったという場合もはっきりした効果が出ないということもあるんじゃないでしょうか。

　ちょっとご質問の趣旨がよくわからないんですが、低流行の年には、ワクチンがあまりきかないようにみえると、こういうことでしょうか。

はい。

先ほど申し上げましたように低流行の年には、このインフルエンザ様疾患におけるほんとうのインフルエンザの割合が少ないということはあります。だから、これも先ほど申し上げたようにインフルエンザでないものにインフルエンザワクチンがきく訳はないと、こういう意味で、インフルエンザワクチンを打ってもそういう症状を呈するのはあたりまえだと思います。

次に乳幼児接種のことについてお伺いします。先ほどのご証言で乳幼児の死亡率は、あまり高くないということをおっしゃいましたが、それは、相対的な意味でおっしゃったんだと思いますが、乳幼児の死亡率は、学童や成人に比べたら高いんではございませんか。

私も先ほど乳幼児の死亡率が、あまり高くないと申し上げたかどうか、ちょっと記憶は定かでないんですが、乳幼児は、やはり体の機能が、まだ未発達であるために、インフルエンザ感染が重症になる危険性はあると申し上げたと思います。ということは、それが、結果として死につながるというような場合もあるということであって、やはり、そういう意味では、学童、壮年に比べれば、乳幼児のインフルエンザは、要警戒ということは言えると思います。

そういう意味におきまして、集団防衛という観点からは、さておきまして、個人防衛という観点から、乳幼児の予防接種というものをながめた場合に、安全性をさておいて考えた場合には、予防接種の必要性というものは、考えられる訳ですね。

これは、やはり、予防接種が是か否かということを考える場合に、前にも申し上げましたように、メリット、デメリットをそれぞれ考えてみる必要がある。で、乳幼児の場合には、そういうある程度重症になる危険もあるので、ワクチンを打つということは、メリットがあると思われます。と、同時に、乳幼児は、同じような体の未発達な理由で、副反応も重症なものがあるということも確かです。で、このデメリットもかなり無視できないものがあると思います。で、ワクチンしかない場合は、その二つだけで、どちらか判断してやるしかないと思いますが、又、インフルエンザにかけないようにすることは、又、別な方法で可能である。あるいは、子供にインフルエンザを重症にさせないためには、たとえば治療やなんかをちゃんとやるということで、達せられるならば必ずしもワクチンを打たなくても、インフルエンザをそんなにこわいものでないようにするということは、できると思いますので、デメリットと、そういうような意味でのワクチンの効用ということを考え合わせて、最終判断をすべきであると思います。

日本の厚生省の行政としましては、昭和三十二年にアジアかぜが流行した際に、個人防衛という観点から、乳幼児の予防接種の勧奨を始めている訳ですけれども、それにつきましては、どのように評価なさいますか。

結局、ワクチンを打ったことの是か非かという評価を現在の時点で判断すると、非常に不可解なことがある場合があります。で、ワクチンに対する評価というものは、これは、皆さんもおわかりいただけると思いますが、その時、その時の時点におきまして違うものです。なぜならば、その時において病気が非常にはやっておれば、ワクチンのメリットは大きくなるであろうし、病気が少なくなれば、ワクチンのメリットより副反応のデメリットのほうが、クローズアップされるからであります。で、インフルエンザに対するいろいろな知識あるいはその予防方法、そういうものが、まだ混とんとしていて、むしろインフルエンザがこわいというようなリアクションが社会にあれば、ワクチンを打つほうが、正当化されたでしょうし、むしろ、インフルエンザは、そんなにこわくないんだと、又、ワクチン以外に予防もできるんだというようなことがある程度わかれば、ワクチンを打たないでむしろ、ワクチンのデメリットのほうを警戒するというような考え方も出てくるでしょう。私は、昔のインフルエンザワクチンについて、詳しくは知っておりませんけれども、そういう評価のもとに、あるいは、昔は、子供にワクチンを打ったほうがいいという判断がされ、現在は、ワクチンを打たないほうがいいという判断がされ、一見、矛盾したように見えても、そういうことは起こりうると思っております。

厚生省は、昭和三十七年からいわゆる集団生活を営む学童並びに保育所、幼稚園に通っている乳幼児、これらに対して、いわゆる特別対策と称しまして、インフルエンザ予防接種の勧奨を開始した訳ですが、今言われたような観点からこれをながめ直すと、どういうことになるでしょうか。

同じ乳幼児でも家庭にある乳幼児といわゆる施設にある乳幼児とでは、感染の危険度は違うと思います。ですから、その施設の乳幼児に関して、そういう勧奨処置をとったというのは、それなりの理由があるとは思います。

その当時、専門家の間で、そのような厚生省の対策に対して、批判的であった専門家がおられるでしょうか。ご記憶なさっているでしょうか。

そのころ、インフルエンザは、私の対象外でありましたので、よく覚えておりません。

それから、昭和四十二年に厚生省は、個人防衛の観点から勧奨してきた乳幼児の予防接種を中止している訳ですが、それについては、どのように評価なさいますか。

私は、インフルエンザのワクチンに関する関心が、世の中にそのころから急速に高まってきたように思います。で、やはり、副反応で急に亡くなった方、あるいは、廃疾になられた方、そういう方が、いろいろな運動起こされたり、それから、学者の間でも、そういう調査があったり、そういうことがありまして、やはり、ワクチンの副反応をなんとかしなければならないという考え方がその当時からやはり急速に高まってきたと、それを一応しんしゃくして、先ほど、申し上げましたように乳幼児の場合には、デメリットの比重のほうが高いと、こういうふうに判断された結果、そういうふうに伝染病予防調査会の結論が出たものと思っておりまして、それは、それなりで尊重すべき結論であると思います。

それから、昭和四十六年に乳幼児の特別対策を中止している訳ですが、それについては、いかがでしょうか。

まあ、その一つ一つの行政的な処置がよかったか、悪かったかと、こういうふうに聞かれましても、私は、その一つ一つにいい、悪いという判断は、ちょっと現在のところ、できかねます。

それから、乳幼児の予防接種は、欧米でどのように行われているかということは、ご存じでしょうか。

欧米では、乳幼児の予防接種というのは、けっして普通に一般化して行われてることではないと思います。で、むしろ一般の人で基礎疾患を持ってる人とか、老人を対象にワクチンの普及が行われてきたと思っております。ただし、そのアメリカにおきましても、ぶたインフルエンザの危険が、きわめて近くあると判断された一九七六年におきましては、あえてそういう小さな子供さんにもワクチンを接種したと言われております。ですから、諸外国におきましても、その判断のいかんによっては、接種対象を広げるということは、起こっているんじゃないかと思います。事実、起こっておるようです。

それから、流行予測について簡単にお伺いします。インフルエンザの流行予測事業というのは、日本で行われてる訳ですね。

はい。

いつごろからでしょうか。

昭和四十年ちょっと前、そのころからだと思います。

三十七年ごろから行われてる訳ですか。

はあ。

どのようなことが、なされているんでしょうか。

インフルエンザの流行予測事業というのは、主として、患者の発見、それから、その患者から病源ウイルスの分離、それに、できるだけ早く流行の型を知ると、それから、広がりを知るということに焦点が置かれていることと思います。さらに、その上に一九七六年アメリカで起こりましたぶたインフルエンザの事件が引金になりまして、インフルエンザの流行シーズンばかりでなく、平時においても、ことにぶたなどの動物のインフルエンザの動きに注意をすると、まあインフルエンザ様疾患があればその人からもウイルスの分離を平時においてもやるということが加わってきたと思います。

で、その調査結果は、どのように活用されているんでしょうか。

これは、前にも述べましたようにワクチン製造株、これを選ぶのに大変に役立っております。

被告代理人

日本脳炎のワクチンは、ねずみの脳を培養材料とするというふうなお話だったんですが、なんかねずみと聞くと、不潔な感じがするんですが、どうなんでしょうか。

これは、先ほどのインフルエンザの卵の話も出ましたが、卵を見ると清潔で、ねずみを見ると不潔というのは、実際には違っておりまして、ねずみの脳は、非常にきれいであります。少なくとも細菌汚染に関しては。で、日本のワクチン製造には、この製造原液が、まず無菌であることという条件がはいっております。それに合格しなければ、ワクチンは、できないことになっております。

つまり、無菌テストをしたねずみを使っておるということですね。

ねずみの段階では、無菌テストをしてないので、脳の乳剤を作った段階で、無菌テストをしておると、こういうことです。

それから、ワクチンの接種の是非についての証人のご見解ですけれども、結局、その現在の時点の認識で結果論的にそのワクチン接種の当否を判断するのは、相当ではない、というのが、証人のご見解であるというふうに承ってよろしいでしょうか。

そうです。

（以上　大島正子）

（続行）

東京地方裁判所民事第三十四部

裁判所速記官　林　哲朗
裁判所速記官　高橋ますみ
裁判所速記官　田甫力弥
裁判所速記官　大島正子

「経歴書」（略）

大谷明証人 (2)

附録第四号様式（証人調書）

事件の表示	昭和四八・四九・五〇年(ワ)第四七九三・一〇六六六、一〇、二六一号、七九九七・八九八二
証人調書	（この調書は、第三六回口頭弁論調書と一体となるものである。）
期日	昭和五四年一〇月一五日 午前・㊝ 一時〇分
氏名	大谷明
年令	前回述べたとおり。
職業	前回述べたとおり。
住所	前回述べたとおり。
宣誓その他の状況	裁判長は、宣誓の効力を維持する旨を告げた。後に尋問されることになっている証人は、在廷しない。
陳述の要領	別紙速記録のとおり
	裁判所書記官 武者馨

速記録

原本番号	昭和五〇年（民）第四〇〇号の一四
	昭和五四年一〇月一五日 第三六回 （口頭弁論）・公判
事件番号	昭和四八年(ワ)第四七九三号
証人氏名	大谷明

原告代理人（大野）

主としてインフルエンザのことについて、お尋ねします。インフルエンザワクチンを外国で一番最初に実際に使い出したのは、いつごろでございますか。

そうですねえ、実際に使ったといいますか、まあ、こういうワクチンというのは、最初ボランティアのような形で、だんだんと使われるようになって来ると思うんですが……一九四五年から四七年くらいじゃないかと思いますが。

一九三〇年代のように聞いておるんですが、違いますか。

その前にウイルスが発見されたのが、一九三三年だと思いますから、その後ですぐそのような動きはあったと思います。しかし、それは、まあ、あんまり大規模にやられてなかったと思いますけれども。

そうすると、大体、一九四五年、つまり、そうすると、昭和二〇年敗戦の年ですが、それ以降間もなくというふうに伺ってよろしいですか。

はい。

その外国と言葉で申しましたけれども、一番、これ先に使い出したのはどこですか。

……米国じゃないかと思いますけれども。

アメリカ。

はい。

一番最初に日本でも昭和三二年くらいから実際に使い出した、そのワクチンは、このアメリカで開発されたワクチンをもとにして作られたものと伺ってよろしいんですか。

そういうふうに思います。

それじゃ日本では、インフルエンザワクチンについての、この研究というのは、いつごろから行われているものでございますか。

アメリカでインフルエンザ、要するにウィルスに関係する研究だけを申し上げますと、英国でアンドリュースらが初めてウィルスの分類に成功したという時期とほとんどまあ、一年以内に行われ始めたと思います。

日本での研究がですね。

はい。

そうすると、具体的には、それは何年ごろになるわけですか。

私ども日本の研究がいつごろから始まったのか、正確には記憶にはありませんが。

戦前でございますか。

そうです。

そうすると、ウィルスが発見されたのが、一九三三年とおっしゃいましたから、一九三三年を経てから、四〇年代の初頭くらいと。

そう思いますね。当時国立予防衛生研究所の、まあ後で、戦後副所長をやられていた、小島三郎先生なんかは、かなり早くからインフルエンザウィルスの研究にとりかかられたと思います。

ウィルスとワクチンはもちろん裏表みたいな関係にあるわけですが、そのワクチンを日本で作って、それを実施しようというような研究はいつごろから行われているものでございますか。

結局、ウィルスが発見されてから間もなくそういうふうな研究は実験的には開始されたと思います。

日本でも。

日本でも。

そうしますと、終戦後ですね。これは、あのインフルエンザワクチンについての研究というのは、かなり外国等の研究を使って、日本でも行われたと考えてよろしいんでございますか。

はい、いいと思います。

主として、その当時、日本で実施前にインフルエンザのワクチンについて研究をしておったのは、どういうグループの方方でしょうか。例えば、今、お勤めの予研であるとか、そういうところでしょうか。

戦争前ですか。

いえ、戦後。

……まあ私もその当時は、まだ、そういう専門職になかったものですから、はっきりまあ、あるいは間違いがあるかもわかりませんが、少なくとも、昭和二二年にできた国立予防衛生研究所と、それから当時の、その前の伝染病研究所、この、あるいは、北里研究所、そういうところでは、ワクチンの研究が行われたんじゃないかと思いますが。

率直に言って、予研がかなり専門的に中心になって研究を、ワクチンの開発を含めて進めて来ておられるわけでしょう。日本では。

そう思いますけれども。

それから、インフルエンザウィルスの変移の予測のことについて、ちょっと伺わせていただきたいんですが、まず日本のナショナルインフルエンザセンターというのは、いつごろできたものなんでしょうか。この前ちょっとお話が出ましたが。

……そうですねえ……私もまあ最近になって、そのインフルエンザに関係を持つようになったもので、そういうその機関の指定がいつからであったかというのは、よく記憶にないんですが、一九六〇年以前であることは、大体間違いないと思います。なぜならば、一九六一年に、私は、当時、そのアルボウィルスのWHOのセンターを引き受けることになりまして、北岡部長と一緒に、そのときには、既にもうナショナルインフルエンザセンターというのは、あったと思いますから。

これは、予研の機関が指定を受けるわけでございますか。WHOから。

いや、必ずしも予研というわけではないでしょうけれども、WHOの判断でまあ日本のインフルエンザに関する一番情報が集まりやすいという機関で、しかも研究施設を持っているところと、こういうところが、ナショナルインフルエンザセンターとして選ばれるという基準だと思います。それに予研が当時としては、一番合致しているというふうに判断されたんだろうと思います。

現在でも、そうなんですね。予研は、ナショナルインフルエンザセンターに、指定されているわけでしょう。

そうです。

これは、予研だけでございますか。日本の場合だと、ほかの機関も並列的に指定を受けるということがあるんですか。

日本では、一つ予研だけだと思います。

ところで、このインフルエンザの流行予測ということは、この前伺いましたが、一体いつごろから日本では流行予測というのは、行っているわけでございますか。

昭和四〇年ごろじゃないかと思いますけれども。

流行予測を日本で始められたのは、昭和四〇年くらいだということですか。

ころだと思いますけれども。

それは、いつから始めたかというようなことについては、何かどういう文献か何かを見れば、はっきりわかるんですか。

これは、流行予測事業というのは、国の事業ですから、むしろ、当時の、防疫課、今の保健情報課の資料にあると思います。ですから厚生白書とか、そういうものを見れば、書いてあるんじゃないでしょうか。

昭和四〇年ごろから流行予測をまあ国でしているということなんですが、その流行予測をする主体は、この今はインフルエンザセンターなんでございますか。

いえ、インフルエンザセンターというのは、まあ世界的なネットワークで指定されているものですから、まあ、これをアレンジしているのは、WHO、世界保健機構ですね、で、流行予測事業というのは、厚生省が主催している事業で、これは、そういうのに関係なく予研を中心に各地方の衛生研究所の協力で行っておるものだと思います。

厚生省の管轄ではありましょうけれども、現実のそういうお仕事をやっておられるのは、予研が中心であるということになるわけですね。

はい。

そこで、この毎年予測はされるわけですね。

はあ。

それで、現実にその年に流行したウィルスと、予測したそのインフルエンザウィルスの型がどれだけ合致していたか、あるいはどれだけはずれていたのか、というようなことは、これは、すべて公表されているんでございますか。

いちいちはずれたとか、合致したとかいう発表はしていないと思います。

ただ、その点で、例えば予研で予測したのは、今年の暮れから来年の春にかけて予想しうる流行のウィルスの型は例えば、H_1の何型であると、こういうことは、当然発表されるわけでしょう。

結局流行予測事業というのは、結果として厚生省に提出されるものは、患者の発生状況と、それのその患者から分離した株の免疫学的性状、そういうものの一覧表が出て来るわけですね。その流行予測事業自体で次の株は何であるという予測をするということは、実際にはやっていないんじゃないかと思いますけれども。

ただ、この前も、福見先生から、伺ったんでございますけれども、急にはやってから、急に作るわけにはいきませんね。大量に出ますので、当然あらかじめ作らなきゃならないと、つまり、来年といいますか、今年の暮れの予想を立てて、それに合うようなワクチンを作るというようなことになると、半年から一年以上前から、いろいろな準備にかからないと、やりにくいと、こういうお話だったと思うんですけれども、そうすると、何を作らなきゃならんかということのために、やはり、その半年なり一年先の流行予測というのは、しておられるんじゃないでしょうか。

しております。結局、これは、実際こういうふうにしてやっているわけです。流行予測事業というのは、まあ今言ったようなウィルスのいろいろな性状を調べて報告するわけですが、今度は、ワクチン製造のために、まあ国が、そのワクチン製造業者に対して、今度は、どのワクチンで製造しなさいと、こういうふうに指定するわけです。その指定する諮問案をナショナルインフルエンザセンターが中心になって、それで厚生省に一応まあ勧告といいますか、文書で通達するわけです。ですから、まあそれは、流行予測事業の中に入っているか入っていないかは別として、そういうことが実際に行われています。

それは、一体いつごろその勧告ですか、答申などをするものなんでございますか。

例年三月ごろだと思いますが。

三月ごろに。

年によって違いますが。

まあ厳密にはいいですが、三月ごろに、その年の暮れから翌年の春ごろにかけて流行するであろうものをその予測して勧告なさると、こういうことですか。

そうです。

私どもがお尋ねしたいのは、毎年、それはおやりになっているわけでしょう。

そうです。

過去二〇―三〇年おやりになっていると思いますが、それは何を勧告し、それが現実に、その年に流行したウィルスに合っているのか、合っていないのか、ということは、何か公表は、されないんですか。

結局公表しなくても、流行、まあ予測した株というのは、ワクチン製造株に指定されるわけです。それで、明らかですね。それからその次の年の流行予測事業で、結局どういうウィルスが、今は流行株の主体であるかということが、明らかにされるわけですね。ですから、当然、当ったか、当んないかということはわかるわけです。

それを例えば、毎年ではなくて、一体、過去二〇年前後のそういう経過を一覧表にでもして、どれだけ現実に当ったかどうかという対照表みたいなものを作られているでしょうか。それは、御覧になったことは、ないのでしょうか。

私は、製造株の一覧表と、それから流行したウィルスのまあサブタイプの、もちろん、表ですね。それは自分でも作っておりますし、見ております。

それは、証人が専門家でありますから、当然お作りになると思いますけれども、そういうことが、広く対照表になって、一般のお医者さんなり、あるいは、広く世間に知らされるということは、ないんでございますか。

適時、それは「医学ジャーナル」とか、それから医学関係のもう少し、まあくだけた啓蒙書、あるいは教科書、そういうものにまあ私は書いたことがありませんが、福見先生、あるいは、その他の方がお書きになっていると思いますが。

現実に御覧になりましたか。福見先生そうおっしゃっていないんですけれども。

そうですか。要するに一覧表……。

それじゃこういうふうに伺いましょうか。今、証人が自分で作られたと言われておるんですが、それはいつごろからの流行予測というか、ワクチンの株と現実にはやったウィルスの型とこれとの対照はいつごろからなさっていらっしゃいますか。

アジア風邪以降ですね。

と申しますと。

一九五七年

以降でございますね。

はい。

それで、それの表を御覧になって、大体、どのくらいはずれて、どのくらい合致しているということになるんですか。

結局インフルエンザの変移には、大変移と小変移とございます。で、大変移のほうで、言いますと、それは合致しているほうが多いわけです。小変移で言いますと、これは、まあ細かい表を作っておりませんが、合っていないことも随分あるわけです。

それで、ちょっとその点について基礎的なことでお伺いしたいんですが、このインフルエンザワクチンの有効率というようなことを言われますですね。先だって、証人もおっしゃったわけです。例えば、九〇パーセントとか、八〇パーセントとか、そういうふうなことを言われたことがある。この有効率というのは、どういうことをさしているわけですか。

結局、私ども見ました文献の有効率の計算は、プラシーボ、つまり血処置群、偽ワクチンを打った群と、ワクチンを打った群と二つに分けて、偽ワクチンを打った群の罹患率を計算しまして、それと同じ集団と考えて、で、実験群で期待される患者数というのを計算されます。で、それに対して、実際に出た、患者数との差ですね。それを期待値で割ってで、百掛けにして、パーセントにしていると、こういう計算をしていると思いますが。

現実に例えば、有効率八〇パーセントという数字が出たとすれば、それは、現実的には、どういうことを意味しているんでしょうか。

結局何もしなければ、ワクチンもしなければ、例えば一〇〇人なら一〇〇人の患者が出たと、しかし、実際には、二〇人しか出なかったと、だから八〇人は、出るべきものが出なかったので、これは、対照群との差は、ワクチンである接種であるから、おさえられると、こういうふうに計算されると思います。

ただ、そこで、そうすれば有効率が、例えば一〇パーセント、二〇パーセントという数字があった場合には、それでも、多少は、役には立ったということが言えるわけでございますか。

結局、こういう実験には、必ず誤差が、ついておりますですね。ですから、その誤差の範囲であった場合には、あんまり化学的に有効であったという判定はできないと思います。

実は、この前福見先生もこの有効率というけれども、これは許容しうる範囲というものがあんだというふうにおっしゃっているんで、有効率がちょっとでもあれば、みんな有効というわけにはいかんのだと、こうおっしゃっていらっしゃるわけですが、そういう許容しうる範囲の有効率というのは、数字で、言いますと、例えば、五〇パーセントを割るような場合には、許容しうる範囲に入らないというふうに考えてよろしいんでございますか。

これは、一概にそう五〇パーセントという絶対数値を出すわけにいかないんですが、普通こういう疫学的な統計には、まあ統計処理というのを行って、例えば、確立何パーセントで危険率何パーセントで、これは、有効であるということができると、こういうふうな判断を下すわけです。ですから、つまり、実験のその規模が大きくなればなるほど、小さな有効率でも意味が出て来るということは、あると思います。

ただ、日本のインフルエンザワクチンの今まで行われた実験規模から申しますと、大体許容しうる範囲というのは、有効率、どのくらいのことを考えていらっしゃるんでしょうか。

そうですねえ。もう一遍、その一つ一つの実験について検討しないとはっきりとお答えすることはできないと思いますが、先程お尋ねになった一〇パーセント、二〇パーセントというふうな範囲では有効と判定できないという実験が多いと思いますね。ただ、それが五〇パーセントであるか、三〇パーセントであるか、四〇パーセントであるか、その点は、私今ちょっとお答えできません。

裁判長裁判官

それが、というのは、まあ有効だと言える、パーセントとして三〇パーセントないし五〇パーセントということは言えないと。

そうですね。もう一度文献を調べてみて、ああこれは、このくらいなら言えるのかと、その実験規模を自分でもう一遍調べてみませんと、今ちょっとここでは、ただ、その文献はあくまでも、まあ八〇パーセントくらい出て、これは、統計学的に、あるパーセントの危険率で有意であるという実証しているわけですね。

原告代理人（大野）

そこで、もう一回、先程のに戻りまして、この小変移の場合には、予測と現実の流行との間にかなり違ったものがあったといわれましたですね。

はい。

それは、例えば、H^1であれば、H^1の一か、H^1の二かという辺で、その差異が生ずると、こういうふうに理解してよろしいわけでございますか。

ええと、例をお話するとおわかりになると思いますが、一九七七年から七八年にかけての冬はH^3N^2とH^1N^1が流行しましたね。そのときに、このH^3N^2のワクチン株として指定されていたのはビクトリア型という、いわゆる小変移株でした。で、それが、指定されたのが、三月の暮れだったと思いますが、四月になりまして、テキサスタイプというA東京一七七というのが分離されたわけです。それがはっきり違うというふうに決定されたのが五月になってからです。それで、もうワクチン製造が開始されてリファレンスワクチンが作られておりましたので、間に合わなくなって、そして、ですから七七年の冬から、七八年の春にかけての流行は、完全に一致していなかったと、こういうことがあったんです。

非常に素人的な質問でございますが、これも私どもの知識によれば、大変移の場合には、これは全く、効かないんだと、つまりH^1とH^2のように分かれてしまった場合には、H^1のワクチンをいくら打ってもH^2には効かないんだということでございますね。

そうですね。

ところが、それじゃそのH^1の間には全部効くかというとそうも言えないんだと、H^1の一ないし二、三、四、どんな名前をつけておられますかわかりませんが、一応そういうふうに呼ぶとすれば、H^1でありさえすれば、あと、我我で言えば枝番を言うんですけれども、ずっと、その下のものには全部効くんだと、共通に、そうは言えないわけでしょう。

　そうですね。

そうしますと、今までの小変移のときに、ワクチンが、予想して打ったワクチンの有効率が疑問とされるようなものは、過去二〇年くらいの間にどのくらいあったかということは、おわかりでございますか。

　しかし、この分析は非常に難しいと思うんですが、今のそのビクトリア株でワクチンを作って、東京一七七がはやったときのことを後で振り返って分析をしてみますと、まあ、データーは、少しは甘いかもしれませんけれども、ワクチンの有効率と言いますか、まあ八〇パーセントくらいを期待さるべきところが五〇パーセントくらいに落ちと、しかしこれ全く、無効であったとは言えないわけです。で、こういう変動が、その年年、少しずつずれた場合にあるわけですね。だから、それを効いたとするか、効かないとするかによって、その結果が違いますので、今の御質問で、この年はどうだった、この年はどうだったというのは、よほど詳しく分析しないとわかりませんし、個人的に、やはり多少解釈に違いが出て来ると思います。

そうすると、その点について、果たして、有効であったかどうかという判断は、予研全体なり何かで、これは、まあ有効とみようとかいうことをこの決定されているわけではないんですか。

　まあ、専門家同士は、責任もありますので、まあ流行の最中には、そういう議論は、もうしょっちゅうやっております。しかし、オフィシャルに、人を集めて、そういう分析をするというようなことはやっておりません。まあ、学会の場で、大体、前年の流行でワクチンが効いたか効かなかったということは、最近では、ずっと話題になっておりますね。

何の学会でございますか。

　日本ウィルス学会です。

それから、これもちょっとお話に出たついでに、伺っておきたいことなんですが、そのインフルエンザワクチンの有効期間でございますね。これも人によって、言われるのがまちまちなもんですから、証人のお考えを聞いておきたいんですが、この一般に言われるインフルエンザワクチンの有効期間というのは、どのくらいと考えておられるものなんでしょうか。

　有効期間とおっしゃるのは、要するに、ワクチンの保存期間というわけではなくて、注射してからどのくらいの間、まあ免役効果が期待できるかということですね。私は、この問題は、一般的には、その三か月とか四か月とか言われますが、人によって大変違うんだと思います。

人というには、被接種の個体によって、ということですか。

　そうです。これは、一般に有効期間というのは、個人差が大きいものですが、特にインフルエンザの場合には、全然、バージンにすなわち、免役源に関係がない人に打たれるものと違いまして、過去に感染の歴史を持っておりますので、人によって大変によく反応する人と、それから、反応しにくい人とあります。そういう意味で、一概に何か月ということはできませんが、一般にその普通問題にされますのは、学童の免役が問題にされます。この場合の過去の感染の歴史というのは、大体、このまあ大変移の場合には、全然ないところが多いわけですね。一〇年毎というのが多いんで、そういった場合には、やはり三か月という線が、多く出て来るんじゃないかと思います。

その他の場合では。

　その他の場合ですと、もっともっと長くなるんじゃないかと思います。

これは、何か有効期間について信頼しうるようなテストが日本で行われたことがあるんですか。

　信頼に足りうるテストというと、ちょっと今思い出すことができませんね。

それじゃ、次に少し副反応のことについて伺いたいんですが、証人は、異種蛋白を体内に注入すると、血管の循環障害を起こして、脳浮腫を起こすことがあると、こういうことをおっしゃいましたですね。

　はい。

で、今言われましたことは、多くの方方からも、全く同趣旨のことは言われているんですが、そのことは、日本では、いつごろからわかっていたことなんでございますか。

　さあ……これは、非常に難しい御質問なので。

一般にというよりも、これは、専門家に、という、お医者さんの中でも、専門家に、要するに、ワクチンという一種の異種蛋白を注入すると、副反応を起こすことがあるということは、いつごろからわかっていたんですか。

　異種蛋白を注入すると、副反応を起こすということは、もう随分昔からわかっていたことではないでしょうか。

その随分昔というのは、あの。

　随分昔というのは、要するに不活化ワクチンでも、生ワクチンでも、行われるようになってからワクチンには、完全に副反応のないものはないと思われているんではないでしょうか。

と申しますと。

　ただ今の、御質問の脳浮腫ですね。それに関しての知見というのは、私、専門でないものですからはっきりわかりません。

その脳浮腫のほうは、一応別にしまして、異種蛋白を体内注入すると、副反応が場合によっては、非常に重い副反応が起こることがあるということは、今おっしゃいましたけれども、年代的に言うと、いつごろということ、もう戦前からということになるわけですか。

　例えば、狂犬病ワクチンというのは、随分古い歴史を持っていると重いますが、これの異種蛋白のための異常反応というのは、もう随分、それこそ狂犬病ワクチンが刺されるようになってから間もなく気付かれているんじゃないでしょうか。

大体いつごろでございますか、素人なんで、その。

そうですねえ……だから二〇世紀の初頭くらいからじゃないでしょうかね。

そうすると、これは、必ずしも狂犬病だけの問題だけじゃなくて、異種蛋白、今おっしゃいましたように、不活化ワクチンであっても、異種蛋白を使っているものについては、同様の危険性があるということでございますね。

はい、そうです。

それは、今二〇世紀の初頭くらいからと言われたんですが、これは外国です。日本でも同じでございますか。

そうでしょうね。

大体、日本の医学から申しますと、外国でそういう文献が発表されれば、大体日本の医学界は、それをフォローできるように、二〇世紀の初頭からは、大体なっていると。

なっていると思います。

知識的には、同等レベルだと考えてよろしゅうございますか。

まあ、そうです。まあ戦争の時期は、ちょっとハンデがあったと思いますが。

それで、これは、証人もおっしゃっていますし、他の方もおっしゃっているんですが、ワクチンの場合、副反応が皆無ということは、望ましいけれども、現実には期待できないと、ゼロにするということは、まあ今の技術、知識水準をもってしてはできないということでございますね。

はい。

で、そうしますと、ワクチンを一般の国民に、非常に広く打つという場合に、副反応がどのくらい起こったのかと、現実の問題として特に、その重篤な副反応を起こした人がどのくらいいるかというようなことは、この調査をきちんとしておくべきことではないかと思うんですが、それについてはいかがでございましょうか。

私もそう思います。

で、実際に、このインフルエンザワクチンについては、昭和三二年から大規模に、皆に打ったわけでございますけれども。その後、このインフルエンザワクチンによって生じた副反応の事故の報告というのは、その、なされておりましたんでしょうか。証人は、ご存じでいらっしゃいましたでしょうか。まあ、最近は、ようやくそうなりましたんですけれども、例えば昭和五〇年、四―五年前までは、きちんと報告が、毎年どのくらい起こったか、そういう疑われる症状は、どれだけ出たという報告は、御覧になっていらっしゃったでしょうか。

インフルエンザワクチンに関してですか。

はい。

私が、インフルエンザワクチンに関して、そういう詳細な報告を見ましたのは、予防接種リサーチセンターで、特に、日本脳炎などを問題にしたために、神経病の専門家、まあ沖中先生とかね、そういうふうな中枢神経の疾患は、非常に重篤ですから、それにいかなるワクチンが接種後一か月の間に、そういうものが原因不明で起こっているかというふうな調査をいたしました。私は、そのときの班に入っていたものですから、インフルエンザワクチンがやはり同じように、含まれていたと、これはかなり細かいものでしたので、記憶にございます。

その沖中班でお調べになったのは、年代的には、大体いつごろでございますか。

ええと、あれは……。

これは、種痘や何かを沖中先生がお調べになったのと同じ時期でございますか。別別におやりになったんですか。

日本脳炎なんかとお調べになったのと同じでございます。ここに資料があるんですが。

どうぞ、年代ですからお調べになって。

一九六五年ですから、六八年くらいまでやられていますね。

その時期にインフルエンザワクチンの副反応、重篤な後遺症についても、お調べになったと、こういうふうに承ってよろしいわけですか。

それは、調べています。

それ以前は、一体毎年そういうデーターを、きちんと集積して、調べられたという形跡がございますか。データーが存在いたしておりますか。例えば、昭和三〇年代。

インフルエンザに関してですか。

はい。インフルエンザのワクチンの副反応について。

今記憶にちょっとございませんね。

証人の御経験からいうと、今の沖中班でお調べになったときが御自分としては、最初であると。

そうですね。詳細に調べられたものを見るのは初めてですね。

御覧になったのは初めてと。

はい。

その、見たのは初めてというのは、その期間にいろいろ調査をなさって、それで、知り得たと、こういうことでございますね。

そうですね。私は、当時はインフルエンザワクチンのほうには、直接関係しておりませんでしたが、当時というのは、一九六五年のことですが、日本脳炎ワクチンに関しては、大変にやはり問題の重要性を認識しておりましたので、かなり神経質に、そういうのを見ました。

そうしますと、今証人がお調べになった、六五年当時までは、毎年インフルエンザワクチンの事故、副反応事故についての統計とか、事故症例が責任のあるところからというのは、もっと端的に言えば、厚生省から報告が出されるということはなかったんですか。御覧になったことはないわけですか。

　結局、それは例えば、まあいろんな予防接種の解説みたいなものの中にそのワクチンの副反応としては、こういうものがあって、これは、何パーセントくらい出るんだというふうな記載はございましたから、その程度は知っております。

六五年以前にも先生がそれをおやりになる以前にも、そういうものは毎年出ておりましたでしょうか。

　毎年ですか。

ええ。

　毎年は聞きません。例えば……。

何年に一遍くらい出るということですか。

　例えば、いろんな、この「日本のワクチン」のこの初版も出たのが、昭和三十何年かだと思いますが、これにも、そういう意味での記載は、出ているわけですがね、そういう意味でワクチンに関する解説書、あるいは、そういうようなたぐいの文書にインフルエンザワクチンの副反応は、このくらい、こういうものがあるというのは、記載はあったと思いますが。

今の「日本のワクチン」は昭和三二年とおっしゃいましたか。

　いや、三二年じゃありません。初版は「日本のワクチン」の初版は、これは私も実は関係したものですから、初版は…。

もっと大分後じゃないですか。

　これは、五二年の前の一版は、何年でしたかね。

被告代理人

四二年ですね。

　ああそうですか。

原告代理人

今示しているのは、何号証でしょうか。

被告代理人

乙七九号証です。

　この初版は四二年ですか。そうすると、やっぱり四〇年より前ではありませんね。

原告代理人

そこで、今副反応について、一般的な形では、ワクチンをすればかなり広い障害が残るような病気を起こすことがありうるという一般的なことは、ずっと前からわかっておったと、こう言われましたね。

　はい。

現実に脳浮腫を起こすというようなことはいつからわかっておったわけですか。起こすことがありうるということですね。

　これは、全部のワクチンについてということ。

いえいえ、インフルエンザだけで結構です。

　インフルエンザワクチンですか……。

ただちょっと質問をあれいたしますと、インフルエンザワクチンであるから脳浮腫を起こすわけではございませんでしょう。およそ、その異種蛋白を使っているワクチンであれば、これは一般的に同じような危険性を同じように持ちうると、こう言われるわけでしょう。

　そうです。

そうすると、そういう意味において、脳浮腫を起こすという危険性ですね。これはいつごろからわかっておったんですか。

　これは、やっぱり不活化ワクチンが実施されれば、そういう可能性はありうるということは言えるんじゃないかと思いますけれどもね。

少なくとも、御専門の方方には、十分わかっておったことだと。

　そうです。

そこで、この脳浮腫というのは、どういう症状を起こすんでございますか。

　これはまあ突然に熱が出て、それから意識が冒される、そして、実際には、意識不明になりますが、それで、そのまま一日ないし二日で亡くなるというふうな形ですね。

あるいは、亡くならない場合にも後遺症が残る場合がある。

　そうですねえ、亡くなる方が非常に多いんですが、亡くならなくても後遺症が残る脳のことですからね、循環障害ですから、そういうことですね。

これは卵のアレルギーによるものとは全然別の現象でございますか。

　まあ卵のアレルギーとはいかないと思いますね。

異種蛋白であれば、起こりうるという、こういうことですね。

　そうですね。

そういう副反応の中で、一番重いのが、脳浮腫でございますか。

　結局、死亡率が非常に高い症状ですから、一番重いと思いますね。

それから神経麻痺もございますですね。

　はい。

神経麻痺というのは、どんな症状を起こすんでございますか。

　神経麻痺というのは、例えば、足が動かなくなる運動麻痺ですね。それからまあ、顔面がちょっと麻痺するとか、口の開き方がおかしくなるとか、そういうふうな神経の、どこの神経を冒されたかによって、麻痺が違います。

これも後遺症になる場合があるんですか。

　実は、ギランバレーという病気がありますが、これは、原因不明の多発性神経炎、まあいろんなところの神経が麻痺を起こしますが、これがやはり、インフルエンザワクチンで起こることがあると言われますがね。これは、まあ一つの神経麻痺症状でございますね。

それは、後遺症が残る。

　ええ、アメリカでは、特に豚ワクチンを刺しましたときに、神経麻痺が多発して、それが、ワクチンとの影響が否定できないという結論が出たので、中止されたということは、割合に最近、起こったんですね。

今の直接の質問に対しては、後遺症としてどっかがきかなくなるという現象が起こるんですか。

　ありうると思います。

それから、あと副反応として髄膜炎を起こすことがあると、おっしゃいましたね。

　はい。

これは、どういう病気なんですか。

　髄膜炎という病気は、脳の実質が冒されないで、脳膜が炎症を起こすわけですから、発熱、頭痛、それからまあ痙攣、意識障害、そういうものが、主要症状です。

これも手当が遅れると、後で後遺症を起こすとか、あるいは場合によっては、死を来たすというようなことがありうるわけですか。

　髄膜炎は、一般には、割合に予後は、いいものです。ただ、まあやはりその方の体質によっては、後に残ると、つまり後遺症になるということはないわけじゃないでしょうね。

これも致死率はあるんでございますか。

　髄膜炎という症状でいろんな原因によって起こるものがあります。それによって、致死率は、大分違うんだと思いますが。

このワクチンによって起こる場合はいかがでしょうか。

　ワクチンによって起こる髄膜炎というのは、あまり、死亡することはないんじゃないかと思いますが。

そこで、例えば、一番重い副反応の一つである脳浮腫の場合ですが、これは、起こったときには、もうどういう手当をすればいいのか、それはどうなっておるんでございましょうか。

　まあ、私、専門家ではありませんので、細かい、医学的治療法は、ちょっと、申し上げられないんですが、少なくとももうこれは大変に重症で死につながる病気ですから、直ちに病院に行って、緊急医療の救急の手当が必要だと思います。例えば輸液なんかが必要ですね。

これも、痙攣を起こすんでございますか。

　ええと……痙攣を起こすことがあると思いますね。

そうすると、この痙攣を一時対処療法ですけれども、抗痙攣剤を使って、とめてやるというようなことも必要なわけですね。

　そうですね。

そこで、今証人がお述べになりましたような、望ましくはないけれども、副反応が起こることは、ゼロでないんだと、今言ったような症状を起こすことがありうるんだということになりますと、こういうようなものを接種する前に、万一のことを、この保護者に知らせておいて、万一不幸にして、そういう事態になったら、どうしたらいいかというふうなことを、あらかじめ知らせておくというような必要は、ないんでございましょうか。

　そうですねえ、私は一般にワクチンに対するそういう正確な、まあ、効果とか副反応に対する知識は、一般の打たれる人が持つべきだと思いますし、それから、それをする人は、そういう知識を与えるように努力しなきゃいけないと思います。

　まあ、多くの打たれる方方は、医学的な知識から言えば、全くの素人の方が、もうほとんどでございましょうから、そうすると、正確な知識を知るためには、よく知っている方が、それを実施される方が、まあメリットだけじゃなくて、もしものときには、こういうことがありうるということを教えるのが普通の考え方じゃないかと思いますが、そう考えてよろしゅうございますか。

　はい。実は、私どもは、私も含めまして、「日本のワクチン」という本を出そうというふうに決定しましたのも、やはり正確なる知識をできるだけ一般の方がお持ちいただける資料を提供したいと、こういう意図だったと思いますので。

ということは、そういうふうに、先生方から御覧になると、ワクチンについての一般的な正確な知識が今日、非常に足りないというふうにお考えになっていらっしゃるわけですね。

　そうですね。まだまだ足りませんね。


（以上　根　山　敦　子）

原告代理人（大野）
今、父母などの保護者の方の知識のことをおっしゃいましたけれども、先生方のような、特別の専門家でない、病院であるとか、あるいは特定の医師にも、この副反応が起こりうること、及び副反応が不幸にして起こったときには、どうすればいいのかという、治療体制や治療方法について、あらかじめ知らしておくという必要はございませんでしょうか。

私は、それは十分必要はあると思います。それで、やはり、日本の予防接種というのが、法律にもとづいてやるということがずっと定着しているものですから、お医者さんも、比較的その内容を十分理解してやるというよりも、定められたことをそのとおりに間違いなくやるということにかなり神経を使って、まだまだやはりくわしい知識をもたない方もおられますので、そういうことは必要だと思いますね。

これは、なかなかむずかしい質問なんですけれども、今から約二〇年ぐらい前、昭和三五年ぐらいになりましょうか。そのころでけっこうなんですが、当時、普通の学校を出て、国家試験を受けてなったお医者様方が、ワクチンの副反応というようなことについて、どの程度の知識があったとお考えになりますか。非常に、たとえば、その中には、脳浮腫だとか神経麻痺だとか、髄膜炎だとか、そういうものも起こすかもしれないというようなことは、今から二〇年ぐらい前に、普通一般の専門家でないお医者さんがご存じだったでしょうか。

私は、異種蛋白を注射することによって、人体がさまざまの形で異常な反応をするというようなことは、十分教えられて卒業していると思いますね。

そうすると、具体的な症状ですね、そういう一般的に害があるということではなしに、それが神経麻痺であったり髄膜炎であったり脳浮腫であったりするということについての知識はございましたでしょうか。

それは、一応、学校では教えられているわけですから…。

いや、ワクチンを打った場合ですよ。

ワクチンを打った場合ですね。ですから、人によって多少の違いはあるかもしれませんけれども、知識はある程度あると思います。

二〇年ぐらい前に、そうすると、ワクチンを打てば脳浮腫が起こるということはわかっておったわけですね、かなり広く、一般的に……。

だと思いますね。

専門家だけじゃなくて、医学界ではそういうことは、大体、今の、特に専門としているお医者さん以外の人でもわかる程度のことであったわけですね。

たとえば、その当時、副反応でいろいろ問題が起こっていた、非常に大きなワクチンに、腸チフスワクチンがあったんですね。腸チフスワクチンでやはりそういう重篤な、死亡する方もおり、脳浮腫を起こす方もある。これは異種蛋白がそうさせるので、腸チフスの特別な抗原がやるものではないということは、教えられたはずです。

そこで、その副反応につきまして、この前、証人は、赤ちゃんは身体の機能分化がまだ固まっていないから、今の異種蛋白の反応が異常に強く出ることがありうるんだと、こういうことをおっしゃっていましたですね。

はい。

これは、ごもっともな意見だと思いますが、赤ちゃんが機能分化が十分じゃないから、副反応も強く出るだろうというようなことは、今のあれで言えば、もう二〇年ぐらい前にはわかっていることでございますか。

それが、私自身の経験から申しましても、いくつぐらいの赤ちゃんが、そういう異種蛋白に対して強く反応するかというようなことは、大学卒業することは、あまりはっきりとつかんでおりませんでしたね。

具体的に、二歳なのか、三歳未満なのか、四歳なのか、そういう具体的な線引きは別としまして、赤ちゃんには、今おっしゃったような副反応が、普通の大人や健康な人よりも強く出ることがあるということは、先生が大学時代にはもうすでにわかっていたことでございますか。

私の卒業した時代に、はっきりと把握してきたことは、生後間もない赤ちゃん、たとえば一年以内、そういう方がたまたま病原体の感染を受けると、非常に重症が多い、死亡することが多い、そういうことは非常によく聞かされたわけです、ワクチンに関して、ワクチンについての、そのこまかい配慮の講義というのは、あまり出てこなかったわけですね。理くつで、どういうものはどういうワクチンがあって、というようなことを、淡淡と教えられただけで、そこのところはあまりはっきりしたことをつかんで卒業したとは思わないんですが……。

ただ、率直に申しまして、この前も、ある専門の証人の方が、まったく同じことを言われて、赤ちゃんの機能分化が未熟であるから、副反応が出る場合には、強く出ると、そういう蓋然性が高いということは、医学的にめずらしいことでも何でもなくて、いわば常識に属することじゃないかということを言われておるんですが、そうではないんでしょうか、具体的に何歳というようなことは別として……。

そうですね。まあ、赤ちゃんというのはいろいろなそういう外敵からの侵襲に対して、非常に反応が激しく出る、で、その外的な反応という中に、予防接種というような異種蛋白を注射するということも、含めて考えるという考え方は、ごく自然に当時受け入れられたと思います。

当時というのは、今から二〇～三〇年前でも。

はい。

たまたま大学時代のお話が出たんで、あるいは同じころかと思いますが、何年御卒業でいらっしゃいますか。

昭和二三年です。

もう、戦争直後なわけですね。

そうです。

甲第一〇七号証を示す

特に、インフルエンザワクチンにつきましても、四歳未満の幼児については、非常に副反応が強く出る、こういうことは、外国の文献にも出ておったのはご存じでいらっしゃいますか。たとえば、このベルという人たちの書いた論文で、一九六〇年の受付の論文ですけれども、出たのは翌年のようですけれども、これは、インフルエンザのワクチンについて、副反応のリアクションについての論文でございまして、これは、アメリカン・ジャーナル・オブ・ハイジーンという雑誌で、これは非常に有名な雑誌で、権威のある雑誌だそうですね。

そうです。

先生方も専門家でいらっしゃるわけですから、それを読んだかどうかは別として、一般的には、お読みになる雑誌でございましょうか。

そうでしょうね。特にそれに関心のある方は読んでおられる雑誌だと思います。

証人自身は、これは当時お読みになったことございましょうか。

さあ、当時は見ませんでしたね。一九六一年当時は、私は、自分の専門でなかったものですから……。あとになりまして、いろいろな方の論説の中に引用されましたので……。

直接も、そのあとからはお読みにはなりませんでしたか。

読んだ中にはいっているかな……。ただ、こういう知識は、私にとっては別に新しいものではないわけです。

こういう知識というのは、今おっしゃったように……。

若いほど……、子どものほうが、リアクションが強く出るということです。

そんなにめずらしいことじゃないと……。

はい。今ではですね。

それから、アメリカの小児学会でも、インフルエンザワクチンを乳幼児に接種することに反対で、決議して協力を断った、こういうことはご存じでいらっしゃいますか。

それが、最近そういう話が出たということで、私は記憶がないんですよ。そこで、アメリカのＣＤＣのダウドル博士という、かなり古くからインフルエンザをやっていて、今はその指導的な立場にある方ですが、その方に、そういう事実があるかどうかを聞いたんです。最近、一緒に旅行することがありました。そしたら、どうも、あまり記憶がないというんですよ。

これは、もっとも、福見先生がおっしゃったことだから…。

そう。ですから…。

権威あることなんだろうと思いますが、違いますか。

大きな意味で、アナウンスメントが行なわれたというよりも、たとえば、何かの小さな会合で、そういうような話が出たということではないかと思うんです。私は、そういうものがあったらほしいと言ったんですけどね。

それから、御承知のとおり、昭和三二年から、この乳幼児を含めて、一律にインフルエンザワクチンについて、勧奨接種が行なわれたことは、もちろんご存じでいらっしゃいますね。

はい。

それをやめたのは、昭和四六年なんですが、このやめるのについて、先生は関与していらっしゃいますか。

私は、そのときにはまだ関与しておりませんでした。

やめた理由はご存じでいらっしゃいますか。

はい。やはり、三歳以下の乳幼児にそのワクチンによって死亡する方が多いと、副反応が強く出るというようなことが主な理由になって、それが主で、あとはいろいろそういう年の人にいろいろなワクチンを打たなければならないという……。なるだけワクチンを、そういう不必要なものは、整理しようと、……不必要といいますか、緊急に、急がなければならない、ポリオとか、ジフテリアとか百日咳はやらなければなりませんが……、そういう趣旨があって、それで廃止されたんだと思います。

副反応が、今おっしゃった年代には、重篤な副反応が強く出ることが多いということと……。

そうですね。

それから、もう一つ、一般の乳幼児ですね、集団生活をしていない、一般の乳幼児が、他の人に比べると、感染の機会が少ないということも挙げられておるのではございませんでしょうか。

まあ、私は、実は、そのあとで、日本のワクチンも同じように、その、三歳以下ははずすということが行なわれたんですが、それは、当時、日本のワクチン小委員会のメンバーであって、承知しております。しかし、その前に、インフルエンザが行なわれたわけですね。そのインフルエンザのほうは直接まだ関与しておりませんでした。

乙第二八号証を示す

昭和四六年九月二九日、厚生省衛生局防疫課長からの注意ですが、これはご存じですか。

これが行なわれたことは知っております。

ここに、「等」と、理由は書いてありますが、「等」というのは、ことばのあやみたいなものですから、いちばん大事な理由は明記するのが普通だろうと思いますので、それを見ますと、この、三歳未満の乳幼児に対するインフルエンザの副反応の頻度が高いということと、これらの年令層は、インフルエンザ感染の機会が少ないと、だからやめるんだと、こういうことを挙げておるわけですが、これは、証人はその後に主要なポストにおつきになったわけですけれども、ふり返って考えられて、非常に妥当な措置だというふうにお考えですか。これに対しては反対だと考えられますか。

いや、私は賛成です。

で、この理由も、合理的であり、首肯するに足りる理由だというふうにお考えになるわけですね。やめるほうの理由ですが……。

三歳以下の子どもが、そういう反応が重篤に出る、だから、できるだけやりたくないという点については同じです。ただ、感染機会が少ないという場合は、一般にはそうかもしれませんけれども、特殊な子、たとえば収容施設にはいっているような子ですね、そういう子は、決して少なくないわけです。そういう場合には、やはり、第二の理由はあまり適用されないんじゃないか、で、現実にアメリカでも、そういう施設の子には、やっぱり、今でもやってるということをダウドルから聞きました。

つまり、すべて一律にやめるべきではなくて、その集団生活をして、感染の機会が非常に高いようなところに置かれた乳幼児については、打ってもいい場合があるんじゃないかと、こういうことですね。

私はそう思います。

それ以外の理由については賛成でいらっしゃるわけですか。

そうです。

医学的にみて、合理的だとお考えになるわけですね。

はい。そう思います。

その、証人がおっしゃいました集団生活をしている、小児は別としまして、一般の家庭で養育されている赤ちゃんについて、……日本では大多数はそうなんですけれども、そういう赤ちゃんに、感染の機会が少ないということは、前からわかっていたことじゃないんでしょうか。

まあ、そうかもしれませんね。

その、いわば、末端の……感染するとすれば、感染経路から言えば末端であって、その赤ちゃんを媒体として、さらに流行が蔓延するなどということは、常識で考えて、ありうべからざることであると、……例外的な場合はあるかもしれませんが、普通はありえないことだなんていうことは、わかっていたことじゃございませんか。

まあ、インフルエンザが、集団の集まりやすいところから感染を受けるというのは、前からわかっていたことですから、赤ちゃんがそういうところに特別行く可能性が高いということはないし、むしろ、逆に、家庭内にとじこもっていることが多い。だから、そういう意味で一般には危険は少ないんだということは賛成です。

そこで、今度は学童の集団接種について、ちょっとお伺いしたいんでございますけれども、証人は、前回の御証言では、その学童の集団接種というのは、集団予防という考え方からは正当な手段ではないかというふうに思う。しかし、私は、こういう考え方だけでは予防接種はうまくできないと思う、したがって、将来はもっと柔軟に対処すべきであるという見解でございますと、こう御証言になっていらっしゃるわけでございますが、ちょっとその点を、正確に、おっしゃっていることを知りたいためにお伺いするんでございますが、その、集団予防という考え方だけでは、予防接種はうまくできないと思うと、それはどういう点でうまくできないというお考えでおっしゃっているわけでございますか。

結局、予防接種には、集団接種して社会の病気の蔓延を防御するというほかに、個人がそういう病気にかからないように守るという、やはり別な目的があります、で、予防接種を、ですから、前者だけの目的に使うということは、予防接種の使い方としては不十分である、やはり、個人予防というのを、もう少しやりやすいように考えるべきである、こういう意味です。

その、もっと柔軟に対処すべきであるというのは、これは、お考えの趣旨は、何でも一律に、集団予防というと、ともかく一律に全部やっちゃう、数多くやらないと集団予防できませんね。数が足りなければ集団予防になりませんから、集団予防ということを前面に出すのであれば、なるべく数多く、例外を作らんように、一律にやると、こういう発想が結びつきますね。

そうです。

そうすると、そういう考えじゃなくて、もっと個体差を考え、具体的な条件を考えて、やる人、やらない人というのを区別していくような、そういう柔軟な対処が望ましいと、こうおっしゃっているのではないかと思いますが、違いますか。

そういう意味ももちろんございます。

その個人防衛という、今おっしゃったような、個体を守るんだと、一人一人をこの病気から救うんだという考え方から、このワクチンを考えますと、一律に、無差別に接種しちゃうというのは望ましいことではないんじゃないでしょうか。個体防衛という点から言えば……。

そうですね。私はかつての伝染病のいろいろな蔓延の歴史を考えてみますと、それをやらざるをえなかった背景というのはわかるような気がするわけです。たとえば、天然痘の患者が発生したとき、有無を言わさず、一律にやらなければならん……。

それは、大分前のことですね。

はい。そういうことはわかりますけれども、結局、予防接種というのは、そういうやり方ばかりというふうには考えたくない、そう思っているわけです。

証人のこの前のお話では、やっぱり、そういう集団予防で一律に接種するというようなことになると、お上が強制的にやるようなものであって、一般の人は、ワクチンがどうであるかというようなことの実体も知ろうとしない、したがって、自分自身の判断で、個体差に応じて考えるということをしないんだと、これは予防接種にとってよくないことではないか、こういうことをおっしゃっておりますが……。

　それはまことにそのとおりだと思います。

そうすると、証人の基本的な考え方は、この前おっしゃいましたけれども、やはり、ワクチンというのは危険な面が否定できないんだと、これはどんなにしても残っちゃうんだと、そうだとすると、そういうことによって被害を受ける人のことも考えて、メリットとデメリットというのは、十分に評価しなければならん、こうおっしゃってますね。

　そうです。

そうすると、この今の個人防衛という点から申しますと、この無差別的な一律接種ということは、個人防衛という理念からは反するんじゃないですか。

　そうですね。まあ、利害が一致するということはあるかもしれませんが、しかし、目的が違いますね。

そうでしょう。

　はい。

目的が違うわけですから、そういう場合であれば、まず、個体への影響とその必要度というものを考えなきゃいかんので、個人防衛ということから、無差別、一律ということはすぐには出てまいりませんでしょう。

　出ないと思いますね。

それで、一般の、さっきおっしゃったような、乳幼児にインフルエンザワクチンを接種するということは、これは感染経路対策ではございませんね。

　さきほど申し上げた特殊な例を除きますと、感染の危険が一般より少ないと思いますので、それだけ今度は蔓延させるフォーカスになる、すなわち感染源になるということも少ないと思いますね。

そうすると、この赤ちゃんに打つという場合は、やはり危険率が多いとか、特別の、何か、インフルエンザになったら危険をもつような、特別な、ハイ・リスクをもっているような人をやることになるわけでございますね。

　ちょっと、御質問がはっきりしないんですが……。

つまり、個人差で考えるというと、その、赤ちゃんにやっていい場合というのは、証人は、一つはその集団生活をしている、感染にかかる現実の可能性のある人、これはやったほうがいい場合がある。それから、もう一つお尋ねしているのは、特別に、赤ちゃんの中でも、インフルエンザになってはまずい人もあるかもしれないので、そういう人は例外的にやってもいいのではないか、こういうことになっていくのではないでしょうか。

　私は、その二つの考え方でいいと思いますね。

そこで、最後にお伺いしたいのは、乳幼児であれ、勧奨であれ、ともかく、一律にインフルエンザワクチンを接種している国というのは、どこかあるんでしょうか。

　そうですね。少なくとも、アメリカ、それから欧州の国国では、ないようですね。

　イギリスもございませんですね。

イギリスはありません。

これは、当初やっていて、やめたんじゃなくて、最初からその乳幼児について、一律にともかく接種するということは、一回もやってないんじゃないでしょうか。

　はい、そうです。

原告代理人（広田）

証人は、前回、風邪様の症状を呈する病気というのは、インフルエンザのほかにもあるんだとおっしゃいましたですね。

　はい。

主にどんなものがありましょうか。

　そうですね、アデノウィルス、これは抗原型がたくさんございますね。それから、パラインフルエンザウィルス、それから、ライノウィルス、それからコクサッキーウィルスなどが主なものではないでしょうか。

そうすると、そういうウィルスから出てくる病気というのは、インフルエンザとは非常にまぎらわしい病気であると、こういうふうに考えていいわけですね。

　そうです。

そういう、パラインフルエンザ、アデノウィルス、そのほか、今証人が挙げられた病気というのは、いつごろからその存在がわかっていたんでございましょうか。

　それぞれ、ウィルスによって、発見の歴史が違いますが……。

たとえば、パラインフルエンザについてはどうですか。

　パラインフルエンザ……、今正確に覚えておりませんが……。

それでは、一九六〇年を基準にしまして、それよりも前にわかっていたでしょうか。

　もちろんわかっておりました。

アデノウィルスについてはどうでしょうか。

　同じです。わかっておりました。

そのほか、今、証人が挙げられたウィルスについてはいかがでしょうか。

　私が今挙げたウィルスは、すべて一九六〇年以前にわかっていたと思いますね。

それから、今度はインフルエンザのことでございますが、インフルエンザ自体はそれほど悪性な疾患ではないというふうに考えてよろしいわけですね。

そうですね。まあ、これは非常にたくさんの人が感染をします。その感染者全部について言えば、重くなる人ももちろんあるわけですが、その率が少ないという意味で、一般には軽くすむ病気であると言えると思います。

そういう、インフルエンザについての考え方というのは、一九六〇年当時と比べまして、現在変わってきているんでしょうか。今証人がおっしゃったような考え方というのは、一九六〇年当時もあったんでございましょうか。

　ありました。

それが定説だったでしょうか。専門家の間では……。

　専門家の間では、そういうふうに思われていたんだと思います。

インフルエンザにかかると、インフルエンザ自体よりも、それから生ずる二次感染といいますか、合併症といいますか、たとえば肺炎とか気管支炎、そういう細菌性のもののほうが危険なんだというふうに考えていいわけですか。

　ちょっと、御質問、もう一ぺんお願いします。

インフルエンザ自体よりも、インフルエンザにかかったあとで出てくる、細菌性の気管支炎、あるいは肺炎、そういうもののほうが身体にとっては危険だということは言えるんでしょうか。

　さあ、それは何とも申せませんね。……何とも申せないと思います。どっちがというのはね。

しかし、インフルエンザ自体は、上皮細胞がやられるだけですむんじゃないでしょうか。

　まあ、理くつはそうなんですけれどもね、考え方によっては、細菌の二次感染というのは、今度は、薬で非常によく治る病気ですね。だから、そのために、あまりこわくないということはありうるわけです。インフルエンザを防ぐということは非常にむずかしい。で、インフルエンザがやはり原因になるということを重く見ればインフルエンザはこわいということは言えると思います。

それでは、今おしゃった、その、二次感染があまりこわくないと、薬が効くので…、そういうお話でしたが、たとえば、どういう……。

裁判長

いや、どっちとも言えないという表現をとられたんです。

原告代理人（広田）

そういう二次感染には薬が効くので、どちらとも言えないと……。

　御質問がインフルエンザよりこっちのほうがこわいんじゃないですかというふうに、私、受け取ったものですから、そういうふうな、どっちがということは、ちょっと言えないと、たとえば、確かに、スペイン風邪のときには、ほとんどが細菌感染で死亡したんじゃないかというようなことが言われておりますが、今はそういうことはないと思いますのでね。だから、医者の受取り方というのは、細菌感染だとあまりこわくないというような感じ方もあるわけです。

じゃ、その感じ方の裏にあるのは、その薬の存在ですね。

　そうですね。

どういう薬でございましょうか。

　まあ、抗生物質ですね。

ペニシリンとかクロマイとか、そういうものですか。

　クロマイはちょっと激しいんですが、そうじゃなくて、たとえば、アセバアストリン製剤とか、経口ペニシリンとか、あると思います。

そういう抗生物質というのは、いつごろから一般の治療に使われているんでしょうか。

　そうですね、インフルエンザのワクチンが……。要するに、昭和三〇年代の初頭には、もう使われているんじゃないでしょうか。いろいろなその薬の変遷はあると思いますが……。

そうしますと、これは、前回の証言についてお尋ねしているわけですが、証人は前回、インフルエンザに対するいろいろな知識あるいはその予防方法が混とんとしていた時代があるという趣旨の証言があるんですけれども、それはどういうことになりましょうか。

　どこの場所で、それを言ったんでしたかしら……。非常に漠然としたあれなんで、どの箇所でそう申し上げたか、よく覚えておりませんが……。

前回の証言調書の八五丁、「そのワクチンの評価というのは、その時の時点におきまして違うものです。なぜならば、その時において病気が非常にはやっておれば、ワクチンのメリットは大きくなるであろうし、病気が少なくなればワクチンのメリットより副反応のデメリットのほうがクローズアップされるからであります。で、インフルエンザに対するいろいろな知識あるいはその予防方法、そういうものがまだ混とんとしていて、むしろインフルエンザがこわいというようなリアクションが社会にあれば……うんぬん」とありますね。

　そうですね。これ、ちょっと、仮定があるような……。

正確じゃありませんでしょうか。

　そうですね、たとえば、こういうことが最近現実に行なわれるとすれば、最近、アメリカで火のついている、WHOがそれと一緒に呼応してとった、豚インフルエンザがまたはやる、こういったときはまたかなりそのリアクションが強いわけですね。そのときには、おそらく、インフルエンザワクチンをむしろ受けたい受けたいと言うほうが強くなるんじゃないでしょうか。そういうことがありうるということを、私は申し上げたつもりです。

そうすると、それは、その年その年によって、インフルエンザが非常に流行しそうだとか、あるいは、非常に強い反応を生ずるようなインフルエンザである、そういう場合には、あるいはそのリアクションが強くて、インフルエンザワクチンが求められるということがあるかもしれない、こういう趣旨でございますか。

　そうです。混とんとしている中には、やっぱり、流行の予測があまりよく立ってなくて、そのためにワクチンがあるいは効き目が非常に薄いかもしれないというような症状もはいっているわけです。

そうすると、必ずしも、その、歴史的に、時代が古いから混とんとしていたとかいうことにはならないんでございましょうか。

　それは、やっぱり、一九六〇年より前というようなことについて言えば、それより、現在のほうがよほど知識は深まっておりますので、前のほうがより混とんとしているということは言えると思いますが……。

六〇年代より前とあとではそうだとおっしゃるわけですね。

　はい。たとえば、この豚インフルエンザという免疫型だったら、またスペイン風邪という発想法をするのは、数年前にあったわけですが、もう、現時点では、今度は遺伝子を調べるというようなことで、それがはやるかはやらないかも、多少、数年前より見当がつくんではないかというような研究も出ております。ですから、私はやはり研究が進めば、その混とんも大分おさまるであろうということはありうると思います。

だんだんおさまってくるわけですけれども、ただ、今証人がおっしゃったような、たとえば、副反応が重篤であるかどうかとか、あるいは乳幼児について言えば、感染の機会が一般的に多いか少ないかという問題、あるいは風邪の様相を呈する病気というのはほかにもあったんだということで、第二次感染が生ずれば、抗生物質がある、そういう状況というのは、たとえば、一九六〇年を基準にしまして、六〇年と現在とで、そう大した違わないんじゃないでしょうか。

　まあ、ウイルスはもういろいろなウイルスがあるということはわかっている。それから、ワクチンに対する反応も、一九六〇年以前には、ある程度わかってました。……そうですね、まあ、全然同じだということは、やっぱりちょっと言いにくいと思うんですが、変わっていない部分もあるわけですね。ちょっと、こう、全般的に御質問されると、答えにくいんですけれども……。

たとえば、いちばん変わっているところはどこでございますか。

　やはり、副反応に対する考え方だって、一九六〇年とその後というのは、やはり世の中でも一応ずいぶん問題になっていますから、それに対する知識なんていうのも変わっていると思いますし…。

副反応の知識といいますと、今、どういう反応が出るかというようなことでしょうか。

　一九六〇年以前と今とでは、やはり、ワクチンを刺したときに、どういう反応が出るというのは、今のほうがもっとわかっていると思います。

そんなことでしょうか。特に挙げるとすれば……。

　そうですね。

それから、これはさきほどの大野代理人の質問にも関係してくるわけですが、欧米では、インフルエンザワクチンの場合、個人防衛を主に考えるので、一律接種は行なわれないという、そういう趣旨の前回の証言があったと思うんですが、個人防衛だとどうして一律接種は考えないのでしょうか。もう一度ちょっと証人の口から説明していただきたいんですが……。

　個人防衛の場合には、大体、受けるか受けないかというのは、まずその個人の判断によって選ぶことができる。それから、いつ受けるかというのも、自分の身体の調子がいいときというふうに選ぶことができる。それから、非常に知識のたくさんある人ですね。たとえば、私がある程度ほかの人より知識がある。たとえば、私はH^1、N^1というのは、もうかかって、抗体はあるので、いまさらワクチンは受ける必要はない、そう思えば、ワクチンは私はいりませんと、そういうようなことなどですね。かなり、きめのこまかいワクチン注射ができるということです。そして、不必要は予防注射をしないですむ、そうすれば、それだけ副反応で非常にお困りになる方の出方も少ないし、また副反応がよしんば出たとしても、ある程度、自分で納得して受けたという気持があれば、まだ救われる、こういうことです。

それでは、欧米では、なぜインフルエンザワクチンについて集団防衛ということを考えないんでございましょうか。

　考え方は、実はアメリカにあったんですね。ただし、それを実施に移すというところまではいかなかったと……。

それはなぜでございましょうか。

　やはり、社会事情なんじゃないでしょうかね。一つは、日本の予防接種法とアメリカの予防接種との法的なよりどころというのは、違うということも大きくあるだろうと思います。

インフルエンザのワクチンの効き目というものがそんなに顕著ではないということも関係しているんじゃないでしょうか。

　ただ、ずっとむかし、フランシスらが、インフルエンザの予防接種を議論していたときには、そんなに効かないとは思ってなかったわけですから、まあ、ある程度使えるかもしれないと思っているわけですし、それから、これは一部の人ですけれども、アジバンドを使えば、インフルエンザワクチンは今より有効になるから、使い方によっては、そういう場合には集団接種をしてもいいんじゃないかという論説も見たことがあります。ですから、考え方としてはアメリカで起こって、そして、アメリカでは結局実施されなかったけれども、それが日本に来て、日本で取り入れられたという形になるんじゃないかと思いますが……。

証人は、御自分の身内の方にはひと冬に三回、このインフルエンザのワクチンを接種する、そのほうが、効果が……。

確実ですから……。

効果が確実だということですか。

はい。

二回の場合に比べて、どういうふうに違うでしょうか。もう少し具体的に説明してください。

たとえば、ワクチンを打つ時点においては、実際にどういう型がはやるかということは、確実にはわからないわけですね。あるいは、小変移株が出てくるかもしれない。ただ、小変移株は必ず共通抗原を持っておりますので、ワクチンを徹底してやると、防御率は上がるものです。そういう意味で、二回では足りなくて、三回やるというと、やはり、効果はもっと上がりますから、これがいいということ、それから、第二には、流行期がいつごろまで続くかということは、これまた年によって変わるわけです。ことしのように、五月、六月になっても続くことがあります。例年は、三月末になると急に火が消えるんですけれども…。それで、たとえば、一一月から一二月にかけて二回、それから翌年一月の末ごろに一回やりますと、ほぼ、その流行期間を十分カバーできるであろうと、こういう私の考え方で、うちは特に老人と受験生なものですから、これ、かかってしまっては困るので、徹底的にやると、こういうわけです。

そうしますと、普通の学童に接種される二回接種ですね、そういう方法は、三回に比べれば、その効果は確実ではないし、インフルエンザの流行期間すべてを有効にカバーできるかどうかもあやしいと、こういうことになりましょうか。

現実としてそういうことが起こりますね。

（以上　田　甫　力　弥）

原告代理人（河野）

主尋問に答えてインフルエンザの病理について、ウイルスが血中にはいって身体の各部に運ばれて、それで機能障害を起こすということを証言なさいましたけれども、それは定説と伺ってよろしいわけでしょうか。

そうですね、最初の侵入門口は気管上皮で、そこで増える、それからウイルスは血中の中へはいる、肺炎を起こすような場合には血中を通って肺炎を起こす、こういうふうに考えております。

身体各部のいろいろな障害というのがウイルスによって血中に運び込まれたウイルスによって起こるということが証明されているというふうに伺ってよろしいわけですか。

肺に行くなんていうのは証明されているわけですが、たとえば筋痛がある、下痢を起こすというのはウイルスがそこへ行ったためにそうなったのかそれとも体の反応としてウイルスの直接的な作用ではないんだという考え方もありまして、まだ定説というのはなってないと思います。

肺に行ったような場合。

肺には直接血液を通して行くものだと思います。これは定説だと思いますが。

肺からウイルスが分離されるというようなことがわかっているということですね。

はい。

日本では卵のアレルギーというのは少ないということをインフルエンザ研究会で聞いたことがあるということを証言なさいましたけれども、これはその通りでしょうか。

私もそう思いますけれども。

何か卵アレルギーについて調べた調査というようなものがあるんでしょうか。

いやこれはそういう調査の資料を見たというわけではありませんので、実際の臨床家にそういうことを聞いたというだけです。

漠然とした印象というような感じですか。

そうです。

「アレルギー」という雑誌の大分前のものですが群馬大学の松村元教授ですが、その方がまとめられた中に、日本では卵アレルギーが少ないといわれているけれどもそうではなくて多いんだというようなことをおっしゃっているのがあるわけですが、それ以外に卵アレルギーについてまとまった定説というのは発見できないと思いますが、こういう点はご存知でしょうか。

いいえ、知りません。

それから雑菌がワクチンの中に混入すると発熱反応が起こる、ということが証明されているということですが、これはいつ頃からそういうことがわかっていたということでしょうか。

これはワクチンを製造し始める時点からわかっていたと思います。

乳幼児の場合に、一般に発熱反応があれば身体の各部にいろんなよからぬ影響が出ることが考えられるわけですが、重症かあるいは重くなったりすることが考えられるんですが、それはそういうふうに理解してよろしいわけですね。

はい。

それからワクチンの効果という点についてＨＩで見て、一二八倍の抗体価が見られれば完全な発病阻止が考えられるんではないかと、六四倍ないし一六倍程度であっても、これは発症を軽くするということを証言なさいましたけれども、この六四倍ないし一六倍の場合、これは何か理論的な根拠というのがあるわけなんでしょうか。

統計的に、インフルエンザ罹患前に抗体価を測っておいて、そしてインフルエンザの流行の波が来た時に、その人の発病したかしないか、あるいは免役抗体があとで上ったか上らないか、そういうのを分類したデータからそう類推されているわけです。

軽くするというのはこれは類型的な何か症状というのがあるんでしょうか、それとも個人個人によって違う、その軽くなり方が違うといいますか、それは別々なのか。

それは統計的なことですから、非常に簡単に学校を休まない、しかしその人はかかったという抗体反応があるこういうことです。

それからインフルエンザのワクチンを毎年毎年接種した場合に、アナフィラキシーショックが起こるのではないか、という質問に対して、私はそういうことを聞いたことがない、という証言でしたが、そういうアナフィラキシーショックが起きる危険性とか可能性が増えるということも否定する趣旨なんでしょうか。

積極的に否定することはむずかしいですね。そういうことはあり得ないというような形でいうことはできないと思います。なぜならば抗源の頻回注射によって体がその抗源に対して感作されるというのは一般的事実なんですから、インフルエンザに対してこれは特に例外だという証拠はない、ただ現実問題としてこの人はアナフィラキシーショックではないかな、あるいはそういうショック反応が何回も免役した人に多発していると、こういうようなことを聞いていないということです。

現在までに聞いていないということですね。

はい。

そうするとその危険性が高くなるという蓋然性なりというのは否定する趣旨ではないわけですね。

否定することはできないと思います。

一九七六年アメリカでも、ぶた型インフルエンザの流行に対して、その時に子供、乳幼児についても接種の計画を立てたというような趣旨の証言があったんですが、これはその通りでしょうか。

ええ、これも私直接のその先程出て来ましたダウドゥル博士に聞いたんですけれども、乳幼児にもハイリスクというような範ちゅうで考えられるような、ことに施設にいるような子には刺すと、で実際刺されたと、こういっております。

つまり先程からおっしゃっている収容施設とか、基礎疾患みたいなハイリスクの乳幼児に限っているわけですね、乳幼児の場合。

まあそういうような趣旨の話でしたね。

最近ＣＤＣから接種した時の副作用の調査報告書というのが出されているんですが、それはご存知ですね。

はい。

その中に、そのインフルエンザワクチンが一七歳以上を重点的な対象として、小さな子供はハイリスクのある者のみに行なったというふうに出ているわけですが、同じような趣旨の論文というのはいくつもあるわけですけれども、普通の家庭にいる乳幼児一般に対して行なったというわけではありませんね。

そうじゃないと思います。

その報告書は、この接種の後に発生した副作用について調査した報告書であるということなんですが、そういう副作用の調査をアメリカではすぐ行なったということもご存知ですね。

はい。

最後にこのぶた型インフルエンザのワクチンの接種計画というのは、副作用が多発したために約三か月ですか、それで中止されてますね。

はい。

原告代理人（秋山）

日本脳炎のワクチンについてお尋ねしたいと思いますが、日本脳炎ワクチンが、昭和二九年に実施される当時から、脳炎その他中枢神経系の副反応を起こす恐れがあるということは指摘されていたということでしたね。

そうです。

それはマウスの脳を材料にしていたからでしょうか。

まあそれが非常に心配された原因になっているわけですね。

狂犬病のワクチンもマウスの脳物質を使っていたわけですか。

その当時はマウスではありませんでやぎの脳だったと思います。

それで重篤な脱髄性の脳の疾患ですかこれが起きていたわけですね。

はい。

狂犬病ワクチンとの経験からその恐れが指摘されていたということでしょうか。

そうです。

そのもう少し生物学的な理由を、もうちょっとお尋ねしたいのですが、先程ワクチンが異種蛋白であるから脳に障害を起こすということが一般的に考えられるというご証言がありましたけれども、特に脳物質を使っているということから、どういうことがいえるんでしょうか。

結局脳の組織の中にあるミエリンと思われる物質が抗源になってそのワクチンの中には多少そういう物質がはいっていて、これは狂犬病ワクチンには相当大量にはいっていたわけです。それで免疫することによってミエリンに対する抗体ができるとその抗体がその注射をされた人の体の中にある神経繊維のミエリンに対して有害に働くこと、それでそのために麻痺が起こるんであると、こういう説があるわけで、それを恐れたわけですね。

甲第二六号証を示す
これは先生がおやりになった実験の論文ですね。

　そうです。

これは今おっしゃったことを実験的に証明したということでしょうか。

　そうです。

同じような実験は一九四七年にカバットという人とモーガンという人が行なって、同じような結果を見ているんでしょうか。

　そうです。

先生としては当然この実験結果からも先程いわれたような危惧感をお持ちになっておられたといってよろしいでしょうか。

　その通りです。

その後も先生は日本脳炎のワクチンについて論文をお書きになる時にはしばしばその危惧感をご指摘になっておられますね。

　はい。

甲第一一五証を示す
まずこの一一五号証が載っているこの単行本「予防接種」という本のことをお聞きしたいのですが、これが出たのは第二版の第三刷ということで、一九七四年の一〇月発行ということになっておりますが、これは一九六七年、昭和四二年五月に第一版が出てそれが一九七〇年昭和四五年に改訂になっているわけですが、これはそうすると改訂版なんですけれども、四二年の当時お書きになったものと基本的には変ってないんでしょうか。

　あまり変ってないと思います。

ところで沖中班の調査のことを先程もちょっとご証言になりましたけれども、その調査は昭和四一年と四二年に、日本脳炎ワクチンによる副作用の発生状況の調査を行ったということですね。

　はい。

それ以前にも日本脳炎ワクチンによるものと思われる中枢神経系の障害が発生している個別的な症例報告、これが出ていたようですが、それを先生はご存知でございましょうか。

　知っております。

甲第一一七号証を示す
その論文はご存知ですね。

　はい。


これが例の沖中班の日本脳炎に関する調査の報告を記載した論文であるといってよろしいですね。

　はい。

ここに二一二ページ以下考察というところ以降に線を引いてありますけれどもいろんな方がそれまでに個別的な症例報告、先生も含めてやっておられるわけですが、これは当然先生もこの沖中班の調査をなされる前にご存知でしたね。

　知っておりました。

国は、厚生省はこういう症例報告というものをつかんでいたんでしょうか。

　当然国といいましても、日本脳炎の予防接種部会、伝染病予防調査会の予防接種部会の主だった方々はご存知であったと思います。

二一五ページをご覧下さい。ここに先生の論文のご紹介のあとに、セービンという人が沖縄の米人約五万五〇〇〇名に注射した時、八例に神経症状を認めたということが書いてありますね。

　はい。

これは要する米軍が日本に進駐するについて、沖縄で日本脳炎ワクチンを接種したということがあるようですが、そのことですね。

　ええ、そうだと思います。

この米軍が使っていたワクチンもマウスの脳物質を使っていたようなんですが、そうでしょうか。

　米軍はいろいろなワクチンを使いました。で、その中にマウスの脳で造ったワクチンも含まれていたことは確かです。特に沖縄で行なった、この論文のワクチンは、マウスの脳のワクチンだと思います。

それで五万五〇〇〇人中八例が出たということで、米軍ではこのワクチンの変更をしたようですが、ご承知でしょうか。

　はい。このあとで卵のワクチンを使ったわけですね。

それはどういう理由でしょうか。

　結局その明らかな脱髄疾患というのは証明できなかったんですが、やはり不安があるということでやめたんだと思います。

この鶏卵ワクチンに切換えてからの副作用の発生状況についてはご存知ございませんか。

　あんまりよく覚えておりませんが、大した副反応はなかったんじゃないかと思いますが。

米軍が卵のワクチンに切換えた以後何年間位日本脳炎のワクチンを接種していたんでしょうか。

　おそらく二年位じゃなかったかと思います。すぐやめてしまいましたね。それは効き目がよくなかったからです。

甲第一一五号証を示す

九一ページの上のほうにこの日本脳炎の「ワクチン接種後なんらかの神経症状を発現したという報告を予研が受けた例が昭和四一年一二月までに一六例ある」ということですが、これは何か組織内に報告を調査をしたという結果なんでしょうか。

そうではなくて、これはそういう症例を見たという医師から個人的な連絡を受けたものがこれだけ、ということだと思います。

予研にそれだけの症例があったということはその当時までに厚生省は知っていたんでしょうか。

それは当然厚生省のほうにも報告が行っている例だと思いますが。

次に沖中班の調査ですね、

甲第一一七号証を示す

この調査は、日本脳炎ワクチンについて、どのような副作用が生じているかを、いわば組織的に調べた日本では初めてのものだといってよろしいんでしょうか。

そうですね、これは、全国をカバーしてしかもかなりその方面の大変に一流の人が参加しているという意味では画期的なものでした。

これは厚生省医療研究助成補助金によって行われたようですね。

そうです。

厚生省が自らやったという調査ではないわけですね。

まあ厚生省はやはりそういう必要を感じて補助金を出したんだと思いますが、厚生省自分で全部できませんからね、依頼したんだと思います。

で日本脳炎ワクチンで一体どの位副作用が生じているかということをある程度知ることができたのは、この調査によって初めてできたんだといえるんでしょうか。

そうですね、その前に、私共が知っていたものというのはどうしてもやはり自発的に訴えたものだけですから埋もれていた例があるんじゃないかと思います。ですからそういう意味ではこれはできるだけ当時としては最も客観的な目で見たものというふうにいえると思いますが。

これは全国の主要病院に報告を求めて報告のあったものについては現地調査をしたと、そして対象となった症例というのはワクチン接種後一か月以内に発症したものというふうに限定してありますけれども、そういう調査ですね。

はい。

二一六ページの左側の下の線を引いた部分ちょっと見ていただきたいんですが、ここで沖中班はこの調査は規模としてまだ小さいと、これで決定的な結論を出すのは困難であるということを記載して数十万名の対象を設定して、これと同程度の対象群をおいて検討すべきだということを指摘してますが、この指摘のあったような調査はその後なされているんでしょうか。

されていないと思います。

先生は前回ご証言で、この日本脳炎ワクチンによる副作用の発生率ですけれども、大体一〇〇〇万人に一例というふうにいっておられますけれども、これは何か厳密な調査に基くものなんでしょうか。

これは死亡例のことですね、でこれは非常に大まかな推定です、で実は沖中班のこの調査から三年位の間この調査に上って来たその日本脳炎ワクチンを受けて一か月以内に死亡し、ほかの原因が考えられないものというのを分子にしまして分母にワクチンの接種を受けた推定母数をおきまして、そういうあれを出したわけです。

つまり分子としては、先生のほうが実際につかみ得た人数を持って来て、分母のほうは接種数というものを推定して出したということで、厳密なものとはいえないということですね。

はい。

乙第七九号証を示す

八三ページ表四・六をご覧下さい。日本脳炎ワクチンはこのように改良をされて来たということですね。

そうです。

つまり脳物質をずっと減して来たということですね。

そういうことですね。

それはもちろん先程おっしゃったように脳物質の混入が重篤な脳障害を起こすという危険があるからということですね。

そうです。

ところでその脳物質の混入による脳の障害ですけれども、これは一般にアレルギーによるものだといわれているんでしょうか。

私も最近の研究の成果はあまり詳しくないんですが、一般にアレルギー性の発生病因じゃないかと、こういわれております。

もしアレルギーによるものとすると、量をいくら減してもそれが中に混入している限り、そういう恐れは消え去らないといってよろしいんでしょうか。

結局ですね反復注射によって、ある特異な抗原で感作して行く場合には、相当微量でも感作が成立するということはあります、これは亜ガンマ単位で起こっているという論文もございます、ですから私共はやはりこれで満足しているというわけではなくてやっぱり調査が必要であると思います。

そこで先生はその日本脳炎のワクチンも脳物質を使わないで別の培養体で培養して造るべきで

あるということを随分前からご主張なさっていたようですが、その通りですか。

そうです。

いつ頃からそのようなご主張をなさっておられますか。

まあ根本的にいいますと、もう日本脳炎ワクチンが使われるようになってからとあえていえるかも知れません。

甲第一一五号証を示す
九一ページの下のほう線を引いてある部分をご覧下さい。これは先生がお書きになったものですが、昭和四二年の改訂前の版にも同じようなことを書いておられるでしょうね。

そうです。

要するにワクチンの改良の任にある人々は一日も早く神経組織を含まない有効なワクチンを世に出す責任があるということですね。

そうです。

これは要するに脳物質を含まないワクチンということですね。

はい。

その脳物質を含まないワクチンの開発というのはこれまでになされたことはありますね。

あります。

甲第一一八号証を示す
四〇八ページをご覧下さい。これは川喜田さんの論文ですがご存知ですね。

知っております。

この論文で川喜田先生がちょっと書いておられますが、ここにありますようなふうに開発はなされたことがあるということでしょうか。

そうです。

日本では京大の井上さん、千葉大の安村さんが別の組織で培養をして造ろうとしたということが書いてありますが、これはいつ頃から着手されたものなんでしょうか。

これはいつ頃か今ちょっとよく覚えておりませんが、日本脳炎ウイルスが組織培養で始められるようになってからですから、一九六五年の、このあれにもございますね、論文が井上さんの、この当時からと考えていいんじゃないかと思います。このほかにも沢山、そういう発表にはされておりませんが、武田薬品工業とか、阪大微研の研究成果は日本脳炎ワクチン研究会の報告集に載っております。

先生は前回日本脳炎ワクチンは必要最小限に行われるべきだとおっしゃったのは要するに副作用の恐れを考えてのことですね。

そうです。


一つでは地域的に不必要な地域にはやらないで、重点的にということをお考えですね。

そうです。

そういうお考えは昭和四二年頃もうすでにお持ちでしたか。

まだその頃には全般の必要最小限度という考えは持っておりました。ただ地域的にという考え方はまだその頃にはございませんでした。

甲第一一九号証を示す
これは昭和三九年の先生の論文ですけれども、三六ページで「流行地と非流行地の区別について」というようなことをお書きになっておりますが、それは直接に私が今お尋ねしたことを書いておられるのではないように思いますけれども、これをご覧になって、この論文をお書きになった当時そういうことをお考えになっていたかどうか思い出されませんでしょうか。

たまたま一九六六年、つまり昭和四一年は、関西地方において戦後最大の日本脳炎の患者発生があったんです、確認された患者だけで二五〇〇名位だと思います、そういう時点だったのでまだ予防接種に対する、少なくするということに対する積極的な態度はまだあんまり取ってなかったと思いますこの頃は。

同じ論文の三八ページ、「接種対象」というところをご覧いただきたいんですが、接種対象を現在のところはほとんど一五歳以下の学童を対象にしていると、これを広げるかどうかという議論をなさって、性急に広げるべきではない、というふうに先生お書きになっておりますが、この年令については必要最小限度にとどめよう、というお考えはこの当時あったと聞いてよろしいですね。

結局自然免疫が随分あるものですから、ですから生まれて初めてその免疫がない人が危険ですから、そういう者にワクチンを与えるという考え方でいいと思ってます。

そうしますとたとえば年令が一八になっているような人がいたとしてその地域には特に流行の地域ではないといった場合には先生のお考えとして昭和三九年当時でもいいですけれども、どうなんでしょうか、不必要な部類にはいるといってよろしいんでしょうか。

私はその時にこういう発言をしていたと思います、そういう人がその非流行地にずっととどまっているならばそれでいいと、しかし今やその非常に交通が激しくなって、片や関西では戦後最大の流行があると、そういうところに行かないという保証はない、だから基礎免役だけは全国どもにでもあってもつけておいたほうがいいということをその当時からいっていたと思います。

その一五歳を越えた人についてはどうですか。

それで私はまたこういうこともいっていたと思います、北海道のような大人になってもそこから出ない人で免疫のない人で、出稼ぎに流行地に行ったり、それから学校を卒業して一七、八歳になって流行地に職を得るというような人は、これは看護婦さんを対象に調べたんですが、非常にない人が多いんです、そういう人が危険であるから積極的に接種をして基礎免疫をつけたほうがよろしいといったことはあります。

被告代理人（吉戒）

先程インフルエンザウイルスの株の変移で大変移と小変移という言葉を使われましたけれども大変移は不連続変移、小変移は連続変移の意味でしょうか。

そうです。

それからCDCのダウドゥル博士と最近意見の交換されたようですが、これは断片的だったので、どういうふうなことを先生はご照会なさって、どういうふうな回答があったのか。

まず第一に、過去に小児科学会というような団体から、その乳幼児に対する予防接種を差し止めるべきであるというような勧告文を受取ったという時があるか、そしたらその時期と内容を知らせて欲しい、というのが第一、第二に過去に三歳以下の子供に予防接種をしたというような事実があればその年と何人位か、その二つですね。

どういうふうな回答が返って来たんでしょう。

第一の点については、そういう事実については自分は知らない、第二については明らかにハイリスクグループである人達に対しては必要あれば乳幼児に対しても打って来た、で現在でも打たれていると思う、そういうことです。

それから乳幼児がその外敵の浸襲に対して強く反応するというふうに先程ご証言ございましたが、これは反面インフルエンザウイルスについても強く反応する、というようにいえるんでしょうか。

それはいえると思います、ですから乳幼児のインフルエンザ感染は、やはり危険であるという考え方も成り立つわけですね。

それからこれはちょっと一般的な話ですが、接種をするかどうかというのは、要するに純粋に医学的な見地からの検討のみならず、ある疾病に対する予防手段を求めるという社会的なニーズというものも考慮されるんでしょうか。

ええ、これは予防接種の歴史を見ても、社会がやっぱり病気のまん延を恐れて、それでワクチンの登場を要望するという背景があって、ワクチンが交付されていると、ほぼ例外なくそうなっているんだろうと思います、そういう全然ニーズがなくて、一方的にワクチンを造ってもまずこれは使えないと思います。

被告代理人（柏樹）

インフルエンザワクチン接種の副反応についてまずお伺いします。先程のご証言で副反応として脳浮腫とか神経麻痺、髄膜炎、こういうような重篤な副反応があるというご証言ですね。

ええ。

その治療法なんですけれども、インフルエンザワクチンを接種したがために、このような副反応が起った場合には特異的な治療方法というのはございますか。

それはありません。一般治療法に準ずるわけです。

たとえば脳浮腫ですと、一般の脳浮腫に対する治療方法を一般のお医者様が勉強してそれでおやりになればそれですむということになりますね。

そうです。

それから先程ダウドゥルの話が出ましたが、米国では乳幼児に対して、およそ何人位の対象にインフルエンザの予防接種をしているというふうに考えられておりますでしょうか。

これはその手紙にも触れられておりますが、あくまでも推定ではあるがという断りで、約六〇万人、一年間に受けているんではなかろうかと。

それからインフルエンザワクチンに雑菌がはいっているということに関連いたしまして、この雑菌は卵から造るからそれが原因で雑菌がはいる可能性がある、ということになりますね。

そうです。

なぜ卵に雑菌がはいるか、という原因については、いつ頃、わかったことでしょうか。

これは私自身は少なくとも昭和四十七、八年以後からだんだんわかって来たんですけれども、やはり養鶏場の施設の汚いところの卵がやはり汚染していると、そういう事実、おそらく産卵する時の卵かく形成の時期にやはりそういう生殖器あたりからバクテリア、そのあたりにいる菌が感染するだろうと思います。

そういう知見はいつ頃わかって来た、というふうに考えてよろしいでしょうか。

非常に経験的なことなので、やっぱり昭和四七年頃からわかって来たんじゃないかと思います。

それから最後に乳幼児接種のことで確認させていただきたいんですが、わが国の乳幼児に対するインフルエンザの予防接種ですね、これはアジアかぜ、昭和三二年ですがその時から乳幼児はインフルエンザに罹患すると危険だと、そういう考え方でまず始められたわけです、それから三七年は特別対策からは集団生活を営なんでいる乳幼児に対して、それを対象としまして、それがいわば増幅の場になるという関連からそれを切ろうという発想から出て来ているわけですが、先程四六年に乳幼児に対するインフルエンザの予防接種をやめたのは賛成だとおっしゃったわけですが、実際に乳幼児が罹患して危険だから予防接種を広くしようというそっちのほうの勧奨ですね、それは四二年にすでにやめたわけですが、四六年というのは集団生活を営なむ乳幼児に対する接種をやめようと、結果的に全部やめるということと同じですが、先生はどちらのほうを賛成だとおっしゃったわけでしょうか。

まず一般的に昭和四二年の決定ですね、これは賛成。かぜにかかると危険だという発想ですね。

そうです。それはやはり赤ちゃんがインフルエンザにかかると危険だというのは今も変りないと思うんですがまあその危険とワクチンを今の集団接種という形で打って起り得べき危険とをバランスにかけた時に、前者の危険はある程度予防し得ると、しかし後者の危険は不可解であると、不可解というのか不可欠であるという理由から、私はやめるの賛成、それからこのインスティーショナルな子供に対して集団的に接種することによって社会防衛するというようなことではその効果があまり大きくはなかろうという意味で廃止に賛成。

今おっしゃられたようなコストベネフィットいわばアナリシスですね、そういう考え方をするについての資料といいますか、知識といいますか、そういうものはだんだん集積された結果、そういう政策変更が行われたと思うんですが、先生は当初からアジアかぜ以来行われている乳幼児接種という政策ですね、いわばそれについては当時の医学水準から考えて、取るべきではなかったというお考えでしょうか。

いや、私はそうは思いません。アジアかぜというのは要するにインフルエンザの流行が非常に広範囲に認識された日本にとっては、まあ戦後初めての経験といってもいい位なことですね、ですからやはりその時に受けた社会的損失あるいは経費ですね、それから人命、そういうものが非常に大きく写って、当時としてはそのバランスが何とか防ぐというほうに重きをおかれたということは理解できないではないです。でただその後いろいろとアジアかぜの頃から連続変移というのがだんだん明らかにされていったんです、で、実際にその広く広げて集団予防接種でやってみるとそんなに効果が上がらないんじゃないか、あるいはなかなか思うように行かないんじゃないか、むしろ副反応のほうがだんだん問題になって来たというんで、当時の状況とまた現在とはかなりその社会的背景が、バランスの判断の上で変って来ているとは思います。

その変ってきた時点で、政策変更が行われたと考えてよろしいでしょうか。

確かにそれはあるでしょうね。

（以上　高　橋）

原告代理人（大野）

アメリカのダウドゥル博士に手紙を出されたのはいつですか。

今年の九月四日だと思います。

主尋問の後ですね。

はい。

それで、いまのお話で、原文もないんでわからないんですけれども、いまのお話では、ダウドゥル博士も、ハイリスクグループに属する乳幼児にはうつと言っておられるのであって、乳幼児はすべてハイリスクだなんて考えに基いていないと思いますが、その点は、そうじゃないでしょうか。

おっしゃるとおりです。

だからハイリスクグループに属する乳幼児もいると、こういうことですね。

はい。

それから推定六〇万人と言われましたけれども、これは、あくまで推定であると言われたようですけれども、何らかの客観的な推定する裏づけになるような資料をダウドゥル博士はあげておられたんですか。

いやとくにその手紙の中では、あげていません。

それからお尋ねの乳幼児にはという、乳幼児といっても、もっと厳格に、たとえば三歳未満かというような限定つきなんでしょうか、その点はどうであったでしょうか。

私は三歳未満というふうに問合わせました。

向こうは何という返事でしたか、乳幼児というのは。

五歳未満で返事をくれたと思います。

五歳未満の毎年のアメリカにおける該当乳幼児というのは何百万人いるわけでしょう。

そうでしょうね。

どのくらい。

私よくわかりませんが、六〇万人というのは、そのうちの一部であるという感じをもっています。

それから最後のお話ですが、アジアかぜなり、あるいは非常に悪性のインフルエンザが、その年に、非常に大規模に流行することはございますね。

はい。

そういうときには、当然インフルエンザワクチンをうって、予防する必要は、一般的に当然高くなりますね。

そうです。

当然そのときには、勧告する対象は広くなりますね。

はい。

それが終ってしまったあとも一〇年もあるいは一五年も同じように一番危険だった状態のままうち続けるということも合理的だとお考えになりますか、やはりその年の流行状況、あるいは、その流行の株の型、あるいはそのインフルエンザでも悪性になりやすいものかどうか、そういうことをみて、その対象範囲なども決めるのが普通の考え方ではないでしょうか。

さきほど、社会の考え方のバランスということを申し上げましたが、このリスクのバランスというのは、やっぱりこれは年とともに変ると思います。ですから、ことに不連続変移が出現した時点では、ニードは非常に高まるわけです。さっきリスクと申しましたが、ニードの意味です。それは非常に高まると思いますが、連続変移が起こるような、あるサブタイプの流行時には、それは低くなるということはありうると思います。

ありえますね。

はい。

そうするとそういう条件を考えずに対象のほうだけ固定化して、すべて一律にということは、先生のさきほどからの基本的にお話になった考えには合致していないんじゃないかというふうに思うんですが、いかがでしょうか。

そうですね、個人的にはそう思いますけど。

裁判長

ＨＡワクチン、副作用のごく少ないワクチンは、わが国で開発されたと、証人のみるところでは、世界、たとえばアメリカとか、そういった高い文明の国で、そういうものが向こうのほうで開発される契機というのはなかったんでしょうか。

いえこのワクチンの開発の契機というのは、むしろ米国です。但し実用化して全くこのワクチンを使うことに切替えてやることにしたのは日本なわけです。

どうして日本でそういうふうに。

結局日本は、ワクチンの当事者が、やはり政府の勧奨のもとに行なわれているワクチンですから、副作用に対しては、非常に神経質にならざるを得ない。で、アメリカでは、さっき一七歳以上にワクチンを主にうっていると言いました、けれども、それ以下の子供については、ＨＡワクチンをうっているわけです。で、日本はそういうのが、主なワクチン対象でもあるし、勧奨でうっているという意味で、非常にやっぱり副反応の少ないほうがよろしいという意味で、ワクチンを全面的に切替えたわけですね。で、非常に、このＨＡワクチンをつくるには、設備と技術がいるわけですが、これを大量ワクチンの工業生産に採用したというところで、日本は独自のものがあるというふうに言えると思います。

そういう独自の努力、必要とする背景というのに、日本では、予防注射が違う形で行なわれているということが、研究開発陣の、開発しなくちゃならないという必要に追いこんでいるということは、ないでしょうか。

そういう原因になっているということはあると思います。

逆にそういった研究開発陣があるということが、一定の、政府の施策、継続するかどうかとか、複雑な要素が出ると思いますので、わが国の予防接種政策の変更というのが、なかなか行なわれないという、スタッフがいるということ自体が、そういうような意味をなすというようなことは考えられないでしょうか。

ちょっとご質問のご趣旨がよくわからないんですが。

いろんな機構があるところに、そういう政策が維持されていくというような関係にあるということはないでしょうか。

私はいまの研究陣が非常に、なかなかそろっておるとか、その数が多いというのと、いまの予防接種がこういう形をとっているというのは本質的には関係ないと思います。

（以上　林　哲　朗）

東京地方裁判所民事第三四部

裁判所速記官　根　山　敦　子
裁判所速記官　田　甫　力　弥
裁判所速記官　高　橋　ますみ
裁判所速記官　林　　　哲　朗

[3] 金井興美証人 (1)

附録第四号様式(証人調書)

事件の表示	昭和四八年(ワ)第四、七九三・一〇、六六六 昭和四九年(ワ)第一〇、二六一号 昭和五〇年(ワ)第七、九九七・八、九八二

証人調書(この調書は、第三九回口頭弁論調書と一体となるものである。)

期日	昭和五五年 一月二一日 午前 一〇時 〇分
氏名	金井興美
年令	(略)
職業	国家公務員
住所	(略)
宣誓その他の状況	裁判長は、宣誓の趣旨を告げ、証人がうそをいった場合の罰を注意し、別紙宣誓書を読みあげさせてその誓いをさせた。 後に尋問されることになっている証人は、在廷しない。
陳述の要領	別紙速記録のとおり

裁判所書記官 武者 馨

宣誓

良心に従つて、真実を述べ、何事も隠さず、偽りを述べないことを誓います。

氏名 金井興美 ㊞

原本番号	昭和五〇年(民)第四〇〇号の一七

速記録

事件番号	昭和四八年(ワ)第四、七九三・一〇、六六六 昭和四九年(ワ)第一〇、二六一号 昭和五〇年(ワ)第七、九九七・八、九八二
証人氏名	金井興美
昭和五五年 一月二一日	第 回 口頭弁論 公判

被告代理人(楠本)

本速記録末尾添付の経歴書を示す

証人の略歴はこの経歴書のとおりでございますか。

そうです。

この職歴の、四〇年から四六年までがちょっとぬけておりますが、この間も……。

この間は、米国から戻ってきまして、そのままま予研に復職して勤めております。

そうしますと、先生は大学の医学部を御卒業後、一時、何度かほかに出られたほかは、ほぼ一貫して国立予防衛生研究所で研究と業務に従事された。

そういうことになります。

四九年以降はその細菌第一部長をなさっておるということですね。

はい。

証人の専攻されている学問分野はどういうことになりますか。

広く言いますと、微生物学ということになりますが、その中で、私個人が専攻した部分は、抗酸菌……、結核菌を含めまして、抗酸菌と言われる菌類です。

(本速記録末尾添付の発表業績一覧を示す)

証人の主な研究業績は、この発表業績一覧のとおりですか。

はい。研究の一部だと申し上げればいいかと思います。

経歴の中に出てまいります今村賞というのはどういう賞なんでしょうか。

今村というのは人の名前で、むかし、伝染病研究所におられて、あと、大阪大学の総長をなさった方で、主に結核関係の、日本での先覚者と言われる方でありまして、その方の、亡くなられた際の基金をもととして、結核予防会の賞ということになっております。

先生がもともと深く研究なさってきた分野は、今伺ってきたとおりだと思うんですが、四九年以降、現職にあられてからは、百日咳ワクチンの力価試験や、新しいワクチンの開発研究も行なっていると、経歴書の最後に書かれておりますが、そういうことでよろしいですか。

はい。

そこで、きょうは、主として百日咳についてお尋ねしますが、まず、ほかの証人からも話されておりますが、百日咳というのはどういう病気かを簡単に御説明いただきたいと思います。

潜伏期七日から一〇日というふうに言われておりますが、その潜伏期をへまして、カタル期と言われる、一週間か二週間にわたる時期がまいります。その際、多少軽い咳が出る程度で、普通の風邪と言われるものと区別がつかないわけですが、その時期に非常に、飛沫として百日咳菌を出すわけです。非常にまわりに感染させる危険のいちばん大きい時期です。それが過ぎますと、ほぼ六週ぐらいの期間にわたって、非常に特徴的な咳を伴う、痙咳期という時期がまいります。非常に特有な、しつこい咳でありまして、特に、息を吸い込むときに、笛のような音を出してみたり、普通の咳止めなんかではおさえられないというような激しい咳が出るものですから、咳そのものによって死亡するということはないんですが、合併症として肺炎を起こすとか、あるいは百日咳菌の毒素によって脳症を起こしたり、あるいは、非常に咳をくり返すものですから、脳圧が高まって、蜘蛛膜下出血を起こしたり、あるいは、咳に伴って腹圧が高まりますから、小さい子ですと、まだ腹壁が固まっておりませんから、ヘルニアを起こすとか、非常にその期間、合併症が多い病気であります。また、子どもの咳が激しいということは、親にとっても非常に精神的負担が大きいということで、そういう面を含めまして、非常に子どもの病気としては重きをなすわけです。それも六週前後たちますと、あと、回復期、二週から三週間にかけて、咳もだんだん減ってまいりまして、治癒におもむくというようなことでございます。

そうすると、一般に乳幼児に多くて、しかも、乳幼児の場合に症状が重いということが言えるわけですか。

はい。乳幼児に重いということもありますけれども、合併症を起こす率が、特に一歳未満に高いというふうに理解しています。

合併症といいますと、肺炎などですか。

はい。

先生に、前に森鴎外の話を伺ったんですが、それはどういうことでしたか。もう一度……。

私は、ＮＨＫのテレビで、森鴎外の伝記みたいなものをやっておりましたので、それを見て知ったんですが、ただいま申し上げましたように、非常に小さい子で咳が激しい、特に夜間に多い、夜も眠れない、非常に子どもが苦しむわけです。ですから、それを見ておりまして、森鴎外が安楽死というようなことまで考えて、ホームドクターと相談したというような場面が出てきましたので、それを印象深く記憶していたということでございます。

さきほど、乳幼児に多いということでお聞きしたんですが、幼児といっても、幅がございますけれども、主として何歳以下に注意しなければいけないというのは……、さっき、一歳以下とおっしゃいましたか。

やはり、一歳以下だと思います。

二～三歳はいかがですか。

別に、二～三歳以下だから軽くみていいというわけではございませんが、特に、合併症の頻度なんかを考えますと、一歳以下が非常に重要だと思います。ただ、それも、疫学的状況がいろいろ変わってくれば、また事情も変わってくると思いますが、一般的に言って、そういうことであろうと思います。

百日咳の診断がつくのは、普通はどういうことによってつくわけでしょうか。

まあ、ほんとうの特徴的な咳が出てくれば、経験ある小児科のお医者さんは百日咳ということをほとんど診断することはできると、……私は臨床家でないんで……、そういうふうに聞いているわけですけれども、私たちの立場に立てば、やっぱり、咳ですね。特に、カタル期において、飛沫から菌を証明するということが決定的な証拠になると思います。

この百日咳として届け出られて、統計に出ている数字というのは、そういう菌が証明された場合が普通なんでございますか。

実際には、そういうことではなくて、百日咳というのは隔離伝染病ではありませんが、届出伝染病でありますから、お医者さんが子どもさんを診て、臨床的にも百日咳だと診断をすれば、それは報告することになるわけであります。ただ、いろいろ、お医者さんが、百日咳だと思って、おそらく、それをすべて報告しているわけではなくて、ある文献によりますれば、一つの県に一人あるいは数名の、非常に熱心なお医者さんがおられて、そういった方が積極的に報告をしているというようなことを見るわけで、それは、いわゆる実際の数をすべて表現するということではなくて、定点観測的な意味を結局持ってくるわけですけれども、そういったことでありますから、実際に報告された数の一〇倍ぐらいを見込んでおれば、現実の数ではないかというふうに考えているわけです。

乙第七九号証を示す

そこで、その百日咳患者数の統計などについて少し伺いますが、この二一七ページの表15・2ですが、ここに、戦後の患者数、死者数などが出ておりますけれども、今のお話ですと、実際の数はこれよりも相当多いだろうということは推定されるわけですか。

はい。

同じ乙第七九号証の二一八ページ、図の15・2に、年令別、罹患率という表がございますが、これによっても、さきほどの乳幼児に多いということが出ておるわけですね。

そうですね。少なくとも、ここにございます一九五五年、六三年といったところでは、一歳未満、年令の低いほど罹患率が高いということになっております。しかし、この、七三年の男子のほうを見ますと、ゼロ歳よりは一歳児のほうがいくらか上がっております。この傾向は、七三年以降になりますと、もう少しはっきりしてくるんじゃないかと思うわけですけれども……。

そこで、表15・2にもどりまして、これによりますと、終戦直後は患者数が一〇万以上あった。それで、一九六二年にも一万人をこえているようですけれども、その後、次第に減って、一九六七年ごろから、大体一〇〇〇人以下となっておるようでございますが、その間に死者も減っておるようですが、この原因といいますか、要因としては、何が考えられるわけですか。

一つの理由ではありませんで、いくつかの原因があると思います。まず、一般的に申しまして、一九五〇年ぐらいまでは、戦後のことでありますし、国全般における公衆衛生の状況が非常に悪い、環境衛生も悪い、それから、住宅も少ないし、非常に密度の高いところに人間が集結していたということもございます。そういった生活環境、生活条件といったものが、だんだん改善されてきたということがまず挙げられると思います。それから、百日咳というのは、やはり家族内感染というものが非常に重要でありますから、年令構成だとか、あるいは子どもの数、そういったものが少なくなってまいりますと、やはり、患者の数は減ってくるというふうに考えられます。それから、この間非常に医療関係、特に治療薬といいますか、抗生物質、化学療法というものが進歩してまいりましたから、そういったことによって、多少、風邪とみればすぐ薬を投与するというようなこともございますから、そういった面では、患者が減ってくる。それと、もう一つ、問題になっておるワクチン、予防接種がだんだん普及しまして、それから、ワクチンそのものも改良されてくるといった、いろいろなファクターの総合的な結果だというふうに考えております。

ところが、この表には出ておりませんけれども、その後、一九七五年ごろから、ふたたび増加しているという事実があるんでしょうか。

ございます。

後に提出する乙第八九号証を示す

これの二枚目の表でございますが、この左側の、患者数として、最後の欄に合計が出ておりますけれども、これが全国の患者数の合計とみてよろしいでしょうか。

はい。

それですと、五〇年が一〇八四名で、その後次第にふえて、五三年には九六二六名となっていますね。

はい。

それで、その後またさらに新しいところでは、五四年、昨年には一万人をこえたというふうに聞いていますが、それは事実でしょうか。

私の記憶しておるところでは、五三年度、この九六二六という数だと思いますが、五四年度に関しましては、おそらく、九月現在で大体一万人近くなっているというふうに記憶しております。まだ、五四年度全体としての集計はむろんできていないんですが……。

一時は非常に少なくなっていたのが、これだけふえてきたという、その要因はどういうことにあるんでしょうか。

これもいくつか要因があるんでしょうけれども、少なくとも、五〇年以前とそれ以後と比べた場合に、五〇年、五一年、五二年にかけましては、ワクチンの接種率が非常に落ちたということ、それから、五三年度におきましても、トータルの接種率が、第一回を受けた人が、五三年度は六〇パーセントぐらいですか、それで三回全部受けた人になりますと、六〇パーセントを切ると、多少、接種率上がってきましたが、まだそういった状態であるというようなことも原因の一つだというふうに考えられます。

今おっしゃった接種率の低下は、この同じ乙第八九号証の表29、一枚目の表に出ておるのが、そのことを指すのでしょうか。

そうですね。

最近接種率が落ちたという、そのきっかけになったのは、これは申すまでもないかと思いますが、四九年から五〇年にかけての予防接種事故の問題で、一時中止とか、都道府県によっては、その後も中止するというところがあったと、そういうことによるものでしょうか。

それが一つの大きい理由だと思います。

乙第八九号証の表32の、患者数の各県別の表を見ますと、各県によって非常に大きなバラつきがあるわけですけれども、これはどういうことによるんでしょうか。

これは、予防接種の各県における接種率と、患者数との関係を見ようとしての、一つのまとめじゃないかと思いますが、たとえば、愛知県なんかは、かなり患者数が多くて、それを見ますと、五三年度なんかもかなり接種率が悪いんですが、これは集団接種としての数ですから、現実をそのまま反映しているわけじゃないと思いますが、個別接種の数はおそらく出てないでしょうから、そういう意味で、ちょっとむずかしい点もありますが、確かに、接種率の落ちているところに患者数の多い県が見受けられる。しかし、そういうような傾向が全然出てないところも、あることはあるということで、統計学的にどういうふうに理解していいかわかりませんが、傾向としてはそのような県も見られるということじゃないかと思います。

後に提出する乙第九〇号証を示す

水原春郎先生の論文ですが、この方は、今の問題について何か見解を述べておられますか。

水原先生という方は、おそらく、もと慶応におられた小児科の先生で、今、聖マリアンヌ大学におられる先生だと思いますが、長年、百日咳ワクチン接種に関する研究をされている方でありまして、私の記憶しているところでは、最近百日咳がふえてきたことに関して、論文に何か意見を述べておられます。で、今、子どもの百日咳がふえて、その患者の九〇パーセントぐらいは予防接種を受けていない子どもであるというようなことを述べておられます。それから、また、同じく慶応出身の山本光興先生という方が、やはり同じような、最近の子どもの百日咳患者について報告しておられまして、患者の八七パーセントぐらいは予防接種を受けていないというようなことを書いておられます。

最近の接種率低下の原因として、私、さきほど、予防接種の一時中止とか、行政側の措置について、主としてお聞きしたかと思いますが、そのほかに、子どもさんの御両親がやっぱり予防接種事故などをおそれて、あまりその後受けさせるのを控えられたというようなことも相当あるわけでしょうか。

それはやはりあると思いますが…。予防接種というものは、特に百日咳ワクチン、三混に関しましては、子どもさんの両親の協力、理解というものがありませんでは、やはり不可能だと思います。

それと、もう一つ、今の、最近の患者数増加に関係しまして、これは、接種年令が五〇年ごろに変更になっておりますね。

はい。

それとの関係はいかがでしょうか。

変更になりましたというのは、それまで、三か月から六か月ですか、それが、三か月から四八か月と、非常に幅がのびたわけですね。それで、ともかく、集団接種に関しては満二歳以後で、それ以前においては個別接種というふうになったわけです。そういうふうな変更がなされたというのは、一時中止になったのが五〇年一月ですが、それで、ふたたび再開されたのが同年の四月、その短い期間に研究がなされたということではありませんで、その間、ずっと、混合ワクチン研究会というものの仕事もございますし、それから、四六年、四七年には、百日咳の疫学に関する研究ということで、国からの研究費をもらって、予研の当時の第二細菌部長の村田先生が班長として、四六年から四七年にかけて班研究をやっておりますし、それを引き継ぎまして、木村先生が班長になりまして、四八、四九年ですが、やはり、百日咳の疫学的な研究ということで仕事をされております。そういった研究によりまして、最近、そのころになっての百日咳というのは、以前の一歳未満ではなくて、むしろ、二歳以上に患者そのものは多いんだということ、それから、感染の証拠となります、血液の中の菌に対する凝集価、その抗体保有率からみましても、むしろ、五～六歳の年長児のほうが四〇パーセント、もっと年令の低いほうで一二パーセントとか一四パーセントとか、そこらへんの値ということは、やはり、幼稚園だとか小学校の低学年のほうに、激しい流行ではありませんでしょうけれども、まあ、ひそやかな流行が起こっているという事実、そうしますと、そういった、五～六歳といったような年令層におけるところに、ワクチン接種の影響が行くようなふうにしておけば、そういった、子どもを通して、家族内感染で、一歳未満にすることも防げるんではないかというような方針だったように理解しております。それから、また、さきほど申しましたように、抗生物質が非常に発達してきて、治療法が発達してきているわけですから、病気そのものによる死亡率も減っていると、そういういろいろな条件を考えまして、年令を上げたんだというふうに理解しております。さらにつけ加えれば、一歳未満という時期におきましては、ワクチンによりませんでも、いろいろな、中枢神経系による脳症あるいはショック、そういったことからも起きやすい時期ですから、そういった点も考慮して、接種年令を上げたというふうに理解しております。

そうしますと、今お話のような理由にもとづいて、五〇年の予防接種年令の引上げが行なわれたんだと理解されておるということですが、さきほどお聞きしたのは、その政策変更が最近の患者数増加と関係があるのかどうかという点なんでございますが……。

予防接種率がどのくらいになれば、疫学的にその接種の効果が上がってくるかということに関して、私、知識が十分でないと思うんですが、比較をしまして、現在イギリスでも非常に、百日咳の患者がふえている。そういった専門の方の書きました論文を見ますと、以前、七〇パーセント、八〇パーセントの接種率が、イギリスにおいては、現在四〇パーセントぐらいに落ちてしまっているということでありますし、それから、昨年度におきまして、わが国において、四〇パーセントから五〇パーセントの接種率でありましても、それ以前、二～三年においては、さらに接種率が悪いということで、やっぱり、予防接種による免疫度というものが、ある程度社会的に蓄積されてきませんと、その効果が上がりにくいんではないかというふうにも考えるわけです。それから、もう一つは、やはり、年令の範囲ですかね。ゼロ歳児、一歳児ですか、まあ、二年になるまでは、個別接種に切り変わっているわけでして、その、個別接種がどのぐらいの率に到達しているかという、その情報を、私、持ち合わせないものですから、判断しにくい面もあるんですが、さきほどの、水原博士か、そういった方の、そういった年代の患者さんの八〇パーセントが未接種者であるということを聞きますと、やはり、個別接種の率があまり高くないんではないかというふうに考えるわけです。

後に提出する乙第九二号証の三を示す

今、英国のことをちょっとお話になりましたが、この論文でその点がふれられているでしょうか。このアブストラクトを証人に訳していただいたのを付けてありますけれども、これによりましても、やはり、最近の流行が始まって、このことは、予防接種率の低下からすれば不思議ではないと、そして、その接種率が落ちた理由の多くは神経系の副反応が周知の事実となってきたためだというようなことですね。

まあ、そのワクチンによる障害というものがありうるんだということが、英国でも社会的に認識されてきた、それによって接種率が落ちたというふうに書いております。

それでは、百日咳の予防対策ということで、すでに、ある程度お話に出てきておりますけれども、お尋ねいたします。この病気は環境衛生というふうな、感染経路対策ですか、それだけで流行を予防するということはできない病気なんでしょうか。

伝染病対策として、感染源対策、感染経路対策、あるいは感受性対策というものがあるわけですが、感染源対策というのは、百日咳の場合には、患者を隔離するということになるわけですが、さきほど申しましたように、この菌をさかんにまわりにまき散らす時期というものが非常に百日咳と診断のつきにくい時期で、普通の風邪と区別がつかないような時期ですから、感染源対策が非常に困難である、不可能であるということでありまして、そういった理由で、この病気が隔離伝染病にもなっていないわけです。それから、感染経路対策といいましても、非常に、これ、家族内感染が重要な感染症でありますから、やはり、非常に対策が取りにくいということ、それで、ＷＨＯなんかも結局この感染症は感受性対策すなわちワクチンに依存する面が強いんだというふうに言っているわけでありまして、各国もそういったことで、対策のメーンなものとして、ワクチンを考えているというふうに理解しております。

環境衛生の問題に関係して、環境衛生をよくすることによって病気を減らすという、その効果の面で、百日咳を破傷風なんかと比べた場合に相違があるんですか。

これは、社会の文化度といいますか文明度が進めば、それだけ病気というものは一般的に少なくなる。これは当然のことだと思います。ただ、感染症に限りましても、病気の種類によって、その環境衛生だけによって少なくなるものと、少なくなりにくいものがあるように思います。たとえば、赤痢みたいなものですと、これは環境衛生さえよければ、たちまちなくなって行く病気です。それに比べますと、百日咳は、どっちかというと、処理しにくいといいますか、減りにくい病気だというふうに思います。それで、最近、これはＷＨＯからの資料ですが、三混に関する感染ですね。破傷風、ジフテリア、百日咳と、この三つを挙げますと、破傷風に関しましては、先進国と開発途上国との間で、三五分の一ぐらいの違いがある。つまり、先進国では、開発途上国の三五分の一ぐらいの発症率しかない。ジフテリアに関しては、二〇分の一ぐらい……。ところが、百日咳に関しましては、二分の一ぐらいの数字が出ております。ということは、先進国における環境のよさというものも、ほかの二つの病気に比べますと、それだけでは十分な効果をはたしていないというふうに理解するわけです。

それから、赤ちゃんがお母さんからもらう母子免疫というのは、百日咳の場合は期待できないでしょうか。

期待できないというふうに、成書に書いてあります。

そこで、百日咳ワクチンのことをお尋ねいたしますが、現在の百日咳ワクチンというのは、百日咳菌を不活化したものですか。

はい、そうです。

その現行のものの有効性は確立されているわけですか。

確立された上で実施されているというふうに理解しております。

この百日咳ワクチンの副反応については、一般にどう考えられているんでしょうか。

百日咳ワクチンといいますのは、副反応の面から言いますと、種痘に次いで副反応の強いワクチンだというふうに言われておりますが、その点は意見の一致している点だというふうに思います。

三種混合とか二種混合ワクチンによる重篤な副反応というものは、大体この百日咳ワクチンによるものと考えなければいけないものでしょうか。

その点もほとんど間違いないと思います。

そこで、この百日咳ワクチンによる脳症などの神経系合併症が特に問題になると思いますが、外国、特にスェーデンなどで、早くから研究があるようですけれども、日本でもそういう重篤な事例があるということが知られるようになったのはいつごろからなんでしょうか。

知られると言いましても、百日咳を専門とされている方、あるいはその小児科の先生方の間では、おそらくかなり前から、やっぱり経験的に知られていたんではないかというふうに考えます。ただ、公的な学術誌ですか、そういったものにはあまり現われてきていなかったんではないか……。まあ、私、専門ではないので、最近になって、そういうことを調べて感ずるわけですが、たとえば、昭和三四年ですか、東大小児科の青山さんという方以下連名で発表されている論文がございます。

有馬さんではございませんか。

……有馬さんですね。それによりますと、いろいろなワクチンの例が出ているわけですけれども、百日咳に関しては、五例ぐらい出ております。ですから、昭和二七年、二八年ですか、そこらへんから、三四年、七年間の経験だとありますが、その七年間に百日咳ワクチンに関して、五例ですか、二種混合も含まれていると思いますが、五例報告がされております。で、その際、一つ付け加えてありますことは、やはり痙れんの素因のある者、あるいはアレルギーの素因のある者が多いというふうに書かれてあります。それも、種痘の場合と違いまして、割りと、接種後早い時期に起こるということで、即時型といいますか、早期反応……、確か即時型というような表現で、種痘の場合の脳症と区別しているように記憶しております。

甲第八四号証を示す

今おっしゃったのは、この論文のことですね。

　そうです。

そのほかにございますか。

　あと、私の記憶にありますのは、昭和四一年ですか、これ、雑誌の名前、私、忘れちゃいましたが、東邦大学の法医学の先生だと思います。伊藤博士の発表ですが、やはり、二例ばかり、接種事故による剖検例ですがね、簡単な記載がございます。その一つは、二種混合、あるいは三種混合か、ちょっと忘れましたが、やっぱり一歳なにがしの女の子で、死亡例です。それで、剖検的な、非常な特徴としまして、胸腺がかなり、七〇グラムですか、腫れていたというような記載があったことを記憶しております。あと、これは論文の形ではないんですが、いろいろ、その委員会の名前忘れちゃいましたが、とにかく、予防接種に伴っての神経系の副反応に関する委員会の報告であったと思いますが、四二年ぐらいですか、百日咳あるいは二種三種混合ワクチンに関しまして、五例ぐらいの報告があったように記憶しております。

今おっしゃったのは、厚生省の補助金による、いわゆる冲中研究班の研究所じゃございませんか。

　ちょっと、記憶がはっきりしないんですが……。

乙第五八号証を示す

　これだけではないと思いますが……。ああ、あるいはこれかもしれません。それから、もう一つ、記憶にありますのは、ちょうど、四六年ぐらいですか、さきほどの水原先生が報告された論文の中にあるんですが、四六年だったと思います。わが国は、そういう報告例は少ないんだけれども、一七名ですかね、水原先生自身は、まあ、幸いなことに、自分たち、慶応大学の小児科ですか、そういう、脳症といったような、重い副反応には遭遇してないんだけれども、しかし、記録として、という断り書で、一七名ぐらいの数を出しておられます。その中に、豊島病院の白井さんという方の報告された五例がはいっていたというふうに記憶しております。

それらの、報告では、そういった神経系の反応と予防接種との因果関係は明らかにされておるんでしょうか。

　まあ、因果関係と言いましても、非常に学術的な立場に立って考えますと、これはなかなか因果関係ありという結論は下しがたいんだというふうに思います。しかし、因果関係は否定することはできないという形で、一般に、百日咳ワクチンによる事故というふうに報告されているというふうに理解しております。

乙第一号証を示す

日本のワクチンの旧版ですが、この六五ページ、ここに、百日咳ワクチンの副作用としまして、金子義徳先生が、わが国では症例の報告はないが、外国では、痙れん、意識障害を伴う重篤な脳症状を起こした例が報告されているということを書いておられるんですが、これが書かれた四二年ごろには、日本ではこういう例がないと考えられていたわけでしょうか。

　日本においては、こういった、百日咳あるいは三混ワクチン研究を推進してきた、混合ワクチン研究会あるいはその他二～三の研究会の、熱心にやってこられたメンバーの方たちの経験の中に、こういった、非常に重篤な副反応を観察する機会がなかったということじゃないかというふうに思います。それから、実際に、全国的にそういう症例があった場合も、それを経験されたお医者が、必ずしも報告しなかったんじゃないかということも、むろん、可能性として考えなきゃいけないわけです。

乙第五八号証を示す

冲中班の症例にいたしましても、種痘については、数も多いし、種痘、日本脳炎に非常にウエイトが置かれているようでございますが、百日咳などの混合ワクチンのほうは、例数も少ないし、それほど注目されていないような感じを受けますけれども、そういう状況だったんでしょうか。

　やはり、種痘に比べれば、非常に少なかったということじゃないでしょうか。

さっき、因果関係のことをお聞きしましたときに、因果関係は否定できないということをおっしゃいましたけれども、この昭和三〇年代あるいは四〇年代初期のこういう報告、数少ない報告の中で、これは否定できないとか、あるいはそういうことを述べているものがありますでしょうか。

　私の読んだ、そういった四五年以前の論文、非常に数も少ないわけですが、因果関係が否定できないといったような表現が出てきたのは、おそらく、補償の問題が出てきた時点からだと思うんです。それは、日本だけではなくて、西ドイツにしても、イギリスでも同様だと思うんですが、ですから、そういう私の見聞した論文の中では、そういった種類の表現はぶつからなかったように思います。

表現がどうにいたしましても、とにかく、予防接種後にそういう例があったという、そういう症例が蓄積されていた段階とみてよろしいわけですか。

　はい。そう思います。

ところで、予防接種の対象者が、当初は三月以降六月までに二回となっていたのを、五〇年に、二歳以降に変更になりましたですね。その当時の理由については、さきほどもお述べいただいたんですが、証人もそういった予防接種研究班などが挙げている理由は、当時の判断として的確なものだったとお考えになるわけでしょうか。

はい、そう考えます。

そうしますと、その理由、いろいろ挙げられたわけですが、その中で、患者の発生が次第に減っていたとか、あるいは接種後の重篤な副反応例があり、しかも、年齢の小さい方に多いと、そういうようなことは何も五〇年をまたなくても、もっと早い時期にわかっていたことではないかと、こういう御見解があるようなんですが、これについてはどうお考えになりますか。

それは、接種事故の起こったのが四九年一二月、それから五〇年一月ですから、そういう時期よりもっと前に、そういう変更をやるべきではなかったかということですか。

はい。

私、委員会に属しておるわけではありませんので、よくわかりませんが、おそらく、その事故のあと、対策的に、染谷委員長の予防接種部会が、百日咳ワクチンに関する小委員会を作ったというふうに記憶しております。その中に、さきほど申しましたような、百日咳の疫学的研究をされた村田先生あるいは木村先生がおられるわけですから、木村先生の委員会が四八、四九年ですから、ちょうどそれが終わった時点で事故が起こり、それで、委員会が結成されたということで、その百日咳ワクチンの疫学に関する研究班の成果がそのまま五〇年のその予防接種に関する小委員会のほうに反映したというふうに、私、考えるわけですが、私、直接委員会に参加しているわけではありませんから、一つの推測です。

今お聞きした点なんですが、患者発生は、最初にお聞きしましたように、戦後次第に減ってきたという事実があるわけですね。それで、特にその百日咳の死者よりも、副反応による脳症などのケースが上まわれば、少なくとも、その時期に再検討すべきだと、こういう御見解もあるんですが、これについてはいかがですか。

やはり、何でもそのメリットとデメリットのバランスというものが、社会的にも良識的な判断だと思うので、確かにそれはもっともな御意見だと思います。ただ、一つ付け加えれば、現在、予防接種をしている段階において、百日咳による死者が、たとえば一〇人なら一〇人とした場合、もう一つ考えなければいけないことは、たとえば、ワクチンを打たなかった場合に、理論値として、死者がはたして一〇人でとどまっているのか、あるいは、もう少し多いはずじゃないかという、そういう理論値みたいなものも考慮のファクターに加えれば、もう少し適正な判断になるんじゃないかというふうに、私は考えます。それで、一昨年の一一月に、ワシントンで、WHOと共催的な形で、百日咳に関する国際会議が開かれておりまして、そこに、アメリカのモーティマーとジョーンといいますか、二人の方が論文を発表しております。それ、非常に、私、おもしろいと思いましたのは、一九〇〇年以後の生命統計表から、百日咳に関する症例数、また死亡数というのは、減少曲線を作りまして、それで、ワクチンが用いられるようになった以後におけるカーブですね、減少カーブが用いられなかったとした場合の推定曲線とずれがあると、それが有意義であるかどうかということを、統計学的に出したわけですが、そうしますと、やっぱり、二歳以上では有意の差がない。しかし、二歳以下に関しては有意の差があるということで、ワクチンの有効性を認めるということ、それと同時に、そういった理論値から計算しまして、一九七〇年から七四年に関する、ワクチンをしなかった場合の死亡数、それを統計的に計算しましたところが、四〇〇〇人という数が出てきた。それで、一方、その間における、新しく子どもが何人生まれたか、……一六〇〇万と書いてありますけれども、その一六〇〇万の新しく生まれた子ども、それに予防接種をどのくらいやることになるかということを根拠にして、それから、スチュアートの、一〇万に二人、要するに五万に一人、脳症が出るという、その率を掛けまして、その、一九七〇年から七四年における脳症発生率を、千三百何人というふうに計算しております。ですから、死者四〇〇〇に対しまして、脳症発生率千四百なにがしということで、まあ、ワクチンの接種のメリットがあるんだというふうに言っておりますが、ですから、現在、死者が何人であるかということも、非常に重要でありますが、それに対する一つの参考意見として、そういったワクチンをしなかった場合の死者の理論値みたいなものも、あるいは考えてもいいんじゃないかというふうに思います。

はい。

要するに、百日咳の死者として出ているのは、その予防接種を行なっている体制の下での、そういう死者で、しかも、それも統計だから、必ずしも全部ではないということですね。

はい。

その今おっしゃったのは、だから、もし、接種を行なわない場合の事態を推計する必要もあるということでしょうか。

そういうことですね。

(以上　田　甫　力　弥)

被告代理人（柏樹）

まずワクチンに関してお尋ねします。百日咳ワクチンというのは、百日咳菌を不活化して造っているということになりますね。

はい。

そのワクチンを造るときに、ワクチン株ですね、これはどんな百日咳菌であってもよろしいのでしょうか。

今の検定基準で言いますと、どんな菌でもいいわけではありませんで、我々がI相菌と呼んでいるもの、ということは菌体表層にK抗原という特定の抗原を持っている株に限られます。

今言われましたK抗原に関する知識というものはいつごろわかったことなんでしょうか。

記録によりますと、昭和二十七、八年からそういった面の研究が日本でもかなり行なわれておりまして、おそらく北里研究所の春日先生だと思いますが、そういった仕事の中枢をなしてやっておられたように記憶します。

そのような学問的な知見がわかるようになりましてからは、I相菌を使って百日咳ワクチンを製造するということになりましたね。

はい。

それ以前は、どういう考え方でワクチンを造っておったのでしょうか。

それ以前はやはり経験的に患者さんから分離された直後の菌でなければ駄目だというようなふうに考えて、そういった分離株を使っていたと思います。

当時のワクチンの基準を言いますと、菌量ですね、ミリリッター当りの菌量は一五〇億個以上と、以上というふうに規定されておりますけれども、それはどういう趣旨で決められていたわけでしょうか。

そのころのことは、私ちょっとわからないのですが、ちょっとさかのぼってお話をしますと、戦後進駐軍が来まして、八月に終戦になる。それで、九月にすぐ総司令部がメモランダムを出しまして、我が国の公衆衛生の改善というようなことを言ってきたわけです。その中にやはりワクチンの問題があったとみえまして、それで二二年に私の今おります研究所がそういった勧告を受けて設立された。で、二三年に予防接種法ができる。二四年に百日咳ワクチンの基準というものができた。そういった事情ですから、やっぱり一番最初に参考にしたのは、アメリカにおける基準だったわけでして、と言いますのは、やっぱり世界において百日咳ワクチンの研究が一番進んでおりましたのはアメリカですし、イギリスもそれを真似してやっている。そのときに、この法廷でも論議されておりますように、イギリスのMRCの研究においてもアメリカのが参考になっている。そこに、ミシガンのミシガン法によるというような言葉がございます。で、日本に導入されたその基準もおそらくそのミシガンの方法によるのじゃないかというふうに私は記憶と言いますか、聞いております。それが結局二〇〇億の菌数を一ヶ月間隔で三回やるというのがスタンダードになっておったわけです。それで、それがどうして日本の場合に、一五〇、二二五、二二五となるわけですけれども、まあそこら辺の事情は昔のことで私知りませんが、おそらく第一回目の接種量を下げることによって、欧米ですとやっぱり事故というものがむしろ第一回目の接種のときに多いということですから、そこら辺を考慮したのじゃないかと、これは私の推定です。いずれにしても、トータルで六〇〇億という伝統がかなり後まで続いているというふうに理解しております。

「以上」と書いてありますので、いくら多くてもいいということになるのでしょうか。

どうしてその「以上」と書いてあるのか、そこら辺はわかりませんが、おそらくこれも私の推定に過ぎませんが、当時のワクチンというものの力価があんまり満足すべきものが得られなかったということは、染谷博士あたりからも聞いておりますので、力価が悪いのであるいはその「以上」という言葉が入ったのかもしれません。これは全く私の推定でございまして、然るべき証拠があるわけではございません。

今、力価という言葉が出ましたが、その力価というのはワクチンの有効性を示す言葉でございますか。

そうでございます。

その力価というのは、百日咳ワクチンの場合、どのように測定するわけでしょうか。

力価というのは、結局絶対的な概念ではございませんで、相対的概念で、WHOが昭和三二年にエスタビリッシしたというふうになっておりますがコペンハーゲンの血清研究所に世界のスタンダードにしようというその標準のワクチンがございます。で、そのワクチンアンプルの中に、菌体が五〇ミリばかり入っておりますが、その一・五ミリグラムに相当するものを一単位というふうに相対的な概念で規定しているわけです。で、各国はそのワクチンを無料でもらえるわけですけれども、WHOはそれを使ってやれ、ということではありませんで、その国際的なスタンダードと各国のワクチンの力価を比較して、それぞれのワクチンの力価を知るように、というようなことであります。それをWHOは昭和三二年、一九五七年に作ったわけですが、私どもの手元に、テクニカルレポートとしてそれがちゃんとした文書として手に入ったのはおそらく昭和三八年ごろじゃないかというふうに思います。

今、標準品ということをおっしゃいましたが、その標準品というのをわかり易く言いますとどういうことになるのでしょうか。

ですから、インターナショナルには、そのデンマークに保存してあるものを単位の基準にして考えろということじゃないですか。

一つの物指しですか。

そうです。

そうすると、具体的に百日咳ワクチンの力価を計る場合に、どういう方法をとるわけですか。

それは、今私どものほうでやっている検定と結局同じことをやるということになります。ですからこれは技術的なことになりますが。

簡単で結構ですが。

一六匹三群のマウスを用意しまして、それで一つのワクチン、たとえば日本のスタンダードと考えていたワクチンを五倍希釈で三段階造って、それぞれ免疫に使うわけです。それと同じことを国際の標準品についてやるわけですね。それはいわゆる免疫群にやるわけですが、そのほかに免疫していないコントロール用として一〇匹四群のマウスを使うわけです。それで、その中の一つは菌量に対するコントロールですし、残りの三つはLD五〇の測定用に使っている。それを二週後に有毒株で脳内接種でチャレンジしまして、その結果を統計学的に処理して、相対力価を決めるわけです。

百日咳ワクチンの場合は、実際の製造では、その使用菌株とか不活化の方法で力価が変動し易いということが言われているわけですが、それは事実ですか。

事実であります。

それは、どういう理由によるのでしょうか。

よくわからないというのが本当でありまして、たとえば一つのロットと言いますか、仕込みと言いますか、一つまとまってワクチンのための菌を培養する、そういったものを希釈すれば力価も下がれば、毒性も下がる、そういう平衡関係が成り立ちます。しかし、そうではなくて、それぞれ別個に仕込みをやって、新しいまとまったワクチンのこういうあれを造って行くわけですが、そうしますと、それぞれのワクチンの間に関しては力価と毒性が必ずしも一致しないで、バラバラになってしまうということです。

たとえば、そのワクチン株というのは、さきほどI相菌というお話がありましたけれども、純粋にI相菌ばかりのワクチン株というものは現実の製造では使われるわけですか。

それは、今シードロットシステムと言いますが、これは一相菌と、ちゃんと確立したものを凍結乾燥をしまして、それで変化しないように維持して、それを我々は保存しているわけです。その変化しないように、凍結乾燥したものを、いざワクチンを造る場合には、培地の上に移して種としてその際に大量培養をする。で、なるだけその種つぎをしないということが変異を起こさない。そういうことで、K抗原を持ったワクチン株を維持しているわけですが、ただ厳密に言いますと、これはなんでもそうなんですが、非常に一種のポピュレイションと言いますか、一〇〇個の菌があった場合に、一〇〇個が全部K抗原を持っているかどうか、それはわからないわけで、あるいはその中の九三個かもしれないというようなことがございます。

百日咳菌を集めてきて、その中からI相菌だけを純粋に取り出すというような、そういう技術はあるのですか。

あの、純粋に取り出すというのは、一個こう取るということですか。

いやいや、集団というような言い方がいいか悪いかわかりませんけれども。

それはK抗原を持っているか持っていないかということは、K抗原に対するこの血清に対して凝集するかしないかということで判定されるわけです。それで、K抗原が無くなって行きますと、逆にO抗原というのが表面的に出てきますので、今度はO抗原に凝集するようになってくるということで、それとポピュレイションとしてのチェックをするわけですね。血清学的にこれはまだ研究段階のことですが、K抗原というのは、菌体表層にこの繊毛と言いますか、短い毛みたいなものを持っておるわけで、形態学的には電子顕微鏡でそういうものを確認することができます。

今、お話のように、ワクチン株一つをとっても、純粋にK抗原だけを含んだ百日咳菌を使ってワクチンを製造するということは必ずしも完全には行かないと、こういうことになるわけですね、今の技術水準では。

完全にと言いましても、我々の概念で九〇パーセント以上あれば、数学的な概念ではありませんから、ポピュレイションとしてはそれでいいのだというふうに思いますが。

ほかのワクチンと比べては、変異し易いというような関係があって、安定的な力価を得ることは難しいということが言えるのではありませんか。

まあちょっと私もわかりませんが、これはさきほどのスチュワードというイギリスの方ですが、最近のいろいろ論文を読みますと、イギリスにおいてもなんと言いますか、有効な力価のあるワクチンを維持するということが非常にイギリスでも難しかったわけです。はっきり言いますと、効かないワクチンが出ていた可能性があるのだということを記載しておりますから、そういう意味で力価を維持するということは、ある面では非常に難しい点だと思います。

それから、さきほどWHOの国際基準の話が出ておりましたが、この国際基準を定めた趣旨というのはどういうところにございますか。

やはり、WHOの立場からすれば世界どこでも有効なワクチンを安全な形で造るということを指導すると。国際的なアグリメントを得たいということだと思います。

そういうような指導的な目的で基準が作られているということですか。

はい。

そうしますと、各国は必ずしもその基準通りにワクチンを造れ、ということにはならないわけですか。

WHOはあくまでもリコメンティションでありまして、各国に対する強制力をもっているわけではありませんから、たとえばアメリカなどはWHOよりももっとそういった面で伝統を持っておりますから、必ずしもWHOの基準に従っているわけではない。たとえば、力価に関しましても、三回接種のトータルとして八単位から三二ですか三六ですか、そういうトータルとしての力価の上限、下限を決めているということです。

WHOの百日咳ワクチンの国際基準では力価はどのように定められておりますか。

それは、ワンドムと言いますか、一回接種する量、その量の中に四単位以上含まれていなければないけいと。四単位あるいはそれ以上という表現でなされております。

日本では現在はどういう基準になっておりますか、力価に関しては。

日本の検定基準では力価ということを正式にはうたっておりません。

全然関連はないのでしょうか。

いや、ないわけではなくて、さきほど言いましたように、三二年にWHOの標準品が決まり、それが実際にテクニカルレポートとして我々の所に来たのが三十七、八年だと思います。ところが日本ではもっと以前から検定品質管理をやっているわけですから、そのときの使ってきました標準品をWHOの標準品と合せたところ、一回接種菌量七・二ユニットというふうなことがあとでわかったというふうに理解すればいいと思います。

そうしますと、今おっしゃった七・二というのは、一回接種量〇・五ミリリッターということでしょうか、一ミリリッターということになるのでしょうか、どちらでしょうか。現在の初回第一回の接種量を指しておっしゃっているのじゃないでしょうか。

〇・五CCの中に七・二というふうになります。

そうしますと、WHOで一回接種量四単位と、我が国では七・一単位と。

はい。

どうして我が国のほうが力価が高くなっているのでしょうか。

結果として高くなっているわけですね。

その理由ですね。

その理由は、私はわかりませんが、この百日咳ワクチンあるいは、二混、三混に関して、ずっと研究してこられました公衆衛生の染谷院長の最近書かれたものを見ますと、WHOの四ユニットに比べて、日本の標準ワクチンは七・二力価は高いけれども、それはおそらく検定誤差等を考慮してのことだろうというふうに書いてあるのですね。その当時のことは実際どういう論議があったかということは私知りませんが、もう少し検定誤差を考慮してという点を私なりに解釈しますと、そのワクチンの力価と効果との関係を見たグラフがございます。そうしますと、四単位以上に上げましても、八〇パーセントの防御率と言いますか、効果がそんなに上がるわけではございません。そういう意味で四単位を、防御率を得る意味で上げる必要はないのですが、今度四単位より落ちてきた場合、たとえば二単位になった場合には、五〇パーセントの防御率。更に三分の一になると、一・三ユニットになりますと、もう二〇パーセントの防御率しか得られない。とにかく四単位から下になると、たちまち効果が無くなってくるというような微妙な点があります。決して直線関係で成り立っているわけではありません。それから、もう一つは、四単位と言いましても、非常にさきほど申し上げましたように、難しい動物実験、デリケートな条件の動物実験をやって決めるわけですから、同じロットを同一人が検定をしても三倍ぐらいの開きがあるのだというふうに書いてあります。そうしますと、四単位であっても実際には、一・三単位というふうな可能性も出てくるわけです。そうしますと、日本のワクチンの七・二単位のほうがそういう効かないワクチンが出てくる可能性はより少なくなるのではないか、というふうに考えるわけで、染谷先生の書かれたものは、あるいはそんなような意味合いのものじゃないか、というふうに考えます。

乙第九三号証を示す

それはどういう論文でございますか。

これは、キャメロンというカナダのやはりそういう百日咳ワクチンに関することをやっている方の論文といいますより、論文原稿なんですね。たまたま私これいただいたのですけれども、ようするにカナダにおける百日咳ワクチンの力価の問題について言っているわけです。

ちょっと、その訳の一枚目の下のほうに「米国の基準はWHOの一回の接種量の力価四単位と比較すると、二・七防御単位の力価のものも受け入れている」と、こう書いてありますが、これはさきほどのWHOの力価基準とアメリカの力価基準が違うということをおっしゃいましたが、どういうことになるのか、ちょっとわかりませんので、説明していただきたいのですが。

結局カナダはWHOの基準に従っておりませんので、アメリカの基準に従ってやってきたわけです。で、どうもカナダで予防接種をやっても、三回接種をしても、患者が出てくる。ワクチンが効かないのじゃないかという批判がありますので、アメリカの基準を再検討をしたという話です。それで、さきほど申し上げましたように、アメリカの基準は、その三回のトータルの合計で八単位と三六単位を一つの幅にとっているわけです。そうすると、一番少ないレベルが八単位ですから、これを一回接種量にしますと、三で割りますと、二・七単位であります。そういうことですから、米国の基準はWHOの基準よりも低い力価のものも受け入れていると、こういうことです。

百日咳ワクチンは我が国では国立予防衛生研究所で検定を受けた製品が使用されていると、そういう仕組みになっておりますけれども。これまで、予研が百日咳ワクチンの検定をやってきた歴史の中で、百日咳ワクチンが不合格になるものが非常に多かったと、そういう期間があるということを聞いておりますが、そういう事実がありますか。

私、現在の職に行きましたのは、四九年の九月、一〇月だったですか。で、そういう意味で私実際には知らないのですが、過去の記録を調べて見ますと、非常にたくさんのワクチンが落ちているわけですね、検定で。それで昭和三〇年ぐらいから四三年ぐらいまでですか、かなり落ちるワクチンがあることを記録で知ったわけです。それ以後は安定しまして、そういうあれはないのですが、検定と言いましても、いろんな検定があるわけです。で、なんで落ちているかと言いますと、中には簡単な物理学的な条件ですね、ごみがワクチンの中に入っていたとか、そういうものもあるのですが、主なものはやっぱり力価試験です。ようするに力価が足りなかったということですね。

力価が足りなかったと、力価の点で引っ掛かったという、その原因ですね、それはどのようにお考えになりますか。メーカーの技術水準が低いということになりますか。それとも、我が国の検定というものは、国際的にも厳密に行なわれているというようなことになるのでしょうか。

　そうですね、ちょっとわからないのですが、たとえば力価の点でＷＨＯの水準よりも少し上だし、それからトータルの菌数ですね、それではＷＨＯの基準でやっているわけですから、許容範囲が狭いということはあると思います。

それから、昭和五三年二月一〇日、被告準備書面（一五）の四五ページの表を見て下さい。

（昭和五三年二月一〇日付被告準備書面（一五）の四五ページを示す。）

今おっしゃいました検定で不合格になったワクチンの件数ですね、正確な数字はご存じないと思いますが、大体そのような見当だとお考えですか、ご記憶でしょうか。

　そうですね、昭和二〇年代のことはちょっとあれなんですが、昭和三〇年以後に関しては、私もこんなような記憶です。

百日咳ワクチンの力価と、それからワクチンに含まれる菌の量ですね、それはどういう関係にあるというふうに考えてよろしいのでしょうか。

　一つのワクチンについて考えると、量を上げればそれだけ有効だと。ようするにＫ抗原の量が増えるわけですから、ただほかのワクチン、個々別々のワクチンの間について考えれば、さきほど申しましたように、必ずしもその並行するわけではない。あるワクチンはたくさん打っても効かない。あるワクチンは少なく打っても効くということはあり得ると思います。

　はい。

現実問題としては、必ずしもパラレルではないということになるわけですね。

次に、ワクチンの副反応とか、安全性、それから試験法、そういったことについてお伺いします。まず、副反応でございますが、さきほど百日咳ワクチンによって各種の神経系の合併症が発生することがあるということでございますね。

　はい。

そういう副反応を防止するために、我が国ではワクチンを造る際にどういう試験法などがとられているわけでしょうか。

　薬事法で決められた基準に従ってやっているわけですが。

もう少し具体的に言いますと。

　まあ、いろいろありますが、一つはその不活化が完全であるかどうか。それから、ほかの雑菌が混っていないか、ようするに無菌試験と言います。それから、そのワクチンのＰＨが正しいかどうか。

ＰＨと言いますと。

　水素イオン濃度の検査、人体に刺すものですから。それから菌量が一定の範囲に収まっているかどうか。それからそのワクチンが安全であるかどうか。それから、有効な力価を持っているかどうか。それから、チメロサールというものを加えているわけで、それは不活化の薬剤ですが、それが一定量に維持されているかどうか。そんなようなものがございます。

安全かどうかというのは、どういうふうに……。

　いわゆる安全試験ですが、四つばかり日本ではやっております。一つは易熱性毒素と言いますか、皮膚に壊死を起こす毒素ですが、それが不活化されているかどうか。それから百日咳菌には、そのリンパ球を増加させる毒素と言いますか、生物活性物質ですが、それをやっぱりマウスを使いまして、一定量打って一〇倍以上に増えてはいけない、そういう試験。それから異常毒素否定試験と言いまして、マウスあるいはモルモットにかなり量をたくさん打ちまして、まあ全般的な異常を起こさない、まあこれはワクチンに限らない、一般的な薬剤と共通的な検査ですが、この三つはＷＨＯでやれと言っているわけではないのですが、日本の独自の立場でやっているわけです。それから最後にマウスの体重に関する試験がございます。これはＷＨＯでリコメントして、どこでもやっていることですが、生れて五週のマウスに〇・三ＣＣ打ちまして、あと体重を見て行くと。それで、この体重を減少させるものに二種類ありまして、いわゆるエンドトクシンと言われるもの、それからもう一つはさきほど言いましたリンパ球を増加させる因子ですね。そういったものに体重減少させるものがあると。で、少なくとも三日後には出発点と同じ体重に戻っていなければいけない。七日後にはそのうちの六〇パーセント以上が体重増加を示さなければいけないというようなことで検定をいたしております。

となりますと、我が国の製剤基準によればＷＨＯの国際基準よりも安全性の面でも非常に厳格に試験を行なっているということになりますか。

　そう思いますね。

それから、安全性の見地から菌量が決められているというお話ですが。

　はい。

菌量というのはどのようにして測定するわけでしょうか。

　ようするに、一ＣＣ当り二〇〇億というようなことにしましても、菌を一匹一匹何個いるか数えるわけではございませんで、これもやはりＷＨＯの決めた一つの標準品があります。標準品と言いますのは、以前はガラスの粉末であったのですが、現在はプラスチックで菌と似せたようなものを造りまして、それを水に浮遊させまして、一定の濁度を与えます。それで基礎研究によりまして、その濁度と菌数との関係を造りまして、国際濁度単位というふうに規定した標準濁度液を造ります。で、それを各国で合せまして、検定の菌数に使うわけです。

乙第九二号証の一、二を示す

この本はご存知ですね。

はい。

まず、この本でございますが、これはどういう本でございますか。

これは、さきほど言いました一昨年の一一月に世界の百日咳ワクチンの専門家を集めての国際会議です。

その会議に発表された論文がこれに掲載されていると、そういうことでございますね。

はい。

乙第九二号証の二でございますが、これはポートウッドという方の論文でございますね。

はい。

それはどういうことを書いたものですか。

これは、今申し上げました濁度で菌数を検定するということがいろいろその問題があるということを指摘している論文でして、なぜ問題があるかというと、濁度というのは、非常に不確定な要素が多いということです。たとえば同じ菌数であっても、菌が溶解して壊れた場合には、非常に薄く出ちゃうわけです。あるいは菌の大きさが変ったり、形が変ったり、凝集をしたりしますと、それでも濁度が変ってくる。ですからもう少し実質的に、たとえば菌の蛋白窒素を計ったほうがいいというような意見があるわけです。で、この論文はそういった濁度の欠点を批判しまして、蛋白窒素あるいは乾燥量をもって替えたほうがいいのじゃないかということを言っているわけです。

この訳文のほうですが、この訳文は先生に訳していただいたものでございますね。

はい。

その訳文の三枚目の四行目まで、これは英文のほうの一枚目ページ数で言いますと、二三四ページのイントロダクション左側の最初の句切りの所、ここまでを訳していただいているわけですね。

はい。

で、訳文の三枚目の五行目以下は、英文のほうのイントロダクションのそれ以下の記載事項について先生が要約したことをそこにお書きになったと、そういうふうに読んでよろしいわけですか。

はい。

で、このポートウッドの論文は菌量の測定方法についての批判的な意見をここに載せていると、そういうことでございましたね。

はい。

で、その菌量を計る方法として濁度計を使ってやると、でＷＨＯの定めた一つのやり方がございますが、米国ではそれと違った方法をとられているのではございませんか。

いや、そうではございませんで、米国もやはり濁度でやるわけです。ただどういうわけですか、ＷＨＯの標準のものとは現在大分違いが出てきている。米国のものが二倍ぐらい濃いものになってきているということで、これはＷＨＯによって批判を受けていることです。

乙第九三号証を示す

その訳文の一枚目下から四行目辺りに、米国の濁度標準はＷＨＯのほとんど二倍の濃さのものだとここに書いてありますが、米国ではそういう基準になっているわけですか。

そうですね。米国はＷＨＯより研究の伝統が古いですから、やっぱり米国は独自のものでやっていると思います。これはやっぱりキャメロンのあれですが、結局ですからカナダは米国の基準に従ってやったところが、余りワクチンが効かないようだと。それが結局米国の基準に従ったためであるというふうに批判をして、ＷＨＯの基準に合せるべきではないか、というふうに言っているわけで、ただ、菌量について言いますれば日本の検定基準では濁度だけではなくて、蛋白窒素の量も同時に計っておりますから、その点は問題ないと思います。

それから我が国の菌量の決め方でございますが、単にワクチンですと、昭和三一年からK抗原に関する知見が取り入れられまして、菌量が一五〇億ということになりまして、それから昭和三三年から二種混合ワクチンそれが造られるようになりまして、二種混合ワクチンについてはミリリッター当り二四〇億と、まあそういう決め方でずっときまして、昭和四六年まで続いてきたわけですが、その理由はどういうところにありますか。

おそらくそれは予防接種部会なんかで検討されて、そういうふうになってきたのだと思いますが、私そういう委員会に出ておりませんし、専門も違ったのでわからないのですが、ずっと今までの菌量の歴史をずっと見まして、やっぱり最初の出発のトータルで六〇〇億ですね、これがずっと維持されているというふうに思うわけです。ですから、途中でいろいろ接種量が変っているようですけれども、結局トータルとしては同じことになっているわけですね。

改正されるまでですね、四六年の。

はい。四六年になるまでですね。

どうして四六年までＷＨＯの基準の二〇〇億以下という形にはならなかったのでしょうか、その点はどのようにお考えでしょうか。

二回目にたとえば二四〇億でも、三混になってからですか、最初の接種量が一二〇億ですね。その、結局トータルで六〇〇億ですから、そのトータルの六〇〇億を維持することに重点を置いたのじゃないでしょうか。よくわかりませんが、そこらは。

それから、ワクチンの菌量と副反応との関係はどのように考えたらよろしいのでしょうか。

基本的に言って、菌量が多ければ副反応が強いということは事実であろうと思います。で、副反応にもいろいろあると思いますが、局所反応それから発熱とか、稀に起こると言われているショックとか、脳症ですね、それがすべて菌量が多くなればそういうものの頻度も多くなると、そういうふうにお考えになりますか。

基本的にはそうだと思うのですね。というのは、やっぱり副反応というものは菌体に含まれる何等かのものによって起こる、それが毒素物質はいろいろわかっておりますけれども、必ずしも人体での反応と直接結び付いているわけでもございません。いずれにしろ菌に含まれるものが体に入って反応を起こすわけですから、基本的にはやっぱり菌量ということが差し当っての一指標になると思います。

たとえば、従来混合ワクチンですと、二四〇億というふうに決められておりますが、WHOでは二〇〇億以下と。たとえば二四〇億と二〇〇億のワクチンをそれぞれ使ってやった場合に、副反応の発生頻度に違いが出てくるというようなお考えでしょうか。その差の程度ですね。

あの、たとえば発熱だとか、接種局所の反応ですか、そういったものは数学的には行かないかもしれませんが、大体接種量が多ければそれだけ熱も上がる程度も高くなるし、頻度も高くなるというふうに考える。混合ワクチン研究会の仕事も大体そういったことを裏付けているのじゃないかと思います。ただ脳症だとか、ショックだとか、けいれんなどになりますというと、菌量もありましょうが、やっぱり個体のほうの要因が多くなりますから、必ずしもその接種量に比例するというふうには行かないと思います。

乙第九二号証の四を示す

これはどういう論文でございますか。

これもさきほどの国際会議に出されたオランダのまあ中心的な人の論文ですが、結局オランダにおける予防接種の一番新しい最近の経験例を出しているわけです。で、特にここで強調しているところは、やっぱり副反応のことを非常に重要視しているわけでして、オランダでは三混に加えて、ポリオのワクチンも加えて、四混にしているわけです。それはともかくとして百日咳ワクチンに関しましては、この一六〇Uですね。これはWHOの二二〇より下で……。

OUという単位はどういう単位ですか。

ですから、Oはオパシティですね、濁度です。

菌量に関する単位ですか。

そういうことです。ですから、一六〇Uを一〇〇Uに落として接種しても、いわゆるショックとけいれんの頻度、これは二七〇〇人に一人というふうに言っておりますから、まあどっちかというと頻度は高いと思うのですが、その頻度が一〇〇Uに落としても変りがなかったということを報告しているわけです。

一〇〇Uというのは、菌量にしてどのぐらいなんでしょうか。

一〇〇Uというのは、一〇〇億になります。

一六〇Uというと一六〇億。

一六〇億ですね。

（以上　村田淳一）

被告代理人（柏樹）

百日咳の予防接種の副反応について、今度は、その頻度の関係でお伺いします。

予防接種の副反応の頻度を調べる場合には、その予防接種をやったあとで、副反応が起こり得る一定の期間内に発症した発症数と、それからその期間内に、予防接種しなくても、発生するであろう発症例ですね、その両者を比較して頻度を考えるということになりますか。

非常に頻度の低い副反応に関しては、それも考慮する必要があると思います。

たとえば百日咳ワクチンの場合は、ショックとか脳症などについては、そのように言えますか。

ショックに関しては、もう少し頻度が高いと思いますから、むしろ、脳症とショック死だとか、そういうものに関しては、そういった統計が必要かと思います。

乙第八一号証を示す

二五八ページから二五九ページ、この論文は、ブリティッシュ　メディカル　ジャーナル、一九七四年の論文ですが、そこには乳幼児の急性突然死の発生頻度のことが書いてございまして、生後二か月から六か月の乳児につきましては、一日一〇〇万人あたり一一人だと、生後七か月から一二か月までの乳児については、一日一〇〇万人あたり四人と、こういう死亡の頻度があると、で、この数は百日咳ワクチン接種後二、三日で起こる死亡の推定数とほぼ一致していると、そういう趣旨のことが書いてあると思いますが、こういうことが書いてあるということは、その百日咳ワクチン接種による副反応で死亡される方が、ごくまれであると、そういう趣旨になりますね。

この数が正しいとすれば、まあ理屈はそういうことになるかと思います。

感じとしてはいかがでしょうか。

感じと言いますと。

先生のいままでの、専門的なご経験から言ってですね。

しかしこれはですね、小児科と言いますか、むしろ臨床関係のことでして、私の専門とはちょっとはずれますんで、ちょっと責任ある答えはできません。

乙第七九号証を示す

四三三ページ、表27の3がございますが、これは百日咳を含むワクチンによる脳症の例でございますけれども、わが国のですね。たとえばその表でですね、一九七〇年以降の脳症の発生数を見ますと、七四年まで、全部足しますと、二五例になります、死亡例が一〇例と、そういう発生頻度ですが、で、年間にしますと、発症数が、一年間五例、死亡が二例と、そういう形になります、で百日咳ワクチンの第一期の接種件数は、三〇〇万から四〇〇万というふうに考えられますね。で、そういう接種件数から考えると、わが国の脳症の発生頻度というのは一〇〇万あたり一コンマ数人と、そんな数になると思いますけれども、先生のいままでのご経験から通してですね、百日咳ワクチンによる脳症例というのは、その程度の頻度というふうにお考えになりますか。

　経験と言って、私は経験はないわけです、ただ。

文献等で。

　文献等を通して理解する範囲のことしか言えないんですが、確かに、シュトレームあたりで報告されております頻度と比べれば、ただいまおっしゃった、頻度は、はるかに少ないということに水準の上ではなるわけですね。

たとえば同じ乙第七九号証の三八三ページ、これは福見先生の論文ですが、なかほどに、イギリスのミラーという人の書いた文献を引用しまして、そこでは百日咳ワクチン接種に発生する異常反応としての、脳の病変は、五万から一〇〇万に一程度だと、そういう趣旨のことが引用されていますけれども、わが国のさきほどの脳症の表と大体一致する数だと思いますが、まあ直接ご経験はないとしても、文献的にお読みになってこられた経験からして、百日咳ワクチン接種による神経系の副反応というのは、その程度の頻度とお考えになりますか、それとももっと多いとお考えになりますか。

原告代理人（秋山）

異議、誤導するおそれが強いと思いますが、まず前提として、どういう文献をお読みになって、どういう文献にどういうデータが出ていたかを前提としてお聞きにならなければ、そういう証言は不可能でありますし、そういう包括的な聞き方は、誤解を生むおそれが多いと思います。不適当だと思います。

裁判長

　証人の専門のところをとらえて、短く区切って質問して下さい。

被告代理人

そのような報告を引用されておるわけですが、他方でスウェーデンのシュトレームの報告を見ますと、百日咳ワクチン接種後の副反応が、三千数百に一程度だと、そういうような報告がございますね。

　中枢神経系反応という、その内容、またかなり分類していると思うんですね。いわゆる中枢神経系反応、それは具体的にどういうものを言うんですか、私も的確にはわかりかねるんですけど、そういう反応、それから痙攣、それから脳症ですか、それから死亡、そういうふうに内容わければですね、いわゆる中枢神経系の反応が六〇〇〇人に一人ですか、それから脳症が二万人に一人、死亡が五万四〇〇〇人に一人ですか、そういうふうにわけてあるんで、その反応の分類の仕方、定義の仕方によって研究者の率が多少異同してくるんじゃないかと私は理解しています。

仮に一〇〇万人に一人というような報告があるとして、シュトレームのほうは三〇〇〇人に一人と、非常な開きがあるんですね。それはどういうふうにご理解。

　ですから、ただいま申し上げましたように、ここにおけるミラーという人の、おそらく私はこれは読んでおりませんから、あれですが、おそらく定義の仕方がですね、非常に脳の永続的なダメージを含むような、そういうものを対象にしているのではないかというふうに理解するわけです。

ということは、頻度の高いという報告のほうは、非常に広く症例をとっていると、そういうことになりますか、定義が違うとおっしゃるのは。

　まあそういうふうに理解します。

それで、わが国のさきほどの脳症例の統計のように、年間に五例程度の発症例というのは、重篤な症例をひろうとあの程度になるというふうに読めばいいわけでしょうか。

　まあ推察ですけど、そう考えます。

それから副反応の発生機序なんですけれども、副反応の発生機序というのは、科学的に解明されているんでしょうか。

　正確なところはわかっておりません。

わかっている部分もございますか。

　わかっていると言いますか、可能性ですね。こういうものがあるいは関与するのではないかという、そのワクチンには、いろいろな毒性物質というか、生物活性の強い物質がありますから、そういうものの可能性を考えているということだと思います。

それで副反応の要因としては、ワクチン側の要因というのと、それから接種を受ける個体側の要因と両面から考えられるわけですね。

　はい。

脳症とかショックというような重篤な症状を呈するようなものは、ワクチン側の要因が大きいんでしょうか、それとも受ける個体側の要因が大きいというように一般的に考えられているんでしょうか。

　まあ同じロットのワクチンを非常に広範の範囲に接種して、脳症あるいは、ショックが非常に限られた数で起こるわけですから、やはり個体側の要因と言いますか、素因と言いますか、そういった問題が関与し得るというふうに学問的には考えます。

多くの専門家もそういう理解をしているというふうに考えてよろしいですか。

いいと思います。

個体側の要因が大きいということでございますけれども、どういう個体側の条件のある人に、たとえば、脳症なら脳症が発生するとそういうことはわかっているんですか。

それもですね、本当に正確なところはわかっていないというのが現状だと思います。それは、学問的な事実と言いますよりは、経験的と言いますか、接種において、そういう強い副反応を起こした子供さんの何というか、既往歴、あるいは家族歴というようなものを調べて、そういったものの集積から考えると、素因というものが関与しているんだというような根拠が出てくるんだと思います。頻度だけの問題だけではなくてですね。

予防接種する前に、こういう個体の人に予防接種したらショックを起こすとか、脳症を起こす可能性が強いと、そういうことは確実にわかるんでしょうか。

ですから、いま言ったような、子供さんの両親に既往歴を聞くとか、あるいは家族歴を聞くとか、そういった問診をすれば、わかる、というよりは、可能性を考慮しまして、接種を避けるとすれば、事故防止には、やはり貢献するだろうというふうに思います。

次に混合ワクチンについてお伺いします。百日咳ワクチンは、従来からジフテリアとか、破傷風のワクチンと混合という形で使用されてきている事例が多いわけですが、そういう混合ワクチンを接種することによって、百日咳ワクチンだけを接種した場合の副反応の発生頻度とか、それから発生した副反応の症状の重さと、混合した場合のそれとでは、違いがあるんでしょうかないんでしょうか。

ないと言われていると思います。ただあれですね、ずっと長年の統計を見ますと、副作用がだんだん多くの人の関心をひきますものですから、やっぱり注意してそういう副反応の報告が増える、したがって年度から言いますと、三混のほうは、ずっとうしろにずれていますから、そういう意味では、数としてはあるいは三混のほうが多いというような数は出るかもしれませんが、本質的には、単独であろうと三混であろうと副反応の原因の主体は百日咳ワクチンにあるということは間違いないと。

理屈の上では、数種類のワクチンを一緒にやりますと、副反応が重なるということが考えられるわけですけど、混合ワクチンについては、そういうことは考えられないわけですか。

そうですね。種痘と一緒にするといけないというような報告はありますが、三混に関してはそういった事実があるということを聞いておりません。

混合ワクチンにすることによってメリットがあると思うんですが、どういうメリットがあるかおっしゃっていただきたいんですが。

それは百日咳ワクチン、百日咳菌がアジュバント活性と言いますか、普遍的な免疫反応を、スティミュレイト、刺激するですか、強めるという性質があるものですから、むしろ百日咳ワクチンが混在することによって、ジフテリア、破傷風の免疫が高まるというような事実が広く知られております。ですから単独であるよりも、まあ三混のほうがいいわけですけど、それは、もう一つの理由としては、やたらと頻回に子供さんをひっぱり出して注射を重ねるというよりは、経済的あるいはいろんな意味で、できるだけ予防接種の回数を減らすという意味でも、プラスじゃないかと思います。

先生は現在予研の部長として、百日咳ワクチンの検定の一部に関与されておられるわけですが、まあそういう業務およびそれからこれまでの先生のご研究のご経験を通して、日本の百日咳ワクチンの水準というのは、国際的に見まして、どの程度というふうに評価なさっておられますか。

まあ私直接見聞する範囲だけで申しますと、ワクチンの品質管理ですね、そういった面においては、検査項目もWHOの指定するものより安全試験も多いことですし、詳しくやっているわけですし、それから菌数に関しましても、濁度だけでなくて、蛋白窒素をはかっているとか、そういう意味で、ワクチンの品質管理ということでは、世界でも一番トップレベルの水準でやっているというふうに考えております。それから決して現在のまねごとのワクチンで満足しているわけではありませんで、できたら毒性のある部分を除いて、免疫性のある有効な部分だけを取り出して、いわゆるコンポーネントワクチンという形で改良していきたいという希望、あるいは研究目的が、すでに二〇年も続いているわけでして、現に、現在取りあげております方向というのは、世界的にも評価されまして、アメリカのＮＩＨのほうへ、むしろ技術指導という形で、部内の一人が行って、先般帰ってきたというようなことでありまして、少なくとも世界の水準から遅れていることはありませんし、むしろ優っている面も多いんじゃないかというふうに思います。

ＮＩＨとおっしゃいましたが、それは何でございますか。

もう少し正確に言いますと、アメリカは文部省と厚生省と、福祉関係ですか、一つの省になっているわけですが、そこでＢＯＢという組織があります、要するに生物活性剤をコントロールするビューローですけど。

裁判長

質問はＮＩＨは何かということを聞いているだけですが。

私どもの研究所は、これもＮＩＨと言いますが、ナショナルインスティテュート　オブヘルス、国立保健研究所と。

被告代理人

アメリカのワクチンなんかを担当している部門。

そうですね、その中でとくに生物活性剤に限ってやっているところがＢＯＢと呼ばれております。

そこへ予研の研究者が指導に行かれたということでしょうか。

そうです。

何という方でしょうか。

佐藤勇治と申しますが。

現在、佐藤さんが研究なさっている世界の先端をいくであろうワクチンの研究ですね、どの程度の段階までいっているんでしょうか。

百日咳菌が病気を起こすには、気管支粘膜にまず最初に接着してとりつかなきゃいけない、それにあたっては、菌体の表面にあります、小さい、言ってみれば、毛みたいなものがございますが、その毛みたいなものを集めまして、不活化して、免疫に用いますと、その菌の付着を防ぐということができるということで、まあそれが研究の一つの基本理念みたいになっております。で、問題は、なかなかそれを大量生産の面で、技術的に、いろいろ難しい問題があるんで、それが実用の段階になるには、まだ時間を要すると思いますが、そういうテクニックなり研究方法に関して、米国から呼ばれたということです。

日本では、そういうワクチンですね、実験室的にはできているわけでしょうか。

実験室的にはできているんですね。

まだメーカーが製造するという段階にまではいってないんですね。

それに関しては委員会があるんですが、私直接それに入っておりませんので、詳しいことは知らないんですが。

ワクチンの話はそれくらいにしまして、接種量についてお伺いします。昭和四八年に、混合ワクチンの第一期の接種量ですね、従来の〇・五、一・〇、一・〇から〇・五を三回というふうに変更したことはご存知でしょうか。

はい。

その理由をどのようにお考えになっておられますか。

考えるというよりは、昭和四七年ですか、四八年ですか、医事新報に、慶応の小児科の教室の水原さんが、確か報告をしておりまして、それで今度四八年ですかね、いまおっしゃった改正ですね、改正になる根拠となった実験理由を報告しております。それによりますと、接種量をそういうふうにおとした場合、副反応としての発熱もおちるし、それから、一つの防禦力の表示としてのですね、血中の凝集価ですが、抗体価ですが、それは多少いままでの濃度よりも、ワクチンよりも、おちるけれども、その場合、接種間隔を延ばすと、いままで、三週、四週だったものが、六週に延ばしますと、これまでのワクチンと同じレベルの抗体価が得られるというようなことを、そういう研究がありまして、それをもとに、そういう改正が行なわれたというふうに報告されております。

乙第九〇号証を示す

一九ページ、水原先生の論文ですが、四八年のその改正に関する水原先生のなさった研究が、載っていますが、大体そこに書いてあるようなことが、いまおっしゃられたようなことでしょうか。

そうですね。これは五二年のあれですが、確か私の読みましたのは四八年で、そっちがオリジナルの報告じゃないかと思います。

内容は。

内容は同じです。

それからいまの改正は、接種間隔との関係で、そうなったというだけなんでしょうか。ほかに理由はございませんでしょうか。

ですから抗体価もですね、大体、かなり前ですが、サコーという人が、血中抗体が三二〇倍以上であれば、防禦力としては十分なんだということがあるんで、そういったことも無論入っているわけです。

それから午前中のご証言で、力価の安定したワクチンがつくられるようになったと、そういう時期とも関連するんでしょうか。

そうですね。そのころになりますと、ワクチンの一応の濁度も、二〇〇億とありますけれども、実際検定にきて、そのワクチンは大抵一五〇億前後なんです、そういう菌量において、力価のほうも安定してきたということで、そういった改正がなされているのも当然じゃないかというふうに思います。

それから次は、わが国の百日咳に関する研究についてお伺いしたいと思います。百日咳菌とか、そのワクチンなどについての研究というのは、わが国では、戦後で結構ですが、主としてどういうところで行なわれてきていたんでしょうか。

これもまあ、文献を通してしか私はあれなんですが、昭和二〇年末から三〇年にかけまして、いくつかの研究委員会、これはやっぱり国から研究費が出ていると思いますが、野辺地先生の委員会、あるいは小山先生の委員会、あるいは、安藤洪次先生の委員会、そういったものが三一年くらいまでにかけて、とくにI相菌ですね、I相菌でなければいけないというような結論を出すような仕事をしております。それ以後、昭和三三年から、おそらく混合ワクチン研究会というものが、染谷先生、あるいは予研の先生あるいは慶応の小児科の先生、そういった方々が一緒になりまして、昭和四八年くらいまでですか、主に染谷先生が中心になられてやってきて、それ以後はただいまの水原先生が主催されているように思います。そのほかに、昭和四六年、四七年村田部長が、百日咳の疫学に関する研究ということで、これも厚生省ですか、研究費をもらって、研究しておりますし、それ以後四八年、四九年と木村先生の委員会に引継がれていると、で、まあそのほかに、ただいまの新しいコンポーネントワクチンの開発のための委員会だとか、それがまあ私の記憶にある範囲ですが、そういう委員会活動とは別にしましてですね、百日咳の研究というのは、日本のいろんな先生方、学問的にも非常に難しいし、おもしろい菌ですから、東北大学、北海道大学、あるいは昔の東京の伝染病研究所ですね、あるいは群馬大学、ずい分これを研究された方は多いことを知っております。

いまあげられましたいろいろな研究会というのは、いわば厚生省その他の役所から、国の費用でできあがった研究会ですか。

詳しいことは、私は存じませんが、無論そういったものも沢山含まれていると思います。

それでそういう研究について、国立予防衛生研究所のはたしてきた役割というのはどういうようにお考えになっておられますか。

やはりワクチンの品質管理ということが業務と言いますか、責任の一つですから、そういった委員会には関係しましてやってきているわけですし、それから、要するに昭和五〇年以後ですね、これまでのような何と言いますか、熱心な先生方だけの特定な研究ということではありませんで、もう少し国としての体系だったあれということで、流行予測調査事業ですね、その中に百日咳が入ってきまして、いろんな特定の地区を選びまして、サンプリングして、感染度と言いますか、血中抗体価をはかることによって、疫学的な状況をたえずチェックしているというようなことになっております。

いま言われました、流行予測というのは、血中抗体価をはかると、そのほかには何もしないんでしょうか。

ですからいま予研の役割とおっしゃいましたから、その際ですね血中抗体価をはかるためには抗原がなければいけない。その抗原もワクチン株と新鮮分離株と両方、これをそういった検査をするところへ供給すると、それからまた、標準血清ですね、抗体価をはかるときの標準血清を配付すると、そういったことで協力しておりますし、また出てきたデータをまとめて統計をとっていくということに関してもこれはウイルス中央検査部ですか、そちらのほうで協力しているわけです。

厚生省がやっている百日咳ワクチンの流行予測事業というのは、どういうことをやっているか簡単に説明してくれませんか。

これはですね。昭和四三年に伝染病に関する国の疫学的状況というものが、非常に変ってきたということをふまえまして、厚生大臣から伝染病予防調査会に諮問があって、四五年に中間答申となるわけですが、その中間答申にワクチンだけに依存するような状況もだんだんなくなっていく、そういうことよりも、それもある面では必要だけれども、たえず何と言いますか、国のサーベイランスと言いますが、疫学的状況をたえずチェックして、それと見合った形で対策をとっていくということが答申の一つになっております。で、そういったサーベイランスの一つの手段として流行予測調査というものがあるように私は理解しております。

具体的にはどんなことをやるのか簡単に、血中抗体価をはかるというのはわかりましたけど。

それだけではないんですが、五〇年から百日咳が入ったわけですけど、それ以前にジフテリアに関して、あるいはインフルエンザに関して、あるいはポリオですか、で、とくにポリオだとかインフルエンザについては、たえずどういう型の菌による、ウイルスによる流行があるかということを、チェックしまして、その型に合ったワクチンをつくるというワクチン行政のほうへの何と言いますか、調査もサーベイランスとして入ってくるわけです。

いまおっしゃいましたように、昭和四三年に伝染病予防調査会に、予防接種のあり方について、諮問がなされて、その中で、百日咳ワクチンについても、検討がなされてきたと、で、一方専門家の間では、各種の研究班がつくられて、疫学的あるいはその他の百日咳に関する調査研究というものが並行して行なわれてきて、そういう集積があって、昭和五一年に伝染病予防調査会の答申ということになるわけですが、そういうようなわが国の、百日咳の予防接種に関する検討ですね、そういうことに関して、先生のご感想があればおっしゃっていただきたいと思いますけれども。

まあそういう研究会で熱心になって、中心になってやられた方たち、あるいは専門の方たちが、伝染病予防調査会の予防接種のほうにも出ておられる方が多いわけで、結局そういった面での研究成果が、国の方針にも反映してきているのではないかというふうに思っています。

(以上　林　哲　朗)

東京地方裁判所民事第三四部

裁判所速記官　田浦力弥

裁判所速記官　村田淳一

裁判所速記官　林　哲　朗

金井興美証人 (2)

附録第四号様式（証人調書）

事件の表示	昭和四八年(ワ)第四、七九三・一〇六六六 昭和四九年(ワ)第一〇、二六一号 昭和五〇年(ワ)第七、九九七・八、九八二

証人調書（この調書は、第四〇回口頭弁論調書と一体となるものである。）

期日	昭和五五年　三月　三日　午(前)後　一〇時　〇分
氏名	金井興美
年令	前回述べたとおり。
職業	
住所	
宣誓その他の状況	裁判長は、宣誓の効力を維持する旨を告げた。 後に尋問されることになっている証人は、在廷しない。
陳述の要領	別紙速記録のとおり

裁判所書記官　武者　馨

原本番号	昭和五〇年（民）第四〇〇号の一八

速記録（昭和五五年　三月三日　第四〇回　口頭弁論　公判）

事件番号	昭和四八年(ワ)第四七九三号
証人氏名	金井興美

原告代理人（秋山）

昭和五五年一月二一日取調べの証人金井興美尋問供述調書末尾添付の「発表業績一覧を示す」

この中に百日ぜきに関する論文がございますでしょうか。

　ございません。

先生が百日ぜきについて直接ご研究になったテーマというものは、どういうものなんでしょうか。

　直接自分が手を下して研究したという経験はありません。

そうしますと、前回主尋問でお答えになったことは、主として文献をご覧になってご証言なさったということでしょうか。

　そうですね。文献ならびに現在私たちの部で百日ぜきワクチンの力価試験というものをやっておりまして、言ってみれば、業務的な関係において経験している立場から申し上げたわけです。

その力価試験というものは、先生が直接おやりになっているわけでしょうか。

　いわゆる免疫し攻撃するというプロセスを得るわけですが、まあ、有毒菌で免疫したマウスを攻撃するという段階において検定作業にタッチすることはございます。

先生は予研の細菌第一部長でいらっしゃるそうですが、その細菌第一部長の職務の守備範囲はどういうことになるんでしょうか。

　私たちの部は六つの研究室に分かれております。それでその各室における担当業務というものは多少みんな違うわけでありますが、総括的に申しますれば、主として腸内細菌、それから球菌、それから消毒薬の検定、それからテストワクチンの試験製造と、端的に申せば、そのぐらいに分かれると思います。

その中で百日ぜきワクチンの力価の検定というのはどこに属するんでしょうか。

　細菌第三室という室がございますが、そこにおいて、球菌、球菌といいますのは、代表的なものは連鎖状球菌ですが、それと、球菌ではないんですが、百日ぜきワクチンの研究ならびに検定をやっておるということになります。

そこには室長というかたがいらっしゃるわけでしょうか。

　おります。

そのかたが、専門にやっておられるということでしょうか。

　その方と、それから佐藤ユウジという主任研究官がおります。あと、アライヒデオというこれも主任研究官ですが、スタッフとしてはその三人で主にやっております。

先生は、かつて予研の細菌第一部で、その佐藤さんなり室長さんなりがおやりになった仕事をやったということはないわけですか。

　そういう経験はございません。

百日ぜきワクチンについて厚生省等の委員会、研究班がいろいろあったということですけれども。

　はい。

それに先生が直接参加されたことはないわけですか。

私は現在の職に就きましたのが昭和四九年の一〇月だったと思います。で、それ以後において薬事治療審議会というんですか、あるいは公衆衛生審議会、そういう場において百日ぜきワクチンに関する委員会に出たという記憶が一度か二度あるような気がしますが、それ以前においては全くございません。

それから、先生は、臨床医としてのご経験はないんでしょうか。

臨床としては、卒業後一年、大学でインターンとして経験しただけで、それ以後にはございません。

そうすると、百日ぜきの診断だとか、治療にたずさわったことはないわけですね。

インターン中に小児科に一月いましたから、昭和二二年のことで百日ぜきが多かったのでその時に見聞したり、それから、私の父が開業医だったもんですから、そういった個人的な立場で経験したことはございますが、それ以後は全くございません。

それから、百日ぜきという病気の病理学的な研究、あるいは百日ぜきワクチンの副作用についての、その発生の機序等についての病理学的なご研究にたずさわったことがありますでしょうか。

自分でタッチしたことはございません。

乙第八九号証を示す

この第32表ですけれども、前回先生は、この表というのは、接種率のさがった都道府県で百日ぜきの患者数が増加しているのではないかと、そういうことを見ようとした表であると思われるという趣旨のご証言をなさいましたね。

はい。

それで、結論なんですが、統計学的な検討をして、この表からそういう結論が導びかれるとお考えでしょうか。

この前お話ししましたように、統計学的にどうかということは私はわかりませんが、確かに接種率がさがっている県において患者が増えているというはっきりした県もございますし、そういった関係の特にはっきりしない県もあるというふうに申し上げたはずであります。

接種率がさがっても患者がそれほど増大してないところもあるわけですね。

はあ。

ですから、接種率がさがっているところに特に患者が発生しているというデータは、これからは明確には言えないと言ってよろしいでしょうか。

ただ、つけ加えますれば、これは、あくまでも報告といいますか、届出の数ですから、その府県にそういう届出の熱心なお医者さんがいるかいないか、その数がどうかということでも多少成績が変ってくるだろうというふうにも考えられますし、それからもう一つこれはあくまでも集団接種をしての接種者ですね。集団接種としての数だと思いますので、個別接種のほうの数がおそらく入っていないんじゃないかというふうに想像いたします。

それで、先生の結論を伺いたいんですけれども、このデータだけから、接種率が低下したために患者が増大したということを証明することができるのか、できないのか、それをお伺いしたいと思いますが。

それだけからは早急な結論はまだ早いと思います。

それから前回、最近の患者の増加について、水原先生だとかそのほかの先生のデータをあげられて、百日ぜきにかかった子は、九〇パーセントぐらいは予防接種をしてなかったという報告があるとおっしゃいましたけれども。

はい。

たとえば、今お示しした表で言いますと、昭和五一年については、全国の接種率は一三・六パーセントということですね。

はあ、一三・六パーセントと書いてございます。

たとえば、昭和五一年について言えば、全体が一三・六パーセントしか接種していないんですから、たとえば、患者の九〇パーセントが接種していないという結論も生じると思うんですけれども、そう言ってよろしいですね。

そうだと思います。

昭和五一年の百日ぜきワクチンについての年齢の変更について伺いますけれども、そのことに関連して、この措置の変更後患者が増大しているということに関して、先生は、免疫度が社会的に蓄積しないと効果が上がらないんだと前回おっしゃっておられるんですけれども、それは、もう少しご説明いただきますと、どういうことなんでしょうか。

百日ぜきワクチンによる免疫というものは、ポリオの場合のようにその接種を全国的に始めると途端に翌年から患者が出なくなるというような、そういうような絶対的な効果ではないように思います。それで、今までの、過去三〇年ぐらいの流行の患者数の減少のあれを見ておりましても、平均的にはずっと下がってきておる。しかし、その間に、まあ、三年あるいは四年おきに流行の患者が増える年がございます。そういうその減少カーブを見ますと、ピークをところどころ作りながら減少してきているということで、それからも、今申し上げたポリオの場合とは違うんじゃないかと考えているわけですが、そういう相対的な免疫度というものが社会的にずっとび漫している上に流行があるから、やはり時々、ピークがあって流行があるけれども、しかし、全体としてはさがっているというふうに、私個人としては理解しておりますが。

この表32を見ますと、要するに昭和四九年から五三年までは患者数が増える一方というデータになっておりますけれども。

はい。

それから、昭和五一年から一時中止した予防接種がまた再開されて、年齢が引き上げられたということで、その年齢の引上げが問題なんだと、患者の増加の原因になっているんだというような声も一部にあるかと思いますけれども、そういう結論については、この五一年以後の制度による免疫の蓄積といいますか、そういうものを見なければ、制度のよしあしは軽々しく判断はできないということでしょうか。

ただ、先程言いましたように、年齢引上げと言いましても、まあ、二歳以上は集団接種、それから、それまでは個別接種ということだと思うんですが、ここには、個別接種の接種率というものは出ていないわけですね。で、おそらく水原先生あるいは山本先生がご覧になっているのは、あれはほとんど全部二歳以下の患者さんが大部分で、で、そういった患者さんの中においては予防接種率がどのくらいだったかということは、ここからは判断できないんじゃないかというふうに思われるわけです。ですから、一つは、先程申しましたように、五一年度においては、一三・六パーセント、それ以後には徐々にあがっておりますが、やはり過去二十何年続いてきた時代とは、まだ免疫度の普及という点においては不十分だということ。それから二歳以下の個別接種率がそれほど高くないんだと、両方の面があるんだと思います。

私が伺いたいのは、要するに五一年以降は接種率があがっているわけですけれども、それにもかかわらず、患者数が増え続けているということについては、この五一年の制度に欠陥があるんではないかという考えをお述べになる方も一部にいらっしゃるようなんですけれども、それについて、先生は五一年の措置は支持されるとおっしゃっておられますので、その点をちょっとうかがいたいんですが。

まあ、私の、こういう制度になった時の、そのことに関して特に関係されたと思われる木村先生の書かれた解説書を見ますと、たとい、患者でなくとも、健康者の間ででも、血中の免疫体と言いますか、まあ、凝集価を計りますと、むしろ、五歳ぐらいのところにおいて陽性率が高い、まあ、四〇パーセントぐらいあるというようなことで、おそらく軽い流行といいますか、そういったものがむしろ年齢の高い方にあるんじゃないか、で、そういうところからむしろもっと小さい子供の方に感染がうつるのを防ぐという意味で接種率を上げたというふうに書いてあるんで、まあ、それに関しましては妥当な意見だというふうに思います。それから、もう一つは、事故というのはどうしても一歳未満に起こりやすいものですから、そういった点の考慮も大きかったんじゃないかというふうに考えます。

では、端的にお伺いしますけれども、この表32で、接種率が五一年から徐々にあがっているにもかかわらず、患者数が増えているというのはですね、先程先生がおっしゃった免疫度の蓄積がまだ不十分だというふうに考えてよろしいんでしょうか。

はあ。ですから、もう少し患者数がどのくらい増えていくかというのを追っていきますと、いくらか事情がはっきりするんじゃないかと思います。

それでは、五一年の年齢の変更の根拠となった事項、それに関して少しお伺いしたいと思いますが、その根拠の一つは、治療方法の進歩、抗生物質等による治療の進歩というふうにお述べになりましたけれども、百日ぜきの治療に使われるような抗生物質が実際に使われるようになったのは、ずい分古いことではないんでしょうか。

一九五〇年代の後半には、すでにもう抗生物質の可能性がでてきております。

甲第一二〇号証を示す

五五ページをご覧下さい。これは金子先生の、医学書院の「予防接種」という本ですが、ここに図５と書いて、百日ぜきの治療に使う抗生物質が書いてありますが、ここに書いてあるような抗生物質、クロマイが入っておりますね。

はい。

こういったものは、一九五〇年代からあったということでよろしいわけですか。

そうですね。

それから、百日ぜきワクチンによる患者の減少というものは、特に死者の減少というものは、昭和二〇年代に比べますと、それ以後では相当大幅な減少があったように思いますが、いかがでしょうか。

死者の減少というのは、患者数の減少以上に急速なカーブでさがってきたと思います。

乙第六六号証を示す

八八ページをご覧下さい。この統計にありますように、百日ぜきによる死者というのは、昭和二二年は一万七〇〇〇人ぐらいであったものが、昭和三〇年には四〇一名になって、以後はそれ以下になって、ずっと減少を続けているというふうに理解してよろしいわけですね。

はい。

それから、五一年の変更のもとになった疫学調査で、流行がむしろ、さっきおっしゃいました、五歳前後とおっしゃいましたでしょうか。

はい。

むしろそのへんにあるということですね。

はい。

そういうことがわかったのはいつごろなんでしょうか。

私も年代的なことはちょっとよくわかりませんが、昭和四八年と昭和四九年の二年間にわたりまして、予防接種リサーチセンターの委嘱を受けて、木村先生が中心となって百日ぜきならびに予防接種の実態調査をやっておられます。その報告書を見ますと、ちょうど今いわれたような、制度の変更の基礎になるような成績が出ておりますので、これは私の全くの推察ですが、そういった資料がかなり有力に働いて制度の改正があったんだというふうに想像いたします。

問題は四八年以前に、たとえば、昭和三〇年代とか、そのころにそういう調査があったのかということなんですが、それについて先生なにかご存じでしょうか。

まあ、私も当時そういう専門に属していなかったわけですが、染谷先生の混合ワクチン研究会というものが非常に有名でしたので、私もかたわらでそういった話は聞いておりますので、おそらくその研究会の出発したのが、三三年あるいは五年か、そこらへんだと思います。それは今日まで続いているということですが、その委員会のいちばん活躍しましたのがおそらく三三年から始まり、まあ、三三年というのは、ジフテリアとの混合ワクチンが使用できるようになった年ですが、で、さらに一〇年後に今の三混が使用できるようになったわけです。その一〇年間ぐらいがいちばん活動の盛んな時だったというふうに思います。

その染谷先生の委員会で、百日ぜきの流行が何歳ぐらいの子供に多いのか、何歳ぐらいの子供がいちばんかかりやすいのかということについての疫学的な研究をなさっておりますでしょうか。

主にあの委員会のやっておりましたのは、たとえば、菌数とそれに伴う血中凝集価の程度とか、あるいはそのワクチンの量と副作用、副作用といっても、いちばん頻度の高い発熱を指標としてのあれですが、そういった点を中心に研究していたわけです。患者数云々に関しては、まあ、扱う対象がやっぱり限られておりますから、特になにか届出の数につけ加えることがあったかどうかはちょっとわかりません。

そうすると、先生のお知りになっている範囲では、そういう、何歳ごろにいちばん患者が多いかということについてのはっきりした疫学研究というのは、四八年以降でやったということですね。

そうですね。ただ、統計の表を見ますと、そのころは、そのころといいますのは三〇年代ですが、いちばん患者数の多かったのがゼロ歳、つまり一歳までのところがいちばん高いわけで、あとはずっとそのままさがってくるわけですが、それ以後になりますと、むしろ一歳の方にいちばんのピークが出ている、一歳というか一歳と二歳の間ですね、そういう傾向が四〇年後半からはっきりしてくるように思います。

それは届出患者数の問題ですか。

そうです。

四八年になされたというのは、要するに血中抗体価の保有率というものを比べたものですね。

そうですね。それから細菌学的に、これは確かに百日ぜき患者であるというふうに認定された一二三名ですか、その患者について、そのうちで予防接種をしてなかったのが何名とか、それから二回までやったのが何名、それから三回までやったのが何名というような研究が出ております。それでやっぱりその時も、予防接種を受けなかった者から圧倒的に八十何パーセントですか、の患者が出たという成績が出たわけですね。

それから五一年の変更の根拠のもう一つは、一歳未満の子供に中枢神経障害が起きやすいと。で、一つは予防接種による事故と混同されやすいということもありますが、もう一つは、予防接種が引き金になって中枢神経障害が起きやすいということが根拠になっているようですが、こういう一歳未満の子供にそういう中枢神経の障害が起きやすいというのは、小児科のレベルではずっとむかしからわかっていたんじゃないでしょうか。

そう思います。特にそれを専門にされた方はご存じだと思います。

それから、個別接種についてのデータが現在でも無いということなんでしょうか。

いや、私はよく知らないんですが、厚生省の方に伺ったところでは、こういう数は今まで個別接種に入っていないんだと、そういうふうに理解しております。

先程お示しした乙第八九号証ですか、その32表に相当するような個別接種のデータはないと。

ないというふうに伺っているもんですから。

それから、予防接種を行う場合の根本的な考え方なんですけれども、前回先生は、メリットとデメリットのバランス、そういう常識的な判断が非常に重要なんだとおっしゃいましたけれども。

重要だとは言わなかったように思いますが。

重要ではないんですか。

いやいや、事実を申し上げたわけです。

まあ、そういうメリットとデメリットをバランスして政策決定をする。と。

いや、政策決定をするというふうに申し上げたあれはないんですが、一つの事実を申し上げただけで、そういう考え方が一般的ではないかというふうな意味合で申し上げたわけですが。

先生はそういう考え方に賛成されるんでしょうか、それとも反対なんでしょうか。

私個人の考え方を端的に申し上げれば、結局、何と言いますか、そういう、メリットとデメリットのバランスというようなものは、事柄の結果としての現実であるわけで、その予防接種を始める出発点における一種のモラルといいますかね、そういったものとはまた次元の違うような問題であるように私個人は思うわけです。それが一緒にされると混乱するんじゃないかというふうに、私個人的にはそういうふうに考えるわけです。

もう少し具体的に伺いますが、先生はメリットとデメリットを計算する場合の計算の仕方について、まあ、予防接種を全然しない場合にどれだけ当該疫病によって死亡するのかというようなことも含めて考えなければならないというような、やり方についても言及されましたから、とりあえず、そういう細かい議論はさておいて、予防接種によって防衛されるべき利益と、まあ、抽象的で恐縮ですけれども、予防接種をやることによって副反応で死亡するということの不利益とを比較しながらやるべきだという考え方、それ自体はよろしいんじゃないかと思いますが、いかがでしょうか。

病気によるデメリットといいますか、病気によるいろいろな不利益ですね、これは単に死者が何人出るとか、そういう数字だけではなくて、やはり病気にかかれば、それだけ苦痛もあるし、子供だけではなくて、親も心理的な負担が大きいわけで、そういう、やっぱりトータルとして考えざるを得ない。それを数字で表わすということはちょっと不可能だと思います。そういう全体的な考慮というものを必要とすると思います。それから、副作用にしても、単に脳症ということだけではなくて、やはりやむを得ないとはいえある程度熱が出る、これもやっぱり苦痛の一つですから、両方とも、やっぱりトータルとして考えるべきだというふうに基本的には思います。

それで、先程からお話しいただいたように、昭和五一年の百日ぜきワクチンの年齢の引上げといいますか、そういう措置も、そういうメリット、デメリットの考え方からなされていると言ってよろしいでしょうか。

そういう、メリット、デメリットという表現はございませんが、そういう思想といいますか、考え方は当然入っていたように思います。

それから、百日ぜきワクチンの副作用というものを考える場合に、一応百日ぜきワクチンに含まれている菌量といいますか、あるいは力価といいますか、そういうものと一応関係があるというふうに考えるべきだというふうにおっしゃっておりますけれども、そうしますと、百日ぜきワクチンをやる場合には予防のための、必要であり、かつ最小限度の力価を維持しつつ、なるべく菌量を減らす、あるいは、余分な力価にはならないといった配慮が必要かと思いますが、そのように考えてよろしいでしょうか。

前回申しましたように、発熱だとか、接種局所の変化というものは、基本的には菌という異物を入れるわけですから、それはやはり多少の細かい点は除きまして、やはり菌量というものがいちばん基本的な要因だというふうに思います。

ですから、なるべく菌量を減らすようにするというふうに考えてよろしいですね。

そう思います。ですから、力価はなるだけ高い方がいいけれど、高ければ、それだけ、菌量は減らした方がいいんだというふうに考えております。

アメリカの百日ぜきワクチンについては、力価について下限だけじゃなくて、上限もきめているということでしたね。

はい。

その上限をどういう配慮からきめたのか、ご存じでしょうか。

上限はたしか、記憶が正しければ、三六国際単位というふうになっておりますけど、その背景になった実験的あるいは疫学的な根拠というものは私は知りません。

ピットマンという方をご存じですか。

はい。

どういう方でしょうか。

アメリカのガバメントに属している研究所で、特に百日ぜきワクチンの品質管理の研究面を含めて、長いこと責任者の地位にあった、この方は女性ですけれども非常に主導的な学者です。

マーガレット・ピットマンという人ですね。

はあ。

ナショナル・インスティテュート・オブ・ヘルス（ＮＩＨ）というところにいる方ですね。

はい。もう退職されたと思いますが。

この方が論文の中で、上限というのは、副作用を防止するために設けたんだというふうに言っているんですが、ご存じありませんか。

それは知っております。ただ、実験的根拠としてどういうあれがあるということは、私は知らないということで……。

その副作用としてピットマンさんがあげている中に、脳症というのが入っているようなんですが、ご存じありませんか。

知っております。

それから、同じピットマンさんがアメリカの基準ですね。三六単位という上限についてコメントをしているわけなんですけれども、三六単位もの力価、上限に近いような力価を持つようなワクチンは安全試験にはなかなか合格しないというようなことを言っておられるんですが、そういったようなものをお読みになったことはございますでしょうか。

はい。

それから、メリットとデメリットのバランスをする場合に、ワクチンをしなかったら、どれだけ病気で死ぬのかという理論値を一応考えなければいけないというふうにおっしゃられまして、モーティマーとジョーンという人の論文について先生は言及されましたけれども、ここで示された数値そのもの、理論値そのものが信頼されるのかどうかについては、いかがなんでしょうか。

　信頼できるかできないかというよりは、そういった計算をするのには、すべて幾つかの仮定の上に立っているわけですから、たとえば、脳症がどのぐらいの頻度で起こるかという場合には、たとえば、スチュアートの、二万名に一人というように、そういう特定の人のデータの上に立っているわけですし、それから、たとえば、一九〇〇年から一九四〇年にかけてですか、五年ごとに区切っていきまして、百日ぜきによる死者の減少カーブの平均値を出すということ、それは、そのままそれが四〇年以後にも続いたらという一つの仮定、そういう条件を設定しなければそういう計算はできない。といって、何もしなければ何も出てこないということですから、そういう一つの意見として申し上げたわけです。

つまり一つのそういう考えかたでやってみた論文としてご紹介なさったのであって、モーティマーとジョーンさんは、要するに、そういう計算から、メリットが大きいんだという結論を下されているようですけれども。

　そうですね。

それ自体を先生の方が直接支持されるというわけではないわけですね。

　モーティマーという人も別に結論を出したわけじゃなくて、一つの、そういう客観的な条件を持った、数字を出したということです。

試算したということですか。

　ええ。

百日ぜきワクチンの力価が不安定であったというご証言がありましたけれども、かつてI相菌じゃない菌を使っていたことがあったわけですね。

　ええ。

それをI相菌を使うようになったのは、昭和二七、八年ごろからだというご証言だったと思いますが。

　いや、I相菌を使えという規定を、はっきり検定基準にのってきたのは、三一年だったと思いますよ。

研究が二七、八年ということですか。

　そうですね、研究面では、年報なんかを見ておりましても、二七年ごろには、すでにそういった表現は出てきております。

甲第一三三号証を示す

九〇ページをご覧下さい。金子義徳先生の昭和三七年の論文ですが、そこで力価が安定したという趣旨のことを書いておられますけれども、それは、その前のところを読むと、K抗原を使った、要するにI相菌のワクチンが使われたということを指してそのように言っているようですけれども。

　そうですね。

三一年に正式に検定にI相菌でやるということが取り入れられる前から一応行われてはいたということですね。

　研究としてむろんそういうことが行われていたということですね。それで特に北研の春日先生がそのK抗原とI相菌と力価の関係を証明されたわけですね。ただ、それ以前にはそれではI相菌を使っていなかったのか、違うものを使っていたのかというと、そういうことでもないように思うんですね。ということは、初めのころの基準としては、新鮮分離株を使えという表現になっておるわけですね。で新鮮分離株というのは、要するにI相菌が多いはずなんですね。それがどうしてか事実としては、その当時のワクチンというのは、あまり効かなかったというふうに、いろいろ委員会で報告しているわけです。ですから、私はそのころは、そういった分野にはいませんでしたから理解できないんですが、まあ、ちょっと疑問にも思うわけです。

金子義徳先生などは、論文で、いろんなところで、昭和二九年以前のワクチンというのは玉石混交であって、効くものもあったし、効かないものもたくさんあった、と。

　そうだと思いますね。

それが二九年以降、そのころから、要するにI相菌を使うようになってから、非常に力価が安定するようになったということをお書きになっているんですけれども、それはそれでよろしいですか。

　いいと思います。ただ、私の検定記録を見ますと、かなり落ちているものがあるわけですね。検定で。

　ええ、ですから、そういう一つの基準はできたけれども、メーカーの方ですぐそれに準じて、スムーズに乗り移れるかどうかということはわからなかったと思うんですね。ですから、そういうところで、まだ慣れないところのものは、検定で落ちて行ったと思います。その結果として力価の安定したものが出てきたというふうに理解しますが。

昭和五五年一月二一日取調べの証人金井興美の尋問および供述調書（三九丁裏）を示す

ここでの先生のお答の部分ですが、イギリスでも当初、まあ、力価が不安定で効かないものがあったということをお述べになっておられますが

　「当初」と書いてありますか。

「当初」ということは書いてありません。

　逆なんです。当初は、研究段階ではむしろよかったんですね、それ以後、むしろ力価の維持

が難しくなったということですね。

昭和五三年二月一〇日付被告提出の準備書面添付の別表を示す

検定で不合格が多かったというふうにおっしゃっておりますが、このデータのことをおっしゃっておるわけですか。

そうですね。

甲第一三七号証を示す

これは、今お示ししたデータをグラフに直したものなんですけれども、このグラフから取り立てて、かつて非常に不合格率が高かったというふうには言えないように思いますが、いかがでしょうか。

これはたしかに、以前でも、年によって合格率がいいのもありますね。ただ、全体としては、三〇年の初めごろがいちばん高くて、あとずっと減っていってるというふうに思いますが。

ずい分、波があるように思いますけど。

……。

一貫して急速に右さがりのカーブということではなくて、変動がいろいろあるように思いますが。

まあ、変動があっても、ともかく過去五年ぐらいは圧倒的に落ちるものが少なくなってきておりますから、たとえば、三〇年の初めに比べまして不合格が圧倒的に少なくなっておりますから、ワクチンそのものはずい分安定してきたんだというふうに思います。

それから、不合格となったものは、力価が基準に達してなかったということですね。

いや、そういうのが理由としてはいちばん多かったようです。中にはごみがちょっと入っていたとかというものもないわけじゃないですが…。

そうすると、仮定のことですが、力価の基準をもし下げていれば、もっと合格率は高かったということは言えますね。

力価の基準ですか。

ええ、まあ、理屈の上ではそうなるんじゃないかと思いますが。

力価の基準がさがるということは、効果の落ちるものが出回るということにもなりますので……。

しかし、効果というものは、力価でみるわけでしょう。

そうです。

ですから、設定した基準そのものをさげれば、不合格の率はさがるということですね。

ええ、合格率があがるということですね。

それから、昭和二四年に百日ぜきワクチンの基準が設けられた時に、一ミリリットル中一五〇億以上と定められたということですが、これが、アメリカのミシガン法の、合計六〇〇億というものに基づいたものであろうとおっしゃいましたけれども、アメリカのこのミシガン法というのは、全部の回を合計した菌数が六〇〇億以上、以上という表現になっていたんでしょうか。

いわゆるミシガンワクチンというものの歴史的な詳しい経過というものは私は知りません。ただ、私が知っておりますのは、イギリスのMRCが、イギリスに百日ぜきワクチンを取り入れるためにいろいろ基礎研究を始めた時に、その出発点にやはりアメリカのミシガンワクチンの確認というようなことでできております。それから、日本においても、今の予防接種に伴いろいろんなワクチンの基準をこしらえます時に、私まだ若くて、単にそういうことを耳にしただけの話なんですが、ミシガン、ミシガンということを、しばしば耳にしましたので、今でもそういう記憶が残っているわけなんですが、そのミシガンのワクチンといいますのは、やはり二〇〇億の菌数のものを一月（ひとつき）間隔で三回やって、トータルで六〇〇億というふうに記載されておりますし、それから、イギリスの研究段階においていちばん最初にまずそれを持って来ております。

その基準に「以上」というような表現があったのかどうかということなんですが。

私のいただいた資料にはやはり「以上」ということばは書いてありましたですね。

昭和二四年当時を基準に考えていただきたいんですが、当時、百日せきワクチンについて、力価の基準というのはあったんですか。

ありません。

菌数だけだったんですか。

そうですね。力価の基準がないというのは、今の、WHOのあれがあったわけではなくて、一応、日本の、これをスタンダードにしようと、要するに、有効であろうということがわかったワクチンを中心にしたと思います。それを国際力価単位で表現するというあれはまだなかったわけですね。

国際的なことをちょっとお伺いしたいと思いますが、昭和二四年当時、国際的には、まあ、これはアメリカの基準ですけれども、六〇〇億という菌数表示の基準以外に、力価の基準というものはあったんでしょうか。

ですから、それはWHOの国際のあれ以外にということですか。

WHOのがあったんでしょうか、昭和二四年当時。

WHOのは一九五七年に、そういうスタンダードの力価を持ったワクチンができたわけですから、それ以前のことですから、ないわけですね。

アメリカについてはどうでしょうか。

よくわかりません。

そうすると、百日ぜきワクチンについて、菌数以外に力価というものが一つの基準になり始めたというのは、WHOの一九五七年というふうに考えてよろしいわけでしょうか。

　そうですね。そういうものができて、デンマークの研究所に保管されて、各国の、国としてのスタンダードワクチンは、なるだけそれに合わせた方がいいんじゃないかという勧告が出るわけですが、それは、WHOに出すテクニカルレポートというものが出ておりますが、それの一九六〇年当初ですから、一年だったか、三年だったか、ちょっと忘れましたが、そういったところに出てきたんじゃないかというふうに思います。

それ以前に、菌数で六〇〇だとか二〇〇だとかといったのは、一つは、効果を考えての基準ですね。

　そうだと思います。

そうすると、百日ぜきワクチンの効果についての基準というのは、当初は菌数によって考えられていたけれども、一九五七年ごろからは、むしろ、そうではなくて、力価と単位で考えられるようになったということですね。

　はい。

わが国に正式に、単位というものが基準として導入されたのは、いつということになるんでしょうか。

　検定基準に力価というものを正式にうたったということはないと思います。ただ、WHOでそういうものを勧告してきますので、それで、わが国でも、それでは、自分の国のワクチンはどのぐらいの単位になるのかということはむろん問題になるわけで、その時に、うちの佐藤技官に聞いたら、むろん、うちの研究所でやると同時に、先程の、アメリカのピットマン先生にお願いして、両方で力価を合わせたんだというふうに聞いております。

それはいつごろのことなんでしょうか。

　佐藤君が来たのが……（考える）、おそらく、一五年ぐらい前じゃないかというふうに、私、推察ですけれども

昭和五四年二月二日付被告提出の準備書面を示す

これは国側の主張なんですけれども、四三年以前は国際単位をもとに日本のワクチンの単位を表わすことはできないけれども、四三年からはこういうふうに示されるんだと。

　こういうふうに計算されるわけですね。

それは実際に実験をしてみて比較をしてみてこういうふうになっておるということですね。

　はい。

そうすると、国の方で百日ぜきワクチンについて、何といいますか、国際単位を基準に考えるようになったのは、四三年以降といってよろしいんですか。

　文章としてそういうふうに出ておりますが、今のように、WHOでそういうあれが出てくれば、私共にそういう情報は入りますから、そういう準備というものはもう始まっております。

予研の段階ではですね。

　そうですね。

甲第一二三号証を示す

混合ワクチンに関する研究委員会それから百日ぜきワクチンの改善に関する研究班ということでなされた実験データのようですけれども、それをお読みになったことございますでしょうか。

　はい。

この中で一八ページをご覧いただきたいと思いますが、一八ページの二段目のH_7というものがありますね。

　はい。

H_1からH_7までのワクチンを比べたようですけれども、この中でH_7というのがピットマン・モーア・カンパニーで作られたものだということで、濃度が二〇ビリオン、要するに二〇〇億のものというふうに書いてありますが、これがアメリカのワクチンということでよろしいですね。

　と思います。

この上の段のところにピットマン・モーア・カンパニー製造というのは米国製百日ぜきワクチンだというふうに書いてありますが。

　はい。

これは昭和三一年に出された論文ですが、この時点で、日本のワクチンとアメリカのワクチンとの効果を比較しているんですけれども、二三ページの第2表をご覧いただきたいんですけれども、これは1から7までのワクチンを接種してそのK凝集素価を比較したものなんですけれども、そのH_1が当時の現行の日本のワクチンだということなんですけれども、アメリカのワクチンよりも力価が高いという結論が出ているようですけれども、当時そういう結論であったと考えてよろしいですか。

　まあ、ここで用いた日本のワクチンが普通一般に市販に回っているワクチンだけではないわけですね、いろいろ研究的な意味でいろんな種類のあれがありますが。

ただ、H_1というのは現行の百日ぜきワクチンということで使用されていたワクチンのようですけれども。

　ええ、ですから、その方が高いということです。

それから、一八ページの三段目の「(三) 接種方法」というところをちょっと見ていただきたいんですが、H_1からH_6というのは〇・五cc、一cc、一cc、合計二・五ccですね。

　はい。

それから、アメリカのワクチンは〇・五cc、一・〇cc、一・五ccということで注射をして、これは菌数の違いがあるもんですから、したがって各ワクチンの接種総百日ぜきワクチンの菌量は六〇ビリオンである、六〇〇億、つまり、総量が、総菌数が同じになるようにして注射をしたその結果力価が違いが出た、と。要するに日本の当時の百日ぜきワクチンは一菌数当りアメリカのピットマンモアの百日ぜきワクチンよりも効果が高かったというふうに結論づけてよろしいかと思いますが、いかがでしょうか。

まあ、少なくとも、この研究会における成績は、一応、これだけではそういうふうになりますね、凝集価が高かったと。

（以上　竹　内　一　雄）

原告代理人（秋山）

甲第一三三号証を示す

九二ページ左側のアンダーラインの個所をご覧下さい。この論文で「昭和三五年以来行われている混合ワクチン委員会の……著しく力価の高いことが知られている。」ということが書いてありますけれども、この金子先生の論文を見ますと、昭和三五年それから三六年、混合ワクチン研究委員会がその日本のワクチンの力価について検討しているようですけれども、この金子先生の論文によりますと、三五年の研究成果ですでにこの国際標準ワクチンに比べて著しく高いということが書いてありますけれども、先生は前回そのＷＨＯの国際標準ワクチンに関する基準が、わが国にはいって来たのは三八年頃ではないかと、三二年に発表されたけれども、三八頃ではないかとおっしゃいましたけれどもここに書いてありますようにこの委員会は三五年当時すでに国際標準ワクチンを使って実験をしているということのようなんですが。

そういうテクニカルレポートにおいては三八年かも知れませんが、予見のレベルではすでにそれ以前にそういうことはわかっていたと思います。

わが国の代表的な百日咳ワクチンに関する研究委員会で検討がすでに三五年にされていたというふうに考えていいですね。

はい。

ＷＨＯの基準なんですが、前回、先生はＷＨＯの基準は四単位またはそれ以上であるというふうにお述べになっておられますけれども、ＷＨＯではその一回につき四単位を三回、合計一二単位やれば免疫を付与するには一応十分であるというふうに見解を出したということですね。

正確に四単位のあれが維持されればそういうふうに理解していいと思います。ただ検定基準にはノットレスザンと、四単位というふうになっておりますから、四単位、最小が四単位であって、それ以上の力価を一応要求しているというふうに理解するわけですね。

その四単位以上であることについてはその安全性の見地からＷＨＯは何も考えていないんでしょうか。

むしろ安全性に関しては、二〇国際混濁度単位、要するに一cc あたり二〇〇万以下というその量でもって規制しているというふうに理解するわけです。

甲第一三六号証を示す

二九ページから三〇ページ、その線で囲った部分をお読みいただきたいんですが。

ですから四単位という力価を維持する限りは、菌量は最小限あるべきだということを勧告しているわけですね。

ここに、それ以上の力価のワクチンは、その子供の副作用にとってより危険をもたらすであろうということが書いてあるんですけれども、つまり四単位であれば十分であって、それ以上はやはり安全性の見地から避けたほうがいいというふうに考えているんではないでしょうか。

しかし検定基準としては、四単位以下ではいけないという最小限度を規定しているわけです。ですからたとえば量というのはまさに量であって、ポテンシイというのは一種の質ですね。ですから考え方としては、力価という質はよくする必要があるようであるけど、量というのはできるだけ落したほうがいいという、その量と質の両方からはさみ込んでいるというふうに私共考えるわけですが。

で、先程お伺いしたように、力価が必要なものが確保されるんであれば菌数というのはなるべく落したほうがいいということになれば菌数を増せば力価も上がるというようなことから考えますと、

逆です、力価が上がれば菌数も上がる。

いや、一つのまったく同一のワクチンについていうならば、量を増せば力価も上がるわけでしょう。ですからその必要にして十分であるという力価が考えられるとすればそこで止めておくのが安全性を確保する見地からは重要だと思うんですが、いかがでしょうか。

それはそうですね。

先生が前回もそれから先程もおっしゃったその染谷委員会ですね、はその百日咳ワクチンの力価について、いろいろずっと研究を続けて来られたと思うんですけれども、その中でその一cc中に二四〇億の菌数を含むわが国の百日咳ワクチンこれがその百日咳の予防をするという観点からすると非常にその効果が高いと、それで副作用を考えるともう少し減らしたほうがいいということを発表したように思うんですが、ご存知でしょうか。

はい。知っております。

甲第一二二号証を示す

これは昭和四〇年に発表された混合ワクチン研究委員会の報告ですが、お読みになったことがございますでしょうか。

はい、菌量をいろいろ変えてやった結果が出ておりますね。

これは当時の日本の標準ワクチンと、それから国際標準ワクチンあるいはそのほかのワクチンを使った研究ですね。一〇ページの一番上の欄に何を研究したか、ということが書いてありますけれども、一一ページの表2をご覧いただきたいんですが、これが力価の試験成績の総括で、RVというのが日本の標準ワクチンで、IRVというのが国際標準ワクチンということですが、相対力価が日本のワクチンを一とすると国際標準ワクチンは〇・三八であったという結論が得られているわけですね。そして一一ページの一番上の欄の左のほう線が引いてある部分ですけれども、〝国際標準百日咳ワクチンに比較すると、わが国のワクチンの力価はかなり高いことが明らかである〟といっておりますが。

はい。

それから一一ページの三段目の一番終り「現行ワクチンの二四〇億/mlの百日咳菌含有量を……予防効果を期待出来ることは明らかである。」といってますが、この研究委員会のこういう結論ですね、これが実行されたのは大分たってからということになりますか。

二四〇億が二〇〇億になったのは、確か昭和四六年頃からだと思います。

それで表4を見ていただきたいんですが、このLot3というのが、一一ページの三段目に書いてありますが「一七〇億/ml含有したワクチンを二・五mlすなわち総接種四二五億を注射したもの」だということですが、その平均K凝集価が五五七倍と書いてありますが、この成績はどういうふうにご覧になりますか。

これは最近この何年か、流行予測事業という、ことに百日咳ワクチン接種後の血液の凝集素価を測っておりますけど、最近のデータに比べてかなりこれは高いという印象を受けますね。

五五七というのは当時何倍あればいいというふうに一応考えられていたんでしょうか。

一応凝集素価というのは、それがあればそのもの自身が防禦効果を発揮しているものという保証はないんですけれど、一つの指標としてこれが三二〇倍位以上あればそれ以下では全然だめだということではないんですけど、三二〇倍以上あれば予防効果がかなり完璧なのではないかというようなことを、なかなかそういう成績ないんですけれど、未にサコーという人の文献引用される位、そんなことといわれているわけですね。

甲第一二〇号証を示す

六二ページの表32をご覧下さい。これがサコーという人のデータのようですが、血中凝集素価三二〇倍以上では要するに家庭内二次感染が起ってないということですね。

そうですね。

これが一つの根拠になって、三二〇倍ということがいわれているわけですか。

はい。

先程のデータでは五五七ということですからまあこの数字からいえば三二〇よりはかなりまだ高いといってよろしいですか。

はい。

甲第一三四号証を示す

これは染谷四郎先生の一九七〇年、昭和四五年の論文ですけれども、この六一ページをご覧になっていただきたいんですが、「⑶混合ワクチン中の各成分の含有量の検討」ということで書いてますが、要するにさっきお示ししましたように一七〇億/mlでもK凝集価から見て十分な予防効果を期待することができることが知られたがさらにその菌数を減少させた場合にどうであるかということを混合ワクチン研究会が昭和四二年度に検討したということでその結果が表1に示されているということですけれども、Lot1というのが一〇〇億/mlのもののようですけれども、表1で百日咳についてのLot1を見ますと一つだけ八〇倍というのがありますが、あとは全部三二〇倍以上、一番多いのは六四〇倍ということになってますか。

はい。

この点から染谷先生は六一ページに書いてありますが、〝百日咳菌数一〇〇億/mlを含有する混合ワクチンによっても（総接種量は三〇〇億となる）百日咳K凝集価はもちろん、そのほかの凝集価も感染防禦レベルを十分上廻る効果が期待できることが知られた。〟と書いてありますが、こういう評価はよろしいですか。

一応それまでのいろいろな情報をもとにして、そういう結論が出ていると思います。要するに日本のワクチンが非常に効果が高かったということだと思うわけです。

この三二〇倍というのはさっきお示ししましたように一つのデータではありますけれども、家庭内二次感染率をゼロに押えるということですけれども、イギリスやアメリカではその百日咳ワクチンの力価を決める場合に、副作用との関連で、家庭内二次感染率についてはどういう考え方を取ってたんでしょうか。

ちょっと質問のあれがよくわからないんですが。

甲第一二〇号証を示す

六三ページをご覧下さい。ここに「図は」と書いてありますが、この図が落ちているようですけれども、これは医学書院の予防接種という本の中の金子先生がお書きになった部分です。その最初の段落をちょっとお読みいただきたいと思うんですが。

この図はというその図は、MRCのあれでしょうね、おそらく。

乙第九〇号証を示す

一八ページをご覧下さい。

このことだと思います。

この図3とありますね。これのことをいっているわけですね。

そう思います。

要するにＭＲＣ、イギリスのメディカル・リサーチ・カンシルですね。

そうですね。

が、一九五一年にやった実験でしょうか。

はい。

その結果いろんなワクチンを比べてみたところ、家庭内二次感染率が、全然ワクチンを接種していない集団と同じ位、八七パーセント位ですかあったものから、それが四パーセント位しかないものまでいろいろワクチンがあったということですね。

ええ。

標準ワクチンとして結論として採用したワクチンというのは、この矢印で書いてある二次感染率が三〇パーセント位のものを取ったと、そういうことですね。

はい。

そうするとイギリスでワクチンの力価を決める場合にはこういうあまり強過ぎないように決められて来たといってよろしいでしょうか。

そうですね、今の図のあれからすると同じような手続きでワクチンを造っても非常にその力価に変動があるということですね。

でさっきお示ししました一二〇号証の金子先生のお書きになった部分をご覧下さい。ここでこの本は昭和四二年に書かれた本のようですけれども、金子先生はすでにそういう考え方を挙げて、副作用の関係から家庭内感染率が三〇パーセント位の、あまり効き過ぎないワクチンを考えるべきだとおっしゃっているんですけれども、こういう考え方がそれ以後の百日咳ワクチンの力価を決める場合に取り入れられたといっていいんでしょうか、そうではないんでしょうか。

こういうその混合ワクチン研究会の主導的な役割を演じておられた染谷先生ですけれども、むろんいろいろ日本の百日咳ワクチンの、二混も三混も含めていろいろ制度を作って行く上でのそういう伝染病調査会の予防接種案ですか、そういうところに関与されておるわけでありましてこういったとこの経験がそういう制度の上に全部反映して来たというふうに思うわけですけどね。

実際にはしかしその家庭内二次感染率を三〇パーセントに押えるような考え方で力価を決めたということはないんじゃないでしょうか、つまり先程からお示ししているデータはたとえば一七〇億／mlでやっても五百数十倍というようなデータが出ているわけですけれども、そういうデータからこれは高過ぎるということであれば当然菌量の減少という措置がなされると思うんですが、そういう措置はなされなかったんじゃないでしょうか。

それは私はそういう委員会に出ているわけじゃないからわからんわけだけど、やはり染谷先生は主導的な立場におられるわけでして、そういう時期的な差はあったかも知れないけど結局は反映されて来たんじゃないかと思います。

しかし実際昭和四〇年あるいは四二年頃に接種量を減らすとか、一ml中の菌数を減らすとかいうことですね。力価を減らすという措置は取られなかったんじゃないですか。

副作用ということですけれど、この混合ワクチン研究会での副作用というのは発熱ですよね。

結論だけ伺いたいと思います。措置が取られたのか取られなかったのかということです。

終局的には取られて来たと思います。

終局的にはというのはいつということですか。

五一年、量的には四八年に二〇〇億になっておりますね。トータルでもって五〇〇億ですか、それから四八年からはさらに〇・五ccの三回ですから三〇〇億ですか、しかし先程から二〇〇億云々というふうにありますけれどもあくまでもそれは検定基準における上限をいっているわけで、実際に検定に来ているワクチンの菌数というのはそれより少ないわけですからね、一五〇億だとか、そういう数になっております。ですから二〇〇億というとすべてのワクチンがそういった菌数で成り立っているように思われるかも知れませんが、現実はそうじゃなくてそれよりはるかに少い、一五〇億、一六〇億という数で出ているわけです。

すべてがそうだというんですか。

平均してそうなります。

そういうデータはどこかにありますか。

それは検定記録の中にあるわけです。

しかし先程からお示ししている実験において日本の標準ワクチンが使われているわけですけれどもその中で示されているのは、たとえば一ml中二四〇億だとか二〇〇億だということで示されていると思うんですけれども。

ですから力価の高い場合には二〇〇億位の菌量になるとどうしたって、菌数というものは二〇〇億で押えているわけですから、それから力価のほうはそのスタンダードのあれと以上でなければいけないということですからね。

被告提出の準備書面二三を示す。

たとえば昭和三三年の基準ですけれども二混の基準ですけど、これは〝一 cc 中百日咳菌二四〇億個含むようにする〟という基準じゃないですか。

はい。

それから三混の基準ですが、一九六四年ですから昭和三九年ですね、〝一ml中二四〇億個を含むようにする〟とそういう基準ですね。

そうです。というのは結局量が変って来ましたから、こういう基準になって、トータルとしては六〇〇億を維持していたということだと思います。

つまり二四〇億個以下という基準ではなくて、二四〇なければいけないという基準だったんじゃないですか。

しかし検定に来るワクチンは、実際は現在二〇〇億ですけれども実際来ているのは一五〇とか一六〇というもっと少ないあれで来ているわけです。

それは現在の基準ではないですか、昭和四六年の基準では。二〇〇億個を越えないように幅を持たせるということですね。

そうですね、ですから実際に来ているワクチンは二四〇億で来ているわけです。

二四〇じゃないでしょう。

いや、規約としては二四〇億で押えているわけですから、実際に来ているワクチンを菌数を計算すれば、二四〇億に達するものはほとんどないわけです。現実の問題として。

時点を正確に整理してお伺いしたいと思いますが、現在の生物学的製剤基準は、二〇〇億個を越えないように、ということですから、それはたとえば一五〇億でも力価基準を満たせばいいと思うんですけれども、それ以前昭和四六年よりも前の基準ではたとえば二四〇億個なければ検定に不合格になるんじゃないですか。

いや、そういうことはないと思うんですけどね。二四〇億内、たとえば二〇〇億だからそれは落ちるということはないと思いますがね。

それは大事なことなので推測でいっていただくと困るんですが、先生はまだタッチされてないということですが、基準自体はそういうふうに書いてあるんですけれどもいかがですか、そして先程からお示ししている日本のワクチンを使った実験でもその現行ワクチンの量はたとえば二四〇億だとか二〇〇億だというふうに書いてあるんですけれど、いかがですか。

私はこの表現のこれが、二〇〇億含むようにというふうにここに書いてありますね。私の理解というのは二四〇億を越えないようにという理解で今まで来てたんですけど。

それは、現在の基準の理解はそれでよろしいかと思いますけれども、それ以前についてはそうでなかったということのようですけども。

もし実際基準に、こういう含むようにと書いてあったとすれば私の理解の違うかも知れません。

裁判長

証人としては四六年の頃の菌数の基準も上限を示したものと理解しているということですね。

そうなんです。

原告代理人

四六年というと誤解を生むんですが、四六年以前も上限であって、それ以下でもよかったというふうなんですか、事実をちょっとお聞きしたいのですが、それは現在先生としてよくご存知なのか、よくご存知ではないのか、その辺を一応はっきりさせていただきたいと思うんです。

私は実際に検定の昔の記録を見て二四〇億という時では二四〇億以下の菌数が大部分なんで、おそらく検定基準としては二四〇億以下という表現だというふうに理解したわけです。

基準自体がそれ以下であるという基準ではなかったかとそういうふうに理解しておられたわけですね。

そうです。

百日咳ワクチンと腸パラワクチン、これの共通点は、全菌体を使ったワクチンであるというふうにいわれているんですが、それでよろしいでしょうか。

全菌体ワクチンであると同時に死菌ワクチンだということが共通でしょうね。

甲第一三九号証を示す

金子義徳先生ほかのご研究で〝腸パラワクチンについての考察〞ということで昭和四二年に出されたものですが、この一二四八ページの2以下をご覧下さい。この最初のとこにその〝全菌体ワクチンだから表6に見られるごとく、その接種量によって作業不能にある割合が増加するのは当然である。〞と書いてありますけれども、要するに接種後作業不能になったかどうかということを調べているわけですが、これはどういうことをいっているんでしょうか。副作用がその接種量と関係がある、ということをいっているんでしょうか。

これは自分自身打たれてもよく経験するんですけど熱の出やすいワクチンですよね。おそらくワクチンの接種後熱が出たんで、会社を休むとかそういう例が多かったということじゃないでしょうか。特に戦前も軍隊でそういうことがよくあったということを聞いておりますから。

それでここでその量とその作業不能の割合とが相関があるというような書き方をされているわけですが、そういういい方とその腸パラワクチンが全菌体ワクチンであるという事実とは何か関係があるんでしょうか。

全菌体ですから要するにその中にはわれわれの体にとって異質蛋白というのがあるわけです、もう一つは百日咳ワクチンと同じでグラム陰性菌ですから内毒素というものがございます。この両方共熱を出させる要因ですから、防禦抗源だけを取り出したワクチンというものを仮定するとそういったものには熱がたとえなくても全菌体であれば熱が出るだろうということはいえますね。

一二四九ページ、アンダーラインを引いた個所です。表7について触れてますけれどもちょっとお読み下さい。でここでは昭和二五年に接種基準が改正されて、接種量が減らされたということですね。

　はい。

それによって死亡事故が表7にあるように減っているということを書いておられるんですが、やはり全菌体ワクチンであるというようなことから、その量とそのワクチンによる死亡事故との発生率が関係があると考えてよろしいんでしょうか。

　もしワクチンによる死亡であればやっぱり全菌体ということが問題でしょうね。

百日咳ワクチンによる副反応ですね、特に重篤な脳症等について、その原因として個体側の要因が大きいとおっしゃいましたけれども、たとえばそういう仮に要因を持っている人をですね、特定の個人を考えますとその人になるべくその副反応を起させないという観点からするとやはり接種量は多いよりは少ないほうがよろしいと考えてよろしいでしょうか。

　そのほうが賢明だと思いますね。

乙第九二号証四を示す

オランダで一六〇億から一〇〇億に減らしてみたということですね。

　はい。

この減らしてみた動機はどういうことなんでしょうか。

　やっぱり減らせばそういう痙攣だとか何か頻度が減るんじゃないかという期待を持って行なったんじゃないかと思います。

二八二ページの左の図3の上の部分をちょっとお読みいただきたいんですが、要するにここに書いてあることはショックだとか引き付けだとかそういう重篤な副作用があるということからその対策としてその減少させるための対策を考えたと、で理論的にはその菌量を減らすことがいいというふうに考られたということですね。

　はい。

そういうことからこういう措置が取られたといってよろしいわけですね。

　はい。

でこのオランダではこの論文を見ますと百日咳による死亡は実はゼロであったと、この減らす前からですね、いうふうに書かれておりますけれども、この減らしたあとも同じような状態であったというふうに書いておられますが、そういうことでよろしいですか。

　はい。

つまり予防効果は一〇〇億にしても一応変らなかったということですね。

　そういうことでしょうね。

二八〇ページの左の上のほうですね、この上から六行目からその菌量を減少しても死亡率が約ゼロであるという結果は変らなかったということですね。

　はい。

その図1の上のところをちょっと見ていただきたいんですが、ここにはオランダで百日咳が減少した原因というのは、化学療法だとか抗生物質の導入によるんだというふうに考えられているということが書いてありますか。

　ここはオランダのお医者さん達が、化学療法やら抗生物質の導入で主に百日咳が減って来たというふうに考えているということです、ただ臨床症状にたとえば抗生物質をやっても咳が止まるということではないということを付け加えているわけですね。それは主に二次感染を防いで死亡率を減少させたというところに重きをおいているわけです。

先生のご証言ではこのデータの結果、その菌量を減らしても引き付けやショックは減らなかったというふうにおっしゃいましたけれども、でそういうふうに書いてあるようですけれども、この脳炎はこの一〇〇億にしてからはゼロであるというふうにいっているんじゃないでしょうか。

　そうではなくて、脳炎に、結局この人達脳炎の発症を見てないわけですね、発症がなかったわけですね。ですからこのアブストラクトでいっていることは、やはりオランダにおけるそういった脳症の発生を、このデータから推定するのはやっぱりまったくあれがないわけですから、信頼性のおける何人に一人というそういうデータを得られないと、そういう意味合いのことをいっているわけです。

二八二ページの一番末尾の文章をご覧いただきたいと思うんですが、ここにそのことが書いてあるんだと思いますが、その一つの希望的な事実があるとかいうことで一例も脳炎は発生してないと、しているという報告がないというふうに書いてあるんじゃないでしょうか。

　ここの表現はそうですね、ただアブストラクトの最後の表現は何かそうではないですね。

それからこの一六〇億でやっていた時と一〇〇億にした時とを比較しているわけですけれども、この比較の対象となったデータはそのきちんとした比較をするのに適しているんでしょうか。

　どういう条件が一番疫学調査にいいかどうかちょっと私のほうは判じかねますが、少なくとも大都市での条件と、もう少し田園地帯といいますかそういう農村地帯と両方選んでおりますから、かなり考慮した条件じゃないかというふうに思います。

表4と表5がそのそれぞれのデータのようですけれども、表4のデータに比べて、表5のデータ、一〇〇億にしてからのデータは、期間も短かいし、全体の数も大分少ないように思うんですが。

　少ないですよね。

同じような数を取って比べるべきだという考えは一応成り立ちませんでしょうか。

　同じほうがいいわけですね、疫学的な方法論からすれば。

それからショックについて南オランダについては、〇・六から〇・一四ということで減少しているというふうにいえませんでしょうか。

　著者自身が変ってないといっているんで。

数としてはどうですか。

　数としては少ないわけですよね。ただ有意の差がなかったということなんでしょう。

（以上　高　橋）

原告代理人（秋山）

甲第八四号証を示す

前回、先生が言及された有馬正高先生ほかの論文ですけれども、この論文の全体を見ていただいて、この著者らが種痘だとか百日咳だとかワクチンのあとに生ずるこういう副作用ですね、これとワクチンとの因果関係について、その因果関係自体をまだ疑問に思っているというような書き方をしていますでしょうか。それとも一応そういう因果関係を前提にした上での議論なんでしょうか。

　一応、予防接種と連関しての事故ですから、そういう因果関係がまあ実証はむずかしいにしろ、一応関係あるんじゃないかという立場で書いているんじゃないかと読んでいるわけですけど…。

これは一応臨床に携わっておられた方々でしょうか。

　そう思います。

そういう方としては、一応、こういう副作用は百日咳については、たとえば百日咳ワクチンによるものとした上で、議論をしているということですね。

　そうですね。

一三〇〇ページ、「(Ⅶ) 考按」というところを、ざっとごらんいただきたいと思いますけれども、要するに、ここでは百日咳ワクチンによる副作用がどういう機序、どういう原因によって起こるのかということを、いろいろ議論しているということですね。

　そう思います。

そうしますと、前回の尋問で、被告の代理人から、この当時の段階というのは、単に症例の蓄積が行なわれたにすぎない段階であるというふうな表現をして質問しておりますけれども、単に症例報告があったというだけにすぎないということは言えないんじゃないかと思うんですが、いかがでしょうか。

　ちょっと、御質問のあれがよくわからないんですが、症例の蓄積といいますと……。

それは、被告代理人が質問したのですけれども、要するに、言いたいことは、ただ、症例の報告があったにすぎないわけで、その症例とワクチンとの因果関係の究明がなされていた段階ではないという趣旨の質問かと思いますけれども……。

　この昭和三四年ですか、まあ、世間一般にいわゆる脳症というようなことが騒がれ出したのが、最初は昭和四五年だと思いますから、まあ、一〇年ばかり前ということで、そういう意味で、日本ではこれはおそらくいちばん最初のほうの公的な学術雑誌に出た報告じゃないかというふうに思うんです。で、蓄積ということばは、ちょっとよくわかりませんが、いちばん最初の出発点の報告じゃないかというふうに考えるわけです。

じゃ、いちばん冒頭の部分をごらんいただきたいと思いますけれども、「接種に際して局所的又は全身的な反応が起り得ることもひろく知られている。全身的な反応の中、中枢神経系の症状を呈することは極めて稀ではあるが、特に重篤な症状を示すために古くから注目されてきた。」……その次にも、「従来、種痘後脳炎、又は百日咳ワクチンによる脳症等、個々の予防接種について中枢神経系の症状を検討した報告は多いが、各種の予防接種による中枢神経系の合併症を包含して比較検討した結果は殆ど見られない……」ということが書いてありまして、各種の予防接種によるその副作用を比較検討したところに、この論文の新しさがあるんだという書き方をしているんですけれども、それ以前から、その専門家の間では、まさにここに書いてありますように、広く知られていたということではないんでしょうか。

　おそらくそう思います。実際、この考按にも書いてあるように、一九三三年に、すでにそういった、外国では報告があるわけですからね。

乙第七九号証を示す

この二一八ページの図15・2百日咳の年令別罹患率ですけれども、かつては一歳未満が多くて、最近、昭和四〇年代の後半からそういう傾向が変わって、むしろ五歳ごろに多くなっているというようなことをおっしゃいましたけれども……。

　いや、私、五歳とは言わないで、一歳児がゼロ歳児より多くなってきているというふうに言ったんです。

そういう傾向が見られるということですが、その根拠として、先生が取り上げられたデータは、このデータですか。

　はい。

このデータもあるでしょうけれども、さらに、これ以後の木村先生の委員会でのデータだとか、そういうもの全部ひっくるめて、大体こういうふうになっておりますから……。

こういうふうに、というのは、一九七三年の、男のデータですね。

　はい。

一歳のところがいちばん上になっているということですか。

　はい。

一九七三年になって、一歳の部分がゼロ歳よりは多少、上がっておりますけれども、このカーブを全部比較してみますと、一九五五年も一九六三年も一九七三年も、まあ、全体としてはだんだん罹患率が全体として下がってはいますけれども、傾向としてはあまり変わらないように思うんですが、いかがでしょうか。

　それは、患者さんの大部分は五歳以下という点じゃ、まったく変わらないと思いますね。

仮に、一歳未満の患者のことを考えてみたいと思うんですが、そういう、一歳未満の子どもが百日咳にかかるというのは、常識的に考えて、家庭内の感染によることがいちばん多いんではなかろうかと思うんですが、いかがでしょうか。

　そうですね。一歳未満といいますと、まあ、家庭内に起居しているあれが多いわけですから、やっぱり、よそから持ち込まれたということは、きょうだいあるいは親が、外界から持ち込んだというふうに考えやすいわけですね。

そうしますと、今度の五一年の改訂にあたって、要するに、流行は、感染の伝播といいますか、そういう流行の場所は、幼稚園だとか小学校の低学年だとかいうことが言われていますけれども、そういったことは、この図で示した、たとえば、一九六三年だとか一九五五年においても、やはり同じように考えてよろしいんじゃないかと思うんですが、いかがでしょうか。

　流行が五歳前後というのは、報告例から見るということじゃなくて、抗体レベルの調査の成績によって推定しているわけですね。そういった成績が一九五五年、一九六三年にあったかどうか、私、知りませんが、まあ、あるいはそういう同じような状況が、あったかもしれないし、なかったかもしれないし……。

それから、WHOの基準のことをちょっと伺いますが、WHOの四単位で三回やれば、一応十分な免疫が得られるということを言っておりますけれども、その場合の菌量は一cc中いくらということになっているんでしょうか。標準ワクチンはですね。

　一cc当り二〇〇億以下というふうに決められているわけですから、もし、一回に一cc打つものであれば、当然、二〇〇億以下でなければいけないわけですね。

甲第八二号証を示す

この一四五ページですが、予防接種便覧というのはもちろん御承知のものですね。

　はい。

そこに、百日咳ワクチンの菌量の問題について、WHOの基準を書いておりますけれども、基本単位三回というのは、要するに、合計約一六〇億だということに、WHOの標準ワクチンではなっているようなんですが……。

　私、この一六〇億のいちばんもとのWHOの記録のどこにあるか、ちょっと知らないんですけれども……。

WHOが標準としているワクチンは、四単位で三回というのは、合計一六〇億であって、一回につき二〇〇億というのは、それ以上であってはいけないという、また別の目安なんじゃないでしょうか。標準ワクチンのように、すぐれたワクチンでないワクチンも考え合わせたWHOとしての菌数の上限値ということではないんでしょうか。

　ちょっと、私、こういう、この一六〇億の出所というのが、いわゆるWHOの検定基準……ミニマム・リクワイアメント……のどこにあるか知らないんですけれども……。

原告代理人（広田）

まず、大変基礎的なことを伺うんですが、力価というのはどういう意味があるんでございましょうか。

　力価というのは、その意味といいますと、防御効果を言うわけですね。防御効果を与えるための、一種の、ワクチンの潜在的な、質みたいなものを表現しているわけです。

そうしますと、百日咳ワクチンの場合の力価というのは、百日咳ワクチンのその感染防御抗体をどのくらい持つかという値というふうに考えてよろしゅうございましょうか。

　そうだと思います。しかし、その感染防御抗体とは何かというものが、実際はわかってないわけですね。ですから……。

そこで全菌ワクチンを使うということになるわけでしょうか。

　結局、おっしゃるとおり、そこで全菌を使うわけですね。ですから、全菌の中には、たとえば、防御を与えるための実質と、それから副作用を与える物質というのは、全然別個の、独立したものであれば、そのいいところだけ、効果を与えるものだけ取り出してくれば、より理想的なものができるわけですね。それが現在の段階では、そういった完璧な方法というものがないものですから、結局、やむをえない、現在の科学ではやむをえないという意味合いで、全菌を使っていると思います。

そうしますと、その百日咳ワクチンの力価はどのようにしてはかるんでございますか。

　結局、これも一つの学問というか、人間社会の取り決めみたいなもので、相対力価といえばいちばん正しいと思います。いちばん出発の点から考えれば、臨床的に、野外研究で、これはまさしく防御を与えるという、一定のワクチンがみつかれば、それを基準として、ほかのワクチンは相対的な力価で表現していけるわけですね。それ以外にないと思うんです。

そうしますと、現在その国際的に適用している単位ですね。これは、いつごろ、どこで使われたワクチンが基準になっているのでございましょうか。

　現実には、一九五七年に、これはWHOの……WHOといっても、一つの行政というか、事務的な機関ですから、それに、実験的に裏付けを絶えず提供する、リファレンス・ラボラトリーというのが、いろいろなその基本的な、インターナショナルで一つの基準というものを決めるとか、そういう、実際の仕事を担当する研究所です。それがコペンハーゲンにいちばん中心的なものがございまして、そこに、一九五七年に保管されたものが標準ワクチンとして使われる、そのワクチンのアンプルの中にはいっている、乾燥量で一・五ミリグラムの、ワクチンというか、菌が持っている力価を、一応標準にするわけですね。それを国際単位で一単位というふうに表現するわけです。

そうすると、ほかのワクチンの力価というのは、今おっしゃった、そのコペンハーゲンの一・五ミリグラムと比較して出されるわけですね。

そういうことです。

その比較の方法というのは、マウスの脳細胞を使うということなんですか。

脳の細胞ではなくて、具体的にいくと、その、これから調べるというワクチンを、マウスのおなかの中に打つわけですね。それで、二週間たちますと、そのマウスには免疫ができてくる、どの程度免疫ができているかは、そのマウスの脳の中に有毒菌、要するに、これはワクチンじゃなくて、生きている有毒の百日咳菌を脳内に入れるわけです。そうすると、免疫ができていなければ、動物は早く死にますし、免疫ができていれば、それは生き延びるという、いちばん、かいつまんで言えば、そういうことになります。それをつねに日本のスタンダードのワクチンと、検定されるべきワクチンとの比較において、相対的に力価を決めるわけです。

そうしますと、この力価と菌量の関係を簡単に御説明願いたいんですけれども、その感染防御抗体の産生をたくさん促す菌は力価が高いということですね。

一つのワクチンで、この前言いましたように、ロットといって、一つの大きい培養をつくって、収穫して、それから適当に希釈して脳に分注していくわけですけれども、その収穫したものに関しては、一つの力価というものが決まれば、その菌は、たくさん打てば打つほど効果はあるだろうし……。比例するかどうかはわかりません。しかし、一般にある範囲にかぎって考えれば、そのワクチンは一定の力価を持っているわけですから、それをたくさんやったほうが、効果はあるだろうし、いくら力価があっても、菌量が少なければ、効果が発揮できないということは言えます。

ただ、その菌が違えば当然力価が違うということがありうるわけですね。

菌は同じなんですけれども、菌も生きものですから、その都度その都度、こういうふうに、生産のロットの違いによって、バラつきはあるんですね。だから、それがなければ検定もやる必要がないんじゃないかと思うんですね。一つの条件さえ与えれば……。

要するに、菌数が同一ならば、力価も同一になるということになるんですね。

そうですね。ですから、国によっては、検定のいちばん大事なことは、そのロットごとに、こういうふうに検定するというか、いつでも同じものができるということがいちばん大事だということを言うわけですね。これはもっともだと思います。

そうすると、その同じ百日咳菌でも力価がそんなに異なってくるんでしょうか。何倍も違うということはありうるんでしょうか。

これは、だんだん話が具体的になってくるんですけれども、むろん、その菌も生きものですから、微妙な培養の条件によって、防御抗原が多かったり少なかったり、あるいは、今度は、逆にいわゆる毒素と考えるものが、少なかったり多かったりということはあるわけですね。

それからもう一つは、あくまでもその検定というのは、生物学的な検定でして、物理学的な、単に重さだとか長さだとかをはかるものじゃございませんで、四単位ということも、たとえ、四単位といっても、その四単位以上になっても、なればなるほど、マウスの防御力が出るかというと、そういうことじゃなくて、大体、八〇パーセントぐらい防御力が出たら、あとは、こういうふうに、寝てしまうということですね。だから、そういう意味で、四単位以上の力価をさらに増すということは、それほど意味がないわけです。ところが、逆に、四単位よりも力価が下がってきますと、今度は急速に効果がなくなってくるわけですね。ですから、確かに、理想としては、四単位をはっきり維持できれば、いちばんいいんですが、今度は逆にそれをあまりとらわれると、今度は効かないワクチンがどんどん出てきちゃう、といいますのは、そういう生物学的検定法でありますし、ということは、各国で使っているマウスも、系統が、遺伝的な背景も違うでしょう。それから、攻撃するその生きた菌もまた違いますし、いろいろなことがありまして、同じことをやっても、二倍から三倍の誤差が出るというようなことがあるわけですね。そうしますと、四単位とはいうものの、ある場合にはずっと低い単位であったり、あるいは高い単位であったりという、そういうバラつきは、かなりあると思います。

各文献を読みますと、K抗原ということばがよく出てくるんでございますが、K抗原というのは、そうしますと、どういう意味になるんでございましょうか。

K抗原というのは、どっちかというと、日本でよく使われて、外国ではあまり使われないということなんですが、そのKが何を意味するか、私もよくわからないんです。ただ、日本でそういうことを最初みつけて、一生懸命研究された春日先生という方がおられるので、あるいはその意味でのKじゃないかと思うことがあるんですが、要するに、菌体のいちばん表層にある抗原なんです。その抗原がある菌が防御力がいいということがわかったものですから、そのK抗原のある菌はどういう菌かといいますと、I相菌という、最近もうわかっていることなんですが、菌体表層に小さい毛のようなものが生えている菌ですね。これが非常に防御抗原と関係あるし、それから、病気を起こすことにも関係があるということで、ただ、私、この前ちょっと勘違いしたんですが、K抗原というものがその毛みたいなものに含まれているかどうか、そこははっきりしないんです。ただそういうI相菌として、毛の生えている菌には、必ず……、これは血清学的な概念ですから、そういうものがあるということですね。

それが感染防御抗原のすべてであるかどうかはわからないということですか。

それは、わからないんですね。非常に重要な意味を持っているということです。

裁判長

今のことに関連して伺いますけれども、ワクチンの予防効果、人体に与える力というのは、それは比例するかどうかは別として、そのワクチンの力価に相関するわけですね。

はい。

それから、副作用の及ぶ危険性というのは、菌数のほうに関係していくということになるんでしょうか。

本質的にはそう思います。といいますのは、これは、くり返して言いますが、死菌ワクチンです。ですから、いわゆる生菌ワクチンと違いまして、一応、毒性に関しては、物質として考えていいわけですね。ですから、今その副作用を起こす物質が何であるかは別として、当然、菌数がふえればそれだけ毒性は高まると考える以外に方法はないと思います。

そうすると、理くつから言うと、菌数ができるだけ少なくて、力価が高いものであれば、いちばん望ましいということになるわけですね。

そうですね。

それから、副作用をもたらす原因というのは、人体に対する異種蛋白質であるというふうに考えるとすると、菌数だけでもない、何かほかのワクチンの生成過程で混じってくる蛋白質があると、それも問題になると思いますが……。

これは、イギリスでもそうですが、いちばん最初に研究を始めたころには、たとえば、この菌を培養するには、培地の中に、固形培地ですと、血液を入れるんですね。今ですと、血液を入れるということは、非常に注意を要することで、特に血清肝炎のような問題ございますから、そういうことは絶対避けているわけですが、当初においては、人の血液を用いたこともあったわけですね。これはイギリスでの話ですが、ですから、菌といっても、菌をその培養する、その培養環境、栄養源といったものが、菌の毒性成分の量に影響するということは非常にあるわけです。ですから、そういう条件というのは、はっきりわかっているわけじゃないんですが、百日咳ワクチンの毒素の一つにリンパ球をふやす因子がございます。そういったものも、そのある培養基は、非常に、そういうものが産生されるんだけれども、ある培養ではそれがほとんど検出されないことがある。そういうバラつきというものがどういう条件でくるかとかということは、正直なところ、よくわからないんです。ワクチンを作る側としては、まったく同じ条件で作っているはずなんですが……。で、非常にそういう動揺する面がございます。

ちょっと質問変えますけれども、百日咳のような、細菌のワクチンをつくるための培養と、それからウイルスのワクチンをつくるための培養方法で何か本質的に違うようなところがありますか。

本質的に違うところがございます。それは、細菌の場合には、いわゆる培養基というものを、人工的な生活環境を与えてできますが、ウイルス性のワクチンは、これは絶対培養基は使えないわけですね。菌がふえないわけです。といいますのは、ウイルスが増殖するためには、生きた細胞が必要です。そのために、組織培養によってウイルスをふやすか、あるいは直接その動物に打って動物の脳の中でふやす、そういう手段が必要になってまいります。

ウイルスのワクチンをつくる場合に、たとえば、卵を使って……。

それも一つございます。

培養していくということがあって、ワクチンの中に、たとえば、卵の成分である異種蛋白質がはいってくるおそれなしとしないというような話が前に出ましたけれども、百日咳の細菌のワクチンをつくるための生成過程では、それが混じってくるというような問題は……。

そういう可能性はございません。ただ、ワクチンの最終製品にはチメロサールというような、言ってみれば防腐剤のようなものがはいっていますから、そういったものがアレルギーを起こすということがあるとすれば、全然可能性を否定するわけではございませんが……。

いちばん考えられるというのは、やはりその菌そのものの量ということですか。

菌そのものを考えれば、まず間違いないと思います。

百日咳が感染したときに、身体のどの部分でいちばん繁殖するんでしょうか。

これは、非常に特徴がございまして、子どもの気管支ですね、気管支粘膜の上にだけ取りついて、そこでふえるわけです。決して、チブスみたいに、細胞の中にはいり込んで、さらに全身にひろがるということはございません。ただその粘膜上でふえた菌が産生する毒素が、やっぱり吸収されるということはありうるだろうと思います。ですから、病気の途中に発生する脳症というものは、やっぱり、そう考えざるをえないと思います。菌そのものははいって行きません。

原告代理人（山川）

さきほど、力価というのは、特定のロットで培養されたワクチンの防御効果だとおっしゃいましたね。

はい。

そして、ワクチンの場合、百日咳の場合には、死んだウイルスであるけれども、全菌ワクチンであると……。

　はい。

そうすると、さきほど、ちょっと、証人もおっしゃりかけたんですけれども、この力価が高いものの場合には、ワクチンのうちの、それが成分はよくわからないようですけれども。毒性を持つ部分も強いということになるんでしょうか。

　ですから、それが必ずしも力価が強ければ必ず毒性が小さいというものではないんですね。

そこの関係をちょっと伺いたいんですけれども……。

　それは、私のほうでもお伺いしたいわけで……。

金子先生なんかは、力価が高まると毒性が強くなるので、その副作用の頻度が高くなると、したがって、力価を、必要だけど最小限度にとどめるべきだということを、繰り返しておっしゃってますね。

　そうですね。

そうしますと、この力価というのが、仮にワクチンの、その望ましい効能についての強さを表わす尺度といたしますと、この力価が高いというのは、毒素もほぼ比例して高いということを意味するんではないでしょうか。

　意味するというよりは、それを前提としてですね。金子先生は、おそらく、防御を与える因子と、それから、金子先生の場合は、おそらく、副作用は発熱でみているわけですからね。別に脳症だとかそういうことじゃありません。ですから、発熱によって代表されるような毒性といいますか、副作用ですね、それを起こす因子と、防御を与える因子とがまったく同一だという前提に立てば、力価が上がると同時に、そういう副作用も上がる、そういうことになります。

あるいは、同一でなくても、一つのウイルスの中のある成分がワクチンとしてのプラスの効果を与え、別の成分が毒素として作用するとしまして、非常に、比喩的に言えば、生きのいいワクチンというのは、両方とも強いというようなことがありうるんじゃないでしょうか。

　おっしゃるとおりです。それはですね、まったく同じであれば、やっぱり、金子先生の言うとおりです。それから、同じでなくて、別個のものであっても、絶えずその同じ量的関係で伴って存在するものであれば、同じようなことになりますね。ただ、それが金子先生はそう言っても、現在それがわかっているわけじゃございませんからね。少なくとも、いちばん新しい研究では、防御を与えるものは、その菌体表層にある線毛様のものの中に含まれている血球凝集素と言われる因子であるということなんですね。それで副作用を与えるものは、これはわからないわけですけれども、一応そのリンパ球をふやしたり、ヒスタミンに対する感受性を増加させるようなものは、また別のところにあるということになっておりますから、だから、そこらへんの関係はつねに一致するわけではないというふうに考えております。

厳密に一致しないにしても、ほぼパラレルになるというふうに考えられるんじゃないでしょうか。

　現在は、われわれは、そういうふうにパラレルでないというふうに考えているわけですけれども、以前はパラレルというふうに理解している方のほうが多かったように思います。

証人は現在パラレルだとはお考えになっていないわけですか。

　そうですね。うちのほうでそういう研究をやっているものですから、それは別個の物的存在だというふうに考えています。

別個の物的存在はかまわないんですけれども、そのほぼ比例的にといいますか、プラスの効能が強い場合には、毒素のほうも強いというような、ゆるやかな相関関係のようなものはないというふうにお考えなんでしょうか。

　いや、ちょっと、わからないですね。

その点はおわかりにならない。

　はい。

念のためですけれども、この点について、証人は御自身で研究あるいは研究をスーパーバイズされたことはありますか。

　私自身は、自分で手を下して、百日咳ワクチンについて研究したということはございません。

そうすると、もし、同一物質であれ、あるいは別の物質であれ、ほぼ比例的に作用するという考え方をとった場合には、ワクチンの毒性のコントロールという観点からは、菌数ばかりではなくて、力価もやっぱり問題にしなければいけないんじゃないでしょうか。

　むろん、力価も問題にしなければいけないし、菌量も問題にしなければいけないと思います。

むしろ、力価と菌量とのその相乗値のようなものを問題にしなければいけなくなるんじゃないでしょうか。

　……。

さきほど、裁判所に対するお答えで、ワクチンとしていちばん望ましいのは、菌数ができるだけ少なくて、かつ力価がいちばん高いんだというふうに、ちょっとお答えになったので、金子説のような考え方からすると、必ずしも、そうはならないのではないかと思われるので伺うんですが、力価が高ければ高いほどいいというものではなくなるんじゃないでしょうか。

　金子先生のは、その力価が高いとそれ自身は悪いことではないというふうに書いてありますように、私は力価が高いということは、それだけ、われわれ、ともかく、効くワクチンをつくるということも一つの大きな目的ですから、やはり、力価を上げようという、むしろ、イギリスあたりでは、力価が弱いということで苦労しているくらいなものですから、力価を上げるということは、決して悪いことじゃないと思うんですね。ただ、やはり、そういう力価がよければ、その分だけ菌量は下げるほうがいいと、これもほんとうだと思います。

それから、さっきの、力価と厳密な関係はわかりませんけれども、比例的にか、あるいは相関的に存在する毒作用のほうですね。これは、力価が強まれば、それも強まるんだとすれば、その毒作用の部分のコントロールというのを、やはり、無視はできないでしょう。

それはそうですね。ですから、まあ、日本においても安全試験ということも、大いに力を入れているわけでして、ＷＨＯでは、たった一つのマウスの体重減少の試験しかやりませんけれども、日本ではその代わり、三つ、動物実験の種類をやっておりますし、それから、菌量に関しても、単に、ダクトではかるという、ＷＨＯのあれだけではなくて、菌体蛋白の量も測定するということも加えておりますし、ですから、ともかく、やりうる範囲において、やれることは十分やってるわけなんですね。

ちょっと、そういう意味じゃないんですけれども、力価を現実に安全なワクチンをつくって施行するという観点からいって、高ければどんなに高くてもいい、あるいはそのほうが望ましいというものではないんでしょう。一定レベルであることはもちろん必要だろうと思いますが、それを超える場合に、無制限に、いくらでも高ければ高いほど、あるいは、強ければ強いほどいいというものではないんでしょう。

そう思います。しかし、実際に、そんな高い力価のものは作れないですね。検定で落ちているのは、むしろ、力価が弱いということで落っこっているわけでして、むしろ、一般には力価の高いワクチンをつくるということが、決して容易ではないというのが現実ですね。


（以上　田甫力弥）

東京地方裁判所民事第三四部

裁判所速記官　竹内一雄

裁判所速記官　高橋ますみ

裁判所速記官　田甫力弥

［4］北村敬証人　(1)

附録第四号様式（証人調書）

事件の表示	昭和四八 四九年(ワ)第一〇、四、七九三・一〇六六六 二二六一号 五〇 七、九九七・八、九八二

証人調書（この調書は、第四三回口頭弁論調書と一体となるものである。）

期日	昭和五五年　九月二二日 午㊗前 一〇時　〇分
氏名	北村敬
年令	（略）
職業	医師・厚生技官
住所	（略）
宣誓その他の状況	裁判長は、宣誓の趣旨を告げ、証人がうそをいった場合の罰を注意し、別紙宣誓書を読みあげさせてその誓いをさせた。

陳述の要領

別紙速記録のとおり

裁判所書記官　岩田昌晃

宣誓

良心に従つて、真実を述べ、何事も隠さず、偽りを述べないことを誓います。

氏名　北村敬　㊞

原本番号	昭和五〇年（民）第四〇〇号の二五

速記録

事件番号	昭和四六年(ワ)第四七九三号
証人氏名	北村敬
	昭和五五年　九月二二日 第四三回 （口頭弁論）公判

被告代理人（藤村）

（速記録末尾添付の証人経歴書を示す）

まず証人のご経歴、専門分野等について概略をお尋ねいたしますが、この通りでよろしいわけですね。

はい、結構です。

これを見ますと、証人は大体大学を卒業後ウイルス学の研究に従事しておられたと、こういうことで伺ってよろしいでしょうか。

はい、ずっと専門にやっております。

主だったところでどういうことをなさったか、簡単にご証言していただけますか。

私、昭和三四年にインターンをやりまして、国立予防衛生研究所に入所いたしまして、最初に手がけましたのが、ワクチニアウイルスの遺伝的研究でございまして、それからワクチニアウイルス及びワクチニアウイルスが所属しておりますポックスウイルス科の中のウイルスであるオルソポックスウイルスというウイルス群を主に研究しておりまして、二〇年やっております。その間、研究所の事情がございまして、数年間リケッチア室長というのを兼任いたしまして、三年ほどつつが虫病、発疹チフス等のリケッチアの研究を行なっております。ただその間、ポックスウイルスの研究も続行しております。

痘瘡ウイルスの研究を手がけられたのは、いつごろからでしょうか。

これは、昭和三〇年代後半になりまして、日本でやはり天然痘が侵入してきたときに、早期に診断していく体制を整えるという研究をしなければいけない。で、いろいろその間研究しました方々は、ポックスウイルスの分離のために集まったスタッフだったのですから、まあ体系的に研究した研究論文がほとんどなかったものですから私そのころいろいろ手に入りました新しい研究方法で見直してみようということで、三九年から痘そうウイルスの研究に力を入れはじめました。

証人はアメリカに留学なさっておられますね。

はい。

そのときはどういうことで……。

実は、このときは、最初に行きましたのは、アメリカのロックフェラー財団の研究奨学生でございます。そのときは実は私そろそろ種痘関係から足を洗って、癌のウイルスのほうを研究したいということで、癌のウイルスを主なテーマとしてアメリカへ行って、一年半ほどやりましたが、帰国しましたら研究所のほうの事情で、ちょっとしばらくこっちのほうを続けてくれということで、癌のほうの研究はしばらく置きまして、それから約五年ほどしまして、四四年にもう一回科学技術庁の在外研究員でアメリカへ留学さしていただくまでしばらく中断いたしました。

それから後にまたこういうようなことをお尋ねして行くことになりますけれども、ＷＨＯの関係ですがね、痘瘡の根絶のためのさまざまな計画なり出張なり等で海外へ行っておられますが、その主だったところは経歴書でさきほどお尋ねいたしました通りでよろしいわけですね。

はい。

それから、証人の研究論文、業績ということですが、

（速記録末尾添付の発表論文を示す）

これは、実は先生から著書論文の全部を書き出していただいたのを私が整理したもので、必ずしも全部ではないようですし、またちょっとずれたものがあるかと思いますけれども、この中でたとえば「日本のワクチン」、乙第七九号証の最初の種痘の項を先生がご担当なさっておりますが、これも抜けておりますね。

乙第七九号証を示す。

はい。

そのほかに、主な著書で抜けているものがありますか。

実は、急なあれだったものですから、私どもの研究所で出しております年報というのに、個々人が申告をして載せた分をコピーして切り張りをして渡したので、あとで申訳ないことをしたと思っておりますが、それは二年ほど前までは余り単行著書というのを載せないあれだったものですから、うっかり抜けているのをうっかりしておりました。従ってまあ抜けております主なものを挙げますと、只今で指摘になりました丸善から出しました「日本のワクチン」改訂版ですね。それからあと、私どもの研究所の学友会というのが出しておりまして、「ウイルス実験学」というのがございますが、これも日本のウイルス学会で、まあ大体ウイルス実験技術のまあスタンダード教科書というふうになっておりますが、それの初版が四二年に出ております。それは、総論が四二年に出まして、各論が四七年に出ておりますが、そういうやつを載せるのを忘れております。それからあと、私時々頼まれて、外国の教科書の翻訳をいたしますが、そのうち、アメリカのシーアーサー・ナイトという方が書きました「ウイルスの化学」という非常に評判のいいものだったのですが、それの初版が四二年に出ました。それから改訂二版を五二年に出したと思います。それからあとまあ、私ウイルス検査技術という面でいろいろやっておりますことか、人のやっておりますことを比較検討いたしまして、組織培養技術の教科書を書いてくれ、というようなことで、「ウイルス検査のための組織培養技術」という本を五一年に書いて、学生実習なんかでよく使われております。抜けております主なものはそんなところでございます。

それでは、まずきょうお話をしていただく最初の口火といたしまして、痘瘡というのはどうい

う病気であるか、それをお伺いしたいと思いますが、証人はインドやバングラディシュなんかへお出掛けになって、痘瘡患者をつぶさに見ておられますね。

はい、最初に患者を見ましたのは、昭和三六年ですが、WHOのやはり乾燥痘苗剤の講習会がバンコックでありまして、そのときにタイの患者さんを出席者一同で見せていただいたのが最初でございました。それから四八年四九年と二度ほど日本へ侵入した関係で、そのときやはりウイルス学的検査を担当いたしましたので、それが契機になりまして、やはりウイルス学的迅速診断を立てるには、確実的には、現地へ行って少しいろんなケース的な経験をするということで、某私立財団の研究費を申請して獲得いたしまして、WHOとは別個に四九年四五年の二回インドへ参りまして、WHOのネットワークを使わしてはいただいたのですが、財政的には別ということで行って、患者を診て、ウイルス学的な研究をやっております。それが契機で、以後WHOの根絶計画のほうを手伝ってくれということになって、今のWHOのコンサルタントをしております。

その間に、まあ見聞きされた例とか、WHOが痘瘡患者の典型的な臨床症例を示したスライドがあるわけですね。

はい。

そういうものをきょうは見せていただくことになりますか。

はい。天然痘と普通に言いますが、それがどんな恐ろしい病気であるかというようなことを一応見ていただいて、それからそれに対する対策の説明をすれば、よくわかっていただけるかと思っておりまして、一応スライドを用意をいたしました。

（乙第九七号証の一～三〇の写真を以下順次拡大スライドで示しながら説明する。）

乙第九七号証の一

これは、WHOが天然痘根絶計画を始めるにあたって、患者さんを見付けるときの教育用に作って使ったスライドを最初にご紹介するのですが、こういう具合いに天然痘と申しますのは、子供が多く罹りまして、それで顔、手、足、てのひら、足のうらというような、まあ露出した部分に非常にたくさんの発疹ができて、それで大体普通放って置きますと、三〇パーセント以上の人が血管障害を起こして死んでしまいます。まあ、広い意味での出血熱というウイルス病の範ちゅうに入る病気でございます。

乙第九七号証の二

これは、発疹が出始めて二日目ぐらいだと思いますが、進行の順序で言いますと、丘疹と言いまして、皮膚に小さい米粒状に盛り上がった病巣がいっぱい広範部にできております。これは二歳の子供さんです。

乙第九七号証の三

これはそれから二日後ですね、手のほうにいっぱいできているところで、発疹が大きくなりまして、大体大豆の大きさで、中に水がたまっております。ですから病気の時期分類で言いますと、水疱期に当ります。この時期は非常に高い熱が出て、病巣も痛くて、子供さんは熱にうなされながら、七転八倒するというようなことになります。

九第九七号証の四

これが、ほぼ同じ時期の顔でございます。顔にもいっぱい水疱ができております。それでご覧の通り、目の結膜にも病巣ができております。それから唇、口の中にもできております。結膜のほうは治ったとしても、瘢痕を残しますので、失明の危険がございます。それから、口のほうは喉の奥のほうにも、いっぱい水疱ができております。それが破れると呼気と共に、それからつばと共に出まして、いわゆる空気伝染の原因に一番なり易いのです。

乙第九七号証の五

これは顔の上半分でございまして、よくご覧になりますと、種痘がついたときと同じような形に丸くふくれあがって、真中が少しへこんだと。ですから種痘が一つついても三八度ぐらいの熱が数日出ます。それが全身何千個と出ますので、患者の苦しみは物凄いものです。

乙第九七号証の六

これは、さきほどの口元を少し大きくしたもので、さきほど言いましたように、口の舌の上にもできておるわけです。これがまあ空気伝染の一番のもとになります。

乙第九七号証の七

これは、それから二日乃至四日経ったところで、ご覧の通り、大多数の発疹の中は濁って膿になっております。それが、破れまして、治りかけて収縮を示している部分もあります。実はこれは非常に重篤なんですが、ここまできますとこの患者さんは命が助かります。

この九七号証の七を見ますと、水疱の上のほうが少しへこんできておりますね。

はい。

これは大体どのぐらいの時期になりますか。

そうですね、軽い例ですと、発疹が出始めて六日目ぐらいですね。ですから膿疱期の末期、それで間もなくいわゆるかさぶたが出る痂皮期に移行したと。このころから熱が下がり始めます。まあ熱が出るというのは、ウイルスと体の防衛機構の免疫細胞とのたたかいですので、そのかさぶたができるようになりますと、大体勝負がつきまして免疫細胞が勝というようなそういう状態です。

乙第九七号証の八

これは同じ日の手なんですが、ちょっと手のほうが変化が遅れております。膿疱期の一番の盛りという状態になっております。

乙第九七号証の九

これは同じのを反対側から見たところで、このてのひらにできますのは、普通手を蚊に刺されて、ちょっとはれても非常に痛痒いのですが、このてのひらにこういくつもできますと、子供さんはそれだけでもう夜眠れずに、お母さんが抱いたままで、夜も眠らない日を何日も過ごすという、そういう非常に悲惨な状態です。

乙第九七号証の一〇

これは病巣を少しクローズアップして見たところでございまして、この特徴は、膿疱で大きさの揃ったやつが一斉に出てくると、そういうところが違います。

この九七号証の一〇のスライドは同じ患者さんのものですか。

ちょっとそこは、スライドの状態でいただいたのでなんとも言えませんが、そうだと思います。

乙第九七号証の一一

これは、少し乾き始めて、すでにかさぶたになり、それからかさぶたが脱落した部分が、この真中辺にございます。こうなりますと、もうあとはまああばたは残りますけれども、患者さんは快方に向かいます。

乙第九七号証の一二

これは更にかさぶたの脱落が進みまして、こうなりますと薄皮をはぐようにどんどん回復して参ります。まあ、私どもも何人か患者を見ましたけれども、こういう時期になりますと、本当に家族一同手を取り合ってほっとすると、そういうふうな時期に当たります。

乙第九七号証の一三

これは、かさぶたが落ちちゃった子供さん二人ですね。

ここで、白くなっておりますのは。

かさぶたが落ちて、新しくピンク色のあばたが残っている。これをご覧になりますと天然痘と言いますか、痘瘡の病巣がどこに出易いかということが一目でおわかりになると思います。顔のやつは非常に目立ちますけれども、かさぶたが落ちてしまうとそんなに悲惨な跡は残しません。手足のやつは少し遅れて出たので、目立ちますが、よくよく見ればあばたが残るという状態で、それほどなんと言いますか、醜い形を残こすというようなことにはなりません。

乙第九七号証の一四

これはやはり水疱期から膿疱期にかけての非常に重かった子供さんなんですが、ご覧の通り顔と手、足にたくさん出ていると。

乙第九七号証の一五

同じ子供さんの背中のほうですが、背中にも出ております。しかし、手足、顔に比べますと非常に少ない。この子供さんはさきほど経過を追って見せた子供と同じ人です。

乙第九七号証の一六

これは別の子供さんです。非常に重いのですが、特に顔、これだと熱は四〇度近い熱が一週間近く続きます。それで寝ているだけでもベッドの上で膿がいっぱい出たり、あの全身やけどと同じ状態で、うっかりしますと脱水状態で死亡しますので、対症療法としては、この時期には輸液そのほかの水分補給が主です。これはさきほどの例とは別の例で、ラオの病型分類でいくと、これが通常型半融合というやつで、死亡率は六〇パーセントを少し超えるかと思います。

乙第九七号証の一七

これは同じ患者さんのてのひらです。最初にお見せしました患者さんのやつは、少なかったのに比べて、非常にたくさん残っております。

乙第九七号証の一八

これは、かさぶたがほとんど手首から上は落ちたのに、てのひらにいくつか残っています。それでどうしてもてのひらや足の裏のかさぶたが最後になります。

この乙九七の一八は、さきほどの、今見せていただいている二番目の子供さんですか。

はい、第二の症例の重いほうの人のやつです。

それでもこの方は助かりました。

乙第九七号証の一九

足の裏で、同じ日ですが、手に比べると、まだ残っているかさぶたです。私どもがインドで現地研究をしたときは、こういう状態の患者さんの足の裏のかさぶたをいくつか取らしていただいて、それからウイルスが分離できたという経験を持っております。

今、乙九七号証の一から一九までの痘瘡症状をスライドでお見せいただいたのですが、今までのやつが典型例ですか。

はい、典型的と申しますか、症例の比率でいって八〇パーセント以上を占める通常型というやつでございまして、このほかに実は融合型というのがございまして、水疱、膿疱を作らないで、皮下で病巣が全部融合してしまって、非常に重篤な全身症状を示す。それから、これより更に重くて、そういう状態になる前に血管障害を起こして死んでしまう出血型と、二つの型がございまして、その型ですと非常に死亡率が高くて、大体九八パーセントから一〇〇パーセントという死亡率でございます。それから、軽いほうですと、種痘をした人が不幸にして発病したというようなときには、病巣の数が非常に少ないし、小さくて、それから特にはっきりしておりますのは、喉に病巣ができないので、空気中にウイルスをまき散らさないというような状態というか、いくつかのバリエーションがございます。

今までのスライドの分はいずれもＷＨＯが作製されたものですね。

はい。

次の乙九七号証の二〇からは、これは先生が撮られた…。

はい、私どもの研究費で、自分で調べに行ったのですが、実際にはＷＨＯに話をして、対策を講じてもらいまして、症例を調べさしていただきました。

乙第九七号証の二〇
まずこれは何を示しておりますか。

これは実は患者の出た村に、あそこに竹が横に結び付けてあるのが実は検問所でございまして、そこに立っている二人の人は、入る人をチェックしまして、種痘をしたことがない人は入れない。それからどうしても入りたい人はあそこで即座に種痘をするということをやっております。それで、ＷＨＯの天然痘根絶計画は、あとで、詳しく説明したほうがいいと思いますが、骨子は早く患者さんを見付けて、その周りの接触者に全員種痘をするというそういうやり方でして、あと接触者をそれ以上ふやさないために種痘していない人は患者さんに近付けないというそういう方針でやっております。私どもは三カ月毎ぐらいに自分で種痘をしておりましたので、そこをどんどん通りまして患者さんを調べさしていただきました。

乙第九七号証の二一
これも同じ時のですね。

はい、三五歳ぐらいの男の人だったと思います。水疱期の人で、顔にたくさん出ております。もちろん手足にもいっぱい出ております。それで隔離されて、家の中でこうやって静かに経過を待っていると。それで私どももその病巣の分布を調べさしていただき、それから病巣のいくつかからウイルス分離の材料を取らせていただきました。

この患者は最終的にはどうなったんですか。

この方はどちらかと言いますと、軽症のほうで、一定の経過で発病してから二週間で完全にかさぶたが脱落しまして、一八日目に監視を解除されたというふうに記憶に残っております。

乙第九七号証の二二
これは私どもが見た患者さんの中で、これは非常に悲惨だった例ですが、ご覧の通り二歳の女の子です。それでまだ一〇代の若いお母さんが抱えてどうしようもなく、ただおろおろと見ていたというケースなんですが、この場合はやはり通常型半融合という型で、病巣が非常に多くて、融合し始めております。従って、全身がもう脱水症状で、この方は亡くなったというふうに聞いております。

乙第九七号証の二三
これは同じ患者でしょうか。


これは別の患者さんです。ご覧の通りこの患者さんは、まずかさぶたが落ちて、その跡がピンク色になった病巣になっております。それで足の裏だけかさぶたが残っております。それから数はさきほどの融合型の方に比べまして非常に少ない。ですから、通常型分離亜型と言う、さきほどのラオの分離で言いますと、オーデナリー・ディス・クリートという分類なんです。これはもう私ども見ておってもほっとするぐらい快方に向かっております。お母さんの乳をよく飲むようになって、お母さんは結婚して二年目、インドでは早婚ですので、まだ一六歳のお母さんですが、それから数日後に完全に治りまして、大変喜んだということを覚えております。

この乙九七号証の二〇から二三までの四枚は先生がお撮りになった、これは何年ごろのインドの……。

私どもがこの仕事をやりましたのが昭和五〇年の一月末から三月なかごろでございまして、その患者さんを見たのは、二月の上旬だったというふうに覚えております。

乙第九七号証の二四
これはどういう写真でしょうか。

これは、今までお目にかけたのがアフリカの人、それからインドの人と外国人ばかりだったので、少し日本の例もお目にかけたほうがいいのじゃないかと思って、出しましたが、これは昭和二一年から三年にかけまして、帰国者による大流行が日本で起こりましたとき、東京都内では患者の収容はもっぱら豊島病院にやりましたので、豊島病院で働いている看護婦さんたちは全員種痘をしておったのですが、中には気の毒にも看護中に罹患してしまって、悲惨な目に会われた方もある。ただし皆さん助かっております。これはその第一の例で、実は種痘しておったのですが、罹患して助かったという例の一番ひどい時のものを石膏標本にお作りになって、教材用に病院で保存されておったのを写真に撮らせていただいたものです。

この方は看護婦さんですか。

というお話です。

乙第九七号証の二五
あんな重い例ばかりではありません。これは患者さんが新しいお医者さんだったと思いますが、いわゆる不全型と申しますか、種痘した人が罹かった場合の例で、全面びっしりではなくて、天然痘の病巣なんですけれども、少し小さいのですが、散在して出ています。もちろんこれはウイルスを取りますと、種痘をしていない人が罹かれば、典型的な痘瘡になります。

乙第九七号証の二六
これも看護婦さんの例ですが、これは罹患した例では一番軽い例のように聞いております。

乙第九七号証の二七

これは昭和四八年の三月にバングラデイシュから帰った公務員が東京で発病したもので、荏原病院に収容されたときの患者さんです。この方も出国前に三カ月ほど前に種痘してお出掛けになった。それでもやはり非常に重篤な患者さんに接触されたのだと思いますが、不幸にして発病されたのですが、症状はご覧の通りこれで一番激しいときで、非常に軽くて、病巣も小さい。それから一番特徴的だったのが口の中、それから喉のほうに病巣がなくて、喉のうがい液なんかを採ってもウイルスが全然採れないということを担当のお医者さんが認めております。

この患者さんは、先生が直接見ておられますか。

はい、材料採取のために直接みました。

乙第九七号証の二八

これは、胸から上で、上腕部ですが、さきほどご覧になった病巣に比べて非常に小さくて少ないということがおわかりいただけるかと思います。

乙第九七号証の二九

これは別の患者さんですか。

はい、これはその翌年の四九年一月に、今度はインドのビハール州という所へお寺の団体旅行を案内して帰ってきて感染されたという旅行の添乗員ですね。で、この方も典型的なインドで流行している大痘瘡ウイルスが採れたのですが、ご覧の通り二カ月ほど前に種痘をしておりましたので、まあ非常に病巣も少なくて軽く済みました。

この患者さんも先生は直接見ておられますか。

この方は、入院直後にかけつけて、材料を採らせていただきました。

乙第九七号証の三〇

これは、今の患者さんの足です。顔に比べるとちょっと足のほうが多いという感じを受けますが、それでも典型的な症例に比べますと、非常に少ない。まあ以上がスライドでご説明する典型例でございます。

今、スライドで痘瘡というものはどういうものかを外見的にご説明いただいたのですが、この痘瘡の特色と言いますか、それをいろいろな観点からとらえることができるかと思いますが、あとでお話をする関係で、痘瘡を根絶する、それとの関連で言いますと、どういう点が注目されたわけですか。

病気として見ますと、これは凶悪極まりない病気でございますが、伝染病として見ますと、実は人から人にしか罹らない。人がこの病気に伝染するには、何等かの形で人あるいは人から出たウイルスに接していなければいけない。そういうことで、人に対する対策だけをやればこの病気を完全に根絶することができるということで、凶悪過るが故に比較的扱い易い病気である、そういうことが言えると思います。

今、いろいろ臨床経過を見せていただいたのですけれども、痘瘡であるかどうかの診断というのは、これは一般的に言うと難しいのですか、易しいのですか。

実は、これは流行しているときは、まあ普通の臨床的なあれで、さきほど申しました特徴ですね。典型的な水疱、膿疱が一斉に同じ歩調で進んで変化して行くということ。それから、顔手足の露出部分に多いと、そういう二つの特徴からほかの発疹性の病気と比較的簡単に区別がつきます。そういうことで、流行地ではそんなに難しいことはないと思いますが、たとえば日本とかヨーロッパ諸国のように、流行していたいわゆる常在性の天然痘が無くなって一〇年二〇年経っていて、どっかからそういう病気が入ってきて、一例だけ出たと、そういうときにすぐわかるかと言いますと、やはりウイルス学的な診断をしないと無理かと思います。

それで、一般的に言って、臨床経過の中で、どこの時点で、つまり患者との接触から感染した後、どの時点にくれば痘瘡であるということの診断が可能ですか。

臨床的な診断はやはり水疱期ですね。ですから熱が出て四日目ぐらいで発疹が出、それから二日目ぐらいと、そういう時期になれば、よく患者さんを診たことのある臨床医でしたら診断がつくと思います。

それは、年代で言いますと、そのような診断方法というのは、いつごろから可能だったのでしょうか。

それは、臨床的な診断でしたら昔からあれだと思いますので、戦争直後の流行で患者さんを診たことがあるお医者さんならばそんなに難しいことではないのです。

もう一つ、ウイルス学的に診断方法があるというお話でしたね。

はい。

そのウイルス学的な診断方法だともっと早くわかるのですか。

ウイルス学的な診断方法をとりますと、丘疹期と言いますか、最初にお目にかけました発疹が出て二日目ぐらい、ただ米粒のようなものが顔に出たあの時期のものでも、実は患者さんは痛がりまして気の毒なんですが、それをメスでほじくって材料を採り出してウイルスを証明することができます。

ということは、潜伏期間が二週間近くございますね。

はい。

その潜伏期間中の診断ということは不可能ですか。

無症状の潜伏期間でしたら、今のところそのウイルス学的に診断するのを成功したという例は聞いておりません。ただ、インドのカルカッターにサルカー先生というカルカッター大学の医学部の先生がいらっしゃいまして、その方が一九七三年にカルカッタで患者さんが非常に多く出たときに、実は患者さんに接触した人が発病するまでの間に、ということで、いろんな検査をしてみたら、発病しなかった方でも、尿の中にウイルスを証明できる方があると、そういうような報告をしておりますが、幸か不幸か、痘瘡根絶計画がどんどん進んでしまいましたので、ほかの世界の学者がそれを追試して確認するという余裕はございませんでしたが、大いにあり得ることだと思います。それから、もう一つ私どもが考えておりますのは、これは全身感染を起こすウイルス病全部なんですが、侵入門戸のリンパ組織で増えたあと、白血球の中にウイルスをもちながら血液中を回って、あと好きな組織、たとえば天然痘で言いますと皮膚、そういう所に落ち着くまで体中を回る。ですから、非常に感度のいい方法をうまく開発しますと、潜伏期の後半ぐらいですと血液を採って培養すればウイルスが証明できるかもしれない。ただ、一〇〇パーセント証明ができるというところまで症例を重ねたり、いろいろ各方面から研究をするという余裕はございませんので、ウイルス学的にも潜伏期のウイルス学的診断というのは今のところ未開発という状態のまま残されております。

それで、不幸にしてこういう痘瘡という病気に罹った場合の治療方法でございますけれども、これはその原因療法と言いますか、病気そのものに対する治療方法というものはあるのでしょうか。

いろいろ考え方があって試されたのですが、成功した例はないようです。一番考えられましたのは、マルボランという薬でございます。それからリハンピシンという抗生物質がございまして、いずれも種痘の副作用でワクチニアウイルスがどんどん増えてしまうときには効くということで、それでインドで天然痘にも効くのじゃないか、ということで、ＷＨＯが相当多くの症例でやってみたようですが、効くとも効かないとも言えないという結果で終っているようです。ですから余り頼りにならないのです。それから、もう一つはガンマグロブリンですね、まあ天然痘、種痘両方共通ですが、それに対する抗体のあるガンマグロブリンを注射すればよろしい、ということですが、やはり圧倒的に天然痘のほうが強いようでして、そのものでは余りはかばかしい結果は出ていないようです。

ある程度は効くわけですか。

ですから、免疫がある人で、非常に重い患者に接しちゃって、その免疫で勝てるかどうか、バランスがぎりぎりというようなときに、それで増強をすれば効くということになるのじゃないかと思いますが。

そうすると、免疫のない人は。

免疫のない人ではちょっと間に合わないと思います。量的に全身あの、ＶＩＧと申しますか、ガンマグロブリンを筋肉内注射をしてやっても、体中の平均的な単位数で言えば、やはり種痘をした場合の抗体の単位数に比べるとはるかに低いので、ちょっと間に合わないと思います。

ということになりますと、多くの治療法としては、対症療法ということが中心に行なわれているというか、行なわれてきたわけですね。

はい、結局対症療法と申しましても、この血管障害、全身の毛細血管が破れて、内出血を起こして死んでしまいますので、実際には非常に難しい。それで、もう一つの死因としては、さきほど申し上げましたように、全身に水ぶくれみたいなのができるわけですから、やけどと同じ状態で、ひどい脱水症状になりますので、輸液でなんとか持たせる。ですから、輸液と強心剤。あとは水疱が敗れたあとに黴菌が着いて、二次的な細菌感染で敗血症を起こさないように、抗生物質を投与する。その三本が対症療法として行なわれております。

対象療法の成功によって患者が快方したと言いますか、死亡を防ぐ、あるいは防いだという例は相当数あるのですか。

実は、同じレベルでその対症療法をきちんと患者さんにやって、それを集計したという報告は聞いておりませんので、その判定というやつは非常に難しいと思っております。実際に特異的治療法がございませんので、焼石に水でなかったかというのが私ども臨床ウイルス学的目から見た印象です。

たとえば、さきほどのスライドで説明していただいた中で、二歳の幼児が死亡した例でございましたね。

はい。

あのときはどういう治療方法を施しておられたのでしょうか。

まあ、これは現地の状況にもよりますけれども、インドの現地では伝染病院へ収容をしますと、かえってほかの患者さんにうつすので、自宅でとにかく隔離してしまうというやり方だったので、あのときは水分を補給すると言っても、口から水を飲ませる以外何も行なわれていなかったというふうに聞いております。

で、その命を取り止めた患者ですね、これは完全に元の体になるというわけではないですね。

さきほど申し上げましたように、目に病巣ができて、そのために角膜混濁による失明が起こらない限り生理的には一斉後遺症を残さないで治るのです。

角膜損傷による失明ですね。この例は多いのでしょうか。

日本では幸い少ないのですが、インドでは非常に多くて、そのために、天然痘専門の角膜移植研究というテーマでやっていらっしゃる方がいましたが、私日本の症例で失明がどのぐらい出たか、ちょっと不勉強でわかりません。

角膜の損傷のほかにも、だれが見てもわかる皮膚組織の欠損ですね。大かれ少なかれ程度の差があっても必ず残るものですか。

はい、一生残ると言われておりますが、三〇年以上経つとやはり随分見えなくなります。ただ、あれが残ってくれるお陰で疫学的にすぐわかりますから、過去における天然痘患者を捜し出すのは極めて容易になるということで、WHOの天然痘根絶計画ではその性質もまた疫学的に非常に役に立ちました。

ところで、こう言った痘瘡という病気の根絶計画が今日では完全に成功したと、こういうふうに言われておりますね、

はい。

その経緯を少しお伺いしたいと思いますが、世界の痘瘡患者の推移と言いますか、これが医学的なレベルで正確的に把握されているのはどの時代からですか。

これは実は天然痘がなくなる数年前までは非常に捕捉率が悪かったということが本当のところではないかと思います。日本とかアメリカとかヨーロッパ諸国のように、衛生統計というような取り易い組織になっております所では間違いなかったと思いますが、インド、ブラジル、アフリカのような最後まで天然痘が残っておった国では非常に捕捉率が低かったということです。たとえば一九七三年、昭和四八年までインドなんかでは数万人レベルというような患者の発生報告があったのですが、ところが七三年の一〇月からWHOが、それではいつまで経っても無くならない、ということで本格的に直接介入をして、調査網をきちんとしてやったら、患者は去年より減っているというふうに一般的な人が考えているにもかかわらず、一八万人近い患者が集計されたというようなことで、WHOとしては、それまでのあれはWHOが直接介入をして調べない限り患者数の捕捉率は一〇パーセントぐらいだったのじゃないだろうかと、そういうような意見を述べております。ですから、一番信用できるデーターは七四年の一年分、それから七五年、その二年間だけではないかというふうに言われております。

乙第九八号証を示す

これは、証人が今年の一月ジュリストにお書きになった論文でございますね。

はい。

それを私読んだところではWHOの天然痘根絶計画のあらましをコンパクトにまとめたものとしては、好適なのものではないかと思いますが、それを示してちょっと伺います。その天然痘が結論から申しますと、いわゆるWHOが天然痘根絶成功の宣言をしたのはいつになるのですか。

根絶を技術的に宣言しましたのは、昨年の一〇月でございます。あとは手続が残っておりまして、あとWHOの公的機関であるWHO総会で宣言したのが今月の五月です。

そうすると、昨年の五月段階で地球上から天然痘というのは無くなったということになるのですか。

昨年の一〇月時点で無くなったことが確認されたということでして、実は手順がございまして、WHOの天然痘根絶の手順によりますと、患者さんが出なくなってから二年間、従来通り綿密な調査網を敷いて、調査をして、その間一例も自然発生の患者が出なかったら、二年後に根絶宣言をすると。ですから、最後の患者さんが出ましたのが、昭和五二年一〇月、ソマリアで出たということで、それから二年間完全に世界中しらみつぶしに調べた上で、そのほかに患者が出ないということで、昨年一〇月に根絶確認宣言をしたと、それが状況でございます。

そういうふうなWHOの天然痘根絶というのは、これはもう非常に画期的なというか、伝染病史の中では本当に特筆すべき事項なんですね。

そうですね。

これが成功した理由なんですけれども、これは一つにはさきほど先生がおっしゃったように、病気の性質、特徴、これがあったわけですね。

はい。

それから、WHOが根絶計画に着手したと言いますか、これはいつごろになるわけでしょうか。

これは、一九六二年ですか、三七年ごろからです。WHOにアメリカの厚生省所属の伝染病センター、CDCという所がありますが、そこの疫学者が、まあいろいろな考え方を、根絶可能であるというようなアイデアを持ち寄りまして、WHOと協力して西アフリカで六二年から六六年ぐらいまで、いくつかの国で、彼等の疫学理論によるモデル実験をやったわけです。一つは、国民皆種痘による根絶。もう一つはいわゆる患者さんを流行を見付けて、それを制圧するいわゆる監視制圧方式、その二つをやってみて、結局天然痘が最後まで残っているような、いわゆる発展途上国では国民皆種痘という方式は非常に難しいと、ようするにやったつもりで、戸籍漏れがあって、ある集団がそのまま種痘しないで残っているとか、いろいろ問題がありまして、どうもそれだと非常に不経済である、それよりはようするに流行を見付けて、その周りをぴたっと種痘をすることによって押え付けたほうがいいというやり方をWHOとしては今後は採ろうと、こんなふうになって、六七年からそのやり方を中心とした根絶計画が発足したわけです。

今のお話ですと、昭和三〇年代の後半から、こういう計画が検討されておりますね。

はい。

その当時の世界の天然痘の情勢で言いますと、いわゆる先進諸国はすでに常在国ではなくなっている状態ですね。

はい。

そうしたなかで、インドとかバングラデシュとか、そういう所でなお常在国が残っている、なぜその段階でＷＨＯが世界的な介入をしたのですか。

結局それまで先進諸国がようするに天然痘を無くしてきたということから、逆に言いますとその手段として種痘が正しく行なわれれば根絶可能であるという見当が付いたわけです。で、正しくというのは、何かと言いますと、正しい方法で植るということと、それから植るときに正しい力価と言いますか、生きたワクチニアウイルスを一定量含んだワクチン、その二つが可能になるという見通しが実はあったのです。実は、昭和三八年にＷＨＯがアメリカのミシン針の会社に確か頼んで開発した二又針という種痘針ができまして、それでやりますとどんな素人でも一定量をきれいに接種することができる、そういう見通しができたこと。それから、もう一つ、これは前後いたしますが、生きたウイルスを十分現場まで持って行くのにワクチンとして乾燥させたもの、これが昭和二九年にイギリスで開発されて、それをＷＨＯが昭和三六年から全世界の国で使うようにということで、造り方の講習会をやりました。日本から私が派遣されまして、その講習会で講習を受けてきて、三七年からそれを日本で製造するための研究が始まったというようなこともございまして、まあ武器が二つ揃って、それから理論的には天然痘は種痘をきちんとやれば防げるのだということがいろんな所のそういう実績によって出たわけです。あとは、ですからＷＨＯが戦略的にどっちをやるかということとだけだったのです。その国民皆種痘にするか、選択的な流行地の周りだけを種痘するかと。

はい。

まあ、インド等では結局皆種痘という方法を採らなかったのですね。

そのことに関連してなんですけれども、その理由としてこれは集団に対する予防接種の効果というところで、前に原告側の証人である大谷先生がこの法廷でインドのラオの報告を基準にすると、八〇パーセントに種痘をしたのだけれども、流行してしまったと。余り効果がないかのような報告例を証言されているのですが、先生もその乙九八号証の中にもちょっとそのラオの報告について触れておられますね。

はい。

これは正確に言うとどういうことなんですか。

ですから、それをウイルス学的に言いますと、種痘をやったということは、種痘の行為をやったということでございまして、帳簿上八〇パーセントの人が種痘を受けたということで、正しい種痘をやって、根絶を確認しております所は、大体全人口の均一に分布をして七〇パーセント以上の人が種痘をきちんと受けて免疫になっておりますと、人から人への伝播を主体とするというか、唯一の方法とする天然痘はその社会から消えざるを得ない。ですから発展途上国で種痘が高率であるにもかかわらず、さっぱり天然痘がなくならないというのは、それは種痘がうまく行っているはずがないのじゃないか、というのが一番の原因です。それからもう一つは、たとえば二〇パーセントという種痘漏れの集団がある特定の部落とか村に集まっていると、そこはゼロ種痘地域です。それでインドネシアで有名な例がございまして、七二年でございましたか、九五パーセントまで間違いなく種痘をしたのですけれども、どうしても残る。よく調べてみたら特定の山の中に住んでいる部落にその五パーセントが無種痘で残って、そこがどうも原因でそこの人が町へ出てきてはぶりかえさしたと、そういうことがあったということです。ですから単にその統計上の数字だけではなくて、疫学的に均一の集団、それから信頼できる方法で種痘が行なわれているかどうか、それが揃っていないと、その種痘の実施率即その効果測定の目安にはならないと、そういうようなことでございます。

（以上　村　田　淳　一）

被告代理人（藤村）

さっき申し上げましたラオ博士の報告というのは、いわゆるその八〇パーセントというのは、正しい種痘で適正な分布をした、その上での八〇パーセントであるかどうかは疑わしい、こういうことになるんですか。

そうです。ＷＨＯのほうで、種痘率何パーセントというときは、実は全部この種痘のあと、善感したあとのあれを見まして、それが、調べた人のうち、何パーセント、そういう形で表現しております。それですと、その数字は信頼できると思いますが、たとえば、市役所あるいは保健所でやって、住民の何パーセントと、そういう数字ですと、どうもおかしいと、それから、もう一つは、いくらやっても、その種痘の現場で、液状のワクチンですと、ウイルスが死んじゃっていて、はるか低いレベルになって、塗って針で刺しただけで、それきりで終わっちゃう、そういう可能性もありますので、疫学的な評価を下すには、そういう面できちんと整備された条件でのデータでないとむずかしいと思います。

インドは、どれだけの人数がどれだけの家族を構成しているかということも、はっきり捕捉されていなかったような状況であったわけですね。

はい。少なくとも、私が見ました、最後まで残っているビハール州では、各村は大体一〇〇〇人単位でできておりますが、それに、いろいろな、何十とあるカーストが、それが、いちばん上のカーストを取り巻くように住んでおりまして、おそらく、部落の中ではみな顔をよく知っていて、あれだと思うんですが、保健所とか市役所とか県庁、そういうところで、住民をあまり把握してなくて、いざ調査して記録に残そうとすると、結局、ＷＨＯの調査班が行って、軒なみに全部書き出して、名簿を作りなおさなくちゃいけなかった。それで、やっと信頼できる調査網、それから種痘の網羅率といいますか、そういうものが補足できた、そういうふうに聞いております。

要するに、とても、いわゆる国民皆種痘、それがその効果を上げるような適正な方法でなされるような状況ではなかったということですか。

それは、インド政府自身がそれを認めておりまして、結局、インドも実は大国の面目にかけて、先進国と同じ国民皆種痘政策で根絶にもっていきたかったんですけれども、それで、一九六二年から、確か、インドは、それのシステムによる独自の根絶計画を始めていたんですが、うまくいかなくて、結局、一九七三年ですか、昭和四八年にＷＨＯが直接介入することになったわけですね。

ところで、先生は、ＷＨＯの根絶計画にも、協力というか、参加なさっているわけですね。これは何年からですか。

直接現地へ行って調べたりするのを手伝うようになったのは、昭和五〇年からでございますけれども、昭和四三年ですか四四年ですか、私はリケッチャのほうの兼任を解かれて、痘そうウイルス室長になった時点では、すでに亡くなった多ケ谷部長が、ＷＨＯから頼まれて、痘そうウイルス室が、ＷＨＯ協力センターというやつの一つに指名されておりまして、ＷＨＯからいろいろな研究課題を頼まれてくると、それを、共同研究して、解答を出す、そういうような活動は、昭和四三年からやっておりました。

それで、少なくとも、今日ではもう地球上に天然痘というものはないわけですが、その根絶した後の、根絶の判決に際して、及びその根絶後の残った問題としては、どういうものがあるんでしょうか。

一つは、最初に申し上げた、天然痘のウイルスは人にしかかからないという問題を実は揺がすような問題が、昭和四七年ごろから出てまいりました。その一つは、アフリカのジャングルの奥で、サルを殺して食っている部族に、サルポックスの人感染という現象が起きた。それもスライドをお目にかければよかったんですが、少なくとも、発病した人は、天然痘そっくりの症状を呈して、死亡率も二〇パーセント近くになる、そういう人からウイルスをとりますと、それは、前にはサルで流行して、人にはそんなに危険はないだろうと思われていたサルポックスウイルス、それにかかる人を見ますと、みな種痘をしていない子どもなんですね。どうも、いろいろ聞いてみますと、サルがどこかから持ってきて、かかっていたのを、そのサルを食べた。お父さんが撃ってきたのをお母さんが料理する。そばで子どもが見ていた。それで感染するという形のあれが多い。それで、一年間に、アフリカ中部から西部にかけての、いわゆるコンゴ河、それから、ガーナ、シエラレオネ、ああいう、熱帯の、黄熱病のはやっているような土地で、年間六〜七例ずつ出まして、昭和四五年から一〇年近くで五〇例近く、同じケースが蓄積しております。それで、実は、それと関連しまして、もう一つ、それじゃ、そのへんのどの動物が持っていて、人にうつすんだろうというようなことを、ＷＨＯが研究して、私どもは、ＷＨＯがとってきた材料を、日本なりモスコーなりアメリカなりの協力研究室で、ウイルスを調べるということをやったんですが、モスコーの研究室でその材料からいくつか天然痘のウイルスと全然変わりないやつが出まして、われわれ、大変困ったんです。確かに、モスコーでとったウイルスを、私ども、調べてみるとあらゆる面で、実験室的なマーカー、天然痘ウイルスと変わらない。それで、大変、頭抱えておりましたが、幸い、学問の進歩はありがたいものでして、一〇年来、ウイルスの遺伝子ＤＮＡをとり出しまして、それを、遺伝子をバラバラにして、化学的に比べるという方法ができまして、いろいろやってみたら、どうしても、天然痘のウイルスと、それからサルポックスのウイルス、あるいはその野生の動物からとった、天然痘に似たホワイトポックスというものも、いろんな面で、ほかのウイルスから、とても、天然痘のほうに、簡単な突然変異なんかで行くものじゃなくて、どうしても、野生の動物からとれたと、モスコーで報告したやつは、一緒に、天然痘のウイルスを隣りの部屋でやっていたのがまぎれ込んだんだろう、そういうウイルスはなかった。……サルポックスの感染の問題は残っていますけれども、ホワイトポックスのほうは心配しなくていい、ということが、昨年の一二月ごろ、結論が出まして、いろいろ苦労して、立会実験やったり、共同で調べたりしまして、結論が出まして、その問題は解決いたしました。

そうすると、サルポックスだけは、まだ、毎年、アフリカで現に発生しているわけですか。

はい。その問題は、ですから、サルポックスというウイルスがどの動物に付いて生きているのか、その問題は研究しつくさないと、まだちょっと安心できないということで、ことしの五月のＷＨＯの決議で、あと五年間は強力な研究をサルポックスに対しては続けるということで、私どもも協力を呼びかけられておりまして、きたる一〇月と二月に、ジュネーブ及びロンドンでその研究の打合せのための会議をやらなくちゃいけない、そういうような状況です。

痘そうが世界的にどういうふうに根絶されて行ったかということは大体わかったんですが、わが国の問題ですね、まず、これはよく皆さんどなたもおっしゃるんですが、問題にされることは常在国と非常在国ですね、その区別…、わが国が非常在国になったのは、大体何年ごろですか。

そうですね、常在国の定義と申しますか、天然痘の場合は、要するに、ある患者が出た、それの感染源を追って行って、どうしても、輸入であるということが証明できない、要するに、その国で自然に発生したというときに、一例しか見つからなくても、常在国ということになります。そういう例で、どうしてもよそから持ち込まれたという例が見つからなかったのは、昭和二六年だったと思います。それから、昭和二九年まで数例出ておりますが、それは、いずれも、韓国から密航したとか、韓国から帰国したアメリカの兵隊さんだとか、そういうあれでやはり、感染のもとは国外だったろうというふうに思われる、そういうケースがウイルス学的には、証明されておりますね。昭和二九年まで、そういうことがありました。ですから、幸いにして、日本国内で自然流行で患者が残っていたという状態は、私の感じでは、昭和二六年で終わったと思います。

そうすると、三〇年以前に、非常在国になっていたということになるわけでしょうか。

ええ。日本の国だけで見ますとね。

ところで、その後も見てみますと、昭和四八年と四九年、さきほどスライドを見せていただきましたね、それまでずっと、昭和二九年以降、ないわけですね、患者発生が…。

はい。

その間、他方で見てみますと、種痘に対する政策というのは、大ざっぱに言いまして、国民皆種痘という制度は維持されたわけですね、わが国では…。

はい。

先生の属していらっしゃる国立予防衛生研究所ですね、ここでは、その後、非常在国になった後の種痘政策というものについて、なんらかの研究はなさってきたんでしょうか。

私どもは、研究室で研究しておりますいちばんの主なあれは、ウイルス学的な診断でございます。ですから、種痘を続けるべきかどうかを、学問的に判断するいちばんの目安は、要するに、天然痘がない国へ天然痘がはいってきたというとき、どれだけ早くそれを見つけて、国内で広がるのを防げるかということがいちばん大事である。したがって、天然痘の迅速診断という問題、それからもう一つは、これまで行なわれていた種痘政策によって、どれだけ国民が免疫を持っておるか、その問題ですね、ですから、私は、昭和三四年にはいりまして、三六年から別な方が室長になって、しばらくおやりになりましたけれども、その方のときは、主に国民の免疫度調査というやつですね、いわゆる皆種痘政策はそのまま認めた上で、それによって、国民がどの程度の免疫を持っておるかという調査を、厚生省と協力しておやりになった。それで、その間、私はちょっと受持を変えまして、天然痘ウイルスそのものを使って、早期診断に最も適したウイルス学的方法は何か、そういうのを、昭和三九年から始めました。それで、それが、両方で完成した時点で、日本へ天然痘がはいってきたとき、どけだけ速やかに対処できるかという、一つの、こちら側の体制ができるので、その時点で、種痘政策をどう考えるかを決められるんじゃないか、そういうことで、研究の主力は免疫度調査、それから、免疫度を調べるときの抗体検索、抗体の測定の方法ですね、そういうのと、あと、ウイルスがはいってきたときに、どれだけ速やかに診断できるかと、その二方面の研究を主にやっていました。

その、ウイルスがはいってきた場合の研究をなさったということですけれども、その、常在国ではなくなったにしても、ウイルスがはいってくる危険性というものはあったわけですか。

はい。さきほども申しましたように、インド、バングラディシュ、それから、パキスタン、アフガニスタンあたりでは、毎年、数万の報告があったんですが、WＨＯの状況調査、ちょっと調べてみると、やはり、それの一〇倍ぐらいいると思わせるような状況がありましたので、欧米諸国あるいはアメリカなんかに比べて、地理的関係から、日本は、はいってくるとすれば、非常に高い危険性があったと考えることができる。それから、地理的に非常に近いにかかわらず、衛生情報がまったく入手できない国があったんです。端的に言いますと、中国です。中国の衛生状況に関しては、実は、昨年、WＨＯが天然痘根絶計画のために、どうしても調べなくちゃいけないということで、その報告があるまで、一切入手できなかった。結果的には昭和三五年で終わっていたということは確認できたんですが、当時、七億ですか八億ですか、そういう国民のいる国の衛生状況がまったく入手できず、しかも、戦前及び戦争直後の日本への天然痘の侵入のほとんどが中国大陸からであったというようなことを考えると、やはり、当時の衛生行政担当者が、中国からのそういう面について、非常に危惧を感じておったということは当然理解できます。

論者の中には、その強制予防接種を廃止した早さ、その時期が先進国であるかどうかのバロメーターであるかのように言われている方も少なくないわけですけれども、わが国が欧米諸国と同じように、……欧米というふうに一括していいかどうか、ちょっと問題あるかもしれませんが、同じように対処をとらなかった。具体的に言いますと、年齢の引上げとか強制接種をやめるとか、それについては先生はわが国なりの合理的な根拠があったというふうにお考えですか。

私は、今の話を、今から一〇年前の昭和四五年、種痘による副作用が非常に社会問題になった時点で考えてみますと、日本でのいわゆる種痘副作用の正確なデータがなかったという点で、対応が遅れたことは事実だと思いますけれども、国民皆種痘政策によって、天然痘根絶までやっていこうという政策をとったということは、別に日本だけではございませんので、自分のところのデータを、一〇年なり一五年なり、蓄積して、その結果、結論出して、方針を変えて行ったという国は、イギリスとアメリカの二か国だけでございまして、あと、ドイツなんかは、どっちかと言いますと、イギリスの結果を使って早急に変えて行った。そのほかのヨーロッパ諸国は断固、日本と同じ方針を守ってきたので、特に日本がやらなかったことは怠慢であり、責任問題を生ずるという状況ではなかったように私は思います。

どのような対応をとるかとらないかということは、実際にどう違うか、そういうこまかいことはあとでお尋ねすることにしまして、ここで、ちょっと、種痘の予防効果という点について、簡単にお尋ねしておきたいんですが、さきほど、集団に対する予防効果ということは、簡単にお尋ねしましたが、大体、その、正しい方法を正しく分布すれば、七〇パーセントやれば、天然痘が……。

長続きしない。いずれ自然消滅してしまう、そういうふうに言われております。

それから、個人の問題ですけれども、これは、一度種痘をやれば、生涯天然痘に罹患することはないというわけではないわけですね。

ではございません。一度種痘してますと、それが効くというのは、まず、一つには、その人が免疫異常がないということですね。たとえば、種痘をしたときには、免疫異常がなくて免疫できた。それから、あと、癌になって、癌の治療のために、免疫細胞が壊されるとか、あるいは、そのほか、アレルギー性の病気をおさえるために、副腎皮質ホルモンなんか使いますと、やはり免疫が抑制されます。そういう状況になっておりますと、当然、免疫も下がります。ですから、健康で正常な免疫を持った人が種痘を受けて善感した。そうしますと、それからあとの予防効果というのは、有名な、ディクソンの集計というのがございまして、一年後でしてたら、種痘してない人が一〇〇〇人かかっちゃうような状況でも、種痘していた人は一人ぐらいしかかからない。ですから、九九九人は助かる、三年後でも、二〇〇人のうち一九九人までは助かる、九九・五パーセントの予防効果がある、大体一〇年ぐらいまで、相当有意の防御効果があります。二〇年たっちゃうと、やはり、ちょっとむずかしいんですが……。

これは重要なことだと思うんですが、一度種痘の予防接種を受けると、生涯基礎免疫というのはあるわけですね。

生涯と言えるかどうか、それだけはっきりしたデータありませんが、少なくとも、二〇年ぐらいは、いわゆる免疫記憶というのがございまして、免疫によって誘発された免疫細胞のクロウンというのが残っておりまして、それで、抗原の攻撃が来ますと、初めての場合よりは非常に速やかに反応する、そういうことはあります。

それは、実際問題としては、再種痘の場合の効果ということとの関連で意味を持ってくるわけでしょうね。

それで、世界的に、WHOが制定して、流行地への旅行者に義務付けていた種痘証明書の、効果なんですが、たとえば、種痘の場合は一週間以上たたないと認めない、再種痘の場合には、そういう、免疫記憶による効果があるから、打ったその翌日から有効だというように定められているのは、そういうことを意味しているわけです。

再種痘にかぎらず、たとえば、種痘の効果という具体例として、先ほどのスライドを見せていただきましたけれども、昭和四八、四九年にわが国に持ち込まれた患者ですね、この方はいずれも種痘をしておった方でしょうか。

はい。いずれも、ちゃんとした証明書に……、最初の例の方は、三か月前でしたか、それから、第二の例の方は、二か月前ぐらいに、有効な種痘を受けたという証明書をお持ちでした。

乙第七九号証を示す

ちょっと、ディクソンの集計の話が、さきほど出ましたけれども、この六ページ、八ページ、これは大谷証人から指摘があったんですけれども、ここに文献の引用がございますね。ミスプリじゃないかと言われたんですが……。

実は、ここには二か所ミスプリがございますので、もし差支えなかったら、この席で訂正させていただきます。一つは六ページの「a 伝播の主要経路」というところですが、「家族内の濃厚な、長時間の接触が伝播の主な経路となっている。表1・3……」と書いてあるのは、これは「表1・2」の間違いです。ですから、五ページにあります表1・2というのを、ここで、話のたねにしております。それから八ページにまいりましていちばん下のパラグラフ「C 免疫の持続」というのがございます。それの三行目に、「種痘時の感染予防効果については、Dixon の集計が有名で……」その文献番号が右肩に20)としてありますが、これは1)の間違いです。これは私が校正をする段階で見のがしていたので、どうも、読んだ方にいろいろ御迷惑をかけましたので、ここでおわびをしたいと思います。

そうすると、この文献番号の1)になると、最後の引用のところはどこになりますか。

この大きな教科書一冊全部でございます。その中にこういう集計があるということでございます。

その六ページの表ですね。

はい。表1・3というのは、これは間違いです。

ところで、今まで伺ったところから、先生の種痘の政策論といいますか、これについて、ある程度の考えはわかったわけですが、これは、種痘を廃止するかどうかということは、ある国、たとえば、日本なら日本という国だけの痘そう患者の発生状況を見て決められることなんでしょうか。あるいは、そういうふうに決めてかまわないことなんでしょうか。

実は、この、国際交通が、むかしみたいに、船あるいは鉄道でゆっくりとやってる時代でしたら、日本の国内で患者がなくなったら、あとは検疫所を強化すれば可能だったんです。と申しますのは、さきほども申しましたように、典型的な症状が全部出るまでは、潜伏期間二週間ございますから、日本は幸い島国ですので、多くの症例が潜伏期間経過いたしまして、かかった人なら大体お医者さんが検疫所でにらんでいればつかまえられる状態で阻止できる。ところが、航空機を使う交通が主体になりますと、全然状況が変わります。これはまた別の機会にくわしく申し上げますけれども、要するに、潜伏期の患者さん、きのうウイルスを取り込んだというだけの患者さんでも、もう、二四時間以内に、世界のどこからでも成田まで来られる。そうすると、経由地に流行地があったからといって、いちいち、全部、措置場に収容するわけにいきませんので、あと、国内にはいってもらって、追跡できるというふうに、名前だけ残しておいてもらう、そういうことになりますと、結局、検疫はほんとうに種痘証明書を見て、この人が免疫を持っていたということを確認するだけで、ほんとうに感染していたかどうかのチェックはできないということになりますので、やはり周辺諸国、特に日本人が旅行しやすいような地域の流行状況を考えないと、結局、日本の政策そのものが決められない、そういう状況です。

要するに、わが国は、非常在国になったわけですが、交通機関の迅速化に伴って、他所に、地球上のどこかに常在地があるかぎりは、一国だけの状況で判断することはできないということになるわけですね。

　そうですね、それが多くの国の考え方であり、日本もそうだったというふうに思います。

そういう考え方は、今もおっしゃいましたように、決してわが国特有というか、少数的な考え方じゃないと……。

　大多数の国がそういう考え方であるというふうに思います。

ところが、中には、非常在国になった時点で強制接種はやめるべきであると、そういうふうな見解もあるわけですが、いろいろ裏付けはあるんですが、その中に、代替的な機能をはたせる措置が十分とれるんだと、こういう意見があろうかと思いますが、そういうのを見てみますと、今もお話が出ましたけれども、検疫の徹底化とか、それから、リング・ワクチネーション、あるいは、それに結びついた緊急接種による波及の阻止ですね、そういうことが言われているわけですけれども、先生ももちろんご存じだと思うんですが、そのことについて少しお伺いしたいと思うんですけれども、まずその検疫等の徹底化ということで、今ある程度お伺いしましたが、天然痘の伝染期間というのは、どの時点ぐらいから伝染するんでしょうか。

　結局、のどの粘膜でふえて、つばあるいは吐き出す息でウイルスが散るようになる、その時点からです。そうしますと、大体、前駆疹といいまして、最初に発熱して、それから、典型的な病相でない、非特異的な発疹がいくつか出る場合があります。そのころから、大体、のどの粘膜での増殖し、それから、皮膚の下での増殖が始まっていますので、ウイルスは外に出るようになります。ですから、熱が出て二日ぐらいしてからウイルスをまき散らすようになる、そういうふうに考えられます。

潜伏期間というのは、大体二週間ぐらい。

　一〇日から二週間と言われております。

それが明けて、おっしゃったような前駆期の症状が出てくるわけですね。

　はい。

それまでの間というのは、これはよくわからないということですか。

　結局、ウイルス学的なチェックの仕方が未発達でしたので、はっきりしたウイルス学的な研究がないんですが、疫学的な所見で、その時期の患者さんが流行源になって流行がひろがったという所見はないわけです。

今、世界のどこからでも、わが国にはいってくるのに、二週間もかかる交通機関というのは、船を使えば別ですけど、そういうのはないわけですね。そうしますと、その検疫制度で、事前におさえるということは、きわめて困難であるということになりますね。

　そうですね。

さきほどのそのウイルス学的な診断方法という方法をとったとしても、検疫制度の中に、それをおり込んで、完璧にするということはどうなんでしょうか。

　ですから、典型的な症状が出る前に、ウイルス学的な検査をやるとしますと、たとえば、インドを通ってきた航空機の中で熱を出した患者さんは、全部採血して、白血球をとってきて、予研へ持ってきて検査するということになりますと、実際的には大変な作業です。今、特に航空機大きいですしね。

しかも、それは、そういうことが仮に純物理的に可能であるとして大体何年度ごろからそういうことが可能だったんでしょうか。

　そういう検査をやることは、そうですね、まあ、私が組織培養使った方法で、天然痘独特の検査法を確立しましたのは、昭和四〇年ごろですので、そういう必要があれば、体制をつくって、検疫所の検査室を拡充してということはできたと思いますが、ただ、その時期にやりましても、血液とって、白血球調べても、それで天然痘の前駆期の人が全部つかまえられるという、あるいは何パーセントつかまえられるかという研究はなかったわけですので、全部それをやっておけば大丈夫です、ということは言えません。

それから、世界の各国の検疫の一般的なやり方ですね、これは大体どういう程度のことをやっておったんでしょうか。

　日本と同じ、いわゆる古典的な検疫をずっと守っておりますのは、ヨーロッパ諸国、アメリカ以外の国はみんなやっていると言ってよろしいと思います。アメリカでは、非常にあの国は理論的につきつめてそれがわかるとサッと切りかえるのが得意な国ですので、昭和五一年……一九七六年……ごろまでの結論で、検疫はやってもしょうがないと、飛行機で来るのは……。だから、要するに、発生したときにすぐ国内で捕捉できるように、各州あるいは各市単位の衛生調査網を整備する。それで、それが出たらすぐにアトランタにありますCDCの本部へ情報が集まるようにする、いわゆる衛生情報システムで検疫にかえるしかない。したがって、検疫は、要するに、お手上げになって、病気は入れちゃってからの対策を能率よくやればいい、そういう結論に最近達したようです。それまでは古典的な検疫をやっていたんですけれども、結局、どうしようもなくて、検疫法の改正にアメリカの場合は進んだというふうに聞いております。

ところで、わが国に仮に持ち込まれた場合、これは、その伝播の方法といいますか、確率の程度ですね、これはどうなんでしょうか。結局、どういう伝播方法をとるかということになるわけですけれども、一般的に天然痘というのはどういう伝播方法をとるわけですか。

流行地及びむかしの典型的な症状を見ますと、やはり小さな部屋の中で、のどあるいはつばから出たウイルスが一緒の部屋にいる人に、いわゆる空気伝播、それが圧倒的に多いですね。いちばんいい例は、パキスタンで、今から一〇年ぐらい前に、子どもがやはり天然痘になっちゃいまして、お母さんがその子どもを抱いて二〇キロほど離れた町の病院にバスで行った。それで、ご存知の方あるかと思いますが、あのイスラム教の国ですと、バスや乗り物は、男の席と女の席とがガラスで仕切ってあるんです。その間に何人か実は患者が出ちゃったんです。そのお母さんが子どもを抱いてバスに乗ったということで…。で、かかった人は全部…お母さんですから、女側のコンパートメントに乗りますので、女の人ばかりだったということがあります。それから、時季的に、天然痘の流行がどこの国でも、冬から春先にかけて起きるというふうに言われております。その原因は、別に、ウイルスが暑さに弱くて寒さのほうを好むということじゃなくて、結局、やはり、その密閉した部屋の中で生活する季節に一致する、そういうふうに言われております。

郵政省の方が持込みされたケースがございますね、わが国に、昭和四八年でしたか……、それは、具体的にどういうふうなところで感染したかご存じですか。

私、御本人に会っては聞いてないんですが、あの方のお仕事は、バングラディシュにテレビ・コミュニケーションのネットワークをつくる技術援助ですね、その基礎調査だったと思います。ですから、中央官庁で、いろいろ打合せするだけじゃなくて、その、パラボラアンテナを立てる現地とか、電線を張る場所とか、そういうところまで行って…、ですから、とにかく、道路を通すときの測量みたいなもので、あらゆるところをお通りになったわけですね。ですから、その間に、どこかで濃厚に汚染された部落を通ったんじゃないでしょうか。そういうような……。

特に、接触したとか、そういう……。

一つの家の中で、というようなことは覚えておられないようですが、私が、インド、バングラディシュに行った経験ですと、現地の補助作業員を大勢つれて、そういうときは行きますね。それで、そういう人たちと一緒に、お茶や昼飯をとる、というのは、お茶屋に寄るんですけど、それは、江戸時代の街道筋にあるような、よしず張りの小さな部屋の中で、チャパテを焼いたり、紅茶を沸かしたりというところで、座って、仲良く食べるというような形になりますので、そういうところで、非常に狭いスペースを分け合うということはありうると思います。私どもなんかは、何度も自分で種痘をして、それから免疫も確かめた上で行ってますので、そういうのをこわがらないでやりましたけど、やはり、流行地なんかへ行って生活するのは、免疫に自信がないと、非常にこわいと思います。

もう一人の方は、どういう……。

これは、御本人のお話だったんですが、仏蹟巡りの旅行団を案内していらっしゃって、当時、ブッダガヤーのあるガヤの地、それから、鉄道の幹線の乗り継ぎ点であるパトナの地、それが、私どもが調査に行ったところなんですが、インドにおいて最も濃厚に患者の出た地域であります。それで、そこから、カルカッタですか、ニューデリーですか、汽車でとにかく、そこの見物が終わって出るときに、インドの鉄道は、一等、二等、それからもう一つ、特等にあたる空調車というのがあるんですが、お客さんのためには、空調した立派なキャビンのほうへ寝台を買っておいたんですが、添乗員の分だけ、一つ足りなくなっちゃったんで、一般の乗客と一緒に、一等の寝台、といいましても、あけっぱなしのところに大きなベッドが四つぐらいあるキャビンですが、そこで一般の乗客と寝た、その中にどうも病気だったんじゃないかと思われるのが一人いたというようなことで、あのときうつったんでしょうねと、指折り数えて、一〇日ないし一四日前になるというようなことを、御本人がおっしゃっていましたので、やはり、鉄道車両の中で接触した、そういうことが原因だったように思います。そうすると、たとえば、わが国のラッシュ時の電車とかバスとか、そういう中で咳をしたりするようなことが、仮に起こるとしますと、伝播の可能性はきわめて高いということでしょうか。そうでしょうね。密集の度合いから言っても、ですから、たとえば、はいってきた患者さんが種痘してなくて、最初のほう、見せたように、のどや口の粘膜の病巣の多い人でしたら、やはり、非常に濃厚な汚染が起こりうると思います。

ところで、その検疫のほかに、はいってきた場合に、リング・ワクチネーションという対処方法をとって、さらに伝播するのを防げばいいんだという考え方もあると思うんですが、そもそも、リングワクチネーションというのは、どういうところから出てきたわけですか。

これは、考え方から言いますと、要するに、発生は積極的におさえないで、発生しちゃったら、それをいち早く見つけて、その周辺に、種痘によって強力な免疫の壁をつくる、ですから、これは、冷静な欧米人ですと、そういう戦略が成り立つわけです。戦争で言いますと、たとえば、マッカーサーがフィリピンを明け渡してから、準備をととのえて、巻き返して攻めて行く、朝鮮戦争のときにもやった戦略です。そうしますと、そこの住民は二度戦争にさらされるわけです。同じことがリング・ワクチネーション理論の中にも言える。とにかく、発生して、接触しちゃうところまでは自然にまかしちゃう。それから先、冷静に対処すれば、ある範囲で食いとめられるということは、理論的には成り立ちますけれども、犠牲者は、必ず出るわけですね。その犠牲者には二種類ある。接触者で発病してしまった人、それから、もう一つ重要なのは、それまでに、子どものときの定期種痘を廃止しちゃっておりますと、そのとき、大きくなってから初めて種痘を受ける。そうしますと、あとでまた問題になると思いますけれども、年長児種痘に伴う副作用の増強、その二つで犠牲者が出る。ですから、それを定量的思考で社会が受け入れられるかどうかによって、先進諸国でのリング・ワクチネーション方式というものが受け入れられるかどうかということが決まると思います。

これは、リング・ワクチネーションという考え方は、もともと、欧米諸国で発生したものですか。

まあ、はっきり、リング・ワクチネーションという言い方をやったのは、例の、一九五六年でしたか、六一年でしたか、ディックが、種痘政策の再検討というのを言い出したときに、はっきり言い出した方式ですね。

この、インド、バングラディシュのほうでは、リング・ワクチネーションというのがとられたんでしょう。これは、そういう方式をとらざるをえなかったということですね、さきほどのお話ですと……。

結局、私の考えだと、もっと確実な方法は、要するに、一〇〇パーセント種痘の方法で、これは、ほうっていても、病気のあれそのものが立消えになってしまいます。ただ、その場合、当然、あとで問題になると思いますけれども、数百万人レベルで種痘をやりますと、副作用の問題が出てきますので、それに対する救済措置というものは別途考えた上で、一〇〇パーセントやる、疫学的に言えば、病気そのものを立消えにしてしまうには、一〇〇パーセント接種がいちばんである。リング・ワクチネーションにおいては、サーベイランス、それからコンテインメント、…監視、制圧方式というのは、うっかりすると、東奔西走して、衛生当局は奔命に追い疲れる、場合によってはお手上げになってしまうという可能性もなきにしもあらずでございますので、それの採用には相当の勇気が必要だと思います。

今、わが国の場合、リング・ワクチネーションと言う方法をとったとして、予測される問題点というのは、今すでにおっしゃいましたけれども、これは、先生の考えでは、わが国にこれをとり入れていくということになった場合、どういうことを最も危惧されますでしょうか。

いちばん私が危惧するのは、やはり、国民の非常に感情的な受け取り方ですね。すぐ、パニックが起こる、たとえば、患者が見つかるまでに、初発患者から、二次患者が数人生ずるというのは普通の状況です。そういうあれになったとき、やはり、そういう状態を放置したということで、衛生当局に対する責任追及がものすごく大きいと思います。それで、あとは、結局、行政組織の末端まで、いつでも対処できるように、つねにピンと張りつめた状態を保っておかなくちゃいけない、ということは、むしろ、衛生当局にとって、ものすごい負担になるんじゃないでしょうか。それよりは、定期種痘をやって、生まれた人には全員やって、それで、もし、その間、副作用が起きたら、救済措置を講ずる、そういう政策をやっているほうが、行政当局の精神的緊張度は少なくてすむし、実際的であろうというふうに私は思います。

その、実際的ということなんですけど、検疫で阻止するということに限界がある、わが国にはいってきた場合、非常に過密化した社会というのがわが国の実態だと思いますけれども、こういう中で患者が発生した、その患者がどこまで接触をひろげているかということを追跡して行って、その可能な範囲を全部把握しなければ、リング・ワクチネーションというものが功を奏しないことになるんじゃないかと思いますが、いかがでしょうか。

そこで、結局、さっき言いました、冷静にそれを受けとめるということの中に、必要が起きたら、一つの町全部が閉鎖される可能性がある。たとえば、一九七二年に、ユーゴでヨーロッパ最後の大流行がありましたが、あのときに、首都ベオグラードでは、確か、ホテル何軒か借り切っちゃって、全員、接触者をそこへ隔離して対策を講じて、あのときは、やはり、臨時に、ユーゴ全土に皆種痘をやったと思います。ですから、そういうような事態を社会が冷静に受けとめるかどうかということによって、やはりその社会の成熟度も出るんですけれども、私、日本人のあれからみますと、非常にむずかしくて、今度は、種痘をさせないからというので、怒られる、ワクチンはどこへ行ったというような、パニック、そういうような状態が起きるんじゃないかと思います。

緊急接種自体の問題なんですけれども、さきほどもお伺いしたかと思うんですが、基礎的な免疫を有している、つまり、予防接種をしている者が、後に再種痘する場合、これは、抗体は即日出るということですか。

即日出るかどうかわかりませんが、少なくとも、抗体産生のためのメカニズムは動き出しますね。それで、今の抗体測定法でひっかかる抗体の上昇は二日か三日後に見られます。

それがない場合、緊急に初めて接種する場合、それが効くには何日ぐらいかかりますか。

大体、免疫細胞の増殖が認められるには、七日目ぐらい、抗体として認められるようになるのは二週間ぐらいになりますので、大体一〇日ぐらいたたないと効かないんじゃないでしょうか。

その場合、緊急接種が初種痘である場合は、これは、年齢的な問題によっては、副反応が出るということも考えられるわけですね。

そうですね、そういうことをサジェストしているデータが圧倒的に多く見受けられます。

（以上　田甫力弥）

被告代理人（藤村）

いわゆる国民皆種痘の制度を廃止しましたですね、検疫制度あるいはリングワクチネーション、こういったことに頼った場合の痘瘡の防止体制あるいはその結果がどうなるかとこういうことをお尋ねしたいわけですが。

乙第一〇〇号証一～三を示す

一〇〇号証の一、表2を見て下さい。これはどういう文献なんでございましょうか。

昨年の一〇月に、WHOが技術的に決めておりました痘瘡根絶の条件が満たされたという宣言出されたんですが、それからあとWHOの正式執行機関である総会でこれを結論づけるために専門家による世界委員会というあれですね、ここに書いてございます痘瘡根絶確認世界委員会という世界中から疫学とウイルス学の専門家を集めまして作った委員会で昨年の一二月に審理してそれでWHOに提出した最終報告です、その一部がこちらの証拠に引用しているわけです。

一〇〇証の二、これは。

これは同じような問題でございまして、要するに、非常在地になった国で、天然痘がどのような発生を示していたか、そして輸入例を示すいろんな調査結果、最も完備しているヨーロッパへの輸入例を、一九五〇年から七七年の二七年間に渡ってまとめて論評した個所です。

はい。

一〇〇号証の三、これはその輸入例を一覧表にしたものでございますね。

はい。

なお、それに訳文を添付してございますが、これはいずれも証人に訳していただいたものでございますね。

はい。

それではこの特に一〇〇号証の三でございますね、これを少しかいつまんで、代表的な例ですね、これをお話していただけますか。

一番ここで目につくのは二七回の例が上ってますがイギリスが圧倒的に多いですね、八回ですか、それだけ上っております。ついで多いのは西ドイツです。どちらも定期種痘を実は早々とやめようという政策を決めた国でございます。これで見ますと、イギリスの場合一番ひどい例では四七人というのございますね、それからドイツではそんなに多い数は出ておりません。イギリスはやはり入れちゃってから、それから巻き返しに出るというお国柄ですから。ドイツでも一番多いのは第六例で三三人というケース出ておりますね、そういうことでやはり相当な惨禍を生んでいると、平均値がさっきもアメリカで、勧告出す時の理由になった一回の輸入あたり八例という平均値が非常に低い値い出たのは、ここに出ておりますようにほかのヨーロッパ諸国でどっちかというと輸入一例だけでぴしゃりと水際作戦に成功しているという例が多いものですから平均値がこうなっておりますが、西ドイツと英国の二大輸入国はそんなに甘い値いじゃないというふうに、私は考えております。

この表を見てわかるように、輸入の経路ですね、これは圧倒的に空路による場合が多いわけですね、そして、この中で証人がご承知の具体的な例としまして、英国西ドイツ等、一、二どういう経路でどういうことでこういう惨禍になったのか、ご承知であればご証言いただけますか。

一番有名なのは第二四例一九七〇年一月、西ドイツで患者総数二〇で、その内病院の中で移った例が一九例もあると、非常に有名な例です。

乙第九九号証一、二を示す

今先生がお話になった西ドイツの例の報告はその中に書かれていると思います。

はい。

これは「自然」の、昭和四六年九月号に寄稿されました証人の論稿でございますね。

はい。

これはどういうことで書いたんでしょうか。

これは疫学的にこれが一般的とはいいませんけど、こういう伝わり方でこういう惨禍をもたらすことがあるということで非常に有名な例になっておりまして、西ドイツの電気技術者がパキスタンに出張して帰国してから発病したんですが、病院へはいったんですが病院のほうで天然痘というのは全然頭に考えてなくてほかの発疹性の病気だろうということで一般病棟に入れておく内に冬で比較的締め切った所で暖房を効かせていたというようなことから同じ階のいろんな所に広がって行っただけでなくて、暖房でスチームの上をちょっと明けておいた所から、窓から外へ出まして、壁づたいに二階、三階とはいって行きまして、少しずつ明けている所からはいり込んで、全然空気の直接の流通のない二階の病室三階の病室へと伝染を広げたということで、天然痘が空気伝染を起しやすい、ないし起した時はとんでもないところまで広がるということの例になっております。この場合この病院で罹患した人は非常に年取った人が多かったんですね、それで皆さん種痘はしてたという履歴が大分あるんですが、調べてみると二〇年、三〇年前にやったというタイプの方が多くて、それじゃあ無理もないというようなことで、疫学的に非常に珍しいというか、非常に教科書的に示してくれた例ということで歴史的に有名になっております。

九九号証の二の左上になりますか、表がございますが、これを見ますと既種痘の患者でも死亡した例がございますね。

はい。

これは種痘後、これが一覧して明らかなんですが。

見てみますと、これが起きたのが七〇年で、最後に種痘を受けたのが一九〇三年ですから六七年昔と、もう一例は一九一七年ですね、これですとやはり五三年、それからもう一例一九〇一年という例がございます、ですからお年寄がその後再種痘受けずに、昔子供の頃、受けたままで、そのままでいたということで、感染するような条件が来た時、やはりかかってしまったと、そういう状態だと思います。

一〇〇号証のほうに戻っていただきますが英国ではどういう例が。

一番有名なのは第一一番に上げた一九六二年一月に出た四七例です、これは私ちょっと詳しい疫学的状況忘れてしまいましたが、死者が一七人確か出ていると思います、この場合も不注意に病院に入れて、診断したのが遅れたために、院内感染それが半分以上出ていると、そんな非常に惨禍をもたらした例でございます。

それからこの中に、これは有名なんですけど、ユーゴの例がございますね。

はい。

これはどういう。

これはまず一番問題はイラクがこの頃その先程たとえに出たステータス・シンボルみたいに早急に天然痘根絶を自分のところで宣言して、私のところはありませんという形を取っていたというのがまず問題なんで、ユーゴスラビアのある一地方の住民でもっぱらイスラム教徒の区画があるらしいんですが、そこの住民がやはりイスラムの聖地へ交替で巡礼すると、その帰りにイラクを通って帰って来て、帰って来ると、昔の日本の伊勢参りみたいに部落中が出迎えて会食して大変密接なところで食事やあれをしそれから抱擁をして歓迎し合うというそういう風習のあるところのようですが、そこへ帰って来たんです。当然本人は出国帰国に当って、法律的なあれがありますので種痘はしておったために非常に軽かった、それでまったく天然痘であるという自覚もなくてせいぜいニキビが少し出た程度の症状だったようです。その人からまず部落の中の一一人ばかりに移したと、その中の一人で原因不明で非常に激しい症状を呈したんで病院を次から次へと上級の病院へ移されまして、最後は首都ベオグラードの病院へ行くまで四か所病院移って、その間にその二次患者一人から三八人に移したと、これは一人で移した患者数としては世界記録に末になっております。そういうようなことが、繰り返されまして、どうしてもおかしいというので大勢に移した患者さんの診断の段階で天然痘ということがわかって遡ってそれじゃあ原因は誰だろうといったら種痘したために、非常に軽かった第一の患者さんが見付かって、遡って行ったらどうもイラクが原因だと、イラクを調べ直したら少し病気が残ってたために移ったと、そういうふうなことで、ですからこの時は先程も少し触れましたけど非常事態宣言が出されまして患者さんの隔離調査は全部軍隊が担当しておりまして、患者さんの出た部落を検問種痘等は全部軍隊が出てやったようです。それから接触者の隔離にはさっきも申し上げましたようにホテルを接収してそこへ全部収容してやったと、ですからこういうふうな患者一七五人で死者三四人ないし三五人という例だったんですがそれでもこういう事態起きますとユーゴという国は人口、正確に私存じませんが、何千万という国だったと思いますが、その国全部が非常事態におかれまして、一、二か月はほとんど正常に機能しなかったと、で、流行そのものは効果的な種痘と申しますか、WHOとも同じ患者を見付けて、その周りを強力にやると、この時ユーゴは国内全部種痘するようにおやりになったようですが、一か月以内に流行そのものは完全に止めることはできたんですが、国家としての機能はほとんど停止する位のところまで、患者が一人はいって来て流行したためになったということを聞いております。

これは一九七二年ですから昭和四七年になりますね。

はい。

わが国では先程来お尋ねしてますが昭和四八年および翌年の四九年に、それぞれ一例ずつ輸入患者の例がございますね。

はい。

この患者はそのいずれも大した症状ではなく、先程のご証言ですと予防接種をしていたということがその病気の程度を軽く押えた理由になっていると、こういうことでしたが、これは伝染するその範囲の問題これがあまり広くはなかったというかほかには移ってないわけですね。

はい。結果としては一人も続発患者出ておりませんでした。

それはどういうことで。

あとになって考えますと第一の患者さんは実は診断受けるまでの間に、相当、症状出てからいろんな所動いていらっしゃいます、特に一番有名だったのは公務員だったために国会の委員会へ政府委員として出席されまして、その委員会室で発熱してせきをしたということで、患者さんが天然痘とわかったら国会中大恐慌を来たしまして、国会中を確か消毒し直したと、それで電車にも当然乗っております、ただ幸いなことに、官舎が靖国神社の近くの飯田橋の富士見町にありまして国会へも近かかった、役所へも近かかった、それから病院はすぐ近くの東京逓信病院へどうしてもおかしいと発疹が出て来たから診てもらいに行ったということで満員電車に長時間揺られてという通勤はおやりにならなかったようです、それからこの人には実は種痘をしてない七か月の子供さんがいらっしゃったようです、お父さん海外出張から帰って来たということで大分抱っこしたりしたようですけど、私共はこの子供さん助からないんじゃないかと覚悟しておったんです、だけど、ちょっと風邪で熱は出されましたけど、感染しないですみました、それはやっぱりさっき写真見ながら申し上げたんですが、やっぱりのどと口の中に病巣がなくて、息やつばの中へ出さないという形、それから顔の病巣も少なくて小さかったということで極めて幸運な例だったということで、子供さんにかからなかったということです。

伝染力の程度というのは、そうしますとその患者の病状の程度にもこれは重大な影響があったわけでしょうか。

結局そうですね、病巣の数と大きさに正比例すると考えていただいてよろしいと思います。特に口腔内ですね、ですからその人がしゃべっている時、息をする時にどれ位外へ出すかと、体の表面の病巣から伝わりそうと思いますけどあれは本当にうみがつくような接触の仕方しない限り、意外と移らないで一番多いのはのどから、特にせきをしてゼイゼイというようなせきをしている症例の場合非常に伝染力が強いと考えなくちゃいけないと思います。

もう一人の患者さんも結局程度が軽かったと。

病状としては軽かったんですが、この方は非常に多彩に動かれまして住所は都下の町田市で、事務所が渋谷に確かあったと、そことの間を私鉄で通っておられ、それから仕事を終って帰るまでの間に、映画館にはいって映画を見ながら休んでいたとか、そういうことを二、三日病状が出てからおやりになってたようですが、幸い全部種痘のお陰ということをいうつもりございませんけれども、やはりそういうのに接する住民の側にやっぱり個人的な免疫があったということでやはり二次感染者が発生しなかったんじゃないでしょうか。

この法廷にお出になりました大谷先生が、昭和二〇年の後半からその四八、九年までの間、二〇年近くわが国で患者を見ていないのはこれは輸入がなかったからであって、予防接種によるその免疫効果を国民が有していたからではないんだと、こういうふうな証言をなさっているわけですけれども、先生はその点についてはどういうふうにお考えになりましょうか。

これはあくまでも推測の域出ませんが、毎年天然痘に似た病状の人で天然痘じゃないか、ウイルス学的な診断つけて欲しいという材料が持ち込まれるのは、この間も年間三、四例はありましたが、いずれもほかの病気であったようで陰性に終ってます。それで日本人はその当時は海外に出て行く人はどっちかというと、極めて少なかったんですね、昭和四〇年代にはいるまでは、そういう方は、非常にきちんと種痘して行かれたし、それからまあはっきりいって天然痘が所在しているようなスラム街とかそういう所へ行く仕事の性質は少なかったんじゃないでしょうか、ですから輸入は少なかったと、それから種痘してたために発病した人が少なかったということはいえると思いますが、もう一つはやはり本当に微小な症状でさっき見てた輸入二例よりもっと軽くて、実際に天然痘の病巣は出てたけど、本人も別に支障を来たさなかったし、人にも移さなかったというのは何例かあったんじゃないでしょうか、それは推測の域を出ませんが、そういうことで私としては日本とアメリカが実は先進国で、自然に自力で天然痘根絶を一九五〇年代に実現した国の中で輸入例がなかった二つの非常に目立った例になっております、それで結論的にはなぜこの間ほかの欧米諸国に比べて輸入が見られなかったのかということで、結論は出ておりませんけれども、どちらも共通していることはやはり種痘政策を相当強く推進していたと、アメリカの場合は連邦政府で勧告を決めると各州がそれぞれ法律にして実施するという形を取っておりますので、州によって随分ばらつきございますけれども、全体としては相当強固な、社会全体の、種痘により免疫を保たれていたと、そういうふうに考えております、ですからアメリカの中でも、やはりアメリカに輸入がなかったと、あれはついに天然痘根絶まで、最後までなかったんですが、やはり一番の主役は種痘のお陰でないだろうかという意見を強くいう人もおります。

国民皆種痘制度を実施していた。

ええ、そういう方式が間違っていなかったと。

ところでちょっと話が方向は違いますが、種痘に伴って副反応というものが生じて来る、これはいわれておりますですね。

はい。

その副反応の防止ということにつきましては、何か別途木村先生を、ご証言をお願いしてあるんですが、先生の予研の立場から副反応防止のためのワクチンの改良といいますか、そういう問題があるんですが、予研にご勤務の先生の研究のサイドから見た場合、どういうふうなワクチン改良というものをなされて来たか簡単にご証言いただけますか。

ちょっとその前に一応ウイルス学的に見た副作用を説明しておきたいのですが、副作用には二種類ございます。一つは皮膚やそのほかの免疫学的な異常に基いて起る副作用で、その一番ひどいのが進行性種痘疹といわれるやつで、これは、受けた側の細胞性免疫が欠けている時、体中に種痘のワクチンのウイルスが広がって、体中に増えて死んでしまうそのほか同じような条件が局所的にできている種痘性湿疹というのがございます。そこも結局湿疹がある所に、局所的に、細胞性の免疫状態が欠損しているということでそこにウイルスがはいりますと、どんどん広がってしまうと、それで非常に重篤な状況を呈すると、ところがこの非常に重篤なやつが二つで、あとは皮膚の副作用と申しますと、全身性種痘疹というやつで、体中に種痘善感病巣と同じやつですが、これは跡形なく治るという比較的予後のいいやつです。そのほか兄弟に移してしまうことが自分のほかの場所へ移してしまう自己接種こういう皮膚の副作用は実は原因が比較的はっきりしておりまして、免疫が欠けていないかとか、それから湿疹がないかというようなことをあらかじめ探しますと避けることできるわけです。もう一つはいわゆる中枢神経系副作用というやつで、一番ひどいのは種痘後脳炎、その軽いやつで種痘後脳症それからもう少し軽いやつで痙攣というやつがございます、痙攣はどちらかといいますと一種の神経の病的状態で脳波なんかあらかじめ取っておくとどうも痙攣を起しそうな人は見付られるようですが、種痘後脳炎脳症というのは実は原因が今のところまだわかっておりません、それで病名としては極めて変った名前で、種痘後とわざわざ時間的な関係を示す、後、というのがついておりますが、これは原因がはっきり種痘とはいえないけれども少なくとも種痘をやったあと一定期間内に種痘の反応が非常に強く出た、全身状態出たあと脳炎、脳症そういうことでいわれておりますんで、その原因について昔からいろんな学説が沢山ありました、それで一番考えやすいのは脳炎を起すんだからやっぱりウイルスが神経親和性が強いんだろうということで、いろんなウイルスをマウスの頭に植えてみるとか、サルに植えてみるとかいう形で研究したわけです、それでも、まだはっきりいたしません。それからもう一つは種痘による発熱ですね、発熱とか全身症状というやつ、普通の善感反応でも出るやつ、それが強い時に種痘後脳炎がよく出るということで、それじゃあ動物でそういう症状が強いやつに避けるようにしたらどうだろうかということで、二つの行き方があったわけです、それで私共としてはどうも皮膚に植えて全身症状、発熱とか皮膚の病巣の潰瘍性の変化がひどいというようなやつは、どうも動物の種類によって不安定であまりはっきりしたマーカーにならん、一番いいのはやはり増えるかどうかのほうをマーカーにしたほうがいいだろうということで、マウスに植えたんですが、マウスではどうもはっきりした結果が出ないんで、幸い私共の研究所では比較的サルを使っての実験ができやすい状態にありましたので、いろんな株をサルに植えて、その中で脳炎症状を呈するやつの軽いのの内でしかも免疫をよく与えるものを選ぼうというような研究をやりました。

その研究はどういう成果を見ておるわけでしょうか。

四五年に種痘の副作用が非常に社会問題化しまして、それでそれまで細々と続けておりました私共の部屋で取ったＤＩＳ株というそういう神経毒性の非常に弱い株がございまして、それを中心に弱毒性のワクチンを開発してみないかという依頼がございまして全国のウイルス学者にも協力してもらいましてそれに取り組みました。その時、候補株としてやりましたのはアメリカで弱毒株として非常に宣伝され、多く使われておりましたＣＶ１株これを使いますと種痘性湿疹の出方も少ないし種痘後脳炎も出ないというアメリカのデータがあったので、この株をまず取り入れそれから日本からは先程いいました非常に弱くなったＤＩＳそれからドイツのミュンヘンのスチックルさんという方が分離したＮＶＡというＤＩＳに非常によく似たその株、この三つをまず比較しまして、それから既存の株から新たに弱毒のやつを作るという研究を、当時千葉県血清研究所におられたわれわれの協力者の橋爪先生がリスター株から低温でしか増えないという、それが弱毒を見付ける時非常によく見付かるという方法で、ほかのウイルスでもよく行われているんですが、それでやってみるとこの四つのウイルスについてやりまして、一番先にわかりましたのはＣＶ１株をサルの頭に植えますと実は弱毒でなくてむしろワクチンの中では神経毒性が強い部類になってしまう、それでアメリカでは皮膚の副作用は起こしにくいということで使われているんですが、日本では研究のアプローチが違ったためにどうもこれは困るということで、ＣＶ１は途中で研究対象からはずしました。それからあとＤＩＳとＮＶＡなんですが、これは誠に安全で反応も少ないんですが、同時に免疫も少ないと、抗体の上がりも少ないということで、どうも不十分であるということで困っております内に、リスターから低温増殖株というやつを選んでやっている内にＬＣ16ｍ８という一つの株が拾えて、それが免疫付与力とそれから打った時の神経病原性ともに低い、ということで、考え方から行ったらこの株が一番いいんじゃないかということで、確かこの株が種痘研究班で四八年、四九年と二年続けて試験接種されて、それで安全と有効性が確認されまして、五〇年頃ですか、基準に取り入れられてワクチンとして正式に採用されました。私共はしたがってその研究の最後のほうはもっぱら株の遺伝的安定性といいますか、弱い性質が継代化されても元へ戻らなくて、ワクチンとしてずっと安全に使って行けるか、それからサルなり、人なりに打った時の免疫付与力が在来の効果が確認されているワクチンと、どの程度の関係があるか、それより劣ることはないか、そういうことを抗体測定によって確認すると、そういう研究を私共のところではやって、大丈夫ということになりました。ですからＬＣ16は世界で初めて開発されて私共は十分あれは流行地に持って行ってもあれを妨げると思いましたけれども、いかんせん当時ＷＨＯの根絶計画が非常な早さで完成しまして、そういうのを現地に行って使ってみるということの流行地が残っておりませんでしたので、それで天然痘が妨げるという証明をする機会はありませんでした。

ＬＣ16の株が接種は天然痘の国際証明書ですか、ＬＣ16ｍ８ですか、あれは接種したのでは駄目だということになっておりますが。

駄目だというのではなくて、国際保健規則ないしＷＨＯの専門家委員会による種痘の基準に、すでにいろんな立場からそれが天然痘を防ぐのに効力の実証された株を使ったワクチンを使うということで、ですから実証する時間的余裕がなかったために、その中へはいることができなかった、それにはいろうと思って実験をやってそれが否定されたための駄目、ということでなくて。

ところで昭和二五年ないしまたは遅くとも三一年頃には、幼児に対する一律強制接種というものは廃止すべきであったんだという見解が、大谷先生の証言の中に述られておるわけですけれども、こういう見解については先生はどういうふうなご意見をお持ちでしょうか。

それは一つの見解として成り立ち得ると思います、ただそれが成り立つためには、やはり日本へはいって来る危険が、いわゆる侵入のリングワクチネーションしてもそれほどの犠牲者を出さない程度の可能性の低いものであるということ、それから年長時に初種痘を、緊急接種でやるような事態が起きても、それに伴う副作用の増加に対処できるいろんな技術的バック、それから社会的な認識度というやつが成り立って、その二条件が満たされないと、その見解は無条件には賛成できません。

その条件をわが国の場合は満たしていなかったというのが、

結局侵入して来るリスクですか、それを計算するのに未知の部分があんまり多かったし一方には流行地における流行の実態が、非常にやはり大きかった、当時はまだベトナム、ラオス、ビルマ、それからインドネシアにもございました。インドあたりだけではございませんからね、非常にむずかしいあれだったと思います、もし当時の公衆衛生研究者がその判断に踏み切ってしても、侵入が一例でもあったらそれは逆の意味で弾劾を受けたんじゃないかと。

これは先程も先生おっしゃっておりますけれども、たとえば大谷先生なんかはイギリスとまったく同じような対策を取るべきであったと、こういう証言なさっておるんですけど、先生はそれはその取れない大きな理由として、先程、わが国の国民性といいますかね、そういうものを上げられましたけれども、これはやはり重要な問題としてお考えになっているんですか。

そうですね、あんまりこれを強調すると私暴論をはくことになりますけど少なくとも町田市で四九年の例が出た時の状況を見ておりますと、それまでに種痘の副作用、種痘は恐いというような認識が随分社会、あるいはマスコミの上で定着してたかと思いましたが、まったく逆のあれでして種痘はなぜできない、ワクチン、なぜ間に合わないとかいうような形の社会的なレスポンスが非常に多かったですね。それからもう一つ、あれほど冷静だと思われたイギリスの社会でも、実はイギリスの関係者に、昨年別の会議で会った時その話しましたら、いや大変なんです。その時はわれわれは、少なくともその町ではワクチンが足りないとか、なぜ種痘をやってくれないとか逆砲火にさらされても当然であって、あくまでもそういう政策に踏み切ったらそういう非難を最小限度するような常時即応体制は取らなければいけない、そういう意味では逆に非常に手数がかかると、いわゆるリングワクチネーションを効果的にやるという方法ですね、さっきもちょっと触れましたが、いわゆる衛生行政担当者のいわゆる緊張状態というやつが最高度に保たれていないとリングワクチネーション体制というものはやはり。

乙第一〇一号証を示す

これはベネンソンというアメリカの学者の書いたものですが、これをお示ししましたのはわが国と似たような種痘政策を取って来たアメリカにおいて、わが国と同じような種痘早期廃止論というのがあったんですね、それに対してどういう見解が取られておるかと、こういうことの書証としてお示ししたわけですけど、まずベネンソンという人は、これはどういう方ですか。

この方は、今アメリカのケンタッキー州のケンタッキー大学の公衆衛生の教授をしていらっしゃる方で、その前は随分前からアメリカの種痘問題の諮問委員会みたいなものの委員であり同時にWHOの天然痘関係のエキスパートといいますか、専門委員であっていろんな意見がWHOに出されております、一番有名なのは一九六五年にCV1を開発されたケンプ先生と二人で出された強制種痘下で一番副作用を少なくするという種痘の仕方の勧告書みたいな論文を出されておりますが、この論文にも確か引用されておりますが、その中で彼はあくまでも定期種痘というのを守った上でやるべき方法はどうかというのを詳しく研究して来た人です。

このお示ししました一〇一号証のものは、これは何かに登載されたものでしょうか。

私が入手しましたのはWHOに、こういうのを本に載せますということで連絡されて、WHOが非常にこれ役に立つからということで、天然痘根絶計画に協力している関係者に、参考資料として配布したやつを、私持っております。ここに書いてございますが、アメリカのソーンダースという本屋で出す"Controversy II"といいますからいろんな社会的な通念の中で、検討を要する問題というやつを取り上げて論争集というようなやつを出してそれの第二集に載せるということでやはり種痘問題をめぐって、アメリカで廃止論ないしは現実にこの時点では七一年に定期種痘廃止勧告というのが連邦政府から出まして、各州が順次それに応じておった段階ですが、それは時期尚早ではないかという意見を強く述べたものです。

これはいわゆるWHOでもこれを取り上げて参考資料として配布したと。

はい。

ということはこの見解にはやはり相当な評価を受けている。

聞くべきものがあると、WHOはそのどっちにもつかなくて、いろんな資料を提供した上で種痘政策というのは一番大切な問題ですので、各国が自分の責任において決めるべきことであると、WHOの見解としてはあるいはそれの基本となっているベネンソンさんの見解などは、要するに副作用問題はその中の一部であってやはり天然痘の惨禍から国民を守るために行政当局がどういう決断を下すかと、その参考資料であると、そういう形です。

この論文に出ております内容をかいつまんでいえばそういうことになるんでしょうか。

ええ、それで先程いいましたような常在国でなくなった時、すぐに定期種痘を廃止した場合、それが成り立つための条件とかそういうやつもこれに書いてございます、それで一番これの骨子をなしますのはやはり世界のどこにでも天然痘の侵入の元になるような流行地がある間はやはり国民皆種痘政策というやつが可能であるならばそれを続けるほうが安全であると、その第二のあれとしてそれがむずかしい時にリングワクチネーション方式とそういうふうな意見が貫いていると思います。

ベネンソン教授というのはこれはアメリカではどの程度の先生なんでしょうか。

種痘政策を決める意見を述られる方としては最高権威であると思います、結局そういう問題を議論する場合は疫学者という立場と、もう一つは臨床の小児科の先生で実際に種痘植えておる人と、それに属するほうがたとえば、レーン、ネフなど、ベネンソンなんかは疫学的な見地からと。

いろんな観点からお伺いしたわけですが、私のほうからお尋ねする最後の締めくくりといたしまして、ウイルス学者でいらっしゃる先生の予研の長い研究生活の中から見たわが国の種痘政策ですね、これまでについてどういう見解お持ちなのか、先程来の大谷教授の批判等があるわけですが、それを踏まえて、簡単にご証言いただけますでしょうか。

私は先程もスライドでお目にかけましたように、天然痘の病気の恐さを一番先に知ったものですから、まずあれを防がなければいけないと、それでそれに最も有効な方法は種痘である、したがって世界で日本へ侵入して来る可能性のある間は日本がこういう近代社会で一〇〇パーセント種痘というやつがちょっと能率よくやればその線をやったほうがよろしいと、それでただやはり種痘には私これを決して否定するつもりございませんけど、善感が一定数でありますと、それに批判して一定数でどうしても重篤な副作用が出ます、そうするとそれに対する対策は考えなくちゃいけないとそれはあくまでも国の政策に協力してもらったため不幸に陥られた方ですから国が誠意をもって救済すべきであると、これは不法行為による損害ないしは他人の権利の侵害とか、そういうことではございませんで、国の政府に協力してもらった結果、お気の毒な状態になったということで国が積極的に救済すべきであると、ですから救済策はやはり早期に考えて、できるだけ早く具体化すべきだったというふうに思っております。それで幸か不幸か、昭和四五年の社会問題化した時点で急速に実現して、今は確かあれで皆さん救済措置が漏れるということはないそうですので私はウイルス学者としてそれを見てほっとした状態です、ですから種痘事故が、種痘が必要だけれども種痘やっている間は種痘事故が出る、したがって事故なくすには一番早道はＷＨＯの根絶計画に協力して、一日も早く根絶させて、種痘そのものが本当に必要でないと、それを実現するのが早道であろうと、それでワクチンの改良研究というものは非常に一見容易なように見えますけど、種痘後脳炎のように一〇〇万人植えて、三人か四人出る、それが増えたか減ったかというようなことを議論するためにはさらに新しいワクチンで何百万人と植えなければ立証できないわけです。高橋晄正さんがいっているように、推計学的に有意な差で安全なワクチンであることを実証するというとさらに何百万人にやらなくちゃいけないので、当然やらなければいけない研究の道ではありますけれども、その前にＷＨＯに協力することによって、天然痘のない世界を作ろうということで、私は研究の半分以上をそそいで天然痘のウイルスのウイルス学研究、あるいはそれを通してもＷＨＯの根絶計画に協力するという研究態度を貫いているつもりです。

非常在国になった後も、わが国の種痘政策は、一律強制接種という形を取って来たわけですけれども、これはインドとかバングラディシュとか、そういう常在国、ならびにそのどういう衛生状態かわからない国、そういうものを控えたわが国としては形の上では輸入例としては極めて少なかったけれども、ウイルス学者の点から見るとやはりそれに対する適切な処置というものはわが国の種痘政策が絶対に正しいかどうかはともかくとしまして、それはその一つの正しいやり方であったというご見解でしょうか。

はい。はっきりとわが国でこういう政策を続けるのが誤りであるというような、証拠はなかったわけですので、少なくとも天然痘による被害を防ぐために衛生関係者がこういう決断をして、政策を続行された面については、私は非難する資料を持ちません、それで特に天然痘がわが国へ侵入する可能性が非常に小さくなったのは七五年にはいってで、七四年だけでもインドだけでも十数万人いたわけですので状況はそれほど前から変ってなかったと思います、ですから七五年というのは昭和五〇年ですので、昭和四五年まで少なくともこういう政策を続けられたのはウイルス学的に見て私は反対するところは一つもございません。

被告代理人（五十嵐）

主に接種年齢についてお伺いいたします。

乙第五八号証を示す

これ、予防接種制度に関する文献表（Ⅱ）ですが、これの一八二ページ以下をご覧下さい。これはウイルソンという学者の書いた本の紹介ですけれども、ウイルソン、という学者はどういう学者であるか、簡単に。

実は私ウイルソンの経歴その他については個人的に存じませんけれども、この本は種痘を含めていろんな予防接種の被害を全世界にわたって入手可能なデータ全部を集めて、論評された非常に参考になる書物ということで関係者みんなこれを参考にしているという権威のある本でございます。

これは一九六七年に出来上ったものですね。

はい。

この文献集の一八六ページをご覧いただきます、これは原著の一六八ということになっておりますけど、ここに、「初種痘、年令による種痘後脳炎の発生」ということで表が掲げられておりますけれども、この著書にまとめられた、各国の成績を見ますと、種痘後脳炎の発生率というのは少なくとも、このいろんな学者のデータによる限りは二歳あるいは四歳の初種痘で多くなっておりますね。

はい。これで見る限りそうなっておる、それでコニーベアのだけがこれに当らない、そういうような資料になっております。

それからコニーベアについてもデータから見ただけでは少なくとも四歳以上は零歳よりは脳炎の発生率が高いというデータにはなっておりますね。

はい。

この本に挙げられました学者のほかにも、年長児初種痘危険説というようなものを示すデータがあったんでしょうか。

何人かあって、小児科の教科書なんかにも引用されておりまして、当時と申しますか、コニーベアそれからその少し前にグリフスそれからアメリカのネフ、レーンこの四つの報告が出る前は、大体子供はできるだけ早い内に種痘をやったほうが安全にすむと、それで年取って来れば来るほど反応が強くなって、それに伴う種痘後脳炎の発生も高いとそんなふうな考え方が支配的であったように覚えております。

このデータの中味ですが、これについての信頼度とかそういうものについてはどういうふうにお考えでしょうか。

私個々のデータについて原典に当る期間はなかったんですが、オランダ、スチュアート、一九四七年と、それからデュッセルドルフ、スチュアート、四七年と出ているこのデータは、実はWHOが発足して一番先に問題になったのが、やはり種痘に伴う副作用四六年から実はWHOで特別委員会を作りまして、各国の種痘に伴う副作用のデータを集計しまして、スチュアート先生が特別に調べたんでなくて、その時、座長といいますか、委員長が調べてそれをWHOの機関誌であるWHOブレチンに発表したデータの一部だと思います。その時のあれは私が原典読んでおりますが、いろんな人の、たとえばファンデン・ベルクとかこういう人もみんな寄せておりました、その結果だと思うんですが、それですとやはり二歳以上になると重くなると、二歳以下のほうが軽いとそういう年令の分け方で今いろんなところで問題になっております零歳児と一歳と二歳児の間の差がどうかという分析はしておりませんけれども、普通の人が見ればやはり年長になってからやると恐いとそういうような印象を受けるようなデータが載っているように思います。

このデータはいずれもコニーベアが一番最後で一九六〇年ですけれども、そのあとのデータとしていわゆる高令児危険説を示すようなデータというのはございますか。

これよりもっと古いやつでバスチアーンスのやつというのがありまして、それからあと、カイザー・シァッペルトというのがございまして、いずれも確か一歳までと一歳、二歳の間というのは、有意の差があまりなくて、それから先というのははまた上って来るというようなあれだったと思います。それで今もいろんな人からいわれておりますように、一歳以下が発生率が高くて、一歳から二歳までが一番軽くてそれからまた四歳過ぎると、上がるというのをはっきり示したのがこのグリフス、コニーベア、レーン、ネフそのデータだけじゃないかと思います。

今このウイルソンに載ったデータは、いずれも一九六〇年までのデータなんですけれどもその後のデータとしても、高令児危険説を示すようなデータは報告ございますでしょうか。

ドイツのエーレン・グートの発表で確かありました。一九六二年だったと思いますが、細かい数字ちょっと覚えておりませんので。

乙第一〇二号証を示す

これの六四ページの表の7、8ですね、これはエーレングートの報告なんですけれども、これでは、六～二四か月、特に一八～二四か月脳炎発生が高いというデータがありますね。

そうですね、この表の7、8ですと脳症のほうだと思います、いわゆる脳症からさらに痙攣に進むとはっきりした炎症ではないけれども脳にいろんな病変が起きてそのために一過性の症状を示すという例が一歳半から二歳までの間が一番高いというそういうデータがこれに載っております。

さっきもちょっとお話ありましたけれども、いわゆる、その零歳児危険説を示すと思われるデータは、グリフスのが最初といってよろしいでしょうか。

私はそう思います。

このデータに基いてもイギリスでは接種年齢の引き上げというふうなことが考えられたわけですけれども、このグリフスの調査結果についてWHO等では何か見解を示しておりますでしょうか。

WHOでこれに対するあれは示しておりませんけれども、こういうふうな指摘があったんで各国で自分のところで信頼できるデータを作ることが望ましいというのがエキスパートコミュニティーの報告出たように覚えております、それは五九年頃と思います。

WHOでなくて、WHOが紹介した。

WHOは元来そういう機能しか持ちませんで、各国にいいものを示して各国が独自にそれを対応することを求めると、そういう姿勢を貫いておりますので。

乙第一〇七号証を示す

これはWHOの専門委員会No.3ということでこれも最初のほうの論文二つは、前に乙四号証、五号証として出ているんですけど、乙一〇七号証の八〇ページの中から下のほうですけど、「Weynne-Griffith の観察が解決されるまではすでに確立されている実際の方法にしたがって継続することが最良であるように思われる。」というふうに書かれてありますけれども、ここに書かれているウェイン・グリフスというのはいわゆる先程から取り上げられておりますグリフスのことでしょうか。

そうです、でからこれはＷＨＯとしてはこれに基いてすぐに変えろとかそういうあれでなくて、従来の方法を続けながらちょっとこういう問題もあることを気を付けて欲しいと、そういう態度だったというふうに思います。

グリフスの調査はその後コニーベア等によって引き継がれたといってよろしいわけでしょうか。

はい。あれはイギリスの厚生省の中の公衆衛生局ですか、そういう部門での、種痘後副作用の、何といいますか下部機関から上って来るやつの集計だったと思いますので、全国網羅していると思います。

乙第一四号証を示す

一〇ページこの表２、ここにコニーベアのデータ、一九五一年から一九六〇年までのデータがあるわけですけども、このデータをよく見ますと零歳児が一歳以上、あるいは二歳ないし四歳以上に比べて特に危険率が高いというふうにはちょっと受け取れないんですけれども、その辺はいかがですか。

これは一応この数字から一〇〇万当りの数字を出しますと、六・〇と三・三ですか、そういう差になって、一応これで一歳以上のほうが安全だろうという意見が強いんですけれども、これは私別のところで聞いたんですが、札幌の地裁での種痘関連の法廷で高橋晄正さんが提出された証拠で、これを推計学的に有意性を検定したら、χ^2検定でどうも有意差にならないというような結果になったと聞いておりますんで、これはご覧の通り一歳以下の例数が二六六万ですか、それに対して一歳から二歳までのところが二九万いくら、二歳から四歳までのところが一八万と、ケースの数に一〇倍以上の差がありますので推計学的な有意差の検定では、有意差ありという結果にはならなかったというふうに聞いております。

χ^2検定というのはどういうことですか。

私も数学のほうあまり得意ではないんですが、概念として申しますとある事象が分布を示しますね、それが分布を示すパターンとして、正規分布というやつを普通示します、ある正しい値がここにあるとするとその周辺、ある範囲内に、こういうふうに出て来ると、山なりに。

そうですね、だからそれを証明してある事象がここに正しい値があってこういう値示したと、もう一つの事象がこういう値を示したと、その二つが全然別の事象であって、別の母平均の群であるかどうかを検定する時に、その二つを出した、発現率を示した母数と出現率、それから計算されるχ^2という一つの因子があるんですね、それがある範囲より小さくなった時は、正常な分布のこういうものの誤差範囲内にあると、ある範囲より大きくなった時は逸脱することになるから両者は別ものである、両者は別ものであるということが有意の差がある、そういう表現になるんです、ですからそれに失敗したということは、要するに一歳以下と一歳以上とは同じ数であっても、統計的な数値の取り方によってこういうふうな数字になる可能性があると、ちょっとだからこれをもって政策の変更まで行くのはちょっとやはり非常な決断を要するんじゃないかと思います。

（以上　高　橋）

被告代理人（五十嵐）

少なくとも、統計学的に見るとやや疑問が残ると。

これだけで、一歳以下のほうが一歳以上よりも発生率が高いという結論は出せないと、そういうふうなあれになると思います。

コニベアの調査というのも一九六〇年までなんですが、一方ですね、アメリカ合衆国のほうではネフラによる調査が一九六三年に行われておりますが。

はい。

乙第五八号証の一六五ページを示す

これは甲一二号証で出ていると思いますけれども、その調査の結果等について、ちょっと簡単に御説明いただけますでしょうか。

これは実はイギリスと違ったソースでやっておりまして、アメリカでは自主的な団体としてはアメリカ赤十字が世話をしまして、種痘後の副作用を救済するためにはワクチニア免疫グロブリンの投与がよろしいと。それで、その赤十字の血清、血液銀行だと思いますが、そこでグロブリン製剤作って、その諮問委員会みたいなあれを、日本で言えば種痘研究班みたいなんですが、そういうところに加盟している先生、全米各地に配置しまして、そういうところへ配っておるわけですね。で、そこへ、どうも副作用らしいんだけれどもグロブリンを使いたい、そういう相談が来たときの集計を元にこういう数字を出しておられる。そうしますと、ですから例えば一歳以下で六五万やってるのに症例が一つも出て…、あっ、これは数だけで、最後の結論めいた頻度が一〇〇万対の例数というやつがこのあれで、一六八ページに出ておりますか。それが一・五とか、種痘後脳炎で言いますと〇・七とか三・八、さっきコニベアの数字で出たやつの十分の一くらいになってしまいますね。ですから、これは集計の仕方がちょっと違いましてね、非常に重症で、権威ある小児科のお医者さんがあわてて赤十字の血清銀行へ駆け込もうと。そういう症例の発生率がこうだ、っていうふうに考えてよろしいと思いますが。

そうすると、このデータの信頼性と言いますか、少なくとも発生率に関しての…。

全国民でお医者さんにかからないで、種痘の副作用で何も言わなかったという方は、当然これから漏れちゃってると思いますんで、発生率で言いますと、もう少し高いんじゃないでしょうか。実は、その証拠になるやつが一九六八年の報告にレーンの報告というのがございますが、それ二種類、実はございます。御存じだと思いますけれども、全国調査というやつと特定の洲の調査と。それで……。

それは、また後でちょっと。

それは、じゃ、後で書証を出されたところで御説明いたしますから。ソースを赤十字のあれだけに限っておりますと、このレベルでずっと残るんですが、別の調査の仕方で小児科のお医者さんにアンケート調査すると、また別の発生率が出て来るというようなことでございます。

この、今のネフの調査の結果に関係するんですけれども。

後に提出する乙第一〇三号証の一ないし三を示す

これは何かシンポジウムの報告のようなんですが、それの三四三ページ辺りにネフの調査等について触れてるところがあるようですが、簡単に御説明いただけますでしょうか。

このシンポジウムは、実はWHOの中に天然痘根絶本部と別に、ここにありますように International Association of Biological Standardiyation という、要するに、ワクチンその他の生物学的製剤を世界的に標準化しようと。そういう部門がWHOの中にございまして、そこが主催で、毎年ワクチンなりグロブリン製剤なりのテーマ選んでやってるシンポジウムで、一九七二年にオランダで種痘関係のシンポジウムを開いた。それで、ここに証拠として乙一〇三号証の三として載っておりますのはSESSIO N V と。第五部会で種痘後の合併症ということを問題にしたところで、このとき座長をアメリカのレーンさんがやって、それを座長総括というのがここに載ってるところですね。それで、そのあれに触れたところは、この証拠で三四三ページの下半分くらいになります。それは日本語に訳したのをそこへ付けておきましたので、これを御紹介いたします。合併症の頻度が低いということで、比較接種実験、発生率を主なる変数として二つのワクチン株を比較することは、先程も申し上げたような推計学的ないろんな理由がございまして、不可能でないにしても余り現実的でないということを意味すると。それで、新しいワクチン株や接種方法の開発、評価に従事してるものは、このような重篤な合併症の頻度が低下したことを証明するという、先程申し上げたように何百万人に触れて有意の差で低下したということを証明するという、極めてやっかいな問題に直面しなくちゃならない。従って、こういうデータがはっきり得られるまでは、現在までに受け入れられている効果の試みられたワクチンをやめてしまうというのは賢明でないと。そういうような言い方を、ここでしております。

これに訳文が付いて。一部なんですけれども、これは先生が訳された……。

はい。私が前に読んで訳しておいたところを証拠に添えて出したということです。

次に、先程ちょっと触れられましたレーンの調査ですが、

乙第五八号証の一七〇ページ以下を示す

レーンらは、いわゆる全国調査と一〇州調査ですか、二つ行っておるようですけれども、これは全国調査のほうなんですが、これについて調査の内容等について御説明いただけますでしょうか。

これは六八年に、六三年のネフのあれと同じやり方でVIGと申しますか、免疫グロブリンを請求してきたケースを詳しく調べて集計した、そういう集計の仕方をやっております。それで、この場合、少し前よりも発生頻度が、ネフが六三年にアメリカで集計したやつですと例えば一歳以下の種痘後脳炎発生が、一〇〇万人当たり一・五であったのが六・五というようなあれになっている。ただ傾向としてはこの場合も、一歳以下よりも一歳から四歳のほうが低いと。それで、五歳から九歳がもっと低いというような数字になっておりますが、そういう結果になっております。

先程統計学的にというお話がありましたけれども、このレーンの調査についてはどうでしょうか。

この場合も、実は接種数が一歳以下が六一万四〇〇〇、それから、一歳から四歳が二七三万三〇〇〇。それから、五歳から九歳までが一五五万三〇〇〇、こういう統計の取り方ってのはその当時の行政的な方針で接種数にすごい差がつきますので、全部そろえるというのは非常に難しいんですけれども、この場合も実は私どもの研究所と、数年前一般検定部というのがございまして、そこは生物製剤その他の、いわゆる効力などを生物学的検定でやる場合にその数値をどう処理して解釈するかということも重要な研究テーマにしてる部なんです。で、そこの部長の黒川先生という方がそちらのほうの非常に権威で、教科書、生物測定法という教科書を書かれるときに、実はこのデータを推計学的に解析なさったんです。それで検定してご覧になった、それが教科書に載っておりますんで。

乙第一〇四号証の一ないし三を示す

今お話のあった、今、生物検定法ということですが……。

『生物定量法』という、本の名前で言いますと。

『バイオアッセー』という本ですが、これ黒川先生ほかの方が書かれた本ですね。それで、これの七七ページ、七八ページに、先程ちょっと触れられました、いわゆる出現率、発生率についての分析法の方法が書いてあるわけですけれども、これの七八ページですね、Laneら（一九六九）、この一九六九というのは、一九六八年の調査に基づいて……。

六八年の調査を六九年に論文として発表したんで、レーンの六九年の論文という読み方になると思います。

このデータは、実は先程示しました一九六八年のデータそのものですね。

　はい、そうです。

これによりますと、このデータについて、この七八ページの一番最後ですが、このデータについてχ^2分析を利用する方法で、一歳未満における発生数が有意に大きいか否かを検定するということで、χ^2の結果が三・八一というふうになっているんですけれども、この数字見ただけでは、なぜ三・八一というのが有意かどうかちょっと分からないんですけれども、そこ御説明いただけますでしょうか。

　この例題の上にイェーツの修正式というやつがありまして、式（三・六七）と書いてある、これに数値当てはめて計算しますと、このデータのχ^2の値が一・八五になるわけです。そして、この同じ条件で、有意性を五パーセントの危険率で主張する。五パーセントの危険率というのは、九五パーセントまでは大丈夫ですという、今の天気予報みたいな言い方なんですけれども、それで検定いたしますと、これが有意の差を持つためには、この数表で見まして、実はχ^2の条件で値がどこに来るかというのを引く表が、実は付表で大体……。

これは付表で、乙一〇四号証の三ですね。付表の部分出ておりますね。

はい。付表の九ページのほうですね。χ^2の分布表、図二・二三参照というところで、この欄外にfと書いてある、これが自由度でして、これがここに出ております$\chi^2$1という下に数字が書いてある。ですから、自由度1のところで上の欄のα、これが信頼限界というやつ。これの〇・〇五のとこ見ますと、三・八四一という数字が出てきます。ですからこの条件で有意性を主張するためには、三・八四一でなくちゃいけない。

ここにイコール三・八一と書いてあるのは。

これは、著者に確かめましたところが、時々誤植が混じって申し訳ない。三・八四一の間違いであったようにお答えになりました。ですから、いずれにしろ一・八五という数は三・八四一より小さいということで、そうすると、これは誤差範囲内で同じものがぐらつく間で、こっちでは値が大きくてこっちにちっちゃくてという、そういうあれで、この二つが明らかに推計学的にも別のやつ、すなわち二つの年齢層に発生率に差があるということのデータにするには、これは難しいと。そういう結果だと思います。

今、統計学的に見た評価をちょっとお述べいただいたわけですけれども、いずれにしても一〇〇万対で計算した場合は、少なくとも零、一歳児が、一歳ないし二歳以上よりは危険率が高い。それから、その上を採るのは難しいですけれども、例えば五歳以上は零歳ないし一歳以上よりも危険率が高いということは、ある程度客観性があるということは言えるでしょうか。

　わたしども、いつも行動を決めるとき、あるいは結論を出すときに、推計学的な検定やってるわけじゃないんで、あれなんですが、一応コニベアとレーンの数字は、数字面ないしは数字の上で行くと零歳児のほうが高いように見えますけれども、明らかに数学的に差があるというほどの差ではないと。それで、逆に高橋晄正さんが出された『くすりのひろば』という本ですが、あれではエーレングートというやつも確か解析してますが、あれの結果ですと、零歳児と一歳、二歳の間は差がないけれども、それから上の子供は明らかに高いというような推計学的な結果が出てるように思いました。ですから、結局問題は零歳児と一歳、二歳の間、それから四歳から上というような、まあ、年齢層幾つかに分けて考えなくちゃいけないと。そして、まあ種痘がもう行われなくなっちゃったんで、さっきの薬のあれと同じで、結論出せないんですけれども、一歳児以下零歳児が無条件に安全ということを示すデータではないけれども、無条件に危ないというデータでもないということで、まあ大変残念ですけれども、まだわたしたちが見ると、結論出せる決定的な数学的な証拠は得られていなかったということで、結局決定は行政的な責任及びそれの判断に任せておいたというのが、私どもの、研究に携わっていた者の立場です。

ところで、証人はいわゆる種痘研究班という組織がありますけれども、それに関係しておられたことございますでしょうか。

　種痘研究班は四二年から活動始めておられましたけれども、最初の経歴のところで申し上げましたように、私、当時はリケッチアのほうのアレンジに駆り出されて責任者やっておりましたので。それから、四四年に正式に痘瘡ウイルス室長になるまでは直接タッチしておりません。それ以後は、先程申し上げましたようにワクチンの改良研究、それから副作用のケースが起きたときにそれのウイルス学的診断ですね。それを通して、積極的に参加しておりました。

乙第五九号証の八五ページ以下を示す

これは、東京都及び川崎市における種痘後の副反応に関する研究ということで、種痘調査委員会の調査結果ですけれども、種痘調査委員会という名称ですけれども、種痘研究班との関係はどうなるわけでしょうか。

　これは種痘研究班と一応別組織になっておりました。それで、東京都と川崎市が厚生省と協力して、実態調査のために臨時に、当時公衆衛生院の副院長でいらっしゃった染谷四郎氏を委員長として調査のために結成された委員会です。

この名簿の中に、先生のお名前が載っておりますね。

　私も誘われて実行委員として入っておりました。

この報告書ちょっと長いんですけれども、簡単に、どういう調査がなされたか…。

　これは、東京都の特定の区、幾つだったかちょっと忘れましたが、幾つかの区と、それから川崎市で定期種痘をやったときの結果を徹底的に調べ、疑わしいやつはウイルス学的診断、臨床的診断までして結論を出すと。それで、それを何年やりましたかね、二年間やったんだと思います。

四四年から四五年にかけて。

それから、四六年まで、もう少しやったと思いますが、ちょっとその辺記憶が正確でございません。この結果で見る限りでは、四四年から四五年までのところですね。

これはまあ、数としてはちょっと少ないとは思うんですけれども、この調査の結果については、どういうふうに…。

我が国で、まず一番大事だったのは、種痘後脳炎、脳症の診断基準をきちんと統一して、それを徹底させてやったと。それから、強制接種でやった結果を全部追跡したということで、その後の種痘研究班が独自におやりになった、小児科医を通しての調査とは別に、行政機関を通してやった調査として、日本で恐らく唯一の信頼できる調査結果であろうと思います。ですから、これから得られる結論は、数字的な限界はあると思います。調査対象の数ですね。ありますけれども、少なくとも調査の第一歩としては、うんと信頼できる内容のものであったろうと思います。

乙第七九号証（日本のワクチン改訂二版）を示す

この痘瘡に関して先生がお書きになってる部分の一九ページを示します。これは神経系合併症について先生がお書きになっているところなんですが、このところで引用されてる表1・6ですね、このデータなんですが、

後に提出する乙第一〇五号証を示す

これは種痘研究班研究報告書なんですけれども、引用されてるのは、このことを示すものですか、これから採られたデータですね。

そうですね。こちらの乙一〇五号証の五七ページの表7に入ってる数値をそのまま引用さしてもらいました。

で、先生は乙一〇五号証六三ページに種痘研究班会員名簿というのがありますけれども、ここに先生のお名前が載っておりますね。

はい。

これ、昭和四九年度ですけれども、このころも種痘研究班にずっと所属されておりましたか。

このころは主として副作用があったとき使われたワクチンと、それから不幸にして死亡例が出た場合、種痘後脳炎の場合ですと脳の材料をウイルス学的に検査させていただくと。それから、入院された場合は、髄液の中にウイルスがあるかどうか、そういうようなことを担当しておりました。

ところで、この『日本のワクチン』の七九号証の一九ページ、下から一〇行目から一四行目まで、ここに、一歳未満児の急性神経疾患の年間発生率は、対象者一〇〇万人当り約四〇〇例であり、これらの疾患が無作為に、種痘後二週間の間に発生する確率は約一七例という値になるので、種痘後脳炎として診断される例の中には、少なからずこのような非特異的急性神経疾患が種痘と重なって起ったに過ぎないという例も混入しているものと解される。というふうな説明があるんですが、この意味を少し簡単に説明していただけますか。

この文献三六で引用しておりました急性神経疾患研究というのが、やはり種痘研究班でなされておりまして……。

後に提出する乙第一〇六号証を示す

これは今のお話の……。

これの調べ方は、全国の協力病院でアンケート調査いたしまして、入院患者の中の急性神経疾患の症例と、原因その他を調べ、原因不明の場合は急性神経症状の原因であるウイルス性疾患その他も調べ上げると。それは種痘研究班によりました。そういう形で、できるだけ詳しく診断いたしまして、種痘以外の急性神経疾患が子供にどれくらい起きてるのかということを調べたわけです。それで、それじゃ一〇〇万人当たり、これの発生頻度というのはどうやって推定したかと言いますと、それぞれ県立病院とか地方の中心になっている大学病院等で、そこへ入院してる患者、子供を、その地区の何人くらいを代表してどれくらいの中からその入院患者が出てるのかということを一年間、これ二回やってますね。一年と、それから一年二か月くらいですか、それをやっておりますが。そういう調査をやったわけです。そうしますと、これ出ましたのが、ここにまとめましたように、数字で、一年間これやってみますと二〇・五と、発生数がですね、脳炎、脳症の一〇〇万人の場合、内、死亡するのは一三・二パーセント、これは種痘副作用もすべて含めてです。ヘルペス、あるいは麻疹、それからその他の原因不明の病気と、それぞれやりますと二〇・五になると。そうすると、相当な数になりますね。それで、ここに書いておりますような種痘後二週間の間に、というやつは、これは要するに種痘後脳炎の定義が、種痘が原因で起るんじゃなくて、種痘を打った後一定の時間内に起こる脳炎、脳症という定義を採っておりますので、で、普通は四日目から一八日までですか。そういうあれで二週間という期間採っておりますんで、それじゃ種痘しないでも、ある特定の二週間の間に原因不明ないし種痘と関係のない脳炎、脳症が起こる確率はどうなんだろう、ということを計算したらこういう数字になったと、そういうことでございます。で、これと関連しておもしろいのは、実はアメリカで一九六五年に州の名前忘れましたが、ある州で同じような調査をやったら、やはり同じような、ある特定の期間の間で発生する頻度が、子供一〇〇万人当たり二・八某という数字、それで、アメリカで当時その州で種痘後脳炎の発生する頻度が一〇〇万人当たり二・九ですか、ちょうどくらいで、それ

と非常によくオーバーラップするというようなことで。

今のアメリカの例というのは、ニュージャージー州の…。

そうですね。ベネンソンが引用していたやつだと思いますが。

乙第一〇一号証の訳の部分を示す

今お話しのニュージャージー州の調査の例というのは、それの訳の六ページ、この辺のことを指すわけですか。

ええ、ここに書いてございます。これはベネンソンさんの論文そのまま読みますが、種痘後脳炎は重篤な副作用で、発生率は一〇〇万対当たり二・九ですか、と言われました。それで、文献引いております。それで、一九六五年ニュージャージー州の調査で、一ないし九歳の小児が、この場合二八日という期間を採っておりますんで、ちょっと発生頻度が高いあれになっておりますけれども、原因不明の脳炎に罹患して報告される頻度が一〇〇万につき二・八六人というのは、偶然の一致であろうか、やはりこっちのほうも考えなくちゃいけないという有力なあれが、日本だけじゃなくてアメリカでもあったということで、ま、はっきり言えば、これのデータに触発されて日本でもきちんと調べてみたいということがほんとのところなんですが、そしたら、やはり意外な発生頻度であるということが分かりまして、やはり相当の数の非特異的な脳炎、脳症というやつが種痘後の一定期間に紛れ込むという形で、種痘に原因ありという形に判断されてる可能性が高い、というふうに考えたのが、この『日本のワクチン』に書いた、この一行であります。

（以上　関　眞理子）

東京地方裁判所民事第三四部

裁判所速記官　村田淳一

裁判所速記官　田甫力弥

裁判所速記官　高橋ますみ

裁判所速記官補　関　眞理子

北村敬証人（2）

附録第四号様式（証人調書）

事件の表示	昭和四八・四九・五〇年(ワ)第四七九三、一〇六六六・一〇二六一・七九九七、八九八二号
証人調書（この調書は、第四四回口頭弁論調書と一体となるものである。）	
期日	昭和五五年一〇月一三日　午(前)後一〇時〇〇分
氏名	北村敬
年令	前回述べたとおり。
職業	
住所	
宣誓その他の状況	裁判長は、宣誓の効力を維持する旨を告げた。
陳述の概要	別紙速記録のとおり
	裁判長書記官　岩田昌晃

原本番号	昭和五〇年（民）第四〇〇号の二六
速記録	昭和五五年一〇月一三日　第四四回　(口頭弁論)公判
事件番号	昭和四八年(ワ)第四七九三号
証人氏名	北村敬

原告代理人（山川）

証人は、前回の御証言でＷＨＯの天然痘の撲滅のキャンペーン、これに参加をして、天然痘の被害というのをつぶさにごらんになったし、種痘による撲滅キャンペーンが功を奏した状況をごらんになったということを証言されたわけですが、間違いありませんね。

はい。

ところで、証人は、種痘が一定の割合で、その被接種者の児童に、脳への被害をもたらすことも知っておるというふうにおっしゃったわけですが、まず、わが国で種痘の被害児をごらんになったことがありますか。

はい。昭和四五年に、種痘の副作用が非常に社会問題化した以後、私どものほうへ検査依頼が非常にふえまして、それで、実際に自分で検体をとりに行ったことも何度かございます。したがって、その患者さんの例はいくつかみております。

治療の経験はいかがですか。

治療は、私は直接タッチしたことございません。ただ、治療に主に使われますワクチニア免疫グロブリンですね、あれの開発にも御協力しておりましたので、それが、試験的に利用される研究とか、あるいは要請があって、それの使用をどうしたらいいでしょうというような相談を受けることは何べんかございました。

そうすると、直接治療にタッチしたことはないと……。

それは小児科医の領分ということでございまして……。

証人としては、いわゆるその臨床治療の経験はないわけですね、この分野での…。

広い意味のあれと言いますと、さっき言いましたように、マルボランとかＶＩＧの使用方法その他について研究したということで、患者さんを直接診て、その場で対症療法その他を行なうということはやっておりません。

インドだとか、それからアフリカ等における天然痘に罹患した子どもや家族の悲惨な状況というものも、前回フイルムで見せていただいたんですけれども、種痘による後遺症被害児あるいは被害の状況についてはどういうふうにお考えですか。

これは、やはり、一般に言われていることですけれども、その悲惨な痘そうの被害をひろげないためには、どうしても、社会防衛的な見地から、種痘はしなくてはいけない、そのうち、どうしても、こういう政策の結果、犠牲者が出るということは、避けたいんですけれども、少なくとも、種痘が行なわれた時点では、私は必要だったと思っておりますので、それが適切に救済されることを、研究者としては祈っております。

端的に質問に答えてください。種痘後脳炎等の被害の程度というようなものについてはどうお考えですかということを伺っているんです。

いったん起こったら非常に悲惨なものであるということは存じております。

特に重症の脳炎の場合ですけれども、本人、及びその子どもを抱える家族の状況というのはおわかりでしょうか。

わかります。

前回、さらに証人は、接種事故については、不法行為だとか法律上の補償とかという問題ではないけれども、国の政策に協力した人の不幸だということで救済をすべきだと、昭和四五年に救済制度ができて安心したというようなことをおっしゃいましたが、昭和四五年にどのような救済制度ができたかご存じですか。

社会問題化したのが六月の中ごろでしたね。それで、厚生省のほうで急速に対策を検討されまして、確か臨時救済の制度が閣議了解で発足したのが八月の末であったというように思っております。

その内容です。具体的な……。

内容は、具体的に言いますと、私、こまかい金額とかあれは存じませんけれども、まず、副作用のために治療を受けなければならなかったときの医療費は全部国やあるいは地方自治体で負担する。もう一つは、死亡それからもう一つ何かあったときには、一時金を支給する、それから、あと、後遺症のために、長い間、経済上の負担が生じた場合は、確か、何という名前か存じませんけれども、継続的にお金が支給されると、そういうふうに聞いております。

当時、死者及び後遺症者について、一時金というのが交付されたわけですけれども、それが、今、最初のほうにおっしゃったことでしょうか。

いや、こまかいことは存じません。

それから、一定の場合に、年金といいますか、継続的給付がなされるようになったということもおっしゃったんですけれども、これは四五年からできたんでしょうか。

そのへんは私の記憶違いかもしれません。ただ、普通の諸外国における制度その他を見ましても、大体その三本柱で運営されているように思っております。

具体的に、四五年にできた制度の内容を伺っているわけです。

それは存じません。年金がそのとき発足したかどうかについては、今ここで断言できません。

それは、昭和五二年からじゃありませんか。

そうですか。

で、救済制度ができて安心したということで、それはそれでけっこうなんですけれども、あまり内容をご存じないようですけれども、今、私が申し上げたのも含めて、あの程度の内容で非常に安心されたわけですか。

まあ、法改正によってすべて運営しようとすると、非常に、今の制度では時間がかかるということで、急速な救済ができないということで、とにかく、閣議了解という形で発足したということで安心したということです。

そうすると、具体的な内容等についてはあまりご存じないままでおっしゃっているわけですね。

そうですね。考え方で言えば、さきほど言いました、その二本柱ですか、四五年にスタートしたとき、あれは正当なものと考えますので、それが少なくとも日本で発足したということは、私ども研究者としても、一つの段階、救済への第一歩が踏み出されたということで、安心したということです。

当時、死亡者後遺症者一時金の最高限度額は二七〇万円ですね。

……。

前回、証人は、さらに、天然痘の流行に関して、非常在国になっても、世界中で根絶されないかぎりは、皆接種の政策を維持すべきだと、で、皆接種、これを維持してきた日本の政策に非難すべき点はないと思うということをおっしゃいましたね。

はい。

間違いありませんか。

ありません。

乙第九八号証を示す

また、別の機会に、同じく証言の中ですけれども、このジュリストに書かれた論文の中ですけれども、日本では、昭和二六年ごろに大体非常在国になったと考えてよろしいと、で、一九五〇年から一九七六年までの間は、天然痘の被害よりも種痘のそれのほうが大きいと、年間二〇〇万の接種で、毎年大体一〇人ぐらい死亡するという事態が続いておったということを書いておられますね。

はい。

これもいいですね。

いいです。

で、ここでは死亡だけしか述べておられませんが、それに何倍かする脳炎だとか脳症という被害も、同時にわが国でこの期間生じておったですね。

おりました。

そうすると、片一方では種痘の被害のほうが大きいということを事実としてお認めでありながら、世界中で、根絶されないかぎりは、非常在国になったとしても、わが国は皆接種政策を維持すべきだということをおっしゃるわけですが、まず、特定の予防接種を、強制的に接種すること、これを行なうのか続けるのか廃止するのかという政策決定するにあたって、コスト・ベネフィット・バランシングというようなことが言われておりますけれども、証人はこのような考え方を認めますか。

私は、その場合のコストの計算の仕方によって、ずいぶん、意見を表示する場合に、違った結論に達するだろうと思います。私がジュリストに書きまして、その天然痘発生がない二十数年間ですか、その間、種痘の被害が上まわったと言いましたのは、結果的に、記録的に、日本に天然痘の侵入あるいは発生がなかったということでして、皆種痘政策のために侵入が阻止されたかもしれないという意味は、それに、言外にとっていただけるかどうかわかりませんけれども、そのような意味も含めて、結果論的に言うと、天然痘発生はまったくなかったけれども、種痘の被害だけが目立っていた、そういうような趣旨にとっていただきたいと思います。

それはわかります。今の、コスト・ベネフィット・バランシングという点はどうですか。

ですから、その中には、それを、種痘をやめた場合に、天然痘が常在地からどれぐらいはいってくるかという正確な推定がないと、ちょっと計算できないということで、私の場合はちょっと軽々しくそのコスト、あるいはベネフィットのバランスを論ずることができないということです。

そうすると、種痘を廃止した場合に、天然痘によるわが国における被害、重篤な被害がどの程度になるかということについてはわからない。

もう一つ、天然痘の被害といいますか、強制種痘をやめて、侵入してきたときの被害は、この前の証言でも申し上げましたけれども、二つあるわけです。一つは、ほんとうに天然痘が蔓延して、発病して、死人が出る、あるいは後遺症が出る。もう一つは、これは大体定説になっておりますけれども、四歳以上の年長児ですと、やはり、初種痘のときは非常に重い脳炎が出るということは間違いないと思いますから、そういうことのために、年長児、初種痘という事態が、非常にたくさん出るというケースも欧米ではいくつかみられているわけですから、副作用が非常にたくさん一〇〇万人レベルで行なわれて、それで、そのために種痘の副作用が非常にたくさん出るというケースも欧米ではいくつかみられているわけですから、その二つを加算しなくちゃいけないと、私はそう証言したわけです。

それじゃ、証人の勤務しておられる予研のかつての所長であった福見さんなんかも、コスト・ベネフィットのバランシングというのは、つねに、ある国のある状況において考えなきゃいけないんだというふうに言っておられますけれども、まず、コストというのは、ここではどういうふうに考えたらいいんでしょうか。

コストには、やはり、一つは、いちばん数字に出やすいやつですと、その種等政策を維持するための予算的な経費ですね、それと、それに伴う副作用による社会的な犠牲あるいはその社会的な負担、この二つがあると思うんです。

ベネフィットは、

ベネフィットは結局、痘そうが侵入して流行した場合に、さきほど言いました二つの社会的損失といいますか、犠牲者が出た場合、その得損は、やはり、ベネフィット…、それを避けたというのがベネフィットということです。

そこで、ある程度、バランスをしようという以上は、計量的なことを考えなきゃいけないんでしょうけれども、とりあえず、お金の問題は一応ぬきにして考えますと、主として種痘を行なうことによる被害というのは、死亡だとか脳症だとか脳炎の重篤な後遺症というのがコストを考えればいいんでしょうね。

　そうですね。

そうすると、ベネフィットというのは、種痘を継続しているがゆえに、回避しうる天然痘による被害、それから、さっきおっしゃいましたが、高年齢初種痘を避けることによる事故率の低下ということでしょうか。

　はい。

高年齢初種痘のことはあとで伺いますけれども、そうすると、双方主として命プラス重篤な障害ということでバランスすればいいわけですね。

　そういうことですね。

そういう考え方であれば、証人はお認めになるんですか。

　そういう考え方、ですから、いちばん大事なのは、ベネフィットの計算のもとになる、日本へ侵入してくる可能性ですね、それについて、くわしい推定をする基礎的な数字のとり方によって、ずいぶん見解が変わってくると思うわけです。

わが国で、これまで、そういう侵入の危険、いったん侵入があった場合の、予想しうる被害の大きさというようなことについて、ある程度、統計的なデータを使っての調査とか研究というのはなされたことがありますか。

　私は、直接出席はしておりませんでしたけれども、伝染病予防調査会の予防接種部会の委託で、国立公衆衛生院の重松先生が計算されたということを聞いております。

公刊はされておりますか。

　公刊はされていないと思います。

そうすると、厚生省等が公式にそのような、さきほどつけたような定義のもとに、コストとベネフィットをそれぞれ比較考量して、それで存続するとか廃止するとかいう政策決定は行なってきてはいないんじゃないですか。

　私は、直接その伝染病予防調査会、出ておりませんので、ちょっと、そこまで言い切ることはできません。聞いているかぎりでは、その重松先生のスタディの前には、そういう数字的な検討はなかったというふうに聞いております。

証人はそういう点を御検討になったことはありますか。

　私は、アメリカで、七一年に勧告が出たときに計算されたものは読みました。で、日本の場合にどう適用すべきかと考えてみたんですが、自分自身で直接計算してみて、ということはやっておりません。特に日本の場合は、アメリカと違いまして、常在地である東南アジアに距離的には非常に近いわけですね。それから、そのころ正式の国交はありませんでしたけれども、この前の証言でも出ましたけれども、中国大陸の衛生情報がまったくはいってきてない、あれは意外と、香港その他地理的交流があるわけですね。だから、そういう部分のあれがわからないと、ちょっと計算できないけれども、もしそれを過大に見積ればアメリカよりはるかに高い侵入の可能性がある、過小に見積ってもアメリカ程度のものにはなる、そういうふうには考えております。

データなしということですけれども、それじゃ、現実にはコスト・ベネフィット・バランシングというようなことは、少なくとも公刊された資料で見るかぎりでは検討されてないようですけれども、そのような考え方と、さきほど証人が言いました、世界中で根絶されないかぎり、わが国は皆接種をすべきなんだという考え方との関係はどうなりましょうか。

　それは、結局、今のあれですね、国際交通の、いわゆる、当時みられた、ほんとうに爆発的な急上昇による増加がありましたね。ですから、それまでのあれは少なくても、将来、ほんとうに、エクスポネンシャルな状況とわれわれのほうで言いますが、対数のあれで複利でふえて行くというようなふえ方ですね。そうしますと、とにかく、どこでもある流行が起き、患者に接したとすると、二四時間以内に日本にはいってくる可能性があるし、それから、世界で交通事故があると、必ず日本人の名前が大概のところで出てくる。ごらんのように、日本人が行ったり来たりしておりますね。そういうようなことで、やはりその可能性は交流の増加とともに、ものすごい勢いで上昇していたと、そういうふうに考えたわけです。

国際航空交通の大きさと増大等はわかりますが、世界中で根絶されないかぎりは、非常在国になっても、継続すべきだというのは、コストやベネフィットをバランスしようという、そのような考え方を、むしろ、排除する考え方ではありませんか。

　そうではないと思います。ですから、その、侵入の可能性のベネフィットの計算のもとになる数字の定量的なあれがないままに、その可能性をどう考えるかということによって、いろいろな考え方がある、そういうことだと思います。それで、そういう考え方は、これまで御紹介しませんでしたけれども、WHOの専門家委員会による痘そう根絶の戦略の専門家委員会報告が、一九六八年と一九七二年と、二回出ておりますね。それの冒頭に、定義及び判定基準という欄がございまして、痘そう根絶というものの宣言は、国の単位ですべきではなくて、少なくとも、国際交流がものすごく高速化している現状で、接触による伝播速度は普通言われるより遅いかもしれないけれども、ともかく、伝播の可能性については、非常に急速なものがあるから、大陸の単位で根絶宣言をして、それに対処すべきであると、政策決定はそれに従うべきであるというパラグラフが、明瞭に述べられております。その考え方は、結局、私の、世界でうんぬん、というあれを、アジアというのに限局しても、アジア大陸というふうに考えれば、そのまま適用してもいい、そういうふうに考えております。

そうすると、どこかで常在国があるかぎりは、わが国への輸入の可能性、輸入があった場合の被害の大きさというのは、おしはかれないと、そういう意味で、そのベネフィットについて計算が不能だから、コスト・ベネフィット・バランシングというのはそもそもできないと…。

いや、不能ではなくて、非常にその基礎数字の取り方によって誤差が大きくなるから、私はこういう数字でこう計算しましたということを、今は申し上げられないということで、もし、そのコストの側の数字が非常にはっきりして大きいものであるならば、コストを減らすための対策ですね。その一つとしての救済措置、それからワクチンの改良その他の基礎的な研究は当然やらなくちゃいかんわけですから、むしろ、コストの側を減らすように努力するほうが早道だろうというのが私の考えです。

だけど、結果的には、一九五〇年から一九七六年まで、コストのほうばかり大きかったわけでしょう。

結果的には、と言いますのは、要するに、そのために侵入が阻止されて、一方的に、バランスが、副作用の側にだけ出ていたという可能性も否定できないわけです。

可能性じゃなくて、現実にそうだったわけでしょう。

いや、そうじゃございません。そのために、どれだけ侵入が阻止されていたかのあれは表に出ませんから…。消防署を完備しておいたために火事がなかったと、それじゃ、消防署はいらないじゃないかという議論とよく似ていると思いますので、申し上げますけれども…。

それで、コスト・ベネフィットのバランスの出し方については、確かにいくつかのデータの取りようはあろうかと思いますけれども、そのようないくつかのデータの取り方を前提にして、現実にこういう取り方をすればこうなる、こういう取り方をすればこうなるというような検討もなされていないんじゃないですか。

それは、私のあたまの中でですか、それとも、厚生省レベルでですか。

まず、証人の中ではどうですか。

私のあれでは、アメリカ式の計算はやってみました。その結果、アメリカの計算は、ほとんど、ヨーロッパの侵入データをもとにして平均値を出して、侵入した場合の患者数とか、それから、何年に何例侵入したから、今の副作用の数が出るだけの患者が出るためには、何年に何回侵入がなくちゃならんだろうというようなあれでやっておりますね。それでしたら簡単にできます。日本でも、大体、そういう数字の取り方をすれば、同じことが言える。そうしますと、明らかに犠牲者の数はそれによって、いわゆるベネフィットをオーバーしております。

アメリカというのは、この一九七二年に連邦厚生保健省がやった勧告のことですけれども……。

ええ。

これは、その片っ方で種痘による被害の大きさを計算する、もう一方は他の常在国から米国へ輸入される可能性がどれぐらいあるかということを計数処理するわけですね。常在国からアメリカへはいってくる旅行者の数が一年にどれぐらいあるか、これはすぐわかることですね。で、常在国を二週間以前に通過してはいってくる旅行者は、そのうちどれだけあるかと、これによって、アメリカへの持込みの大きさを推定する。片っ方では、いったん輸入があった場合の被害の大きさというのを、主としてヨーロッパの例にてらしてですけれども、一個の輸入があった場合に、大体何人まで感染が発展しているかというような考え方をするわけですね。

（うなずく）。

厚生省では、どうも公刊されているものがないようですから、正式に検討はしなかったんでしょうか。証人は直接タッチしておられないかもしれませんが、研究者として割合身近におられたところから、いかがですか。

当時は、私の直属上司であった多ケ谷部長が、全部そういうのにタッチしておられたので、仄聞しておるだけですけれども、さきほど申し上げました重松先生のその試算があったというふうに聞いております。その結果については、実は、私、数字はくわしくは聞いておりません。

それから、わが国のコスト、特に種痘政策を維持した場合の、コストということについては、あまり系統的な調査はなされていないのではないでしょうか、四五年に、東京、川崎等の調査が始まったということは存じておりますし、そのあと、種痘研究班がある程度やってるということは知っておりますけれども、種痘をずっと戦後維持する間、系統的に、厚生省なり国なりがその被害を毎年フォローして、統計的に処理しているということは、なかったのではないでしょうか。

私も、そういう結果は聞いておりません。

それから、今のことに関連して、わが国への常在国からの輸入の可能性ですけれども、アジアでの常在国といった場合には、その年によっても違いますけれども、主として、インド、パキスタン、インドネシアというのが、大きなところと考えてよろしいですか。

そうですね。

この常在国の汚染地域とわが国との間の人的交流、アメリカ式に言えば、汚染地域を通って日本へ入国してくる旅行者……外国人も日本人も含めてですけれども……、これが、一定の年度でどれぐらいあったかというようなことは、大体ご存じですか。

私は、毎年の数をつかんでいるというあれじゃございませんけれども、少なくとも、常在していた当時のインドネシアとのあれは、年間二〇万人を超えていたというふうに聞いておりますが、インド、パキスタン、他のくわしい数字は、私、ちょっと見てないです。

これらの諸国とは、よその国も、もちろん交流があるわけで、特に、いずれの国も、かつて植民地でありましたから、旧宗主国、イギリスだとかオランダとか、それからヨーロッパ諸国とは、むしろ、わが国よりも交流は大きいのではないかと思われますけれども、その点はどうですか。

そうですね。ただ、輸入例の実は大部分が不思議なことに常在国の国民が、たとえば、ヨーロッパへ行って持ち込むというケースよりも、侵入された国の国民が行って、かかって、持ち帰るというケースが非常に多かったように思いますので、単にそういうふうな旧植民地の人が来やすいと、そういうようなあれからは計算しにくいと思います。

それはそうだろうと思いますが、いずれにしても、汚染地域を通って、ある国へどれだけの人がはいってくるかという、数によるわけでしょうね。それは言えますね。日本なら日本へ、日本人だろうが外国人だろうが……。

はい。

それで、前回乙第一〇〇号証の一で、ヨーロッパへの侵入例についてもお示しいただきましたが、アフリカ諸国もありますが、やっぱりいちばん多いのはインドとパキスタンですね。

そうです。

インド、パキスタンについて言えば、やっぱり、イギリス等、ヨーロッパ諸国のほうが、日本よりはずっと多いのではありませんか。

数字で言えば、そうかもしれませんけれども、日本の場合、これらの諸国のつき合いはほんとうに、農業指導、あるいは水産、漁業、こういうもののつき合いが非常に多くて、民衆の生活にじかに触れるという形で接触をしていらっしゃる方が、そこの国との交通をする人の中の、非常に大きい部分を占めているというふうに、私、聞いておりますので、その接触の仕方から考えますと、単なる人数だけのものではない要素がはいってくるんじゃないでしょうか。

むしろ、英国やヨーロッパ諸国というのは、特にインドやパキスタンには、日本よりずっと古くから、歴史的にも根を下ろしているわけですから、ずっと長く居住しているわけですから……。

居住しておりますけれども、私、言いますけれども、彼らの生活様式は、要するに、別の社会をその中に築いて、そこからリモコンで植民地支配するわけですから……。ところが、日本人の接触の仕方というのは、性格的なものもありますけれども、たとえば、土木建設の現場をつくれば、どうしても、高踏的に構えて、彼らと別の世界に住むということはできなくて、一緒に汗流してやるというタイプの接触の仕方をするわけですね。それで、私、昭和五〇年の九月に、WHOに頼まれて、バングラデシュへ一か月ほど、診断技術の指導に行きましたけれども、そのときも、たまたま、ダッカの町にいた商社の方に二～三会いましたけれども、やっぱり、非常に大きな、チッタゴンの港湾工事とか、いろいろお引受けになっていらっしゃいまして、その指導の仕方は、ほんとうに、一緒に汗流してやるという形なので、そのときに受けた私の印象的なあれから言うと、あれが違うだろうと、そういう言い方をしたわけです。

それから、もう一つ、人的交流の数の上から、ヨーロッパ諸国が常在国の旧宗主国であることが多いというのに加えて、ヨーロッパの場合には、未熟練労働者の入国を、後進地域といいますか、アジア、アフリカ諸国からたくさん認めておりますね。

はい。

わが国ではそういうことはありませんね。

ございませんですね。

それから、隣国の中国の情報がよくわからなくて、ここからの輸入というのも危惧されたというわけですが、国交の正常化以前は日中両国の往来というのは、非常に限られたものではありませんでしたか。

どうでしょうか……。

今でも限られていますがね。

限られていますけど、意外と、貿易関係は高いレベルで維持されていたように伺っておりましたが……。

高いレベルというのは。

今、あれですね。中国の側で見た場合の高いレベルとでも言いましょうか……。

いや、絶対数です。

数字は存じません。

インドとかパキスタンのように、あるいは、さっきおっしゃったインドネシアのように、何十万もはいってくるような状況でしたか。

ただ、どうでしょうか、人の出入りは、香港を通して、ずいぶん行なわれて、香港は中国の人も出たりはいったりしているわけでしょう。そうしますと、香港を門戸として、中国から、変な表現ですけれども、そういうものが輸出されるかもしれないという可能性は考えておくべきだろうと……。

香港経由にしても、わが国からの入国、それから、経由でわが国への中国の人の入国というのは、非常に限定されたものではありませんでしたか。

それは言えると思います。

それから、これは、アメリカの一九七二年の勧告の中に指摘されていることですけれども、ヨーロッパへの輸出国となった常在国、ヨーロッパから言えば輸入があった国というのは、人口一〇万人中、平均してですけれども、三例以上の天然痘患者がいる国からのみの輸入である、それ以下の、したがって、天然痘の汚染度が低い国からの輸入例はないというような指摘もありますけれども、これはご存じですか。

　知っております。

そうすると、こういうデータ等を見ますと、汚染国があるというだけではなくて、その国がどの程度広く深く汚染されているか、そこからのわが国への入国がどの程度であるかということが、考え方の基準にあるのではないでしょうか。

　それは一つの考え方だと思います。

それから、前回、ヨーロッパへの天然痘の輸入例について証言をされた際に、定期種痘をやめた国に輸入例が多いということをおっしゃって、イギリスとドイツの例を挙げられましたね。

　はい。

英国はそうですが、ドイツは定期種痘をやめていないのではありませんか。

　そうですね。私のあれかもしれません。もし、あれでしたら、それは撤回いたします。

前回の調書の六七丁裏側ですが、乙第一〇〇号証の三というリストをお見せした際の質問と思いますが、「一番ここで目につくのは二七回の例が上ってますが、イギリスが圧倒的に多いですね。八回ですか、それだけ上っております。ついで多いのは西ドイツです、どちらも定期種痘を実は早々とやめようという政策を決めた国でございます」と……

　ドイツのあれについては、それでは一応撤回して、それは、イギリスについてだけの話ということで、記録に残していただきたいと思います。

そうしますと、今の点が、訂正だけで済むかどうかということなのですけれども、証人は、やめた国に輸入例が多いと、したがって、やめることは、このヨーロッパの例にてらしてみて、非常に大きな危険を意味するんだと言われたわけですが、ドイツは接種を継続していたにもかかわらず、輸入例が多いということになるわけですね。イギリスはやめて多い、ドイツはやめなかったけれども多いと、こういうことになるわけで、国内にどのような接種体制をとっているかどうかということと、輸入の多寡というのは、むしろ関係がないということではないでしょうか。

　それは、まあ、いろいろ見解の分かれるところだと思いますけれども、その今の御意見に従えば、そうおとりになってけっこうです。

どういう意味でしょうか。見解が分かれて、というと、私が一方的な言い方をして、それでいいという意味ですか。

　いや、そうじゃございません。要するに、イギリスでは輸入例も多かった、それから、もう一つ、輸入のために、緊急接種をやったですね。そのための犠牲者もずいぶん多かった…。

いや、そんなことは伺ってません。国内接種体制と輸入の多寡の問題です。

　しかし、もし、あれだとすれば、ヨーロッパの例についてはそういうことになるかもしれませんけれども、一般論としては、アメリカと日本に少なくとも、二十数年間、一例も輸入例がなかったというのは、その強制接種を続けたことのおかげである、そういうふうな見解をもつ人もあります。

まず、ヨーロッパの例で言えば、ヨーロッパの場合には、むしろ、接種体制の問題は、輸入の多寡とは関係がなかったということでしょうね。

　イギリスとドイツについて言えばですね。

そうすると、理論的にも、というのもオーバーかもしれませんが、国内でどういうような接種の体制をとっているか、継続的に強制接種を行なっているのか行なっていないのかというのは、ある国へ、天然痘の国外からの持込み輸入があるのかどうかということとは別のことではないでしょうか。さらに言えば、国内でどのような接種体制をとっているかというのは、持込みがあったあと、それがどの程度伝播するかどうかの問題であって、水際まではいってくることとは別のことではないでしょうか。

　それは言えるかもしれません。

そうすると、さきほどおっしゃりかけたわけですが、アメリカ、日本が比較的に強制接種を行なって、皆接種的に率が高かったと、これが両国に輸入が少なかったことの原因ではないかというふうに言われたのは適切でしょうか。

　なにしろ、輸入が阻止されたというあれが、何と言いますか、いろいろな意味で結果してきます。たとえば、国外へ出る日本人が、出国前に種痘をして行く、それが適切に行なわれるためには、皆種痘政策があるいは基礎になっているかもしれないということで、水際で、患者が来て発病するかもしれない状態である、あるいは見つからないで患者が過ぎちゃったような、……軽い人で……、それが広がらなかったというようなことも、結果しているかもしれませんので、それはよほど体系的な調査をやらないと、その数字は正確には言えません。ただ、一つの解釈の仕方で、そういう見解もありますということです。

むしろ、持込みが多いか少ないかということは、ある国への汚染地域からの入国者の数がどれだけであるかということ、及び汚染地域へ行った人が、国際種痘制度ですか、種痘証明書制度によって、個体としてどのように免疫をつけているかということに関わるわけではないでしょうか。

　それがいちばん大事なあれだと思います。

今、わが国は、もっと侵入があったかもしれないけれども、発見されなかっただけではないかという趣旨のことをちょっとおっしゃりかけましたが、前回もおっしゃったわけですけれども、それは推測でしょう。

推測です。

わが国が非常在国になった時点で、皆接種政策というのは変更して、検疫を強化し、いったん輸入があった場合にはリングワクチネーションを一定の広さでやることによって、種痘接種による被害を軽減する方向に政策を変更すべきであったという、大谷証人の証言があったわけですが、証人は、そのような考え方にはにわかには賛成しがたいということだったんですけれども、そのことの関係で、皆接種政策をいったん廃止して、輸入があった場合、一朝事があった場合には、一定範囲にリングワクチネーションを行なうというのでは、年長者への初種痘を行なうということになる。それで、年長者初種痘というのは、事故率が高い。それが、そのような、大谷教授が言ったような政策への変更をためらわせるというか、できない一つの理由であると、こうおっしゃったわけですが、年長者の事故率というのは、どの程度に考えられていますか。

今までは……、この間も、あれ、あれましたように、とにかく、小さいうちにやったほうがいい、上がるにつれて事故率が上がると、そういうふうに考えられていたんですが、一九六八年……昭和四三年……ごろから、アメリカで、一歳までの年齢層と、一歳二歳の間ではちょっと差があって、少し長ずると低くなるけれども、四歳から上はどの調査結果見ても、やはり有意の高さで事故率が多くなっている。それから、病理学的にみまして、デュフリースとかそのほかの人たちの研究で、どうも、子どものときというか、年齢が小さいときにかかる脳炎脳症型と、それから、三歳、四歳を過ぎてかかるミクログリア・エンセファライティスという、グリア細胞の浸潤を見せる典型的脳炎というやつは、年長児のほうが多くて、別のものである。そういうふうに言われておりますので、大体そのへんが今定説になっておりますので、小学校入学時から、あるいは卒業時、あるいはそれを過ぎてから初種痘という事態になると、やはり、非常に重篤な実質脳炎を伴う種痘後脳炎がふえてくるということは言えると思います。

一歳未満の、大体どれぐらいの倍率で起こるんでしょうか。

それは、やはり、数字がずいぶんいろいろありますので、大体三倍から五倍のところじゃないでしょうか。

昭和四八年と四九年に、わが国への持込みがございましたね。前回証言されましたが、この際も緊急接種といいますか、いわゆるリングワクチネーションをやったわけでございますね。

はい。

どの程度の数、行なわれたか、ご存じですか。

正式な報告書は読んでおりませんが、たとえば、二番目の患者さんがお住まいになっていたのは、都下の町田市で、確か二〇万人ぐらい受けたんではないか……。

そんなにやってますか。

やってませんか。それはちょっと正確なことはわかりません、それに関連して、確か、周辺の相模原市とか淵野辺市とかああいうところもやっていると聞いておりますので、合わせればそのぐらいの数字になると思いますが……。

町田の場合等も一万前後ではありませんでしたか。

そうですか。私、存じません、それは……。

四八年の場合も、ほぼそれと同じくらいということだったようですが、二〇万はやってないと思いますよ。

それじゃ、私は新聞記事で見たのかもしれませんが、確かそういうふうな数字をのせたのを読んだことはございます。

大体、リングワクチネーションという場合に、通常、どこかの港か空港から、輸入患者が一人はいってきたという場合に、どの程度の数字に行なうものとされているんですか。

疫学的に言いますと、直接の接触者ですね、たとえば、インドの農村なんかでの私の経験にかぎって言いますと、周囲大体三キロから五キロぐらいの間は全部やる、そんなふうにやっております。それは、安全性といいますか、接触の可能性がある人は全部網羅するという考え方です。しかし、私の聞いたところ、一九六二年イギリスのウェールスで輸入例があって、患者数四十何人か出たやつが確かあったと思いますが、そのときには、イギリスでも八〇万人確か緊急種痘が行なわれまして、それで、患者数四十何人だったんですが、ほぼそれに匹敵する人が脳炎にかかった、そういう報告がございます。それから、その翌年、スェーデンでやはり患者さんがたくさん出た例がございましたね。あのときは、確か、天然痘にかかった患者さんを上まわる数が出たと聞いています。これは論文で報告されておりませんので、私、WHOの関係者から聞いたんです。

いろいろの、その、患者がはいってきた経路、それから入国数の行動様式等によって幅はあろうと思いますけれども、通常の場合には、一万とか数万というようなことで考えられているのではありませんか。

それは、疫学的に決定されるべきことだと思いますが、その都市の生活様式によっても違うと思います。それから、続発患者が発生しちゃった時点になりますと、ものすごい広い範囲にわたってしまうことはもちろんです。

そうすると、リングワクチネーションをやった場合には、年長者の初種痘ということになるので事故率が上がる、三倍から五倍という報告もあるというわけですが、わが国では、大体この昭和三〇年代、四〇年代にかけて、毎年の接種数はどの程度であったかご存じですか。

年間初種痘の接種数。

そうです。

大体、一〇〇万人から一二〇万人ぐらいを上下していたと思います。

リングワクチネーションではだめで、やっぱり皆接種を行なうべきだと、こういうことなわけですが、事故率についてもいろいろのデータがあるようで、一歳の上下で有意の差があるだけである、一歳を超えた場合に、年齢によってさほど有意の差はないというような報告もございますね。

はい。

ディックなんかはそのようなことを言っておりますね。

はい。

そうしますと、年長者事故率が仮に高いとしても、そのことのゆえに、母数から言いますと、リングワクチネーションの、仮に日本で一回の場合に一〇万行なうとしても、一〇〇万から一二〇万の、一〇倍から一二倍の皆接種を行なうというわけですけれども、事故率の単純計算から言うと、皆接種のほうが多くなりませんか。

どうでしょうか。アメリカの勧告のもとになったやつでも、ヨーロッパのデータから、一回の輸入があると続発患者を含めて八人ぐらい、それから、続発の世代数ですね、一次患者、二次患者、三次患者、二点なにがしということになり、そういうことになりますと、たまたま、これまでは続発患者出なかったから、日本での実績は一〇万人というレベルでとどまっていたけれども、続発患者がポンポン出てきたら、とてもそんなレベルではとどまらない。イギリスのウェールスの例のような、八〇万人というやつが出てくるんじゃないでしょうか。

ウェールスの例などのように、極端な場合もあろうと思いますけれども、通常の場合には、数万とか、せいぜい一〇万とすれば、常時皆接種、一〇倍も一二倍もの接種を続けることによる被害のほうが、年長児初種痘による事故率が仮にいくらか高いとしても、ずっと大きなことになりませんか。

ですから、私どもは、その皆種痘による初種痘をやるにしても、もし可能ならば、基礎免疫を与えるための弱毒ワクチンですね、それを開発し、採用して、その皆種痘政策によって、初種痘を済ます、そうすれば、あとは心配ない、そういう考え方であったわけです。ですから、あくまでも、これまでの在来のワクチンによる初種痘というやつにこだわるあれはないわけです。

前回、必ずしもそういうふうにおっしゃらなかったわけですが、これまでの種痘政策を変更しなかったのに特に非難すべき点はないし、むしろ継続すべきであると……。

それは、ですから昭和四五年の時点においてですよ。ですから、今の見解はどうかと言われれば、今はそれが可能なわけですから、同じ政策をとるにしても、ずっと改善された状態で行なえるだろうということです。

四五年当時でも、そうすると、やっぱり、在来の種痘による在来の接種政策を続けておったほうがよかったと言われるわけでしょう。

それは私はそう考えます。

ただ、事故率から言うと、接種のほうがはるかに大きくなりませんか、というのが質問です。

それはね、ですから、侵入の頻度ですね、及び、そのあれを、アメリカが言っているように、一回当り八人も患者が出てやったら、やはり、数十万人レベルでの緊急種痘という事態になるだろうというのが私の見解です。そうしますと、今おっしゃったような話にはならないということです。

わが国の二回の輸入例は、これは偶然だと言われるかもしれませんが、どのような伝播に至ったのですか。

どちらも、種痘をして、帰国されて数か月以内にお帰りになって発病したということで、写真でお目にかけましたように、非常に症状が軽かったわけですね。伝播のいちばんのもとになる、口からのどにかけての粘膜の発疹というやつがほとんどなかった、非常に稀な例なんですね。ですから、空気の中に、ウイルスを、咳やつばと一緒に放出して空気伝播を起こす可能性がほとんどない、非常に軽い病型であったということで、一つは、伝播の役割が非常に低かったと、それからもう一つはやはり種痘の効果であろうと思うわけです。

いずれにしても、わが国の場合の輸入後の緊急接種の数というのは、証人がおっしゃったような極端なことではなく済みましたですね。

そういうことです。

それから、感染を防御すると、それから、国民的な、あるいは全国的な免疫のレベルを上げておくということの観点ですけれども、幼児というのは自ら感染する機会はいちばん少ない年齢ですね。

いや、感染させて歩く可能性は少ないけれども、家族内に患者が出た場合、やっぱり、接触がいちばん多いだろうと思います。自ら避けて動きまわるわけに行きませんから……。

その感染経路になることは比較的少ない年齢ではありませんか。

そうですね、幼児が選ばれたいちばんの理由は、やはり、非常に多数流行した場合、それから、インドなんかでの流行地で幼児が罹患した場合に、やはり、死亡率とか、それから、重篤さが非常に高い。現実に患者数で言いますと、幼児が圧倒的に多く出ているわけですから、流行地では……、そういう伝統的な見解から、まず、生まれてすぐ、できるならば、早い機会に天然痘から守られた状態にすることが望ましいというのが今までの考え方です。

それから、リングワクチネーションでは、輸入者と接触することによって、接触者の中における発病というのを、どうしても防止し切れないとおっしゃいましたね。

はい。

で、そのことは、国民の間にパニックを起こす、それが衛生当局に非常に大きな緊張を強いることになるんだということをおっしゃいましたですね。

はい。

そのパニックの点ですけれども、これは、輸入して、第二次、第三次と感染して行く可能性はもちろんあるわけですが、そういう事態が起こった場合に、むしろ、天然痘の危険だとか、感染の性質とかいうようなことを、防疫当局が、正確に、きちんと説明することによって、むしろ、それこそ、コンテインできることではないんですか。

それは言えると思います。

危い危いとあおり立てればそうでしょうけれども、むしろ、その今の進んだ防疫体制と学問のレベルから言うと、客観的に情報を流して、リングワクチネーションを施行するかたわら、そのようなことを言うことによって、それこそ防止できることのにように思われますが…。

それは、理想的に言って、望ましいことだと思います。

現に、昭和四九年、町田の方が輸入された場合ですけれども、厚生省はそのような態度をとりましたですね。

（うなずく）

痘苗は十分ある、したがって、その、過大な心配をすることはない、というようなことを、談話だとかキャンペーンとして流したのではないでしょうか。

ええ、聞いております。

（以上　田　甫　力　弥）

原告代理人（山川）

過去二回のあれからすれば、証人のおっしゃったように、幸運があったかもしれませんが、わが厚生防疫当局はなかなか見事に輸入を処理したのではないでしょうか。

特に四九年の場合は、ちょうど一年前の経験が生かされまして、診断態勢、それから緊急接種態勢、理想的だったと思います。

本日のように証言していただくと、多少聞くことも変ってくるのですが、前回は輸入者があると、どうしても発病が防げないと、パニックが起こって、厚生当局者は東に西にかけ回って大変なことになるので、衛生当局は緊張が非常に大きいというようなことをおっしゃったんですが。

ええ、それは今でも変りません。ということは、あの時の前提は、イギリスのように三〇年前に強制初種痘政策をやめてああいう事態になったら、わが国ではそうなるでしょうということで、あの見解は変っておりません。

そうすると、あそこで言われた衛生当局の緊張というのは、どういうことを意味するんでしょうか。

あれはまず、検疫所に診断態勢とそれから汚染地域からの入国者は絶対に逃がさないような態勢を維持しなければならないということ、疑わしきは悪い方にとって場合によっては抑留もしなければならないということ、種痘をしないで入って来たら、直ちに種痘をするか、それが初種痘の場合は、検疫所の処置場へ一週間隔離をして、国際保健機構による初種痘の有効期間が来てから初めて釈放するということが諸外国ではよく行われております。したがって日本の空港での入国は、不愉快かつ大変なものになるでしょう。それからあと、診断態勢ですが、要するにリングワクチネーション政策が成功するかどうかは、迅速診断が可能かどうかということで、われわれはそういうのを考えた上で、昭和三〇年代後半に迅速診断の方の研究に集中していたわけですけれども、たとえば沖縄で疑わしい状況が出た時に東京から診断班を呼んでやっていたのでは時間がかかってしまいますので、各府県の衛生研究所、衛生部レベルで的確な診断ができる人を常に用意しておかなければならない。たとえば臨床家が流行地へ行って患者さんを見てくるといったトレーニングをすることが必要だと。それからあとはリングワクチネーション、日本中どこでも一〇〇万人ぐらいのレベルまでぱっと行えるように備蓄をしておかなければならない。たとえば東京から北海道まで空輸しなければならないという事態が起こるかもしれない。あるいは北海道地方、東北地方というように地方別にストックしておく。それは何年に一回起こるかもしれない事態のために常に即応できる状態を保つ、そういうようなことが一般的には非常にむずかしいだろうと。それで、たとえば、四八年の例のように一度起こってそれでみんな気がついて、一生懸命演習を始めて、一年後くらいにきたら見事に成功するだろうけれども、それを、種痘は要らないからやめますということでやめて、それから二〇年たって青天のへきれきのように入ってきたら対処できるかということです。そういうことを意味したわけです、前回の発言は。

そういうことの対処が非常に困難であろうと、だからむしろ毎年行うことの方がよいではないかということですか。

理論的には完全に防疫が可能になります。

いちばん最初の、コストだとかベネフィットだとかを比較衡量するということに関連するんですが、そういう場合にも、たしかにいろいろの用意を常時整えておくということだろうと思いますが、それは、やるつもりがあり予算措置を講ずれば、相当程度に可能なわけで、そういう場合にも種痘政策を継続することによる被害の点については思いをいたさないんでしょうか。

いや、先程も言いましたように、思いをいたすがゆえに、初種痘に使うワクチンの方も、弱毒ワクチンを開発するとかするようにした方がよろしいということで、当然私予研へ入りました昭和三四年の研究生活開始の年にＤＩＳとかいうものも全部頭の中に置いて研究しております。

予研における研究はそうだろうと思いますが、現実にその国の政策レベルでは、そういうふうになりませんですね。

それは私の権限外ですので、証言としてはお答えできません。

なっておりませんねということだけ確認すれば結構です。

それは皆さんご存じのとおりですとしかお答えできません。

それから、リング・ワクチネーションですけれども、皆接種を強制的に行っている国でも、不幸にして輸入がある場合は緊急接種、リング・ワクチネーションはやるわけですね。

はい。

皆接種をやっておったから、やらなくてもいいということではありませんね。

そうではありません。ただ、私は行政担当者ではありませんが、私の研究者としての意見を言えば、その前三年以内にちゃんとした種痘を受けて善感ないし再種痘でやっておれば、受けなくてもいいでしょうということは言えます。ただ、諸外国でも、リング・ワクチネーションに相当する臨時緊急種痘の場合は、普通の初種痘に対するあれと違って、非常に厳重な罰則をもって臨んでおる。それが実施されているということを知っておいていただきたいと思います。

最後に種痘による事故率のことについて伺いたいと思いますが、これは種痘を行う場合のコストの計算に直接かかわるわけですけれども、前回の証言では、脳炎は一〇〇万分の三ないし四ということを言われ、それから乙九八号証の「ジュリスト」の論文の中では、初種痘時一〇〇万人に五人ぐらいの比率で種痘後脳炎、進行性ワクチニアなどの重い合併症が起こって死亡すると、こういうふうに言っているわけですが、脳炎、脳症等の重篤な後遺症を残す合併症、および死亡の率については、これまでわが国で、限られたものですが、なされている調査のデータは、もう少し高いものではありませんか。

だと思います。川崎、東京でいちばん行政的なバックをもって正確に調べられたのは、発生数が少ないので、あれをもってちょっと発生率を推定するのは無理かと思いますが、もっと高い数値が出ていたと思います。

乙第六二号証を示す

これは種痘研究班の、山口正義さんが主任研究者の、「総括研究報告」というものですが、一六ページをご覧下さい。この表のすぐ上の文章を読みますと、「昭和46年4月から48年12月末までの2年8カ月の間に東京都において報告された予防接種合併症例を別に表4として示す。これによれば初種痘後の合併症が目立って多いが、この約3年間を平均してみると、初種痘100万当り中枢神経系合併症は約50（うち死亡約10）と推定される。」というふうになっておりますね。

はい。

乙第六一号証を示す

二九ページをご覧下さい。これは木村さんの「種痘合併症の調査」という報告で昭和四六、四七年の症例ですが、この二九ページの「第4表」を見ても、「発症例数」、「一〇〇万対率」というものが出ておりますが、ほぼ二〇前後、多いところでは三〇というものもありますが、平均して二〇・八ぐらいということで、証人がおっしゃったものよりはばらつきがありますが、相当高いものではありませんでしょうか。

私の書いたものに載っけたのは死亡数だというふうに考えてよろしいと思います。

証言では、脳炎は一〇〇万に三ないし四ということでしたですね。

それは、死亡数で言ったのを、言い足りなかったところだと思いますので訂正します。

証人北村敬に対する証人調書（昭和五五年九月二二日取調べ分）を示す

九六丁の裏の冒頭のところをご覧下さい。「種痘後脳炎のように一〇〇万人植えて三人か四人出る、それが増えたか減ったかというようなことを議論するためにはさらに」たくさんのデータを見なければいけないんだというところですが、これは、「種痘後脳炎のように一〇〇万人植えて」、何人というふうに訂正されますか。

……（考える）……、ですから、それは重篤なという場合、私の場合、まあ。

まず、そうすると「三人か四人」というのは、三人か四人の。

死亡者が出る、と。

一〇〇万人植えて三人か四人の死亡事故が発生する、ということですか、種痘に起因して。

そうですね、で、日本の報告、先程の報告ですと、一〇人前後だと出ておるようですが。

一〇〇万人に一〇人前後死亡ですね。

ええ。

乙六二、六一号証、いずれも証人はメンバーとして種痘研究班に入っておられますね。

はい。

ご自分が関与されたレポートですね。

そうですね。

そうしますと、死亡が一〇〇万人で三ないし四というものでも、今のレポートよりは少ないんですがね。

それはそうですね、まあ、諸外国のあれなどを考えましてね、まあ、正しいあれということで、種痘研究班のやつだと、本当に全国的なあれが、今調査続行中ですので、結論を出すのには早いかと思って、そういうふうなとらえ方をしたわけです。

一〇〇万人で三ないし四人の死亡というのは、どういう根拠でおっしゃったわけですか。

そうですね、それはアメリカのネフ、レインなんかがあげている数字、それから一般の教科書にそういうものを大体総合して書いてあるものがあります。それは日本の教科書ではございません。

脳炎はどうですか。

脳炎の発生は大体死亡者の数倍というふうに考えてよろしいんじゃないかと思いますが、脳炎、脳症を含めてですね。

数倍というのは、二、三倍から四、五倍までありますが。

まあ、私の場合は三倍から六倍ぐらいと考えてよろしいかと思います。

そうすると、死亡と脳炎、脳症を含めて、一〇〇万人に二〇ぐらいは起こるわけですか。

そういうことですね。

そうすると、先程の初種痘一〇〇万あたり中枢神経系合併症五〇のうち死亡約一〇というのは、今の証言よりはちょっと多いですが、日本のデータもあながち、証人がおっしゃったことと食違いはないわけですね。

食い違っておりません。おそらくそれが長年続いていたら、日本の正しい数字が出ていたと思います。

それから、そのことに関連するわけですが、

乙第七九号証を示す

「日本のワクチン」改訂の2版ですが、その一九ページをご覧下さい。これは種痘研究班のデータなわけですが、この表1・6に証人は関係しておられますか。

はい、班会議には出ております。

そこに種痘後脳炎率だとか死亡率だとかが対一〇〇万の割合で出ているんですが、そのことに関連して、前回、幼児には急性神経症状というんですか、これが種痘とは別個に発生する事実があると。

はい。

したがってその数字をこのような種痘後脳炎、あるいは種痘後脳症の数から引かなければいけないんだということをおっしゃいましたね。

はい。

これはたとえば、そこの表1・6の数字にある脳炎、脳症例数のうち死亡後遺症例というようなものの中に、そのような、種痘に関係ない急性神経症状というのが混入しているということをおっしゃっているわけですか。

可能性があると申し上げております。

その文章は、そのようなものは対象者一〇〇万人あたり約四〇〇例あると。

はい。

で、種痘後二週間の間に発生する確率は、これを割ってみると一七ぐらいだということになる。

はい。

だから、これを減じなければいけないということを前回の証言をおっしゃったわけです。

はい。

一七全部引きますか。

いや、あれはですね、四百幾らというのは小児の急性神経疾患で原因不明のものというものがそういう数になるわけですから、このうち、原因があるいはちゃんとわかって、そのあれによるとそういうふうにわかるものが出てきますから、全部引くことはないと思います。

もう少し端的に伺えば、その種痘研究班が脳炎、脳症とか死亡例数としているものも、あらかじめそのようなものを除外した上であげているのではありませんか。

ええ、集計しております。ですから原因不明ということで出ておりますので、どれが原因かわからんというやつですから。で、種痘後脳炎と診断されているものも、ウイルス学的に種痘のウイルスと結びつける診断方法はなくて、一種の消去法によっているわけですね、種痘後四ないし一八日の期間に、他の原因なしに、脳炎、脳症症状を起こしたものは、種痘後脳炎と診断すると。どこに条文があって、字句がいくつ違うなんていうことは、私、言いませんが、そういうふうな診断が基準になっておりますので、両方共未知の部分がありますのでクロスする部分があると、そういうことを私言っているわけです。

いくつかは混入の可能性があるということですね。

ええ、そうですね。

証人北村敬に対する証人調書（昭和五五年九月二二日取調べ分）を示す

一一七丁裏をご覧下さい、六行目、「種痘後脳炎の定義が、種痘が原因で起こるんじゃなくて、種痘を打った後一定の時間内に起こる脳炎、脳症という定義を採っております」ということを言われたのは、不正確ですね。

どういうことでしょうか。

二週間以内に起こって、消去法をするということをおっしゃったでしょう、今。

そうです。

したがって、時間を基準にしてのみきめるわけではないでしょう。

　別に時間ということじゃなくて、そのほかに直接の原因がわからないということです。

ですから、接種後四日目から一八日目に起こったということを一つの基準にして消去法を用いるし、その他の原因が考えられないかと。

たとえば、日本脳炎で起こる場合もありますし、それから、ヘルペスによる脳炎が起こる可能性もあるわけです。ただ、どうしてもそういうものが見つからないものは種痘の方で引き受けるということで、「後」ということで、あくまでも時間にこだわったというか、渋々認めるという形でその名前がつけられているわけです。

そうすると、原因不明のものが混入すると一九ページに書いてあるのは、そういう趣旨だということですか。

　そういうことですね。

そうすると、二週間内に発生する確率は約一七ということになるので、その一七を全部引けという意味じゃないわけですね。

　そうじゃありません。

もう一つ伺いますが、原因不明で、科学がもう少し発展して、よく分析できれば、種痘によるものではないということがわかるかもしれないものが混入すると言われたわけですが、同じ論法で、本当は種痘で起こっているんだけれども、原因不明だとして除外されるものがあるということにはなりませんか。

　どういう意味でしょうか。

私が言っているのは、この脳炎、脳症例数として、たとえば、六歳から一一か月で二〇例というようなものがありますが。

　はい。

これは一定のスクリーニングを経ているわけですね。

　そういうことです。

一方、誤ってこれにカウントされていないということも、証人がおっしゃった論法から言えば。

　それは論理的には可能でしょうね。

そうしますと、急性神経炎が起こる、原因不明のものがあると、したがって、それは脳炎、脳症としてカウントされているものの中に混入する可能性があるので、引かなければいけないと言われたわけですが、引く方だけやるのは片手落ちではありませんか。

　ただ、このスクリーニングはウイルス学的にこうこう、こういう所見があった時に種痘後脳炎であるというポジティヴなあれなしに行われておりますので、何と言いますか、ある種の強制力をもって除外するというあれは行われていないわけです。これは、この所見があったら種痘とは無関係だという積極的にそれを起こすような原因が見つかった場合だけスクリーニングして除いているということですので、ちょっと、医学の方では絶対に誤ったという言い方はしませんで、ドイツ語で、試験で口頭試問で間違えると、教授は、オイスセルストゼルテン（äusßerste selten）と言って、きわめて稀だろうね、という言い方しかしませんから、そういうきわめて稀な可能性は否定はいたしませんが、今の診断の仕方ではそういうものが新たに入ってくると。私は考えてよろしいということです。

この、二週間に一七例起こると、したがって、それを、あたかも脳炎、脳症から全部引かなければならないかのようにおっしゃったのは、きょうおっしゃったような趣旨が正解だということですね。

　ええ、そういう可能性もあることを考えて対処しなければいけないと。で、大変困ったことで、ウイルス学者の怠慢だと言われると困るんですけれども、要するに、これが種痘後脳炎の、逆に、ウイルス学的な証拠であるというあれがないわけですね。脳でウイルスが増えて脳炎を起こしたのが種痘後脳炎だということなら、いちばん簡単なんですが、ウイルスを分離しようと思うと、引っかかりませんし、むしろ抗体は高く出ている脳炎の方が多いということで、常識とまるっきり逆なもんですから、ウイルス学的にもこれが種痘による脳炎だという定義がないわけで、それで種痘後、という名をつけて、一つの疾患群ということで、やってきているわけです。

私から最後の質問になりますが、そうすると、証人の証言の骨格と言いますか根幹と言うのは、結局、わが国が常在国であろうが非常在国であろうが、天然痘に関する限りは、強制一律接種の政策をとるべきであって、それを行ってきたわが国は誤っていると言われることはない。正しかったというわけですが、日本がそうしますと、次官通達で種痘をやめたのは一九七六年の九月ですね。

　（うなずく）

WHOの根絶宣言というのは、技術的宣言とおっしゃいましたか、一九七九年の一〇月、わが国に遅れること三年ですね。

　（うなずく）

証人のご証言を徹底しますと、日本は早くやめ過ぎたということになりますか。

　ですから技術的宣言を申し上げたので、最後の患者が出たのは一九七七年ですね、しかもあの時の疫学的状況は、ソマリアとエチオピアの間の月の砂漠みたいな、非常によそとの交通の少ない遊牧民の間に出て、それが時々当時あそこで戦乱がありまして、戦乱に巻き込まれた兵隊の間に少し出たという状況を繰りかえしていて、疫学的な感じといいますか、様相で言いますと、普通の意味での国際交流ではそれが外に持ち出されるという可能性はほとんどない状況で、最後の掃討作戦が行われたのは、一九七五年から一九七七年にかけての年月だということです。

そうすると、実質的な根絶を踏まえて次官通達が出された、と。

まあ、そう私の頭の中では理解しております。

ある疫病が国内に常在するか、あるいは、もはや常在しなくなって輸入のみを考えればいい、ということによって、病相というのは根本的に変わるのではなかろうかと思いますけれども、証人の考え方というのは、そのようなことに関係なく皆接種政策を維持するのが正しいというわけですね。

いや、ですから、皆接種政策によって日本が早々と非常在国になったことは事実だと思いますが、以後輸入に備えるにはどうしたらいいか、と。で、先程も出ましたように、一つは検疫体制を万全なものにして、必ず水際で阻止する、もう一つは入れるのは入れておいて、あと緊急種痘で対処すればよろしい、と。もう一つは、両方を兼ねたような形で、皆接種政策を続けて、拡散を広げながらも、リングワクチネーションを数十万人レベルでやった時に予想される年長児の種痘による副作用を防ぐ、その三つのあれがありまして、私は第三番目のものを考えているということです。

原告代理人（大野）

ちょっと、今の点に関連して、二、三伺わせていただきたいと思いますが、今の証人のお話では、まあ、コスト・ベネフィット・バランシングに関して、ご自分でそれを計算したことはあるとおっしゃったんですか、ないとおっしゃったんですか、初めには、どうもそういうことはないようにおっしゃって、あとでは、なにかあるようなふうにもおっしゃったので。

ですから、その計算をやるためには。

いや、理由は伺いますから、まず問の結論だけをおっしゃって下さい。時間も長くかかりますから。

ですから、正確な出入国の記録を調べた上での計算はやっておりません。ただ、アメリカなどがそれをやっているので、私の考えている数字で…。

それは一九七二年のアメリカのレポートを見た時であると、こういうことですね。

そういうことです。

しかし、あのレポートをお読みになったらおわかりのとおり、一体、出入国の数がどのぐらいであるのか、ということがわからないまま試算するということはできますか。だって、それがそのまま母数になって掛けているわけですから、その母数がまるっきりわからないままコスト・ベネフィットをやろうということは、ちょっと不可能に思われますが。

ですから、私は自分の研究者としての興味でやってみたということであって、だれかに頼まれて責任あるレポートにしたとか、学生に講義をしたとか、そういうことではございません。

それは結構なんですが、ご自分の研究者としての試算をなさるにしても、ある数を出さないと意味ないわけでしょう。

はい。

その数を出すために、日本の出入国の数字がわからないままに数字を出すということは不可能に思われますが、それは証人はおやりになったんですか。

そうでしょうか、出入国、ないし汚染地を通ってきた人の数というのは、検疫所を調べればわかるわけですから。

いや、そうじゃなくて、ご自分で調べたことはないとおっしゃったわけでしょう。

だからそれを推定するいろんなあれはあるわけです。

では、どういう数字をお使いになりましたか、計算を出されて、片方で多かったということですが、どういう数字をお使いになったんですか、出入国について。

たとえば、検疫の年報みたいなものは出るわけですね。

それはご覧になったんですか。

それは見ております。だけど、汚染地経過、非汚染地経過という分類はたしか出ていないと思います。ですから、それから先は推測になります。

では、どういう数字をお使いになりましたか、じゃ、汚染地通過について。

ですから、私が想像する、たとえば、航空路で来る場合は、南から来るやつが四〇パーセント、北から来るのが六〇パーセントぐらい、北というのはヨーロッパおよびアメリカ大陸ですね。

それは全部の日本の年間の出入国。

いや、そうじゃございません。

どういうことですか。

私が正確な数を見たのは、当時の羽田の空港のあれですから、私の知らないあれがずい分あると思いますが、海路によるものだとか。

ちょっとお待ち下さい。まず、証人のお考えになった数字は、羽田空港での出入国の数字だと、それを使ったというわけですね。

はい。

それは年間どのぐらいなんですか。

当時で百五十何万かじゃなかったかと思いますが。

そのうち四〇パーセントは南とお考えになった。

はい、そうであろうと。

六〇パーセントは北であったと。

北からの入国であろうと。

そうすると、南は全部汚染だと考えられたわけですか。

ですから、そのへんがまた、もう一つ入ってくるわけですね。

どういう計算をなさるんですか。

あんまり詳しいことを申し上げても、自信が私もないので発表しなかったわけですから、証言としての価値はないと思いますので、そういう試みをやっておりましたというご返事だけにしておきます。

それで、先程ご証言のコンテクストで言うと、アメリカでそんなことをやっても、日本とは違うよと、自分も試算したけど日本の方がずっと危険性が多いよと、こう言われて、一国のアメリカのオフィシャルなレポートをご自分の試算で批判して、日本ではそれはだめなんだと言われたもんですから、どれだけ確実なデータをお使いになったのか是非教えていただきたいと思って伺っているわけです。

だめだと申しましたか。

はい、日本では適用にならないんだと。まるで数字が違うんだとまでおっしゃいましたから。

そうなんです。アメリカの場合、当時汚染をしているかもしれないベトナムに、常時兵隊を五〇万人ぐらい送っているわけです。日本の軍隊のように一度上陸させたら交代させないということじゃなくて、アメリカは大体二か月ぐらいで交代させますので、人間の動きがものすごく多いわけです。もちろん兵隊さんはきちんと種痘をしておりまして、

ちょっと待って下さい。そうしますと、ますます危険が高くなってしまうでしょう。

そうです。

それでもやめているわけでしょう。

ですからその人数が、一見、表にあらわれる人数のうち、ものすごくきちんとしたコントロールにあるポピュレーションが多いわけです、種痘の。

不思議ですね。

それは米軍のベトナム出国兵士の検疫を調べたことがあるんです、心配なので、

いや、ベトナムの話をしているんじゃないんですが、日本だって外国へ行く時に種痘の証明書、これがなければ、絶対に行けないでしょう、やめた国は別として。日本だって検疫証明はパスポートと同じように必須の所持品になっているわけでしょう。日本が種痘なしで行ったり来たりということはできないと思いますが、どうですか。

ただ、チェックできるのは証明書だけですのでね、それを言ってしまいますと。私厚生省のあれとして不穏当な発言になりますので言いませんが、微妙なところはございます。

それじゃ、もう一つ伺いますが、非常に貴重な意見でしたが、前回の、インドや、バングラディシュ、パキスタン等はヨーロッパに比べ日本に地理的に近いと。だから日本の方が危険であると。きょうも、東南アジアは日本に地理的に近いからやっぱり危険だと。そのことは考えなければいけませんよと、再三おっしゃいましたね。

はい。

よくわからないんですが、やっぱり、地理的に遠い近いということは、日本のような島国を考えた場合に、距離が近いということは、痘そうの輸入について非常に大きなことなんでしょうか。

距離が近いということはやはり同時に、人的な交流も多いということですね。

そうでなければ、意味ないでしょうね、いくら何でも日本海を痘そうウイルスが飛んできて、感染するということはあり得ないですね、やはり人の交流数が多いかどうかが大きなウェイトを占めるでしょう、そうじゃございませんか。

ええ、そうです。

乙第一〇〇号証の三を示す

この根拠は、これはWHOのレポートでしょうか。

はい。

WHOの何のレポートですか、これは。

これはWHOが今年の総会に提出する事務総長報告の基礎資料として昨年一二月に痘そう根絶確認世界委員会（Global commission for the certification of smallpox eradication）というものが開かれまして、最終的に技術的に検討した際の最終報告のアネックス8ですから、別添八というものです。

そうすると、これは一応信用度の高いものである、と。

WHOはこれにもとづいて判断していると考えてよろしいと思います。

ほとんど同じですが、類似のでも多少数字やなんかが違うものがありますが、これより古いレポートの中には。一応これが最新版と考えてよろしいでしょうか。

はい。

そこで、まず、読み方を伺うんですが、「患者総数」とありますね。

はい。

その中には輸入患者は1として計上するわけですか。

はい、入っております。

そうすると、1と書いて、次に棒が引いてあるところがありますね。

はい。

これは輸入患者しか発生しなかったと、こういうふうに理解してよろしいわけですね。

　そういうことです。

そこで、前回の証言では、先程も言われましたけれども、イギリスがいちばん多い、次いで西ドイツであると言われましたが、イギリスは、これで計算しますと、九例ですね。

　はい。

それから、西ドイツは八例ですね。

　はい。

それで、西ドイツとイギリスとをまず比較してみますと、発生患者に顕著な違いがありますか。これは簡単な足し算で、今暗算でやれなんて申しませんが、私の方で計算しますと、イギリスの方の発生患者が七四、それから西ドイツの発生患者が六六ということのようですが、なにか輸入の回数、あるいは患者の発生等に、両国で異常な違いが感ぜられますか。

　ございません。

病院感染数も、西ドイツが四一で、イギリスが四〇ということになっていて、非常にまあ類型的に言いますと、よく似た輸入例、あるいは感染数、あるいは病院の中の感染数を示しているように思われますが、証人もそうお考えになるでしょうか。

　数字の上ではそうだと思いますね。

そこで、先程証人は、この患者の、何と言いますか、第一感染と言いますか、いちばん最初に輸入していくのは何と言うんですか。

　一次患者です。

一次患者は、どっちかと言えば、外国人であるよりは、その国の、外国へ行って来た人が非常に多かったと、こういうお話ですね。

　(うなずく)

それでいきますと、西ドイツでいちばん多いのはどこだかおわかりになりますね。

　いちばん多いと申しますのは。

輸入感染の原発国名ですね、これからみるとはっきりわかりませんが、インドと書いてあるところは、インド人が来たか、またはドイツ人がインドに行って感染して帰って来たか、そのいずれかということになりますですね。

　はい。

証人のお話では、ドイツ人が、まあ、インドならインドへ行って帰って来た例が圧倒的に多いんだと、こう言われましたね。

　はい。

そこでご覧になっていただくと、私の方で、これも数字ですが、インドが三、パキスタンが二ですね。

　はい。

先程、証人は証言を訂正されましたが、当然のことながら、西ドイツは強制定期種痘をずっとやっておったわけなんですが、どうして日本には患者が発生しないで、西ドイツに発生することになるんですか、輸入することになるんですか、教授のお話だと、正に日本に出なかったのは偶然ではなくて、定期強制種痘のせいで、実は患者は発生したかもしれないと、こう言われるんですが、西ドイツにはどうしてそういうことになるんですか。

　これは正確に州別にどうなっているかわかりませんが、ドイツの場合は、ご存じのように連邦制であります。そうすると、バイエルン州とか、あれがみんな違うわけです。アメリカの州程度の独立性を持っておりまして、予防接種制度は連邦政府は方針をきめて、それに従うかどうかは、たしか州政府のあれだと思いますが…。

ちょっとお待ち下さい。そうすると、その前提は、ドイツのラントでは、定期強制接種をやってない州があるということですか。

　そういう言い方じゃございません。

どういうことでしょうか。

　言い方は多少濃淡があるかもしれませんが。

濃淡というのは何ですか。

　濃淡としか言いようがございませんね。

濃淡じゃわかりませんね。

　その結果として善感率が高く維持されているとかですね、それから。

ちょっとお待ち下さい。その濃淡という意味は、ドイツのある州では、強制接種はしておるけれども、やらないで済ませているところがあるということですか。

　というようなことがあるかもしれない、と。

根拠があっておっしゃっているですか。

　いやいや、ですから、濃淡としか言いようがございません。

いや、濃淡にせよ、ドイツのある州では、そういうことをやったりやらなかったりする州が法律にもかかわらずあるんだというのは、推測なんですか、なにかの根拠があっておっしゃっているんですか。

　たしか私は、バイエルン州で接種を見合わせるとか。

それは、いつですか。

　ですから、正確じゃございませんので、それ以上言えないですけれども。

しかし、証人もご存じの共通の知識にもとづいてみれば、西ドイツにはインド、パキスタンから主として入ってきておりますね、さっきのお話ですと、日本人こそは大いにインド民衆と接触しているから、もっと危険は高かったと。ヨーロッパ人というのは特殊階級を作っているので、感染の確率が少ないので、日本はもっと数が多いんだと言われたんですが、そういう現象になっておりますか、これは。

なっておりませんね。

そうすると、教授はまあ推測だとは言われましたけれども、ヨーロッパとの対比において、日本が四八年まで二十数年間にわたって種痘の輸入例がなかったということは、まさに国民皆種痘の結果ではないか、と。少なくとも、そういう根拠は十分であるかの如くおっしゃいましたが、西ドイツの例をみて、果してそれは証明されているとお考えなんでしょうか。

ですから、私は西ドイツでは州によってやり方がずい分違うから、その実情を見ないで、ただ強制種痘だけという面を注目すれば、今おっしゃるようなことですと、そういうご返事だけいたします。

それでは、ヨーロッパ諸国と比べて、特に証人は西ドイツとイギリスでは種痘政策が違うということをきょうご証言になったわけですが、少なくとも、架空な観念じゃなくて、現実に起こった輸入例、およびその国内の発生経路、あるいはその発生状況は、西ドイツとイギリスとでは酷似しているということは、一体どうご説明になるんですか。

たとえば、西ドイツの、一九七〇年に二〇人の患者が出ておりますね、これは「自然」に載っけた私の論文で紹介しましたが、この場合、患者さんは、ほとんど初種痘あるいは前回種痘を受けてから五〇年以上経ってしまったお年寄りなんですね、ということは、以下に国民皆種痘、初種痘を一〇〇パーセント維持しても、そういう方までカバーできないわけです。そういう方でも再種痘を受ける時は、初めて年寄りになって受ける方よりは安全な状態になっておりますが、ですから、私が申し上げたのは、その実施の状況ですね、それが詳しいことがわからないと論評はできませんけれどもと言ったのは、一例だけそういうようなあれがありますからね。

あんまり西ドイツとイギリスの違いをどう説明するのかという質問にお答えいただいていないように思いますが、今証言をいただいたのは私の質問に対する答としていただいたんですか。

そういうことですね、ですからどこか適当なところで状況をはかるというようなあれをしていないと、いくら皆種痘政策をとっていても、それは種痘もれがある一か所に固まっていたりすれば、広がりを防ぐことはできない、一定の犠牲者は出ますと。

ただ、同じことは日本でも言えるので、私も、外国へ行った時は別として、小学校を出てから一回も打ってませんね。証人のお話だと、二〇年経つと、ほとんど意味のある効力は示していない、と。一応これならいいだろうというのは、三年であるということでしたね。

三年まではまず大丈夫だろうと思います、よほど濃厚な接触をなさらないかぎり。

そうすると、日本でも三〇を過ぎた人というのは、今あなたが言われたドイツの病院の患者とほぼ同じ状態におかれているんじゃないですか。

ですから、そのあとすぐに天然痘じゃないだろうかということを疑って、すぐに種痘をすれば、その人たちは、あれで、効くわけです。ウイルスを吸い込んで発病するまでに二週間かかります。再種痘ですと数日以内に効果が現われてきて防禦効果が出ますので、そのへんを私は言っているわけです。防疫対策としてどういうふうに社会的に対処していたかはわかりません、と。

西ドイツの例はわからないと、こういうことですか。

（うなずく）

それから、先程から山川代理人が聞かれたことについて、国民皆種痘政策は続けるべきである、と。犠牲者は必然的に出ると。で、それはやむを得ないと、こうおっしゃいましたね。

（うなずく）

そうなるわけですね。

はい。

人が死んだり、重篤な後遺症が出るのも容認する、と。ただ、救済しろということでしたかな。

そういうことです。

一体、証人が、死亡や重篤な後遺症が種痘から必然的に発生するということをお知りになったのは、いつからですか。

国立予防衛生研究所へ入りまして研究を始めた時点では存じておりました。

学生のころから、そういう、種痘には副反応が伴うということは、医学部でも教えているのが通常だということですが、お聞きになったことありませんか。

教科書に載っていたのを読んだことはあります。

そうすると、一般知識としても知っていたし、具体的にそういう状況がどんなものであるかということは、特に予研に入られてから、よくご存じだったわけですね。

はい。

そうすると、犠牲者、死亡者や重篤な後遺症者を救済しろということを証人が公的な論文あるいは公的な会議その他で発言されたことがありますか。

証拠には出しませんけれども、昭和三七年ごろでしょうか「日本医事新報」で質疑応答欄というものがありまして、そこに、年長児の初種痘をどうしたらいいかという開業医さんからの質問がありまして、その返答を私が頼まれて紹介をしたことがございます。当時の公的というか、支配的見解である年長児の初種痘は副作用が多いというような見解を示して、それを避ける方法を幾つかあげてご紹介をした、と。

いや、私の質問は、避けるのは当り前なんですが、避けても起こるということでしょう。その犠牲者を救済しろということについて、論文やその他公的な席で発言されたことがあるのか、あるとすれば、その時期はいつで、何に発表されたのかという質問です。

そうですね、三〇年代は私共、早期迅速診断とか、免疫度の調査のための基礎的、技術的調査ということに専念しておりますので、何も発言しておりません。公的に発言したのは私が、昭和四二年に、当時、日本ウイルス学会がありました時に、若手研究者交流会というものの事務局長を一年間やるように言われて、いろいろ自分でも断片的に知っていたワクチン副作用の問題を、ひとつ若手の研究者のシンポジウムという形で開いてやってみようではないかということで、四三年一〇月に博多で開かれました日本ウイルス学会総会の開会の前日に一日会場をお借りしまして、私共、会場費とか、そういうものは持っておりませんので、私が一応、代表ということで、種痘を含めまして、ワクチン副作用問題をどう考えるかというシンポジウムを開いて、その記録は日本ウイルス学会の機関誌である「ウイルス」という雑誌にも掲載されております。

あなたのご発言が載っておるということですか。

載っております。

四二年ですね、そうすると。

四二年に私が引き受けて、企画を練って、四三年の秋にやりました。

そうすると、その当時から関心を持っておられたということですが、先程のお話だと、もう、四五年には、安心してほっとしたというお話ですね、救済措置ができて安心したというお話でしたね。

はい。

他方、その救済内容がどんなものであるかということについて関心をお持ちになったことはあるんですか。

あります。

救済の内容というのは、具体的にさっき三つぐらいの柱がある、と。医療給付だとか、柱があると言われましたが、そういう観念の問題ではなくて、幾ら現実に救済がなされているのか、いくらこの犠牲者に払われているのかということについて、ご存じなんですか。

金額については存じません。

金額には関心がないんですか。ただ、三つ柱があるということだけについて関心があって、本当に証人が犠牲者を救済しろと言われていることが実現しているのか。ということについては、関心をお持ちなんですか、どうなんですか、制度があればいいということだけなんですか。

いいえ、だけというわけじゃなくて、私の要するに、任務、責務というようなものは、やはりそういう制度ができた時点で、自分はやはり研究に専念する方がいいと思って、そういうふうな細かいことまでは気をつけなかったということです。私は制度がスタートすれば、それはいい形でいくであろうと、そういう一種の楽観的な見方をしておりました。

四五年に死者に対して払われたのは二〇〇万円だということは、きょう初めてお知りになったんですか。

聞いたような記憶はございますが、それは四五年の時点であったのか、あるいはさかのぼったあれなのか、そのへん正確に存じませんでしたので、金額は知りませんとお答えしたわけです。

そうすると、四五年に聞かれた時も、二〇〇万で、ああ、よかった、これで救済ができたということでほっとしたとお考えになったんですか、どうですか。

まあ、救済制度ができるまでもあれだけの難産をみたら、やはり救済制度ができたらほっとするのは人間として当然じゃないでしょうか。それから先の努力が足りないということでしたら反省しますけれども。

その時に、国家だとか社会の必要な犠牲者だと言われましたね、種痘政策を維持するための。

はい。

その場合、十分とは言わないですが、必要な補償がされているとお考えになったんですか、それとも、そういうことは自分の職務じゃないから考えなかったということですか。

被告代理人

裁判長、そのへんの事情については証人がどれだけのことを言っているかすでに明らかですから、これ以上関連性はございませんので異議を申し立てます。

原告代理人

そんなことはありません。

裁判長（証人に対し）

答えて下さい。

ちょっとご質問をもう一回くりかえしていただけますか。

原告代理人

証人はいろいろとこの前およびきょうの証言の中で、いろいろと皆種痘政策を維持するために国家、社会のために犠牲者が出ると。で、死亡者や、重篤な後遺症者が出たら救済が必要だと、こう言われましたが、証人が救済措置やなにかをお聞きになった時に、これが、証人の救済をすべきだというために必要な救済であるのか、この額は。そういうふうにお考えになったのか、額のことは自分の職務範囲外だから、そんなことは知らないよとお考えになったのか、どっちかということです。

私は、救済および補償のあれについては、ほとんど知識がございませんので、比較するものは持たなかったわけです。その時は、とにかく制度ができてよかったという気持でした。それがお答です。

（以上　竹　内　一　雄）

原告代理人（河野）

定期接種をしてる場合でも、天然痘が持ち込まれたときには緊急の種痘、リングワクチネーションをしなくちゃならないというふうに、証人、証言されましたね。

はい。

そうすると、それは定期接種をもともとしている場合、あるいは、してない場合を問わず、いずれの場合でもそういうふうにしなくちゃならないということですね。

ですから、研究者としての見解を申し上げますと、前回、種痘後三年以内だったらおやりにならなくてもよく、それ以外の方は全員お受けになったほうがよろしいと思います。

衛生行政の立場とすれば、要するに輸入された患者があった場合には、緊急の種痘、リングワクチネーションをしなければならないという点は同じですね。

そうですね。

先程ですね、何か、定期接種していると、いったん天然痘患者が輸入された場合でも、衛生行政当局というのは緊張強いられないで、ゆったりしていられるかのごとき証言がありましたけれども、それは今の証言との関係では、どういうことになるんですか。

緊張ってのは、ですから、量の問題じゃないわけですよ。ある事態に直ちに能率よく対処できる態勢を、ふだんあまり実施しない状態で保つということですからね。

ですから、それは、いずれの場合でもやらなくちゃならないわけですから、どういう場合でもですね、仮に定期接種をしていて、もともといても、それから定期接種をしていなくても、そういう準備というのは要するに緊張状態ですね、証人のおっしゃる。それは維持しておかなきゃならないということじゃないですか。

そういうことです。ただし、例えばですね。緊急接種用のワクチンの備蓄にしても、ワクチン生産のための技術的な水準の維持とかですね。それから、何て言いますかね、定期種痘をやってれば、備蓄をあえてしなくても生産計画が一年間立っておりますんで、それを動員することによってですね、緊急接種何万人分ということは確保が可能だと思いますけれども、それを何年に一度やるか分からんという状態で備蓄を常に確保しておかなくちゃならない、そういうことになると、必ずしもうまく行かないんじゃないかということが、私の言う緊張であります。

緊張というのは、結局その程度のことをさしているわけですね。

まあ、要するに量的な問題じゃなくて、質的な水準を常に動員可能な状態で保つということですね。

先程、これは非常にまれな例だと思いますけれども、一九六二年のウェルズのリングワクチネーションの例をお挙げになりましたけれども、これはスピレィンとウェルズという人が報告しているケースですね。

はい、私はそのように思いました。

八〇万人ほどの接種をしたというのは、それは数字は正しいですか。

正しいと思います。

そのウェルズの場合について、これはジョージ・ディックというような人はですね、極めてヒステリー的な接種が行われたと。まずい例としてよく取り上げられて指摘されていますけれども、そのことは証人は御存じですね。

存じません。それがヒステリーであるかどうかについては。ディックが引いてるのは知ってます。だけど私は、それを、ヒステリーを確認はしておりません。

そういう指摘がなされているということは知ってるわけですね。

はい。ディックとはいろんな面で見解が相違しますので、そのような見解は述べられていても支持はいたしません。

その中でですね、ウェルズの接種の場合に種痘によって三九名の犠牲者が出たというふうに言われてますね。

（うなずく）

で、その内一五名を、再種痘の者であったということが報告されてますけれども、それも御存じですね。

はい、そこは知っております。

つまり、初種痘再種痘にかかわらず、この場合でしたらね、緊急の接種をするときにはその死亡率、あるいは事故が起きる率というのはですね、少なくとも死亡率については初種痘の場合と再種痘の場合とでは変わらないということが言われてますけれども、そのことも御存じですか。

いや、存じません。死亡率は全然、再種痘の場合低いと思いますが。

再種痘の場合の死亡率と初種痘の場合の死亡率とが、そのウェルズのケースの場合には同じであった、というふうに報告されてることは御存じないということですか。

ちょっと記憶にございません。

甲第六号証の二を示す

一七一ページ、「成人の神経系合併症……」からです。そこに、これは従前の統計ですね。コニベア、あるいはグリフィスが使った統計を使って、成人の場合の初種痘の死亡率というのが一〇〇万人に対して三。で、それと、うち四例は一九六二年のヒステリー的種痘によるものである、というところ。こういうことは御存じだったですか。

　どういうことですか。

成人の初種痘の場合、あるいは再種痘の場合もですね、死亡率について違いがないということですか。

　私はそうでないように、いろんなほかのデータで記憶しました。はっきり一つ一つ挙げることはできませんけれども。そういうことです。

証人は、違うというふうに記憶してるということですか。

　ええ、考えております。

成人の再種痘の場合でも死亡の事故があったり、あるいは脳炎の事故があったりすることは認められるわけですか。

　非常に少ないですけれども、そういうケースが報告されてることは知っております。

その非常に少ないというのは、何かはっきりしたデータをお持ちですか。非常に少ないというのは、何を基準に、どういうふうに少ないということをおっしゃるんですか。

　ですから、あれですね、初種痘に比べたらという意味ですね。

具体的なデータとしてはどういうのを基礎にして、そういうことをおっしゃるんですか。

　ちょっと今、著者の名前は申し上げられませんですけれども、幾つかそういう結果出てることあると思います。特に流行時での……。

成人の再種痘する場合に、もともとの、乳幼児のときに定期種痘している場合であれば、定期種痘の初種痘のときの危険性と、それから再種痘のときの危険性というのを、両方、個人としてはプラスした危険の可能性というのがあるわけですけれども、その点については証人も認められますね。

　それは言えると思いますが、先程わたしはっきり否定しなかったのは、確か種痘後脳炎以外の副作用を一緒にして言えばですね、成人後の再種痘でもいろんな副作用が起こるということは言えると思いますが、種痘後脳炎に限って言うと、発生頻度は極端に再種痘の場合低いと。そういうふうに信じていいと思います。

しかし、先程のウェルズの例では、三九人中一五人が再種痘によって死亡してたんじゃないですか。

　それは、一つの例ということですね。ですから、ほかに圧倒的多数そうでないということを示す例があるわけです。

具体的なその例については、今思い出されないということですか。

　ちょっとあれですね、間違えるといけませんので、差し控えます。

乙第七九号証を示す

六ページ、表1の3を示します。これについて主尋問に答えて、それは文献の引用が間違っていて、ディクソンの本にそういう集計があるんだということを証言されましたけれども、それはそのとおりでよろしいんですか。

　表1の3は、ディクソンの中は文章で書いてあるだけで、それを表にまとめたのはディックの論文だと思います。

ディクソンはこういうことを書いてませんね。この中でどこにも。

　こういうことをあれで進める。これから、ここはわたしの計算です。

裁判長

ここと言うと……。

　推定防御効果と書いてありますのは、ディクソンの本にはございません。

原告代理人（河野）

それで、表の1の3のこの年数があって、それから感染・発症の確率と、ここのところはディクソンの本にこういう表の形で書いてあるわけではなくて。

　四、五行文章で触れておられます。

それで、この部分はですね、証人が推定防御効果というふうにつけ加えたとおっしゃるその部分を除く部分というのは、ディックがこういう表にまとめたということですね。

　そうです。それで、随分誤解を招いております。いろんな人が、ディクソンが言ったというふうに、その表をそのまま引用して恥をかいてるということがたくさんあります。

これの読み方ですけれども、例えば初種痘後の年数一年一〇〇〇分の一というのは、これは一〇〇〇人の内一人感染するという意味ですか。

　一〇〇〇人の人が同じ条件で感染を起こすような接触をしたときに、発症する人は一人と、そういう確率計算です。

二〇年たつと二分の一とあるのは、そうすると、二人の内一人は……。

　一〇〇〇人が接触したら、五〇〇人ということです。

これ、ディックがこの表を掲げてある論文の中には、種痘というのは二〇年を過ぎれば効果というのはほとんどない。見るべき効果というのはないということを、コメントをつけていますね。

　はい。

そのこと御存じですね。

　知っております。

先程証人は、三年間は特別な形の感染の機会を持たなければ免疫がある、というふうにおっしゃいましたけれども、証人の考えとしては、日本国民についてですね、常在でなくなった後の日本の国民を考えていただきたいと思うんですけれども、三年ごとに全員について接種をしたい、というふうにお考えですか。

　そうは思いません。初種痘を済ましておきなさいと、そういう意味です。

従前のやり方を四五年まではとっててよかったんだと言う場合の従前のやり方というのは、一二か月未満に第一回の初種痘をして、それから小学校入学前六か月に第二回目、それから小学校卒業のときに第三回目と。そういう接種をやれと、そういう趣旨なんですね。

　そうです。

そうすると、その決まりどおりに接種を受けた子供が大人になったらこのディクソン、あるいはディクソンプラスディックの表によれば、二〇年後にはほとんど免疫を持たない状態になるわけですね。

　そのとき三二歳です。

はい。社会全体を考えた場合にですね、乳幼児の定期接種というのを証人のおっしゃるように、これは一〇〇パーセントというのは実際に不可能だと思いますけれども、ま、一〇〇パーセント近く仮にやった場合でも、社会全体として、証人がおっしゃるような国民全体の免疫と言いますかね、流行を阻止するような免疫があるというふうに、それは考えられるわけですか、一般に。

　それは平均値的なあれですからね。二〇年過ぎても免疫がある人もありますしね、それから、三〇年たって再種痘を受けてもわずかの期間しか免疫がつかなかったということもありますので、私は言えると思います。

それだったら、輸入されたときに緊急の種痘やる必要ないんじゃないですか。

　それはあれでしょ。より確実にするためにという、強めるということは医者として当然考えることですので。

ちょっとはっきりさせておきたいんですが、証人の考えておられる皆接種というのは、乳幼児に対する接種だけなわけですね。

　初種痘を乳幼児のときにやっとくように法律で規定したということを、私の場合は言っております。

そういうやり方で日本では侵入を防いで来たんだというのが、証人のお考えでしたね。

　いや、だから、当時の制度と言ったら、六年ごとに再種痘を後二回やると。そういうやり方ですね。

ですから、そういうやり方で……。

　防いで来たと、私は考えております。

ところで、国内に常在してない日本のような国の場合に、これ、初種痘するときには、その子供にとって最も安全な時期を選んでやるべきであるというのは、ごく常識的な考えと思いますが、いかがですか。

　そうだと思います。

一刻を争うというようなものではないわけですね。

（うなずく）

最も安全な時期を選んで安全な方法でやる、というのが普通とられるやり方だろうと思うんですが、それでよろしいわけですね。

　はい。

この一九六〇年ころまでは、年長児の初種痘というのは非常に危険である、というふうに信じられて来たということを証人は証言なさって、いろいろ例をお挙げになったようですけれども、証人はそれ、それぞれのかつて言われてた学者の論拠、論説というのは一つ一つ検討して、正しいと思われますか。

　そうですね、今から言えば、分析の仕方その他で非常にばらつきがあります。それから、年齢層の分け方なんかで、我々が一番知りたい点が分からないというようなデータありますけれども、少なくとも、報告された幾つかの我々が信ずるに足るとして引用した論文の結論は、私は信じてます。一つ一つ、その結果が真理であるかどうかは言いませんけれども、それぞれが報告してる調査及びそれから引き出された結論というのは、信じてよろしいと思います。ですが、それを総合して私がどういう結論出すかは別問題です。

例えば、その中のヴァンデンベルクという人の論文が、報告があるようですけれども、その場合には零歳から一歳の年齢層というのは人数が非常に少なかったと。あるいは、そのほかの、この間証人がお挙げになったケースで、そこに報告されてる人数というのは非常に少ない人数であるということは、事実じゃありませんか。

　どういう意味でしょうか。どんなに人数少なくても、ちゃんとした基準で診断してですね、やってれば結論は引き出せる、ただ、それを推計学的に検定したときに有意性が立証できるかできないかはケースの数、比較されるものとの間のケースの数の差によって影響を受けますけれども。

証人は現在の時点でもそれぞれの報告されて、年長児初種痘というのは危険であるという、そういう報告について、それは正しい診断であり扱い方であり、正しい結論だったというふうにお考えですか。

　年長児を四歳以上の子供というふうに定義いたしますと、私はその考えを今でも持っております。

四歳以上ね。

　四歳から一四歳に至る間は、そのほか行われた国家的規模での、イギリスとかアメリカでの調査でも大体そういうふうなあれが出ておると思います。

一九五九年にイギリスのグリフィスが、一九五一年以降のイギリスの場合の統計をもとにして、一歳未満の初種痘というのは、一歳台に比べると事故が多いということを報告しましたね。

（うなずく）

それから、一九六四年にコニベアがやはり同じ指摘をしていますね。

（うなずく）

その一年前ですが、一九六三年にネフがアメリカでの調査に基づいて、やはり同じような結論を出してるわけですね。

　はい。

それから、少し遅れますけれども、一九六八年にドイツのハンブルグのエーレングートですか。それが、重篤な事故死亡について乳児に多発するということを報告してるんじゃないでしょうか。

　ちょっと申し訳ございませんが、エーレングートの一九六八年のやつについては記憶がはっきりしませんので。もし何か証拠として出されてる文献あったら、見せていただくと思い出すんですが。ですから、否定はいたしませんけど、ちょっと、肯定もいたしません。

で、これらのいろいろな報告があって、イギリスは一九六二年、それから一九六五年にオーストリイ、それから一九六六年アメリカ、一九六七年にドイツが、それぞれ接種年齢を零歳児、一歳未満の乳幼児に対する接種というのをやめましたですね。

　はい。

で、例えばオーストリイについて、そういう年齢の引き上げがあった後事故が急減したという報告があるということ、御存じですか。

　はい、存じております。

それから、ドイツについても、年齢を引き上げた後ですね、副作用が減少したと、急減に減少したという報告がありますね。

　はい、知っております。

乙第一〇二号証を示す

これは、平山さんと木村さんが書いた「種痘」という論文ですが、この中の七三ページの右側の欄の3というところに、「初種痘の対象月齢を生後六月〜二四月とする」というところのすぐ後に「合併症の項でのべたように外国の成績はほぼ一致して一歳代がもっとも安全な種痘年令としている」というふうに書いてありますけれども、これは一般的な見解でしょうか。

　これは、ほぼ一致してって言うのは少しあれかと思います。そういうあれを述べてるのは、先程お挙げになったエーレングートのあれは私見ていませんけれども、ネフ、レーン、それからグリフィス、コニベアで、まあ、グリフィスとコニベアは大体同じソースのやつで、ちょっと集計の仕方でケースがかなり違う。それから年数が違うということで、まあ、一つのデータというふうに考えていいと思いますが。ですから、まあ代表的なやつは、アメリカとイギリスのやつだと思います。それで、最も信頼できると考えられる調査報告ですが、二つはちょっと違った調査方法やっていますね。で、発生率にものすごい一〇倍近い差が出てると。そういうようなあれがありますのでね。そういう傾向を表す数字での順位は一致しておりますけど、同一の完璧な現象を表して一つの結論を迫るあれと言うにはいささか問題があると、そう考えました、私は。その四五年の時点ですか。このデータに対する見解はですね。述べてるその当時の時点での私の判断は、それでした。私がその当時やったのは論文と、

わたし伺ったのはですね、こういうふうに、外国のデータはほぼ一致して一歳代が安全であるというふうになってるという指摘というのはですね、これは違うとおっしゃる意味ですか。

　ですから、わたしはそう思いません。

思わないということですか。

　ええ、そのほかにもそうでないような、それまでですね、早期種痘を支持するようなデータがたくさんありましたということです。

まあ、イギリス、それからアメリカなどはですね、この先程挙げたグリフィス、コニベア、それから、ネフ、レーンですね、こういう者のデータを基にして、接種年齢を引き上げたわけですが、これは、そうすると違ってると。余り意味ないことをやったという、そういう趣旨ですか。

　そういうことは申しません。あの人たちがそう判断しておやりになったことでですね、日本でどうだったかって言ったら私が……。

日本のこと聞いてるんじゃないですが。そういうふうに、これを見習ってこのデータに基づいて引き上げたわけですが。これは無意味なことだったとお考えですか。

　思いません。それは一つの決断だったと思います。ただ、その決断をしない人がいたからと言って、責任を追及されるものじゃないだろうということです。

乙第一〇五号証を示す

これの五三ページ、これは冒頭のまとめの部分ですが、ここに日本の種痘後脳炎、脳症として

集められたケースについて分析すると、発生率というのが一〇〇万当り約二〇、そして一二カ月未満児に発症率が高いというまとめがありますね。それから、五五ページから五六ページにかけてですが、やはり同じような月齢別に分けた発生率で見ると、一歳未満の発生率が高いというふうに、日本のデータについて言われてますね。

　はい。

このデータ、もちろん御存じですね。

　はい、存じております。

このデータの示すところは、結局先程の、いわば欧米の、イギリス、アメリカに一致する結論が出てるように思うんですが、違いますか。

　それはそれでよろしいと思います。でから、それのプロセスがね、何て言いますか、要するに欧米のやつは日本のデータで確認したと言うか、推計学的な解析やると、高橋晄正さんも言ってますが、数の面でいろいろ問題あると思いますがね。日本独自のデータで、初めてそれが確立したということで、私は貴重なデータだと思っております。高橋晄正さんが札幌での証言ではこのデータを大分厳しく批判しておられるんですけれども、日本で入手可能な唯一のデータであるということで、これは大切にすべきだと思います。

この時点では、グリフィスやコニベアと同じような結論が、日本のデータで得られたということですか。

　ええ、ですから、先程もおっしゃってたように、数十万人数百万人のあれで、ほんとはやった上で確認したいところですけれども、ま、調査方法が違いますんで、これはそれほどの数に行ってないと思いますが、それでも同じ傾向の数字が出たということで、やはり日本でも同じ所見が得られたと考えてよろしいと思います。

例えばですね、先程証人は四歳以上の年長児については初種痘の危険性は高くなってるということをおっしゃいましたね。

　はい。

で、一九五九年のグリフィスがイギリスのデータに基づいてこういう指摘をしている。一歳未満はどうも危険そうだというのが出た場合にですね、より安全な接種をするという立場から考えればですね、一二か月未満であった接種を一歳台に持って行くことに、何かの障害がありますか。

　それは行政当局者が決めることだと、私……。学説的にはそれは問題ありません。

ありませんね。

　制度的には問題あると思います。

より安全な年齢層に接種をしようという場合にはですね、ここで、少なくともイギリスのデータで、しかもそれは相当細かい、人数も多いデータで、一歳未満が危険だということが出た以上ですね、それに従うというのは決しておかしなことではないですね。

　おかしなことではないと思います。

被告指定代理人（藤村）

証人の基本的な見解についての中に、その裏付けの大きな理由が、常在国が存在する限り、そこからの交流による可能性が高いんだと、こういうことがありましたね。

　はい。

その中で幾つか挙げられましたが、中国のことについても触れられたと思うんですけれども、これはちょっと分からない点があったと思うんですが、もう少し説明していただけますでしょうか。

　中国に関しては、天然痘を含めまして、衛生情報というのが一切外に出ません。で、WHOが五年くらい前にインドで終わって、そろそろ根絶宣言の準備しなくちゃいけないけれども、全く情報のない国が残ってるのは非常に困るということで、一番先私どもが頼まれたのはですね、さっきも地理的に近いと言ってしかられたんですが、日本は地理的に近いから中国の医学文献なんかも幾つかのところに来てるんじゃないかと。それで、その中でとにかくスモールポックス、あるいは天然痘という標題のついたやつを全部調べて、どういう状況にあるかを調べて送ってくれと、ジュネーブのWHO本部から頼まれまして、都内入手可能な文献一通り見たんですが、ほとんど記載がないんですね。それで、当時は文化大革命の最中のころだったかと思いますが、科学的な論文というのは余り医学雑誌もありませんで、まあ、思想によって病気が直ったという式のものが大変多くて困惑したのを覚えてます。それで、まあ、方針が変わったのは二年ほど前でしょうね、中国の政策そのものが。で、昨年四月からWHOとの交流が始まりまして、四月にとにかく天然痘のウイルスを持ってる研究室があったら、それに対しては国際的な管理をしなくちゃいけないということで、それを持ってる研究所でアンケート調べたら中国も中に入ってたということですね。WHOで会議がありまして、わたしはそれのコンサルタントということで出席して、そこで初めて中国代表より現況についてお話がありましてね。それでさかのぼってみれば、中国で最後に患者が出たのは一九六〇年、昭和三五年ですか。雲南省での流行が最後であったと。

今の、最後の感染源、前回の御証言は昭和三〇年ということでしたが、三五年が正しいんですか。

　それは私、一九六〇年としてあったのが頭で混乱して昭和三〇年と言い間違えたのかも分かりません。訂正いたします。

そういう状況は、つい最近に分かったということですね。

それで、それが昨年四月にそういう状況が報告されまして、やはりWHOからだれかが行って確認しなくちゃいけない。ほんとはそれで確認のための国際委員会というのを受け入れてくれないかと、WHOが交渉したんですが、やはり困るということでWHOの事務局からブレマンという技官と、それから、この前根絶宣言出すときに確認世界委員会の委員長しましたフェナー先生というオーストラリアの偉い先生がいるんですが、このお二人が昨年七月に中国の各地を視察してまわって、中国側の説明と現実に目で見て確認したことと突き合わせて、確かに中国では声明どおり一九六〇年で流行が終わったと、そういうことをWHOに確認の、再認の報告書を出しまして、中国の状況が世界中に伝わったということです。

ところで、中国の状況はそういうことが最近分かったということですが、以前に中国から天然痘患者が我が国に流入した、ないしは我が国の、ま、そういうことがあったんですか、流入したということは。

はい、私の師匠の多ケ谷先生のまた師匠の矢追先生が昔からやはり種痘のほうの専門家でしたので、一〇年くらい前にお亡くなりになる前に二、三お会いして昔の話伺いましたけれども、やはり中国大陸からの帰国者の発病で日本に流行が起こるというのが、もう大正時代、昭和時代を通じてですね、ほとんど支配的なパターンだったと。それから、終戦直後の二一年に、一万数千人の流行がありました。あれもほとんどが中国大陸からの帰国者であったと、そういうふうに聞いております。

そういたしますと、中国の衛生状況が分からなかったということは、単にそのときの国交がですね、国交と言いますか、我が国との行き来が少なかったということだけではなくて、そういう過去の例を踏まえて、将来国交が回復した場合に、その時点において、ずっと先の時点で予防接種制度を廃止していた場合にどういう危険な事態が起きるか、こういうことを懸念されたと、こういうことになるわけですか。

そういうふうに考えてよろしいと思います。

それから、先程、常在国との交流ということの中で、我が国の特殊性として単なる旅行者、あるいは一般的な広い意味でのいろんな我が国、我々が通常考えているような旅行者ですね、それだけじゃなくて漁業関係者というものをちょっと挙げられたかと思うんですが、これは、例えば米国と比較してみた場合に、我が国の特有な交流のルートだというふうにお伺いしてよろしいでしょうか。

やはり、原材料をとにかく日本人が乗り込んでって現地で開発するというのは、ここ一五年くらい、いわゆる経済発展と一緒に日本で急速に増加したパターンだと思います。それで、一例を挙げますと、ちょっとお答えとして適切かどうか分かりませんけれども、正式に大使館を置いてない南イエメンに、昨年わたしWHO代表で行ったんですが、あそこも漁業関係の人の出入りがものすごく多くて、で、砂漠の果ての田舎でも、漁業基地になるところには日本の会社が作った冷凍庫、冷蔵庫の大きなやつがあったりしまして、非常に意外なところで日本の食料、あるいはそのほか鉱業資源というようなものの開発で、日本人が現地人と一緒に泥まみれで働いているという印象を非常に深めました。

それから、再三出ておるんですが、昭和四八年、四九年の輸入例がございましたですね。

（うなずく）

これは、まあ、いろんな見方がされまして、たったそれだけの例がたまたま起きたに過ぎないということを過大評価してはいかん、というような見方もあるかと思うんですが、ウイルス学者としての先生は、これはどういうふうに評価されてるのか、この具体的な輸入例について、先生のお考えをもう一度言っていただけますでしょうか。

どちらも出国前に法律の定めるところに従ってきちんと種痘をして出て、そしてかかっちゃてるわけですが、そのかかってる症状は非常に軽いわけです。それで、あれがもう少し発疹が少なかったら、あるいは最初に見たお医者さんが天然痘を疑わなかったらですね、あるいは輸入例としての報告が起きなかったかも知れないと、そういう考えは持っております。

そうしますと、まずその第一の、もう少し発疹が少なかったら見落としたかも知れないということは、これは検疫制度に頼るだけでは見落とす可能性があるということを意味するわけですね。

ええ、ああいう症例が、入ってから発症するというのは、検疫をいかに厳重にしてもだめなわけですね。

防ぎきれない。

常在地からの帰国者全員を二週間抑留するという制度でも行わない限り発見はできないと思います。

それから、もう一つは、この二つの例はともに、いわゆる国際的に通用する予防接種をして起きてるわけですね。こういう患者がなお感染したということは、これはどういうことを意味しますでしょうか。

これはやはり彼らが、接した患者さんの、いわゆるウイルスの排出量と申しますか、こちらへ入って来る量ですね、圧倒的に多かったと考えざるを得ないですね。免疫による人の防壁を乗り越えて、やはりかかっちゃったということですね。

そうすると、予防接種の国際的なそういう証明書の所持携帯だけでは、あるいは、それを裏付ける予防接種をその都度やっただけでは防ぎきれないような強い常在国があったと、こういうことにもなるわけですね。

そう、感染源が残ってたということでしょうね。それで、ちょっと横道にそれますが、二番目の患者さんが来た一九七四年は、ビハール洲での患者の数が九万某で出てるんです。ということは、あそこのビハール洲の人口は六〇〇〇万ですので、大体どれくらいになりますか。六〇〇〇万と、九万出ておりますのでですね、一〇〇〇人足らずの人の内、一人は天然痘に、その一年間にかかってるくらい頻度が高いわけですね。ですから、その一〇〇〇人足らずの人間が、例えば東京なんかで山手線に乗ってると、その中に必ず一人患者がいる、ないしはその年にかかった人がいるくらい高い頻度でですね、起こっていたわけです。それが、調査の数の上では非常に少なく出てますけれども、大体毎年ですね、そのくらい今まで歴史上ずっと起きて来たと、そう考えざるを得ない状況にあるわけですから、やはり相当な感染源の濃さが残っていたと、それが昭和四九年まであったと。そういうふうに考えてよろしいと思います。

それから、これは、例えば副作用反応のようなものは現象的に強く出ますし、その悲惨さってのは理解しやすいわけですけれども、他方、先生が前回の主尋問以来おっしゃっていられる、我が国の予防接種制度をとったことによって、その効果として考えられるとおっしゃる予防効果ですね。これを実証する方法というのは、具体的にはないわけですね。

大変難しいわけです。

それでですね、四八年、四九年の例をもう一度取り上げてみたいんですが、今申し上げた点以外に、これは個人的な症状としては、先程もう少し軽ければとおっしゃいましたけれども、全体として見ても軽い症状だったんですね。

非常に軽かったですね。

集団的にも、結局その伝播は見なかった、こういうことですね。

はい。

これはやはり、先生の見解としては、単なるこじつけとか推測じゃなくて、やはり予防接種制度、我が国の従来の予防接種制度の効果だというふうに理解して…。

全面的にそのおかげと言いますと、それを実証せえと言われると困るわけですけれども、やはり非常に有力なファクターであったろうと思います。

それから、リングワクチネーションのことに関連するんでございますが、年長児種痘の危険性に関しましてですね、オランダにおきまして、これを何か裏付けるような事故例が起きたというふうに聞いておりますが、これについて何か先生、御見解ありますでしょうか。

これは、わたし、はっきり原論文は読んでないんですが、ベネンソンとケンプが書いた種痘に関する論文の中に引用されてたんですが、オランダでは一九二八年から三九年にかけて、実は幼児初種痘、一二年間ですか、やめてるんです。それで、実は第二次大戦が始まったころは、まだそのころの子供たちは兵役の年齢に達しませんけれども、戦後何年かしてですね、全員その兵役の年齢に達してやみくもに、みんなとにかく入営時に種痘したら、何か随分高い率でですね、副作用が出た。それで非常に危ないという、有名なオランダの新兵の例というやつで、高齢時初種痘の最もおそるべきデータという形で大概の論文、教科書に引用されてるものがあります。

それから、これも確認になりますが、救済制度のことについて、いろいろと原告から尋問があったわけですが、先生としての見解は、そもそもそういう制度がなかったのが作られたと、こういう点で、その時点において非常に安堵感を覚えたと、こういう趣旨でございますね。

そうですね、わたしは、言ってまわるわけじゃございませんけれども、やはりそれに注意いたしまして、四二年、四三年ころから、まあ、どっちかと言いますと、まだ余り人がはっきり認識しない前に、そういう若手の会と、まあ当時は若かったもんですから、で、言ってきたもんですから、それが多少通じたかなということで、ほっとして、これからはあの制度をよくして行けばいいことだから、それは、まあいわゆる社会制度的な専門家がおやりになることだろうと、そういうふうに、ほっとしたということです。

決してその制度の現状が、それで完璧であるとか何とか、そういうこと含めた意味ではないわけですね。

ないですね。それは第一歩としてのものです。

（以上　関　真理子）

原告代理人（山川）

先程中国の一応衛生情報云々の点ですけれどもよくわからなかったと、したがってこれは被告代理人の質問ですけれども国交回復の時点でどういうことになるかわからないから続けておこうということだったとおっしゃいましたね。

そういう判断を私はしました。

これはよくわからないから続けるというほうに判断は傾くものですか。

非常な危険をもたらした実績があったからということです。かつての日本の天然痘の流行の元がですね、中国からの帰国者特に今の東北地区の満州それから北京の周辺の熱河省ですか、あの辺で圧倒的に多かったということは話で聞いておりますので。

現実にはいかがでしたか、七十何年かにＷＨＯの関係でおわかりになったといいましたが。

それが実は残念ながらインドみたいに各省別の詳細な統計が提出されませんで、最後の流行である雲南省の疫学的な流行の解析は非常に詳しく出されたんですが、そのわれわれが地理的にも日本に一番近い東北および北京周辺のそういうもののデータはです、大体都市から離れて農村なんかにぽちぽちと残っているという状態が常在国では多いとそこから何も知らないほかの村へ人が行って、移して、そこでまたぱっと広がると。

午前中のここに関連するわけですけど、ヨーロッパ型の交流というのは、現地と距離をおいてやっておると、日本とは違うんだと、日本は非常に泥臭く、農村へき地へはいって行って、現地人と接触するのをいとわない、あるいはそれが必要なような工業であると、こういわれたわけですが、そうすると午前中も指摘されましたけれどもドイツへの輸入が非常に多いというのが説明できなくなりませんか。

ドイツは旧宗主国ではございません。

宗主国ではありませんけれども、インド、パキスタンとは多いですね。

電気技術者とか、やはり田舎を回る何かセールスの関係者とかそういう方が多かったように思います。

そういうことをいいますと、現地の人達と接触する態様は別に農業や漁業に限定されるけではなくて、いろいろあるでしょう。

だから農業、漁業は例えていえばで見ておりません。ただその地域での種痘率は九〇パーセント以上である、そういうのをWHOの委員が確認しましてこれをそのいわれた期間やってたら確かに大丈夫だとそういうことで判断したと、そういうふうにいわれております。

結局は非常在であることの確認は一応されたわけですね。

それは昨年七月にWHOとしてはしております。

その確認は昨年に遅れたのだというのはそれで結構なんですが、たとえば中国の情報だけであれば一応この点を除外した上で、接種政策変更を検討して、国交回復の暁に具体的にそのようなデータが明らかになった場合に、その具体的情報を元にして、政策を手直しするというのが種痘による被害の軽減という点からいえばそれのほうが筋道が立っているように思われますけど、どうでしょう。

それは一つのお考えであろうと思います。

何かよくわからんけど、あるかも知れんからやっておこうというわけでしょう。

ただ雲南省の報告といいますと、先程の反対尋問に出ましたけれどもいわゆる天然痘の患者の輸出国資格というやつありまして、一〇万人対三人以上の患者が出ているとそういう状態が一九五九年昭和三四年まで続いているんですね、雲南省だけでも、やっぱりそのほかのことを考えますとそれも遡ってですけれども意外と早く終ってたなというのが昨年出た時の印象ですけど、ですからやっぱりそういう事態を正確に知らないとやはり非常に危険を大きく考えるという考え方もあっても差し支えないのじゃないかというのが。

現に輸出例はありませんね、報告された輸出例はありませんでしたね。

中国からのあれはありませんでした。

ちょっと先程のお答の趣旨がわからなかったんですが、常在国とのわが国の人的交流がヨーロッパ等に比してやや特異なものがあるというようなことをいわれて、農業、漁業ということをいわれ、さらに南イエメンで何か魚の倉庫があるのにびっくりしたというようなことをいわれたわけですけども、それはどういう意味ですか。

ですから都市生活してますと患者さんに触れるという可能性は少ないわけあって、たとえば日本で四八年になった人はやはり通信技術者でしたね、だから技術者もそういうふうな泥にまみれなくちゃならない仕事の中にはいるんじゃないですか。

だからわが国の人的交流がいかにもヨーロッパ諸国に比べて、特異なようにいわれるから。

そういうことはいいません、例えていえばということです。

それから日本への輸入が二例あって、接種をしていたことは確認しているわけですね、その輸入した方がですね。

はい。

これはそのどうしてそういう人に感染が起ったのであろうかということのお答として、さっき非常に強烈な天然痘があったから、感染の対応が強烈であったからということをいわれたわけですけれども、善感は確認しておったんですか、このお二人について。

私は存じませんが、法律に定める種痘をしておったと。ですから証明書があったということです。善感はしなくても再種痘の場合は十分免疫は回復いたします。

特に接種後三年間というのはほぼ完璧な効き目を示すわけですね。

はい。

そうしますとこの輸入された方、感染をされた方というのはむしろひょっとして接種は受けていたけれども、有効な善感といいますか、免疫を取得していなかったのではないかという可能性のほうがあり得るんじゃないでしょうか。

それは私としては、何とも申せません。お考えになるのは自由です。

あなたが先程おっしゃったのもあくまで一つの推測でしかないわけでしょう。感染源のほうがひどく強く。

ですからかかるとすればそれしか考えられないと。

私が今いったほうはどうですか。

それはわかりません。効果があってもそれがやっぱりひどければかかりますから、ですからその証拠には最初に述べたように軽かったでしょうと、そういうことです。

それから午前中の証言に関連して、コストだとかベネフィットの計算がいろいろむずかしいと、で自分達としてはコストの引き下げ、種痘接種による被害を軽減するという方向の処置を取っておったんだと、弱毒性のワクチンの開発においてもその線に添うものだということをいわれたわけです。したがってその日本のこれまでの政策というのは、種痘を継続しながらどうやって種痘による被害、損害を軽減するかという観点から行れて来たわけですね。

　そういうことですね。続行したいから軽減のほうをまずやらなくちゃならんだろうと。

そうしますと先程河野代理人から各国における若年児接種の事故率が高いというデータが出ていたわけですね、特にそれに基いてイギリスだとかアメリカだとか、現実に公権的に政策を変更した時に、わが国はどうしてもう少し早目にそういうことを検討しないんでしょうね。

　あの国が要するに切替えたのは、国がそういう目でデータを得て、それから切替えという目的と申しますか自分達の政策決定のために、自分達でデータ集めたからすぐ切替えられたわけです、ですからあれが出た時点で日本がそのデータを借りてすぐ政策を変えるというのはそれはやはり軽率といわれると思います。

ですからそういうデータは、たとえばイギリスであれば六二年、アメリカは六六年ですけれどもしたがってそれより前にそういうデータを得たわけですが、そういうことは容易にわかった事実ですね。

　容易かどうかわかりません。

学術論文いっぱい発表されているじゃないですか。

　ですから、それは日本では行れていなかったわけです。

ですから、そういうのが出て来た時に、どうしてもう少し早く若年児接種における危険性、安全性というようなわが国独自の研究だとかその方向に添った検討というのはしなかったんでしょうか。

　それがですから四二年からですね、私四四年までは直接参加してないのでいえませんけれども、先程証拠として、お見せになった平山さん、木村さんの論文に書いてありますけれども、それが話題になって来たので四二年に種痘研究班が発足しているとか、そういうふうな種痘の副作用にテーマをしぼって研究を始めたというふうに私は考えます。

平山さんの論文はあれは五〇年ですよ。

　ですから種痘研究班の活動を四二年からとおっしゃっているわけです。

現実にはそしていつ変更されたわけですか。

　まずあれを二年まで延ばすと、六か月から二年までにするというのが、四五年じゃないですか、騒ぎが起きた時に、そのあと予防接種法の改正によって行れたのは五一年だというふうに思いますが。

そこら辺が被害の軽減ということを第一にやっておられるならばもうちょっと何かあり様があるんじゃないですかね。

　私が厚生大臣ならそういわれてもお答えできますけど、研究者にそういう質問は困ります。

被告代理人

中国の話ちょっと出ましたけど、中国だけの問題、中国だけの存在を先生のお説の根拠にされているわけではないわけですね。

　えぇ、たとえていえば。

それも一つの理由であったということですね。

　はい。

（以上　高橋　ますみ）

東京地方裁判所民事第三四部

裁判所速記官　田甫　力弥

裁判所速記官　竹内　一雄

裁判所速記官補　関　真理子

裁判所速記官　高橋　ますみ

［5］ 木村三生夫証人 (1)

附録第四号様式（証人調書）

事件の表示	昭和四八年⑺第四七九三・一〇六六、昭和四九年⑺第一〇二六一・七九九七・八九八二、五〇 号
証人調書	（この調書は、第四五回口頭弁論調書と一体となるものである。）
期日	昭和五五年一一月一八日 午㊜後 一〇時〇〇分
氏名	木村 三生夫
年令	（略）
職業	東海大学医学部教授
住所	（略）
宣誓その他の状況	裁判長は、宣誓の趣旨を告げ、証人がうそをいった場合の罰を注意し、別紙宣誓書を読みあげさせてその誓いをさせた。
陳述の要領	
別紙速記録のとおり	
	裁判所書記官 岩田昌晃

宣誓

良心に従つて、真実を述べ、何事も隠さず、偽りを述べないことを誓います。

氏名 木村 三生夫 ㊞

原本番号	昭和五〇年（民）第四〇〇号の二七	
速記録	（昭和五五年一一月一八日 第四五回 口頭弁論 公判）	
事件番号	昭和四六年⑺第四七九三号	
証人氏名	木村 三生夫	

被告代理人（楠本）

（本速記録末尾添付の経歴書を示す）

証人の主な御経歴はこの経歴書のとおりですか。

はい、そうです。

本来の御専門は小児医学でございますね。

はい。

その中で特に深く研究されてきたのはどういう分野でしょうか。

子どもの感染症とその予防、それから、それを通して、小児保健といいますか、小児の健康を守る、そういう仕事をしております。

その中で、予防接種というのが、重要な位置を占めるわけですか。

はい。かなりな病気が予防接種を必要とするものでございまして、それによって子どもが守られるということで、非常に大事だと思っております。

（本速記録末尾添付の著書目録を示す）

これが先生の予防接種関係の主な業績ですか。

はい。ぬけているものがあるかもしれませんけれども、大体このとおりでございます。

先生が予防接種を特に研究されるようになったきっかけはどういうことからなんでしょうか。

私が卒業しましたのが慶応で、慶応の小児科の教室に入局しておりまして、それから、ずっと小児科の教室で、小児科医として診療、研究に打ち込んできたのでございますが、その教室を主宰しておりますす中村教授、この先生がジフテリアの研究を中心にやってこられて、そして、三種混合ワクチン……ジフテリア、百日咳、破傷風を含めた三種混合ワクチンの研究をかなりやっていたということもありまして、私はそれにはタッチしておりませんでしたけれども、そういう雰囲気のもとで育ってきた、そして、昭和三五年にポリオの生ワクチンの研究協議会ができましたとき、それまで、ウイルスのワクチンについては、この教室としてはあまりやっておりませんでしたが、それをきっかけに私が中心になりまして、ウイルスワクチンの研究をその教室でやるような体制にはいってきたということでございます。

さきほども少し出ましたが、予防接種が小児医学においてもつ意義とか小児の病気の予防のためにはたしてきた役割りというものを簡単に説明してください。

伝染病が非常に多かった時代に、子どもというのは、よく伝染病にかかるわけでございます。そして、この感染症、伝染病というものをコントロールするということ、そして、その感染症によって被害を被るということを防ぐことが小児科学の中で……ほかの医学でも同じだったと思いますけれども…特に重要視されていたという流れがございます。その中で、どうしても予防接種をやっておかなければならない病気というのが出てくるわけでございます。で、この、病気のない世界をつくるということが、子どもの福祉の最大のものであるというふうに理解しております。それで、今の医学というのは、そういう病気のない世界の上に立って、それから、あと、慢性疾患とかいろいろな問題が研究されておるわけで、それに対して目が向けられてきているというふうに考えております。

小児の死亡率が一貫して低下してきたというのは、ほかにも要因があるのかもしれませんが、予防接種が重要な貢献をしているわけですか。

はい。子どもの死亡率の低下は、栄養と感染症の予防、これが初期の段階ではいちばん有効であるというふうに考えております。

さきほどの経歴書によりますと、先生は、小児科学会関係の評議員などをされているようですが、この小児科学会に、予防接種委員会というのが設置されておりますね。

はい。

これはいつからでございますか。

昭和三九年ぐらいでございましょうか。数字をちょっと忘れたんでございますが……。

この委員会で報告をお出しになったときに、先生は、幹事として、その取りまとめなどをやっておられるわけですか。

はい、小児科学会のその当時の会長であった高津先生から、理事会の中で、予防接種委員会をつくるということを提案されて、そこでつくられたのがいちばん最初の予防接種委員会であったと思います。その委員長に私の先生であります中村教授がなって、十数人で討議を始めてきた、そういう関係があって、私が半分世話役ということで、そういうこともありまして、幹事として参加いたしました。

この委員会は、その後も続いて先生はその委員長もおやりになったのではありませんか。

いいえ。この委員会は、昭和四四年に委員会のそれまでの討議をまとめて報告書を出しまして、一応その時点で解散しております。そして、その後いろいろ討議する場もあったと思いますけれども、四六年から四七年、……また忘れましたけれども…。そのときに、予防接種委員会を、それとは別個に発足させました。そのときに委員長になりまして、ことしの四月まで続いておりました。ことしの四月に委員が全部改選されて、その後まだ開いておりませんので、今は委員長ではございません。まだ空席でございます。

同時に、先生は、これまでいろいろな形で予防接種の行政とも関わりをもっておられるわけでございましょうか。

まあ、何と申していいかわからないんでございますけれども、いろいろ相談を受けたり、会議に参画したり、そういうようなことは、最近はよくしております。

そういうふうな行政と関わりをもたれたいちばん最初の大きいお仕事といいますか、それはどういうものがございましたか。

昭和四二年だったと思いますが、インフルエンザのワクチン接種後に死亡例がかなり出ているということがありまして、そのときに、厚生省の、これ、何の委員会だか、名称を私忘れてしまいましたけれども、そのときに呼ばれまして、臨時の委員だったかもしれませんが、そこで、その会議に出た記憶がございます。それがいちばん最初だったと思います。

そのあと、これはのちほどお聞きしますが、種痘研究班であるとか、多くの研究班に関係されていますね。

はい。

それから、もっとこれは公式的な形ということになるかと思いますが、伝染病予防調査会の委員を四七年からなさっているんでしょうか。

はい、そうでございます。

この、四七年以前にも、この調査会の仕事をなんらかの形でなさっているんじゃないでしょうか。

はい、何かの会議のときには、呼ばれたりしたことはあります。

ほかに、先生は、これは平山先生などと御一緒に、この予防接種の現場といいますか、実際に接種する医師などに対する指導的な手引書を出されたり、そういう仕事もなさってますね。

はい。

さきほども出ましたが、昭和三五年にポリオの全国的な研究組織ができたことがあるわけですね。

はい。

生ワクチン研究評議会というのがこれでしょうか。

生ワクチン研究協議会です。

このメンバーはどういう方が主だったんでしょうか。

これは、基礎と臨床という形に大きく、……それから疫学もあったかと思いますが、分かれておりまして、その臨床の部会のほうの一人のメンバーとして、これは、さきほど申し上げました中村教授が委員で、その手伝いとして参画いたしました。実際の仕事は私がやったわけでございます。それで、このときの臨床部会の部会長というのが東大の高津教授でございました。その中に、小児科医、その当時、日本全国の大学の小児科の教室と、大きな病院のウイルスを扱っているところ、そこのメンバーを約、十いくつでしょうか、集めて、臨床の部会をつくったというのが最初だったと思います。

そのときの研究班が後の種痘研究班とか予防接種研究班の母体になったということはあるんですか。

はい、そうでございます。で、この研究班は三年ほど続きましたけれども、その後も適宜会合を開いていたわけですが、あと三八年に、はしかワクチン研究会ができまして、このメンバーも、かなりの部分がそれに移行しております。それから、ほかのメンバーもそれに加わって、少し大きくなった状態になっております。そして、種痘研究班というのは、そういう既存の組織がございますので、東大の平山教授と相談いたしまして、高津先生をチーフにして、新たに種痘研究班をつくって行こうということで発足させたわけです。

ポリオのことをもう少しお聞きしたいんですが、三五年から三六年にかけて大流行があって、生ワクチンで制圧されたということがございましたね。

はい。

その制圧に関して、その協議会の仕事が役立ったということがあるんですか。

はい。私はこの協議会の主立ったメンバーではございませんでしたけれども、そのときの様子から考えまして、これは生ワクチンがどの程度使いうるのかということも含めまして、ＷＨＯから日本に対して研究の要請というか委託というか、よくわかりませんが、そういうことの連絡があったようでございます。それを受けて、日本で研究協議会を組織したというふうに伺っております。それでかなりがっちりした仕事が、初年度の昭和三五年に行なわれております。その成績から、ワクチンを使いうるめどというものの大半はできてきたというふうに理解しております。

では、種痘に関して先生が最初に参加された研究はどういうものでございましたか。

昭和三七～三八年ごろだと思いますが、そのころ、厚生省の検疫課の主管であります厚生科学研究費の研究班がありまして、そこにタッチしておられた先生は、内田三千太郎先生、予研の北岡先生などで、それから、千葉血清の越後貫先生、こういったところでございました。その中で、種痘の研究というか、痘瘡の研究、そういうところをやっていたようでございます。そのときに、私が、さきほど申し上げましたように、ポリオとかはしかとか、そういったところに関心があるらしいので、少しこっちの、痘瘡のほうも手伝ってくれということを言われまして、それに出るようになりまして、そのときのあれは、日本がそれまでほとんど鎖国時代のようなあれでございましたので、近く東京オリンピックも開かれる、そうなってくると、だんだん海外旅行者もふえてくる、そういったことで、もし天然痘が日本にはいってきたらどうなるか、それに対してどういう対策があるんだろうかと、そういったところが中心で検討を始めたわけでございます。

乙第五七号証を示す

これの三一ページ以下が、今おっしゃった研究の報告書ですか。

はい。

で、この結論は、結局、免疫度ということに関してはどういうことになったんでしょうか。

この免疫度というのは、日本の国民がどのくらい天然痘に対して免疫をもっているかということを調査したわけです。そのために、種痘をやって、その種痘の皮膚での反応をみて、その程度が、免疫がなければ、普通の初種痘をやるみたいに、水疱ができて、免疫のある者は、赤い、今の細胞性免疫の反応というような形で出てまいります。その反応をみる。その程度によって免疫の程度を知るという方法でこれが行なわれたわけでございます。その結果は、日本で種痘が小さいときに行なわれたあと、第二期、第三期というような追加接種や再種痘も行なわれている、そういうような段階で免疫がどのぐらい持続しているかということを調べた報告というのは世界ではほとんどない。普通、種痘の免疫がどのくらいあるかというのは、一回やった人があとでどのぐらいかかるか、何年たったらかかるかということが主だったわけですが、再種痘を繰り返している、そういう状態で、どの程度の免疫度があるかということの調査は、今まではほとんどない。はたして、……そういうことをやれば、免疫はよくつくだろうという話はありましたが、そういうことも含めての検討だったと思います。その結果、年齢が四〇、五〇というような大人になりましても、つまり、その三回の種痘をやったあと二〇年、三〇年とたったような人の状態でも約六〇パーセントは水疱ができない、赤い反応だけである。それから、、四〇パーセントぐらいは水疱ができる。その水疱ができるけれども、その大部分はかなり弱い反応であって、初種痘と同じような反応をする人は、それほど多くはない。普通、常識的には、もう少し、そのくらいになってきますと、種痘の免疫というものはもっとなくなってしまう、というふうに考えられて、よく言われたりするわけでございますが、それほど消失するわけではない、そういうことから、かなり免疫は持続するということは言えると思います。ただ、これからもし天然痘の患者がはいってきたときに、これだけでほうっておいていいのか、もう必要があれば再種痘はする必要がある、そういうわけで、予防というか、天然痘がはいってきたときの発病防止の上では十分ではないというような結論になったと思います。

さきほども出ました、種痘研究班が発足したのは、そのあと、四一年から四二年にかけて、さきほどのような構成でスタートしたわけですか。

発足については、そうでございます。

ポリオと同じく、東大の高津先生が班長で、木村先生、平山先生が世話人ということですね。

はい。

で、これのいちばん大きな目的は何だったんでしょうか。

その、痘瘡の免疫度を出したりした、厚生省の研究班、その中で、痘苗の研究というか、そういうことも手掛けて、そして、リスター株がＷＨＯの標準痘苗に使われたということもあります。その検討も行なっていたわけです。で、ＷＨＯから北岡先生がリスター株を送っていただいて、そして、どの程度これが反応があるのかというような調査を小人数ですけれども、行なっております。そういうようなところで幾分反応が弱いというようなこともあって、これは、日本の国の種痘もこちらのほうがいいのかもしれないというような動きが出てまいりました。そういたしますと、その種痘にタッチする先生とか小児科の先生が、そういうものに、一度もやったことのないような種痘というか、ワクチンの変更とかそういうことをして行ったほうがいいだろうということで、種痘研究班の平山先生と相談して、その既存の組織のメンバー、それに何人かを足したこともありますけれども、そういうことで、種痘研究班を発足させて第一年度は、ですから、今まで日本で使っておりました池田株の痘苗、それから、リスター株の痘苗と、この二つを比較するという仕事をしたわけです。

そのリスター株との比較の結論は、どういうことだったんでしょうか。

発熱率とかそういうところでは、それほど差がないですけれども、局所反応については幾分リスター株のほうが弱いかもしれないということでございます。

この種痘研究班の発足については、今おっしゃった問題のほかに、いわゆる種痘の副作用ということへの関心といいますか、それとの関連はなかったんでしょうか。

これは、この当時からかなり関心がありまして、さっそく種痘研究班では、種痘後脳炎の調査を始めたわけですが、それ以前に、三八年ごろですか、痘瘡の免疫度調査をやっていた、そのころに、種痘の合併症というか、種痘による死亡例というものがかなりあるということはこの研究班の中で討議されておりました。そのときに日本の死因統計の中で、毎年一〇人ぐらいの種痘後の死亡がある、これは臨床的な検討はしていないわけですから、その数字が示されておりました。毎年そういうような状況になっているということは、かなり関心を皆さんもっていたという背景はございます。

初種痘の年齢が、当時の日本の制度では、生後二か月から一二か月ということでございましたですね。

はい。

それで、それの基礎になる伝統的な見解に対して、それと違った英米の調査などが発表されていた。で、先生もその種痘研究班発足のころに書かれた論文の中で、そういった調査についても、報告されていますね。

はい。

甲第二三号証を示す

この一二五ページ、これがそのころにお書きになったものですか。

はい、そうです。その前、昭和四二年に書いたものでございます。

後に提出する乙第一〇八号証の一、二を示す

これも同じころに書いたものでしょうか。少しこのほうが早いんですか。

大体同じころに書いたものです。いちばん最初に種痘について書きましたのは、痘瘡の展望ということを、痘瘡のそのころの様子を考えて、種痘の問題点を考えた論文を昭和四〇年に書いております。

それは、証拠には出しておりませんが、「最近における痘瘡研究の問題点」というのですね。

はい。

それで、甲第二三号証には英米の調査とか、政策の変更の点がわれわれの関心を引かずにはおかないところであるということが書かれているわけですが、リスター株、池田株の比較の問題も、これと関係があるかと思いますけれども、こういった問題も、研究班発足の背景の一つにはなっていたわけですか。

はい、そうです。

さっきもでましたが、最初の仕事として、全国の種痘合併症例調査をなさいましたですね。

はい。

乙第五八号証を示す

これの一二九ページ、これがその第一回の調査結果でしょうか。

はい、そうでございます。

同じく一三〇ページに、サーベイランスのための種痘合併症分類基準案というのが出ていますが、これは先生がその作成に関与されたんですか。

はい、原案を作りまして、平山先生と相談して、あと、種痘研究班の班会議の中でこまかく検討いたしました。

これを基礎にして、調査とか分類が行なわれたんだと思いますが、この合併症例調査の意義はどういうところにあったんでしょうか。

臨床家の集まりということでございますので、種痘後脳炎とか種痘の皮膚合併症とか、そういうものをみるチャンスというのはごく稀にしかないわけでございます。そういうものをま

とめて討議するというのは、こういう大きな全国的な研究班の中で、症例を集めていく以外には方法がない、あまり少数の人間で、あるいは一つの大学ということでは、とてもできない。そういうことで、この研究班の中で討議していく、それから、この分類案を作ったのは、今まで特に皮膚合併症の診断というか、病名のつけ方というものが非常にまちまちでございまして、外国の報告と比較できるような診断基準、そういうものを作りたかった、そういう意図でこれを作ったわけです。これで外国との比較がかなりできるようになったと思っております。

これにもとづいて、種痘後脳炎などの重篤な副反応の発生頻度について、なんらかの結果が出たわけでしょうか。

はい。全国の小児科の先生に御連絡申し上げたり、それから特に病院でございますけれども、集めてみたわけでございます。その中で比較的多くの病院でまとまって報告を出していただいたいくつかの県がございます。そのいくつかの県では、報告で種痘の接種数が出ておりますので、頻度調査ができるというふうに考えたわけです。非常に大ざっぱでございますけれども、一応、この程度にあるのかなという推計をしたことがございます。そうしますと、その、わずかなデータでございますけれども、一〇〇万、種痘をやりますと、二〇人ぐらい、種痘後脳炎が出そうであるというような結果が出てまいりました。その研究班の席で、そういうことを報告いたしたりしたことがございます。その後の集計をやりましても、大体このぐらいの数字というものがコンスタントに出てくるようで、最初かなり大ざっぱな計算をした割りには、割合いい数字が出ているな、というのが、その印象でございます。

乙第五八号証の一四四ページ、ここに出ているのが今おっしゃった数字ですか。

はい。一〇〇万当り一九という……。これは、北海道、東京、千葉、岡山、福岡、熊本、この六県で、昭和四〇年から四二年の中に起こった脳炎の調査の結果です。

そして、種痘研究班は、この種の調査を、その後も種痘がなくなるまでずっと続けてこられたわけですか。

はい。今まだ集計中というか、ほかも忙しいものですから、これは種痘が終わったわけでございますので、もう完全にまとめなければならない時期でございますけれども、まだそこまで行っておりません。

これと別に、染谷先生を中心とした種痘調査委員会というものの調査がありましたですね。

はい。

乙第五九号証を示す

この八五ページですが、これがその研究結果ですか。

はい、そうでございます。

これにも先生は加わっておられるんですが、この調査の意義とか研究班の調査に対する特徴はどこにあるんでしょうか。

これは、予防接種リサーチセンターというものが設立されて、そのときの研究費の最初の仕事だったと思います。それに厚生省科学研究費が加わったものと思いますけれども、実は、そのころに相談を受けまして、どんなことをやろうかと……、で、種痘でどのくらいいろいろな合併症が起こっているのか、正確に追跡調査をやろうと、そのためには大体一〇〇万にいくつとか一〇万にいくつとかいうような頻度に起こる病気だから、あまり小さいところではむりだと、で、さきほどの中でいくつかの県でまとめて合計一〇〇万ぐらいの種痘が行なわれれば、この中でいろいろなことがわかってくるんではないか、ところが、その各県で行なうというのがなかなか大変でございますので、近いところで、東京と川崎だけでやれば、かなりまとまった数字が出ると……、実は私どもにいたしますと、この東京都の中で、これだけ大きいところで調査するというのは、かえって手数がかかって大変なんでございますけれども、そういう中で調査を始めるということにいたしまして、これから、こういう追跡調査というか、最初種痘をやった時点から、なるべく様子をみていくという研究をやったわけで、それまでは、今までの、過去に起こったもののあとから、レトロスペクティブと言いますが、あとから行った調査ということをやろうということでございます。

種痘研究班の調査は、全国ではあるけれども、主要病院に依頼されてその症例を送ってもらうという調査であるのに対して、この東京、川崎のは、原則として全接種者を対象に追跡調査をしたということになるんでしょうか。

はい。一人ずつをやったわけではなくて、やっておいて、何か起こったのを逐次すぐ報告してくださいという形をとりました。

その結果、頻度とかあるいは年齢による差異については、何か結論が出たんでしょうか。

一応の数字は出ていたわけでございますけれども、実はもう少しやりたかったんですけれども、この翌年、いわゆる種痘騒ぎが起こりまして……。

種痘禍事件ですか。

はい。それで、二～三年続ける予定が一年で中断いたしました。

今、リサーチセンターにもかなりの費用が出ているということでしたが、それ以外の種痘の研究班などの費用はどこから出ているんでしょうか。

厚生省から毎年わずかですけれども、科学研究費をいただいております。

医療研究助成補助金とか、あるいは……。

厚生科学研究費とか、そういうものでございます。

スタックというのは何でしょうか。

厚生科学研究費です。

それでは、次に、今も出ました四五年の種痘禍事件ですね、これはどういう内容だったか簡単にお話しください。

私の印象では、あの事件が新聞報道で出てきたかぎりで見ますと、最初の反応は、通常の反応というか、割合軽い、種痘疹を中心とした反応であった。その後、種痘後脳炎などが問題になるようになりまして、だんだんと大きな問題になってきたというふうに理解しております。これは、その当時、私ども、前から考えておりましたが、種痘をやって行って、その対象となる天然痘がないのに、種痘による事故例というか、そういう被害がかなりある、そのような状態では、種痘は当然考えなおさなければならないという、そういうようなバックグラウンドがあったわけでございます。そういうことが表面に大きく出てきたという時期だと思います。ただ、そういったところで、その少し前から出ておりました、そういう被害者の救済の問題、そういったものが討議されていた時代もございまして、そういったものに対する要求というものが出てきた。そして、国に対する責任追及というような形で問題が大きくなってきたというように理解しております。

つまり、発生した事故の内容そのものは、それ以前からあったものと、質的に違ったものではなかったわけですね。

はい。

それがやはり社会的にいろいろな経過で注目されるところとなって、おっしゃるような改革の契機になったということでございますね。

はい。

乙第五九号証を示す

それを契機とした政策変更の経緯について、先生の知っておられるところをお聞きしたいんですが、これの二〇三ページに、厚生省防疫課でその経過を簡単にまとめたものがございますが、これによると、四五年六月一三日にその問題が発生して以来、同じ六月一六日から一八日にかけて、各分野の専門家の参集を願って打合せをした、とあるんですが、先生はこのときにこの打合会に出られた御記憶がおありですか。

さだかではありませんが、あると思います。

この、今の記載によりますと、その結果にもとづいて、六月一八日に、質問表のことだとか、接種実施期の改正とかについての通知が出ておるんですが、そういう点をその打合会で検討されたんでしょうか。

はい、そう思います。

質問表については、あとでお聞きしますが、この接種実施時期の変更というのは、どういう意味があったんでしょうか。いわゆる多圧法の採用の統一ですか。

それまで、種痘研究班で、接種試験が行なわれてきたわけでございますが、そういったところの印象で、初種痘というのはなるべく軽い反応にしたいということがあったわけです。そのために、その当時、切皮法とか乱刺法が行なわれていたわけでございますが、特に、戦争中、大陸などで天然痘をみてきた先生方は、切皮法でたくさんつけなければ効かないという印象を強くおもちであった。そして、がっちりと子どもに免疫をつける形で接種なさっている。ところがこれだけの時代になってきますと、反応をなるべく軽くする形で接種するほうがいい、そういうことで、多圧法という方式にできるだけ統一するような指導をお願いしたということがございます。ただ、これは、今まであった乱刺法と、多圧法は名前は違いますけれども、方法は同じでございます。ただ、名前を多圧法と変えるということで、印象を強くして、方法が変わったんだということを、なるべく皆さんにわかっていただきたいということが、多圧法に変えた理由でございます。

同じ日の通知で、事故があったときの専門家の協力ということで、種痘研究班の班員の先生方の名簿がついているんですが、この点はその後活用されましたでしょうか。

はい。これは、その当時、少ないようでございますけれども、種痘合併症というか、皮膚合併症の治療用のＶＩＤを少し種痘研究班で準備いたしまして、それから、化学療法剤であるマルボランというものを、これは、副作用は強いけれども、効くという話もありますので、準備いたしました。で、その薬がなるべくうまく末端まで行くように、それから、その使い方とか治療方針について相談を受けられるように、種痘研究班のメンバーの方を、名前を出させていただいて、何かあったら相談してくださいということで、お願いいたしました。その結果は、かなりよく利用されていたようでございました。ずいぶん電話かかってまいりました。

その後、同じ年の七月二八日に予防接種部会が開かれて、第一期の接種年齢を生後六か月から二四か月の間の健康状態良好な時期にするようにということで、それに即した通知が八月五日にされているんですが、先生はこの予防接種部会にはお出になったんでしょうか。

正式のメンバーではなかったかもしれませんけれども、そういう、種痘研究班などのいきさつから、出ていたんだろうと思います。

この、六か月から二四か月とした根拠はどういうことでしたでしょうか。

その当時、イギリスとアメリカのデータが一歳未満よりも、一歳から二歳のほうが、種痘合併症…皮膚合併症、神経合併症もそうですが……、そういう合併症の頻度が少ないという成績を出して、その一歳から二歳の間にするように変えておりますが、それまで、全世界、ほとんど全部、一歳未満でやっていたわけですが、イギリスとアメリカだけがそういうふうに変えたわけです。で、そのころのドイツあたりでは、一歳台、それほどよくないというようなことも言っていたわけでございます。そんな背景があって、種痘研究班の今までのデータで、年齢が小さいほうが頻度が高いとか、何か言えるほどの合併症のデータを持っていなかったわけでございますけれども、種痘をやってその局所の反応とか、そういう副反応……、通常の反応に近いわけですが、そういう反応をみていきますと、年齢が低いほうが高いんです。年齢が、そのころで、乳児からだんだん、一歳、二歳となっていくにしたがって、反応が弱くなっていく、そういうことがあって、年齢はなるべく高いほうがいいだろうと、上げるということはいいんじゃないかという考えももっておりました。そのころに、種痘後脳炎の集計をしたわけでございます。そのときに、一歳過ぎて、ほんとうになくなってしまうというほどの差があるものでもないようなデータだったわけで、これは、頻度調査をもう少しやらなければ、正確にはわからないけれども増加したら、種痘後脳炎なんていうものも、年齢が高くなれば、少なくなる、特に、一歳半過ぎたほうがいいのかなというような感じを、その当時のデータから受けていたわけです。そういうことで、年齢を高くすると、イギリス、アメリカなみに考えるということには……、少なくとも、二歳まで上げて悪くなることはないという考えをもちました。それから、下のほうの年齢ですけれども、今まで一二か月までやっていたものを、一歳からということに、今までやってきたことがほんとうに悪いんだろうかという考え方もありました。それに、臨床家というものは別な考え方をするものでございまして、小さい子ども、一歳台になってくると、歩きまわって種痘をやるのがなかなか大変なんです。あっちこっち、種痘を引っかいて膿ませたりなんかするのは、一歳過ぎのほうが多いわけです。そういうときには、一〇か月とかそのへんでやるのがいちばんいいと考えていた小児科の先生もかなりある。そういうことから考えて、少なくとも、小さいところは具合が悪い、じゃ、六か月ぐらいのほうがいい、少なくとも、六か月から上ならばということにしたらどうかというような考え方で、その六か月というところは、その当時イギリスの例の合併症集計でございますが、その中で、全身性ワクチニアという、この頻度が六か月以前と以後でかなり違いがある。これは、免疫に関係があるということだと思うんですが、そういうことも含めまして、少なくとも六か月以後にしようということが決まってきたというふうに理解しております。

（以上　田　甫　力　弥）

被告代理人

そうしますと、日本の種痘研究班などの調査結果も重篤な脳炎などの頻度の年齢差は厳密には出ていないけれども、今お話のような差異は認められたと。あるいは、小児科医の御意見として、そういう事故接種ですか、そういう危険とか、いろんな考慮に基づいて、今のような結論が出されたということでしょうか。

はっきりと種痘後脳炎の頻度が一歳代で少ないというデーターというのは、その当時はまだ出ていなかったけれども、そういう印象を受けたという程度でございます。

その、はっきりしたデーターが出ていなかった理由ですけれども、それはやはりまだ例数が少なかったからでしょうか。

まだ例数が少なかったということです。

それと、この法律がやはり一歳未満を第一期と決めていたために、それ以外との比較の余地がほとんどなかったというようなこともあるのでしょうか。

それもありますが法律で二ヶ月から一二ヶ月と決めていたわけでございますけれども、一二ヶ月を過ぎたら全然やらなかったわけでございませんので、一二ヶ月以上一歳代でかなりやっていたわけでございます。ですから、現実には、そういうことで行なわれていたわけで、そういったところで、種痘後脳炎が起こったりしているわけです。ところが、その年齢別に何人接種されたかという母数がわからなかったのです。ですからそういう頻度調査というものがその当時は出来なかったわけです。そういう形で、年齢を少し上げてみて、それだけの幅にして、それから様子を見て、その結果によっては、また変更するということも考えていいではないか、というふうに考えて、とにかく一時的なものとして私は理解をしておりました。

乙第五九号証、文献集（Ⅲ）の六一ページを示す

四四年度の研究の考察の所で、「種痘年齢について」述べておられるところは、今のお話に関係するのじゃないでしょうか。

はい、その通りでございます。

そうしますと、六ヵ月から二四ヶ月に延長したということは、それによってその年齢毎に比較するサーベイランスを更に続けるというそういう意味があったわけですね。

はい、そうです。

この点については四四年に出た小児科学会の予防接種委員会の報告でもやはり同じような方向の意見を述べておられるのではありませんか。

はい。

乙第一〇九号証の二を示す

その前に、この乙一〇九号証の二がさきほど話に出ました予防接種委員会の四四年四月の報告ですね。

はい。

これの七ページの左上ですが、接種年齢、現行規程では第一期は二ヶ月から一一ヶ月となって

いるが、英国、米国などの調査も参考にして、現行予防法の範囲内でなるべく遅く、満一歳に近い時期に初回種痘を行なうのも一案であると書かれておりますが、これは今の四五年の政策の変更に何かかかわりがあるのでしょうか。

　これは、学会の委員会として、一歳過ぎにまたがってもいいという考えはその当時持っていたわけですけれども、国の規則が二ヶ月から一二ヶ月ということを決めているわけで、その規則の範囲内でこういうものは変えて行くのが筋であるという意見がございまして、こういう表現になったと思っております。ですから、そういうなかでなるべく遅いほうが反応が少ないということをにおわせているわけでございます。ただ、種痘の接種時期の問題は、日本では年齢が高くなってから接種すると、種痘後脳炎の頻度が高くなって行くということが非常によく徹底していたわけでございまして、それとの兼合いということもかなり考慮しなければならないことである、ということを考えたわけです。

予防接種委員会の報告では、そうしますとあくまでも現行法を前提にして、その範囲内でなるべく遅らせて行くということだったのですが、その後四五年の予防接種部会では、現行法を一歩踏み出して二四ヶ月までにとりあえずするということになったわけですね。

　はい。

その次に、「健康状態良好な時期」、ということがまた付け加わっているのですが、これはどういう趣旨ですか。

　種痘はなるべく健康な時にやりたい、種痘の反応がかなり強いわけですから、いろいろ問題のあるところですし、無理して子供を種痘の会場に連れて来ては困ると。なるべくそういうことをしないで下さい、という注文があったためだろうと私は理解しております。

接種の株がリスター株に変更されたのもやはりこのころなのでしょうか。

　その当時、種痘研究班のそのデーターを基に、リスター株も日本の痘苗に使っていいという認可が出たと思います。そういうことで、今までの池田、大連に加わってリスター株も使えるようになりました。ところが、リスター株がその実際は反応が少し弱いという程度なのが、リスター株は非常に優秀で合併症も少ないのじゃないかというような誤解もかなりあったのだと思うのです。そういうことからほとんど日本のワクチンのほうはリスター株に切り換わってしまったということです。

そうしますと、この四五年の種痘禍事件を契機とした年齢の変更とか、そのほかにも一連の措置がございますけれども、こういった措置は、そのときに突然短期間に急に出てきたものではなくて、やはりそれまでの研究班の積み重ねと連続しているわけでしょうか。

　はい、その後の研究班の中で討議されていた内容がそこで全部実現したというふうに考えております。

救済措置もその一つですか。

　救済措置は研究班の中では余り考えておりませんでしたけれども、いろいろ予防接種リサーチセンターとか、そういった所が救済制度を考えることがかなりあったと思います。

乙第一〇九号証の二の予防接種委員会の報告には救済措置とか、それから乱刺法のことも出ておりますね。

　はい。

この救済措置が実際に出たことによって、従来種痘研究班がやられておった症例の調査がやり易くなったということがあるのですか。

　やはり、こういう制度ができますと、非常によく申請が上がって参ります。で、少なくともある程度以上重い者は全部把握されるという状態になってきたと思います。そういうこともあって、研究班としていろいろケースの症例をお願いするということもやりましたけれども、その中のほとんどがこの事故審査会、そちらのほうに上がってきているものでございます。

そういう四五年以後の調査の数字から、どういうことがわかってきたかということですが、まず接種年齢を引き上げたことの影響はあったわけでしょうか。特にこの一歳未満と以上の差とか、そういうものははっきりしてきたわけですか。

　あとになって、四十七、八年になってから集計して参りますと、一歳未満の種痘よりも一歳代の種痘のほうが幾分頻度が少ない、半分乃至三分の二程度の頻度だったと思います。大体三九に対して一八、一五とかいう数字になっていたと思いますが、そういうような数字でございます。で、二歳を過ぎますと、もっと少なくなるわけでございます。これは数が少ないのでどこまでそう言えるかわかりませんが、今では私は一歳代なんて言わないで、二歳以上というぐらいのほうがもっと少なかったのじゃないかという感じがしております。

今の数字はいろんな所に出ておりますが、一例として、

乙第八一号証の二六ページを示す

その表に12―1、というのはそれを示しているわけですか。

　はい、そうです。

こういうふうに、はっきりとわかってきたというのは、やはり四十七、八年ごろになって、四五年以降の各月齢別の比較がかなりのたくさんの数字を基礎として、調査できるようになったからでしょうか。

　はい、そうだと思います。

多圧法に切り替えられたとか、リスター株の影響とかは認められたのでしょうか。

　リスター株に切り替えて種痘後脳炎が減ったという印象は受けておりません。それから、重合併症のほうはもしかしたら増えたのじゃないか。これは重い反応ではございませんで、あ

の池田株に比べてリスター株というのは、どっちかというとかさぶたになるのが遅いのです。一日か二日遅いこともございまして、その間に何かこう外へひっかいて付けたりする例があったのかもしれないというような感じもするわけでございますが、前の池田株との比較ではなくて、これはあくまでも印象でございます。少なくとも合併症の頻度全体では変わりがなかったと、株の影響がなかったというふうに考えております。

では次に、種痘廃止論関係を伺いますが、昭和四五年当時までの段階で定期種痘の必要性、特にまだ痘そうの流行の危険性といったことについては、一般にどう考えておられましたでしょうか。

日本の地理的条件が割合い東南アジアに近かった。で、アジアの天然痘というのは、バリオラメジュアと言って、致命率の高い痘そうである、そういうことから、交通が激しくなってくるにつれてそういったものが、入り得る可能性がまだ心配だという考え方。四五年、かなり減ってきた天然痘がＷＨＯの撲滅運動で減ってきた時代でもあるわけですけれども、まだ心配だという感じが強く、で種痘を四五年当時にやめるという話は一つもだれからも聞いたことがない。日本においてはそんな状態でございました。

英国のディックさんの定期種痘廃止論でしょうか、こういった主張について研究班などの機会に論議されたことがありましたでしょうか。

はい、いろいろ折りにふれてこういう種痘廃止というか、種痘政策の変更とか、こういった問題はどういうふうにしたらいいのかということはずいぶん考えたことがあります。

さっきのお話の地理的条件その他から、日本ではにわかにということだったのでしょうか。

はい。イギリスと大分日本の事情が、社会が違うし、今までの種痘のやられ方も違っているし、イギリスだけでのことをそんなにすぐに日本に応用するということもないだろうという考え方もあって、そのほかの国ではどうなっているのかという状態も考えていたということだと思います。

乙第一〇八号証の二の一三二頁を示す

これは先生が四二年三月に書かれたもので、その中にディック氏の主張を紹介された上で、成人初種痘の危険ということを主な理由として、乳児期に種痘を実施しなければいけないのではないかと述べておられますけれども、この成人初種痘の危険というのもその一般的な考え方の背景をなしていたわけでしょうか。

はい。

何かその、特に臨床の先生はその成人初種痘の危険ということを非常に重視されていたということを先生から伺ったのですが。

はい、成人初種痘というか、年齢が高くなってからこういう危険があるということを書いた一番最初の論文やなんかはよく存じません、臨床医としては。で、あとになって調べたりしたことはありますけれども、普通一般的に教科書にも書いてありますし、年齢が高くなって種痘をやったらば脳炎の頻度が高くなったということは言われております。ですから、私が慶応の小児科でずっと患者を診ておりまして、その当時に一〇歳児とか年齢が高くなって五歳とか六歳とか、そういう時期になって初めて種痘をやるというお子さんが時々参りまして、今までやったことがないと。で、そういう方が来ますと、二週間入院させて、それから種痘をやります。それが普通の業務というか、普通のことでございます。ですから、そのぐらい年齢の高い時の初種痘については、気を付けていた、そういう雰囲気でいたものでございますので、年齢の高い者がどの程度危険があるかということは余り考えておりませんので、その頻度の数字はわかりませんけれども、かなり一般的には非常に気を付けていたということでございます。

乙第一〇九号証の二の予防接種委員会の報告の中でも、六ページの右側に種痘の法律が根本的な改正なしに現在に至っているが、二六年以来痘そう患者の発生は見られていないのに対し、合併症の発生がかなりの数にのぼっている点は、種痘を実施する上で細心の注意が必要であると同時に、種痘に対して十分な再検討がなされなければならないということも述べておられますね。

はい。

やはりこういう意味の自覚もされつつあった時期だったのでしょうか。

はい、そうです。

この委員会報告が言っておられる種痘に関して十分な再検討というのは、どういうことを指していたのでしょうか。

このときには、接種方法の問題をもう少し検討する、それから接種年齢をもう少し日本のデーターに基づいて考えて行かなければいけないということ。それから、そのほか合併症の問題も、その当時種痘合併症にＶＩＧがよく効くので、利用できるということがありましたので、このＶＩＧを日本の国の中で、これは血液製剤でございますので、日本の子供を守るのに外国から買わないで、日本の国の中で供給できるような体制がほしいというふうな考え方を言ったわけでございます。そういうようなところを考えておりましたものですが、大体その当時に考えていたことは、この四五年の段階ではすぐ間もなく実施に移されてきたというふうに考えます。

そうしますと、この段階で再検討すべきこととして考えられていたのは、この同じページ以下に述べられている接種方法とか、接種部位とか時期とか、こういった問題が中心であったということですか。

はい。

ついでに伺いますが、この接種委員会の報告というのは、いろんな方が各個別に議論された結果をまとめたものでございますか。

いいえ、全員でこれを逐条討議いたしました。

そういう点で、再検討すべきだという動きはあったけれども、さきほどおっしゃったように、四五年の種痘禍事件のときにもまだ正面からの廃止論は出なかったわけですか。

はい。

正面から廃止論が討議されるようになったのは、日本ではいつからでしょうか。

アメリカとかイギリスが非常に早目というか、あの時期に廃止論を出しました。それからでございます。

昭和四六年、一九七一年に定期種痘を廃止しましたですね、それ以降ですね。

はい。

その際に先生はどういうご見解だったわけでしょうか。

これは、四四年度ぐらいまでずっと痘苗の研究をしていたわけでございます。それは、痘苗というのは、少なくともＷＨＯのあゝいうキャンペーンで天然痘が減ってきて、種痘をやらなくていい日が来るだろうと。それまでの間漫然と種痘をやっているというのはよくないので、なるべく反応の弱いより安全な種痘に切り替えて行くべきだ、という考え方でいたわけです。それの最中の仕事というか、その流れの中では一番最初に、世界中で使われている中でワクチンをできるだけ現在使われている中から、いいものを選んで行くということ、もう一つは種痘を二回、三回と日本ではやらなければならないので、ところが第一期の種痘をやるときには、そう完全に免疫を付けるということでなくて、なるべく軽い反応でいいということならば弱毒ワクチンというか、そういうものを使って行ったらいいであろうと。丁度アメリカで、ＣＶ―１の発見がございましたので、四五年にはもう日本でＣＶ―１の接種試験を行っているわけです。そのときに、松本先生とか藤井先生とかのお世話で、ケンペ教授からＣＶ―１をいただいて接種を始めている。そして四六年にはＣＶ―１を日本で造って、ワクチンとしてそれの接種試験をやっているというような段階でございます。ですから、そういうようなものでかなり安全性が高いことがわかっておりましたし、それですぐ初種痘はこれだけでやって行けるというようなこともありましたので、それができるのならば本当に安全性が見込まれる時期までそのワクチンが使えるという考え方。それからＷＨＯがあゝいう形で報告を出して、患者がかなり減ってきた。かなり減ってきたから、この勢いで行けば、もう間もなく無くなってしまうというような見込みの上でイギリスとアメリカがやめたわけですが、その時期にまあ私どもはニュースが幾分遅れますが、そこで見て行きますと、またぶりかえす兆候が見えている。そういうような状態で見ますと、そう簡単に日本でやめると言ったって、まだこの全世界の天然痘がもう少しはっきり減ったということがわかるまで、まだ少し心配ではなかろうか、ということ。それは考えていたわけです。それは特に上がってきたという時がバングラデシユとか、アジアの天然痘でございまして、少し心配だという感じを持っておりました。そうしまして、すぐ続いて日本に七三年、七四年と天然痘患者が入ってくる、それは一応それだけで済んだのでよかったのですけれども、やはりこういうことがありますと、種痘をやめてしまうというところまではなかなか踏み切れなくて、ですからそういうところをもう少し見た上ではじめてやめることができたというふうに理解します。

乙第一六号証を示す

「種痘廃止論の動向」、これは四八年当時の先生のご見解をお述べになったものですか。

はい。

で、その後今おっしゃった四八年、四九年の流入などがあったわけですが、五〇年の一二月に予防接種部会が答申しまして、それが基となって、五一年の法律で、一応存続ということで、第一期の接種年齢は三六ヶ月以降ということになったようですが、これはどういう理由でこうなったのでしょうか。

そのころになりますと、日本で年長児の初種痘が危険であるということが、実はそれほどのことではなかったのだということが皆さんの意見がまとまってきた段階だと思います。それから、そのときに使ったのが、ＬＣ16という弱毒痘苗でございますけれども、この弱毒痘苗を使って接種を行なってきた、そのデーターの積み重ねというものがこういう三歳、四歳、五歳、六歳この辺に非常にたくさんの接種例数がある。で、それの成績を基に変えたということが一つ。それから、前に一歳代のほうが一歳以下よりもいいなんて言っておったけれども、二歳以上のほうがもっと少ないのだと。これは年齢が高いほうが少ないではないかと、そういうところから三六ヶ月からというぐらいの年齢が非常に安心してできる年齢であるということがわかったので、種痘の接種年齢を検討して行く流れの中で、その時代の流れに従ってそういうふうに変わってきた。やはり結論的にはその辺に行くのではなかろうかと、今でも思っております。

まあ、現実には、この予防接種事故というもののなかで種痘が占めるウエイトが非常に大きかったと。で、現実に種痘が廃止されてからは非常にその数も減ったということで、今から見ますと、もっと早くやめられなかったのか、というご意見も出るかと思いますが、先生はこの点について、日本の政策の適否ということについてどうお考えになりますか。今も大体お話をしていただいたと思いますけれど。

確かに、もう少し早くやめれば被害は少なかったかもしれないですが、日本の置かれていた一般の状況から考えて、やはり地理的条件等から、日本人のいろんな種痘に対する気持とか、そういうものを考えて行くと、まあこのような経過で五〇年にやめるということになったのは仕方がないと、そうはずれたものではないというふうに考えております。

まあ、日本人の気持とおっしゃったのですが、大きく国民性と言ったものから、最近言われておるコストベネヒットの分析というようなことからの関係で何かご意見がございますでしょうか。

コストベネヒットという考え方、そういう考え方は日本には余りなかった考え方だと思うのですが、そう物を割り切って考えられるということはないのだと思うのです。そういうわけで種痘につきましてもやはり親にとってみると、将来大人になってからやるようなところまで子供の種痘の面倒まで見て行くわけで、そういうウエットな感情というか、そういうことから行くと、やっぱり種痘はやっておかないと具合いが悪いという考え方を持っている人がずいぶんあったと思うんです。それから、お医者さんのほうでも、かなりやっておくという方がありましたし、それがいかんと言えばしょうがないかもしれないですけれども、その当時いろいろの先生に聞いてみたりしておりますと、やっぱりまだやめきれないのじゃないの、というような感じをいろいろ受けていたわけでございます。。

次に百日咳のことで少しお聞きしますが、先生は百日咳の子供さんを何度も診察されたことがおありですか。

私が小児科の医者になったのが昭和二五年からでございます。その当時百日咳は大流行の時期でございまして、大学病院というようなレベルでも百日咳の患者さんを診るために午後の時間をあけて、部屋を一つ取っておいて、そして百日咳の患者さんは、ほかの方にうつるので、その時に来て下さい、ということをやっていたのです。ですから、ずいぶん百日咳の患者さんをそのとき診ております。特に小さい方というのは、重いという印象をもう本当に臨床でよくわかっております。

抗生物質などの普及で昔ほどでもないとよく言われるようですけれども、赤ちゃんにとってはやはり今でも恐るべき病気でしょうか。

はい。あの一歳未満、特に六ヶ月より前、この百日咳という病気はお母さんからもらった免疫があんまり効かない病気なので、生れてすぐからでも罹る。一ヶ月とか二ヶ月の乳児が罹る。で、この乳児が罹りますと、例の百日咳というのは、咳ではなくて、咳の発作で息が詰まってしまう、無呼吸というか、そしてチアノーゼが出て、もう今にも死にそうな状態になって担ぎ込まれる、事実こういう状態から、亡くなる方も多いわけでございます。ですから、百日咳から子供を守ろうとすれば、一番被害が大きいのは六ヶ月未満の乳児であります。少なくとも一歳未満の乳児、特に六ヶ月未満の乳児を百日咳から守るということが百日咳の予防では一番ポイントになります。上のほうの子供さんは、ずいぶん咳はしますけれども、どうにか咳止めをやったり、それから抗生物質が出来たお陰で、百日咳の肺炎による死亡というものは少なくなりました。そういう意味では昔の状態に比べれば百日咳の致命率というか、命を落とす率は減ってきていることは確かでございます。しかし、今でも去年の死亡例は四〇人を越しているような状態になっているわけでございます。

まあ、昭和五〇年以前の百日咳ワクチンの第一期の接種年齢が三ヶ月から六ヶ月と決められていたのはやはり今おっしゃったようなことが根拠になっていたわけでしょうか。

はい、なるべく早くやりたいわけでございます。そういうわけで、世界中どこでも百日咳のワクチンの開始は二ヶ月とか、三ヶ月とかいうところから接種を始めるわけです。それによって子供を百日咳から守りたいという考え方を持っているわけでございます。

で、この百日咳ワクチンの予防接種が必要な反面で副反応が問題になって、特に脳症が一番問題になるようですけれども、四五年までは日本にはないと言われ、また一部では報告されていたとも言われておりますが、これは先生はどう理解されておりましたでしょうか。

外国の文献なんかを読んでおりますと、百日咳ワクチンによる脳症ということが百日咳のワクチンの反応によって急激な神経症状を出してくるというようなことがある、そしてそれはしばしば亡くなるし、あるいは後遺症を残して行く、だからこれが百日咳ワクチンにおける一番の問題であるということは物の本には書いてあるのですけれども、現実には見たことがない。で、特に後にうちの慶応の小児科というのが三種混合ワクチン研究の中心的な存在だったわけですが、そういう中で、いろいろなところで日本の国内のニュースやなんかもいろいろ検討していたのだろうと思いますけれども、百日咳ワクチンの脳症というものは、そのタッチしている先生方からも私は聞いたことがなかった。で、本当にあるのだろうかと。確かあったといううわさは聞いているのですけれども、という程度のものでございました。そんなに頻度の多いものではなかったように思いますが、ほとんどなかったのかどうかよくわからないのですが、耳にはしなかった。で、非常に気にしまして、いろんな本を読みましても、その当時書いた本には、日本には余りないのだと、余り多くないというようなことが書いてありました。

いずれにしましても、四五年の救済措置が実施されてからは、日本でも、そういうものがかなりあるということがわかってきたわけですね。

はい、あの救済制度が始まって、その中で出てきて上がってきた例というのは、種痘が一番多かったのですけれども、ほとんど種痘ではないかと思っていたのに、思ったよりも意外に三種混合ワクチンの脳症が目立った。こんなにあったのかというのがあの数字を見てはじめて感じた印象でございます。

（以上　村　田　淳　一）

被告国指定代理人（楠本）

証人は、昭和四八年から四九年にかけて、百日せきの疫学に関する研究班の班長をなさってますね。

はい。

この研究の目的は、どういうことだったんですか。

百日せきの患者が、その当時非常に少なかったわけでございます。で、四五年からの救済制度の発足で、かなり百日せきワクチンによる事故が多いというところがありまして、一部で百日せきワクチンをやめられるかどうかというような論議がなされたことがございます。そういう背景でその当時、本当に百日せきはあるんだろうか。それから、今やっている予防接種によってどのくらい免疫があるんだろうかというところが気になって、私が研究班をお引受けする前の年に、予防衛生研究所の村田良介先生が班長になって研究班をやったことがありますが、それに引き続いてやったわけでございます。

それによって分かってきたことは、簡単に、どういうことでしょうか。

百日せき患者は現実に存在する。で、地域によっては小さい流行を起こしているところが時に見られる。それから、前の予防接種を行なっているお子さんが、幼児期を通して規定の接種、つまり一期三回と二期一回という四回の接種、あるいは一期三回二期一回、あるいは一期二回二期一回というような少しずれた形のものでございますけれども、少なくとも三回以上の接種を行なっているお子さんは、その後数年間にわたってかなり免疫を持っている者が多いということが分かってきております。

乙第六二号証の九九ページ及び乙第八一号証の六二ページを示す

これがその研究方法ですか。

はい。

ところで、四九年の末以降三種混合ワクチンによる事故があって、集団接種が一時中止されましたですね。

はい。

その際に予防接種部会が検討して、五三年三月に答申をされてるようですが、証人は、そのときの接種部会の百日せき小委員長でしたか。

はい。

で、この答申の中で百日せきワクチンの接種中止は困難だとされていますが、その根拠は、今証人が述べられた疫学的研究にあるわけでしょうか。

はい。実際に百日せきの予防接種をやらなければ早晩患者が増えることが目に見えている。それが一年後であるか三、四年後であるかは分からないけれども、少なくともそう遠い将来でない時点で百日せきの患者は当然増える。それに、免疫学研究班をやっている間に分かってきたことは、少し菌系が変わってきて、少し勢いを持ってきたのではないかという推測がされて行ったということがあります。そういうバックグラウンドの上でやめて行くことは、やめたままにしておくことは、非常に危険であるというふうに考えました。

その際同時に、第一期と第二期を三か月から四八か月の間として、集団接種が二歳以上ということを答申されてますが、この根拠は、あるいはこう決まった経過は、どういうことでしたか。

百日せきのワクチンをやめるわけには行かないということでございますんで、どうしても早急に始めたい。始めるにはやはり、事故が中心になって一時中止というような措置がなされている。それに各医師会などの先生も了承されて、承知の上のことである。それを、あえて接種を始めるというからには、事故が起きないという条件をどうしても取り入れなければならない。一方では百日せきワクチンの改良研究を進めなければならないということはあるわけでございますけれども、それは抜きにして今あるワクチンでともかくやっておかなければ流行は抑えきれない。少なくともそういう対策というものは必要であるということになります。そういたしますと、今までの種痘後脳炎の研究などによっても、年齢が小さいところにやるものは危険である。少なくとも二歳以上でないと安全性は保てない。それから、急性神経系疾患を調査した成績がありますけれども、子供の脳炎とか脳症とか、あるいは痙攣重積とか、こういうような急性の神経系の病気というものは一歳台に一番高くて、二歳台に少し少なくなりますけれども、満二歳を過ぎますとかなり減ってくる。そういうことがありますので、こういう百日せきワクチンを接種するのも一歳満二歳と、少なくとも二歳。もう少し遅ければいいんですけれども、百日せきにかかると危険になるのは小さい年齢でございますので、その辺のところで二歳ということを決めているわけですけれども、これにはかなり反論もあったと思います。それで、もっと早くやったほうがいいという考え方もあるし、そのくらいで仕方がないという考え方もあるし、ともかく始めるということと、始めた上で事故があんまり起きないということを考えると、その辺に落ち着いたというふうに考えております。

今、急性神経系疾患が一歳台に一番多いとおっしゃったと思いますが、……。

あっ、零歳です。

零歳ですか。

はい。

次に一歳台で、後二歳以上ということですか。

はい。

そういう答申に基づいて三種混合の再開ということになったと思いますが、実際問題としてはそれが必ずしも円滑には再開されなかったという、あるいは、それを契機に接種率がかなり低下したという事実があったわけですね。

はい。なかなか、すぐ二歳以上だけにもということもうまく行かなかっ

二歳以上なんていう決め方は余りされてないわけですか。

ございません。外国に行って説明するときに、日本の百日せきワクチン二歳以上に接種しているということを簡単に言えば、ちょっと笑われますので、今そういうところで発表するときには、今の規定通り、三か月から四八か月の間に一期三回を接種するということになっております。

現在でも、個別接種は二歳以下の方でもできるということだと思うんですが、二歳以下の方に安全に接種するために、抜本的な対策というのがございますか。

少なくともそのくらいの年齢に打てるワクチンを作って行く以外に無いだろうと。今のワクチンをたとえ量を減らすとか、姑息なことでは間に合わないと思います。

それは実現しつつあるわけですか。

現実には、もうほとんど完成しております。まず来年の秋には、今のワクチンは新しいワクチンに切り替え得る見通しになってきているということを、申し上げておきたいと思います。

それに関連しまして、生後六か月未満は如何なる予防接種も適当でないという御意見もあるようなんですが、これについてどうお考えになりますか。

できれば、私も年齢が高いところが賛成でございます。でも、現実に患者さんが出ていてそのために、接種をしなければその子供が防げないという条件があるならば、小さいところにも打たなければならないだろう、そういうふうに理解いたしました。

被告国指定代理人（五十嵐）

インフルエンザの関係について、まずお伺いします。

後出の乙第一一二号証の一ないし三を示す

これは、インフルエンザのアジュバントワクチンに関する討論会というものの報告書のようですけれども、そういうことですね。

はい。

これの「野外実験の結果の報告」というところで、aからiまでの班がございまして、gの班ですね、中村班というのが報告しておりますが、乙一一二号証の三、ここで先生はこの研究の報告者になっておられますね。

はい。

このインフルエンザワクチン研究会というものは、どういう研究会なんでしょうか。

前から続いてあったようでございますので、その出来上がったいきさつは私はよく存じませんけれども、インフルエンザのワクチンを改良して行くためにいろいろ研究して行く。で、その会に入って一緒にやってくれないかというようなお誘いを受けましたもんですから、第五回となっておりますけれども、この回あたりから参画したわけでございます。

第五回が一九六六年、昭和四一年ですけれども、この研究会はずっと続いてるんでしょうか。

はい。未だに、名前は変わっておりますけれども続いております。

年一回の研究会なんですか。

はい。今年は、もうそろそろ終わりになるかと思いますが。

ここで実験に用いられていたワクチンというものは、どういうワクチンだったんでしょうか。

これは、今までのインフルエンザワクチンの効果を上げるためにアジュバントを加えたワクチンを作って、テストして行こうという考え方が、一つありました。で、その内にこのＨＡワクチン、つまりインフルエンザワクチンの中の副反応に関連する成分を除いた形でワクチンを作っている、そのＨＡワクチンの研究を始めて、それから後は接種量の問題とか、あるいはその力価を上げて余計効くようなワクチンにして行こうとする努力が続けられて来た。

今アジュバントワクチンというお話がありましたけれども、簡単に、アジュバントと申しますと。

アジュバントというのは、予防接種のワクチンに、ある物質を入れまして、で、その免疫効果を上げるためのものをアジュバントと言います。で、そういう、今の普通に打っておりますインフルエンザワクチンはワクチンの成分だけでございますけれども、これに水酸化アルミニウムとかリン酸アルミニウムとかいうものを加えますと、もう少し免疫効果が上がることがございます。そういうような、免疫を上げるために加えるものをアジュバントと言うわけでございます。そのアジュバントを加えることによって、どの程度免疫効果が上がるかということをテストするような段階だった、というように思います。

このアジュバントワクチンというのは、現在使われて……。

使われておりません。

それは、どうしてでしょうか。

思ったほど免疫効果の増強が得られなかったからでございます。

この野外実験の研究班で使われているワクチンは、その年によっては同じものが使われてるわけですね、各班。

各班全部同じでございます。

接種の対象者はどうでしょうか。

対象者は、大部分が内科の先生が多いものですから、それから、いろいろな工場とか、ある

いは老人とか、そういうところに、大人を対象にする先生は打っております。それから、後、小児科の先生が数人おりますけれども、その小児科の数人が幼児に打ち、時には中学生高校生と、こう言ったところを中心に接種をしていたわけでございます。

この昭和四一年の報告では先生の班は乳幼児、特に二歳以下の子供を対象にしておられますけれども、その後もずっと、そういう乳幼児を対象にした実験を続けて来られたんでしょうか。

その当時は、なるべく乳幼児と言うか二歳以下と、そういう極く小さい年齢を対象に接種試験やって参りました。

副作用と言いますか、副反応はどうだったんでしょうか。

副反応は、その当時使われたワクチンでは、やはり熱は出たりいたしました。ですけど、それ以上の反応は見られておりません。乳幼児に使った意味というのは、今普通のインフルエンザワクチンを大人に打つときには、以前にインフルエンザの経験が何回もある大人を対象にしているわけで、その大人に対して打つわけでございますから、その効果を判定する場合と、今までインフルエンザの経験の無い子供に対してインフルエンザワクチンを打った場合の経験とはかなり違うわけでございます。そして、一番最初の、プライマリーと言うか、初回免疫効果がどの程度あるかということを見るためにはどうしても小さいところでやらざるを得ないと。そういう考え方で、小さいところを選んで調べて行ったわけでございます。

現在までの全研究班を含めまして、重篤な副反応とか、そういうものはございましたでしょうか。

この中では全然ございません。

先程のお話の中で、この実験の途中から、アジュバントワクチンからＨＡワクチンに使用ワクチンが変わったというお話がございましたけれども、それはいつごろからＨＡワクチンを用いた実験に変わったんでしょうか。御記憶ございませんですか。

正確には覚えておりませんけれども、記録見れば分かるんですけれども……。

大体で結構です。

四四年か、そのくらいから始まっているんじゃないかと思うんですが。

ＨＡワクチンに四七年から切り替えられたということなんですけれども、その事情について簡単に御説明いただけませんでしょうか。

インフルエンザワクチンの中の成分、特にインフルエンザウイルスの中の脂の成分、脂質成分ですが、その辺が副反応に関係があるということで、それを除きたいということになりまして、それでエーテル処理をいたしますと、それが除けて参ります。で、そういう形のワクチンを作りますとインフルエンザのウイルスはばらばらになって参ります。で、そういうばらばらにした、で、一部の有害成分を除いたものでワクチンにすることによって、子供とか大人に接種した場合の副反応と言うか、発熱はほとんど無くなって参ります。で、そういうワクチンになりましたもんですから、今までのインフルエンザワクチンは打ちますと熱が出たりすることがかなりあったわけでございますので、そういうことの無いワクチンのほうが一般に使い易いわけでございますので、それでＨＡワクチンに切り替えたと。で、その後副作用が無いわけでございますので力価を上げて行ったわけです。つまり、中に入っているワクチンの効き目を上げるために今までよりも余計のウイルスを入れることができるようになった。簡単に言えば、接種量が二倍三倍になったということも言えると思います。副作用が無い形で力価を上げることができたという……。

ワクチンとしてより効果のあるものになったということが言えるわけですね。

はい。

で、この四七年のＨＡワクチンの採用なんですけれども、これは外国と比べまして遅いということが言えるんでしょうか、あるいは早いんでしょうか。

ＨＡワクチンが市販されているのは私よく分かりませんけれども、アメリカではもう少し、一、二年早かったかも知れません。ですけれども、このように全国のワクチンがＨＡワクチンにすべて切り替わって、従来のワクチンが使われなくなったというような国は、日本だけでございまして、外国では、アメリカにおきましてもその後もＨＡワクチンと、それから従来の全部のウイルスを使ったホールビリオンという、全部のウイルスを使ったワクチン、こういうものが両方使われているわけでございます。

いわゆる全粒子ワクチンというわけですね。

はい。

我が国では三七年度から中、小学校、幼稚園、保育所の児童を対象とした、いわゆる特別対策が実施され、そのほかに一般防疫対策として乳幼児、老齢者、それから医療従事者等の、公益上必要とされる者に対する予防接種が勧奨されましたけれども、三七年当時に振り返ってみまして、先生は乳幼児に対する接種というものについて、当時どのようにお考えになっておられたんでしょうか。必要性、その他ですけれども。

インフルエンザの被害と言うか、そういうものを私が痛切に感じたのは、一九五七年のアジア風邪が入って来たときだと思います。

昭和三二年ですね。

三二年です。で、このときの経験からいたしますと、例えば入院している乳児、そういう方がインフルエンザにかかります。そして、見ている間に、三日四日という間にだんだんと気管支炎が増強されて行く。それで亡くなったり重くなったり、それ以上重くなるというわけではないんですけれども、やはり普通にこういうような気管支炎をどんどん起こして来るような状態になるとすれば、子供というのはインフルエンザのこういう流行については弱いんだから、ワクチンというものはある程度必要ではないかという考えを持ったわけです。

それは、当時の小児科医一般の考え方というふうに受け取ってよろしいわけでしょうか。

同じ考え方をしていたかどうかはよく分かりませんけれども、子供はやはりインフルエンザに対しては弱いんではないかというような感じを持っていた方が多かったとは思います。

そういう考え方で、先程の実験でも二歳児以下の者を対象にした実験を続けて来られたということにつながるわけでしょうか。

はい。

ところが、昭和四二年ですけれども、一般家庭における二歳児以下の集団接種は好ましくないという厚生省の見解が示されたわけですけれども、これは御承知ですね。

はい。

この決定に際しまして先生が何か意見を聞かれたとか何かということ、御記憶はございますでしょうか。

四二年にその死亡例と言うか、急死例と言うか、インフルエンザワクチン接種後にそういうものがかなり出ているということで、厚生省で会議が開かれたわけでございますが、そのときに私、こういう事故関係と言うか、そういうことで初めて役所に呼ばれて一緒に参画いたしたことがございます。で、そのときの印象で、大分古いことでどこまで正確であるかよく分かりませんけれども、実際にそういうインフルエンザワクチン接種後の事故が起こっている例は二歳未満である。ほとんどが零歳から一歳を過ぎたくらいのところで起こっているということがあって、それから上の年代ではそれほどなかったわけでございます。それで、こういうような重篤な反応を起こすことが重なって来ると、二歳以下の接種というものは一般には勧められない。で、その替わり特殊な集団生活をしているところ、乳児院とか、あるいはそういう施設の内にいるお子さんとか、そういうところにもしインフルエンザが入って来たらば、もしかしたらばワクチンを必要になることがあるかも知れない。そのための、そういうところの接種まで禁止してしまうのはよくないんではないだろうか。それから、病院なんかに入っているお子さんで打たなければならないお子さんがいるかも知れないということ。そんなことも考えて、一般家庭内にいるお子さんというものは余りお勧めできないということになったと思います。

先生御自身のお考えとしても、大体そういうふうな御意見だったわけでしょうか。

はい。それは、インフルエンザのワクチンをうちに……。一歳未満と言うか、二歳以下のお子さんがいる家庭というのは両親が中心でございますので、両親がワクチンを打ったり何かして防波堤になっていただければいいかなという考え方もありましたけど、どの程度防波堤になれるかどうかはよく分かりませんでした。

後出の乙第一〇九号証の二を示す

二ページの右側⑻というところがございますが、これは、先程来出ております予防接種委員会報告ですけれども、この⑻で「現在インフルエンザワクチンは伝染源対策として学令期児童を中心に特別対策による接種が行なわれているが、実際上では幼若乳児あるいは呼吸器疾患を有するものへの接種の必要性も高い……云々」ということで、ただ副作用の問題でちょっと問題になるという報告になっておりますけれども、当時の先生のお考えとしてはこういうところでまとめられてるということは言えるわけでしょうか。

はい。この委員会報告が出た当時には、HAワクチンの研究が少しめどと言うか、分かっていたもんですから、こういう話になったと思います。

その点は、同じ乙一〇九号証の二の六ページの真ん中辺、ここで、「インフルエンザワクチンの接種により反応が強く出るものがあるので副作用の少いワクチン（目下研究されている）」ということでしょうか。

はい。

今の四二年に続きまして、四六年には、その二歳以下児には危険が極めて大きいと判断される充分な理由がある等、特別の場合を除いては勧奨を行なわないようにという措置が行なわれてるわけですけれども、これは御承知ですか。

はい。

で、その翌年に、先程お話がありましたHAワクチンに切り替えられたわけですけれども、先生のおっしゃるように安全なワクチンということだと思うんですが、そのHAワクチンに切り替えた後現在まで、乳幼児に対する二歳以下の子供さんに対する集団接種が再開されてはいないわけですけれども、これはどういう理由になるわけでしょうか。

はっきり言えばデータ不足であるということだと思います。子供の接種量をどの程度までしたらばいいのかということを、子供で採血して検査をすることというのを、充分に検討できるだけの研究が非常にやりにくい時代になって来ています。

やりにくいというのは、どういう……。

なかなか接種、小さいお子さんに接種して、血液を採ってその抗体を調べて、それから後どのくらい免疫が続いているかというようなことを調べるのに、一々採血しなければなりません。で、それを小学生の学童で確かめることはなかなか難しいです。幼稚園のお子さんでそういうことをやってみなければ分からないわけなんですけれども、その数はすごく少数のところはやっておりますけれども、法律とか、そういう規則で変えられるほどの例数が出ていない。そのために、やりたくても量を増やすことができないまんまでいるわけでございます。

研究は続けられてるということですね。

はい。

先生は、乳幼児はいわゆるハイリスクグループという言葉がありますけれども、それに該当するというふうにお考えなんでしょうか。まあ、一般論ということになるわけですけれども。

先程、アジア風邪が入って来たときには、私は、ハイリスクグループに乳幼児入るなという印象を持ったわけでございますけれども、これは老人がインフルエンザにかかったときに、超過死亡という問題もありますけれども、普通の死亡率よりもインフルエンザのシーズンだけ死亡数が多くなるというカーブがありますが、そういうようなものは乳児では余り得られていないようでございますし、それから、その次に香港風邪が入ってきたときに病室の中で同じような変化があったかと言うと、アジア風邪ほどひどい気管支炎をどんどん増やして来たということは余りなかったように思うんです。そういうような関係で、入り込むウイルスの種類によって少し差があるかも知れないし、それから、乳児が特に危険であるということもあんまりはっきりしませんし、それから、インフルエンザのシーズンになったときに一番かかり易い年齢というのは、小学生を中心とした子供である。乳児の罹患率というものはそれほど高いものではないということも考えて行きますと、今の立場で言えば乳児はハイリスクグループに入ると決めることは、ちょっと無理ではないか。場合によっては、なるべく打つことをお勧めするくらいの状態ではないか、というふうに考えております。

先程出ました乙一〇九号証の二のインフルエンザワクチンのところでは、先程ちょっと読みましたけれども、実際上では幼若乳児、あるいは呼吸器疾患を有するものへの接種の必要性も高いというふうに、並列してお述べになっておりますけれども、ここではハイリスクという考えだったんでしょうか。

はい。ハイリスクという考え方がかなり強かったと思います。

次に予防接種の実際について少しお伺いしたいと思いますけれども、先生は予防接種、特に集団接種の経験はありますでしょうか。

はい。極く若いころなんですけれども、市川の保健所にしばしば顔を出してたことがあります。

何年ころでしょうか。

これは正確に覚えてないんですけれども、二九年か、そのころから三十四、五年くらい。五、六年になったかも知れませんが、そのくらいまでだと思います。

ずっと継続して。

いや、これは育児相談が中心で伺ってたわけでございますので、そのときにたまに予防接種の場に手伝いに行ったことがございます。

それは集団接種。

集団接種でございます、保健所の。

その当時どういうやり方でやってたというふうなこと、具体的な記憶はありますでしょうか。

……まだ戦後の状態で、余りいろんな道具とかいろんな設備とか、そういうことも充分でないし、小学校借りてやったり、それから、注射器も消毒は一生懸命やっておりましたけれども。針なんかは一生懸命みがいて、後、帰って来たらば研いでみたり、あるいは通したり、いろいろ保健婦さん苦労してるなという感じをしたわけですが。

相当ごちゃごちゃしたところで、わあわあやってるという感じが、やはりあったわけでしょうか。

はい。

そのほかに集団接種の経験というのはございますでしょうか。

そのころ、今は禁忌や何かの問題を気にして、私はまだ小児科の医者になって間もないものですから、よく分からなかったわけですけれども、そのときに現場ながめてて感じたのは、行くと受付が何かありまして、台帳へ書いて、それから、そのころお金を取っていたわけで、料金徴集の人がこういて、で、そのあれを通ってお医者さんのところへ行って接種して行く。お医者さん大体あれですから、学校の教室なんかの黒板なんかに紙が貼ったりして、何か注意書きを書いてあったと。そういうような状態で接種やっていたような感じでございます。

注意書きというのは、何が書いてあったんですか。

注意書きというのは、心臓、腎臓、肝臓とか何かの病気がある者はだめだとか、何かそんなような感じのことが。で、これが二九年のころの話か、もう少し、数年後のことなのか、私よく分かりませんけれども、そういうようなことを貼ったりしていたようでございますけれども。

その当時、先生、予診をされたというふうなことは、やってたんでしょうか。ただ、その接種だけをされていたんでしょうか。

そのころは、来ればほとんど接種だけです。で、それから、その時代まだ人口の問題もあったんでしょうけれども、保健婦さんが来ますとよく知ってまして…。

知ってるというのは、その来た人を知ってるということですか。

来た人のお子さん知ってる。何ちゃん何ちゃんと呼んでるくらいで、よく知ってます。そういうような状態で、この子供は、お母さんはその保健婦さんと相談したりして、よくやめたりなんかしていたように思います。

その保健所での経験、ほかにはございませんでしょうか。

それから、後は三十五、六年くらいからでしょうか。新宿区にある、ある私立の高校の校医をやったことがあります。十数年やっております。で、その段階ではその学校での接種をかなりやって参りました。で、そのときにほかの先生手伝ってもらったり何かしながら、学校での接種でございます。やっておりますが。

それは、いずれも昭和四五年以前の経験ということになりますね。

はい。

で、昭和四五年以降は、例えば質問票ですか、そういう物を用いるというふうな形が出て来ているわけですけれども、中には、そういう制度はそうだけれども、そういうものはさっぱり利用されていないというふうな見方もあったようですけれども、その点はいかがでしょうか。

その学校の校医をやっているときに、教室に保健体育の先生が迎えに行きまして、今度予防接種をやりにこっちの部屋へ出て来いと、連れに行きまして、教室ごとに。そういうときに大きな声で体の悪い者、それから熱のある者はいないか。何か心臓腎臓肝臓何とかの病気のある者はいないかという、あの項目を大声で読んでおりまして。それが私のいるところまでよく聞こえるわけでございますが、そういうことをやって連れて来て、そして私のところでは、何か特別に打ちたくない者がよく風邪ひいてるんですけれども、というような感じで言って来る方がかなり多かったし。本当に風邪ひいていて、本当にやめた方もありますが。そういう形で接種が行なわれていたと。

先生は小児科医なんですけれども、接種されている医師の中には、いわゆる専門医でない方々も大勢担当されておるわけですけれども、そういう先生の場合には、予診とか問診とかいうものは適切に行なわれないんじゃないか、というふうな意見があるんですけれども、その点について一般的なお考えで結構ですけれども、どういうふうに感じておられたでしょうか。

予防接種をするかしないかという程度の判断というのは、普通の常識だろうと思うんです。常識というのは、医師にとっての。

医師にとっての。で、それは特別に訓練を受けなければできないとか、ある認定と言うか、そういうことをしなければできないほど難しい問題ではない。普通のそれで充分間に合う程度のものであるというふうに、私は理解しておりますんで、特に。

それに関連して、予診とか問診を完全にと言いますか、可能な限り徹底させることによって副反応は防止できるはずだという意見があるわけですけれども、それについてはどうでしょうか。

私、全然自信ありません。

自信がないというのは。

予診というのが、そこまで分からないんです。今起こっている事故というものは、そういうことでは全然判断できないところで起こって来ているように思います、大部分。それに、子供は生まれてからまだ歴史が浅いもんで、せいぜい一年とかそこいらのところでございますんで、そういういろんな経験しているわけではないわけで、ちょっと聞いて、お母さんに何かありましたかないかということ、すぐ分かるわけでございます。一時間もかけて聞かなきゃならないということはないわけで、それから、生まれたときの状態も難産であったかどうかという、お産の状態どうかという程度で分かります。大人、何十年の歴史を既往症で聞くのとは違うわけでございますんで、それから子供の段階では幾ら聞いても診察しても分かんない状態というものはたくさんあるわけでございますが、そういうことまで全部調べてかということは、実際には不可能でございます。

ある程度は金をかければ分かるものである、ということは言えるわけですね。

分かりません。お金かけても無理じゃないかと思います。例えば、注射をしてこの子供が熱が出るかどうかという予測、全然できません。幾ら調べても分かりません。その、熱が高くなる人かどうかということが分かれば非常にありがたいんですけれども、それができないというくらいのことでございますので、そういうところに副反応の起こるか起こらないかの境目があるわけでございますので。ちょっと検査して分かるような問題ではないように思います。

それに関係して、今度禁忌についてお伺いしたいと思うんですけれども、そうは申しましても、やはりなるべく副反応というものは防止しようということだと思うんですけれども、禁忌事項というものが定められているわけですね。

はい。

一般に、禁忌というものを予防接種において定める理由というものは何なのでしょうか。先程の質問ともちょっと関係するかも知れませんけれども。

例えば、種痘で、湿疹のある子供に種痘やったときに、種痘のウイルスが湿疹のある場所に非常にたくさん集積して、集まって水疱がたくさんできるというような事故があります。これ、種痘性湿疹という名前で呼んでいるわけですが、この事故を防止するのは、湿疹のあるお子さんに接種することをやめればいいわけで、そのために禁忌の条件として湿疹という項目が挙がって来るわけでございます。で、こういうような因果関係のはっきりしているもの、それから、風邪をひいて熱が出ている子供に接種するとどうも熱がもっと高くなるかも知れないし、反応が強くなるかも知れないから、そういうことはやめたいという一般的な注意というものなどを考えて、何かその受ける側の身体的な条件と言うか、何かそういう要因をなるべく調べて除外して行こうというのが、禁忌設ける理由だと思います。

禁忌を設ける範囲の問題ですけれども、見方としては、いわゆる絶対的な禁忌と、一般に言われるような、いわゆる基本的な事項にとどめるべきじゃないかという考え方と、できるだけ多くを分かる範囲内で集めて、そういうもの全部禁忌として定めるべきだというふうな意見、これは法例上の問題にもなるかとも思いますけれども、そういう二つの考え方があると思うんですけれども、それについては先生はどういうふうにお考えになっておられるわけでしょうか。

予防接種と言っても、いろんな種類の予防接種ございますんで、そのワクチンのでき方とか、ワクチンの性質でそれぞれ違うわけでございますね。ですから、このワクチンによくてもこのワクチンでは悪い、というのがあるわけです。それから、病気によって、このワクチンは打てるけれども、このワクチンは打てない、という問題もあります。それから、今はいけないけれども、もう少したって直ればいいという問題もあります。それから、ある、何かの病気がありましても、もしその予防接種をしないで、その予防接種をしなければかかる病気がありますが、そういうその病気にかかれば非常に重くなったり、被害が大きくなるというようなこともありますと。そういうお子さんにはなるべく予防接種をして上げたいわけでございます。で、禁忌という言葉、非常に厳しい印象を受けますので、禁忌に挙げるということは、全然その子供には打てないというようなことにつながってしまいますので、ある場合に打てるということ、そういうことがあれば禁忌の中には入れておくことは適当ではないというふうに考えます。ですから、そういう意味では禁忌に挙げる項目というものは非常にはっきりしたものを挙げるべきであって、少し注意程度のものは禁忌の項目から外して、医師の判断と言うか、そういうものに任せておくほうが適当だろうというふうに、考えるわけです。

最終的には医師の判断を尊重するというふうな形が望ましいということでしょうか。

はい。いろんなことありますけれども、最終的には医師が判断しなければならないわけでございます。

乙第四六号証の二を示す

これ、昭和四八年現在の予防接種実施規則ですけれども、禁忌関係は四五年から変わっておりませんので、これを示しますが、この四条一号に禁忌事項書いてありまして、「その他医師が予防接種を行うことが不適当と認める疾病にかかっている者」という書き方されておりますね。

はい。

これ、その後五一年度の改正でも似たような表現があるわけですけれども、そういう漠然とした書き方はおかしいんじゃないかというふうな意見もあるんですけれども、その点はいかがでしょうか。

幾つか挙げることもできるかも知れませんけれども、到底いろんな病気の状態をこの中に盛り込むということは無理じゃないかという気がいたしますが、それと、場合によっては打てるというような条件が加わってるものがここに入って来るんではないかと思うんで、どうしても医師が判断しなければならないものが出て来るように思いますが。

五一年にちょっとまた規程が変わりまして、

甲第五二号証を示す

六ページ、これ禁忌事項改正後のもの定めたわけですけれども、これは御存じですね。

はい。

ここでは、今、先程の禁忌事項から見ますと少し、むしろ先生のおっしゃることとは逆に、細かく禁忌事項が決められたんじゃないかというふうな見方もあるんじゃないかとも、数から言っても言えるんですけれども、それはどうでしょうか。

私は、その規程は、その前のものとの間で本質的には差はないと思っております。そして、前の表現であいまいなところをはっきりと決めたというところが、今回の五一年度の禁忌の特徴ではないかと思います。それから、数が増えたということは、項目が多いようですけれども、同じじゃないんでしょうか。

はい。

乙第八一号証（文献集Ⅶ）の一五九ページ以下を示す

これ、予防接種の禁忌と注意事項という文章ですけれども、これは、先生と平山先生とがまとめられた文章ということでよろしいわけですか。

はい。

その一番最後を見ますと、日本医師会雑誌の七三巻六号と、ここから採ったような形になってますけれども、そういうことですね。

はい。同じでございます。

これの原文は、予防接種の禁忌に関する意見という表題で出ておるようでございますけれども、これは、先生方お二人の意見なんでしょうか。

いえ、予防接種の禁忌問題を考える上で、昭和四十二、三年ころに……、四十四、五年でしょうか、そのころに非公式と言うか、小児科学会の中で非公式な集まりがありまして、予防接種問題を考えたことがございます。そのときに、心臓のグループとか腎臓のグループとか、呼吸器のグループとか、そういうグループから出された意見がございました。それと、この四五年以降のこういう予防接種問題が大きくなってから以後、種痘の禁忌というものをもう一回見直したという議題もあります。それから、一般の予防接種委員会の中の研究、数人、幾つかのグループでそれを討議したこともあります。そう言ったものを総合した上でまとめ上げたものが、これでございますけれども。

はい。

ということは、いわゆる日本小児科学会その他の意見、研究に基づいたというふうな感じで、それでお二人でまとめられたということでしょうか。

はい。

で、この意見が、五一年の改正にどういうふうに反映されたというふうにお考えでしょうか。

非常によく似ているんで、かなりよく、反映し過ぎたという感じもするくらいに、よく反映していると思います。

で、五一年の改正においても、禁忌事項はいわゆる基本的なものにとどめておくというふうな、考え方としては変わらないというふうに言えるわけでしょうか。

はい。

ある意見としては、この五一年の改正程度の禁忌事項というものは、昭和二三年予防接種法が施行された当時においても同様なものとして定められるべきだったというふうな意見があるわけですけれども、それについては、先生どういうふうにお考えになりますでしょうか。

そういう形であるのがいいのか、ワクチンごとに禁忌、注意というものを丁寧に示すほうがいいのか、私は今でも考えているわけでございます。一般論として、法律と言うか、こういう規則で禁忌をどの予防接種も全部ひっくるめて注意するというのがいいのか、その辺をこれから考え直して行ってもいいんじゃないかというくらい考えているわけでございまして、二三年の段階で恐らくワクチンごとの注意はあったんじゃないかと思うし、そのころは幾つか次々とワクチンが出て来てた時代でございますので、その度に幾つかの、それぞれのワクチンについての注意がなされて来たんだろうと思いますが、その当時に、ワクチンを出すときと言うか、初めて日本の国なり何なりに導入するときというものは、かなり慎重に討議するわけでございますので、ワクチンごとにそういうものを決めて行くというのは非常にいい方法ではないか、というふうに考えますが。


（以上　関　真　理　子）

被告国指定代理人（五十嵐）

先程の予診問診の徹底によって副反応を防止することができるかということでお尋ねしたわけですけれども、同じ質問を、禁忌を守ることによって、事故が防げるかというふうにお尋ねしたいと思うんですけれど、その点についてはいかがでしょうか。

禁忌というのは、あくまで一応お聞きしたり、今までの情報を全部集めた上で判断するわけで、それがわかっているものを禁忌として除外したと、その程度ではわからないものというのが沢山あるわけでございますので、禁忌をいくら守っても、そのほかのところから事故が起って来るということは十分予想されます。

ただいろんな調査研究の結果、だんだんそういうところは少しずつ明らかになって行くということはいえるわけですね。

どの位まで行くか、私はあまり楽観的には考えておりませんが。

被告国指定代理人（楠本）

乙第六六号証を示す（予防接種の手びき）

二一ページ以下をご覧下さい。これは先生と平山先生が書かれた解説書ですが、そこに書かれていることが予防接種の副反応全般に関する基本的事項と解してよろしいでしょうか。

はい。

この本はその後改訂されているようですが、中味は、
中味は、それほど変っておりません。

でここにいろんな副反応が分類されておりますけれども、この中で特に重大なものは脳炎、脳症でしょうか。

はい。

この脳炎、脳症というのは予防接種と関係なく起るものもいろいろあるわけでございますね。

はい。

後に提出する乙第一一一号証一、二を示す
先生がそこにお書きになっているのはそういった予防接種後のものも含めた他のいろんな感染症後の脳炎をまとめておられるわけでしょうか。

はい。

三ページの表2を見ますと、原因として麻疹とかムンプスですか、そういうものが割と多くて、あと右のほうに種痘その他のワクチンによるものが上っておりますね。

はい。

この数字とか、それからその前のページの表1の数字も、これは種痘研究班の調査で出て来た数字ですか。

はい、時々やっておりまして、これは一九七三年から七四年の調査でございますがこれは一三の都道府県の先生にお願いしまして、そこの県内の小児科の病室を持っている病院です、その病室全部にアンケートを出して、この二年間に渡って入院したこういう急性神経系疾患の病気全部を調査していただいたその結果の数字でございます、で、県内の病院全部のアンケートでございますから少し漏れもございますけれども、その県内の人口を、子供の年齢ごとの人口別にそのひん度を調査することができるわけでございますが、そういうことで、これは七三年から七四年の成績で、その後も時々こういう調査が続けられております。

予防接種後の脳炎と、ここに出ておりますようなほかの脳炎と臨床症状は違うんでしょうか。

臨床症状の上で区別するということは非常にむずかしいと思います、まずできない、症状としては同じであるといってかまわないと思います。

その点ではいわゆる非特異的であるということですか。

はい。

治療法なんかもあまり変らないということでしょうか。

治療法も変りません。

ところで予防接種後脳炎、特に種痘後脳炎であるという場合の後というのは、これは時間的な関係だけをいっているんでしょうか、それともっとそれ以上の因果関係を前提としているんでしょうか。

これははしかのあとで脳炎が起ります、麻疹脳炎といいます、それから水痘のあとで脳炎が起ったりします、そういうようなある感染症が、よくその感染症の中でも発疹の出る感染症が多いわけなのでそういう感染症のあとでそういう脳炎がよく起るわけでございますが、その脳炎は日本脳炎などと違って別な種類の脳炎なんでございます、それは日本脳炎のような場合には日本脳炎のウイルスが直接脳の中に浸入して増殖して、細胞を破壊して来るために起る脳炎でございますが、はしか脳炎とかいうタイプのものは脳の破壊というよりはウイルスを取ろうと思っても分離できない、そして起って来る変化というのは脱髄という形の脳炎でございまして、ウイルスが増殖したために起った脳炎と、感染というかはしかのような病気の感染のあとで起った脳炎とは別のグループにあるという考え方があります、こういうものを感染後脳炎という形で英語でポストインフェクシャスという言葉を使っておりますが、そういう感染後という言葉がありますが、この後という言葉を使いますと感染のあとで起った脳炎全部ということになってしまうような印象を受けると思いますけれども、そうではなくて、この後というのはそのはしかのあとに起る、そういう日本脳炎みたいな脳炎とは違ったタイプの脳炎を示すという言葉で、この後という言葉が使われているわけでございます、そういうわけで種痘という感染によってその後に起って来るある種の種痘との因果関係を想定したような脳炎を種痘後脳炎という名前で呼んでいるわけで種痘のあとに起る脳炎を全部種痘後脳炎といっているわけではないわけです。

そういう感染後脳炎の一つとして、この予防接種後脳炎があるということになりますとその接種後脳炎ということのまあ鑑別といいますか、診断にはどういうことが必要でしょうか。

症状の上ではそのはしか脳炎だとか、そういうような脳炎と区別できないわけでございます、それから、では日本脳炎とかヘルペスウイルスの脳炎とかいうところと区別できるかというと、症状の上でなかなかむずかしいわけでございます。ところがウイルスを取れば調べられるわけです、ヘルペスウイルスが脳から取れたとか、そういうようなことがあればそれは区別できる、それから種痘のあとで起ったとすると種痘がやはりついているという条件が一つあります、感染しているという条件が一つ必要になって来ると思います、それからあとで抗体を調べれば種痘に対する抗体が上っていると思いますが、そのほかの原因で起った脳炎との区別をするために、できるだけほかの原因を否定するということが大事だろうと思います、急に神経症状を起して亡くなったというような場合に、何にも検査がしていないと極端にいうと化膿性髄膜炎との区別もできない位の状態が起ってまいります、そういうようなところである程度の検査というものが必要になってまいりますし、本当にそれが因果関係を立てるためには、できるだけの検査をやって否定するという条件になって来るわけですが、臨床的にはなかなか今の段階ではむずかしいので、ある一定の時期に起って来るということを考える以外にいい基準はないように思います。

一定の時期ということは、つまり予防接種後発症までの潜伏期間ということになりますか。

はい。

これについては学問的にどういうことが知られているんでしょうか。

これは昔から種痘後脳炎がよく起る時期は一週間から二週間位というところがよくいわれていたわけでございますね、この種痘後脳炎の集計をやって行きますと、種痘後八日をピークにするような山ができてまいります、山の中心のところは非常に確からしさが多いし、裾のほうに行くに従って確からしさはだんだんと薄まって来るということになると思いますが、その大多数の幅を取って、大体この辺で起って来たらばかなりな確からしさを持って、種痘後脳炎といえるんではないかというようなことを考えるわけですね。

種痘研究班での分類基準のことを先にお聞きしましたけれども、そこでも今の潜伏期間を一つの重要な目安にされているわけですね。

はい。

これは四日から一八日ですか。

はい。

四から一八日、こちらでお聞きしますがそのような一応確実な例と見て、それからはずれるものについてはただちに否定するんでなくて、他の原因を特に強力に検討するとこういう考え方でしょうか。

はい。

そういう今お話になったような接種後の潜伏期間の山型の分布でございますね、これは外国の研究でも、それから日本の研究班の調査でもそういう傾向が確認されているわけですか。

はい、同じでございます。

ただ厳密には、これまでも出ました種痘がついているかとか、他の原因の消去という問題がやはり実際問題としては非常に困難な場合が生ずると。

はい。

乙第六六号証を示す

二四ページ、表7をご覧下さい。きょうはその代表的な場合のことについて簡単にご説明いただきたいんですが、その一つとして上げられております乳児突然死というのはどういうことなんでございますか。

これは乳児が特に死に至るような原因が何ら考えられない内に急に死んでしまうという病気でございます。たとえばお母さんが子供を寝かしつけて台所に行ってちょっと仕事をしていた、そして部屋に戻って来たらば子供が死んでいた、というような形で発見される症候群というか、そういう状態をいいます。そしてその子供を解剖いたしましても原因がわからないわけです。そういうものを小児突然死ということについておるわけです。一般にはこういうことはふとんに寝ていて、ふとんが鼻をふさいで窒息したんじゃないかということで窒息死なんていうことで処理されている場合もありますが、実際は窒息死ではなくて、突然死の場合もかなりあるだろうと思います。で、そういうことが昔、胸腺リンパ体質なんていった時代もあることもありますけれども必ずしも胸腺リンパ体質ということでもないわけでございますが、急に亡くなってしまう、そういうことをこういう言葉でいっているわけで、これが予防接種のあとで起った時にどういうふうに考えるかと、予防接種をやっていく日、その日に突然死を起した、亡くなってしまったんだから原因は解剖してもわからないような状態である、そういうときに因果関係あるのか、じゃあ二日目ではどうだろうか、三日目に起ったらどうなんだろうかと、五日目ではどうなんだろうか、ということが、いちいち問題になってまいります。そういうことをはっきり決めることは非常にむずかしいし、因果関係はいくら調べてもわからないと思いますが、現実にそういうことがある、それで判断は非常にむずかしいというふうにいわざるを得ない問題があるわけでございます。

前後しましたが、接種後の潜伏期間については種痘のようなものと、不活化ワクチンとで非常に違うわけですね。

はい。

それはどういう。

種痘後のようなものは、ポリオでもそうなんですけど、生きたウイルスを飲ませたり、植えたりするわけです、植えた時のはいった量というのは非常に少ないわけでございます、翌日見ても赤くはれるかどうかわからない一日、二日の内に少し蚊に食われた跡位から、だんだんと赤くなって来て二、三日たつと目につくようになって一週間目位、一〇日目位になるとはっきり一番ピークになるというような形を、種痘の場合示すわけですね、ポリオの場合も飲ませた時のウイルスが腸管の中で増えて、だんだんと増えて行くわけですが、やはり潜伏期というのは少なくとも三日か四日ある、ですから、そういうはしかにしろ、普通の病気に子供がかかる時に、潜伏期というのがありまして、ある程度の期間がないと子供がはしかの子供と遊んで来てもはしかになるまでの時間というのは一定時間が必要であると、そういうものが生ワクチンでも同じようにあるわけでございます、ですから反応が起るとすればある程度のウイルスが増えて行った時期に起るということを考えざるを得ない、それに対しまして、普通の百日咳ワクチンのようなものは、注射した百日咳菌、これは死んでいるわけでございますので、体の中で増殖しないわけで、そのワクチンに含まれている成分、それがダイレクトに体に与える影響として反応が出て来るわけで、そんなにいく日もたって、潜伏期をおいて出るものではない、打ってからその毒素に対するそういう反応として体がいろいろ反応します、そのために熱が出るとかはれるとか、そういうことがあります。それは注射してからすぐ、あるいは数時間後、あるいは一二時間後、大体その晩位に一番起りやすいわけでございます、そして翌日になるとかなり減って来る、ですから百日咳の発熱を例にとってみますと、一二時間後に発熱の程度はピークになる、それからあとはぐっと減って二四時間目にはほとんど大部分は発熱がなくなるし、二四時間たっても少しは発熱が残っているものもあるけれども四八時間たつと発熱しているものはほとんどなくなってしまうというカーブを取るわけでございます。このカーブを一つの副反応が起りやすい時期というふうに考えて眺めているわけでございます。

そうしますと、その種痘の場合にしても、不活化の場合にしても、そのカーブなり、一定の期間の中にはいるものについてはかなり確度が高いと、しかしその場合でも別の原因がはっきりする場合もあるわけですか。

はい、ございます。

で、そのカーブの裾野のほうですね、このあたりになると限界は非常に微妙なことになるわけでしょうか。

はい。

で、今もポリオの生ワクの話も出たんですが、これまでこの事件ではポリオについてはどちらからも、どの先生からもお話いただいていないんですが、ポリオ生ワクチンの安全性について一般にはどう考えたらよろしいんですか。

普通にポリオの生ワクチンを飲んでいる限りは、副反応はほとんどない、安全なワクチンであるというふうにいっていいと思います。ただごくまれにポリオのワクチンを飲んでから二、三週間たってから熱が出て、その熱が下がった頃に麻痺の出る例がありまして、つまり本物のポリオの症状を出す例があります、こういったものが年に一例か二例、最近ではその位になっておりますが、その程度に認められている、昔は一〇〇万人に一人位そういうことがあるといわれていたものでございます、その程度のことでそれ以上の反応というものはほとんど確実という点ではあんまりはっきりしていない。

それに関連してポリオ生ワクチンの副反応として脳炎、脳症が起るということはあるんでしょうか。

私はないと思います。

その根拠は何かございますか。

はい、昔ポリオの流行が非常に激しかった時代に、本物のポリオによって脳炎が起るかどうかという問題があります、そういう本物のポリオウイルスによって脳炎が起るということは、ポリオ脳炎という名前で呼んでいる例がごくまれにあった、あれば珍しいから学会に発表しようという位のものでございまして、そういう例がたまにあります、でもそれが本当のポリオのウイルスによって起ったかどうかということはウイルス学的に確認された例というものはないわけです、ポリオのウイルスが分離されたりなんかしてから、ポリオ脳炎をはっきりと出した例というのは私はよく存じません、そういうふうな状態でございまして、それからポリオの生ワクチンを飲んだあとで脳炎が起って来るかどうか、理屈としては昔ポリオが、はやっていた時代に何年かに一遍位、ポリオの脳炎が起ったんだから、それが起るかといわれてみた時に、ポリオの麻痺の例も一〇〇万人に一人位なのにそれよりももっと少ない形で起るんならばいいんだけど、それ以上のひん度で起って来るとすればおかしいし、それから現実にポリオの生ワクチンが起ったあとで、ポリオの生ワクチンを飲んだあとで起って来た脳炎とか脳症を起したと見られる例を並べてみますと、飲んだ当日からずっと一か月位、一か月以後まで一様に分布しておりまして、種痘後脳炎のような特定の時期に集積してその脳炎が起って来たということがないわけでございます、ですからこのことから考えますと、まずポリオの生ワクチンを飲んだあとで起った脳炎というのは、飲まなくても起った脳炎、それと同じものであるというふうに理解できると思います。

後に提出する乙第二〇号証一を示す

この一〇〇ページの図１の下側が今おっしゃったことを示しているんでしょうか。

はい、そうです。

つまり種痘後脳炎のような山型とか、そういった集積性が見られないということですか。

はい。で、こういう調査をいたしますとワクチンの因果関係を結びつけたがる傾向があるものですから、ワクチンに近いところに症例が集まって来る傾向があります。

あと、今お示しした論文では痙攣てんかんであるとか、その他因果関係の問題など若干の場合について述べておられますね。

はい。

昭和四六年以後、予防接種事故審査会の委員をなさっておられますね。

はい。

これは途中で法律の改正などもございましたけれども、この事故審査会の認定に関する基本的な考え方というのは今までお述べいただいたようなことと同じでございますか。

医学的に因果関係を追及するということとは少し違うと思います、それは医学的因果関係をその場で洗いざらい議論いたしますが、そういう中で少しでもその因果関係に引っ掛かったものがあれば救済するという方向でまとめておりますが、でかなり確実に因果関係あるとはどうもいい切れない、なかなかむずかしい例が沢山ありますがそういうものでも範囲を広げて取っているというふうに理解しております。

四五年に救済措置ができた時に、副反応の疑いのある疾病も含む、というような一項がおかれておりますが、そういう趣旨に添って、かなり広く救済しておられるということですか。

はい。

そういう点で医学的な意味の先程お述べいただいた因果関係とは必ずしも一致しないと。

そうでございます。

（以上　高橋　ますみ）

東京地方裁判所民事第三四部

裁判所速記官　田　甫　力　弥

裁判所速記官　村　田　淳　一

裁判所速記官　関　　真理子

裁判所速記官　高　橋　ますみ

木村三生夫証人 (2)

附録第四号様式（証人調書）

事件の表示	昭和四八・四九・五〇年(ワ)第四七九三・一〇六六、一〇、二六一号、七九九七・八九八二

証人調書（この調書は、第四六回口頭弁論調書と一体となるものである。）

期日	昭和五五年一二月一八日 午前一〇時〇〇分
氏名	木村 三生夫
年令	前回述べたとおり。
職業	前回述べたとおり。
住所	前回述べたとおり。
宣誓その他の状況	裁判長は、宣誓の効力を維持する旨を告げた。

陳述の要領

別紙速記録のとおり

裁判所書記官 岩田昌晃

原本番号	昭和五〇年（民）第四〇〇号の二八

速記録（昭和五五年一二月一八日 第四六回 口頭弁論 公判）

事件番号	昭和四六年(ワ)第四七九三号
証人氏名	木村 三生夫

原告代理人（広田）

まず、種痘の効果についてお尋ねいたしますが、種痘したものが天然痘患者に接触したり、あるいは患者の出す、唾、飛沫、そういうものを吸っても感染しない期間というのは、どの位なるんでございますか。

実際に私が天然痘の患者をたくさんみてるわけではございませんので、ものの本に書いてあるものしかわからないわけでございます。

大体どの位というように言われておりましょうか。

私は数年というように考えております。ただこれは一回の接種で、接種した直後はかなりいいけれども、だんだん時間が、経つにしたがって減って来て、十数年か二十年経ますと、ほとんど効果はなくなって来るというような形になっておりますけれども、これははっきりした、そういう数字が出ているのは一回の種痘だけでございます。

一回というのは初種痘という意味ですか。

はい、そうでございます。それを、ただ種痘を何回か繰り返して、行っている人がかからないということも確かでございます。

甲第五号証一を示す

五号証の一というのはディックが千九百六十二年に書いた論文でございますけれども、ご存知ですね。

はい。

先生もどこかの論文に引用されていらっしゃると思いますが。

はい。

この三ページをご覧いただきますと種痘を打ってからの経過年数と天然痘に感染する確率の減少度というようなものが書いてございますね。

はい。

大体十年経つと感染の機会はあると考えてよろしいでしょうか。初種痘の人で、感染の可能性がある。

この数年というのが流行地で調べた成績だと思います。ですからこれを今のデベロット、先進国という、そういうところで、種痘を何回か、一期、二期とやっていたところ、あるいは日本のように最近までやっていた国と、そういう形で、二十年とかということの数字を出すということは意味がないと思います。

意味がないというのはどういう意味ですか。

もっと長く免疫があるからでございます。

乙第五十七号証一を示す

三十一ページ以下ですが、文献集(I)、証人は前回、この文献を示されて、大人でもかなり免疫が残っていると、こういう証言をされましたですね。

はい。

その通りなんでしょうか、実際には。

そう思います。

五十四ページを見ていただけますか。(3)には、「本研究班の成績から見て、成人はもとより、一般幼少児の種痘免疫度はきわめて低率であると考えられる、従って、本病の不測の流行にそなえるための準備体制を十分整えておく必要がある」と、こう書いてありますね。

はい。

むしろそのような調査によると、成人だけではなくて、本来一期、二期、三期と、種痘をやって来た子供達の免疫効果も薄れて来ていると、そういうふうに、そこに書いてあるように感じますけれども、いかがでしょうか。その文章はその通りですね。

はい、文章はこの通りです。解釈の仕方だと思います。この辺をもう少し私からお話申し上げておいた方がいいかと思いますけれども、

私から聞くのは、その程度にいたしまして、さらに、例えば、五十三ページには、真中頃、ですが、十二歳の種痘の免疫度は十パーセントに過ぎないと、そう書いてありますね。

そもそも免疫度というものをどういうように測るかという問題だと思うんです。種痘をやって、種痘の効果というか、種痘をやって、どういう皮膚に反応が出るかということを見るわけでございますね。人間、皮膚に、ある程度免疫がありますと、接種したヴィールスが増え方が押えられますから、反応がよろしくなって来ます、全然なければ、初種痘と同じような形で水疱ができて参ります。そうした時に、初種痘と同じような免疫度というか、反応をするようなもの、つまり前に種痘をやっておいて、何年か経った後で、免疫が完全になくなったというような状態のものでしたらば初種痘と同じような反応をするわけです、ところがある程度下って抵抗性を持っているという時には、反応はよろしくなって、しこり程度になっていると。

再種痘の善感率を見る時にどこまでを善感したとみるかという問題ですね。

はい、そうです、善感ということばが非常にあいまいなんです。

その点は論文等を読んでわかりますが、いずれにしましても、日本の種痘制度というのは、従来一歳以下で初種痘をやって、小学校上る前に第二期の種痘をやる、小学校を出る直前に第三期をやると、こういうことでしたね。

はい。

そうしますと、仮りにその一期、二期、三期、全部やった人が二十歳を過ぎた時に天然痘患者に接触、あるいは天然痘患者の出す飛沫を吸ったと、こういう時に感染が避けられるものなんでしょうか。

感染して発病する時、非常に軽いものから重いものまであるわけです。

要するに軽いものも含めて、感染が避けられるんでしょうか。

接触した直後でしたら当然避けられます。

ですから二十歳を過ぎた時、

十年過ぎたという意味ですね。

はい。

十年過ぎると十パーセントか、その程度は、かなり低下してると思います。

先程のディックの表というやつですね、甲五号証の表にあった確率で下ると、こういうことですね。

ディックの表とは違います、あれは一回だけの下り方ですから下り方が二回、三回とやったものがあれほど早く下るとは、私は思っておりません。

なんか、特にお調べになったことがありますか。

いいえ、これは当初の免疫度というのは、この調査というのは、そういう下り方をみるための調査だったわけです。

それは甲五十七号証のこの諸論文ですね。

はい、そうです。

先程の松田心一さんの五十四ページには成人だけじゃなくて、子供たちの免疫率も低いと、こう書いてありますね。

はっきり言えば九十八ページの図がはっきりその経過を示しているわけで、この表を抜かして、この文章だけをもって、免疫が下ったとか下らないとかそういう散文的な話はよくないと思います。

五十四ページに書いてあることはそのまま受取ってはいけないということなんでしょうか。

はい。

今申し上げた従来日本がとって来た三期にわたって種痘をするという種痘制度のもとにおいて、それだけで、外国から患者がはいって来た、で、伝播が防げるんでしょうか。

伝播を防ぐとは。

要するに集団防衛ができるんでしょうか、社会の中で流行を起させないという効果が。

集団防衛というのはどういう意味でございますか。

予防接種法は集団防衛を目的としているんじゃありませんか。

種痘の集団防衛ができるというのは…。

要するに患者がはいって来た、時に、その回りに流行が起きるかどうかというように伺っているわけです。

日本の国内で、一人、患者が発生した時、この免疫の程度によって、その患者が出すヴィールスの程度はいろいろだと思うんです、その人が非常に、免疫がない人が感染した場合、

ヴィールスをたくさん出せば回りの人にヴィールスをたくさん広げます。その場合に、ある程度免疫がある人でしたら、そのヴィールスの伝播は少なくなる、それを受けた回りの人の免疫の程度がある程度あれば回りに、またさらに広がる率は少なくなって来ますから、そういう意味では免疫を持っている。ある程度免疫を持っている人が多ければ、やらないよりはずっと患者数の発生は少ないと思います。

もちろんやらないよりはいいんでしょうが、当時、そういう種痘政策がとられていた当時、一期、二期、三期の定期種痘だけで外国から患者がはいって来た時に、どんな患者がはいって来るか、わかりませんね、はいって来た時に、流行が防げるというように考えられていたんでしょうか。

それは種痘をやって完全に発病が防止できるというものではございませんですね。

そうですね。

ですからある程度、昔から種痘をやってなるべく軽くする、かかっても軽くするというところにウエイトがあったんだろうと思います。そういう形で、見れば当然免疫をつけておく方が望ましいし…。

定期種痘の政策を実施するだけでは種痘の集団防衛を完全に果すことはできないと、そういうように当時も考えられていたんじゃないでしょうか、四十五年以前の当時ですね。

種痘政策というのは伝染病予防というか、患者を隔離するとか、そういうものの一環でございますので、種痘政策によってということばの意味が、私、よくわからないんですけれども、種痘の効果というものはそういうものであるというように、考えられていたことは確かだと思います。

要するに、万能じゃないですね、種痘だけが万能じゃないですね。

それはそうですよ。

逆に言えば一律接種で、集団防衛を果そうと思えば、今証人もおっしゃったように、三年位は、大体百パーセントかからないと言えるわけですね。

はい。

そうすると、三年毎に、国民皆接種を続けて行けば集団防衛は果せると、こういうようには言えませんか。

それは無理ですよ。

仮定の話ですよ、しなかったわけですね。

しなかったんでなく、できなかったんですよ、また、やろうとも思わないわけです。

日本が非常在国になったのはいつ頃でしょうか。

戦後しばらくの間は患者さんが出ておりましたですね、それがなくなったのが、二十年代の終り頃だろうと思うんですけれども、その頃から…。

三十一年には患者が国内に全くいなくなりましたですね。

はい。

こういうように非常在国になっても乳幼児期に定期一律接種をやるというのはどういう目的があるんでしょうか、これは証人が書かれた文献がありますので、それを示した上で、ご説明を受けたいと思います。

乙第一〇九号証二を示す

証人だけでなく予防接種委員会の報告ですが、最初のページ、ご覧下さい、私が、アンダーラインしたところがありますが、右の欄の上から二行目、「種痘とは年長児、成人の初種痘における神経合併症の発生を考慮して、乳児期における基礎免疫附与を目的としたものであり」と、これは、当時行われていた一期、二期、三期の定期種痘制度の目的を述べたものでしょうか。

一期、二期、三期の定期種痘で、免疫をつけるという方針はやっているわけですね。

端的に私の質問にお答えいただきたいんですが、ここに書いてある目的というのは一期、二期、三期の種痘の目的なんでしょうか。

そうするとここに書いてある以外にどういう目的があるんですか、もう一回おっしゃって下さい。

痘瘡を予防するというために種痘やるという目的は言わなくてもわかっているわけですね、天然痘の患者がこれだけ減って来ていると、合併症も多いと、そのような状態で、種痘を続けて行く時に、ここに書いてあるようなことが一つの目的になって来ているということを述べたものだと思います。

種痘が痘瘡の免疫をつけるために、行われるという目的があるわけですね。

しかし、先程も言いましたように、予防接種法というのは集団防衛を目的としているわけですね、要するに社会の中で伝染病が流行しないようにという目的で制度が定められているわけでしょう。

それは個人に予防接種をすることについて、その個人を免疫にするわけですね、予防接種というのはその数がある程度数が多くなっていれば社会全体が守られるという考え方でいるわけです。

要するに個人防衛を目的としたものではなくて、集団防衛を目的としたものなんでしょう。その点はおわかりになりませんか。

わかりません、個人が自分が免疫を受けたいと思っている考え方があるわけですね、やる人もその個人に接種したい人に予防接種をやって、免疫をつけたいという考え方があるわけですね、そういう患者を抜きにして予防接種というものは成りたたないわけです。

予防接種法とは一期、二期、三期に種痘を受けろと、それは強制的に受けるんだと、国民の義務であると書いてあるわけでしょう。

はい。

それはなぜ国民の義務なのか、と言えば、伝染病が、種痘の場合には天然痘が社会に蔓延しないようにするために国民に接種の義務と負わせているわけでしょう、そうですね。

はい、そうです。

証人が今言われたのは、この種痘の目的というのは、ここに書いてある基礎免疫の附与ということのほかにどういうことがあるんですか。もう一度おっしゃって下さい。

ここに書いた意味ですか。

はい。

この時期に種痘がずっとまだ行われなければならないという状況で、で、天然痘の患者さんが減って来ている、ところが一方で種痘の合併症というか、副作用というものがかなり強い、なるべく安全な種痘をやらなければならない、そのために年長児の初種痘というものが非常に危険である、ということが言われていた時代ですね、そのために、年長児になって、初種痘をやるというよりも、乳児の時に基礎免疫をつけておいた方が、その人の合併症の発生が少なくなるという考え方があったわけです。それを言ったのがこも目的だと思います。

要するに三回の種痘だけでは集団防衛の目的は完全に果すことはできないと、で、積極的に基礎免疫を附与するというのが、この三期の種痘の目的なんだと、こういう意味じゃないんですか。

乳児の種痘が基礎免疫であるということを言っているわけです。この文章は、乳児期における基礎免疫を言っているわけです。

そういう意味ですね。

はい、二期、三期の種痘によって強力な免疫を追加することができるわけです。

乙第一〇八号証を示す
一三一ページの右の欄の真中から下あたりのことについて伺いますが、この論文が書かれたのは、昭和四十二年三月ですね。

はい。

当時すでにイギリスのディックが痘瘡自体による死亡よりも、種痘による死亡が多いことを指摘して、必要時にのみ種痘を行うということがいいんだという主張をしておりましたね。

（うなずく）

先程、甲五号証の一を示しましたが、これがその時の論文じゃないんでしょうか。

はい。

そうですね。

はい。

そのディックの主張に対して証人がコメントをされているんですが、「これも一つの考え方であろう」と。「しかし乳児期の種痘を行わなかった場合はもし成人になって、海外渡航、医療関係者等として種痘を行わなければならない時に、初回種痘としての危険が生ずるので、どうしても種痘は乳児期に実施しなければならないであろう」と、こう書いておられる、そうすると乳児期に種痘をする今の一〇八号証の証人の論文を拝見しますと、証人ご自身は初種痘の目的というのはやはり先程一〇九号証にあったように、基礎免疫の附与であると、成人種痘は危険であるから乳児期にその基礎免疫をつけておいた方がいいんだと、こういうふうにお考えになっていたように思われるんですが、その通りでしょうか、そう理解してよろしいんでしょうか。

はい。

先程の証言で、一期、二期、三期、当時の定期種痘制度というのは、天然痘を防止するための対策の一つであると、こういうお話がありましたですね。

はい。

ほかにはどのような対策が考えられておりましたんですか。

患者の、四十年当時になりますと、患者の早期発見、その能力を高める必要がある、それからあとは蔓延の防止のために、患者が出た場合の種痘でございましょう。

具体的に伺って行きますが、前回の証言の中で、証言調書、九丁裏、証人は「昭和三十七年頃だと思いますが、その頃、厚生省の検疫課の主管であります厚生科学研究費の研究班がありまして」と、その中で種痘の研究とか痘瘡の研究、そういうものをやっていて、証人が手伝ってくれと言われたと、で、おはいりになったと、その時には東京オリンピックが近く開かれると、だんだん外国旅行者もふえて来ると、そういったことで、もし天然痘が日本にはいって来たらどうなるか、それに対してどういう対策があるだろうかと、そういうことの検討を始められたと、そういうふうに述べておられました。ここの研究班でその天然痘が日本にはいって来た時にどうしたらいいかということについてはなにか案ができましたでしょうか。

この研究班で案は別に立てたことはないと思います。

そうすると、この検討を始めたというんですか、対策を立てたと書いてあるんですが、どういうことをなさったんでしょうか。

この研究班は一つは種痘をやって、その種痘の効果があったかどうか、というのは、善感とついたかどうか、その善感という判定がありますね、種痘をやりますと、一週間位後に、その判定基準そのものが、どういう意味を持っているのかというのが、非常に大事な問題だったと思います。それが一つと、国民の免疫度がどの程度になって来ておるかと、もう一つ痘苗を改良するのになにかいい方法があるだろうかというようなところが目標だったと思います。

じゃあ、その研究班のお仕事は別にしまして、当時オリンピックも近かったと、外国からいろんな人がはいって来るだろうと、はいって来た時に、天然痘がそういう一つの移動によってはいって来た時にどうしたらいいかということについて厚生省の方はなんか具体的な対策を立てておりましたんでしょうか。

それは日本の伝染病予防法がありますんで、その伝染病予防法に従って、動いてくれるという期待を、私は持っていただけでございます。

特に特別な対策を立てたとか、そういうお話は聞いておりませんか。

伝染病予防法というか、ああいう、今まで行政でやって来ている方法について、その当時、私、どういうふうにしたかということは全然わかりません。

そうしますと、例えば伝染病予防法にはそれなりの対策が考えてあるんだと思いますが、そのほかに侵入の可能性、どの位の率ではいって来るものなのだろうか、と、もうすでに三十八年といいますと、七、八年間輸入例はないわけですね、患者の発生は昭和三十一年になくなってますからあるいはもっと前からないかも知れませんね。患者の発生が昭和三十一年以来なくなったというだけで、輸入例はもっと前からないかも知れませんね、十年近く位前からないと、そういう状況の中で侵入の可能性がどの位あるかということは厚生省の方でなんか調査をしていたんでしょうか。

それは私はわかりません。

ご存知ない。

はい。

そういう調査をしてれば証人もご存知なはずじゃないんでしょうか、逆に言いますと。

その頃、私はまだ医学部の助手でございまして、そういうところまでいろんなニュースがはいって来るような立場にはございませんでした。

その後、種痘のことをご研究されてそういう中で、そういうデーターも当然集って来るんじゃないでしょうか。もし、調査をやってれば。

調査をするとかしないとかいうあれですけれども、その当時のことを私なりに考えてみまして、外国では年中侵入しているわけです、ヨーロッパあたりには、そういうことから考えて、日本に何例来るかわかりませんけれども、毎年一例や二例はいって来ても仕方ないだろうというようなことは私自身は考えております。どうしてはいって来ないのが不思議だという位の気持でいたわけです。

と、その後、そういう侵入の可能性などについて、あるいは、侵入があった時に、どの位の患者が発生するかというようなことについて、国が調査をしたということはあるんでしょうか。

どこで、どういうようにしたのかわかりませんけれども、ある程度は考えていたんじゃないかと思うんです。

なんか発表されてますか。

発表されていないと思います。

ある程度考えていたというのはどういうことから言えるわけですか。

種痘廃止の論議がまだ当時、疫学関係の先生方は、この位侵入したらばこの位の患者が出るというような推定を考えておられたようでございます。そういうところの話を聞いてみると、かなりそういう専門の先生は数を考えているんだなという印象を受けたことがあったわけです。

それは個人の研究者としてですか。

それは種痘廃止をするかどうかというような議論があった当時でございますから、ある程度、行政的な依頼というか、そういうものもあったのかも知れないと思います。

種痘の副作用について伺いますが、種痘が種痘後脳炎、その他の副反応を生ずるということはもう以前から知られていたことですね。

はい。

どの位前から知られていたというように聞いていていいでしょうか。

明治時代にあるという話もあるんですけれども、それが一般というか、小児科とか、そういう先生方が注目されたのは大正の終り昭和の初め、この頃だと思います。文献に数が出て来るのは。

甲第七十号証を示す

二十八ページ、これも証人の書かれたものですが、二十八ページの表四、というところに、種痘後脳炎、脳症の数字が載っておりますね。

（うなずく）

乙第一一一号証を示す

七ページの右の欄の一番下の方に種痘後脳炎の発生率が書いてありますね。

はい。

ここには百万接種当り五十程度であると、致命率は三十パーセントであると、約五十パーセントは後遺症を残こすと、こう書いてありますね、これは最新のデーターでしょうか。

データーとしては、今まで私たちが発表して来たものをまとめた形でございます。

そうすると前回、確か種痘後脳炎の発生率を百万人当り二十というようにおっしゃっておられましたが、千九百七十八年に書かれた乙一一一号証の七ページ見ますと、ふえておりますけれども、この点については簡単にご説明いただけますか。

例えば、東京都のデーターがございますが、染谷先生が班長でやられた研究と、そういうところから見まして、円念に、軽いものまで拾って行きますと、軽い脳症まで拾って行きますと五十位の数が出て来るわけです。ですからそういう意味で五十というのはマキシマムの数字として五十位までをあげてもいいだろうという考え方で五十という数字を出しました、そのあとの致命率とか、後遺症の率、これはその五十の中のあれではなくて、今まで二十の段階、二十の時に、集計して来た、この数字をとったものですからそのところ幾分間違いがあるのかも知れません。私として、書き方がそういうように今思いました。

そうすると五十のうちの三十パーセント、十五人が亡くなると、二十五人が後遺症を残すと、こういうように読めますけれども、そう読んではまずいわけでしょうか。

はい。この致命率三十パーセント、後遺症五十パーセントというのは、前の甲七十号証の中に書いてありますこの数字、死亡後遺症の率を考えて行きますと、三十パーセント、五十パーセントというところに大体なるわけでございます。それを使って書いたと思います。

そうするとあとは軽症であると。

はい。

軽症の分が二十加わったと、こういうことになるんでしょうか。

はい。

軽症というのはどういうことを言うんでしょうか。

種痘後脳症の診断が重いものから軽いもの、脳症というのは痙攣を起こして、意識障害を起こすというような急激な反応ございますから、非常に軽ければ、熱性痙攣位までのものになってしまう、それがだんだんと強くなって来て、非常に激しい脳症を起こす、重傷になる、その間の境というものは、あんまり明確ではないわけです。ですからこれは熱性痙攣の重いもの、あるいはてんかんの痙攣、重積とかいう名前で呼ぶとか、痙攣頻発とかという状態で呼ぶものまでも脳症と考えて行きますと脳症の範囲が広がって参ります。

そうしますと特に重篤なものじゃなくても逆に言いますと、一見したところなんともないとみえる人でも、あるいは少し脳がやられてるおそれもあるわけでしょう。

いや、それとは全然違います。

どういうように違うんですか。

脳症というのは急激な脳の反応です。

後遺症としてですね。

後遺症として、そういうものがなければ知能障害とか、そういうものが、種痘でなにもなしにいきなり機能障害が起きるということは考えておりません。

要するに痙攣その他でもって起こると、こういうようになるわけですね。

はい。

それにも程度の差がある。

はい。

で、重い方はいわゆる動物人間になったり、植物人間になったりする。

はい。

軽い方はなにもなしに治っちゃう。

はい。

その間にも中間的に、完全な植物人間ではないけれども、あるいは動物人間ではないけれども、脳に障害が残るという人もいるわけですね。

はい。

そうですか。

（うなずく）

そうすると先程証人が言われた前回の証言の、二十から五十に変えられた、乙一一一号証では五十となっているんですが、証人のおっしゃる、五十にふえたというのは、三十の中にも全くなんでもない人と、少しは後遺症が残っている人とがいるわけでしょうか。

ある程度はいっていると思います。

乙第六十号証を示す

六十八ページ、そこには種痘後脳炎のほかに種痘からどのような副反応がどの位の割合で出るかというのを調査した表ございますね。

はい、これは四十六年までの……。

種痘研究班のデーターですね。

はい、データーでございます。

そうしますとその表からわかりますようにえそ性ワクチニア、これは「かいそ性ワクチニア」ともいうんでしょうか。

これは「壊疽」と書きますけれども普通は「えそ」と読みます。

ほかにはなんというんですか。

進行性種痘疹。

とも呼ばれたわけですね。

はい。

それはかなり重篤なものでしょうか。

はい、これは本来重症な免疫不全を持った先天性の免疫不全ですね、という基盤を持ったお子さんがわからないまま、種痘をされる、その時に種痘のヴィールスが身体全体にはびこって重くなるとい病気です。

そうすると免疫不全の方だけがなる。

はい、そうでございます。

そうしますとこういう七十八ページ、六十九ページに書かれている表を合せ考えますと、百万人初種痘を打ったと、これは特に乳幼児接種の場合ですね。

はい。

五十例位の人が種痘後脳炎といいますか、中枢神経性の障害が出ると、で、壊疽性ワクチニア、全身性ワクチニアにもかかることがある。

はい。

約七十人位になりますですね、被害者というのは。

はい。

こういう被害者を三十一年以降天然痘の患者が全くなくなった後も、二十年間打ち続けて来たわけですけれども、それだけのことをやる必要があったんでございましょうか。片方では天然痘患者はゼロであると。

ですから四十二年ですか、私、この当時、痘瘡とか、種痘の論文書いているのは、そういうことをどうにかしてくれというつもりで書いたわけです。


（以上　林　部　昭　子）

原告代理人（広田）

ようするに、それだけの事態を改善したいというおつもりでお書きになったということですね。

はい。

そこをもう少し具体的におっしゃっていただけませんでしょうか。

この、種痘のやり方とか、国で決めていることというのは、私、自分自身ですぐ動かせるものとは思っていなかったです。で、そのなかで如何に安全な種痘をやって行くかということろに考え方の中心が行ったわけであります。ですから、小児科学会の予防接種委員会の報告の中でも、現行の予防接種法、それをどうにかしてくれということではなくて、できるだけ安全な種痘をやって行こうとする態度で終始していたと思います。それから、接種法など、種痘で一番問題になるのは、初種痘なんで、初種痘をなるべく安全で少しでもいい方法に、より安全と考えられる方法に切り換えて行くと、それに尽きると思います。

今おっしゃったのは、当時の予防接種制度をそのままいじらないで、どうやって安全に種痘をするかと、こういうお話でしたね。

はい。

その、予防接種法の法律があったわけですけれども、その法律をいじることまでは考えられなかったのでしょうか。

はい。

それはなぜでございますか。

それほどの力があるとは思っていなかったわけです。

いや、しかし意見としては、まあ法律は別にして、その当時予防接種制度を作るとすれば、こういうふうにすべきだと。で、従来の一律接種はどういうふうに改善すべきか、ということになると思うのですがね。何も当時あった法律の枠の中だけでお考えになる必要はないのじゃないでしょうか。

そう言われてもちょっと困るのですけれどもね。

そこまでは考えなかったと、こういうことなんですか。

はい。

今から考えてどうでしょうか、結果論になりますが。

種痘であの当時考えていたのは、侵入の危険性はある、やっぱり種痘をやって行かなければならないだろう。ところが、今までの種痘というか、ワクチンにしても、何にしても、もっとワクチンそのものを変えて行けば安全になるだろう。ですからそのときに乳幼児が直接天然痘の患者とぶつかってすぐ天然痘になる率というのは、そう多いわけではない。ですから、第一期の初種痘を……

一番むしろ感染源からは遠い存在なんですね。

ええ、ですからその第一期の乳児にやる種痘というのは副作用も強いし、なるべく安全な免疫効果が落ちたって構わない。次にやる種痘が弱くなる程度のもので構わないと。で、その方向でずっとその後もやってきたわけでございます。

それじゃ、こう伺いましょう。一番最初に種痘の効果ということについて伺いましたが、この一期、二期、三期の定期種痘だけが天然痘の防止対策ではないのだと。逆に言えば、その一期、二期、三期の種痘だけでは、一旦その患者が入ったときに流行の蔓延は避けられないということになるだろうと思いますが、そう確認してよろしいでしょうか。

はい。

そうしますと、その定期種痘を続けていても、一旦その患者が侵入すれば、ある程度周りの人に臨時種痘をしなければいけないのじゃないでしょうか。

はい、そうです。

そうすると、乳幼児に種痘をやめた場合とやめない場合とで、その患者が入ってきたときの緊急対策ですね、その間にどういう差異があったのでしょうか。

日本というのはかなり種痘をやってきたわけですね。それで、先程免疫度の調査のときにお話申し上げたように、かなり免疫が残っている。この免疫が残っているからその追加免疫としてやる種痘というものは、かなり臨時種痘でも安全にできるわけですね。もし、それが、全然ない人、初めて種痘をやる人だけが来たときに、これは余程大変なことになるだろう。副作用の問題を考えなければならないし、おそらくそういう状態でしたら……。

そこが違うとおっしゃるわけですか。

ええ、そこが違います。

ようするに年長になって初種痘をする人と、それから乳幼児のときに初種痘をやって、で緊急のときに再種痘をする人と副作用が違うとおっしゃるわけですか。

いいえ、そういう意味ではなくて……。

効果も違うというわけですか。

今おっしゃったのは、免疫がない状態で臨時種痘をやるというお話だったわけですね。

はい。ですからその定期接種を廃止して、そして一旦その患者が入ってきたときに初めて初種痘をするのと、それから定期種痘を続けてきて、それで患者が入ってきたときにまた周りの人にしなければなりませんね。そういう場合に違うのはなんだとおっしゃるわけですか。副作用が違うわけですか。

はい。

そのほかにはどうでしょうか、その対策として違ってくるものが何かありましょうか。

全然種痘をやらない、生れてから一生やらないと、そういう状態と、高度に種痘をやっている段階、そういうものを比べるというのは余り意味がないのですね。日本でもし、やめたとしても、だんだんにおさまってくるわけですね。ですから、非常に極端な例で比較するということは実際的でもないし、余りそこまで考えたことがないのですが。

ほかの方も考えたことがないのですか。

ないと思いますね。

国も考えたことがないですか。

ないです。

それでは、その年長児種痘の問題について伺って行きますが、そうするとそこだけでしょうかね、その今おっしゃったように、全く種痘なんか一生やったことがない人の集りの社会と、それから日本がたとえば三一年に非常在国になったから、定期種痘をやめたとか、あるいは四五年にやめるとか、そういう場合とで結構ですが、定期種痘をずっと維持している場合と、途中でやめた場合とで一旦患者が入ってきたときの対策というのは、先程おっしゃった、その改めて種痘をする際の副作用に差異があるというお話がありましたけれども、そのほかには何かないのでしょうか。逆に言いますと、それだけのために定期種痘をずっと続けてきたのでしょうか。

それは、世界中おそらくそうだろうと思いますけれども、種痘の効果というのは非常にすばらしかったわけですね。あの種痘をやったお陰で先進国から天然痘が無くなったわけですよ。それは確かです。ですから、その効果に少し惑わされていた点はあるだろうとは思うのです。

だから、蔓延地域に種痘をするのは大変効きめがある、有効であると。

はい、それを維持して行くのに種痘を続けて行かなければならないということも確かだったろうと思うのです。無くなった後、それから後、これだけ無くなったから、その種痘をどうするか、というところまでブリック先生はあのころ言っておられた。あれを言ったのは六二年ですけれども、それで行政側が動くとか、ほかの国でああいう形で動き出したのはかなり遅れていますね。ですから、そういう意見が、あの論文を出したときに、あの論文一つが出ているという状態で、そのほかの論文は、あとにはそんなに付いてきてはいないわけです。ですからそういう点、タイムランを考えて行かなければならないわけだと思うのですけれども、片方でWHOが世界中から天然痘を無くしてしまえという運動をやっているわけですね。その効果、片方でそういうことをやっている。片方では種痘をどうにかしてやめたい、というのは本音なんです。

それはだれの本音でございますか。

種痘をやっている人のことを考えている人の全部の本音だと思うのです。いつかはやめたいと。そのやめたいという意志が、世界中の天然痘を無くすという運動になったわけです。そういう基盤がなければ天然痘撲滅運動はないわけです。種痘が非常に安全で、何も副作用がないものだったらば、あんな撲滅運動は要らなかったかもしれません。

天然痘を撲滅するのは、天然痘が怖いから撲滅をするわけでしょう、一義的には。

はい。

それは、種痘をやりたくないからではなくて、天然痘そのものを撲滅したいわけでしょう。

はい。

それはわかるのですが、そうすると、先程の問題にかえりますが、その年長児に一旦患者が入ってきたときに初種痘をしなければいけないときの副作用と、それから乳幼児のときに定期種痘をやっておけば、一旦患者が入ったときに再種痘をした場合の副作用とですね、それが違うからずっと続けてきたというお話が今ありました。それから、只今のお話は、種痘の効果に惑わされていた面があるだろうと、こういうお話ですね。従ってその廃止が遅れたということになるんでしょうか。

廃止が遅れる……。いつやったらよくて、いつが遅れたという……。

今その惑わされていたというのは、こういう意味があるのでしょう。種痘の効果が余りにもあったので、それに惑わされていたと。で、本来必要が無くなったかもしれないのだけれども、それを通り過ぎてもまだ種痘を続けて来たのだと、こういう意味になるのじゃないですか。

はい。あの種痘がそれだけ習慣的になってきていたわけですね。だれでも受けなければならないと思っておったし、やっぱり親にしてみれば、自分の子供は種痘をやって、種痘は済ませておきたいという感情があったと思うのです。そういうようなところが続けてきたという意味で、それを単純に惑わされていたと私は申し上げたのですけれどもね。

それは、言葉の裏の感情ではなくて、やっぱり行政というのは、合理的に動かなければならないのですね。

それは、親の感情を無視して、種痘というものは考えられないと思うのですけれども。

ですから、証人のような医学の専門家としては、それは種痘政策はこうあるべきだと、種痘はこういうふうに打つべきなんだというときに、親の感情まで入れてやったら科学的でなくなってしまうのじゃないでしょうか。

予防接種は親の感情を抜きにしてできませんですよ。

いや、しかし少なくとも医学の専門家としては、こうあるべきなんだという合理的な見解があるでしょう。それは行政の上で、親の感情をどう反映させるかは、行政の問題ですね、そうではありませんか。

はい。で、そのときにいま一つちょっと言いたいことは、親の感情を抜きにしたとかいうことですけれども、親の感情というか、予防接種全般に、受けておけば免疫になるという前提があるわけですね。それで、親も子供に予防接種を受けさして、病気にかからせたくないということが最初にあるわけです。その感情を抜きにしては、予防接種というものは成り立たないということを申し上げているわけですね。

逆に言いますと、種痘の効果にはさきほど言ったように、限界がある、一生続くものではないのだと、少なくとも副作用があって、一〇〇万人打てば五〇人だか七〇人だか出るのだと、だれが出るかはわからない、というようなことをきちんと教えたらどうなりましたでしょうか、それでもやっぱり喜んで、種痘はもうオールマイティだと思ってやったでしょうか、親はやらせたでしょうか、子供に。親の知識が足りなかったというせいもあるのじゃないですか。

そうでもないと思いますね。

じゃ、四五年になって種痘禍騒ぎが起こったわけでしょう。

はい。

ということは、それまで種痘というのは、安全だと思っておったのじゃないですか。私なんかもそう思っていたのですがね。

安全だと思いますよ。

副作用なんかないと思っていましたですね。

全然ないわけじゃない、ある程度の数はね……。

それはじゃもうやめましょう。年長児種痘の問題に入りますが、証人は前回の調書の中で、三八丁だと思いますが、五、六歳とおっしゃったでしょうか、年長児に種痘するときには、二週間入院させて、それから種痘をしたと、こういう証言をされております。それはその通りでいいわけですか。

はい。

それは特別な人ではなくて、普通の年長児に接種するときにそうなさったのでしょうか。

はい。

二週間入院させて、どういうことをなさるのでしょうか。

あの、何かあるといけないから入院させていただいたのですが、普通の一般検査をいたします。血液とか、その程度のものはやります。

種痘をする前に入院しているわけですか。

入院をさせて、普通の入院ですから、普通の入院時の検査というのは一般にやります。

いつ種痘をするのですか。

その検査を経て、すぐやります。

そうすると、二週間経ってからという意味ではないわけですか。

まあ、種痘をやってから二週間様子を見るということです。

種痘後の様子を見るということですか。

はい。

それは、どこでもやっていることなんですか。

いや、どこでもではなかったと思います。慶応の小児科の中村教授というのは、非常に慎重だったせいもあるかもしれませんし……。

そういうその慎重な措置をされたのは、いつごろまでなんでございましょうか、年長児種痘について。

私が存じておりますのは、廃止するまで。ですけれども、その当時、後になりますと、弱毒ワクチンを使って年長児種痘をやってきたものですから、その入院させるほどのことはなくて、年長児は少なくとも四六年ぐらいから以後はまず弱毒ワクチンを使ってやっております。

年長児種痘による副作用のデーターについてコニーベアーの論文が出ましたですね。

はい。

その前までのことをまず伺っておきますが、どのぐらい年長児の初種痘というのは、乳幼児の初種痘に比べて危険であるということについて具体的なデーターがあったのでございましょうか。

具体的なデーターは、そのころ私は余り読んでおりませんですけれども、教科書にはっきり書いてあるものですから。年長児になって種痘をすれば、一〇倍とか何倍だか正確なあれは忘れましたけれども、種痘後脳炎の頻度がふえると。

教科書に書いてあったわけですか。

はい。

そうすると、具体的に生のデーターに証人ご自身が当ったことはないのでございますか、その当時までに。

その当時まではありません。教科書にまで書いてあることをいちいち当ることはないですから、講義でも聞いておりますし……。

後に提出する甲第一四五号証を示す

それでは、年長児初種痘の事故率について確認いたしますが、これは昭和四六年に「脳と発達」という雑誌に証人がお書きになった論文でございますが、ご記憶がありますですね。

はい。

そこの三〇ページに英国と米国の年齢別の種痘後脳炎の発生率が書いてありますね。

はい。

それによりますと、その三つからは、大体どのぐらいの率で年長児のほうが副作用が出るというふうに言えるのでしょうか。

あの、イギリス、アメリカの数字が非常に違うわけですね。で、イギリスのほうが日本にどっちかというと近いわけです。そういたしますと、一歳代がこのコニーベアーの論文、この報告ですけれども、このときに一歳未満よりも一歳代のほうが副作用が少ないということを言った一番根拠になった論文だと思うのですけれども、その後一歳代が少なくなるけれども、その後二歳から四歳になると上がってきます。それから、五歳から一四歳になると、一歳未満の数よりも倍になって行く、この種痘後脳炎の頻度が年齢でこんなに違うのかどうかですね。二つの山があるということが、どういう意味があるのか、非常に疑問になったわけですね。

それはいつごろでございますか。

これを読んだころ。

四六年当時。

はい。

そうすると、余り確実にどちらもそのまま信用するわけにはいかないというようなデーターでしょうか。

いや、これは確かだろうと思うのですよね、これだけあったわけですから。アメリカのほうも数は少ないのですけれども、はっきり年長児が高いのかどうかよくわからないという数字になっておりますね。ですから、今まで言われていたことがですね、種痘後脳炎が年長児に高いということが本当に日本でも言えるのだろうかということは考えておりました。

その、日本はさきほどから出ておりますように、従来一歳以下で初種痘をやり、小学校へ上がる前、即ち五歳か六歳で二回目の種痘をやる。一一歳か一二歳で三回目の種痘をやるわけですね。

はい。

そうすると、初種痘の接種率はどのくらいだったか、表を示しますが、

乙第五七号証を示す

その文献集(I)の一八九ページ、第一期のその種痘の接種実施率は、三二年で七五・七パーセント。四二年で六〇・六パーセント、こうなっておりますね。

はい。

そうすると、六〇・六パーセントを基準にすると、大体四〇パーセントは第二期種痘のときに初種痘になる。その五歳か六歳のときに初種痘になると、こういうことになりますね。

はい、数字の上ではそうなります。

そうすると、毎年かなりの子供が五歳か六歳で初めて種痘をしたのじゃないかと思われますが、これについての種痘後脳炎発生率、あるいはその他の副反応の調査データーというのはないのでございましょうか。

ありません。

そうすると、取ろうと思えば、調査しようと思えば出来たのじゃないでしょうか。

と思いますね。

そうでしょうね。

ですけれども、今のこの年長児に種痘をやって危険だかどうかというのは、本当に知りたかったのです、このころ。ですから、そういう意味で、いまおっしゃったことを考えたわけです。ところが、第二期種痘のときに、本当に初種痘になる方というのは、四〇パーセントよりもっとずっと少ないのです。

まあ、全部じゃないのでしょうがね。

ええ、ですからその四〇パーセントという率とか、その母数がわからないわけです。それが初種痘に当たる人の。そういうところからいって正確に種痘後脳炎がどのぐらい起こってくる

のか、はっきり高くなってくるのか。今まで高い高いと教科書にまで言われて、非常にこう皆さん一定した見解というか、持っているわけですね。それをぶち破って、年長児初種痘というものは、そんなに脳炎が出るものじゃないのだというはっきりしたデーターを出すまでにはよほどしっかりしたデーターの積み重ねがなければならないだろう。それをやるのに今でもはっきり出来ていないわけですけれども、それから数年の間の種痘後脳炎の発生率とか、あるいは弱毒ワクチンを使って接種したときの反応等をいろいろ考えてみますと、そんなに年長児種痘というものは、今まで言われていたほど危険ではないのだという結論になってきたと。

甲第一四六号証を示す

それは、そこの八八ページを見ますと、「感染症及びその後遺症」と題して、現代精神医学大系に証人がお書きになった論文だと思いますが、その通りでしょうか。

はい。

この八八ページの一番下の所ですが「わが国の種痘後脳炎は、これまで初種痘の接種年齢が法律で規定されていた関係から、一歳以下に多く、特に月齢が幼若なほど多い傾向にある。年長児すなわち第二期、第三期の種痘で、たまたま初種痘に当るものに脳炎発生頻度が高くなるかどうかという検討を行ない得る成績は得られていない。最近までの届出数から見ると、年長児の脳炎例はきわめて少なく、従来言われていたほどの高率になるものではなさそうである。」と、これが現在の結論でございますね。

はい。

そうしますと、そういうまあ最近になって証人ご自身がこういう結論に達したというお話なんですが、もっとデーターがきちんと揃っていたら、はるかに前に年長児種痘はそれほど危険ではないという結論が出てきたのじゃないでしょうか。さきほど言われた第二期の種痘のデーターとか、あるいは一歳未満と決めておっても、一歳以上になってからやる人もいるわけですね、何パーセントかは。それを何年か積み重ねれば、ある程度のデーターとしては使えますですね。

はい、出来ると思います。

そういうものも少なくとも種痘研究班などが調査をするまではなかったわけですか。

だれも考えていなかったわけですね。それが私が先程言った、この習慣みたいになってきてそれに惑わされていたと。そういうものは何も学者とか行政とかではなくて、世界中と言ってもいいぐらい、そのぐらいまで種痘に関心がなかったということじゃないのでしょうか、そういうふうに理解しておりますけれども。

しかし、強制接種で、この小さな赤ちゃんに、山の中に住んでいる赤ちゃんまでに種痘をさせるわけですね。で、毎年その七〇人ぐらいの副作用が出て、一〇人ぐらいは亡くなると、こういうことになりますね。

はい。

で、それをずっと続けてきたと。

はい。

これは、国というのは、国民の生命身体の危険をどうやったら少なくできるかということを考えるところじゃないのでしょうかね。

ですから、初種痘をどうにか、やっとそのころに種痘の害というものを一部のグループとかが何かこう気になって動きはじめたというところしかないわけですね。

ですから、生命身体の危険というのを本当に考えるならば、データーの積み重ねぐらいはもっと早くから始まってよかったのじゃないでしょうか。

そう思いますね。思いますけれども、どこまで日本の戦後の行政から立ち直ったときに出来るのか、私はよくわかりませんけれども。

そうしますと、この点についての結論になりますが、まあ今の年長児の副反応はそれほど高くないであろうというか、最近の結論であるというお話なんですが、もしそういうことがわかっていたら、なおかつその乳幼児に基礎免疫を付けることを目的として一律接種をやる必要はあったでしょうか。

年長児種痘の今のそれが、昔から言われていたいわゆる種痘後脳炎が年長児に多くなると言ったそのデーターがくつがえされたという感じでは私は申し上げているわけではないわけです。あの、病理的にはっきりした種痘後脳炎という形の診断を付けられる病気というものは、私は今でも年長児に頻度が高いと思っております。で、そのカーブは昔言われたほど高いかどうかわかりませんけれども、小さい子供にはなくて、年長児にある程度上がって行くと。ところがそれ以上に熱によってけいれんを起こす、そのけいれんが非常に強くなった脳症タイプのもの、そういうものの数まで含めて、種痘後の中枢神経性合併症として考えてきたときに、トータルとして言うと小さいほうが高くなると。で、年長児は、その年長児のほうの山はそれに隠されてしまって無くなってくるということでございますので、一応一言だけ訂正させていただきます。

そうすると、先程の質問を繰り返すのですが、当初当時言われていたほど年長児の初種痘による危険は高くないと、今証人がおっしゃったような意味も含めてですよ。

はい。

それでもなおかつ、そういうことがわかっていたら、それでもその基礎免疫を付けるために乳幼児の一律定期接種というのをやる必要があったのでしょうか。

これはですね、種痘の年齢の問題になるわけですね、種痘をいつやるかという。

今、年齢の場合は別にしまして、その一旦患者が入ってきたときに、大きくなって初種痘をやるのは危険だというお話がありましたね、先程。

はい。

それよりは、乳幼児のときに基礎免疫を付けておいて、再種痘をやったほうがはるかに危険は少ないのだというお話があったので、今その関連で伺っておりますから。

被告代理人

ちょっと、仮定のご議論になると思うのですが、その判断基準の時点が非常にこれは難しいご質問じゃなかろうかと思いますので、それは余り適当じゃないんじゃないかと思いますが。

原告代理人

しかし、それはこちらの原告の主張がそれに沿ってなされておりますので、一応当時と今とでは認識が違うというお話なものですから、じゃ当時現在の認識があったならば、なおかつその定期一律接種をやるメリットがあったのかと、そういうふうに伺っているわけですから。

裁判長

どうぞ続けて下さい。

年長児に種痘後脳炎の危険性がなかったとして、全然ない状態ですね、仮定ですけれども、その場合には、乳児だけにあるわけですね。

原告代理人

だから乳児とその差異はないと、その有意差がないという場合ですね。

乳児も年長児も差異がないというときですね。

ええ。

はい、わかりました。そういう状態でしたら、種痘をやって、母親からの免疫が無くなるころまでに、母親の免疫がある間に、これは純然たる免疫の問題ですね、副作用のことを考えないで言えば、早くやって免疫を付けておいたほうが安心ですね。予防接種というのは、病気になる前に免疫になっているということが条件ですから。

いや、天然痘を伝染させないように、種痘というのがあるわけでしょう。

はい。

ですから、それが非常在国になって、天然痘の患者が無くなったと。にもかかわらず乳幼児の一律定期接種をずっと続けてきたと、日本はですね。ほかの国もあるでしょうけれども、続けてきたと。さきほど、その目的は証人に乙第一〇八号証を示しましたけれども、その基礎免疫の付与にあるのだというふうにおっしゃっていらっしゃったでしょう。

この段階になってみれば、基礎免疫の付与としか考えられないということを言っているわけです。

じゃ、その基礎免疫の付与というのは、どういう意味なのかと伺ったら、それは年長児になって、いざ天然痘患者が入ってきた、そのときに緊急接種をするときの危険を考えると、乳幼児に基礎免疫を付けておいたほうがいいのだというお話だったのじゃないですか。

はい、そうです。

ですから、その緊急接種の際の年長児の副反応の危険が乳幼児と大して違わないということになったら、一律接種などというものをやる、あらかじめ非常在国になった上でですよ、それでなおかつ一律接種をやっておく意味があったのだろうかと伺っているのです。

もし、侵入する可能性があるのならば、予防接種をやって、免疫になっておいたほうが望ましいわけですね。

しかし、副作用があるわけでしょう、一定の割合いで。

副作用がない前提でお話を申し上げているのです。

はい、非常在国で侵入の危険性がないときにやめられるかどうかという問題だと思うのです。

ない前提というのは、年長児の危険がほかから比べてそんなに高くないというお話ですから。

その当時やめられるとは思っていなかったわけです。

いや、証人のその専門家としての科学的な所見を伺っているわけですよ。ようするに、天然痘が入ってきたときに。

いろんな仮定がごたごた入ってきたので、どういうふうに言っていいかわからないのですけれども。

天然痘が入ってきたら、どうしても周りに緊急接種をしなければいけないわけですね。これは定期接種をやっていても、やっていなくても、そういうことになりますね。

はい。

それは、リングワクチネイションと呼ばれているのじゃないでしょうか、一部の人から。

そんな話を聞いたことがあります。

それをやらなければいけないわけですね。いずれにしてもやらなければいけない。その定期接種を続けていても、やめてもやらなければいけないということになるわけですか。

その、副作用が全然ないという前提でいけば。

いや、副作用はそれはあるわけです。

では、あるということがリングワクチネイションとか、何かそういう少数にやるとか、緊急にやるときに、やっぱり今多少副作用があるという意味は、仮定の話ですが…。

年長児の危険がほかに比べて高くないという前提で伺っているわけです。

ですから、初種痘の場合と、二回目の種痘の場合では、反応が二回目の場合が弱くなるという前提もあるわけですね。

それは、科学的な真実に従ってお述べいただいて結構です。

そうすれば、副作用がない……。まあリングワクチネイション……。

じゃ、それはあとで整理をしてまた伺いましょう。それから次に、簡単に伺いますが、今年長児の問題を伺いましたが、今度一歳未満と一歳以上のその種痘による副反応の危険について伺いますが、
乙第一〇八号証の一三一ページを示す
ここにも書いてありますが、アメリカが一歳未満の初種痘をやめて、年齢を引き上げたというのがこれによると四一年になりましょうか、そうですね。

はい。

イギリスはいつごろだったでしょうか。

大体同じぐらいだと思います。

じゃ、時期の点は正確でなくても結構ですが、日本では、一歳未満と一歳以上について、どのぐらい事故率が違うのかというデーターは、これは昭和四二年当時ございましたでしょうか。

その当時はございません。

いつごろ日本のデーターが出てきましたでしょうか。

日本で事故率がはっきり数字として判断できるほどの数字になったのは、四六、七年ごろからじゃないかと思いますが。

やっぱり種痘研究班等の調査以降でしょうか。

はい。

種痘研究班の調査はどうでしたでしょうか、一歳未満と一歳以上では。

一歳未満が一番高くて、一歳、二歳とだんだん減ってくる傾向です。

乙第六〇号証文献集(Ⅳ)七一ページを示す
これも種痘研究班等が作成したデーターでしょうか。

はい、このころにわかったものを全部なるべく集めたというところで集計をしたものだと思います。

これは、数ですね。

はい。

数が当然のことながら一歳未満が一番多いということになっておりますね。

はい。数が多いということは、種痘をやっている年齢の母数がよくわからないので、頻度として正確に出すわけにはいかなかったです。それにしても幾分年齢が高いもののほうがアメリカとか、イギリスでは一歳からと言っているけれども、一歳を過ぎた場合でもかえって、そんなに違いがないであろうと、すくなくとも一歳半か、それ以上上じゃないかという印象は持っております。

その、一歳以上と一歳未満の種痘の副作用の率というものも調べようと思えば調べられたはずですね、もっと早く。

はい。

裁判長
先程先生は、年長児初種痘の危険性というか、それは教科書に書いてある、ということを言っていましたね。

はい。

教科書に書いてあるその教科書を書いた先生方の根拠というのは、何かの論文を使ったわけですか。

はい。

それは、どこの論文を使ったのでしょうか。

今までの種痘後脳炎の統計論文をまとめたのだろうと思います。


（以上　村　田　淳　一）

原告代理人（広田）

乙第六〇号証を示す
二四五ページをご覧下さい。それは日本語訳なんですが、アメリカが一九七一年に定期種痘廃止の勧告を担当の委員会がしたということはご存知ですね。

はい。

で、その勧告をするに当って、アメリカでは一体どの位天然痘がはいって来る危険性があるのだろうかとか、あるいは、はいって来たらばどの位まん延するんだろうかとか、逆に定期種痘を続けるならばどの位事故がおきるんだろうか、それを比較考慮して、定期種痘は廃止すべきであると、こういう結論に達したようですけれども、そう理解してよろしいでしょうか。

はい。

定期種痘を廃止する場合に、そういうような検討をした上で、定期種痘を廃止するという考え方に証人は賛成されますでしょうか。

はい。

それでは日本ではそういうアメリカからの情報がはいった時に同じようなことをしたんでしょうか。

日本で種痘がやめれるかどうかということを検討した委員会が何回か開かれたと思います。

いつ頃からですか。

これは厚生省の中の委員会で、年代を正確に覚えておりませんけれども。

その勧告は一九七一年ですけれども、それから見てどうでしょうか。

　このあとです。割合近い時期だと思います。

それはどういうところの委員会でしょうか。

　厚生省の中の委員会です。

何という委員会か記憶してますか。

　これは伝染病予防調査会の中の委員会でなかったかと思いますが。

予防接種部会みたいなところですか。

　はい。

証人も委員だったでしょうか。

　はい。

そして結論が出たんでしょうか。

　結論は、まだやめ切れないと。

その結論を出すに当って、アメリカと同じような調査をしたんでしょうか。

　どの位はいって来るかという予想とか数はわかりません、私。コストベネフィットという考え方も入れた検討がされております。

何か公刊されてますか、その調査。

　私、公刊されたかどうかよく存じません。

証人はどういう分野を担当なさったんですか。

　会議体の中で一緒に今まで種痘をやって来た立場からその折に触れて発言した程度でございます。

具体的な基礎的な調査、あるいはデータを集める作業にはタッチされなかったんでしょうか。

　はい。

そうするとその委員会ができる前は、そのアメリカと同じような方法による検討というのはなされたんでしょうか。

　その辺よくわかりません、やられているかやられていないか。

やられたという、記憶はないですか。

　はっきりした記憶はありません。

原告代理人（大野）

今の点でございますが、アメリカの方法論に基いて、これは日本でも入管から出入国等のデータを取り寄せれば少なくとも国の行政機関がやろうとすればすぐできたわけですね。

……

毎年どの国から何人はいって来るかというようなことはこれは入管には全部記録があるわけですから。

　はい。

できたはずですね。

　はい。

おやりになってみましたでしょうか。

　私存じません。

しかし、その結論がまだ存続すべしというのであるならば少なくとも委員の諸先生しかも今ご覧になっているような極めて有力な報告、方法論が出ているんですからこういう計算をして、こういうふうになったら、アメリカとは全然反対であったと、どうもアメリカは存続したほうが被害がずっと少ないけれども日本はその逆になったとか何かそういうのがないと、何かやってみたけど、存続になったと、皆さんおっしゃるんですけど、その具体的になぜその根拠があるのか、しかも種痘禍の後ですから国民に対して知らしめるんでも、アメリカじゃこうなったけど、日本ではこういうふうにやったら違いましたよ、ということになりそうだと思うんですが、そういうことは委員である証人もご存知ないんですか。

　その中で今急にいわれたものですから、その中の資料にどういうものがあったかとか、そういう何をやったかということを今すぐ完全に思い出せないものですから、それでお返事が十分できてないんですが、かなりどの位の危険性で、たとえば患者さんがはいって来る可能性というものを計算して行ったらデータはあったと思います。

そうするとその結果がアメリカとはまったく反対になったと、こうなったと伺っていいんでしょうか。

　アメリカとは反対になったというのは今この中でアメリカでは一二年に一回しかないという結論だったということですね。これと比較した数、検討がしてあるかどうかは私は今記憶ないんですけど、少し頻度が多いんじゃないかという感じはあったように思います。

ただこれは具体的な何千何万人とかいうことはそんな野暮なことは全然伺いませんが、基本的に当時のアメリカからいいますとこれは日本よりははるかに汚染国からの入国者が多いと思うんです、そうでございましょう。

　はい。

当時のアメリカのあれからいいましてね、そうすると、もし本当に数字を使って計算されると日本のほうが感染者がはいって来る率が多くなるということがなぜそうなのか理解できないんです。当然先生方も当時のアメリカの出入の関係、東南アジア、あるいはインド、パキスタン、まあはるかに日本より交流が多いはずです。どうして逆の結論になるのかが、その委員会で何も出ないで、ああそうかということになったのかが、高学な先生方がいらっしゃるのになぜだろうか、どこにその違いが出て来たのか、そこだけを聞かしていただきたい。

　私自分個人の意見でいいですか。

まず二つ分けて伺いましょう。委員会としては当然これを検討なさって、今私が常識的に考えておかしいと思う点については、一体どうして反対の結論になったのかそれをおっしゃっていただきたい。

　痘瘡の移入例がはいって来る、これは世界の痘瘡の流行状況に随分ひっかかるわけですね、ですからそれらの状態が一番大事なので、それが日本のその時の外国との交流状態というのが、海外からの入国者が急激に増えている時期でございますね。

もうちょっと前からだと思いますが、七一年ですからね、その頃もう急に増えたんじゃなくて、その前から農協さんを初め。

　一〇〇万とかその辺のレベルの。そういう状態で東南アジアあるいはアジアに痘瘡患者が多発している時期には当然何人ということではよくわかりませんけれども、はいって来る可能性というものはある。

私がお尋ねしますのはそれはどこの国とも国交を持っている限りはすべての国がそうなわけですが、当時のアメリカのその状況からいえば日本よりはずっと多いんじゃなかろうか、日本のみがアメリカよりもはるかに越えて東南アジア、インド、パキスタンと交流があったとは考えにくいものですから、その辺はどうだったんだろうか、たとえばそれ以外のところに何か原因があったのかどうか、アメリカと正反対の結論になった理由ですね、りょうがされると思っていたわけですか、東南アジア、インド、パキスタンの交流が、日本のほうが。

　近いですから。

まあ近いのは近いですけど、近くても天然痘のばい菌は飛んで来るんでなくて、人が来なければ来ませんね。

　それと現実にその後にインド、パキスタンここの帰国者が二例はいってますね、その当時アメリカはいっておりませんですね、これははっきりした数字で危険性があるかどうかということはわからなかったわけですけれども、可能性はあるということは考えていたです、ですからそういう心配というものがあの患者さんがはいって来たということで逆に確かめられたということになるんですが、あとになって考えてみますと、やはりその危険性というものを十何年に一遍とか、アメリカが一二年に一遍ならば二〇年に一遍位しかないとかいうほど、

　日本が少ないという感じは持っていなかったことは確かです。

しかしもっと本当に率直に伺いますと、そういう比較分析までなさったんでしょうか。それとも皆さんに伺うと親の感情とか国民感情とかですね、いうようなことをおっしゃる方が多いんですけれども、そういうアメリカの方法と同じデータを使って、こうやったら違って来たんだというような方法じゃなくて、何かやはりまだ日本の親はそういう時期に到達していないだろうとか、そういうご判断のほうがどちらかといえば優先したのが事実じゃないでしょうか。

　そういう点もあるかも知れませんね。

今私共が、その後のことでございますけれども実際にアメリカのような方法を取って一体コストベネフィットを比較してみて、結論を出された論文がその後出ておるわけですが、これは先生はご存知でいらっしゃいますか。

　あまりよく存じません。

甲第一四三号証を示す

福富和夫氏の「システム分析の応用」ですが、これはお読みになっていらっしゃるでしょうか。

　読んでおりません。

細かいことは結構なんですが、これによると種痘を続けるほうがはるかに被害が多いという結論に到達しておるんですが、もし一九七一年、時期によって若干違いますけれども、その頃におやりになっていれば、なぜ現在この福富論文がいったのと反対の結論に到達したのかそこが、わからんのです。むしろその後のほうが、今証人がおっしゃったように東南アジアとの交流はもっと盛んになっているはずなんです。どこがこういう結論の相違を来たしたんでしょうか。

　……

お読みになっていないならばお尋ねしてもしようがないので、ただ不思議に思われないのかということだけをお尋ねしたいのですがね、率直にいえばこういう方法論は厚生省の審議会ではまったくお取りにならなかったんではないかと思うんですが、違うでしょうか。

　……どうお答えしていいかよくわからないんですが。

それじゃあ今度私からごく簡単に、さっき証人がいろいろお話になった中で調査のことでございますが、もうこれは当然のことでございますが、種痘をすれば相当強い副反応が生ずると、後遺症あるいは死者を伴うということはずっと昔からわかっていたことでございますね。専門家の先生には。

　はい。

そうするとこの戦後、一体具体的にどの位のそういう被害が種痘によって生じているのかというその単なる推測ではなくて、ある程度の根拠を持った数字を先生のような専門家が初めておわかりになったのはいつなんでございますか。

　専門家というあれではないんですけれども、まだ若かった時代ですが、何回か今までのお話に出ておりました種痘の改良とか痘瘡の研究とかいう研究班がオリンピック前に動いておりましたから、その会議に出た時などに、日本の死因統計の上から種痘後脳炎、種痘による死

亡例というものが毎年コンスタントの一〇人位でしょうか、その位ずっと続けて出ているという表がありますが、その表を見たのが日本のデータとしては私は最初です。

そうすると人口動態統計をご覧になったわけでございますか。

はい。

そうすると昭和四二年頃の染谷先生の研究班よりも前に、ある程度の概数はわかっておったと、こういうことになりましょうか。

概数といっていいかどうかわかりませんけれども、死因統計に上って来た数字、日本の種痘の被害についての全国的な数字としては唯一それだけだったと思います。

そうするとそれは厚生省へ保健所から上って来た数字ではなくて、人口動態統計の中の今おっしゃったような種痘による死亡原因というもののほうがおわかりになっていらっしゃったわけですね。

はい。

と、それは一応信用して足りるとお考えでいらっしゃいましたでしょうか。

いやあの病名そのものがそうであるとすぐにはいえないけれども、大体は、近いだろうと。

実際にその後証人はいろいろ調査をなさいまして、その人口動態統計で出たよりもはるかに多い数字が実は実際に発生しているということになったんじゃございませんか。

はい。

そうでございますね。

あれは死亡だけでございますので人口動態統計は。被害の状況というか種痘後脳炎、治っている例から軽いものまで含めるとかなり多いと。

先程も伺っておりましても、先生は強力やっぱり種痘の被害というのを少なくすべきものであると、これは終始一貫変らなかったと、こういうふうに伺っておりましたが、先生の信念はそういうふうなものであったというふうに理解してよろしゅうございますね。

はい。

まあこれは医学者としての先生の立場だけじゃなくて、およそこれをあらゆるこの弱い赤ちゃんに、全部一律に、強制する以上は、やはりすべての人が、特に実施する人が、最大の関心を持つべきことだとはお考えになりませんか。

そうでございます。

そうするとどんな被害の実情が起こっているのか、確かに種痘というのはおっしゃるようによく効いたものであると、しかし同時に免れ難い副作用をその打たれる人に与えておると、その一体具体的な実情はどうだったということは調査できるのは、実施しているその保健所を通じての国以外にないんじゃないでしょうか。いかにお考えになりますか、先生がいかに良心でお知りになろうと思ってもできませんですね。

その場合に非常に、種痘による被害がこの位あるんだと、それから天然痘の患者さんはこの位しかいないんだと、だからこれは数字の上で簡単に差が出て来ます。かえってメリットというか続けて行くことの具合の悪さというのは数字が出て来るわけですね。

私がお尋ねしているのはどれだけ死んでいるか、あるいはどれだけ被害が出たかということも、昭和四十二、三年頃になるまではわからなかったんじゃございませんか、日本じゃ。自国民の被害については先生がおっしゃるようにわずかに人口動態統計のものしか出てなくて、しかもあれは本当に大変な後遺症を抱えた方は全部ないですね、あの数字からは。

はい。

そうするとどれだけ実際の種痘の被害が出ているかということ自体がわからなかったんじゃないでしょうか、おわかりだったでしょうか。

わかってないと思います。

そうするとまずそのメリットもデメリットもそっちが正確にわかればいろいろ計算をして、どっちがいい、あるいはそれだけじゃなくて可能性までも考られましょうけど、最も根本になるその情報そのものが四〇年を過ぎるまではなかったと、皆さんもおっしゃっておるんですが、先生もご存知じゃなかったわけですね。

情報の問題ですね。

ええ。

はい。

それは先生のようにこの問題を考える、あるいは被害を少なくしようというお立場の医学者の方が考えて、その調査があったほうがよかったというふうには、お考えになりませんでしょうか。

それは今までやられているんならば改めてあの時に私達苦労してやることなかったわけで。

でそれは何を考えるについてもこの種痘政策ということを考える上でも最も基礎になるべきデータではございませんでしょうか、いかがでしょうか、先生方がなさったデータというのは。

そう思います。

そうすると昭和四十二、三年頃になってから先生方集めてやらなければできなかったんでしょうか、その前にもっとたとえば一〇年位前には、先生方を含めてやれる能力のある方、あるいは調査いうことが、何か絶対的にできないような理由が存在したでございましょうか。

種痘を続けて行くという、その前の状態ですね。

もっと具体的に申し上げますと、先生方調査なさったのは、昭和四十二、三年からだと思いますが、それが最初であったということなんですが、たとえば昭和三〇年代にそういうことを研究するような、調査するようなことは支障になるような絶対に不可能なようなあるいは極めて困難なような何か具体的な状況というのはわが国内に存在しておりましたでしょうか、やろうと思えばできたんでしょうか。

　別に何か支障があったとは思いません、誰もやろうと思わなかったんだと思います。

原告代理人（秋山）

年長児の初種痘で脳症等の副作用がどの程度出るかについては、調査すればデータは得られたかも知れないと、ただ母数がわからないんではないかというご証言でしたが、二期の種痘というのはやはり集団でやることになっておりましたね。

　はい。

これは小学生。

　小学生、学校でやったわけです。

その接種をする場合に、子供が乳児種痘をやっているかどうかということは、その子の体を見ればわかるといえますね。

　はい。

したがってその子供が初種痘なのか、再種痘なのかはいちいちチェックすればできるということはいえますね。

　はい。

それから午前中の裁判長の質問に対してですが、年長児の初種痘の危険性は教科書に書いてあったと、で、それは今までの統計をまとめたのではないかと思うといういい方をされておりますが、正確にお答えいただきたいんですが、その統計というのはどういうものなんでしょうか。

　……

まず証人がそのことをよくご存知なんでしょうか。

　種痘後脳炎の年令別の頻度ということですね、それについて書いた論文というものは、私はあとでわかったわけですけれども、そう昔から沢山あるわけではないわけです。

そのテキストに書いてある…

　ですからそういうものを元に書いたはずだと思います。というのは教科書というのはその人が個人が頭の中で考えたことを書くものではございません、そういう基礎的な、何か客観的な資料がない限りは教科書というものは書けないわけでございます。

その場合年長者の初種痘のほうが副作用の危険が多いというふうにいっているデータというのは、ドイツのデータ以外に何かありますか。

　私の知っているのでは、ドイツ、オランダ、あたりのデータがありますけれどもこれは実際に当ってみるとかなり頻度が高いんで、どこまで本当であるかよくわからないんですけれども、一応、昔随分前なんでしょうけども、そういうものを元にして書いたんではないかと思う記載だと思います。

先生がテキストとおっしゃったのは日本のテキストという意味なんでしょうか。

　いいえ、ございません、アメリカのネルソンのテキストです。

次に百日咳ワクチンについてお伺いしますが、先生はこれまで百日咳ワクチンについてその基礎的な研究ですね、実験ですとかあるいは病理的な研究だとか、生理学的な研究だとか、そういうものを直接なさったことがあるんでしょうか。

　はい。

たとえばどういうことでしょうか。

　最近というか、数年のとこですけど、百日咳の免疫度調査を行いましたり、百日咳の血清反応、今でもやっておりますが免疫抗体の測定ですね、そういったようなことにタッチしております。

前回のご証言で、百日咳ワクチンによる脳症については、外国の文献には、いろいろと書いてあるということをおっしゃいましたが、証人がそういう文献をご覧になったのはいつ頃なんでしょうか。

　一番最初の文献などを全部丹念にオリジナルのものを当ったのは、四五年以後です。

それはどういうきっかけでお読みになったんでしょうか。

　四五年の種痘の問題が大きくなった当時、種痘後脳炎のことが非常に大きく話題になっていたわけですけれどもあの時に健康被害というか、予防接種事故の救済制度、いうようなものが出来上って、それが運営されて来た頃に、そこに上って来る例で、種痘について百日咳を含む、二混、三混の副反応が意外に目についたわけです、今までの私達の印象というか、今でも本に書かれていたとかいうものよりも非常に多いんです、それで改めて見直したということでございます。

甲第一四六号証を示す

九三ページをご覧下さい。これは先生がお書きになったものですが、この九三ページに外国でこの百日咳ワクチンによる脳症の報告例があるかということをおまとめになっておりますね。

　はい。

ここでかなり詳細にお書きになっておりますが、たとえば一番最初に出て来ます一九三三年のマドセンの論文ですが、註を見ますと五二番ということになっておりますが、九七ページになりますね、この論文が掲載されている雑誌ですけれども、ＪＡＭＡ、これは何という雑誌ですか。

ジャーナルオブアメリカンメディカルアソシエーション。

訳せば、米国医学会雑誌ということでいいですか。

はい。

この雑誌自体は非常に有名な雑誌ですか。

はい。

権威もある雑誌ですね。

はい。

もちろんその昔からたとえば慶応大学の医学部の図書館だとか、そういう大学図書館には必ずおいてあるような雑誌ですね。

はい。

それからたとえば註の文献の一〇番ですね、ベルグという人の、この百日咳ワクチンによる脳症等の報告をしたこの論文が掲載されている雑誌は、ブリティッシュメディカルオブジャーナルですね。

ええ。

英国医学雑誌というんですか。

はい。

この雑誌も同じように極めて代表的な雑誌ですね。

はい。

それから一三番バイヤースというんですか。

はい。

ペディアトリックスというのはどういうものなんでしょうか。

小児科の雑誌です。

これはどこの国の。

アメリカの。

これもかなり代表的な雑誌なんでしょうか。

はい、代表でございます。

この一三番の表題はどういうふうに訳したらよろしいでしょうか。

「百日咳ワクチン後の脳症」

題名自体がそういう題名なんですね。

はい。

そうするとこういった論文というのは、当然日本の小児科のお医者さんなりは、この論文が発表された当時から読み得るものであったといってよろしいですね、あるいは実際に読んでいたものであるといってよろしいんでしょうか。

読めません、というのは四八年というのは昭和二三年で、この文献は、図書館にはございません、普段それだけの輸入ができていないような状態だったわけです、この本が出た時に、すぐ読めるような状態という今みたいな幸いな状態ではなかった、その後に寄付があったり何かして、やっとそろえて行って今になってみれば、こういうものが見付かるということでございます。

今になってとおっしゃいますけれども、たとえば昭和三〇年頃、文献を検索すれば当然、出て来たものじゃなんですか。

昭和三〇年頃に、誰でも見れるという状態ではなくて、現実に今、私見ようと思っても四八年のこの号は慶応の医学部の図書館ではこのページ、欠号になっているわけです、それではほかのところを見て探してこれを探して書いていると、読んでいるという状態でして、容易に見られるということをいわれるとちょっと困るわけです。

容易かどうか別にして、この問題に非常に関心を持った先生方のような方が見ようと思えば一応探し出すことができた文献ではないでしょうか。

そうです。

それから先生がこの論文で引用されているのは一九七五年ですけれども、このような論文が日本のほかの学者によっていつ頃から引用されているか、ご存知でしょうか。

これはどこで引用されているかわかりませんけれども、これよりも前に、この脳症の問題、こういうことがあるということは百日咳ワクチンの関係者が何人かはいって問題ではないでしょうか。

甲第一二四号証を示す
これは昭和三二年の論文で、これは日本医事新報に掲載されたものですが、この一四ページの一番下の欄に線が引いてありますけれども、ツーミーやアンダーソンやモーリスなどの報告例を引用しておりますけれども、こういうようにもう昭和三二年頃にはわかっている方は当然外国で報告があるということを知っておられたといってよろしいですね。

ええ、先程のバイヤースのペディアトリックスに出たこの論文が非常に大きな影響を与えまして、これに続いて数年の間に、こういう論文が沢山出ているので、その当時百日咳ワクチンに担当していた先生方は非常に関心を持ってその問題をお読みになっていただろうと思います。

それから多分先生がこの外国の文献を検索された頃のことと思いますけれども、非常に気になって、その日本のいろんな文献を見てみたということをおっしゃいましたね。

はい。

そうしたところ日本にはあまりないと書いてあった本があるということですね。

はい。

で、先生がお書きになっている昭和四四年の文献が二つあるんですけれども、
証人の著書目録を示す。

「幼児期の医学」という一枚目ですね、ここでは先生は日本では報告例はまれであるとお書きになっているんですが、覚えておられますか。

はい。

それから資料の五一巻六号というものですけれども、「予防接種の問題点」同じ年なんですけれども、ここではわが国では報告例はないと書いておられるんですが、どちらが正しいんですか。

報告例がないというのは、おそらくある、これ予防接種の何かの本を引用したんだろうと思います。だけれども本当にあるかどうかは自信ないし、話としては脳症のようなものを聞いたという方も噂によればある程度なので、少なくともまれ位にはあるのかも知れないということで、その時はまれと書きました。その程度の印象しか両方わかりません。

甲第八四号証を示す
「予防接種に伴った中枢神経系の即時反応と遅延反応について」という、有馬正高さんほかの、昭和三四年の論文ですが、日本小児科学会雑誌、この文献は、現在はご存知ですね。

はい。

その当時はお目に留まらなかったということですか。

この論文発表された当時知っております。

この中に、表1というのが一ページにありまして、一から五番までは百日咳ワクチンに関連する症例ですね。

はい。

これは一応その中枢神経系の副反応が出た例と見てよろしいですね。

はい。

これは日本小児科学会雑誌ですから、先生も実際ご覧になっているというようにポピュラーな雑誌ですね。

はい。

甲第一二九号証を示す
小松代さんの論文ですが、この論文は現在はご存知でしょうか。

はい。

当時は。

当時読んだような気もいたします。

「小児科」というのはこれは雑誌ですか。

はい。

これもポピュラーな雑誌といってよろしいでしょうか、先生方の分野では。

はい。

この文献にも一応百日咳の含まれたワクチンによって痙攣あるいはチアノーゼが見られたという例が第8表、第9表に書かれてますけれども、これも百日咳ワクチンによる中枢神経系の副反応と見てよろしいでしょうか。

はい。

これは昭和四三年に発表された文献ですが、先生のお考えではこの外国でこういう百日咳ワクチンによって脳症だとか、中枢神経系の副反応が生ずるという報告が沢山なされているということは、国自体は知っていたとお考えでしょうか、知らなかったというふうに、お考えでしょうか。

それはわかりません。

甲第一二四号証を示す
一六ページ、本研究担当者、ということが書いてありますけれども、先程の外国のその文献が引用されている昭和三二年の文献ですけれども、この担当者の中には国立公衆衛生院の方が多数含まれていたということですね。

はい。

染谷四郎さんや、金子義徳さんがいらっしゃったということですね。

はい。

甲第七〇号証を示す
先生は四六年当時ですか、いろいろお調べになったけれども、日本では報告例がないというふうにおっしゃったわけですけれども、表10は、先生が百日咳ワクチンを含むワクチンによる脳症の例を集めたものですね。

はい。

それを見ますと、大体毎年何例位発生しているんでしょうか。

二例から九例位出ております。

そうしますと、文献にはそういうふうに書かれていたけれども、事実はあとから調べてみるとそれだけ発生していたということですね。

はい。

被告提出の一二準備書面の別紙二を示す。

これは救済措置が始まってからのワクチンによる事故の調査なんですが、百日咳ワクチン、それから二混、三混の例を出しますと数十名が、約八〇名近くが出ているようですが、死亡ですね。

　はい。

このデータを見ると、その調査をした時点に近い時点のほうが沢山数字が出ているように思いますが、そういえますね。

　はい。

これはやはり調査した時点に近接したほうがよりまあつかみやすいということなんでしょうか。

　そう思います。

そうするとまあこの数字が出てない昔の昭和三〇年代とかそういった時にも、この出ている数字よりもまだあったと見るのが、自然ですね。

　同じ位の数はあったのかも知れないです。

そうすると少なくとも毎年数名の百日咳ワクチンによる脳症患者が出るということは、調べればわかったはずだということはいえますね。

　はい。

調べたけれどもわからなかったということはではありませんね。

　はい。

この救済措置が取られる前に厚生省なり、あるいは公的な機関がその百日咳ワクチンによる脳症がどの程度発生しているか、ということを調べた報告をご存知でしょうか。

　公的な機関がですか。

はい。

　私存じません。

わが国で、その公的な機関によるそういった調査が初めて行れたのはいつなんでしょうか。あるいはこれまでにあるんでしょうか。

　私、よく公的機関の調査というものがどの位私共の目に留まるのかわからないものですから、私が目についたところからいえば、ポリオの生ワクチンが実際に実施される段階になって、非常に臨床家のほうでは、ワクチンの後の副作用が非常に大事であると、そのサーベランスが大事だからといって組織的な調査が始まった、でその始める段階でほかのワクチンではあまりやってないような印象を受けてましたものですから、それ位が強力にというか、皆さんが目をつけてやる気になった時期じゃないかと思いますが。

それで先生はいろんな文献見ますと、まあ日本で各ワクチンによってどれだけ脳症等が出ているかについては先生が一番むしろ詳しくデータを発表されておられるように思うんでお伺いするんですが、先生の知っておられる範囲で、国なり公的機関が組織的にその百日咳ワクチンによる脳症の数を調べたことをご存知なんですか。

　いいえ、存じません。

先程お示しした先生が、おまとめになった数値というのはどこから取ったものでしょうか。

　これは事故審査会ができて、その中で上って来る症例、それ以外に予防接種研究班で気が付いた報告した例そういったものを集めたものでございます。

昭和四五年あるいは四六年当時まで、厚生省はこの百日咳ワクチンによる脳症というのは発生しないんだというふうに、対外的にはそういう立場を取っていたようなんですがそれをご存知ですか。

　あの当時出された「予防接種」なんていう本には、百日咳ワクチンの脳症は、わが国ではないなんていうことが書いてあったように思いますんで、全般的には日本では百日咳の脳症は問題になっていないというような表現をいろんなところでしていたようでございます。

そうすると十分な調査もしないでそういう態度を取っていたということですね。

　……あるんならばもう少し学会など沢山あるものですから、症例報告などももう少し出て来ていいんじゃないかと思ったんです、たらそれもないんで、どこまで、ないわけじゃないと思っていたわけですけれども、どの程度の数になっているのか、非常に疑問を持っていたわけです。

甲第一二六号証を示す

中村文弥先生の論文ですが、これは先生のいわば恩師に当る方ですか。

　はい。

この中村先生というのは、これは昭和四一年の論文ですが、この頃からいろんなワクチンの何といいますか、接種の仕方によって免疫がどう変わるかというようなことを研究されておられたわけなんでしょうか。

　はい、この先生のはジフテリアについて、最初から、昭和二六年に教授になられましたけれども、二七年の宿題報告が小児のジフテリアで、その予防接種をその当時からいっております、ずっと一貫してジフテリアおよびそれに関連した予防接種の仕事が続けられて、これは退職というか、退官間際の総会の引き受けた時の会頭講演でございます。

（以上　高　橋　ますみ）

原告代理人（秋山）

甲第一二六号証の八ページ、一番下のほうですけれども、ここでは要するに、百日咳とジフテリア混合ワクチンについて、多数に分割接種をするとどうなるかということを書いておられるんですが、「一回が少量づつの故に当然副作用が少く、而かもかくの如く卓効を奏するので、虚弱児、病児等で其の必要のある場合には、此の分割法を躊躇なく利用すべきであると考える。」と、書いておられますけど、これは要するに、副作用を避けるために分割接種でも効き目があるぞということを示したものですね。

はい。

そうすると、当時から当然のことだと思いますが、百日咳ワクチンによる副作用を軽減するためには量を減らせばいいという考えはあったと言ってよろしいですか、一回の量をですが。

はい。これは百日咳ワクチンが注射されてその日に熱を出したり腫れたりいたしますんでその反応を軽減するためには少量にするという考え方でございます。

(乙第一〇九号証の二を示す)

先生が幹事となっておまとめになった予防接種委員会の昭和四四年の報告でも百日咳ワクチンについては日本のものは国際基準に照らして効き目が強いと、だから、減量を考えたらどうかということを言っているわけですね、そうですね。

はい。

そういうことは先生ご自身も当時から論文でお述べになっておられますね。

百日咳ワクチンに関しては一九七〇年ですからこの当時は実際に論文を私、書いたことありませんし、そう明確に中の力価とかその辺までタッチしたこと書いてないと思いますが。

先程ご指摘した治療という雑誌にお書きになった予防接種の問題点その一というものには、百日咳ワクチンに含まれる菌量が副作用と関係するという考え方よりこの菌量を減少せしめる方法も考えられていると、現行ワクチンの力価は国際的にみてもすぐれたものであるから力価と副作用の適当なバランスを考える必要もあろうと述べておられるんですがそういうご記憶ありますか。

はい。

ところで、日本のワクチンの力価が他の国のワクチン、あるいは、国際的な標準ワクチンと比べて力価が高いというふうに初めて言われるようになったのはいつごろかご存じでしょうか。

私はよく、わかりませんけれども、大体、四〇年になって、四二、三年のそのころに私書いておりますのでこの当時の話題じゃなかったかと思いますが…、よく、わかりません。

(甲第一二三号証を示す)

これも日本医事新報に載った論文ですが昭和三一年、これをご覧になったことございますか。

このころは読んでおりません。

このころでなくても結構ですが、現在に至るまでこれをご覧になったことがありませんでしょうか。これは当時使われていた日本の百日咳ワクチンと米国製のピットマンモア・カンパニーの百日咳ワクチンとの力価を比べたものなんですがご存じありませんか。

はい。

この甲第一二三号証の本研究担当者というのが二五ページに書いてありますけれども公衆衛生院というのはこれは国の機関ですか。

はい。

(甲第一二二号証を示す)

これも日本医事新報に混合ワクチン研究委員会の委員長染谷四郎先生が昭和四〇年に書いたものなんですが、これは見たことがございますか。

はい。

あるといってよろしいですか。

はい。

これはわが国の国家検定用の標準百日咳ワクチンと国際標準ワクチンＩＲＶというものの力価を比べた部分がありますがおわかりですね。

法改正の趣旨について伺います。

(甲第五二号証を示す)

予防接種研究班の「予防接種法の改正をめぐる解説」というんですが、それは先生も関与されておられるんでしょうか。

はい。

百日咳については、一応、三か月から四八か月の間にするということをされていて、ただし、平常時の集団接種では二四か月以上というふうになっておりますが、原則として集団接種である場合には二四か月以上としたということでよろしいんですね。

はい。

そうすると、通常時に二歳未満の子供がやるのはこれは個別接種でやるという考え方ですか。

はい。

で、その改正の根拠をあげていただきたいんですが、主尋問で、種痘後脳炎などの研究から小さい子は危険であると、二歳以上でないと安全を保てないとおっしゃいましたけれども、例えば、そういう考え方の根拠として未熟な脳であると脳症を起こしやすいという考え方が根拠にあるといってよろしいでしょうか。

はい。

そういうことを書いたご記憶もございますね。

はい。

それから、そういう小さい子供というのは免疫抗が未熟であると、したがってやはり副作用を起こしやすいとそういうことも根底にあると考えてよろしいですか。

はい。

そういった基本的な考え方は小児科のレベルではもう、ずいぶん前からあったといってよろしいですか。

基本的な考え方はあったようです。予防接種をやる時期というのはまた、流行とのバランスで変わってきます。

それから、中枢神経系の疾患が〇歳児に一番多くて、ついで、一歳児に多くてというふうになっているということから二歳以上がいいというふうになさったようですが、その理由ですけれども、そういう疾患を引き起こしやすいので予防接種がその機会（ひきがね）になるということも有りうるとそういう考えもあるんでしょうか。

機会（ひきがね）ではございませんで間違えられるからと。

それでは、免疫不全だとかそういう病気が〇歳児などではなかなかわかりにくいという考慮はあったんでしょうか。

はい。

そういうこともいわば、常識であって昔からわかっていた考え方ですね。

はい。で、今の、わかりにくいんではなくて免疫不全の方は二歳になるともう、亡くなっちゃっていて死亡しておりますので予防接種の対象にならないということでございます。

必ず、亡くなっちゃうんでしょうか。

いや、えそ性ワクチニアとかああいったようなものを起こすようなお子さんというのは小さいときにやるからたまたまそうなるんで、もし、それが二歳で種痘をやるということになっていたら、おそらく、そのときまでにほかの病気で亡くなっていたと思います。

必ずという意味じゃないんじゃないですか。

まず、ほとんどあの程度の病気を起こすほどの免疫不全でしたらば確実に近いと思います。

それから、百日咳による患者が二歳以上に多いというような考慮もあったようですが、そうですか。

はい。

そういうことも昔からわかっていたことでしょうか。

はい。

それから、幼稚園にいくような二歳、三歳以上の子供に免疫を付与すれば家庭にいる乳幼児は守ることができるという考え方ですね、そういう考え方もあったということですか。

流行のない普通の状態であればかなり家庭内の子供も予防できるだろうと。

百日咳についてはそういうことで流行の何と言いますか、伝播力となる幼稚園にいくような子供達をまず、免疫にすべきなんであって、乳幼児は二の次にしたほうがいいというような考え方がずいぶん、昔に表明されているんですがご存じありませんか。

存じません。百日咳は小さいうちにかかると重症になるので早くから打たなければならないと、早くから免疫を付けたいというのが原則でございます。

それから、外国で昭和五一年以降日本が取った制度について言うと、つまり、平常時集団では二四か月以上ということを言うとちょっと、笑われますのでとお答えになっているんですけれども、外国でそれ以下の乳幼児に接種しているのは通常は個別接種でやっているんじゃないですか。

個別接種と集団接種の違いになるわけですけれども外国の状態よく、存じませんけれども、お医者さんの所へいってやっていったり、保健所とか母子保健センター、そういう所へいってやったりしている、あるいは、ほかの予防接種の施設があるだろうと思いますけどそういう所へいってやっておりますけども。

例えば、アメリカではかかり付けのお医者さんで受けるというのが通常ではないですか。

はい。政府のサービスがないわけでございます。

それから、繰り返しになりますが、先生も百日咳ワクチンというのは本来かかり付けのお医者さんでやるべきだというふうに基本的にはお考えなんですね。便宜等を考えに入れなければ。

はい、小児科の医者というのは原則的に集団接種ではなくて一人ずつやるもんだというふうに考えているわけです。

そうすると、小児科のお医者さんでやるのがいいというふうにお考えですか、一番いいと。

はい。

その理由は簡単にお述べになっていただけますか。

小さいときから育児相談とか発育をずうっと、見守っていくわけでございますのでその間にちょうどいいときに接種を組込んでいくという姿勢が取れれば一番いいわけでございます。

体の状態をよく、みている人が一番適当な時期にできるということですね。

はい。

原告代理人（河野）

私からはインフルエンザのことについて伺います。証人は前回の証言で一九五七年のアジア風邪の流行のときに乳幼児に超過死亡の傾向が出るかどうかを注目していたらそれは出なかったという証言なさいましたね、そのとおりですね。

正確には覚えておりませんけれどもはっきりしたものはなかったように記憶しております。

その後の一〇年ほどあとになりますけれどもホンコン風邪の流行があったときにも超過死亡の傾向というのは出なかったというふうに証言なさいましたけどもそのとおりですか。

そう、思っております。

それから、そういう大流行ではなくてそれ以外の小さな流行の際にもそういう超過死亡の傾向というのは現われたものがありますでしょうか。

はっきり、子供で超過死亡の数字というのが出ている文献というのは私は捜し方も悪いのか、よく、見ていないのかもしれませんけれどもよくは存じません。

証人が知っている範囲ではそういう超過死亡が現われている、
あんまり丹念に調べたわけではございませんけれどもないように思いますね。

証人には厚生省のいろいろな委員会や審議会を通じて厚生省の資料や何かも目に触れる機会というのは多いんでしょうか。

いや、そんなに多くありません。インフルエンザについて超過死亡があったとかそういうような年齢別のあれが週毎に、月毎にどうなっているかという資料というかそういうものはあまりよく、わかりません。

インフルエンザの接種について年齢をどうするかというような問題を議論するときにはそういう資料はぜひ、必要になる不可欠の資料だと思うんですが、そういうことを審議する際にはそのデーターが出されたことがありますでしょうか。

インフルエンザの問題を細かく討議するインフルエンザ小委員会とかそういう場合には私はそう出ておりません、インフルエンザのワクチンについては。

証人は前回の証言で、アジア風邪がはいってきたときに乳幼児について超過死亡という傾向が出るかどうかみていたけれどもそういうようなものは乳児ではあまり、得られてないようでございますし、というふうに証言なさっていますけれども、これはそのアジア風邪の流行の後にその超過死亡の傾向というのがあるかどうかを検討したらなかったというふうに証人は理解、認識しているという証言ですね。

はい、これはインフルエンザが流行したときに老人の死亡率が高くなる、超過死亡が起こってくるということはよく、言われているわけです。そういうデーターの中で乳児の死亡率が高くなったということを特に触れた文献というものはあまりないもんですから、あまりないようでございますのでというような発言になったと思いますが。

特に触れていないと、だれも。そういう意味ですか。

はい。

で、だれもその点を触れてないということを証人はどういうふうにお考えになっているわけですか。

本質的に一番のハイリスクというのは老人なのかもしれないというふうに考えるわけです。

そうしましたら前回の証言で、アジア風邪が最初にはいってきたときは乳幼児というのはハイリスク・グループにはいるかなというふうな印象を持っていたけれども、現在ではハイリスク・グループにははいらないというふうに考えているという証言でしたね。

はい。あるいは、はいるのかもしれないという考えは今でも残っておりますけれども、積極的にハイリスクグループとして接種をしなければならない対象というふうには考えていないというつもりです。

そうすると、今までのインフルエンザの流行の具合とそれから、乳幼児の患者の死亡率や何かを検討すると特に、乳幼児に対しては強く、インフルエンザのワクチンを接種することを勧める必要はないというふうにお考えなわけですね。

はい。

そのアジア風邪の際に乳幼児の超過死亡率が多いという傾向がないということはいつごろそれおわかりになりましたか。

あまりインフルエンザの研究というのはワクチンを接種して抗体、免疫がどのくらいできるかという程度のことをタッチしていた程度でございまして、本気になって文献を全部捜しているとかそういうことをやったわけではございませんので、いつと言われてもちょっと、困るんでございますけれども、そのころあまり、超過死亡というのは日本でデーター出てないです。最近になってみると少しちらほらと超過死亡のことを書いた文献なんかが出てまいりますのでそういったものを拾い読みしている程度でございます。そういう中で特に乳幼児というのがハイリスク、いわゆる超過死亡が目立っているのかどうかその辺気になって時に見ることがある程度でございます。

しかし、少なくともその次の、ホンコン風邪のはいってきたときには超過死亡率というのが出てないんだということがはっきりわかったというふうに前回証言になったように私、伺っているんですけれども、そのころにはもう、そういうことを。

そう、はっきりさ……、もう一回その文章見せて下さい。

（前回証言調書の六三丁を示す）

この中で私、超過死亡のことを言っているつもりはありませんが。

と、これは、超過死亡率が高く出てないというふうにこのときわかったという趣旨ではないんですね。

ございません。私は疫学者でないもんですから超過死亡率はあまりそう一生懸命に丹念に気をつけているほうではございません。

これ乳幼児はハイリスクではないと、ハイリスク・グループにははいらないということをおっしゃっているんではないんですか。ホンコン風邪のときにはハイリスク・グループにはいらないというふうに証人は思ったということをおっしゃっていませんでしたか。

はい、そのころからさ……あんまり、ハイリスク、前に考えてみたほどハイリスクではない

　というふうに考え始めたということです。

そうすると、一番初め、アジア風邪の流行のときに何か、慶応病院に気管支炎の子供がはいってきてこれはインフルエンザに対して乳幼児というのは非常に弱いんだというハイリスク・グループではないかという印象を持ったという証言がありましたけれども、それは実際とは違ったんじゃないかというふうに考えてきたわけですね。

　ウイルスの株とか流行の程度によって違いはあるかもしれない、だけれども、今、ホンコン風邪以後の状態をみていくとアジア風邪のはいったときだけであって、それからその後そう乳児がどんどん重くなっていくという感じでもない…。

アジア風邪のときもあとから冷静になって振返ってみればそれほどでもなかったということなんですね。

　いえ、そうではございません。アジア風邪が最初に流行が始まって日本にはいったときの状態というのはやはりかなり重かったと思います。

それは証人の慶応病院での経験のことを述べているんですか。

　はい、そうでございます。

日本全国で統計的に乳幼児がどれだけアジア風邪のときに罹患して通常の死亡率より高い超過死亡率を示したかということについておっしゃっているんですか。

　そうではございません。

アジア風邪がはいってきたとき、一九五七年に日本でインフルエンザの予防接種が始まったということはご存じですね。

　はい。

そのときに乳幼児に対してこれは、インフルエンザにかかったときに重くなるからという理由で特別にその接種を勧奨するということが行なわれたということもご存じですね。

　……。

この乳幼児がインフルエンザにかかったときに特別に重くなる、つまり、ハイリスク・グループであるということを示す何らかのデーターというものを証人は、ご存じでしたでしょうか。

　いや、存じません。

新しいワクチンが広く一般に使うものとして導入されたわけですけれども、そういう点について厚生省なり何らかのしかるべき公的な機関からそういうデーターというものが示されたということはありますでしょうか。

　そのころまだ、アジア風邪がはいってきたのは一九五七年です。その当時のこととしては私はインフルエンザについては全然、タッチしておりませんし、厚生省や何かの委員会とも全然、タッチしておりませんし全然、存じません。

その当時の事情というのは全然、知らないですか。

　はい、わかりません。ただ、新聞種の状況しか存じません。これは非常に流行してワクチンが足りなくて困った、メーカーの所に市町村の代表とか区、県の担当、係の方がいってワクチンをもらって少しでも分けてくれと、ワクチンよこせ運動という形のものがインフルエンザがあったと、どうしてもそういう形なもんですからワクチンをどうしても受けなきゃならないということで行政に乗っけたのかなという私の印象を持っているわけですがそれ以上のことは存じません、その当時の。

今、おっしゃったのは専門家としての、学者としての意見ということではなしに漠然たる社会的風潮をそういうふうに自分でお感じになったということですか。

　はい、そういうことです。

昭和四二年に乳幼児に対する接種というのは原則としてやめるようにというふうになりましたけれども、そのときには証人は関与なさったというご証言でしたね。

　はい、そのときからです。

その際に、最初に導入したときにじゃ、どういう理由で乳幼児に対しては特別に勧めたんだと、その元々にの理由はこういうデーター、根拠に基づいているということを厚生省から何か、示されたものがありますでしょうか。

　存じません、覚えておりません。言ったほうがいいのかもしれませんが今、お答えできません。覚えてないからです。そのころそういうことが実際にあったのかどうかよく、わかりません。

その打合せ会、四二年の接種年齢の変更を決めるときに厚生省からそういうデーターが示されたかどうかについては記憶がないということですか。

　はい。

それとも、出されていないということですか。

　全然、わかりません。初めて出た会議のことで、四二年の段階で…。

裁判長

いや、普通会議をやるときに国のほうがやるときというのは資料を一応、そろえるだろうと思うんですけど、そういうことも覚えてはいないんですか。

　その資料もケースの、こんな例が起こったというプリントがあって、それを基に討議している。それは覚えております。

それはあるんですね。

　はい。それは覚えていますけれどもその前の資料というか、こういう通知でやっていたとかいう資料とかそういうものが配られたという印象は私はないもんですから。

原告代理人（河野）

昭和四二年、それから、昭和四六年になって正式に二歳以下の乳幼児に対しては接種をしないように勧めないというふうに接種年齢が変わりましたけれども、これはもちろんご存じですね。

はい。変わったことだけ知っております。

その理由としては乳幼児というのはワクチンによる副作用の危険性が高いということ、それから、もう一つは一般の家庭の乳幼児はそれほど感染の機会がないと、その二つだったと思うんですがそのとおりでしょうか。

だと思います。

一九六七年昭和四二年の段階で証人は乳幼児に対するインフルエンザワクチンの勧奨、勧奨接種というのは日本独特のもので欧米諸国にはそういうやり方は行なわれていないということをご存じでしたね。

四二年の当時にワクチンを勧奨する…。全部の外国がどういう形のワクチンを打っているかということはよくはわかりませんでしたけれども、日本というのは割合ワクチン予防接種の好きな国でございますので割合よく、やっていたんじゃないかというそんな感じは持っておりましたが。

いや、アメリカとかイギリスとかヨーロッパ諸国とかそういう所で乳幼児に対してまあ、強制接種に近いような形で独特な勧奨ということをしている国をご存じでしたか。

いや、あんまり…存じません。

それはないというふうに伺ってよろしいですか、そういうことが行なわれている国がないということをその当時はもう、証人ご存じだったんじゃありませんか。

四二年でございますね。

はい。乳幼児の接種をやめるようにした年なんですけれども。

インフルエンザのワクチンをインフルエンザを予防するというか、ある程度軽減するというか、そのために打つというのは年齢は理論的には、関係ないわけですね。で、それをポリシーとしてどういうふうにしていたかということその辺については私共はよく、わからないわけです。医学的なとか小児科とかそういうレベルでものを考えるときには子供に打ったときにそれがどのくらい効果があるかとかいう軽減作用、病気を軽くする作用、そういうものを期待して打つわけでございます。そのときに別に、変わりはないわけです、年齢の問題は。で、特別に乳幼児というのはかかったときに弱いだろうという予想があればある程度乳幼児を接種をやっていくということですね。

証人は小児科のお医者さんですから、諸外国で乳幼児に対して日本と同じようなワクチンの接種のやり方をしている国があったかどうかその当時ご存じありませんでしたかということなんですがいかがでしょうか。

日本はインフルエンザのワクチンについては外国とは違う形だろうと思います。全般的な接種ですね、乳幼児をということ、小児を中心とした接種という意味でございますか。

私は乳幼児のことについてだけ今、伺っています。

乳幼児というのは五歳未満という意味ですね。

さしあたり、二歳以下というふうに考えて下さって結構です。そのとき、昭和四二年のときに証人が関与されてそれまで乳幼児に対して接種するようにしていた接種を勧奨していたインフルエンザワクチンを乳幼児についてはやめましょうということを決めたわけですから、そのときに諸外国はどういうふうなやり方をしているかということを当然、証人はご存じではなかったかと思ってたのでそういうふうに伺ったんですがどうなんですか。

あまり、よく、存じません。

諸外国でどうであったかということご存じない。

はい。

そのときに厚生省からそういうことの説明もありませんでしたか。

はい。

諸外国でどういうふうにしているかというデーターの資料の提供というのもなかったわけですか。

はい、なかったと思います、当時。

証人は独自に小児科のお医者さんとしての立場でその当時アメリカで日本と同じような乳幼児に対する接種というのが行われていたかどうかということ全く、知らなかったわけですか。

はい、そうです。四二年の当時ですね。

はい。

はい。二歳以下の乳児についての話ですね。

はい。

（大きく、うなづく）

そうすると、その四二年のときに大きな接種年齢の変更があったわけですが、いったいその変更がどういう理由でどういう根拠で今まで特別に勧奨していたのにそれをやめて、今度はやめたほうがいいというふうになったのかということをどういうふうにして判断なさったんですか。

事故例が多かったということです、中止例が、それだけの理由です。

そのときに諸外国ではどういうふうにやっているかということを全然、考えもしなかったということになるんですか、その打合せ会では話にも出なかったわけですか。

私、記憶ありません。

そのときの事故例が多かったということですけれどもそれは昭和四〇年ごろからの事故例を検討なさったわけですね。

はい。

日本では昭和三二年から乳幼児の接種というのをしているわけですけれども三二年以降のデーターというのはありましたか。

その三二年当時のものはあまりなかったと思います。割合近い所の例を集めてきていたと思いますが正確には覚えておりません。何年度の例がどのくらいあったとかいう例ではよく、存じません。

接種を開始して以降乳幼児についてどのくらいの後遺症…、副作用が出ているかということについて厚生省では調べているということでしたか、そのとき。

そのときに調べているかどうかというところまではよく、わかりませんけれども、そのときに最近二、三年の分を中心にしてこういう経過の症例があるというような表は見ましたもんですからそのぐらいの調査はやっていたろうというふうには考えますけども、そのときに調査したのか、ずうっと前からコンスタントにやったものを集めたのかその辺のことは私はよく、わかりません。

それぞれのデーター全く、示されなかったわけですね。

はい。

それについてはどなたからも何の質問もなされなかったですか。いったい、日本で開始されて以降乳幼児についての事故はどうなんだということを全然話には出なかったということですか。

そういう細かいことまでその四二年の記憶にございません、残っておりませんが。

乳幼児というのは一般にワクチンの接種を受けた場合でもあるいは、普通の病気でもいろいろな思わないような変化が起きたりすると、あるいは、ワクチンの副作用が起きた場合に危険性が高いんではないかと、身体や神経系の被害を受ける可能性が高いんではないかということはこれは比較的常識的なことのように思うんですがいかがでしょうか。

一般論として子供は弱いんだという形で捕えられると思います。

それから、現在はインフルエンザワクチンの予防接種というのは小学生、中学生、高校生を中心に集団接種というやり方でやっていますけども、これは何のために行なっているというふうに証人は理解していますか。

インフルエンザの流行が始まるときに新聞などでもよく、出ておりますように学級閉鎖という形で出てくるわけでございます。で、学校のインフルエンザの流行の中心は小学生にある、それから、少し幅を広げれば幼稚園から中学、あるいは、高校、そういう所の学校内の流行というものが一番目立つわけです。その目立つ、流行が一番起こりやすい年齢層の所に予防接種をするというふうに理解しているわけでございます。

それはアジア風邪の流行のときにそういうデーターが幾つかあったということなんですね。

はい。

流行が増幅されるのは学校のような場所だけですか。

中心は学校だろうと思います。そうでない所の会社とか電車の中とかいう所でもありますけども、やはり子供に非常に大きな流行の山というものはそこの年齢の所にあるというふうに考えます。

そうすると、証人の考えでは学校において集団接種をすれば流行は制圧されなくちゃならないと思いますがいかがですか。

流行を制圧、完全に制圧できるかどうかはまた、別だと思うんです。

学校の場で増幅されるならばそこに集団接種をしてそれが効果があるのならば流行は起きないというふうに考えられるんですがいかがですか。

それほどきくワクチンじゃないでしょう、はしかとか何かがあればポリオみたいにこのくらい、きくワクチンならばそのくらいの少数やっただけできくだろうと思うんです。それがそれほど回りのほうまで全部完全にききうるかどうかそこまで期待しているわけじゃないんじゃないでしょうか。

インフルエンザというのは現実に現在に至るまで流行を制圧するという状態全然、実現できていませんね。

はい、世界的にどこにもできておりません。

今、学校で集団接種をしても流行を制圧できないということをおっしゃいましたけども、そしたら学校にわざわざそういうふうに多大の労力と費用をかけて接種をしているというのはどういう意味があるんですか。

これは行政とかいう立場を離れて私の立場で申上げますと一番流行の中心が小学生にあるんだと、流行の山になっている一番かかりやすい年齢にワクチンを打って少しでもその症状を軽くしてやるということは私は意味があるだろうと思うんです。

今、おっしゃったのは増幅を防ぐということではなくて、小学生中学生高校生ですか、そういう人達の個人的な予防といいますか、それを考えているという趣旨ですか。

はい。小学生に打てば小学生の免疫度上がりますからある程度きくわけですね。ところが、それをやったから全然、受けていない老人とか何かが守られるほどそれをやってない人まで完全に守るということまで期待はできないんじゃないでしょうか。

現実に行なわれている毎年、毎年集団接種というのは行なわれているわけですけれども、それがいったいどんな効果を持っているかということを流行の制圧にどれだけ役立っているかというようなことを数量的に把握するような方法論というのはあるんですか。

なかなかむずかしいと思いますね、やり方が。

現在のところ全く、ないといっていいんじゃないでしょうか。

なかなかやりにくいわけですね。ですから現実にワクチンを打ってどのくらいの効果があるかということを調べるぐらいがやっとだろうと思います。

そうすると、全国的な規模で毎年大量に行なわれている集団接種というのがいったいどんな行政効果、あるいは、公衆衛生上の効果を持っているかというのを全体的にきちんと把握する方法というのはないわけですね。

行政的にですか。

そういうことをご存じかどうかだけ答えていただければと思うんです。学問的に効果を判定する方法があるのかどうかということだけなんですがそういうこと関与なさっているんじゃないですか。

別にそこまで関与していません。私小児科の臨床家としてこのインフルエンザの予防接種をどこまでポリシーとしてやるかとかやらないとか、そこまで決めるという立場ではないわけです。

そういう点については専門的には全くご存じないということですか。

はい。

原告代理人（山川）

証人のお立場なんですけれども今のことにも関係するんですけれども、改訂、増補が重ねられております予防接種の手引というのがございますね。これは木村、平山両先生の執筆、編集にかかるものですね。

はい。

で、平山、木村両先生の著作論文というのは予防接種に関連して非常に多いし、それから、予防接種センター、こういう半ば厚生省の後援といいますか、非常に公的バックアップを受けた団体の関係で執筆しておられるのも多いわけなんですが、お二人はやっぱり、厚生省の予防接種行政に相当深く関連しておられるんではないですか。今、裁判所も言われたんですけど学者だ学者だと言われるんですけれども、あるときは学者であると言い、あるときは厚生省と非常に密接なアドバイザーとして出てこられるわけですので一学者のご意見だというふうには私、承らないんですけれども、そういう意味では厚生省に相当広く、深く関与しておられるわけでしょう。

その関与の仕方という程度でございますけれども私がこういうふうにタッチし始めたのは主に種痘の四五年の問題があってから以後でございます。で、そのときは種痘を中心に動いておりました。で、その次に新しく市販されるようになったはしかのワクチンとか風疹のワクチン、それから、前からやっておりました関係でポリオのワクチンこういう所は割合、密接に関与していたわけであります。それ以外の、日本脳炎とかBCGとかインフルエンザというようなものは大体が小児科の臨床の先生がそうメインになってタッチしたワクチンではございません。そういう関係からそういうもの決定したり方針を決めたりする場にはほとんど参画してないのが実情でございます。

私は禁忌と予診ということについて伺いたいと思いますけれども、まず、禁忌というのは、前回の証言や曖昧なものですから確認さしていただきますけども、予防接種を受ける側、宿主ということばも使われましたけれども、予防接種を受ける乳幼児の側の要因を一定範囲で列挙してこの人達には接種をしないと、それはそのような症状に該当する場合に接種をすると事故の蓋然性が経験的あるいは、科学的に高いということがわかっているからとそういうものだということでよろしいでしょうか。

その場合の事故というのがよく、わからないんですけれども…。

いえいえ、禁忌を定めていることの意味あるいは、禁忌の定義を。

非常に大ざっぱに言えばそういうことになります。

前回何か、その受ける側の身体的な条件というかそういう要因をなるべく調べて除外していこうというのが禁忌設定の理由だと言われたので、まあ、若干私のことば違いますけれどそういうことですね。

ええ。

そうすると、予診というのは問診を中心にしていろいろの方法を使ってそのように定められた禁忌に該当する乳幼児を除外しようという作業ですね、そうでしょうか。

はい、そう思います。

そうすると、前回、予診というのと禁忌というのを被告代理人が切り離されて伺ったんですけれども、予診と禁忌というのはそういう意味では一対のものになるわけですね。

はい。かなり密接な関係を持っているわけです。

禁忌を除外するための医学的作業とこういうことですね。接種に際して、

接種していいかどうかを判断するというのがよろしいですね。

そこで、予診の効果といいますか、意味合いについて被告代理人から、予診とか問診を完全にといいますか、可能な限り徹底させることによって副反応は防止できるはずだという意見があるわけですけれども、それについてはどうでしょう、そう質問があって、私は全然、自信がないと。

はい。

それから、ある程度お金をかけてかければわかるものもあるということは言えないのかというとわかりませんと、お金をかけても無理じゃないかと思いますと、そういうふうに非常に悲観的なことをおっしゃられたわけですが、この趣旨なんですけれども、事故が防止できるはずだというのに対して全然自信がないと、これは今、定められている禁忌を前提にして予診を丁寧にやってその禁忌に該当するものを除外したとしても事故は減らないと、減る自信はないということ意味ですか。

はい。

それからもう一つ、似たような問なんですけれども、禁忌を守ることによって事故が防げるかというふうにお尋ねしたいと、やや重複的に聞いておられるんですが、この点についても禁忌をいくら守ってもそのほかの所から事故が起こってくるということは十分予想されるとそういうお答えがあって、更に被告代理人の質問で、ただ、いろんな調査研究の結果段々そういう所は明らかになっていくのではなかろうかというふうに言ったらどこまでいくか私はあまり楽観的には考えていないと、このあとまあ、非常に悲観的なことをおっしゃっている。そうすると、この両方の質問に対するお答えを総合すると禁忌を定め予診を可能な限り徹底的にやったとしても事故は防げないとこういうことですね。

はい。

それが先生の前回のご趣旨ですね。

（うなづく）

これはそうでしょうか。

この場合禁忌を守るとか普通常識的に予防接種をやるときに病気のあるものはやめるとか、それから、慢性の病気なんかあって活動性の場合にはやめるとかそういうようなことはまず、普通常識でございますので受けないと、こういうのは禁忌を守るのか守らないのかということになるわけですがそういうものはやらないわけですね。で、実際にそれ以外の今の禁忌にかかっている項目を全部並べてみて例えば、種痘の場合に湿疹のある子供に種痘をやるときにはこれは湿疹を除外することによって種痘性湿疹とか何かを防げるということはありますね。そういう意味での禁忌を守るということは意味があるだろうと思うんですが、そういったところをやっても種痘はなくなってしまって湿疹の子供にやってはいけない予防接種というものは今、非常にひどいときにBCG程度であると、その程度のものになって、

種痘がなくなった時点のことじゃなく、種痘をやっていたときのことで答えて下さい。

やっていたときに守ればいいという禁忌の問題でこれは一般的な問題ですか、それとも、種痘がはいっているからということは種痘について特に言いたいということなのか。

いや、前回の質問は多分、予診一般禁忌一般について伺っていますのでそういう意味でお答えいただいて結構です。これは私が伺うのはそのようなご意見はどうも一般ではないと思うから伺うんですが前回おっしゃったのは正確でしょうか。

種痘があるときに種痘をやっているときに禁忌の中のあいうものを湿疹とかいろいろなものを除外することによって種痘の合併症のかなりな部分は減らせるということは言えます。ですけれども種痘脳炎というものを予防するときに禁忌を守ったためにできるかそれはかなり悲観的という意味でお答えしたと思います。

と、湿疹等に起因するものそういうのは防げると、だけどそれ以外は悲観的であると禁忌守ったからといって死亡だとか脳症脳炎だとか防げるわけではないとこういうわけですか。

はい。

ある人の意見によれば、湿疹だけではありませんよ、あるいは、これらの内の三分の二程度は防げるという意見もあるようですけれども、証人の今、述べられた意見はこれとは異なりますがいかがですか。

種痘の事故で大多数は皮膚の合併症です。神経系合併症はごく一部で大部分皮膚合併症であるとすると三分の二は皮膚合併症でそうすると、その部分はかなり防げるわけです。そうすれば禁忌を守ることによって防げる部分はかなりあるわけです。

今、ある方と申しましたけれどもこれは証人正にそのものなのですけれども、

（乙第一〇八号証の一、二を示す）

一三一ページです。「種痘合併症」という記載がありまして、湿疹に起因するものだけではなくて死亡だとか脳炎、脳症その他いろいろの合併症を上げられた上で、一三一ページ左側のコラムの一番下側「これら、合併症の約三分の二は禁忌をよく守り注意をすれば防ぎうるものであることも強調されている。」と、更に右の段には、「種痘に起因する以上のごとき合併症の発生は禁忌を守り十分な注意をすればかなりのものは防禦しうるものである。」というふうにおっしゃっておられるんで、前回、それから、今おっしゃったのとは趣旨が違うように思われますが。

予防接種の事故のかなりの部分は禁忌以外のところで出てきていると、特に種痘の場合にはその皮膚合併症の問題があるもんですから三分の二とかそういうような数字が出てくるわけでございますけれども。

だけど、これ皮膚合併症の三分の二というふうにおっしゃっているわけではありませんよ。

種痘の合併症の三分の二は皮膚合併症ですね。

これら合併症の約三分の二はというのは脳炎脳症ももちろん含んでいるわけでしょう。

はい。脳炎、脳症が三分の二になるわけとは思っておりません。

いえ、いえ、そうじゃないです。これら合併症という場合には皮膚合併症以外のものももちろ

ん、含んでいるわけでしょう。

　はい。

で、それらをひっくるめて三分の二は禁忌をよく、守れば防げるのではないかと、それから、かなりのものは防禦しうるのではないかという両方の表現があるわけですけれども。

その場合に例えば、痙攣のある子供を禁忌にした場合に種痘をやったために熱が出て痙攣を起こすということの事故は防げます。そういう意味では防げるわけです。しかし、そういうようなはっきりわかったものじゃなくてそういうものを守っても防ぎ切れないもののほうが多いという話で今の予防接種事故が起こっているわけでそういう形で。

わかりました。分けて伺いましょう。だから、まず、禁忌と定められているものを守ることによって、守ることは無意味ではないんでしょう。

　はい。

そんなものであればそういうもの必要ありませんね。

　はい、そうです。

ですから、決めたものをちゃんと、守ることによって防ぎうる部分というのは相当あるというのはこの乙第一〇八号証にも書いておられることですね。

　はい。

で、更に、今、証人が言われようとしたのは禁忌と定めていないよくわからない原因で起こるものもあると、これは今の科学の実情では防ぎ得ないのではないかとこういうわけですね。

　はい、そうです。

で、それはいったい、どの程度あると思われますか。

　種痘がなくなった最近起こってくる事故というもののほとんど全部は接種時に予見できない部分であるというふうに考えています。

それは今、起こっている事故のほとんどは禁忌を守っていても起こるものだという趣旨ですか。

　今、ほとんど予防接種の禁忌が守られておりますね。

その点はどうか知りませんが。

　ですから、そういう状態で今、起こっている事故というものはほとんど禁忌の項目を守る、守らないにかかわらず起ってくるものであると。

それではこう聞きましょう。禁忌を守っても、厳密に禁忌にあてはまる人を除外したとしてもなお、起こる事故がどの程度あるかどうかはわかってないわけでしょう。

　はい。

ですから、その問題は一応はずしますけれども、禁忌を守ることによって相当部分発生を防止しうるという事実はあるんでしょう。

　どの程度申上げていいのか私、よくわからないんですけど、相当程度なのかかなりな部分と言っていいのかある程度と言っていいのかわかりませんけれども、禁忌の効果というものはあると思います。

乙第一〇九号証の二、七ページの右側ですけれども、これは種痘のことに関連してですけれども中程に「合併症の予防には禁忌項目を十分守ることが必要である。」ということを書いておられますね。

　はい。これは今、種痘の話で言っていてよろしいわけですね、お答。

はい。種痘について言えば三分の二は防止しうるのではないかということ証人自ら書いておられますし、相当に効果があるわけでしょう。

　三分の二は防げるんではないかというのはアメリカの文献のコメントの引用です。

まあ、別に引用の出典も書いておられませんけれども、そうですか。

　はい。

で、種痘に関して言うならば一九七二年のＷＨＯの勧告の最後尾にも、勧告が五つあったと思いますけどその一番最後にも種痘に関する禁忌を守ることは非常に大事だという指摘もございますね。

　はい。

それから、日本で行なわれている集団予防接種を前提に考えていただきたいんですけれども、これを前提にして禁忌が定められているわけですね。

　はい。

で、ときどき被告のご主張にもあるんですけども、一定の症状は禁忌ではなくて単に、接種に当たって注意すべき事項に過ぎないんだと、で、注意すべき事項と禁忌とは分けて考えなくちゃいかんだろうというご意見があって証人の書いておられるものの中にもちょっと、そんな趣旨のものがあるんですけれども、集団接種の場において注意しろというのはできるんですか。具体的にはどういうふうにやるんでしょうか。

　問診票がございますね。で、問診票の中にいろいろ質問が書いてあってそれに対する答が書いてあってそれに対する答が書いてあるわけです。その適用の問題だと思うんです。

そうですね。で、私が伺っているのは、大体一時間に八〇人から一〇〇人をやるのがスタンダードな設定だとこうされている、そういう時間的制約があるときに注意をなさいというのはいったい、どういうどの程度のことができるものでしょうかという。

　注意というのは問診票を見てそれが禁忌に該当するか、あるいは、それほどまで、いかないのかそういうことを判定するそのランク付と考えていただければいいと思うんですが、それをやるのにそう手間はかかるわけではございません、禁忌をちょっと、見れば…。

実際問題としましてはまあ、四〇秒ぐらいの間に一人をやるわけでしょうから問診票も一応、目を通すわけでしょうから、その注意すべきだということは、結局、集団接種の場においては禁忌と同じ扱いをせざるを得ないということになりませんか。

はい。省けますね、その場は接種しないで帰る……。

しないということでしょうね。

はい。

で、実施要領にその場で禁忌に該当するかどうか疑いがあるときにはとりあえず接種しないでおいてあとで個別検査を経た上でやれというのはおそらくそういうことを踏まえてでしょうね。

はい。

それから、前回これは原告側からの質問なんですけれども、今の集団予防接種というのは小児科のお医者さんだけがやるわけではなくて様々の科のお医者さんがかり出されてというと恐縮ですけれども、出てきて全く臨時にやるわけですね。

はい。

その際に特に、乳幼児を相手にしての禁忌に当たるかどうか、あるいは、その場では要注意とすべきかどうかの判断はなか小児科以外のお医者にはむずかしいのではないかという質問をしたところ、予防接種するかしないかの判断は医師にとっては普通の常識であると、で、別に、むずかしいとも何とも思わないというのがお答えだったんですが、どうでしょうか、やっぱり小児科のお医者さんが乳幼児を常日ごろ生理や病理を見つけていく小児科のお医者さんがやられるほうがベターであることは事実でしょう。

それはそうです。

先程理想は家庭医がやることだと、で、家庭医というのはこの場合には多分、小児科のお医者さんを考えておられるんだと思いますが、それは子供の生育状況を見ているからだとおっしゃった趣旨からしても小児科医がやるほうが禁忌の判定等もやっぱり、よりよくあるいは、正確にできるということはお認めになるでしょう。

はい。

それから、禁忌と禁忌を予診によってどれほど慎重に検討して除外するかというこの効果にも関連しますが、渋谷区には医師会が中心になって運営している予防接種センターというのがございます、ご存じでしょうか。

はい。

ここでは接種を何かの理由により受けられなかった子供とか、あるいは、集団接種の現場で禁忌に該当するとしてはずされた子供達がきて接種を受けてもう、一〇年以上の歴史があるようですけれども、一〇〇万ぐらいすでに接種しているそうなんですがこれまで慎重な手続によって接種を行なっているせいかどうか知りませんが事故が一例もないという事実が報告されておりますがご存じでしょうか。

はい。

これあたりはやっぱり、慎重に予診をやって禁忌に該当する人をはずす、そういうやり方をすることの効果を端的に示してはいないでしょうか。

その効果も確かにあるかもしれませんけれども、もう一つは逆に予防接種事故で禁忌の問題とかいうことが非常に事故の問題が大きくなったために必要以上にはねちゃって集団接種の場では受けられないお子さんができてきている、そういうお子さんがそういう所にきてやっているわけです。その母数として当然、受けられる人がかなりきていることも確かだろうと思ってそういう意味では両方の効果があったと思います。

もちろん受けられないとして集団接種の場ではずされた子供達にとってはある意味では一つの救済手続なのかもしれないんですけれども、だけど、今までの統計データーによれば一〇〇万の接種をすれば、先程、午前中にも議論になりましたが、範囲の取り方によりますけれども二〇例から五〇例の事故が起こりうるわけですね。

はい。

で、この渋谷区のデーターではそういうことは起こってないと、で、特に疑わしいとしてはずされている子供達が普通よりは多いわけですね。

はい。

そういうことを考えますとやはり、慎重にやるということは相当の効果があるのではないかというのが端的な質問です。

その中で、種痘の例数が何人あるのかわかりませんし一緒に集団接種ではできないガンマー・ブロブリンなどを併用したこともあるだろうと思います。それから、弱毒ワクチンをかなり使っていったこともあるかもしれません。そういったところの成績がああいう形で出てきているだろうと思います。

いずれにしろ、個別接種的方法を取った場合の効果ということになりますね。

はい。

被告国指定代理人（楠本）

（乙第五七号証　文献集（Ｉ）九八ページ　図三―一を示す）

免疫度の調査で日本人の成人に免疫がかなりあると言えるとおっしゃったんですが、そのことをこの図でもう一度説明していただきたいんですが。

この一番下の実線の所でいきますとこの実線は年齢別に一週間目に水疱膿疱を示した例のパーセンテージを示しているわけで、一番下のこの実線の数はかなり免疫がない人であるということが言えます。そのうちの上の真ん中の線までの範囲は免疫がそこまで低下はしていないとある程度ビールスの増殖を許す程度の免疫、まだ、免疫は残存しているというふうに。それから、その真ん中の線よりも上のほうはかなり免疫が強くて接種しても赤い発赤が出る程度のものであるということになってまいりますと三〇歳、四〇歳というところで免疫がほんとうになくて初種痘に近いような反応を示しているものは二〇から三〇パーセントあるわけですけれども、それから上の所、特に中央の破線というかそこから上の所が約四〇パーセントありますけれども四〇パーセントのものはつまり、三〇歳、最後の接種から二〇年以上経った状態でかなり強い免疫を持っている。そして、その残りの二〇パーセントはかなり免疫は低下しているけれども種痘の反応をモディファイする、形象化する、あるいは、天然痘にかかってもかなり形象化のファクターとして働く程度の免疫を持っているグループであるということになると思います。

そうしますと、同じ書物の五四ページの総括の所で、「成人はもとより一般幼少にも免疫度はきわめて低率である」というふうな表現があるのはこれはどう理解したらいいんでしょうか。

これは完全に天然痘とか痘瘡を防止しうるほどの免疫を持っている免疫度についてみるとかなり低率であると、中間に形象化するという人数はかなりいるはずでございます。それをこの図のほうで示されているというふうに理解いたします。

この免疫度調査そのものがオリンピックというものが背景にあったということ前回もお聞きしたんですが、そういうものを備えてその免疫度の点で警戒を呼びかけるという意味もあったんでしょうか。

はい。これはこれから種痘の問題を大きく取り上げてなるべく免疫を付けておかなければ心配だというこれから海外からの流入例もはいってくるかもしれないというような予想を立てたときに、種痘の免疫度は少し低下しているというふうな表現に強く現わしたほうがよかったような時代じゃなかったかと思います。

次に、今日の反対尋問で、幼児の定期接種等を廃止できなかった理由として年長児初種痘の危険性ということが主だったという話だったんですが、そのほかには何か、ございませんでしょうか。

そういうわけで日本では免疫度が低下しているといってもかなり、成人の部分、年長の部分あるわけでございます。そういうものをある程度確保しておく、今まであったわけでそれを確保していきたいというようなことと、そういうところに追加接種をすれば免疫は早く上がるということで非常に種痘の免疫というのが絶対にかからないというほどの免疫でないのかもしれませんけれども、ある程度種痘をやっておけば軽くなるというのは一般的な常識だったと思います。その常識を正に示しているような数値がこの免疫度の調査で出ているんだろうと思います。で、そういうときにやはり、基礎免疫としてこういうような種痘を続けていくということは必要でもあるし、一回やっておけばその次のメモリーでかなり免疫が強くなる、で、この免疫度の調査の所でも一番最初の免疫というのは、種痘の免疫というものは割合早く下がりやすい二度目の免疫のほうはもう少し長く続くし三度目のほうが下がり方が少ないということも出ております。そういった所からある程度繰り返して種痘をやるということが長期間にわたる免疫を維持するためには有効であったというふうなことが言えると思います。

流入時に再種痘しなきゃならないにしてもその免疫が早く上がる、いわゆる、ブースター効果ですか、そういったものも含めた基礎免疫効果の維持ということも目的としていたということですか。

はい、種痘にはございます。

それから、甲第一四三号証の福富先生の論文を先程示されたんですがこの論文自体は昭和五三年の新しいものでございますが、これの基になっている同じ公衆衛生院の重松先生らの研究がやはり、種痘存廃を検討する伝染病予防調査会の資料にされたということは先生ご記憶ありませんでしょうか。

はい、あのときにかなり膨大な資料があったと思います。で、その中に重松先生などの疫学の先生公衆衛生的な立場から書かれた資料というものもかなりあったと思います。

それから、救済措置が四五年に実施されるまでは百日咳の副反応に関する公的調査は全然、なかったということがやはり、反対尋問で強調されたと思うんですが、完璧なものではなかったにしても沖中班のいわゆる、調査の中には百日咳の副反応も当然、含まれておりましたですね。

はい。

ただ、あの当時は種痘とか日本脳炎などのほうが数的にも多くてそちらが注目されたということでしょうか。

各種予防接種ということでかなり、沖中先生は続けておられるわけですね。ですから、最初の日本脳炎から出発したんだろうと思うんですけれどもそれで、段々とほかのワクチンが増えていったもんですから私、あの班には関係してないのでよく、わからないんですが、最初日本脳炎で始まってあとで百日咳のワクチンの副反応の調査も加わるようになったというふうに理解はしております。

原告代理人（広田）

（甲第五号証を示す）

三ページの下の「注」の所読んで下さい。

（黙読する）

これは一九四二年から一九五三年までのバリオラメジャーの流行に際して三六二ケースの内八九人が亡くなったということですね。

はい。

そして、その内六四ケースはワクチンを打ってない人であったと、四八・四パーセントが死亡したと書いてある。

うん……。

もう一度、ちょっと、訂正いたします。

つまり、接種を受けていなかった六四例中三一例が死亡して、死亡率は四八・四パーセントであると。

はい。

そして、感染前に接種を受けていた一一一例の内一五例が死亡したと。

はい。

で、死亡率は一三・五％であると。

うん。

ところが、接種を受けた例の中での死亡者は、すなわち、一五例の中ですね。この中で一例を除いてはすべて、二〇年以上前に接種した人であったと、その除いた一例というのは一三年前に接種を受けた一例であったと、こういうレポートがあるという記載ですね。

はい。

ということは、この報告からみますと、接種を受けて二〇年経てば結局、死亡すると、死亡に至る決して軽くはないんだということになりませんか、接種を受けて感染をしてですね。

これ何回受けたのかよく、わからないんですね。

それはそこには書いてありませんね。ただ、こういう報告もありますね。

そういう報告もありますね、確かに。その一つだと思いますけれども常識的にそんなにきかなくなるという感じは日本では持っていなかったと思います。

しかし、この表にもありますけれども、二〇年後には幼年期接種は流行を押える効果は極めて少ないか全くないという記載があるのは先程、
それは、一回の接種のことですね。

を、示しましたね。

はい。

と、乙第五七号証の先程の九八ページでしょうか、この表をご覧いただいてこれは特に、再種痘についての表は載っておりましたか。

これは一回受けた人がこのぐらい、それから、少し下がってまいりますけれども二度目の種痘で免疫が上がります。また、二回目の接種でその後免疫が少し下がってきますけれども三回目の接種で非常に効果があると。

そうするとこれは三回種痘を受けた人についての表なんでしょうか。

はい、そうです。

裁判長
それは第何表ですか。

原告代理人（広田）

三一一です。それはどこか記載がありますか。

確か……。

どうですか、それはあとで検討しますか。

はい。

そうしますと、この一番下のラインですね、これはきちんと善感する人の率ですね。

はい。

これがどうも一三歳を底にして年齢が上がるにしたがってこの善感率も上がっていると、これはどういうことを。

それは出てまいります。これは免疫がある程度低下していることを示していると思います。ですけれども、その結果が二〇年後にゼロになってしまうというような下がり方ではないということを示していると思います。

ただ、それがどのくらい感染を防禦する力になるかどうかについてはこの表は何も述べてないわけですね。

はい。


（以上　持　木　明）

東京地方裁判所民事第三四部
裁判所速記官　林　部　昭　子
裁判所速記官　村　田　淳　一
裁判所速記官　高　橋　ますみ
裁判所速記官　持　木　　　明

木村三生夫証人 (3)

附録第四号様式（証人調書）

事件の表示	昭和四八年(ワ)第　四七九三号　外

証人調書（この調書は、第五七回口頭弁論調書と一体となるものである。）

期日	昭和五七年一〇月二五日 午前・後 一〇時 〇分
氏名	木村　三生夫
年令	（略）
職業	大学教授
住所	（略）
宣誓その他の状況	裁判長は、宣誓の趣旨を告げ、証人がうそをいった場合の罰を注意し、別紙宣誓書を読みあげさせてその誓いをさせた。 後に尋問されることになっている証人は、在廷しない。

陳述の要領

別紙速記録および同末尾添付経過一覧のとおり

裁判所書記官　横　道　秀　幸

速記録

原本番号	昭和五〇年（民）第四〇〇号の一〇八
	昭和五七年一〇月二五日 第五七回口頭弁論 公判
事件番号	昭和四八年(ワ)第四七九三号
証人氏名	木村　三生夫

被告代理人（藤村）

私のほうから、ポリオを中心にして、若干、一般的なこと、たとえば、因果関係の一般的な問題、そういうことに関連して、お尋ねしたいと思います。まず、ポリオ関係に関連してご証言いただく前提として、簡単にご要約いただきたいんですが、ポリオ生ワクチンの反応が、今、問題になっておるわけですが、一般的に、野性のポリオウイルスの自然感染によって、一般的にはどういうふうな後遺症があるというふうに考えられてきておるんでしょうか。

ポリオのウイルス感染して出てくるのは、いわゆるポリオ様症状という、いわゆる急性灰白髄炎という病気でございます。ポリオウイルスというのは、急性灰白髄炎の患者から取れるということでその因果関係があるわけですけれども、ですから、そのポリオ様の症状というのは、症状は、急に大体、熱がある程度続いて、そして、熱がさがったと、下熱と前後して麻痺がくると。その麻痺は弛緩性麻痺であると、つまりダラッとした麻痺であると。腱反射とか、そういうものは出てこないと。で、そのダラッとした弛緩性麻痺が残ってゆくというのが、これが、後遺症の普通のもので、これがポリオの病気そのものだと思います。

乙第七九号証を示す

その二七ページ以下、これはポリオワクチンのことが書いてございますが、ここにも同様のことが書いてありますね。

はい。

先生の、今、おっしゃったこと、これは一般的なポリオウイルスの後遺症の見解だというように伺ってよろしいですね。

はい。

そこで、脳炎、あるいは脳症、これは、もちろん、症状としては違うものではございますけれども、これとポリオの自然感染ですね、これとの関連についてはいかがでしょうか。

ポリオの脳炎という形では、あまり、はっきりした記載は、ないんですけれども、いわゆる、脳炎あるいは脳炎様症状、そういうものが、ポリオの流行があったときに、ごくまれに出てくることがあります。それは、どの程度かというと、大流行があって、数千人の患者が出たとき、一人ぐらい脳炎みたいなものがあるということが、症例報告とそういう形で出てくる、極めてまれな状態だと思いますが、その因果関係は、昔のことなので、ウイルスの検査を充分にやっているのかどうか、よくわからないので、本当にポリオウイルスによっておこったものかどうかは、なかなか判断もむずかしいと思います。今のところ。

今の、脳炎のことなんですが、先ほど、最初におっしゃいましたポリオウイルスの後遺症ですね。

はい。

先ほど、おっしゃったのが、言ってみれば、典型的な後遺症類型というふうに理解されますね。

はい。

で、脳炎というのも、一つの後遺症の例として指摘されていることは指摘されているわけですね。

はい。

同じく乙七九号証の三六ページ、これはポリオ監視委員会が分類しました、いわゆる後遺症の臨床分類の形態なんですが、ここにＡＢＣ類型とございますね。

はい。

今、脳炎のことをお尋ねしたんですが、このＢの類型の中に、一応、入れてはあるわけですね。

いや、これは、ポリオ監視委員会が臨床分類の基準を作ったときに脳炎がおこり得るからという意味で作ったわけでなくて、ここに並んでいるのは、脳腫瘍とか、脳血管障害とか、それと並んで脳炎がここに書いてありますね、それから脳性麻痺と。そういうものと並んで書いてあるものですから、そういうようなものは、一応Ｃとしてポリオとは考えにくい症例として、あげた形になっておりますから、少し意味が違うと思います。

で、脳炎との関係では、先ほどおっしゃったようなことになると。

ええ。

それから、自然感染との関係で、もう一つだけ……。脳症は、いかがでしょうか。

脳症の概念が、今のような形でできてきたのは、まだ一九六一年からでございますので、

昭和三六年ごろですね。

はい。で、そのあと、ポリオの流行というものは、ほとんど、生ワクチンで押さえられてきているものですから、本物のポリオのときに脳症というものが、あるのかないのかということは、ちょっとわかりません。そして、実際には、脳症という記載は、前にはありませんし、昔、脳炎と言っていたものは、脳症も含めていたかもしれません。

要するに、厳密な分析等が必ずしも、行なわれていたわけではない。

はい。

データーの中にそういうものもあるということを前提にして見なければいけないということですか。

はい。

ところで、ポリオの生ワクチンのほうなんですけれども、これは、当然、生ワクが導入されて以後の話なんですが、やはり、野性のポリオウイルスと、類似の疾患といいますが、こういったものを後遺症として考えるということになるんでしょうか。

はい。ポリオの生ワクチンというのは、ポリオウイルスの非常に弱毒した形のもの、すなわち毒力の少ないものをワクチンとしているわけですね。ですから、野性のもとの、ウイルスが、ポリオ様症状を出す、その性質と似た症状が出てくるかどうかということが生ワクチンの場合の、一番の注目する点だろうと思います。

そうしますと、先ほどもお尋ねしましたが、脳炎、あるいは脳症と、ポリオ生ワクチンとの関連は、どういうふうなことになるんでしょうか。

脳症というものが、そういうわけで、あまりはっきりしませんけれども、ポリオ感染というようなもので脳症がおこるというのは、その後の脳症の考えの中でも、あまりないだろうと思っております。それから脳炎の問題ですけれども、昔、ポリオがあれだけ、はやったころにも、きわめてまれだと。そういうものが、生ワクチンのあとでおこるだろうかと、生ワクチンのウイルスによっておこるだろうかということも、気になるわけです。ですけれども、この生ワクチンウイルスは、猿の脳の中に、直接、ウイルスを注射してしまうというようなテストをしております。これは、検定の段階では、全部、やるわけです。そして、猿の脳の中にぶちこんでも大丈夫だというものが、検定合格しているわけです。そういうわけで、たとえ、昔のウイルスというか、野性のウイルスが脳炎をおこす性質がごくまれにあったとしても、その例というのは、もっと少なくなっているというふうに考えてもいいんじゃないかと思います。

それは、もう三六年に、いわゆる弱毒化のポリオワクチンが導入されて以後、同じように、

ええ、日本の検定の中に、それがはいっております。

ところで、ポリオのワクチンと、脳炎、脳症とを結びつける見解が、一部にないわけではありませんで、いくつか指摘されているわけなんですが。

はい。

これは、後ほどお尋ねいたしますけれども、その前に、因果関係ということが問題になる場合、先生は、医学的な見地から、どういう問題を基準にして因果関係というものをお考えになっているということご見解でしょうか。

一番の前提には、子供はいろんな病気をするわけです。で、それは、予防接種をする、しないにかかわらず、いつ、どんな病気がおこってくるかわからないという子供を対象にしているわけです。ですから、そのワクチンを打ったあとで、なにかおこってきたときに、ある特定の病気が、ある特定の時期に、ノーマルな、その病気の発生率を越えた頻度で出てくる、これだけの条件がどうしても必要になると思います。ですけれども、これを、全部、この条件を満足して、因果関係を決めてゆくというのは、なかなかむずかしい問題で、そこらのところが、今の、ワクチンの因果関係が、どうも、あいまいというか、いろんな意見が出て、これは、因果関係あるんだとか、ないんだとか言われているもとになっているんだろうと思うんです。

ところで、ポリオに限定してお尋ねしますけれども、昭和三六年に生ワクチンが導入されましたですね。

はい。

そのころから、副反応の判定、問題といいますか、そういうことも考えられていたわけでしょうか。

はい。ポリオの生ワクチンが導入されたというのは、今までの予防接種がなんとなくやられてきたのと違って、初めてポリオという、こわい病気、それを予防するのに生きたウイルスを使って予防するという形でございますので、どんなことがあるのか、非常に気になったわけです。そのために、本当に、このワクチンは、どの程度、きくのかという問題もさることながら、どんな副作用が出てくるのかというものを、学問的というか、非常に医学的に厳格な検討を始めたわけです。従って、今の意味で、因果関係を考えるきっかけになった、一番、最初の、出来事ではなかったかと思います。

ちなみに、昭和三六年ごろといいますと、北海道でしたか、ポリオの大流行した年の翌年ぐらいにあたりますね。

はい。

で、その際に、判定の基礎に、どういうことをお考えになったんでしょうか。

これは、その当時、アメリカでもポリオの副作用の問題を主にした検討が行なわれております。そういう基準もございます。そういったものを参考にして、日本で基準というか、因果関係を決める上の基準を決めてゆこうということだったわけですね。それは、大きく分けますと、臨床的に、どんな診断であるかということと、それから、もう一つは、ウイルス学的に、それがポリオ感染によったものであるかどうかということを検討するという、二本立になっていると思います。

乙七九号証の四二ページの日本ワクチンの「副作用」のところですが、今、昭和三六年、導入されたときの副反応の問題をお考えになって、その判定基準を臨床的な面と、ウイルス感染の有無と、ウイルス学的な見地から、そういったところにおくとおっしゃいましたが、臨床的な側面の中に、はいるのかもしれませんが、潜伏期間について、四～三〇日というふうな記載が、日本のワクチンにございますね。

はい。

これは、どういうことで、こういう潜伏期間が、算出されたんでしょうか。

これは、日本の潜伏期の検討もされたわけですけれども、アメリカの基準の四～三〇日と。これはアメリカの場合の四というのは、昔、ポリオが流行していた、このポリオの潜伏期の中で、一番最低のものが四日であったと。そのデーターに基いてアメリカでは決めていると。で、四日に発熱があって、麻痺は六日以後であるという条件が、アメリカで付いているわけです。そういう条件で、この潜伏期の、一番、前の最短のところを決めている。実際のポリオは、大体、一週間から二週間、場合によると、もう少し遅れて症状が出てまいります。ですから四日というのは、普通のポリオの潜伏期の中では極めて異例なところが四日であるというふうに考えます。

日本の場合は、四日というアメリカの報告例の一部を基準にしたわけですけれども。

はい。

そのけいれん、麻痺ですね、この六日というのは、いれられているんでしょうか。

六日というのは、はいっておりません。四日に発病するというだけです。で、丁度、そのころは、ポリオの流行があったわけですね。で、野性のウイルスがいっぱい、いるわけですから、そこでウイルス感染を受けている人に、ワクチンを飲ましてしまうこともあるわけです。そうすると、飲んだ当日、あるいは、その潜伏期の間に、飲んでいるわけですから、早く発病するものがある。ですから、そういう意味では、かなり早い四日とか五日に出た例というのは、その潜伏期の野性株であるという可能性が多分に考えられるわけです。

どちらかわからないと。

ええ、しかし、そのへんのところは、かなり、割り切って考えなければならないんじゃないかと思っております。

ところで、この法廷で、前回、白木先生がご証言なさいまして、いろんな角度から、因果関係について、国側の主張に反論をお加えになったわけですけれども、その中で、ポリオに関連した論文、およびご意見も示されておりますので、その関連でお尋ねしたいと思います。まず、

甲第一五九号証の一、二および甲第一六〇号証を示す

甲一六〇号証というのはクリュッケという人の論文でございまして、それを要約されたのが甲一五九号証の一、およびその中に載っている写真を抜すいされたのが、甲一五九号証の二ということのようですが、先生にも、この法廷に出るにあたりまして、そのクリュッケの論文をお読みいただきましたね。

はい。

そこで、内容的には非常にむずかしい問題が書いてあるのですが、まず、この論文をお読みになりまして、先生のほうは、これがポリオワクチンと、広い意味で、脳炎、脳症、この場合含めまして、なんらかの因果関係を基礎づける論文であるというふうにお考えでしょうか。

結論的に言いますと、このクリュッケさんの論文は、因果関係を認めた論文にはならないと、はっきり言えると思います。これは、この前にもう少し、いろいろ前提がありますので、少し、お話、申しあげますと、ポリオの生ワクチンの、先ほどの因果関係を決めるときに、ポリオの生ワクチンを飲んで、あとで麻痺がきたと、いわゆるポリオそのものという症状をもって、麻痺がきたと。こういうことが、本当にあるかどうか、これを決めなければならなかったわけです。で、そのときには、先ほどお話しになったような、少なくとも、ある程度

の潜伏期をもって、このポリオ様症状が出てくると。そして、普通、臨床的に…このワクチンとの因果関係じゃなくて、ポリオのウイルスの感染によってポリオがおきたということを言うのには、抗体をはかったり、便からウイルスが出たり、そういうことで、大抵、見当つくわけです。ところがこの場合には、ポリオの生ワクチンを飲んでいるわけですから、便からウイルスが出るのは当然です。数週間にわたってウイルスが出てきます。それから、抗体も、当然、上昇するわけです。ですから、それだけでは、本当に因果関係があったという証拠にならないんじゃないかというふうな反論も出てくるわけです。ですから、それ以上、じゃ証明する方法があるのかというと、あまりないわけですね。ですから、少なくとも、その条件で接種後の、ある潜伏期の、四日から三〇日という潜伏期の中で、ポリオという症状があって、そこで抗体があがったりウイルスがとれていれば、ワクチン投与との因果関係を否定しきれない例といって、ところで、コンパティブルケースという名前が付けられておるわけです。ですから、これは因果関係が、そのときにあると認めていたわけではなくて、そのくらいのきびしさを、もって、見ているわけですね。で、そういう意味で見ていったときに、ほかの症状が出たときにどう考えるのかということがあるわけですね。で、そういう形で、このクリュッケさんの論文を読ませていただいて、この論文が発表されたのは一九六六年、この論文の最初のほうに、ジョピックおよびコラー、あるいはペッティという人の論文を引用して書いてあります。これはその前の年に出た論文のことですけれども、丁度、このころは、六六年というと昭和四一年ですか、その前が四〇年、ドイツにおきましても、大体、世界的に、ポリオ生ワクチンが一般的に使われたのは、日本と大体、相前後しているわけです。で、そのころから、やはり、同じような考えで、このワクチンの副作用が、本当にどんなものがあるんだろうと、ポリオ様の麻痺というものが本当におこるのだろうか、あるいはそのほかの病気がおこるのだろうかということを、非常に気にしていた時代なわけです。で、そのときに、前の二つのクリュッケさんが引用している二の論文では、ポリオ生ワクチンを飲んだあとで、ポリオ様麻痺が出てくることはある、その可能性はあると。しかし、それ以外の非特異的な反応と言っておりますが、クリュッケさんも非特異的な反応という形で言っておりますけれども、アレルギー性の神経疾患として、多発性神経根炎、…まあ多発性神経炎でもいいんですが、それとか、脱髄性脳炎、いわゆるこの論文では静脈周囲性の脳炎と言っておりますけれども、こういったものはおきないと。おきる可能性は非常に少ないというようなことを言っているわけです。で、それを、丁度、この症例が、この中で脳炎の、このクリュッケさんの論文は、六例あげているわけで……

一六〇号証の四三ページ、これがその六例ですね。

ええ、六例あげておりますけれども、二例の急死例、それから、二例の多発性神経根炎、それから、二例の静脈周囲性の脳脊髄炎をあげている。この論文の中の一番のウェイトをかけたところは、最後の二例、静脈周囲性の脳脊髄炎ということになっております。そして、この病理という、神経病理学的な所見が詳しく書いてあります。で、この中で、神経病理的な記載というものは、非常にすばらしくよく書いてあります。ところがポリオ生ワクチンでおこったという証拠はなにもない。

剖検所見としては、これは、べつに異論のあるところではないと。

はい。この所見は、静脈周囲性の脳脊髄炎の所見であると。

それは、間違いない。

はい。ところがこれは、静脈周囲性脳脊髄炎というものが、なんのウイルスでおこったのか、なんの原因でおこったのかというものは、病理所見ではわからないわけです。そうすると、この中で、それを裏付けるものとしてウイルス感染の有無ということが問題になるわけですけれども、少なくともこの二例の症例では、ウイルス感染が出ていないと。それから、二四歳の男、これは両方とも、この二例の脳炎の例は、二四歳の男でございます。

その表で、どれと、どれか。

症例5と症例6です。で、これだけ、昔の時代ですから、二四歳の男というものは、これはゼロではないにしても、ほとんど全部が免疫もっているわけです。で、ポリオに対しての免疫は、かなりある可能性が強いわけです。で、そういうところにおこって、たまたま、これが抗体がないとか、免疫がない人におこったとすれば、もう少し、抗体が動いてもいいだろうと。この二例とも、抗体価というものは動いていない。

そこに数値が載っていますが、抗体価の変動を示す数値は出てないですね。

出ております。これは、四三ページの第Ⅱ表ですね。つまり、この第Ⅱ表というのは、経口ポリオ生ワクチン投与後の、原因が説明できない脳炎および多発性神経炎の疾病というのが、この標題です。それの5番の例を見ますと、これは、二四歳の男で、最初はポリオ様の症状であったけれども、二回目のシュウブがあって、横断性脊髄炎の所見があって、それから脳炎の所見が出てきたと。そして一二日後に発病して、三一日後に死亡したと。で、抗体価のほうは、中和抗体が、一四日に一型が一〇〇倍、二型が一〇〇倍、二一日後に一型が一〇〇倍二型が二〇〇倍、二七日後に一型が五〇倍、二型が二〇〇倍、三一日でしょうか、この字がよくわからないんですけれども、三一日後に一型が一〇〇倍、二型が一〇〇倍と。それから、そういう抗体価の動きというか、ほとんど変動がないと。それから、ワクチンを投与した後の中和抗体価にしては低い。前から持っていた抗体を暗示させるような数値になっているわけですね。それから、便は九日に検査しておりますけれども、ウイルスは分離されていない。それから、二日、および六日後にも、ウイルスは出ていないと。そして、このケースについて、前のペッティさんが引用しているんですけれども、この例では補体結合抗体価がインフルエンザのB型で、四〇倍になっているではないかというようなことがありますが、これはどの程度の意味をもっているか、私はわかりません。それから、もう一つ、ケースbのほうですが、これも二四歳の男ですけれども、ウイルスは三五日後、それから剖検をしたとき、これは二五日後に発病して、八〇日後に死亡した例ですけれども、三五日と、それから剖検をしたときの便と髄液からウイルス検査をしておりますけれども、これは陰性であると。それからポリオの中和抗体価は、一型が三二、二型が四、三型が六四倍ということで、これも、二四歳ということから言えば、昔から持っていたウイルス抗体価ということが、予想されると、想定されるような数値、これはいつやったのか、よくわかりませんけれども、少なくとも、三五日、……二五日から八〇日の間だろうと思いますので、そのころの抗体価として、これであれば、感染があった証拠にはならないと。

ワクチンによる感染を裏付けるものではないということですね。

はい。ですから、ワクチンによって、ポリオウイルスのように感染がないところにおきた、こういう症例、ワクチンとの因果関係を認めるほうが、無理でございます。

ちなみに、ポリオ自然感染の場合、ポリオウイルスですね、これは、そういう流行があるような背景があれば、本人の気がつかないうちに、免疫抗体をもつということは、

そういうことは、充分、あります。

これは、べつに珍しいことではない。

はい。ですから、これは、一人、患者が出れば、そのまわり一〇〇〇人ぐらいは感染しているだろう、あるいは一〇〇人感染している、五〇〇人感染しているとか、いろいろ言いますけれども、かなり不顕性感染がメインの病気と。そして、その中のごく一部だけが症状を出すという病気です。

それから、さっきのクリュッケさんがあげている症例5の、たとえば静脈周囲性の脳脊髄炎ですが、これはポリオワクチンというか、ほかの原因によっても生ずるものなんでしょうか。

これは、なんでもおこります。種痘後脳炎と同じ所見です。それから、はしか脳炎とも同じような所見です。原因がわからなくてもおこるかもしれません。そういうことで、この所見自身が、病源と特異的な反応で、ある病源のときにおこってくるものではないと。というのは、大体、いろんな感染原因があっても、終局的には、同じ反応するわけです。

クリュッケさんの論文はそのくらいにして……。もう一つあげられたものに埼玉医科大学の雑誌に掲載されました皆川さんの論文というのがありますね。これは、ポリオ生ワクと脳症との因果関係を基礎づけるものとして出されたものなんですが、

甲第一六一号証の一、二を示す

甲第一六二号証を示す

これも、先生、ご検討いただきましたね。

はい。

これは、白木先生自身が、日本でも初めてというより、世界的に初めてポリオと脳症を結び付けた報告例だという趣旨のことをご証言なさったと思うんですが、この論文については、いかがでしょうか。

これも、結論的に言いますと、七日後に脳症をおこしたという、そして、それで、後遺症を残して、亡くなったと。その剖検所見ですが。で、これは七日後におこったということで、ポリオ生ワクチンとの因果関係を想定しているようなんですけれども、そして、その意味でしょうか、ポリオ生ワクチン経口摂取によると書いてあります。この経口摂取による脳症というのが、どこからこの論文で出てくるのか、私はわかりません。ただ、偶然、たまたま、このポリオ生ワクチンをやってみたらば、七日後に出てきたんだと。その例だけで。で、これは、脳症がおきるとか、脳炎がおこるとかいうのは、非常に関心があるわけです。

先生方でも、関心はおもちだった。

はい。本当におこるんであったならば、一番初めての例、ポリオ生ワクチンを飲んだあとで脳症がおこるという論文は、私、初めて見たわけですけれども、そういう初めての論文で、これが、ウイルス学的とか、そういうような意味で、はっきりそれだけの根拠があるものを出していただきたいと。そこのところが、非常にあいまいな、剖検所見のあれだけで、たまたま、こんなものがあったよという程度の論文ですから、この論文そのものは、非常に貴重な、いろんな神経学的な記載がありますから、その意味はあります。ですけれども、生ワクチンとの因果関係を決める上では、この論文の価値はないというふうに考えます。

剖検所見は詳細であり、その面からは、極めて貴重な脳症後遺症の一つの論文ではあるけれども、

はい。

ウイルス感染が遺憾ながら、記入されていないと。

ええ、なにも書いてないですね。

それでは、ポリオ生ワクチンによるということは、言えないではないかということですか。

はい。

さっきのクリュッケさんの論文と、この皆川さんの論文とをお示ししましたけれども、いずれも、先生が非常に疑問に思っておられるのは、ウイルス感染の根拠が示されていないと、こういうことのようでございますね。

はい。

そうすると、こういう論文をもって、初めて、まあ、クリュッケさんのは、随分、古い論文なんですけれども、ポリオウイルスとの因果関係を立証するものとしては、一般には受入れられないと考えるのは、当然と言えば、当然のことなんでしょうか。

　はい。

もう一つ、白木先生がおっしゃっていることの中に、ポリオ生ワクは、猿の腎臓で増殖培養して作ったものだと。

　はい。

それを経口投与するんだから、いわゆる異種蛋白が体内にはいって、それが中枢神経系の副反応をおこすということも考えられるというのか、あり得るというのか、よくわからないんですけれども、そういうこともおっしゃっているようなんですが、こういう見解は、いかがなんでしょうか。

　私は、全然意味がわからないんです。そういうのは。というのは異種蛋白、猿だろうが、牛だろうが、馬だろうが、われわれ、肉、食べたり、卵食べたりしているわけですね。異種蛋白、全部、食べているわけです。それで脳炎がおきたとか、脳症がおきたという話聞いたことないわけです。これ、考えもしないことなんです。常識とか、医学常識を越えた話じゃないかと思います。

これは、要するに、経口投与ですから、われわれも、

　ワクチンであるから悪いと言っているような印象を受けるわけですね、そういうことは。

比較すれば、先生、今も、おっしゃいましたけれども、とりや、豚や、そういう腎臓を、われわれは食べますよね、そのまま。

　はい。

それと、同じように、猿の腎臓を食べた場合に、こういう反応がおきるかどうか、しかも、それが非常に弱毒化された、

　弱毒ではありません。肉ですから、細胞培養して、

腎臓そのものですね。

　それを、また、うすめて、なんか、そのエキスを、要するに、なにか肉をなめたらば脳炎がおきるというようなことを言っているような表現ですから、もう、問題にならないです。

二、三の論文等を示して、先生のご見解をお聞きしたわけですが、因果関係をいうものに、もう一度、たちもどりますと、因果関係があるんだろうか、ないんだろうかという関心が、たとえば、ポリオワクチンと、脳症脳炎との関係、これは先生も、大いにお持ちであるということですね。

　はい。

しかし、それを裏付けるには、やはり、相当の根拠がなければならんと。

　はい。

言ってみれば、非常に常識的なことなんですけれども。

　はい。

さっきのクリュッケさんの論文、それから皆川さんの論文も、これをくつがえすような論文ではないと。

　はい。それから今まで十数年経過しまして、脳炎とか脳症がはっきりおきるという論文は出てこないと。世界中で、皆さん気にしていると思うんです。ですけれども、この間に、何億というポリオ生ワクチンの接種が行なわれていると。それでも、そういうデーターは出てこないと。予防接種というものは、ものすごく大量というか、数が行なわれているわけです、世界で。そこのところで、おきた例を非常に、皆さん、気にしているわけです。その分析の積み重ねが、医学として、だんだん確立してくる。今になってみますと、脳炎とか脳症はポリオの生ワクチンではおきないんだというふうに決定づけてもいいような時代になっているわけです。もっと前の時代には、なにかもう少しおこるかどうかということを、かなり気にしていた時代で、そういった時代的な変遷というものはあると思います。ですから、今、教科書やなんか書くとして、副作用の問題書くとしたらば、ポリオ生ワクチンでは、一〇〇万人に一人ぐらいポリオ様の麻痺が出てくることがあるということは書いていいと思いますが、それ以外のものは、おそらく、私も、触れないです。

脳炎、脳症なんか、

　脳炎、脳症は、全然、触れないでおきます。

たとえば、因果関係というのを…。私はちょっと疑問に思うんですが、いろんなことを想定して考えますね。

　はい。

仮説を立てますね。

　はい。

その仮説があるということは、即、因果関係があるということには、当然ならんわけですね。

　はい。

その、いろんな考え方、原因関係を想定するということは、因果関係の中で問題にするとすれば、先生はどういうふうな位置付けを与えられるんでしょうか。

　……

常識的に、私なんか思うのは、ただ、ばく然とした可能性があるということ以上の、どれだけの意味があるのだろうかという疑問をもつわけなんですけれども、さまざまな仮説が立てられ

ますね。

はい。

そうした中には、そういったばく然とした可能性を示唆しているにすぎないようなものもあるということは、ないんでしょうか。

その中で、いろんなランクがありますね。たとえば、日本脳炎のワクチンを打ったならば、これは、脳物資がはいっている可能性がある……。非常に微量だけれども、残っているかもしれないと。狂犬病のワクチンで脱髄性の脳炎がおきる、日本脳炎の接種でもおこるんではないだろうかというような可能性を考えることもあるんですね。じゃ、日本脳炎のワクチンでそういうことを考えるならば、ほかのワクチンでおきるんだろうか、じゃ三種混合ワクチンでおきるんだろうか。たとえば、百日咳ワクチンでおこるんだろうかということは考えます。考えるけれども、その結果、いろいろ実際に、ものすごい接種行なわれて。だけれども、実際には、脳炎、おきないわけですね、百日咳ワクチンでは。おきるのは脳症だけなんです。そういうことの積み重ねがあって、出てくるわけですね、因果関係がはっきりしたものが。そういう意味で、それぞれのワクチンで、かなり、その突っ込み方というか、完全に出来上っているもの、これから作っていかなければならないもの、いろんな段階のものがあるように思います。

そういう因果関係の背景というものの複雑さというものが、あるようなんですが。

はい。

ここで取り上げておりますが、あとで簡単に触れますが、ポリオワクチンの副反応の患者とされている方々、いらっしゃるわけですが、これは、いずれも、予防接種法の救済認定を受けられた方なんですね。

はい。

そうすると、今、おっしゃった認定の背景には、そういう因果関係のものの見方ということを考慮して考える必要があるということになるんでしょうか。たとえば、今、申請があれば、否定されるようなケースも、あるんでしょうか。

はい。……先ほど、申しあげましたように、最初の段階は、あるか、ないかまだ検討しているとそして、そういうころに、もうかなり否定的だったわけですね。だけれども、否定的だけれども、本当に否定できるのかという時代でも、あったわけですね。そうすると、救済の対象にしなければならないという意見があるかもしれません。大部分の方は、否定と考えているけれども、本当にそうかという疑問をもつ人もいるかもしれない。そういう段階では、救済になったかもしれません。ですけれども、それから十数年たった現在になってみて、なお、これを、救済しなければならないかどうかということになってくると、私は疑問に思います。


（以上　古川　清）

被告代理人（藤村）

（本速記録末尾添付の証人作成のメモを示す）

総論的なことはそのぐらいにして、個別的なことをお伺いしますが、これは先生がきょう個別の証言をされるにあたって、先生のほうから、判断に必要と思われる重要な点についてメモしていただいたものですね。

はい。

それで、私の関係でお尋ねするのはこの中で、一一番の伊藤さん、二四番の井上さん、三八番の中村さん、四八番の小久保さん、五一番の大平さん、これだけですが、いずれもポリオの関連の方ですが、まず、たとえば三八番の中村真弥さんというのを見てください。これはもう、カルテその他関係資料は先生、検討されていらっしゃいますね。

はい。

ですから、その経緯等こまかいことは、ここで再度述べることは省略いたしますが、この関係資料を見られた結果、この中村真弥さんについては、因果関係についてどうお考えでしょうか。

これは、症状から言うと、脳症でございますね、で、それが起こったのが六日なんです。さきほども申し上げましたように、ポリオの脳症というものは、ちょっと考えられないんで……。

結局、脳症であることは、どうも、そのようだけれども、脳症というものと、そもそも、ポリオワクチンとの関連の結びつきがないと、こういうことですか。

はい。

これは、昭和四八年三月に救済認定を受けている患者ですね。

はい。

この患者さん、今日改めて診察するとすれば、どうなんでしょうか。

否定的だと思います。

否定されるであろうということですか。

はい……、私、自分が決めるわけではないんですが、私の意見は否定でございます。さきほどおっしゃったように、救済という観点から採用の余地がはいってくるかもしれないということでしょうか。

それもきわめて薄いんではないだろうかという感じがいたします。…皆さんも…。

認定委員の方の意見も……。

はい。意見も、おそらく……。

救済という観点から採用するにしてもですか。

はい。

この方について、準備書面で私どもが書いたこと、これも先生、検討して、みていただきましたね。

はい。

時間の関係でいちいち言えないんですが、特につけ加えることはございませんでしょうか。さきほど来お話しいただいていることですか。

はい。それだけでよろしいんじゃないでしょうか。

次に四八番の小久保さん、この方についてはいかがでしょうか、先生の御見解……。

これはですね、ポリオの生ワクチンを飲んだのが六月一〇日ですね、その当日から便がゆるくなって、軟便がずっと続いて、下痢が頻回にあって、嘔吐があって、という症状で……、四か月ということですね、四か月の乳児が下痢を起こしたと、その下痢の脱水とか……、むかし、消化不良という名前で呼んでいたこともありますが、今、下痢症……乳児嘔吐下痢症、まあ、時期的に、ちょっと、夏ですから、あれですけれども、そういったような症状ですね。この中で、急に激しい経過をとるものがありまして、脳炎症状とか、いわゆる高熱、意識障害、痙攣などを起こして死亡してしまう例というものがあるわけです。そういうものを、むかし、消化不良性中毒症と呼んでおりました。

これは、先生、小児科のお医者さんだから、おくわしいと思いますが、いわゆる乳幼児に、このような症状で死亡に至るということ……一般的にですね……、これはどうなんですか。きわめて稀なんでしょうか、それとも、乳幼児にはよくあることなんでしょうか。

むかし、よくありました。これで、下痢、腸炎で、死亡率がかなり高かった時代がありますけれども、その時代というのは、三八年ですから、まだ、下痢による死亡率がかなり高い時期ですね。今ですとこういうものが、治療がうまくいきとどくようになりましたので、きわめて少なくなりましたけれども、その消化不良性中毒症という診断、この当時の診断考えればそういうことになると思います。で、そういう形で亡くなった例であるというふうに言えると思いますし、そういたしますと、ポリオの生ワクチン飲んで、翌日からそういう症状が出てきて、ということは考えにくい。どういうわけか、この死亡診断書、敗血症と書いてあるんです。何で敗血症と書いたのか、私、よくわかりません。敗血症がほんとうであるなら、全然関係ないことになります。

いわゆる、その前駆症状的なものとして、下痢がポリオワクチンの副反応に伴うというようなことはいかがでしょうか。

ポリオの生ワクチンを投与して下痢が起こるということは、ずいぶん気にしたんだけど、あまりありませんですね、たとえば乳児院なんかで、ポリオの生ワクチン飲ましても、下痢という話は聞いたことないんです。ですけれども、ときどき下痢するということをよく言いますね、ですけれども、それが、ほんとうにポリオの生ワクチンによって起きたものなのか……。子どもは、ほかの原因でよく下痢するものですから、そういったものが重なっているのか、よくわかりません。このポリオの生ワクチンで下痢するかどうかというのは、非常に気になったことでもあるわけです。それで幾つか、あの当時に、実験的にというか、ポリオのウイルスがはいっていない、シロップだけの成分を飲ましたこともありましたでしょうし、それから、ワクチンを飲まして、そのあとの下痢の具合を、乳児院とか、そういうところで、ワクチン飲ませるときに、よく調べた、そういうところでみておりますと、下痢というものはほとんど出ていない……。

次に五一番の大平さんですが、これも似たようなことになりますでしょうね。

はい。この大平さんの場合の症状は、やはり同じような症状と言っていいですけれども、これ浣腸で粘結便が出ているということがありますし、そうすると、これは、細菌性の下痢症……。今になって考えますと、病原性大腸菌とか、あるいはサルモネラとか、何か、いろいろなものありますから、培養してみなければ、何かわかりませんけれども、そういうもので起こった下痢、そして、最後の段階で、ひきつけ、粘結便、コーヒー様吐瀉物があって死亡するという、まさにむかしの疫痢症状ですね、これは、むかしだったら、こういうのは疫痢と言ったと思います。

それから最初にもどりまして、一一番の伊藤純子さん、これはどうでしょうか。

伊藤純子さんは、これは、ポリオの生ワクチン飲んでから一〇日後に熱が出て痙攣があり、翌日に意識混濁して入院しておりまして、まあ、これも脳炎だか脳症だかよくわかりませんけれども、脳症状を起こしているだけしか、臨床的な症状が判断できるほど、そろっておりませんですね。ですけれども、いずれにしろ、脳炎か脳症ということが、このころに起こったとしても、さきほどのお話のように、因果関係があるということは考えられないです。

脳炎、脳症というのは何で起こるか、よくわからないけれども、起こっているということも、さきほど来、お話にあることなんですね。

はい。

たとえば風邪を引いて、その風邪のウイルスが脳に行って、なんらかの中枢神経疾患を起こすということもあるんでしょうか。

はい。脳症、特に子どもの急性脳症ですね、それは、風邪のような非常に軽い感染があって、それに付随して、急性脳症が起こるということはよくあります。

それから、二四番の井上さん、これは、ポリオとそれから、そのあとで二混をやってますね。

これはどうでしょうか。

　この場合に、五月一〇日にポリオの生ワクチンを飲んでいて、一二日発熱、五月一五日に下熱後発疹なんていう形は、これはあまりポリオと関係ないエピソードだと思います。

それは、どういうことでしょうか。

　たまたま、このときに風邪引いたか、あるいはこの熱がどのぐらい続いていたかよくわかりませんけれども、突発性発疹みたいなものだったかもしれません。そういうようなものが起こった。おそらく、偶発的な疾患でしょう。とすると。もう少し前に感染していて、ちょうど、潜伏期に、ポリオの生ワクチンを飲みましたから、こういう発熱とか、発疹が出た、実際の話というか、問題になっている症状というものは、熱が出て痙攣を起こして、脳炎症状が出たということなんですけれども、その時期がポリオの生ワクチンを飲んでから二九日後……、ポリオとは関係はないことは、さきほどお話ししました。それから、二混ワクチンを注射してから一二日後ということでございますが、二混ワクチンで何か起こるとすれば、脳症のはずです。そして、それが起こってくるのが、まず接種後当日あるいは翌日、このところに、ほとんど集中して起こってきているわけです。一二日後というのは考えにくい。そういうわけで、この例も、どちらのワクチンとも関係がない病気であるというふうに考えたいと思います。

たとえば、井上さんなんかのケース……、六月ですね、接種していますから、事故が起きたとされているころの年令は大体六月ぐらいですね。

　はい。

こういう時期の乳幼児の一般的な病気の罹患率といいますかね、これはどういうものなんでしょうか、あらゆる病気にどんどんかかっていくという時期なのか……。

　ちょうど、母親からの免疫が切れたところですね、たとえば、はしかのようなものですと、生まれてから、母親から免疫もらっていますので、六か月の段階ではほとんどかからない。これを過ぎますと、そろそろかかり始めるということになります。ポリオでもポリオのウイルス、むかし、母親が感染しておりますので、免疫がある程度あります。それが残って、ちょうど切れたところというぐらいが六か月だろうと思います。

ポリオの関係で、六月、一歳一月、九月、四月、五月と、今ここに挙げた例は……。そのぐらいで接種しているわけですが、いずれも乳幼児と言っていい年代ですね。

　はい。

もう一つ、この、今までに出されているカルテ等を見まして、私も疑問に思うんですが、予防接種の事故に関連して、いろいろなカルテが出されていますね。

　はい。

それ以外にどういう疾病に罹患していたか、こういうことに関連した、こまかい、詳細な記録というものは、これは、言ってみれば当然のことでしょうが、ないわけですが、そういうカルテに記載されていない、カルテからうかがわれないような病気、原因ですね、こういうものについて、どの程度念頭において判断しなければならないのかということなんですが、さきほどの先生のお話をお聞きして、まあ、ある程度うかがえたんですが、乳幼児期というのは、いろいろな病気にかかると、その偶発性という、予防接種の時期とたまたま偶然に重なって、そういう疾病が顕在化したんだと、こういうふうな主張を私どももしているわけですがね、そのときに、どういう病気にかかるかわからないと、いろいろな病気にかかる可能性があるということを、どの程度まともにとり上げていけばよろしいんでしょうか、書いてないかぎり、何も考慮する必要がないということなのか……。

　いや、普通の、自然発生の状態というか、みても、二歳未満の子どもは、脳炎とか脳症、起こりやすいわけですね。それから、そのほかの神経系の疾患も同じようによくかかるわけです。それがいつ起こるかというのはよくわかりません。それが感染に引続いて起こってくることもあるでしょうし、子どもというのは、免疫、全然もっていないわけですから、一つ一つ、ウイルスに感染したり、そういうもので卒業していくわけですね。その卒業する段階で何か起こってくる可能性もあるわけです。そのもとの病気、ウイルスとかそういうものが、不顕性感染とか、非常に目立たないような、ごく軽い風邪のような症状で起こってくるかもしれない。その、風邪のような症状が原因になって、脳炎とか脳症とか、多発性神経炎とか、いろいろな病気を起こしてくる可能性があるわけで、そういったものを、ワクチンとの因果関係を考えるのに、どうやって除いていくか、私どもは、このワクチンが因果関係があるというのは、これは切りすてるとか切りすてないとか、そういう問題じゃなくて、そういうものが起こってくるとすれば、次のワクチンを改良する道が開けるから、はっきり、これが、原因が、このワクチンではこの病気がこうして起こるんだということがわかってくれば、その病気を起こさないようにワクチンを改良する道というか、その方向が開けるわけです。それがあるから、ほんとうに、厳格に、それ起きるんだということを決めたいわけです。それがワクチン学というか、ワクチンをやってる学者とかウイルス学者とか細菌学者というものは、みんなそちらの考えでいるわけです。ですから、それに合いうるような、その医師に合うような因果関係のつめ方、ものすごくきびしい、学問的なつめ方ですけれども、その態度というものをすて去るわけにいかないわけです。

被告代理人（楠本）

まず、個別的なことから伺います。最初に、三二番、荒井豪彦君のケースですが、この方は生後六か月ぐらいで、調書添付のメモに書かれてある予防接種を受け、その後痙攣症状をくり返して、重症心身障害の状態で死亡された方でございますが、この方のカルテはごらんいただきましたね。

はい。

この中の、昭和医大のカルテによりますと、このメモに要約されていますように、一一月二五日に痙攣五～六分、熱、クェッションマークがついています。お母さんの証言では、これと違う事実も述べられておりますが、それはあとまわしにしまして、このカルテに記載されたことから判断されて、この痙攣というのはどういう性質のものと先生は判断されますか。

これ、いろいろなワクチンが重なっていて、なかなか判断、むずかしい例なんですけれども、一一月の二五日に、熱があるのかないのかわからないような状態で痙攣が起きている。それが六か月の子どもである。で、それがてんかんなんだろうかと、私どもはいちばん最初にそう考えます。こういう患者みましたとき…。六か月というのは、乳児では、熱がなくて、痙攣が起きる。これ一回でもそういうことがありますと、私どもは、それを考えるわけです。で、そのベースとして何があるんだろうか、生まれつきの脳の障害が隠れているかもしれない。あるいは、血管異常があるかもしれない。脳の形成障害があるかもしれない。出生時の障害があるかもしれない、いろいろなことを考えるわけですけれども、どうもなかなかそういうことがわかる例は、そう多くもないんですが、そして、そういう目で見ていったときに、じゃ、その痙攣というものは、ベースとして、やはり痙攣性の素因があるんじゃないんだろうかということが、いちばん最初にあたまに浮かぶわけですね。そして、そういうものが、種痘後一八日目ということですから、種痘によって起こってもいいかもしれない。種痘の熱の反応とか……。ところが、この場合の熱というのは、それより前に確か発熱していた例じゃないかと思うんです。一八日というと、種痘の熱は下がったあとになって、それが起こっている。だから、種痘の影響がどの程度であるのかよくわかりません。ですけれども、種痘と因果関係を否定するわけにもいかないのかなという気はいたします。それから、これは二混ワクチン後四日ということですから、四日というとまず影響がなくなるころだろうと……。普通は二混後の痙攣が起きてくるというのは、当日か、ほとんど翌日までですから、その後というのは、あまり因果関係ははっきりしない。そういうような形で痙攣が起きている。ところが、そういう目で、さきほどの痙攣性素因という立場でみてきますと、そのあと、入浴したあとで痙攣を起こすと、熱がない痙攣が起きてくる。そうすると、このころに、乳児の一過性痙攣というような診断も受けております。それから、脳波が正常範囲ということも言われています。この痙攣精査のために入院したというのは、そういう、てんかんの問題があるんだろうか、あるいは脳障害があるんだろうかというようなことを考えたんだろうと思います。それを確かめたくて入院して検査したけれども、そういう診断をつけることができなくて、まあ、乳児の痙攣、……一過性であるかどうかはちょっと問題があると思います。この診断で……。これは、その後にも出てくるわけですけれども、乳児痙攣……。この、乳児に痙攣を起こした例というのは、大体予後が悪いんです。あとでてんかんになってきたり、あるいは、何か、もう少し脳の疾患がはっきりしてきたり、いろいろなことが起こりやすいわけです。普通、一歳とかそのぐらいで、よく、熱性痙攣起こしますけれども、あの熱性痙攣とは、私どもは区別してこれを考えております。そういう経過からいたしますと、その後の経過をずっとみていくと、これは、てんかん性のものというふうに考えなければならないんじゃないんだろうか、そうすると、じゃ、予防接種の因果関係というのは、最初の一一月二五日の痙攣というものは、なんらかの影響があることを否定できないかもしれない。だけれども、その後の痙攣が起きたということについては、予防接種の関係はない。したがって、その後に起こった障害というものも関係がないというふうに考えたいと思います。

今の御見解は、この一一月二五日の痙攣が五～六分と書かれている、このことと関係ございますか。

はい。

それは、どういう意味でこの時間が問題なんでしょうか。この五～六分の痙攣があったということが、この今の判断の材料になるというのは、どういうわけなんでしょうか。

これはですね、痙攣が五～六分というのは、あとに障害を残さないわけです、ほとんど…。いわゆる急性脳症ではないということですね。もし、これが非常に、急性脳症が考えられるような症状であるならば、あとも考える。予防接種というものが、てんかんという病気をつくることはないというのが、今の考え方ですね。ベースからてんかんがあった子どもが、予防接種によって、第一回の発作が起きる。あるいは、前に痙攣があった子どもが、その発作が誘発されて痙攣を起こす、発作の誘発ということはあるわけですけれども、それからあとのてんかんそのものという、その病気を予防接種がつくるということはない。もし、脳炎とか何かがあって、その後遺症としててんかんが起きる、これはわかります。そういう脳炎、脳症がない状態で、てんかんを予防接種がつくってしまうという考え方というものは、私はないと思います。ですから、そういう考え方からいきますと、これは、第一回の発作を誘発した可能性は否定できないけれども、それ以後のけいれんについては無関係であるというふうに考えたいと思います。

甲第四三二号証の四を示す

そういうメモとか、お母さんの供述によりますと、このカルテに書かれたほかに、一一月一六日に、四〇度ぐらいの発熱と、痙攣があったと述べられていまして、ただし、時間その他は特に述べられておりませんが、その後も、一二月一〇日ぐらいの間に、数回、小さな痙攣があったと言われておりますが、もし、そういう事実があったとすると、今の点はどうなりますでしょうか。

このころに、そういう乳児痙攣が、そういう形で起こってくるということはよくあります。それを全部予防接種のほうに引きつけるというわけにはいかないんじゃないかと思います。

船津医院の診断書で、咽頭炎と診断されている、それによることも考えられるわけでしょうか。咽頭炎というのを、子どもはよく起こすわけですから、この咽頭炎による発熱、そういうものが痙攣を誘発するということは、十分考えられるわけですね。

白木証人は、このケースについて、一六日とみて種痘後九日、二五日とみて二混後四日であるから、自然曲線の中だから、ありうることだと……。で、予防接種との関係を疑わざるをえないと、で、てんかんの素因があれば六か月以内に発作があったと考えられると、痙攣があるということは脳障害があるといった意味のことを述べられておりますが……。

この痙攣が、種痘によって起こった脳症の非常に軽い例であるかという考え方をしているんじゃないかと思うんです。そうではなくて、これは、痙攣五～六分という状態からいくと、脳症ということは、ちょっと考えられませんですね。ですからそういう意味で、熱もなくて、ただ痙攣が五～六分あったから脳症だというわけにはいかないんだと、しかし、痙攣を誘発した要因として、種痘が関連している可能性は否定できないだろうと、一六日という問題ですね。一一月一六日に何かあったとすると、種痘後九日目になりますね。一六日とすると、この二混のほうは影響がよけい少なくなる。二回目の接種の前になってしまいまして、種痘だけになります。そのときに熱が出て、痙攣が起きた。たとえ、一過性でも、それは関係あるかもしれませんですけれども、その程度のものがあとから影響するとは思わない…。

次に三三番、清水一弘君について伺います。この方も生後六か月ぐらいで、二種混合ワクチン接種を受けた当日に、高熱と痙攣があって、その後も痙攣が反復されて、てんかん、精神薄弱の状態にある方ですが、この方の診断書、証明書などもむろん御検討いただいたわけですね。

はい。

この方については、カルテが出ていないわけなんですが、お母さんの供述を若干補足いたしますと、六月七日から六月二五日、東大に行くまでに、痙攣が一回ないし二回、あるいは二回以上とも言っておりまして、若干、回数がはっきりしませんが、痙攣の時間は、第一回ははっきりわからないが、第二回は五〇分ぐらいと述べております。それから、女子医大の証明書で仮死出産という証明書がありますけれども、お母さんによりますと、これは、へその緒が巻きついていたと、聞いたと言ったのを、先生が、推定でこう書いたんだと、こういうことを述べられております。そういう資料にもとづいてお聞きしたいと思いますが、まず、その前にへその緒が巻きついたというだけなら、仮死出産とは必ずしもならないわけですね。

はい。臍帯纏絡なんていう記載をして、そのときに、呼吸困難というか、呼吸障害まで起こしてくれば、仮死出産という言葉が使われると思いますけれども、臍帯纏絡だけでは仮死まではいかないと思います。

この方の場合は母子手帳を見ましても、正常とありますので、二、五〇〇グラムの未熟児ではあるようですが、これについては、お母さんの言われているようなことはありうると考えてよろしいでしょうか。

はい。

そこで、そういう資料にもとづいてお聞きしたいと思いますが、この六月七日、接種当日の高い熱、これは、接種と関係があるとみてよろしいんでしょうか。

はい。これは、さきほどの例よりも、はっきりワクチンの影響と考えたいと思います。

で、当日の痙攣、それからその後反復されて、熱がなくても起こるようになった痙攣、てんかん症状と、この二種混合その他の予防接種との関係については、どう考えたらよろしいんでしょう。

これはですね、四〇度の熱と痙攣があって、それから、六月の二五日から痙攣反復ということなんですけれども、そういう意味で考えてみますと、かなり間があいておりますので、この時期、六月二五日からの痙攣反復に、二混の影響、それがあったとは思えない。二混の影響は、この当日の四〇度Cの発熱……、その、痙攣素因というものがあるものですから、その発熱によって痙攣を起こした。で、てんかんというのは、元来、非常に素因の強いもので、素因の強いところに、ほかのファクターが加わって発作を起こすわけですから、あとで、この子どもさんはてんかんと診断されているわけですから、これは初めからてんかんの子どもであったというふうに考えたいと思います。

その六月七日から二五日までの間は、痙攣がなかったのかどうかがちょっとはっきりしないところもあるんですが、そうしますと、今のお話は、荒井君について述べていただいたと同じように、初回の発作の誘因にはなっている可能性はあるが、その後の発症したてんかんについてまで因果関係が及んでいるとは考えられないということでしょうか。

はい。

白木証人は、この方について、六月七日の痙攣自体が脳の器質的障害を十分疑わせる。てんかん素因を断定する根拠は何もない。時間的空間的な、非常に密接な因果関係があると述べておられますが、これについて何かコメントしていただけたら……。

空間的というのが、よくわからないんですが、この、四〇度Cで痙攣を起こした。発熱して痙攣を起こせば、すぐ脳障害というわけにはいかないんじゃないかと思います。子どもさんがよく熱を出して痙攣起こします。四〇度で、痙攣五分とか一〇分とかいうことを経験した方はたくさんいるわけで、幼稚園で調べてみれば、少なくとも、一〇人に一人はそういう経験をもっているわけです。それがノーマルな経過を示しているわけです。で、痙攣がこれだけ反復しているとすれば、これは当然てんかんと考えるわけです。そして、そのために、この先生もてんかんと診断して投薬しているわけですね。ただ、脳波のほうではっきりしたてんかん波がないということなんですけれども、これはまずてんかんになるということをはっきり予想した上で考えているわけで、この治療した先生も、初めからのてんかん素因を考えているわけです。じゃ、このてんかん素因というものが、四〇度Cの発熱と痙攣によってできたものかどうかということは、普通予防接種によっててんかんが起きるとは考えていないものですから、このときも、おそらく、てんかん素因がベースにあったに違いない、だから、四〇度の熱を出したときに痙攣を起こしたんだと、そういうように考えたほうがいいと思います。ですから、そういう意味では、この四〇度Cの発熱と痙攣のときの、六月七日の発作は、因果関係があるかもしれないけれども、それからあとのてんかんのこの経過には影響はしていないというふうに考えたいと思います。ただ、今のお話で、お母さんのほうから、四〇度Cの発熱とけいれんがあった後に、しばしば痙攣が、この六月二五日までも、何回も起こしている……。

何回もとはおっしゃってませんが、何回かあったようでもあるんですが……。

　もし、何回もあるとすれば、あたかもてんかんを起こしたようにみえますですね。そういう意味から、因果関係というか……、実際の判断というのは、そのてんかんをつくったわけではないんだけれども、そういうふうにみえるとすると、救済とかいう立場ではとらざるをえない立場のほうが強くなるかもしれません。因果関係を考えて……。

それでは、次に四五番大川勝生君のことについて伺います。この方は一七歳、高校三年のときに、学校で日本脳炎ワクチンの接種を受けた、その六日後に死亡されているわけですが、この方の資料もごらんいただきましたですね。

　はい。

乙第四四五号証の一ないし四を示す

それで、証言などから若干補足いたしますと少なくとも、高校二年までは欠席日数は特に多いというほどではなくて、野球選手でもあったと、しかし中学のころからぜんそくの治療を受けておられて、名大の専門医のところに行ったこともある、近くの岡田医師、別の町の福吉医師などから薬をもらっておられたということなんですが、この岡田医師のところのカルテでも、そういう気管支ぜんそく、あるいは気管支炎、肋間神経痛の病名で治療、投薬がされておりますね。

　はい。

ここで出ておるお薬は、どういうものでございましょうか。

　エフェドリンとかコデイン散とかアスベリンとか、あとは固型薬のようなあれですから、大体、ぜんそくというか、咳の薬ですね。

栄養剤とか滋養薬と言われるものはいっておりませんか。

　そういうものではないと思います。特にビタミン剤をたくさんやるとかそういうようなものではないと思います。

この回数が、これは四三年でございますが、四月中もかなり多くて、そのあと五月の下旬にはいってまたふえておるというわけなんですが、それで、五月末、六月にはいって、これは具合が悪くなってからだと思いますが、こういったことから、特にその亡くなった時期に近づくにつれて、かなり強いぜんそくなんかの発作をくり返していたということは推定できるんでしょうか。

　はい。そうですね。前の、四月の、このころに咳の薬が出ておりますけれども、あとになって使っている薬が少し強い薬というか、はっきりぜんそくの発作を抑制しようという意思をもって使っているような薬ですね、そういう薬に種類も変わってきておりますね、そういうものが加わっておりますね、そういうようなことから、ぜんそくの発作というか、ぜんそく自身は少し重くなってきていたというように考えてもいいんじゃないかと思います。

甲第四四五号証の七を示す

五月三〇日に、日本脳炎の予防接種があったようなんですが、その翌日はいったん登校して、途中で具合が悪くて早退をした。で、翌日から休んでいるわけですが、亡くなる当日はこの経過報告、それからお母さんの供述によりますと、午前四時から六時ごろまで、グッスリ眠った、七時ごろから落着きをみせて、午後一時ごろまで笑顔でいろいろ話していた、朝、学校へ行くとも言っていた。ところが、午後一時から二時ごろまで寝て、二時に起きたあと、それまでと行動が正反対で、ムックリとび起きた。それで、二階に上がったようなんですが、窓にもたれるようにして、うつむくようにして亡くなっていた、こういうことでございますが……。

原告代理人（大野）

証言を援用していただくなら、そのことだけじゃなくて、その後の経過ですね、どういうおかしな症状を生じたかということも言っていただかないと……。

被告代理人（楠本）

あとで当然お聞きするつもりだったんですが……。

原告代理人（大野）

　客観的な経過は述べていただいた上でお聞きいただいたほうがフェアだと思います。

被告代理人（楠本）

それじゃ、まとめてお聞きしますが、そういう記載や供述が一方であり、また、そのお母さんの供述では、これは予防接種後の、具合が悪くなってからの時期にあったことのようなんですが、死んだおばあちゃんが来ていると言ったり、氷をむちゃくちゃに噛んだり、御飯をガツガツ食べたというような行動が見られたと、それから、熱、頭痛もあったようだ、ということを言われています。なお、亡くなったときには、むろん、お医者さんが呼ばれたんですが、それはもう間に合わなかった、岡田医師は、乙第四四五号証の二の診断書で、直接死因は気管支ぜんそくと、こう記載されているということなんですが、この方の死亡の原因を、先生はどういうふうに考えられますか。

よくわかりませんですね。この例は……。亡くなるときの状態というのは、その直前にだれもこの方が亡くなるということは予想しなかったような、そんな病気があったわけでもなさそうですね。で、何も予想しないような状況で、二階に上がって間もなく、亡くなっているということで、やはり、これは臨床的な診断をつけろと言えば、突然死または急死、いわゆる、予期せざる急死という、アンエクスペクテッド・サドン・デス、そういうような範疇にはいる病気ではないかと思います。

前に、先生に、乳児の突然死のお話をしていただいたんですが、こういう高校生ぐらいになっても、そういうことはありえますか。

はい。ありえます。これが、解剖してないものですから、それがどんな状態であるのか、よくわかりません。

日本脳炎ワクチンの副反応として、こうした死亡が起こることはありうるでしょうか。

急死自身が、理由がわからないわけですから、それが、日本脳炎にかぎらず、どのワクチンとも因果関係がはっきりしているものはないだろうと思います。もし、非常に副反応の強いワクチンを刺したら、急にその日に亡くなったとか、そういうショックみたいな状態で亡くなるんならば、ありうるかもしれませんけれども、ワクチンとしての副作用が考えられない急死という形で起こっているとすれば、これは関係がない……。

さきほど、引用しました、お母さんが言われている、異常行動のようなもの、これは、いわゆる脳炎とか脳症といったような症状と認める余地はありますでしょうか。

精神症状みたいですね。精神症状と言うんだから、脳に何かがあるのかもしれません。脳炎の症状にしては、ちょっとタイプが違うように思います。

どういう点でですか。

というのが、いわゆる、脳炎というのが、熱を出して痙攣起こして、意識障害を起こすとか、そこのところで少し、精神障害が加わってくるとか、そういう形ですけれども、これは精神症状だけですね。今のお話、お母さんのそれを聞きますと……。そういうようなところで、脳炎まで考えるのはちょっと行きすぎじゃないかなと考えます。

一時的にこの熱の影響などで、そういう何か幻覚があるいはあったのかもしれないんですが、そのあとではまた学校へ行くとも言っておられるし、そういうことからみて、普通の脳炎の症状とされているようなものとは違うということですか。

かなり違いますね。

白木証人は、このケースについて、日本脳炎ワクチンで、アレルギー性脳脊髄炎が起こる場合があると、接種後六日目なので、一応、アレルギー性のものが考えられると言われておりますが、いかがでしょうか。

アレルギー性脳脊髄炎が起きて亡くなったというわけですか……。その亡くなった原因がアレルギー性脳脊髄炎であると……。

いえ、そうはっきりは言っておられませんが、そういうことも一応考えるべきだという意味に解したんですが……。

もし、解剖して、そうであるというならば、そうなんですけれども、この症状が、あくまで、急死ですね。で、その状態でアレルギー性脳脊髄炎、つまり、脳炎、脊髄炎という症状が、あまりにもないんですね。この、今までの臨床症状の経過から言って、脳炎とか脊髄炎を予想するものがないわけです。症状として……、何も症状のないものを、脳炎、脊髄炎であると言われても、私は、臨床的には、ちょっと考えにくい。少なくとも、亡くなるほどの……。脳炎で亡くなるとすれば、少なくとも、たとえば、一時間とか、二時間とか、少なくとも、あるいは三〇分でもいいですから、そのぐらいのときに、何かの神経症状痙攣とか意識障害とか、こういうものが出てこないと、脳炎とか脳症とかいうことにはならないと思います。

白木証人は、また、日本脳炎ワクチンで、アレルギー性の多発性神経炎を起こした例もあるが、この例でも、心臓や呼吸を養っている自律神経系にそれが起これば、突然死はありうると、肋間神経痛というのも、この関係で無視できないと言われておりますが、いかがでしょうか。

肋間神経痛というのは、いつから起こったんでしょうか。

このカルテの記載で、四月……。

ワクチン接種する前ですね。

はい。

だったら、これは、肋間神経痛は関係ないでしょうし、それから、もし、それが続いて、それが自律神経の影響だと……。自律神経の多発神経炎というのは、私、あまり考えたことないんですから……。

そういう例はあるんでしょうか。

私はあまり聞いたことありません。

（以上　田　甫　力　弥）

被告代理人（楠本）

私の担当しているのは、高橋君と依田君という、インフルエンザ予防接種が問題となっている二人のケースですが、その前にインフルエンザワクチンの副反応に関する一般的なことを少しお聞きいたしますが、インフルエンザワクチンでは無論インフルエンザウィルス自体は不活化されてるわけでございますね。

はい。

そうしますと、いわゆるウィルス増殖型の脳炎と言われるものは、考えられないわけですか。

はい。

一般にインフルエンザワクチンの副反応として、発熱であるとか急性脳症の例が、僅かではあるけれどもある、と言われているようですが、これはどういうことによると考えられるでしょうか。

以前のインフルエンザワクチンは子供に注射するとよく熱を出しましたし、その発熱というのがインフルエンザワクチンの何によるのか、よく分かりませんけれども、そういうものが原因となって急性脳症を起こすと。それから、熱を出すとか、まあ、この熱によって痙攣を誘発するとか、その痙攣が激しくなって脳症と同じような形になるとか、いろんなことが考えられますけれども、接種して間もない時期にそういうことがしばしば起こります。

それでは、インフルエンザワクチンによってアレルギー性の神経疾患、特に脳炎等が起こり得るかどうかについては、どう考えられていますでしょうか。

非常に難しい問題でございます。インフルエンザワクチンというのは、卵でインフルエンザビールスを増殖させて、それから、昔の場合はある程度精製して、そしてインフルエンザビールスを殺してワクチンにするわけですね。すると、この中で、日本脳炎のワクチンとか狂犬病のワクチンと同じような神経性の組織というものは含まれてないわけです。ですから、そういうインフルエンザワクチンによって、狂犬病とか日本脳炎ワクチンに考えられているようなアレルギー性の脳脊髄炎、こういうものが起こり得るかどうかというのは、大体疑問視されていたわけです。で、その内にインフルエンザワクチンというのは、非常にたくさんと言うか、大量と言うか、人数が多く打たれるわけでございます。で、そういう中に時々、インフルエンザワクチンを接種した何日間か後で、アレルギー性の脳炎と考えられるような例とか、あるいは脳炎、そういうものが起きることがあったと、そういう症例報告が時々出て参ります。それで、ほんとにこれがインフルエンザワクチンによってできたものかどうかというものが、知りたいわけでございます。で、恐らく世界中が知りたいところだと思うんですが、今のところまだ結論出ていない、というところだと思います。で、その中で日本でインフルエンザワクチンというのが打たれている数、恐らく毎年千万台のオーダーで打たれているわけです。そういたしますと、打ってから一か月とか、そのくらいの期間を考えてみますと、その間にいろんな脳炎とか、いろんな神経疾患、そういうものが起こって来ることは、たまたま偶然起こって来る、そういうことというのはしばしばあるはずでございます。そういったものの頻度を越えて、そういうような脳炎が起きてるのかどうか、というところから言うと、今のところは否定的なわけです。そういたしますと、ほんとにこれがインフルエンザワクチンによるかどうかというものが知りたいと思って考えていたところに、アレルギー性の神経系疾患の一つの代表、これは末梢神経でございますけれども、多発性神経根炎、これがインフルエンザワクチンの接種後に発生したというアメリカの報告がございます。で、これが一つ切っ掛けになっておりまして、それからインフルエンザワクチン後の脳炎というものが起こるかどうかというもの、その関心をもう一回高めているわけでございます。

今おっしゃったアメリカの研究というのは、これは白木先生のほうも引用されているんですが、ショーンバーガーの報告になるわけでございましょうか。

はい、まとめはそういう形になっておると思います。で、これはアメリカで豚型インフルエンザビールス、これはA型のビールスですけれども、そのワクチンを全国民と言うか、それにリコメンドして非常にたくさんの数を接種した、正確に何人打ったのか私は記憶にありませんけれども、数千万の接種を行なった、ということがあります。豚型インフルエンザビールスというのは、これは、少し話題がそれるかも知れませんけれども、元は昔流行ったスペイン風邪のビールスということになっているわけです。で、それは、スペイン風邪が流行った時代には、まだウイルス学が進歩しておりませんでしたので、ビールスが採れていなかった。それで、その内にウイルス学が大分進歩してきて、いろんなところからビールスが採れてきた。で、豚に感染するインフルエンザビールスが見付かっていたところが、この豚のインフルエンザビールスというものに対する抗体を持ってる人がいる。その人は丁度スペイン風邪が流行っていた時代に生活していた人なんです。つまり、昔非常に、お年寄りですけれども、六十、七十という人だけが、その豚のインフルエンザビールスに対する抗体を持っているというようなところから研究が進んで、今の段階ではこの豚型インフルエンザというのはスペイン風邪のビールスということになっていたわけです。そうしたところが、アメリカで或る軍隊のキャンパスの中でインフルエンザが流行りました。その内、軍隊という、新兵がとか、そういうところが中心なんですけれども、その中で二人死んだ、というような流行がありました。で、そのビールスを採ってみたらば豚型インフルエンザだった。そして、これはスペイン風邪の再来ではないかと、非常に関心が持たれたわけです。それで、このスペイン風邪のビールスがもう一回来ては大変だと。丁度香港風邪が流行って一〇年を経過しておりまして、大体A型のビールスというのは一〇年毎に大きく変化するわけでございますから、ここのところで香港風邪が消えてしまって、その替わりにスペイン風邪のビールスが流行るような時代になるかも知れない。で、そういうような情勢がありまして、このインフルエンザビールスを至急作って接種しなければならないというようにアメリカで決めて、接種を始めたわけです。その頃日本でも、そういうようなことがあるからということで、そのワクチンを作ったことがあります。実際には極く一部の人に打っただけで、実際の接種と言うか、予防接種法とか、そういう中での接種というものはやられていないわけですけれども、作った時代があります。で、そういう中で、このワクチンを非常にたくさん打ちましたところが、ギランバレー症候群が接種後に現われたと。で、その起こる時期というのが、大体二、三週間をピークにして大きな山がありました、かなりなだらかな山なんですけれども。そういう状態があったわけですね。で、それは、つまりインフルエンザワクチンを接種した後で、今日の一番初めにも申し上げたように、ギランバレー症候群という一つの病気が、或る接種後の特定の期間に多発したという、ピークが集積性をもって現われたということになるわけです。そしてもう一つ、そのワクチンを打たない人でそういうものが現われてくる頻度と比べて、数倍高い。つまりノーマルな発生頻度を越えて出てきている。こういう疫学的な事実を考えて行きますと、このギランバレー症候群が多発したということはワクチン接種と因果関係を否定できないと、いうような結論が出てきた。それが、このショーンバーガーの論文だと思うんですが、そういうような流れで見て行きまして、じゃ、インフルエンザワクチンにギランバレー症候群というのがよく起こっていたんだろうかと言うと、それ程起こっていないわけですね、これまで。で、それから、その後にも調べているわけですが、この豚型インフルエンザワクチンというのがそういうような事故と言うか、ギランバレー症候群が多発する、というようなことがあったので、中止されてしまいました。で、その後に、今使われてるのは香港型のワクチン。それから、ソ連型のワクチン。Aソ連型、A香港型ということですが、それからB型のワクチン、こういうようなワクチンが一般に広く使われてるわけですけれども、そういうワクチンが使われているときに多発性神経炎、つまりギランバレー症候群が出てきた、そういうような報告というものが出て来ない。

日本で使われてきたインフルエンザワクチンは、どういうものですか。

日本では、先程申し上げました豚型インフルエンザワクチンというものは使っておりません。それで、A型、A香港型、Aソ連型、それからB型、そういったところが最近のワクチンの主流でございます。

そういう型については、ギランバレー症候群等が多発したという報告はなくて。

それとですね、そういうことになってきますと、アメリカで豚型インフルエンザワクチンを使ってギランバレー症候群出てきた、これでどういう機序で起こってくるのかよく分からないわけですね。このワクチンの何が悪いのか、できたのかよく分からない。そして、じゃ、他の神経系のアレルギー性神経系疾患として代表的なアレルギー性の脳脊髄炎、こういうものが出ているかと言うと、出ていないんです。その頃非常に丹念に調べておりますが、出ていない。そうすると、豚型インフルエンザビールスという非常にスペイン風邪を起こしたというような、これはかなり重症があったわけですから、かなり特殊なビールスのワクチン、そのワクチンがギランバレー症候群を起こしたということは大体分かってきたわけですけれども、それ以外のものも起こすという証拠というものが全然出てきていない。その後も普通の、いわゆる我々が使っておりますようなこのワクチンも広く世界中で使われておりますけれども、そこのところで同じように脳炎が出てきたという話はない。それから、ギランバレー症候群が出てきたという証拠がない。報告は、だけれども、それですから、たまたま偶発したのかどうか分からない例というものがあるわけです。で、そういう段階ですから、今のところはギランバレー症候群、それから例えば特にアレルギー性脳炎というものがインフルエンザワクチンと関連性があるのかどうか、ということにつきましては、因果関係の可能性がないとは言えない、という議論。もう一つは、否定的であるというところの中間くらい。ですから、そういう意味ではかなり曖昧なと言うか、どちらになるか分からないようなレベルにあると思います。それが、このアレルギー性脳脊髄炎とかアレルギー性の神経炎とインフルエンザワクチンとの引っ掛かりと言うか、因果関係に対する今の医学のレベルということが言えると思います。

そうしますと、この因果関係というものをどの程度の基準で判断するかという、非常に線の引き方の問題のような面もあるように伺ったんですが、ただ、午前中にも先生がおっしゃった、因果関係ありと言う以上は、その一般的な頻度以上のものがその後で出てくるというデータが必要だと。そういうことに立てば、まだこのインフルエンザワクチン後脳炎についてはそういうことが認められないと、こういうことでしょうか。

そうですね。はっきり言えば、可能性なしとは言えないと言うか、可能性は否定できないというよりも以下のレベルです。否定的の、丁度その間くらいになると思います。

それでは、一般的なことはそれくらいで、55高橋尚以君の場合について伺いたいと思います。この方は、九歳のときに、四四年一一月六日に第一回、同じ月の一三日に第二回のインフルエンザの予防接種を受けたと。その一三日から発熱が続いて、一九日からは痙攣を反復して、脳炎後遺症の癲癇と診断されている方ですが、この方については詳しいカルテが出ておりますので、それをご検討いただいたと思いますが、この方の場合、予防接種とその後の症状との関係についてどう考えたらよろしいでしょうか。

この方の脳の疾患と言うか、その状態は、ケルニッヒ陽性、項部硬直二プラスというような形で髄膜症状がありまして、それから意識障害とか痙攣、こういうような脳症状がある。そして髄液が細胞が増えている。こういうことから行きまして、髄膜脳炎という症状だと思います。で、髄膜脳炎というのは何によって起こるのか、これだけではよく分かりません。髄膜脳炎というのはウイルスがダイレクトに進入して起こってくる脳炎の場合もあるし、アレルギー性脳炎と言うか、例えば麻疹脳炎、麻疹にかかった後で起こってくるような二次性脳炎、アレルギー性脳炎というような形のものもあると思いますけれども、臨床的なレベルではそこは区別できません。それから、尿失禁もあるということですから、脊髄炎もあるかも知れませんが、一時的なものかも知れません。それはよく分かりません。それで、インフルエンザワクチンとの関連ということで、もしアレルギーということを想定して行けば、第一回の接種が一一月六日ですから、それから、これ脳炎症状が始まったときを取るとするかどうかで、いろいろ考え方が違うわけですけれども、高熱の為入院という一七日を取れば一一日間。一一月一三日という二回目から取れば一七日というのは四日後。もう少し、その前の発熱とか何かありますから、そういうところから取ればもう少し潜伏期短くなります。まあ、第一回の接種から数日を取っているので、アレルギー性のものが起きないという保証はないわけです。ですから、そういう意味でアレルギー性の脳脊髄炎であるということの可能性というものを否定するわけには行かないかも知れませんけれども、では、そのインフルエンザワクチンによってアレルギー性脳脊髄炎が起こるかどうかということは、先程までのお話で余りはっきりしていない。そういうような段階でそこまでの可能性をとって、これが因果関係ありとするわけには行かないだろうと。もう一つは、ここで一一月一一日に咽頭扁桃炎というものがあります。そしてヘルペス口唇炎というのが一緒に伴っていると。それからもう一つ、咳もあると。インフルエンザのワクチン接種して咳が出たり喉が赤くなって扁桃腺が腫れるということはないわけでございますので、この一一日の状態は風邪ビールスによって起こったもの、それを考えるのが妥当だろうと思います。そして、一緒にヘルペス口唇炎がありますが、ヘルペスビールスはご存じのように脳に行きますと脳炎を起こすことがあるビールスです。ですけれども、それは口唇炎という形とっておりますので、口唇炎というのはヘルペスビールスが以前に感染して、それが再燃してきた形の状態でございますので、恐らく或る程度の免疫はこの子供さんは持っている。そうすると、ヘルペスビールスによってダイレクトな脳炎が起こる可能性というものは考えないほうがいい。そうすると、もしこの咽喉扁桃炎とか咳、これを起こした風邪のビールスが影響してこういうような脳炎を起こした可能性というものも、もう一つ考えておかなければならない。そういうことを総合してみますと、インフルエンザワクチンとの関連性というものは考える人はいるかも知れないけれども、かなり薄い。否定できないというレベルよりももっと低いんではないか、というような感じで、私はこれをとらえております。

もう一人、10依田隆幸君の場合ですが、この方も生後五か月でインフルエンザワクチンの接種受けて、で、一二月一日か二日から高熱を出して、五日か六日頃から痙攣を起こしたと。その後精神薄弱、重度癲癇と診断されている方ですが、この方の場合についてはどうお考えになりますか。

このお子さんの場合は、診断書が脳炎になっております。この脳炎という診断が、あんまりはっきりしないわけです。昭和四〇年の段階ですね。そうなってくると、脳炎とか脳症とか今の考えで、今我々が言ってるような形で脳症というものはとらえられていない時代です。で、そういうことになりますと、この脳炎というものは脳症であるのか脳炎であるのか、よく分からない。ですから、髄液検査とかいろんなことのデータがありませんので、それを確かめる方法もない。まあ、想像いたしますと、高熱が出て引き付けがあって、そういうところから、脳炎様症状、脳症様症状が起きた、ということは考えられます。でも、それ以上確かめる術がないので、その程度でこれを判断しなければならないわけです。そうすると、脳炎か脳症かという、二つの問題があります。脳症だといたしますと、一二月一日、つまり二日経ってから初めて熱が出てくる。この当時のインフルエンザワクチンというのはよく熱を出したワクチンですけれども、出るのは大体その晩に高熱、特に五か月の子供なんかに打ちますと、熱が出るのはその当日か、その晩か翌日の朝というところでございまして、この二日も経って、二日間何もなく、二日経ってから熱が出てくるというのは、ちょっとインフルエンザでは考えにくい。それから脳炎と、そうすると、脳症という考え方から行きますと、そしてその熱が続いて、起きた脳炎症状、脳症が起きたと、いうふうに考えますと、この熱を起こしたのがインフルエンザワクチンではなくて他の風邪のようなものがある。それで、こういう熱を出した。それが脳症を起こした切っ掛けになった。そういう可能性が考えられると思います。それからもう一つ、脳炎が起きたということになりますと、これは、もしそれがアレルギー性脳炎であるということになってみますと、このアレルギー性脳炎の発現というものが六日後ということになりますか。熱が出て引き付けを起こして、そういたしますと、これ五か月でインフルエンザワクチンが一一月に打ってる、これ初回接種でございますので、前に感作されているということがない初めての接種で、これが脳炎が起きるとすると、少し早過ぎる。もし、この前の発熱くらいが脳炎の始まりであるというふうにすると、ますます、接種してから二日後にアレルギー性脳炎が起こる、初回接種後二日に起こるということは、ちょっと考えられない。そういうことから考えて、この方の脳炎もしくは脳症というものはインフルエンザワクチンとの因果関係は極めて薄い、と言わざるを得ないと思います。

被告指定代理人（五十嵐）

残りの五人の方についてお伺いいたします。最初に6尾田真由美さん。

乙第四〇六号証を示す

これは岡山大学医学部のカルテで、三八年当時のものですけれども、二枚目にそれまでの経過が記載されておりまして、主に母親の話に基づいて当時記載されたというふうに見てるんですが、どうでしょうか。

はい。

現在残っておる資料としては一番古いものなので、相当信頼性があるというふうに考えるんですけれども、その点はどうでしょうか。

三五年の接種でございますので、三五年の当時のものを、四五年から閣議了解の救済措置が始まったわけですから、少なくとも接種から一〇年経っているわけで、そういう段階では過去に書かれた医学的、その当時それを診たドクターが書いたカルテというものが必要なんですけれども、それ以後でもなるべくそれに近いところで、そういう資料があるということが非常に大事になって参りますので、これが非常に大事な資料だと思います。

それによりますと、接種の翌日から発熱しておりますけれども、これを種痘の熱というふうに言うことはできますでしょうか。

これは種痘の熱でなくて、他の何か、風邪か何かひいた熱だと思います。

で、意識は明瞭であった、というふうにありまして、先程の熱以外の症状は見られませんけれども、この発熱だけの記載になってしまいますけれども、このときに脳炎、あるいは脳症が起こった、というふうに考える余地がありますでしょうか。

いえ、ありません。考えられません。

その後、解熱後四日目、種痘後七日目突然意識消失一分間持続云々と。それから痙攣があったかどうか不明、というふうに記載されてるわけですけれども、この症状が種痘により、あるいは又種痘に誘発されて起こった、また誘発というのもいろいろ問題があるかも知れませんが、そういうふうな可能性というのは如何でしょうか。

これは、種痘との因果関係はあると思います。で、それで、脳症とか脳炎とかいうものにしては、症状、痙攣だけです。意識消失と言うか、その程度でございますので、そこまでの臨床的な症状はない。

その辺りですね、母親の証言によりますと、六か月過ぎから痙攣が激しくなった、とありますが、このカルテでは、以後かような発作は全く見られなかったが、とあり、その他の症状は認められていないわけですね。で、そういう意味で、脳炎あるいは脳症が起こったと言うことはできない、というふうなお話でしょうか。その母親の、六か月目から痙攣が激しくなったということも入れても。

これ、二か月でやって、ちょっと意識消失とか、もしそこのところに痙攣様の要素があったとしても、それは一過性のものであって、六か月頃からと言うと、四か月間があるわけでございますので、そこまで種痘の影響があったというふうには考えたくない。

はい。

脳炎あるいは脳症が起こったというふうにも言えない、ということですね。

一般的な話と近くなりますけれども、種痘後脳炎、あるいは種痘後脳症と言う為にはどの程度の症状が、臨床的にですね、必要だというふうに考えられてるでしょうか。簡単に。

普通大体は発熱、それから痙攣が頻発してくる、あるいは意識障害が数日持続する、そういうような状態です。

甲第一四六号証を示す

これは先生がお書きになった文献ですが、それの八九ページの一番下から、「臨床像」これで種痘後脳炎あるいは種痘後脳症についての説明がありますけれども、そのお考えは今でも全く変わってない、というふうにお聞きしてよろしいでしょうか。

はい。

それとの関連ですが、発熱と痙攣、二つの症状だけで脳炎あるいは脳症というふうに診断することはありますでしょうか。

発熱と、痙攣が非常に激しくって、一時間も二時間も続いているというような状態でしたら、脳症を考える。普通は大体数分間とか、そういう形でございますので、そういうときの発熱、痙攣という状態では、脳症は考えない。

種痘の接種によって痙攣が生ずることがありますでしょうか。種痘の為にと言いますか、種痘が原因で。

種痘をやったから……、痙攣は熱がありますと、痙攣というのはですね、今日もちょっとお話したかも知れませんけれども、非常に素因の要素が強い病気、病気と言うか、状態でして、種痘ということをしてその為に種痘のビールスが感染するわけですね。そういう体の変調によって、その痙攣性素因を持ってるお子さんが引き付けを起こしてくるということは、よくあります。それから、熱を出してくる、その熱の為に痙攣が誘発される。全然素因がなくて痙攣を起こさない子供という状態でしたら、起きないわけですけれども、大体起きるお子さんというのは、そういう形で或る程度の素因がある、というふうに考えます。

仮に痙攣が起きてですね、その結果、数年後に癲癇という後遺症を示すというふうなことは、如何でしょうか。

その場合は、癲癇が後遺症として残るのには、脳炎とか脳症とか、そういったものがあって、その後遺症として癲癇が起きたと言うんなら分かりますけれども、痙攣が起きた、熱が出て痙攣が起きた、あるいは痙攣だけが起きたというようなことで、後で癲癇になるということは考えられないと思います。

乙第四〇六号証を示す

一枚目に診断名がついていると思うんですが、上のほうの欄にB. N. S.と、これはどういう訳ですか。

B. N. S. -Krämpfe. これはBlitz Nick Salaam Krämpfeというドイツ語の略です。つまり点頭癲癇という意味です。

現在の先生のお考えで、点頭癲癇と種痘との因果関係については、一般的にどういうふうに。

点頭癲癇の人というのは、非常に年齢的に乳児に限られて起こって参りまして、その非定型的な形はもう少し年齢が高いところにもあるわけですが今予防接種後に点頭癲癇が起きるという考え方は、私は持っておりません。

乙第一一三号証及び乙第一一四号証を示す

乙一一三号証は「点頭てんかんの発症と予防接種の関連について」という文献ですが、ご覧になったことございますか。

はい、福山教授の、女子医大の論文です。

これは、福山先生が主任教授だと思うんですけれども、この研究についてはですね。福山先生というのは、どういう方なんでしょうか。どういう方というのは、おかしいかも知れませんけれども。

今の小児神経の第一人者と言っていいかも知れません。つまり、今は日本の小児神経学会の一番のチーフと言っていいと思います。

その報告はですね、どういうふうな報告というふうに理解すればよろしいでしょうか。

論文を、こう、あれするのはあれですけれども、このサマリーで見ていただいて、いいと思いますが。

これ、第一報と第二報という形になっていますね。

はい。

それで、第一報が一九六八年五月から一九七二年三月までの間に東京女子医大小児科で診察した点頭癲癇一八五例中、予防接種歴の明らかな一一〇例について、予防接種と点頭癲癇発症との因果関係を検討したと。それから、第二報はですね、その後の一九七二年四月から一九七七年三月までの一九九例について報告すると、いうことになっておりますね。

はい。で、この論文の初めですが、特に三種混合ワクチンですね、三種混合ワクチンを外国で接種したときに、それと点頭癲癇が因果関係があるのではないだろうかということで、三種混合ワクチンの副作用の中に点頭癲癇がしばしば挙げられていた時代がございます。ところが、それがどういう因果関係があるんだろうかというようなことでは、いろいろ議論があったようでございまして、それに対する批判的な論文もちらほら見られるようになってきている。日本でも、これを調べてみようじゃないかという形で行なわれたのが、この福山さんの教室の研究だと思います。で、そういう段階ですから、三混ワクチンあるいはその他のものも含めていろいろ検討してるわけでございますけれども、大部分は予防接種が原因とは考えられない、というのが第一報で、ただ四、五％以内は因果関係否定し切れないのではないか。だけれども、この四、五％というような数字となると、偶然の重なりというふうに解釈したほうがいいんではないか、という考案をしてるわけです。

これは、第一報の結論ですね。

はい。で、その第二報のくるところでは、三種混合ワクチンが一番問題になっていたと、先程お話し申し上げましたが、この三種混合ワクチンが、接種年齢が日本で変わっているわけです。つまり一九七五年、昭和五〇年に三種混合ワクチンの事故が問題になって、一時接種の中止が指示されたことがありますけれども、それが再開するに当たりまして、年齢を上げて二歳以後に開始するように指示されたことがあります。それで、三種混合ワクチンはそれまでは乳児期に打っていたんですけれども、昭和五〇年以後は二歳以後に接種している。それから、種痘は昭和五〇年の段階では、予防接種法の改正と共に五一年から中止されております。

五一年一月からですね。

はい、中止されている、そういうようなことでその接種が行なわれ、大部分の子供、つまり七〇％八〇％という子供が接種していた時代、六〇％ということもあるかも知れませんけれども、そういうような接種率の、子供が接種されていた時代と、それが接種されていない時代とで、点頭癲癇の発生に影響があるかどうか、というようなことの調査をやっておりますけれども、そういう段階でその点頭癲癇の発生年齢が変動がなかったということ。それから他の、前と同じような方法でいろいろ調査しておりまして。因果関係のあるものはもっと少なかったと。で、予防接種が点頭癲癇の直接の原因となり得る可能性は、前回の報告よりも更に強く否定され、両者は単なる時間的偶然の一致と考えられると、いうところまで結論を出している。

今のお読みになったのは、第二報の要旨の一番最後ですか。

はい。

で、この文献自体は、癲癇の内の点頭癲癇についてのものなんですけれども、そういうふうに理解してよろしいですね。

はい。

で、癲癇そのものについては、どういうふうにお考えになるわけでしょうか。

癲癇そのものの頻度をこういう形で調査するということは、なかなか難しいと思います。非常に特殊でございます。その特殊な形で、非常に分かりいい癲癇という形で、これ、整理がつくわけでございますけれども、難しいわけですけれども、癲癇自身が、そういう病気が予防接種によって起こるとも考えられませんし、予防接種によって何らかの体に影響があるわけですから、その体の影響がある頃に痙攣素因を持っているようなお子さんが痙攣を誘発されることがあるだろうと、その発作の誘発ということはあると、そういうとこが考えられますね。

種痘後に癲癇になったというふうな文献、あるいは症例報告というのはあるわけですけれども、例えば種痘後脳炎あるいは脳症のように、その場合にも種痘後の癲癇が集積性をもって有為な差で現われた、というふうなデータはあるんでしょうか。

それはないと思います。

尾田さんの場合なんですけれども、話は違うことになりますが、母親の証言でですね、二週間目にかさぶたができて熱も引いたので風呂に入れたら引き付けを起こし、その翌日右目の瞳が内側に寄っていた、というふうに話しておりまして、引き付けがあったかどうかはともかくといたしまして、

甲第四〇六号証の七の二を示す

この写真を見ますと、これは生後一年ということのようですが、確かに斜視のように見えるわけですけれども、これがその種痘によって斜視になった、というふうな考え方は如何でしょうか。

はっきり言って、分かりません。その当時にですね、脳炎症状があってですね、それで斜視になったということがあれば、なるほどということもあるんですけれども、そういうことがなくって一年後の写真で斜視があるということを言われても、これが種痘によって起こったのかどうかというのは、私判定できません。

次に、8布川賢二君についてお伺いいたします。これも母親の話によりますと接種から六日目に入浴させているようですが、そのときに、その接種部位はカラカラしてきれいに、ほとんど黒いかさぺたがついた程度、というふうに証言してるわけですけれども、こういう状態を見てですね、種痘による善感があった、というふうにとれるでしょうか。

理屈に合わないんですね、これ。九月一〇日に接種してという、まあ、接種してですね、それから、その翌日赤くなるか、翌々日チラッと小さい赤いものができてきて、大体四、五日くらいから水疱みたいのが少しできてそれが段々と、一週間から一〇日くらいにピークになって、そこのとこでかさぶたに、一〇日目、その頃から真ん中からかさぶたができ始めて、段段小さくなってくると。かさぶたになって取れてしまう、という経過とるのが初種痘なんですけれども、これ六か月ですから初種痘のはずだと思うんですけれども。二回目の接種ですと、これが早くなることはあるんですが。

早くなるというのは、反応が早く出る。

反応が早く出て、早く終わってしまうと、そういうことがあるんですけれども、これ初種痘ですから、考えられないんですね、これ。六日目に種痘の部位がもうかさぶたになってしまっているという状態が。非常に小さくついたから早く済んじゃった、という考え方をする方もあるかも知れないんですけれども、そうじゃなくて、少ししかつかなければ余計長くなってくる。一週間、一〇日目に水疱がピークになるとか、そういうのが、ピークの時期がかえって遅くなって、二週間目くらいになってやっとピークになるというような状態になるもんですから、早くなってもかさぶたが六日目にもう全部かさぶたになってしまうということが考えられない。そうすると、このかさぶたというのは何なんだろう。水疱ができて、その水疱がだんだんとかさぶたになって行って、というような状態を経ないでかさぶたができたとすると、種痘やったときに少し血でもついて、それがかさぶたになって残っているのか、そういうことしか考えられないわけですね。ですから、そういう意味で行くと、これ本当についたのかどうか、わたしよく分かりません。

まあ、つかなくても、俗に半善感みたいな場合もあるわけですか。そういう場合も同じ場合になるわけでしょうか。

初種痘ですからね、これは。生まれて初めてと言うか、そういう第一回の種痘というのは半善感ということがないんです。つくかつかないかです。二回目以後ならば、それがありますけれども。

種痘がつかなかった場合には、いわゆるその副作用として神経系の合併症は起こり得ない、というふうに考えてよろしいでしょうか。

はい、私は、こういう種痘後の、種痘後脳炎とか種痘後脳症とか、こういったものが起こるのは、種痘ビールスの感染ですね、その感染症に付随した脳炎なり脳症であると。つまり麻疹のときに脳炎が起きたり脳症が起きたりする。それと同じような形で、種痘による脳炎とか脳症が起きる、という機序を考えております。これが普通の考え方だと思いますけれども、そういうことになって行きますと、その感染がないまんま脳炎だけが起きるということが考えられない。

脳症も同じことですか。

脳症も同じです。

それ以外に、つかなくても何か反応があるということは、考えられませんでしょうか。ショックみたいな感じかも知れませんが。

皮膚の表面にこういう形で出てくるわけですから、非常に微量の抗原を接種してやるということですね。そうすると、丁度アレルギーの検査をするようなものですね、種痘で、針でチクチクとやっていくような形のものは。例えば卵にアレルギーがあるかどうか調べるのに卵のエキスを置いて、その上を針でチョッチョッとつっつくと、ここのところにすぐ即座にパッと赤くなる、あるいは一五分で赤くなるというような反応が見られるわけです。これと同じような反応を起こすことはあるだろう。で、アレルギーの患者の検査に使うくらいの反応はあるだろうと。だけど、それ以上の反応がこれで起きるとは思わない。

乙第五八号証を示す

一三〇ページ、これは昭和四二年度までの種痘合併症例調査の報告書、種痘研究班でまとめた報告書の一部ですけれども、ここにですね、種痘合併症、神経系合併症で分類Ａ、そこの一番最初に、「種痘後四〜一八日の間隔をもって以下の症状のうち少なくとも一つを呈したもの（但し種痘は確実な善感を示すことを必要とする。）」というふうになっておりますが、その考え方は今でも変わらない、というふうにお聞きしてよろしいでしょうか。

はい。

繰り返しになるかも知れませんけれども、善感しない場合でも中枢神経系の副作用が起きるというふうに考えてもおかしくないというふうな、いわゆる学説とか、一般的な考え方というのは存在するでしょうか。

いや、考えるのは自由だと思うんですけれども、じゃ、何で感染しないものが原因になってそういうものが起きるのか、という理由が分からない。

善感してないということなんですけれども、仮の話になるんですけれども、この布川さんの場合についてですね、仮に善感したという、前提した場合の話ですが、この症状経過から見て、六日目の症状ですね。「けいれん、発熱なし、右手足間代性けいれん」これから、この脳炎あるいは脳症が起こった、という可能性は如何でしょうか。

私は、これは脳炎脳症の症状ではないと思います。で、熱が普通は大体あるもんですから、熱もありませんし、で、起こったのも痙攣だけである。で、そこで右の手足に痙攣があるということはですね、ある意味ではこのお子さんは、この種痘する前から左の脳に何らかの障害を持ってるんじゃないかと。そこのところにフォーカスがある痙攣素因を持ってるんではないだろうかと。

フォーカスというのは焦点ですね。

焦点。そういうようなものがあるから、そういうような痙攣を起こしたときに右の痙攣を起こしてる。例えば種痘でそういう癲癇素因を持った子供が誘発されたにしても、そういう焦点のあったところに強く出てくるわけですから、左右差のある痙攣を、これ起こしてくる。そしてその後もまた右の痙攣を起こしてくるというところで、そういうような右に痙攣を起こし易いような素因というものを、このお子さんについては強く感じさせられます。

（以上　関　真　理　子）

被告代理人（五十嵐）

そうすると、その一〇月一二日の、これは、脳波境界異常ということになってるわけですが、これは、どういうことになるんでしょうか。

これは、一〇月一二日というと、七か月ぐらいになりますね。ですから、そのぐらいの時の脳波というのはなかなかむずかしいんです。静かに寝かせてとるということも、なかなかむずかしいので、薬を飲ましてとるとか、そういう意味で非常にむずかしいし、子供の脳波というのは、大人の脳波から比べれば、とんでもない意識障害の脳波というアブノーマルな脳波ですから、そういう段階で判定するのはむずかしいので、異常があるのかどうかよくわからない、そういう状態がボーダーライン・アブノーマルという形で境界異常ということがよく言われます。ですから、これがあるから異常かということになりますと、正常ではない、正常の範囲内よりも少し異常かもしれないという程度の脳波だと思うんですが、ですから、こういう形で癲癇があることがはっきり言えるかどうかというと、癲癇の波がはっきり見られていないというような脳波だと思います。

結局この子は癲癇となり、その後死亡してるわけですけれども、種痘の影響というのは、そうすると、全体的にどの程度だったというふうにお考えでしょうか。

種痘が善感したとして六日目の痙攣ということが、熱もなくて起ってるとすると、誘発した可能性というものはあるかもしれないけれども、熱もない状態で誘発するというのは考えにくいし、まあ、可能性が絶対ないということまでは言えないけれども、この第一回の痙攣ですね、その程度だと思います。その後の一〇月になってから右の痙攣を起した後のこういうふうな状態のことというのは、先程申しました右手に痙攣を起し易い体質というものを考えなきゃならない、そういうお子さんが後で癲癇になっていくのは、自然経過として当然理解できる経過でございます。ですから、全体の経過からすると、癲癇の自然経過として、それだけで十分説明できる症例であって、その中の種痘が関連したのは、第一回のところに少し影響があったという程度であるというふうに考えます。

癲癇の場合は、その素因が重要であるというお話でしたね。

はい。

甲第四〇八号証の二を示す

これは、布川賢治さんの母子手帳ですが、これの八ページ及び九ページを見て下さい。まず、八ページのお産の記事、これで、そのお産は、いわゆる正常というふうにはみられないわけですね。どういう状態だったわけでしょうか。

これは、分娩異常として、ここには、「分娩子癇、陣痛微弱」と書いてあります。それから、「産科手術」として鉗子手術なんでしょうか、読めませんが、それから、「メトロイリーゼ」としてつまり分娩誘導をしておりますね。

はい。そういうような形で、この分娩そのものは、お母さんのほうで、血圧も分娩時に近く一九〇と上がっておりますし、

「メトロイリーゼ」というのは分娩誘導のことなんですね。

それは、お産の記事のちょっと上ですね。

はい。それで、分娩子癇という診断がここでつけられておりますから、かなり、お母さんは大変だったんじゃないかと思います。そういうようなところが、お子さんに何らか影響したかもしれないし、その点はよくわかりません。

かもしれないという、ただ証明はないわけですね。

はい。

一般に、出産前あるいは出産当時の異常というものの存在と、後の癲癇というものとの関連はどうなりましょうか。

それは、その時の状態によるわけです。見かけではわからないものかもしれないんですけれども、お産の時になんか無理して出てきたり、なんかの形で脳内に出血が起ったということがあるかもしれません。それから、呼吸とかあるいは血液の循環の具合が悪くて、脳にいく酸素が少なくなってきた、低酸素症というようなものがお子さんの頭の中に起ったかもしれない、もしそういうことが起ったとすると、脳にダメージを与える、そうするとそれがもとになって、いろんな智恵遅れとか、あるいは脳性麻痺とか、癲癇とかそういうものが起ってくると思うんですけれども、そういう形で癲癇が起ってくる可能性というものはあるわけですけれども、臨床のほうでそういうお子さんを診て、じゃあこれがそうなるということを言うのはなかなかむずかしい話です。

一般的な話になりますけれども、癲癇の発症率と言いますか、何人に一人というと、どのぐらいになるんでしょうか。

癲癇というのは、普通、教科書なんか読んでおりますと、人口、一〇〇〇人に対して四人とか、数人というところがよく出ております。日本の集計の中で八人あるいは九人ということを出した、子供の年齢でですね、そういうことも聞いております。ですからある町では、一〇〇〇人の内一一人だという、一パーセントなんていう大きな数字を出してるところもあります。

それは、最近のデータですか。

はい。まず一パーセント以下、〇・五パーセントとか、その前後というのが、癲癇、子供の年齢での頻度だと思います。

乙第一一三号証を示す

先程の点頭癲癇の関係の例なんですけれども三五ページのたとえば図1これは、点頭癲癇についての原因別割合ですけれども、癲癇全体についてはこれと相当変ってくるでしょうか。

……はい。そういう質問はちょっと辛いんですけれども、点頭癲癇というのが乳児期という非常に限られた範囲で起ってくる病気ですね。癲癇というのは子供全体に起っている。ですからそういうところで、その時に予防接種を万一やったとかいうことになると、予防接種の種類でも随分違ってきますし、特に、小さい、一歳あるいは二歳以下というところに予防接種は割合集中してるわけですから。年齢が高いところまでの癲癇を含めていくと、そういう予防接種との関連性の、予防接種を一か月前に打った例とか、そういう例は減ってくるものですから、かなりニュアンスは違ってきますけれども。

癲癇全体については、ちょっと形が違ってくる可能性があるということですね。

はい。

次に、一五番、梶山桂子さんについてお尋ねします。

甲第四一五号証の六を示す

これ、最初に受診したという診断書なんですが、「高熱ありて感冒様症状あり。」となっていて、痙攣発作あるいはその他の症状というのは何ら記載されていないんですけれども、こういう診断書を書く場合に、一般的な話になるかもしれませんが、この記載から痙攣発作もあった可能性があるということはどうでしょうか。

これからは、高熱があって風邪の症状があったというだけですから、痙攣があったとはちょっと考えにくいですね。これ、四五年に書いたもので、四〇年の出来事を四五年に書いてる診断書という形をとってるわけですけれども、これ、何か根拠が、カルテがあって書いたのか、もう破棄しちゃって、なくて、うろ覚えで書いたのかよくわかりませんけれども、少なくとも、この書いてある言葉からは痙攣があったとは考えられない。

逆に、高熱と共に痙攣があった場合に、痙攣発作があったというようなことを書き落すというようなことはあるでしょうか。

普通は、風邪引いたから痙攣があったかということになると、痙攣というのは一番大事な症状で、一番心配する症状ですし、普通に、お母さんが来る時も、ひきつけたとか、こんなになっちゃったということで来るわけですから、熱性痙攣とか、そういう形で診断書が出てく

るのが普通だと思います。

乙第四一五号証を示す

熱性痙攣というお話ですが、この四二年頃受診したという証言なんですけれども、その診断書では、「熱性痙攣」という記事で、「予防接種によって発熱性の一過性けいれんを惹起したが、重篤な後遺症は認められなかった」というふうな診断書、これも同じ四五年ですが、出てるわけですが、必ずしも、痙攣を惹起した時期というのは明らかではありませんが。

これは、やはり、四五年になって、四〇年ですか、五年前のことの診断書を書いてるわけですが、これは、元になるカルテが、国立小児病院ですから、あるわけですね。小児病院に行ったのはいつになるわけでしょうか。

証言では四二年頃ということですが、

四二年頃に行って、その四二年の時に、予防接種をやって熱を出して痙攣を起こして、だけど、それということが、恐らくそのカルテに書いてあるんだろうと思いますが。そして、後は重篤な後遺症は認めなかったということは、そのカルテから推測できると。その四二年に診察した当時の記載というか、記載内容からこれが書かれたと思いますので、その当時、やはり熱性痙攣という診断がつけられていたことは確かだと思います。四二年の段階でつけられていたのかなという気はいたします。

これ以外にも、その当時の客観的な資料、それも当時ではないんで、客観的な資料というものはなかなかないんですけれども、あとは母親の証言で、接種から八日経ちました九月一六日の検診には受けてるわけですけれども、その時には何ともなかったというふうな証言をしてるわけですけれども、こういう資料の少ないところから判断して、種痘によって

原告代理人（秋山）

前提として母親の証言の一部だけを取り出して、誤導になる恐れがあると思います。母親は、接種翌日早朝から痙攣があったというふうに証言していたと思いますが。

被告代理人（五十嵐）

今お尋ねしたのは、九月一六日にどうだったかということを聞いてるんですが、その話は、後でお伺いします。今原告代理人からちょっとお話がございましたけれども、先程示しました「高熱ありて感冒様症状あり」という記載しかないんですけれども、母親の証言では痙攣があったという証言があるんですけれども、それが仮に事実であったとして、その後の癲癇とこの種痘あるいは二混との因果関係はいかがでしょうか。明らかに痙攣発作が反復継続して生ずるようになったのは四二年八月過ぎてからなわけですけれども。

この発熱性の一過性痙攣というのが起ったのがよくわからないんですけれども、岡田先生のこの診断書によると、「百日咳ジフテリーの混合ワクチンの予防接種によって」と書いてあるものですから、岡田先生というのは、百ワク・ジフテリーというこの混合ワクチンの予防接種が、もし熱を出して痙攣を起こすとすれば、まず、翌日か、そのへんで起ってくることをよく知ってる先生ですから、大体その直後に起ってきてるんだろうと、そうすると、種痘というのは同じ日にやってるわけですから、種痘との関係ではないと思うんです。そうすると、この発熱痙攣というのが起ったとすれば百日咳・ジフテリアの二混で起ったらしいということが言えますね。そうすると、そのあと、岡田先生の記載で、一過性の痙攣という形ですから、恐らく数分くらいかそのくらいで終ってしまった痙攣であると、熱性痙攣という範ちゅうに入るものであるという診断が出ているわけですから、そうすると、これが脳炎、脳症という症状ではないと、国立小児病院の岡田先生というのは神経病の専門家ですから、その方が熱性痙攣とつけていれば脳炎・脳症という症状ではないということを言ってるような形でございますので、そうすると、この熱性痙攣が起きて、そのためにあと二年何か月か経って癲癇になってくるというようなことはちょっと因果関係としては考えられないというふうに考えます。

そうすると、二混あるいは百日咳ワクチンの場合も、脳症というふうな症状を呈さないで、たとえば、痙攣が起きてまたそれが癲癇に移行するというようなことはあり得ると考えられたんでしょうか。

そのように見える例というのはあるようですね。たとえば、百日咳ワクチンを打って熱性痙攣が起きたと、そうしたら何か月かして、また風邪を引いて熱を出したと、その時にも痙攣を起こした、それからまた熱出して痙攣を起こした、そういうことが何回か繰り返され、あるいはその途中から熱もなくて痙攣を起すようになったと、その頃脳波を調べてもあんまりはっきりしなかったけれども、痙攣が何回か続くので脳波を取ってみたら癲癇だったと、そういうような形で癲癇という形があとでついてくる、そうした時に、これが因果関係というものを最初から全部癲癇でひっくるむ、最初に起したのが悪いんだということで、予防接種を全部あとの癲癇あるいはそれによる後遺症としての精薄脳性麻痺まで含めて全部予防接種の影響下にあるという立場をとるのか、これは意見の違いというものはあるかと思うんですけれども、少なくとも最初のところには影響はかなり強いけれども、それからあとにいくにしたがって影響は少なくなっていくはずでございますので、何年も経った後の癲癇まで予防接種と因果関係を認めるということはちょっといき過ぎではないかというふうに考えます。

次に、三五番の大沼千香さん、ちょっと記憶がはっきりしないんですけれども、種痘を接種して当日かあるいは翌日に、発熱、嘔吐、下痢というふうな症状を示しているんですけれども、これは種痘のためにそういうふうな症状を呈することはないというふうなお話が先程ありましたね

はい。

本件の場合は、種痘五日目である二〇日の日に、脳炎症状を示して死亡しておりますけれども、この脳炎症状というものをとって種痘後脳炎あるいは種痘後脳症、いずれかですが、というふうにみることはできないでしょうか。

この経過ですね、発熱、嘔吐、下痢、脱水ということ、九か月という子供、それからこの時期が一二月ということ、これ、今言えば、ろたヴィールスによる下痢症が一番考えられるわけですけれども、その当時は小児仮性コレラとか白色便性下痢症とかあるいは感冒性下痢症とか、そういうふうな病名で呼ばれていた病気ですね。そういう病気が一六日から出てきて、そして、その脱水症状とか、その経過を、非常に激しい経過をもって、その最後の段階で脳症状を起して、発熱、痙攣、意識障害と、こういうふうな状態になって死亡してしまうということがよくあります。ですから、こういう形は、消化不良性中毒症という名前で呼んでいた時代もあるし、消化不良性中毒症、まああるいは何と言いますか、今で言えば、一種の脳症、小児急性脳症、こういうふうな形で呼んでいくこともあります。少なくともこの経過から言って、発熱、嘔吐、下痢からのつながりでこういう状態が起ったとして、全然おかしくない状態だと思うんです。そして、その時に今先生がおっしゃったような脳炎症状は種痘のせいではないかという、この可能性はわかりません。種痘後脳炎というものが、たとえば五日目ですから。種痘をやって五日目、少し早いですけれども、種痘後脳症というものがこの時期に起ってもいいけれども、ちょうど重なったというふうに考えて、下痢があったところに種痘後脳炎が起ったんだという考えをするのがいいのか、どっちだかわかりませんけれども、つながりとしてみれば、当然前の発熱、嘔吐、下痢からのつながりとして、この病気は考えられるというふうに考えます。

前の症状は別で、一二月二〇日に突然脳炎症状を起して死亡したと、その脳炎が種痘によるものだとは、ちょっと考えにくいということは言えるわけですね。

はい。つながりのほうがいいんじゃないかと思いますね。

これは、接種したのが一二月という冬の時期ですから、仮に、腸管外性消化不良症ということであった場合に、この原因は何だったんだろうというようなことは確かめられるものでしょうか。可能性ということで。

調べても、恐らくこの時代では調べようがなかったと思います。恐らく腸管外性消化不良症というのは、腸管外というのは、呼吸気道とか、そういうところに感染性のものがあって、それによって消化不良を起したんだという、非常にクラシックな考え方なんですが、そういう形でいきますと、これ、感冒性消化不良症という考え方があります。風邪を引いたために身体の変調を来たして消化不良を起したんだという考え方が当然この中にあるわけですけれども、今になってみますと、このヴィールスが見付かってきておりますので、いろんなヴィールス出てきております。ですけれども、この時期にこういう形で九か月の子供に起ったとすれば今では一番考え易いのはろたヴィールス、それによる冬期乳児嘔吐下痢症というのがその主体になると思います。

最後に、六一番の中井哲也さん、これは、DPの一回目、種痘とDPの二回目と、それからインフルの接種があったかどうかちょっと明らかではないわけですけれども、こういう症状経過、DPの第一回目からの症状経過が記載されておりますけれども、これを総括してどういうふうにお考えになるわけでしょうか。

この方の総合的な病状の診断、診断名は化膿性髄膜炎であると、つまり髄液の細胞が増加していて、どちらかと言うと、好中球が多い、ヴィールス感染ですと、リンパ球が多いんですけれども、細菌感染ですと当然好中球が増えますので、そこが疑われるわけです。そして、蛋白がノンネ3というふうに増加している。パンディーも4プラスとかなり強く増加している、そして化膿性髄膜炎の時には糖が減ります。普通五〇ミリぐらいのものが、この所見では五ミリグラムと非常に極端に低下しております。ですからこれだけで化膿性髄膜炎ということは言えると思いますし、化膿性髄膜炎に典型的な髄液所見であると、そして、これを細菌を検査して、塗抹でグラム陰性の小球菌と言うんですが、このグラム陰性の小球菌というのが何であるのかよくわかりません。七か月という年代でグラム陰性菌、髄膜炎菌がありますが、髄膜炎菌かもしれません。それから、小球菌という球菌のように見えるかもしれないんですが、単桿菌でグラム陰性の単桿菌としてインフルエンザ菌があります。で、恐らくこのへんがグラム陰性の小球菌を見た場合に考えられる、化膿性髄膜炎を診断する時というのはそういうところで見当をつけて治療していくわけですが。それから年代によって、この乳児の七か月という年代ですと、大体肺炎球菌かインフルエンザ菌か、肺炎球菌か髄膜炎菌か、このへんが一番起り易い菌ですから、その可能性を一番考えます。そして、白血球が二万三〇〇〇と増加していますから、化膿してそういう細菌感染を示しております。ただ、髄液培養で緑膿菌が出てきたということなんですが、この緑膿菌というのが、グラム陰性の桿菌ですから、これが、塗抹で見た菌を培養したのかどうか、あるいは緑膿菌というのはほんとに出てきたのか、よくわかりません緑膿菌である可能性もあります。だから、グラム陰性の小球菌というものが、普通の、先程申し上げましたような肺炎球菌とかインフルエンザ菌とか、髄膜炎菌とか、そういうような普通よくある菌、化膿性髄膜炎をよく起す菌ではなくて、このお子さんが緑膿菌という非常に特殊な菌で起った髄膜炎を起したというふうに考えることもできます。因みに、緑膿菌とかこういうものが髄膜炎を起すというのは、普通は、新生児期か乳児期が多いわけでございますが、この場合は、ともかく、そういう形で起った髄膜炎というのが一一月二〇日ぐらいから始まっている、二二日から嘔吐、嗜眠状と、割合はっきりしてくるわけですけれども、一一月の二〇日ぐらい、あるいは、このぐらいに起ってくるとしても、予防接種によって化膿性髄膜炎が起るとは思えませんので、これは全然無関係。偶発的な病気であると考えます。

その点に関して、白木証人は、前回の証言で、八二丁の裏あたりで、ちょっとはっきり意味がわからないところがありますが、「一月の間に四回も接種することによって、たとえば、この緑膿菌に対する抗体価が皆そのワクチンのほうに奪われたとしたら、不顕性感染であった緑膿菌が顕性感染に転じ得るという可能性を無視していいでしょうか。あるいはこの一月の間の感染、一月の間の四回のワクチン接種の間に、緑膿菌がどこかに、その期間中に感染したと、そして、やはりワクチンに対する抗体価ができたものの、緑膿菌に対する抗体価はままならない、したがって出てきた結果は緑膿菌による神経系の感染症のような形を取っているけれども、そういう可能性までも否定しなければ、全く無関係だということを言いきることができるでしょうか。」というふうな証言をされているわけですけれども、この点はいかがでしょうか。

この間に四回も接種しているというわけなんですけれども、一〇月の二〇日、一一月の二〇日、その間に種痘が入ってると、このくらいの間隔というのは、大体普通なんですね。

普通というのは。

たとえば、アメリカの基準を考えてみても、三種混合ワクチンを二か月から打ち始めて、三種混合ワクチンと同時にポリオの生ワクチンを飲ませてるわけですね。今でもやってるわけです。年齢が小さいところで二か月からやってるわけです。子供が生まれて小児科のところに来るファースト、ヴィジットで接種をしろというのが、アメリカ小児科学会のリコメンディションですから、そういう形で接種を始めてるわけです。で、乳児が悪いということを言ってますけれども、世界中、大体二か月、三か月でそういうDPをやってるわけです。日本だけ、こういう特殊な形で小さい子供に打てなくて、百日咳がこんなに流行しちゃって苦労してるわけですから、そういう状態で考えていきますと、この時期にこのくらいのワクチンを打ってる、そこのところに種痘が入って来たって、別に問題がない、免疫状態に影響があるとは私は思いません。この接種をこれだけやったから免疫ができなくて緑膿菌が感染しちゃったなんていうのは、ちょっと考え過ぎじゃないかと思います。

母親の話では、ここには「?」がついてるんですけれども、一一月二二日にインフルエンザの予防接種もしてるというふうなことなんですけれども、それを加味しても同じことなんでしょうか。

二二日にインフルエンザワクチンを打ったということがこの病気の発症に影響があったかどうかという意味ですか。

はい。

これは、二〇日に熱が出ていますね。ですから、発病しかかりですね。

はい。

そして、二二日に、嘔吐になって嗜眠状になってくるという経過からすると、これは、二二日から発症したようにみえるわけですから、神経症状が急に出てきたようにみえるわけですから、インフルエンザのワクチンの接種が早めたようにみえるということもありますね。もし、この時にやっていれば。だけども、化膿性髄膜炎の経過からすれば、一一月の二〇日に熱が出て、もう始まってるというふうにみるのが普通ですから、そうなっている時に徐々に、化膿性髄膜炎というのは、一週にある時点から急に発病するものじゃなくて、徐々に出てくる、そして、症状がだんだんと強くなってくる、その経過が二二日から強くなったとすれば、たまたま時期が一致してこうなったというふうに考えることもできます。ですから、そのへんは考え方次第だと思いますが、私はインフルエンザワクチンが悪くしたというふうには考えない。もしこのぐらいのときに、三七年のワクチンですから、かなり熱が出て困ったくらいのワクチンですから、当然熱も出ていいだろうと思いますし、このへんで、よくわかりません。はっきりそのへんのインフルエンザワクチンを接種した後からの記載がよく呑み込めないものですから。

何か症状が出ていて、そこにインフルエンザワクチンを接種して、そのために以前からあったある種の病気が悪くなったということは、一般的に考えられることなんでしょうか。

悪くしたかどうかよくわからないわけです。ものによって、増悪するとかどうかというのは、増悪したということが、じゃあ、どういうことがあったら増悪した形になるのかということは、調べようがないわけです。それで、増悪の可能性というものは、散文的なこういうような形では言いますけれども、ほんとにどういうデータがあったら増悪することになるのか、その詰めができていないものですから、医学的なデータというか、判断の基礎になるデータはありません。そういうわけで、増悪という言葉は、私はできるだけ使わないで表現したいと思ってるわけです。今のところ、髄膜炎で増悪ということがあったのは、種痘をやってから、ある時期に発症した化膿性髄膜炎のうちの髄膜炎菌による化膿性髄膜炎、これの死亡率が高かったということがあるんです。種痘ぐらいの反応の強いワクチンで一つだけそういう文献がありました。それ以外のところでは、はっきり増悪したという文献というものは出ていないんです。これは、非常に判断がむずかしいところですから、そこまでとるのかとらないのか、そこらへんが非常に問題のところだろうと思います。

被告代理人（藤村）

午前中に一般的なお話を伺った際に、聞き忘れたことがありましたんで最後にお尋ねしておきますが、予防接種ワクチンと中枢神経系の副作用との因果関係を考える上で生ワクと不活化ワクチンと一応分けて考えておくということも一つの重要なことではないかと思いますが、その点はいかがでしょうか。

わかりいいと思います。それは、生ワクチンで中枢神経系の障害が起きるとすれば、大体生ヴィールスワクチンが問題になるということでございます。生ヴィールスワクチンというのが身体の中に入って、それから増殖して一つの感染を起すわけです。一種の感染症ですね。非常に元の病気よりマイルドだけれども、一つの感染がある。この感染症に付随して、それが、直接の脳に、あるいは神経系に感染する場合が考えられるということと、それからもう一つは、その感染によるハシカ脳炎みたいな形で、種痘後脳炎みたいな形で、アレルギー性脳炎が起るということ、その感染に付随して脳症が起るということ、この三つは当然考えられるわけです。それからもう一つ、不活化ワクチンのほうでいくと、ヴィールスが生きていないわけですから増殖しないわけで、その病原体が増殖して、神経系の中で増殖して障害を起すというような一時性の脳炎という形のものは、当然ないわけです。そうすると想定されるのは、アレルギー性の脳炎か直接の脳症、そのワクチンに含まれてくるヴィールスあるいは菌あるいはそのほかの夾雑物、そういったものによる急性脳症、この形のものが考えられるわけです。ですけれども、こういったものが理屈、頭の中でこういうふうに想定するわけです。そして、それぞれのワクチンで、それが現実にどういうふうに起ってきているんだろうか、世界中で非常にたくさんの接種がやられている中から、その中でどういうものができてくるかを検討していくわけですね。そうすると、不活化ワクチンでアレルギー性の脳炎と脳症と両方起る可能性を考えて調べていったんだけれども、どうしても百日咳ワクチンのあるいは三混ワクチンで起ってくるものは脳症しかないと、アレルギー性脳炎は出てこないということが出てくる、それから、さっきの生ワクチンの時に、ポリオの場合にそういうことを考えていろいろやってみたけれども、ヴィールス増殖性というか、そういうものは、ポリオの症状が出てくる、ところが、アレルギー性脳炎という結果というものは、どうしても否定的になってくるとそういうような形で積み重ねが重なることによって、だんだんとはっきりしてくるということで、そのためには、ケースの積み重ねが大事だと思いますし、非常にまれな病気ですから、まれな病気の症例の積み重ねが重なるというまでにはかなり手間がかかるし、いろんな、そこの間に議論も出てくるし、なんかもう少しいい方法があればいいんですけれども、それがなくて困っている問題も、どっちつかずの問題もまだ残っているということだと思います。

現実的な問題としては、さっきおっしゃった考え方の段階で、何とも断定的な答えは出し難いというものがある、これが現状だとおっしゃる趣旨ですね。

はい。

（尋 問 続 行）

（以上 秋 山 かち子）

東京地方裁判所民事第三四部

裁判所速記官 古 川 清

裁判所速記官 田 甫 力 弥

裁判所速記官 関 真理子

裁判所速記官 秋 山 かち子

（木村三生夫証人作成のメモ）

	氏　名	接種時年令	ワクチン	接種年月日	発症当時の状況
6	尾田真由美	2月	種痘	35・12・19	翌日から3日間39℃ 7日目意識消失発作 2才8カ月（38年5月）からくずれるように横たわる発作→けいれん発作頭を前に垂れるような発作頻回
8	布川賢二	6月	種痘	38・9・10	6日目種痘部位カラカラ、ほとんど黒いかさぶた 6日目けいれん、発熱なし、右手足間代性けいれん 10・2右けいれん 10・12脳波境界異常
10	依田隆幸	5月	インフル	40・11・29	2日後（12・1）から12・3まで発熱39℃、12・5（6日後）ひきつけ入院39℃ 1週間、診断書脳炎

11	伊藤純子	1才1月	ポリオ	42・10・13	10日後37・5―39℃、けいれん3回、翌日意識こん濁入院
15	梶山桂子	7月	種痘 DP？	40・9・8	45年の診断書のみ、接種後（時期不明、一過性けいれん） 43年5月頃からけいれん発作反覆
24	井上明子	6月	ポリオ	43・5・10	5・12発熱、5・15下熱後発疹
			DP	43・5・27	6・8（ポリオ後29日、DP後12日）38・5℃、けいれん→脳炎
32	荒井豪彦	6月	ポリオ②	42・10・12	11・25けいれん（5―6分）熱？（種痘後18日、DP後4日）
			DP①	10・31	12・8入浴後数秒けいれん
			種痘	11・7	12・10けいれん5―6分熱(−)
			DP②	11・21	12・11〜15けいれん精査のため入院、診断乳児一過性けいれん12・23脳波正常範囲 43・1・3発熱けいれん約1時間けいれん発作持続で入院
33	清水一弘	6月	種痘	40・5・12	6・7 40℃けいれん6・25からけいれん反覆、てんかんと診断投薬開始、脳波棘波なし
			ポリオ①	5・28	
35	大沼千香	9月	種痘	39・12・15	12・16から発熱、嘔吐、下痢脱水症状→12・20脳炎症状をきたしてひきつけ30分後死亡
			DP①	6・7	

38	中村真弥	9月	ポリオ②	45・10・15	死亡診断書 腸管外性消化不良症 4日後から感冒様6日後右半身けいれん37・0℃→けいれん頻発 10・24（9日後）入院髄液細胞増多なし
45	大川勝生	17才	日脳	43・5・30	5・24気管支喘息6・5早朝から気分良く元気に話していたが、昼すぎ二階へ上って間もなく呼吸停止、意識消失し、約15分後死亡
48	小久保隆司	4月	BCG	38・5・17	6・10夕便ゆるい6・11軟便6・12、38・7℃水様便頻回、嘔吐1回
			ポリオ①	5・20	6・13不機嫌、夜40℃、6・14早朝意識不明瞭入院
			ポリオ②	6・10	入院時現症軽度チアノーゼ、呼吸困難、舌や、乾燥、両下肢軽度強剛、咽頭炎、反射亢進、ケルニッヒ両側(+)6・14死亡 死亡診断書 敗血症
51	大平茂	5月	ポリオ①	38・3・22	感冒性下痢症4・6治療開始、3―4日前からかぜ様症状で下痢持続、発熱続くひきつけ発作様の全身けいれんあり嘔吐あり浣腸で粘血便少量 4・7、40・5℃、ひきつけ発作

					卅、粘血便、コーヒー様吐瀉物、死亡
					死亡診断書 急性消化不良症
55	高橋尚以	9才	インフル①	44・11・6	11・11咽頭扁桃炎＋ヘルペス口唇炎、
			インフル②	11・13	咳あり11・13、11・15抗生物質など治療 11・17高熱のため入院（38－39℃持続）、入院時意識明瞭 11・19けいれん↓頻回ケルニッヒ(+)項部硬直(卅)意識障害、四肢のまひはない 尿失禁11・20転院髄液細胞数1500／3（主にリンパ球）パンディ(±)ノンネ(±)
61	中井哲也	7月	DP①	37・10・20	11・20、37℃台の発熱11・22から嘔吐、嗜眠状「11・24髄膜炎と考えられる所見を認めて入院
			種痘	11・6	
			DP②	11・20	髄液細胞数（入院時）1532／3（リンパ球3－4、好中球4－5／視野）パンディー（4＋）
			インフル	11・22	?ノンネ（3＋）糖5mg/dl塗抹にてグラム陰性小球菌 末梢血液、白血球23000 「11・27髄液培養で緑膿菌

木村三生夫証人 (4)

附録第四号様式（証人調書）

事件の表示	昭和四八年(ワ)第 四七九三号 外
証人調書	（この調書は、第五八回口頭弁論調書と一体となるものである。）
期日	昭和五七年一一月二二日 午前（後） 一〇時 〇分
氏名	木村 三生夫
年令	
職業	
住所	
宣誓その他の状況	裁判長は、先にした宣誓の効力を維持する旨告げた。 後に尋問されることになっている証人は、在廷しない。
陳述の要領	別紙速記録および同末尾添付経過一覧のとおり

裁判所書記官 中島 利雄

原本番号	昭和五〇年（民）第四〇〇号の一〇九
速記録	（昭和五七年一一月二二日 第五八回 口頭弁論 公判）
事件番号	昭和四八年(ワ)第四七九三号
証人氏名	木村 三生夫

原告代理人（広田）

証人はこの事件の原告らの被害と予防接種との関係について国から意見を求められたことがありますか。

この事件というのは。

この本件訴訟になっている。前回約一五名の人たちについて意見を言われましたね。

はい。

意見を聞かれたことがありますね。

はい。

それはいつごろでございましょうか。

……二、三年前でしょうか、覚えておりません、正確には。

二、三年前ですか。

はい。

前回証言された一五名の方について意見を求められたんですか。

はい。

で、そのときも前回の証言の趣旨のようなことをおっしゃったんでしょうか。

はい。

その際何か資料を見せられたと思うんですが、どんな資料を見せられたんでしょう。

今カルテとか、その当時に厚生省のほうに出ている資料だと思いますが、それ全部見たという形で。

全部目を通されました。

はい。

昭和五七年一〇月二五日付証人調書末尾添付の一覧表を示す

ご存じですね。

はい。

これは証人がお書きになったものですか。

はい、非常に簡単にまとめてみたわけです。

いつお書きになったものでしょうか。

この前のこの法廷に出る一週間ぐらい前です。

このときはどんな資料に基づいてお書きになったんでしょうか。

これはこのときに前に何か調書か何か出ておりました、それがメインになっておりますけれども。

調書。

はい。

書証ですか。

書証です。

母親たちが裁判所で供述した調書というのもあるんですけれども、そういうのも御覧になったんですか。

前には見ております。

いつごろですか。

二、三年前です。

二、三年前には全然やっていないんですけれども。

そうですか。

それは見てないんじゃないでしょうか。

だったら、調書という、供述というか、この法廷でどういう話したかという話を私は見ておりません。

もう一度おっしゃって下さい。

そういう母親とか家族の証言というのが法廷でどういう形になっていたのか私は知りません。

二、三年前から見ていないですね。

それはですね。二、三年前といったのは、そこに資料出てまいりますね。申請の。厚生省に、事故審査会に。そのときに申請するための意見というか、申請する理由というか、そういう形でいろいろ家族の方が書いたものがございますね、そういうものは見ております。

そうすると、この訴訟で書証になったもの以外のものも御覧になったということですか。

はい。

たとえば八番の布川賢二君ありますね。

はい。

六日目種痘部位カラカラ、ほとんど黒いかさぶたと書いてありますね。これはどこの資料御覧になったか覚えておられますか。

……。

これは母親の調書にしか記載されていないと思うんですけれども。

でしたら、これは一週間ぐらい前にその調書を見たんだと思います。

さっきは見ないとおっしゃったんだけれども。

……。

国の側の人からこういう症状だということを口頭で説明を受けただけではないんですか。

……このときには一週間ぐらい前にこの書類を作るにあたって調書の一部を見た覚えはあります。

一部。

はい。

全部じゃないわけですね。

はい。

次に前回の証言の中で脳炎、脳症という言葉が何回か出てきました。

（うなずく）

ワクチンの接種後に脳炎や脳症を起こすかどうかということが問題になっているわけですけれども、その脳炎というのは具体的にはどんな臨床症例を示すものなんでしょうか、おっしゃって下さい。

普通発熱、痙攣、意識障害が脳炎の主徴です、そして、その脳の障害された場所によっていろいろな神経症状が出てまいります。

今おっしゃった発熱、痙攣、意識障害ですか。

はい。

これは同時に起こるものなんでしょうか。

少し前に発熱とか嘔吐、そういうものが出てきたりそれから少し漠然とした症状で始まることもあります、いろいろ変化のあるものです。

証人はそういうことをどういうものを通じてご存じなんでしょうか。

これはもう脳炎の患者さんたくさん診ております、それから、いろいろ本も読んでおります。

御自分の体験とものの本と、こういうことになるわけですね。

はい。

次に脳症というものについて伺いますが、脳症の臨床症例はどんなものなんでしょうか。

脳症は脳炎よりもかなり急激でございまして、まず、突然というぐらい強く発熱、痙攣、意識障害これで始まってまいります。

そうすると、臨床的には突然か突然でないかだけが差だということになるわけですか。

いえ、脳炎でも突然起ってくるのも多いわけでございます。

それは主にどういうことでその症状が違ってくるんでしょう、何が原因、個体側の事情ですか。

個体側の……、病気そのものの本質が違うからだと思うんですが、それは脳炎というのはビールスなり何なりが、病原がはいって徐々に脳をおかしていくというような形、あるいは何かの原因で脳が障害されて徐々に破壊されていくというような状態があるわけです、それがあるレベルになると起こってくるというわけで、脳炎というのはある時間的な経過がある、それに対して脳症というものはある刺激に対して脳が急激な反応を示すという形で起ってくる、そのために脳症というのは割合急激な症状をしていると、そういうふうに考えますが。

先ほど、脳炎でも急激に起こることもあり得るというお話でしたけれども。

はい。


普通は徐々に脳症状が出てくると、こういうことになるわけですね、その意識障害、痙攣等が徐々に大きくなるんですか。

そうですね、脳炎も脳症も急激に起こるという点では一般的にはかなり急激に起こるものですけれども、脳炎の中に少し徐々に起ってくるものもあるということです。

先ほどちょっと伺いましたが、その患者の個体側の事情ですね、たとえば年齢とかそのときのその他の健康状態とか、そういうものによって症状が異ってくるということはないんでしょうか。

わかりません、それは。

わからない。

はい。

あるかも知れないんですか。

はい。

個体側の事情によって症状が異ることもあるかも知れないという意味ですか。

かも知れないし、変らないかも知れない。

先ほど典型的な症状として発熱、痙攣、意識障害という症状をおあげになりましたが、この中のどれか一つがないという症状もあるんでしょうか。

……普通大体ありますけれども、痙攣がないという場合もあり得ます、それから、脳症なんかで熱があまり出ないということもあるだろうと思います。

その熱もたとえば四〇度近い熱が出る人もいれば三七度ちょっとの人もいるということは言えるんでしょうか。

はい。

痙攣という言葉が今日も出てきましたんですが、痙攣というのはどんなものなんでしょうか、定義を。

普通の痙攣という形で大雑把にとらえているのは手足が硬直したり、間代性というか、がたがたとこういう形で動いていったり、そういうような動作の発作というか、そういう動きを痙攣と言っております。

痙攣というのはそれでは逆に何によって起こるんでございましょうか。

大脳の皮質の異常な放電というか、電気的な変化、そういったものが痙攣を起こすファクターだと思っております。

その大脳の皮質ですか。

表面。

表面ですか。

はい。

はい。

表面に電撃的な変化があるというお話ですが、その電撃的な変化というのは何によって起こるでしょうか。

これはいろんなもので起ります、脳の障害がある所に病巣があって、そこの所から異常放電が全般的に広がって起ってくることもありますし、脳の細菌とかビールスとか感染があって脳の実質のどっかに障害が起きる、少し深部でもかまいません、そういった形のときにそこからの異常放電、そういう形で痙攣が起きてくる。

脳に障害があるときですか。

脳に障害がなくてわからない場合があります、それを我々はてんかんと言っております。

調べても脳の障害がわからないと、みつからないという場合があると。

はい。

それがてんかんだと。

てんかんの真性てんかんと言っておりますが、そういったものがそこにあたると思います。

前回証人が種痘の副反応としててんかんが起こることはないという趣旨の供述をされましたでしょうか。

はい。

その場合のてんかんというのは今ちょっと説明受けましたがどういう意味のてんかんをいうんでしょうか。

両方含めてです。

その原因がわからなくて生ずる痙攣が起こるはずはないと。

はい。

それがまず一つですか。

はい。

それから。

障害が起きてその障害がたとえば脳炎とか脳症とかそういうような障害があって脳の障害を種痘によって起こした、その後遺症としててんかんが起こるということはあるだろうと、だけど、その脳炎、脳症というような症状がなしにいきなりてんかんだけが起こることはないという証言を致しました。

その場合のてんかんというのは原因がわからなくてじゃなくて、要するに痙攣発作を起こすことはないという意味なんでしょうか、そうではないんですか。

そうでもないです。

そうすると、原因がわからない痙攣発作、真性てんかんというんでしょうか、それを起こすことはないという意味でしょうか。

はい、そういう真性てんかんという病気は、てんかんというのは繰返しそういう痙攣が起こることをいうわけです。

一過性のものはいわないんですか。

一過性のものはてんかんとはいいません。

そういう種痘の後遺症で継続して痙攣発作を起こすということはないと、こういう意味でおっしゃったんですか。

はい。

熱性痙攣という言葉がございますね。

はい。

熱性痙攣というのはどういうものでございましょうか。

熱性痙攣というのは熱のために痙攣が起きると考えられるものですね、それを熱性痙攣といいます。

臨床的には発熱があって、痙攣が起きてくると、こういうものをいうんじゃないでしょうか。

はい。

そうですね。

はい。

熱性痙攣の中にはどうでしょうか、一過性のものとそうでないものがありますか。

熱が出て痙攣を起こします、それは二、三分とか数分で直ってしまいますね、その次に熱がまた出たときに、また起こす、そういうことはあります、何回か繰返して起こすというのがありますし、一生のうちに一回だけしか熱性痙攣を起こしていない方もあります。

初め一過性だと思われた熱性痙攣がその後何回か続くことによって脳障害を伴うということはありますですね。

私は考えておりません。

しかし、そういうふうに考える学者もいらっしゃるんじゃないでしょうか。

程度問題だと思いますね、その差は。

程度問題というのはどういうことでしょうか。

熱性痙攣の症状が非常に強い痙攣、そのためにあとまた痙攣を起こしてくる、ですから、そういうような前の痙攣というものがあとに何か影響を起こすものがあったというふうに考えた場合にはあとでてんかんとか脳障害を起こしてくるということはあるかも知れません。だけど普通熱性痙攣が何回か繰返えされて起って、数分ぐらいの普通の熱性痙攣というものが何回も起きたぐらいで脳障害が起きるとは思いません。

ものの本には、一回の単純性な痙攣でも運が悪いと脳内の血管が切れたり、痙攣中無酸素症を生じて脳細胞が死滅することがある、こう書いてあるんですけれども、それはその通りでございましょうか。

はい、そうなればそれだけの症状が出てまいります。

それなりの症状というのはどういうことでしょうか。

脳の血管が破れたりすればそれだけ脳の中でそれだけ変化あるわけですから、その脳症状というものが単なる痙攣の、痙攣が非常に長く続くような形になってくる、あるいは意識障害が長く続くとか。

それは二度目の痙攣以降ですか。

いえ、いえ、そのとき。

そのときにですか。

ある程度は変化出てくるかも知れません。

軽い単純性な痙攣でもそういうことがあり得るということはどうでしょうか。

あり得るということはわかりません。

ないかも知れないし、あるかも知れないということですか。

はい、でもそれを証明した人はいないんです、推測だけのはずです。

そうですね、逆に軽い単純性の痙攣で脳障害が起こらないということを証明した人もいないわけですね。

はい。

そうですね。

はい。普通は起きないわけです、普通は子どもが単純な熱性痙攣を起こしていますけれども、それによって脳障害を起こしたということは普通はないわけです。

普通かどうか問題なんですけれども、先ほどお示ししました前回の調書添付の表の八番、布川賢二君の欄を見て下さい。この子は母親の供述によると、第一回の種痘が善感してるんです。そして、かさぶたが乾いたころにお風呂に入れたら痙攣が起ったと、その後も何回か痙攣が続いているわけです、そして、とうとう最後にはてんかん症状を示して亡くなったわけですけれども、その何回か続いた痙攣によって脳障害が徐々にひどくなっていったという可能性はあるんじゃないでしょうか。

痙攣が何回か続いている間に脳障害が起こることはあり得ます。

次にポリオの生ワクチンのことについて伺います。まずポリオに自然感染した場合にいわゆる典型的なポリオ症状ではなくて、脳炎あるいは脳症を起こすという例は先生の前回のお話ではあんまりはっきりしなかったんですけれども、あったんでしょうか、なかったんでしょうか。

ポリオの生ワクチンを飲んだ。

ポリオの生ワクチンではなくて自然にポリオに感染した場合です。

昔あったと言っていいと思います。非常にまれですけれども。

甲第八〇号証を示す

八〇ページ見て下さい。これは山田教授の書いた一九五八年の論文ですけれども、これによりますと、病型としてウィックマンの分類をあげておりますですね、これで脊髄型、これがいわゆる典型的なポリオ症状でございましょうか。

はい。

そのほかに脳橋延髄型、ランドリー型、脳炎型あるいは脳型、それ以下いろんな症状がのっていますですね。

（うなずく）

甲第七九号証を示す

これは甲野礼作先生の書いたものですけれども、その四八七ページには上から九行目に、このほかに脳炎型、急性小脳失調症などの型をとることもあるが頻度は少ない、こう書いてありますね。

はい。

そのページの表二というところに東大の小児科に三〇年から三五年までの間に扱ったポリオ患者の中に八例、二・五パーセントが脳炎型を示したと、こうなっておりますね。

はい。

その上で伺いますが、昭和三六年に生ワクチンの一斉接種が行なわれたということはご存じですね。

はい。

そのサーベイランスのためにサーベイランス研究協議会というものがもたれたと聞いておりますが、その通りでしょうか。

はい。

証人はその研究協議会には参加なさったんでしょうか。

はい。

当然、どんな副反応があるかも調査されましたですね。

はい。

乙第七九号証を示す

これは日本のワクチンという本ですけれども、ご存じですね。

はい。

その三六ページを見ますと、ポリオ生ワクのサーベイランスとしてどんな副反応があるかを調べてその臨床分類をA型、B型、C型と分けたということはご存じでございますか。

はい。

Aというのは定型的なポリオ症状でございますね。

はい。

Bというのはポリオの可能性のある症例になっておりますですね。

はい。

Cとして外傷、脳腫瘍、脳血管障害、脳炎、脳性小児麻痺という分類がなされていますですね。

はい。

そういう三つの分類がどのぐらいポリオの生ワクチンの投与によって生ワクチン投与後に起こるかということが調べられたんでしょうか。

はい。それはこの次のページの表に出ております、ABCの分類が。

そうすると、Cを調べたのはどういう意味があって調べたんでしょうか。

これは四日から三〇日でしょうか、一か月以内というか、あるいはそれを越えているものも中には出てくるかも知れませんが、そういうように接種後に起った症状をできるだけ広く集めるという意味でございます。

そうすると、どういう副反応が起こるかわからないから、まあ一か月以内に起こった症状を広く集めてみようと、こういうことで始まったと理解していいわけですね。

はい。

三六ページの表二・四の一番最後の所を御覧していただけますか、ポリオとは考えにくい症例として、外傷、脳腫瘍、脳炎等があがっているわけですけれども、かっこの中にただし、厳密な意味ではポリオウィルス感染症を否定できないと、こう書いてありますね。

はい。

これはどういう意味だったんでございましょうか。

これは臨床分類であるからです。

というのは。

この基準は臨床的に症状からこういう診断がつけますけれども、その場合に、こんな症状があるけれども、これが本当にどのウイルスによって起ったかというのは臨床的にはわからないわけです。その結果、ウイルス検査とか、そういうものを検査していった場合にあるかも知れないし、あるいはないかも知れない、そういう意味で臨床的な分類ともう一つウイルス学的な分類と二つ考えなければならない、その二本立で考えていった時代だと思います。

そうすると、臨床的にはそこにあるような脳腫瘍、脳炎、脳性小児麻痺というような症状を示した場合にそれがポリオの生ワクウイルスと関係あるかも知れない。

ないかも知れない。

関係ないかも知れないということで、調べた当時は、そうすると、ポリオ生ワクによってCという分類にはいる症状が出てくるということは全くは否定されていなかったわけですね。

そうですね、常識的にはCは考えにくい症状だと、ここにそう書いてありますけれども、普通は常識的には考えておりません。しかし、そういう形で本当につきつめられれば関係が本当にないのかどうかよく調べなければわからない。そういう状態だったと思います。

その日本のワクチンは昭和五二年版ですけれども、そして、その表二・五の所に、一九六二年から一九七四年、一三年間でしょうか、Cの症例を示したのが一〇一あったと、こういう数字になっていますですね。

はい。

ポリオサーベイランスとしてなされた研究協議会のほかに、ポリオの生ワクチン接種後に脳炎、脳症を起こした例というのは調べられているんでしょうか、どのぐらい数があったとかですね。

今ポリオのサーベイランスというのはこれに一本にしぼっておりますので、これに大体はいってくると思って私はおりますので、特に別に調べることは考えておりません。

甲第七〇号証を示す

これは証人が昭和五〇年四月にお書きになった論文ですね。

はい。

御記憶ありますですね、もちろん。

はい。

三三一ページの表一五を御覧下さい、ここにはポリオ症状の例数が六三あったと、脳症の症例が三〇ケースあったと、ポリオ生ワクチンの反応としてあがっていますね。

はい。

これはどういうデータに基づいてお書きになったか御記憶ありますか。

これは事故審査会にあがってきた例の集計です。

事故審査会。

はい、予防接種の。

そうすると、昭和四五年からのデータですか。

はい、申請があがってきたのが四五年からで、症例は三六年からです。

乙第六〇号証を示す

これも読んだ御記憶がおありでしょうか。

はい。

一八ページを御覧下さい、昭和四六年四月より昭和四七年三月まで東京都二三区内における予防接種状況を調べて、そして急性神経系疾患の調査は四六年一月から昭和四七年三月まで入院した小児の例を調べたとありますね。

はい。

それは七ページを見ますと、予防接種実態調査委員会委員長染谷四郎さんがおやりになったと、こういうことになっていますね。

はい。

二一ページの表三を見ますと、ポリオの生ワクチンが東京都内で一回目が一五万三六〇、二回目が一一万四〇二一名に実施されていると。

はい。

そして、三九ページを御覧になりますと、その間に四例のポリオ生ワク接種後の副反応の報告があったと。

はい。

四例がみつかったといいますか、そういうことになりますね。

はい。

ここに副反応として痙攣、痙攣、痙攣、右下肢麻痺とありますけれども、この痙攣というのはどういう意味なんでございましょうか。

これは痙攣て書いてあるから痙攣なんでしょうけれども、ですけれども、この痙攣が今おっしゃられる意味はワクチンに関係があって起ったものかどうかということのお話だろうと思うんですけれども、この痙攣が副反応として、この調査ではこの時期に起ったものは全部あげている、その中から因果関係があるかどうかを検討していくという立場でこの研究はやられていると思います、そういたしますと、痙攣が三例ありますけれども、これが四日後の痙攣、入院と、当日夜、翌日二回という形で時間的関係からこれはポリオの生ワクチンによるものとは普通考えていないと思います。

要するに、ポリオの生ワクチン接種後にこういう症例が出たということは間違いないんですね。

それはあります。

ところで、前回証人はポリオ生ワクチン接種後の脳炎、脳症がそのワクチンを原因としているかどうかを判定する方法はあまりないと、こういう証言をしてますけれども、それはその通りなんでございますか。

はい。

あまりないという言い方はよくはっきりわからないんですが、実際にはこういう方法を取ればそのポリオ生ワクのせいであるかどうかが病理学的に証明されるということは検査方法はあるんでございましょうか。

それはですね、たとえば髄液の検査とか、それをその当時しっかりやってみると意外に出ることはあります、たとえばですね、ある脳炎が起きている、そして、その中の髄液中の抗体の動きを新しい方法とか今の方法でずっと丹念に調べていくと、脳の中でそのウイルスが増殖して起ってくるかどうかということはわかります。

ウイルスが増殖しない脳炎、脳症というものもあるんじゃないでしょうか。

脳炎というのはウイルス増殖してるわけですね、アレルギー性の脳炎はウイルス増殖してないですけれども。

脳症というのはどうでしょうか。

脳症は起こしておりません。

そうすると、髄液所見というのは一部その調べられて結果がわかることもあり得るということでございますね、その髄液中のウイルスを調べてウイルスの増殖があったかどうかがわかると。

そうすると、増殖があればそれはウイルスによるものであるということがわかる。

はい。

ウイルスの増殖がなければこれは何によったかまだわからないということになりますね、どういう原因で症状が生じたのかわからないということになりますね。

はい。

そうすると、ポリオの生ワクチンを投与後の五日なり六日目に脳症のような事故が生じたと、それがポリオ生ワクチンによるものであるかどうかを判定するあらゆるケースについては判定する検査方法というのはあるんでしょうか。

ありません。

そうすると、その検査方法がないとすると、病理的にポリオの生ワクチンによる副反応であると、そういう病理的なデータを求めることはできないわけですね。

病理ですか。

はい。

病理では全然できません。

前回証人はポリオ生ワク投与が原因となって脳炎、脳症を起こすということには否定的な御見解を述べられました、それはその通りですね。

はい。

そういう見解はいつごろからお持ちになったんでございましょうか、証人自身は。

私はワクチンが三六年に一斉投与始まったときからポリオの生ワクチンで脳炎が起きるということはゼロであろうと。

否定的だったと、こういうことになるわけですか。

はい。

甲第七〇号証を示す
三三一ページの右側の欄の下から一〇行目にポリオ生ワクチンの副反応に関して、脳症が接種後に生じた場合はどうであろうか、ポリオが流行していた当時でも脳症はまれであったが、確かにそのような例もあった、生ワクチンの後でも脳症が生じてもよいという考えもあろうと、こういうふうにお書きになっていらっしゃる。

（うなずく）

そういう見解もあるんでしょうか。

これはですね、私あんまり考えていなかったわけですね、最初は。

証人自身はね。

はい。予防接種事故審査会の中に脳症例があがってきたり、それから脳炎例があがってくると、そういう段階でやはりこういう考えを持っている方もあるんだなというふうに考えたわけですね。

その程度のことですか。

はい、そうです。

そういう人の考え方というのはどういう機序でその脳症や脳炎が起こるというふうに仮説を立てるんでございましょうか。実証した例はないわけですね、実証する検査方法もないわけですね。

そういう考え方が出てくるとすると、私理解に苦しんだわけです、どういう形で起ってくるのか。

全然何の根拠もなしにそれはあり得るんだというわけにはいかないわけでしょう。

そういう考え方を持っている人もいるわけですね。

説明はもちろんあるわけでしょう。

説明なんかありません。

説明ないんですか。

時間的関係だけです。どういう理由で脳症がワクチンと関係あるという理屈が出てくるんだろうなということは私考えていましたけれども、なかなかそれ理解できないわけですね。


（以上　天　野　晴　美）

原告代理人（広田）
証人は、ポリオの生ワクチンに関してサルアレルギーとか、絹アレルギーという言葉を聞いたこと、ありますか。

ありません。

甲第三九号証を示す
「小児科診療」という雑誌に、昭和四八年に載った論文ですが、読んだご記憶はないでしょうか。

あったことぐらい、思いだします。

その四九ページの右側に「ポリオワクチン」として、「わが国のポリオ生ワクチンは優秀であり、アレルギー体質児に使用してまず心配はないと思うが、まれにワクチン製造過程に用いられる物質に対するアレルギー症状として、サルアレルギーおよび絹アレルギーの症例報告をみるので、この点、注意する必要があろう」と書いてありますね。

はい。ただ、書いただけじゃないでしょうか。本気になって、そう思っているんでしょうか。

いや、それは、ここに、23と24にちゃんと、サルアレルギーと、絹アレルギーの論文が引用されているんですけれどもね。23と24に書いてあるクレペス、フリーズの論文はお読みになったことありませんか。

ありません。

甲第一七六号証を示す
これは、白木教授の論文ですが、お読みになったこと、ありますね。

はい。

これの三六〇ページの左側の欄に「小児の急性脳症の典型例は疫痢である。この場合、赤痢菌と腸管との交互作用によって、腸壁に多量のヒスタミンその他の化学的メディエーターが産生され……することがわかっている」と書いてありますが、この部分は、証人は、どうお考えになりますか。

こういうアレルギー性のショックというか、そういったときに、ヒスタミンと化学的メディエーターが遊離してそれがそういう発症の原因になるということは、今の、普通の、常識でございますから。

そのほかに、そこには「小児に赤痢菌がはいった場合に、赤痢菌と腸管の交互作用によって、腸壁にヒスタミンができる」と書いてありますね。

はい。

そういう実症例はあるんでしょうか。

私、このへんまで、詳しくは、よくわかりません。このヒスタミンがどこでできるか。

そうすると、ポリオ生ワクチンも経口投与ですから、おなかの中でふえるわけですね。そのふえたときに、腸管との間でどういう関係が生ずるのか、どういう状況が生ずるのかについて、調査されたことがあるんでしょうか。

生ワクチンの最初の研究やっておりますときに、ウイルスが便の中でふえてくるということは、かなりよく、見ております。

そういう場合に、今の赤痢菌の例にある、この論文にあったように、ポリオの生ワクチンが腸内でふえたときに、ヒスタミンができないんだというようなことを調べた報告は、あるんでしょうか。

それは、私は、知りません。

次に、下痢のことについて伺います。ポリオの生ワクチンを飲んで下痢になることはあるんですか、ないんですか。

生ワクチン飲まして、いろんな症状を、ながめますと、中に、下痢というのもでてきます。でも、これが生ワクチンによっておこった下痢であるか、偶発の下痢であるかわかりません。

甲第七〇号証を示す
証人の書いた論文ですが、その二六ページに「表2」というのがあって、その説明としては、同じページの右側の欄のまん中ほどに「ワクチンの副反応、あるいは合併症として、従来から言われてきたものであり、表2にまとめてみた」と書いてありますね。

……

で、「表2」を見ますと「ポリオ生ワクチン」の欄に「ほとんどない、下痢」と書いてありますね。

はい。

これは、下痢があるんで、お書きになったんじゃないんですか。

そういう例があるということで、因果関係を認めて書いてるわけではありません。よく、こういう、ものの本に書いてあるということで、書いてあります。

そういう意味ですか。

はい。

そうすると、ポリオ生ワクチンのせいで下痢がおこったとか、あるいはポリオ生ワクチンのせいでは、下痢はおこらないんだということを、証明したものはないわけですか。

実際には、これ、かなり、データーとしての報告というものが、あまり、ないんですけれども、生ワクチンのために下痢がおこるかどうかというのは、非常に気にしたわけで、この前のときにも、お話したと思うんですけれども、乳児院とかなんとかで試して飲ませてみても、そこで下痢が多くなったということは、私どもは、一度も、経験しておりません。

甲第八一号証を示す
これは、昭和四一年に沢田啓司先生がお書きになった論文ですが、ご存じですか。

はい。

その四七ページの左側の欄の真中あたりに、「真島らが一九六四年、豊中市で二二六一人のワクチン服用者について行なった調査では、ワクチン服用後一か月の間に、一五・二％のものになんらかの異常症状がみられたが、ワクチン服用後三日間に下痢の発生がやや多い傾向を認めたほかには……」と書いてありますね。

はい。

そうすると、三日間に下痢の発生がやや多かったという例も、あるようですね。そういう報告も。

はい。これによれば、そうなりますね。

本件の原告の小久保隆司君は、第一回目のポリオ生ワクチンを飲んだときも、当日からミルクを飲まなくなって、便がゆるくなったと。

はい。

第二回目を飲んだときも、ミルクを飲まなくなって、当日から便がゆるくなったということを、母親が供述しているんですが、なんか、一部の人には、そういう反応があるんじゃないんでしょうか。これは生後四か月の子なんですけれども。

……わかりません。それが、生ワクチンのためによっておこった便のゆるみなのか、そのほかの、子供は、よく、下痢をおこしますので、そういったことが、偶発的な病気である可能性も、かなり強いわけですから。

そうすると、生ワクチンによって下痢がおこった可能性も、一部、あるんですか。

……

あり得るんですか。

理屈から言って、あるのかどうかよくわからないんですけれども。

理屈面でも。

はい。腸管内にこのウイルスがふえただけで、それが下痢につながるということは、普通、考えてないわけです。

そうすると、証人は、もともと、ポリオの生ワクチン投与後に、投与が原因で、脳症脳炎はわからないと、大分、前からお考えになっていたということを、先ほど伺いましたが。

はい。

そして、前回の証言の中では、疫学的にも、ポリオの生ワク投与後に、脳炎、脳症が、ある時期にふえるということはないんだという話もされましたですね。

はい。

それが根拠になっているんですか、証人の説の。

はい。脳炎、脳症というのは、子供の一歳、二歳、この年令のところでは、非常にしばしば

　おこるわけです。いろんな原因でおこってまいります。ですから、自然頻度として、偶発疾患が、たまたま、おこったというふう考えるほうが、妥当だろうと思います。

乙第一一〇号証の一、二を示す

これは、証人の論文ですね。

　はい。

一を見ますと、昭和五三年一〇月三一日に出版された論文であると。

　はい。

で、予防接種副反応の最近の状況のご説明をなさっているわけですね。

　はい。

その一〇〇ページをごらんいただきますと、「ポリオ生ワクチン投与後にみられたポリオ様疾患と、脳炎または脳症の発症時期の比較」「図1」というのが載っています。

　はい。

この「図1」のデーターは、何によったんでしょうか。

　これは、事故審査会にあがってきた例の集計からとりました。

事故審査会ですか、やっぱり。

　はい。

そうすると、先ほどの甲七〇号証と同じでございましょうか。

　はい。

脳炎、脳症というのは、もともと、少ないわけですね、数としては。

　はい。

「図1」の下のほうを見ますと、投与後一日目とか六日目を中心に、少し集積性があるような気がしますけれども、どうなんでしょうか。

　これは、特に、この時期に高いという集積性ではないと思っております。

そういうご見解なわけですか。

　はい。

甲七〇号証と比較してみます。

甲第七〇号証を示す

　……

乙一一〇号の二の一〇〇ページをごらんください。

　……

それから、甲七〇号証の三四ページの表17ですね。

　はい。

で、「予防接種後の脳炎脳症」とあって「ポリオ生ワク」で、「当日」が「2」で「一日目」が「6」と、こういう例がありますね。

　はい。

これはややデーターの数字が違うんですけれども。

　はい。

どうしてなんですか。

　これは途中で集計しているときに表を作っておいたのがあって、最終的に、そのときに、全部やったかどうかわかりませんので、集計した時期で違っていて、前に作った表を、そのまま、この五二年のときに使ったのかもしれません。

乙一一〇号証のほうは新しいんですよね。

　はい。

それで、甲七〇号証は、五〇年四月に出たものですけれども。

　はい。

一日目は甲七〇号証のほうは「6」になっているんです。

　はい。

で、乙一一〇号証のほうは「5」例になっているんですね。

　はい。

むしろ、新しいほうならふえるのが普通じゃないかと思うんですが、減っているんで、伺うんですが。

　グラフを作ってあったから、それを利用したぐらいの表だと思います。

そうすると、そんなに厳格にデーターを出したわけじゃないという意味なんですか。

　でも、二回、この集計をやっていて、特に、ある時期に集積性があるというふうには、考えなかったわけです。

証人はね。

　はい。

乙一一〇号の二の一〇〇ページの「図1」のところに、一日目とか六日目に多いことに関して、「脳炎脳症の原因を、間近かに行われたワクチン投与と結びつけたいという心理的な要素が加わっていることも推測させる」と書いてありますね。

　はい。

これは、どういう意味なんですか。

　なにか、変化があって、その前にワクチンが投与されていると、ワクチンとの関係が、割合、身近かにおこったことと関係づけたいという心理が当然はたらくわけですから、で、あとになってくると少なく、そういう心理的な要素は少なくなる。だから、割合、近いところに集積性が出てくるというふうに、私は、考えたわけです。

そうすると、両親がそういう申告をする、心理的ななにかがあるということなんですか。

はい。それもあると思いますし、それを診たドクターなりなんなりが、因果関係を近いところに結びつけたくなるという心理的な要素もあると。

それは、証人の推測ですか。

普通、そういうことは、常識的にも考えられるんじゃないかと思いますが。

どうでしょうか。普通は、こういう症状がいつおこったか、なぜ、おこったのか、治療方法があれば治療してもらいたいと、本当のことを言うんじゃないんでしょうか。

……

むしろ、なるべく正確に言うんじゃないんでしょうか。ポリオ生ワクチンのせいにしたいために、日付をずらすなんていうことは、ないんじゃないんでしょうか。

日付をずらしているということではないですね。

そういう意味なんじゃないですか。

じゃないです。

じゃ、どういうんですか。もう一度言ってください。

同じぐらいの頻度でおこってくるとしますね、そのときに、これが三〇日後におこったものは、心理的に関係づけなくなってしまう。割合近いところにおこったものは、そのワクチンとの関係を考えづけたくなるでしょう。

だれが関係づけたくなるんですか。

ドクターにしろ……普通に、常識的に……。

ドクターが。

はい。ドクターでも……。ですからそういう時間的な、遠くなればなるほど、そういう因果関係を考えにくくなる、近いほど関係づけたくなるということはあるだろうと。

そうすると、ドクターが、やや事実をゆがめて報告することがあるという意味ですか。

じゃ、ないです。

じゃ、そういう事実がゆがんだ形であがってくることがあるという意味ですか。たとえば、その日にちがちょっとずれて、故意かどうか別として、日付が修正されてあがってくることがあるという意味ですか。

日付が修正されてじゃないんです。遅れたものがあがってきにくいということです。

甲第七〇号証を示す

そうすると、証人のお立場からゆくと、甲七〇号証の三四ページの「表17」ですけれども、ポリオ生ワクチン投与後の脳炎脳症というのは、他の疾患による脳炎脳症であるというふうにお考えなんですか。

はい。

そうすると、それは、ポリオ生ワクチンを飲んだこととは無関係なわけですか。

はい。

そうすると、ポリオの生ワクチンを飲まない人にも、そういうような形で症例が出てくるということになりますね。

はい。

ほかのワクチンを飲んでいても、同じような形で出てくることになりますね。

はい、同じです。

見てください。このDPTというのは、三混ですね。DPというのは二混ワクチンですね。四日以降はなにも出てきませんね。

はい。

あるいは、日本脳炎、インフルエンザも、一一日以降は、なにも出てきていない。

はい。

一応、一か月までのやつを、全部あげているんでしょう。

はい。

それは、どうしてなんですか。

これは、よくわかりません、私も。

不思議ですね。

出てきていいはずです。

ポリオと同じように、多くの人が打つんでしょうから、出てきていいはずですね。

はい。

DPTは、出てきてないですね。

はい、これが本当にあとでおこっていないのか、そういうことが遠いから、因果関係が普通ないと考えてあがってこないか、報告がないか、そういう意味での取捨選択というか、因果関係を、ある程度、考えて出てきているというふうに考えております。

わからないわけですね。

はい。

メルキオールという学者をご存じですか。メルチオールですか。

神経学者ですね。

はい。なんと読むんですか。

メルチオールだと思います。私、正確に、知りません。

メルチオールは、臨床学的に、予防接種とその後におこった疾患との因果関係があるかないかを考えるのは、その発生原因となり得る因子がほかにあるかないかだと。それから、予防接種と当該疾患との間に、時間的な関係が密接であるかどうかと、その二つの点が満たされるなら、臨床学的には、予防接種と疾患との因果関係を考えるのが普通であるというふうに言っておりますけれども、そういう、考え方もあるんじゃないんでしょうか。

ほかに原因がなくて、そういう、なんか症状が、時間的関係をもってなにかが出てきたときに、それだけでは、別に、ほかの原因でなくて、偶発におこった病気との区別ができないわけです。

そうですね。だからほかの偶発的な病気のおこる可能性もあるわけですね。

はい。

しかし、予防接種のせいではないとも言いきれないんでしょう、先ほどの病理学的には究明する方法がないんですよね。

でも、疫学的とか、そういう形で、どうしても考えられないということになってくれば、予防接種との因果関係は薄くなってくるわけですね。

だけれども、疫学的にきちんとしたデーターがあるんでしょうから、証人の甲七〇号証の表ですら、事故委員会にあがってきた症例だけだというわけでしょう。どうなんでしょうか。

この前の証言のときにお話しましたけれども、クリュッケさんが出した論文の、それが引用している文献があります。そのところでも、あの当時に因果関係がきわめて薄いということを出している。その以後になって、いまだに世界的に脳症が関係あるというデーターは出てこないわけです。

それは、病理的なデーターですか。病理的なデーターはあり得ないんでしょう。

実質的には、ないわけです。

疫学的なデーターですね、証人がおっしゃっているのは。

はい。それで今になっても、まだ昔ながらの態度をとっているということは、私は考えられないわけです。

だけれども、日本ですら、証人などがお使いになっているのは、この程度のデーターしかないわけでしょう。

はい。

世界各国で、きちんと調べているんでしょうか。どうなんでしょうか。

実際に、この程度に頻度が出てくるものが、因果関係がうやむやになっているという状態は、今のところ、考えられないわけです。

普通ならば、何人打って、脳症が何人出てきたと、そういうのを、毎年、積み重ねて、その集積性があるかないかを判定するものなんじゃないでしょうか。

そういうことを、やっていっていると思います。

思うんですか。

はい。ですけれども、今のところ、世界中で、どこも、それをポジティブに、陽性に、とるデーターというものは出ていないということも、確かです。

尾田さんの例を聞きますが、前回の調書の添付の一覧表のNo6の種痘のところを見てください。

（昭和五七年一〇月二五日付証人木村三生夫の速記録末尾添付の表を示す）

これは、証人は、母親の調書は、お読みになった記憶はないんじゃないでしょうか。

……

大分、データー違うんですけれどもね、母親の供述によると、生後三か月未満で種痘をやったと、そうしたら、三、四日後、接種部位がすごくはれてきたと。で、善感がどうかの検診のときには、後頭部から肩にかけて、接種部位から上のほうですね、赤くはれあがっていたと。熱も、接種の翌日からだんだん出てきたと。ひどいときには四〇度ぐらいになったと。それが引いて、ふろに入れたら、二、三分のけいれんがおきたと。そして白眼を出したと。前回、斜視の写真を示しましたね、覚えていらっしゃいますか。

……

そういう状態になったと。

……

その後、ときどき顔色が青くなって、全身の力が抜けるような発作が何回も続いたと。

……

六か月すぎからその発作はひどくなって、急にガクンとなるような発作になったと。こういうことなんですけれどもね。どうでしょうか。

これは、どれが本当なんですか。

じゃ、もし、私が、今言ったようなあれが本当だとすれば、母親の言っていることですから、母親が一番よく知っているはずですね。現場には母親しかいないんですから。

でも、この場合に、記録がその当時、これだけあったわけですね。

「これだけ」というのは、どの程度か、覚えていますか。

いや、たしか、この資料見てると、なんか、カルテがあったわけですね。その中に書いてあることは、これ……ですね。

じゃ、今、私が言ったようなことだと、種痘のせいだというふうに疑われてもしょうがないんじゃないでしょうか、どうでしょうか。

そっちは、どっちをとるんでしょうか。

それは裁判所が決めますけれども、私どもは、こういう事実を主張しているわけです。

　はい。

で、前回、証人が前提としたのは、被告側の主張事実なわけです。

　はい。

だから、私が、今言ったような説明だとすると、種痘によるものだというふうに考えられませんでしょうか。

　これは、お母さんがあとになって、そういうふうに考えておられることがわかるわけですね、今になって。

いや、これは証人からの因果関係は否定されないで、国からも否定されないで、すなおに証言した結果なんですよ、否定される前の話ですけれどもね。

……

わずか数行のカルテの内容を信じますか。

　はい、カルテのほうを信じます。

まあ、それはいいです、あなたの意見ですからね。

　はい。

だけれども、今、私が言ったような説明だとすれば、どうでしょうか、種痘部位が真っ赤にはれあがったと。

　種痘やると、かなり赤くはれますしね。

いやいやいや、肩まではれたというんですよ。だから、大変特異な例だと思うんですよ。それでその二週間後におふろに入れたら、発作がおきて、白眼を出したと。白眼を出したというのは、神経疾患障害が出てきているということでしょう。斜視になったというのは。

　白眼を出したのと、斜視とのつながりは、私はわかりません。

いや、斜視になったということはどうですか。

……

神経疾患が、きているということですね。

　はい。

その神経疾患の原因はなんですか。やっぱりけいれんでしょう。

　けいれんですね。

じゃ、けいれんは、なぜ出てきたんでしょうか。

　けいれんは、種痘の反応というか、と考えられる。


　そういうものによって誘発されて、本来もっていたかもしれません。

だけれども、本来、なにがありますか、データーが。証人、おもちなんですか。

　私どもは、普通、臨床的にけいれんがおきたということを見たときに、それが、なんかの原因で、熱によっておこったか、あるいは、脳炎脳症とかそういうものでおこったか、あるいは前からそういうようなけいれん性の性質をもっていて、そのためにそれが出てきたか、そういうことを考えるわけです。

もちろん考えますよ、それは。だけれども、現在、国からも資料もらったことないと思いますけれども、この子が二か月であったと、種痘やったという以外には、前にけいれんがでる原因というのは考えられないんです。

　考えられないけれども、あるかもしれませんしね。

だけれども、それはあるかもしれないものを想定して、ものを考えるんですか。

　はい。臨床医学というものは、そういうものじゃないんでしょうか。

だけれども、やっぱり出てきているデーターは、種痘打ったと、二週間後にけいれんがでてきたと。で、斜視になっちゃったと。その後も発作が続いたと。こういう状態は、どうなんでしょうか。こういうのも否定なさるんですか。

……

全くあり得ないということですか。あり得るんでしょう。

　それは、種痘によってけいれんがおきたことはわかりますね。そういうことはあるだろうと。そのあと、そのときに、どの程度の脳障害が出たのかというのは、私はわかりません。

しかし、斜視があったということは、データーとって出てきているわけですね。

　斜視があったということは、いつ出てきたかがわかりません。

いや、それは、第一回の発作のあとで、出てきたんです。

　発作のあとで、斜視がすぐ出てきたというふうにおっしゃるわけですか。

そうです。

　とすれば、ありますね。

原告代理人（山川）

先ほど、ポリオ生ワクチンの接種と脳炎脳症との因果関係を証明するのは、髄液中の抗体価を調べて、その動きによって確定できる場合以外は、確たる方法はないというふうにおっしゃいましたね。

　はい。

一般的に、証人は、ワクチンの接種と、その後の脳炎、脳症、あるいは、ポリオで言えば下痢でもかまいませんけれども、これとの間に、因果関係があるということを、一応、医学上、言い得るためには、どういうことが満たされなければいけないと思っておられるんですか。

　脳症の場合には、はっきりした脳症というものが、ほかの、ある特定の時期に集積しておこってくるという条件が必要だと思うんです。で、それがポリオの生ワクチンを飲んだ場合に、ポリオ様症状が出てくるのが、二、三週間をピークにする山ができてくるわけです。そういうところから考えてゆきますと、脳症というものも、そういったような感染、あるいは、それよりも少し早い時期に山ができてもいいだろうと、そういうように考えます。それがない限りは、今のところはないと。

一定の潜伏期間内に、ある程度集積性があるということですか。

　はい。

それだけでいいですか。

　それがはっきり出てくるんだったらば、脳症はあり得ると思います。

そうすると、因果関係を考え、因果関係を肯定していいというわけですか。

　そういう潜伏期…その集積性があればという仮定の話です。

もちろん、一般論で伺っていますから、それで結構です。

　ですけれども、現実には、そういう集積性というものは、世界中で、いまだに認められていないということです。

そんなことを伺っているんじゃなく、一般論としては、因果関係を確定する際には、どうするかを、集積性があればいいということですか。

　少なくとも、そこのところが、第一歩ですね。

ほかに、なにか、ありますか。

　その症状、その頻度が、当然、そういう集積性があれば、普通の一般的な頻度も越えているだろうと思うんで、偶発疾患でないということを否定するために、普通の頻度を越えているという条件があれば、いいと思います。

先ほどの集積性というのは、一定の潜伏期間内に後遺症と思われる症状が集まっているということですね。

　はい。

偶発疾患でないということを言うために、特定の後遺症と考えられている、その症状について、ノーマルな発生頻度を越えて発生しているかどうか、これは、一般論としてわかりますが、脳炎脳症の一般的な発生頻度ですね。予防接種を抜きにした、これはどのくらいと考えられるんですか。

　二歳未満の子供でゆきますと、年間に人口一〇万あたり二〇から三〇ぐらいです。

何歳の間ですか、今、おっしゃっているのは。

　零才から、一歳、二歳未満です。

一〇万に幾つですか。

　一〇万当り年間二〇ないし三〇。

証人の論文には、そんなに書いておられませんよ。

　……いつのですか。

先ほどの乙二一〇号証の一、二ですが。

乙第二一〇号証の一、二を示す

「予防接種の後遺症を見なおす」という副題の付いた論文ですが、一〇万当り、脳炎脳症は、零歳児で一一、一歳児で一〇、二歳から四歳で3というふうに、大体一〇以下というふうに書いておられますが。

　はい。これは、何回か、この調査、急性神経系疾患の調査をずっとやっておりまして、非常に新しいのがありまして、その集計していたのを思いだしながら、今、答えているんです。それで、この数字が一〇万当り二〇から三〇ぐらい、このへんの数字だったなと思って、答えたんです。

一万に一とか二とかいう感じですか。

　はい。

ポリオから脳炎脳症かどの程度の頻度でおこるかということは、まだ、はっきりわかっていないわけですけれども、種痘等では、大体一〇〇万に二〇とか三〇という低いオーダーで言われていることはご存じですね。

　はい。

そうすると、仮りに同じような、ほぼ似たような頻度を考えるとすれば、一〇万で二、ないし三というのが、種痘の場合なんですけれども、それはよろしいですね。

　はい。

そうしますと、一般の脳炎のオーダーというのは、一万に一とか、二なんです。

　はい。

ここで、予防接種で脳炎がおこるかどうかの際の発生頻度というのは、それより一けた小さい数字になっているわけですね。一〇万に二とか三ですから。

　はい。

そうしますと、一般的な発生頻度を越えて、接種のゆえに発生頻度があがっているかどうかということは、口ではわかりますが、実際として現れると思いますか。

　ここのところで、一〇万に一〇とかいう数字が出ておりますが、これは年間ですね。

もちろんです。

予防接種後というと、一か月後を考えますね、一か月以内を。そうすれば、この一二分の一というのがバックグラウンドの数字になるわけです。

そうすると、これは、もちろん、一万に一とか二とか、ある程度ずれがあるわけだろうと思いますけれども、証人は、一〇万に、あるところでは、一〇とか一一とか、あるところでは二〇とか三〇と書いておられるわけですから、ずれがあるんだろうと思いますが。

はい。

こちらの一般的な脳炎脳症のほうが仮りに一二分の一で割ったとしても、一〇万分の二とか三とかということになるわけですね。

はい。

そうすると、予防接種についても考えられているオーダーは、ほぼ似たオーダーだとすれば、これが有意の差になって現れるでしょうか。実際問題として。

……

理論的に現れるべきだろうというのはわかりますけれども、実際の統計値として、一〇万分の一とか二とかというオーダーで論じている際に、有意の差で現れるんでしょうか。

これは、私、調査方法が粗雑だからだろうと思うんですが、もう少し正確な調査方法をやれば、この有意な差というのは出てくるはずです。

今まで、そういうことをやっていますか。

今のところ、日本では、とてもできません。

そうすると、証人が言われる因果関係の確定の一つの方法というのは、理論的に言えても、実際問題としては使えないわけですね。

はい。

そうすると、証人が言われるのは、一定の潜伏期間と、その中における集積性ということですか。

はい。それをもとにせざるを得ませんですね。

それじゃ、こちらから伺いますが、因果関係を確定するというのは、予防接種だけではなくて、いろいろな側面で考えられることなわけですけれども、まず、ある症状がおこった比較的直前に予防接種をしているという事実、このことはどう考えられますか。

予防接種にしろ、なんにしろ、なにかがあって、そのあとになんかがおこれば、それと因果関係というものを、一応考えてみるという、

可能性は、一応、考えますね。

考えてみます。

じゃ、その点は、考慮すべき一つの要素ということには、なりますね。

はい。

それから、さっきおっしゃった潜伏期間と集積性。

……

それから、予防接種後、比較的短時間の間に、従前見られない、質的なあるいは量的な非常に急激な転換がおこるということは、どうですか。

従前、見られなかったということは……。

まあ、脳炎とか脳症、この場で考えて結構ですけれども。

はい。

従前に、既往症としてそういうのは見られていないと。

はい。

そういう症状が、予防接種後、比較的短時間、数日とか数週間内におこったという事実は、どういうふうに考えますか。

ワクチンによって違いますけれども、ある時期に…てんかんの話ですか。

いいえ、脳炎や脳症のことを、一応、念頭に置きます。

脳炎と脳症をお話になっているんですか。

はい。

ある時期におこってくれば、一応、考慮は、します。

私、「ある時期」と言うのは、もちろん、潜伏期間のことですから、すでに肯定されたところなんですが、そこでおこってくる症状が非常に急激な転換であったと、急激な変化であったと。

てんかんですか。今まで脳炎の話をしていたんですけれども。

てんかんというのは、チェンジという意味です。変化のことを言っているわけです。

じゃ、もう一回、言ってください。

接種後、比較的短期間の間におこった変化が、質あるいは量的に、非常に急激なものであって、接種の前に見られていないものであるということ、これはどう考えますか。

非常にばく然としているんですけれども、今までなかったものが、そこに出てきたという程度に考えてよろしいわけですね。

それが、非常に急激な大きな変化だと。脳炎や脳症を念頭に置いているわけですから。

脳炎や脳症が、そのときにおこってきた。で、この場合に、そういう事実があれば、そこのところで、それから考えるわけですね、因果関係があるかどうかを。そのスタートになるわけですね。スタートになる事実のはずですね、それは。

もちろんそうです。それで、それが急激で、大きいということは、

急激でも、大きくても、小さくても、因果関係を考える、あれなんですか、急激で大きいと

　いう意味は、なにか意味が、

脳炎や脳症というのは、接種を受けた子供は、従前、そういうことを経験もしてませんし、おこしてもいませんから。

はい。

　脳炎とか脳症というものが大きいという表現をされているわけですか。

　ですから、そういうことがおこれば、それから因果関係を考えるスタートになるわけですから。

それは、その因果関係の可能性を考えさせるということですね。それだけでは確定はできないかもしれない。

　それだけではわからないけれども、どっちか、それから考え始めると。

もう一つ、他に合理的なあるいは具体的な原因がないということは、どうですか。

　これは、みつからない場合というものも考慮しなければならないと思うんですけれども。ほかにないからということの程度問題、やはり、ほかに、一応、今のところ、みつかっていないと。だから因果関係を認めたくなるようなこともあるし、もし、よく考えてみると、意外に、これは、ほかの原因があったかもしれないと。そのへんの疑いももって眺めております。

そうすると、脳炎や脳症を、接種後一定の期間内におこした子供について、他の原因の有無を考えられますね。

　はい。

その際に、まず、具体的に、主として、母親とか父親とか、身辺の人から聞くよりほかないのでしょうが、家族歴なんか、当然調べるでしょうね。

　はい。

それから、接種前に、似たようなことがあったかどうかということも調べるでしょうか。

　はい。

子供の既往歴なんかも。

　既往歴も、なります。

それから、出生時に異常があったかどうかというようなことも、考えますか。

　はい。

他の原因を偶発的要因として考えるという場合には、やっぱり、そういうふうに具体的にお考えになるわけでしょうね。

　はい。

それならば、安心なんですけれども、証人が何人かの原告の子供さんたちについて、しきりに、他の疾患が偶発したのではないかということを言われるわけですが、この子供さんたちについて、今、伺ったようなことは、聞いておられますか。

　私は、これは書類しか見ておりませんので、患者さんに、直接、会っているわけではございません。

それじゃ、どうして他の症状の偶発ということを、気やすくおっしゃるんですか。

　べつに、気やすくではなくて、そう思っているから、言っているわけです。

証人は、予防接種と一定の副反応との関係については、非常に学問的に厳密に考えるんだとおっしゃっていますね。

　はい。

その一つの理由としては、予防接種、ワクチンの改良ということも考えるだろうというふうに言われたんですけれども。

　はい。

そのワクチン改良の点はさておいて、偶発的疾患、たとえば、てんかん器質であったとかいうことを、何人かの原告について言われるわけですが、そういうことを言われる際には、どうして、もう少し、具体的なことを調べた上で、言わないんですか。

　……

片一方の因果関係の確定については非常に厳密で、これは結構なんですけれども、他の原因を言う際に、どうして、そういうふうに、甘い判断をされるんですか。

　……

自分で調べてないといっても、カルテとかそういうものに出ている限りでは、もちろん……。

被告代理人

自分で家族歴も調べてないし、既往歴も調べてないし、出生時のことも聞いておられない人についてですね。

原告代理人（山川）

カルテには出ていますか、そういうことは。

　カルテには、全部、出ているはずです。

家族歴とか、既往歴とか、出生時のことが、全部、書いてありますか。見ていますか。

　資料で出ている部分については、全部、見ております。

私ども、ちゃんと、見ていますけれども、そういうのは、ほとんどの例は、書いてないですよ。

　で、そのときに、今の……

そういうことを確認された上で、カルテなり診断書の記載の上で、そういうことを確認されて、そういうことを言われるならわかりますけれども、そういうことが一かけらもないものについて、偶発、偶発というのは、どういうことですか。他の原因をあたかも確定するかのごとく言われるのは、どういうことですか。

　この原因が、考えにくいからです。

この原因が考えにくいというのは、どういう意味ですか。たとえば、ある予防接種、いくつかありますけれども、その中で、てんかんがおこったと。

　現在、てんかんであるというような、生じたことについて、偶発と考えるほうがいいと考えたんですね。

何人かの子供さんたちについて、現在の症状がてんかん様症状というふうに書かれていることはありますけれども、それは脳炎の後遺症の現れ方の一つとして書かれているだけでしょう。

　いや、脳炎がおきないから……、

脳炎という診断を受けて、そういう診断書がある人について、てんかんと、いっぱい、書かれていますよ。

　脳炎のあとで、てんかんがおこるのは、わかります。

ですから、脳炎の症状としてそういうのが一つ書かれているわけでしょう。そういう際に、てんかんは偶発的な、全く別個の原因だったというふうに言われるわけですか。

　脳炎がなくて、てんかんとしておこってくるということはですね、そのときの発作を誘発したファクターとしての予防接種は考えるけれども、そのあとの経過から見れば、てんかんの自然経過であると、そういうことから考えて、このてんかんというものは、偶発的な病気であると。

それは、この前に伺っていますからいいんですけれども、そのてんかん等が偶発したと考えるについての根拠は、なんですか。

　総合的な判断です。

どういう総合的な判断ですか。

　そこに出てきている症状、経過……。

たとえば、家族歴なんか、調べてますか。

　家族歴は、てんかんは、診断するのに、根拠はいらないです。

遺伝でおこるものについては、どうですか。

　てんかんが遺伝でおこると言ってよろしいでしょうか。

遺伝性のものと、そうじゃないのとあると、さっきおっしゃったでしょう。

　遺伝性を考えた上で、てんかんを……

遺伝性と症候性と、二つあるとおっしゃったでしょう。

　真性と言ったんですよ。

真性というのは。

　真性というのは、遺伝性ではありませんよ。

じゃ、なんですか。

　原因がわからなくておこってくるのを、真性というんです。症候性でないものを言っているわけです。

遺伝ではどうですか。

　遺伝性があるものが、中にあるかもしれません。ですけれども、その遺伝性ということは、今、表面には、あまり出ておりません。だから、てんかんを診断するのに遺伝性がのぞむということは考えてはおりません。

接種前の発症歴とは、どうですか。

　接種前の、てんかんが……

てんかんが、素質的にあったと言われる人について、てんかんの、接種前の発症歴がどうであるかということは、資料に出ていますか。

　前に、ケースによっては……この中にはありませんけれども前からけいれん発作がある子もいますしあとから出てくるのもあります。

いや、この中にある人について、今、聞いているんです。

　この中では、あとでおこってくる例ばかりですね。てんかんは。

実際問題は接種前の状況は調べていないし、申告もないんでしょう。

　接種前の状態は、ないというふうに書いてありますね。

そうすると、接種前に、全然、ない、てんかんが、接種後、すべて偶発したんだと思われるわけですか。

　はい、そうです。てんかんについては、そう思います。

脳炎によるけいれん等ではなくて、全く、てんかんであるというふうにあなたがきめつける理由は、なんですか。

　……

なんの根拠もなくて、そのように自信をもって言われるあれは、なんですか。

　てんかんか脳炎かの、区別ですか。

脳炎の症状として、てんかん、あるいはけいれんがおきるのは、お認めになったわけですけれども。

　脳炎の症状じゃなくて、脳炎があった後遺症として、てんかんが残ると言っているんですよ。

それでいいですよ。そういうてんかんではなくて、全く関係のないてんかんであると断言される理由は、なんですか。

　その当時に、脳炎、脳症状がないことです。

脳炎、脳症状をおこしている子供たちがいますがね。

脳炎、脳症状というか……、脳炎脳症というような症状でない……、私は、この中には、そういうてんかんという問題については、いないと思っています。

てんかんについては、なんですか。

てんかんが問題になっている例では、そういう脳炎脳症をおこした例は、この中には、ないと思っております。

それから、ポリオから脳炎脳症はおこらないという見解は、昭和三六年ごろから、もっておったと。

はい。

三六年というのは、ポリオの生ワクのサーベイランス協議会が設置された年ですね。

はい。

調査もしない前から、すでにこういう意見をもっておられたわけですね。

はい。このころに、もうアメリカのデーターが、第一報あたり、初めごろか、たしか出ていたと思います。

アメリカの第一報というのは、具体的におっしゃってください。

アメリカのサーベイランスのデーターというのが、たしか出ていたころとではないかと思うんですけれども。

もう、それは、なにかの論文というような格好でですか。

ええ、報告とか……、今のところ、よく覚えておりません。

大事なところですから、具体的におっしゃってください。

日本の、この調査というかサーベイランス、システムを考える上で、アメリカのシステムというか、アメリカの基準というものも、かなり考えていたと思います。で、それの基準に非常に近い形でこれができたように記憶しておりますので、その当時の、この基準のもとになるアメリカの基準というものも、たしかあったと思います。

アメリカのサーベイランスの基準は結構ですが、アメリカのそういうデーターは出ていたわけですか。

その基準について、なんらかのデーターは出ていたんではないかと、私は、今、あれしているんですが、そのへん、思いだせません。

思いだせないと言われるから困りますが、仮りにアメリカのデーターがあったとして、それを根拠に、もう、日本で、サーベイランスをやられる前から、ポリオの生ワクから脳炎脳症はおこらないという意見をもっておられたわけですか。

まず、おきないだろうと、それは、たとえば、一番最近の、そのころの流行を見ても、北海道の流行のときに脳炎が一例あったと。五千例か何千例か忘れましたけれども、そのくらいの数のポリオがあって、そのうちに脳炎が一例ぐらいと、非常にまれな出来事であると。

だって、これからサーベイランスで調査しようというときに、まれなというあれは、ないじゃないですか。

実際にまれですね。実際に、そういうときに、ポリオの生ワクが飲ませられて、その生ワクの性質そのものが、あれだけ神経病原性というものが弱められているということで、脳炎は、まずおこらないだろうというふうに考えるのも、当然じゃないでしょうか。

本当に科学的な学者的なやり方というのは、サーベイランスをやる以上、おこるかおこらないかということを、白紙の状態で謙虚にことを見ようという態度じゃないですか。

そう思います。それで、そういう形で調べているわけですから。

そうすると、証人は、……

そう思っていたわけですね。でもそういう考え方をもっていて、悪いことはないわけです。

いや、かまいませんが、そういう考え方を確固としてもつがゆえに、以後の観察が曇るということは、ありませんか。

そんなことはありません。

基本的によくわからないのは、証人は因果関係の肯定には非常に厳密に科学的にやられるのに、今の場合もそうですけれども、因果関係がないというほうについては、どうしてそんなふうに、簡単に、思いこみをされるんですか。

……そういうふうには、思っていませんです。


（以上　古　川　　清）

原告代理人（大野）

証人は、予防接種事故審査会の委員でいらっしゃる。

はい。

これ、いつからでしょうか。できたのが四五年でしょうか。あるいは、四六年でしょうか。

四六年だったと思います。

それで、初代の委員に加わっていらっしゃるようですが、以後引き続き今日まで委員をしていらっしゃるんでしょうか。

はい。

メンバーは時々替わるようですね。

はい。

最初の頃は、人数は一七人くらいですか。

はい。

現在、何人ですか。

やっぱり同じくらいじゃないでしょうか。やっぱり十五、六人くらいじゃないかと思うんですが。

基本的にそう変わりはないと。

はい。

それでですね、証人は、四六年でしょうか、最初から、今日までずっと委員を続けていらっしゃいますか。

はい。

で、メンバーに変化はあるとはいうものの、リストを拝見しますと、弁護士の人もいるようですが、医学者として関係していらっしゃる方は、それぞれ、医学的に見ても立派な方ではないかと察せられますが、証人はどうお考えですか。

はい、そう思います。

先生以外の方も、皆さん立派な方と、伺ってよろしいわけですね。

はい。

決して阿諛迎合したりして自分の意見を曲げるような方ではないと、そういうふうにお考えですな。

はい。

ところで、この予防接種事故審査会というのは、どういうことを審査なさるわけですか。

これ、認定制度に合致するかどうかということを決める為の会議ですけれども、ベースとなって議論してるのは、医学的な関連性というものを最初討論して、それから考えて行きます。

先ず最初に、この予防接種と、それから、その後起こった発症、あるいは現在の後遺症との間に因果関係があるかどうか、ということを医学的な観点から検討なさる。その後、これが何等級に当たるかということも認定されるわけですか。

はい。

そうすると、このメンバーの中には、極く少数お医者さん以外の方も入っておられるようですが、主としてこの後遺症に当たるかどうかということの判定合議に実質上関与されるのは、当然医師たる委員と、伺ってよろしいでしょうか。

いえ、その救済という制度の運用面で、どの程度医学的な所見を考慮して認定するかというときでは、非常にはっきりした意見が出されて参ります。

医師以外の方ですか。

はい。


しかし、これは医学的にですね、これは因果関係が否定されるとか、あるいはもうほとんど否定されるに近いと言ってるのに、救済しろ、と言う人は、これはあり得ないと思いますが。そうでしょう。

はい。

そこでですね、証人は、この委員会にお出になって審査をするわけですが、どなたか主査とかいらっしゃって、下相談をした上で、後この本委員会にかけてお決めになるんでしょうか。そういう制度でしょうか。それとも、いきなり委員会に出て、いろいろな議論なさるんでしょうか。

初めの内は全部本委員会だけでやっていたと思いますけれども、数が非常に多くなってきて、いろいろ整理をする必要があるということで、予めその委員の中の何人かで前もって検討して行く。そして整理し直して行く、という作業はいたします。今はそういう作業はすることがあります。今はその特別委員会という形になりまして、その中ですべて予め審査してから本委員会に出すと、そういう形になってます。

それでですね、最初の内は本委員会でずっとやっていたというのは、四六年から何年間くらいは、そういう制度をお続けになったわけですか。数年くらいでと伺っていいですか。

数年は……。

五年くらい。

もう少し長いかも知れません。

五年以上は、本委員会だけで処理なさってた。

はい。

で、現在は、特別委員会があるにしても、お決めになるときには委員会で決めるわけでしょうか。

はい。

委員会は、出席委員の過半数ですか、全員一致ですか、あるいは三分の二とか、そういうのでお決めになりますか。

全員一致です。

誰か一人の、これはおかしいじゃないかと、医学的に因果関係がもうネガティブである、ということを主張されれば、その人は除外例になっちゃうわけですか。

除外例ではなくって、そういう意見があったときに討議いたしまして、でやはりその先生の言う通り、認定すべきであるとすると、認定するという件については全員一致…。

その少数意見を、賛成反対別としてですね、付記したりとかいうんではなくて、実質的に討論されて、皆さん特に医学者の方を含めて、これは認定すべきであるとか、あるいは、これは認定できないとかいうことは、委員会としては全員一致で運用されてるわけですね。

　はい。

そうしますと、先生は前回と今日で約一六人の方について証言されたわけですが、内一五人は委員会で全部認定されておるんですけれども、この最初の審理のときには、先生は関与されているんでしょうか。

　一番最初のときから出ていたかどうかは全部は覚えておりませんが、大体全部出ているという感じです。

これは、そうすると、被害者という方々が申請をすると、この事故審査委員会にと言いますか、給付の申請をすると、そうすると、厚生省の中で、その申請に基づいてこの委員会におかけになると。すると、委員会が決定をした人については給付をすると、こういう制度であるわけですね。

　はい。

先生は終身委員でいらっしゃるわけだから、出席率もいいんでしょうね。

　はい。

そうしますとね、今日見られた一五人の方の審査には、本件で見られる以前に、審査会当時にはこれをご覧になって、討論に参加しておられるわけですね。

　はい。

で、そのときは少なくとも全員一致で認定した人については、これは後遺症だと見るべきであるということに、結果的にはなったわけですね。

　いや、後遺症で見るべきであるかどうかというのはですね、認定制度の救済に相当するかどうかという判定でございます。

もちろんそうです。ですから、あなたがおっしゃるような医学的な厳密の意味で、一〇〇％か一二〇％の証明までは必要としないのであって、これは救済と見るべきである、という角度からですね、因果関係をご覧になって、そういう意味では因果関係があるということで、認定なさったんでしょうか。

　はい。

で、そういう立場については、証人は賛成されたんですね。

　因果関係はこのくらい薄いんだけれども、ここまで救済制度では取らなければならないのか、ということになれば、仕方がありません、やはり救済制度に賛成いたします。

余儀なく賛成すると。

　はい。

しかし、他の方はすべて全員一致で、これは要項が認めておる、要項というのありますね。

　はい。

それに基づいて、あれは後遺症かどうかということを認定するわけですから、認定すべきであるということになったわけでしょう。

　はい。私と同じような考え方もあるでしょうし、いろいろな考え方もありますでしょうけれども……。

いやいや、というのは、あなたについては言えても、他の方があなたと同じにいやいやだったかどうかなんてことは、分からんでしょう。

　はい。

しかも、これはですね、場合によっては見直すということもあるんじゃないですか。

　はい。

どうです。前に認定した人でも、見直すということもあるんじゃないですか。

　見直すということはあります。制度としては私はよく分かりませんけれども、見直しの申請ということは余りないわけですね。ですから、そういう意味ではないわけですね。

だから、申請はないにしても、委員会として、つまり簡単に言えばですね、同じ人について二度審査したということはあるんじゃないですか。

　二度審査……。

前にイエスと言った人について、認定ができたという人についてですね、もう一回どうかと言って、またこれは認定をしたとか、あるいはしないとかいう例、あるいは逆に、前は認定しなかったけれども、もう一回やって認定したという、そういう例はあるんじゃないですか。

　ええ、その、後のほうはあります。

甲第四三八号証の六の二を示す
先生がご覧になった、原告番号38の中村真弥、これはですね、予防接種事故審査委員長高津忠夫、まあ、有名な方ですね。

　はい。

その方からですね、中村真弥について、「規定されている疾病」というのは後遺症だという意味ですが、その認定されたので通知すると。これにも、具体的な記憶がおありかどうか別として、関与されてますね。

　はい。

今のは四八年四月六日付なんですけれども、
甲第四三八号証の七の二を示す
これは四九年七月八日だと思いますが、四八年一一月一二日付で照会のあった中村真弥の後遺症については、審査の結果また同じように後遺症に該当すると認められるので通知すると、いうのがありますが、これは二度に亘ってやはり後遺症であるということを、審査会のほうで肯定されてるんじゃないでしょうか。

被告指定代理人

最初のほうは、医療費の申請なんです。二回目のほうは後遺症のほうです、年金の申請です。

原告代理人（大野）

だけど、その度毎に、前提としては後遺症に当たるかどうかということを審査しなきゃできないでしょう。それで、現に後遺症として認められましたので、と書いてありますよ。

はい。医療費としてですね、この前に脳症と言うか、ともかく、そのある疾病が起こってるということを、医療費として認定してるわけで、で、今度は後遺症の認定であるから、その医療費として認定されている疾病について現在の後遺症がつながりがあるかどうか。最初のことは後遺症の二回目の段階では抜きます。

二回目の段階こそ、後遺症が問題になるんじゃないですか。

いや、後遺症が問題になって、後遺症があるわけです。この後遺症というのは、前に起こった疾病が認められているわけですから、前に起こった疾病というものは認めてるわけですね。

因果関係認めてる、その……。

それで、その疾病から生じた後遺症であるかどうかということで、それはその認定された疾病によって起こった後遺症であるということを認めて、後遺症の認定すると、いう形ですね。

つまり、今のような場合にはダブルチェックになるわけでしょう。

ダブルチェックではないわけです。

だけど、もしその時点で見てですね、これは全く違っておったということなら、当然、当たり前のことですけれども、後遺症の認定するはずないでしょう。

はい。

それで、今度は訴訟のことを伺いますが、この六三人の被害者の因果関係について厚生省から意見を求められたのは、二、三年くらい前であったと、こういうことでしたね。

はい。

そのときには、この事故審査会に提出された資料、これはカルテがあればカルテの場合もありますし、若干本人の家族が書いている場合もある。で、そういう資料に基づいて判断をされたわけですね。

はい。

そうすると、二、三年前と言うときには、この六十幾つかの全員について再検査をされたんですか。それとも、厚生省のほうが特定の人だけ持って来て、特定の人だけご覧になったんですか。

私は、かなり前の審査された例というものを、それを繰り返して記録を調べております、個人的に。そういう中で、ですから、いつどこでどの資料を見たかというのを、記憶が全然ないんですけれども。ぼくの今度その例について、今ここに挙がってる例だけではなくて、確かもう少し数が多い例を、もう一回見たように思います。

それは、もう訴訟事件にからめてですわね。

はい。

それは、東京や大阪でもありますけれども、東京都は担当者も違うようですから、東京に関してはこの範囲よりも広く見たと。

はい。

で、その段階ではですね、原告の全員であったかどうかは分からん、六十数件あったかどうかは記憶ははっきりしない。

はい。

しかし、この数よりは多かったと。

はい。

すると、この数より多かった、その当時の人については、先生のような因果関係を厳格にお考えになっても、これは因果関係があると考えるのが至当である、という意見を出されたんでしょうか。

全部は覚えておりませんが。

いや、もちろん細かいことは結構です。人の名前までは結構ですが、あると言った方もあるんですね。すべて無いと言うことはないんじゃないですか。

因果関係の判断というのは中々難しくって、いろんな段階があるわけですね。で、これよりも本当にかなり否定的だというのと、もう少しその否定の程度が弱いというもの、あるいはもう少し因果関係の可能性あるとか、そういうような幾つかの段階で行けばかなり違いはあると思うんで、その他の例が全部因果関係があるというふうに見たとは思いません。

すると、持って来られた例のほとんどは、因果関係が、証人がご覧になると疑わしいという余地があるという例だったんですか。

いや、かなりはっきり因果関係のある例もあります。考えたほうがいいと判断するものもあるんですね。その程度がもう少し弱いものもある、というふうに思います。

はい。

その時期は二年くらい前と伺ってよろしいですか。

はい。

因果関係の見直しをした時期は。

はい。

その当時は証人は、このワクチンと後遺症についての因果関係に関して、何か特別に見解を変えた、見解を持っておられたのか、その当時から今日までは一貫した医学上の見解を持っておられたのか、どうですか。

　別に因果関係論をはっきりとまとめて発表したり書いたっていうことは余りないんですけれども、因果関係を考えるのに大体こういう考え方で行ったほうがいいだろうな、という、頭の中では余り変わっておりません。

先程のお話だと、少なくともポリオの生ワクについては昭和三六年以来二十何年間同じ見解を持しておられるわけですね。

　はい。

で、特に何かその後、新しい知識を得たから考え方を変えたとか、新しい資料を発見したから考え方を変えたとか、そういうことはないわけですか。

　はい。

ところで、多分約二年前に、訴訟資料によると、初めて被告のほうが何人かの人を争ったわけですが、これは32の荒井さんから始まったようですけれども、これらは、もちろん因果関係を疑わしいと言ったのは、先生が意見を言って、これは疑わしいということをおっしゃって、それに基づいてなされたんでしょうな。

　その辺よく分かりません。

前回速記録末尾添付書面を示す

6、8、10、11、15、24、この六人の方については、二年前は一体証人はどういうご見解を述べられたんですか、国の相談に対して。当時相談あったときに、当時のと言うか、現在もそうなんでしょうが、証人の医学的知識と資料に基づいては因果関係を否定できないと、肯定的におっしゃったのか、こんなものはみんな因果関係がないこと分かってるじゃないか、と言われたのか、どっちですか。

　二年前にはっきりどう言ったか覚えておりませんけれども、今から、これ推測になってしまうんですけれども、かなり否定的な考え方を持ったと思います。

そういう話はですね、二年前からでも、厚生省の人には述べられたんですか。

　この名前の方について、この六人に特定して、これ述べたかどうかって言われると、わたし分かりません。

じゃ、まあ、一人一人は記憶がおありにならないかも知れませんが、先日と、今日この方々についての証言なさいましたね。

　はい。

それは、いろいろな理由はおっしゃったが、因果関係はないという趣旨のことをおっしゃった。

　はい。

で、そういう見解は、二年前にもこれをご覧になったら同じお答えをされたんでしょうか。それとも、二年間の内に変化が生じたんでしょうか。

　いえ、変化しておりません。

相談を受けたとすれば、当然同じに答えたと。

　はい。

その後、最近になってですね、見解の変更、知識の変化というのがあったわけではないと。

　はい、変化しておりません。

先程から、前回も今回もポリオの生ワクチンの服用とそのサーベイランスのデータのことをいろいろ問題になっておりますが、証人ご自身はどこかの外国のサーベイランスの結果、この生ワクについての、それを具体的にお読みになったことがあるんですか。記憶があるなら、具体的に述べてください。あるんですか。

　……。

いつ、どこの国で行なわれたのがあるか、ちょっと述べてください。

　……。

あったかも知れない、ないかも知れない、じゃなくて、あったなら具体的に述べてください。

　……具体的にと言われると、分かりません。

原告代理人（秋山）

前回速記録添付書面を示す

二枚目、原告番号33の清水一弘さんについて、六月二五日からけいれん反覆、と、こう書いておられますね。

　はい。

これは、何を根拠にこのようにお書きになったか、ご記憶でしょうか。

　……確かカルテなり、その医証なり、それからまとめた物だと思います。

乙第四三三号証の二を示す

これは国のほうから出された、東大病院の診断書です。この診断書をご覧になったように思われますが、如何ですか。

　はい。

この診断書ちょっとお読みいただきたいんですが、「治療」という項に「昭和四〇年六月二五日から」と書いてありますね。

　はい。

これは、この病院に来たのが六月二五日からと、こういうことですね。

いえ、六月二五日から反復するけいれん発作で来院してる。だから、六月二五日からけいれん発作が反復してるので来院したと。

そういうふうにお読みになるんですか。

はい。

病名が書いてありまして、次に治療という項目でですね、不同文字で「昭和　年　月　日から」とタイプされた字、印刷された字ですね。

はい。

予め診断書にそのように印刷されてるというのはですね、治療をいつからしてるかということを書くので、そのように印刷されているように思うんですが、如何ですか。

ですけれども、大体この文章からは、六月二五日から反復するけいれん発作にて来院、というふうに読めるわけですけれども、これを確かめるには国立小児病院の外来カルテの初診日見ればお分かりになると思いますが、それが分かりませんので、どちらか分かりませんが。

そうすると、先生はこの診断書を見て、六月二五日からけいれんが反復したので、それで来院したと。ですから、来院したの六月二五日よりもっとずっと後だと、こういうふうにお考えになったわけですね。

はい。

同じ一覧表の15梶山さん、ここに四三年五月頃からけいれん発作反復と、こう書いておられますが、これは何を元にしてお書きになったのか、ご記憶でしょうか。

これも確か診断書か医証によった物だと思っております。

甲第四一五号証の八を示す

ここにですね、「種痘後脳後遺症」と読めるようですけれども、「右の病名により昭和四十三年五月頃より云々」とありますね。

「〔うなずく〕」

「週二回程度けいれん発作」というふうに書いてありますが、ここから、このようにお書きになったのですか、先生は。

他には、これはあったのか、何か記憶がありませんね。

他にはないようです。

他になければ、この四三年のこれ（甲四一五号証の八）を元にしたと思います。

そこでですね、この森下医院というのに梶山桂子さんがいつからかかっていたのか、お調べになりましたか。

いえ、調べません。

これは四三年五月頃からここにかかった、という趣旨で、ここに書いてあるようなんですが、そういうことはお調べにならなかったんですね。

はい。

先程、予防接種以外の原因で二歳未満の子供が脳症や脳炎にかかる割合は人口一〇万人当り二〇から三〇人ではなかったかと思う、というお答えでしたね。

はい。

それが最近の調査で、というようなことをおっしゃいましたが、どういう調査かお分かりですか。

予防接種研究班で十幾つかの県の調査をやっておりまして、その中の一年間の入院した子供の急性神経系疾患がどのくらいあるのか、全例診断別に調べております。

主任研究者が平山宗宏先生ですね。

はい。

予防接種制度に関する文献集の中におさめられている調査のことを、おっしゃってるわけですか。

集計して、まだ発表してない数字があります。

五四年一一月に発表されたものがあるんですが、それとは違うんですか。

はい。その後も続けて調査しております、二、三年毎に。

五四年一一月に発表されたデータがあるんですが、そのデータと、まだ未発表とおっしゃる先生が把握しておられるデータとで、大変な開きがあるんでしょうか。

いえ、余り大きな開きはないと思います。

五四年一一月に発表されたデータによるとですね、予防接種後発症例を除いた有病率ですけれども、一歳未満の場合は一〇万人当たり脳炎脳症合わせて九・九四。で、一歳の子供については脳炎脳症合わせて五・八三。こういう数字が出ているんですが、ご記憶ありませんか。

この調査が行き届いて行きますと、少しずつ増えて参ります。で、最初一〇万人当たり六か一〇くらいのが、少しその後ちょっと増えてくるとか、そのくらいの印象だったかと思いますが、今正確には覚えておりません。

そうしますと、一〇万人当たり二〇人も三〇人もというご証言は、訂正なさいますね。

二〇くらいまでは……。

あったかも知れないと。正確に覚えておられないわけですか。

いや、これ、ひと月くらい前にこの集計表を見ておりますんで、その程度の、ああ、このくらい、二〇くらいになったな、という印象を持っておりますので、そう申し上げます。

それでですね、その予防接種以外の、一〇万人に一〇とか、先生は二〇ということもあるんじゃないかというお話ですが、その中に原因がはっきりしているものはどの程度あるんでしょうか。何割くらいあるんでしょうか。

原因がはっきりしているものは半分か半分以下でしょうか、その程度じゃないかと思いますが。

例えば原因がはっきりしてるというのは、麻疹にかかった後で脳炎になるとかあるいは水疱瘡、それからおたふく風邪、こういったものですね。

はい。

そういったものは、そういう原因でなったかどうかということは、症状自体等から分かることが多い、と言ってよろしいですね。

はい。

先生がご覧になった本件の原告の場合、例えば麻疹にかかっていたとかですね、おたふく風邪にかかっていたとか、そういうのはありませんでしたね。

はい。

乙第一一三号証を示す

この調査でですね、最初の「要旨」というところがありますが、下のほうに、「以上から、点頭てんかんの大部分の例では、予防接種が原因とは考えられないこと、両者の因果関係を否定しきれない例は4～5％以内に止まること、そしてこの小さな数字は偶然の重畳と解釈する方が妥当と思われることを考按した。」と、こうありますね。

はい。

この四～五％というのは、この論文でいくと、何を四～五％と言ってるんでしょうか。

この例は、予防接種後に点頭てんかんが起こって、そして出生時とか遺伝性とか、そういうような原因のない例、そういうものが四～五％あった、ということだったと思いますが。

三八ページの表4を見ていただきたいんですが、ここにデータが具体的に出ていますが、Ⅰの definite 例数5と、これが全体の四～五％であったと、こういうことですね。

はい。

ですから、この論文は、この五例が予防接種と因果関係が否定しきれない例ということで、後のやつは予防接種とは因果関係が否定できるんだと、こういう一応の前提に立って先程のように言ってるように思うんですが、如何ですか。

これ、そういう規準で因果関係の程度を分類したわけですね。それで、その分類した結果こういう分布を示したと、いうところで、五例はたまたまその中に入っていますけど、これが本当に因果関係があるかどうかということを認めたことではないだろうと。

因果関係を否定しきれない例は四～五％というのは、この五例のことを言ってるわけですね。

でしょうね。

そうすると、それ以外のものは一応因果関係なしとして扱ってるんですけどね。

この論文の意味は、全般的に因果関係が薄いということの表現になってると思いますが。

先程の表4をもう一度ご覧いただきたいと思いますが、例えばⅡ probable という中の二例ですね、これは予防接種との時間的な関係は、例えばポリオであれば七日以内、種痘であれば一八日以内、三混、二混であれば四八時間以内に入っているんですけれども、なぜこれが因果関係なしと、こういうふうに分類されているんでしょうか。

これはこの論文読んでいただければ分かるんで、この判定規準を幾つか作っているわけですね。

つまり、先程先生ちょっとおっしゃったように、発症までの発育状況が遅れている場合、あるいは他の障害要因が考えられる場合、これは時間的関係は先程読み上げましたような時間以内に入るけれども、五例の中には加えなかったと、こういう処理をしてるわけですね。

はい。

それからⅢ possible という分類があって、その中に一二例が入っていますね。この中には、例えば種痘で言うと一九日から三〇日の期間に入っていて、且つ例えば発症までの発育状況にも問題がなく、他の障害要因もないという場合であっても、この possible に数えてるわけですね。

（うなずく）

ところで、表1を見ていただきたいんですが、Aとして「発症前一カ月以内に予防接種を受けた例」が二二例あるということで、これはABCを合計しますと一一〇例ですけれども、一一〇例中の二二例ということで二〇％であったと、こういうふうにこの論文は言ってるんですけれども、この一一〇例中二〇％が予防接種後一か月以内に点頭癲癇が起きてると、こういうことですが、この例自体は、傾向としては多いと言ってよろしいんじゃないかと思うんですが、如何ですか。

これは、点頭癲癇というのが起こる時期が乳児から一歳、このくらいのところで起こる病気でございますので、丁度予防接種を行なう時期がその時期にぶつかってるわけですね。一番予防接種が行なわれるのもその時期なわけですから、それがこれだけ重なっているとすれば、当然これくらいの重なりは出てきて当然だと思います。

一年間に一一〇例の子供が点頭癲癇になったとしてですね、それが予防接種後一か月以内に偶然その点頭癲癇が、その一か月の間に出てくる割合というのは一二分の一ですよね、先程先生がおっしゃったように。

そうでしょうか。

そういう率からして、多いということにはならないでしょうか。

一人の子供が四つも五つも受けるわけですね。そういうこと考えて行ったらば、一二分の一という数字なんかとても出てこないと思うんですが。

それは、四つも五つもということを前提にすれば、ということですね。

それはもう、三種混合ワクチンも二種混合ワクチンでも一か月間かけて三回打つわけですから、年の内のそれをカバーする、一か月間隔で三回打つとすれば、三か月間の間に点頭癲癇生じたものは全部入ってくるわけで、四分の一になるわけです。

原告代理人（山川）

証人、さっきの私の質問のときには、一二分の一とされましたよ、一般の脳炎と脳症について。

予防接種後一か月後の計算で行くと、そういうことになりますね、単純に。

原告代理人（秋山）

それから、一一〇例中五例が四～五％に当たるということですけど、この五例というのは他の障害要因はなしと、それから発育も正常であったと、こういう群ですよね。

はい。

そうすると、比較の対象の母数も、やはり他の障害要因もなくて発育正常であったと、こういう母数を持って来て、その中で時間的に予防接種の後何日後に入っている者があるかと、こう比べるべきだと思うんですが、如何でしょうか。

はい、そのほうがいいかも知れません。

それから、このお示ししている論文自体、結論として、点頭癲癇と予防接種の因果関係についてどのように判断してますか。

結論は、因果関係がないということを言いたい論文であると思います。

四三ページ、最後の部分を見てください。ここに、「両者の因果関係を立証づける確実な客観的検査がない今日、個々の症例について関係を否定することは、現段階では不可能であろう」と、こう書いてありますが、どうですか。

はい、書いてあります。

乙第一一四号証を示す

この論文もほとんど同じことを言ってますので、特に詳しいことをお聞きしませんが、六ページの図3をご覧いただきながらご証言いただきたいんですが、点頭癲癇の好発年齢というのは大体何歳頃というふうに考えられてるんでしょうか。

点頭癲癇発作起こるのは、乳児から、まあ、大きくても四歳くらいまで。

その間では何歳、あるいは何か月辺りが多いんでしょうか。

乳児期、六か月から、六、七、八、九、一〇、一歳、そのくらいまでだと思います。

で、一九六八年から一九七四年というのは、この図のようなカーブを描いているわけですけれども、この山が高いところ、そういう時期に予防接種もあったと、こういうことですね。

はい。

それで、一九七五年以降はその時期に予防接種が少なくなった、ということのようですが。

はい。

図3の上のグラフと下のグラフを比べますと、やはり一歳未満ですね、特に五、六か月頃というのは相対的に患者の発生数が減ってるように思うんですが、如何でしょうか。

上のが六年間ですね、六八年から七四年。下は七五年から七七年の三年間ですね。これ、上に倍に上げていただくと分かるわけですけれども、このピークの時期とか、そういった意味では差がないだろうと思います。

素人目には、相対的には一歳未満の数が減ってるように思うんですが、そういうふうに言えませんか。

言えないと思います。

仮に、予防接種によっても点頭癲癇が発生することがあると、こういうふうに仮定した場合、予防接種を一歳未満、点頭癲癇の好発年齢で打った場合と、そうでない、もっと高年齢で打った場合とでは、やはり発生数が違ってくると思うんですが、如何でしょうか。

予防接種によって起こるとすれば、変わってきますね。

いえ、予防接種によって点頭癲癇が起こるということが一応言えるとしてですね、しかし、一歳未満の児に打った場合と四歳の児に打った場合と、出方は違ってくるんじゃないかと、こう聞いてるんですが。

……予防接種によって起こるんならば、違いがあるわけですね。予防接種によって起こらないとすれば、その発生数は変わりがない。

いや、そういう質問じゃありません。点頭癲癇は、四歳の児よりも一歳未満の児のほうがなり易い、と言っていいですね、一般的には。

はい。

で、仮に予防接種によって点頭癲癇になるということを仮定した場合にですね。予防接種を一歳未満の子供ばっかりにやってる場合と、それをやめちゃって、例えば四歳の子供ばっかりにやる場合とでは、点頭癲癇の発生頻度というのは変わってくるように思うんですが、如何でしょうか。

それは、当然、そういう前提ならば変わってるはずですがね、実際には変わってなかったことになります。

原告代理人（河野）

原告番号32の荒井さんのことについて伺います。

甲、乙各第四三二号証を示す

これは、この裁判で出ている荒井豪彦君に関する証拠の一切ですけれども、証人はそれをご覧になったことがありますか。

完全に全部見たかどうかは分かりませんけれども。

前回の調書の末尾に添付されてるメモを作成するときに、その書証は全部ご覧になってますか。

はい。この写真から何から全部見た記憶はありません。途中の診断書とかこのカルテの内容とか、これは見ております。

原告本人荒井ミツイの証言調書を示す

これは荒井豪彦君のお母さんの、この法廷での証言調書ですが、それはご覧になってますか。

いいえ、これは見ておりません。

全然見てない。

はい。

この荒井豪彦君の症状について前回証人が証言されたこと、記憶されてますか。

はい。

（以上　関　真　理　子）

原告代理人（河野）

荒井豪彦君については、もともと生来癲癇の素因を持っていたんではないかということをおっしゃったと思いますが、記憶されていますか。

はい。

そういうふうにおっしゃった根拠というのは、通常、種痘やあるいは三混、予防接種の後に起きる痙攣が短かい時間の場合には、後に脳の障害を残すということはないから、この本件の荒井豪彦君のような症状が、それによって起きることはないんだということを理由とされていたわけですね。

はい。

証人は、熱性の痙攣あるいはどういう原因かは別として、予防接種後に痙攣が起きた場合、それが短かい時間で、そしてその後頻発するというんではなくて、数日かあるいは数ヶ月、しばらくの間で治まるというような場合、そのような場合には、病理的にも、脳の中に何らかの変化が起きてるという可能性は全くないというふうにお考えですか。

はい。

つまり、臨床的に、その後、一応元に戻れば、更にしばらく経って痙攣が起きて癲癇のような症状が出るという場合には、前の予防接種後の痙攣というのは、病理的に全く影響を及ぼしてないというふうにお考えなんですか。

及ぼしていないと思います。

そういうふうにお考えなんですね。

はい。

そうすると、あなたのお考えでは、予防接種後に起きる痙攣というのが、どのぐらい継続すれば、あるいは、どのような症状になれば、脳の血管なり脳の実質に変化が起きるというふうに考えられるんですか。

脳症とか脳炎と言われるような症状がはっきり出て来れば、それによって脳の障害は起きるということは、当然考えます。

脳炎とか脳症とか言われるような症状が出て来れば。

脳炎、脳症に近い症状が出て来れば。

証人は、午前中の証言で、脳症あるいは脳炎というのは、具体的にどういう症状が出るかということを証言されましたね。

はい。

もう一度言っていただけますか。

また言うわけですか。

痙攣、発熱、意識障害がある、それが典型的だと。で、それぞれが全部同時に出るとは限らないわけですね。

はい。

痙攣が起きない脳症、脳炎というものもあると、発熱が出ない脳炎、脳症というのもあると、そういうことですね。

はい。

ですから、いつも典型的に高熱を発して、痙攣が起きて、意識障害が起きると、それが必らず伴うわけではないんですね。

はい。

それは、お認めになりますね。

はい。それともう一つ、別に、高熱が出て痙攣が起きて、その後数分間の意識障害が残ったとしても、単なる熱性痙攣であって、後異常がないこともたくさんあります。

臨床的に変化がなくても、脳の中に変化が起きてるかどうかというのは、解剖してみないとわからないんじゃないんですか。

そんなものは解剖できませんでしょう。

ですから、それはわからないことじゃないんですか。臨床的に変化がないということは、脳の中に何の変化も起きてないということを断言できるわけですか。

それが、実際、症状がないものを、どうして脳炎、脳症があったと言えるんですか。

私が言ってるのは、脳炎、脳症の症状が起きた後のことを言ってるんです。後に、それが原因となって何らかの変化が脳の中に生じているかどうかということは、臨床的にはわからないでしょうと伺ってるんです。

その時に起ったかどうかということはわかりませんね。だけど、その時に、ある時期があって痙攣が起きて、その後に、ある病巣がやられたなという神経症状が出てくれば、その時に、やられたということはわかります。臨床的には。それがなくて、脳炎、脳症の症状が何もないものが、漠然と脳症が起ったんではないか、脳の障害が起きたかどうかということを、それを何も症状がないのに、そこまで判断することがおかしいと言ってるわけです。

私が先程から聞いてるのは、予防接種後に、脳炎、脳症の症状が出た後、一たん回復したかのように見えても、その後に、脳の内部に変化が起きてることはあるんじゃないんですかと。それを全く否定される趣旨ですかと聞いてるんです。

脳炎、脳症があれば。

そうですね。

はい。

ですから、脳炎と脳症の臨床的な症状というのは、必らずしも典型的に発症するわけではないということですね。

はい。

甲第四三二号証の四を示す

この四二年一一月一六日と書いてあって、「発熱けいれんありて午前二時ごろ船津医院にて診療」というふうに書いてありますね。

はい。

そのことについて、原告の母親は、前日の夜から発熱したと、そして、一六日の夜中にかけて四〇度の熱が出たと、そして、非常に強い痙攣が起きたので、あわてて船津医院というお医者さんのところに連れて行ったと、そういうふうに証言しています。その経過のメモは、これは、認定の申請の際に厚生省に提出したものですが、あなたは、それをご覧になったことはありますか。

あると思いますが……これはだれの例ですか。

32番の荒井豪彦君の例です。種痘後におけるそういう経過後における、そういう症状と種痘との関係は、あなたはどういうふうにお考えになりますか。

この時に、一一月七日に種痘をやって、一一月一六日に熱が出て痙攣がある、そしてドクターのところに行って、そうしたらば、その診療の診断書が、風邪と咽頭炎の所見で投薬を受けたということになってみますと、風邪か咽頭炎。

そこに、風邪か咽頭炎で投薬を受けたと書いてありますか。

書いてあります。風邪及び咽頭炎の所見で投薬を受けたと。であれば、ともかく熱が出て、種痘の熱かもしれないし、風邪とかのどが赤くなって熱が出たかもしれないし、その時に、ともかく熱が出て、熱のために熱性痙攣を起したと、そしてドクターのところに行って、ドクターはその時に痙攣は見ていないわけですね。風邪かのどの所見がこうだから、恐らく風邪のために熱性痙攣を起したんだろうというふうな判断をしたんだろうというふうに推察されます。このカルテから。

種痘との関係は、どういうふうにお考えになりますか。

ですから、種痘の、ちょうどその時に熱が出て九日目ですから、種痘のために熱が出て痙攣を起したというふうに考えてもいいし、その時に一緒に咽頭炎があったということは、のどが赤かったということですから、やはり、そういう風邪もあったんだろうと思います。両方重なった可能性もあるし、種痘の熱というのは一〇〇パーセント出るものではありませんので、咽頭炎だけの熱かもしれません。わかりませんけれども、種痘によって熱が出てその熱によって引きつけを起した可能性というものは否定できないだろうというふうに考えます。

咽頭炎というのと種痘後の発熱あるいは痙攣というのは、これは併存するものですね。咽頭炎があれば、種痘後に何の副作用も生じないということはないわけですね。

ないです。

それぞれ別に生じることもあるわけですね。

はい。

別に、同時期に。

はい。

今お示しした甲第四三二号証の四のメモは、先程申しましたように認定の時に厚生省に出しているわけですが、このメモにあるように、午前二時ごろ、痙攣の発熱で医者に行ったという点ですね。これをその当時ご覧になって、どの程度の痙攣であるのか、どの程度の発熱であるのか、それをお調べになったことはありますか。

調べません。調べませんけれども、ドクターの診療録がそういうふうに書いてあるとすれば、少なくとも脳炎、脳症というような症状ではないというふうに判断できます。そのくらいの内容を持っている言葉だろうと思っています。

それは、どの点でそういうふうにおっしゃるんですか。

ドクターに行って、ドクターが風邪及び咽頭炎で投薬と、こういうふうに書いてあるとすれば。

咽頭炎というのが仮にあったとしても、それと同時に、ワクチンによる副作用というのが存在することはあるわけですね。

　はい。熱が出たりすることがありますね。

痙攣を起したりするわけですね。

　はい。

このお医者さんが、すべてワクチン後の副作用というものを的確に、その当時診断していたというふうにお考えでしょうか。つまり、私が伺ってるのは、そこに咽頭炎と書いてあれば、咽頭炎しかないものと判断していいわけですか。そういうふうにあなたはお考えになるわけですか。

　そうじゃなくて、そこに出てくるのは非常に大事な症状が出ているわけですね。熱が出て痙攣を起して、そしてドクターのところに行ったと、ドクターのところに痙攣を起せば心配ですから割合早く行きます。何時間か後には行ってると思います。あるいはもう少し早く行ってるかもしれません。そういうような段階でドクターが診て、そして診断をした結果が感冒、咽頭炎ということの診断をつけておいて、その時に投薬をしていると、その段階で、予防接種の脳炎とか脳症とか、非常に重大な痙攣が持続したとかそういうことがあれば、そこのところの診断に書いてあるし、何か出てくるわけですね。それがなければ、そういった予防接種の副作用というもので重大なものがそこのところに起きたとは思わないというのが、その内容だと思います。ドクターの診療内容をこちらから推測してみれば、そういう形にしか考えられません。

甲第四三二号証の五を示す
この診断書によれば、種痘の接種を受け、一週間後、接種側の上腕から肩にかけて発赤、腫脹を来し、40～41℃の発熱と全身の痙攣発作を来しました。以後頻回に発作を来すようになり、現在も外来治療中です」とありますね。

　はい。

これも、認定申請の時に出てる書類ですが、これは、ご記憶ありますか。

　はい。

先程のメモと同じように、これも記憶あるということですね。

　はい。

そうしますと、ここにこういうふうに書かれてるわけですが、普通見れば、脳炎あるいは脳症、この場合は脳炎でしょうけれども、と思われるような症状が記載されているんですが。

　全然そうは思いません。

この内容について、一体これがどういう症状だったのか、詳しく見る必要はありませんか。


　この証書というか、証明書というのは、何年も後になっての記載ですね。それから、それを診た先生も、その当時診た先生ではありませんね。

じゃあ、こういうふうに聞きましょう。こういうデータがいろいろ出てる場合に、脳炎あるいは脳症状が何にも出ていないというふうに断言するためには、もう少し、認定申請あるいは、現在こういうふうに否定されるんでしたら、証人が、証人のお考えとして、もう少し詳しい事実を把握した上でないとできないんじゃないんでしょうかと伺ってるんです。

　それだけあれば、十分、脳炎、脳症があったとは思えないわけですから、それ以上。

それだけあればというのは、どのことを言ってるんですか。

　最初の段階で、脳炎、脳症のある証拠が一つも出ていないわけです。

一つも出ていないというのは、どのことをおっしゃってるんですか。つまり、あなたは、すべての書類を見たとは、先程言いませんでしたね。この甲、乙の各証を全部見ましたか。先程見なかったと言ったでしょう。

　写真とか、こんなところまでは見てませんと言ってるわけで。

あなたは、この原告についてのすべての経過というのを把握なさっていないでしょうと。

　把握しています。何回このケースを討議したか、何回見てるか、カルテも引っ繰り返して見ています。

裁判長
こう聞きましょう。むしろ、そうすると、先生のほうとしては、その後に裁判所で患者の母親を調べたわけですよ。その調書というのは、お読みになってないわけですね。

　はい。

それは、医者がカルテに書いていないから参考にしないということですか。

　はい。

そうすると、先生のほうの資料というのは、資料に出てる医者の診断書もしくはカルテのみに従って判断したと。

　はい。

そうすると、その時の医者というのは、全部、その時に言った、そういう事情しか出てこないということを前提にして判断をするわけですね。

　はい。

原告代理人（河野）

それ以外の事実は存在しないというふうに、あなたは、前提として考えているわけですね。

　はい。

そう伺ってよろしいですか。

はい。

次に、インフルエンザの関係の原告についてお尋ねします。

甲第一六六号証を示す

これはショーンバーガーの論文ですが、アメリカで、豚型インフルエンザのワクチンを接種した後に、ギランバレー症候群の発症があったという内容の論文ですね。

はい。

前回の証言で、証人は、ギランバレー症候群、そのようなアレルギー性の神経炎が豚型のインフルエンザワクチン以外のワクチンでは生じないというふうにおっしゃいましたか。

はい。

そういうふうに断定してよろしいわけですか。

ワクチン接種後にギランバレー症候群が起きるということが、疫学的に証明されたのは、豚型インフルエンザワクチンだけであると。

証明されたのは、豚型インフルエンザワクチンだけであるということですね。

はい。

そうすると、他のワクチンで絶対に生じないというふうにはおっしゃいませんね。

それは、起るか起らないかは、これからの問題であると。

現在のところはわからないと。

はい。

その可能性が全くないんだということをおっしゃったわけではありませんね。

今までのインフルエンザワクチンを接種した記録の中から、このギランバレー症候群が見付かったと同じような条件で、ほかのワクチンの接種の場合にも出てるかどうかは、皆さん見てるわけです。その結果出ていないということですから、ギランバレー症候群が出たというのは、豚型インフルエンザワクチンに非常に特徴的な出来事であると、ですから、それ以外のワクチンでは、起るチャンスというのは極めてまれであると、因果関係はほとんどないんではないんだろうかというような考え方を持っています。

豚型インフルエンザワクチンで、ショーンバーガーがそういうふうに報告したのとのと同じような形で、インフルエンザワクチン接種後、しかも、大量に一時的に行った接種後のアレルギー性神経炎について調べたケースというのは、どことどこにありますか。

このほかにも、アメリカのCDCのレポートなんかでは、この後にも、ほかのインフルエンザワクチンによってギランバレー症候群が特に増えていないという報告は出ております。

同じような条件で行われたケースで、アレルギー性の神経炎というものが出ていないということが、はっきりしてるわけですか。

はい。

それは、いつの、どういう報告ですか。同じような条件というのは、同じように一せいに、同じような対象者に、同じような数を打ったケースだということですが。

これは、豚型インフルエンザを打つというのは、特殊な状況ですから、その後ほかのワクチンが扱われてる状況というものは、緊急の場合ではありませんで、ごくユージュアルな通常の業務としてインフルエンザワクチンが打たれてると、そういうわけでございますから、同じような条件ということを厳密に言われると、違いますね。

同じような条件で行われた場合。

同じような条件では、接種ができませんですね。

証人は、スペイン風邪のワクチン、豚型インフルエンザのワクチンですね、それでそういうふうに起きたものが、他の種類のウイルスを使ったワクチンでは起きないというふうにお考えですか。そして、起きないというふうに考えるならば、そういうことを調べたデータというのは、日本にございますか。

ですから、これ、インフルエンザワクチンの副作用の中で、ギランバレー症候群というものが起きるかどうかというものは、よくわからなかった病気ですね。それが、この豚型インフルエンザをこんなに打った時に、たまたまギランバレー症候群という副作用というものがあるんだということがわかった、そういう非常に特徴的なある報告が、このショーンバーガーの報告だと思うんです。ですから、こういう事実があったから、なんで起ったんだろうというのが、今の疑問になってまだ残っているわけです。それですから、豚型インフルエンザのほかのインフルエンザワクチンでも起るのか起らないのかということを考えているんですけれども、アメリカの調査でも、その後の調査でも、豚型インフルエンザワクチンの時しか起っていない、その後も起っていない。ですから、ここのところに、豚型インフルエンザワクチンというもの、このウィールスの種類の中の一つの特殊な形がこういうものを起し易いのかもしれないというスペキュレイションはあります。考え方はあるんですけれども、それを証明するところまでは、とても学問的にはいっていない。疫学的事実のほうが先に出てきて因果関係が見付かったという、非常に興味のある事実なわけです。そこのところで、今、日本で、あるかどうかとか決めつけられても、まだそこまでいっていないわけですね、インフルエンザワクチンの研究の意味が。

ですから、その可能性は否定できないわけですね、アレルギー性の神経炎。

否定できるもできないも、それを検討してる段階だと言ってるわけです。

日本では、どういうふうに検討されていますか。

日本でギランバレー症候群が起ってるかどうか。

ギランバレー症候群だけではなくて、アレルギー性の脳炎ですね、そういうものも含めて、そういうことの発生をフォローして、ワクチンとの因果関係というものは検討されていますか。

今、予防接種研究班では調査中です。全国調査をやってます。計画しています。

乙第四五五号証の四を示す

これは、原告番号55の高橋尚以君という人についての診断書です。それによると、高橋尚以君の症状というのは、「インフルエンザ混合ワクチンによるアレルギー性あるいはビールス性脳炎の可能性が非常に強いと推定された」とありますね。

はい。

現に、診察したお医者さんによって、こういうふうに診断されたケースがあるわけですが、この人のケースについて、あるいは、ほかの人のケースについてこれは、発生した段階で、あなたか、あるいは厚生省でもいいんですが、あなたは、厚生省の情報を一番多く知る立場にあるようですから、ワクチンとの因果関係についていろいろ検討を加えたことがありますか。

別に、会議とかそういうことで、私、このケースにあたったことはないと思いますが。

日本でこういうふうに診断されてる例が起きてるということを把握されておりましたか。

いつの段階でですか。

この発生の段階で。

発生した時にですか。

はい。

発生してすぐ知ってたかどうかは記憶ありません。四四年ですから。四四年のこの段階で、すぐにそういうことが私の耳に入るとか、そういうことはありません。なんかの報告でもない限りは、四四年の段階ではありません。

日本で、インフルエンザワクチン接種後に、アレルギー性の脳炎、あるいは、その他の神経炎でもいいんですが、起きた場合に、それが全部フォローされて検討されていますか。

……集計されたという意味では……それから、フォローという立場でも、そのドクターがずっとやってるわけでして、それを地方で全部まとめて全部フォローしていくというところまではやっておりません。

個別のケースが全部リストアップされなければ、あなたのおっしゃる疫学的処理、検討というものはわかりませんね。

はい。

そうじゃありませんか。

はい。今では、厚生省の段階で報告が出てまいります。それは全部ファイルされているし、追跡されているわけです。その後、そのうちのどれとどれが事故審査会に上がってきているとか、これは上がってきていないということはあります。ですから、そういうことはありますけれども、四四年のこの段階で、そういうものがスムーズに動いているとは思いません。

証人は、この高橋尚以君について、脳炎の症状というのは、その当時かかっていたと思われる風邪のウイルスによるものではないかということを、前回証言されましたけれども、その当時、風邪にかかったのは事実のようですが、風邪のウイルスによるものだというはっきりした根拠というものはありますか。ウイルス学的な分析とか、そういうものはありますか。

ありませんね。

そうすると、あなたの推測ですか。

これは、インフルエンザのワクチンで脳炎が起きるかどうかということはこの前もお話し申し上げたとおり、はっきりしてないわけですね。まだ学問的に。そういう段階で、これが因果関係がある、このインフルエンザワクチンをやった後で起っているということを考えるのに、脳炎が起きたということを考えるのは考えにくい。その前に、風邪が、ウィールス感染があるじゃないかと、そっちの可能性のほうをどうして強く考えないのかしらというふうに考えたわけですね。

風邪にかかっていますと、その時にインフルエンザワクチンの接種をした場合に、後遺症が起きないということがあるわけですか。

風邪にかかっている時に。

インフルエンザワクチンの接種をやった場合、インフルエンザワクチンによる後遺症は出ないということですか。

その質問、ちょっとわからないんですが。

風邪があれば、ワクチンのせいではなくて風邪のせいだと言える根拠というのはあるんですか。

脳炎がですか。

もちろん、そうです。

脳炎が、風邪があってインフルエンザワクチンの注射があるとすれば、片っ方はウィールス感染ですから、片っ方はワクチンで、ほとんどあるかないか想定できない、起すかどうかわからないもの、それ二つを比べるんだったらば、ワクチンよりも、この自然のナチュラルな感染のほうにウェイトをかけます。

次に、原告番号⑩の依田さんについてですが、この依田さんは、昭和四〇年の一一月二九日にインフルエンザワクチンの接種を受けて、そして、一二月一日かあるいは二日の日に発熱して、一二月六日に痙攣症状が出たと、その後、現在、重症の心身障害となっているわけですが、その事実は間違いございませんね。

はい。

この依田さんのケースについて、証人は、前回、脳症と考えるならば、二日後に発熱するというのは遅過ぎる、脳炎というふうに考えるならば、六日後に痙攣が生じるというのは早過ぎると、こういうことをおっしゃいましたね。

はい。

典型的には、恐らく証人のおっしゃるとおりかもしれませんが、個別の子供の状況によって発症する経過、時間というものは、個々に変り得るということを証人は考えませんか。

はい。

いかがでしょうか。

人によって、症状というか、出方は、随分違うはずですね。

いろいろあり得るということは考えられるわけですね。

はい。

被告指定代理人（藤村）

今の反対尋問の中にもありましたが、前回のインフルエンザとの因果関係の問題に触れて、不可能との可能性の問題をご証言いただいているんですが、その中で、

昭和五七年一〇月二五日付証人木村三生夫の尋問調書を示す

その七〇丁の表、ここに、因果関係の可能性というものにお触れになりまして因果関係のあるなしにいろいろ段階があろうと思うんですが、中間くらいのものという表現をされていますが、これをもうちょっと説明していただけませんでしょうか。

ちょっと表現が悪かったのかもしれないんで、すいません。インフルエンザのワクチンによってアレルギー性の副反応が起きるんだろうかどうだろうかということは、非常に気になっていたわけですね。大体否定的な考え方でいたんですけれども、そういうことが、末梢神経ですけれども、ギランバレー症候群というものが、これだけ認められるようになってきた、だけど、それは、豚型のインフルエンザワクチンだけであるというので、そのほかのワクチンでもない、非常に特殊なケースなんだけれども、そういうことがある限りは、一応の可能性を考えていって検討していかなければならないだろうと、否定的なんだけれども、そういう余地を残して検討している最中であると。だから、可能性があるという段階までいってない、完全に否定するのかというと、そういう余地を残して検討している段階であると、そういう形で中間的な存在になると、だから、救済制度でそこまで取るのかと言いますと、そこまでは、私は取り切れないんじゃないかという考え方を持っているわけです。そういう意味で、この中間くらいということをお話したつもりです。

それから、救済委員会の、先程、それを積極に解するか消極、つまり救済申請を否定するか、いずれにしても、全員一致で決めるんだということでございましたね。

はい。

たとえば、仮に一〇人の委員がいらっしゃるとして、九人あるいは八人という方が、因果関係を否定されるという見解であったと、一名ないし二名ぐらいの人が、いや、やっぱり因果関係があるんじゃないかと、こういうご見解だったと。そうすると、先程の先生のご証言ですと、そこで討議をすると、ディスカッションされたと、その結果として、おおむねというか、結論が出るためには、必らず零対いくつかになるということでしたね。どうしても意見が一致しないという場合にはどうなるんですか。一人、二人はどうしても因果関係があるんじゃないかという場合は。

大体全部、時間はかかりますけれども、どちらかになるんです。どうしてもない時には、委員長というか、委員長の立場で、やはりこっちのほうにしたいんだけれども、ということで、了承を求めて、そちらのほうに一致した形で持っていくと、でも、そういうことは、ほとんどない。

裁判長

ほとんどないと言って、一件か二件はあったんですか、そういう事例は。

はい。

被告指定代理人（藤村）

また仮定の質問になって恐縮なんですけれども、最終的に一人でも二人でも因果関係があるという見解があれば、因果関係がないという結論は、委員会では出ないわけですね。

そういうことです。

それは、積極の場合でも同じことであると。

はい。

これまで、因果関係のあるなしということで、一応医学的な見地から因果関係の可能性というものを検討されるということでしたね。

はい。

先程、前回の中間的な有無ということについて、もう一度説明をしていただいたんですけれども、その医学的な因果関係の程度の濃い薄いに対応して、行政救済という観点からの判断、これが加わったものが、救済委員会での、本委員会での判断ということになるんでしょうか。

そうと思います。

純粋に医学的な見地からだけの判断というわけではないということになるわけですね。

はい。

それは、具体的にはどういう、というのは、様々なケースでむずかしいんでしょうね。

はい。

原告代理人（中平）

今の相手方の質問に関連して、そうしますと、この事故調査委員会でございましたか、そこで、この本件原告、特に因果関係が争われております一五名につきましても、先生も、因果関係ありということにご賛成になったわけですか。

最終的に、因果関係を、医学的な因果関係については、今、私が、この前もお話した、その程度の考え方でおりますけれども、その救済という立場で認定するかどうかという形では、認定した例については認定するほうに賛成したわけです。

そのころの先生の医学的な知見と、現在の先生の知見との間には、違いがございますか。

大部分は変っておりません。先程の、たとえばポリオの場合も、大体そのころから同じなんですけれども、少し否定的な要素が強くなってきて、点頭癲癇については、最初のうちは、先程の女子医大から出た論文第一報にあるように、少しそういうことを考えながら討議してる段階だったのが、女子医大の第二報に出てるように、否定的になってきたと、そういう考え方の相違はありますけれども、それ以外の全体的な考え方については、そう大きな差は、この十数年間、その間は、ないと思っております。

それは、予防接種事故に関する医学的な進歩の問題なんですけれども、かなり進歩してきたんでございますか。

そうですね……ものすごい進歩が遂げられたというふうには考えておりません。

具体的に、この一五人につきまして、どれとどれについて、先生の明らかな医学専門家としての見解の違いが起きたんでしょうか。

見解の違いというと、ポリオは、この四五年に審査会が始まったわけですから、生ワクチンが投与されたのが三六年。その四五年の段階では、各委員の先生、大体、否定的に固まっていた時代というふうに考えますので、四五年以降になってくると、ポリオの問題も、それほどの影響は、差はない、今の段階と。それから、そうですね…インフルエンザの問題は、ギランバレー症候群の問題が出てきたので、少し否定的であるということを、何も討議なしに否定的な考え方であったのが、そういう事実が出てきたために、そういう目で見ながら検討していこうという形になってきておるんですが、今のところは、そう認定の上での変化にまでは、まだ来ていないんじゃないかというふうに考えます。

その問題は、従来は、因果関係を否定してきたけれども、必らずしも否定しきれないかもしれないというふうに変ってきたわけですね。

はい。変ってくるかもしれないということですね。

ほかにはございますか。

あとは……この中ですと……あとはないと思います、見解が変ってきたというものは。

（以上　秋山　かち子）

東京地方裁判所民事第三四部

裁判所速記官　天野　晴美

裁判所速記官　古川　清

裁判所速記官　関　真理子

裁判所速記官　秋山　かち子

③　原告本人の陳述

本人調書　藁科雅子

様式八（本人調書）

事件の表示	昭和四八年(ワ)第四七九三号
本人調書	（この調書は、昭和五六年六月三日施行の証拠調調書と一体となるものである。）
期日	昭和五六年　六月　三日　午㊞後　九時三〇分
氏名	藁科雅子
年令	（略）
職業	無職
住所	（略）
宣誓その他の状況	裁判官は、宣誓の趣旨を告げ、本人がうそをいった場合の制裁を注意し、別紙宣誓書を読みあげさせてその誓いをさせた。
陳述の要領	別紙速記録のとおり

裁判所書記官　中西良海

宣誓

良心に従って、真実を述べ、何事も隠さず、偽りを述べないことを誓います。

氏名　藁科雅子　㊞

原本番号	昭和五〇年民第四〇〇号の四五
速記録	昭和五六年　六月　三日　第　回　証拠調
事件番号	昭和四八年(ワ)第四七九三号
原告本人　氏名	藁科雅子

原告代理人（広田）

藁科正治君、ここにいる正治君は、あなたの夫藁科勝治さんとあなたの間の子供ですね。

はい。

昭和四七年一月一一日生まれですか。

はい。

正治君の上に二人の子供さんがおりますね。

はい。

一人は藁科治君。

はい。

長男ですか。

はい、そうです。

生年月日分かりますか。

はい。昭和四〇年三月一三日です。

それから、正治君のお姉さん、藁科治子さん、何年生まれですか。

昭和四二年一〇月二三日生まれです。

そうすると、正治君とは、お兄さんのほうは七歳違い。

はい。

それから、お姉さんのほうは四歳違いですね。

はい。

あなたと御主人の健康状態のことを伺いますが、どちらもずっと健康でいらっしゃいましたか。

はい、そうです。

特にあなた自身病気をしたとか、そういうことはありませんか。

はい。盲腸程度くらいです。

御主人もそうですか。

はい、そうです。

体質的に特にお二人とも変わった点はありませんでしょうか。

別にありません。

アレルギーとか、痙攣体質だとか、そういうことはありませんか。

ありません。

二人ともありませんか。

ありません。

正治君のお兄さんの治君、お姉さんの治子さんも、健康ですか。

はい、健康です。

体質的に変わった点はどうでしょうか。

　特にありません。

治君も治子さんも、いろいろ予防接種を受けて来ましたね。

　はい。

高熱が出たとか、そういうことはありませんでしたでしょうか。

　長男の治のとき三種混合やりましたときに一回目からかなり高い熱が出まして、で、一回引きつけたことがあります。だから、三混はものすごい神経質になりました、三人とも。

引きつけを起こしたというのは、大体生後何か月くらいで受けたときなんですか。

　治の場合は割合きちきち受けてましたから、最初の子だもんですから、で、生後確か六か月くらい……何しろ保健所から来る、あの通りにやってましたから。かなりそれ、零歳児で受けてました、三混は。で、受けた日にやっぱりかなり高い熱出しまして……。

それは三混というのは三回ありますね。

　はい。

何回目でしたか。

　一回目です。

引きつけを起こしたと。

　はい。

どのくらいの熱が出たんですか。

　やっぱり四〇度近い熱だったと思います。

それ以外は、特に……。

　はい、それ以外、それ程……。

引きつけを起こしたということはないんですか。

　はい、ありません、後の予防注射は比較的、種痘なんかは特に、割合簡単に済みました。

正治君の妊娠中は特に異常はありませんでしたですか。

　ありません。

四七年一月一一日に生まれてから、種痘を受けたのは何日だか覚えてますか。

　四八年一一月一三日です。

そうすると、生後それまでの約一年一〇か月の間ですね、生育は順調だったでしょうか。

　はい、順調です。

歩き始めたのは大体何か月ころですか。

　一一か月です。

そうすると、この種痘を受けるときまでには、もう歌なんか歌ってましたか。

　はい、歌ってました。一年二、三か月から言葉が一遍にバーッと出まして、種痘をやる前は象さんの歌をふしをつけて歌う程で、かわいい盛りという感じでした。だから、かなり会話は、すごくできる……。

その上、弱かったとか、よく病気をしたとかいうこともないんですか。

　ありません。ただちょっと風邪をひくというようなことはありましたけど、とにかく丈夫だってことで、うちでは安心してましたから。

甲第四五九号証の七の一、二を示す

この写真は覚えてますか。

　はい、覚えてます。

誰が撮ったものでしょうか。

　近所の、姉の治子と同じ幼稚園へ行ってたお母さんじゃなかったかと思いますけど、これは丁度あれの一か月前に、左のほうの治子の幼稚園の運動会ありまして、そのとき姉ちゃん帰って来てから一緒に撮った写真です。

種痘を受ける一か月くらい前ですね。

　はい、そうです。

で、この一の写真によると、右側に坐っている子が正治君ですか。

　はい、そうです。

それから、二の写真も、坐ってるほうが正治君ですね。

　はい、そうです。

一緒に写ってる子はお姉さんの治子さん。

　はい、そうです。

種痘を受けたのは、場所はどこでしたか。

　静岡の中央保健所です。

集団接種で受けたわけですね。

　はい、そうです。

その日に集団接種をするというのは、何か……。

　市民公報がよく回って来て、何日の何曜日にどういう予防注射やってるってことが記されてありますから、それを見て出掛けました。

その中央保健所には当日大勢の人が受けに行ったんですか。

　はい、かなり大勢いました。

行列もできてましたか。

　はい、注射受ける部屋だけじゃなくて、とにかく廊下と言うか、保健所の入口入りまして、予防注射やる部屋の外までずっと並んで順番待ってるような状態で、かなり大勢いたと思います。

お医者さんは何人くらいいたか分かりますか。

　何人てこと、はっきり覚えてません。

問診票を書いたことがありますか。

　はい、母子手帳についていました問診票に記載して、受けました。

その問診票出しちゃったわけですね。

　はい、そうです、その受けるときに。

そうすると、誰にそれは渡したんですか。

　保健婦さんだと思います。白衣着た方ですから。

そうすると、それ渡すと後の手順はどうなりますか、後の接種を受けるとき……。

　それでいいってことでチェックされますと、次にお医者さんいますからそこへ行って、受ける順番待ってます。

お医者さんの所では、特に何か聞かれるとか、そういうことはないんですか。

　お医者さんからは、とにかくもう打つだけという感じです。顔も見るか見ないかって程度で、とにかくいっぱいつながってますから。

お医者さんは、その問診票の内容も見るんですか。

　いえ、お医者さん自体は見ないんじゃないかと思うんですけど。とにかく問診票をその保健婦さんの所へ預けて、もうすぐつながって行っちゃいますから、その後保健婦さんがお医者さんにやるかどうかは、全然分かりません。多分やる時間はないんじゃないかとは思います、あの大勢の中では。

その予防接種は当時、危険である、場合によっては重篤な副反応が出て来るということは知ってましたか。

　いいえ、全然知りませんでした。でも、とにかく三混は高い熱が出るから恐いなあっていうような、兄の治のときで分かってましたから、とにかく三混だけは姉の治子にも、この正治にも気を使いまして、姉も三混簡単に済みましたし、で、種痘はもちろんですけど、正治も三混はほとんど余り熱も出なくて済んだもんですから、種痘はとにかく安心してと言うか、いや、予防注射に対しては神経質にはなってましたけど、そんなに恐いということは知りませんでした。

禁忌という言葉は知ってましたか。

　いえ、禁忌という言葉自体は知りませんでした。

　正治君は、
甲第四五九号証の一を示す
四九ページを示します。この種痘を受ける前にですね、これによると三混の予防注射を四八年三月一日、三月二二日、それから四月一二日、三回受けてますね。

　はい。

そして、五〇ページを見ますと、その前の年の四七年一一月八日にポリオの生ワクを投与してますね。

　はい。

それから、四八年五月二二日にも生ワクを投与してる。

　はい。

予防接種はこれだけでしょうか。

　はい、そうです。わたし、兄の場合はすごくキチキチ予防注射やりましたし、とにかくやった場合ものすごいホッとしたという感じでしたけど、とにかく一歳前にやると抵抗力もないし、やっぱり恐いんじゃないかなあと、兄のことで何となくわたし自身そう思ったもんですから、一歳過ぎて抵抗力がつくまでは正治にはやらないようにしようというふうに、わたし自身ただ思ってまして、ただ生ワクはとにかく秋と春ということで、その前の年の秋を逃すと他のと一緒になっちゃうと困ると思いまして、一歳になる前は生ワクを一回、その前の年の秋に飲ませました。そんなわけで予防注射が全体的にそのころにしては遅れたということも、そんな理由です。

そうすると、三混の接種も一歳過ぎてやった、こういうことですか。

　はい、そうです。

種痘を受ける当日の健康状態は、どうでしたですか、正治君。

　その日は至って健康でした。熱もなかったし、食欲もありましたし、で、元気も良かったですけど。ちょっと気になりましたのは、その一週間くらい前に、それこそ元気は良かったんですけど、ちょっと鼻水を出す程度な感じだったもんですから、それから一週間経った一三日、やっぱり何となく受けるとき気になりましたから、実はこういうわけで一週間くらい前そういうことがあったですけど、よろしいですかって、保健婦さんに伺いましたら、全然そんなこと気にすることはないということで……。

一週間くらい前に鼻風邪をひいてたわけですか。

　はい、ひいてたっていう長い状態じゃなかったんで、とにかく鼻水を出してたって程度だったんです。それこそ熱もなくて、元気もあったし食欲もあったんですけど、何か洟を出してたなあという感じ、ちょっと気になったもんですから、それは伺ってみました、保健婦さんに。でも全然心配ないということで……。

で、あなたは気になったから聞いたんですか、保健婦さんに。

はい、そうです。

保健婦さんというのは、問診票渡した保健婦さんですか。

そうです。問診票を見ながら、何か言いたいことありますかっていうふうに、聞きたいことがあったら保健婦さんに尋ねるようにって言われましたから。

誰に言われたんですか。

その、入る前に。

それで聞いたわけですか。

はい、そうです。

聞いたというのは、その一週間くらい前に鼻風邪をひいてたんですが、っていう話をしたんですか。

はい、鼻水をちょっと出したりして、別に熱もなかったし元気は良かったし、今健康状態であるけど、何となくそんなことがあったけどいいですかっていうふうに伺いましたら、全然気にすることはないということで、安心して受けました。

種痘接種した後ですね、人とちょっと違ったことがありましたか。

はい。実はこの子、何かすごく周りのあれに捉われちゃうという感じで、入ってとにかく問診やるときから種痘しまして出るときまで、他の子供さんのもらい泣きと言うのか、とにかくワアワアワアワア泣いてまして、で、わたしも汗びっしょりでとにかくやってもらって出て来たんですけど、その出るときに、何ですか、注意書きと言うんですか、接種に関する今後の注意事項みたいな印刷物がありましたから、それをもらって出て来ました。それで、そのときに、必ずそのした所はふかないよう、ふかないと言うか、拭わないようということで、それに息をかけて吹いて乾かさないで自然に乾かしなさいということ、きつく言われましたから、保健所の方に。で、とにかく廊下へ出ました、終わって、その部屋から。で、廊下の隅のほうで、いや吹いても悪いし、またそういうふうに何かで拭っても悪いということで、とにかく自然に乾かすってことで待ってましたけど、みんな服着せてっちゃうのに、正治より遅く出て来た子供が。どうして正治乾かないだろうかって、それはすごく心配にもなりましたが、やたらふいたりして変に化濃しても恐いと思うし、絶対やってはいけないということ言われてましたから、四、五人正治より遅く受けた子が帰るまで、とにかく真面目に乾かして、だから……。

そこに、腕をまくったままジッとしてたわけですか。

そうです。やっぱり一一月二〇日となりますと割合涼しいですから、何か寒いしなあ、正治乾くといいのに、みんな帰っちゃうねということで、とにかく廊下の隅のほうで、あんまりワアワア泣くもんですから気にもなりまして、隅のほうで乾かしてました。だから、うんと乾きが遅いなあって感じました。

一週間後に検診を受けましたね。

はい。

善感したかどうかの検診を受けましたね。

はい。

その検診のときの状態はどうでしたか。

それから、とにかく一三日から二〇日までの間かなり元気で、難なく過ごしてました。もっとも印刷物を見ながら、やっぱりわたし自身も気をつけてはいましたが。で、その見せに行く当日も午前中元気よく出掛けました、昼寝なんかして。それで、保健所行きましたら、とにかく診てくれる方がすごくよくついたということで誉めてくれたんです、この種痘のした所が……。

どんなふうになったんですか。

かなり腫れてましたから。

赤く腫れてた。

はい、接種の部分が。

かなりというのは、どのくらいの大きさなんですか。

そうですね、ちょっとそのはっきりした、どれくらいのあれって、とにかくこう、腕から上と言うか、部分は腫れてました。

ひじから上ですか。

はい。かなり、それこそよくついてると……。

ひじから上というのは、肩の関節からひじまでの間。

そうです。この患部を中心として、そうですね、ひじから上くらいは、こう何となく赤く腫れ上がってました。で、かなりよくついてるからって誉められまして、よく昔つかないともう一回接種し直すとかって話聞いてましたし、この子よくついたねってことで保健婦さん誉めてくれまして、この子丈夫そうだから、今日辺りが峠で、明日からきっといいよ、そんなに痛くもないしってことで、保健婦さんにそう言われまして、内心ホッとして帰って来ました。

異常が出たのはいつですか。

それから保健所から出まして、途中で工事やってるもんですから、この子すごい工事の車が好きだったもんですから、保健所から出まして三〇分くらいその工事の所でその車を見まして、それからすぐ近くのバス停から帰って来ましたのが、確か四時ころじゃなかったかと思います。かなり見せてるときも含んでましたから……。

異常が出たのは、その日なんですか。

はい。その日、二〇日の帰って来てから兄ちゃんと一緒に、それこそ元気で、すぐそこの近くにレッカー車置場があるんですけど、そこに車を見に行くとか言って、すごいやっぱり元気で行って来ました。それから三、四十分してから夕食になりまして、ご飯をくれと言いまして、その日はたまたま正治の好きなスープを作りまして、それをくれたら、おいしいおいしいって、二口くらい確か食べたと思います。で、それを食べたと同時に吐きまして、で、わたし内心やっぱり調子悪いかなあ、ちょっとくらいはってくらいに思いまして、で、すぐ服を換えて、で、丁度お客さんが見えて、丁度おばあちゃんもそのときいなかったもんですから、お客さんが見えたもんですから服を着替えさせて、で、お客さんに行って帰って来る間ですから一〇分くらいのあれじゃないかと思うんですけど、でもその店から、もうこっちの裏へ帰って来るときにヒクヒク背中で始めたんです。

背中というのは、おぶってたんですか。

着替えさせて、おぶってましたから。で、お客さんやって帰って来るときにヒクヒクッて背中でいうもんですから、あれ、正治おかしいよということで、すぐ座敷へ降ろしまして、それで寝かせました。で、それこそ引きつけかなと思って、すぐ割箸かませるとかしたんですけど、どうも時間とか、いつまで経ってもそんな状態が続くもんですから、で、やっぱりこれは普通じゃ、単なる引きつけじゃないと思いまして、すぐ近くの医者へ電話しまして、で、もう夕方だったもんですから余りいい返事してくれませんでしたけど、とにかく近所の山岸へ連れて行きました。

そのヒクヒクというのは、今から思うと痙攣なんですか。

そうですね。とにかく痙攣ということも、そのころはあんまり知りませんでしたから、単なる引きつけという感じで思ってました。

で、山岸医院へ行って、どうでした。

そこへ行きまして、わたしすぐ種痘のこと気になりましたから、実はこういうわけで一週間前にやって今日見せに行って来たけど、かなりここが腫れてるけど、その為の熱じゃないですかって先生に伺いました。するとやっぱり先生は、絶対そんなことない、素人はすぐそういうこと言うから嫌いだって、かなり主人とわたし怒られまして、種痘は全然関係ないって怒られまして……。

それで、何だと言うんです。

それで先生おっしゃるには、男の子というのは遊んでて急にこうなることがあるとか、知恵の早い子というのはそんなこともあるし、正治君随分お利口だったもんねとか言われまして、とにかく何か注射をいろんなのしてくれたと思うんですけど、注射を何本もしてくれましたが、一向によくならないし、逆に悪くなる状態だったんです。

よくならないというのは、引きつけが治らないんですか。

はい、ずっともう痙攣続きっ放しです。

で、お医者さんは何だと言うんですか、風邪だと言うんですか。

いえ、ただ、その単なる、男の子は急にそういうことがあるって、風邪とも何とも…。

引きつけを起こすということがあると、そういう説明だったんですね。

はい、そうです。遊んでて急にそういうことになることもあるから、ということで、その病院に二時間くらいいたんじゃないかと思うんですけど、その間にお医者さんがいなくなっちゃったんです。何本も注射してくれましたが、見えなくなっちゃって、で、病室が二階で、先生の自宅と言うのか、住んでる所が下だったもんですから、何か下へ降りてっちゃったもんですから、主人が確かそのとき奥さんに、先生どうしたんですかって言ったら、ちょっと待ってくださいって奥さんが言うもんですから、おかしいと思ったら、また先生上がって来まして、とにかくぼくの手に負えないから、今救急車手配したから済生会へすぐ行ってくれっていうことで、それでそのとき、やっぱり普通のあれじゃないんだなって思いましたけど、救急車来るまでわたしは待ってました、その山岸医院で。

それで、すぐ済生会病院に送られたわけですか。

はい、そうです。

すぐ入院したわけですか。

ええ、すぐ入院です。で、その済生会病院着きまして……。

済生会病院では、どういう診断を受けたんですか。

入院して、すぐ救急室ですか、行きましたら、小児科の先生待ってくれてまして、やっぱりわたし気になったもんですから、種痘をやって一週間経って、今日こういうふうなわけで見せてきましたら善感だってことで誉められましたけど、とにかく種痘を受けましたということで言いましたら、すぐそれを見せてくれってことで見せました。で、そのときだったか、とにかくその患部を先生が撮影したことを、その種痘の部分、ここの部分をすぐ撮影したこと覚えてるんですけど。で、まだ治療してる最中に、先生どうなんですかって伺いましたら、とにかくまだはっきり分からないし、今夜この子駄目かも知れないけど、できるだけのことはやってみるけど、最悪の場合種痘後脳炎というのになってるかも知れないと言われまして、種痘後脳炎てどうなるんですかって言ったら、とにかく死んじゃうかも知れないし、もし生きててもかなりの後遺症が残るって言われてびっくりしました。

診察を受けた先生の名前は覚えてますか。

はい、谷川先生です。

甲第四五九号証の三、四を示す
三は谷川先生が書いてくれた診断書ですね。

はい。

それから、甲四五九号証の四も、やはり谷川先生が書いてくれた診療経過ですね。

はい、そうです。

ここに書いてある谷川先生ですね。

はい、そうです。

入院してからの正治君の容態は、どういうふうだったですか。

とにかく、そこの緊急の部屋から、いろんな手当してくれまして、病室へ連れてかれるとき、それはすごく印象に残ってるんですけど、何かかなりもう一年一〇か月も経ってましたから、重たくて、もう抱くのにもヨイショって抱く程な子供だったんですけど、何かもうグニャングニャンになっちゃって、何かこれが正治かなあって感じ、もうとにかく軽うくてグニャグニャになっちゃって、正治を抱えて病室へ行ったこと、ものすごく印象深く覚えてます。で、それから……。

グニャグニャなんですか。

何かこう、くらげを抱いてるって感じ。

目はどうでした。

もう瞳孔が開きっ放しで、で、もうずっと痙攣は続いてましたから、それで一旦はこう治まるんですけど、また、こうすぐ痙攣が来ると言うのか、とにかく、で、その晩と言うか、その入院した日はくれぐれも目を離すなということと、それから痰が絡むもんですから痰を取ってく機械みたいな、吸い込むようにして取っていただくんですけど、それがものすごい切なそう、分かんないながらもすごい切なそうだったってこと、よく記憶してます。

そうすると、ずっと意識不明だったわけですか。

はい、そうです。

どのくらいの間意識不明でした。

確かとにかくひどい状態で、意識が全然ないというのは一週間とも、もう一〇日近いと思います。で、危篤状態と言っても、三日くらいは、今に駄目になるんじゃないか、駄目になるんじゃないかって思ってました。

その間ずっと点滴をしてたわけですか。

はい、そうです。

点滴というのは、外すときもあるんですか。ずっとつけっ放し。

そうです。ほとんど、はい。ですから、針を外すと困るということで、とにかく一度も目を離せないという状態で、点滴やってますと、おしっこがたくさん出るのか、全身グッシャになっちゃうんですけど、正治動かされないということで、何枚も服を切っちゃって着替えさせたことを、とにかく切って脱がせるより他ないということで、何枚も切ったこと……。

そうすると、おしっこも出しっ放しですか。

はい、とにかく動かされない状態ということで、動かされないのか動かないのか知らないですけど、とにかく……。

そうすると、一週間か一〇日くらいで意識が回復したわけですか。

はい、回復したっても、こう本当にっていうんじゃなくて、徐々に回復しつつあるって感じだったんです。

自分でミルクを飲むようになったのは、いつごろなんですか。

確か、最初からミルク与えちゃうとむせっちゃうからということで、確か一四日、二週間近く経った夜、とにかく水と言うか、白湯ですね、それから、先生がやってもいいよということで、やりました。確か二週間目の夜ころから口から飲むような状態になったように覚えてます。それから、それまでは点滴終わってから、鼻から入れたゴム管からミルクと、それから薬とか何かいろいろしてましたけど、もう一〇日間の間四〇度近い熱が続いたり、また三八度くらいに下がったり、とにかく熱の高い状態は毎日で、その度に痙攣も来ますし、それこそ夜昼主人と交替で目を離さないって状態、とにかくゴム管抜いても困るし、点滴することが多いですから、その点滴の針を抜いても困るしということで……。

とにかく、どちらかがつきっきりだったという事ですか。

はい。目を離さないでということで、店も閉めっ放しだし、家の中も暗くなるということであれだったんですけど、とにかく一〇日間くらいは両方で目を離さないでいようということで、夜昼……。

そうすると、動き始めたのはいつごろなんですか。

一か月くらい経ちまして……。

動きと言うか、歩き始めたのは。

ベッドの上に立てるように、歩くまでは行かないですけど、一か月で立てるようになりました。で、廊下歩けるようになったというのは、一か月半くらいじゃないかと思います。

経ってからですね。

はい。歩けると言っても、とにかくそれこそこんな言い方、正治がかわいそうなんですけど、動物園の檻の熊と同じで、止まってるということがないんですね。で、尖足ですから、ちょっと歩けばピタァって前へ転ぶって感じで……。

すると、前と違ってしっかり歩けない、尖足というのは爪先で歩くんですね。

はい。つつつって歩くんです。

檻の中の動物のようにウロウロウロウロと、意味もなく歩き回るんですか。

それから、以前本が好きだったもんですから、本を買って来ると、とにかく破って食べちゃうんですね。何でも口にしちゃいますしね、食欲とにかくそのころおかゆ食べるとか何とか、口につっ込むだけで、それこそ味覚というものが全然ないみたい。何でも口に入れちゃうって感じです。

済生会病院を退院したのは、いつでしたか。

翌年、四九年の五月二三日です。

そうすると、六か月入院してたわけですね。

はい、そうです。

そんなに長い間入院したのは、何かわけがあるんですか。

はい。やっぱり、とにかくその年いっぱいはやはり高い熱が続いたりということで、いろんな治療も、それこそ言い忘れたんですけど、ものすごい、二〇日に入院しまして、二一日もかなり危篤な状態だって言われてる時点でも、あの病院では脳波とか、それからレントゲンとか、それから脊髄から髄液をはずすって言うんですか、それから後血液検査を、あんな子を、ベッドの上にいるだけで精一杯じゃないかってような子でも、病院ではいろいろ検査をするんです。だから、裸ん坊で連れてかれたり、何であんな検査ばっかり……。で、やっぱり翌年になりまして、ある程度熱も下がったなあと思うようなときもありましたけど、やっぱり病院にいると、小児科病棟ですから、いろんな病気、体力がないせいか移りまして、麻疹もやってみたり、それから熱が高くなった後の中耳炎もやってみたり、それから後おたふく風邪と言うんですか、やりましたし、いろんな病気もらっちゃいまして、で、結局その度に高熱が出れば痙攣という感じで、長くなってしまった原因になるかと思います。

そうすると、退院したときはね、どんな状態でしたか。

やっぱり、それこそ歩けるようになったけど、さっきも言ったように、動き回る一方でどこ行っちゃうか分かんないから、一秒も目を離せないという感じなんですけど。でも病院の先生おっしゃるには、そばにコクンコクンというような、今考えれば発作だったと思うんですけど、そういう状態があったんですけど……。

どういうときにコックンコックンするんですか。

常時こんなになってるんですね。コックンて、ちょっとお辞儀したように……。

ガクンと首を下に下げるわけですか。

はい。そういうような状態入院中にもあったんですけど、今それこそ知らなくて、それが発作とも知らずに、先生に発作は大丈夫ですかって言ったら、正治の場合いいだろうということで、退院のときは薬なしで帰って来ました。やっぱりわたし内心正治が薬の為にこんなになったから、薬なんて余分な物飲まなくてもいいもんだったらいいじゃないかって事も思いましたし、何となくは良かったなあなんて思ったこともありましたけど、やっぱり一緒のそういう家族の方がいろいろ話ししてくれまして、とにかくそれもあれかも知れないから、病院行って調べてもらったほうがいいってことで、その年の確か八月ころだったと思います、日大……。

そうすると、先程入院中はですね、そのウロウロ動き回る、その檻の中の動物のようにと言われましたけど、退院したときはどうでしたか。

やっぱり全く同じです。同じ状態で退院しました。

やっぱりウロウロ動き回るという状態が続いたわけですか。

はい、そうです。

言葉はどうでしたか。

全然ありません。

一歳一一か月ですから、症状が出る前はもうある程度言葉を話せましたね。歌も歌えたわけですね。

はい。

そういう状態がどういうふうに変わったんですか。

とにかく一切、一切ないって感じです。何もなくなっちゃったって感じで……。

言葉はないんですか。

ないんです。とにかく生まれたまんまって言うか……。

そうすると、意味のない言葉を発するんですか。

ただアーアーとかウーウーとか、そういう音だけです。

そうすると、退院したときは薬もなかったんですか。

はい、ありませんでした。

で、その後済生会病院に通院したこともないんですか。

はい。それから、その後で日大の病院行くまでは薬ありませんでした。

薬はなかった。

はい。

今言い掛けられた、日大病院に行ったんですね。

はい。

それはいつごろですか。

その年の八月ころだったと思います。

どういうことで行くようになったんですか。

それこそ同じ、そういう予防接種で悩んでるって方から、静岡に芝原って方おられまして、その方が診てくれまして、とにかく一度、きっと発作というのは残ると思うと、私。で、その子もそうじゃないかと、とにかく日大の病院行って一回調べてもらったらってことで、好意的に教えてくれたもんですから、それで出掛けました。

どういう先生に会ったんですか。

　吉倉教授ですか。

それで、どういう診断を受けましたか。

それから、脳炎による癲癇発作という症状カルテに書かれまして、癲癇というのを見たとき、ほんとこう、何て言うか、ある程度そういうことあるんじゃないかとは思って出掛けたんですけど、それの診断を受けてすごくショックを受けたことを覚えてます。

それで、どういう治療が必要だったんですか。

やっぱりかなり慎重な投薬治療が必要じゃないかってこと言われましたです。即薬を飲まなくちゃ駄目だってふうに言われました。

そうすると、その後ですね、日大病院に通ったんですか。

はい。

どのくらい通いました。

二週間に一度ずつ薬をいただきに二、三か月行ったんじゃないかと思うんですけど、やっぱりその当時の正治の状態ですと、わたし一人ではとっても行けませんし、やっぱり主人と二人でと言うか、いろんな点でやっぱり正直言って経済的とかいろんな点と言うか、あるもんですから、また済生会にもどって来まして、こういうわけで日大へ行って来たけど、こういうふうな診断を下されました、ということで谷川先生に相談しましたら、そしたら同じ済生会に火曜日と金曜日に静岡大学の新井清三郎先生って方が来てるんですけど、そういう癲癇と言うんですか、小児精神科って言うんですか、を診てくれる先生が来てるから、じゃ、その先生に診てもらおうってことで、それからまた済生会で、今度は新井先生の診察を受けるように……。

それで、新井先生から抗痙攣剤の薬をもらっている、こういうことになるんですか。

はい、そうです。

東京の日大病院へ行くにはね、二人でなけりゃ行けない、あなたと御主人と二人で行ったわけですね。

　はい、そうです。

どうして一人じゃ行けないんです。


もうすごく、それこそ今言うように一時もじっとしていませんし、それから、たまたま空いたりしてるときだったら何とかおぶってということもあるんですが、おぶってる間にも我も人のもんもないもんですから、隣の人の、一回は胸のボールペンだか万年筆をサッと抜き取ってすごくしかられたことがあったり、とにかく他の方にうんと迷惑かけるということで、その人にも悪いし、わたし自身すごく嫌な思いもしましたし。で、荷物もあることとか、大勢の中でとにかく二人でなくちゃ行けないという状態だったんです。で、もうワアワア騒ぎ出すし、トイレの中とか洗面所の中で交替でおぶって通ったことも覚えてます。

するると、普通の座席には坐ってられないわけですか。

ほとんど坐ってられません。

で、店もその日は休んでしまうわけですか。

そうです。

それ以外に日大病院と済生会病院で診察、診療を受けた以外にですね、今までの間に他の治療を受けたことがありますか。

はい。

どんな所がありますか。

順序は余り分からないんですけど、とにかく東京の新井先生の紹介で、東京女子医大に行ったこと。それから、都立の豊島病院に、それは針の治療がいいんじゃないかということで伺ったこともあります。

東京女子医大には、どのくらい通ったんですか。
二、三か月通ったと思います。
何日おきくらいに。

やっぱりそれも最初は一週間に一度、後二週間に一度くらいになったんですけど、やっぱりそこでは通い切れないことも一つの理由と、やっぱりかなり発作が、もうそのころ重くなりましたもんですから、薬をずんずんずんずん強くされるんですね。すると、もうフラフラで、こう、ぐてんぐてんしちゃうか、それかフラフラしてるからあっちこっちぶつかって怪我という状態も多くなりまして、で、その通い切れないことの理由と、その薬に対しての何となく心配がありまして、また元々新井先生が紹介してくれた病院だったもんですから、実はこういうわけで、こういうことがあるもんですから、もう一度新井先生のところでお世話になりたいということで、やっぱりそれも二、三か月で、また新井先生の所へもどって来ました。

その他には豊島病院に行かれた。

はい。

豊島病院には、どういう治療を受けに行ったんですか。

それは、針治療です。投薬だけではできない、針と言うんですか、針とか何かで少しでもいいことがあるんじゃないかということで、ものすごい期待で出掛けました。それから針は静岡の日漢堂って、やっぱり中国からお帰りになった先生が来てる。で、女の先生なんですけど、かなり針のことについて詳しいということで、で、やっぱりもしかしたら言語とか、それからやっぱり発作に少しでもいいことがあればって、そこにはかなり、近かったもんですから通いましたが、やっぱり経済的なあれは、保険ききませんから経済的な理由と、やっぱりそれこそ一〇回か一五回やって効果が出て来なかったらこの子には効果がないことだよってその先生にも言われたもんですから、それこそ十何回頭針治療ですか、続けましたが、やっぱり駄目ってことで諦めたこともあります。もう一つ針は神田の日中友好協会か何かでやってる、そういうあれにも行ってみました。

中国針ですか。

はい。

それは何回くらい行きましたか。

それは二、三回だったと思います。

大阪の病院にも通ったことがありますか。

はい、あります。

何という病院ですか。

坂口クリニックです。

それは、どういうことで通うようになったんですか。

そこの場合は治療とか何かじゃなくて、教育的な訓練をしたほうがいいんじゃないかということで……。

リハビリテーションですか。

教育的な面からのリハビリみたいなことです。

どのくらい通いましたか。

それは一週間に一度、土曜日毎週ってことで、それはやっぱり三、四か月通ったと思います。

そうすると、大阪まで静岡から新幹線に乗って行くわけですか。

はい。

これも御主人と一緒ですか。

やっぱり最初、わたし地理も分かりませんし、あれなもんですから、四回か五回くらいは主人と行ったと思います。で、後はやっぱり、それこそ全然あれですけど、やっぱり経済的な理由もあるもんですから、後はわたし一人で連れて出掛けました。

すると、一人で大丈夫なんですか、その汽車の中。

おぶって廊下、何て言うんですか、汽車と汽車の間ですか、あそこにおぶっていることが…。

列車の箱と箱との間の……。

はい、空いた通路と言うんか、みんなに迷惑かからないようなとこ。

おぶってるわけですか。

はい。で、向こうは、何て言うんですか、地下鉄に乗ります。新幹線降りて坂口クリニック行くまでに。その間中ではかなり混んでるもんですから、他人の方に迷惑かけましてかなりしかられたことも何回もあって、悔しい思いもしました。

どうやってしかられるんですか。

やっぱりそれこそ胸のポケットのあれがすごい気になるんです、どこへ行っても。で、わたしがおぶってると、わたしは後ろで見えませんから、気をつけてても荷物を持ってますから分からないんですね。そうすると必ず周りにいる人のあれをサッて抜くんですね。

万年筆やペンを抜いちゃうんですか。

はい。だから、理由を言って謝っても分からないということで、かなり嫌な思いもしましたけど、まあ正治の為にと思って、とにかくやってみましたけど。

新宿の療育センターという所に行ったことありますか。

はい、あります。

ここでは何をやったんですか。

そこでは、一週間やっぱり入院しまして、入院と言うか、寮に入りまして、いろんな点からいろんな検査をしてくれまして。体のことだとか、それこそ脳のほうとか、内科的なこともみんな検査してくれまして、で、最終的に出された診断は、やっぱりかなり重度の精薄ですけど、そのとき一番印象深かったのは、その癲癇発作というのが、わたし今に良くなるんじゃないかなってこと思ってましたから、薬飲んでれば止まるとか、そういうこと割合希望を持ってましたけど、そのときに診察してもらった先生が、とにかくお母さん、言葉なんてとんでもないってことで、この発作を抑えなければとにかく欠落してくばっかだってこと言われまして、この子の場合、そんな絶対に言葉なんかは信じないほうがいいってことで…。

言葉なんか信じないほうがいいというのは、言葉がしゃべれるようになると思わないほうがいいと。

はい、そんな甘い考えじゃあ、とってもこの子の毎日治療、毎日ずっと親としてあれしちゃいけないって、かなりそのときレンノックス症候群だってことで、正治の癲癇発作の型が。初めて知ったんですけど、とにかく難治性で治らないって、はっきり言われました。しかも段々悪くなってくんじゃないかってことも、そこではっきり言われました。

甲第四五九号証の五を示す

五一年一二月二四日付の新井先生の現症状況書ですが、覚えてますか。

はい。

ここには半分より上のほうにですね、癲癇発作という欄があって、てんかん発作あり、ウエスト・レンノックス型、こう書いてありますね。

はい。

今伺ったところによると、もういろんな所にいろんな治療に、あるいは診察に行ってますけども、これは少しでも良くなるんじゃなかろうかと、良くしてあげたいということで、治療や診察に出掛けたわけですか。

はい。

その結果どうでしたか。

何も効果ありませんでした。

効果なかった。

はい。

それでは現在の状況について伺いますけれども、
甲第四五九号証の二を示す
この後遺障害診断書は、誰からいつ取ったものですか。

主人が国へ出す為ですか、取ったんじゃないかと思います。ただちょっと見せていただきました。

新井先生に書いてもらったもんですね。

はい、そうです。

五五年九月九日付とありますが、このころですか。

はい、そうです。

現在は、癲癇というのは一日に何回くらい起こるんです。

多いときには、それこそ以前は何十回と起こることもありました。で、去年の六月から九月にかけては、もううんと状態悪くって、それこそ発作の為にもう起きていれないような状態と、それから一週間毎に倒れて怪我をするということで、必ず土曜日の午後とか、あれでうんと当番医を探し回ったことがあります。向いのおばさんなんか、正治君みたいな顔じゃなくなったって言われたくらい、傷だらけでした。

どういうときに発作が起こるんですか。分からないんですか。

全然分からない。とにかく元気でとび回っていてバタンて行きますから、とにかく目を離せないと言うか、いつでも手をつないでると言うか、いつでも手をつないでると言うか、それをちょっと、あんまり手つないでてもかわいそうだからって、またたまま離したりするときにバタリ行きますと、やっぱり頭から倒れますから、大きい怪我につながってしまいます。回数は十何回、少ないときで今日嘘みたいに少なかったねってときで四回か五回。でもその翌日は、そのはね返りか十何回というときがあります。

歩き方はどうですか、現在の歩き方は。

やはりほとんど狭い場所で見てると割合ピタッてかかとついてるねって言われることあるんですけど、とにかく学校なんかでは一週間ばかり前も、先生に一度学校の様子見に来てくれということで、やっぱり尖足で転び易いことはもちろん、このごろ発作が多いということで……。

そうすると、尖足で歩くとね、急に止まったり、それから曲がったりすることはできないんですか。

そうですね、とび出すと止まらないという感じで……。

倒れるまで止まらないんですか。

そうですね。ですから、何かにぶつかって止まるか、それかもうこっちで分かって抱えちゃうとかしますけども、走り出すと止まらないという感じの歩き方になります。尖足というのは。

知能の発達はどうですか。

ほんとに測定不能のって感じで、何しろこっちの言うことが理解できないもんですから、とにかく生まれたまんまって感じじゃないかと思います。

おかあさんの顔は分かりますか。

はい。

おとうさんの顔も分かりますか。

はい。

で、これしちゃ駄目だよとかですね、そういうことが理解できますか。

できません。

日常生活の上で、例えば物を食べちゃ駄目だよとか、いろいろおかあさんとして指示することがありますね、普通の子には。そういうことは分かりますか。

分かりません。ですから、ほんとかわいそうな、この間も体温計食べちゃったりして、ほんとびっくりしたんですけど、幸い水銀のほうじゃなかったもんですから、ただ口の中にガラスが残っただけで済んだんですけど。で、うっかりしてると簞笥の引出し開けてナフタリン食べてみたりとか、割とこれ正治にも言うのかわいそうなんですけど、自分の排便まで口にします。


（以上　関　真　理　子）

原告代理人（広田）

座わることはできますか。

はい、できます。

そうすると、手と腕と指の運動はどうですか。

それこそ一見何でもないように思うんですけど、こちらの指示が伝わらないというか、やっぱり握力がないというか、物を持ってもすぐポタンポタンと落す感じ、握れても落すという感じで、学校なんかで袋とか何か持たせる訓練もしてくれるとか、ぶらさがりとかいうのやってくれるんですけど、正治は一切それができないんです、やっぱりそれは握力がないんじゃないかと学校の先生もよくおっしゃるんですけど。

こういうことも考えられますか、たとえばこれを握っていなさいといっても、握っていなければいけないという意味がわからないから、すぐ手を開いてしまう。

私は、そうじゃないかと思うんです、こちらのいうことが理解できないということで、そういうのが持続的にできないということもある、それが多分にあるんじゃないか、それを握る握らないの前に指示が全然わからないと。

そうすると、食事の時はどうするんですか。

一応訓練の意味でおさじは持たせますけど、やっぱりこう長くは続かないでポタンポタン落したりします。

運動機能としては、おさじを持った手を口に持って行くことはできるんでしょう。

できます。

だけど、おさじに載っけた物を落さないようにして持って行くというのはどうなんですか。

は、できません。

落ちるということがわからないわけですね。

はい、そうです、だからよく学校の先生に笑われるんですけど、正治のご飯食べたあと見ると、ウサギかネコが一匹飼えそうだねという位、とにかくおさじに入れて口に運ぶことができないから、こぼれるのがほとんどで、これでは給食食べている意味がないからということで、先生方もほとんど今全介助という形でやってくれているようですけど、それから食事中に割合発作が多いものですから、そんなことでかなり先生方は発作に対して気をつかっているものですから、何やるにも正治に対しては全介助という形になってしまいます。

おはしを持つということもできませんか。

できません。

着替えも、もちろんできませんね、自分一人では。

はい。

もちろん、入浴も自分ではできませんね。

できません。

排便をしたい時には知らせるんですか。

いいえ、おしっこの場合は前を押えたりするものですから、この頃わかるようになりましたけど、排便の場合はやっぱり出てからでないとわからないことが多い、知らせませんから。

そうすると、おしっこの場合も、そばに人がいて押えているということがわからないと駄目なんでしょう、正治君のほうからは知らせには来ないんですね。

もちろんそうです、だから必ず誰かがいなければ失敗ばかりです、しぐさを見てなければ何にもわからないんです。

今ここにいて、うろうろ動き回ってましたけども、普段もこうなんですか。

そうです。

そうすると、何をつかむか、どこへ行くかわからないわけですね。

わかりません、それこそカ取り線香なんかこれからやったりすると、とにかくカ取り線香つかんで口に持って行ってみたりすることもあります、それと発作がいつあるかわからないということで、今でもとにかく目を離せないという状態です、何するかわかりませんしね、だから表へ出た時もそうです即自動車の事故につながりますし、やっぱり発作の気があるから目を離したことはありません。

誰かがいつも目の届く範囲にいないといけないわけですね。

はい、目の届く範囲というか、とにかく手を持っています、広い絶対転んでも怪我をしない芝生のとこか何か行けばあれなんですけど、それ以外はとにかく手離せません、手離すと何か今に発作で倒れるんじゃないかと、胸ドキドキしちゃって、こうすごく私自身が恐いという感じで、もちろんおばあちゃんが見てくれている時も、うちの者が見ている時は絶対に手を離したことがありません。

そうすると、大便などは抱えてさせるわけですか。

はい、学校でも、やっぱり抱えてというと大きくなるとあれだからということでまたがせようとするんですけど、じっとして座っていられないんです、バタバタしてしまいまして、割合発作がおしっこの時とか大便する時なんか割合何となく落着いてとまっている時に多いものですから、この間も、それこそお便所の中で私大騒ぎして、している最中に発作があると何とも困ってしまうんですね、こう胸が私抱えてますから正治の胸こうなりますし（前にかがむ動作をする）、発作ではこうなりたいというか（そっくり返る動作をする）息苦しそうになるし、本当に大騒ぎして、その時はそのまま便所で寝かせてましたけど、だからやっぱり大便の場合も今のところはまだ抱えてという感じで。

今、体重はどの位あるんですか。

二六キロ位です。

身長はどの位です。

一二〇センチ位です。

どんどん成長はしてますか、体大きくなってますか、毎年。

正治なりに成長してます、でもやっぱりほかの子供さんから比べると、近所の同学年の子から比べれば小さいような気もするんですけど、正治なりには毎年の測定では大きくなっております。

そうすると、もっと大きくなると抱えられなくなるでしょう。

はい、やっぱり先のこと考えるとあれですから、とにかくその日怪我なくて無事に過せればいいという感じで毎日送っています。

現在は抗けいれん剤の投与をしているだけですか、治療としては。

はい、そうです。

学校のことを聞きますけど、学校というか施設に入所したことを聞きますけど、まずどこにはいりました。

五一年の五月に足久保学園という重度の精薄の通園施設にはいりました。

普通でいえば幼稚園みたいなものですか。

そうです、その前に少し清水のほうの子供小熊園という所に、それは普通児の幼稚園なんですけど、新井先生の紹介で半年位かしら足久保へ行く前に、やはり普通児の中で保育したほうが少しでもいいじゃないかということで、その先生の好意もありまして、それこそ親子で通いました、でも効果上がらないということで足久保にはいりました。

五三年に学齢期に達したわけですね。

はい、そうです。

それからは、どこへ行ってます。

静岡の県立北養護学校という所です。

現在もそこに通学しているわけですか。

はい、そうです。

日曜以外ずっと通っているんですか。

はい、そうです。この頃休みがちょっと少なくなったんですけど、やっぱり休むことがうんと多くて、去年は夏休みが調子悪くて、これでは学校へ一人で出してもらっては困るということで、親子で二か月位学校へ通いました。

その通学の方法は、どういうふうにするんですか。

それは、スクールバスが最寄りの駅まで回ってくれることになっているんですけど、正治の場合朝発作が多いものですから、発作があると眠ってしまうんです、と、そのスクールバスに間に合わなくて、今北養護学校があります麻機という所に車で送ってます。

何時に出て行くんです、あなたが送るんですか、車で送るんですね。

はい。

何時に出て行くんです。

八時半ちょっと前に出まして。

で、送って帰って来ると何時になるんですか。

一〇時ちょっと過ぎ、やはりその時の交通事情によって一時間半から二時間位かかります。

今度迎えにも行くんですか、車で。

迎えは、そこの新静岡センターという所にスクールバスで、状態の悪い時には学校から連絡来るものですから迎えに行きますけど、普通の状態の時は帰りだけはバスに乗せてもらいます。

途中までバスで来る。

はい。

学校まで行ってしまうのと、途中まで出迎えるのとどっちが多いです。

今のところ帰りは途中まで、センターまで来てもらう回数が多くなりましたけど、去年はほとんど電話があって迎えに行くことが多かったです。

学校まで迎えに行く時は何時頃に出て行くんですか。

お昼食べてすぐ出かけます、一時前です、学校まで行く場合は。

何時頃帰って来るんです。

一時前に出かけまして、正治乗せて帰って来ますのがやっぱり三時近く。

その途中まで行く時は、何時頃出て行くんですか。

途中まで行く時には一時半頃出て行きまして、その時は場所が近いですから一時間位で帰ってこれます。

と、二時半か三時頃には帰って来るんですか。

はい。

学校の中で、どんなことをしているんですか。

やっぱり、かなりいろんな程度の子がいるんですけど、それこそ今も養護学校かなり大勢いますけど、一番重度だというのが正治だと、学校の先生この間もおっしゃって話したんですけど、やっぱりみんなと同じ行動取れませんから、先生の一番目の届く所において、やっぱりかかってに飛びはねているということが多いようです。

甲第四五九号証の七の三を示す。

この写真はどういう写真ですか。

　退院して間もなく、表で取った写真だと思います。

済生会病院を退院した昭和四九年五月。

　五月以降の写真だと思います、間もなくです。

そうすると、この前の四五九号証の七の二の顔つきから見ると、何か全然違いますね、赤ちゃんのようですね、よだれ掛けをしていることもありますけど。

　はい。

甲第四五九号証の七の四を示す。

これは、いつ頃の写真ですか。

　それは、やっぱりその年位じゃないかと思いますけど。

この小さな子供が正治君ですか。

　そうです。

それを抱えているのが治君ですか。

　はい。

倒れようとしているのを、治君が抱えているわけですね。

　そうです、やっぱりうまく歩行だまだできませんでしたし、ほとんどつかまり立ちを、子供にしてみればどこにすっ飛んで行ってしまうかわからないからということで。

甲第四五九号証の七の五を示す。

これは、いつ頃の写真ですか。

　それは、小学校二年生の時ですから、一昨年ですか。

小学校というか、北養護学校に入学して二年目の写真ですか。

　二年目の写真です、遠足の時。

一番大きく写っている横しまのズボンをはいているのが正治君ですね。

　はい。

誰かに手を持ってもらってますね。

　やっぱり先生必ず正治にはついていてくれてますから。

ほかの子は、子供同志で手をつないだりしてますね。

　はい。

正治君は、やっぱり先生がいつも手をつないでいるんですか。

　今でもそうです。

どうしてですか。

　やっぱりうまく歩けないということと、それから自分はどこかへすっ飛んで行きたいという力がありますから、ほかの子供さんと手をつないでいるというのは、まったく不可能なことだと先生おっしゃるんです、やっぱりとにかく先生一番心配しているのは、発作でいつどこで倒れるかわからないということで、それが一番何の時でも、とにかく怪我につながるからということで先生もうんと神経質になってくれてますから、やっぱり手を離さないで、いつでもつないでくれてます。

今までのお話を伺いますと、正治君の世話というのは大変なように思いますけどあなた自身としてどういう点で大変なのか話してみて下さい。

　やっぱりとにかくいつも付ききりで目を離せないという状態ですから、正治が健康状態がよくて学校行っているほんの二時間位しかうちの仕事を手伝えないということ、やっぱり主人も思うように仕事ができないということで、やっぱりかなりいらいらもしますし、私は精一杯とにかく正治が来ない間の二時間頑張ろう、やろうと思っても、仕事全体からいうと本当何にもならないんじゃないかと思うんです、だからやっぱり私達夫婦の間でもかなりいろんな点でけんかも多くしますし、やっぱり今までのように仕事が手伝えないということがすごくつらいです。

家事にも、十分手が回りますか。

　回りません、正治帰って来れば何にもできない状態になりますから。

上の治君と治子さんですね、この子達の面倒はどうですか。

　一切放ったらかしで、父兄会にも、とにかくその学年になると必ず家庭訪問があるものですから、その時に先生にまずそれだけをお願いして。

それだけというのは。

　参観会には一切これからも行けないからということで、やっぱり理由いっておきまして、学校行っている間丁度送り迎えの時間にもなりますし、正治が調子悪くて送り迎えがない時には必ず手がかかるし、私もうちを出られないものですから、とにかく父兄会には一切出席したこともありません、子供もわかっていてくれているものですから、もう大きいものですから何にもいいませんけど、やっぱり下の女の子にしてみれば、入学式の時丁度この子が事故で入院してたものですから、入学式にも出てやれないし、やっぱり子供にしてみればいいたいこと一杯あるんじゃないかなと思いますけど、今のところお互いに押えてますから、何かこう一つそれがはぜたなら、どんなになってしまうのかなといつも思ってますけど、みんなが我慢し合っている、やっぱり本当私悪いとは思うんですけど、とにかく正治さえ、本当正治さえ元気ならって思うし、また逆に退院したばかり、この子さえいなければということで、二階で昼寝しているの見て、ビニールの袋被せてしまったらこのままになるんじゃないかなと思ったことも、本当正治に今考えれば申し訳ないけど、ありました。

あなた自身の余暇を楽しむなんてことは、もちろんできませんね。

考えてもいません。歯医者さんなんかに行っても治療しかけで、正治が調子悪くなるとたびたび駄目になりますから、そういう治療すらできません、ですから遊びとかそういうのは一切私達にはないものだと、もう思ってます。

医者にもあまり行けない、あなた自身がね。

はい。

今、一番したいのはどういうことです。

何しろ本当ぜいたくなあれかも知れませんけど、一日だけでいいですからゆっくり眠りたいです。

将来を考えますと、いろいろ心配なことがあると思いますけども、どんなことが一番心配ですか。

やっぱり私達健康でいれる時はいいんですけど、やっぱり病気になった時、それから本当正直いって正治より一時間でもいいから長生きしたいという気持なんですけど、やっぱり親が先に行った時のことが一番心配です、ですから安心して正治をおいて行けるような所が欲しいと思ってます。

被告代理人（藤村）

接種の時のことなんですけど、接種の一週間位前ですか、風邪あるいははなが出てたという話でしたね。

はい。

これは鼻風邪を引いていたということですか、症状としては鼻水が出るだけですか。

そうです、熱もなくて元気もよかったし。

特にそのほかに、注意をしなければならないような症状はなかったんですね。

はい、まったくありません。

それから接種日に問診票をお書きになってますね。

はい。

問診票をお書きになる時に、それは何のためにそういうものを作るのかということについては、わかっておられましたか。

はい、やっぱり三混の時に治がかなり高い熱出しましたから、やっぱりその程度のことがあるんじゃないかなということで、やっぱりいろいろ調べておく必要があるんじゃないかなというふうなこと位しか。

どういう症状になるかはともかくとして、何かそういう事故のあったりしないように、一応そのチエックをするんだという認識はお持ちだったんですね。

はい、その程度しか知りませんでした。

一三日に接種されて、二〇日に検診を受けられてますね。

はい。

その間は、先程もお話ありましたけれども元気で異常はなかった、二〇日の夕方になって突然異常が生じたと、こういうことなんですね。

はい。


（以上　高橋ますみ）

東京地方裁判所民事第三四部

裁判所速記官　関　　真理子

裁判所速記官　高　橋ますみ

本人調書　藁科勝治

様式八（本人調書）

事件の表示	昭和四八年(ワ)第四七九三号　外
本人調書	（この調書は、昭和五六年六月三日施行の証拠調調書と一体となるものである。）
期日	昭和五六年六月三日 午前 九時三〇分
氏名	藁科勝治
年令	（略）
職業	菓子製造小売業
住所	（略）
宣誓その他の状況	裁判官は、宣誓の趣旨を告げ、本人がうそをいった場合の制裁を注意し、別紙宣誓書を読みあげさせてその誓いをさせた。
陳述の要領	別紙速記録のとおり

裁判所書記官　中西良海

宣誓

良心に従って、真実を述べ、何事も隠さず、偽りを述べないことを誓います。

氏名　藁科勝治　㊞

原本番号	昭和五〇年民第四〇〇号の四六

速記録

昭和五六年六月三日

第　回　証拠調期日

事件番号	昭和四八年(ワ)第四七九三号
本人氏名	藁科勝治

原告代理人（広田）

藁科正治君は、あなたのお子さんですね。

そうです。

あなたの職業のことをまず伺いますが、どういう職業ですか。

和洋菓子を製造して、小売販売しております。

この住居で仕事をしているわけですか。

そうです、下のほうに仕事場がありまして、そこでやっております。

この店は、いつからの開業ですか。

ここの場所では、昭和二〇年からですけど、以前市内で、私は二代目なものですから、昭和三年から開業しております。

あなたがこの商売にはいられたのは、いつからなんですか。

高校卒業してから二年ほど、金融機関に勤めておりまして、その後この仕事にはいったものですから、三一年位だと思います。

そうすると、自分のところで造ったお菓子を店頭で売ると。

そうです。

そのほかには、どういう商売をしているんです。

私の場合、菓子屋というのは、特に市街地の菓子屋と違って外郭の菓子屋は注文に依存度が多いわけですから、うちの場合長いキャリアがあるというのおかしいですけど、そういうことで注文と販売が半々位です。それは四八年当時。

注文というのは、どういう注文があるんですか。

祝儀不祝儀、一般的にいえばそういうことです。

正治君が病気になる前の仕事の状態というのはどうでしたですか。

四八年当時、従業員使って、その構成は私を中心にして七二歳だったかな、父親と家内が、

当時七二歳ですか。

そうです、それでパートの人を常時二人お願いしておりまして、年間大体一〇〇〇万円位になりました。

正治君が、昭和四八年の一一月に入院しましたね。

はい。

六か月間入院してましたね。

はい。

この入院中は、仕事はどうなりましたか。

それは本当に残念なことに、ほとんど仕事の中心の私が、正治が危篤状態あるいはその後も手を離せない状態で、病院にいなければならなかったので、中心の人間がいなくなれば仕事は非常に困難でありまして、その間父親が、それまでは若干隠居的な仕事でしたけど、一時代って仕事に精を出してくれたんですけど、体を悪くしまして、父親だけでなくて家族全員が寝込んでしまって、一時休業状態になって、それが治っても正常な営業活動は、入院中は

できませんでした。

そうすると、相変らず注文は来てたわけでしょう。

注文は来てました。

その祝儀不祝儀の注文はあったんでしょう。

ええ、その時、この辺の言葉でいうと米の飯を食いこぼすという言葉があるんですけど、注文くれたものを断るというのは、商売してそんなにもったいないことはないし、当然あとに影響があるわけですね、一度断った注文は二度と来ないというのが、理由のいかんを問わずそういうケースが多いわけです、そのために市内でも注文の多い店としては、まあ多いほうの一つとして数えられておったんですが、坂落しに注文が少なくなって行ったということは、その後ずっと営業成績が今でも横ばい、金額的に横ばいというのは、かなりの後退ということです。

そうすると、今でも一〇〇〇万前後なんですね。

そうです、一〇〇〇万前後しかありません。

そうすると、そのパートの二人というのは、いつ頃やめてもらったんですか。

子供が退院して来て、すぐにやめてもらいました。

パートの人というのは、お菓子の製造に関与できるんですか。

できません、包装とか箱詰とか下働き、菓子の場合下働きというのは洗い物ですね、そういうことを主にやってもらってました。

お菓子そのものは、あなたが造らなければ駄目なんですか。

私が仕込んだり割合、そういうものをやったり、菓子そのものの割合を一つ一つの製品について、きょうはこういうものをこれだけやる、あるいはこの製品は今の時期は、菓子というのは時期によって同じものでも水分の含有量が違うことがあるわけです、きょうはこういうふうな割にするというようなことを仕切りまして、それは父と家内が、私が半製品までのことをやると父親と家内があとをやるということがあったり、私が全部造ったあとを包装とか何かの手順を、家内、父親がパートの人に指示するというようなことでした。

そうすると、現在は誰と誰が仕事をしているんですか、菓子製造の仕事は。

私と年寄りが若干手伝いをしてくれますが、何せ七五歳です、そして耳が遠いですから、それから年寄りは年寄りの付合いがあったり、当然いろいろなことがありまして、それは一週間の内何日か日数にすればわずかです、何日か手伝いをしてもらいますけど、大概私が一人でやるか、家内が帰って来た時わずかの時間、あるいは夜子供が帰って来て正治をちょっとみてくれている間ちょっとの時間できるという程度で、造るのは私一人です。

ご両親が同居してたわけですね。

そうです。

お父さんは、いつ亡くなられたんですか。

去年の三月一六日と思いました。

お母さんは、まだご健在なんですね。

そうです。

先程、年寄りといわれたのはお母さんのことですね。

母のことです。

お母さんは、店の仕事はできるんですか。

まあ店番をちょっとすること位は、長い間やっているからできます。

やってもらっているわけですね。

できなくてもできても、やってもらわないと成り立たないものですから、やってもらうということです。

耳が遠いんですか。

耳が遠いんです。

そうすると、店に来たお客さんの応対は必ずしも十分ではないわけですね。

そうですね、本人は一生懸命やってくれているようですけど、あとでおばあさんに話したものは注文通り聞いてないなんていうようなこともあります、残念ながら。

本来、正治君が元気であれば、どんな形で仕事をするんですか。

それは本当にそのことを考えたら夢のような今思いですけど、それこそ私どもの仕事というのは手仕事で、一人では成り立たないということです、たとえばシュークリームを造るにしても、かま入れれば温度を途中で調節しなければならない、カステラの場合も一時間かかるんです、最初の一〇分から一五分泡切りとか色つきの工程がありまして、温度差をつけなければならないし、あるいはふたをしたり、そういうような工程があったり、ヨウカンというのはずっと煮ていなければならないし、どら焼きは平板の上に載っければすぐに返さなければこげて製品にならないという、全部の仕事が火を相手の仕事ですから、それはすごく手要るわけです、それがもし家内なりができてくれれば、私はただ造っているだけでいいです、それで片端からその包装なり何か集中できれば、ものすごい仕事ができると思います、それで家内なりパートの人を頼んで販売できれば、本当にそれはもう考えただけでぞくぞくする位うれしい気分が乗るような感じがいたします。

そうすると、今はそれはできないわけですね。

そうです。

どういうふうにできないか伺いますけれども、先程奥さんの話を聞いてましたね。

はい。

正治君を送りに行って、帰って来るのが一〇時前後ですか。

そうですね、朝家内が行きますのが八時ちょっと過ぎか八時頃ですね、そして帰って来るのが一〇時です、そして帰ってつかの間お昼をして、すぐにまた迎えに行くという状態ですから、午前中の仕事というのは家内が行く前に段取りつけなくちゃならない、そして家内が行っている間は接客ができませんから、ほとんど仕事できないんです。

あなたが店に出てなければならない。

おふくろが若干やってくれますけど、必ずカバーしなければならないということです。

そうすると、どら焼きを焼いている暇もないわけですか。

だから家内が帰って来て、正治が帰って来てからやるんですけど、今度は正治がふらふらどこに行くかわからないから、家内がみていない時は集中して仕事ができないんです、表てに行ったというとすぐ飛んでって、帰って来ればどら焼きが真黒になってしまう、ほかのものは駄目になってしまうと、ですからいら立たしいこと限りないですね、ですから今は夜仕事をするということで、平日夕飯食べてから一二時まで仕事をするのが通常です。

奥さんは、正治君が帰って来ると何をしているんです。

それは、私が造ったもので包装するのがあれば正治みながら包装したり、そうこうしている内に夕飯の仕度になりますから、夕飯の仕度して夕飯の仕度が終えれば片付けをして、片付け終えた時点は子供らがみてくれるし、おふくろがそれカバーするように努力してくれますから、その時は家内が手伝ってくれます、ですから夜は家内が手伝ってくれますけど、考えてみると家内の時間というのは送り迎えと私の手伝いをしなければならないということで自分の時間は全然ないです。

食事の仕度もあるわけですね。

ええ。

食事の仕度なんかしている間、あなたが正治君の面倒みるわけですか。

そうです、おふくろがいなければ私が、去年まではずっとおぶって仕事したんですけど、今年は駄目じゃないかと思うんです。

なぜ。

体重も重くなりましたし、実は今年の三月でしたか、夜誰か一人起きた人が子供の便所連れて行くわけですね、私も疲れてたものですから、すぱっと目がさめて体勢整えて行けばよかったんですが、いい加減なことで子供抱えて行って腰痛なってしまったんですね、それで非常に苦労しましたけど、それ以来腰を痛めやすいようになりまして、おぶって仕事することは不可能ですこれから先、今のように正治の多動が治らない場合はどうしたらいいかということが一つ問題として残って来ます。

そうすると、あなたとしては思う存分仕事をしたいと思っているわけですか。

これは男というより人間として、生き甲斐の仕事ができないというのは、本当に激しい憤りを感じます。

次に発作について伺いますが、

甲第四五九号証の六を示す。

これは何ですか。

これは、発作の形態と回数を書いたんですけど。

誰が書いたんですか。

これは、私と家内が気が付いた時ぱっと書くというふうにつけているんですけど、必ずしも十分にカバーできません。

全部書いてあるわけじゃないんですか。

ええ、特に私の子供はレンノックス症候群といいまして、前屈性小発作といって、ガクッという形で頭だけポコッと落すような感じがあるんです。

首から上がガクンと前に落ちるわけですか。

腰も脱力状態になるんですけど、見た感じ首から先だけフッと落ちるという感じなんです、そういうのが沢山あるんですけど、数えたらきりがないんです、今でもそれは夕飯時なんか食事してても二、三回あるし、それから寝てても何回かピクピクするのはあるものですから、それは書かないです、それより先程も倒れたのとか、急にパタッと倒れたと、そういうのを書いてます。

それは、五六年四月と書いてありますけれども、四月の一日から三一日も書いてありますか。

それは五月一日の分を書けなかったので、急いで書いて途中でやめて五月一日の分にしたんです。

そうすると、これは四月分の発作の出たあらましが書いてあるわけですか。

そうです。

ここに二重丸が書いてありますね。

はい。

まず二重丸で黒く真ん中に塗ってあるのと、白の二重丸とありますね。

はい。

白の二重丸はどういう意味です。

起きている時に突然発作が起きまして、大きな声で悲鳴を上げるんですね、ウーンと、そしてこうしてずっとなりまして、そういう時はほとんど怪我なんですけど、怪我がなかったらしばらくけいれんが続いてそのまま寝てしまうという形です。

どうして怪我するんですか。

勢いよく転ぶんです、普通の状態で転んだら手が前に人間つきますね、あの子の場合後ろへ手をやってしまうんですね、それでこうひねってしまうんですね、手の平を裏にして転ぶんです。

まるでトンビが飛ぶような形で、前に突っ込むわけですか。

そうです、だから頭から行くから、必ず軽い怪我します。

裁判官

それは、今の印しとしてはどれなんですか。

それは、二重丸に該当するんですけど、畳の上とかヘッドギアによってカバーできた場合には、そのまま寝てしまったりするようなものがあるんですねそれは全部二重丸です。

原告代理人

ここに一重丸のやつがありますね、一重丸は何ですか。

パタッと倒れてちょっと声上げて、ちょっとしばらくけいれんが起きまして気が付くと、それが気が付く状態が比較的早いのが一重丸です、あのまま寝てしまうと二重丸になります。

丸の中に黒い点が書いてあるのがありますね、これは何です。

睡眠中にあったのがそうなんです。

睡眠中にあった大きいものですか。

そうです、それはエビのように体がなってしまいます、ギュッとエビのように曲って、それが今度は逆にウウッと声上げると、毛布やふとんなんかはねちゃいます、手も上に上げちゃうし足も突っ張ってしまいます、そういうのが二重丸の黒です。

そういう発作は、どの位続くんです。

寝ている時はそんなに長く続きません、ただそれだけひどくなるということです。

黒の点みたいなものが書いてありますが、これは何ですか。

ただウーンという位です、寝てて突然、それでパッとやめます。

寝てて小さな発作。

そうですね。

たとえば、四月一日の欄を見て下さい。午前中は寝ている間に大きな発作が一回。

はい。

起きている間に大きな発作が一回。

はい。

午後は、起きている間に大きな発作が二回、一二時から六時までにあって、六時以降小さな発作が一回あったと、こういう意味ですか。

そうです、大概この感じで九時頃じゃないかと思うんですが、丸くつけてあるとこは、学校かうちかの境目です、で、一二時頃のは大概学校じゃないかと思います。

学校であったという発作は、どういうことであなた達は知るんですか。

学校から連絡ノートを毎日、こういう子供とのコミュニケーションがないのは、どうしても学校のほうから連絡あるし、うちのほうの連絡も届けなければ、それぞれカバーできないということで毎日連絡をつけて来ます、そこの中で、きょうは大きな発作あって保健室で寝てたと、あるいは大きな発作でそのまま教室で寝てしまったと、あるいは怪我をしてしまったというようなことは、こういうふうなことでわかります。

そうすると、そういう先生の報告に基いて書いたものですか。

学校時のものはそうです。

この四月のこの印しは、ほかの月に比べて多いんですか、少ないんですか。

これは比較的少なかったんじゃないかと思います、取り分け去年の六月から九月の間に比べると格別の感があります。

三月と比べたらどうです。

三月のほうが、もう少し多いんです、三月というのは気候の変り目ですからそういう発作を持つ子というのはみんな多いようです。

五月はどうです。

五月はこんなものかと思います、あるいはもう少し少なかったかも知れません。

四五九号証の六の一番上の八日の欄に、排便中に発作が起きた時のことを書いてありますね。

そうです。

これは、あなたが書いたんですか。

そうです、これは本当につらかったんです、便所行ったら発作があったものですから抱えられなかったですね、ですからかわいそうにくそまみれになってしまったんです、それでしかも途中で止まってしまったということで、家内と二人で本当につらい思いをしました。

二九日の欄にも書いてありますね、何か物をかむ傾向がある。

昨日までものすごくかむんですね、これは従前にもあったんですけど、発作というのは非常に波があるんですね、ずっといつも同じ形態であるということでなかったんです、当初物を非常にかみまして、たとえばアルミのじょうごなんかをかみ切ってしまう位物をかんだのです、それがどういうことかということで医者に聞きましたら、一つ発作を自分でカバーしようとすることで、ある種の発作かも知れないということでしたが、これがやむと必ずまた大きな発作が出て来るというパターンが今まであったんですけど、実は昨日まで物をかんだのです、きょうもさっき非常に落着かないものですから座ぶとんをやったんですけど、ちょっとかんだけどやめてしまったものですからまた新しい発作に変わるんじゃないか若干心配になって来たんです。

こういう発作の票は、毎月つけていらっしゃるんですか。

そうです。

これどうするんです、お医者さんに見せるんですか。

これをつけ始めて最初は、このひな形のは、東病院、学校のほうでどうにもならなくなりまして、昨年六月非常に発作が多くて、学校のほうでこれではしようがないから、学校の近所にある国立東病院のてんかんセンターですかそこに行くほうが学校も近いしいいということで行ったんです、そこでやはりてんかんの回数とかタイプをやるようにということで、これをいただいて。

この用紙をもらったんですか。

沢山いただいたんです、それでやったんですけど、それを国立東病院に行ってた時はそれを出す、その後新井先生のほうにまた戻ったんですけど。

新井先生というのは済生会のほうですね。

ええ、その時にもそれをそのままつけて行って見せるような状態にしております、そうすると薬の対応の仕方が非常にいいように思うものですから、そのままつけております。

発作が起こると怪我をするという話がありましたけど、たとえば去年についていえば針で縫うような怪我をしたことがありますか。

五回位あったと思います。

何針位縫いました。

全部で一八位だと思います、最初右の眉毛を二針、左の眉毛を二針、その後みけんの右側を四針、そして左のあご下を三針、そして右の唇から口の中にかけまして六針、そういうことがありました。

それは、全部発作があって倒れて怪我をしたわけですか。

そうです。

甲第四五九号証の七の六、七、八を示す。

まず六の写真、これは誰が撮ったものですか。

これは、学校のスクールバスか何かじゃないかと思います。

いつ頃撮った写真ですか。

去年のこれは九月過ぎじゃなかったかと思うんです。

写っているのは正治君ですね。


そうです。

この右の額の所にガーゼかばんそうこうが張ってありますね。

はい。

これは、何のために張ってあるんですか。

これは大きいこぶを作りまして、去年の一つのタイプとして右に大きく転ぶんです、右側にこう転ぶと、右側がさっ過傷がなくてもお岩のように変形してしまったんです、この時は大分治ったあとですけど段差ができてしまうんです、左側と右側の、鼻を中心にして左側は普通の状態、右側は盛り上ってしまいまして段差ができてしまう、そういうことでした、その一つのあれです。

ガーゼか何かはめてあるのは、縫った怪我じゃないんですか。

縫ったのじゃないと思います。

そうすると、縫わない怪我でもこう沢山あるんですか。

そうです、私の握りこぶしを半分つけた位に、ぼこっと額がふくらんで来るんです、そして翌日顔半分、右半分が紫色になってしまうというようなことです。

七の写真、これも写っているのは正治君ですね。

そうです、この時は八月の末だと思います、左側のあご下をばんそうこうか何か張ってありますね、これ三針縫ったあとなんです、八月の末怪我をしたから、八月の末頃じゃないかと思います。

八の写真、これは何かヘルメットをして、その下に白い布が見えますけど。

こぶのために包帯してたと思います。

それから右目の横に血が出ている跡がありますね、これも怪我ですか。

これは四針縫ったんですね、この時は目に傷が飛びまして失明するかも知れないということで一時非常に心配して眼科へも通ったことがあったんです。この時歯は何ともないんですが、今の正治見てもらうと、その後に怪我で四針下唇縫ったんですけど、今歯が凹凸できてしまったんです。

八の写真を見ますと、前歯が二本並んでますね、今そういう状態ではないんですか。

そうです、でこぼこになってしまったと。

やっぱり怪我で。

六針縫った時にぶったんですね、それが抜けてしまうかと思ったけど、お陰さんでそのまま何とかついたんですけど、この時歯並び悪くなってしまったんです。

しかも、てんかんの発作というのはいつ起こるかわからないんですか。

そうです、それは本当に一秒もそれこそすきがないということです。

何かお医者さんに、てんかんを押さえる薬というのはないかどうか聞いたことありますか。

これは、もう病院に行くたびに適当な投薬をお願いしたいということでいってますけど、レンノックス症候群というのは、三一日の日にてんかん協会の全国大会が静岡でありまして、その折にもいろいろな先生に聞いてみたんですけど、確かに症例としてはレンノックス症候群というの治るのがあるというんですね、それは広義のレンノックス症候群に該当するものであって、いわゆるレンノックス症候群として狭義のレンノックス症候群で治った例は皆無じゃないかということで。

てんかん剤を投与しても、発作はある程度避けられない。

避けられないばかりか、この先知能障害も深度になるだろうというようなこともいわれました。

（以上　高　橋　ま　す　み）

原告代理人（広田）

レンノックス症候群というのはどんなものか、あなた分かりますか。

ええ、間断なく起こる小発作で、それは知能障害を伴うもので、発作のタイプの中で一番難治性だそうです。

で、正治君の場合は、そのレンノックス症候群の型だというわけですか。

そういうことを言われてます。

この抗痙攣剤をたくさん投与すると、どういうことになるんですか。あるいは、強い薬を投与すると。

非常にフラフラの状態になるし、それこそこれは逆に発作より寧ろそのことのほうが恐くて、中々我々がカバーしにくい状態になります。

フラフラになると、寝たっきりになっちゃうんですか。

寝たっきりになることもあるし、あるいは起立が不可能になりますね。パタパタ倒れちゃう、フラフラフラフラ夢遊病者のようになってしまうというような状態です。それはもう本当に、昨年の六月から九月の中の一時は状態が悪いということは、薬のいろいろ変化があったんじゃないかと思うような面もあったくらいです。

そういう正治君を見ておられてね、かわいそうだなあと思うのは、いつもかわいそうだなあと思うんでしょうけれども、取り分けかわいそうだなあと思うのはどういうときですか。

何と言っても、この子が意思表示がない、自分の言いたいこと、自分の辛いことを一切言えないこと、そして又は自分が痛いであろうということが痛いことも言えないということ。それをまたわたし共が理解できないということは、非常にかわいそうだと思います。

例えば何を食べたいとか何をしたいということは、一切表へ出せないわけですね。表現できないわけですね。

そうです。

痛さということも分からないんですか。

そうです。実は、痛さで一番切ない思いするのは歯の痛いときなんですけどね。歯の痛いときには、まあ、正直口へ両方の手をつっ込みまして手を震わせるんですね。多分歯が痛いだろうと思いましてね、実は家内と二人で歯医者探したんです。と、当初静岡ではこういう精薄の子とか、あるいは肢体不自由の子はどうか知りませんが、精薄の子の歯医者がなくてですね、痛いの抱えて二人で泣いて寝たこともあるんですけどね、最近幸い静岡でも歯科医があるんですけどね、だけど必ず二人で行かないとカバーしてくれないんです。わたしが子供を、腰掛けの上ですか、抱えて坐るか、あるいは家内が坐る、そうするとわたしが正治の足を抱えると。で、また家内がどっちかなんですね。そして看護婦さんが金のへらですか、それで強引に口をこじ開けまして、その僅かの開いた中から間隙をぬって開口器を口に突っ込むんですね。で、突っ込んだのを看護婦さんがずっと押さえといて、で、先生が今度は痛いと思しき、痛んでると思しき歯を片っぱしからつついてくんですね。そして、どれが本当に痛いのか分からないからですね、一本でいいと思われるのを二本くらい治療するようなケースがかなりあります。そして、それはものすごく悲惨です。もう、泣いて騒いで暴れ回りますと、これをこういうふうに（このとき証人は羽交締めの格好をする）つかんで、骨が折れるんじゃないかと思う程強引につかんじゃうんです。それがなければ、歯科医へは行っても治療を受けられないということなんです。

先程奥さんの証言の中にもありましたけれども、食物と食べられない物との区別もつかないようですね。

そうです。先程家内も言ってましたけど、ごく最近の話ですけど体温計を食べてしまったとか、うちは猫飼ってるもんですからね、この辺の野っ原とか、その辺空地ありますと、この辺はへびばんばと言うんですけど、とかげの小さいのですが、あれを猫が食べて座敷へ置いとくんですよね。そうすると、正治が食べちゃうんですよね。うっかりしてると尻尾じゃなくて、頭残ってるのを食べちゃうんですよ。実は昨日、一昨日か、秋田さんのとこ行ったときの次の日かな、前の日かな、電話かかって来て、わたしのお客さんの。電話取りに行って、家内が店番しているののちょっとの留守なんですね。洗い物に中性洗剤をちょっと溶かして勝手へ置いたんですね。それを飲んじゃうんですよ。そういうことを、もう、それから、またこれは今年の初めかなあ、あれだけこのごろは、えらい分かる面もあるもんですから、分かって来たからそういうことはよもや昔のようなことはないと思ったんですけど、粗相したら、その排便のことをいじってて、その内口へ持ってっちゃうんですよ。

そういうのを見るのも大変悲しいことですか。

ええ、それはもう残念ですね。犬でさえ教えれば、そういうことカバーできるんですからね。うちの犬はよく教えてるもんですから若干のことはできる。それが幾ら教えても正治ができないですからね。それは本当に悔しいですね。

別なことを聞きますけれども、正治君の事故について、保健所等に行って話をしたことがありますか。

行って話ししたこともありますし、また、保健所が来て家で話したこともあるんですけど、事故の当初ですね、保健所の課長さんが家へ見えましてね…。

あなたは、それに対して何て言いましたか。

強制でやったことだし、是非充分なことをしてほしい、ということを話しましたら、いや、藁科さん、あれは定期の任意だから責任はないけど、まあ市でやったんだからできるだけのことをするって言うんですよね。

任意接種だと言うんですか、強制じゃなくて。

はい、法文にも定期の任意って書いてあるって言うんですよね。全然そういうこと読んだこともありませんしね、そうかなあって思って二の句が告げなかったんですけどね、今考えてほんとに腹立たしい思いしますね。

静岡市では、あなたの事故が初めてなんですか。

ええ、当時保健所はですね、藁科さんの事故が初めてでどういうふうに対処していいか分からないという話でしたけど、実は四八年の一二月の末ですね、用宗に中学の先生をしている方がいるんですけどね、その方がわたしの話を聞いて電話してくださいましてね、実は四五年当時静岡でも他にも事故があったし、わたしの子も全身種痘疹ができて非常に苦労したし、確か四五年に非常に重篤な人がいましたよと、日赤に入院していたという話を聞いたんですね。それが実は名古屋で今訴訟をやっぱり同じやってる坂本さんて方だったんですけどね、それを聞いて、ほんとに何でこういうことをね、ほんとのことを言ってくれないか、欺すことだけに、隠すことだけに終始してるのかなあと思って、本当に腹立たしいですね。なぜそうしてほんとに対応ができないなんてことがね、全く人を愚弄するにも程があるんじゃないかと思ったんですよね。

その後、あなたはそういう保健所の対応とか、あるいはこの正治君の事故をきっかけとして、いろいろワクチンのことを調べたことがありますね。

はい。

予防接種の実態について調べたことがありますね。

はい、あります。

どんなことが分かりましたか。簡単に一つか二つ言ってみてください。

裁判の上でも、そしていろいろ国の側、非常に国が充分改善されたりして、あるいは制度の上でもじっくりやってるって言われてるんですけど、実際に昨年ですらですね、インフルエンザの場合一時間に二〇〇人から三〇〇人やってるってことは保健所でもはっきり言ってるし、……。

そうすると、一人の医師がですか。

そうです。一昨年でも、一本の針で五人接種するということを、これは分かってるんですよ。一時間に二〇〇人から三〇〇人の人に接種してる、一人のお医者さんがね。それは、どういうことから判明しましたか。

わたし共、予防接種というのは、不要なものはやめてほしい、あるいは規則通りにやってほしいということを運動として市のほうへ、あるいは県のほうへ要求したことがあります。その中で十二分にやってないんじゃないかということをいろいろ話しまして、市のほうでも認めて、実はそういうふうにやってると。だけど、そうは言っても実際にはそういうことをしなければ、予防接種というのは予算や人の関係でできないんだ、という開き直りさえあったわけなんです。

そうすると、それは保健所の人が話してくれたことですか。

そうです。

あなたに。

はい。

一本の注射針で五人に接種するというのは、誰から聞いたことです。名前は言わなくて結構です。どういう人から。

担当した看護婦さんから聞きました。

それは何の予防接種についてですか。

やはりインフルエンザです。

予防接種の実施規則には、そうはなってないわけですね。

ええ、予防接種するには、一時間に一〇〇人というふうになってますし、また一本の針ではやってはいけないということになってるにも拘わらず、実施にはそういうことを、そうでなくちゃできないんだということでやっているということは、それを機会にそういう制度の中で、この自分の子供が接種禍に遭ったと思うと、本当に無駄なことをしたなあ、という感慨が深い思いがします。

現在正治君の後遺障害で、あなた自身も苦しんでおられるわけですけれども、国に対してね、現在どういう気持ちをお持ちですか。

一つは、二七年から種痘による障害とか、天然痘による患者は出ないということ言われてますし、裁判の上でも、あるいはわたし共僅か読んだ本の中でも、三〇年以降は種痘をやらなくてもいいんじゃないかと言われてる、その中でそして種痘が行なわれて、こんなに重度になってしまったということ。しかも、この世界の中に天然痘がないということ。しかも国が言うように、行政の中で言うように稀ではなくて数多くの後遺症者が出たにも拘わらず、そのカバーが充分なかったし、そういうことを思うと、本当に残念だと思いますね。何でこの無駄なことを子供らが受けなけりゃならなかったかと思うと、あるいは、何でこのカバーを充分にするというようなことが、してくれたならばこんなにはならなかったじゃないかということで、ほんとに腹立たしい思いしますね。それから、まだ二、三ありますけど……。

まず項目毎に言ってみてください。

……ちょっと今胸がいっぱいになっちゃって、あれですけど……、実はこの子供が、先程言いましたように、昨年の怪我のときですね、医療費の問題で医療の申請をしに行ったんですね。そしたら、それは種痘による副作用による癲癇だって分かるけど、癲癇の怪我かどうかはっきり分からないと言うんですね。だから、その申請書を書くわけにいかないって拒否されたことがありましてね、本当に本来ならこういうことは、あれです。抗痙攣剤を飲むし、あるいは重度の障害の為に非常に他の病気を誘発しやすい状態ですね。だから、当然諸々の傷病についても医療費の申請すれば、それらを支給して然るべきだと思うのに、その怪我のときも同様に、カットされてしまったということなんですね。非常にその為に、それは医療費として申請しないで、市でやっている重度医療助成金でほうで申請して我慢したんですけどね、わたし共としては種痘の後遺症としての医療費のカバーが国のほうでなされてるなら、そういうことも当然してくれてもいいじゃないかと、非常に残念に思いますね。

ということは、こういう障害者が出てですね、障害者の救済というのを真面目に考えてるかどうか疑わしいと、国のほうがですね。こういうことになりますか。

そうです。

怪我すれば癲癇で倒れて怪我したというふうに見るのは当然なんでしょうね。

はい。

それは資料が要ると言うんですか。

見てないから分からない、と言うんですね。

その怪我した現場見てないから分からない、と言うんですか。

ええ。

その他にも、どうです。国のほうはですね、こういう被害者のことについて真面目に対応して来たと思いますか、あなたは。

もう、ほんとにひどいと思います。

先程あなたはね、保健所の課長の話ですか、これは任意の定期接種だと、そういうこと言われたと言われましたね。

はい。

で、静岡では初めての事故だと、嘘をつかれたと言われましたね。

はい。

それを見ても、末端のその保健所ですらまともに対応してないと、そう思うわけですか。

そうです。正直のこと言いまして、その事故があってそういうふうに保健所の対応があり、それは一つはあれですね、わたしの子供なんかが谷川先生なんかにかかったんですけど、谷川先生は静岡では小児科医の鏡と言われるくらい一所懸命やってくれるんですね。その先生ですらですね、わたしらが退院するときに、先程家内が言ってましたけど、あるいはわたしがその後浜松の山元さんていう、やはりこの中の原告団の一人なんですけど、その人にお会いして、必ず癲癇発作を誘発するんだと。だから早くにそういう治療をしてもらわないと取り返しのつかないことになるよということで、先生癲癇ということが出るかどうかってこと尋ねたことがあるんですね。そうしましたら、まあ、九分九厘いいだろうと、その先生でさえ言うんですよね。そういうことを考えてみたり、その後のいろいろなことを考えてみたりしますとね、国が充分に医療の面で、あるいは情報を提供してくれたら、こういう子供の損害というのはかなり軽度に、そして少なくなったんじゃないかと、非常に残念に思います。

現在正治君は養護学校に通ってますね。

はい。

そういう面では何か不都合な点が出て来てませんか。

正直、正治は養護学校の中でも、先程家内も言いましたように一番問題があると言いますし、また五三年でしたか、この子特別児童手当をいただく為に児童相談所で認定があるわけなんですね。その再認定のときにこの子は三年間精神的な発達はないと。だからそれに見合うべく将来施設へ入ること考えなさいよって言われたんですけどね。ところが、そういう施設は皆目ないし、あるいは学校なんかへ行ってですね、当初は、非常に見た感じはいいもんですからね、非常にいいだろうと思って行くわけなんですけどね、必ず後で問題があるということで呼び出しを食うということでね、非常に残念に思うんですよね。

どういう点が残念なんです。

それは、学校では充分に対応が、ゴテゴテになったりするし、またその為に怪我が伴いましてね、いつも大怪我になったり、あるいは問題起きない内はそれがはっきり判然としないわけなんです。

次に、奥さんにも先程将来の心配のことについてお話していただきましたけれども、何かあなたのほうでつけ加える点がありますか。

　正直のこと言いまして、家内もさっき言ってましたように、一時間でもいいからこの子より後に死にたいというのは、わたし共両親の願いなんですね。だけど実際にはそういうことは中々できないですからね。充分な施設を作ってほしいと思うわけですね。それから…。

現在施設はないんですか。先程ないと言われたけど。

　通園施設は、この間厚生省なんかにも話をしに行ったことあるんですけどね、満杯だって言うんですよね。で、じゃあどうなんだって言うと、出なければ入れない。成人施設は、出なければ後の人は入れない状態で、出るということは、そこの中に入ってる人が亡くならなくちゃ入れないということを、一度聞いたことがあります。

他には、現在の施設についてどういう問題がありますか。

　こういう重度の子供はですね、非常にカバーをしにくいもんですからね、私共癲癇センター、今の東病院がですね、前に漆山荘という重度の施設と言うか、そういうのを兼ねた、そして結核病棟だったんです。そのときに子供が多動だったもんですから、どんな状態か見に行ったことがあるんですけどね、その折腰ひもで柱へゆわえられていましたね。

その重度の子供が。

　はい。多動だからということで、あるいはわたしの友人が、やはり障害のある子が入ってる施設があるんですけどね、そこでは動き回っちゃう子にはいろいろな安定剤をたくさん投与するもんですからフラフラの状態になってしまって、何にもできなくて寝ていたりすることが多いんですね、今の施設というのは、重度の多動の子に対するフォローの仕方というのが、そういうことが非常に多いわけですね。そういうことでは、親に替わって子供を見るということには程遠いんですよね。そういう点で親に替わってできる施設というものを切に望みたいんですね。

他に何か将来のことについて心配することはありませんか。この子の将来、正治君について。

　この子、抗痙攣剤を浴びる程飲んでるんですね。やがては不可避だという歯肉炎というのがあると思うんですね。それを治療というのは、今は東京医科歯科大学と阪大しかないと言うんですね。しかも、それは投与した先生方は中々それを認め難い。そして、あるいはそれが認めても、中々それを発見したり、そういうものを適切な治療するには非常に遅いって言うんですよね。あるいは、そういうことでそういうものは専らお医者さんの善意とか養護学校の善意とかいうもので、子供の欠陥というのをカバーされてくんですね。そういうことじゃなくてですね、国のほうで医療センターというものをシステムの上でですね、そしてそれを確立してくような方向でカバーしてくれなくちゃ、不安で不安でしょうがないと思います。

要するに、副作用が出て来る心配があると。

　ええ、それは歯肉炎だけでなくて、諸々のことについて。

他にどんな副作用があるか聞いてますか。

　何かよく存じませんけどね、アルビアチンというのは非常に骨がもろくなるということを聞いてます。

今正治君が飲んでるのは、そのアルビアチンが入ってる薬ですか。

　はい、アルビアチンを含んで、八種類くらいじゃないかと思うんです。

そうすると、国に対してね、現在どういう希望を持ってますか。今、健康医療センターですか、そういうものを作ってほしいというあれがありましたけど、その他にはどんな希望がありますか。やっぱり施設をきちんとしてほしいですか。

　そうですね、施設をまず、親に替わって充分にカバーできる施設をほしいと思いますね。

どんな施設なんです、それは。

　施設というのは、職員も大変なことでしょうけど、やはり先程言ったような弊害が施設なんかにはどうしてもついて回る。これは施設の先生自身の告白にもあるし、わたし共の見て来た施設の中でも腰ひもということがあるし、フラフラになっちゃうということがあるわけですね。そういうことと、やはり本来ならば子供というのは親の元にいて生活するのが当然なことだと思うんですよね。だけどそれが中々できにくいという中では、施設という中に親が入って行くことができる、親が希望するときにはそこの施設の中で親も寝泊まりができる、というような施設、あるいは場合によれば子供を一旦家庭へもどしても、また施設へ入られるというような施設を、是非作ってほしいと思いますね。

そうすると、希望すればいつでも入所できる。で、帰って来ることもできるということが一つですか。

　そうですね。

親も一緒に寝泊まりできるというのが一つですか。

　そうですね。

それと、グニャグニャにしたり腰ひもで縛らないで、子供本来の姿でいい方向に生活させてくれるということ、そういう条件が整ってる施設…。

　施設をほしいと思います。

そういう意味ですか。

　はい。

現在国が行なってる救済制度について何か不満とか、逆に言う希望とかいうものがありましょうか。

一つは医療制度ですね。医療費の問題です。先程話しましたように、認定傷病以外は認めないんですね。で、正直うちの子供の場合、脳性麻痺癲癇、それから精薄ということなんですね。だけど、精薄につけてやる薬もないわけなんですね。片方あれですね、先程言いましたように、癲癇、あるいは発作による二次障害、これから起こるであろう歯肉炎等々のカバーですな、それは癲癇の事故のときに象徴的だったんですけどね、それが癲癇の事故かどうか分からないというような対応の仕方がありますね。で、非常に残念だと思いますね。それを是非すべての傷病について、癲癇後遺症者は病弱なんだという認識の下でカバーしてもらいたいと思いますね。それから、もう一つ、後遺症一時金のことですけどね、これは正直に言いまして、わたしの子供一時金を七五〇万支給されました。そしてこの七五〇万支給されるについて、丁度新制度と旧制度の狭間だったもんですから、お宅の子は新制度じゃできないんだと。旧制度だということで受けましたけど、それは将来ですね、子供が一八歳になるときに、その間、わたしの子供が六歳で支給受けましたから、約一二年間複利で計算されましてね、一八歳以降障害年金からカットされるもんですからね、約一五年間……。

一八歳から一五年間にわたって、その今まで支給されたお金を複利で増やした分を返さなきゃいけないと、こういうことですね。

そうです。しかも、それは元利合計すると倍額くらいになるわけですね。それを住宅ローンと同じ形で、これから問題になる、年齢的に、わたしも今四五歳ですけど、それが丁度子供がその時期になると五二歳くらいになるんですね。そして、それから一五年間と言うと、もう六〇歳、やがて七〇になんなんとする、老齢期になるわけですね。そして子供自身もいろいろな形でお金が沢山要る、そういう時期にですね、その障害年金から返さなきゃならない、こういう制度というのは非常に矛盾感じますね。わたしが経験したことですけど、四八年に裏の川が水害で氾濫して、腰丈水が出たんですよ。そのときね、市のほうでは五万円無償で貸しましょう、あるいは五分の利子補給で長期に三〇〇万円くらいは貸しましょうっていうことをしたんですね。それらのことを考えるとね、国がですね、補償制度と言う中でね、そんなまやかしなんかやるの以ての外だと思うんですよね。

それでなくても、他の人の犠牲になったっていうふうに国が言ってるわけですからね。

正直社会防衛の犠牲者なら、そういうふうに言ってくださるなら、それに相当すべきあったかい目で対応してもらいたいと思いますね。もし旧制度と新制度の狭間でそれができないような、そんな形でやれないでね、あるいは一番本人が希望する方法で、一番いいと思うのは、その一八歳以降に年金くれるなら、まだいいですよ。一時金もらってまた返すなんて、人を騙すようなことして、それですら本来の意味がないと思うのにね、そんな馬鹿なことを、ほんとに残念だと思いますね。

もちろんその七五〇万の一時金の額も満足されたわけではないですね。

それはもう全然、とてもじゃないけど、そんなもんじゃないですね、人間のあれは金だけのことじゃないと思います。

被告代理人（藤村）

一つだけお尋ねしますけれども、物をやたらかむ習癖があるとおっしゃいましたね。

はい。

いろんな見境なく、今度は口にするということがあるとおっしゃいましたでしょう。

はい。

汚物や何かもね。

はい。

これは何か周期があるんですか。それとも、いつもそうなんですか。

物をかむというのは周波があるんですけどね、物を口へ入れちゃうというのは、フッとした瞬間にやっちゃうもんですから、周期的じゃないんですね。今まで、それこそ昨日もあった、一昨日もあったということで、ちょっとミスがあると、すぐにそうなります。

被告代理人（五十嵐）

先程お話の中で、癲癇発作の為に倒れて、で、幾針か縫うという怪我を何度か起きてますね。

はい。

で、去年一年間でも相当数、合計十数針縫ってるわけですけれども。

はい。

それの医療費の申請をされ、それを全部医療費の申請をさせなかったということなんですか。そこの事情がよく分からなかったんですが……。

中々説明しても書いてもらえなかったんです、ある病院で。病院へ持って行きますね。そうすると、病院で書いてもらえないと、保健所へ持ってかれないんですよ。それを、予防接種の後遺症による医療費申請書というのかな、それを持ってって、実はこれを国のほうへ出さなきゃならないもんですから、今度の怪我のことについて医療費の申請をしたいので書いてくださいと言いますと、あんたん家の子供が予防接種の事故で癲癇になったということは分からないじゃないかということで、健康被害者手帳というのありますね、あれを持ってくと分かったよって言うんですよね。だけど、癲癇かどうか分からないじゃないかと、非常に嫌うんです。

病院のほうで嫌うということですか。

嫌うんです。だから、病院のほうで嫌えば書いてもらえませんからね。そのまま保健所へ持ってくわけにいかないんですね。だから、原爆の手帳みたいに全ての傷病に効くというふうに、健康被害者手帳という物がなってればですね、窓口ずんずんそれは対応されてくんじゃないかと思うんです。

（以上　関　真理子）

東京地方裁判所民事第三四部

裁判所速記官　高橋　ますみ

裁判所速記官　関　真理子

本人調書　山元としゑ

様式八（本人調書）

事件の表示	昭和四八年(ワ)第四七九三号　外
本人調書	（この調書は、昭和五七年六月九日施行の証拠調調書と一体となるものである。）
期日	昭和五七年　六月　九日　午後　三時〇〇分
氏名	山元としゑ
年令	（略）
職業	主婦
住所	（略）
宣誓その他の状況	裁判官は、宣誓の趣旨を告げ、本人がうそをいった場合の制裁を注意し、別紙宣誓書を読みあげさせてその誓いをさせた。
陳述の要領	別紙速記録のとおり
	裁判所書記官　平良　栄

宣誓

良心に従って、真実を述べ、何事も隠さず、偽りを述べないことを誓います。

氏名　山元　としゑ　㊞

原本番号	昭和五〇年民第四〇〇号の一〇三

速記録　昭和五七年　六月　九日　証拠調

事件番号	昭和四八年(ワ)第四七九三号	原告本人 氏名	山元としゑ

原告代理人（河野）

甲第四〇三号証の一を示す

あなたと忠雄さんは昭和三八年一一月一八日に婚姻の届出をしたご夫婦ですね。

はい、そうです。

そして、昭和四一年二月五日に長女の寛子ちゃん、それから昭和四三年二月五日に二女の優子ちゃんが生まれてますね。

はい、そうです。

お子さんは、このお二人だけですね。

はい、二人だけです。

今日は長女の寛子ちゃんのことについて伺います。

甲第四〇三号証の二を示す

これは、寛子ちゃんの生まれるときの母子手帳ですね。

はい、そうです。

寛子ちゃんは、どこで生まれたんでしょうか。生まれた場所は。

静岡の磐田市立病院です。

妊娠中には何かお母さんのほうに特に異常があったとか、そういうことはありますか。

七月だったと思いますけど、流産の徴候がありまして、市内の病院、個人の産婦人科に入院いたしました。

それは何か月目くらいのときでしょうか。

七月ですから、四か月に入ったときだと思います。

結局それはどうなりましたか。

約一週間入院しまして、その間に流産を止める注射というふうに先生はおっしゃったんですけど、その注射をしまして、そして一応心配ないからということで、一週間くらいで退院しました。

八ページを見てください。「お産の記事」という欄があって、寛子ちゃんは昭和四一年二月五日に在胎月数一〇箇月で生まれた、というふうになってますね。

はい。

生まれたときは元気な子供でしたでしょうか。

はい、元気でした。

一一ページの「新生児の記事」という欄を見ますと、体重が三六〇〇グラム、三・六キロですか、という記載がありますが、少し大き目の赤ちゃんだったようですけれども、そうでしょうか。

少し大き目と言うよりも、その当時女の赤ちゃんで二八〇〇グラムくらいが普通でしたから、随分大きい赤ちゃんだったと思います

それから、あなたや、それから夫の忠雄さん、それから後に生まれた妹の優子ちゃんは、それぞれ健康や、それから体質的な面でですね、何か特別な特徴があるということ、言われたことがありますか。あるいは、そんな自覚がありますか。

いえ、全くありませんでした。

甲第四〇三号証の三を示す

これは、大学ノートに、寛子ちゃんが生まれたときから以降のことが書かれてるようですけれども、これを書いたのはどなたですか。

母親の私です。

これは、どういう目的で、どういう意図でね、こういう日記を書き始めたんでしょうか。

普通の子供が成長しまして、ある程度年齢が達した、中学生くらいになりますと、自分がどのように小さいときに育てられたかとか、両親の愛情がどのようであったかとかいうようなこと等、反抗期に入った時期に、何て言うんでしょうか、とても知りたがる時期があると思うんですね。それで、そういうときに寛子が大きくなったら、この日記を見せてあげようというので、そういう気持ちがあって書き始めたものだったんです。

そうしますと、大体そこに日付があって、そこに記事が書かれてるわけですけれども、そこに書かれている事柄日付の頃に、当日か、あるいはその近い日に書いたものですか。

大体その夜、就寝する前に書く、あるいは次の朝書くというふうにしておりました。

それをご覧になってですね、寛子ちゃんの成長の過程というのをざっと振り返ってみますとね、成長というのはどんなふうでしたか。順調に大きくなって行きましたか。

そうですね、順調過ぎる程発育が良かったと思います。

例えば、生まれた年の一一月一〇日の欄を見てください。（9ケ月）とあって、その日に初めて寛子ちゃんが歩いたというふうな記載がありますね。

はい。

九か月で歩き出すというのも、順調と言うか、非常に早い、ちょっと早いんじゃないかというふうに思いますけれども、全体に成長というのは良かったわけですね。

はい、早く順調に育ってきたことは確かです。その当時やはり同じような赤ちゃんがご近所にも大勢いらっしゃいまして、九か月で歩いた子供、赤ちゃんがいなかったくらいなんです。大体一〇か月、あるいは一二か月くらいに歩く子が多かったもんですから、近所の奥さん方にびっくりされたくらいな状態でした。

寛子ちゃんがどんな予防接種を受けたかということを伺いますけれども、

甲第四〇三号証の二を示す

二五ページ、そこに百日咳とあって、昭和四一年度初回三混接種というふうな、これは付票が貼ってありますけれども、この三混の接種というのは受けたんですか。

はい、受けました。

いつ頃ですか。これ、日にちがはっきり書いてないんですけれども。

　私もはっきり覚えてはいませんけれども、確か一〇月頃だったように記憶しております。

昭和四一年の一〇月。

　一〇月か一一月、秋でしたので。

この接種のときには、何か受けた後ですね、寛子ちゃんに反応というのがありましたか。

　受けた当日の午後だったと思いますけれども、少し熱が出ました。それで、すぐ保健所のほうに、こういうふうに予防注射をして熱が出たんですけれども、というような電話をしました。

そしたら、保健所のほうでは、どういうふうに言ってましたか。

　中には少しくらいお熱が出ることがありますよ、心配ありません、というような返事だったと思います。ですから、私も、まあ、普通一般にそういうことが、少しはお熱が出るくらいのことはあるのかな、って、別に心配も何もせずにおりました。

そのときは、そうすると、熱はその後おさまったわけですね。

　はい。

本件で問題になっている昭和四二年三月七日の種痘の前にですね、他の予防接種というのは何か受けてますか。

　受けております。

何の予防接種を受けましたか。

　ここにもありますように、結核の、あっ、これはツベルクリン反応ですね。それから、自由にお医者さんに行って個人的にしていただく予防注射で、その頃まだでき始めて日が経ってないという、年数が経ってないという、はしかのワクチンを、その当時KL式というふうに言ってましたけれども、それを一月と二月、一か月間を置いてしました。

甲第四〇三号証の三を示す
昭和四二年一月二四日の欄に「はしか不活化ワクチン注射（片桐医師）」とありますね。

　はい。

それから、二月二三日「はしか生ワクチン注射（片桐医師）」というふうに書いてありますが、今おっしゃったはしかのワクチンというのは、このことでしょうか。

　はい、そうです。

このはしかのワクチンは、寛子ちゃんだけが受けたんですか。それとも、ご近所の方なんかも一緒に受けたんですか。

　一緒に受けたのは確か三人くらいで行ったと思います、一緒に受けに。


その当時、あなたが住んでおられたのは、どういう所だったでしょうか。どういう家だったでしょうか。

　主人の会社の社宅でした。

アパートのようになってるんですか。

　はい、普通の鉄筋の三階建ての、そういう、まあ普通の、何て言うんでしょう、社宅でした。

そこには、同じ年代の赤ちゃんを持っておられる家庭というのが、他にも何軒かあったわけですね。

　はい、若いご夫婦の方が多くいらっしゃいましたんで、寛子の同級生がそのとき一六人おりましたから、大勢だったと思います。

そういう同じ年頃の方と一緒に行かれたわけですか。

　そうです。

それは、何か、そういう接種をやりますよという通知と言うか、お知らせと言うか、勧めと言うか、そういうのがあったんでしょうか。

　いえ、全くなくて、やはりご近所の奥さんから、こういう、今度はしかのワクチン、予防注射ができて、それをしておくとはしかが軽く済むからしませんか、という誘いを受けたんです。

甲第四〇三号証の五を示す
これは東恵津子さんという方が書いた書面ですけれども、東さんという方はどういう方ですか。

　同じ社宅に住んでおりました、同じ階段を使う、極く近い所に住んでいらっしゃった方です。

この方も、山元さんの寛子ちゃんと一緒に、長男をですね、片桐医院で麻疹の接種を受けさせたというふうに書いてありますけれども、この方も一緒に行かれたわけですね。

　はい、そうです。

本件で問題になっている種痘というのは、昭和四二年三月七日に受けていますね。

　はい、そうです。

これは、どういうふうにして通知があったんですか。

　市のほうから、葉書であったと思います。

場所とか時間とかということでしょうか。

　いえ、場所、時間はその葉書に書いてあったかどうかはちょっと覚えてないんですけれども、回覧板に、いつどこでどういう予防接種をするからっていうことが回覧板で回って来たことは覚えております。

実際に接種が行なわれたのは、どこだったでしょうか。

　磐田市の東部小学校です。

小学校の、どういう場所ですか。教室ですか。

　教室だったと思います。

そこには、もちろんあなたが連れて行かれたわけですね。

　はい、そうです。

時間は何時頃だったか覚えてますか、接種に連れて行った時間。

　二時ちょっと前くらいだったと思います。

その接種会場と言いますか、接種の場所はどんなふうだったでしょうか。例えばお医者さんが何人いて、まあ、看護婦さんが何人いて、というような、そういうことなんですけれども。

　お医者さんは一人だったと思います。看護婦さんはお二人いらっしゃいました。

そうすると、その一人のお医者さんが接種を担当して、ずっとやっておられたわけですね。

　はい、そうです。

接種をした方式と言うか、やり方はどんなやり方でしたか。

　子供の注射をされる場面を見るのは、ちょっと親として辛いものですから直接は見てないんですね、その子供の腕をして、されている腕を、ただほんの押した感じだったと思います。

メスのような物を使いましたか。それとも針のような物で刺すような感じだったんですか。

　メスではなかったと思います。

その接種を受けるときにですね、お医者さん、あるいは、そこにいた他の関係者ですね、その人達から寛子ちゃんの健康状態について聞かれたり、診察を受けたりということはありましたか。

　すぐその接種する前にお医者さんのほうから、熱はありませんねと、一言言われました。

それには何と答えたんですか。

　ありませんと答えたと思います。

そうすると、その後すぐ接種をされたということですか。

　はい、そうです。

それ以上細かく何かを聞くということは、なかったわけですね。

　それ以上細かく聞くというようなあれではなかった、ほんとに接種する、子供の腕を取って「熱はありませんね」って聞いて、すぐするというような状態だったと思います。

当日までの寛子ちゃんの健康状態について伺いますけれども、
甲第四〇三号証の三を示す
この日記の中からですね、寛子ちゃんが熱を出したり体調が悪かったりというところを拾い出してみますと、例えば昭和四一年五月三一日から数日間熱を出してますね。

　はい。

それから、同じ年の六月二七日、そこの欄を見ますと、軽い風邪で下痢をしているという記載がありますね。

　はい。

それから、やはり昭和四一年九月三日からの欄を見ますと、発熱があって、そして九月五日の日に突発性発疹だという診断を受けたという記載がありますね。

　はい。

それぞれ、これ、こういう症状があったわけですね。

　はい、そうです。

体重や、体のほうの発育は非常に順調だったようですけれども、こういう熱を出したりということは、時々あったんですか。

　ありました。

更にその先を見ますと、昭和四一年一二月二七日の欄を見ますと、夜に嘔吐して、そして下痢もあったというような記載がありますね。

　はい。

それから、翌年、昭和四二年の一月の初め頃、やはり下痢気味だという記載がありますね。

　はい。

少し下痢をし易いようなところもあったんでしょうか。

　いや、私は、そんな普通だった、初めての赤ちゃんですので、私も神経質になっていまして、そんなに心配する程の下痢でもなかったような、今から考えますと、そういう面もあるんですけれども、その当時はもうちょっとお腹をこわすとドキッとしてお医者さんへあわてて連れて行くという感じで。

まあ、これ、突発性発疹というのはちょっと大きかったようですけれども、それ以外のはそんなに大げさに考える程の病気とかいうものではなかった、ということですか。

　はい、そうだと思います。特に一二月二七日の件ですけれども、これは二八日のところにも書いてあるように、二七日に外出しましたときに家で牛乳を温めて、そして持って行って、お腹が途中で空くだろうと思いまして、駅の待合室でさめてしまったのを飲ませてしまったんです。それでお腹の調子が悪くなって吐いたりしたということが、後で分かりました。それ、全くそれを私、頭に入れてなかったもんですから、あわててこのときもお医者さんに連れて行ったんですけれども、それはお医者さんにも話しませんでしたので、多分お医者さんは診察されて、風邪だろうっていう返事なさったんだと思います。これは、ですから、ミルクのせいだと思います。病気ではないと思います。

本件の接種の直前になりますけれども、昭和四二年三月二日の欄を見てください。この日、朝から不機嫌、そして大量の下痢があって、夜には三九度四分発熱があったという記載がありますね。

　はい。

この症状は数日間続きましたか。

　熱があって下痢をするということは続きました。

よく三月三日の記載を見ますと、朝から不機嫌で、そしてその朝ひきつけを起こしたというふうに書いてありますね。

　はい。

この日の症状はどんなふうだったでしょうか。

　…。

このひきつけは、大きなひきつけだったですか。

　初めてひきつけを起こしたんですけれども、私もあわてまして、とっても大きかったと思います。やはり大きいと言うか、意識もありませんでしたし、すごく長く感じたんですけれども、そのときは多分数秒だったと思います。

その頃は毎日寛子ちゃんはお医者にかかっていましたでしょうか。

　いえ、毎日ではありませんでした。

ひきつけがあって、で、その日は片桐医師に診てもらったというふうに書いてありますね。

　はい。

そして、その症状、熱の症状や、それから下痢の症状というのは、その後も、この日記を見ますと三月五日、三月六日と続いているようですね。

　はい。

三月六日までほとんど快方には向かわなかったんですか。

　いえ、少しずつ良くなっておりました。

三月六日の欄を見ますと、朝目覚めても起きず、力のない目をして、だるそうに寝ている。で、一日中ほとんど眠っている。病院に行っても待合室でゴロリと寝ころんだままだっていうふうに、書いてありますね。

　はい。

この日の状態は、こんなふうだったわけですか。

　元気がなく、ふだんでしたらよちよち歩いて元気だったんですけれども、やはりそういうことは全然なくって、もうゴロンと寝たままでした。

この日は、翌日に種痘があるということが分かってましたね。

　はい。

三月六日に片桐医院に行ったときに、その種痘のことについて、お医者さんに聞いてみたりしたことがありますか。

　はい、聞きました。

やはりそういう状態のまま種痘を受けさせていいのかどうか、気掛かりだったわけですか。

　主人から前の日に、種痘するんだったら聞いたほうがいいんじゃないか、っていうようなことを主人も言いましたし、まあ、その前にもちょっと熱が出たことありますんで、それで、じゃあ、明日みんなと一緒にできるかどうか聞いてみるわ、っていうことで、行きました。

片桐医師は何というふうに言いましたか。

　熱がなかったらいいですよ、ってふうにおっしゃったと思います。

（以上　関　真　理　子）

原告代理人（河野）

甲第四〇三号証の四を示す

ここに「乳児の冬期下痢症」という表題で解説の記事がありますけれども、この記事は大分後になってのものですが、この三月の初めからの寛子ちゃんの症状というのは、ここに書いてあるような、「仮性小児コレラ」と書いてありますけれども、こういう症状だったんですか。

　ここに、「最初二、三日は熱やせき、くしゃみ、鼻水など」というように書いてありますが、寛子の場合は、前日一日だけそういうようなことがありまして、二日目から、多分、すごい真白な便を出す下痢だったと思います。これから見ると、すごい熱と下痢、脱水症状と、ここに書いてありますけれども、そうだったんだと思います。ぐったり寝ころんでしまっているということは、身体の力がなくなったような感じで、赤ちゃんが寝ころんでいたんだと思います。

ここに書いてあるのとほぼ同じような症状だったというわけですか。

　はい。

先ほどの育児日記、甲第四〇三号証の三、三月七日の欄に、「きのうに比べたらすごく元気」と書いてありますね。

　はい。

この日に種痘をしたわけですね。

　はい、そうです。

寛子ちゃんは、この種痘の数日前から、かなり状態の悪い様子なんですけれども、その日、種痘に連れて行くことについては、特に不安というのはなかったんでしょうか。

　熱がなかったらいいですよって、前日言われてましたので、そういった不安は全然ありませんでした。

特に熱があるようには思われなかったということですか。

ええ。熱はなかったと思います。恐らく、熱があったらしなかったと思います。前の日に、熱がなかったらいいですよというふうに言われているので、当日熱があったら、恐らく受けなかったと思います。

接種を受けた後、三月一四日の日に検診を受けていますね。

はい。受けております。

その日までは、特に、この仮性コレラですか、下痢だとかの症状はあるようですけれども、特に変ったところというのは、それ以外には何もなかったわけですね。

はい。仮性コレラのほうは、日に日にというか、一日でも朝と夕方では回復の違いが目に見えるぐらいによくなっていきました。

寛子ちゃんの体調が、それまでと違って非常に悪くなったのは、いつからでしょうか。その育児日記を見て答えてください。

三月の一五日をあけてみますと、午前中ぐらいから少々機嫌が悪くて、なんか病気の症状というか、そういうものが出ていると思います。そして、私が気がついたのは、これで見ますと、やはり、よく熱があることに気がついています。

三月一五日の夜に、片桐医師の往診を求めていますね。

はい。

翌日、三月一六日の欄を見てください。非常な異常が起きたのは、この三月一六日ですね。

はい、そうです。

これを見ますと、午前三時半、泣声がして、その後熱を計ったら、非常に高い、三九度六分の熱があったということですね。

はい、そうです。

その後、痙攣が始まったんでしょうか。

いえ。すぐではありませんでした。五時半ごろだったと思います。五時半か…はっきり時間は覚えてないんですけれども、五時半前後に痙攣が始まったんだと思います。

その時の状態というのは、ここに簡単に書かれていますけれども、ここに書かれてあるようなことだったんでしょうか。

はい、そうです。

これは、その三月一六日に書かれたものですか。

いいえ……これは、一六日に書いたと思います。入院して、夜。このノートには直接書かなかったかもしれません。この日に病院に入院してますんで、病院に入院してた時にメモしていましたので、それを後で写したのかもしれません。

このノートに直接書けない時には、あなたは、いつも、メモかなんかにいろんなことを書きとめておいて、その翌日とかにこのノートに書くようにしていたんですか。

それまでは、そういうふうにしたことはありませんでした。一六日以前は、メモにしておいて後でここに写すということはしなかったと思います。この一六日以降は、病院に入っておりますし、このノートももちろん持って行ってありませんので、メモ用紙に細かくいろんな症状だとかそういうものを書いときました。

甲第四〇三号証の一三を示す

これは、「予防接種禍を訴える」という本の中の一部ですが、ここに山元忠雄さん、これはご主人ですね。

はい。そうです。

が書かれてるわけですけれども、これが、その三月一六日、痙攣を起した時の経過なわけですね。

はい。

大体、そのとおり、その時の様子を書いたものですね。

はい、そうです。

痙攣の発作が起きて、その後、浜松聖隷病院に寛子ちゃんは入院したわけですね。

はい。

その後のことは、甲四〇三号証の三、日記に書いてあるような、こういう経過をたどったわけですね。

はい。

四月一〇日まで、この間入院してたわけですが、そこでは、大体、どんなふうな治療が行われましたか。

最初入院した時には、まだ痙攣が続いておりましたので、酸素吸入してそれからすぐ、点滴の注射を足のほうからしておりまして、その後は、ずっと、意識がある程度よくなるまで点滴を続けていたと思います。そして、注射がなくなったころには、口から物を食べられるようになってからだと思います。そして、熱が下がってからは、マッサージとバイブレーターをその病院で、治療というか、機能回復訓練のために受けておりました。

この病院に入院してる時には、寛子ちゃんの状態というのは、どういう原因で起きたかということについて、何か説明を受けていたでしょうか。それとも不思議には思わなかったでしょうか、なんでこんなふうになったのかということについて。

病院へ入院する前、家にいる時に、痙攣が起きました。そして、その三月三日にありました熱性痙攣の時には、ほんの数秒で終ってるんですけれども、一六日の朝の時には、いつまで経っても止まらないものですから、そして、往診に来てくださった片桐先生に、どうして痙攣が止まらないんでしょうかと聞きましたら、痙攣が起きるのは、熱性痙攣か、あるいは脳のどこかに異常があるか、あるいは種痘性脳炎ということもあり得ると、その三つのうちのどれかだとおっしゃいましたので、親としても、熱性痙攣ではないということは確かだと思ったんです。そして、もう一つの頭の中に何か異常があるというのも、頭を打った覚えはないし、両親とも健康でしたし、また、私達両親の親達も、とっても健康な両親でしたから、全くそういうことは考えておりませんでした。ですから、入院する時に、これは、種痘からこうなってしまったのかなというような疑は、私は持っておりました。そして、入院しまして、担当の豊田先生という先生なんですけれども、豊田先生にお聞きしましたところ、何にも病名は教えてくださらなかったんです。それで、どうして教えてくれなかったのかなというふうに不思議に思いまして、病室のほうに出入りしていらっしゃる看護婦さんに、この子の病名は、カルテに何と書いてありますかと聞いたら、種痘後脳炎と書いてありますよと教えてくださったんです。

そうすると、その当時、お医者さんから、説明を求めても、はっきりした答はもらえなかったということですね。

はい。

しかし、カルテを見ると、種痘後脳炎と書いてあったようだということですね。

あったようだではなくて、看護婦さんが、直接カルテには種痘後脳炎と書いてありますというふうにおっしゃったんです。

甲第四〇三号証の八、九を示す

このいずれも、浜松聖隷病院の豊田医師が書いたものですね。

はい、そうです。

で、両方に、種痘後脳炎あるいは脳炎後遺症というふうに書いてありますね。

はい。

この診断書やカルテの抜萃が作られたのは、後になって、昭和四五年になってからのようですけれども、入院した当初からこういうふうな診断がされていたというわけですね。

そうです。

寛子ちゃんに、なんでこういう事故が起きたのかということについて、不思議に思って、後で、いろいろほかの予防接種を受けた時なんかに聞いたという記憶はありますか。

退院してきてから、別のポリオの生ワクがありましたんで、その時に聞いたことがあります、会場で。

先ほどの甲第四〇三号証の三、日記の昭和四二年五月二四日のところを見てください。初め、寛子ちゃんについて、この子は特異体質だというようなことを言われていたんですか。

はい。

特異体質だから事故が起きたんだというようなことを言われておりましたか。

聖隷病院の豊田先生も病名はおっしゃらなかったんですが、特異体質だというふうに言いました。それから、退院してすぐ次の日だったと思いますけれども、磐田市の保健所に行ったことがあるんです。その時に、私の子供が種痘でこうなったんですけれども、というふうにお話しましたら、そこで、特異体質でそういうことになると言われました。

それは、子供のほうが悪いんだというようなことだったんですか。

まあ、そういうことも言われたと思いますし、大勢の人が打つんですから、一人や二人の犠牲者が出ても仕方がないと言われたんです。

五月二四日の欄に、保健婦さんが、はしかのワクチンとの関係について、それは、はしかのワクチンとの間隔が近過ぎるんだと言ったと書いてありますね。こういうやりとりがあったんですか。

そうです。この時に、私、ちょっと、五分程ぐらい会場に着くのが遅れまして、お医者さんがお帰りになった後だったんです。それで、その場にいらっしゃった保健婦さんに、実は私の子供がこういうことがあったんですけれどもとお話しましたら、それは、はしかのワクチンと種痘の接種する日にちが近かったから、そういうことになったんじゃないのというような、そういうふうなお話でした。

あなたは、そういうことを聞いてどういうふうに思いましたか。

びっくりしました。どうして教えてくれなかったのかなというような感じと、それから、そのはしかのワクチンをなさった片桐先生のところに、仮性コレラでかかっていまして、片桐先生にもお伺いし、種痘があるんですけれども、してもいいんでしょうかとお伺いしてるのに、どうしてこれを、この前麻疹のワクチンをして間がないから延ばしなさいというようなことで教えてくださらなかったのかと思って、とっても、何というか、くやしいというか、そういう感じ、思いました。

あなた、種痘あるいは予防接種で重大な事故が起きるということは知っていましたでしょうか。

重大な事故が起きるということは全然知りませんでした。

たとえば、ひきつけなんかを起したりした子供は、その後すぐ接種するというようなことはよくないとか、そういうような注意事項を守らなかった場合に、どんな危険があるかというような、そういうことについての知識というのは、全然ありませんでしたか。

それはありませんでした。

あなたは、結婚する前、仕事をされていましたね。

　はい。

何をされていましたか。

　看護婦をしていました。

そうすると、一応基礎的な医学の教育だとか、子供なんかのことについても、教えられてきた、あるいは、その実務に携わったことがあると思いますが、そういう経験の中で、予防接種の危険性というようなことを教えられたようなことはなかったんですか。

　それは、全くなかったと思います。

退院後のことについて伺います。病院を退院して、その後の経過とどんな治療をしたかということを、かいつまんでおっしゃってください。退院後しばらくは、浜松聖隷病院に通院していたわけですね。

　はい、そうです。

いつごろまでですか。

　退院してから七月ごろまで通院したと思います。そして、八月に入りまして、下の子供を身ごもっておりまして、やはり流産する危険性があるということを先生がおっしゃいまして、その時、下の子の時も、八月に入ってから入院しました。五日か一週間ぐらいだったと思いますけれども。それで、車で聖隷病院に通うのに、下がお腹にいましたので、もしやなんかがあったらいけないと思いまして、寛子のマッサージとかそういう治療を一時やめていました。そして、でも、マッサージとか機能回復訓練を受けなければいけないというふうにあせりがありましたんで、再び、九月から、聖隷病院のすぐ近くのアパートを一部屋借りまして、私と子供だけそちらのアパートに住みまして、そして、聖隷病院にマッサージとかリハビリのために通院しました。

初めは、運動機能だけが障害があるというふうに思ったんですね。

　初めは、全く痙攣が治まったら元の状態に戻ると思ったんです。看護婦をやっていて恥かしい話なんですが、全然、痙攣が止まってそうなるということは考えてもみなかったんです。

で、痙攣の発作が出てくるようになりましたね。

　はい。

これは、いつごろからですか。

　それは、一一月の末ごろからだったと思います。

これは、現在まで続いているわけですか。

　はい、そうです。

それから、知能の発達の遅れというようなものも徐々に感じるようになったということですが、そういうのがわかってきたのは、いつごろでしょうか。

　そうですね。一年半過ぎあたりから、近所に同じような年齢の若い子がたくさんいましたんで、ほかの子供達は、そのころからぐっと成長が自立していくというか、そういう成長が目立ってきたんですけれども、寛子の場合、いつまでも赤ちゃんの時にしていたようなことをしていて、遊びの中で、そのころから、この子はちょっとおかしいなというような感じを持っておりました。

甲第四〇三号証の一七の一、二を示す
これは、そこに書いてある撮影年月日のころに、静岡療護園の職員が撮った写真ですね。

　はい、そうです。

これは、何をしてるところの写真ですか。

　これは、やはり足の訓練をしているところです。写真の写りが悪いので、下の説明では、腕立て伏せの訓練と書いてありますんで、腕立て伏せの訓練をしているところだと思います。

（以上　秋　山　か　ち　子）

原告代理人（河野）

静岡療護園という所に、母子、あなたも一緒に寛子ちゃんと入園して、いろいろな訓練を受けたわけですね。

　そうです。

これは、そのときの写真なわけですね。

　はい、そうです。

甲第四〇三号証の七を示す
これ、非常に見にくいんですけれども、この診断書は、厚生省へ出した診断書のコピーですね。

　そうだと思います。

「脳性小児まひ（脳炎後遺症）及びてんかん」として、そのときの症状が診断書に書かれてますけれども。

はい、この静岡済生会病院という所にも暫く通院してたわけですね。

　はい、暫くと言うよりも、四四年のやはり一〇月頃から、発作がとってもひどくなりまして……。

癲癇の発作ですね。

　はい、そうです。そして、聖隷病院の先生ではちょっと手に負えないから、専門のこの静岡済生会病院の小児神経科の新井先生の所へ行くように、というふうに言われましたので、四四年の秋頃から五二年の五月頃まで通ったと思います。

その後、現在はどこに通院してますか。

　五二年の頃には、もう発作のほうもある程度、悪くもなりません、良くもならない、という状態だったものですから、薬が一応合っているという感じで、静岡のほうまで月に一回四週間に一回、車で行っておりましたので、もしその間に交通事故とか何かが心配でした。そして浜松市内の小児科で、静岡済生会病院の薬と同じ物を出していただきました。そして五三年七月にこちらのほうへ転勤で参りました。

東京に転勤になったと。

はい、すぐ近く、杏林大医学部の付属病院のほうにかかっております。

甲第四〇三号証の一一を示す

杏林大学病院の小林医師の診断書ですが、この診断書は昨年の三月一八日に書いてもらったものですね。

はい、そうです。

現在もここに書いてあるような症状でしょうか。

……ここに書いてあるよりも、体の状態としては悪くなっております。

この診断書では三つ程病名として挙がっていまして、精神発達遅滞、左片麻痺、それから、てんかんというふうにありますね。

はい。

この中で、先ず左半身麻痺ということについて伺いますけれども、

甲第四〇三号証の二〇と二二を示す

これは靴のようですけれども、寛子ちゃんが使ってる物ですか。

はい、そうです。現在は二〇のほうを使っております。それ以前、今年の三月中旬以前は、この二二のほうを使っておりました。

これは、どういうふうに使うものなんですか。

普通の靴のように履くわけなんですけれども、二二の写真で見ますと、両方同じような靴に見えますけれども、右足は正常ですので、全然全く登山靴と同じような感じの靴で、左足は革の内部に鉄の支柱が入っております、三本。そして足首が内側に反ってしまうものですから、それを反らないように、なるべく正常に近いような状態に足首をもって行って、歩行ができるような靴に作ってあります。外見は、これ、普通の登山靴のように見えますけれども。そういう足首が曲がらないような工夫をされた、左足の底にも、内側は一センチくらいの厚さなんですけれども、外側は二センチくらいの厚さになっているというふうに、そういうふうに作った靴なんです。

この靴を履かないと、寛子ちゃんは歩くことができないんですか。

普通には歩けません。もちろんびっこひいて、小さいときから歩いてたんですけれども。長く歩行するということはとてもできません。五分くらい歩いたらもう足が痛いと言って坐り込んでしまって、歩けなくなってしまうわけです。

甲第四〇三号証の二一を示す

これは何でしょうか。

これは、この補装靴は、ただ現在学校に行っておりますけれども、通学だけに使う靴ではなくて、足をある程度矯正する意味もありますので、教室の中でもこの靴を履いております。その為に下足と上靴の区別をする為に、このカバーをつけて教室に入るという、その為のカバーです。

要するに、いつも特別の靴をつけていなくちゃならないので、その靴の上にカバーを履いて室内でも歩くという、そういうことなんですね。

はい、養護訓練の先生に聞きますと、最低でも一日八時間はこの靴をつけていないと、その靴を履く意味がない、というふうにおっしゃってました。

靴を履いて歩いてるときにはですね、これは普通の人と同じように歩けますか。それとも、やはり歩きにくいとか転ぶとか、そういうことがありますか。

普通の人とは全然違います。やはりちょっとした段差とか石ころとか、そういう物につまずいて転びますし、で、歩き方も右だけで歩いてるという感じで、左足は余り前に出さないです。そして、左足を軸にして右足を前に一歩出すというような感じ、左足はただそれにそろえるという感じな歩き方です。

歩くこと以外の日常生活ですね、食事をするとか、例えば洗面をするとか、服を着るとか、そういう点についてはどうでしょうか。どんなふうですか。

朝からずっと順に参りますと、洗面はやはり自分ではできません。ほんとに水を手につけてあごの辺を少しなぜるという具合。歯みがきも、私もずっと教えているんですけれども、普通の子供のようにはみがくことはできません。ほんとに歯ブラシを口の中に入れるだけという感じです。そして食事なんですけれども、このてんかん発作の薬を飲んでいますんで、食欲がもうほとんど一年中ほとんどないという具合で、しかりとばしながら食べさせているくらいで、そして食事を自分から進んで食べるということは、もう稀にしかありません。そして、もう、こちらから押しつけるようにして食べさせる、まあ、右手が不自由なことはありませんので、右手で食べておりますけれども、やはり顔をテーブルとかお皿に近付けて、くっつけるような、そういう食べ方をします。そして、日常的には、もう、お風呂に入るにしても、お風呂の中で小さいときに発作を起こしたことがありますんで、一人ではもう絶対入れないです。私と必ずお風呂に入ります。それから、夜は未だにおねしょがありますので、幾ら何でもおむつをほすのが、もう長いおむつが恥しいものですから、高校一年生になりましたときに、おむつを外しました、思い切って、夜。その代わり、もう、毎日シーツを洗うということになりましたけれども。何とか治そうというふうに、もう、夜尿を治す本とか、

あるいはいろんな病院の先生にお聞きしたりしたんですけれども、そのいろんな方法をやってみたんですけれども、やっぱり治らないです。

癲癇の発作があるということですけれども、これは現在どんなふうに、どんな頻度で現われますか。

今年の四月頃からはちょっと発作が少なくなりまして、二週間に一回くらい発作がある程度です。で、時間は、長いときですと二〇分くらい、短いときですと、ほんと一回後ろに倒れるだけ。あるいは前に倒れることもありますけれども。

どんなときにですね、どんなふうに癲癇の発作というのは現われるんですか。

寛子は、明け方の眠りから醒めるちょっと前とか、もう起きて着更えて、起床の、そうですね、一〇分あるいは三〇分くらいの間に起こる発作が多いんです。もちろん日中にも、わたしと一緒に歩いてますと、これは発作じゃないかっていうようなものが、それは度々あります。それは先生に聞きましたら、失立発作という発作だそうでして、カクッと、こう、転ぶんです。そして、そのときはもう私といろいろ、ちょっと何か「お母さん、今日お迎えに来てくれた。」とかって話をしているんですけれども、「お母さん、お……」っていうふうに途中で話がプツッと切れてしまって、そして、ガクッと体がなるもんですから、ああ、これが発作っていうふうに、腕を組んで常に歩いてますから。で、私も転ばないようにグッと支えて、そういう発作です。ですから、もう目はあの子から離せないし、私ももちろん体も離せない状態で、現在養護学校に行っておりますけれども、片道一時間で朝送って、帰って、また下校の時間に合わせて私が迎えに行って帰るという、そういう状態で、もう道路を歩いてても発作が起こるかも知れませんし、電車に乗ってても発作が、というような心配がありますんで。発作は必ずこの時間に起きる、というようなものはありません。

いつ起きるか分からないわけですね。

ええ、もう特に多いというのは明け方で、あるいは目が醒めてから一〇分ないし三〇分くらいの間に起きるのが割と多い、ということです。

甲第四〇三号証の一八、一九を示す

これは、黒いヘルメットのような物をかぶった写真と、そのヘルメットの写真ですけれども、これは今おっしゃった、癲癇発作なんかで突然倒れるので、その防護の為にしている物なんですか。

そうです。

外出するときには、これをするわけですか。

はい。いえ、外出するだけでなく、これは学校で、もちろん学校にいる間はずっと付けております。で、これ、とっても暑いものですから、家では取らせておりますけれども。

精神発達遅滞という病名も、この診断書に出てますけれども、現在相当の精神薄弱の状態なわけですね。

そうだと思います。

その点で一番困ることというのは、どういうことでしょうか。

やはり知能が低いということが、一番困ると思います。それに伴って、日常生活する上に、安全とか危険だとか、そういうものが分からないので、何か危い物でも口に入れてしまうとか、あるいはマッチとか刃物だとか、そういう物でも平気で触ったりとか、そういったことがあります。それとか、信号のところで、赤なのに急に飛び出してみたりとか、目が離せないことが一番困ります。

甲第四〇三号証の一二を示す

これは、「ワクチン禍研究」という雑誌に、あなたが書いた物ですね。

はい、そうです。

養護学校で授業中に苛性ソーダを飲み込んでしまった、ということが書いてありますね。

はい。

苛性ソーダというので、非常に危険なものですけれども、それを飲み込んだということがあったわけですね。

はい、そうです。

これ、現在はもう、飲んだ後の傷というのは、治っていますか。

いや、このときにもう食事が全然通らなくなりまして、それですぐいろんな病院とか、そういった所も尋ね歩いたんですけれども、その内に良くなるでしょうというご返事ばかりで、それでもう何か月も過ぎてしまいました。そして、ここに書いてある通りに、やはり最初に豊島病院のほうへ入院しましたら、食道狭窄があって手術をしなければいけないということで、その後女子医大へ移りまして手術をしまして、その傷痕そのものは治っております。ところが食道のバイパス手術というのをそのときにしてありますんで、その後遺症、と言ったら大げさかも知れませんが、胃の一部を取ってそれを自分の新しい食道として作って、ここのところに胃を少し引き上げまして、ほんの五センチくらいの食道を作ってありますんで、とてもお腹をこわし易いんですね、ずっと今まで。

精神薄弱や、それから癲癇の発作というのがある為に、普通じゃ考えられないようないろんな事故が起きる、その為にね、起きるという、その心配が常にあるわけですね。

それはあります。つい、今年の二月なんですけれども、やはり登校の途中に、私と一緒に腕を組んでいたにもかかわらず、私がちょっとその手が外れてしまいまして、そのときの発作だったと思いますけれども、やはり前に、その当時はこのヘルメットをかぶっておりませんでしたので、前にまともに、板を倒すような感じで前に倒れまして、そして前歯を折ってしまったんですね。そういうことがありますので、絶対目は離せない状態です。

あなたは、この寛子さんをですね、ずっと、まあ、介護してきて、世話をしてきてですね、まあ、現在、どんなことを感じていますでしょうか。

やはり種痘しなければ良かったというような感じ、一番それはあります。そして、もし種痘するんであっても、やはり事前にいろんな方が、こういうことが起きるから恐いのよ、っていうようなものも知っていたかったし、先生方のほうでもそういうのを指示なり何なりしてくださったら、恐らく種痘を受けなかったんじゃないか、と思ったり…。

あなた自身にはですね、どんな影響が、この事故の為にあったと思いますか。

私はもう、そうですね……、子供がもう少し小さいときは抱っこしてトイレに連れてったりとかしましたんで、そのときにぎっくり腰を起こしまして、昭和四六年でしたけれども、一週間くらい全然動けなくなってしまったことがあります。そして、今もってやはり疲れたときとか、何か重い物持ったときとかいうときは、もう、ぎっくり腰が少し出てきて困るんです。

寛子ちゃんの将来については、どういう心配があるでしょうか。

やはり自分一人で生きていけないという、誰かが回りから見てあげないと、一人ではとても生きていけないということ。それから、もちろん誰かが見て下さるという保証もないわけでして、親が死んだ後はこの子はどうなるんだという心配があります。

被告指定代理人（根本）

四二年の三月七日に問題の種痘を受けられたわけですね。

はい、そうです。

この日のことをお伺いするわけなんですが、当日下痢はなかったわけでしょうか。

水様便というようなことはなかったと思います。少し硬くなってきている状態。

便の回数がふだんよりも非常に多いとか、そういう状況ではなかったわけですね。

多いことは多かったと思います。ふだんは一日一回でしたから。それ以上は、二回三回はあったと思います。

軟便という、ちょっと軟らかいという感じの程度ですか。

はい、そうだと思います。

それから、熱はなかったというお話でしたけれども、熱は測ったわけでしょうね。

それ、はっきりこう、測りましたとは覚えてないんですけれども、今から思いますと、前日に片桐医院に行きまして、先生に「明日種痘があるんですけど、してもよろしいんでしょうか」っていうふうに伺いましたら、「熱がなかったらいいですよ」という返事、それは私は今でもはっきり覚えてるんです、そういうお答えをいただいた。そういう答えをいただいた以上は、多分次の日に熱は測ってあるだろうというふうに、私は今から、思います。それでなかったら、連れて行かなかったと思います。

熱はなかった。で、多少便は軟らかくて、回数がふだんよりも多い目であったと。それ以外に体の調子について、特に何か記憶なさってることはありますか。例えば、ふだんよりもぐずぐず言うとかですね、何かどこか体の調子がおかしそうだったとかというようなことで、特に何か記憶なさってるようなことはありませんですか。

それは、なかったと思います。段々もう、日に日に、先程も言いましたように、朝と晩と違うくらいな回復が目に見えてる感じでしたので。

別のことをお伺いいたしますけれども、四一年の一〇月か一一月頃、三種混合ワクチンを受けられたということですが、その際に、当日午後少し熱が出たと。しかし、すぐにおさまったと、いうふうな趣旨のお話を先程されたように聞いたんですが、そういうことですね。

はい、そうです。

少し熱が出たという、少しというのは、どのくらいというふうに考えておいたらいいですか。

三八度以上ではないと思います。

恐らく熱を測ったことは測ったわけでしょうね。

測ったと思います、電話をしたくらいですから。

すぐにおさまったということは、その日の内ということでしょうか。

そうだと思います。多分、夜か夕方くらいまでには熱が下がってしまった、という意味だと思います。

甲第四〇三号証の三を示す
これを拝見いたしますと、今お尋ねした、四一年一〇月か一一月頃三種混合ワクチンの接種を受けて、少し熱が出た、という関係の記載がどこにも無いようですね。それは分かりますか。

ええ、ありません。

無いということは、認識しておられますね。

はい。

ここにお書きになる程のこともなかった、ということになるんでしょうか。

そうだと思います。

非常に、拝見いたしますと、筆まめにいろんなことを丁寧にですね、お書きになっておられるんですが、これは、いつまでお書きになっておられたんですか。ここにある分だけですか。

いいえ、他にも、別にもありますけれども、書いたり書かなかったりとか、そういう感じです。

いわば断続的に書く、時間的ないろんな余裕とかある場合には書くと。で、書かない場合には例えば数か月間書かないとかいうふうな形で、現在に来てるということでしょうか。

ええ、これ、最初日記をつけるときに、なぜつけたかというのを申し上げますと、やはり先程も私話しましたように、自分が育って、健康で育っていても中学生くらいの反抗期になりますと、自分は両親はほんとは別じゃないかとか思ったり、どんな育て方をされたんだろうというふうに、必ず思う、と考えまして、最初はこの日記をつけ始めました。そして、種痘後脳炎になってからは、まさか私、寛子が頭がこうなりまして精神薄弱になって字も読めない子供になるとは思いませんでしたから、とにかく、「寛ちゃん、こういう大きな病気もしたんだけれども、あなたはこんなに丈夫に成人したのよ」というふうに……。

はい。

それじゃ、別の質問にちょっとなりますが、四二年三月一六日の分以前の分については、別のメモ用紙等にメモしたものを書き写したものは無いと記憶している、というお話でしたですね。

はい。

四二年一月二四日、それから四二年二月二三日の記載も、そうですか。

これははっきり覚えていませんけれども……。

後から書き加えたのとは違いますか。

そのときに書いたのか、後からかは、これ、はっきり覚えておりません。

全部が全部そうというわけではないかも知れませんが、この「寛ちゃんの日記」を拝見いたしますと、日にちが変わるところでは一行空けてるところが多いように見受けられますね。

はい。

で、一月二四日と二月二三日の記載は、その前後の日とくっついた形で書かれておりますけれどもね。

はい。

別の機会にこの部分だけ、あるいは書き入れたのかな、という気がちょっとしたんですが、そういうことはないんでしょうか。

そうだったかも知れません。そうですね、こういう書き方も、私の書き方も、見てますと一行空けてますし、今でも私の癖で、ＰＴＡの何かとか学校の用事とかっていう、病院へ行く日とかっていうのは、カレンダーに忘れないように書く習慣がありますので、こういうのも多分カレンダーにつけてあったのを、後でここへ書いたのかも知れません。後でこの日記を書いている内にですね。保健婦さんに、「麻疹のワクチンとあれが近かったんじゃないか」というふうにおっしゃったんで、それで、ここへ、そのときはとにかく自分の、寛子が大きくなったら、「あなた、こういう病気したんだけれども、こういうふうに治ったのよ」っていうふうに話したいと思いましたんで。

（以上　関　真　理　子）

被告指定代理人（根本）

甲第四〇三号証の五を示す

これは、あなたが東さんに頼んで書いてもらったものですね。

はい、そうです。

五一年一一月一三日という日付が書かれていますけれども、この日に書いてもらったものでしょうか。

そうです。

当時、あなたも東さんと同じ磐田市のこの場所に住んでおられたわけですね。

いいえ。その当時、私は、浜松市原島町に住んでおりました。

そうすると、どういう方法で、これを東さんに書いていただいたんでしょうか。

どういう方法と言いますと。

あなたが東さんのお宅に行って、事情を説明されてその場で書いてもらったとか、あるいは、電話で連絡して書面を書いてもらって郵送してもらったとか、いろんな方法があると思いますが、どういう方法をとられましたか。

最初は、電話で、こういう事情で、私は、その時に、多分三人ぐらいで麻疹のワクチンの注射に行った記憶がありましたんで、そのあとの二人のうちのもう一人の方にかけましたら、いや、私のところは、寛子ちゃんよりも一カ月ぐらい前に注射して、一緒に行かなかった。あの時は、東さんのともちゃんと寛子ちゃんの二人だけだったわよという電話がありましたんで、それで、私は、東さんにということで、一緒に行ったこと、記憶があるかしら、というふうに聞きましたら、一緒に行ったこと覚えてると、その後、寛子が種痘後脳炎になって大変なことになったので、余計に、東さんは一緒に行ったことをよく覚えていたということで、それで、電話で、じゃあ、こういうふうなことなんですけどと事情をお話して、じゃあ、書いておくわ、ということで、これを書いてくださって、私が車でお宅へ伺ったんです。

四二年一月二四日という日と二月二三日という日そのものは、あなたのほうから東さんに伝えられたわけですね。

それは、東さんのほうには、一緒に行ったという記憶はありましたけど、その日にちまでは覚えていらっしゃらなかったんです。それで、私は日記を見ましたら、日記のほうに書いてありましたんで、何日と何日に行っているというふうに、東さんに話しました。

はしかのワクチンを受けたということは、母子手帳には出てきましたかね。

それは書いてありません。それは個人的に受けたものですので、母子手帳にはありません。

それから、寛子さんの現在の状態についてですが、先ほど、甲第四〇三号証の一一という小林医師の診断書に記載されている状態よりも、身体の状態としては、現在は悪くなっているというお話でしたね。

はい。

具体的に、どういう点がどのように悪くなっているということでしょうか。

五六年三月にこれは書かれたものですけれども、それ以後、癇癲発作が多くなりまして、多く、しかも時間が長くなりまして、一時間ぐらい発作の時間が続く時がありました。もちろん、発作が起きてしばらくじっとしている、そしてまた発作になるという、そういう痙攣をずっと続けているという一時間ではないんです。そして、そういうことがありましたんで、いろんな薬の、この中に書かれてある薬の処方なんですけれども、行くたびに量が多くなって変っているということですね。そして、現在は、先ほどお話しましたように、二週間に一ぺんぐらいの発作で、ちょっと安定してると。それから、麻痺のほうなんですけれども、左足を、昨年の一一月に捻挫をいたしまして、その後歩くということができなくなってしまいました、一時。今年の一月、二月でしたけれども。もうお手洗いに連れて行くのでも、私が、全面的に私のほうへ身体を預けて、そしてトイレに連れて行く、お風呂も大変でした、その時は。

それは、現在は回復されたんですか。

回復とは言えません。足も大分痛いんです。でも、この最後のほうにあります甲四〇三号証の二〇という靴、以前は、左側の甲四〇三号証の二二を履いていたんですけれども、それではやっぱり歩けなくなってしまったんです。それで、三月になってから、支柱がひざ下にまであるようなものです。この靴を脱いだら、伝わって歩くような状態です、現在は。

五六年の三月にこの診断書を書いてもらった時点では、まだそこまで行っていなかったということでしょうか。

はい、そうです。

発作が、現在はやや安定期と言いますか、そういう状態にあるということですが、いつごろからそういう状態というふうに伺ったらいいんですか。

今年の四月の中ごろだったと思います。

現在、養護学校に通っておられるわけですね。

はい、そうです。

何時から何時までということになるんですか。

八時五〇分までに学校に入らなければいけないんです。下校は、その日によって違いますけれども、

大体三時とか四時ぐらい。

はい。月曜日は二時、火曜日は三時半、水曜日は二時、木曜日は三時、金曜日は三時半、土曜日は一一時半です。

それを全部、あなたがマイカーでお送りしたわけですか。

いえ。三月までは、バスと電車を乗り継いで行っておりました。登校も下校も。ところが、今年の一月、二月、歩けなくなってしまって、私のところに全面的に体重をかけて、歩くんでも、普通の人の三倍もかかってバス停まで歩くんですね。それで、行って帰ると、二時間以上かかったんです。それで、私がくたくたに疲れてしまいまして、それで、四月から、登校時だけ車で、帰りは、車を使いますと足が弱くなって、目に見えて歩き方が下手になりますので、帰りは時間がかかってもいいからと思って歩かせて、電車とバスで帰って来ます。

学校では、どういうことをしてるわけですか。

そこは、精薄の養護学校ですから。

身体の機能的な訓練とか。

それはありません。精神薄弱児の学校ですから。そこに、府中養護学校と言いますけれども、そこには二つの肢体不自由児の学校があります、もちろん。

原告代理人（河野）

甲第四〇三号証の一六を示す

ここに、撮影者山元滋喜とありますね。

はい。

これは、どなたですか。

主人の弟です。

この写真は、寛子ちゃんが浜松聖隷病院に入院してるころ、写したものですね。

ええ。入院してる時です。

大分よくなってから。

大分と言っても、これ、とってもしっかり、ぎゅっと抱っこされているみたいなんですけれども、実は、首がぐらぐらしてる状態で、私が、これを見ますと、右手で頭の後ろを支えて写してある写真なんです。

（以上　秋　山　か　ち　子）

裁判所速記官　関　真理子
裁判所速記官　秋山　かち子

東京地方裁判所民事第三四部

本人調書　山元忠雄

様式八（本人調書）

事件の表示	昭和四八年(ワ)第四七九三号	外
本人調書	（この調書は、昭和五七年六月九日施行の証拠調調書と一体となるものである。）	
期日	昭和五七年　六月　九日　午前・㊇後　三時〇〇分	
氏名	山元忠雄	
年令	（略）	
職業	会社員	
住所	（略）	
宣誓その他の状況	裁判官は、宣誓の趣旨を告げ、本人がうそをいった場合の制裁を注意し、別紙宣誓書を読みあげさせてその誓いをさせた。	
陳述の要領		
別紙速記録のとおり		
	裁判所書記官　平　良　栄	

宣誓

良心に従って、真実を述べ、何事も隠さず、偽りを述べないことを誓います。

氏名　山元忠雄　㊞

原本番号	昭和五〇年民第四〇〇号の一〇四

速記録　　昭和五七年　六月　九日　証拠調

事件番号	昭和四八年(ワ)第四七九三号	原告本人 氏名	山元忠雄

原告代理人（河野）

あなたは、寛子ちゃんのお父さんですね。

はい。そうです。

寛子ちゃんは、現在、種痘後脳炎ということで、精薄だとか癇癩発作だとかいうことがありますけれども、種痘後脳炎であるということは、この事故のすぐ直後からわかったことですか。

全然わからず、種痘後脳炎という言葉すら知らなかったです。

どういうふうにして、種痘後脳炎ということがわかりましたか。

種痘後脳炎とわかったのは随分経ってからですけれども、まあ、どこへ聞いてもわからない状態で、担当医も行政も言ってくれないという状態だったんです。しかし、自分としては、そういう状態になったものを、親として、元へ戻してあげたいと、そのために原因を確かめないと治療ができないからという、ただそれだけの気持から、あちらこちら回っているうちに、ひょっとしたら種痘に関係あるんじゃないかおぼろげに考えたのは四〇……まだ四二年当時は寛子の治療に夫婦とも明け暮れていたものですから、四三年に入ってから、ひょっとしたらという気が起きてきたのは四三年ぐらいの当時だったと思います。その当時は、種痘と明確に自分の意識の中で結びついておりません。

この寛子ちゃんの病気の原因が、なんでそんなにわかりにくかったんだと思いますか。

その当時、そうですね…何とかしてこの子の病気の原因をわかって、それに適正な治療をやりたいと、それだけの気持だったものですから、当然、親の気持としてやるのは、自分の親とか知人とか、各方面のお医者さん、薬局、そういうところに聞いて歩いたんです。こういう症状でこういうふうになったんだけれども、これはどういう病気なんだろうと、当然、私のそういう疑問に対して、親や知人というのは、もう首をかしげるばかりで全然わかりませんし、薬局に行ってもわかりませんし、担当医に聞いても、特異体質とか、あるいは、非常に口ごもるわけですね。そういう状態、中には、ひょっとしたら関係ないのかと言ったら、そんなのは関係ないと言って、逆にこっちを叱るお医者さんさえいたんですね。そういう状態だったんですから、何かあいまいもことして、自分の気持の中で、なんか関係ないかなという状態だったのが、四三年当時だったと思います。

あなたとしては、原因について納得のできない思いでいたわけですね。

はい。なぜ、一人の父親が自分の子供の病状について尋ねることに対して医者が怒らなければならないのか、なぜ、お医者さんが口ごもってはっきりした病名を言ってくれないのか、なぜ、一般の人に聞いて歩いても、そんな病気は知らないと言われるのか、非常につかまえどころのない状態に、自分の心境があったんです。

寛子ちゃんが浜松病院から退院後、あなたは、磐田保健所に行ったことがありますね。

はい。

寛子ちゃんの事故のことを話しに行ったんですね。

はい。

保健所では、どういうことを言われましたか。

先ほども言いましたように、各方面聞き歩いても全然原因がわかりませんし、病気のことですから、保健所に行って調べてもらおうという気持で磐田保健所にまいりました。その時に、ひょっとして種痘と関係ありませんかという私の質問に対して、そんな種痘とかいうのとお宅の場合は全然関係ありませんという表現をされましたんです。最初に。その当時は、私は、何となく納得いかない状況に心境があったものですから、最近新聞にも同じ寛子の事故と同じようなパターンが載ってる、しかもその前に、私の妻が、カルテには種痘後脳炎と書いてありますよと、看護婦さんから聞きましたという言葉も聞いてますんです。で、そういう事実があるんだけども、ほんとに種痘と関係ないのかということで、非常に激しい口調で迫ったわけです。それは、今でも忘れませんけれども、最後にその担当官が言われたことが、大勢のためにやってるわけだから、一人二人は犠牲が出ても仕方がないだろうという言葉を使ってきました。犠牲という言葉を使ったか定かでないんですが、そういう事故が起きても仕方がないであろうという趣旨のことを、確か言われたと思います。

あなた、それを聞いて、どんなふうに思いましたか。

あまりにも、私は、市の指示どおりに従って種痘やったわけですから、そういう市民の感覚と、担当官がそういう言葉を使った、その間の落差が非常に激しいものですから、一瞬ぼけっとしちゃったんです、しかし、家に帰ってじっくり考えてみると、どうしても納得がいかないんですね。たくさんの人がやるのに、一人二人はこうなっても仕方がないという表現に対して、こんな道理が世の中にあってもいいのかどうか、それとも、ぼく自身一家族の問題なのかなと、そういうあいまいもことしたいろいろなことが交叉したような心境になって、そう考えているうちに、どうしてもこの言葉が許せない、そういう心境になってきた記憶が、今でもはっきりあります。

あなたは、磐田市長のところにも、直接会いに行ったことがありますか。

はい。あります。

それは、どういう目的で会いに行ったんですか。

そのようにあちこち調査しても、だれも言ってくれないし、知らしてくれないし、教えてくれないものですから、また、保健所に行っても、そういう言葉を私に使われたものですから、やっぱり、保健所では無理だろうと、それじゃあ、市の指示で行ったんで、市の市長のほうに行って聞いてみようということで、ちょっと日付までは覚えてませんが、四三年から四四年に入る当時だと思いますけども、直接私は磐田市長の前で、陳情書を読み上げた記憶があります。

どういう内容の陳情ですか。

その時には、すでに新聞で、そういう私の寛子と同じようなパターンがあると、カルテに種痘後脳炎ということが書かれていると。それで、市の指示で、何の疑いもなく私はやったということ、そして、現在こういう症状になってる、だのに、市としては、なぜ寛子をそのまま見ざる聞かざる言わざるの状態におくのか、もしか種痘に関係するとするならば、何らかの指示なり何らかの連絡事項なりあってしかるべきじゃないかと、それがないということは、私は全く許せないし、寛子に対して完全な補償をやっていただきたいという、そういう趣旨の陳情だったと思います。

市長はどんなことを言っていましたか。

市長自身が今から考えますと、あまりそういう接種行政というものの知識がなかったのか、ただ、私の大きな声を張り上げてやる陳情に対しておろおろするだけで、市は、県の指示でやっているんだから、これ以上何ともできないと、ただそれだけで終ってしまったんです。

県の指示で市がやってるということを聞いて、あなたは、県にも出掛けましたか。

はい。県にも出掛けました。

だれに会いましたか。

その当時、春日衛生部長だったと思います。

それは、どういうことを言いに行ったんでしょうか。

もうその当時新聞に出ていた事故のパターンの人達とは、連絡をそろそろ私も取り始めておりましたし、その時は、もう間違いなく種痘のためだという気持が半分以上支配しておりましたので、しかも、市に行っても何ともならない、保健所に行けば、一人や二人ぐらいのは、というような表現がかえってくる、医者に行っても何とも言ってくれないと、どこへ行っても何とも言ってくれないような状況だったものですから、直接春日衛生部長に手紙を送りまして、一度会っていただきたいということで、当時の春日部長にお会いしまして、こうして私の子供は間違いなく種痘でなったんだけれども、これに対して完全補償をしていただきたいと、何とかこの子をよく見て、実態をつかまえていただきたいという趣旨の陳情を行いました。

衛生部長は、どんなことを答えましたか。

今でもはっきり覚えていますけど、今から考えますと、非常に正直にお答えいただいたと思うんです。衛生部長は、もう種痘事故があることを十分知っておりましたし、また、その話の中で、ああ、やっぱり、はしかワクチンと種痘があんまり近過ぎましたねと正直に言ってくださいました。そして、その当時、厚生省の木村博士も春日部長がお呼びになって、寛子を診ていただいた記憶があります。

県では、どういうことをやる、あるいは、できないという答でしたか。

県でも、やっぱり同じことで、春日部長は、前から国には言ってあるんだけれども、自分も何とかしなければいけないと思ってるんだけれども、県としても、国の指示でやってるんで、また、そういう法律もないので、寛子ちゃんの場合は、口ごもって、どうにもならないというような趣旨のことを申し述べておりました。もう一つ、その時には、種痘には禁忌事項というものがありまして、熱がある時、ほかの予防接種とのインターバルは一カ月以上取らなければいけない、あるいは、身体が衰弱している時はやってはいけない、そういう禁忌事項を、いろいろの医学書なり、あっちこっちの情報を聞き集めている中で、私も相当な種痘に対する、接種に対する知識がついておりますんで、春日部長に、なぜそういうことがわかってるんだったら、前もって親にどうして知らせてくれなかったのかということを、私、激しく詰め寄った記憶がございます。その時、春日部長は黙っていらっしゃいましたけれども、その時でも、側近の課長は、いや、寛子ちゃんの時はまだわかってなかったですと、そういう隠そうとする姿勢ですか、そういうのがありあり見えまして、春日部長はそれに対してお答えにならなかったんですけれども、そういう行政を回って行く中で、なんでこういうことが、こんなに民主国家で、あるいは法治国家の日本で、指示で受けた種痘で起きた事故に対して、こういうことが放置されて、しかも、我々親が行政なんかに行っても、何にも処置がされないという状況は、一体どういうことなのかと、そこらへんになりますと、憤慨と言いますか、腹わたが煮えたぐるようなそういう心境で、行政にあたっていた当時でした。

寛子ちゃんについて麻疹のワクチンを接種したのは、片桐さんというお医者さんですね。

はい。

それから、接種の前後、片桐医師が別の病名ですけれども、ずっと寛子ちゃんを診ていたわけですね。

はい。

片桐医師に対しては、あなたはどんなふうに考えていましたか。

まあ、その当時、その後四、五年ぐらいに、全国予防接種事故防止推進会というのを発足させたんですけれども、今ご質問の当時というのは、ほぼ八〇パーセント種痘には間違いないという、自分は確信を持っておりましたし、そこの責任を明確にしていきたいと考えたわけですね。そうしているうちに、当然片桐医院というのは、はっきり申し上げて、自分がはしかワクチンをやっていて、私のワイフが種痘してもよろしいかということに対して、してよろしいと言ったぐらいの医者ですから、私は、個人としては、非常に憤慨に堪えない気持だったです。

それだけれども、この訴訟では、お医者さんというのを被告にしてないわけですが、この事故の責任ということについて片桐医師というのは、どういう役割だったというふうに考えられたわけですか。

その当時になりますと、本当の責任というものがどこにあるのかということが、自分ながらに明確になっておりましたので、確かに片桐医院は自分のやったミスで、そういう事態を引起したことは許されるべきことじゃないと思いますけれども、これは、一人医者だけじゃなくして、たとえば、実際自分らが接種した医者でさえも、名前も言ってくれない、どの病院に行っても医者も言ってくれない、どの行政に行っても自分らでは何ともならない、そういう事態の中で、単に医者だけを責めていいのか、自分は、一個人だけの問題なのだろうかと考えますと、新聞だとか、あるいは、あちらこちらの情報を交換している中で、これは、自分一人、個人の問題ではないというふうに理解しまして、しかも、その担当、片桐医院も、種痘に対しては詳しい医者でないということが今はっきりとわかります。その当時も、この医者を責めても何ともならない、もっともっと大きな組織の問題であり、あるいは、私個人の問題ではなく、日本にたくさんいてるんだろうと、そういう人のために何とかこの事故を生かさなきゃいかんという心境に、私、なっていたわけです。ですから、そういう一個人の医者を追及するということは、親としては、ふんまんやる方ない気持だったんですけども、これから自分がやっていかなければならない方向に対しては、一医者というのは、問題でなかったわけです、その当時。

昭和四五年の六月に全国予防接種事故防止推進会というのが発足して、その発足について、あなたも非常に大きな役割を果しましたね。

はい。

この会の主たる目的というのは、どういうことだったんですか。

四四年当時になりますと、もう非常に行政の怠慢と言いますか、あるいは欺瞞、それから不合理、そういうことが、私の胸、私の頭に明確に浮かんでおりましたので、しかも、どこを突ついても何ともならない、そこまで来てしまったものですから、ここまで来てしまったら、私達のものの考え方が正しいのであろうか、自分の常識というものがはずれているんだろうかということを世の中に問うてみたいという心境で、その推進会を発展させたわけです。その目的は、私達がこのように事故に遇っても、今なお接種は続けられている、何とかこれを世の中に早く知らせて、一人でもいい、二人でもいい、寛子のような人間を救ってやりたい、発生を防ぎたいという、事故は私達だけでたくさんですと、今後こういう事故を起さないでくださいという防止、世の中に知らせて防止したいという気持が一つです。そして、それが目的の一つで、もう一つは、もう起きてしまった事故に対しては、完全な補償をしていただきたいと、これが会の二つの目的でした。

その後、昭和四五年に、閣議了解という制度ができて、昭和五一年には予防接種法が改正されたりしたわけですが、現在、このように訴訟というのが継続しているわけですけれども、山元さんは、この訴訟にどういうことを望み、どういうことを願ってるかということを聞かせていただきたいんですが、あなたの現在の心境というようなことを。

　これ、ちょっと長くなると思うんですけれども、

裁判官

それは、書面かなんかに書いたことはないんですか。

　いろいろ文章に書いたり本に書いたりしておりますけれども、多分明確に覚えてると思います。先ほど、今まで申し上げましたように、何ともならない状態で、我々は、推進会というものを発足させたわけですが、それと、マスコミにも一斉にオープンしました。それによって、厚生省は、やはり我々被害者に対して何らかの善意を示してくれたわけですね。それが、当時、死亡者が三〇〇万ですか、一級認定者が二七〇万の一時金、そして、現在は一八歳以上の年金として一〇万円強と、そういうのが出るようになったんです。しかし、私が、それでなおかつ訴訟を起こして、なぜ続けているのかという心境を、ちょっと長くなりますが、説明させていただきたいんです。これから私が申し上げるのは、私、親として申し上げると同時に、これは行政官の皆さんに申し上げたいんですが、行政官としてお聞きするだけじゃなくして、一人の親として、一人の人間としてお聞きいただきたいと思います。と言いますのは、後ろにおります私の寛子は、自分で自分の不具を、あるいは、自分の責任でない形であいう一生涯を送らなきゃいけない寛子は、その状態を訴える力がございません。それを表現する言葉も持っておりません。しかもその状態を悲しむすべも知っておりません。したがって、私が寛子の代弁だと思って聞いていただきたいと思います。まず、続けてる一つの一番大切な私の基本的な精神と言いますか、今なお、行政の不合理、それから心ない行政、そういうものを感ずるからです。

原告代理人（河野）

それは、具体的にどういうことなんですか。どういうところに、現在なお、厚生省あるいは国が十分でないというふうに感じられるんでしょうか。

　まず一つめに、死亡者に対して三〇〇万、一級認定者に対して二七〇万年金一〇万円と先ほど申し上げましたけれども、自分の責任でなく死んだ我が子に対して三〇〇万というお金が支払われた。そして、寛子のように一生涯ああいう形で生活しなければならない子供に対して一〇万円強という年金、もちろん、自分の子供の一生涯というもの、あるいは命というものを金に換算していうのは、親の本意ではございませんが、あまりにもその金額に現在の社会常識から考えて、かけ離れたものと言うよりも、それ以上に感覚のなさというものを一つは感じます。一つに、実は、私の子供は、先ほど妻が証言しておりますという内容というものは、ほんとに一〇分の一も万分の一も表現されておりません。できましたら、私の子供をその係員の方のご家庭に一カ月預っていただいて、私の子供の安全と生活をもしか見守ることができるならば、私は、そのお金を全部お払いしてもやっていただきたいと。それは、完全な安全を保障してその時は私にお返しいただきたいと。多分、そういう看病をする人を雇うのには、一〇万とか二〇万とかいうお金ではやってくれる人はいないと思います。そういう血の通った、心の通ったというものがも一つ感じれない。ましてや、今日に至るまで、私の寛子は、厚生省と書面上の行き交いはしておりますけれども、厚生省から、一ぺんたりとも、あるいは、担当関係から一ぺんたりとも、寛子を見舞に来てもらった記憶もございませんし、あるいは、申請書に対しても調べを受けたこともございません。そして、この起きた事故に対して、こういうふうにやってくださいという明確な指針も受けたこともありません。これは、ほんとに自分らのミスで、あるいは、個人のミスではないかもしれません。組織のミスかもわかりませんけれども、しかし、その中に、寛子の責任ではないことは明確です。何らかの組織で何らかの意思で、事故が起きたことに対して、そのまま放置されていると、単に、年当り一〇万強のお金を払われて、そのまま何にも言われてないで済んだような状態になってる、そういう状態にどうしても我慢ができない、いや、それで十分だという合理性、道理があるならば私に説明していただきたいと、そういう心境が一つです。それから、今でも、私どうしても理解ができないことは、もし私の寛子に接種する当時に、一般に知られていたならば、こういう事故があるんだから親御さんは気をつけてくださいということが知られていたら、もっともっと親は注意をしているだろうと思う。こういう事故が起きることを知っていて、なおかつ、無関心に連れてく親がどこにあるんだろうか、もしか責任関係者の皆さんのご家庭でお考えになっていただければわかると思います。そういう事故が起きるんですよということがわかっていて、無関心で連れて行くことを親はやるんでしょうか。今もって、なぜ一般に知らせてくれなかったのか、我々が推進会を通じて世の中に発表するまでは、何ら知らせていなかった。それは今でも憤慨に堪えない気持です。それに、そういう事故がありながら、もう一つ考えられるのは、親は種痘のために事故が起きるということを全然知らないんです。ですから、起きたことに対しての適正な処置あるいは応対というものができません。その時点では、明確に、行政という方々はそういう事故が起きるんだということを知っていますし、発生するパターンも十分知っていました。ならば、そういうことが、事態が起きた時には、速やかに保健所に連絡してください、速やかにこういう指定病院に行ってください。速やかに応急処置を取れるような連絡等、応急システムをなぜ作っていただけなかったのか、私は今でこそ種痘と明確につながっておりますけれども、その当時は、種痘とか、ましてや種痘後脳炎という言葉すら知らなかった私達ですから、ただおろおろとして時間が経って、医者の言うままに総合病院に連れて行って、治療を受けさせたというのが実状

です。まだ私達のほうは、それでもよかったほうじゃないかと思います。私達の仲間の中では、あちこち病院をたらい回しにされた人もおります。そうこうしているうちに、私の寛子を、そういう子供達を重症化させてしまったんじゃないか。あるいは、助かるかもしれない人をあたら死なしてしまったんではないか、そう考えると、なぜ、わかっていながら、連絡システムあるいは応急システムを作っていなかったかと、私は産業人ですから、産業人のものの考え方の中では実に常識的なものの考え方です。それが、行政がなぜ、しかも人命を扱う、いやしくもその一生涯に関すること、生命に関することでありながら、なぜ、そういう詳細な、厳密なことがやられていなかったのか、今もってこれが納得できませんし、憤慨に堪えない気持です。それに対しまして、私は、国から、行政から、いや、そんな連絡システムなんていりませんよ、応急処置なんて取る必要はありませんという合理と道理があるならば、私は、親に対して説明していただきたいという心境です。

甲第四〇三号証の一〇及び甲第四〇三号証の一三ないし一五を示す

まず甲四〇三号証の一〇、これは認定制度ができた後に、直後に、寛子ちゃんに対して一級の後遺症であるという認定をしてきた通知ですね。

はい。

甲第四〇三号証の一三、一四というのは、いずれも、昭和四九年のようですけれども、いずれも一級の後遺症であるというふうになっていますね。

はい。

甲四〇三号証の一五、これは、昭和五〇年一二月二二日付で磐田市長からのあなたのところに来た通知ですけれども、これでは二級ということになっていますね。

はい。

これ、一級から二級ということになりますと、寛子ちゃんの症状がよくなったかのように思えるんですが、実際の症状はどうだったですか。

これ、私、むしろ、厚生省の方に、私がお聞きしたいような気持なんですが、私の寛子は一級の認定を受けました。しかし、途中で二級になったわけです。その当時、なぜそうなったのかという質問に対して、磐田市も県も私に何ら答をくれません。しかし、私の申し上げたいのは、私の今後ろに座ってる寛子は、三、四歳の知能からは発達しておりません。しかも、身体状態というのは、先ほど母親が述べた以上に非常に困難です。靴を脱がしますと、ころころころびながら歩いております。しかも二次被害として、先ほど女房が申し上げておりましたけれども、非常に地方の病院ではできない程の大手術をやっております。食道というものを全部取り去って、胃を半分切って、その胃でパイプを作って、その取り去った食道を作ってつなぎ合わせております。こちらにある東京女子医大でやったような事故です。しかも、先ほどのお話の中で、発作が安定してきたという表現が出てきたと思いますが、安定したというのはどういうことなんでしょうか。我が子が引繰返って白目をむいて、あるいは危ないところに落ちようとしてることに対して、月に一回でも、年に一回でもそういう発作が起きるということに対して、どの時点をもって安定と言うのでしょうか。親の感覚というのは、安定というのは、全く起きなくなったことを安定と表現します。そういう事故が起きてる、発作が起きてる、今も治らない、これに対して、私は、脳炎でつぶれた脳というものは、いつかは再生しますよと、国にお答えいただきたいのは、再生します。あのびっこも片足も、いつかは使えるようになりますよという医学的なデータあるいは根拠があるんだったら、私に示していただきたい。いや。そんなことをしなくても大丈夫ですよという道理があるならば、私に示していただきたい、この項に関してはそういう心境です。

四九年と五〇年の間で、寛子ちゃんの症状がよくなったということは一切ないわけですね。

全くありません。

むしろ、どんどん悪くなっていってるということですね。

はい。寛子自体も悪くなっていますし、先ほど母親がぎっくり腰と言っていますけれども、母親、特に母親ですね、父親ももちろんそうですが、母親は二五時間勤務ですから、夜中も昼も夜も二四時間勤務、その心身の疲労というのは、恐らく普通の方が一週間みられたらノイローゼになっちゃうと思います。

この一級から二級に変った時点で、まあ、厚生省でも市でも県でもいいですが、関係者が来て診察をしたとか、様子をつぶさに見たとか、そういうことはあるんですか。

全くございません。

あなたは、そういう級が一級から二級に変ったというようなことを見て、知能障害だとか、癲癇の発作だとか、あるいは運動機能の障害を持ってる子供を抱えてる家庭の実態、被害の実態を国が十分に把握している、わかってくれているというふうに思いますか。

これはどういうわけなんでしょうか。私の寛子をもし診ていただいて、よくなってて二級になったというのならば、こんなに喜ばしいことはございません。これは、国に感謝したいくらいです。しかし、悪化してるのに対して二級になったという道理は、どういうことなんでしょうか。この世の中にこういうことがあるのか、私、納得いきませんし、また、私は、多分、これに対して、厚生省に対して言って行ったらまた一級になったかもわかりません。しかし、私はあえて、これを今日まであまり追及しなかったのは、行政というものの体質、感覚というものを知っていただきたい、こういう状態で、もしか私が厚生省に行って一級にしていただいたとしても、親が先に死んだ後、この子を保障していくのは何でしょうか。その時、親が死んで寛子が残った時に、二級なり三級になっても、寛子は自分でその不合理を

③　原告本人の陳述　本人調書　山元忠雄

表現する能力を持っておりません。そこに非常に厚生省と申しますか、そういう行政と組織と言いますか、そういうものに不合理と不道理、心無さというものを感ずるために、私、今日まであまりこれは追及せずに、今日、もって来たわけです。

（以　上）

東京地方裁判所民事第三四部

裁判所速記官　秋山　かち子

〈編著者紹介〉

中平　健吉	（なかだいら　けんきち）	弁護士
大野　正男	（おおの　まさお）	弁護士・元最高裁判所判事
廣田　富男	（ひろた　とみお）	弁護士
山川洋一郎	（やまかわ　よういちろう）	弁護士
秋山　幹男	（あきやま　みきお）	弁護士・筑波大学法科大学院教授
河野　　敬	（こうの　たかし）	弁護士・早稲田大学法科大学院教授

日本裁判資料全集 1

東京予防接種禍訴訟 上巻

2005年10月30日　第1版第1刷発行

6011-01011　p1024：Y30000E：b055

編　集　中平健吉
大野正男
廣田富男
山川洋一郎
秋山幹男
河野　敬

発行者　今井　貴

発行所　株式会社 信山社

〒113-0033 東京都文京区本郷6-2-9-102
Tel 03-3818-1019
出版契約6012-01010　Fax 03-3818-0344

印刷・製本／松澤印刷・大三製本
ISBN4-7972-6011-4 C3332　分類328-700-a010